Thieme Leximed *compact*
Wörterbuch Klinische Medizin
Deutsch-Englisch

Thieme Leximed *compact*
Wörterbuch Klinische Medizin
in 2 Bänden

Band 1: Deutsch-Englisch
Band 2: English-German

Thieme Leximed *compact*

Wörterbuch Klinische Medizin

Deutsch-Englisch

Peter Reuter
Christine Reuter

Georg Thieme Verlag Stuttgart · New York 1997

Dr. med. Peter Reuter
Christine Reuter, Übersetzerin
Cherry Tree Farm
Low Road
Shipmeadow
Suffolk
UK

Die Deutsche Bibliothek – CIP Einheitsaufnahme

Reuter, Peter
Thieme Leximed compact: Wörterbuch Klinische Medizin; Deutsch-Englisch / Christine Reuter. – Stuttgart;
New York: Thieme 1997
NE: Reuter, Christine

© 1997, Georg Thieme Verlag, Rüdigerstraße 14, D-70469 Stuttgart, Germany
Datenaufbereitung: Bilex Dr. Peter Reuter, Christine Reuter, Shipmeadow, UK
Satz: Langenscheidt KG, Berlin, Germany
Clausen & Bosse. Leck
ISBN 3-13-108431-6

Preface

The ongoing discussion concerning a possible link between 'mad cow disease' and 'Creutzfeldt-Jakob disease' has shown once again that there is an ever growing intertwinement of the German and English medical languages. Taking this development into consideration, the publishing house and the authors decided on publishing this "Dictionary of Clinical Medicine".

As with the other dictionaries of the Leximed family, it was our aim to compile as many entries as possible, whilst maintaining a high level of linguistic and lexicographic workmanship. The collected material has been revised as well as updated and, of course, quite a number of new entries have been added to the existing vocabulary. The basic sciences and complementary sciences of clinical medicine have been included as far as possible and necessary.

Once again, the active support as well as the advice received from within the publishing house has helped us enormously. Above all, we would like to mention Ms. S. Lesch and Dr. A. Bob, who ensured a smooth and immediate cooperation.

Vorwort

Die Diskussion in der Öffentlichkeit und in den Medien über die Frage eines ursächlichen Zusammenhanges von 'Rinderwahnsinn' und 'Jakob-Creutzfeldt-Erkrankung' hat erneut gezeigt, daß es eine immer stärker werdende Verflechtung der deutschen und der englischen Fachsprache gibt. Dieser Entwicklung wollen Verlag und Autoren mit der Herausgabe dieses "Wörterbuches der klinischen Medizin" Rechnung tragen.

Wie bei den anderen Werken der Leximed-Reihe haben wir uns bemüht, eine möglichst große Anzahl relevanter Einträge, bei gleichbleibender Qualität der linguistischen und lexikographischen Bearbeitung, zu kompilieren. Das vorliegende Material wurde für diesen Band erneut bearbeitet, aktualisiert und inhaltsspezifisch ergänzt. Trotz der Schwerpunktsetzung auf klinischer Medizin wurden die Grundlagenfächer und Hilfswissenschaften soweit als möglich mit in die Bearbeitung eingeschlossen.

Auch bei diesem Projekt hat, wie schon in der Vergangenheit, die aktive Hilfe und Beratung durch die Verlagsleitung die Arbeit wesentlich erleichtert und gefördert. Insbesondere Frau S. Lesch und Herrn Dr. A. Bob gebührt unser Dank für ihre Bemühungen um eine reibungslose Kooperation.

Shipmeadow, Suffolk
Great Britain, October 1996

Peter Reuter
Christine Reuter

Contents	page / Seite	Inhaltsverzeichnis

A Guide to the Dictionary

I. Organization of Entries

1. Alphabetization of Main Entries

Main entries are alphabetized using a letter-for-letter system.

Capitalized entries commonly precede lower case entries.

Umlauts are ignored in alphabetization and ä, ö, ü will be treated as a, o, u, respectively.

Italic prefixes, numbers, Greek letters and the prefixes L-, D-, l-, d- are ignored in the alphabetization.

Abbreviations, contractions and acronyms are alphabetized as written on a letter-for-letter basis.

Multiple-word terms are ordinarily given as subentries under a logical main entry.

2. Alphabetization and Abbreviation of Subentries

In subentries the main entry word is represented by its initial letter only.

Subentries are alphabetized letter by letter just like the main entries. The abbreviation for the main entry, or the plural form of that abbreviation, or the spelled-out plural is always completely disregarded in alphabetizing subentries. The same applies to prepositions, conjunctions and articles.

3. Alphabetization of Eponyms

Eponymic terms are listed as subentries of the name or names comprising the eponym. Thus the following sequence is found:

Aase: A.-Syndrom *nt* ...
Abadie: A.'-Zeichen *nt* ...
Abadie-Rocher: A.-R.-Zeichen *nt* ...

Hinweise zur Benutzung des Wörterbuches

I. Anordnung der Einträge

1. Alphabetische Einordnung der Hauptstichwörter

Hauptstichwörter werden streng alphabetisch auf der Grundlage eines Buchstaben-für-Buchstaben-Systems eingeordnet.

Großgeschriebene Einträge werden gewöhnlich vor kleingeschriebenen Varianten eingeordnet.

Umlaute werden bei der Alphabetisierung nicht besonders berücksichtigt, d.h. ä, ö, ü werden als a, o bzw. u eingeordnet.

Kursiv geschriebene Vorsilben, numerische Präfixe, griechische Buchstaben und die Präfixe L-, D-, l-, d- werden bei der alphabetischen Einordnung nicht beachtet.

Abkürzungen, Kurzwörter und Akronyme werden ebenfalls alphabetisch aufgeführt.

Mehrworteinträge erscheinen in der Regel als Untereinträge zu einem logischen Überbegriff.

2. Alphabetisierung und Abkürzung von Untereinträgen

In Unterstichworten wird das Hauptstichwort durch den Anfangsbuchstaben ersetzt.

Untereinträge werden genauso wie Hauptstichwörter alphabetisch eingeordnet. Die Abkürzung für das Hauptstichwort, die Pluralform der Abkürzung oder die ausgeschriebene Pluralform werden bei der Einordnung nicht berücksichtigt. Das gleiche gilt für Präpositionen, Konjunktionen und Artikel.

3. Alphabetische Einordnung von Eponymen

Eponyme werden als Untereinträge unter dem/den Namen der betreffenden Person(en) verzeichnet. Es ergibt sich daher folgende Reihenfolge:

As subentries compound eponymic terms are alphabetized on the usual letter-for-letter basis. Thus under the main entry ⟨Duchenne⟩ the following subentries appear in this order:

Als Untereinträge werden Eponyme aufgrund ihrer Buchstabenfolge eingeordnet. Die folgenden Termini erscheinen als Untereinträge des Hauptstichwortes ⟨Duchenne⟩. in der folgenden Reihenfolge:

Duchenne: D.-Muskeldystrophie *f* ...
D.-Syndrom *nt* ...
D.-Typ *m* ...

As subentries eponymic terms consisting of more than one name and which are hyphenated are represented by the initial letter of each name with hyphen(s) between them.

Eponyme, die mehr als einen Namen enthalten und die mit Bindestrich(en) verbunden sind, werden als Untereinträge durch den Anfangsbuchstaben jedes Namens verbunden durch Bindestrich(e) dargestellt.

Erb-Landouzy-Déjérine: E.-L.-D.-Syndrom ...

II. General Structure of Entries

1. Typeface

Four different styles of type are used for the following categories of information.

boldface type for the main entry

lightface type for subentries, illustrative phrases and idiomatic expressions

plainface type for the translation

italic type for all explanations, definitions, and restrictive labels.

II. Allgemeiner Stichwortaufbau

1. Schriftbild

Vier verschiedene Schriftarten werden zur Gliederung der Einträge eingesetzt:

Halbfett für den Haupteintrag

Auszeichnungsschrift für Untereinträge, Anwendungsbeispiele und Redewendungen

Grundschrift für die Übersetzung

Kursiv für alle erklärenden Zusätze, Definitionen und bestimmende Zusätze.

2. Subdivision of Entries

If the entry word is used in more than one grammatical form, Roman numerals are used to distinguish the various parts of speech.

2. Unterteilung der Stichwortartikel

Hat das Stichwort mehrere grammatische Bedeutungen, werden die einzelnen Wortarten durch römische Ziffern unterschieden.

ein·dicken [k·k] **I** *vt* ... **II** *vi* ...

Arabic numerals are used to distinguish between the various meanings of the entry. This consecutive numbering is used regardless of the Roman numerals mentioned above.

Arabische Ziffern werden zur Unterscheidung der verschiedenen Bedeutungsfacetten eingesetzt. Ihre fortlaufende Numerierung ist unabhängig von den obengenannten römischen Ziffern.

ab·son·dern I *vt* **1.** *patho., physiol.* discharge ...
2. cut off (*von* from) ... **II** *vr* **sich a. 3.** *physiol.*
be discharged ... **4.** isolate ...

3. Syllabification

For single-word entries of more than one syllable syllabification is shown.

The division of entries with ⟨ck⟩ is indicated in parenthesis by [k·k] following the entry word.

3. Silbentrennung

Bei mehrsilbigen Stichwörtern wird die Silbentrennung angezeigt.

Für Einträge mit ⟨ck⟩ wird die Silbentrennung durch [k·k] hinter dem Stichwort angegeben.

For entries containing double consonants and where division involves the trebling of the consonant, the syllabification is shown immediately following the entry word.

Für Einträge mit Doppelkonsonant, der sich bei Trennung verdreifacht, wird die Silbentrennung unmittelbar hinter dem Stichwort angegeben.

For combining forms, eponyms, abbreviations, and compound entries no syllable dividers are given.

Für Wortbildungselemente, Eponyme, Abkürzungen und Komposita werden keine Silbentrennpunkte angegeben.

4. Homographs

4. Homonyme

Main entries that are spelled identically but are of different derivation are marked with superior numbers.

Hauptstichwörter gleicher Schreibung aber unterschiedlicher Herkunft werden durch Exponenten gekennzeichnet.

5. Parts of Speech

5. Wortarten

Main entries are given a part-of-speech label. [see also 'Abbreviations used in this Dictionary]

Haupteinträge, erhalten eine Wortartangabe. [siehe auch 'Verzeichnis der verwandten Abkürzungen']

If the entry word is used in more than one grammatical form, the appropriate italicized part-of-speech label is given immediately after every Roman numeral.

Gehört ein Haupteintrag mehreren grammatikalischen Kategorien an, steht die entsprechende kursive Wortartbezeichnung unmittelbar hinter jeder römischen Ziffer.

6. Restrictive Labels

6. Bestimmende Zusätze

Restrictive labels (e.g. subject labels, usage labels etc.) are used to mark entries that are limited (in whole or in part) to a particular region, time, subject, or level of usage etc.

Bestimmende Zusätze ⟨restrictive labels⟩ (z.B. Sachgebietsangaben, Stilangaben etc.) werden dazu verwendet, Einträge zu kennzeichnen, die in ihrer Gesamtheit oder in Teilbedeutungen Einschränkungen unterliegen.

If the label applies to the entire entry it appears before the first part-of-speech label, or after it if there is only one part of speech.

Wenn der Zusatz für die gesamte Übersetzung gilt, steht er vor der ersten Wortartangabe oder direkt hinter ihr, wenn es nur eine gibt.

abtreiben *gyn.* **I** *vt* ... **II** *vi* ...

If the label applies to a certain part of speech only, it follows the part-of-speech label and precedes the subsequent translation(s).

Gilt die Einschränkung nur für eine Wortart, steht sie unmittelbar hinter der Wortartangabe aber vor der Übersetzung.

einhalten I *vt* (*Anordnung*) ... **II** *vi* (*Harn*) ...

If the restriction applies to a certain meaning only, it follows the Arabic numeral and precedes the translation(s).

Wenn das Label nur für eine Bedeutung gilt, erscheint die entsprechende Abkürzung direkt hinter einer arabischen Ziffer aber vor der betreffenden Übersetzung.

In·zi·sur *f* **1.** *physiol.* ... **2.** *anat.* ...

III. Cross-References

III. Verweise

Cross-references are indicated by arrows. They are used in the following cases:

Verweise werden durch Pfeile gekennzeichnet. Sie kommen in den folgenden Fällen zur Anwendung:

Cross-reference from main entry to main entry.

Verweis von einem Hauptstichwort zu einem anderen Hauptstichwort.

Harn·bla·sen·fun·dus *m* → *Harnblasengrund.*

Cross-reference from a main entry to a subentry or a part of speech or a specific meaning of another main entry.

Verweis von einem Haupteintrag zu einem Untereintrag oder einer Wortart oder einer einzelnen Bedeutung eines anderen Hauptstichwortes.

Hy·per·to·nus *m* → arterielle *Hypertonie.*

Cross-reference from a subentry or a part of speech or a specific meaning of a main entry to another main entry.

Verweis von einem Untereintrag oder einer Wortart oder einer speziellen Bedeutung eines Haupteintrages zu einem anderen Haupteintrag.

Zylinder *m* 1. *patho., urol.* ... 2. (*Spritze*) ... 3. → *Zylinderglas.*

Cross-reference from a subentry to a subentry of the same main entry.

Verweis von einem Untereintrag zu einem anderen Untereintrag desselben Stichwortes.

Hy·per·li·po·pro·te·in·ämie *f* ...
essentielle H. → *primäre H.*
exogen-endogene H. → *primäre H. Typ V.*

Cross-reference from a subentry of a main entry to a subentry of another main entry.

Verweis von einem Untereintrag auf einen Untereintrag eines anderen Haupteintrages.

Überempfindlichkeit *f* ...
anaphylaktische Ü. → Typ I *Überempfindlichkeitsreaktion.*

Abbreviations used in this Dictionary		Verzeichnis der verwandten Abkürzungen
arteria, arteriae	A., Aa.	Arteria, Arteriae
also	a.	auch
abbreviation, acronym, contraction	abbr.	Abkürzung, Akronym, Kontraktion
adjective	adj	Adjektiv
adverb	adv	Adverb
general	allg.	allgemein
anatomy	anat.	Anatomie
andrology	andro.	Andrologie
anesthesiology	anes.	Anästhesiologie
articulatio, articulationes	Artic., Articc.	Articulatio, Articulationes
Bacterium	Bact.	Bacterium
bacteriology	bact.	Bakteriologie
relating to (in German)	betr.	betreffend
biology	bio.	Biologie
biochemistry	biochem.	Biochemie
botany	bot.	Botanik
British	Brit.	britisch
respectively, or (in German)	bzw.	beziehungsweise
carcinoma	Ca.	Carcinoma
cardiology	card.	Kardiologie
chemistry	chem.	Chemie
(general) surgery	chir.	(Allgemein-)Chirurgie
clinical medicine	clin.	Klinische Medizin
cytology	cyto.	Zytologie
dentistry, odontology	dent.	Zahnheilkunde, Odontologie
dermatology and venereology	derm.	Dermatologie und Venerologie
electricity	electr.	Elektrizitätslehre
embryology	embryo.	Embryologie
emergency medicine	emerg.	Notfallmedizin
endocrinology	endo.	Endokrinologie
epidemiology	epidem.	Epidemiologie
et cetera	etc.	et cetera
something (in German)	etw.	etwas
feminine	f	Femininum; weiblich
figurative(ly)	fig.	figurativ, übertragen

Abbreviations used in this Dictionary		Verzeichnis der verwandten Abkürzungen
foramen, foramina	For., Forr.	Foramen, Foramina
forensic medicine	forens.	Rechtsmedizin, forensische Medizin
French	French	Französisch
gastroenterology	GE	Gastroenterologie
genetics	genet.	Genetik
geriatrics	geriat.	Geriatrie
ganglion, ganglia	Ggl., Ggll.	Ganglion, Ganglia
glandula, glandulae	Gl., Gll.	Glandula, Glandulae
general practice, general medicine	GP	Allgemeinmedizin
gynecology and obstetrics	gyn.	Gynäkologie und Geburtshilfe
physiotherapy	heilgymn.	Heil-, Krankengymnastik
hematology	hema.	Hämatologie
histology	histol.	Histologie
historical	histor.	geschichtlich, historisch
ear, nose and throat (ENT)	HNO	Hals-Nasen-Ohrenheilkunde
heart, thorax and vascular surgery	HTG	Herz-, Thorax- und Gefäßchirurgie
hygiene	hyg.	Hygiene
intensive care medicine	IC	Intensivmedizin, -pflege
immunology, allergology	immun.	Immunologie, Allergologie
incisura, incisurae	Inc., Incc.	Incisura, Incisurae
informal	inf.	umgangssprachlich
someone, to someone, someone, of someone (in German)	jd., jdm., jdn., jds.	jemand, jemandem, jemanden, jemandes
chemical/clinical pathology, clinical biochemistry	lab.	Labormedizin, Klinische Chemie
ligamentum, ligamenta	Lig., Ligg.	Ligamentum, Ligamenta
musculus, musculi	M., Mm.	Musculus, Musculi
masculine	m	Masculinum; männlich
mathematics	mathe.	Mathematik
internal medicine	med.	Innere Medizin
microbiology	micro.	Mikrobiologie
nervus, nervi	N., Nn.	Nervus, Nervi
noun	n	Substantiv, Hauptwort
nucleus, nuclei	Nc., Ncc.	Nucleus, Nuclei
neonatology	neonat.	Neonatologie

Abbreviations used in this Dictionary		Verzeichnis der verwandten Abkürzungen
nephrology	nephro.	Nephrologie
neurology	neuro.	Neurologie
neurosurgery	neurochir.	Neurochirurgie
neuter	nt	Neutrum; sächlich
obstetrics	obst.	Geburtshilfe
occupational medicine	occup.	Arbeitsmedizin
or (in German)	od.	oder
old, obsolete	old	veraltet, obsolet
oncology	oncol.	Onkologie
ophthalmology	ophthal.	Augenheilkunde, Ophthalmologie
optics	opt.	Optik
orthopedic surgery, traumatology	ortho.	Orthopädie, Unfallchirurgie, Traumatologie
oneself	o.s.	sich (in englisch)
parasitology	parasit.	Parasitologie
pathology	patho.	Pathologie
pediatrics	ped.	Kinderheilkunde, Pädiatrie
perinatology	perinat.	Perinatologie
pharmacology and toxicology	pharm.	Pharmakologie und Toxikologie
photography	photo.	Photographie
physics	phys.	Physik
physiology	physiol.	Physiologie
plural	pl	Plural, Mehrzahl
plastic surgery, cosmetic surgery	plastchir.	plastische/kosmetische Chirurgie
prefix	pref.	Vorsilbe, Präfix
preposition	prep	Präposition
processus, processus	Proc., Procc.	Processus, Processus
psychiatry	psychia.	Psychiatrie
psychology	psycho.	Psychologie
past participle	ptp	Partizip Perfekt
pulmonology, pneumology	pulmo.	Pulmo(no)logie, Pneumo(no)logie
radiology, nuclear medicine, radiotherapy	radiol.	Radiologie, Nuklearmedizin, Strahlentherapie
recessus, recessus	Rec., Recc.	Recessus, Recessus
rehabilitation	rehab.	Rehabilitation
rheumatology	rheumat.	Rheumatologie
oneself (in German)	s.	sich

Abbreviations used in this Dictionary		Verzeichnis der verwandten Abkürzungen
somebody	sb.	jemand (in englisch)
singular	sing	Singular, Einzahl
slang	sl.	Slang
someone	s.o.	jemand (in englisch)
sociology	socio.	Soziologie
sports medicine	sport.	Sportmedizin
statistics	stat.	Statistik
something	sth.	etwas (in englisch)
suffix	suf.	Nachsilbe, Suffix
technology	techn.	Technik
tropical medicine	tropic.	Tropenmedizin
and (in German)	u.	und
urology	urol.	Urologie
(US) American	US	(US-)amerikanisch
vena, venae	V., Vv.	Vena, Venae
verb	v	Verb
intransitive verb	vi	intransitives Verb
virology	virol.	Virologie
reflexive verb	vr	reflexives Verb
transitive verb	vt	transitives Verb
zoology	zoo.	Zoologie

A

Aaron: A.-Symptom *nt chir.* Aaron's sign.
A.-Zeichen *nt chir.* Aaron's sign.
Aarskog: A.-Syndrom *nt embryo.* Aarskog's syndrome, Aarskog-Scott syndrome, faciodigitogenital syndrome, faciogenital dysplasia.
Aase: A.-Syndrom *nt embryo.* Aase syndrome.
Abadie: A.'-Zeichen *nt ortho.* Abadie's sign.
Abadie-Rocher: A.-R.-Zeichen *nt ortho.* Abadie's sign.
abak·te·ri·ell *adj* abacterial, nonbacterial.
A-Ban·de *f histol.* A band, A disk, anisotropic disk, anisotropous disk, Q disk, transverse disk.
Aba·ro·gno·sis *f neuro.* abarognosis, baragnosis, barognosis.
Aba·sie *f neuro.* abasia.
aba·tisch *adj neuro.* abasic, abatic.
Ab·bau *m biochem., physiol.* breakdown, degradation, decomposition, dissimilation, disassimilation, abbau, disintegration.
ab·bau·bar *adj* (**biologisch**) biodegradable.
Ab·bau·bar·keit *f* (**biologische**) biodegradability.
Ab·bau·en *nt* (**biologisches**) biodegradation, biodeterioration.
ab·bau·en I *vt physiol., biochem.* break down, degrade, decompose, dissimilate, disassimilate, catabolize, disintegrate, digest, clear. **II** *vr* **sich a.** *physiol.* dissimilate, disassimilate, decompose, disintegrate; catabolize.
Ab·bau·stoff·wech·sel *m biochem.* catabolism.
Abbe: A.'-Hautlappen *m ortho.* Abbe's flap.
A.-Operation *f ortho.* Abbe's operation.
Abbé: A.-Zählkammer *f hema.* Thoma-Zeiss counting hemocytometer, Thoma-Zeiss counting chamber, Thoma-Zeiss counting cell, Abbé-Zeiss counting cell, Abbé-Zeiss counting chamber.
ab·bin·den *vt* ligature, take up, tie off, apply a tourniquet to.
Ab·bin·dung *f* torcular tourniquet, Spanish tourniquet, Spanish windlass, garrot(t)e tourniquet.
Ab·blät·tern *nt derm., patho.* exfoliation, exfoliatio, scaling.

ab·blät·tern *vi* (*Haut*) peel, peel off, scale (off), shred, come/get loose, exfoliate, desquamate.
ab·blät·ternd *adj* scaly, exfoliative, desquamative.
Ab·blät·te·rung *f derm., patho.* exfoliation, exfoliatio, desquamation.
Abbott: A.-Sonde *f clin.* Abbott-Rawson tube.
Ab·bruch·ko·don *nt biochem., genet.* termination codon, nonsense codon.
Ab·bruch·si·gnal *nt biochem., genet.* termination signal.
Abdeck-Aufdecktest *m ophthal.* cover-uncover test, screen test.
ab·decken [k·k] *vt chir.* drape, cover (*mit* with).
Ab·deck·test *m ophthal.* cover test. **alternierender A.** *ophthal.* screen test, alternate cover test.
Ab·deck·tuch *nt chir.* drape.
Ab·deckung [k·k] *f* cover; *pharm.* coverage, cover.
antibiotische A. gegen aerobe Erreger *pharm.* aerobic coverage.
antibiotische A. gegen anaerobe Erreger *pharm.* anaerobic coverage.
Ab·do·men *nt anat.* belly, abdomen, venter.
akutes A. acute abdomen, surgical abdomen.
bretthartes A. wooden belly, board-like rigidity, abdominal rigidity.
geblähtes A. → *überblähtes A.*
konservativ behandelbares akutes A. nonsurgical acute abdomen.
überblähtes A. distended abdomen.
Ab·do·men·auf·nah·me *f radiol.* abdominal radiograph, abdominal roentgenogram.
Ab·do·men·leer·auf·nah·me *f radiol.* plain abdominal radiograph.
ab·do·mi·nal *adj* abdominal; ventral.
Ab·do·mi·nal·aor·ta *f* abdominal aorta, abdominal part of aorta.
Ab·do·mi·nal·chir·ur·gie *f* abdominal surgery.
Ab·do·mi·nal·gie *f* abdominal pain, celiodynia, celialgia, abdominalgia.
Ab·do·mi·nal·gra·vi·di·tät *f gyn.* abdominal pregnancy, intraperitoneal pregnancy.
Ab·do·mi·nal·ho·den *m* abdominal testis.
Ab·do·mi·nal·or·gan *nt* abdominal organ.

Abdominalsack

Ab·do·mi·nal·sack *m embryo.* abdominal sac.

Ab·do·mi·nal·schmer·zen *pl* → *Abdominalgie.*

Ab·do·mi·nal·schwan·ger·schaft *f gyn.* abdominal pregnancy, intraperitoneal pregnancy.

Ab·do·mi·nal·trau·ma *nt* abdominal injury, abdominal trauma.

Ab·do·mi·nal·ver·let·zung *f* → *Abdominaltrauma.*

ab·do·mi·nell *adj* → *abdominal.*

Ab·do·mi·no·hy·ste·ro·to·mie *f gyn.* abdominal hysterotomy, laparohysterotomy, laparouterotomy, abdominouterotomy, celiohysterotomy.

ab·do·mi·no·kar·di·al *adj* abdominocardiac.

ab·do·mi·no·pel·vin *adj* abdominopelvic.

ab·do·mi·no·tho·ra·kal *adj* abdominothoracic.

ab·do·mi·no·ve·si·kal *adj* vesicoabdominal, abdominovesical.

Ab·do·mi·no·zen·tese *f* abdominocentesis, peritoneocentesis, celiocentesis, celioparacentesis.

Ab·du·cens *m anat.* abducent nerve, abducens, sixth cranial nerve, sixth nerve.

Ab·du·cens·kern *m anat.* abducens nucleus, nucleus of abducens nerve.

Ab·du·cens·pa·re·se *f neuro.* abducens paralysis.

Ab·duc·tor *m* → *Abduktor.*

Ab·duk·tion *f* abduction.

Ab·duk·tions·kon·trak·tur *f neuro.* abduction contracture.

Ab·duk·tor *m anat.* abductor muscle, abductor.

Ab·du·zens *m* → *Abducens.*

Ab·du·zens·kern *m* → *Abducenskern.*

Ab·du·zens·pa·re·se *f* → *Abducensparese.*

ab·du·zie·ren *vt* abduct.

Aberhalden-Fanconi: A.-F.-Syndrom *nt patho.* Lignac-Fanconi disease, Lignac's disease, Lignac-Fanconi syndrome, Lignac's syndrome, cystine disease, cystine storage disease, cystinosis.

Aberhalden-Fanconi-Lignac: A.-F.-L.-Syndrom *nt* → *Aberhalden-Fanconi-Syndrom.*

ab·er·rant *adj bio., patho.* aberrant, ectopic; wandering off.

Ab·er·ra·tion *f patho.* aberration, aberratio.

Abe·ta·li·po·pro·te·in·ämie *f* abetalipoproteinemia, β-lipoproteinemia, Bassen-Kornzweig syndrome.

Ab·fall[1] *m* 1. waste, waste materials. 2. sordes, eccrisis, excrement.

Ab·fall[2] *m* 1. (*Leistung, Temperatur*) drop, fall, decline; *fig.* slide. 2. (*Schräge*) slope, dip, incline, gradient.

ab·fal·len *vi* 1. fall, fall off, drop off; come off. 2. (*Leistung, Temperatur*) fall, drop, decrease; (*Fieber*) abate; (*Spannung*) drop. 3. (*abnehmen*) go down, decline, deteriorate.

Ab·fluß *m* 1. (*a. phys.*) flow, discharge, outflow.

2. (*a. patho.*) drainage, flow, discharge, outflow; flowing off, draining off.

ab·füh·ren *vi* (*Darm*) open/move the bowels, evacuate (the bowels), purge, act as a laxative/evacuant/cathartic.

Ab·führ·mit·tel *nt pharm.* evacuant, cathartic, laxative, physic, abstergent, purgative, eccoprotic, aperient, aperitive, depurant.

Ab·führ·mit·tel·ab·usus *m* laxative abuse.

Ab·führ·mit·tel·miß·brauch *m* laxative abuse.

Ab·führ·salz *nt pharm.* salts *pl.*

Ab·ga·be *f physiol.* discharge, emission, output, release.

Ab·gang *m* 1. *gyn.* spontaneous abortion, abort, abortion, abortus. 2. (*Fremdkörper*) passage; (*Eiter*) discharge, ooze.

ab·ge·grenzt *adj patho., histol.* demarcated. **klar a.** well-defined.

ab·ge·ma·gert *adj* emaciated, emaciate, skinny.

ab·ge·stor·ben *adj* 1. dead; (*Gefühl*) numb, dead. 2. (*Gewebe*) dead, necrotic.

ab·ge·zehrt *adj* emaciated, emaciate, marasmic, marantic, marasmatic, atrophied, raunt, haggard.

Ab·gren·zung *f* delimitation, demarcation, demarkation; definition.

ab·hän·gig *adj* dependent (*von* on, upon); conditional (*von* on, upon), conditioned; *psychia.* addicted (*von* to).

Ab·hän·gi·ge *m/f psychia.* dependent, dependant.

Ab·hän·gig·keit *f psychia.* addiction (*von* to); dependence, dependancy, dependency (*von* on, upon).

körperliche A. physical dependence, physiological dependence.

psychische A. psychological dependence, emotional dependence, habituation dependence.

A. von psychotropen Substanzen substance dependence, psychoactive substance dependence.

ab·hei·len *vi* heal, heal up.

Ab·hor·chen *nt* auscultation.

ab·hor·chen *vt* auscultate, auscult, sound.

Ab·hö·ren *nt* auscultation.

ab·hö·ren *vt* auscultate, auscult, sound.

ab·hu·sten *vt* cough, cough up, cough out; (*Schleim*) expectorate.

Abi·li·ty *f psycho.* ability.

Abio·se *f* absence of life, abiosis.

abio·tisch *adj* abiotic.

abio·troph *adj* abiotrophic.

Abio·tro·phie *f patho.* abionergy, abiosis, abiotrophia, abiotrophy.

abio·tro·phisch *adj* → *abiotroph.*

ab·kap·seln *vr* **sich a.** *histol.* become encapsulated.

Ab·klatsch·ge·schwür *nt patho.* kissing ulcer.

Ab·klatsch·prä·pa·rat *nt histol.* impression preparation.

ab·klem·men *vt chir.* clamp, cross-clamp.

Ab·klin·gen *nt* (*Krankheit*) catabasis, abatement.

ab·klin·gen *vi* (*Krankheit*) abate; (*Wirkung*) wear off; (*Fieber*) go down; (*Spannung*) ease (off), relax; (*Schmerz*) ease.

ab·klin·gend *adj* (*Krankheit*) catabatic, abating; remittent.

Ab·klop·fen *nt* percussion.

ab·klop·fen *vt* percuss; tap, sound.

Ab·knickung [k·k] *f* kink, angulation; *ortho.* (*Fraktur*) angulation, angulatory deformity.

Ab·kömm·ling *m* 1. descendant, offspring. 2. *embryo.*, *histol.*, *chem.* derivative, derivant. **Abkömmlinge** *pl* descendant, progeny, offspring.

ab·krat·zen *vt chir.* abrade, erase, scrape off/away.

ab·küh·len I *vt* cool (down/off), refrigerate; (*Lebensmittel*) chill. II *vr* **sich a.** cool off/down, refresh o.s.

Ab·küh·lung *f* cooling (down), refrigeration; decline in temperature, fall in temperature, drop in temperature.

Ab·lak·ta·tion *f ped.*, *gyn.* weaning, delactation, ablactation.

Ab·la·tio *f* 1. *patho.* ablation, ablatio, separation, detachment. 2. *chir.* ablation, ablatio; amputation, removal, extirpation.
A. mammae *gyn.* Halsted's operation, Halsted's mastectomy, radical mastectomy, Meyer mastectomy.
A. placentae *gyn.* premature detachment of the placenta.
A. retinae *ophthal.* detached retina, retinal detachment, detachment of retina.

ab·la·tiv *adj* ablative.

Ab·lauf *m* 1. flow, discharge, outflow. 2. (*einer Krankheit*) course, process.

Ab·le·ben *nt* decease, demise, death.

ab·le·ben *vi* decease, depart from (this) life, die.

Ab·le·de·rung *f* abrasion, abrasio, excoriation.

ab·lei·ten *vt* divert, deviate, bypass; (*Flüssigkeit*) drain, drain off, discharge.

Ab·lei·tung *f* 1. deflection, derivation (*von* from); derivative, derivant. 2. (*Wundflüssigkeit*) drainage, drain. 3. *physiol.* (*EKG*) lead, recording.
bipolare A. (*EKG*) bipolar lead, bipolar recording.
unipolare A. (*EKG*) unipolar lead, unipolar recording.

Ab·lö·sung *f* removal, detachment; *patho.* ablation, ablatio, sublation, sublatio, solution.

ab·ma·gern *vi* become thin, get thin, grow thin, (*extrem*) waste away.

Ab·ma·ge·rung *f* emaciation. **extreme A.**

patho. skeletization, emaciation.

Ab·ma·ge·rungs·kur *f* reducing diet, slimming diet.

ab·na·beln *vt* cut the (umbilical) cord, cut the infant's/baby's cord.

Ab·na·be·lung *f gyn.* cutting of the (umbilical) cord, omphalotomy.

Ab·na·hme¹ *f* 1. removal. 2. *chir.* amputation.

Ab·na·hme² *f* (*Symptom*) decrudescence; (*Sehkraft*) deterioration, failure; (*Kräfte; Gesundheit*) decline; (*Gewicht*) loss (of weight); (*Temperatur*) abatement, fall.

Ab·neh·men *nt* → *Abnahme²*.

ab·neh·men¹ *vt* 1. remove, detach, take off/down (*von* from); (*Deckel, Kappe*) cap; (*Verband*) take off; (*Kleidung*) remove, get down. 2. *chir.* take off, cut off, ablate, amputate. 3. (*Blut*) draw, withdraw.

ab·neh·men² *vi* (*Gewicht*) lose weight; (*Temperatur*) drop, fall, go down; (*Schmerzen*) ease, abate; (*Funktion*) fail; (*Wirkung*) wear off; (*Schwellung*) go down; (*Kraft*) fail, decline; (*Gesundheit*) deteriorate, break, decline.

ab·nor·mal *adj* abnormal; *psycho.* morbid.

Ab·nor·ma·li·tät *f* abnormality, abnormalcy, abnormity.

Ab·nut·zungs·kan·te *f* (*Nagel*) anterior edge of nail, anterior margin of nail, cutting edge of nail, free edge of nail, free margin of nail.

Ab·nut·zungs·pig·ment *nt* lipofuscin, wear and tear pigment.

ABO-Antigen *nt hema.* ABO antigen.

ABO-Inkompatibilität *f hema.* ABO incompatibility.

ABO-Kompatibilität *f hema.* ABO compatibility.

ABO-Kreuzprobe *f hema.* ABO cross-match, cross-matching.

ab·oral *adj* aboral.

Ab·ort *m gyn.* 1. spontaneous abortion, miscarriage, abort, abortion. 2. abortion, abortus.

akzidentaler A. accidental abortion.

ampullärer A. ampullar abortion.

artifizieller A. artificial abortion, induced abortion.

beginnender A. incipient abortion.

drohender A. imminent abortion.

habitueller A. habitual abortion, recurrent abortion.

idiopathischer A. idiopathic abortion.

indizierter A. justifiable abortion, induced abortion, therapeutic abortion.

induzierter A. artificial abortion, induced abortion.

infektiöser A. infected abortion, infested abortion.

inkompletter A. incomplete abortion.

kompletter A. complete abortion.

septischer A. septic abortion.

traumatischer A. accidental abortion.

tubarer A. tubal abortion, aborted ectopic pregnancy.
unvollständiger A. incomplete abortion.
verhaltener A. missed abortion.
vollständiger A. complete abortion.
ab·or·tie·ren *vi* abort, miscarry.
Ab·or·ti·fa·ciens *nt* → *Abortivum.*
ab·or·tiv *adj* aborted, abortive; abortive, ecbolic.
Ab·or·ti·vum *nt gyn.* aborticide, abortifacient, abortive, ecbolic.
Abortus-Bang-Ringprobe *f* → *ABR-Probe.*
ABO-System *nt hema.* ABO system.
ABO-Unverträglichkeit *f hema.* ABO incompatibility.
ABO-Verträglichkeit *f hema.* ABO compatibility.
Abrahams: A.-Zeichen *nt* **1.** *chir.* Abrahams' sign. **2.** *pulmo.* Abrahams' sign.
Abrams: A.'-Herzreflex *m physiol.* Abrams's heart reflex, Livierato's reflex, heart reflex.
A.'-Lungenreflex *m physiol.* Abrams's reflex.
Ab·räum·zel·le *f histol.* scavenger cell.
ab·rea·gie·ren I *vt psycho.* abreact, work off. **II** *vr sich a.* abreact, work (*one's anger etc.*); *inf.* let off steam
Ab·reak·tion *f psycho.* abreaction, catharsis.
Abrikossoff: A.-Geschwulst *f* → *A.-Tumor.*
A.-Tumor *m patho.* Abrikossoff's tumor, Abrikosov's tumor, myoblastoma, myoblastomyoma, granular-cell myoblastoma, granular-cell myoblastomyoma, granular-cell schwannoma, granular-cell tumor.
Ab·riß·frak·tur *f ortho.* avulsion fracture, sprain fracture.
Ab·riß·ver·let·zung *f ortho.* avulsion injury, avulsion trauma.
Ab·rol·len *nt ortho.* (*Fuß*) heel-toe walking.
ABR-Probe *f micro.* abortus-Bang-ring test, ABR test, milk ring test.
Ab·rup·tio *f patho.* abruption, separation, detachment, abruptio. **A. placentae** *gyn.* ablatio placentae, amotio placentae.
ab·sau·gen *vt* (*Flüssigkeit, Luft*) evacuate, exhaust, drain off, siphon off, suck off, withdraw, aspirate.
ab·schä·len I *vt* (*Haut*) peel, peel off, exfoliate, exuviate; scale, shell. **II** *vr sich a.* peel, peel off, come off, exfoliate.
Ab·schä·lung *f derm., patho.* exfoliation, exfoliatio.
Ab·schä·lungs·frak·tur *f ortho.* cleavage fracture, flake fracture.
Ab·schei·dungs·throm·bus *m patho.* washed clot, laminated thrombus, pale thrombus, plain thrombus, conglutination-agglutination thrombus, mixed thrombus, white thrombus, white clot.
Ab·scher·frak·tur *f ortho.* cleavage fracture, shearing fracture, flake fracture.

Ab·scheu *f* aversion (*vor, gegen* to, for, from), disgust (*vor, gegen* at, for), loathing, horror, fastidium (*vor, gegen* for).
ab·schnei·den *vt* cut, cut off/down, cut away, abscise; (*zurechtschneiden*) trim.
Ab·schnitt *m* compartment, division, section, sector, segment, stage, portion, part, partition, phase; *anat.* pars.
Ab·schnür·binde *f clin., chir.* tourniquet.
ab·schup·pen I *vt* (*Haut*) peel, peel off, scale, scale off. **II** *vr sich a.* (*Haut*) peel, peel off, scale, scale off, desquamate.
ab·schup·pend *adj* (**sich**) desquamative, desquamatory, scaly.
Ab·schup·pung *f* scaling, desquamation.
ab·schür·fen *vt ortho.* (*Haut*) abrade, excoriate.
Ab·schür·fung *f ortho.* abrasion, excoriation, abraded wound, abrasio.
ab·schwä·chen I *vt* **1.** (*Wirkung*) weaken; diminish, mitigate, impair; temper (*durch* with). **2.** (*Konzentration*) water down; *phys.* (*Strahlen*) break; *micro.* (*Virulenz*) attenuate. **II** *vr sich a.* weaken, moderate.
Ab·schwä·chung *f* **1.** weakening, diminution, mitigation, impairment, reduction. **2.** *phys.* extinction; *micro.* attenuation.
ab·schwel·lend *adj pharm.* decongestant, decongestive.
Ab·sence *f neuro.* absence, absence seizure, petit mal epilepsy, petit mal attacks, minor epilepsy, sphagiasmus.
ab·set·zen *vt* **1.** *chir.* amputate, take off; remove. **2.** (*Therapie*) discontinue, stop.
Ab·set·zung *f* removal, amputation.
Ab·sie·de·lung *f patho.* metastasis.
Ab·sin·ken *nt patho.* lapse, lapsus; lapse.
ab·son·dern I *vt* **1.** *patho., physiol.* discharge, secrete, excrete. **2.** cut off (*von* from); isolate (*von* from). **II** *vr sich a.* **3.** *physiol.* be discharged, be secreted, be excreted. **4.** isolate o.s. (*von* from), cut o.s. of (*von* from), sequester (o.s.) (*von* from), detach (o.s.) (*von* from).
Ab·son·de·rung *f* **1.** *patho., physiol.* secretion, discharge, excretion. **2.** separation, segregation (*von* from); (*Patient*) sequestration, isolation (*von* from).
ab·sor·bier·bar *adj* absorbable.
ab·sor·bie·ren *vt* (*Flüssigkeit*) take up, occlude, sorb, absorb; *psycho., socio.* assimilate.
ab·sor·bie·rend *adj* absorbefacient, absorbent, absorbing, absorptive.
Ab·sorp·tion *f* **1.** absorption, take-up; (*Flüssigkeit*) imbibition. **2.** *chem.* occlusion, sorption; *phys.* absorption, optical density. **3.** *psycho., socio.* assimilation.
Ab·sorp·tions·ate·lek·ta·se *f patho.* (*Lunge*) absorption atelectasis, reabsorption atelectasis, obstructive atelectasis.

5

Abszeß

ab·stam·men *vi* descend (*von* from), spring (*aus* from), come (*von* of, from).
Ab·stam·mung *f* parentage, lineage, descent.
ab·stei·gend *adj physiol.* descending.
Ab·ster·be·pha·se *f micro.* death phase, phase of decline.
Ab·stil·len *nt ped., gyn.* weaning, delactation, ablactation.
ab·stil·len *vt ped., gyn.* wean, ablactate.
ab·sti·nent *adj* abstinent, abstemious.
Ab·sti·nenz *f* abstemiousness, abstinence (*von* from).
Ab·sti·nenz·er·schei·nun·gen *pl neuro.* withdrawal syndrome, withdrawal symptoms.
Ab·sti·nenz·ler *m* abstainer, teetotal(l)er.
Ab·sti·nenz·le·rin *f* abstainer, teetotal(l)er.
Ab·sti·nenz·syn·drom *nt neuro.* withdrawal syndrome, withdrawal symptoms.
ab·sto·ßen *vt* 1. *patho.* sequester; *immun.* (*Transplantat*) reject. 2. (*Haut*) shed.
Ab·sto·ßung *f* 1. *immun.* → *Abstoßungsreaktion.* 2. *derm., patho.* exfoliation, exfoliatio. 3. *phys.* repulsion.
Ab·sto·ßungs·pro·zeß *m immun.* rejection process.
Ab·sto·ßungs·re·ak·tion *f immun.* rejection, rejection reaction, rejection response.
akute A. acute rejection.
antikörpervermittelte A. antibody-mediated rejection.
beschleunigte A. accelerated rejection.
chronische A. chronic rejection.
hyperakute A. hyperacute rejection.
perakute A. hyperacute rejection.
ab·strah·len *vt* (*Wärme*) radiate, emit.
ab·strei·fen *vt* (*Haut*) exuviate, slough, shed, cast off.
Ab·strich *m* smear, swab, surface biopsy; *gyn.* cervical smear. einen A. machen take a swab/smear.
Ab·strich·bi·op·sie *f* surface biopsy.
Ab·strich·kul·tur *f* smear culture.
Ab·strich·tup·fer *m* swab.
Ab·stütz·plat·te *f ortho.* buttress plate.
Ab·sud *m pharm.* decoction, decoctum; extract.
ab·sze·die·rend *adj* abscess-forming.
Ab·sze·die·rung *f* abscess formation, metastasis.
Ab·szeß *m patho.* abscess, abscessus.
akuter A. acute abscess, hot abscess.
anorektaler A. anorectal abscess.
appendizealer A. periappendiceal abscess, appendiceal abscess.
appendizitischer A. appendiceal abscess, appendicular abscess, typhloempyema.
A. im Beckenbereich pelvic abscess.
biliärer A. biliary abscess, bile duct abcess, cholangitic abscess.
biliogener A. → *biliärer A.*

cholangitischer A. → *biliärer A.*
chronischer A. chronic abscess, cold abscess.
A. im Douglas'-Raum Douglas' abscess.
embolischer A. embolic abscess.
epiduraler A. extradural abscess, epidural abscess.
epiploischer A. epiploic abscess.
extraduraler A. → *epiduraler A.*
hämatogener A. hematogenous abscess.
heißer A. hot abscess, acute abscess.
intraabdominaler A. intra-abdominal abscess.
intraabdomineller A. → *intraabdominaler A.*
intradural A. intraduraler abscess.
intrahepatischer A. intrahepatic abscess.
intrakranieller A. intracranial abscess.
intramuraler A. intramural abscess.
intraperitonealer A. intraperitoneal abscess.
intrarenaler A. intrarenal abscess.
ischiorektaler A. ischiorectal abscess.
kalter A. chronic abscess, cold abscess.
metastatischer A. metastatic abscess.
metastatisch-pyämischer A. → *pyogener A.*
mykotischer A. mycotic abscess.
oberflächlicher A. superficial abscess.
otogener A. otic abscess, otogenic abscess.
parafrenaler A. parafrenal abscess.
parametraner A. parametrial abscess, parametric abscess, broad ligament abscess.
paranephritischer A. paranephric abscess.
pelvirektaler A. pelvirectal abscess.
perforierender A. perforating abscess.
perianaler A. perianal abscess.
perianastomotischer A. perianastomotic abscess.
periappendizealer A. periappendiceal abscess, appendiceal abscess.
periappendizitischer A. periappendicular abscess.
periareolarer A. periareolar abscess.
pericholangiolärer A. pericholangiolar abscess.
pericholezystischer A. pericholecystic abscess.
periduktaler A. periductal abscess.
peripleuritischer A. peripleuritic abscess.
perirektaler A. perirectal abscess.
perirenaler A. perinephric abscess.
perisinuöser A. perisinuous abscess.
periurethraler A. periurethral abscess.
perivertebraler A. perivertebral abscess.
postsinuöser A. postsinous abscess.
präsinuöser A. presinous abscess.
pyämischer A. pyemic abress, septicemic abscess.
pyelophlebitischer A. pyelophlebitic abscess.
pyogener A. pyogenic abscess.
rektaler A. rectal abscess.
retrobulbärer A. retrobulbar abscess.
retroglandulärer/retromammärer A. retromammary abscess.
retroperitonealer A. retroperitoneal abscess.

retropharyngealer A. retropharyngeal abscess.
retrotonsillärer A. retrotonsillar abscess.
retrozäkaler A. retrocecal abscess.
steriler A. sterile abscess.
subareolärer A. subareolar abscess.
subduraler A. subdural abscess.
subepidermaler A. subepidermal abscess.
subfaszialer A. subaponeurotic abscess, subfascial abscess.
subhepatischer A. subhepatic abscess.
subkutaner A. subcutaneous abscess.
submammärer A. submammary abscess.
subpektoraler A. subpectoral abscess.
subperiostaler A. subperiosteal abscess.
subphrenischer A. subphrenic abscess, subdiaphragmatic abscess.
subskapulärer A. subscapular abscess.
subungualer A. subungual abscess.
suprahepatischer A. suprahepatic abscess.
sympathischer A. sympathetic abscess.
syphilitischer A. syphilitic abscess, gummatous abscess.
trockener A. dry abscess.
tuberkulöser A. tuberculous abscess, cold abscess, scrofulous abscess, strumous abscess.
tympanozervikaler A. tympanocervical abscess.
verkäsender A. caseous abscess, cheesy abscess.
ab·szeß·bil·dend *adj* abscess-forming.
Ab·szeß·bil·dung *f* abscess formation.
Ab·szeß·fi·stel *f* abscess fistula.
Ab·szeß·höh·le *f* abscess cavity.
Ab·szeß·mem·bran *f* abscess membrane.
Ab·ta·sten *nt* palpation; *phys.* scanning, scansion.
ab·ta·sten *vt* palpate; *radiol.* scan.
Ab·tast·ge·rät *nt radiol.* scanner.
Ab·ta·stung *f radiol.* scan; *phys.* scanning, scansion.
Abt-Letterer-Siwe: A.-L.-S.-Krankheit *f patho.* Letterer-Siwe disease, L-S disease, non-lipid histiocytosis, acute dissiminated histiocytosis X, acute histiocytosis of the newborn.
ab·tö·ten *vt* devitalize; (*Nerv*) deaden; extinguish; (*Keime*) kill, destroy.
ab·tra·gen *vt chir.* ablate, excise; *patho.* wear, wear away, wear out.
Ab·tra·gung *f chir.* ablation, ablatio, removal, excision.
Ab·trei·be·mit·tel *nt* → *Abortivum.*
ab·trei·ben *gyn.* **I** *vt* abort. **a. lassen** to have an abortion. **II** *vi* have an abortion, abort, miscarry.
Ab·trei·bung *f gyn.* abort, abortion, voluntary abortion
Ab·trei·bungs·be·für·wor·ter *m* abortionist.

Ab·trei·bungs·be·für·wor·te·rin *f* abortionist.
Ab·trei·bungs·geg·ner *m* antiabortionist.
Ab·trei·bungs·geg·ne·rin *f* antiabortionist.
Ab·trei·bungs·mit·tel *nt* → *Abortivum.*
ab·tren·nen I *vt* **1.** detach, take off/out, divide off, separate, partition off; discriminate, dissociate, divide (*von* from). **2.** *chir.* separate, amputate, remove, cut off, abscise; (*Haut*) detach. **II** *vi* **sich a.** dissociate, separate.
Ab·tren·nung *f* **1.** dissociation; detachment (*von* from); division (*von* from); partition; isolation. **2.** *chir.* separation, amputation, removal, abscission; (*Haut*) detachment; *patho.* ablation, ablatio.
Ab·trop·fungs·nä·vus *m derm.* junction nevus, epidermic-dermic nevus, junctional nevus.
ab·tup·fen *vt* swab, dab.
Abu·lie *f psycho., psychia.* abulia, aboulia.
Abuna: Fingerschiene *f* **nach A.** *ortho.* Abuna splint.
Ab·usus *m* abuse, misuse, wrong use, excessive use.
ab·wa·schen *vt* (*Wunde*) clean down, sponge; (*Schmutz*) wash away, wash off.
Ab·was·ser *nt* sullage, waste, waste water.
ab·wech·selnd *adj* **1.** *physiol., patho.* intermittend. **2.** alternate, in/by rotation, rotatory, alternating; *mathe.* periodic, periodical.
Ab·wehr *f* **1.** resistance (*gegen* to), defense. **2.** *immun.* defense, defense system.
humorale A. humoral defense (system).
spezifische A. specific defense (system), specific defensive system.
unspezifische A. unspecific defense (system), nonspecific defensive system.
zelluläre A. cellular defense (system).
Ab·wehr·ap·pa·rat *m physiol., immun.* defense mechanism, mechanism of defense.
Ab·wehr·funk·tion *f* defensive function.
ab·wehr·ge·schwächt *adj* immunocompromised.
Ab·wehr·kraft *f* resistance (*gegen* to), power of resistance.
Ab·wehr·me·cha·nis·mus *m psycho., physiol.* defense mechanism, mechanism of defense; *psycho.* defense reaction; *immun.* defense reaction, defense mechanism.
Ab·wehr·span·nung *f chir.* (*Bauchdecke*) abdominal guarding. **reflektorische A.** involuntary guarding.
Ab·wehr·sy·stem *nt* defense, defense system, defensive system.
Ab·wei·chung *f* **1.** *allg., phys., mathe.* deviation, difference, divergence, deflection (*von* from); aberration, variation; (*Nadel*) declination. **2.** *stat.* (*vom Mittelwert*) deviation; error; skewness, spread, variance; *mathe.* residual. **mittlere (quadratische) A.** *stat.* standard deviation.
ab·zeh·rend *adj* wasting, emaciating,

consuming.

ab·zie·hen I *vt* **1.** (*Flüssigkeit*) draw off; (*Eiter*) aspirate; (*Luft*) evacuate. **2.** (*Deckel, Kappe*) cap; (*Haut*) remove, take off, strip off; (*Bettzeug*) strip off, pull off. **II** *vi* (*Gas*) escape, go out/away; disperse.

Ab·zwei·gung *f* fork, branch; bifurcation; ramification; *anat.* ramus; *biochem.* arm.

Acan·thia lectularia *f micro.* bedbug, common bedbug, Cimex lectularius, Acanthia lectularia.

Acan·tho·ma *nt derm.* acanthoma.

Acan·tho·sis *f derm.* acanthosis, hyperacanthosis.

Aca·ro·der·ma·ti·tis *f derm.* acarodermatitis. **A. urticarioides** prairie itch, acarodermatitis urticarioides.

Aca·rus *m micro.* acarus, Acarus.

Ac·ce·le·ra·tor·glo·bu·lin *nt hema.* factor V, accelerator factor, accelerator globulin, proaccelerin, cofactor of thromboplastin, component A of prothrombin, labile factor, plasma labile factor, plasmin prothrombin conversion factor, thrombogene.

Ac·ce·le·rin *nt hema.* accelerin, factor VI.

ACD-Lösung *f* [acid citrate dextrose] *hema.* ACD solution.

ACD-Stabilisator *m* [acid citrate dextrose] *hema.* ACD solution.

Ace·bu·to·lol *nt pharm.* acebutolol.

ACE-Hemmer *m pharm.* ACE inhibitor, angiotensin converting enzyme inhibitor.

Ace·no·cou·ma·rol *nt pharm.* acenocoumarol, acenocoumarin.

Acer·vu·lus (cerebri) *m* sand bodies *pl*, brain sand, acervulus.

Ace·ta·bu·lum *nt anat.* acetabulum, acetabular cavity, cotyloid cavity, socket of hip (joint).

Ace·ta·bu·lum·dys·pla·sie *f ortho.* acetabular dysplasia.

Ace·ta·bu·lum·frak·tur *f ortho.* fractured acetabulum, acetabular fracture.

Ace·ta·bu·lum·rand *m anat.* acetabular edge, acetabular limbus, margin of acetabulum.

Acet·al·de·hyd *m chem.* acetaldehyde, acetic aldehyde, aldehyde, ethaldehyde, ethanal, ethylaldehyde, ethaldehyde.

Acet·ani·lid *nt pharm.* acetylaminobenzene, acetanilide, acetanilid, acetaniline, antifebrin.

Ace·tat *nt chem.* acetate, acetas.

Ace·to·ace·tyl·co·en·zym A *nt biochem.* acetoacetyl coenzyme A, acetoacetyl-CoA.

Ace·ton *nt* dimethylketone, acetone.

Ace·ton·glu·ko·su·rie *f* acetonglycosuria.

Ace·ton·urie *f* acetonuria.

Ace·tyl·cho·lin *nt abbr.* **ACh** acetylcholine.

Ace·tyl·cho·lin·este·ra·se *f abbr.* **AChE** acetylcholinesterase, true cholinesterase, specific cholinesterase, choline acetyltransferase I,

choline esterase I.

Ace·tyl·cho·lin·este·ra·se·hem·mer *m* acetylcholinesterase inhibitor, anticholinesterase.

Ace·tyl·cho·lin·este·ra·se·in·hi·bi·tor *m* → *Acetylcholinesterasehemmer*.

Acetylcholin-Rezeptor-Antikörper *pl. immun.* anti-acetylcholine receptor antibodies, anti--AChR, acetylcholine receptor antibodies.

Acetyl-CoA *nt biochem.* acetyl coenzyme A, acetyl-CoA.

Ace·tyl·co·en·zym A *nt biochem.* acetyl coenzyme A, acetyl-CoA.

Ace·tyl·cy·stein *nt pharm.* acetylcysteine.

Ace·tyl·di·gi·to·xin *nt pharm.* acetyldigitoxin.

N-Ace·tyl·neu·ra·min·säu·re *f abbr.* **NANA** *N*-acetylneuraminic acid.

Ace·tyl·sa·li·cyl·säu·re *f pharm.* aspirin, acetosal, acetylsalicylic acid.

Acha·la·sie *f patho.* achalasia, esophageal achalasia.

Achard: A.-Syndrom *nt embryo.* Achard's syndrome.

Achard-Thiers: A.-T.-Syndrom *nt patho.* Achard-Thiers syndrome.

Achil·les·seh·ne *f anat.* heel tendon, Achilles tendon, calcaneal tendon, tendo Achillis, tendon of Hector.

Achil·les·seh·nen·durch·tren·nung *f ortho.* achillotenotomy, achillotomy.

Achil·les·seh·nen·naht *f ortho.* achillorrhaphy.

Achil·les·seh·nen·raf·fung *f* (operative) *ortho.* achillorrhaphy.

Achil·les·seh·nen·re·flex *m abbr.* **ASR** *physiol.* ankle jerk, Achilles jerk, Achilles reflex, Achilles tendon reflex, ankle reflex, triceps surae reflex, triceps surae jerk.

Achil·les·seh·nen·riß *m ortho.* rupture of the Achilles tendon, ruptured Achilles tendon.

Achil·les·seh·nen·rup·tur *f* → *Achillessehnenriß*.

Achil·lo·bur·si·tis *f ortho.* achillobursitis, achillodynia, Achilles bursitis, retrocalcaneal bursitis, retrocalcaneobursitis, superficial calcaneal bursitis.

Achil·lo·dy·nie *f ortho.* achillodynia.

Achil·lo·rrha·phie *f ortho.* achillorrhaphy.

Achil·lo·te·no·to·mie *f ortho.* achillotenotomy, achillotomy.

Achlor·hy·drie *f patho.* gastric anacidity, achlorhydria.

achlor·hy·drisch *adj patho.* achlorhydric, anhydrochloric.

Acho·lie *f patho.* acholia.

acho·lisch *adj patho.* acholic.

Achol·urie *f patho.* acholuria.

achol·urisch *adj patho.* acholuric.

Achon·dro·ge·ne·sis *f embryo.* achondrogenesis.

Achon·dro·pla·sie *f embryo.* achondroplasia,

achondroplasty, Parrot's disease, fetal chondrodystrophia, fetal chondrodysplasia, fetal rickets.

achon·dro·pla·stisch *adj embryo.* achondroplastic.

achre·stisch *adj* achrestic.

Achro·ma·sie *f* 1. achromia, achromasia; *histol.* achromasia, achromatosis. 2. → *Achromatopsie.*

Achro·mat *m* achromat, achromatic objective.

Achro·ma·tin *nt histol.* achromatin, achromin, euchromatin.

achro·ma·tisch *adj histol.* euchromatic; *opt.* achromatic, uncolored, colorless.

achro·ma·to·phil *adj histol.* achromatophilic, achromatophil, achromophil, achromophilous.

Achro·ma·to·pie *f* → *Achromatopsie.*

Achro·ma·top·sie *f ophthal.* color blindness, total color blindness, achromatic vision, achromatopsia, achromatopsy, achromatism, complete achromatopsy, typical achromatopsy, complete monochromasy, monochromasy, monochromasia, monochromatism, typical monochromasy, acritochromacy.

Achro·ma·to·sis *f histol.* achromatosis.

Achro·mat·urie *f patho.* achromaturia.

Achro·mie *f* achromia; *histol.* achromasia.

Achro·mo·re·ti·ku·lo·zyt *m* → *Achromozyt.*

Achro·mo·zyt *m hema.* achromocyte, crescent body, Traube's corpuscle, phantom corpuscle, Ponfick's shadow, shadow, shadow cell, shadow corpuscle, selenoid body.

Ach·se *f* pivot, axis; *techn., phys., mathe.* axis, center. **optische A.** *phys.* optic axis, visual axis, principal axis; *physiol.* optic axis (of eye), sagittal axis of eye.

Ach·sel *f* → *Axilla.*

Ach·sel·ar·te·rie *f* axillary artery.

Ach·sel·drei·eck *nt* axillary triangle, brachial triangle.

Ach·sel·fal·te *f* axillary fold, fold of armpit.

Ach·sel·fort·satz *m* (*Brust*) axillary process of mammary gland, lateral process of mammary gland.

Ach·sel·ge·gend *f* axillary region.

Ach·sel·ge·ruch *m derm.* hircismus.

Ach·sel·gru·be *f anat.* axillary fossa, axillary space, armpit, axilla.

Ach·sel·haa·re *pl* hairs of axilla, hirci.

Ach·sel·höh·le *f* underarm, axilla, axillary fossa, axillary space, arm pit.

Ach·sel·höh·len·tem·pe·ra·tur *f clin.* axillary temperature.

Ach·sel·lymph·kno·ten *pl anat.* axillary glands, axillary lymph nodes.

Ach·sel·lymph·kno·ten·me·ta·sta·se *f patho.* axillary metastasis, axillary lymph node metastasis.

Ach·sel·re·gi·on *f anat.* axillary region.

Ach·sel·schlag·ader *f anat.* axillary artery.

Ach·sel·tem·pe·ra·tur *f clin.* axillary temperature.

Ach·sel·ve·ne *f anat.* axillary vein.

Ach·sen·ab·wei·chung *f* axial deviation; (*EKG*) axis deviation.

Ach·sen·ame·tro·pie *f ophthal.* axial ametropia.

Ach·sen·ebe·ne *f* axial plane.

Ach·sen·fa·den *m histol.* axial filament, axoneme.

Ach·sen·fehl·stel·lung *f ortho.* (*Fraktur*) angulation, angulatory deformity.

Ach·sen·hy·per·opie *f ophthal.* axial hyperopia.

Ach·sen·myo·pie *f ophthal.* axial myopia.

Ach·sen·zy·lin·der *m histol.* axis cylinder, axial fiber, axon, axone, neuraxon, neuraxis, neurite, nerve fibril.

Ach·ter·gang·ver·band *m* → *Achterverband.*

Ach·ter·naht *f chir.* figure-of-eight suture. **A. ohne Ausziehdraht** *chir.* Bunnell figure-of-eight suture, Bunnell's suture.

Ach·ter·ver·band *m ortho.* figure-of-eight bandage.

Achucárro: **A.-Färbung** *f* Achucárro's stain.

Achy·lie *f patho.* achylia.

Achy·mie *f patho.* achymia, achymosis.

Aci·clo·vir *nt pharm.* acyclovir, acycloguanosine.

aci·do·phil *adj histol.* acidophil, acidophile, acidophilic, oxychromatic, oxyphil, oxyphile, oxyphilic, oxyphilous.

Aci·do·se *f patho.* acidosis, oxidosis, oxyosis.

Aci·dum *nt chem.* acid, acidum.

Aci·nus *m* 1. *histol., anat.* acinus. 2. (*Drüse*) alveolus.

Aci·nus·zel·le *f histol.* acinar cell, acinous cell.

Ac·ne *f derm.* acne.

A. aestivalis Mallorca acne.

A. chlorica chloracne, chlorine acne.

A. conglobata conglobate acne.

A. cosmetica acne cosmetica.

A. cystica cystic acne.

A. mechanica mechanical acne.

A. neonatorum neonatal acne.

A. occupationalis occupational acne.

A. picea tar acne.

prämenstruelle A. premenstrual acne.

A. rosacea rosacea.

A. rosacea demodes demodicidosis, demodicosis.

A. tropicalis tropical acne.

A. vinenata contact acne.

A. vulgaris common acne, simple acne.

Acne excoriée des jeunes filles *French derm.* picker's acne, excoriated acne.

Acne-rosacea-Keratitis *f ophthal.* rosacea keratitis, acne rosacea keratitis.

Aco·ni·tin nt pharm. aconitine.
acquired immunodeficiency syndrome nt abbr. **AIDS** acquired immunodeficiency syndrome, acquired immune deficiency syndrome.
Acri·din nt acridin, acridine.
Acro·chor·dom nt derm. acrochordon, skin tag, senile fibroma, cutaneous papilloma, cutaneous tag, soft tag, soft wart.
Acro·cya·no·sis f patho. acrocyanosis, acroasphyxia.
Acro·der·ma·ti·tis f derm. acrodermatitis.
Acro·dy·nia f patho. Feer's disease, Bilderbeck's disease, Selter's disease, Swift's disease, Swift-Feer disease, acrodynia, acrodynic erythema, epidemic erythema, erythredema, erythredema polyneuropathy, dermatopolyneuritis, trophodermatoneurosis, pink disease.
Acro·ge·ria f derm. acrogeria.
Acro·ke·ra·to·sis f derm. acrokeratosis.
Acro·mel·al·gie f derm. Gerhardt's disease, Mitchell's disease, Weir-Mitchell's disease, erythromelalgia, erythremomelalgia, rodonalgia, acromelalgia, red neuralgia.
Acro·scle·ro·sis f derm. acrosclerosis, acroscleroderma, sclerodactyly, sclerodactylia.
ACTH-Eosinophilen-Test m lab. Thorn test.
ACTH-Test m endo. ACTH stimulation test, ACTH test.
ACTH-Zellen pl endo. ACTH cells.
Ac·tin nt actin.
Ac·ti·no·ba·cil·lus m micro. Actinobacillus, Malleomyces.
A. mallei glanders bacillus, Actinobacillus mallei.
A. pseudomallei Whitmore's bacillus, Actinobacillus pseudomallei.
Ac·ti·no·my·ces m micro. actinomycete, actinomyces, Actinomyces.
Ac·ti·no·my·cin nt pharm. actinomycin.
Ac·ti·no·my·co·sis f actinomycosis, actinophytosis.
Ac·to·myo·sin nt actomyosin.
Acy·clo·gua·no·sin nt pharm. acyclovir, acycloguanosine.
Acyl-Carrier-Protein nt abbr. **ACP** acyl carrier protein.
Acyl-CoA nt biochem. acyl coenzyme A, Acyl-CoA.
Acyl·co·en·zym A nt → Acyl-CoA.
Ada·man·tin nt anat. enamel, enamelum, dental enamel, adamantine substance of tooth, adamantine layer.
Adams·ap·fel m Adam's apple, thyroid eminence, laryngeal prominence, laryngeal protuberance.
Adams-Stokes: A.-S.-Anfall m abbr. **ASA** card. Adams-Stokes disease, Adams-Stokes syndrome, Morgagni-Adams-Stokes

syndrome, Adams' disease, Stokes-Adams syncope, Stokes-Adams disease, Stokes--Adams syndrome, Spens' syndrome, Stokes' syndrome, Morgagni's disease, Morgagni's syndrome.
A.-S.-Syndrom nt → A.-S.-Anfall.
A.-S.-Synkope f → A.-S.-Anfall.
Adap·ta·ti·on f adaptation, adaption (an to).
Adap·ta·ti·ons·fä·hig·keit f adaptability, adaptableness.
Adap·ta·ti·ons·hy·per·pla·sie f patho. adaptation hyperplasia.
Adap·ta·ti·ons·syn·drom nt patho. adaptation diseases, adaptation syndrome, adaptational syndrome, general-adaptation reaction, general-adaptation syndrome, Selye syndrome.
Addis: A.-Count m hema. Addis count, Addis method, Addis test.
A.-Test m hema. Addis method, Addis count, Addis test.
Addis-Hamburger: A.-H.-Count m hema. Addis method, Addis count, Addis test.
Addison: A.-Anämie f hema. Addison's anemia, addisonian anemia, Addison-Biermer disease, Addison-Biermer anemia, Biermer's anemia, Biermer's disease, Biermer--Ehrlich anemia, cytogenic anemia, malignant anemia, pernicious anemia.
A.'-Krankheit f patho. Addison's disease, bronzed disease, chronic adrenocortical insufficiency.
A.-Krise f patho. acute adrenocortical insufficiency, addisonian crisis, adrenal crisis.
Ad·di·so·nis·mus nt endo. addisonism.
Ad·duk·ti·on f adduction.
Ad·duk·ti·ons·kon·trak·tur f adduction contracture.
Ad·duk·tor m anat. adductor, adductor muscle.
Ad·duk·to·ren·ka·nal m anat. canal of Henle, adductor canal, crural canal of Henle, Hunter's canal, subarterial canal, subsartorial canal.
Ad·duk·to·ren·re·flex m physiol. adductor reflex, adductor jerk.
ad·du·zie·ren vt adduct.
aden·dri·tisch adj adendritic, adendric.
Ade·nek·to·mie f chir. adenectomy.
Ade·nin nt abbr. **A, Ade** biochem. adenine.
Adenin-Arabinosid nt abbr. **Ara-A** pharm. adenine arabinoside, vidarabine, arabinoadenosine, arabinosyladenine.
Ade·nin·des·oxy·ri·bo·sid nt deoxyadenosine.
Ade·nin·phos·pho·ri·bo·syl·trans·fe·ra·se f abbr. **APRT** biochem. adenine phosphoribosyl transferase.
Ade·ni·tis f patho. adenitis.
Ade·no·car·ci·no·ma nt patho. adenocarcinoma, glandular cancer, glandular carcinoma.
Ade·no·dy·nie f patho. adenalgia, adenodynia.
Ade·no·fi·brom nt patho. adenofibroma, fibro-

adenoma, fibroid adenoma.
ade·no·gen *adj* adenogenous.
ade·no·hy·po·phy·sär *adj* adenohypophysial, adenohypophyseal.
Ade·no·hy·po·phy·se *f anat.* adenohypophysis, anterior pituitary, anterior lobe of hypophysis, anterior lobe of pituitary (gland), glandular lobe of hypophysis, glandular lobe of pituitary (gland), glandular part of hypophysis.
Ade·no·hy·po·phys·ek·to·mie *f chir.* adenohypophysectomy.
ade·no·id *adj* adenoid, adenoidal.
Ade·no·ide *pl* adenoids, adenoid vegetation, Meyer's disease, adenoid disease.
Ade·no·id·ek·to·mie *f* adenoidectomy; *HNO* adenotomy.
Ade·noi·dis·mus *m* adenoidism.
Ade·noi·di·tis *f HNO* adenoiditis.
Ade·no·kar·zi·nom *nt patho.* adenocarcinoma, glandular cancer, glandular carcinoma.
alveoläres A. (*Lunge*) acinar cancer, acinic cell adenocarcinoma, acinic cell cancer, acinose cancer, alveolar adenocarcinoma, alveolar cancer, acinous adenocarcinoma, acinar adenocarcinoma, acinar carcinoma, acinose carcinoma, acinous carcinoma, acinic cell carcinoma, alveolar carcinoma.
azinöses A. → *alveoläres A.*
bronchioloalveoläres A. bronchioloalveolar adenocarcinoma.
bronchogenes A. bronchogenic adenocarcinoma.
eosinophilzelliges A. eosinophilic cell adenocarcinoma.
follikuläres A. follicular adenocarcinoma.
hellzelliges A. pale cell adenocarcinoma.
papilläres A. papillary adenocarcinoma, polypoid adenocarcinoma.
Ade·no·ky·stom *nt patho.* adenocystoma, cystic adenoma, adenocyst, cystadenoma, cystoadenoma, cystoma.
Ade·no·lym·phom *nt patho.* adenolymphoma, Whartin's tumor, papillary adenocystoma lymphomatosum, papillary cystadenoma lymphomatosum.
Ade·nom *nt patho.* adenoma, adenoid tumor.
autonomes A. autonomous adenoma.
azidophiles/azidophilzelliges A. acidophilic adenoma, acidophilic pituitary adenoma.
basophiles A. basophil(ic) adenoma, basophilic pituitary adenoma.
chromophobes A. chromophobe/chromophobic adenoma, chromophobic pituitary adenoma.
duktales A. ductular cell adenoma.
entartetes A. degenerated adenoma.
eosinophiles A. eosinophil(ic) adenoma, eosinophilic pituitary adenoma.
fetales A. fetal adenoma.

follikuläres A. (*Schilddrüse*) follicular adenoma.
hellzelliges A. clear (cell) adenoma.
makrofollikuläres A. (*Schilddrüse*) colloid adenoma, macrofollicular adenoma.
mikrofollikuläres A. (*Schilddrüse*) microfollicular adenoma.
onkozytäres A. oncocytic adenoma.
papilläres A. papillary adenoma.
papillär-tubuläres A. papillotubular adenoma.
papillär-zystisches A. papillary cystic adenoma.
pleomorphes A. pleomorphic adenoma.
trabekuläres A. trabecular adenoma.
tubuläres A. tubular adenoma.
villöses A. villous adenoma.
zystisches A. cystadenoma, cystic adenoma, cystoadenoma, cystoma.
Ade·no·ma *nt patho.* adenoma, adenoid tumor.
A. fibrosum fibroid adenoma, fibroadenoma.
A. insulocellulare islet (cell) adenoma, langerhansian adenoma, nesidioblastoma.
A. sebaceum Balzer Balzer type sebaceous adenoma.
A. sebaceum Pringle sebaceous adenoma, Pringle's disease, Pringle's sebaceous adenoma.
A. sudoriparum hidradenoma, hidroadenoma, hydradenoma, spiradenoma, spiroma.
A. tubulare testis tubular adenoma of testis.
Ade·no·ma·to·id·tu·mor *m patho.* angiomatoid tumor, adenomatoid tumor, Recklinghausen's tumor.
ade·no·ma·tös *adj histol., patho.* adenomatous, adenomatoid.
Ade·no·ma·to·se *f patho.* adenosis, adenomatosis. **pluriglanduläre A.** → multiple endokrine *Adenopathie.*
Ade·no·ma·to·sis *f patho.* adenomatosis, adenosis. **A. coli** adenomatosis of the colon, adenomatous polyposis coli, familial polyposis syndrome, familial intestinal polyposis, familial polyposis, multiple familial polyposis.
Ade·no·me·ga·lie *f patho.* adenomegaly.
ade·no·myo·ma·tös *adj* adenomyomatous.
Ade·no·myo·ma·to·se *f patho.* adenomyomatosis. **A. der Prostata** prostatic adenoma, adenomatous prostatic hypertrophy, benign prostatic hypertrophy, nodular prostatic hypertrophy.
Ade·no·myo·rhab·do·sar·kom *nt* (der Niere) *patho.* adenomyosarcoma of kidney, nephroblastoma, renal carcinosarcoma, Wilms' tumor, embryonal nephroma, embryoma of kidney, embryonal adenomyosarcoma, embryonal adenosarcoma, embryonal carcinosarcoma, embryonal sarcoma, embryonal nephroma.

Ade·no·myo·sar·kom *nt patho.* adenomyosarcoma. **embryonales A.** → *Adenomyorhabdosarkom.*

Ade·no·pa·thie *f patho.* adenopathy, adenosis. **multiple endokrine A.** *abbr.* **MEA** pluriglandular adenomatosis, polyendocrine adenomatosis, multiple endocrine neoplasia, multiple endocrine adenomatosis, multiple endocrinopathy, endocrine polyglandular syndrome.

Ade·no·pha·ryn·gi·tis *f HNO* adenopharyngitis.

ade·nös *adj* adenous.

Ade·no·sar·kom *nt patho.* adenosarcoma. **embryonales A.** → *Adenomyorhabdosarkom.*

Ade·no·se *f patho.* adenosis. **sklerosierende A.** blunt duct adenosis, sclerosing adenosis, fibrosing adenosis, adenofibrosis.

Ade·no·sin *nt abbr.* **A** *biochem.* adenosine.

Ade·no·sin·des·ami·na·se *f abbr.* **ADA** adenosine deaminase.

Ade·no·sin·des·ami·na·se·man·gel *m patho.* adenosine deaminase deficiency, ADA deficiency.

Adenosin(-5'-)diphosphat *nt abbr.* **ADP** *biochem.* adenosine(-5'-)diphosphate.

Ade·no·sin·mo·no·phos·phat *nt abbr.* **AMP** *biochem.* adenosine monophosphate, adenylic acid.

Adenosin-3',5'-phosphat *nt* **(zyklisches)** *abbr.* **cAMP** *od.* **3',5' AMP** *biochem.* adenosine 3',5'-cyclic phosphate, cyclic adenosine monophosphate, cyclic AMP.

Adenosin-5'-phosphat *nt biochem.* adenosine--5'-phosphate.

Adenosin(-5'-)triphosphat *nt abbr.* **ATP** *biochem.* adenosine(-5'-)triphosphate, adenylpyrophosphate.

Ade·no·sin·tri·phos·pha·ta·se *f biochem.* adenosine triphosphatase, ATPase.

Ade·no·sis *f* → *Adenose.*

Ade·no·skle·ro·se *f patho.* adenosclerosis.

Ade·no·tom *nt HNO* adenotome.

Ade·no·to·mie *f* adenoidectomy; *HNO* adenotomy.

Ade·no·ton·sill·ek·to·mie *f HNO* adenotonsillectomy.

Ade·no·vi·rus *nt micro.* adenovirus, adenoidal--pharyngeal-conjunctival virus, A-P-C virus.

Ade·no·vi·rus·pneu·mo·nie *f pulmo.* adenoviral pneumonia.

Ade·no·ze·le *f* adenocele.

Ade·ny·lat·cy·cla·se *f abbr.* **AC** *biochem.* adenylate cyclase, adenyl cyclase, adenylyl cyclase.

Ade·ny·lat·cy·cla·se·sy·stem *nt* adenylate cyclase system.

Ade·ny·lat·ki·na·se *f* adenylate kinase, A-kinase, myokinase, AMP kinase.

Ade·ny·lat·zy·kla·se *f* → *Adenylatcyclase.*

Ade·nyl·säu·re *f biochem.* adenosine monophosphate, adenylic acid.

Ader *f anat.* vessel; artery, vein. **zur A. lassen** bleed.

Äder·chen *nt* veinlet, veinule, veinulet.

Ader·haut *f* choroid, chorioid, chorioidea, choroidea.

Ader·haut·ent·zün·dung *f ophthal.* inflammation of the choroid, choroiditis, choroidopathy.

Ader·haut·er·kran·kung *f ophthal.* choroidosis, choroidopathy.

Ader·haut·ko·lo·bom *nt ophthal.* coloboma of choroid.

Ader·laß *m* bloodletting, bleeding. **unblutiger A.** phlebostasis, phlebostasia.

Ad·hä·renz *f* adherence, adhesion (*an* to); *micro.* adherence, adhesion, attachment.

Ad·hä·sio·ly·se *f chir.* adhesiotomy.

Ad·hä·si·on *f micro.* adherence, attachment, adhesion; *techn., phys.* adhesion; *patho.* adhesion (*mit* to), adhesiveness, conglutination.

Ad·hä·si·ons·ile·us *m chir.* adhesive strangulation of intestines. **A. einer Darmschleife** closed-loop obstruction.

Ad·hä·sio·to·mie *f chir.* adhesiotomy.

Ad·he·sio interthalamica *anat.* interthalamic connexus, interthalamic adhesion, interthalamic commissure, middle commissure of cerebrum, intermediate mass (of thalamus).

ADH-System *nt* ADH system, vasopressin system.

Adia·do·cho·ki·ne·sie *f* adiadochokinesia, adiadochocinesia, adiadochocinesis, adiadochokinesis, adiadokokinesis, adiadochokinesia.

Adi·cil·lin *nt pharm.* cephalosporin N, adicillin, penicillin N.

Adie: A.'-Pupille *f patho.* pupillatonia, pupillotonia, Adie's pupil, tonic pupil.

A.-Syndrom *nt patho.* pupillotonic pseudotabes, Holmes-Adie syndrome, Adie's syndrome.

Adi·phe·nin *nt pharm.* adiphenine.

Adi·po·ci·re *f* adipocere, corpse fat, grave fat, grave-wax, lipocere.

Adi·po·ki·ne·se *f* adipokinesis.

Adi·po·me·ter *nt* adipometer.

Adi·po·ne·cro·sis *f patho.* fat necrosis, adiponecrosis, adipose tissue necrosis.

adi·pös *adj* adipic, adipose, fat, obese, fatty.

Adi·pos·al·gie *f patho.* adiposalgia, Dercum's disease, panniculalgia.

Adi·po·si·tas *f patho.* adiposity, pimelosis, adiposis, obesity, obeseness, fatness, fat. **A. dolorosa** adiposalgia, Dercum's disease, panniculalgia.
krankhafte A. morbid obesity.
A. tuberosa simplex Anders' disease.

Adi·pos·urie *f patho.* adiposuria.

Adipozele

Adi·po·ze·le *f patho.* adipocele, liparocele, lipocele.
adi·po·zel·lu·lär *adj* adipocellular.
Adi·po·zyt *m* adipocyte, fat cell, lipocyte.
Adip·sie *f* adipsia, adipsy.
Adi·tus *m anat.* aditus, opening, aperture.
A. ad antrum aditus ad antrum.
A. laryngis aperture of larynx.
A. orbitalis orbital opening, opening of orbital cavity, orbital aperture.
Adi·ure·tin *nt endo.* vasopressin, β-hypophamine, antidiuretic hormone.
Adi·ure·tin·sy·stem *nt* ADH system, vasopressin system.
Ad·just·ment *nt psycho.* adjustment.
Ad·ju·vans *nt pharm., immun.* adjuvant.
ad·ju·vant *adj* adjuvant.
Adler: A.'-Theorie *f psycho.* Adler's theory.
Ad·mi·ni·cu·lum *nt anat.* adminiculum. **A. lineae albae** triangular ligament of linea alba.
Ad·nek·to·mie *f chir.* adnexectomy, annexectomy.
Ad·ne·xa *pl anat.* adnexa.
A. oculi accessory organs of eye.
Ad·nex·ek·to·mie *f chir.* adnexectomy, annexectomy.
Ad·ne·xen *pl anat.* adnexa.
Ad·ne·xi·tis *f* (**aszendierende**) *gyn.* adnexitis, pelvic inflammatory disease.
ado·les·zent *adj* adolescent.
Ado·les·zen·ten·al·bu·min·urie *f* adolescent albuminuria, adolescent proteinuria.
Ado·les·zen·ten·knick·platt·fuß *m* adolescent pes planovalgus.
Ado·les·zen·ten·kri·se *f* adolescent crisis.
Ado·les·zen·ten·ky·pho·se *f ortho.* juvenile kyphosis, Scheuermann's disease, vertebral epiphysitis, Scheuermann's kyphosis.
Ado·les·zen·ten·pro·te·in·urie *f* adolescent albuminuria, adolescent proteinuria.
Ado·les·zen·ten·sko·lio·se *f ortho.* adolescent scoliosis.
Ado·les·zen·ten·stru·ma *f endo.* juvenile goiter.
Ado·les·zenz *f* adolescence.
ad·op·tie·ren *vt* (*Kind*) adopt; (*Methode, Idee*) adopt.
Ad·op·ti·on *f* (*Kind*) adoption.
ad·oral *adj* adoral.
ad·re·nal *adj* adrenal, adrenic.
Ad·re·nal·ek·to·mie *f chir.* adrenalectomy, suprarenalectomy.
Ad·re·na·lin *nt* adrenaline, adrenin, adrenine, epinephrine.
Ad·re·na·lin·ämie *f* epinephrinemia, adrenalinemia.
Ad·re·na·lin·an·ta·go·nist *m* antiadrenergic.
Ad·re·na·lin·um·kehr *f* adrenaline reversal, epinephrine reversal.
Ad·re·na·lin·urie *f* adrenalinuria.

Ad·re·na·li·tis *f patho.* adrenalitis, adrenitis.
Ad·re·na·lon *nt pharm.* adrenalone.
Ad·re·nal·or·gan *nt embryo.* adrenal organ.
ad·re·na·lo·trop *adj* adrenalotropic.
Ad·ren·ar·che *f* adrenarche.
ad·re·nerg *adj* adrenergic.
ad·re·ner·gisch *adj* adrenergic.
Ad·re·no·bla·stom *nt* adrenoblastoma.
Ad·re·no·chrom *nt* adrenochrome.
ad·re·no·cor·ti·cal *adj* → *adrenokortikal.*
Ad·re·no·cor·ti·co·ste·ro·id *nt* adrenocortical steroid.
ad·re·no·cor·ti·co·trop *adj* adrenocorticotropic, adrenocorticotrophic.
ad·re·no·cor·ti·co·troph *adj* adrenocorticotropic, adrenocorticotrophic.
Ad·re·no·do·xin *nt* adrenodoxin.
ad·re·no·gen *adj* adrenogenic, adrenogenous.
ad·re·no·ki·ne·tisch *adj* adrenokinetic.
ad·re·no·kor·ti·kal *adj* adrenocortical, corticoadrenal, cortiadrenal, adrenal-cortical.
ad·re·no·kor·ti·ko·mi·me·tisch *adj* adrenocorticomimetic.
ad·re·no·kor·ti·ko·trop *adj* corticotropic, corticotrophic.
Ad·re·no·kor·ti·ko·tro·pin *nt endo.* adrenocorticotropic hormone, adrenocorticotrophin, adrenocorticotropin, adrenotrophin, adrenotropin, corticotropin, corticotrophin, acortan.
Ad·re·no·leu·ko·dys·tro·phie *f* adrenoleukodystrophy.
Ad·re·no·ly·ti·kum *nt pharm.* adrenolytic.
ad·re·no·ly·tisch *adj pharm.* adrenolytic.
ad·re·no·me·dul·lo·trop *adj* adrenomedullotropic.
Ad·re·no·me·ga·lie *f* adrenomegaly.
Ad·re·no·mi·me·ti·kum *nt pharm.* adrenomimetic, sympathomimetic, sympatheticomimetic, sympathicomimetic.
ad·re·no·mi·me·tisch *adj pharm.* sympathomimetic, sympatheticomimetic, sympathicomimetic, adrenomimetic.
Ad·re·no·pau·se *f* adrenopause.
ad·re·no·priv *adj* adrenoprival.
ad·re·no·re·zep·tiv *adj* adrenoceptive.
Ad·re·no·re·zep·tor *m* adrenergic receptor, adrenoceptor, adrenoreceptor.
Ad·re·no·re·zep·to·ren·block *m clin., pharm.* adrenergic blockade, adrenergic block, adrenergic blocking.
Ad·re·no·re·zep·to·ren·blocka·de [k·k] *f* → *Adrenorezeptorenblock.*
Ad·re·no·sta·ti·kum *nt pharm.* adrenostatic.
ad·re·no·sta·tisch *adj pharm.* adrenostatic.
Ad·re·no·ste·ron *nt* adrenosterone, Reichstein's substance G.
Ad·re·no·to·xin *nt* adrenotoxin.
ad·re·no·trop *adj* adrenotropic, adrenotrophic.

Ad·re·no·zep·tor *m* adrenergic receptor, adrenoceptor, adrenoreceptor.
ad·re·no·zep·tiv *adj* adrenoceptive.
Ad·sor·bens *nt* adsorbent.
ad·sor·bie·ren *vt* adsorb, sorb.
Ad·sorp·ti·on *f* 1. adsorption. 2. *micro.* attachment.
Ad·strin·gens *nt* astringent, staltic.
ad·strin·gie·rend *adj* astringent, staltic.
adult respiratory distress syndrome *nt abbr.* **ARDS** *patho.* shock lung, wet lung, adult respiratory distress syndrome, post-traumatic respiratory insufficiency syndrome, pulmonary fat embolism syndrome.
Ad·ven·ti·tia *f* 1. (*Gefäß*) extima, adventitia, adventitial coat. 2. (*Organ*) extima, adventitia, adventitial coat.
ad·ven·ti·ti·ell *adj* adventitial.
Ady·na·mie *f* adynamia; asthenia.
ady·na·misch *adj* adynamic.
Ae·des *f micro.* Aedes. **A. aegypti** yellow-fever mosquito, tiger mosquito, Aedes aegypti.
Aequa·tor *m anat.* aequator, equator.
A. bulbi oculi equator of eyeball.
A. lentis equator of lens, equator of crystalline lens.
ae·rob *adj biochem., bio.* aerobic, aerophilic, aerophilous.
Ae·ro·bi·er *m micro.* aerobe.
Ae·ro·ce·le *f patho.* aerocele, pneumatocele, pneumocele.
Ae·ro·em·bo·lis·mus *m patho.* aeroembolism, aeremia, ebullism.
Ae·ro·em·phy·sem *nt pulmo.* aeroemphysema; decompression sickness.
Ae·ro·ga·strie *f patho.* aerogastria.
ae·ro·gen *adj* transported by air, airborne.
Ae·ro·kol·pos *m patho.* aerocolpos.
Ae·ro·me·di·zin *f* aviation medicine, aeromedicine.
Ae·ro·neu·ro·se *f patho.* aeroneurosis, aerasthenia, aeroasthenia.
Ae·ro·oti·tis *f HNO* aero-otitis, aerotitis, barotitis, baro-otitis, otitic barotrauma, aviation otitis.
Ae·ro·pa·thie *f patho.* aeropathy.
Ae·ro·pha·gie *f* aerophagia, aerophagy, pneumophagia.
Ae·ro·si·nu·si·tis *f HNO* sinus barotrauma, areosinusitis, barosinusitis.
Ae·ro·sol *nt phys., chem., pharm.* aerosol.
Ae·ro·sol·in·ha·la·tion *f* aerosol inhalation.
Ae·ro·sol·ke·ra·ti·tis *f* aerosol keratitis.
Ae·ro·sol·the·ra·pie *f* nebulization, aerosol therapy.
Ae·ro·ti·tis *f* → *Aerootitis.*
Ae·ro·ze·le *f patho.* aerocele, pneumatocele, pneumocele.
Aesti·vo·au·tum·nal·fie·ber *nt epidem.* falciparum fever, aestivoautumnal fever, malignant

tertian fever.
A-Fasern *pl physiol.* A fibers.
Aα-Fasern Aα fibers, alpha fibers.
Aβ-Fasern Aβ fibers, beta fibers.
Aγ-Fasern Aγ fibers, gamma fibers.
Aδ-Fasern Aδ fibers, delta fibers.
afe·bril *adj* afebrile, apyretic, apyrexial, athermic.
Af·fekt·epi·lep·sie *f neuro.* psychic epilepsy.
Af·fekt·iso·lie·rung *f psychia.* isolation.
af·fek·tiv *adj psycho.* affective, emotive, emotional.
Af·fek·ti·vi·tät *f psycho.* feeling tone, affectivity, emotionality.
Af·fekt·krämp·fe *pl* affect spasms.
Af·fekt·ver·la·ge·rung *f psycho.* displacement.
Af·fekt·ver·schie·bung *f psycho.* affect displacement.
Af·fen·fur·che *f embryo.* simian crease, simian line.
Af·fen·hand *f neuro.* ape hand, monkey hand, monkey-paw.
Af·fen·spal·te *f* lunate sulcus, affenspalte.
af·fe·rent *adj* afferent, eisodic, esodic, centripetal.
Afferent-loop-Syndrom *nt chir.* afferent loop syndrome, gastrojejunal loop obstruction syndrome.
Af·fe·renz *f physiol.* afferent, afference.
Afi·bri·no·gen·ämie *f hema.* factor I deficiency, deficiency of fibrinogen, afibrinogenemia.
Af·ter *m* anus, anal orifice.
Af·ter·ent·zün·dung *f patho.* anusitis.
Af·ter·fur·che *f anat.* gluteal cleft, anal cleft, natal cleft, cluneal cleft.
Af·ter·jucken [k·k] *nt* anal pruritus.
Af·ter·krebs *m patho.* anal carcinoma.
Af·ter·load *f physiol.* afterload.
After-Mastdarm-Fistel *f patho.* anorectal fistula.
Af·ter·pla·stik *f chir.* anoplasty.
Af·ter·schleim·haut *f* anal mucosa.
Af·ter·schließ·mus·kel *m anat.* sphincter muscle of anus.
äußerer A. external sphincter muscle of anus, sphincter ani externus (muscle).
innerer A. internal sphincter muscle of anus, sphincter ani internus (muscle).
Aga·lak·tie *f gyn.* agalactia, agalactosis.
Aga·lak·to·rrhoe *f gyn.* agalorrhea.
A-Galle *f chir.* common duct bile, A bile.
Agam·ma·glo·bu·lin·ämie *f immun.* agammaglobulinemia.
erworbene A. acquired agammaglobulinemia.
infantile X-chromosomale A. → *kongenitale A.*
kongenitale A. Bruton's agammaglobulinemia, Bruton's disease, X-linked agammaglobulinemia, X-linked hypogammaglobulinemia, X-linked infantile agammaglobuline-

mia, congenital agammaglobulinemia, congenital hypogammaglobulinemia.

kongenitale geschlechtsgebundene A. → *kongenitale A.*

agan·glio·när *adj* aganglionic.

Agar *m/nt* agar, gelose; *micro.* agar, agar medium, agar culture medium.

Agar-Agar *m/nt* agar-agar, gelose.

Agar·dif·fu·si·ons·me·tho·de *f immun.* agar diffusion method, agar diffusion test, gel diffusion test.

Agar·dif·fu·si·ons·test *m* → *Agardiffusionsmethode.*

Agar·nähr·bo·den *m micro.* agar medium, agar culture medium.

Agar·plat·te *f micro.* agar plate, plate.

Age·ne·sie *f embryo.* agenesis, agenesia.

Age·ne·sis *f embryo.* agenesis, agenesia.

Agens *nt chem., bio., phys., pharm.* agent.

chemisches A. chemical agent.

schädigendes A. noxa, noxious substance.

Ag·ger *m anat.* agger.

A. nasi ridge of nose, nasal ridge, nasoturbinal concha.

A. perpendicularis triangular eminence, eminence of triangular fossa, eminence of triquetral fossa.

Ag·glo·me·rat *nt* agglomerate.

Ag·glo·me·ra·ti·on *f chem., immun.* agglomeration, aggregation.

ag·glu·ti·na·bel *adj* agglutinable.

Ag·glu·ti·na·ti·on *f* agglutination, clumping; *immun.* clump, clumping.

Ag·glu·ti·na·ti·ons·hem·mungs·re·ak·ti·on *f abbr.* **AHR** *immun.* agglutination inhibiting reaction.

Ag·glu·ti·na·ti·ons·test *m immun.* agglutination assay, agglutination test.

Ag·glu·ti·na·ti·ons·ti·ter *m immun.* agglutination titer.

ag·glu·ti·nier·bar *adj* agglutinable.

ag·glu·ti·nie·ren **I** *vt* agglutinate. **II** *vi* agglutinate, clump.

Ag·glu·ti·nin *nt immun.* agglutinin, agglutinator; immune agglutinin.

agglutinin-bildend *adj immun.* agglutinogenic, agglutogenic.

Ag·glu·ti·no·gen *nt immun.* agglutinogen, agglutogen.

Ag·gre·ga·ti·on *f chem.* aggregation; *hema.* agglutination.

Ag·gre·gat·zu·stand *m phys.* state of aggregation, aggregate state, state.

fester A. solid state.

flüssiger A. liquid state.

gasförmiger A. gaseous state.

ag·gre·gie·ren *vt* aggregate.

Ag·gres·si·on *f psycho.* aggression.

ag·gres·siv *adj* aggressive.

Ag·gres·si·vi·tät *f* aggressiveness, aggressivity.

agi·tiert *adj* agitated.

Agi·tiert·heit *f* agitation.

AGK-Test *m abbr.* **AGKT** *immun.* antiglobulin consumption test.

aglan·du·lär *adj* eglandulous, eglandular.

Aglu·kos·ämie *f patho.* aglycemia.

aglu·kos·urisch *adj* aglycosuric.

Aglyk·ämie *f* aglycemia.

Agno·sie *f neuro.* agnosia.

akustische A. sensory deaf-mutism, acoustic agnosia, auditory agnosia.

ideatorische A. ideational agnosia.

optische A. → *visuelle A.*

taktile A. tactile agnosia, tactile amnesia, astereognosis, astereocognosy.

visuelle A. visual agnosia, optical agnosia, optic agnosia.

visuell-räumliche A. visual-spatial agnosia.

zeitliche A. time agnosia.

agno·stisch *adj neuro.* agnostical.

Ago·nist *m physiol., pharm.* agonist.

ago·ni·stisch *adj* agonistic.

Ägo·pho·nie *f clin.* (*Auskultation*) egophony, capriloquism, tragophony, tragophonia.

Ago·ra·pho·bie *f psychia.* agoraphobia.

agra·nu·lär *adj* agranular.

Agra·nu·lo·zyt *m* agranulocyte, agranular leukocyte.

Agra·nu·lo·zy·to·se *f hema.* agranulocytosis, agranulocytic angina, Schultz's disease, Schultz's syndrome, Schultz's angina, Werner-Schultz disease, malignant leukopenia, malignant neutropenia, granulocytopenia, granulopenia, idiopathic neutropenia, idiosyncratic neutropenia, pernicious leukopenia, neutropenic angina. **infantile hereditäre A.** Kostmann's syndrome, infantile genetic agranulocytosis.

Agra·phie *f neuro.* agraphia, anorthography.

agra·phisch *adj neuro.* agraphic.

A-Grippe *f epidem.* influenza A.

Agryp·no·co·ma *nt neuro.* wakeful coma, agrypnocoma.

AH-Intervall *nt card.* A-H interval, A-H conduction time.

Ah·le *f chir.* broach.

Ahn *m* father, forefarther, ancestor.

Ahorn·rin·den·schä·ler·krank·heit *f patho.* maple bark disease.

Ahornsirup-Krankheit *f patho.* maple syrup urine disease, maple sugar disease, maple syrup disease, keto acid decarboxylase deficiency, ketoaminoacidemia, branched-chain ketoaciduria, branched-chain ketoacidemia, branched-chain ketoaminoacidemia, branched-chain ketonuria.

Ahornsirup-Syndrom *nt* → *Ahornsirup-Krankheit.*

Aicardi: A.-Syndrom *nt ped.* Aicardi's syndrome.

15   Akromioklavikulargelenk

AIDS-related-Complex *m abbr.* ARC *patho.*
AIDS-related complex.
Aids-Virus *m micro.* human immunodeficiency
virus, AIDS virus, Aids-associated virus, type
III human T-cell leukemia/lymphoma/
lymphotropic virus, lymphadenopathy-as-
sociated virus, AIDS-associated retrovirus.
Ain·hum *nt* ainhum.
Air-Block-Syndrom *nt pulmo.* air block.
Akan·tho·ly·se *f* acantholysis.
akan·tho·ly·tisch *adj* acantholytic.
Akan·thom *nt* acanthoma.
Akan·tho·pel·vis *f ortho.* acanthopelvis, acan-
thopelyx.
Akan·tho·se *f derm.* acanthosis, hyperacantho-
sis.
akan·tho·tisch *adj* acanthotic.
Akan·tho·zyt *m* acanthocyte, acanthrocyte.
Akan·tho·zy·to·se *f* acanthocytosis, acanthro-
cytosis.
Akap·nie *f patho.* acapnia.
akap·no·isch *adj patho.* acapnic, acapnial.
Akar·bie *f* acarbia.
Aka·ro·der·ma·ti·tis *f derm.* acarodermatitis.
Aka·ryo·zyt *m* akaryocyte, akaryota, akaryote.
Aka·ta·las·ämie *f patho.* acatalasia, acatalase-
mia, Takahara's disease.
Aka·ta·la·sie *f* → *Akatalasämie.*
Aka·thi·sie *f* akathisia, acathisia, cathisopho-
bia, akatizia.
A-Kette *f* (*Insulin*) A chain, glycyl chain.
A-Kinase *f* adenylate kinase, A-kinase, AMP
kinase.
Akin·äs·the·sie *f* akinesthesia.
Aki·ne·sie *f* akinesia, akinesis, acinesia.
aki·ne·tisch *adj* akinetic, acinetic.
Akiyami-Fieber *nt epidem.* seven-day fever,
hasamiyami, akiyami, sakushu fever.
Ak·kom·mo·da·ti·on *f* ophthal. accommodation.
absolute A. absolute accommodation.
binokuläre A. binocular accommodation.
relative A. relative accommodation.
Ak·kom·mo·da·ti·ons·ap·pa·rat *m physiol.*
accommodation apparatus.
Ak·kom·mo·da·ti·ons·brei·te *f ophthal.*
breadth of accommodation, amplitude of
accommodation, range of accommodation.
Ak·kom·mo·da·ti·ons·fä·hig·keit *f* accommodative capacity.
Ak·kom·mo·da·ti·ons·krampf *m ophthal.*
accommodation spasm, cyclospasm.
Ak·kom·mo·da·ti·ons·läh·mung *f ophthal.*
cycloplegia, paralysis of accommodation.
Ak·kom·mo·da·ti·ons·re·flex *m physiol.*
accommodation reflex; ophthal. near-point
reaction, near reflex, near reaction, near-
-vision response, accommodation reflex,
pupillary accommodation reflex.
Ak·kom·mo·da·ti·ons·sy·stem *nt physiol.*

accommodation system.
Ak·ku·mu·la·ti·on *f* accumulation, accretion.
ak·ku·mu·lie·ren I *vt* accumulate, pile up. II *vr*
sich a. accumulate, pile up.
ak·ku·mu·lie·rend *adj* accumulative.
Ak·ne *f* → *Acne.*
ak·ne·ähn·lich *adj* acneiform, acneform.
ak·ne·för·mig *adj* → *akneähnlich.*
Ak·ne·gen *nt* acnegen.
ak·ne·gen *adj* acnegenic, causing acne.
Ak·ne·pha·skopie *f ophthal.* twilight blindness.
Akne-rosacea-Keratitis *f ophthal.* rosacea
keratitis, acne rosacea keratitis.
Ako·rie *f* 1. ophthal. acorea. 2. psychia. acoria,
akoria.
akral *adj* acroteric.
Akren·ödem *nt* acroedema.
Akren·per·fu·si·on *f* acral perfusion.
Akro·an·äs·the·sie *f neuro.* acroanesthesia.
Akro·an·gio·der·ma·ti·tis *f derm.* pseudo-
-Kaposi sarcoma.
Akro·as·phy·xie *f patho.* acrocyanosis, acro-
asphyxia, Raynaud's sign, dead fingers, waxy
fingers.
Akro·äs·the·sie *f* acroesthesia.
Akro·chor·don *nt derm.* acrochordon, skin tag,
cutaneous tag, soft tag, soft wart, senile fibroma, cutaneous papilloma.
Akro·der·ma·ti·tis *f derm.* acrodermatitis. in-
fantile papulöse A. infantile acrodermatitis,
infantile papular acrodermatitis; papular
acrodermatitis of childhood, Gianotti-Crosti
syndrome.
Akro·der·ma·to·se *f derm.* acrodermatosis.
Akro·dy·nie *f derm.* acrodynia, Feer's disease,
Bilderbeck's disease, Selter's disease, Swift's
disease, Swift-Feer disease, dermatopolyneuritis, trophodermatoneurosis, acrodynic
erythema, epidemic erythema, erythredema,
erythredema polyneuropathy, pink disease.
Akro·gno·sie *f neuro.* acrognosis.
Akro·hy·po·ther·mie *f* acrohypothermy.
Akro·ke·ra·to·se *f derm.* acrokeratosis. para-
neoplastische A. Bazex's syndrome, paraneo-
plastic acrokeratosis.
Akro·ke·ra·to·sis *f* → *Akrokeratose.*
akro·me·gal *adj* acromegalic.
Akro·me·ga·lie *f* acromegaly, acromegalia,
Marie's disease.
Akro·me·ga·lo·gi·gan·tis·mus *m* acromegalo-
gigantism.
Akro·mel·al·gie *f derm.* acromelalgia,
Gerhardt's disease, Mitchell's disease, Weir-
-Mitchell's disease, rodonalgia, red neural-
gia.
akro·mi·al *adj* acromial.
akro·mio·kla·vi·ku·lar *adj* acromioclavicular.
Akro·mio·kla·vi·ku·lar·ge·lenk *nt anat.* acromioclavicular joint, acromioclavicular artic-
ulation, AC joint, scapuloclavicular joint,

scapuloclavicular articulation.

Akro·mi·on *nt anat.* acromion, acromial process, acromion process, acromial bone.

Akro·mi·on·ek·to·mie *f ortho.* acromionectomy.

Akro·mi·on·re·sek·tion *f ortho.* acromionectomy.

akro·mio·ska·pu·lar *adj* acromioscapular.

Akro·neu·ro·se *f patho.* acroneurosis.

Akro·osteo·ly·se *f patho.* acro-osteolysis.

Akro·pa·chie *f patho.* acropachy, Marie's syndrome, Marie's disease, Marie-Bamberger disease, Marie-Bamberger syndrome, Bamberger-Marie disease, Bamberger-Marie syndrome, pulmonary osteoarthropathy, hypertrophic pulmonary osteoarthropathy, hypertrophic pneumonic osteoarthropathy, hyperplastic osteoarthritis, hyperplastic pulmonary osteoarthritis, secondary hypertrophic osteoarthropathy.

Akro·pa·chy·der·mie *f derm.* acropachyderma, pachyacria. **A. mit Pachydermoperiostose** idiopathic hypertrophic osteoarthropathy, Toraine-Solente-Gole syndrome, acropachyderma with pachyperiostitis, pachydermoperiostosis, pachydermoperiostosis syndrome, primary hypertrophic osteoarthropathy.

Akro·pa·ra·ly·se *f neuro.* acroparalysis.

Akro·par·äs·the·sie *f neuro.* acroparesthesia, acroparesthesia syndrome.

Akro·skle·ro·der·mie *f derm.* acrosclerosis, acroscleroderma.

Akro·skle·ro·se *f derm.* acrosclerosis, acroscleroderma.

Akro·som *nt (Spermium)* acrosome, acrosomal cap, acrosomal head cap, head cap, apical body.

akro·so·mal *adj* acrosomal.

akrot *adj card.* acrotic.

Akro·tie *f card.* acrotism.

Akro·tis·mus *m card.* acrotism.

Akro·tro·pho·neu·ro·se *f derm.* acrotrophoneurosis.

akro·zen·trisch *adj* acrocentric.

Akro·ze·pha·lo·po·ly·syn·dak·ty·lie *f embryo.* Carpenter's syndrome, acrocephalopolysyndactyly, acrodysplasia.

Akro·ze·pha·lo·syn·dak·ty·lie *f embryo.* Carpenter's syndrome, Apert syndrome, Apert's disease, acrocephalosyndactyly, acrocephalosyndactylia, acrocephalosyndactylism, acrosphenosyndactylia.

Akro·zya·no·se *f patho.* acrocyanosis, acroasphyxia, Raynaud's sign, dead fingers, waxy fingers.

Ak·tin *nt* actin.

fibrilläres A. F-actin, fibrous actin.

globuläres A. G-actin, globular actin.

Ak·tin·fi·la·ment *nt* actin filament, thin myofilament.

Ak·ti·no·der·ma·ti·tis *f* actinodermatitis.

Ak·ti·no·der·ma·to·se *f* → *Aktinodermatitis.*

Ak·ti·no·my·ko·se *f patho.* actinomycosis, actinophytosis.

Ak·ti·no·my·zet *m micro.* actinomyces, actinomycete.

Ak·ti·no·my·ze·tom *nt patho.* actinomycetoma, actinomycotic mycetoma.

Ak·ti·no·my·zin *nt pharm.* actinomycin.

Aktinomyzin C cactinomycin, actinomycin C.

Aktinomyzin D dactinomycin, actinomycin D.

Ak·ti·ons·po·ten·ti·al *nt physiol.* action potential.

Ak·ti·ons·strom *m physiol.* nerve-action current, action current.

Ak·ti·va·tor *m chem., embryo., dent.* activator; *genet., biochem.* promoter.

Aktivator-RNA *f biochem.* activator RNA, activator ribonucleic acid.

Ak·ti·vie·rung *f (a. chem., phys., techn.)* activation; *chir.* vitalization.

Ak·ti·vie·rungs·ener·gie *f chem.* activation energy.

Ak·ti·vi·tät *f (a. chem., phys., physiol.)* activity.

geistige A. mental activity, mentation.

insulinähnliche A. insulin-like activity, insulin-like growth factors, nonsuppressible insulin-like activity.

optische A. *chem.* optical activity.

Ak·ti·vi·täts·hy·per·tro·phie *f* **1.** *patho.* compensatory hypertrophy. **2.** *physiol.* work hypertrophy.

Ak·tiv·koh·le *f chem.* activated charcoal.

Aktivkohle-Hefeextrakt-Agar *m/nt micro.* charcoal yeast extract agar, CYE agar.

Ak·to·myo·sin *nt* actomyosin.

Aku·pres·sur *f* acupressure.

aku·punk·tie·ren *vt* acupuncture.

Aku·punk·tur *f* acupuncture.

Aku·stik *f phys.* acoustics *pl.*

Aku·sti·kus *m anat.* acoustic nerve, auditory nerve, vestibulocochlear nerve, eighth cranial nerve, eighth nerve.

Aku·sti·kus·neu·ri·nom *nt neuro.* acoustic neurinoma, acoustic neuroma, acoustic neurilemoma, acoustic schwannoma, eighth nerve tumor, cerebellopontine angle tumor, pontine angle tumor.

aku·stisch *adj* acoustical.

akut *adj clin.* acute; *(Krankheitsverlauf)* brachychronic.

Akute-Phase-Protein *nt abbr.* **APP** *immun.* acute-phase protein, acute-phase reactant.

Ak·ze·le·ra·ti·on *f* acceleration.

Ak·ze·le·ra·tor *m phys., chem., techn.* accelerant, accelerator; catalyst, catalyzator, catalyzer.

Ak·ze·le·ra·tor·glo·bu·lin *nt* → *Accelerator-*

globulin.
Ak·ze·le·rin *nt* → *Accelerin.*
ak·zep·ta·bel *adj* (*Hypothese*) acceptable (*für* to).
ak·zep·tie·ren *vt* (*Patient, Hypothese*) accept.
Ak·zes·so·ri·us *m anat.* accessory nerve, spinal accessory nerve, nerve of Willis, eleventh cranial nerve, eleventh nerve.
Ak·zes·so·ri·us·kern *m anat.* nucleus of accessory nerve, accessory nucleus of ventral column of spinal cord.
Ak·zes·so·ri·us·stamm *m anat.* trunk of accessory nerve.
Ak·zes·so·ri·us·wur·zeln *pl anat.* roots of accessory nerve
  obere A. cranial roots of accessory nerve, vagal part of accessory nerve.
  untere spinale A. spinal roots of accessory nerve, spinal part of accessory nerve.
ak·zi·den·tell *adj* → *akzidentiell.*
ak·zi·den·ti·ell *adj* accidental, by chance, by accident; incidental.
Ala *f bio.,* *anat.* wing, ala.
  A. major (ossis sphenoidalis) great wing of sphenoid bone, greater wing of sphenoid bone, lateral wing of sphenoid bone, major wing of sphenoid bone, temporal wing of sphenoid bone, alisphenoid bone.
  A. minor (ossis sphenoidalis) lesser wing of sphenoid bone, minor wing of sphenoid bone, orbital wing of sphenoid bone, small wing of sphenoid bone, superior wing of sphenoid bone, Ingrassia's wing, Ingrassia's process, Ingrassia's apophysis, orbitosphenoidal bone, sphenoidal concha.
  Alae *pl* **nasi** nasal wings, wings of nose.
  A. ossis ilii wing of ilium, ala of ilium.
  A. sacralis wing of sacrum, sacral ala.
  A. vomeris wing of vomer, ala of vomer.
Alajouanine: A.-Syndrom *nt neuro.* Alajouanine's syndrome.
Ala·nin *nt abbr.* **Ala** *biochem.* alanine, 2-aminopropionic acid, α-aminopropionic acid, 6-aminopurine.
Ala·nin·ami·no·trans·fe·ra·se *f abbr.* **ALT** *biochem.* alanine aminotransferase, glutamic-pyruvic transaminase, serum glutamic pyruvate transaminase, alanine transaminase.
Ala·nin·trans·ami·na·se *f* → *Alaninaminotransferase.*
Alanson: A.-Amputation *f ortho.* Alanson's amputation.
  A.-Technik *f ortho.* Alanson's amputation.
Alarm·re·ak·ti·on *f* alarm reaction, sympathetic stress reaction.
Ala·strim *nt epidem.* alastrim, variola minor, cottonpox, whitepox, Ribas-Torres disease, Cuban itch, milkpox, glasspox, pseudosmallpox.
Ala·strim·vi·rus *nt micro.* alastrim virus.

Albee: A.-Operation *f gyn.* Albee's operation.
Albee-Delbet: A.-D.-Operation *f gyn.* Albee--Delbet operation.
Albers-Schönberg: A.-S.-Krankheit *f ortho.* Albers-Schönberg marble bones, Albers--Schönberg disease, chalky bones, ivory bones, marble bone disease, osteopetrosis.
Albert: A.-Krankheit *f patho.* Albert's disease, Schwediauer's disease, Swediaur's disease.
  A.-Naht *f chir.* Albert's suture.
Albini: A.'-Knötchen *pl patho.* Albini's nodules, Cruveilhier's nodules.
Al·bi·nis·mus *m derm.* albinism, albinismus, congenital leukoderma, congenital leukopathia.
Al·bi·no *m/f derm.* albino.
Al·bi·noi·dis·mus *m derm.* albinoidism.
Albright: A.-Syndrom *nt patho.* Albright's syndrome, Albright's disease, Albright's dystrophy, Albright-McCune-Sternberg syndrome, McCune-Albright syndrome, polyostotic fibrous dysplasia.
Albright-McCune: A.-M.-Syndrom *nt* → *Albright-Syndrom.*
Al·bu·gi·nea (testis) *f anat.* albuginea.
Al·bu·gi·neo·to·mie *f chir.* albugineotomy.
Al·bu·gi·ni·tis *f urol.* albuginitis.
Al·bu·go *f ophthal.* walleye, leukoma, albugo.
Al·bu·men *nt* white of the egg, egg white, egg albumin, albumen, ovalbumin.
Al·bu·min *nt* albumin, albumen.
al·bu·min·ähn·lich *adj* albuminoid, albumoid.
Al·bu·min·ämie *f patho.* albuminemia; proteinemia.
Al·bu·mi·nat·urie *f* albuminaturia.
Albumin-Globulin-Quotient *m* albumin-globulin ratio, A-G ratio.
Al·bu·mi·no·rrhoe *f patho.* albuminorrhea.
al·bu·mi·nös *adj* albuminous.
albumino-zytologisch *adj* albuminocytological, albuminocytologic.
Al·bu·min·spal·tung *f* albuminolysis.
al·bu·min·ure·tisch *adj patho.* albuminuretic.
Al·bu·min·urie *f patho.* albuminuria, serumuria, proteinuria, proteuria.
al·bu·min·urisch *adj* proteinuric, proteuric, albuminuric.
Alcock: A.'-Kanal *m anat.* Alcock's canal, pudendal canal.
Al·co·hol *m chem.* alcohol.
Al·co·ho·lus *m chem.* alcohol. **A. absolutus** absolute alcohol, dehydrated alcohol.
Al·cu·ro·ni·um·chlo·rid *nt pharm.* alcuronium chloride, diallylbisnortoxiferin dichloride.
Al·de·hyd *m chem.* aldehyde.
Al·de·hyd·de·hy·dro·ge·na·se *f biochem.* aldehyde dehydrogenase (NAD⁺), acetaldehyde dehydrogenase.
Alder: A.-Granulationsanomalie *f hema.* Alder's anomaly, Alder's bodies, Alder's

constitutional granulomatosis, Alder-Reilly anomaly.

A.-Granulationskörperchen *pl* → *A.-Granulationsanomalie.*

Alder-Reilly: A.-R.-Granulationsanomalie *f hema.* Reilly granulations.

A.-R.-Körperchen *pl hema.* Alder-Reilly bodies, Alder-Reilly corpuscles.

Al·do·la·se *f abbr.* **ALD** *biochem.* fructose diphosphate aldolase, fructose bisphosphate aldolase, aldehyde lyase, aldolase, phosphofructoaldolase.

Al·do·ste·ron *nt* aldosterone.

Al·do·ste·ron·an·ta·go·nist *m* aldosterone antagonist.

Al·do·ste·ron·bil·dung *f* aldosteronogenesis.

Al·do·ste·ro·nis·mus *m endo.* aldosteronism, hyperaldosteronism.

Al·do·ste·ron·man·gel *m endo.* hypoaldosteronism, aldosteronopenia.

Al·do·ste·ro·nom *nt endo.* aldosteronoma.

Al·do·ste·ron·sy·stem *nt* aldosterone system.

Al·do·ste·ron·urie *f* aldosteronuria.

alek·tisch *adj* alexic.

aleuk·ämisch *adj* aleukemic.

Aleu·kie *f* aleukia.

aleu·ko·zy·tär *adj hema.* aleukocytic.

aleu·ko·zy·tisch *adj hema.* aleukocytic.

Aleu·ko·zy·to·se *f hema.* aleukocytosis.

Alexander: A.-Leukodystrophie *f neuro.* Alexander's disease, Alexander's leukodystrophy.

A.-Syndrom *nt* → *A.-Leukodystrophie.*

Alexander-Adams: A.-A.-Operation *f gyn.* Alexander-Adams operation, Alexander's operation.

Ale·xie *f neuro.* word blindness, visual amnesia, visual aphasia, text blindness, alexia, aphemesthesia, typhlolexia.

Ale·xi·phar·ma·kon *nt* alexipharmic, alexipharmac (*gegen* for, against, to).

Alezzandrini: A.-Syndrom *nt ophthal.* Alezzandrini's syndrome.

Alg·äs·the·sie *f* (*Gefühl*) algesthesia, algesthesis.

Al·ge *f micro.* alga.

Al·gen·pil·ze *pl micro.* algal fungi, Phycomycetes, Phycomycetae.

Al·ge·sie *f* algesia; hyperalgesia.

Al·ge·si·me·ter *nt* algesimeter, algesiometer, algometer, odynometer.

Al·ge·si·me·trie *f* algesimetry, algesiometry, algometry.

al·ge·tisch *adj* painful, algesic, algetic.

Al·gi·me·ter *nt* → *Algesimeter.*

Al·gi·me·trie *f* → *Algesimetrie.*

al·go·gen *adj* pain-producing, algogenic, algesiogenic.

Al·go·par·eu·nie *f gyn.* dyspareunia.

Al·gu·rie *f* painful urination, alginuresis.

Alibert: A.-Krankheit *f derm.* Alibert's disease, mycosis fungoides.

Alibert-Bazin: A.-B.-Krankheit *f derm.* Alibert's disease, mycosis fungoides.

Alice-in-Wonderland-Syndrom *nt psychia.* Alice-in-Wonderland syndrome.

Alie·na·ti·on *f psychia.* (mental) alienation.

ali·men·tär *adj* alimentary.

Ali·quor·rhoe *f* aliquorrhea; hypoliquorrhea.

Al·kal·ämie *f* alkalemia.

Al·ka·li *nt chem.* alkali.

Al·ka·li·ämie *f* alkalemia.

Al·ka·li·re·ser·ve *f physiol.* alkali reserve.

al·ka·lisch *adj chem.* alkaline, alkali, basic.

al·ka·li·sie·ren I *vt chem.* alkalify, alkalinize, alkalize, make alkaline. **II** *vi chem.* alkalify.

Al·ka·li·tät *f chem.* alkalinity, basicity.

Al·ka·li·urie *f* alkalinuria, alkaluria.

Al·ka·lo·id *nt biochem.*, *bio.* vegetable base, alkaloid.

al·ka·lo·id *adj chem.* alkaloid.

Al·ka·lo·se *f patho.* alkalosis.

atmungsbedingte A. → *respiratorische A.*

metabolische A. metabolic alkalosis, nonrespiratory alkalosis.

respiratorische A. respiratory alkalosis, acapnial alkalosis, gaseous alkalosis.

stoffwechselbedingte A. → *metabolische A.*

al·ka·lo·tisch *adj* alkalotic.

Al·kal·urie *f* alkaluria, alkalinuria.

Al·kap·ton *nt* alkapton.

Al·kap·ton·kör·per *pl* alkapton bodies.

Al·kap·ton·urie *f patho.* alkaptonuria, alcaptonuria, homogentisic acid oxidase deficiency, homogentisinuria.

al·kap·ton·urisch *adj* alkaptonuric, alcaptonuric.

Al·ko·hol *m chem.* alcohol; *inf.* ethanol, ethyl alcohol.

absoluter A. dehydrated alcohol, absolute alcohol.

denaturierter A. denatured alcohol, methylated alcohol.

vergällter A. → *denaturierter A.*

al·ko·hol·ab·hän·gig *adj* addicted to alcohol.

Al·ko·hol·ab·hän·gig·keit *f* alcoholism, alcohol addiction, alcohol dependence, chemical dependency.

Al·ko·hol·ab·usus *m* alcohol abuse, alcoholic abuse.

Al·ko·hol·am·ne·sie·syn·drom *nt neuro.* alcohol amnestic syndrome.

al·ko·hol·ar·tig *adj* alcoholic.

Al·ko·hol·de·hy·dro·ge·na·se *f abbr.* **AD** *od.* **ADH** alcohol dehydrogenase, acetaldehyde reductase.

Al·ko·hol·de·lir *nt* alcoholic delirium, delirium alcoholicum, delirium tremens.

Al·ko·hol·em·bryo·pa·thie·syn·drom *nt embryo.* fetal alcohol syndrome.

Al·ko·hol·ent·zug *m* 1. *chem.* dealcoholization. 2. *psychia.* drying-out, alcohol withdrawal.
al·ko·hol·hal·tig *adj* alcoholic, spirituous.
Al·ko·hol·he·pa·ti·tis *f* (**chronische**) alcoholic hepatitis, chronic alcoholic hepatitis.
Al·ko·ho·li·ker *m* alcoholic, alcoholic patient, alcohol addict, drunkard, inebriate, dipsomaniac.
Al·ko·ho·li·ke·rin *f* alcoholic, alcoholic patient, alcohol addict, drunkard, inebriate, dipsomaniac.
Al·ko·hol·in·to·xi·ka·ti·on *f* acute alcoholism, alcoholic poisoning, alcohol intoxication, drunkenness, intoxication.
al·ko·ho·lisch *adj* spirituous, alcoholic.
al·ko·ho·li·sie·ren *vt* alcoholize; *chem.* alcoholize.
Al·ko·ho·lis·mus *m* *psychia.* alcoholism, alcohol addiction, alcohol dependence.
Al·ko·hol·miß·brauch *m* alcohol abuse, alcoholic abuse, alcoholic excess.
Al·ko·hol·myo·pa·thie *f* alcoholic myopathy.
Al·ko·hol·psy·cho·se *f* *psychia.* alcoholic psychosis.
Al·ko·hol·rausch *m* alcohol intoxication, drunkenness, acute alcoholism.
Al·ko·hol·sucht *f* chemical dependency, alcohol addiction, alcohol dependence.
al·ko·hol·süch·tig *adj* alcoholic.
Al·ko·hol·test *m* *forens.* breath test.
Al·ko·hol·test·ge·rät *nt* *forens.* breathalyzer.
Al·ko·hol·ther·mo·me·ter *nt* alcohol thermometer.
Al·ko·hol·urie *f* alcoholuria.
Al·ko·hol·ver·gif·tung *f* → *Alkoholintoxikation.*
Al·ko·hol·zir·rho·se *f* alcoholic cirrhosis.
Al·ky·lanz *nt* *pharm.* alkylating agent, alkylator.
al·ky·lie·ren *vt* *chem.* alkylate.
Al·lan·tia·sis *f* *patho.* sausage poisoning, allantiasis.
Al·lan·to·in *nt* allantoin, 5-ureidohydantoin.
Al·lan·to·in·urie *f* allantoinuria.
Al·lan·to·is *f* *embryo.* allantois, allantoid membrane.
al·lan·to·isch *adj* *embryo.* allantoic.
Al·lan·to·is·di·ver·ti·kel *nt* *embryo.* allantoic diverticulum, allantoic vesicle, allantoic vesicle, allantoenteric diverticulum.
Al·lan·to·is·flüs·sig·keit *f* *embryo.* allantoic fluid.
Al·lan·to·is·gang *m* *embryo.* allantoic duct, allantoic stalk.
Al·lan·to·is·kreis·lauf *m* *embryo.* allantoic circulation, umbilical circulation.
Al·lan·to·is·sack *m* *embryo.* allantoic sac.
Al·lan·to·is·ve·ne *f* *embryo.* allantoic vein.
All·äs·the·sie *f* *neuro.* allesthesia, allachesthesia, allochesthesia, alloesthesia.

Al·lein·er·zie·her *m* single parent.
Al·lein·er·zie·he·rin *f* single parent.
al·lein·ste·hend *adj* single, unmarried, unattached, living alone.
Al·lel *nt* *genet.* allele, allel, allelomorph.
al·lel *adj* allelomorphic, allelic.
Al·le·lie *f* allelism, allelomorphism.
Al·le·lo·morph *nt* → *Allel.*
al·le·lo·morph *adj* → *allel.*
Al·le·lo·mor·phis·mus *m* → *Allelie.*
Allemann: A.-Syndrom *nt* *embryo.* Allemann's syndrome.
Allen: A.'-Test *m* *chir.* Allen's test.
Allen-Spitz: A.-S.-Nävus *m* *derm.* Spitz-Allen nevus, Spitz nevus, benign juvenile melanoma, epithelioid cell nevus, spindle cell nevus, epithelioid cell nevus.
All·er·gen *nt* *immun.* allergen, sensitizer.
all·er·gen *adj* *immun.* allergenic.
All·er·gie *f* *immun.* allergy, acquired sensitivity, induced sensitivity; hyperergy, hyperergia, hypersensitivity, hypersensitiveness.
all·er·gisch *adj* *immun.* allergic, hypersensitive (*gegen* to).
all·er·gi·sie·ren *vt* *immun.* hypersensitize, allergize, make allergic.
All·er·gi·sie·rung *f* *immun.* allergization, hypersensitization, sensitization.
All·er·go·id *nt* allergoid.
All·er·go·lo·ge *m* allergologist, allergist.
All·er·go·lo·gie *f* allergology, allergy.
All·er·go·lo·gin *f* allergologist, allergist.
All·er·go·se *f* allergosis, allergic disease.
Alles-oder-Nichts-Gesetz *nt* *abbr.* **ANG** *physiol.* all-or-none law.
All·ge·mein·an·äs·the·sie *f* *anes.* general anesthesia, narcosis, narcotism.
All·ge·mein·be·fin·den *nt* general condition.
All·ge·mein·chir·ur·gie *f* general surgery.
all·ge·mein·chir·ur·gisch *adj* general surgical.
All·ge·mein·er·kran·kung *f* systemic disease.
All·ge·mein·kran·ken·haus *nt* general hospital.
All·ge·mein·me·di·zin *f* general medicine.
All·ge·mein·me·di·zi·ner *m* general practitioner; family practitioner.
All·ge·mein·me·di·zi·ne·rin *f* general practitioner; family practitioner.
All·ge·mein·nar·ko·se *f* *anes.* narcosis, narcotism, general anesthesia.
All·ge·mein·nar·ko·ti·kum *nt* *anes.* general anesthetic.
All·ge·mein·sym·ptom *nt* systemic symptom, constitutional symptom.
All·ge·mein·zu·stand *m* general health, general condition, physical status.
Al·li·ga·tor·haut *f* *derm.* sauriderma, sauriasis, sauriosis, sauroderma, alligator skin, crocodile skin, fish skin.
Allis: A.-Klemme *f* *chir.* Allis clamp, Allis

Alloantigen 20

forceps, Allis intestinal forceps, Allis tissue
forceps.
A.'-Zeichen *nt ortho.* Allis's sign.
Al·lo·an·ti·gen *nt immun.* alloantigen, isophile
antigen, isogeneic antigen, isoantigen, allogeneic antigen.
Al·lo·an·ti·kör·per *m immun.* isoantibody, allo-
antibody.
Al·lo·bar·bi·tal *nt pharm.* allobarbital.
Al·lo·chei·rie *f → Allochirie.*
Al·lo·chi·rie *f neuro.* allochiria, allocheiria,
Bamberger's sign.
Al·lo·cor·tex *m* allocortex.
Al·lo·en·do·pro·the·se *f* alloplasty.
al·lo·gen *adj immun.* **1.** allogeneic, allogenic,
homogenous, homologous, homological. **2.**
homogenous, homoplastic
al·lo·ge·ne·tisch *adj → allogen* 1.
al·lo·ge·nisch *adj → allogen* 1.
Al·lo·ke·ra·to·pla·stik *f ophthal.* allokerato-
plasty.
Al·lo·ki·ne·se *f* allokinesis.
Al·lo·ki·ne·sie *f* allocinesia.
al·lo·ki·ne·tisch *adj* allokinetic.
Al·lo·la·lie *f neuro.* allolalia.
Al·lo·path *m* allopath, allopathist.
Al·lo·pa·thie *f* allopathy, heteropathy.
al·lo·pa·thisch *adj* allopathic.
Al·lo·phän *nt* allophane.
Al·lo·pla·sie *f* heteroplasia, heteroplasty, allo-
plasia.
Al·lo·plas·ma *nt* paraplasm.
al·lo·plas·ma·tisch *adj* alloplasmatic.
Al·lo·plast *m* alloplast.
Al·lo·pla·stik *f chir.* alloplast, alloplasty; (*Ope-
ration*) alloplasty, enthesis.
al·lo·pla·stisch *adj* alloplastic.
Al·lo·pu·ri·nol *nt pharm.* allopurinol.
Al·lo·rhyth·mie *f card.* allorhythmia.
al·lo·rhyth·misch *adj card.* allorhythmic.
Al·lo·sen·si·ti·vie·rung *f immun.* allosensitization, isosensitization.
Al·lo·som *nt genet.* allosome, gonosome, heterochromosome, heterosome.
Al·lo·top *nt immun.* allotope.
al·lo·top *adj embryo.* allotopic, dystopic,
misplaced.
Al·lo·to·pie *f embryo.* allotopia, dystopia,
dystopy, malposition.
al·lo·to·pisch *adj → allotop.*
Al·lo·trans·plan·tat *nt chir.* allograft, allogeneic graft, homologous graft, homoplastic
graft, homologous transplant, allogeneic
transplant, homograft, homoplastic graft,
homotransplant.
Al·lo·trans·plan·tat·ab·sto·ßung *f immun.* allograft reaction, homograft reaction.
Al·lo·trans·plan·ta·ti·on *f chir.* homologous
transplantation, allograft, allogeneic transplantation, allotransplantation, homotrans-

plantation.
Al·lo·trio·geu·sie *f neuro.* allotriogeusia, allo-
triogeustia.
Al·lo·tri·os·mie *f neuro.* allotriosmia.
Al·lo·tri·urie *f patho.* allotriuria.
Al·lo·typ *m immun.* allotype, allotypic marker.
Al·lo·ty·pie *f immun.* allotypy.
al·lo·ty·pisch *adj immun.* allotypic.
al·lo·zen·trisch *adj* allocentric.
Al·lyl·mer·cap·to·me·thyl·pe·ni·cil·lin·säu·re *f*
→ Almecillin.
Al·me·cil·lin *nt pharm.* allylmercaptomethylpenicillin, penicillin O.
Almen: A.-Probe *f lab.* Almén's test for blood,
guaiac test.
Alogie *f neuro.* alogia; aphasia.
Alo·pe·cia *f → Alopezie.* **A. areata** Jonston's
arc, Jonston's area; pelade, Cazenave's vitiligo, Celsus' alopecia, Celsus' area, Celsus'
vitiligo, Jonston's alopecia.
Alo·pe·zie *f derm.* alopecia, calvities, hair loss,
loss of hair, baldness, pelade, acomia.
anagen-dystrophe A. alopecia of the immediate type, anagen-dystrophic alopecia/effluvi-
um.
androgenetische A. patternal alopecia,
patterned alopecia, androgenetic effluvium,
androgenetic male alopecia, male pattern
baldness, male pattern alopecia, common
male balness.
A. vom Frühtyp *→ anagen-dystrophe A.*
kongenitale A. hypotrichiasis, congenital
alopecia, congenital baldness.
mechanische A. pressure alopecia.
narbige A. cicatricial alopecia, scarring alopecia.
postpartale A. postpartum alopecia.
A. vom Spättyp *→ telogene A.*
streßbedingte A. psychogenic alopecia.
telogene A. alopecia of the late type, telogen
alopecia, telogen effluvium, telogen hair loss.
Alouette: A.-Amputation *f ortho.* Alouette
amputation, Alouette's operation.
Alpers: A.-Syndrom *nt embryo.* Alpers' syndrome, Alpers' disease, progressive cerebral
poliodystrophy.
Alpha-Adrenorezeptorenblocker *m → Alpha-
blocker.*
alpha-Aminobenzylpenicillin *nt pharm.* ampicillin, α-aminobenzylpenicillin.
Al·pha·blocka·de [k·k] *f* alpha blockade,
alpha-adrenergic blockade.
Al·pha·blocker [k·k] *m pharm.* alpha-adrenergic blocking agent, alpha-blocker, alpha-
-adrenergic blocking agent, alpha-adrenergic
receptor blocking agent, alpha-adrenergic
receptor blocking drug, alpha blocking drug,
alpha blocking agent, alphalytic.
alpha₁-Fetoprotein *nt abbr.* **AFP** alpha-fetoprotein, α-fetoprotein.

Al·pha·hä·mo·ly·se *f micro.* α-hemolysis, alpha-hemolysis.
al·pha·hä·mo·ly·tisch *adj micro.* α-hemolytic, alpha-hemolytic.
Alpha-Kettenkrankheit *f immun.* alpha chain disease.
Al·pha·mi·me·ti·kum *nt* alphamimetic.
al·pha·mi·me·tisch *adj* alphamimetic.
Al·pha·re·zep·tor *m* alpha receptor, α-receptor, α-adrenergic receptor.
Al·pha·re·zep·to·ren·blocka·de [k·k] *f* → *Alphablockade.*
Al·pha·re·zep·to·ren·blocker [k·k] *m* → *Alphablocker.*
Alpha-Rhythmus *m neuro.* Berger's rhythm, alpha rhythm.
Alpha-Schwerekettenkrankheit *f immun.* alpha chain disease.
alpha-Wellen *pl neuro.* alpha waves, α waves.
Alpha-Zelladenokarzinom *nt* → *Alpha-Zelladenom.*
Alpha-Zelladenom *nt* (*Pankreas*) alpha cell adenocarcinoma, alpha cell adenoma.
Alport: A.-Syndrom *nt patho.* Alport's syndrome.
Al·pre·no·lol *nt pharm.* alprenolol.
Al·pro·sta·dil *nt* alprostadil, prostaglandin E₁.
Alp·traum *m* oneirodynia, incubus, nightmare.
Alström: A.-Syndrom *nt ophthal.* Alström's syndrome.
Alström-Hallgren: A.-H.-Syndrom *nt ophthal.* Alström's syndrome.
al·te·ra·tiv *adj* alterative, alterant.
Al·tern *nt* ageing, aging, senescence, senility, insenescence.
al·tern I *vt* age, mature. **II** *vi* age, grow old.
Al·ter·nans *m* alternans, alternating; alternating pulse; alternans of heart.
Al·ter·na·tiv·hy·po·the·se *f abbr.* **H₁** alternative hypothesis.
al·ternd *adj* senescent, ageing, aging.
al·ter·nie·rend *adj* alternate, alternating, springing.
Al·ters·ab·hän·gig·keit *f* age-dependence.
Al·ters·amy·loi·do·se *f patho.* amyloidosis of aging, senile amyloidosis.
Al·ters·an·gi·ome *pl derm.* senile hemangiomas, senile angiomas, senile ectasia, ruby spots, De Morgan's spots, papillary ectasia, cherry angiomas.
Al·ters·atro·phie *f patho.* senile atrophy.
al·ters·be·dingt *adj* age-related, senescent.
Al·ters·de·ge·ne·ra·ti·on *f patho.* senile degeneration.
Al·ters·de·menz *f patho.* presbyophrenia, presbyphrenia.
Al·ters·dru·sen *pl ophthal.* senile guttate, drusen, Hutchinson's syndrome, Hutchinson's disease, guttate choroidopathy, Doyne's familial honeycomb choroiditis,

Doyne's familial honeycomb degeneration, Doyne's honeycomb choroidopathy, colloid degeneration of choroid, familial colloid degeneration, Tay's choroiditis.
Al·ters·em·phy·sem *nt patho.* senile emphysema, atrophic lung of old age, constitutional emphysema, senile pulmonary emphysema, constitutional pulmonary emphysema.
Al·ters·gan·grän *f patho.* senile gangrene, Pott's gangrene.
Al·ters·häm·an·gi·ome *pl* → *Altersangiome.*
Al·ters·haut *f* (*atrophische*) gerodermia, geroderma.
Al·ters·heil·kun·de *f* geriatric medicine, geriatrics *pl*, presbyatrics *pl*.
Al·ters·herz *nt card.* presbycardia.
Al·ters·in·vo·lu·ti·on *f patho.* age involution, senile involution.
Al·ters·krank·hei·ten *pl patho.* diseases of old age.
Al·ters·lun·ge *f* (*atrophische*) atrophic lung of old age.
Al·ters·osteo·po·ro·se *f patho.* senile osteoporosis.
Al·ters·pem·phi·gus *m derm.* pemphigoid, bullous pemphigoid.
Al·ters·py·ra·mi·de *f* population pyramid, age pyramid.
al·ters·schwach *adj* senile, decrepit, infirm.
Al·ters·schwä·che *f* decrepitude, senility, caducity; *fig.* decay; (*mental*) dotage, dotardness.
Al·ters·schwach·sinn *m* senile dementia.
al·ters·schwach·sin·nig *adj* senile.
Al·ters·schwer·hö·rig·keit *f HNO* presbycusis, presbyacousia, presbyacusia, presbyacusis.
Al·ters·sich·tig·keit *f ophthal.* presbyopia, presbytia, presbytism, old sight.
Al·ters·star *m ophthal.* senile cataract.
Al·ters·ver·tei·lung *f stat.* age distribution.
Al·ters·war·ze *f* (*seborrhoische*) senile wart, seborrheic verruca/keratosis.
Al·te·rung *f* aging, ageing. **vorzeitige A.** senilism, presenility.
Al·te·rungs·pro·zeß *m* aging process, ageing process.
Äl·ter·wer·den *nt* senility, senescence, insenescence, ageing, aging.
Al·tru·is·mus *m* altruism.
al·trui·stisch *adj* altruistic, unselfish.
Alt·tu·ber·ku·lin *nt abbr.* **AT** *immun.* old tuberculin, Koch's tuberculin.
Alu *nt inf.* → *Aluminium.*
Alu·mi·ni·um *nt abbr.* **Al** aluminum, aluminium.
Alu·mi·ni·um·lun·ge *f patho.* aluminosis.
Alu·mi·no·se *f patho.* aluminosis.
Al·veo·bron·chio·li·tis *f patho.* alveobronchiolitis.
Al·veo·ka·pil·lar·block *m* (*Lunge*) alveolo-

capillary block, alveolar-capillary block.
al·veo·lär *adj* alveolar, faveolate.
Al·veo·lar·bron·chio·len *pl* alveolar bronchioles, respiratory bronchioles.
Al·veo·lar·fort·satz *m* alveolar process, alveolar ridge, alveolar body, dental process.
Al·veo·lar·gän·ge *pl* alveolar ducts, alveolar ductules.
Al·veo·lar·ka·näl·chen *pl* alveolar canals of maxilla, posterior dental canals, alveolar ductules, alveolar ducts, alveolodental canals.
Al·veo·lar·kno·chen *m* alveolar bone, alveolar supporting bone.
Al·veo·lar·kon·zen·tra·ti·on *f* alveolar concentration. **minimale A.** minimal alveolar concentration.
Al·veo·lar·luft *f* alveolar air, alveolar gas.
Al·veo·lar·ma·kro·phag *m* → *Alveolarphagozyt.*
Al·veo·lar·pha·go·zyt *m* alveolar macrophage, coniophage, dust cell, alveolar phagocyte.
Al·veo·lar·po·ren *pl* (*Lunge*) alveolar pores, interalveolar pores, Kohn's pores.
Al·veo·lar·säck·chen *pl* air saccules, alveolar saccules, alveolar sacs, air sacs.
Al·veo·lar·sep·ten *pl* alveolar septa, interalveolar septa, septal bones.
Al·veo·lar·zel·le *f histol.* alveolar cell, alveolar epithelial cell, granular pneumocyte, pneumonocyte, pneumocyte.
Al·veo·lar·zel·len·kar·zi·nom *nt pulmo.* alveolar cell carcinoma, bronchiolar adenocarcinoma, pulmonary adenomatosis, pulmonary carcinosis, bronchioloalveolar carcinoma, bronchiolar carcinoma, bronchoalveolar carcinoma.
Al·veo·lar·zy·ste *f pulmo.* alveolar cyst.
Al·ve·ole *f* alveolus.
Al·ve·ol·ek·to·mie *f chir.,* *dent.* alveolectomy.
Al·veo·len·epi·thel *nt* alveolar epithelium.
Al·veo·len·säck·chen *pl* alveolar sacs, air sacs, air saccules, alveolar saccules.
Al·veo·len·zy·ste *f pulmo.* alveolar cyst.
Al·veo·li·tis *f pulmo.* alveolitis. **exogen allergische A.** allergic alveolitis, extrinsic (allergic) alveolitis, hypersensitivity pneumonitis.
Al·veo·lo·bron·chio·li·tis *f patho.* alveobronchiolitis.
Al·veo·lo·ka·pil·lar·block *m* (*Lunge*) alveolocapillary block, alveolar-capillary block.
Al·veo·lus *m anat.,* *dent.* alveolus.
Alveoli *pl* **dentales** alveolar cavities, dental alveoli, tooth sockets, alveoli, odontobothrions.
Alveoli *pl* **pulmonis** Malpighi's vesicles, air vesicles, air cells, bronchic cells, pulmonary alveoli, pulmonary vesicles, alveoli.
Al·ve·us hippocampi alveus of hippocampus.
Alzheimer: A.'-Drusen *pl* → *A.'-Plaques.*
A.'-Fibrillenveränderungen *pl patho.*

Alzheimer's neurofibrillary degeneration, neurofibrillary tangels.
A.-Krankheit *f patho.* presenile dementia, Alzheimer's disease, Alzheimer's sclerosis.
A.'-Plaques *pl patho.* Alzheimer's glands, senile glands, senile plaques, Alzheimer's plaques.
A.'-Zellen *pl patho.* → *A.'-Plaques.*
ama·krin *adj* amacrine, amakrine.
Amal·gam *nt* amalgam.
amal·ga·mie·ren *vt* amalgamate.
Am-Allotypen *pl* [alpha chain marker] *immun.* Am allotypes.
Aman·ta·din *nt pharm.* amantadine.
Ama·rant *m pharm.* amaranth, Amaranthus.
Ama·stie *f embryo.,* *gyn.* amastia, amazia.
Amato: **A.-Körperchen** *pl patho.* Amato's bodies.
Amau·ro·se *f ophthal.* blindness, amaurosis, ablepsia, ablepsy.
diabetische A. diabetic amaurosis.
kongenitale A. (**Leber**) Leber's disease, Leber's congenital amaurosis.
reflektorische A. reflex amaurosis.
urämische A. uremic amaurosis.
zentrale A. → *zerebrale A.*
zerebrale A. cerebral amaurosis, central amaurosis.
Amau·ro·sis *f* → *Amaurose.*
A. fugax der Flieger visual blackout, flight blindness.
A. partialis fugax sudden transitory partial blindness.
amau·ro·tisch *adj ophthal.* amaurotic.
Am·be·no·ni·um·chlo·rid *nt pharm.* ambenonium chloride.
Am·bi·ten·denz *f psychia.* ambitendency.
am·bi·va·lent *adj psychia.* ambivalent.
Am·bi·va·lenz *f psychia.* ambivalence.
Am·bi·ver·si·on *f psycho.* ambiversion.
am·bi·ver·tiert *adj psycho.* ambiverted.
Am·bly·geu·sie *f* amblygeustia.
Am·bly·om·ma *f micro.* Amblyomma.
am·bly·op *adj ophthal.* amblyopic.
Am·bly·opie *f ophthal.* amblyopia, dimness of vision, impairment of vision.
am·bly·opisch *adj ophthal.* amblyopic.
Am·boß *m anat.* incus, anvil.
Am·boß·ex·stir·pa·ti·on *f HNO* incudectomy.
Am·boß·fort·satz *m* → *Amboßschenkel.*
Am·boß·kör·per *m anat.* body of incus.
Am·boß·schen·kel *m anat.* limb of incus, crus of incus, process of incus.
hinterer/kurzer A. short limb of incus, short crus of incus, short process of incus.
langer A. long limb of incus, long crus of incus, long process of incus.
Amboß-Steigbügel-Gelenk *nt anat.* incudostapedial joint, incudostapedial articulation.
Am·bo·zep·tor *m* amboceptor.

Ambu-Beutel *m* Ambu bag.
am·bu·lant *adj* ambulatory, ambulant. **als a.e(r) Patient(in) behandelt werden** be treated on an outpatient basis.
Am·bu·lanz *f* 1. clinic, dispensary, outpatient clinic, out-patients department. 2. ambulance; mobile clinic.
am·bu·la·to·risch *adj* ambulant, ambulatory.
Am·bu·la·to·ri·um *nt* clinic, outpatient clinic, out-patients department.
Amei·sen·lau·fen *nt neuro., psychia.* formication.
Ame·la·no·se *f* amelanosis.
ame·la·no·tisch *adj* amelanotic.
Ame·lo·blast *m* ameloblast, adamantoblast, ganoblast, enamel cell, enameloblast.
ame·lo·bla·stisch *adj* ameloblastic.
Ame·nor·rhoe *f gyn.* amenorrhea, abnormal cessation of menses, absence of menses, menostasia, menostasis.
  emotional-bedingte A. emotional amenorrhea.
  ernährungsbedingte A. → *nutritive A.*
  hyperprolaktinämische A. hyperprolactinemic amenorrhea.
  hypophysäre A. pituitary amenorrhea.
  hypothalamische A. hypothalamic amenorrhea.
  nutritive A. dietary amenorrhea, nutritional amenorrhea.
  physiologische A. physiologic amenorrhea.
  postpartale A. postpartum amenorrhea.
Ame·nor·rhoea *f* → *Amenorrhoe.*
Amenorrhoe-Galaktorrhoe-Syndrom *nt gyn.* amenorrhea-galactorrhea syndrome, galactorrhea-amenorrhea syndrome.
Amenorrhö-Galaktorrhö-Syndrom *nt* → *Amenorrhoe-Galaktorrhoe-Syndrom.*
Amen·tia *f neuro.* amentia, mental retardation.
Ames: A.-Test *m patho.* Ames' test.
Ame·thop·te·rin *nt pharm.* amethopterin.
ame·trop *adj* ametropic.
Ame·tro·pie *f ophthal.* ametropia.
ame·tro·pisch *adj* ametropic.
Ami·cu·lum olivare *anat.* amiculum of olive.
Amid *nt chem.* amide.
Ami·ka·cin *nt pharm.* amikacin.
ami·kro·bi·ell *adj* not microbic, amicrobic.
Ami·lo·rid *nt pharm.* amiloride.
Ami·mie *f* amimia.
Amin *nt* amine.
Ami·no·azid·ämie *f patho.* aminoacidemia.
Ami·no·azid·urie *f patho.* aminoaciduria, acidaminuria; hyperaminoaciduria.
p-Ami·no·ben·zoe·säu·re *f* p-aminobenzoic acid, para-aminobenzoic acid, sulfonamide antagonist, chromotrichial factor.
p-Ami·no·ben·zoe·sul·fon·amid *nt pharm.* sulfanilamide.
γ-Amino-n-Buttersäure *f* gamma-aminobu-

tyric acid, γ-aminobutyric acid.
ε-Ami·no·ca·pron·säu·re *f* ε-aminocaproic acid, epsilon-aminocaproic acid.
7-Amino-cephalosporansäure *f abbr.* **7-ACS** 7-amino-cephalosporanic acid.
Ami·no·cyc·li·tol *nt pharm.* aminocyclitol.
Aminocyclitol-Antibiotikum *nt pharm.* aminocyclitol antibiotic.
Ami·no·es·sig·säu·re *f abbr.* **AS** aminoacetic acid, glycine, glycocine, glycocoll, collagen sugar, gelatine sugar.
4-Ami·no·fol·säu·re *f pharm.* aminopterin, aminopteroylglutamic acid, 4-aminofolic acid.
Aminoglykosid-Antibiotikum *nt pharm.* aminoglycoside, aminoglycoside antibiotic.
p-Ami·no·hip·pur·säu·re *f* p-aminohippuric acid, para-aminohippuric acid.
δ-Ami·no·lä·vu·lin·säu·re *f abbr.* **ALA** δ-aminolevulinic acid.
Ami·no·phe·na·zon *nt pharm.* aminopyrine, aminophenazone, amidopyrine, dimethylaminoantipyrine, dipyrine.
Ami·no·phyl·lin *nt pharm.* aminophylline, theophylline ethylenediamine.
Ami·no·pro·pi·on·säu·re *f* alanine, aminopropionic acid, 6-aminopurine.
Ami·no·pte·rin *nt pharm.* aminopterin, aminopteroylglutamic acid, 4-aminofolic acid.
2-Ami·no·pu·rin *nt abbr.* **AP** 2-aminopurine.
Ami·no·py·rin *nt pharm.* aminopyrine, aminophenazone, amidopyrine, dimethylaminoantipyrine, dipyrine.
p-Ami·no·sa·li·zyl·säu·re *f pharm.* para-aminosalicylic acid, p-aminosalicylic acid.
Ami·no·säu·re *f abbr.* **AS** *biochem.* amino acid.
  essentielle A. essential amino acid, nutritionally indispensable amino acid.
  glukogene A. glucogenic amino acid.
  ketogene A. ketogenic amino acid.
  ketoplastische A. ketoplastic amino acid.
  nicht-essentielle A. non-essential amino acid, dispensable amino acid, nutritionally dispensable amino acid.
  verzweigtkettige A. branched chain amino acid.
Ami·no·säu·re·ab·bau *m* amino acid degradation.
Ami·no·säu·re·me·ta·bo·lis·mus *m* amino acid metabolism.
Ami·no·säu·re·pool *m* amino acid pool.
Ami·no·säu·re·stoff·wech·sel *m* amino acid metabolism.
Ami·no·sur·ie *f* aminosuria, aminuria.
Ami·no·trans·fe·ra·se *f biochem.* aminotransferase, aminopherase, transaminase.
Ami·no·zucker [k·k] *m* glycosamine, aminosaccharide, amino sugar.
Amin·urie *f* aminosuria, aminuria.
Ami·to·se *f* direct cell division, direct nuclear

division, amitosis, holoschisis.
ami·to·tisch *adj* acinetic, amitotic, akinetic.
Am·me *f* wet nurse, nanny, nutrix, nurse.
Am·mon·ämie *f* ammonemia, ammoniemia.
Am·mo·ni·ak *nt abbr.* **NH₃** ammonia, volatile alkali.
am·mo·nia·ka·lisch *adj* ammoniacal, ammoniac.
Am·mo·ni·ak·in·to·xi·ka·ti·on *f* ammonia intoxication.
Am·mo·ni·ak·lö·sung *f* (**wässrige**) ammonia solution.
Am·mo·ni·ämie *f* hyperammonemia, hyperammoniemia.
Am·mo·ni·um·urat·stein *m patho.* ammonium urate calculus.
Am·mo·ni·urie *f* ammoniuria, ammoniacal urine.
Am·mons·horn *nt* (**eigentliches**) Ammon's horn, hippocampus, horn of Ammon, pes hippocampi (major).
Amne·sie *f neuro.* loss of memory, lack of memory, amnesia.
amne·sie·er·zeu·gend *adj* amnestic.
Amne·sie·sta·di·um *nt anes.* amnesic state.
amne·sie·ver·ur·sa·chend *adj* amnestic.
amne·sisch *adj* → *amnestisch.*
amne·stisch *adj* amnesic, amnesiac, amnestic.
Am·ni·on *nt embryo.* amnion; amniotic sac.
Am·ni·on·ent·wick·lung *f embryo.* amniogenesis.
Am·ni·on·ent·zün·dung *f* amnionitis.
Am·ni·on·epi·thel *nt* amniotic epithelium.
Am·ni·on·flüs·sig·keit *f* amniotic fluid.
Am·ni·on·höh·le *f* amniotic cavity, amnionic cavity.
Am·nio·ni·tis *f gyn.* amnionitis.
Am·ni·on·punk·tion *f gyn.* amniocentesis.
Am·ni·on·rup·tur *f gyn.* amniorrhexis.
Am·ni·on·sack *m* amniotic sac; *inf.* bag of waters.
Am·ni·or·rhoe *f gyn.* amniorrhea.
Am·nio·skop *nt gyn.* amnioscope.
Am·nio·sko·pie *f gyn.* amnioscopy.
am·nio·tisch *adj gyn.* amniotic, amnic, amnionic.
Am·nio·tom *nt gyn.* amniotome.
Am·nio·to·mie *f gyn.* amniotomy.
Am·nio·zen·te·se *f gyn.* amniocentesis.
Amo·bar·bi·tal *nt pharm.* isoamylethylbarbituric acid, amobarbital, amylobarbitone.
Amö·be *f micro.* ameba, amoeba, Amoeba.
Amö·ben·ab·szeß *m* amebic abscess.
Amö·ben·ap·pen·di·zi·tis *f patho.* amebic appendicitis.
Amö·ben·dys·en·te·rie *f patho.* amebic dysentery, intestinal amebiasis, amebic colitis.
Amö·ben·gra·nu·lom *nt patho.* amebic granuloma, ameboma.
Amö·ben·he·pa·ti·tis *f patho.* hepatic amebio-

sis, hepatic amebiasis, amebic hepatitis.
Amö·ben·in·fek·ti·on *f patho.* amebism, amebiosis, amebiasis.
Amö·ben·me·nin·go·en·ze·pha·li·tis *f*, **primä·re** *abbr.* **PAM** *neuro.* primary amebic meningoencephalitis.
Amö·ben·mit·tel *nt pharm.* antiamebic.
Amö·ben·neu·ri·tis *f patho.* neuroamebiasis.
Amö·ben·pe·ri·kar·di·tis *f patho.* amebic pericarditis.
Amö·ben·pneu·mo·nie *f patho.* amebic pneumonia.
Amö·ben·ruhr *f patho.* amebic dysentery, intestinal amebiasis, amebic colitis.
amö·ben·tö·tend *adj pharm.* amebicidal, antiamebic.
Amö·ben·tro·pho·zo·it *m* ameboid trophozoite.
Amö·bia·sis *f patho.* amebiasis, amebiosis.
Amö·bi·zid *nt pharm.* amebicide.
amö·bi·zid *adj pharm.* amebicidal, antiamebic.
Amö·bom *nt patho.* ameboma, amebic granuloma.
Amöb·urie *f patho.* ameburia.
A-Mode *nt/m radiol.* (*Ultraschall*) A-scan, A-mode.
Amo·dia·quin *nt pharm.* amodiaquine.
amorph *adj* **1.** *histol.* amorphous, unformed, hyaline. **2.** *chem.* amorphous.
Amor·phis·mus *m* amorphia, amorphism.
Amoss: A.-Zeichen *nt neuro.* Amoss' sign.
Amo·tio retinae *f ophthal.* detached retina, detachment of retina, retinal detachment.
Amoxi·cil·lin *nt pharm.* amoxicillin.
Am·pere *nt abbr.* **A** *phys.* ampere.
Am·pere·me·ter *nt phys.* ammeter.
Am·phi·ar·thro·se *f anat.* amphiarthrodial articulation, amphiarthrodial joint, amphiarthrosis.
am·phi·chro·ma·tisch *adj* amphichromatic, amphichroic, amphicroic.
Am·phi·di·ar·thro·se *f* amphidiarthrosis.
Am·phi·go·na·dis·mus *m* amphigonadism.
am·phi·leuk·ämisch *adj hema.* amphileukemic.
Am·phi·zyt *m histol.* amphicyte, satellite cell, capsule cell.
Am·pho·di·plo·pie *f ophthal.* amphodiplopia, amphoterodiplopia.
Am·pho·ren·at·men *nt* → *Amphorophonie.*
Am·pho·ren·ge·räusch *nt* → *Amphorophonie.*
Am·pho·ren·ras·seln *nt clin.* (*Auskultation*) amphoric rales *pl.*
am·pho·risch *adj* **1.** (*Schall*) amphoric. **2.** (*Atmung*) cavernous, cavitary, amphoric.
Am·pho·ro·pho·nie *f clin.* (*Auskultation*) amphoric respiration, amphoric resonance, cavernous resonance, bottle sound, amphorophony.
Am·pho·te·ri·cin B *nt pharm.* amphotericin B.

Am·pho·to·nie f neuro., physiol. amphotony, amphotonia.

Am·pho·zyt m histol. amphophil, amphochromophil, amphochromatophil, amphocyte, amphophilic cell.

Am·pi·cil·lin nt pharm. ampicillin, α-aminobenzylpenicillin.

Am·pli·tu·de f phys. amplitude.

Am·pul·la f **1.** pharm. ampul, ampoule, ampule. **2.** anat. ampulla.
A. ductus deferentis ampulla of deferent duct, ampulla of vas deferens, Henle's ampulla.
A. duodeni duodenal cap, duodenal ampulla.
A. hepatopancreatica hepatopancreatic ampulla, Vater's ampulla, ampulla of Vater, duodenal ampulla.
Ampullae pl **membranaceae** membranaceous ampullae.
Ampullae pl **osseae** osseous ampullae.
A. recti rectal ampulla, ampulla of rectum.
A. tubae uterinae ampulla of (uterine) tube, ampullary part of (uterine) tube.

am·pul·lär adj ampullar.

Am·pul·le f **1.** pharm. ampul, ampoule, ampule. **2.** anat. ampulla. **3.** rectal ampulla, ampulla of rectum.

Am·pul·len·di·ver·ti·kel pl diverticula of ampulla (of deferent duct).

Am·pul·len·ent·zün·dung f ampullitis.

Am·pul·len·ödem nt ampullary edema.

Am·pul·len·säck·chen pl diverticula of ampulla (of deferent duct).

Am·pul·len·ste·no·se f ampullary stenosis.

Am·pul·li·tis f patho. ampullitis.

Am·pu·ta·ti·on f ortho., chir. amputation, ablative surgery, removal, ablation, ablatio, apocope.
aperiostale A. aperiosteal amputation, Bunge's amputation.
geschlossene A. closed amputation, flap amputation.
intrauterine A. embryo., ped. natural amputation, intrauterine amputation, congenital amputation.
kongenitale A. → intrauterine A.
A. mit Lappendeckung → geschlossene A.
offene A. flapless amputation, open amputation, guillotine amputation.
A. mit Ovalärschnitt oval amputation, oblique amputation, luxotomy.
A. mit Periostlappendeckung subperiosteal amputation, periosteoplastic amputation.
plastische A. cinematic amputation, cinematization, cineplastic amputation, cineplastics, cineplasty, kineplasty, kineplastic amputation, kineplastics.
A. mit Racketschnitt racket amputation.
A. ohne Stumpfdeckung → offene A.
A. mit Zirkelschnitt circular amputation.

Am·pu·ta·ti·ons·hö·he f ortho. level of amputation.

Am·pu·ta·ti·ons·neu·rom nt amputation neuroma, false neuroma.

Am·pu·ta·ti·ons·sä·ge f ortho. amputation saw.

Am·pu·ta·ti·ons·täu·schung f pseudesthesia, pseudoesthesia, phantom limb pain.

am·pu·tie·ren vt chir. ablate, amputate, cut off, dismember, take off.

Am·pu·tier·te m/f amputee.

Amsler: A.-Gitter nt ophthal. Amsler's chart.
A.-Test m ophthal. Amsler test.

Am·ster·da·mer Degenerationstyp m embryo. Cornelia de Lange syndrome, de Lange syndrome, Brachmann-de Lange syndrome.

Amts·arzt m medical examiner.

Amts·ärz·tin f medical examiner.

Amu·sie f neuro. amusia.

Amussat: A.-Schnitt m → A.-Technik.
A.-Technik f chir. Amussat's operation, Amussat's incision.

amy·el adj amyelic, amyelous, amyeloic.

amye·li·nisch adj amyelinic, unmyelinated.

Amye·lo·tro·phie f patho. amyelotrophy.

Amyg·da·la f anat. amygdala, corpus amygdaloideum.

Amy·las·ämie f patho. amylasemia.

Amy·la·se f biochem. amylase.
α-**Amylase** alpha-amylase, endo-amylase, diastase, glycogenase, ptyalin.
β-**Amylase** beta-amylase, exo-amylase, diastase, glycogenase, saccharogen amylase.
γ-**Amylase** gamma-amylase, glucan-1,4-α-glucosidase.

Amy·las·urie f amylasuria, diastasuria.

amy·lo·gen adj amylogenic, amyloplastic.

Amylo-1,6-Glukosidase f biochem. amylo-1,6-glucosidase, debrancher enzyme, debranching enzyme (glycogen), dextrin-1,6-glucosidase.

Amy·lo·id nt amyloid.

amy·lo·id adj amyloid, amyloidal.

Amy·lo·id·ab·la·ge·rung f patho. amyloid deposit.

Amy·lo·id·kör·per pl patho. amylaceous bodies/corpuscles, amyloid bodies/corpuscles, colloid corpuscles.

Amy·lo·id·kör·per·chen pl patho. prostatic concretions, amniotic corpuscles.

Amy·lo·id·le·ber f patho. amyloid liver, albuminoid liver, lardaceous liver, waxy liver.

Amy·lo·id·ne·phro·se f patho. amyloid nephrosis.

Amy·lo·id·nie·re f patho. amyloid kidney, Rokitansky's kidney, waxy kidney.

Amy·loi·do·se f patho. amyloidosis, amylosis, waxy degeneration, lardaceous degeneration, Abercombie's syndrome, Abercombie's degeneration, hyaloid degeneration, amyloid degeneration, amyloid thesaurismosis, bacony degeneration, cellulose degeneration, chitinous degeneration, Virchow's disease, Virchow's degeneration.

Amy·lo·id·pro·te·in-A *nt histol.* amyloid A protein, AA protein.

Amyloidprotein-L *nt histol.* amyloid light chain protein, AL protein.

Amy·lo·id·schrumpf·nie·re *f patho.* amyloid kidney, Rokitansky's kidney, waxy kidney.

Amy·lo·id·stru·ma *f patho.* amyloid struma.

Amy·lo·id·zun·ge *f patho.* amyloid tongue.

Amy·lo·pek·tin *nt* amylopectin, amylin.

Amy·lo·pek·ti·no·se *f patho.* amylopectinosis, amylo-1:4,1:6-transglucosidase deficiency, Andersen's disease, brancher deficiency, brancher deficiency glycogenosis, brancher glycogen storage disease, type IV glycogen storage disease.

Amy·los·urie *f* amylosuria.

Amy·lum *nt* amylum, starch.

Amyl·urie *f* amyluria.

Amyo·äs·the·sie *f neuro.* amyoesthesis.

Amyo·pla·sie *f patho.* amyoplasia.

Amyo·sta·sis *f neuro.* amyostasia.

amyo·sta·tisch *adj neuro.* amyostatic.

Amyo·to·nie *f neuro.* amyotonia, myatonia, myatony.

Amyo·tro·phie *f patho.* amyotrophy, amyotrophia, muscular atrophy, muscular wasting.

amyo·tro·phisch *adj* amyotrophic.

ana·bol *adj* anabolic, constructive.

Ana·bo·li·kum *nt* anabolic agent, anabolic.

ana·bo·lisch *adj* anabolic, constructive.

Ana·bo·lis·mus *m* anabolism.

Ana·bo·lit *m* anabolite.

ana·di·krot *adj card.* anadicrotic.

Ana·di·kro·tie *f card.* anadicrotic pulse.

Ana·dip·sie *f* extreme thirst, intense thirst, anadipsia.

An·ad·re·na·lis·mus *m endo.* anadrenalism, anadrenia.

An·aemia *f* → Anämie.

an·ae·rob *adj micro.* anaerobic, anaerobian, anaerobiotic.

An·ae·ro·bi·er *m micro.* anaerobe, anaerobian.

Ana·gen·haar *nt* anagen hair.

Ana·gen·pha·se *f (Haar)* anagen.

Anagnostakis: A.-Operation *f ophthal.* Anagnostakis' operation.

An·ago·ge *f psycho.* anagogy, anagoge.

an·ago·gisch *adj psycho.* anagogic, anagogical.

Ana·kat·äs·the·sie *f* anakatesthesia, anacatesthesia.

Ana·kli·sis *f ped., psycho.* anaclisis.

ana·kli·tisch *adj ped., psycho.* anaclitic.

ana·krot *adj card.* anacrotic.

Ana·kro·tie *f n card.* anacrotism, anacrotic pulse.

An·aku·sis *f HNO* anakusis, anacusis, anacou-

sia, total deafness.

anal *adj* anal.

Anal·ab·szeß *m patho.* anal abscess.

Anal·at·re·sie *f embryo.* anal atresia, imperforate anus, ectopic anus, proctatresia.

An·al·bu·min·ämie *f patho.* analbuminemia.

Ana·lep·ti·kum *nt pharm.* excitant, excitant drug, analeptic.

ana·lep·tisch *adj pharm.* analeptic, strengthening, stimulating, invigorating.

Anal·fis·sur *f patho.* anal fissure.

Anal·fi·stel *f patho.* anal fistula.

An·al·gen *nt pharm.* painkiller, analgesic, analgetic.

An·al·ge·sie *f neuro.* analgesia, alganesthesia.

An·al·ge·sie·sta·di·um *nt anes.* analgesic state.

An·al·ge·ti·ka·ne·phro·pa·thie *f patho.* analgesic nephropathia, analgesic nephritis, analgesic nephropathy.

An·al·ge·ti·ka·nie·re *f patho.* analgesic kidney, phenacetin kidney.

An·al·ge·ti·kum *nt pharm.* painkiller, analgesic, analgetic.

an·al·ge·tisch *adj* analgesic, analgetic.

An·al·gie *f* analgia.

An·al·gie·sta·di·um *nt anes.* analgesic state.

Anal·kamm *m anat.* anal pecten, pecten of anus.

Anal·ka·nal *m anat.* anal canal.

Anal·kar·zi·nom *nt patho.* anal carcinoma.

Anal·kryp·ten *pl anat.* anal crypts, rectal sinuses, anal sinuses, semilunar valves of Morgagni, crypts of Morgagni, Morgagni's crypts, Morgagni's sinuses.

Anal·pa·pil·len *pl anat.* mucous folds of rectum, anal columns, columns of Morgagni, rectal columns.

An·al·pha·li·po·pro·te·in·ämie *f patho.* analphalipoproteinemia, α-lipoproteinemia, Tangier disease, familial HDL deficiency, familial high density lipoprotein deficiency, familial high-density lipoprotein deficiency.

Anal·pro·laps *m patho.* anal prolaps.

Anal·re·flex *m* anal reflex, perianal reflex.

Anal·re·gi·on *f* anal region, anal triangle.

Anal·re·trak·tor *m chir.* anal retractor.

Anal·säu·len *pl anat.* anal columns, columns of Morgagni, Morgagni's columns, rectal columns, mucous folds of rectum.

Anal·schleim·haut *f histol.* anal mucosa.

Ana·ly·se *f* 1. analysis, run-down *(über* on), breakdown; audit; dissection.
qualitative A. qualitative analysis, qualitive analysis, qualitative test.
quantitative A. quantative analysis, quantitive analysis, quantitative test.

ana·ly·sie·ren *vt* analyze, make an analysis, assay; test *(auf* for).

ana·ly·tisch *adj* analytic, analytical.

An·ämie *f hema.* anemia, anaemia.

achrestische A. achrestic anemia.
akute A. acute anemia.
akute (post-)hämorrhagische A. acute post-hemorrhagic anemia, hemorrhagic anemia.
alimentäre A. deficiency anemia, nutritional anemia.
angiopathische hämolytische A. angiopathic hemolytic anemia.
aplastische A. aplastic anemia, aregenerative anemia, panmyelophthisis, refractory anemia, Ehrlich's anemia.
aregenerative A. pure red cell anemia, pure red cell aplasia.
autoimmunhämolytische A. autoimmune hemolytic anemia.
autoimmunhämolytische A. mit Kälteantikörpern cold-antibody type autoimmune hemolytic anemia.
autoimmunhämolytische A. mit Wärmeantikörpern warm-antibody type autoimmune hemolytic anemia.
chronische kongenitale aregenerative A. chronic congenital aregenerative anemia, Blackfan-Diamond anemia/syndrome, congenital hypoplastic anemia, pure red cell anemia/aplasia.
erworbene A. secondary anemia, acquired anemia.
essentielle A. idiopathic anemia, primary anemia.
A. durch fehlende Erythrozytenbildung anhematopoietic anemia, anhemopoietic anemia.
A. bei/durch Fischbandwurmbefall fish tapeworm anemia, diphyllobothrium anemia.
funktionelle A. functional anemia.
A. durch Glukose-6-phosphatdehydrogenasemangel glucose-6-phosphate dehydrogenase deficiency anemia, primaquine sensitive anemia.
A. bei Hakenwurmbefall ground itch anemia, hookworm anemia, intertropical anemia, miner's anemia, tropical anemia.
hämolytische A. Abrami's disease, hemolytic anemia.
hämolytische A. mit Glutathionsynthetasedefekt 5-oxoprolinuria, pyroglutamic aciduria.
hämolytische A. mit Ikterus icterohemolytic anemia.
hämolytische A. ohne Sphärozyten nonspherocytic hemolytic anemia.
hämo-toxische A. hemotoxic anemia, toxic anemia, toxanemia.
A. mit Heinz'-Innenkörperchen Heinz body anemia.
hyperchrome A. hyperchromic anemia, hyperchromatic anemia.
hypochrome A. hypochromic anemia, hypochromemia.
hypochrome mikrozytäre A. hypochromic

microcytic anemia.
hypoplastische A. hypoplastic anemia.
idiopathische A. idiopathic anemia, primary anemia.
idiopathische hypochrome A. idiopathic hypochromic anemia, achylic anemia.
immunhämolytische A. immune hemolytic anemia.
immunotoxisch-bedingte hämolytische A. immune hemolytic anemia.
infektiös-bedingte hämolytische A. infectious hemolytic anemia.
infektiöse hämolytische A. infectious hemolytic anemia.
kongenitale hämolytische A. congenital hemolytic anemia.
leukoerythroblastische A. leukoerythroblastic anemia, leukoerythroblastosis, myelophthisic anemia, myelopathic anemia, agnogenic myeloid metaplasia, nonleukemic myelosis, aleukemic myelosis, chronic nonleukemic myelosis.
makrozytäre A. megalocytic anemia, macrocytic anemia.
medikamentös-induzierte immunhämolytische A. drug-induced immune hemolytic anemia.
megaloblastäre A. megaloblastic anemia.
mikrozytäre A. microcytic anemia.
molekuläre A. molecular anemia.
nephrogene A. renal anemia.
normochrome A. isochromic anemia, normochromic anemia.
normozytäre A. normocytic anemia.
nutritive A. deficiency anemia, nutritional anemia.
osteosklerotische A. osteosclerotic anemia.
perniziöse A. Addison's anemia, addisonian anemia, Addison-Biermer disease, Addison-Biermer anemia, Biermer's anemia, Biermer's disease, Biermer-Ehrlich anemia, cytogenic anemia, malignant anemia, pernicious anemia.
physiologische A. physiological anemia.
posthämorrhagische A. posthemorrhagic anemia.
primäre A. primary anemia, idiopathic anemia.
primär-refraktäre A. primary refractory anemia.
renale A. renal anemia.
A. mit Schießscheibenzellen target cell anemia.
sekundäre A. acquired anemia, secondary anemia.
sekundär-refraktäre A. secondary refractory anemia.
serogene hämolytische A. immune hemolytic anemia.
sideroachrestische A. sideroachrestic anemia, sideroblastic anemia.

sideropenische A. sideropenic anemia, hypoferric anemia, iron deficiency anemia.

toxische A. hemotoxic anemia, toxic anemia, toxanemia.

toxische hämolytische A. toxic hemolytic anemia.

an·ämisch *adj hema.* anemic, exsanguine, exsanguinate.

Ana·mne·se *f* anamnesis; recollection; history.

Ana·mne·se·phä·no·men *nt immun.* anamnestic reaction/response.

ana·mne·stisch anamnestic.

Anan·kas·mus *m psychia.* anancasm, anancastia; obsessive-compulsive neurosis, compulsion neurosis, compulsive neurosis, obsessional neurosis.

anan·ka·stisch *adj psychia.* obsessional, anancastic, obsessive-compulsive.

Ana·pho·re·se *f* anaphoresis.

ana·phy·lak·tisch *adj* anaphylactic.

Ana·phy·lak·to·gen *nt* anaphylactogen.

ana·phy·lak·to·gen *adj* anaphylactogenic.

Ana·phy·lak·to·ge·ne·se *f* anaphylactogenesis.

ana·phy·lak·to·id *adj* anaphylactoid; pseudoanaphylactic.

Ana·phy·la·to·xin *nt* anaphylatoxin, anaphylotoxin.

Ana·phy·la·to·xin·in·ak·ti·va·tor *m abbr.* **AI** anaphylatoxin inactivator.

Ana·phy·la·xie *f* anaphylaxis, generalized anaphylaxis, systemic anaphylaxis, allergic shock, anaphylactic shock. **passive cutane A.** *abbr.* **PCA** passive cutaneous anaphylaxis.

Ana·pla·sie *f patho.* anaplasia, anaplastia, dedifferentiation.

ana·pla·stisch *adj* anaplastic.

ana·ple·ro·tisch *adj* anaplerotic.

An·ar·thrie *f neuro.* anarthria.

Ana·sar·ka *f* anasarca, hyposarca, hydrosarca.

Ana·spa·die *f embryo., urol.* anaspadias.

Ana·stal·tik *f* anastalsis, reversed peristalsis.

ana·stal·tisch *adj* anastaltic.

An·äs·the·sie *f* **1.** *anes.* anesthesia, anaesthesia. **2.** *neuro.* anesthesia, anaesthesia, sensory paralysis.

geschlossene A. *anes.* closed anesthesia.

gürtelförmige A. *neuro.* girdle anesthesia.

halbgeschlossene A. *anes.* semiclosed anesthesia.

halboffene A. *anes.* semiopen anesthesia.

hyperbare A. *anes.* hyperbaric anesthesia.

hysterische A. *neuro.* hysterical anesthesia.

intravenöse A. *anes.* intravenous anesthesia, phlebanesthesia, phlebonarcosis.

psychogene A. *neuro.* hysterical anesthesia.

strumpfförmige A. *neuro.* stocking anesthesia.

an·äs·the·sie·ren *vt* anesthetize.

An·äs·the·sio·lo·gie *f* anesthesiology.

An·äs·the·sist *m* anesthesiologist; anesthetist.

An·äs·the·si·stin *f* anesthesiologist; anesthe-tist.

An·äs·the·ti·kum *nt* anesthetic agent, anesthetic.

an·äs·the·tisch *adj* anesthetic.

Ana·sto·mo·se *f* **1.** *anat.* anastomosis, inosculation. **2.** *chir.* anastomosis, inosculation.

antiperistaltische A. *chir.* antiperistaltic anastomosis.

arteriovenöse A. *anat.* arteriovenous anastomosis, arteriolovenular anastomosis, av anastomosis.

glomusförmige A. *anat.* glomeriform arteriovenous anastomosis.

heterokladische A. *anat.* heterocladic anastomosis.

homokladische A. *anat.* homocladic anastomosis.

isoperistaltische A. *chir.* isoperistaltic anastomosis.

laterolaterale A. *chir.* laterolateral anastomosis, side-to-side anastomosis.

lateroterminale A. *chir.* lateroterminal anastomosis, side-to-end anastomosis.

portokavale A. *chir.* portosystemic anastomosis, portacaval shunt, portosystemic shunt, postcaval shunt.

terminolaterale A. *chir.* terminolateral anastomosis, end-to-side anastomosis.

terminoterminale A. *chir.* terminoterminal anastomosis, end-to-end anastomosis.

Ana·sto·mo·sen·ab·szeß *m chir.* anastomotic abscess.

Ana·sto·mo·sen·fi·stel *f chir.* anastomotic leak.

Ana·sto·mo·sen·in·suf·fi·zienz *f chir.* anastomotic breakdown, anastomotic leak.

Ana·sto·mo·sen·ob·struk·ti·on *f chir.* anastomotic obstruction.

Ana·sto·mo·sen·re·zi·div *nt chir.* suture line recurrence.

Ana·sto·mo·sen·strik·tur *f chir.* anastomotic stricture.

ana·sto·mo·sie·ren *vt, vi* anastomose, inosculate.

Ana·sto·mo·sis *f anat.* inosculation, anastomosis.

ana·sto·mo·tisch *adj* anastomotic.

Ana·tom *m* anatomist.

Ana·to·mie *f* **1.** anatomy. **2.** anatomical institute, institute of anatomy.

ana·to·misch *adj* anatomical, anatomic; structural.

Ana·to·xin *nt* anatoxin, toxoid.

ana·tri·krot *adj card.* anatricrotic.

Ana·tri·kro·tie *f card.* anatricrotic pulse.

ana·tro·phisch *adj* anatrophic.

an·azid *adj* anacid.

An·azi·di·tät *f* anacidity, inacidity.

An·co·ni·tis *f ortho.* anconitis.

An·crod *nt pharm.* ancrod.

An·cy·lo·sto·ma *nt micro.* ancylostome, Anky-lostoma, Ancylostoma, Ancylostomum. **A. duodenale** hookworm, Old World hook-worm, European hookworm, Ancylostoma duodenale.

Anders: A.'-Krankheit *f patho.* Anders' disease.

Andersen: A.-Krankheit *f patho.* Andersen's disease, brancher deficiency, brancher deficiency glycogenosis, brancher glycogen storage disease, type IV glycogen storage disease, amylopectinosis, amylo-1:4,1:6--transglucosidase deficiency.

A.-Syndrom *nt patho.* Andersen's syndrome, Andersen's triad.

Andral: A.'-Zeichen *nt patho.* Andral's sign, Andral's decubitus.

An·dro·bla·stom *nt patho.* androblastoma, testicular tubular adenoma, Pick's tubular adenoma.

An·dro·gen *nt* androgen, androgenic hormone, testoid.

an·dro·gen *adj* androgenic, testoid.

An·dro·ge·ne·se *f* patrogenesis, androgenesis.

an·dro·ge·ne·tisch *adj* androgenetic.

An·dro·gyn *adj* androgynous.

An·dro·gy·nie *f* androgynism, androgyny.

An·dro·id *m* android.

an·dro·id *adj* manlike, android, androidal.

An·dro·lo·gie *f* andrology.

an·dro·mi·me·tisch *adj* andromimetic.

An·dro·ste·ron *nt* androsterone.

An·dro·zyt *m* androcyte.

Anel: A.-Operation *f ophthal.* Anel's operation, Anel's lacrimal dilatation, Anel's method.

A.-Sonde *f ophthal.* Anel's lacrimal probe, Anel's probe.

A.-Spritze *f ophthal.* Anel's lacrimal syringe, Anel's syringe.

An·elek·tro·to·nus *m physiol.* anelectrotonus.

an·en·ze·phal *adj embryo.* anencephalic, anencephalous.

An·en·ze·pha·lie *f embryo.* anencephaly, anencephalia.

An·en·ze·pha·lus *m embryo.* anencephalus.

An·en·zy·mie *f patho.* anenzymia.

an·erg *adj* anergic; inactive, lethargic.

An·er·gie *f* lack of energy, anergy, anergia.

an·er·gisch *adj → anerg.*

An·ery·thro·pla·sie *f* anerythroplasia.

an·ery·thro·pla·stisch *adj* anerythroplastic.

An·ery·thro·poe·se *f* anerythropoiesis.

An·ery·thro·po·ie·se *f* anerythropoiesis.

Ane·to·der·mie *f derm.* macular atrophy, anetoderma.

An·eu·ga·mie *f* aneugamy.

an·eu·plo·id *adj* aneuploid.

An·eu·ploi·die *f* aneuploidy.

an·eu·ro·gen *adj* aneurogenic.

An·eu·rys·ma *nt* blood tumor, aneurysm.

arteriosklerotisches A. arteriosclerotic aneurysm, atherosclerotic aneurysm.

arteriovenöses A. arteriovenous aneurysm.

A. cordis cardiac aneurysm, false aneurysm of heart, myocardial aneurysm, ventricular aneurysm.

A. dissecans Shekelton's aneurysm, dissecting aneurysm.

A. dissecans der Aorta aortic dissection.

dissezierendes A. → *A. dissecans.*

echtes A. true aneurysm.

falsches A. false aneurysm, spurious aneurysm, aneurysmal hematoma.

A. spurium → *falsches A.*

venöses A. phlebangioma, venous aneurysm.

A. verum true aneurysm.

An·eu·rys·ma·ek·to·mie *f chir.* aneurysmectomy.

An·eu·rys·ma·ex·stir·pa·ti·on *f chir.* aneurysmectomy.

An·eu·rys·ma·kno·ten *m patho.* aneurysmal varix, aneurysmoid varix, Pott's aneurysm.

An·eu·rys·ma·pla·stik *f chir.* aneurysmoplasty.

An·eu·rys·ma·re·sek·ti·on *f chir.* aneurysmectomy.

An·eu·rys·ma·rup·tur *f patho.* aneurysm rupture.

An·eu·rys·ma·sack *m* aneurysmal sac.

An·eu·rys·ma·schwir·ren *nt card.* aneurysmal thrill.

an·eu·rys·ma·tisch *adj* aneurysmal, aneurysmatic.

An·eu·rys·mek·to·mie *f chir.* aneurysmectomy.

An·eu·rys·mor·rha·phie *f chir.* aneurysmorrhaphy.

An·eu·rys·mo·to·mie *f* aneurysmotomy.

An·fall *m* episode, seizure, attack, fit, paroxysm, turn; (*leicht*) bout. **einen A. bekommen** go into a fit, go off in a fit, have an attack.

epileptischer A. *neuro.* epileptic attack/seizure/fit, seizure.

plötzlicher A. *neuro., patho.* seizure, ictus, paroxysm.

An·fangs·sta·di·um *nt* initial stage, incipience, beginnings.

an·färb·bar *adj histol.* tingible, tinctable; stainable.

An·färb·bar·keit *f histol.* tingibility, stainability, stainableness, staining properties *pl.*

an·fär·ben *vt* tinge, stain, dye.

an·feuch·ten *vt* wet, damp, moisten; (*Luft*) moisturize.

an·feuch·tend *adj* humectant, moisturizing.

an·ge·bo·ren *adj* hereditary, congenital; inherent; innate (in), connatal, connate, inborn, inbred; native (*jdm.* to s.o.); natural (to); *psycho.* unconditioned; instinctive.

Angehörige 30

An·ge·hö·ri·ge *m/f* (*Familie*) relative, relation; dependent, dependant.
Angelucci: A.-Syndrom *nt ophthal.* Angelucci's syndrome.
an·ge·schwol·len *adj patho.* engorged, swelled, tumid, turgescent, turgid, bunchy, bloated.
An·gi·al·gie *f* angialgia, angiodynia.
An·gi·as·the·nie *f* angiasthenia, angioasthenia, vascular instability.
An·gi·ek·ta·sie *f* angiectasis, angiectasia.
An·gi·ek·to·mie *f chir.* angiectomy.
An·gi·ek·to·pie *f* angiectopia, angioplany.
An·gi·itis *f patho.* angiitis, angitis, vasculitis.
  allergische granulomatöse A. Churg-Strauss syndrome, allergic granulomatosis, allergic granulomatous angitis.
an·gi·itisch *adj* vasculitic.
An·gi·na *f* **1.** *HNO* sore throat, tonsillitis, angina, angor, cynanche, synanche. **2.** → *A. pectoris.*
  A. abdominalis *card.* Ortner's disease, abdominal angina, intestinal angina.
  A. catarrhalis acute pharyngitis, catarrhal pharyngitis, catarrhal tonsillitis.
  A. crouposa croupous sore throat, pseudomembranous sore throat.
  A. cruris *card.* angina cruris, intermittent claudication (of the leg), Charcot's syndrome.
  A. herpetica herpangina, benign croupous angina.
  A. intestinalis *card.* abdominal angina, intestinal angina, Ortner's disease.
  A. lacunaris caseous tonsillitis, lacunar tonsillitis, lacunar angina.
  A. pectoris *card.* angina, Heberden's angina, Heberden's disease, Heberden's asthma, Elsners asthma, Rougnon-Heberden disease, heart stroke, breast pang, angina pectoris, angor, cardiagra, coronarism, stenocardia, sternalgia, sternodynia.
  A. pectoris vasomotoria *card.* pseudoangina, pseudangina, reflex angina, false angina, vasomotor angina.
  A. simplex simple sore throat.
  A. ulcerosa Plaut's angina, Vincent's angina, necrotizing ulcerative gingivitis, acute necrotizing ulcerative gingivitis, acute ulceromembranous gingivitis, fusospirillary gingivitis, fusospirillosis, fusospirochetal gingivitis, ulceromembranous gingivitis, pseudomembranous angina.
an·gi·nös *adj* anginose, anginous.
An·gi·o·bla·stom *nt* angioblastoma, angioblastic meningioma, hemangioblastoma, Lindau's tumor.
An·gio·der·ma·ti·tis *f derm.* angiodermatitis.
An·gio·dia·sko·pie *f* angiodiascopy.
An·gio·dy·nie *f patho.* angialgia, angiodynia.
An·gio·ge·ne·se *f* angiogenesis.

an·gio·ge·ne·tisch *adj* angiogenic.
An·gio·gramm *nt radiol.* angiogram, angiograph.
An·gio·gra·phie *f radiol.* angiography, vasography.
An·gio·gra·phie·ka·the·ter *m radiol.* angiographic catheter.
an·gio·gra·phisch *adj* angiographic.
An·gio·hä·mo·phi·lie *f hema.* angiohemophilia, von Willebrand's disease, Minot-von Willebrand syndrome, von Willebrand's syndrome, Willebrand's syndrome, constitutional thrombopathy, vascular hemophilia, hereditary pseudohemophilia, pseudohemophilia.
An·gio·kar·dio·gramm *nt radiol.* angiocardiogram.
An·gio·kar·dio·gra·phie *f radiol.* angiocardiography, cardioangiography, cardiovasology.
an·gio·kar·dio·gra·phisch *adj radiol.* angiocardiographic.
An·gio·kar·dio·pa·thie *f patho.* angiocardiopathy.
An·gio·kar·di·tis *f card.* angiocarditis.
an·gio·ka·ver·nös *adj* angiocavernous.
An·gio·ke·ra·to·ma *nt patho.* angiokeratoma, angiokeratosis, keratoangioma, telangiectatic wart.
An·gio·lith *m patho.* blood calculus, hemic calculus, hemolith, angiolith, hematolith.
An·gi·om *nt patho.* vascular tumor, angioma.
  senile Angiome *pl* papillary ectasia, cherry angiomas, De Morgan's spots, senile hemangiomas, senile angiomas, senile ectasia, ruby spots.
An·gio·ma *nt* → *Angiom.* **A. serpiginosum** essential telangiectasia, Hutchinson's syndrome/disease.
an·gio·ma·tös *adj* angiomatous.
An·gio·ma·to·se *f* → *Angiomatosis.*
An·gio·ma·to·sis *f patho.* amgiomatosis.
  A. cerebelli et retinae → *A. retinae cystica.*
  A. encephalo-cutanea Krabbe's disease, Krabbe's leukodystrophy, Krabbe's syndrome, oculoencephalic angiomatosis, galactosylceramide β-galactosidase deficiency, diffuse infantile familial sclerosis, galactosylceramide lipidosis, globoid (cell) leukodystrophy.
  A. encephalo-oculo-cutanea cephalotrigeminal angiomatosis, Sturge-Weber syndrome, Sturge's syndrome, Sturge-Kalischer-Weber syndrome, Sturge-Weber disease, Sturge's disease, Weber's disease, encephalofacial angiomatosis, encephalotrigeminal angiomatosis.
  A. encephalotrigeminalis → *A. encephalo-oculo-cutanea.*
  A. retinae cystica Hippel-Lindau disease,

Hippel's disease, Lindau's disease, Lindau-
-von Hippel disease, von Hippel's disease,
von Hippel-Lindau disease, retinocerebral
angiomatosis, cerebroretinal angiomatosis.
An·gio·neur·al·gie *f patho.* angioneuralgia.
An·gio·neu·ro·se *f neuro.* vasoneurosis, angioneurosis.
An·gio·ödem *nt neurochir.* angioedema, angioneurotic edema. **hereditäres A.** hereditary angioedema, hereditary angioneurotic edema,
C1 inhibitor deficiency, C1-INH deficiency.
an·gio·öde·ma·tös *adj* angioedematous.
An·gio·pa·ra·ly·se *f patho.* angioparalysis,
angioparesis, vasoparalysis.
An·gio·pa·re·se *f patho.* angioparalysis, angioparesis, vasoparesis.
An·gio·pa·thie *f patho.* angiopathy.
An·gio·pa·tho·lo·gie *f* angiopathology.
An·gio·pla·sie *f* (**papulöse**) Kimura's disease,
angiolymphoid hyperplasia (with eosinophilia).
An·gio·pla·stie *f HTG* angioplasty. **perkutane
transluminale A.** abbr. **PTA** percutaneous
transluminal angioplasty.
An·gio·pla·stik *f* angioplasty.
An·gio·poe·se *f* angiopoiesis, vasifaction,
vasoformation.
an·gio·poe·tisch *adj* angiopoietic, vasoforma-
tive, vasifactive, vasofactive.
An·gio·re·ti·ku·lo·ma·to·se *f patho.* Kaposi's
sarcoma, idiopathic multiple pigmented
hemorrhagic sarcoma, multiple idiopathic
hemorrhagic sarcoma, angioreticuloendothelioma, endotheliosarcoma.
An·gior·rha·phie *f chir.* angiorrhapy.
An·gio·skle·ro·se *f patho.* angiosclerosis.
an·gio·skle·ro·tisch *adj* angiosclerotic.
An·gio·skop *nt* angioscope.
An·gio·sko·tom *nt ophthal.* angioscotoma,
cecocentral scotoma.
An·gio·sko·to·me·trie *f ophthal.* angioscotom-
etry.
An·gio·spas·mus *m patho.* angiospasm, vasospasm.
an·gio·spa·stisch *adj* vasospastic, angiospastic.
An·gio·ste·no·se *f patho.* angiostenosis.
An·gio·ten·sin *nt* angiotensin, angiotonin.
Angiotensin-Converting-Enzym *nt abbr.* **ACE**
angiotensin converting enzyme, kininase II,
dipeptidyl carboxypeptidase.
Angiotensin-Converting-Enzym-Hemmer *m
pharm.* angiotensin converting enzyme inhibitor, ACE inhibitor.
An·gio·ten·si·no·gen *nt* angiotensinogen,
angiotensin precursor.
An·gio·thryp·sie *f chir.* angiotripsy, vasotrip-
sy.
An·gio·to·mie *f chir.* angiotomy.
An·gio·trip·sie *f chir.* vasotripsy, angiotripsy.

An·gio·trip·tor *m chir.* vasotribe, angiotribe.
an·gio·tro·phisch *adj* angiotrophic, vaso-
trophic.
An·griffs·ver·hal·ten *nt psycho.* aggression (*auf*
upon, on).
Angst *f* 1. fear (*vor* of; *daß* that); (*sehr stark*)
dread, terror. **A. haben** be afraid (*vor* of). 2.
psychia. anxiety, anxietas; (*nervöse*) trepidation, trepidatio; (*krankhafte*) phobia.
Angst·an·fall *m* anxiety attack, panic attack.
Angst·ge·fühl *nt* anxiety, anxietas.
ängst·lich *adj* 1. (*a. psychia.*) nervous, fearful,
apprehensive; anxious (*wegen, um* for,
about). 2. timid, tremulous.
Ängst·lich·keit *f* 1. nervousness, fearfulness,
apprehension, apprehensiveness; timidness,
timidity. 2. *psychia.* anxiety, anxietas, trepidation, trepidatio.
angst·lö·send *adj* antianxious, anxiolytic.
Angst·neu·ro·se *f psychia.* hysteria, anxiety
hysteria, anxiety neurosis, anxiety reaction,
anxiety state, anxiety disorder.
Ang·ström *nt abbr.* **A** *od.* **A** *od.* **AE** Angström,
Angström unit, angstrom.
An·gu·la·ti·ons·osteo·to·mie *f ortho.* angulation osteotomy.
An·gu·lus *m anat.* angle, angulus.
A. costae costal angle, angle of rib.
A. infectiosus candidamycetica → *A. infectiosus oris.*
A. infectiosus oris *derm.* migrating cheilosis,
migrating cheilitis, commissural cheilitis,
perlèche, angular stomatitis, angular cheilitis,
angular cheilosis, bridou, angulus infectio-
sus.
A. infrasternalis infrasternal angle, subcostal
angle, substernal angle.
A. iridocornealis iridocorneal angle, angle of
chamber, iridal angle, angle of iris, filtration
angle.
A. Ludovici → *A. sterni.*
A. mandibulae mandibular angle, submaxillary angle, gonial angle, angle of mandible,
angle of jaw.
A. oculi lateralis lateral angle of eye, outer/
temporal/external/lateral canthus.
A. oculi medialis medial angle of eye, inner/
nasal/internal/medial canthus.
A. oris angle of mouth.
A. pontocerebellaris cerebellopontine angle,
cerebellopontile angle, pontine angle.
A. sterni/sternalis Louis's angle, Ludwig's
angle, sternal angle.
A. subpubicus subpubic angle, pubic angle.
A. venosus venous angle, Pirogoff's angle.
an·hal·ten I *vt* stop, halt, arrest, check; (*Atem*)
hold one's breath, keep in. **II** *vi* continue, last,
persist.
an·hal·tend *adj* continuous, continued, inces-
sant, permanent; persistent, chronic, chroni-

cal; sustained.

An·hangs·ge·bil·de *pl anat.* adnexa.

An·hi·dro·se *f* → *Anhidrosis*.

An·hi·dro·sis *f patho.* anhidrosis, anidrosis, hidroschesis, adiaphoresis, anaphoresis, ischidrosis.

A. congenita *derm.* Christ-Siemens-Touraine syndrome, Christ-Siemens syndrome, anhidrotic ectodermal dysplasia, hereditary ectodermal polydysplasia, congenital ectodermal defect.

A. tropica thermogenic anhidrosis, sweat retention syndrome, tropical anhidrotic asthenia.

an·hi·dro·tisch *adj* anhidrotic, anidrotic.

An·hy·drid *nt chem.* anhydride.

Ani·dro·se *f* → *Anhidrosis*.

an·ik·te·risch *adj* anicteric.

Ani·le·ri·din *nt pharm.* anileridine.

Ani·lin *nt chem.* aniline, amidobenzene, aminobenzene, phenylamine, benzeneamine.

Ani·lin·krebs *m patho.* aniline cancer, aniline tumor.

ani·ma·lisch *adj* (*a. fig.*) animal.

An·iri·die *f ophthal.* aniridia, iridermia.

Ani·sa·kia·sis *f epidem.* herring-worm disease, eosinophilic granuloma, anisakiasis.

Ani·sa·kis *m micro.* Anisakis.

An·is·ei·ko·nie *f ophthal.* aniseikonia, anisoiconia.

An·is·ei·ko·nie·glas *nt ophthal.* aniseikonic lens, size lens.

An·is·in·di·on *nt pharm.* anisindione.

An·iso·ak·kom·mo·da·ti·on *f ophthal.* anisoaccommodation.

An·iso·chro·ma·sie *f ophthal.* anisochromasia.

an·iso·chro·ma·tisch *adj* anisochromatic.

An·iso·chro·mie *f hema.* anisochromia.

An·iso·cy·to·se *f* anisocytosis.

An·iso·ka·ry·ose *f* anisokaryosis.

An·iso·ko·rie *f ophthal.* anisocoria.

An·iso·ma·stie *f* anisomastia, asymmetrical breasts.

an·iso·me·trop *adj ophthal.* anisometropic.

An·iso·me·tro·pe *m/f ophthal.* anisometrope.

An·iso·me·tro·pie *f ophthal.* anisometropia.

An·iso·nu·kle·ose *f* anisokaryosis.

An·iso·pho·rie *f ophthal.* anisophoria.

An·iso·pie *f ophthal.* anisopia.

An·iso·poi·ki·lo·zy·to·se *f hema.* anisopoikilocytosis.

An·iso·rhyth·mie *f card.* anisorrhythmia.

an·isos·mo·tisch *adj* anisosmotic.

an·iso·ton *adj* anisotonic.

an·iso·to·nisch *adj* anisotonic.

an·iso·trop *adj* anisotropic, anisotropal, anisotropous.

An·iso·tro·pie *f* anisotropy, anisotropism.

An·iso·zy·to·se *f* anisocytosis.

Anis·urie *f urol.* anisuria.

Anitschkow: A.-Myozyt *m card.* Anitschkow's body, Anitschkow's cell, Anitschkow's myocyte, Anichkov's body, Anichkov's cell, Anichkov's myocyte, caterpillar cell.

A.-Zelle *f* → *A.-Myozyt*.

An·ky·lo·ble·pha·ron *nt ophthal.* ankyloblepharon, blepharosynechia, pantankyloblepharon.

An·ky·lo·chei·lie *f* ankylocheilia.

An·ky·lo·chi·lie *f* ankylocheilia.

An·ky·lo·dak·ty·lie *f embryo.* ankylodactyly.

An·ky·lo·glos·sie *f* ankyloglossia, tongue-tie, adherent tongue.

An·ky·lo·glos·sum *nt* → *Ankyloglossie*.

Ankyloglossum-superior-Syndrom *nt embryo.* ankyloglossia superior syndrome.

An·ky·lo·se *f ortho.* ankylosis, arthrokleisis, arthroclisis.

extrakapsuläre A. extracapsular ankylosis.

fibröse A. false ankylosis, fibrous ankylosis, spurious ankylosis.

intrakapsuläre A. intracapsular ankylosis.

knöcherne A. true ankylosis, bony ankylosis, osseous ankylosis.

an·ky·lo·sie·ren *vt ortho.* (*Gelenk*) ankylose.

an·ky·lo·sie·rend *adj* ankylopoietic, ankylosing.

An·ky·lo·sis *f* → *Ankylose*.

An·ky·lo·sto·ma *nt micro.* ancylostome, Ancylostoma, Ancylostomum, Ankylostoma.

An·ky·lo·sto·ma·ti·do·se *f* → *Ankylostomiasis*.

An·ky·lo·sto·ma·to·sis *f* → *Ankylostomiasis*.

An·ky·lo·sto·mia·sis *f epidem.* ancylostomiasis, ankylostomiasis, hookworm disease, miner's disease, tunnel disease, tropical hyphemia, intertropical hyphemia, uncinariasis, necatoriasis.

an·ky·lo·tisch *adj ortho.* ankylotic.

An·ky·lo·to·mie *f* 1. *ortho.* ankylotomy. 2. *HNO* lingual frenotomy, frenotomy.

An·la·ge *f* 1. *psycho.* anlage, tendency, predisposition (*zu* to), inclination(*zu* for, to); *med.* proneness (*zu* to). 2. *anat., embryo.* bud, anlage; germ.

an·la·ge·be·dingt *adj* endogenous, endogenetic, endogenic, constitutional, inherent.

an·le·gen *vt* 1. (*Pflaster, Verband*) apply. 2. (*Säugling*) nurse a baby, give a baby the breast. 3. (*Kleidung*) put on.

An·le·ge·span *m ortho.* onlay.

An·leh·nungs·de·pres·si·on *f psychia.* anaclitic depression.

an·mel·den I *vt* (*beim Arzt*) make an appointment for; (*Besuch*) announce; (*Krankheit*) certify. **II** *vr* **sich a.** (*beim Arzt*) make an appointment (*bei* at/with); (*a. fig.*) announce o.s.

An·mel·dung *f* 1. appointment desk, reception (desk). 2. (*beim Arzt*) appointment; announcement.

an·na·geln *vt ortho.* nail (*an* to), nail on, fasten with nails.
an·nä·hen *vt chir.* suture, sew (*an* to).
An·nä·hern *nt chir.* (*Wundränder*) approximation, coaptation.
an·nä·hern *vt chir.* (*Wundränder*) approximate, coapt; (*Frakturenden*) coapt.
an·nä·hernd *adj* approximative, approximate, approximal; *mathe.* round.
An·nä·he·rung *f* 1. *mathe.* approximation (*an* to); *phys., mathe.* convergence, convergency (*an* towards). 2. (*a. fig.*) approximation, convergence; approach (*an* to). 3. *chir.* (*Wundränder*) approximation.
An·ode *f* anode, positive pole, positive electrode.
An·oden·öf·fnungs·klo·nus *m physiol.* anodal opening clonus.
An·oden·öf·fnungs·zuckung [k·k] *f abbr.* **AÖZ** *od.* **AnÖZ** *od.* **AOZ** *physiol.* anodal opening contraction.
An·oden·schlie·ßung *f physiol.* anodal closure.
An·oden·schlie·ßungs·klo·nus *m physiol.* anodal closure clonus.
An·oden·schlie·ßungs·te·ta·nus *m physiol.* anodal closure tetanus.
An·oden·schlie·ßungs·zuckung [k·k] *f abbr.* **ASZ** *od.* **AnSZ** *physiol.* anodal closure contraction.
An·oden·schluß *m physiol.* anodal closure.
An·oden·strah·len *pl phys.* anode rays, positive rays.
an·odisch *adj* anodic, anodal.
ano·kok·zy·ge·al *adj* anococcygeal.
Ano·ku·tan·li·nie *f anat.* anocutaneous line, dentate line, pectinate line, dentate margin.
ano·mal *adj* anomalous, aberrant, unnatural; abnormal.
Ano·ma·lie *f* anomaly, abnormality, abnormalcy, abnormity.
Ano·ma·lie·win·kel *m ophthal.* angle of anomaly, angle of deviation.
Ano·ma·lo·skop *nt ophthal.* anomaloscope.
Ano·mie *f neuro.* anomia, nominal aphasia.
An·ony·chie *f* anonychia, anonychosis.
Anonyme Alkoholiker *pl* Alcoholic Anonymous.
ano·pe·ri·ne·al *adj* anoperineal.
An·oph·thal·mie *f* → *Anophthalmus.*
An·oph·thal·mus *m ophthal.* anophthalmia, anophthalmus, anophthalmos.
Ano·pla·stik *f chir.* anoplasty.
An·or·chi·die *f* → *Anorchie.*
An·or·chie *f embryo.* anorchia, anorchidism, anorchism.
An·or·chis·mus *m* → *Anorchie.*
an·ord·nen *vt* direct, give directions/order (to do sth.), order, rule (that); (*Medikament*) prescribe.
ano·rek·tal *adj* anorectal, rectoanal.

Ano·rek·tal·fi·stel *f patho.* anorectal fistula.
Ano·rek·tal·ka·nal *m embryo.* anorectal canal.
Ano·rek·tal·li·nie *f anat.* anorectal junction, anorectal line, rectoanal junction.
An·orek·ti·kum *nt pharm.* anorectic, anoretic, anorexic, anorexigenic, anorexiant.
an·orek·tisch *adj* anorectic, anoretic, anorexic.
Ano·rek·ti·tis *f patho.* anorectitis.
Ano·rek·to·pla·stik *f chir.* anorectoplasty, anoproctoplasty.
Ano·rek·tum *nt anat.* anorectum.
An·ore·xie *f* anorexia, diminished appetite.
Anorexie-Kachexie-Syndrom *nt patho.* anorexia-cachexia syndrome.
an·or·ga·nisch *adj chem.* nonorganic, inorganic, mineral; *bio.* unorganized.
An·or·tho·gra·phie *f neuro.* anorthography.
An·or·tho·pie *f ophthal.* anorthopia.
An·or·tho·skop *nt ophthal.* anorthoscope.
Ano·sig·mo·ido·skop *nt clin.* anosigmoidoscope.
Ano·sig·mo·ido·sko·pie *f clin.* anosigmoidoscopy.
Ano·skop *nt clin.* anoscope.
Ano·sko·pie *f clin.* anoscopy.
An·os·mie *f neuro.* smell blindness, anosmia, anosphrasia, anodmia, olfactory anesthesia.
an·os·misch *adj neuro.* anosmatic, anosmic, aosmic.
Ano·so·gno·sie *f neuro.* anosognosia.
ano·spi·nal *adj* anospinal.
An·osteo·pla·sie *f patho.* anosteoplasia.
An·osto·se *f patho.* anostosis.
An·otie *f embryo.* anotia.
Ano·tro·pie *f ophthal.* anotropia.
ano·va·gi·nal *adj* anovaginal.
An·ova·rie *f gyn.* anovarism, anovaria, anovarianism.
ano·ve·si·kal *adj* anovesical.
An·ovu·la·ti·on *f gyn.* anovulation, anovulia.
an·ovu·la·to·risch *adj gyn.* anovular, anovulatory, nonovulational.
An·ox·ämie *f* (*Blut*) anoxemia.
an·ox·ämisch *adj* (*Blut*) anoxemic.
An·oxie *f patho.* anoxia.
 anämische A. anemic anoxia, anemic hypoxia.
 anoxische A. anoxic anoxia, hypoxic hypoxia.
 ischämische A. stagnant hypoxia, stagnant anoxia, ischemic hypoxia.
 zirkulatorische A. → *ischämische A.*
an·oxisch *adj patho.* anoxic.
An·oxy·bi·ont *m micro.* anaerobe, anaerobian.
An·oxy·bi·ose *f micro.* anaerobiosis.
An·oxy·hä·mie *f* (*Blut*) anoxemia.
An·pas·sungs·hy·per·pla·sie *f patho.* adaptation hyperplasia.
An·pas·sungs·syn·drom *nt* adaptation syndrome, adaptational syndrome. **allgemeines A.** *abbr.* **AAS** general-adaptation syndrome,

general-adaptation reaction, adaptation diseases.

An·pro·be *f* (*Prothese*) fitting, try-on.

an·pro·bie·ren *vt, vi* (*Prothese, Kleidung*) fit on, try on.

an·reg·bar *adj phys., physiol.* excitable.

an·re·gen *vt* **1.** (*Person*) stimulate, motivate, encourage, inspire. **2.** stimulate, activate, invigorate, vitalize, arouse, brisk up; (*Nerv*) excite; (*Appetit*) excite, whet; (*Verdauung*) move. **3.** *physiol., phys., electr., chem.* excite, activate.

An·re·gung *f* **1.** (*Person*) stimulation, motivation, encouragement, inspiration, impulse. **2.** stimulation, activation, vitalization, invigoration. **3.** *physiol.* excitement, stimulus; *electr., phys., chem.* excitement, activation; *phys.* excitation energy.

An·rei·che·rungs·kul·tur *f micro.* elective culture, enrichment culture, concentration culture.

Anrep: A.-Effekt *m card.* Anrep effect.

An·sa *f anat.* loop, ansa.
  A. cervicalis cervical ansa, loop of hypoglossal nerve.
  A. lenticularis lenticular ansa, lenticular loop, von Monakow's fibers.
  A. peduncularis peduncular ansa, peduncular loop, Reil's ansa.
  A. subclavia subclavian loop, loop of Vieussens, ansa subclavia, Vieussens' ansa, Vieussens' loop, ansa of Vieussen.

Ansa et fasciculus lenticulares *anat.* lenticular loop and bundle.

Ansa et fasciculus pedunculares *anat.* peduncular loop and bundle.

An·satz *m* **1.** *anat.* (*Muskel*) attachment, insertion, insertio; *bio.* rudiment(s *pl*). **2.** (*Hals*) base; (*Haar*) hairline.

An·satz·apo·neu·ro·se *f anat.* aponeurosis of insertion.

An·satz·punkt *m anat.* attachment, attachment site, insertion, insertio.

an·säu·ern *vt chem.* acidify.

An·säue·rung *f chem.* acidification.

An·schop·pung *f patho.* engorgement.

an·schwel·len *vi* swell (out/up) (*zu* into, to), bulb (out), belly (out); (*Gefäß*) distend; (*Gewebe*) intumesce, tumefy; (*aufblasen*) bloat (out); (*vergrößern*) enlarge.

an·schwel·lend *adj patho.* swelling, tumescent, intumescent, tumefacient, turgescent.

An·schwel·lung *f patho.* intumescence, intumescentia, turgescence, tumor, tumefaction, tumescence; thickening, engorgement, oncoides, boss; (*Brit.*) tumour.

an·set·zen **I** *vt* **1.** (*Medikament*) put on/to. **2.** add, attach (*an* to); (*Muskel*) insert, (*Sehne*) fixed (*an* to). **3.** (*a. pharm., chem.*) (*zubereiten*) prepare, mix, make. **II** *vi* **4.** (*Test*) start, begin;

(*Versuch*) try. **5.** (*Gewicht*) put on weight, grow fat(ter).

An·sich·selbst-Hochklettern *nt neuro.* Gowers' phenomenon, Gowers' sign.

An·sied·lung *f* (*Erreger*) settlement, colony.

an·span·nen *vt* (*Muskel*) flex, tense, strain.

An·span·nungs·pha·se *f physiol.* contraction period.

An·sprech·bar·keit *f physiol.* responsiveness (*für* to).

An·spre·chen *nt physiol.* response, reaction (*auf* to).

an·spre·chen *vi physiol.* respond, react (*auf* to).

An·stalt *f* institute, institution, establishment; sanitarium, sanatorium; (*Nervenheilanstalt*) asylum, mental home.

an·stecken [k·k] **I** *vt* infect. **jdn. a.** infect s.o. (*mit* with; *durch* by). **II** *vi* be infectious, be contagious; (*a. fig.*) be catching. **III** *vr* **sich mit etw. a.** to catch/take an infection (*bei* from), be infected.

an·steckend [k·k] *adj* infectious, infective, contagious; (*Krankheit*) communicable, transmissible, transmittable; pestilential, pestiferous, pestilent; *inf.* (*a. fig.*) catching.

An·steckung [k·k] *f micro., genet.* transmission; infection.

an·steckungs·fä·hig [k·k] *adj* infectious, infective; contagious.

An·steckungs·fä·hig·keit [k·k] *f* contagiosity, infectiosity, infectiousness, infectiveness, infectivity.

An·steckungs·trä·ger [k·k] *m epidem.* fomite, fomes, carrier.

An·steckungs·über·trä·ger [k·k] *m epidem.* fomite, fomes, carrier.

An·stieg *m* (*Temperatur*) rise, increase (in). **im A.** on the increase.

An·stoß *m fig., psycho.* impetus, initiative, impulse.

An·stren·gung *f* effort, trouble; (*körperlich*) strain, exertion, labo(u)r.

An·stren·gungs·al·bu·min·urie *f* athletic proteinuria, effort proteinuria.

An·stren·gungs·pro·te·in·urie *f* athletic proteinuria, effort proteinuria.

An·stren·gungs·ur·ti·ka·ria *f* cholinergic urticaria.

Ant·ago·nis·mus *m* (*a. anat., pharm.*) antagonism (*against, to*); antergia.

Ant·ago·nist *m* **1.** *anat.* antagonistic muscle, agonistic muscle, agonist, antagonist (*against, to*). **2.** *physiol., dent., pharm., chem.* antagonist (*against, to*).

Ant·ago·ni·sten·hem·mung *f* antagonist inhibition.

ant·ago·ni·stisch *adj* antergic, antagonistic, antagonistical (*gegen* to).

Ant·aphro·di·sia·kum *nt pharm.* anterotic,

antaphrodisiac, anaphrodisiac.
Ant·ar·thri·ti·kum *nt pharm.* antarthritic, antiarthritic.
Ant·asth·ma·ti·kum *nt pharm.* antasthmatic,
antiasthmatic.
ant·atro·phisch *adj* antatrophic.
ant·azid *adj* antacid.
Ant·azi·dum *nt pharm.* antacid, antiacid.
Ant·azo·lin *nt pharm.* antazoline, imidamine.
an·te·bra·chi·al *adj* antebrachial.
An·te·bra·chi·um *nt anat.* antebrachium, antibrachium, forearm.
an·te·flek·tiert *adj* anteflexed, antexed.
An·te·fle·xio uteri *f gyn.* anteflexion (of the
uterus).
an·te·ko·lisch *adj* antecolic.
Ant·eme·ti·kum *nt pharm.* antiemetic agent,
antiemetic.
an·te·na·tal *adj* before birth, antenatal.
an·te·par·tal *adj* before labor, antepartal, antepartum.
An·te·po·si·ti·on *f anat.* anteposition, forward
position.
An·te·pul·si·on *f* antepulsion.
an·te·ri·or *adj* anterior, ventral.
an·te·ro·grad *adj* anterograde, antegrade.
An·te·ver·si·ons·win·kel *m ortho.* (*Femur*)
angle of anteversion, angle of declination,
Mikulicz's angle.
An·te·ver·sio uteri *f gyn.* anteversion of the
uterus.
an·te·ver·tiert *adj* anteverted.
An·te·ze·dent *m* antecedent; precursor.
Ant·he·lix *f anat.* antihelix, antihelix.
Ant·he·lix·pla·stik *f HNO* anthelixplasty.
Ant·he·lix·schen·kel *pl* limbs of anthelix.
Ant·hel·min·ti·kum *nt pharm.* helminthagogue,
helminthic, anthelmintic, anthelminthic,
antihelmintic.
ant·hel·min·tisch *adj pharm.* anthelmintic,
anthelminthic, antihelmintic, helminthic,
helminthagogue.
Ant·hi·dro·ti·kum *nt pharm.* antiperspirant,
antisudorific, antisudoral, antihidrotic, antihydriotic.
ant·hi·dro·tisch *adj pharm.* antiperspirant,
antisudorific, antisudoral, antihidrotic, antihydriotic.
An·thra·co·sis *f patho.* anthracosis, melanedema. **A. pulmonum** *pulmo.* coal miner's lung,
coal miner's phthisis, black lung, collier's
lung, miner's lung, miner's phthisis, pneumoconiosis of coal workers, pulmonary anthracosis, anthracosis, melanedema.
An·thra·ko·se *f* → *Anthracosis.*
An·thra·ko·si·li·ko·se *f pulmo.* silicoanthracosis, anthracosilicosis.
an·thra·ko·tisch *adj patho.* anthracotic.
An·thra·lin *nt pharm.* anthralin, dithranol.
An·thra·si·li·ko·se *f pulmo.* silicoanthracosis,

anthracosilicosis.
An·thrax *m epidem.* anthrax, splenic fever,
milzbrand.
an·thrax·ähn·lich *adj epidem.* anthracoid.
An·thrax·er·re·ger *m micro.* Bacillus anthracis.
An·thrax·vak·zi·ne *f immun.* anthrax vaccine.
an·thro·po·id *adj anthropoid.*
An·thro·po·iden *pl* anthropoid apes, anthropoids.
An·thro·po·ki·ne·tik *f* anthropokinetics.
An·thro·po·lo·gie *f* anthropology.
an·thro·po·lo·gisch *adj* anthropologic, anthropological.
An·thro·po·zoo·no·se *f epidem.* zooanthroponosis, anthropozoonosis.
an·thro·po·zoo·phil *adj* anthropozoophilic.
Anti-A-Antikörper *m immun.* anti-A antibody.
an·ti·ad·ren·erg *adj* antiadrenergic, sympatholytic, sympathicolytic, sympathoparalytic,
antisympathetic.
An·ti·ad·ren·er·gi·kum *nt pharm.* antiadrenergic, antisympathetic, sympatholytic, sympathicolytic, sympathoparalytic.
An·ti·ag·glu·ti·nin *nt* antiagglutinin.
An·ti·al·ko·ho·li·ker *m* water drinker, teetotal(l)er.
An·ti·al·ko·ho·li·ke·rin *f* water drinker, teetotal(l)er.
An·ti·al·ler·gi·kum *nt pharm.* antiallergic.
an·ti·al·ler·gisch *adj* antiallergic.
an·ti·ana·bol *adj* antianabolic.
an·ti·an·ämisch *adj* antianemic.
an·ti·ana·phy·lak·tisch *adj* antianaphylactic.
An·ti·ana·phy·la·xie *f* antianaphylaxis.
An·ti·an·dro·gen *nt* antiandrogen.
Anti-Antigenantikörper *m* anti-antigen antibody.
Anti-Antikörper *m* antiantibody.
an·ti·apo·plek·tisch *adj* antiapoplectic.
An·ti·ar·rhyth·mi·kum *nt pharm.* antiarrhythmic drug, antiarrhythmic agent, antidysrhythmic.
an·ti·ar·rhyth·misch *adj* antiarrhythmic, antidysrhythmic.
An·ti·ate·lek·ta·se·fak·tor *m* (*Lunge*) surfactant, surfactant factor.
an·ti·athe·ro·gen *adj* antiatherogenic.
An·ti·azi·dum *nt* antacid, antiacid.
An·ti·ba·by·pil·le *f* oral contraceptive, birth-
-control pill; *inf.* the pill.
an·ti·bak·te·ri·ell *adj* antibacterial.
Anti-B-Antikörper *m immun.* anti-B antibody.
An·ti·ba·sal·mem·bran·an·ti·kör·per   *m*
immun. (*Niere*) anti-glomerular basement
membrane antibody, anti-GBM antibody.
Antibasalmembran-Glomerulonephritis   *f*
immun., patho. anti-basement membrane
glomerulonephritis, anti-GBM glomerulonephritis, anti-basement membrane nephritis, anti-GBM antibody nephritis, anti-

Antibiogramm

-glomerular basement membrane antibody disease, anti-GBM antibody disease.

An·ti·bio·gramm *nt micro.* antibiogram.

an·ti·bio·ti·ka·in·du·ziert *adj* antibiotic--induced.

An·ti·bio·ti·ka·pro·phy·la·xe *f* antibiotic prophylaxis, prophylactic antibiotics.

an·ti·bio·ti·ka·re·si·stent *adj* antibiotic-resistant.

An·ti·bio·ti·ka·re·si·stenz *f* antibiotic resistance.

An·ti·bio·ti·ka·sen·si·bi·li·täts·test *m* antibiotic sensitivity test.

An·ti·bio·ti·ka·the·ra·pie *f* antimicrobial chemotherapy, antibiotic therapy.

An·ti·bio·ti·kum *nt pharm.* antibiotic, antimicrobial, antimicrobial agent, microbicide.

antibody-dependent cell-mediated/cellular cytotoxicity *f abbr.* **ADCC** *immun.* antibody--dependent cell-mediated/cellular cytotoxicity.

Anti-C-Antikörper *m immun.* anti-C antibody.

Anti-c-Antikörper *m immun.* anti-c antibody.

an·ti·cho·lin·erg *adj* anticholinergic, parasympatholytic, parasympathoparalytic.

An·ti·cho·lin·er·gi·kum *nt pharm.* parasympatholytic, parasympathoparalytic, anticholinergic.

An·ti·co·don *nt* anticodon.

Anti-D-Antikörper *m immun.* anti-D, anti-D antibody.

Anti-Delta *nt immun.* antibody to HDAg, anti-delta, anti-HD.

an·ti·de·pres·siv *adj* counteracting depression, antidepressant.

An·ti·de·pres·si·vum *nt pharm.* antidepressant. **trizyklische Antidepressiva** *pl* tricyclic antidepressants.

An·ti·dia·be·ti·kum *nt pharm.* antidiabetic, antidiabetic agent, antidiabetic drug.

an·ti·dia·be·tisch *adj* antidiabetic.

an·ti·dia·be·to·gen *adj* antidiabetogenic.

An·ti·diar·rho·ikum *nt pharm.* antidiarrheal, antidiarrheic, antidiarrheal agent, antidiarrhetic.

an·ti·diar·rho·isch *adj* antidiarrhetic, antidiarrheal, antidiarrheic.

An·ti·di·ure·se *f* antidiuresis.

An·ti·di·ure·ti·kum *nt pharm.* antidiuretic.

An·ti·di·ure·tin *nt* vasopressin; β-hypophamine, antidiuretic hormone.

an·ti·di·ure·tisch *adj* antidiuretic.

Anti-DNA-Antikörper *m immun.* anti-DNA antibody.

An·ti·dot *nt* counterpoison, antidote (gegen *to*, *against*).

An·ti·dys·en·te·ri·kum *nt pharm.* antidysenteric.

an·ti·dys·en·te·risch *adj* antidysenteric.

Anti-E-Antikörper *m immun.* anti-E antibody.

Anti-e-Antikörper *m immun.* anti-e antibody.

An·ti·eme·ti·kum *nt pharm.* antiemetic agent, antiemetic.

an·ti·eme·tisch *adj* antiemetic.

An·ti·en·zym *nt biochem., pharm.* antienzyme, antizyme, enzyme antagonist, antiferment.

An·ti·epi·lep·ti·kum *nt pharm.* antiepileptic.

an·ti·epi·lep·tisch *adj pharm.* antiepileptic.

an·ti·fe·bril *adj* antipyretic, antithermic, antifebrile.

An·ti·fe·bri·li·um *nt pharm.* antifebrile, antipyretic, antithermic.

An·ti·fi·bril·lans *nt pharm.* antifibrillatory.

An·ti·fi·bri·no·ly·sin *nt abbr.* **AFL** antifibrinolysin.

An·ti·fi·bri·no·ly·sin·test *m abbr.* **AFT** antifibrinolysin test.

An·ti·fi·bri·no·ly·ti·kum *nt pharm.* antifibrinolytic, antifibrinolytic agent.

an·ti·fun·gal *adj* antifungal, antimycotic.

An·ti·gen *nt abbr.* **AG** *od.* **Ag** *immun.* antigen; allergen; immunogen.

carcinoembryonales A. *abbr.* **CEA** carcinoembryonic antigen.

extrahierbare nukleäre Antigene *pl abbr.* **ENA** extractable nuclear antigens.

Faktor VIII-assoziiertes A. factor VIII-associated antigen.

gruppenreaktives A. group-reactive antigen.

heterogenes A. heterogeneic antigen, heteroantigen, xenogeneic antigen.

heterophiles A. heterogenetic antigen, heterophilic antigen, heterophil antigen, heterophile antigen, heterophile, heterophil.

homologes A. homologous antigen.

immuno-typenspezifisches A. immunotype-specific antigen.

komplementbindendes A. complement fixing antigen, CF antigen.

komplettes A. complete antigen.

kreuzreagierendes A. cross-reacting antigen.

Lymphozyten-definierte Antigene *pl* LD antigens, lymphocyte-defined antigens.

nukleäres A. *immun.* nuclear antigen.

onkofetales A. *abbr.* **OFA** oncofetal antigen.

pankreatisches onkofetales A. *abbr.* **POA** pancreatic oncofetal antigen.

serologisch definierte Antigene *pl abbr.* **SDA** SD antigens, serologically defined antigens, sero-defined antigens.

speziesspezifisches A. species-specific antigen.

tumorassoziiertes A. tumor-associated antigen.

tumorspezifisches A. tumor-specific antigen.

typenspezifisches A. immunotype-specific antigen.

T-Zellen-abhängiges A. T-dependent antigen.

T-Zell-unabhängiges A. T-independent antigen.

virus capsid A. virus capsid antigen.

an·ti·gen *adj* antigenic, immunogenic.
Antigen-Antikörper-Komplex *m abbr.* **AAK** *immun.* antigen-antibody complex, immune complex, immunocomplex.
Antigen-Antikörper-Reaktion *f abbr.* **AAR** *immun.* antigen-antibody-reaction.
An·ti·gen·bin·dungs·ka·pa·zi·tät *f immun.* antigen-binding capacity.
An·ti·gen·bin·dungs·stel·le *f immun.* antigen binding site, combining site.
An·ti·gen·de·ter·mi·nan·te *f immun.* antigenic determinant.
An·ti·gen·prä·sen·ta·ti·on *f immun.* antigen presentation.
An·ti·gen·re·zep·tor *m immun.* antigen receptor.
An·ti·gen·va·ria·ti·on *f* antigenic variation.
An·ti·gen·wech·sel *m* antigenic variation.
An·ti·glo·bu·lin *nt immun.* antiglobulin.
Antiglobulin-Konsumptionstest *m abbr.* **AGKT** *immun.* antiglobulin consumption test.
An·ti·glo·bu·lin·test *m immun.* Coombs test; antiglobulin test, anti-human globulin test.
Anti-Glomerulusbasalmembranantikörper-Nephritis *f immun., patho.* anti-basement membrane glomerulonephritis, anti-GBM glomerulonephritis, anti-basement membrane nephritis, anti-GBM antibody nephritis, anti-glomerular basement membrane antibody disease, anti-GBM antibody disease.
An·ti·hä·mo·ly·sin *nt immun.* antihemolysin.
an·ti·hä·mo·ly·tisch *adj* antihemolytic.
an·ti·hä·mo·phil *adj* antihemophilic.
An·ti·hä·mo·phi·lie·fak·tor *m abbr.* **AHF** *hema.* factor VIII, antihemophilic factor (A), anti-hemophilic globulin, plasma thromboplastin factor, platelet cofactor, plasmokinin, thromboplastic plasma component, thromboplastinogen.
An·ti·hä·mor·rha·gi·kum *nt pharm.* antihemorrhagic, antihemorrhagic.
an·ti·hä·mor·rha·gisch *adj* anthemorrhagic, antihemorrhagic, hemostatic.
Anti-H-Antikörper *m immun.* anti-H antibody.
Anti-HAV *nt immun.* antibody to HAV, anti-HAV.
Anti-HB$_C$ *nt immun.* antibody to HB$_C$Ag, anti-HB$_C$.
Anti-HB$_e$ *nt immun.* antibody to HB$_e$Ag, anti-HB$_e$.
Anti-HB$_S$ *nt immun.* antibody to HB$_S$Ag, anti-HBS.
Anti-HD *nt immun.* antibody to HDAg, anti-delta, anti-HD.
An·ti·he·lix *f* → *Anthelix.*
An·ti·he·pa·rin *nt* antiheparin, platelet factor 4.
An·ti·he·te·ro·ly·sin *nt immun.* antiheterolysin.
An·ti·hi·dro·ti·kum *nt pharm.* antiperspirant, antisudorific, antisudoral, antihidrotic, anti-

hydriotic.
an·ti·hi·dro·tisch *adj* antihidrotic, antihydriotic, antiperspirant, antisudorific, antisudoral.
An·ti·hi·sta·mi·ni·kum *nt pharm.* antihistaminic, antihistamine, histamine blocker, histamine receptor-blocking agent.
an·ti·hi·sta·mi·nisch *adj* antihistaminic.
An·ti·hor·mon *nt* antihormone, hormone blocker.
An·ti·hy·per·lip·ämi·kum *nt pharm.* antilipemic.
an·ti·hy·per·ten·siv *adj* antihypertensive.
An·ti·hy·per·ten·si·vum *nt pharm.* antihypertensive, antihypertensive agent.
An·ti·hy·per·to·ni·kum *nt pharm.* antihypertensive agent, antihypertensive.
an·ti·hy·per·to·nisch *adj* antihypertensive.
Anti-Idiotypenantikörper *m immun.* anti-idiotypic antibody.
an·ti·in·fek·ti·ös *adj pharm.* anti-infective, anti-infectious.
An·ti·in·fek·tio·sum *nt pharm.* anti-infectious, anti-infective.
An·ti·kar·zi·no·gen *nt* anticarcinogen.
an·ti·kar·zi·no·gen *adj* anticarcinogenic.
An·ti·ko·agu·lans *nt hema.* anticoagulant.
An·ti·ko·agu·lan·ti·en·the·ra·pie *f clin.* anticoagulant therapy.
An·ti·ko·agu·la·ti·on *f hema.* anticoagulation.
an·ti·ko·agu·lie·rend *adj hema.* anticoagulant, anticoagulative.
Antikolon-Antikörper *m immun.* anticolon antibody.
An·ti·kom·ple·ment *nt immun.* anticomplement, antialexin.
an·ti·kom·ple·men·tär *adj immun.* anticomplementary.
An·ti·kom·ple·ment·se·rum *nt immun.* anti-complementary serum.
an·ti·kon·vul·siv *adj* anticonvulsant, anticonvulsive.
An·ti·kon·vul·si·vum *nt pharm.* anticonvulsant, anticonvulsive.
An·ti·kon·zep·ti·on *f gyn.* contraception.
an·ti·kon·zep·tio·nell *adj gyn.* anticonceptive, contraceptive.
An·ti·kon·zep·ti·vum *nt gyn.* anticoncipiens, contraceptive.
An·ti·kör·per *m abbr.* **AK** *od.* **Ak** *immun.* antibody.
agglutinierender A. → *kompletter A.*
antinukleäre A. *pl abbr.* **ANA** antinuclear antibodies, LE factors.
blockierender A. → *inkompletter A.*
hemmender A. inhibiting antibody, univalent antibody.
heterogener A. → *heterologer A.*
heterologer A. heterologous antibody, hetero-genetic antibody, heterophil antibody, het-

erophile antibody, heteroantibody.
heterophiler A. → *heterologer A.*
humoraler A. humoral antibody.
hybrider A. hybrid antibody, bispecific antibody.
inkompletter A. incomplete antibody, blocking antibody, incomplete agglutinin, non-agglutinating antibody.
komplementbindender A. complement-fixing antibody, CF antibody.
kompletter A. agglutinating antibody, complete antibody, saline antibody, complete agglutinin, saline agglutinin.
kreuzreagierender A. cross-reacting antibody.
membrangebundener A. membrane-bound antibody.
mikrosomaler A. *abbr.* **MAK** (*Schilddrüse*) antimicrosomal antibody.
monoklonaler A. monoclonal antibody, monoclonal protein, M protein.
natürlicher A. natural antibody, normal antibody.
neutralisierender A. neutralizing antibody.
nicht-agglutinierender A. → *inkompletter A.*
nicht-präzipitierender A. nonprecipitable antibody, nonprecipitating antibody.
univalenter A. inhibiting antibody, univalent antibody.
xenogener A. → *heterologer A.*
zellgebundener A. cell-bound antibody, cell-fixed antibody.
zytophiler A. cytophilic antibody, cytotropic antibody.
zytotoxischer A. cytotoxic antibody.
An·ti·kör·per·man·gel·syn·drom *nt abbr.* **AMS** *immun.* antibody deficiency syndrome, antibody deficiency disease.
An·ti·kör·per·ti·ter *m immun.* antibody titer.
An·ti·lep·ro·ti·kum *nt pharm.* antileprotic.
an·ti·leu·ko·zy·tär *adj* antileukocytic.
An·ti·li·pid·ämi·kum *nt pharm.* antilipemic.
an·ti·li·pid·ämisch *adj pharm.* antilipemic.
An·ti·lue·ti·kum *nt pharm.* antisyphilitic.
an·ti·lue·tisch *adj pharm.* antisyphilitic.
Antilymphozyten-Antikörper *m immun.* antilymphocyte antibody.
An·ti·lym·pho·zy·ten·glo·bu·lin *nt abbr.* **ALG** *immun.* antilymphocyte globulin.
An·ti·lym·pho·zy·ten·se·rum *nt abbr.* **ALS** *immun.* antilymphocyte serum.
An·ti·ma·la·ria·mit·tel *nt pharm.* antimalarial, antimalarial agent, antimalarial drug.
An·ti·me·ta·bo·lit *m biochem.* antimetabolite, competitive antagonist.
an·ti·mi·kro·bi·ell *adj* antimicrobial, antimicrobic.
Anti-Mitochondrienantikörper *pl immun.* antimitochondrial antibodies, mitochondrial antibodies.
An·ti·mi·to·ti·kum *nt pharm.* antimitotic.

an·ti·mi·to·tisch *adj* antimitotic.
An·ti·mon·ver·gif·tung *f patho.* antimony poisoning.
Anti-Müller-Hormon *nt abbr.* **AMH** *embryo.* anti-Müller-hormone; müllerian inhibiting substance, müllerian duct-inhibiting factor, müllerian regression factor.
An·ti·my·ko·ti·kum *nt pharm.* antifungal, antimycotic agent.
an·ti·my·ko·tisch *adj pharm.* antifungal, antimycotic.
An·ti·neo·pla·sti·kum *nt pharm.* anticancer agent, antineoplastic, antineoplastic agent, antineoplastic drug.
an·ti·neo·pla·stisch *adj* anticancer, antineoplastic.
An·ti·neu·ral·gi·kum *nt pharm.* antineuralgic agent, antineuralgic drug.
an·ti·neu·ral·gisch *adj* antineuralgic.
an·ti·nu·kle·är *adj* antinuclear.
an·ti·ovu·la·to·risch *adj* antiovulatory.
An·ti·oxy·dans *nt* antioxidant, antioxygen.
An·ti·pa·ra·si·ti·kum *nt pharm.* antiparasitic.
an·ti·pa·ra·si·tisch *adj* antiparasitic.
an·ti·pa·ra·sym·pa·tho·mi·me·tisch *adj* antiparasympathomimetic.
An·ti·par·kin·so·ni·kum *nt pharm.* antiparkinsonian agent, antiparkinsonian.
An·ti·par·kin·son·mit·tel *nt* → *Antiparkinsonikum.*
An·ti·pe·di·ku·lo·sum *nt pharm.* antipediculotic.
An·ti·pe·ri·stal·tik *f* antiperistalsis, reversed peristalsis.
an·ti·pe·ri·stal·tisch *adj* antiperistaltic, antiperistaltic.
An·ti·per·spi·rant *nt pharm.* antiperspirant, antisudorific, antisudoral, antihidrotic, antihydriotic.
an·ti·pha·go·zy·tär *adj* antiphagocytic.
an·ti·pha·go·zy·tisch *adj* antiphagocytic.
An·ti·phlo·gi·sti·kum *nt pharm.* antiphlogistic, anti-inflamnatory.
an·ti·phlo·gi·stisch *adj* antiphlogistic, anti--inflamnatory.
An·ti·plas·min *nt* antiplasmin, antifibrinolysin.
An·ti·plas·mo·di·kum *nt pharm.* antiplasmodial agent, antiplasmodial drug.
an·ti·pla·stisch *adj* antiplastic.
An·ti·pro·to·zoi·kum *nt pharm.* antiprotozoal, antiprotozoan.
an·ti·pru·ri·gi·nös *adj* antipruritic.
An·ti·pru·ri·gi·no·sum *nt pharm.* antipruritic.
An·ti·pso·ri·kum *nt pharm.* antipsoriatic.
An·ti·psy·cho·ti·kum *nt pharm.* major tranquilizer, neuroleptic, neuroleptic drug, neuroleptic agent, antipsychotic drug, antipsychotic agent.
an·ti·psy·cho·tisch *adj* antipsychotic.
an·ti·pyo·gen *adj* antipyogenic.

An·ti·py·re·se *f* antipyresis.
An·ti·py·re·ti·kum *nt pharm.* antifebrile, antipyretic, antithermic, febricide, febrifuge, defervescent.
an·ti·py·re·tisch *adj* antifebrile, antipyretic, antithermic, febricide, febrifugal, febrifuge, defervescent.
An·ti·py·ro·ti·kum *nt pharm.* antipyrotic.
An·ti·re·flux·ana·sto·mo·se *f urol.* (*Blase*) nonrefluxing anastomosis.
An·ti·re·flux·ope·ra·ti·on *f chir.* antireflux operation, antireflux procedure, antireflux surgery.
An·ti·re·zep·tor·an·ti·kör·per *m immun.* antireceptor antibody.
Anti-Rh-Agglutinin *nt immun.* anti-Rh agglutinin.
An·ti·rheu·ma·ti·kum *nt pharm.* antirheumatic, antirheumatic agent, antirheumatic drug.
nicht-steroidale Antirheumatika *pl abbr.* **NSAR** non-steroidal anti-inflammatory drugs, nonsteroidals.
an·ti·rheu·ma·tisch *adj* antirheumatic.
Anti-Schilddrüsenantikörper *m immun.* antithyroid antibody, thyroid antibody.
An·ti·se·bor·rhoi·kum *nt pharm.* antiseborrheic.
an·ti·se·bor·rho·isch *adj* antiseborrheic.
an·ti·se·kre·to·risch *adj* antisecretory, secretoinhibitory.
An·ti·sep·sis *f* antisepsis.
An·ti·sep·tik *f* antisepsis.
An·ti·sep·ti·kum *n pharm.* antiseptic.
an·ti·sep·tisch *adj* antiseptic.
An·ti·se·rum *nt immun.* antiserum, immune serum, serum.
An·ti·ska·bio·sum *nt pharm.* scabicide, scabieticide.
An·ti·spas·mo·di·kum *nt pharm.* antispasmodic agent, antispasmodic drug, spasmolysant, antispasmodic.
an·ti·spa·stisch *adj* antispastic.
Antispender-Antikörper *m immun.* antidonor antibody.
An·ti·sta·phy·lo·ly·sin *nt immun.* antistaphylolysin, antistaphylohemolysin.
Antistaphylolysin-Reaktion *f abbr.* **AStR** *immun.* antistaphylolysin reaction.
Antistaphylolysin-Test *m abbr.* **AStT** *immun.* antistaphylolysin test.
Antistaphylolysin-Titer *m abbr.* **AStT** *immun.* antistaphylolysin titer.
An·ti·strep·to·ki·na·se *f immun.* antistreptokinase.
An·ti·strep·to·ly·sin *nt abbr.* **ASL** *immun.* antistreptolysin. **Antistreptolysin O** *abbr.* **ASLO** *od.* **ASO** *od.* **ASTO** *immun.* antistreptolysin O.
Antistreptolysin-Test *m abbr.* **AST** *immun.* antistreptolysin test.

An·ti·sy·phi·li·ti·kum *nt pharm.* antisyphilitic.
an·ti·sy·phi·li·tisch *adj* antisyphilitic.
An·ti·throm·bin *nt hema.* antithrombin. **Antithrombin III** *abbr.* **AT III** *hema.* antithrombin III.
An·ti·throm·bin·zeit *f abbr.* **ATZ** *hema.* thrombin time, thrombin clotting time.
An·ti·throm·bo·ti·kum *nt pharm.* antithrombotic.
an·ti·throm·bo·tisch *adj* antithrombotic.
An·ti·thy·mo·zy·ten·glo·bu·lin *nt abbr.* **ATG** *immun.* antithymocyte globulin.
An·ti·thy·reo·glo·bu·lin·an·ti·kör·per *pl immun.* antithyroglobulin antibodies.
an·ti·thy·reo·to·xisch *adj* antithyrotoxic.
an·ti·thy·reo·trop *adj* antithyrotropic.
An·ti·to·xin *nt* **1.** (*a. fig.*) antivenin, antivenene, antivenom, counterpoison. **2.** *pharm.* antitoxin, antitoxinum, counterpoison, antitoxic serum. **3.** *immun.* antitoxin, antitoxinum, counterpoison.
An·ti·to·xin·ein·heit *f abbr.* **A.E.** antitoxin unit.
an·ti·to·xisch *adj* antitoxic, antivenomous.
An·ti·tra·gus *m anat.* antitragus.
An·ti·tran·spi·rant *nt* antiperspirant, antisudorific, antisudoral, antihidrotic, antihidriotic.
Antitransplantat-Antikörper *m immun.* antigraft antibody.
α_1**-An·ti·tryp·sin** *nt* α_1-antitrypsin, alpha$_1$-antitrypsin.
An·ti·tu·ber·ku·lin *nt* antituberculin.
an·ti·tu·ber·ku·lös *adj* antituberculotic, antituberculous.
An·ti·tu·ber·ku·lo·ti·kum *nt pharm.* antituberculotic.
an·ti·tus·siv *adj* antibechic, antitussive.
An·ti·tus·si·vum *nt pharm.* antitussive, antibechic.
Anti-T-Zellserum *nt immun.* anti-T cell serum.
An·ti·ver·ti·gi·no·sum *nt pharm.* antivertiginous drug.
an·ti·vi·ral *adj* antiviral, antivirotic.
An·ti·vit·amin *nt* antivitamin.
An·ti·zy·to·ly·sin *nt immun.* anticytolysin.
An·ti·zy·to·to·xin *nt immun.* anticytotoxin.
Anton: A.-Zeichen *nt neuro.* Anton's symptom, Anton's syndrome.
Anton-Babinski: A.-B.-Syndrom *nt neuro.* Anton's syndrome.
an·tral *adj* antral.
An·trek·to·mie *f chir.* antrectomy.
An·trieb *m* **1.** *psycho.* urge, drive, motivation; impetus; impulse, impulsion; *fig.* motive, propulsion (*zu* for); impetus, impulse; (*Anreiz*) incentive (*zu* to), stimulus. **2.** *physiol.* drive.
An·triebs·psy·cho·lo·gie *f* hormic psychology, hormism.
An·tri·tis *f HNO* antritis.

An·tro·at·ti·ko·to·mie *f HNO* atticoantrotomy, antroatticotomy.

An·tro·duo·den·ek·to·mie *f chir.* antroduodenectomy.

An·tro·dy·nie *f* 1. antrodynia. 2. → *Antronalgie.*

An·tron·al·gie *f HNO* antronalgia.

An·tro·skop *nt HNO* antroscope.

An·tro·sko·pie *f HNO* antroscopy.

An·tro·sto·mie *f HNO* antrostomy.

An·tro·tom *nt HNO* antrotome.

An·tro·to·mie *f HNO* antrotomy.

an·tro·tym·pa·nisch *adj* antrotympanic.

An·tro·tym·pa·ni·tis *f HNO* antrotympanitis.

An·tro·ze·le *f* antrocele, antracele.

An·trum *nt anat.* 1. antrum. 2. → *A. pyloricum.* **A. cardiacum** cardiac antrum, forestomach. **A. mastoideum** mastoid antrum, tympanic antrum, mastoid cavity, Valsalva's antrum. **A. pyloricum** gastric antrum, antrum of Willis, pyloric antrum, lesser cul-de-sac.

An·trum·bi·op·sie *f chir.* (*Magen*) antral biopsy.

An·trum·ent·zün·dung *f HNO* antritis.

An·trum·ga·stri·tis *f* antral gastritis, antrum gastritis.

An·trum·kar·zi·nom *nt patho.* (*Magen*) antral carcinoma.

An·trum·re·sek·ti·on *f chir.* antrectomy.

anu·lär *adj* annular, ring-shaped.

Anu·lo·pla·stik *f chir.* annuloplasty, anuloplasty.

Anu·lo·rha·phie *f chir.* annulorrhaphy.

Anu·lor·rha·phie *f chir.* annulorrhaphy.

Anu·lo·spi·ral·en·di·gung *f histol.* annulospiral ending, primary muscle-spindle ending.

Anu·lus *m anat.* ring; *bio., anat.* annulus, anulus.
   A. conjunctivae conjunctival ring, annulus of conjunctiva.
   A. femoralis femoral ring, crural ring.
   A. fibrocartilagineus (membranae tympani) fibrocartilaginous ring of tympanic membrane, Gerlach's annular tendon.
   A. fibrosus (cordis) fibrous ring of heart, coronary tendon, Lower's ring.
   A. fibrosus (disci intervertebralis) fibrous ring, fibrous annulus, annulus fibrosus.
   A. inguinalis profundus abdominal inguinal ring, deep abdominal ring, internal abdominal ring, deep inguinal ring, internal inguinal ring.
   A. inguinalis superficialis superficial inguinal ring, external abdominal ring, superficial abdominal ring, external inguinal ring, subcutaneous inguinal ring.
   A. iridis major greater ring of iris, greater circle of iris.
   A. iridis minor lesser ring of iris, lesser circle of iris.
   A. lymphaticus cardiae cardiac lymphatic ring, lymphatic ring of the cardia.
   A. tendineus communis common tendinous ring, Zinn's ligament, Zinn's tendon, Zinn's ring.
   A. tympanicus tympanic ring, tympanic annulus.
   A. umbilicalis umbilical ring, umbilical canal.

An·ure·se *f urol.* anuresis.

an·ure·tisch *adj urol.* anuretic.

An·urie *f urol.* anuria, anuresis.

an·urisch *adj urol.* anuric.

Anus *m anat.* anus, anal orifice, fundament. **A. praeter (naturalis)** preternatural anus, artificial anus.

Anus·ent·zün·dung *f patho.* anusitis.

Anus·fehl·bil·dung *f embryo.* anal anomaly.

Anu·si·tis *f patho.* anusitis.

Anus·pla·stik *f chir.* anoplasty.

Anus-Rektum-Plastik *f chir.* anorectoplasty, anoproctoplasty.

Anus·ste·no·se *f embryo.* proctencleisis, proctenclisis, proctostenosis.

an·wen·den *vt* (*Salbe etc.*) apply (*auf* to), administer. **äußerlich a.** apply externally. **erneut/ wieder a.** reapply.

An·wen·dung *f* 1. use, usage, application, utilization. 2. *med.* medication, application. (**nur**) **zur äußerlichen A.** for external/outward use (only).

An·xio·ly·ti·kum *nt pharm.* anxiolytic, antianxiety agent, anxiolyxtic agent.

an·xio·ly·tisch *adj* antianxious, anxiolytic.

An·zapf·ef·fekt *m* → *Anzapfsyndrom.*

An·zapf·syn·drom *nt card.* steal phenomenon, steal.

an·zei·ge·pflich·tig *adj* (*Krankheit*) notifiable, reportable.

An·zie·hungs·kraft *f phys.* attractive force, attractive power; attraction of gravity, avidity, cohesion, weight, gravitational pull, pull.

Aor·ta *f anat.* aorta.
   A. abdominalis abdominal aorta, abdominal part of aorta.
   A. ascendens ascending part of aorta, ascending aorta.
   A. descendens descending part of aorta, descending aorta.
   A. thoracica thoracic aorta, thoracic part of aorta.
   überreitende A. *cardio.* overriding aorta.

aor·tal *adj anat.* aortic, aortal.

Aort·al·gie *f patho.* aortalgia.

Aort·ek·to·mie *f chir.* aortectomy.

Aor·ten·an·eu·rys·ma *nt* aortic aneurysm.

Aor·ten·ar·ka·de *f* median arcuate ligament, aortic arcade.

Aor·ten·atre·sie *f card.* aortic atresia.

Aor·ten·bi·fur·ka·ti·ons·syn·drom *nt* aortico-

iliac occlusive disease, Leriche's syndrome.
Aor·ten·bo·gen *m* aortic arch, arch of aorta.
doppelter A. double aortic arch.
Aor·ten·bo·gen·ano·ma·lie *f embryo.* aortic arch anomaly.
Aor·ten·bo·gen·fehl·bil·dung *f* → *Aortenbogenanomalie.*
Aor·ten·bo·gen·syn·drom *nt card.* aortic arch syndrome.
Aor·ten·bul·bus *m* aortic bulb, bulb of aorta, arterial bulb.
Aor·ten·di·la·ta·ti·on *f card.* aortectasis, aortectasia, dilation of the aorta.
Aor·ten·dis·sek·ti·on *f HTG* aortic dissection.
Aor·ten·druck *m* aortic pressure.
Aor·ten·ek·ta·sie *f* aortectasis, aortectasia.
Aor·ten·ent·zün·dung *f patho.* aortitis.
Aor·ten·ga·bel *f anat.* bifurcation of aorta.
Aor·ten·ge·räusch *nt card.* aortic murmur.
Aor·ten·herz *nt card.* boat shaped heart.
Aor·ten·in·suf·fi·zienz *f card.* Corrigan's disease, aortic insufficiency, aortic incompetence, aortic regurgitation.
Aor·ten·isth·mus *m* aortic isthmus, isthmus of aorta.
Aor·ten·isth·mus·ste·no·se *f card.* isthmus stenosis, aortic coarctation, coarctation of aorta, aortic isthmus stenosis.
Aor·ten·ka·the·ter *m* aortic catheter.
Aor·ten·klap·pe *f* aortic valve, valve of aorta.
Aor·ten·klap·pen·atre·sie *f card.* aortic atresia.
Aor·ten·klap·pen·in·suf·fi·zienz *f* → *Aorteninsuffizienz.*
Aor·ten·klap·pen·ste·no·se *f* → *Aortenstenose.*
Aor·ten·kon·fi·gu·ra·ti·on *f card.* boat shaped heart.
Aor·ten·kon·tur *f radiol.* aortic contour.
Aor·ten·naht *f HTG* aortorrhaphy.
Aor·ten·nerv *m* aortic nerve, depressor nerve of Ludwig, Ludwig's nerve, cardiac depressor nerve; Cyon's nerve.
Aor·ten·osti·um *nt* aortic orifice, aortic ostium, aortic opening.
Aor·ten·punk·ti·on *f* aortic puncture.
Aor·ten·re·sek·ti·on *f HTG* aortectomy.
Aor·ten·schmerz *m card.* aortalgia.
Aor·ten·schwir·ren *nt card.* aortic thrill.
Aor·ten·sen·kung *f card.* aortoptosis, aortoptosia.
Aor·ten·si·nus *m* sinus of Valsalva, sinus of Morgagni, aortic sinus, Petit's sinus, Valsalva's sinus.
Aor·ten·skle·ro·se *f patho.* aortosclerosis.
Aor·ten·spin·del *f* aortic spindle, His' spindle.
Aor·ten·ste·no·se *f card.* aortarctia, aortartia, aortostenosis, aortic stenosis.
   infravalvuläre A. → *subvalvuläre A.*
   subvalvuläre A. subvalvular aortic stenosis,

subaortic stenosis, subvalvular stenosis, aortostenosis.
   valvuläre A. aortarctia, aortartia, aortic stenosis.
Aor·ten·sy·phi·lis *f patho.* luetic mesaortitis, luetic aortitis, syphilitic aortitis, syphilitic mesaortitis, Döhle's disease, Döhle-Heller disease, Heller-Döhle disease, Döhle-Heller aortitis.
Aor·ten·ver·kal·kung *f patho.* aortosclerosis.
Aor·ten·wur·zel *f* root of aorta.
aor·ti·ko·pul·mo·nal *adj* pulmoaortic, aorticopulmonary.
Aor·ti·ko·pul·mo·nal·fen·ster *nt card.* aorticopulmonary window, aorticopulmonary fenestration, aorticopulmonary septal defect, aortic septal defect.
aor·ti·ko·re·nal *adj* aortorenal, aorticorenal.
aor·tisch *adj* aortic, aortal.
Aor·ti·tis *f card.* aortitis. **A. syphilitica** → *Aortensyphilis.*
Aor·to·gramm *nt radiol.* aortogram.
Aor·to·gra·phie *f radiol.* aortography.
aor·to·kar·di·al *adj* cardioaortic.
aor·to·ko·ro·nar *adj* aortocoronary.
Aor·to·pto·se *f* aortoptosis, aortoptosia.
aor·to·pul·mo·nal *adj* pulmoaortic, aorticopulmonary.
aor·to·re·nal *adj* aortorenal, aorticorenal.
Aor·tor·rha·phie *f HTG* aortorrhaphy.
Aor·to·to·mie *f HTG* aortotomy.
apal·lisch *adj* apallic.
apan·krea·tisch *adj* apancreatic.
apa·ra·ly·tisch *adj* aparalytic, nonparalytic.
Apa·ra·thy·re·ose *f* aparathyreosis, aparathyroidism, aparathyrosis.
Apar·eu·nie *f* apareunia.
apa·thisch *adj* apathetic, apathetical, indifferent, torpid, torpent, comatose.
apa·tho·gen *adj* nonpathogenic, nonpathogenetic.
Apa·tit·stein *m urol.* apatite calculus/stone.
a.p.-Aufnahme *f radiol.* a.p. roentgenogram, a.p. radiograph, anteroposterior radiograph, anteroposterior roentgenogram.
Ape·ri·stal·sis *f* aperistalsis.
Ape·ri·stal·tik *f* aperistalsis.
ape·ri·stal·tisch *adj* aperistaltic.
Apert: A.-Syndrom *nt embryo.* Apert's disease, Apert's syndrome, acrocephalosyndactyly, acrocephalosyndactylia, acrocephalosyndactylism, acrosphenosyndactylia.
Apert-Crouzon: A.-C.-Syndrom *nt embryo.* Apert-Crouzon disease, Vogt's cephalodactyly.
Aper·tur *f* **1.** *anat.* → *Apertura.* **2.** *phys.* aperture; angle of aperture, angular aperture. **numerische A.** *phys.* numerical aperture.
Aper·tu·ra *f anat.* aperture, opening, orifice, apertura.

A. lateralis (ventriculi quarti) lateral aperture of fourth ventricle, foramen of Luschka, foramen of Key and Retzius, Retzius' foramen.

A. mediana (ventriculi quarti) median aperture of fourth ventricle, Magendie's foramen, arachnoid foramen.

A. nasalis anterior → *A. piriformis.*

A. piriformis piriform aperture, anterior nasal aperture, piriform opening.

Apex *m anat.* apex.

A. auricularis darwinian apex, tip of the auricle.

A. cordis apex of heart.

A. patellae apex of patella.

A. prostatae apex of prostate (gland).

A. pulmonalis/pulmonis apex of lung.

A. vesicalis/vesicae (urinariae) apex of bladder, apex of urinary bladder, vortex of urinary bladder, vertex of urinary bladder, fundus of urinary bladder, fundus of bladder, summit of bladder.

Apex·kar·dio·gramm *nt abbr.* **APK** *od.* **APC** *card.* apexcardiogram, apex cardiogram.

Apex·kar·dio·gra·phie *f card.* apex cardiography, apexcardiography.

Apex-orbitae-Syndrom *nt* orbital apex syndrome, Malatesta's syndrome, orbital syndrome.

Ap·fel·si·nen·haut *f derm.* orange skin, peau d'orange.

Ap·fel·si·nen·scha·len·haut *f* → *Apfelsinenhaut.*

Apgar: A.-Index *m ped., gyn.* Apgar scale/score.

Apha·gie *f* aphagia.

aphak *adj ophthal.* aphakic, aphacic.

Apha·kie *f ophthal.* aphakia, aphacia.

apha·kisch *adj* → *aphak.*

Apha·sie *f neuro.* aphasia, aphrasia.

akustische A. auditory aphasia, acoustic aphasia, auditory amnesia, logokophosis, kophemia, word deafness.

echte A. intellectual aphasia, true aphasia.

expressive A. → *motorische A.*

funktionelle A. functional aphasia.

motorische A. motor aphasia, ataxic aphasia, Broca's aphasia, expressive aphasia, frontocortical aphasia, verbal aphasia, logaphasia.

optische A. optical aphasia; visual aphasia.

organisch-bedingte A. → *echte A.*

sensorische A. sensory aphasia, impressive aphasia, psychosensory aphasia, receptive aphasia, temporoparietal aphasia, Wernicke's aphasia, impressive aphasia, logamnesia.

taktile A. tactile aphasia.

apha·sisch *adj neuro.* aphasic, aphasiac.

Aphe·mie *f* aphasia, aphemia, anandria.

Aphe·re·se *f lab., hema.* pheresis, apheresis.

aphon *adj HNO* aphonic, aphonous.

Apho·nie *f HNO* aphonia, anaudia.

Aphot·äs·the·sie *f ophthal.* aphotesthesia.

Aph·the *f patho.* aphtha.

chronisch rezidivierende Aphthen *pl* → *habituelle Aphthen.*

habituelle Aphthen *pl* recurrent benign aphthosis, recurrent scarring aphthae, Sutton's disease, Mikulicz's aphthae.

aph·then·ar·tig *adj* aphthous.

aph·then·för·mig *adj* → *aphthoid.*

Apht·ho·id *nt* aphthoid.

aph·tho·id *adj* aphthoid.

aph·thös *adj* aphthous.

Aph·tho·se *f patho.* aphthosis. **bipolare/große/ maligne A.** Behçet's syndrome, Behçet's disease, cutaneomucouveal syndrome, oculo-buccogenital syndrome, uveo-encephalitic syndrome, triple symptom complex.

Aph·tho·sis *f patho.* aphthosis.

A. epizootica *epidem.* foot-and-mouth disease, hoof-and-mouth disease, epidemic stomatitis, epizootic stomatitis, epizootic aphthae, aphthobulbous stomatitis, malignant aphthae, aphthous fever.

rezidivierende benigne A. Sutton's disease, recurrent benign aphthosis, recurrent scarring aphthae, Mikulicz's aphthae.

aphy·lak·tisch *adj* aphylactic.

Aphy·la·xie *f* aphylaxis.

Api·ci·tis *f patho.* apicitis.

api·kal *adj* apical.

Api·kal·den·drit *m* apical dendrite.

Api·kal·seg·ment *nt (Lunge)* apical segment.

Apik·ek·to·mie *f HNO* apicectomy.

Api·ko·ek·to·mie *f HNO* apicotomy.

Api·ko·ly·se *f chir. (Lunge)* apicolysis.

Api·ko·to·mie *f HNO* apicotomy.

Api·nea·lis·mus *m* apinealism.

Api·zi·tis *f patho.* apicitis.

Apla·na·tie *f ophthal.* aplanatism.

apla·na·tisch *adj ophthal.* aplanatic.

Apla·sie *f embryo.* aplasia.

apla·stisch *adj* **1.** *embryo.* aplastic. **2.** *hema.* aregenerative.

Apneu·ma·to·se *f (Lunge)* apneumatosis.

Apnoe *f patho.* cessation of breathing, apnea, respiratory arrest.

apno·isch *adj patho.* apneic.

Apo·atro·pin *nt pharm.* apoatropine.

Apo·en·zym *nt* apoenzyme.

Apo·fer·ri·tin *nt* apoferritin.

apo·krin *adj histol.* apocrine.

apo·lar *adj* apolar, nonpolar.

Apo·li·po·pro·te·in *nt* apolipoprotein.

Apo·mor·phin *nt pharm.* apomorphine.

Apo·neur·ek·to·mie *f chir.* aponeurectomy.

Apo·neu·ror·rha·phie *f chir.* aponeurorrhaphy.

Apo·neu·ro·se *f anat.* aponeurosis, aponeurot-

ic membrane, tendinous membrane.
Apo·neu·ros·ek·to·mie *f chir.* aponeurectomy.
Apo·neu·ro·sen·ent·zün·dung *f patho.* aponeurositis.
Apo·neu·ro·sen·naht *f chir.* aponeurorrhaphy.
Apo·neu·ro·sen·re·sek·ti·on *f chir.* aponeurectomy.
Apo·neu·ro·sen·spal·tung *f chir.* aponeurotomy.
Apo·neu·ro·sis *f anat.* aponeurosis, aponeurotic membrane, tendinous membrane.
A. bicipitalis bicipital aponeurosis.
A. epicranialis epicranial aponeurosis, galea, galea aponeurotica.
A. palmaris palmar aponeurosis, palmar fascia, Dupuytren's fascia, volar fascia.
A. plantaris plantar aponeurosis, plantar fascia.
Apo·neu·ro·si·tis *f patho.* aponeurositis.
apo·neu·ro·tisch *adj anat.* aponeurotic.
Apo·neu·ro·to·mie *f chir.* aponeurotomy.
apo·phy·sär *adj anat.* apophyseal, apophysary, apophysial, apophysiary.
Apo·phy·se *f anat.* apophysis, protuberance, protuberantia.
Apo·phy·sen·ab·riß *m ortho.* apophyseal fracture.
Apo·phy·sen·ent·zün·dung *f patho.* apophysitis.
Apo·phy·sen·lö·sung *f* (traumatische) *ortho.* apophyseal fracture.
Apo·phy·sen·ne·kro·se *f* (aseptische) *ortho.* apophysitis, apophyseal necrosis.
Apo·phy·se·ose calcanei *f → Apophysitis calcanei.*
Apo·phy·si·tis *f ortho.* apophysitis.
A. calcanei Sever's disease, Haglund's disease, epiphysitis of calcaneus, apophysitis, calcaneal apophysitis, calcaneoapophysitis, calcaneal osteochondrosis.
A. tibialis adolescentium Schlatter's sprain, apophyseopathy, Osgood-Schlatter disease, Schlatter's disease, Schlatter-Osgood disease, rugby knee.
apo·plek·ti·form *adj patho.* apoplectiform, apoplectoid.
apo·plek·tisch *adj patho.* apoplectic.
Apo·ple·xia *f patho.* 1. apoplexy, apoplexia, apoplectic fit, apoplectic stroke. 2. → *A. cerebri.*
A. bulbaris bulbar apoplexy, pontile apoplexy, pontine apoplexy.
A. cerebri cerebrovascular accident, cerebral apoplexy, encephalorrhagia, stroke syndrome, cerebral crisis, apoplexy, apoplexia, apoplectic fit, apoplectic stroke.
A. spinalis spinal apoplexy, hematorrhachis, hemorrhachis.
Apo·ple·xie *f patho.* 1. apoplexy, apoplexia, apoplectic fit, apoplectic stroke. 2. → *Apo-*

plexia cerebri.
apo·ple·xie·ar·tig *adj patho.* apoplectiform, apoplectoid.
Apo·the·ke *f* pharmacy, drugstore.
Apo·the·ker *m* pharmacist, pharmaceutist, druggist.
Apo·the·ke·rin *f* pharmacist, pharmaceutist, druggist.
Ap·pa·rat *m physiol., bio., anat.* apparatus.
juxtaglomerulärer A. juxtaglomerular apparatus, apparatus of Goormaghtigh, juxtaglomerular complex, j-g complex.
Ap·pa·ra·tus *m bio., anat.* apparatus.
A. digestorius digestive apparatus, digestive system, alimentary apparatus, alimentary system.
A. respiratorius respiratory apparatus, respiratory tract, respiratory system, respiratory passages.
A. urogenitalis urogenital tract, genitourinary tract, genitourinary system, urogenital system, urogenital apparatus, genitourinary apparatus.
Ap·pend·al·gie *f patho.* appendalgia.
Ap·pend·ek·to·mie *f chir.* appendectomy, appendicectomy.
Ap·pen·di·ci·tis *f → Appendizitis.*
Ap·pen·di·co·pa·thia *f patho.* appendicopathy.
Ap·pen·di·ko·en·te·ro·sto·mie *f chir.* appendicoenterostomy.
Ap·pen·di·ko·li·thia·sis *f patho.* appendicolithiasis, appendolithiasis.
Ap·pen·di·ko·ly·se *f chir.* appendicolysis.
Ap·pen·di·ko·pa·thie *f patho.* appendicopathy.
Ap·pen·di·ko·sto·mie *f chir.* appendicostomy.
Ap·pen·di·ko·zä·ko·sto·mie *f chir.* appendicocecostomy.
Ap·pen·di·ko·ze·le *f patho.* appendicocele.
Ap·pen·dix *f anat.* 1. appendix, appendage. 2. → *A. vermiformis.*
A. epididymidis appendage of epididymis, appendix of epididymis, pedunculated hydatid.
Appendices *pl* **epiploicae** epiploic appendages, omental appendages, epiploic appendices, omental appendages.
Appendices *pl* **omentales** → *Appendices epiploicae.*
A. vermiformis vermiform appendage, vermiform appendix, vermiform process, cecal appendage, cecal appendix, vermix, appendix, epityphlon.
Ap·pen·dix·kar·zi·no·id *nt patho.* appendiceal carcinoid, carcinoid of the appendix.
Ap·pen·dix·lymph·kno·ten *pl* appendicular lymph nodes.
Ap·pen·dix·ödem *nt patho.* appendiceal edema.
Ap·pen·di·zi·tis *f chir.* typhlitis, appendicitis, ecphyaditis, epityphlitis.
akute A. acute appendicitis.

chronische A. chronic appendicitis.
eitrige A. suppurative appendicitis, purulent appendicitis.
fokale A. focal appendicitis.
fulminante A. fulminating appendicitis.
gangränöse A. gangrenous appendicitis.
katarrhalische A. catarrhal appendicitis.
obliterierende A. protective appendicitis.
obstruktive A. obstructive appendicitis.
perakute A. fulminating appendicitis.
perforierende A. perforated appendicitis, perforating appendicitis, perforative appendicitis.
phlegmonöse A. phlegmonous appendicitis.
retroileale A. retroileal appendicitis.
retrokolische A. retrocolic appendicitis.
retrozäkale A. retrocecal appendicitis.
rezidivierende A. recurrent appendicitis, relapsing appendicitis.
subperitoneale A. subperitoneal appendicitis.
ulzerophlegmonöse A. ulcerophlegmonous appendicitis.
ulzeröse A. ulcerative appendicitis.
Ap·per·zep·ti·on *f* apperception, comprehension, conscious perception.
Ap·per·zep·ti·ons·test *m* (thematischer) *abbr.* TAT *psycho.* thematic apperception test.
Ap·pe·tit *m* appetite (auf for); orexia.
ap·pe·tit·an·re·gend *adj* appetizing.
ap·pe·tit·hem·mend *adj* anorectic, anoretic, anorexic, anorexigenic, anorexiant.
Ap·pe·tit·hem·mer *m pharm.* anorectic, anoretic, anorexic, anorexigenic, anorexiant, appetite depressant/suppressant.
ap·pe·tit·los *adj* inappetent, anorectic, anoretic, anorexic.
Ap·pe·tit·lo·sig·keit *f* lack of appetite, inappetence, inappetency, anorexia.
Ap·pe·tit·ver·lust *m* → *Appetitlosigkeit.*
Ap·pe·tit·züg·ler *m* → *Appetithemmer.*
Ap·pla·na·ti·on *f ophthal.* applanation.
Ap·pla·na·ti·ons·to·no·me·ter *nt ophthal.* applanation tonometer, applanometer.
Ap·pla·na·ti·ons·to·no·me·trie *f ophthal.* applanation tonometry, applanometry.
Ap·pli·ka·ti·on *f* application (auf to), administration, medication.
Ap·pli·ka·tor *m* applicator, medicator.
ap·pli·zie·ren *vt* apply, administer.
Ap·pro·ba·ti·on *f* license to practise medicine.
ap·pro·bie·ren *vt* license, register, grant a professional license.
ap·pro·biert *adj* (Arzt) registered, qualified, licensed.
Apra·xie *f neuro.* apraxia, parectropia; dyspraxia.
gliedkinetische A. limb-kinetic apraxia.
ideatorische A. ideational apraxia, ideatory apraxia, sensory apraxia.
ideokinetische/ideomotorische A. ideokinetic

apraxia, ideomotor apraxia, transcortical apraxia, classic apraxia.
motorische A. motor apraxia, innervation apraxia, cortical apraxia.
apra·xisch *adj neuro.* apractic, apraxic.
Apri·ko·sen·haut *f derm.* baby skin.
Aprin·din *nt pharm.* aprindine.
Apro·bar·bi·tal *nt pharm.* aprobarbital.
Apro·ti·nin *nt pharm.* aprotinin.
Aptya·lis·mus *m* aptyalia, aptyalism, asialia; xerostomia.
Apu·dom *nt* apudoma.
APUD-System *nt* APUD-system.
APUD-Zelle *f* APUD cell, Apud cell, amine precursor uptake and decarboxylation cell.
apu·trid *adj* apyetous, apyous.
apyo·gen *adj* apyogenous.
apy·re·tisch *adj* afebrile, apyretic, apyrexial, athermic.
Apy·re·xie *f* apyrexia.
apy·ro·gen *adj* apyrogenic.
Aqua *nt/f abbr.* **Aq. 1.** water, aqua. **2.** (a. pharm.) aqua.
Aqua·co·ba·la·min *nt* → *Aquocobalamin.*
Aquae·duc·tus *m/nt anat.* **1.** aqueduct, aqueductus. **2.** → *A. cerebri.*
A. cerebri aqueduct of mesencephalon, cerebral aqueduct, aqueduct of midbrain, aqueduct of Sylvius, ventricular aqueduct.
A. cochleae aqueduct of cochlea, cochlear aqueduct, perilymphatic duct.
A. mesencephalici → *A. cerebri.*
A. vestibuli Cotunnius' aqueduct, Cotunnius' canal, vestibular aqueduct, aqueduct of Cotunnius, aqueduct of vestibule.
Äqua·tor *m* equator; *anat.* aequator.
Äqua·to·ri·al·ebe·ne *f* equatorial plane.
Äqua·to·ri·al·plat·te *f* equatorial plate, metaphase plate.
äqui·an·äs·the·tisch *adj* equianesthetic.
äqui·ka·lo·risch *adj* equicaloric, isocaloric.
Äqui·li·brie·ren *nt* equilibration.
äqui·li·brie·ren *vt* equilibrate.
Äqui·li·bri·um *nt* equilibrium, equilibration.
äqui·po·ten·ti·ell *adj* equipotential.
Äqui·po·tenz *f* equipotentiality.
Äqui·va·lent *nt* equivalent (für of). **kalorisches Ä.** energy equivalent, caloric equivalent.
Aquo·co·bal·amin *nt* Vitamin B_{12b}, hydroxocobalamin, hydroxocobemine, aquacobalamin, aquocobalamin.
Ara-A *nt pharm.* vidarabine, arabinoadenosine, arabinosyladenine, adenine arabinoside.
Ara·bi·no·se *f* arabinose, arabopyranose, arapyranose, gum sugar, pectin sugar.
Ara·bi·no·se·in·to·xi·ka·ti·on *f* arabinosis.
Ara·bi·nos·urie *f* arabinosuria.
Ara-C *nt pharm.* cytosine arabinoside, cytarabine, arabinocytidine, arabinosylcytosine.

Ara·chi·don·säu·re *f* arachidonic acid.
Ara·chi·don·säu·re·de·ri·va·te *pl* arachidonic acid derivatives, eicosanoids.
Arach·ni·tis *f neuro.* arachnoiditis, arachnitis.
Arach·no·dak·ty·lie *f patho.* arachnodactyly, arachnodactylia, acromacria, spider fingers, dolichostenomelia.
Arachnodaktylie-Syndrom *nt* → *Arachnodaktylie.*
arach·no·id *adj* arachnoid, arachnoidal, arachnoidean.
arach·no·idal *adj* → *arachnoid.*
Arach·no·idal·zot·ten *pl* pacchionian bodies, arachnoidal villi, arachnoid villi, arachnoidal granulations, pacchionian granulations, pacchionian corpuscles, pacchionian glands, meningeal granules.
Arach·no·idal·zy·ste *f patho.* arachnoid cyst, leptomeningeal cyst.
Arach·no·idea *f anat.* arachnoid, arachnoid membrane, arachnoidea.
A. mater encephali cranial arachnoid, arachnoid of brain.
A. mater spinalis spinal arachnoid, arachnoid of spine, arachnoid of spinal cord.
Arach·no·idi·tis *f* arachnoiditis, arachnitis.
Arach·no·pho·bie *f psychia.* arachnophobia, arachnephobia.
Aran: A.'-Gesetz *nt ortho.* Aran's law.
Aran-Duchenne: A.-D.-Krankheit *f* Aran--Duchenne disease, Aran-Duchenne type, Aran-Duchenne muscular atrophy, Duchenne-Aran disease, Duchenne's disease, Duchenne-Aran type, Duchenne-Aran muscular atrophy.
A.-D.-Syndrom *nt* → *A.-D.-Krankheit.*
Arantius: A.-Knötchen *pl card.* bodies of Arantius, nodules of Arantius, nodules of semilunar valves, Bianchi's nodules.
Ar·beit *f* 1. *phys., physiol.* work, working. 2. (*Leistung*) output, performance. 3. (*Beruf*) job, employment, occupation.
äußere A. external work.
dynamische A. dynamic work.
geistige A. → *mentale A.*
körperliche A. physical work.
mechanische A. mechanical work.
mentale A. mental work, brainwork, ergasia.
schwere A. labor, labour, hard work.
statische A. static work.
ar·bei·ten *vi* work (*an* on), do work; (*schwer*) work hard, labo(u)r.
Ar·beits·be·din·gun·gen *pl* working conditions.
Ar·beits·be·la·stung *f* work load.
Ar·beits·be·ses·sen·heit *f psychia.* ergasiomania, workaholism.
ar·beits·fä·hig *adj* fit for work, able to work.
Ar·beits·fä·hig·keit *f* fitness for work.
Ar·beits·hy·per·tro·phie *f* 1. *patho.* compensa-

tory hypertrophy. 2. *physiol.* work hypertrophy.
Ar·beits·ka·pa·zi·tät *f abbr.* **PCW$_{170}$** *od.* **W$_{170}$** *physiol.* physical work capacity.
Ar·beits·lei·stung *f physiol.* output, capacity, efficiency.
Ar·beits·leu·ko·zy·to·se *f hema.* work leukocytosis.
Ar·beits·me·di·zin *f* industrial medicine, occupational medicine.
Ar·beits·mus·ku·la·tur *f* (*Herz*) working myocardium.
Ar·beits·phy·sio·lo·gie *f* work physiology, occupational physiology.
Ar·beits·platz·kon·zen·tra·ti·on *f* work place concentration. **maximale A.** *abbr.* **MAK** maximal work place concentration.
Ar·beits·psy·cho·lo·gie *f* industrial psychology, occupational psychology.
Ar·beits·scheu *f psychia.* pathological aversion to work, ergasiophobia.
Ar·beits·sucht *f psychia.* ergasiomania, workaholism.
Ar·beits·süch·ti·ge *m/f* workaholic.
Ar·beits·um·satz *m physiol.* working metabolic rate.
ar·beits·un·fä·hig *adj* unfit for work, invalid, incapacitated, disabled, unemployable.
Ar·beits·un·fä·hi·ge *m/f* invalid, unemployable.
Ar·beits·un·fä·hig·keit *f* invalidity, invalidism, incapacity for work, unfitness for work, inability to work, disability, disablement.
Ar·beits·un·fall *m* industrial accident, occupational accident, accident at work.
Ar·bor *f anat.* tree, arbor.
A. bronchialis bronchial tree, bronchial system.
A. vitae (cerebelli) arborescent white substance of cerebellum, arbor vitae of vermis, medullary body of vermis.
Ar·bo·ri·sa·ti·on *f* arborization, ramification.
Ar·bo·ri·sa·ti·ons·block *m* arborization heart block, arborization block.
Ar·bo·ri·sa·ti·ons·phä·no·men *nt gyn.* fern phenomenon, ferning.
Ar·bo·vi·ren·in·fek·ti·on *f* arboviral infection.
Ar·bo·vi·ro·se *f* arboviral infection.
Ar·bo·vi·rus *nt micro.* arbovirus, arbor virus, arthropod-borne virus.
Arbovirus-Enzephalitis *f* arbovirus encephalitis.
Ar·chaeo·ce·re·bel·lum *nt anat.* archaeocerebellum, archeocerebellum, archicerebellum, vestibulocerebellum.
Ar·chaeo·cor·tex *m anat.* archaeocortex, archicortex, archipallium, heterotypical cortex, heterotypic isocortex, olfactory cortex.
ar·cha·isch *adj* very ancient, archaic.
Ar·chäo·cor·tex *m* → *Archaeocortex.*

Arch·en·ce·pha·lon *nt* archencephalon.
Arch·en·te·ron *nt embryo.* primitive gut, archenteron, archigaster, coelenteron, gastrocoel(e).
Ar·che·typ *m* archetype.
Ar·chi·tek·tur *f* architectonics *pl*, architecture.
Ar·cus *m anat.* arch.
  A. aortae aortic arch, arch of aorta.
  A. costalis costal arch, arch of ribs.
  A. ductus thoracici arch of thoracic duct.
  A. inguinalis inguinal ligament, inguinal arch, pubic ligament of Cowper, crural ligament, crural arch, fallopian ligament, superficial femoral arch, Poupart's ligament, ligament of Vesalius, ligament of Fallopius.
  A. lipoides corneae → *A. lipoides juvenilis.*
  A. lipoides juvenilis *ophthal.* embryotoxon, anterior embryotoxon, gerontoxon, gerontotoxon, lipoidosis corneae, arcus cornealis/adiposis/juvenilis/lipoides/senilis.
  A. palatoglossus palatoglossal arch, glossopalatine arch, glossopalatine fold, anterior palatine archanterior column of fauces, anterior pillar of fauces, .
  A. palatopharyngeus palatopharyngeal arch, posterior palatine arch, pharyngoepiglottic arch, pharyngopalatine arch, posterior column of fauces, posterior pillar of fauces.
  A. pubicus pubic arch.
  A. senilis (corneae) → *A. lipoides juvenilis.*
  A. venae azygos arch of azygos vein.
  A. venosus venous arch.
  A. vertebrae/vertebralis neural arch, vertebral arch, arch of vertebra.
  A. zygomaticus zygomatic arch, malar arch, zygoma.
Area *f anat.* **1.** area; field, region, zone. **2.** (*ZNS*) cortical area.
  A. Celsi *derm.* Celsus' alopecia, Celsus' area, Celsus' vitiligo, Jonston's arc, Jonston's area, Jonston's alopecia, pelade, Cazenave's vitiligo.
  A. cribrosa cribriform area of renal papilla.
  Areae *pl* **gastricae** gastric areas, gastric fields.
  A. intercondylaris anterior (tibiae) anterior intercondylar area/fossa of tibia, patellar fossa of tibia.
  A. intercondylaris posterior (tibiae) posterior intercondylar area/fossa of tibia, popliteal fossa of tibia.
  A. nuda (hepatis) bare area of liver.
  A. olfactoria olfactory area, anterior perforated substance, rostral perforated substance.
  A. parolfactoria → *A. subcallosa.*
  A. subcallosa Broca's parolfactory area, parolfactory area (of Broca), subcallosal area.
  A. vestibularis vestibular area, auditory triangle, amygdaloid tubercle of Schwalbe.
Are·al *nt* area, zone, region. **thymusabhängiges**

A. (*Lymphknoten*) paracortex, deep cortex, thymus-dependent zone, thymus-dependent area, tertiary cortex.
Are·co·li·num *nt pharm.* arecoline.
Are·fle·xie *f neuro.* areflexia.
are·ge·ne·ra·tiv *adj* **1.** aregenerative. **2.** *hema.* anerythroregenerative, aregenerative; aplastic.
Are·ko·lin *nt pharm.* arecoline.
Are·na·vi·ren *pl micro.* Arenaviridae.
Areo·la *f anat.* areola. **A. mammae** areola of mammary gland, areola of nipple, halo.
areo·lar *adj* areolar.
Areo·lar·cho·rio·idi·tis *f ophthal.* Förster's disease, Förster's choroiditis, areolar (central) choroiditis.
Areo·li·tis *f gyn.* areolitis.
Arey: A.-Regel *f gyn.* Arey's rule.
ar·gen·taf·fin *adj histol.* argentaffin, argentaffine, argentophil, argentophile, argentophilic.
Ar·gen·taf·fi·nom *nt patho.* argentaffinoma, chromaffinoblastoma.
Ar·gi·na·se *f biochem.* arginase.
Ar·gi·na·se·man·gel *m* → *Argininämie.*
Ar·gi·nin *nt abbr.* **Arg** *biochem.* arginine.
Ar·gi·nin·ämie *f patho.* argininemia, hyperargininemia, arginase deficiency.
Ar·gi·nin·bern·stein·säu·re *f biochem.* argininosuccinic acid.
Argininbernsteinsäure-Krankheit *f patho.* argininosuccinic aciduria, argininosuccinase deficiency, argininosuccinate lyase deficiency, ASAL deficiency, ASase deficiency, ASL deficiency.
Argininbernsteinsäure-Schwachsinn *m* → *Argininbernsteinsäure-Krankheit.*
Ar·gi·ni·no·suc·cin·urie *f* → *Argininbernsteinsäure-Krankheit.*
Ar·gi·ni·no·suk·zin·ämie *f patho.* argininosuccinic acidemia.
Ar·gi·ni·no·suk·zi·no·azid·urie *f* → *Argininbernsteinsäure-Krankheit.*
Ar·gi·ni·no·suk·zin·urie *f* → *Argininbernsteinsäure-Krankheit.*
Ar·gi·nin·phos·phat *nt biochem.* phosphoarginine, arginine phosphate.
Arginin-Test *m* arginine test.
Arginin-Vasopressin *nt* → *Argipressin.*
Ar·gi·pres·sin *nt* arginine vasopressin, argipressin.
Argonz-DelCastillo: A.-D.-Syndrom *nt gyn.* Argonz-Del Castillo syndrome, Ahumada-Del Castillo syndrome.
Argonz-DelCastillo-Ahumada: A.-D.-A.-Syndrom *nt* → *Argonz-DelCastillo-Syndrom.*
Argyll Robertson: A. R.-Phänomen *nt* → *A. R.-Pupille.*
  A. R.-Pupille *f neuro.* Argyll Robertson pupil, Argyll Robertson sign, stiff pupil, Robertson

pupil, Robertson sign.
A. R.-Zeichen *nt* → *A. R.-Pupille.*
ar·gy·ro·phil *adj histol.* argyrophil, argyrophile, argyrophilic, argyrophilous.
Ar·gy·ro·phi·lie *f histol.* argyrophilia.
Arhin·en·ze·pha·lie *f embryo.* arhinencephalia, arrhinencephalia, arrhinencephaly.
arhyth·misch *adj* rhythmless, arrhythmic.
Arias-Stella: A.-S.-Phänomen *nt gyn.* Arias-Stella effect, Arias-Stella reaction, Arias-Stella phenomenon.
A.-S.-Zellen *pl gyn.* Arias-Stella cells.
Ari·bo·fla·vi·no·se *f* ariboflavinosis, riboflavin deficiency, hyporiboflavinosis.
Arlt: A.'-Sinus *m anat.* Arlt's recess, sinus of Maier, Arlt's sinus.
Arm *m anat.* arm, upper extremity, brachium.
Armanni-Ebstein: A.-E.-Läsion *f patho.* Armanni-Ebstein change/kidney/lesion.
A.-E.-Zellen *pl gatho.* Armanni-Ebstein cells.
Är·mel *m* sleeve.
arm·för·mig *adj* arm-like, arm-shaped.
Arm·ge·flecht *nt* brachial plexus.
Arm·lö·sung *f gyn.* freeing of the arms.
Arm·lymph·kno·ten *pl* (lymph) nodes of upper limb.
Arm·ple·xus *m anat.* brachial plexus.
Arm·ple·xus·läh·mung *f neuro.* brachial paralysis, brachial palsy.
obere A. upper brachial paralysis, Erb's palsy, Duchenne-Erb paralysis, Erb-Duchenne paralysis.
untere A. lower brachial paralysis, Klumpke's palsy, Klumpke-Déjérine paralysis, Déjérine-Klumpke paralysis.
Arm·schie·ne *f ortho.* arm splint.
Arm·schlag·ader *f* brachial artery.
oberflächliche A. superficial brachial artery.
tiefe A. deep brachial artery.
Armstrong: A.'-Krankheit *f patho.* lymphocytic choriomeningitis, Armstrong's disease.
Arndt-Gottron: A.-G.-Syndrom *nt derm.* scleromyxedema, Arndt-Gottron syndrome.
Arndt-Schulz: A.-S.-Gesetz *nt bio.* Arndt-Schulz law, Arndt's law.
Arneth: A.'-Leukozytenschema *nt hema.* Arneth's classification, Arneth's count, Arneth's formula, Arneth's index.
A.-Stadien *pl hema.* Arneth stages.
Arnold: A.'-Bündel *nt anat.* Arnold's bundle, frontopontine tract
A.'-Ganglion *nt anat.* otic ganglion, auricular ganglion, Arnold's ganglion, otoganglion.
A.-Kanal *m anat.* Arnold's canal.
Arnold-Chiari: A.-C.-Hemmungsmißbildung *f* → *A.-C.-Syndrom.*
A.-C.-Syndrom *nt embryo.* Arnold-Chiari syndrome, Arnold-Chiari malformation, Arnold-Chiari syndrome, Chiari-Arnold syndrome, cerebellomedullary malformation

syndrome.
Ar·rhe·no·bla·stom *nt patho.* arrhenoblastoma, arrhenoma, andreioma, andreoblastoma, androblastoma, Sertoli-Leydig cell tumor, androma, ovarian tubular adenoma.
Ar·rhin·en·ze·pha·lie *f embryo.* arhinencephalia, arrhinencephalia, arrhinencephaly.
Ar·rhi·nie *f embryo.* arhinia, arrhinia.
Ar·rhyth·mie *f card.* irregularity of pulse, arrhythmia, arrhythmia.
absolute A. continuous arrhythmia, perpetual arrhythmia.
respiratorische A. respiratory arrhythmia, phasic arrhythmia, phasic sinus arrhythmia.
supraventrikuläre A. supraventricular arrhythmia.
ventrikuläre A. ventricular arrhythmia.
ar·rhyth·misch *adj* arrhythmic, rhythmless.
ar·rhyth·mo·gen *adj* arrhythmogenic.
Ar·rhyth·mo·ki·ne·se *f neuro.* arrhythmokinesis.
Arroyo: A.'-Zeichen *nt ophthal.* asthenocoria, Arroyo's sign.
Ar·sen *nt abbr.* **As** *chem.* arsenic, arsenium.
ar·sen·hal·tig *adj* arsenical.
Ar·sen·ke·ra·to·se *f derm.* arsenic keratosis, arsenical keratosis.
Ar·sen·tri·oxid *nt* arsenic, arsenicum, butter of arsenic.
Ar·sen·ver·gif·tung *f patho.* arsenical poisoning. **chronische A.** arseniasis, arsenicalism, arsenism, chronic arsenical poisoning.
Ar·sen·war·zen *pl derm.* arsenic keratosis, arsenical keratosis.
Arskog: A.-Syndrom *nt embryo.* faciogenital dysplasia.
Art *f* **1.** category, typus; *bio.* class, species; variety. **2.** kind, sort, character, type; (*Wesen, Beschaffenheit*) nature.
Ar·te·fakt *nt* artefact, artifact.
Ar·te·re·nol *nt* levarterenol, arterenol, norepinephrine, noradrenalin, noradrenaline.
Ar·te·ria *f anat.* artery, arteria.
A. adrenalis media middle suprarenal artery, aortic suprarenal artery, middle capsular artery.
A. angularis angular artery.
A. appendicularis appendicular artery, vermiform artery.
Aa. arcuatae renis arterial arches of kidney, arcuate arteries of kidney, arciform arteries of kidney.
A. axillaris axillary artery.
A. basilaris basilar artery, basal artery, basilar trunk.
A. brachialis brachial artery.
Aa. bronchiales bronchial arteries, bronchial branches of thoracic aorta.
A. buccalis buccal artery, buccinator artery.
Aa. capsulares capsular branches of renal

artery, adipose arteries of kidney, nutrient arteries of kidney.

A. carotis communis common carotid, common carotid artery, cephalic artery.

A. carotis externa external carotid, external carotid artery.

A. carotis interna internal carotid, internal carotid artery.

A. centralis longa long central artery, recurrent artery, artery of Heubner.

A. centralis retinae central artery of retina, Zinn's artery.

Aa. cerebrales cerebral arteries, arteries of cerebrum.

A. cerebri media middle cerebral artery, sylvian artery.

Aa. ciliares ciliary arteries.

A. coronaria coronary artery of heart, coronary, coronaria, coronary artery.

A. coronaria dextra right coronary artery of heart.

A. coronaria sinistra left coronary artery of hear.

A. cremasterica cremasteric artery, external spermatic artery.

A. cystica cystic artery.

A. dorsalis clitoridis dorsal artery of clitoris.

A. dorsalis nasi dorsal nasal artery, external nasal artery, dorsal artery of nose.

A. dorsalis pedis dorsal artery of foot.

A. dorsalis penis dorsal artery of penis.

A. ductus deferentis deferential artery, artery of deferent duct, artery of ductus deferens.

A. facialis facial artery, external maxillary artery.

A. femoralis femoral artery, crural artery.

A. fibularis peroneal artery, fibular artery.

A. gastrica dextra right gastric artery, pyloric artery, right coronary artery of stomach.

A. gastrica sinistra left gastric artery, left coronary artery of stomach.

Aa. helicinae (penis) helicine arteries of penis, arteries of Müller.

A. hepatica communis common hepatic artery.

A. hepatica propria proper hepatic artery, hepatic artery, hepatic funiculus of Rauber.

A. iliaca communis common iliac artery.

A. iliaca externa external iliac artery, anterior iliac artery.

A. iliaca interna internal iliac artery, hypogastric artery, posterior pelvic artery.

A. infraorbitalis infraorbital artery.

Aa. intercostales intercostal arteries.

Aa. interlobares (renis) interlobar arteries (of kidney), radiate arteries of kidney.

A. lienalis splenic artery, lienal artery.

A. ligamenti teretis uteri artery of round ligament of uterus.

A. lingualis lingual artery.

A. masseterica masseteric artery.

A. maxillaris maxillary artery, internal maxillary artery, deep facial artery.

A. meningea media middle meningeal artery.

A. mesenterica inferior inferior mesenteric artery.

A. mesenterica superior superior mesenteric artery.

A. nasalis externa dorsal nasal artery, external nasal artery, dorsal artery of nose.

A. nutricia/nutriens nutrient artery, medullary artery.

A. obturatoria obturator artery.

A. occipitalis occipital artery.

A. ophthalmica ophthalmic artery.

A. ovarica ovarian artery, tubo-ovarian artery, aortic uterine artery.

A. palatina palatine artery.

A. palatina ascendens ascending palatine artery.

A. palatina major greater palatine artery, major palatine artery.

Aa. palpebrales laterales lateral palpebral arteries.

Aa. palpebrales mediales medial palpebral arteries.

Aa. perirenales capsular branches of renal artery, adipose arteries of kidney, nutrient arteries of kidney.

A. pharyngea ascendens ascending pharyngeal artery.

A. poplitea popliteal artery.

A. profunda clitoridis deep artery of clitoris.

A. profunda femoris deep femoral artery, deep artery of thigh.

A. profunda linguae deep lingual artery, deep artery of tongue, ranine artery.

A. profunda penis deep artery of penis.

Aa. pudendae externae external pudendal arteries.

A. pudenda interna internal pudendal artery.

A. pulmonalis pulmonary artery.

A. radialis radial artery.

A. recurrens long central artery, recurrent artery, artery of Heubner.

Aa. renales renal arteries, arteries of the kidney.

A. renalis renal artery, emulgent artery.

A. spinalis anterior anterior spinal artery.

A. spinalis posterior posterior spinal artery.

A. splenica splenic artery, lienal artery.

A. subclavia subclavian artery.

A. supraorbitalis supraorbital artery.

Aa. suprarenales superiores superior suprarenal arteries.

A. suprarenalis inferior inferior suprarenal artery, inferior capsular artery.

A. suprarenalis media middle suprarenal artery, aortic suprarenal artery, middle capsular artery.

A. supratrochlearis supratrochlear artery, frontal artery.
A. testicularis testicular artery, internal spermatic artery, funicular artery.
A. thoracica interna internal thoracic artery, internal mammary artery.
A. thoracica lateralis lateral thoracic artery, external mammary artery.
A. thoracica superior highest thoracic artery, superior thoracic artery.
A. thoracoacromialis thoracoacromial artery, acromiothoracic artery, thoracic axis.
A. thoracodorsalis thoracodorsal artery, dorsal thoracic artery.
A. thyroidea ima lowest thyroid artery, Neubauer's artery.
A. thyroidea inferior inferior thyroid artery.
A. thyroidea superior superior thyroid artery.
A. tibialis anterior anterior tibial artery.
A. tibialis posterior posterior tibial artery.
A. transversa (colli) transverse cervical artery, transverse artery of neck.
A. transversa facialis/faciei transverse facial artery, transverse artery of face.
A. ulnaris ulnar artery.
A. umbilicalis umbilical artery.
A. urethralis urethral artery.
A. uterina uterine artery, fallopian artery.
A. vaginalis vaginal artery.
A. vertebralis vertebral artery.
Arteria basilaris-Aneurysma *nt patho.* basilar artery aneurysm.
Arteria hepatica-Vena portae-Fistel *f chir.* hepatic artery-portal venous fistula.
Ar·te·ria·li·sa·ti·on *f physiol.* hematosis, arterialization.
Arteria-mesenterica-superior-Kompressi-onssyndrom *nt patho.* superior mesenteric artery syndrome.
Arteria radialis-Vena cephalica-Shunt *m chir.* radiocephalic (arteriovenous) fistula/shunt.
Arteria-vertebralis-Insuffizienz *f neuro.* vertebrobasilar insufficiency.
Ar·te·rie *f; anat.* arteria; blood vessel.
A. vom elastischen Typ elastic artery, artery of elastic type, elastic vessel.
A. vom muskulären Typ muscular artery, artery of muscular type.
Ar·te·rie·ek·to·pie *f embryo.* arteriectopia.
Ar·te·ri·ek·ta·sie *f patho.* arterial ectasia, arteriectasis, arteriectasia.
Ar·te·ri·ek·to·mie *f HTG* arteriectomy, arterectomy.
ar·te·ri·ell *adj* arterial, arterious.
Ar·te·ri·en·ana·sto·mo·se *f HTG* arterial anastomosis.
Ar·te·ri·en·blut *nt* arterial blood, oxygenated blood.
Ar·te·ri·en·druck *m* arterial pressure.
Ar·te·ri·en·ent·zün·dung *f* arteritis.

Ar·te·ri·en·er·wei·chung *f patho.* arteriomalacia.
ar·te·ri·en·er·wei·ternd *adj* arteriodilating.
Ar·te·ri·en·er·wei·te·rung *f* arterial ectasia, arteriectasis, arteriectasia.
Ar·te·ri·en·ge·flecht *nt* arterial rete (mirabile), arterial network, arterial circle.
Ar·te·ri·en·ge·räusch *nt card.* arterial murmur.
Ar·te·ri·en·in·ti·ma *f* endarterium.
Ar·te·ri·en·ka·the·ter *m* arterial catheter.
Ar·te·ri·en·klem·me *f* hemostat, compressor, compressorium.
Ar·te·ri·en·krampf *m* arteriospasm.
Ar·te·ri·en·lap·pen *m HTG* arterial flap.
Ar·te·ri·en·naht *f HTG* arteriorrhaphy, arterial repair.
Ar·te·ri·en·netz *nt anat.* arterial rete (mirabile), arterial network, arterial circle.
Ar·te·ri·en·pla·stik *f HTG* arterioplasty.
Ar·te·ri·en·puls *m* arterial pulse.
Ar·te·ri·en·re·sek·ti·on *f HTG* arteriectomy, arterectomy.
Ar·te·ri·en·rup·tur *f* arteriorrhexis.
Ar·te·ri·en·skle·ro·se *f patho.* arteriosclerosis, hardening of the arteries, sclerosis of the arteries, arterial sclerosis, arteriocapillary sclerosis, vascular sclerosis.
Ar·te·ri·en·stein *m patho.* arteriolith.
Ar·te·ri·en·ste·no·se *f patho.* arteriostenosis, hemadostenosis.
Ar·te·ri·en·strik·tur *f* → *Arterienstenose.*
Ar·te·ri·en·throm·bus *m patho.* arterial thrombus.
Ar·te·ri·en·ver·kal·kung *f* → *Arteriensklerose.*
Ar·te·ri·en·ver·knö·che·rung *f patho.* arteriostosis.
Ar·te·ri·en·ver·let·zung *f ortho.* arterial trauma, arterial injury.
Ar·te·ri·en·ver·schluß *m patho.* arterial occlusion.
Ar·te·ri·itis *f patho.* arteritis.
A. cranialis Horton's arteritis, Horton's disease, Horton's syndrome, giant-cell arteritis, granulomatous arteritis, cranial arteritis, temporal arteritis, Horton's disease.
A. gigantocellularis → *A. cranialis.*
A. obliterans Friedländer's disease.
A. temporalis → *A. cranialis.*
Ar·te·rio·gramm *nt radiol.* arteriogram.
Ar·te·rio·gra·phie *f radiol.* arteriography.
ar·te·rio·ka·pil·lar *adj* arteriocapillary.
Ar·te·rio·la *f anat.* arteriole, arteriola, precapillary artery.
A. glomerularis afferens afferent arteriole of glomerulus, afferent glomerular arteriole, preglomerular arteriole, afferent artery of glomerulus, afferent vessel of glomerulus.
A. glomerularis efferens efferent vessel of glomerulus, efferent arteriole of glomerulus,

efferent glomerular arteriole, postglomerular arteriole, efferent artery of glomerulus.
A. macularis macular arteriole.
A. medialis retinae medial arteriole of retina.
A. nasalis retinae nasal arteriole of retina.
Arteriolae *pl* **rectae** straight arteries of kidney, straight arterioles of kidney.
A. temporalis retinae temporal arteriole of retina.
ar·te·rio·lär *adj* arteriolar.
Ar·te·rio·le *f anat.* arteriole, arteriola, precapillary artery.
Ar·te·rio·len·ent·zün·dung *f patho.* arteriolitis.
ar·te·rio·len·er·wei·ternd *adj* arteriodilating.
Ar·te·rio·len·hya·li·no·se *f patho.* arteriolar hyalinosis.
Ar·te·rio·len·krampf *m* patho. arteriolar spasm.
Ar·te·rio·len·ne·kro·se *f* → *Arteriolonekrose.*
Ar·te·rio·len·spas·mus *m* patho. arteriolar spasm.
Ar·te·rio·lith *m* patho. arteriolith.
Ar·te·rio·li·tis *f* patho. arteriolitis.
Ar·te·rio·lo·ne·kro·se *f* patho. arteriolonecrosis, necrotizing arteriolitis, arteriolar necrosis.
Ar·te·rio·lo·skle·ro·se *f patho.* arteriolosclerosis, arteriolar sclerosis.
ar·te·rio·lo·skle·ro·tisch *adj* patho. arteriolosclerotic.
Ar·te·rio·ne·kro·se *f patho.* arterionecrosis.
Ar·te·rio·ne·phro·skle·ro·se *f* patho. senile nephrosclerosis, arterial nephrosclerosis, arterionephrosclerosis.
Ar·te·rio·pa·thie *f patho.* arteriopathy.
Ar·te·rio·rha·phie *f HTG* arteriorrhaphy.
Ar·te·rio·rhe·xis *f HTG* arteriorrhexis.
ar·te·ri·ös *adj* arterial, arterious.
Ar·te·rio·scle·ro·sis *f* → *Arteriosklerose.*
Ar·te·rio·skle·ro·se *f* patho. arteriosclerosis, hardening of the arteries, sclerosis of the arteries, arterial sclerosis, arteriocapillary sclerosis, vascular sclerosis.
hypertensive A. hypertensive arteriosclerosis.
präsenile A. presenile arteriosclerosis.
senile A. senile arteriosclerosis.
ar·te·rio·skle·ro·tisch *adj* arteriosclerotic.
Ar·te·rio·spas·mus *m* patho. arteriospasm, spasm of an artery.
ar·te·rio·spa·stisch *adj* arteriospastic.
Ar·te·rio·to·mie *f HTG* arteriotomy.
ar·te·rio·ve·nös *adj* arteriovenous.
art·fremd *adj* immun. heterologous, heteroplastic.
art·gleich *adj* immun. isologous, homologous, homogenous, homological.
Ar·thra·gra *f* ortho. arthragra, arthrolithiasis, articular gout.
Ar·thral·gie *f* ortho. joint pain, arthrodynia, arthralgia.

ar·thral·gisch *adj* ortho. arthralgic.
Ar·thräs·the·sie *f physiol.* arthresthesia, joint sensation, articular sensation, joint sensibility, articular sensibility.
Ar·threk·to·mie *f* ortho. arthrectomy.
Ar·thri·tis *f* ortho. arthritis, articular rheumatism.
akut-eitrige A. suppurative synovitis, purulent synovitis, bacterial arthritis, (acute) suppurative arthritis.
chronisch-villöse A. chronic villous arthritis, dry joint, fringe joint.
eitrige A. → *akut-eitrige A.*
exsudative A. exudative arthritis.
gonorrhoische A. gonorrheal arthritis, blennorrhagic arthritis, gonococcal arthritis.
hämophile A. hemophilic arthropathy, hemophilic joint, hemophilic arthritis, bleeder's joint.
A. psoriatica psoriatic arthritis, arthritic psoriasis, psoriatic arthropathy.
rheumatoide A. rheumatoid arthritis, atrophic arthritis, osseous rheumatism, chronic articular rheumatism, Beauvais' disease, chronic inflammatory arthritis, proliferative arthritis, rheumarthritis, rheumatic gout.
venerische A. venereal arthritis, Reiter's disease, Fiessinger-Leroy-Reiter syndrome, Reiter's syndrome.
A. villonodularis pigmentosa pigmented villonodular synovitis, chronic hemorrhagic villous synovitis, tendinous xanthoma, pigmented villonodular arthritis.
ar·thri·tisch *adj* ortho. arthritic, arthritical.
Ar·thro·chon·dri·tis *f* ortho. arthrochondritis.
Ar·thro·de·se *f ortho.* arthrodesis, arthrodesia, artificial ankylosis, syndesis, arthrokleisis, arthroclisis.
ar·thro·di·al *adj* anat. arthrodial.
Ar·thro·di·al·ge·lenk *nt anat.* arthrodial articulation, arthrodia, arthrodial joint.
Ar·thro·dy·nie *f* → *Arthralgie.*
Ar·thro·dys·pla·sie *f* ortho. arthrodysplasia.
ar·thro·gen *adj* arthrogenic, arthrogenous.
Ar·thro·gramm *nt* radiol. arthrogram.
Ar·thro·gra·phie *f radiol.* arthrography.
Ar·thro·gry·po·se *f* ortho. arthrogryposis.
Ar·thro·lith *m* ortho. arthrolith.
Ar·thro·ly·se *f* ortho. arthroclasia, arthrolysis.
Ar·thro·me·ter *nt* ortho. arthrometer.
Ar·thro·me·trie *f* ortho. arthrometry.
Arthro-Ophthalmopathie *f* patho. arthro--ophthalmopathy.
Ar·thro·pa·thia *f* → *Arthropathie.*
A. haemophilica hemophilic arthritis, bleeder's joint, hemophilic arthropathy, hemophilic joint.
A. neuropathica neuropathic arthritis, neuropathic joint, neurogenic joint, neurogenic arthritis, neurogenic arthropathy, neuro-

pathic arthropathy.
A. tabica Charcot's arthropathy, Charcot's joint, Charcot's disease, tabetic arthropathy.
Ar·thro·pa·thie *f ortho.* arthropathy, joint disease, arthropathia, arthronosus.
diabetische A. diabetic arthropathy.
klimakterische A. climacteric arthritis, menopausal arthritis.
neurogene/neuropathische A. → *Arthropathia neuropathica.*
tabische A. → *Arthropathia tabica.*
Ar·thro·phyt *m ortho.* arthrophyte.
Ar·thro·pla·stik *f ortho.* arthroplasty.
ar·thro·pla·stisch *adj ortho.* arthroplastic.
Ar·thro·pneu·mo·gra·fie *f ortho., radiol.* arthropneumography, arthropneumoroentgenography.
Ar·thro·ri·se *f ortho.* arthroereisis, arthrorisis.
Ar·thro·se *f* → *Arthrosis.*
Ar·thro·sis *f ortho.* arthrosis, joint disease; osteoarthritis.
A. deformans osteoarthritis, degenerative joint disease, degenerative arthritis, hypertrophic arthritis, ostarthritis, osteoarthrosis, osteoarthritis, arthroxerosis.
A. deformans coxae degenerative osteoarthritis of hip joint, degenerative arthritis of hip joint, coxarthrosis, coxalgia, senile coxitis.
Ar·thro·skop *nt ortho.* arthroscope.
Ar·thro·sko·pie *f ortho.* arthroscopy, arthroendoscopy.
Ar·thro·sto·mie *f ortho.* arthrostomy, synosteotomy.
Ar·thro·to·mie *f ortho.* arthrotomy.
Ar·thro·ze·le *f ortho.* arthrocele.
Ar·thro·zen·te·se *f ortho.* arthrocentesis.
Arthus: A.-Phänomen *nt immun.* Arthus phenomenon, Arthus reaction.
A.-Reaktion *f immun.* Arthus phenomenon, Arthus reaction.
A.-Typ *m* **der Überempfindlichkeitsreaktion** *immun.* Arthus-type reaction, type III hypersensitivity, immune complex hypersensitivity.
Ar·ti·cu·la·tio *f anat.* articulation, joint, articulus, articulatio.
Artic. acromioclavicularis acromioclavicular articulation, acromioclavicular joint, AC joint.
Artic. atlanto-axialis atlantoaxial articulation/joint, atlantoepistrophic articulation/joint.
Artic. atlanto-occipitalis atlanto-occipital articulation/joint, craniovertebral articulation/joint, Cruveilhier's articulation/joint.
Artic. calcaneocuboidea calcaneocuboid articulation/joint.
Articc. carpometacarpales carpometacarpal articulations, carpometacarpal joints, CMC joints.

Articc. costochondrales costochondral articulations/joints.
Articc. costovertebrales costovertebral articulations/joints.
Artic. coxae hip joint, coxofemoral articulation/joint, femoral articulation/joint, thigh joint.
Artic. cubitalis/cubiti elbow joint, elbow, cubital articulation/joint, articulation of elbow, cubitus.
Artic. genualis/genus knee joint, knee.
Artic. glenohumeralis shoulder joint, glenohumeral articulation/joint, articulation (of head) of humerus.
Artic. humeri → *Artic. glenohumeralis.*
Artic. humeroradialis humeroradial articulation/joint, brachioradial articulation/joint.
Artic. humeroulnaris humeroulnar articulation/joint, brachioulnar articulation/joint.
Artic. iliofemoralis → *Artic. coxae*
Articc. interphalangeales interphalangeal articulations/joints, phalangeal articulations/joints, digital joints.
Artic. interphalangealis distalis distal interphalangeal articulation, distal interphalangeal joint, DIP joint.
Artic. interphalangealis proximalis proximal interphalangeal articulation, proximal interphalangeal joint, PIP joint.
Articc. metacarpophalangeales knuckle joints, metacarpophalangeal joints, MCP joints, metacarpophalangeal articulations.
Articc. metatarsophalangeales metatarsophalangeal joints, MTP joints, metatarsophalangeal articulations.
Articc. ossiculorum auditorium articulations of auditory ossicles, joints of ear bones.
Artic. radiocarpalis wrist joint, *inf.* wrist, radiocarpal articulation/joint, brachiocarpal articulation/joint.
Artic. radio-ulnaris radioulnar articulation/joint.
Artic. sacrococcygea sacrococcygeal articulation/joint/symphysis.
Artic. sacroiliaca sacroiliac articulation/joint/symphysis, iliosacral articulation/joint.
Artic. sternoclavicularis sternoclavicular articulation/joint.
Articc. sternocostales costosternal articulations/joints, sternocostal articulations/joints
Artic. subtalaris → *Artic. talocalcanea.*
Articc. synoviales aparthr
Artic. talocalcanea subtalar articulation/joint, talocalcaneal joint.
Artic. talocalcaneonavicularis talocalcaneonavicular articulation/joint.
Artic. talocruralis ankle joint, ankle, talocrural articulation/joint, crurotalar articulation/joint.
Artic. talonavicularis talonavicular articula-

tion/joint.
Artic. tarsi transversa Chopart's articulation/ joint, transverse tarsal articulation/joint, midtarsal joint.
Articc. tarsometatarsales Lisfranc's articulations/joints, tarsometatarsal articulations/ joints.
Artic. temporomandibularis mandibular articulation/joint, temporomandibular articulation/joint.
Artic. tibiofibularis tibiofibular articulation/ joint.
ar·ti·fi·zi·ell *adj* factitious, synthetic, artificial.
ar·ti·ku·lär *adj anat.* articular, arthral.
Ar·ti·ku·lie·ren *nt* articulation.
ar·ti·ku·liert *adj* articulate, articulated.
ary·epi·glot·tisch *adj* aryepiglottic, aryepiglottidean, arytenoepiglottic.
Ary·knor·pel *m anat.* arytenoid, arytenoid cartilage, pyramidal cartilage, triquetral cartilage, triquetrous cartilage.
Ary·knor·pel·ent·zün·dung *f HNO* arytenoiditis.
Ary·knor·pel·re·sek·ti·on *f HNO* arytenoidectomy.
ary·tä·no·id *adj* arytenoid, arytenoidal.
Ary·tä·no·id·ek·to·mie *f HNO* arytenoidectomy.
Ary·tä·no·idi·tis *f HNO* arytenoiditis.
Ary·tä·no·ido·pe·xie *f HNO* arytenoidopexy.
Arz·nei *f* medicine, medicament, drug, physic, remedy (*gegen* for, against).
Arz·nei·fla·sche *f* medicine bottle. **A. mit kindersicherem Verschluß** childproof bottle.
Arz·nei·kun·de *f* pharmaceutics *pl*, pharmacy.
Arz·nei·leh·re *f* pharmaceutics *pl*, pharmacy.
Arz·nei·mit·tel *nt* medicine, medicament, drug, physic, remedy, officinal, treatment, pharmaceutical, pharmacon, preparation, medicant, medication (*gegen* for, against).
arz·nei·mit·tel·ab·hän·gig *adj* drug-dependent.
Arz·nei·mit·tel·ab·hän·gig·keit *f* drug dependence.
Arz·nei·mit·tel·all·er·gie *f* drug allergy, drug hypersensitivity.
Arz·nei·mit·tel·der·ma·ti·tis *f derm.* drug eruption, drug rash, medicinal eruption.
Arz·nei·mit·tel·ex·an·them *nt derm.* drug eruption, drug rash, medicinal eruption.
Arz·nei·mit·tel·ik·te·rus *m* drug-induced jaundice.
Arz·nei·mit·tel·miß·brauch *m* drug abuse.
arz·nei·mit·tel·re·si·stent *adj* drug-resistant, drug-fast.
Arz·nei·mit·tel·re·si·stenz *f* drug resistance.
Arz·nei·mit·tel·sucht *f* drug addiction, pharmacomania.
arz·nei·mit·tel·süch·tig *adj* drug-addicted.
Arz·nei·mit·tel·to·xi·zi·tät *f* drug toxicity.

Arz·nei·mit·tel·über·emp·find·lich·keit *f* drug allergy, drug hypersensitivity.
Arz·nei·mit·tel·ver·ab·rei·chung *f* medication.
Arz·nei·mit·tel·ver·ord·nung *f* medication.
Arz·nei·mit·tel·ver·schrei·bung *f* medication.
Arz·nei·mit·tel·wech·sel·wir·kun·gen *pl* drug interactions.
Arzt *m* physician, (male) doctor, medic. **der behandelnde A.** the attending doctor.
Arzt·be·such *m* visit.
Ärz·te·schaft *f* medical profession.
Ärz·te·ver·band *m* medical association.
Ärz·te·zen·trum *nt* health center.
Ärz·tin *f* physician, doctor, medic, woman doctor, lady doctor.
ärzt·lich *adj* medical, medicinal, iatric, iatrical.
Arzt-Patient-Beziehung *f* doctor-patient-relationship.
Arzt·pra·xis *f* practice, surgery.
As·best *m* asbestos.
as·best·ähn·lich *adj* amianthoid, asbestiform, asbestine.
As·best·grind *m derm.* tinea amiantacea, asbestos-like tinea.
As·best·kör·per·chen *pl patho.* asbestos bodies, asbestosis bodies, bamboo bodies.
As·best·na·deln *pl* asbestos needles.
As·be·sto·se *f pulmo.* amianthosis, asbestosis.
As·best·staub *m* asbestos dust.
As·best·staub·lun·ge *f → Asbestose.*
A-Scan *m radiol.* (*Ultraschall*) A-scan.
As·ca·ris *f micro.* Ascaris, ascaris, maw worm.
A. lumbricoides eelworm, lumbricoid, common roundworm, Ascaris lumbricoides.
Aschel·min·thes *pl micro.* Aschelminthes, Nemathelminthes.
Ascher: A.-Syndrom *nt embryo.* Ascher's syndrome.
Aschheim-Zondek: A.-Z.-Reaktion *f abbr.* **AZR** *gyn.* Aschheim-Zondek test, A.-Z. test, Zondek-Aschheim test.
Aschner: A.-Versuch *m card.* Aschner's phenomenon, Aschner test, Aschner-Dagnini test.
Aschner-Dagnini: A.-D.-Bulbusdruckversuch *m card.* Ashley's phenomenon, eyeball compression reflex, eyeball-heart reflex, Aschner's sign, Aschner's reflex, oculocardiac reflex.
A.-D.-Versuch *m card.* Aschner test, Aschner-Dagnini test, Aschner's phenomenon.
Aschoff: A.'-Knötchen *pl patho.* Aschoff's bodies, Aschoff's nodules.
A.-Zellen *pl patho.* Aschoff's cells.
Aschoff-Tawara: A.-T.'-Knoten *m anat.* av-node, AV-node, Aschoff-Tawara's node, Aschoff's node, atrioventricular node, node of Tawara, Koch's node.
As·ci·tes *m → Aszites.*
Ascoli: A.-Reaktion *f immun.* Ascoli's reaction.

As·cor·bin·säu·re *f* ascorbic acid, vitamin C, antiscorbutic factor, antiscorbutic vitamin, cevitamic acid.

ase·kre·to·risch *adj* asecretory.

Asep·sis *f* asepsis.

Asep·tik *f* asepsis, asepticism.

asep·tisch *adj* **1.** antiseptic, aseptic, clean. **2.** *patho.* aseptic.

Ase·xu·ali·tät *f* asexuality.

ase·xu·ell *adj* **1.** *bio.* agamous, agamic, agamogenetic, asexual, sexless. **2.** not sexual, asexual, sexless.

Asherman-Fritsch: A.-F.-Syndrom *nt* gyn. Asherman's syndrome.

Asherson: A.-Syndrom *nt patho.* cricopharyngeal achalasia syndrome, Asherson's syndrome.

Asia·lie *f* aptyalia, aptyalism, asialia.

As·kor·bat *nt* ascorbate.

As·kor·bin·ämie *f* ascorbemia.

As·kor·bin·säu·re *f* ascorbic acid, vitamin C, antiscorbutic factor, antiscorbutic vitamin, cevitamic acid.

As·kor·bin·urie *f* ascorburia.

As·korb·urie *f* ascorburia.

Äs·ku·lap·stab *m* caduceus, Aesculapian staff.

Äs·ku·lin *nt pharm.* aesculin, esculin.

ASL-Titer *m* antistreptolysin titer.

As·pa·ra·gin *nt abbr.* **Asn** *od.* **Asp-NH₂** *biochem.* asparagine.

As·pa·ra·gin·säu·re *f abbr.* **Asp** *biochem.* aspartic acid, asparaginic acid, α-aminosuccinic acid.

As·par·tat *nt* aspartate.

As·par·tat·ami·no·trans·fe·ra·se *f abbr.* **AST** *biochem.* aspartate aminotransferase, aspartate transaminase, glutamic-oxaloacetic transaminase, serum glutamic oxaloacetic transaminase.

Asper·gil·lom *nt patho.* aspergilloma, fungus ball.

Asper·gil·lo·se *f epidem.* aspergillosis, aspergillomycosis. **bronchopulmonale A.** bronchopneumonic aspergillosis, pulmonary aspergillosis, bronchopulmonary aspergillosis.

Asper·gil·lus *m micro.* aspergillus, Aspergillus.

Aspergillus-Keratitis *f ophthal.* aspergillus keratitis.

Asper·gil·lus·my·ko·se *f epidem.* aspergillosis, aspergillomycosis.

Asper·gil·lus·to·xi·ko·se *f patho.* aspergillustoxicosis, aspergillotoxicosis.

asperm *adj* aspermatic, aspermic.

Asper·ma·tie *f* aspermatism, aspermia.

asper·ma·tisch *adj* → *asperm.*

Asper·ma·tis·mus *m* aspermatism, aspermia.

Asper·mie *f* aspermatism, aspermia.

Asphyg·mie *f* asphygmia.

asphyk·tisch *adj patho.* asphyctic, asphyctous, asphyxial.

Asphy·xia *f patho.* asphyxia; apnea. **A. neonatorum** respiratory failure in the newborn, asphyxia of the newborn, neonatal asphyxia.

Asphy·xie *f patho.* asphyxia; apnea.

blaue A. blue asphyxia.

fetale A. fetal asphyxia.

weiße A. white asphyxia.

Asphy·xie·syn·drom *nt* **(traumatisches)** traumatic apnea, traumatic asphyxia.

Aspi·rat *nt* aspirate.

Aspi·ra·ti·on *f* **1.** aspiration. **2.** *patho.* aspiration.

Aspi·ra·ti·ons·bi·op·sie *f* aspiration biopsy.

Aspi·ra·ti·ons·bi·op·sie·zy·to·lo·gie *f* aspiration biopsy cytology.

Aspi·ra·ti·ons·ka·nü·le *f* aspiration cannula.

Aspi·ra·ti·ons·kü·ret·ta·ge *f gyn.* vacuum aspiration, vacuum curettage.

Aspi·ra·ti·ons·na·del *f* aspiration needle.

Aspi·ra·ti·ons·pneu·mo·nie *f* aspiration pneumonia, aspiration pneumonitis, deglutition pneumonia, inhalation pneumonia.

Aspi·ra·ti·ons·sprit·ze *f* aspiration syringe.

Aspi·ra·ti·ons·zy·to·lo·gie *f* aspiration biopsy cytology.

Aspi·ra·tor *m* aspirator.

aspi·rie·ren *vt* aspirate.

As·say *m phys.,* (*bio*)*chem.* assay, test, analysis, trial.

As·si·mi·la·ti·on *f* (*a. psycho., socio.*) assimilation (*an* to).

As·si·mi·la·ti·ons·becken [k·k] *nt* assimilation pelvis.

hohes A. high-assimilation pelvis.

niedriges A. low-assimilation pelvis.

As·si·stent *m* assistant, auxiliary, aid, demonstrator.

As·si·sten·tin *f* assistant, auxiliary, aid, demonstrator.

Assmann: A.'-Frühinfiltrat *nt patho.* Assmann's focus, Assmann's tuberculous infiltrate.

A.'-Herd *m* → *A.'-Frühinfiltrat.*

As·so·zia·ti·on *f psycho.* association.

As·so·zia·ti·ons·are·al *nt* association area.

As·so·zia·ti·ons·bah·nen *pl* association fibers, association nerve fibers, association neurofibers, association pathways.

As·so·zia·ti·ons·ver·such *m psycho.* association test.

As·so·zia·ti·ons·zel·len *pl* (*ZNS*) association cells.

Ast *m* limb, branch, ramus.

Asta·sie *f neuro.* astasia.

Astasie-Abasie *f* → *Astasie-Abasie-Syndrom.*

Astasie-Abasie-Syndrom *nt neuro.* Blocq's disease, astasia-abasia.

asta·tisch *adj neuro.* astatic.

Ast·block *m card.* arborization block, arborization heart block.

Astea·to·sis *f patho.* asteatosis, asteatodes. **A. cutis** winter eczema, winter itch, xerotic eczema, asteatosis, asteatotic eczema, asteatodes.
Aste·reo·gno·sie *f neuro.* astereognosis, astereocognosy, stereoagnosis, stereoamnesia, tactile agnosia, tactile amnesia.
Aste·ri·xis *f neuro.* flapping tremor, liver flap, asterixis.
Aste·ro·gno·sis *f* → *Astereognosie.*
Aste·ro·id·kör·per·chen *pl patho.* asteroid bodies.
Asthe·nie *f* adynamia, asthenia, weakness.
neurozirkulatorische A. neurocirculatory asthenia, phrenocardia, cardiophrenia, functional cardiovascular disease, irritable heart, soldier's heart, effort syndrome, DaCosta's syndrome, disordered action of the heart.
asthe·nisch *adj* asthenic.
Asthe·no·ko·rie *f ophthal.* asthenocoria, Arroyo's sign.
Asthe·no·pie *f ophthal.* eyestrain, asthenopia, ophthalmocopia.
akkommodative A. accommodative asthenopia.
hysterische A. → *retinale A.*
muskuläre A. muscular asthenopia.
nervöse A. → *retinale A.*
retinale A. neurasthenic asthenopia, nervous asthenopia, retinal asthenopia.
asthe·no·pisch *adj* asthenopic.
Äs·the·sie *f* esthesia, perception, feeling, sensation, sensitivity.
Äs·the·sio·lo·gie *f* esthesiology.
Äs·the·sio·me·ter *nt* esthesiometer, tactometer.
Äs·the·sio·neu·ro·bla·stom *nt patho.* esthesioneuroblastoma.
Äs·the·sio·neu·ro·se *f* esthesioneurosis, esthesionosus, sensory neurosis.
Asth·ma *nt* asthma, suffocative catarrh.
A. bronchiale bronchial asthma, bronchial allergy, spasmodic asthma; *inf.* asthma.
bronchitisches A. catarrhal asthma, bronchitic asthma.
A. cardiale Rostan's asthma, cardial asthma, cardiasthma.
essentielles A. essential asthma, true asthma.
exogen-allergisches A. (bronchiale) extrinsic asthma.
infektallergisches A. infective asthma.
katarrhalisches A. → *bronchitisches A.*
konstitutionsallergisches A. allergic asthma, atopic asthma.
primäres A. → *essentielles A.*
stauballergisches A. dust asthma.
symptomatisches A. symptomatic asthma.
Asth·ma·an·fall *m* asthmatic attack, attack of asthma.
asth·ma·ar·tig *adj* asthmatiform.
asth·ma·aus·lö·send *adj* asthmogenic.

Asth·ma·bron·chi·tis *f* bronchitic asthma, catarrhal asthma.
Asth·ma·kri·stal·le *pl patho.* asthma crystals, leukocytic crystals, Leyden's crystals, Charcot-Leyden crystals, Charcot-Neumann crystals, Charcot-Rubin crystals.
asth·ma·tisch *adj* asthmatic, asthmatical.
asth·ma·to·id *adj* asthmatiform.
asth·mo·gen *adj* asthmogenic.
astig·ma·tisch *adj ophthal.* astigmatic, astigmatical, astigmic.
Astig·ma·tis·mus *m ophthal.* astigmia, astigmatism.
irregulärer A. irregular astigmatism.
physiologischer A. physiologic astigmatism.
A. gegen die Regel inverse astigmatism, reverse astigmatism, astigmatism against the rule.
A. nach der Regel direct astigmatism, astigmatism with the rule.
regulärer A. regular astigmatism.
A. mit schiefen Achsen oblique astigmatism.
Astig·ma·to·graph *m ophthal.* astigmatograph, astigmagraph.
Astig·ma·to·me·ter *nt ophthal.* astigmatometer, astigmometer.
Astig·ma·to·me·trie *f ophthal.* astigmatometry, astigmometry.
Astig·ma·to·skop *nt ophthal.* astigmatoscope, astigmoscope.
Astig·ma·to·sko·pie *f ophthal.* astigmatoscopy, astigmoscopy.
Ästi·vo·au·tum·nal·fie·ber *nt epidem.* falciparum fever, aestivoautumnal fever, malignant tertian fever.
A-Streifen *m histol.* A band, A disk, anisotropic disk, anisotropous disk, Q disk, transverse disk.
A-Streptokokken *pl micro.* group A streptococci.
Astro·bla·stom *nt neuro.* astroblastoma.
Astro·glia *f* astroglia, macroglia.
Astro·nau·ten·kost *f* space diet.
Astro·zyt *m histol.* astrocyte, spider cell, macroglia cell.
Astro·zy·tom *nt neuro.* astrocytoma, astrocytic glioma, astroma.
Astro·zy·to·se *f patho.* astrocytosis.
Astrup: A.-Methode *f lab.* Astrup procedure.
A.-Verfahren *nt lab.* Astrup procedure.
Asyl·la·bie *f neuro.* asyllabia.
Asym·bo·lie *f neuro.* asemia, asymbolia, asymboly.
Asym·me·trie·feh·ler *m phys., ophthal.* coma.
asym·pto·ma·tisch *adj* without symptoms, asymptomatic.
asyn·chron *adj* asynchronous.
Asyn·chro·nie *f* asynchronism, asynchrony.
Asyn·echie *f patho.* asynechia.
Asyn·er·gie *f neuro.* asynergy, asynergia.

asyn·er·gisch *adj* asynergic.
Asy·sto·lie *f card.* cardiac standstill, asystole, asystolia, Beau's syndrome.
asy·sto·lisch *adj* asystolic.
As·zi·tes *m patho.* ascites, dropsy of belly, abdominal dropsy, peritoneal dropsy, hydroperitoneum, hydroperitonia.
blutiger A. → *hämorrhagischer A.*
chylöser A. chyloperitoneum, chyliform ascites, chylous ascites.
exsudativer A. exudative ascites.
fettiger A. milky ascites, fatty ascites.
galliger A. choleperitoneum, cholascos, bile ascites.
hämorrhagischer A. bloody ascites, hemorrhagic ascites.
maligner A. malignant ascites.
pankreatogener A. pancreatic ascites.
pseudochylöser A. pseudochylous ascites.
As·zi·tes·flüs·sig·keit *f* ascitic fluid.
as·zi·tes·ver·ur·sa·chend *adj* ascitogenous.
aszitisch *adj* ascitic.
atak·tisch *adj* 1. atactic. 2. *neuro.* atactic, ataxic.
Ata·rak·ti·kum *nt pharm.* ataractic, ataraxic, psychosedative, tranquilizer.
ata·rak·tisch *adj* ataractic, ataraxic.
Ata·ra·xie *f* ataraxia, ataraxy, tranquility.
Ata·vis·mus *m bio., genet.* atavism.
ata·vi·stisch *adj* atavistic, atavic.
Ataxia-Teleangiectasia *f neuro.* ataxia-teleangiectasia (syndrome), Louis-Bar syndrome, ataxia telangiectasia
Ata·xie *f neuro.* ataxia, ataxy, dyssynergia, amyotaxia, amyotaxy, incoordination.
akinetische A. akinetic ataxia, akinetic mutism.
hysterische A. hysterical ataxia.
labyrinthäre A. labyrinthine ataxia, vestibular ataxia.
lokomotorische A. gait ataxia, locomotor ataxia, ataxia of gait.
motorische A. kinetic ataxia, motor ataxia.
statische A. static ataxia.
vasomotorische A. vasomotor ataxia.
vestibuläre A. labyrinthine ataxia, vestibular ataxia.
zentrale A. central ataxia.
zerebelläre A. cerebellar ataxia.
ata·xisch *adj neuro.* atactic, ataxic.
Atel·ek·ta·se *f patho.* atelectasis.
atel·ek·ta·tisch *adj patho.* atelectatic.
Ate·lie *f embryo.* imperfect development, incomplete development, atelia, ateliosis.
Atem *m* 1. breath, wind. **außer A.** winded, out of breath, breathless, puffy. **A. holen** catch one's breath, draw a breath, breathe. **tief A. holen** take a deep breath. **den A. anhalten** hold one's breath. **den A. nehmend** breathtaking. **schwer A. holen** panting, breathing hard. **nach**

A. ringen struggle for breath. **wieder zu A. kommen** get one's breath back. 2. (*Atmen*) breathing, respiration.
Atem·al·ko·hol·test *m forens.* breath test.
Atem·al·ko·hol·test·ge·rät *nt forens.* breathalyzer.
Atem·an·trieb *m physiol.* respiratory drive.
atem·bar *adj* respirable, breathable, breatheable.
Atem·be·schwer·den *pl* breathing difficulties, difficulty in breathing.
Atem·de·pres·si·on *f* respiratory depression.
Atem·de·pres·si·ons·zu·stand *m* (**des Neugeborenen**) *ped.* neonatal asphyxia, asphyxia of the newborn, respiratory failure in the newborn.
Atem·fre·quenz *f* respiratory frequency, respiration rate.
Atem·ga·se *pl* respiratory gases.
Atem·ge·rät *nt* respirator, breathing apparatus; oxygen apparatus.
Atem·ge·räusch *nt clin.* respiratory sound, breath sounds *pl.*
bronchiales A. bronchial breathing, bronchial murmur, bronchial rales *pl*, bronchial breath sounds *pl.*
bronchovesikuläres A. bronchovesicular breathing, bronchovesicular respiration, rude respiration, harsh respiration, bronchovesicular breath sounds *pl.*
vesikobronchiales A. → *bronchovesikuläres A.*
vesikuläres A. vesicular breathing, vesicular murmur, vesicular breath sounds *pl.*
Atem·ge·ruch *m* offensive breath, bad breath, halitosis, ozostomia, bromopnea.
Atem·grenz·wert *m abbr.* **AGW** *physiol.* maximum voluntary ventilation, maximal breathing capacity.
Atem·gym·na·stik *f* chest physiotherapy, breathing exercise(s *pl*), pulmonary physiotherapy.
Atem·hilfs·mus·ku·la·tur *f* accessory respiratory musculature, accessory respiratory muscles *pl.*
Atem·hub·vo·lu·men *nt* (*Lunge*) tidal air, tidal volume.
atem·los *adj* breathless, out of breath.
Atem·lo·sig·keit *f* breathlessness, shortness of breath.
Atem·luft *f* respiratory air.
Atem·me·cha·nik *f* respiratory mechanics *pl.*
Atem·mi·nu·ten·vo·lu·men *nt abbr.* **AMV** *physiol.* minute ventilation, respiratory volume per minute, minute volume; respiratory minute volume.
Atem·mus·ku·la·tur *f* respiratory musculature, accessory respiratory muscles *pl.*
Atem·not *f* dyspnea, dyspnoea, difficult respiration, labored respiration, difficult breathing, labored breathing, breathlessness.

Atem·not·syn·drom nt (des Neugeborenen) abbr. **ANS** congenital alveolar dysplasia, respiratory distress syndrome (of the newborn), idiopathic respiratory distress of the newborn.

Atem·re·ser·ve f physiol. breathing reserve.

Atem·rhyth·mus m respiratory rhythm.

Atem·still·stand m respiratory arrest, apnea.

Atem·stoß·test m Tiffeneau's test, forced expiratory volume.

Atem·vo·lu·men nt (Lunge) tidal air, tidal volume.

Atem·we·ge pl respiratory apparatus, air passages, respiratory tract, respiratory system, respiratory passages, anat. airways.

Atem·wegs·er·kran·kung f pulmo. respiratory disease, respiratory infection.

   akute A. acute respiratory infection, acute respiratory disease.

   chronische A. chronic respiratory disease.

   chronisch-obstruktive A. chronic obstructive lung disease, chronic obstructive airways disease, chronic obstructive pulmonary disease.

Atem·wegs·in·fekt m pulmo. respiratory infection.

Atem·wegs·kom·pres·si·on f airway compression.

Atem·wegs·ob·struk·ti·on f airway obstruction.

Atem·wegs·wi·der·stand m physiol. resistance, airway resistance.

Atem·zeit·vo·lu·men nt physiol. minute ventilation, minute volume.

Atem·zen·trum nt respiratory center.

Atem·zug m puff, breath.

Atem·zug·vo·lu·men nt physiol. tidal air, tidal volume.

Ate·no·lol nt pharm. atenolol.

Ätha·nol nt ethanol, ethyl alcohol, spirit; inf. alcohol.

Ätha·nol·ver·gif·tung f ethylism.

Äther m ether.

äther·hal·tig adj ethereal, ethereous, etherial, etheric.

äthe·risch adj ethereal, ethereous, etherial, etheric, essential, volatile, aerial.

Athe·ro·em·bo·lie f patho. atheroembolism, cholesterol embolism.

Athe·ro·em·bo·lus m patho. atheroembolus, cholesterol embolus.

athe·ro·gen adj patho. atherogenic.

Athe·ro·ge·ne·se f atherogenesis.

Athe·rom nt 1. (Gefäß) atheroma, atheromatous degeneration. 2. → echtes A. **echtes A.** epidermoid, wen, atheromatous cyst, epidermal cyst, epidermoid cyst, epithelial cyst, sebaceous cyst.

   falsches A. steatocystoma, steatoma.

athe·ro·ma·tös adj atheromatous.

Athe·ro·ma·to·se f atheromatosis, atherosis.

Athe·ro·sis f patho. atheromatosis, atherosis.

Athe·ro·skle·ro·se f patho. atherosclerosis, atherosis, nodular sclerosis, arterial lipoidosis.

athe·to·id adj neuro. athetoid.

Athe·to·se f neuro. athetosis, mobile spasm.

Athé·tose double (French) neuro. Hammond's disease, double athetosis, double-congenital athetosis.

athe·to·tisch adj neuro. athetotic, athetosic.

Äthi·nyl·östra·di·ol nt pharm. ethinyl estradiol.

Ath·le·ten·fuß m derm. athlete's foot, ringworm of the feet, tinea pedis, tinea pedum, Hong Kong toe.

Äthyl·al·ko·hol m ethanol, ethyl alcohol; inf. alcohol, spirit.

Äthy·lis·mus m alcohol addiction, alcohol dependence, ethylism, alcoholism.

Äthyl·ma·lo·nyl·adi·pin·azid·urie f patho. glutaric aciduria IIB, ethylmalonic-adipic aciduria.

Äthyl·mor·phin nt pharm. ethylmorphine.

Äthyl·ure·than nt pharm. ethyl urethan.

Athy·mie f embryo. athymia, athymism, athymismus.

Athy·mie·syn·drom nt → Athymie.

Athy·re·ose f endo. athyreosis, athyrosis, athyroidosis, athyria, athyroidism.

Ätio·lo·gie f etiology, nosetiology.

ätio·lo·gisch adj etiological, etiologic.

Ätio·por·phy·rin nt etioporphyrin.

ätio·trop adj etiotropic.

at·lan·to·axi·al adj atlantoaxial, atloaxoid.

At·lan·to·axi·al·ge·lenk nt anat. atlantoaxial articulation, atlantoaxial joint, atlantoepistrophic articulation, atlantoepistrophic joint.

atlanto-odontoid adj atlanto-odontoid.

atlanto-okzipital adj atlanto-occipital, atloido-occipital, occipito-atlantal, occipitoatloid.

At·lan·to·ok·zi·pi·tal·ge·lenk nt atlanto-occipital articulation/joint, craniovertebral articulation/joint, Cruveilhier's articulation/joint, occipital articulation/joint, occipito-atlantal articulation/joint.

At·las m anat. atlas.

At·las·as·si·mi·la·ti·on f embryo., patho. atlanto-occipital fusion, occipitalization.

At·las·bo·gen m arch of atlas.

At·las·frak·tur f ortho. atlas fracture, fracture of C_1, Jefferson fracture.

At·las·lu·xa·ti·on f ortho. dislocation of the atlas. **spontane nicht-traumatische A.** Bell-Dally dislocation.

At·men nt breathing, respiration, external respiration, pulmonary respiration, wind, aspiration.

   amphorisches A. amphoric respiration.

   bronchiales A. bronchial respiration.

   bronchovesikuläres A. rude respiration,

transitional respiration, bronchovesicular breathing, bronchovesicular respiration, harsh respiration, bronchovesicular breath sounds (*pl*).

vesikobronchiales A. → *bronchovesikuläres A.*

vesikuläres A. vesicular respiration, vesicular breathing.

at·men I *vt* breathe, respire. **II** *vi* breathe, respire; (*Material, Haut*) breathe.

At·mo·sphä·re *f* **1.** atmosphere. **2.** *abbr.* **atm** (*Druck*) atmosphere.

At·mo·sphä·ren·druck *m* atmospheric pressure, barometric pressure.

at·mo·sphä·risch *adj* atmospheric, atmospherical.

At·mung *f* respiration, breathing, breath.

äußere A. respiration, external respiration, pulmonary respiration.

beschleunigte A. tachypnea, accelerated respiration, rapid breathing.

erschwerte A. difficult respiration, labored respiration, dyspnea, dyspnoea, difficult breathing, labored breathing.

flache A. shallow breathing/respiration.

innere A. respiration, cell respiration, internal respiration, tissue respiration.

kontinuierliche A. gegen erhöhten Druck continuous positive airway pressure (breathing), continuous positive pressure breathing, positive pressure breathing/respiration.

normale A. eupnea, eupnoea, easy respiration, easy breathing, eupnea, normal breathing/respiration.

paradoxe A. paradoxical respiration.

periodische A. Cheyne-Stokes respiration/sign/breathing, periodic respiration, tidal respiration.

röchelnde A. sonorous breathing, stertorous breathing, stertor.

schnelle A. tachypnea, rapid breathing.

schwere A. laburing breathing.

stertoröse A. → *röchelnde A.*

A. unter Umgebungsdruck zero pressure breathing.

verlangsamte A. slow respiration, oligopnea, bradypnea.

vertiefte A. bathypnea, deep breathing, hyperpnea.

at·mungs·ab·hän·gig *adj* respiration-dependent.

At·mungs·an·trieb *m* respiratory drive.

At·mungs·ar·beit *f physiol.* breathing work.

At·mungs·still·stand *m* cessation of breathing, apnea, asphyxia.

At·mungs·stoff·wech·sel *m* respiratory metabolism.

at·mungs·un·ab·hän·gig *adj* respiration-independent.

At·mungs·wi·der·stän·de *pl* respiratory resistances.

At·mungs·zy·klus *m* breathing cycle.

Atom *nt* atom.

ato·mar *adj* atomic, atomical.

Atom·ener·gie *f phys.* atomic energy, nuclear energy.

Atom·kern *m phys.* atomic core, nucleus, atomic nucleus.

Ato·nie *f patho.* atony, atonia, atonicity, flaccidity, relaxation.

ato·nisch *adj* atonic, relaxed, flaccid.

Ato·pen *nt immun.* atopen.

Ato·pie *f immun.* atopy, atopic disorder, atopic disease.

ato·pisch *adj immun.* atopic.

Ato·po·gno·sie *f neuro.* atopognosia, atopognosis.

ato·xisch *adj* nontoxic, atoxic.

ATP-Zyklus *m biochem.* ATP cycle, ATP-ADP cycle.

Atrans·fer·rin·ämie *f hema.* atransferrinemia.

atrau·ma·tisch *adj chir.* atraumatic, noncrushing.

Atre·sia *f embryo.* atresia, clausura, imperforation.

A. ani proctatresia, anal atresia, imperforate anus, ectopic anus.

A. hymenalis hymenal atresia.

A. vaginalis colpatresia, vaginal atresia, ankylocolpos.

Atre·sie *f* → *Atresia.*

atre·tisch *adj* atretic, atresic, imperforate.

atri·al *adj anat.* atrial, auricular.

Atri·al·ga·lopp *m card.* presystolic gallop, atrial gallop.

atrich *adj* atrichous.

Atri·chie *f* atrichia, atrichosis.

Atrio·kom·mis·su·ro·pe·xie *f HTG* atriocommissuropexy.

Atrio·me·ga·lie *f card.* atriomegaly.

Atrio·pep·tid *nt physiol.* atrial natriuretic factor, atrial natriuretic peptide, atrial natriuretic hormone, atriopeptide, atriopeptin, cardionatrin.

Atrio·pep·tin *nt* → *Atriopeptid.*

Atrio·sep·to·pe·xie *f HTG* atrioseptopexy.

Atrio·sep·to·pla·stik *f HTG* atrioseptoplasty.

Atrio·sep·to·sto·mie *f HTG* atrioseptostomy.

Atrio·to·mie *f HTG* atriotomy.

atrio·ven·tri·ku·lär *adj* atrioventricular, ventriculoatrial.

Atrio·ven·tri·ku·lar·ka·nal *m embryo.* atrioventricular canal.

Atrio·ven·tri·ku·lar·klap·pe *f anat.* atrioventricular valve.

linke A. left atrioventricular valve, bicuspid valve, mitral valve.

rechte A. right atrioventricular valve, tricuspid valve.

Atrio·ven·tri·ku·lar·kno·ten *m* av-node, AV--node, Aschoff's node, Aschoff-Tawara's node, atrioventricular node, node of Tawara, Koch's node.

Atrio·ven·tri·ku·lar·ve·nen *pl* atrioventricular veins.

Atri·um *nt anat.* atrium, chamber. **A. cordis** atrium (of heart).

Atri·um·sep·tum·de·fekt *m abbr.* **ASD** *card.* atrial septal defect, atrioseptal defect.

Atriumseptumdefekt I *abbr.* **ASD I** ostium primum defect.

Atriumseptumdefekt II *abbr.* **ASD II** ostium secundum defect.

Atro·pa belladonna *pharm.* deadly nightshade, belladonna, banewort.

Atro·phie *f patho.* atrophy, atrophia.
degenerative A. degenerative atrophy.
endokrinogene A. endocrine atrophy.
entzündliche A. inflammatory atrophy.
fettige A. fatty atrophy; lipoatrophy, lipo-atrophia.
neurotroph(isch)e A. neurotrophic atrophy.
numerische A. numerical atrophy.
olivopontozerebelläre A. olivopontocerebellar degeneration/atrophy, Déjérine-Thomas atrophy.
pathologische A. pathologic atrophy.
physiologische A. physiologic atrophy.
postmenopausale A. postmenopausal atrophy.
senile A. senile atrophy, geromarasmus.
vaskuläre A. vascular atrophy.

atro·phiert *adj* atrophied, atrophic.
atro·phisch *adj* atrophic.
Atro·pho·der·ma *f → Atrophodermia.*
Atro·pho·der·ma·to·se *f derm.* atrophodermatosis.
Atro·pho·der·mia *f derm.* atrophoderma, atrophodermia. **A. senile** senile atrophy of skin, senile atrophoderma.
Atro·pin *nt pharm.* atropine, tropine tropate, d/l-hyoscyamine.
atro·pin·ar·tig *adj* atropinic.
Atro·pi·ni·sie·rung *f* atropinization.
Atro·pin·ver·gif·tung *f* atropinism, atropism.
At·tacke [k·k] *f* attack, episode, ictus. **transitorische ischämische A.** *abbr.* **TIA** transient ischemic attack.
at·ten·uiert *adj* attenuate, attenuated; weakened; diluted.
At·ten·uie·rung *f micro.* attenuation; weakening; diluting.
At·test *nt* certificate, certification. **ärztliches A.** medical certificate, health certificate.
at·te·stie·ren *vt* certify, attest.
At·tik·an·tro·to·mie *f → Attikoantrotomie.*
At·ti·ko·an·tro·to·mie *f HNO* atticoantrotomy, antroatticotomy.
At·ti·ko·to·mie *f HNO* atticotomy.
At·ti·kus *m anat.* attic, epitympanum, tympanic attic, epitympanic recess, Hyrtl's recess.

At·ti·zi·tis *f HNO* atticitis.
aty·pisch *adj* not typical, atypical (für *of*).
ät·zen *vt chir.* cauterize; *chem., techn.* corrode, bite, erode.
ät·zend *adj* 1. *chem., techn.* corrosive, caustic, mordant, erosive, erodent, pyrotic. 2. *chir.* escharotic, caustic, cauterant, cauterizing.
Ätz·ga·stri·tis *f* chemical gastritis, corrosive gastritis.
Ät·zung *f* 1. *chem., techn.* corroding, corrosion, erosion. 2. *chir.* cauterization.
Au·di·mu·ti·tas *f HNO* audimutism.
au·dio·gen *adj* audiogenic.
Au·dio·gramm *nt* audiogram.
Au·dio·lo·gie *f* audiology.
Au·dio·me·ter *nt* audiometer.
Au·dio·me·trie *f* audiomety.
au·dio·me·trisch *adj* audiometric.
au·dio·vi·su·ell *adj* audiovisual, visuoauditory.
au·di·tiv *adj psycho.* ear-minded, auditory, auditive, audile.
Auenbrugger: A.-Zeichen *nt card.* Auenbrugger's sign.
Auer: A.-Stäbchen *pl hema.* Auer bodies.
Auerbach: A.'-Plexus *m anat.* Auerbach's plexus, myenteric plexus.
Auf·bau·stoff·wech·sel *m biochem.* anabolism.
auf·be·rei·ten *vt phys., chem.* purify (von *of, from*); (*Nahrung, Trinkwasser*) process, clean; *stat.* process.
Auf·be·rei·tung *f* 1. *chem., phys.* processing, purification. 2. *stat.* processing.
auf·blä·hen **I** *vt patho.* distend, inflate, swell, puff, puff up, balloon, bloat, bloat up. **II** *vr* **sich a.** *patho.* puff, puff out, puff up, balloon, swell out, swell up, swell, distend.
Auf·blä·hung *f* distension, distention, inflation; (*Lunge*) emphysema.
auf·blas·bar *adj* inflatable.
auf·bla·sen *vt* inflate, puff, puff up, balloon, bloat, bloat up, blow, blow up.
auf·boh·ren *vt ortho., techn.* ream, bore open.
auf·bre·chen *vi* burst (open); open, crack.
Auf·fas·sungs·ga·be *f* perception, perceptiveness, perceptivity, comprehension, apprehension, aptitude, capacity, grasp (für *of*), intelligence.
Auf·fas·sungs·ver·mö·gen *nt → Auffassungsgabe.*
Auf·flackern [k·k] *nt epidem.* flare-up, flare.
auf·flackern [k·k] *vi epidem.* flare up, flare.
Auf·fri·schen *nt* (*Wundrand*) revivification.
auf·fri·schen *vt* (*Wundrand*) revivify.
Auf·fri·schung *f* 1. *ortho.* (*Wundrand*) revivification. 2. *immun.* booster shot, booster.
auf·ge·bläht *adj patho.* inflated, swelled, swollen, distended, bullate, flatulent, puffed, puffy, balloon, bloated; (*Magen*) blown, distended.

aufsuchen

auf·ge·bla·sen adj bladdery, bloated, bullate, inflated.

auf·ge·dun·sen adj (Gesicht) bloated, blown, puffed, puffed-up, swollen, puffy.

auf·ge·hen vi open (up), part; (Wunde) break, burst; (Verband) come undone, open, work loose; (Naht) come open.

auf·ge·ris·sen adj (Augen) wide; (Haut) lacerated, lacerate.

auf·ge·sprun·gen adj (Haut) chapped, fissured, cracked.

auf·ge·trie·ben adj patho. distended, bloated, inflated.

Auf·guß m pharm. infusum, infusion.

auf·hal·ten vt 1. arrest, stop, halt, check; (a. bio., phys., physiol.) retard; (verzögern) delay.

auf·he·ben vt 1. (aufbewahren) keep, store, preserve, reserve. 2. (ausgleichen) compensate, neutralize, offset; (a. psycho., techn.) compensate; (Wirkung) counterbalance, kill.

auf·ko·chen I vt boil (up). **a. lassen** bring to the boil. II vi boil (up), come to the boil.

auf·le·gen vt 1. (Pflaster) put on, apply (auf to); (Hand) impose/lay hands on s.o.; (Schicht) superpose (über, auf on upon).

Auf·lo·dern nt flare-up, flare.

auf·lo·dern vi flare up.

auf·lös·bar adj phys. soluble, solvable.

auf·lö·sen I vt 1. dissolutive, melt, disperse. 2. (in Bestandteile) resolve (in into), disintegrate, break up; (zersetzen) decompose; patho. resolve; chem. break down, digest; lyse, lyze. 3. (Haar, Knoten) disentangle, untie. II vr **sich a.** 4. dissolve, melt, disperse. 5. (in Bestandteile) disintegrate, break up; (s. zersetzen) decompose (in into); disintegrate, decay, lyse, lyze, autolyse.

Auf·lö·sung f 1. dissolution, dispersion. 2. (in Bestandteile) resolution (in into), disintegration, breaking up; (Zersetzung) decomposition, decay; patho. resolution; chem. digestion, dissolution; biochem., patho. chir. lysis, breakup, breakdown.

auf·merk·sam adj watchful, attentive (auf of), vigilant, alert.

Auf·merk·sam·keit f attention, care, alertness, vigilance, watchfulness.

Auf·merk·sam·keits·schwä·che f aprosexia.

Auf·nahme f 1. (a. physiol.) absorption, resorption, reabsorption, resorbence, assimilation, uptake; (Nahrung) intake, ingestion. 2. (Empfang) reception (desk/area); (Unterbringung) accommodation; (im Krankenhaus) hospitalization; admission (zu to, into). 3. a. pl **A.n** (Patienten) intake. 4. radiol. taking/shooting a picture; (Tonband) recording. **eine A. machen** take a picture/shot (von of). 5. radiol. picture, shot, view.

Auf·nah·me·fäh·ig·keit f 1. (geistig) receptivity, receptiveness, recipiency, recipience. 2. phys.

capacity; chem. absorbing power, absorption power.

auf·neh·men vt 1. (a. physiol.) absorb, resorb, reabsorb, assimilate, take (up); (Flüssigkeit) take up; (Nahrung) take in, ingest. 2. (empfangen) receive; (unterbringen) accommodate; (stationär) hospitalize, admit (zu to, into), be admitted to hospital.

auf·pfrop·fen vt superinduce, graft (auf on).

auf·plat·zen I vt burst. II vi (Wunde) break, break open, burst, burst open, dehisce; (Haut) crack.

auf·recht I adj erect, upright; anat. perpendicular. II adv **a. gehen** walk upright. **a. sitzen** sit up. **a. stehen** stand erect/upright.

auf·re·gend adj exciting; alarming, upsetting.

Auf·re·gung f excitement, agitation (über over); fuss.

auf·rei·ßen I vt (Haut) tear, tear up, lacerate. II vi (Haut) chap, crack; (Wunde) break.

Auf·sät·ti·gungs·do·sis f pharm. loading dose, initial dose.

auf·sau·gend adj absorbent, absorptive, bibulous, resorbent, reabsorbing.

auf·scheu·ern vt chir. (Haut) abrade, chafe, rub sore.

auf·schnei·den vt cut open, incise, slit.

auf·schür·fen vt (Haut) skin, abrade, graze.

auf·schwem·men vt (Körper) bloat; chem. suspend.

Auf·schwem·mung f chem. suspension, slurry.

auf·set·zen vt (Brille, Hut) put on; (Patient) sit up.

Auf·sicht f 1. supervision (über of), control, surveillance, inspection; charge (für of). **die A. haben** supervise, be in charge of. **unter ärztlicher A. stehen** be under medical care/supervision. 2. (Kinder) care, custody.

auf·sprin·gen vi (Wunde) burst, break (open), spring, dehisce; (Haut) fissure, chap, crack.

auf·stau·en I vt (a. psycho.) accumulate. II vr **sich a.** accumulate. **in sich a.** (Gefühle) bottle up.

Auf·stau·ung f (a. psycho.) accumulation, accretion; bottling-up.

Auf·ste·chen nt opening, piercing, incision; (Abszeß) lancing.

auf·ste·chen vt prick, prick open, burst open, pierce, puncture; (Abszeß) lance.

auf·ste·hen vi 1. (aus dem Bett) rise, get up, get out of bed. 2. (vom Stuhl) get up, stand up.

auf·stei·gend adj rising, ascending, anabatic; (Infektion) ascending.

Auf·sto·ßen nt ructus, eructation, belch, belching, burp.

auf·sto·ßen vi belch, burp, eructate, eruct; (Essen) repeat.

auf·su·chen vt visit, make a call (at the hospital/on sb.); (Arzt) see, consult, go to see, call on.

Auf·tra·gen nt (Salbe) application.
auf·tra·gen vt (Salbe) apply, spread (on), smear.
auf·trei·ben vt patho. distent, blow up, bloat, inflate.
Auf·trei·bung f patho. distension, distention, inflation.
Auf·tre·ten nt appearance; incidence, occurrence; (Probleme, Fragen) arising.
Auf·wach·raum m anes. recovery room/area.
auf·wach·sen vi grow up.
Auf·wecken [k·k] nt awakening.
auf·wecken [k·k] vt awake, awaken, wake s.o., wake s.o. up.
Auf·wei·chen nt maceration.
auf·wei·chen I vt macerate, make soft. II vi macerate, become soft, grow soft, soften.
auf·wickeln [k·k] I vt (Verband) unwind, unwrap. II vr sich a. (Verband) unwind, unwrap.
Auf·zeh·rung f patho. consumption.
auf·zie·hen vt 1. (Kind) bring up, raise; nurse. 2. (a. micro.) breed, cultivate, grow, raise. 3. (Spritze) charge, fill.
Auf·zucht f breeding, rearing, raising, nursing, cultivation. A. im Inkubator ped. incubation.
Auf·zwei·gung f anat. arborization, ramification.
Aug·ap·fel m anat. globe of eye, eyeball, ball of the eye, bulb of eye, ocular bulb.
Aug·ap·fel·äqua·tor m anat. equator of eyeball.
Aug·ap·fel·er·wei·chung f ophthal. ophthalmomalacia, ocular phthisis, essential phthisis (of eye).
Aug·ap·fel·in·zi·si·on f ophthal. ophthalmotomy.
Aug·ap·fel·schwund m ophthal. ophthalmophthisis.
Au·ge nt 1. anat. eye. jdn. im A. behalten keep (a) watch on s.o., keep an eye on s.o. jdn. nicht aus den A.n lassen not to let s.o. out of one's sight. etw. im A. haben have sth. in one's eye. 2. (Öse) eye.
aphakes A. aphakic eye.
blaues A. black eye.
künstliches A. artificial eye, glass eye.
linsenloses A. aphakic eye.
Au·gen·ab·stand m ophthal. distance between the eyes, interocular distance.
Au·gen·ach·se f ophthal. 1. axis of eye, axis of bulb. 2. → optische A.
anatomische A. external axis of bulb, external axis of eye.
äußere A. → anatomische A.
innere A. → optische A.
optische A. optic axis (of eye), sagittal axis of eye, visual axis, line of vision, visual line.
Au·gen·arzt m eye doctor, ophthalmologist, oculist.
Au·gen·ärz·tin f eye doctor, ophthalmologist,

oculist.
Au·gen·bad nt ophthal. eye bath, eye douche.
Au·gen·bank f eye bank.
Au·gen·be·we·gung f eye movement.
konjugierte A. conjugated eye movement.
reflektorische A. reflex eye movement.
Au·gen·bin·de f patch, eye patch.
Au·gen·blu·tung f ophthal. ophthalmorrhagia.
Au·gen·braue f anat. eyebrow, supercilium, brow.
Au·gen·brau·en·bo·gen m anat. superciliary arch.
Au·gen·brau·en·haa·re pl anat. supercilia, eyebrow, hairs of eyebrow.
Au·gen·dia·gno·se f iridodiagnosis, iridiagnosis.
Au·gen·du·sche f ophthal. eye douche.
Au·gen·ent·zün·dung f ophthal. ophthalmitis, ophthalmia.
Au·gen·er·kran·kung f ophthal. ophthalmopathy, oculopathy.
Au·gen·feld nt physiol. visual field, field of vision.
Au·gen·flim·mern nt flickering/spots (in front of one's eyes).
Au·gen·heil·kun·de f ophthalmology.
Au·gen·hilfs·ap·pa·rat m physiol. appendages pl of eye.
Au·gen·hin·ter·grund m ophthal. fundus of eye, fundus, eyeground.
Au·gen·höh·le f anat. eyepit, eye socket, eyehole, orbit, orbita, orbital cavity.
Au·gen·höh·len·ab·szeß m ophthal. orbital abscess.
Au·gen·höh·len·bo·den m anat. orbital floor.
Au·gen·höh·len·wand f anat. orbital wall.
Au·gen·horn·haut f anat. cornea, keratoderma of eye.
Au·gen·in·nen·druck m intraocular pressure.
Au·gen·in·nen·druck·mes·sung f ophthal. tonometry.
Au·gen·kam·mer f anat. chamber of eye.
Au·gen·klap·pe f eye patch, eye protector, patch.
Au·gen·kli·nik f eye clinic, eye hospital.
Au·gen·kri·se f neuro., ophthal. ocular crisis.
tabische A.n pl Pel's crises.
Au·gen·lei·den nt ophthal. ophthalmopathy, oculopathy; inf. eye trouble.
Au·gen·licht nt sight, eyesight.
Au·gen·lid nt lid, eyelid; anat. palpebra.
Au·gen·lid·kom·mis·sur f anat. commissure of eyelid, palpebral commissure.
Au·gen·lid·schwel·lung f ophthal. blepharoncus.
Au·gen·lid·ste·no·se f ophthal. blepharophimosis, blepharostenosis.
Au·gen·lid·tu·mor m ophthal. blepharoncus.
Au·gen·lid·ve·nen pl anat. palpebral veins.
Au·gen·lid·ver·en·ge·rung f ophthal. blepha-

rophimosis, blepharostenosis.
Au·gen·lin·se *f* **1.** *anat.* lens, crystalline lens. **2.** (*Okular*) eyepiece.
Au·gen·mus·kel·ker·ne *pl anat.* eye-muscle nuclei.
Au·gen·mus·kel·läh·mung *f ophthal.* ophthalmoplegia, eye-muscle paralysis.
Au·gen·mus·keln *pl anat.* eye muscles, (extrinsic) ocular muscles, oculorotatory muscles, extraocular muscles.
Au·gen·mus·kel·pa·re·se *f ophthal.* eye--muscle paralysis.
Au·gen·op·ti·ker *m* optician, optometrist.
Au·gen·op·ti·ke·rin *f* optician, optometrist.
Au·gen·pin·zet·te *f ophthal.* eye forceps.
Au·gen·pol *m anat.* pole of eye ball.
Au·gen·pro·the·se *f* artificial eye, eye prosthesis.
Au·gen·prü·fung *f* eye examination, optometry.
Au·gen·re·gi·on *f anat.* orbital area, orbital region.
Au·gen·sal·be *f pharm.* ophthalmic ointment, oculentum.
Au·gen·schlag·ader *f* ophthalmic artery.
Au·gen·schmerz *m ophthal.* ophthalmalgia, ophthalmodynia.
Au·gen·schutz *m* eye protector, eye shield, eye guard, goggles *pl.*
Au·gen·schwin·del *m neuro.* ocular vertigo.
Au·gen·spie·gel *m ophthal.* funduscope, ophthalmoscope.
Au·gen·spie·ge·lung *f ophthal.* ophthalmoscopy, funduscopy.
Au·gen·test *m* visual test, eye test, eyesight test.
Au·gen·trip·per *m ophthal.* ophthalmoblennorrhea.
Au·gen·trop·fen *pl* eye drops.
Au·gen·un·ter·su·chung *f ophthal.* optometry, eyesight test.
Au·gen·ver·band *m ophthal.* eye bandage.
Au·gen·was·ser *nt pharm.* eyewash, eye lotion, collyrium.
Au·gen·wim·pern *pl* eyelashes, cilia.
Au·gen·win·kel *m anat.* angle of eye, ocular angle, canthus; *inf.* corner of the eye.
Au·gen·win·kel·ble·pha·ri·tis *f ophthal.* angular blepharitis.
Au·gen·win·kel·ent·zün·dung *f ophthal.* canthitis.
Au·gen·win·kel·ge·schwulst *f ophthal.* encanthis.
Au·gen·win·kel·ve·ne *f anat.* angular vein.
Au·gen·wurm *m micro.* eye worm, Loa loa, Filaria loa, Filaria diurna.
Au·gen·zit·tern *nt physiol., neuro.* nystagmus, nystaxis, ocular ataxia, talantropia.
Au·gen·zucken [k·k] *nt* twitching (of the eyelids).
Aujeszky: A.'-Krankheit *f patho.* pseudorabies,

Aujeszky's disease, Aujeszky's itch, infectious bulbar paralysis, mad itch.
Au·ra *f neuro.* aura.
Au·ra·no·fin *nt pharm.* auranofin.
Au·ran·tia·sis (cutis) *f* aurantiasis, carotenemia, carotinemia, xanthemia, carotinosis.
Au·ria·sis *f derm.* chrysiasis, auriasis.
Au·ri·cu·la *f anat.* **1.** auricle, auricula, pinna (of ear). **2.** → *A. atrialis.* **A. atrialis** atrial auricle, atrial auricula, atrial appendage (of heart), auricular appendage, auricular appendix, auricle of heart, auricle, auricula.
Au·ri·kel *f* → *Auricula*
au·ri·ku·lär *adj* **1.** pertaining to an atrium, atrial, auricular. **2.** pertaining to an auricle or to the ear, auricular.
Au·ri·ku·lar·ga·lopp *m card.* presystolic gallop, atrial gallop.
Au·ri·ku·lar·ve·ne *f* auricular vein.
au·ri·ku·lo·tem·po·ral *adj* auriculotemporal, temporoauricular.
Au·ri·ku·lo·tem·po·ra·lis *m* auriculotemporal nerve.
Au·ri·ku·lo·tem·po·ra·lis·neur·al·gie *f* auriculotemporal neuralgia.
Au·ris *f anat.* ear, auris.
  A. externa external ear, outer ear.
  A. interna inner ear, internal ear.
  A. media middle ear.
Au·ri·skop *nt* auriscope, otoscope.
Au·ro·chro·mo·der·mie *f derm.* aurochromoderma; chrysiasis.
Au·ro·the·ra·pie *f pharm., ortho.* aurotherapy, chrysotherapy.
Aus·at·men *nt* exhalation, expiration, breathing out.
aus·at·men *vt, vi* exhale, expire, breathe out.
Aus·at·mung *f* exhalation, expiration, breathing out.
aus·blü·hen *vi derm.* effloresce.
aus·blü·hend *adj derm.* efflorescent.
Aus·blu·ten *nt* exsanguination.
aus·blu·ten *vt* exsanguinate, bleed to death.
aus·bre·chen *vi* (*Krankheit*) break out (*in* in, with); (*Ausschlag*) appear, come out, set in.
Aus·bren·nen *nt chir.* cauterization, cautery.
aus·bren·nen *vt chir.* cauterize, burn out.
Aus·bruch *m derm.* (*Ausschlag*) eruption; (*Epidemie, Gefühl*) outbreak; (*Krankheit*) breakout, flare-up, flare, burst, fit, access. **plötzlicher/heftiger/explosionsartiger A.** burst, explosion.
aus·brü·ten *vt* incubate; (*a. fig.*) brood, hatch out.
Aus·buch·tung *f anat.* excavatio, excavation, recess.
Aus·dau·er *f* endurance, long-windedness, persistency, persistence.
Aus·dau·er·lei·stung *f* long-term performance.

aus·dau·ernd *adj* (*Person*) long-winded, persistent, persevering, unremitting, tenacious; patient, enduring.

Aus·dau·er·trai·ning *nt* endurance training.

aus·dehn·bar *adj* dilatable, distensible, ductile, elastic, expansible, expansile, extensible.

Aus·dehn·bar·keit *f* extensibility, distensibility, ductility, elasticity, dilatability.

aus·deh·nen I *vt* 1. (*a. phys., techn.*) stretch, extend; elongate, expand, enlarge, open out, widen; amplify. 2. *chir.* distend, dilate. **II** *vr* sich a. 4. (*a. phys.*) stretch, extend; expand, enlarge, branch off/out. 5. *patho.* distend, dilate.

Aus·deh·nung *f* 1. (*a. phys., techn.*) stretching, extension; elongation, expansion, enlargement, widening; amplifcation. 2. *chir.* distension, distention, dilatation; *phys.* dilatation, dilation; *patho.* ectasia, ectasis, ectasy.

Aus·deh·nungs·ver·mö·gen *nt phys.* dilatability, distensibility, expansiveness.

aus·drucks·los *adj* expressionless, emotionless; (*Gesicht*) blank; (*Stimme*) flat.

aus·dün·sten *vt* exhale, transpire; give off; evaporate.

Aus·dün·stung *f* transpiration, exhalation, halitus, effluvium; perspiration; evaporation.

aus·ein·an·der·klaf·fend *adj* cleft, dehiscent, gaping.

Aus·fall *m* 1. deficit, deficiency, loss; *electr.* cut; *techn.* breakdown, failure. 2. *patho.* failure, collapse; (*Haar etc.*) loss, effluvium, falling out; (*Herz*) cardiac arrest.

aus·fal·len *vi* 1. *techn.* fail, break down; *patho.* stop, fail. 2. (*Haare, Zähne etc.*) come out, fall out. 3. *chem.* precipitate; (*radioaktiv*) fall out.

Aus·fäl·lung *f phys., chem.* precipitation.

Aus·fluß *m* (*a. patho., physiol.*) flux, discharge, outflow, outgush; *patho.* fluor, discharge; *physiol.* effluvium, emission, issue.

Aus·füh·rungs·gang *m histol.* secretory duct, excretory duct.

Aus·gang *m* 1. opening, outlet; (*a. techn.*) mouth. 2. (*Patient*) going out, permission to go out. 3. exit, way out, portal.

Aus·gangs·ba·sis *f* starting point, basis.

Aus·gangs·ge·we·be *nt* tissue of origin, matrix.

Aus·gangs·li·nie *f* baseline.

Aus·gangs·tem·pe·ra·tur *f* initial temperature.

Aus·gangs·ver·let·zung *f* initial injury, initial trauma.

aus·ge·dehnt *adj* extensive, wide; (*Verbreitung*) wide-spread; *patho.* distended, ectatic, enlarged.

aus·ge·hen *vi* 1. (*Vorrat*) run out, run dry, run low; (*Atem*) get out of breath. 2. (*Haar etc.*) fall out, come out.

aus·ge·höhlt *adj* cupped, hollow; (*Wangen*) haggard, sunken.

aus·ge·mer·gelt *adj* excessively lean, emaciated, cachectic, extremely thin, wasted, gaunt, haggard.

aus·ge·reift *adj* mature, matured, ripe, fully developed.

aus·ge·trock·net *adj* dry, dried out.

aus·ge·wach·sen *adj* fully developed, mature, adult, full-grown.

aus·ge·wo·gen *adj* (*Diät*) well-balanced, balanced.

aus·ge·zackt *adj histol., bio.* laciniate, serrate, serrated.

aus·ge·zehrt *adj* excessively lean, emaciated, cachectic, wasted, gaunt, haggard, cadaverous.

aus·glü·hen *vt chir.* burn out, cauterize.

Aus·guß *m* sink; drain, outlet; (*Gefäß*) beak, lip, spout; *urol.* cast.

Aus·guß·stein *m urol.* coral calculus, staghorn calculus.

aus·hal·ten *vt* (*Schmerzen*) bear, endure, stand, suffer, tolerate.

aus·hei·len I *vt* (*Wunde*) heal over, heal up, heal; (*Krankheit, Patient*) cure. **II** *vi* (*Wunde*) heal (up); (*Krankheit, Patient*) be cured.

Aus·hei·lung *f* healing; consolidation.

Aus·hu·sten *nt* coughing up, expectoration, emptysis.

aus·hu·sten *vt* cough, cough up, cough out; (*Schleim*) expectorate.

aus·ko·chen *vt hyg.* boil out, boil off; sterilize in boiling water.

Aus·krat·zen *nt chir.* scraping out, excochleation.

aus·krat·zen *vt chir.* scratch, scrape out, erase; (*mit einer Kürette*) curette, curet.

Aus·krat·zung *f chir.* scraping (out), curettage, curetment, curettement, excochleation, evidement, erasion.

aus·ku·geln *vt ortho.* put out of joint, dislocate, luxate.

Aus·kul·ta·ti·on *f* auscultation.

direkte A. immediate auscultation, direct auscultation.

indirekte A. mediate auscultation.

Aus·kul·ta·ti·ons·ge·räusch *nt* auscultatory sound.

aus·kul·ta·to·risch *adj* auscultatory.

aus·kul·tie·ren *vt clin.* auscultate, auscult.

aus·ku·rie·ren *vt* cure; nurse.

Aus·löf·feln *nt chir.* excochleation.

aus·lö·sen *vt fig.* set off, spark (off), trigger (off), start; (*Wirkung*) produce; (*Narkose, Schlaf*) induce; (*Krankheit*) bring on.

aus·lö·send *adj* (*Ursache*) etiogenic, eliciting, causing, causative, triggering, inducing.

Aus·lö·ser *m* (*a. physiol.*) trigger, release

aus·mer·geln *vt patho.* emaciate, macerate.

Aus·mer·ge·lung *f patho.* maceration, emaciation.

aus·mer·zen *vt* (*ausrotten*) exterminate, eradicate, extirpate, root out/up; obliterate; eliminate (*aus* from).

Aus·mer·zung *f* extermination, eradication, extirpation; obliteration; elimination.

aus·pum·pen *vt* pump out, pump dry, exhaust; (*Luft*) evacuate; (*Magen*) pump out; siphon (off).

aus·räu·men *vt* clear out (of), remove (from); *chir.* extirpate, remove, erase; *ortho., techn.* ream.

Aus·räu·mung *f* clearing out, removal; *chir.* extirpation, removal, erasion, dissection, evidement, necrotomy.

Aus·rei·fung *f* (*Abszeß*) maturation.

Aus·rei·ßen *nt ortho.* avulsion, tearing out, tearing off; *chir., dent.* extraction, tearing out.

aus·rei·ßen *vt* tear out (*aus* of), tear up, pull, pull out.

aus·ren·ken *vt ortho.* disjoint, dislocate, luxate, put out of joint.

Aus·ren·kung *f ortho.* dislocation, dislocatio, luxation. **unvollständige A.** incomplete dislocation, partial dislocation, subluxation, semiluxation.

Aus·riß *m ortho.* avulsion injury, avulsion trauma.

Aus·riß·frak·tur *f ortho.* avulsion fracture, sprain fracture.

Aus·riß·ver·let·zung *f ortho.* avulsion injury, avulsion trauma.

Aus·ru·fungs·zei·chen·haar *nt derm.* exclamation point hair.

Aus·rup·fen *nt* (**der Haare**) *psychia.* trichotillomania, trichologia, trichomania.

Aus·rü·stung *f* equipment; *techn.* appliance(s *pl*), device(s *pl*); (*Zubehör*) accessories, fittings; *sport.* outfit, gear; (*Praxis*) armamentarium, armarium.

Aus·saat *f patho.* dissemination, spread.
bronchogene A. bronchial dissemination, bronchogenic spread.
hämatogene A. hematogenous spread.
intrakanalikuläre A. intracanalicular spread.
lymphogene A. lymphatic spread.
lymphohämatogene A. lymphohematogenous spread.

Aus·sackung [k·k] *f anat., bio.* sac, sacculation, bursa.

Aus·satz *m epidem.* leprosy, lepra, Hansen's disease.

Aus·sät·zi·ge *m/f* leper.

aus·scha·ben *vt chir.* erase, scrape (out); (*mit einer Kürette*) curette, curet.

Aus·scha·bung *f chir.* scraping (out), curettage, curetment, curettement, erasion, evidement.

aus·schä·len *vt chir.* shell out, enucleate.

Aus·schäl·pla·stik *f HTG* endarterectomy.

Aus·schä·lung *f chir.* enucleation.

aus·scheid·bar *adj* eliminable, (*im Harn*) urinable.

Aus·schei·den *nt* **1.** removal, rejection, elimination. **2.** → *Ausscheidung* 1, 3.

aus·schei·den *vt* **1.** remove, discard, reject, eliminate. **2.** *physiol.* discharge, secrete, egest; (*Urin*) pass; (*Stuhl*) excrete, void; *patho.* (*Eiter*) discharge; (*Fremdkörper*) pass. **3.** *chem.* precipitate, extract; *chem., pharm.* eliminate.

Aus·schei·der *m genet.* secretor; *epidem.* carrier.

Aus·schei·dung *f* **1.** *physiol., patho.* (*Vorgang*) secretion, excretion, discharge, egestion, eccrisis, passage. **2.** *physiol., patho.* excrement(s *pl*), excreta, egesta, discharge, diachorema, eccrisis. **3.** *chem.* precipitation.

Aus·schei·dungs·or·gan *nt* excretory organ.

Aus·schei·dungs·pye·lo·gra·phie *f urol., radiol.* pyelography by elimination, excretion pyelography, intravenous pyelography.

Aus·schei·dungs·test *m* excretion test.

Aus·schei·dungs·uro·gra·phie *f urol., radiol.* intravenous urography, descending urography, excretion urography, excretory urography.

Aus·schei·dungs·zy·sto·gra·phie *f radiol., urol.* voiding cystography.

Aus·schei·dungs·zy·sto·ure·thro·gra·phie *f radiol., urol.* voiding cystourethrography.

Aus·schlag *m* **1.** (*Zeiger*) deflection, kick, excursive movements, excursion; (*Pendel*) swing; (*Magnetnadel*) deflection, deviation; (*Waagschale*) turn; *phys.* amplitude, swing. **2.** *derm.* rash, eruption. **einen A. bekommen** break out in a rash, come out in a rash.

aus·schla·gen *vt* (*Pendel*) swing; (*Magnetnadel*) deflect, deviate.

Aus·schlags·wei·te *f phys.* amplitude.

Aus·schluß·dia·gno·se *f clin.* diagnosis by exclusion.

Aus·schnei·den *nt chir.* excision, exsection; cutting.

aus·schnei·den *vt* cut out; *chir.* exsect, exscind, excise (*aus* from); resect.

Aus·schnei·dung *f chir.* excision, exsection (*aus* from).

Aus·schuß *m* **1.** (*Abfall*) refuse, waste, scrap. **2.** *ortho.* wound of exit, exit wound.

aus·schüt·ten *vt physiol.* release.

Aus·schüt·tung *f physiol.* release.

aus·schwit·zen *vt* ooze out, ooze, exude, sweat, transpire; (*Fieber*) sweat out.

Au·ßen·band *nt* (*Knie*) *anat.* fibular collateral ligament, lateral ligament (of knee).

Au·ßen·knö·chel *m anat.* fibular malleolus, lateral malleolus, external malleolus, outer malleolus, extramalleolus.

Au·ßen·knö·chel·band *nt anat.* (lateral) ligament of ankle (joint), lateral malleolar ligament.

Au·ßen·knö·chel·bruch *m* → *Außenknöchelfraktur*.

Au·ßen·knö·chel·frak·tur *f ortho.* lateral malleolar fracture, Pott's fracture, Dupuytren's fracture.

Au·ßen·me·nis·kus *m anat.* lateral semilunar cartilage of knee joint, lateral meniscus of knee, external semilunar fibrocartilage.

Au·ßen·ro·ta·ti·on *f* external rotation, extorsion.

au·ßer·ehe·lich *adj* (*Kind*) illegitimate, born out of wedlock; (*Beziehung*) extramarital.

aus·set·zend *adj* intermittent, discontinuous; (*Puls*) irregular.

Aus·sprit·zungs·gang *m* ejaculatory duct.

Aus·spü·len *nt* → *Ausspülung*.

aus·spü·len *vt* wash (out), rinse (out); flush (out); lavage, douche; (*Magen, Darm*) irrigate; (*Hals*) gargle.

Aus·spü·lung *f* rinsing, rinse, irrigation, douche, washout; (*Magen*) lavage.

aus·ste·hen *vt* (*Schmerzen, Hunger*) stand, bear, suffer, have, endure.

aus·strah·len I *vt phys.* (*Licht, Wärme etc.*) radiate, emit, emanate, give off, send forth/out, irradiate; *radiol.* irradiate. **II** *vi* **1.** *phys.* radiate, be emitted; emanate (*von* from). **2.** (*Schmerzen*) radiate, irradiate.

Aus·strah·lung *f phys., radiol.* radiation, irradiation, emission, emanation; *patho.* (*Schmerz*) radiation, irradiation

A. in den Nacken (*Schmerzen*) neck radiation.

A. zum/in den Rücken (*Schmerz*) back radiation.

A. in die Schulter (*Schmerz*) shoulder radiation.

aus·strecken [k·k] *vt* (*Arme, Beine*) extend, stretch (out); spread; (*Hand*) outstretch; (*Zunge*) put out.

Aus·strich *m* smear.

Aus·strich·kul·tur *f micro.* streak culture, smear culture.

Aus·stül·pung *f* evagination, eversion, outpocketing, outpouching.

Aus·tausch·quo·ti·ent *m* (**respiratorischer**) *physiol.* respiratory coefficient, respiratory exchange ratio, respiratory quotient, expiratory exchange ratio.

Aus·tausch·re·ak·ti·on *f* exchange reaction.

Aus·tausch·trans·fu·si·on *f hema.* total transfusion, exsanguinotransfusion, substitution transfusion, exsanguination transfusion, exchange transfusion, replacement transfusion.

Aus·tausch·trans·port *m physiol.* exchange transport; countertransport, antiport.

aus·tei·len *vt* distribute, hand out, deal out (*an* to; *unter* among); (*Arznei*) dispense (*an* to).

Aus·tei·lung *f* (*Arznei*) dispensation, administration.

Austin Flint: A.F.-Geräusch *nt card.* Flint's murmur, Austin Flint murmur, Austin Flint phenomenon.

Au·stra·lia·an·ti·gen *nt immun.* Au antigen, Australia antigen, HB_S antigen, HB surface antigen, hepatitis B surface antigen, hepatitis antigen, hepatitis-associated antigen, serum hepatitis antigen, SH antigen.

Australian-X-Enzephalitis *f epidem.* Murray Valley disease, Australian X disease, Murray Valley encephalitis, Australian X encephalitis.

aus·trei·ben *vt gyn., patho.* expel.

Aus·trei·bung *f chir., gyn.* expulsion.

Aus·trei·bungs·frak·ti·on *f* (*Herz*) ejection fraction.

Aus·trei·bungs·ge·räu·sche *pl card.* ejection clicks, ejection murmurs, ejection sounds.

Aus·trei·bungs·pe·ri·ode *f gyn.* expulsive stage, stage of expulsion, second stage (of labor).

Aus·trei·bungs·pha·se *f* **1.** *gyn.* expulsive stage, stage of expulsion, second stage (of labor). **2.** *card.* sphygmic period, sphygmic interval. **3.** *physiol.* ejection period.

Aus·trei·bungs·schmerz *m gyn.* expulsive pains.

Aus·trei·bungs·tö·ne *pl card.* ejection clicks, ejection murmurs, ejection sounds.

aus·tre·ten *vt patho., physiol.* discharge; (*Schweiß*) exude; (*Blut*) issue (*aus* from); (*Hernie*) protrude.

Aus·tritt *m patho., physiol.* discharge; (*Schweiß*) secretion, exudation; (*Blut*) issue (*aus* from); (*Hernie etc.*) protrusion.

Aus·tritts·do·sis *f radiol.* exit dose.

Aus·trock·nen *nt* desiccation, exsiccation.

aus·trock·nen I *vt* dry, dry up, desiccate, exsiccate, bake; run dry. **II** *vi* drain, dry, dry up, become dry.

aus·trock·nend *adj* xerantic, exsiccative, desiccant, desiccative.

Aus·trock·nung *f* xeransis, desiccation, exsiccation.

Aus·trock·nungs·ek·zem *nt derm.* winter eczema, winter itch, xerotic eczema, asteatosis, asteatotic eczema, asteatodes.

aus·wärts·dre·hen *vt* turn out, evert, supinate.

Aus·wärts·dre·hung *f* supination, eversion, extroversion, extraversion.

Aus·wärts·keh·rung *f* eversion; *gyn.* ectropion, ectropium.

Aus·wärts·schie·len *nt ophthal.* exotropia, external strabismus, external squint, walleye, divergent squint, divergent strabismus.

Aus·wärts·wen·dung *f* eversion, extroversion, extraversion.

aus·wa·schen *vt* (*a. med.*) wash (out), rinse (out), flush (out), irrigate, lavage; (*Wunde*) bathe.

Aus·wasch·me·tho·de *f* washout method.
Aus·wasch·pye·lo·gra·phie *f* urol., *radiol.*
washout pyelography.
aus·wei·den *vt* disembowel, eviscerate, ex-
enterate.
Aus·wei·dung *f* chir. exenteration, evisceration, disembowelling.
Aus·wei·tung *f* patho. stretching, dilation,
ectasia, ectasis, ectasy.
aus·wer·fen *vt* (*Schleim*) expectorate, bring up,
cough up, throw out.
aus·wer·ten *vt* evaluate, interpret, analyze.
Aus·wer·tung *f* analysis, interpretation,
evaluation, analyzing.
Aus·wuchs *m* patho. excrescence, growth,
outgrowth; *derm.* ecphyma.
Aus·wurf *m* ejection, expectoration, sputum,
sputamentum.
aus·wurf·för·dernd *adj* expectorant.
Aus·wurf·frak·ti·on *f* (*Herz*) ejection fraction.
Aus·wurf·ge·schwin·dig·keit *f* ejection velocity.
aus·zeh·ren *vt* waste, atrophy, macerate,
emaciate, exhaust, consume.
aus·zeh·rend *adj* tabescent, wasting,
consumptive, emaciating, exhausting.
Aus·zeh·rung *f* patho. wasting, consumption,
attenuation, cachexia, cachexy, emaciation,
maceration, phthisis.
aus·zie·hen *vt* 1. (*Kleidung*) take off, remove.
2. *chem.*, *pharm.* extract, make an extract
from, educe; *mathe.* extract. II *vr* **sich a.** take
one's clothes off, undress.
Aus·zieh·naht *f* chir. Bunnell's suture, pull-out
suture.
Au·tis·mus *m* autism, autistic thinking. **früh-
kindlicher A.** autism, Kanner's syndrome,
autistic disorder, early infantile autism,
infantile autism.
au·ti·stisch *adj* autistic.
Au·to·ag·glu·ti·na·ti·on *f* autoagglutination.
Au·to·ag·gres·si·ons·krank·heit *f* immun.
autoimmune disease, autoaggressive disease.
au·to·ag·gres·siv *adj* autoaggressive.
Au·to·ak·ti·vie·rung *f* autoactivation.
Au·to·ana·ly·se *f* psychia. autoanalysis.
Au·to·ana·ly·zer *m* lab. autoanalyzer.
Au·to·ana·mne·se *f* autoanamnesis.
Au·to·an·ti·gen *nt* immun. autoantigen.
Au·to·an·ti·kör·per *m* immun. autoantibody,
autologous antibody.
au·to·chthon *adj* autochthonous, autochtho-
nal, autochthonic.
Au·to·di·ge·sti·on *f* self-digestion, isophagy,
autodigestion.
au·to·di·ge·stiv *adj* autodigestive.
Au·to·drai·na·ge *f* chir. autodrainage.
Au·to·ek·ze·ma·ti·sa·ti·on *f* derm. autoeczema-
tization.
Au·to·ero·tik *f* autoeroticism, autoerotism.

au·to·ero·tisch *adj* autoerotic.
au·to·gen *adj* autogenic, autogenous, autogeneic, autologous.
Au·to·häm·ag·glu·ti·na·ti·on *f* immun. auto-
hemagglutination.
Au·to·hä·mo·ly·se *f* immun. autohemolysis.
Au·to·hä·mo·ly·sin *nt* immun. autohemolysin.
au·to·hä·mo·ly·tisch *adj* autohemolytic.
Au·to·hä·mo·the·ra·pie *f* autohemotherapy.
Au·to·hi·sto·ra·dio·gra·phie *f* autoradiography, radioautography.
Au·to·hyp·no·se *f* self-hypnosis, idiohypno-
tism, autohypnosis.
au·to·im·mun *adj* autoimmune, autosensitized,
autoallergic.
Au·to·im·mu·ni·sie·rung *f* immun. autoim-
munization, autosensitization.
Au·to·im·mu·ni·tät *f* immun. autoimmunity,
autoallergy, autoanaphylaxis.
Au·to·im·mun·krank·heit *f* immun. autoimmune disease, autoaggressive disease.
Au·to·im·mu·no·pa·thie *f* immun. autoimmune
disease, autoaggressive disease.
Au·to·im·mun·re·ak·ti·on *f* immun. autoimmune response.
Au·to·im·mun·thy·reo·idi·tis *f* immun. autoimmune thyroiditis.
Au·to·im·mun·to·le·ranz *f* immun. self-toler-
ance.
Au·to·in·fek·ti·on *f* self-infection, autoinfection, autoreinfection.
Au·to·in·fu·si·on *f* autoinfusion.
Au·to·in·to·xi·ka·ti·on *f* autointoxication, autotoxicosis, autotoxemia, autotoxis, autoxemia, self-poisoning, intestinal intoxication,
endointoxication, enterotoxism, enterotoxication, endogenic toxicosis.
Au·to·ka·the·te·ri·sie·rung *f* autocatheterism.
Au·to·la·va·ge *f* chir. autolavage.
au·to·log *adj* autogenous, autogeneic, autologous.
Au·to·ly·se *f* autolysis, autoproteolysis, auto-
cytolysis.
au·to·ly·tisch *adj* autolytic, autocytolytic.
Au·to·ma·tis·mus *m* automatism, automatic
behavior, telergy.
Au·to·mu·ti·la·ti·ons·syn·drom *nt* patho.
Lesch-Nyhan syndrome, hypoxanthine guanine phosphoribosyltransferase deficiency,
hypoxanthine phosphoribosyltransferase
deficiency.
au·to·nom *adj* autonomic, autonomical, autonomous; *physiol.* vegetative.
Au·to·oph·thal·mo·skop *nt* ophthal. auto-
-ophthalmoscope.
Au·to·oph·thal·mo·sko·pie *f* ophthal. auto-
-ophthalmoscopy.
Au·to·pa·thie *f* patho. autopathy.
Au·to·pha·go·som *nt* autophagosome, autophagic vesicle, autosome, cytolysosome.

Au·to·pho·nie *f* tympanophonia, tympanophony, autophony.
Au·to·pla·stik *f chir.* autoplasty.
au·to·pla·stisch *adj* autoplastic.
Aut·op·sie *f forens.* autopsy, autopsia, necropsy, necroscopy, postmortem, postmortem examination, obduction, thanatopsy, thanatopsia, ptomatopsy, ptomatopsia.
Au·to·psy·cho·ana·ly·se *f psychia.* autoanalysis, autopsychoanalysis, self-analysis.
Au·to·ra·dio·gramm *nt histol.* autoradiograph, autoradiogram, autohistoradiograph, radioautograph, radioautogram.
Au·to·ra·dio·gra·phie *f histol.* autoradiography, radioautography.
au·to·ra·dio·gra·phisch *adj* autoradiographic.
Au·to·re·dup·li·ka·ti·on *f* autoreduplication, identical reduplication.
Au·to·re·in·fek·ti·on *f* self-infection, autoinfection, autoreinfection.
Au·to·re·in·fu·si·on *f* autoreinfusion.
Au·to·re·zep·tor *m* autoreceptor.
Au·to·rhyth·mie *f* autorhythmicity.
au·to·sen·si·bi·li·siert *adj* autosensitized.
Au·to·sen·si·bi·li·sie·rung *f* autosensitization.
Au·to·sep·sis *f* autosepticemia.
Au·to·se·ro·the·ra·pie *f* autoserum therapy, autoserotherapy, autotherapy.
Au·to·se·rum *nt* autoserum.
Au·to·skop *nt* autoscope.
Au·to·sko·pie *f* autoscopy, direct laryngoscopy.
Au·tos·mie *f* autosmia.
Au·to·som *nt genet.* euchromosome, homologous chromosome, autosome.
au·to·so·mal *adj* autosomal.
Au·to·so·ma·to·gno·sie *f* autosomatognosis.
Au·to·so·men·ab·er·ra·ti·on *f* autosome chromosome aberration, autosome aberration.
Au·to·so·men·ano·ma·lie *f* autosome abnormality.
Au·to·sti·mu·la·ti·on *f* self-stimulation.
Au·to·sug·ge·sti·on *f psychia.* self-suggestion, autosuggestion.
au·to·sug·ge·stiv *adj* autosuggestive.
Au·to·the·ra·pie *f* self-treatment, autotherapy.
Au·to·throm·bin *nt hema.* autoprothrombin.
Autothrombin I autoprothrombin I, proconvertin, convertin, cothromboplastin, cofactor V, serum prothrombin conversion accelerator, factor VII, prothrombin conversion factor, prothrombin converting factor, stable factor, prothrombokinase.
Autothrombin II plasma thromboplastin component, platelet cofactor, autoprothrombin II, factor IX, antihemophilic factor B, plasma thromboplastin factor B, Christmas factor, PTC factor.
Autothrombin III autoprothrombin C, factor X, Prower factor, Stuart factor, Stuart-Prower factor.
Au·to·top·agno·sie *f neuro.* body-image agnosia, autotopagnosia.
Au·to·tox·ämie *f* → *Autotoxikose.*
Au·to·to·xi·ko·se *f* autointoxication, autotoxicosis, autotoxemia, autotoxis, autoxemia, self-poisoning, intestinal intoxication, endointoxication, enterotoxism, enterotoxication, endogenic toxicosis.
Au·to·to·xin *nt* autocytotoxin, autointoxicant, autotoxin.
au·to·to·xisch *adj* autopoisonous, autotoxic.
Au·to·trans·fu·si·on *f hema.* autohemotransfusion, autoreinfusion, autotransfusion, autologous transfusion.
Au·to·trans·plan·tat *nt chir.* autograft, autoplast, autotransplant, autograft, autologous graft, autochthonous graft, autogenous graft, autoplastic graft.
Au·to·trans·plan·ta·ti·on *f chir.* autografting, autotransplantation, autologous transplantation, autochthonous transplantation.
Au·to·tre·pa·na·ti·on *f patho., chir.* autotrepanation.
Au·to·vak·zi·ne *f immun.* autovaccine, autogenous vaccine.
Au·to·vak·zi·ne·be·hand·lung *f immun.* autovaccination, autovaccinotherapy.
Aut·oxi·da·ti·on *f* autoxidation, auto-oxidation.
au·to·zy·got *adj genet.* autozygous.
Au·to·zy·to·ly·sin *nt immun.* autolysin, autocytolysin.
Au·to·zy·to·to·xin *nt immun.* autocytotoxin.
Au·xo·me·ter *nt opt.* auxiometer, auxometer.
Au·xo·me·trie *f* auxometry.
au·xo·me·trisch *adj* auxometric.
au·xo·ton *adj* auxotonic.
au·xo·to·nisch *adj* auxotonic.
aval·vu·lär *adj* avalvular, nonvalvular.
AV-Anastomose *f anat.* arteriovenous anastomosis, arteriolovenular anastomosis, av anastomosis.
avas·ku·lär *adj* **1.** *patho.* aseptic. **2.** avascular, nonvascular, without vessels.
AV-Block *m card.* atrioventricular block, atrioventricular heart block, a-v block.
A. I. Grades first degree heart blockfirst degree atrioventricular block; *card.* delayed conduction.
A. II. Grades → *partieller A.*
A. II. Grades Typ I Wenckebach (heart) block, Wenckebach period.
A. II. Grades Typ II Mobitz (heart) block.
A. III. Grades → *kompletter A.*
kompletter A. third degree heart block, complete heart block, complete atrioventricular block, third degree atrioventricular block.
partieller A. second degree heart block, incomplete heart block, partial heart block, in-

complete atrioventricular block, partial atrioventricular block, second degree atrioventricular block.
totaler A. → *kompletter A.*
Avellis: A.-Syndrom *nt neuro.* Avellis' paralysis/syndrome, ambiguo-spinothalamic paralysis.
Avellis-Longhi: A.-L.-Syndrom *nt neuro.* Avellis' paralysis, Avellis' syndrome, ambiguo-spinothalamic paralysis.
avi·ru·lent *adj* not virulent, avirulent.
Avi·ru·lenz *f* lack of virulence, avirulence.
Avit·ami·no·se *f patho.* avitaminosis, vitamin-deficiency disease.
AV-Kanal *m embryo.* atrioventricular canal.
persistierender A. persistent atrioventricular canal.
AV-Knoten *m anat.* Aschoff-Tawara's node, Aschoff's node, atrioventricular node, node of Tawara, av-node, AV-node, Koch's node.
AV-Knoten-Tachykardie *f card.* atrioventricular nodal tachycardia, nodal tachycardia, nodal tachycardia.
AV-Rhythmus *m physiol.* AV rhythm, A-V nodal rhythm, atrioventricular rhythm, atrioventricular nodal rhythm, nodal rhythm; *card.* nodal arrhythmia.
Axenfeld: A.-Syndrom *nt ophthal.* Axenfeld's syndrome.
axi·al *adj* axial.
Axil·la *f* underarm, arm pit, axilla, axillary fossa, axillary space.
Axil·la·aus·räu·mung *f chir.* axillary dissection, axillary lymph node dissection, axillary nodal dissection.
Axil·la·dis·sek·ti·on *f chir.* axillary dissection, axillary lymph node dissection, axillary nodal dissection.
axil·lar *adj* axillary.
Axil·lar·an·äs·the·sie *f anes.* axillary anesthesia, axillary block , axillary block anesthesia.
Axil·la·re·vi·si·on *f chir.* axillary dissection, axillary lymph node dissection, axillary nodal dissection.
Axil·la·ris·block *m anes.* axillary anesthesia, axillary block, axillary block anesthesia.
Axil·lar·li·nie *f anat.* axillary line.
Axil·lar·tem·pe·ra·tur *f* axillary temperature.
Axis *m anat.* 1. axis. 2. epistropheus, axis, odontoid vertebra, toothed vertebra.
A. bulbi externus external axis of bulb, external axis of eye.
A. bulbi internus internal axis of bulb, internal axis of eye.
A. lentis axis of lens.
A. opticus (bulbi oculi) optic axis (of eye), sagittal axis of eye.
A. pelvis axis of pelvis, pelvic axis, plane of pelvic canal.
Axis·frak·tur *f* axis fracture, fracture of C_2.

Axo·lemm *nt* axolemma, axilemma, Mauthner's membrane, Mauthner's sheath.
Axo·ly·se *f patho.* axolysis.
Axon *nt neuro.* axon, axone, axis cylinder, axial fiber, nerve fibril, neuraxon, neuraxis, neurite.
axo·nal *adj* axonal, axonic.
Axon·aus·spros·sung *f patho.* axonal sprouting.
Axon·nem *nt* axoneme, axial filament.
Axon·hü·gel *m* axon hillock, implantation cone.
Axo·no·gra·phie *f neuro.* electroaxonography, axonography.
Axo·no·me·ter *nt opt.* axonometer, axometer.
Axo·no·me·trie *f* axonometry.
Axo·not·me·sis *f* axonotmesis.
Axon·re·ak·ti·on *f neuro.* axon reaction, axonal reaction.
Axon·re·flex *m* axon reflex.
Axon·schei·de *f* axon sheath.
Axo·plas·ma *nt* axoplasm, axioplasm.
Axo·plas·ma·mem·bran *f histol.* axoplasmic membrane.
axo·plas·ma·tisch *adj* axoplasmic.
Ayala: A.-Gleichung *f neuro.* Ayala's quotient, rachidian quotient, spinal quotient, Ayala's equation; Ayala's index.
A.-Quotient *m* → *A.-Gleichung.*
Ayer: A.-Test *m neuro.* Ayer's test.
A.-Zeichen *nt neuro.* Ayer's test.
Ayerza: A.'-Krankheit *f patho.* Ayerza's disease, plexogenic pulmonary arteriopathy.
A.-Syndrom *nt patho.* Ayerza's syndrome.
Aza·pro·pa·zon *nt pharm.* azapropazone, apazone.
Aza·ri·bin *nt pharm.* azaribine.
Aza·se·rin *nt pharm.* azaserine, serine diazoacetate.
Aza·ta·din *nt pharm.* azatadine.
Aza·thio·prin *nt pharm.* azathioprine.
A-Zelladenokarzinom *nt patho.* (*Pankreas*) alpha cell adenocarcinoma, alpha cell adenoma.
A-Zelladenom *nt patho.* (*Pankreas*) alpha cell adenocarcinoma, alpha cell adenoma.
A-Zellen *pl histol.* (*Pankreas*) alpha cells, A cells.
A-Zell-Tumor *m patho.* (*Pankreas*) A cell tumor, alpha cell tumor, glucagonoma.
azel·lu·lär *adj* without cells, acellular.
azen·trisch *adj* acentric.
Aze·pha·lie *f embryo.* acephalia, acephalism, acephaly.
Aze·pha·lus *m embryo.* acephalus.
aze·ta·bu·lär *adj* acetabular, cotyloid.
Aze·ta·bu·la·rand *m anat.* acetabular edge, acetabular limbus, margin of acetabulum.
Aze·ta·bul·ek·to·mie *f ortho.* acetabulectomy.
Aze·ta·bu·lo·pla·stik *f ortho.* acetabuloplasty.

Azetabulum   68

Aze·ta·bu·lum *nt anat.* acetabulum, acetabular
cavity, socket of hip (joint), cotyloid cavity.
Aze·ta·bu·lum·dys·pla·sie *f ortho.* acetabular
dysplasia.
Aze·ta·bu·lum·ex·zi·si·on *f ortho.* acetabulec-
tomy.
Aze·ta·bu·lum·rand *m anat.* acetabular edge,
acetabular limbus, margin of acetabulum.
Azet·al·de·hyd *m* acetaldehyde, acetic alde-
hyde, aldehyde, ethaldehyde, ethanal,
ethylaldehyde, ethaldehyde.
Azet·ani·lid *nt* acetanilide, acetanilid, acetani-
line, antifebrin, acetylaminobenzene.
Azet·ar·sol *nt pharm.* acetarsone, acetarsol,
acetphenarsine.
Aze·tat *nt* acetate.
Aze·to·he·xa·mid *nt pharm.* acetohexamide.
Aze·ton *nt* acetone, dimethylketone.
Aze·ton·ämie *f* acetonemia, ketosis.
aze·ton·ämisch *adj* acetonemic.
Aze·to·phe·na·zin *nt pharm.* acetophenazine.
Aze·tri·zo·at *nt radiol.* acetrizoate.
Aze·tyl·cho·lin *nt* acetylcholine.
Aze·tyl·cho·lin·an·ta·go·nist *m* acetylcholine
antagonist.
aze·tyl·cho·lin·erg *adj* acetylcholinergic.
Aze·tyl·cho·lin·este·ra·se *f biochem.* acetyl-
cholinesterase, true cholinesterase, specific
cholinesterase, choline acetyltransferase I,
choline esterase I.
Aze·tyl·co·en·zym A *nt biochem.* acetyl co-
enzyme A, acetyl-CoA.
Aze·tyl·sa·li·zyl·säu·re *f abbr.* **ASS** *pharm.*
aspirin, acetosal, acetylsalicylic acid.
Aze·tyl·zy·ste·in *nt pharm.* acetylcysteine.
Azid·ämie *f* acidemia.
Azi·di·me·trie *f* acidimetry.
Azi·di·tät *f* acidity, acor.
azi·do·gen *adj* acidogenic.
Azi·do·me·trie *f* acidimetry.
azi·do·phil *adj histol.* acidophil, acidophile,
acidophilic, oxychromatic, oxyphil, oxyphile,
oxyphilic, oxyphilous.
Azi·do·se *f patho.* acidosis, oxidosis, oxyosis.
atmungsbedingte A. → *respiratorische A.*
diabetogene A. diabetic acidosis.
hyperchlorämische A. hyperchloremic acidosis.
hyperkaliämische A. hyperkalemic acidosis.
kompensierte A. compensated acidosis.
metabolische A. metabolic acidosis, nonrespiratory acidosis.

nicht-kompensierte A. uncompensated acidosis.
renal-tubuläre A. renal tubular acidosis, renal
hyperchloremia acidosis.
respiratorische A. carbon dioxide acidosis,
respiratory acidosis, hypercapnic acidosis.
stoffwechselbedingte A. metabolic acidosis,
nonrespiratory acidosis.
urämische A. uremic acidosis.
Azi·do·thy·mi·din *nt abbr.* **AZT** *pharm.* azido-
thymidine, zidovudine.
azi·do·tisch *adj* acidotic, acidosic.
Azid·urie *f* aciduria.
azi·när *adj* acinar, acinal, acinic, acinous,
acinose, aciniform.
azino-nodulär *adj* acinonodular.
azi·nös *adj* → *azinär.*
azinös-nodös *adj* acinous-nodose.
Azi·nus *m histol., anat.* acinus; alveolus.
Azi·nus·ent·zün·dung *f patho.* acinitis.
Azi·nus·zel·le *f histol.* acinar cell, acinous cell.
Azinus-Zell-Karzinom *nt patho.* acinar cell
carcinoma.
Az·lo·cil·lin *nt pharm.* azlocillin.
A-Zone *f histol.* A band, A disk, anisotropic
disk, anisotropous disk, Q disk, transverse
disk.
Azo·ren·krank·heit *f patho.* Machado-Joseph
disease, Joseph disease, Portuguese-Azorean
disease, Azorean disease (of the nervous
system).
Azot·ämie *f patho.* azotemia, uremia, nitremia.
chloroprive A. Blum syndrome, hypochloremic azotemia, Blum's disease.
extrarenale A. extrarenal azotemia.
hypochlorämische A. hypochloremic azotemia, Blum's disease, Blum syndrome.
postrenale A. postrenal azotemia.
prärenale A. prerenal azotemia.
renale A. renal azotemia.
azot·ämisch *adj* azotemic.
Azot·hä·mie *f* → *Azotämie.*
Azo·tor·rhoe *f* azotorrhea.
Azot·urie *f* azoturia.
azot·urisch *adj* azoturic.
azya·no·tisch *adj* acyanotic.
Azy·go·gramm *nt radiol.* azygogram.
Azy·go·gra·phie *f radiol.* azygography.
Azy·gos *f anat.* azygos, azygous, azygos vein.
Azy·gos·bo·gen *m anat.* arch of azygos vein.
azy·klisch *adj physiol.* not cyclic, acyclic.

B

Baastrup: B.'-Syndrom *nt* → *B.'-Zeichen.*
B.'-Zeichen *nt ortho.* Baastrup's disease,
Baastrup's syndrome, kissing spine.
Babcock: B.-Operation *f chir.* Babcock's operation.
Babès: B.-Knötchen *pl patho.* Babès' nodes,
Babès' tubercles.
Babès-Ernst: B.-E.-Körperchen *pl micro.*
Babès-Ernst bodies, Babès-Ernst granules,
metachromatic granules, metachromatic
bodies.
Babinski: B.-Reflex *m neuro.* Babinski's sign,
Babinski's toe sign, Babinski's reflex, Babinski's phenomenon, great-toe reflex, toe reflex,
toe phenomenon, toe's sign.
B.-Zeichen *nt neuro.* **1.** Babinski's phenomenon, Babinski's sign, Babinski's test, resistance reflex. **2.** → *B.-Reflex.*
Babinsky-Fröhlich: B.-F.-Syndrom *nt patho.*
Babinski-Fröhlich syndrome, Fröhlich's syndrome, adiposogenital syndrome, adiposogenital degeneration, Launois-Cléret syndrome.
Babinski-Nageotte: B.-N.-Syndrom *nt neuro.*
Babinski-Nageotte syndrome.
Babinski-Vaquez: B.-V.-Syndrom *nt neuro.*
Babinski's syndrome, Babinski-Vaquez
syndrome.
Babkin: B.-Reflex *m ped.* Babkin reflex.
Ba·by *nt* baby, infant, newborn, child.
Bachmann: B.'-Interaurikularbündel *nt anat.*
Bachmann's bundle.
Ba·cil·lus *m micro.* Bacillus, bacillus.
B. anthracis anthrax bacillus, Bacillus anthracis.
B. Calmette-Guérin *abbr.* **BCG** Bacillus
Calmette-Guérin, Calmette-Guérin bacillus.
Ba·ci·tra·cin *nt pharm.* bacitracin.
Backe [k·k] *f* cheek.
Backen·schlag·ader [k·k] *f anat.* buccal artery,
buccinator artery.
Backen·zahn [k·k] *m anat., dent.* molar, molar
tooth, grinder, buccal tooth, multicuspid
tooth, cheek tooth.
back·ward failure *nt card.* backward heart
failure, backward failure.

Bac·lo·fen *nt pharm.* baclofen.
Bac·te·ri·ci·din *nt immun.* bactericidin, bacteriocidin.
Bac·te·rio·cin *nt* bacteriocin.
Bac·te·ri·um *nt micro.* Bacterium, bacterium,
bacillus.
Bac·to·pre·nol *nt* bactoprenol, undecaprenol,
undecaprenyl alcohol.
Bad *nt* **1.** bath, balneum. **2.** bath, bathroom. **3.**
(medicinal) bath.
Ba·de·der·ma·ti·tis *f derm.* swimmer's itch,
swimmer's dermatitis, cutaneous schistosomiasis, clam digger's itch, water itch, cercarial dermatitis, schistosome dermatitis.
Ba·de·ho·sen·nä·vus *m derm.* bathing trunk
nevus, giant hairy nevus, giant pigmented
nevus.
Ba·de·oti·tis *f:* **B. externa** *HNO* swimmer's
otitis externa, swimmer's ear.
B. media *HNO* swimmer's otitis media.
BADS-Syndrom *nt* [black locks, oculocutaneous albinism, deafness of the sensorineural
type] *embryo.* BADS syndrome.
Baelz: B.'-Krankheit *f HNO* Baelz's disease,
superficial suppurative type cheilitis glandularis.
Baerensprung: B.'-Krankheit *f derm.*
erythrasma, Baerensprung's erythrasma.
Zwergflechte *f* B. → *B.'-Krankheit.*
Bäfverstedt: B.-Syndrom *nt derm.* cutaneous
lymphoplasia, Bäfverstedt's syndrome,
Spiegler-Fendt pseudolymphoma, Spiegler-
-Fendt sarcoid.
Ba·gas·so·sis *f pulmo.* bagassosis, bagasscosis.
Bahn *f* **1.** *anat.* tract, tractus, path, pathway;
physiol., biochem. path, pathway. **2.** *phys.,
chem.* orbit; orbital; *phys., techn.* path.
Bah·nung *f physiol.* facilitation.
Bah·re *f* stretcher, litter; (*Totenbahre*) bier.
Baillarger: äußere B.-Schicht *f anat.* external
band/line/stria/stripe of Baillarger, outer
band/line/stria/stripe of Baillarger.
äußerer B.-Streifen *m* → *äußere B.-Schicht.*
innere B.-Schicht *f anat.* inner band/line/stria/
stripe of Baillarger, internal band/line/stria/
stripe of Baillarger.

innerer B.-Streifen *m* → *innere B.-Schicht.*
B.'-Zeichen *nt* Baillarger's sign.
Bainbridge: B.-Reflex *m card.* Bainbridge reflex.
Ba·jo·nett·na·del·hal·ter *m chir.* bayonet needle holder.
Ba·jo·nett·pin·zet·te *f chir.* bayonet forceps.
Ba·jo·nett·sche·re *f chir.* bayonet scissors *pl.*
Ba·jo·nett·stel·lung *f ortho.* silver-fork deformity, Velpeau's deformity.
Ba·jo·nett·zan·ge *f chir.* bayonet rongeur.
Baker: B.-Zyste *f ortho.* Baker's cyst, synovial cyst of popliteal space, popliteal bursitis.
Bak·te·ri·ämie *f patho.* bacteremia, bacteriemia.
Bak·te·ri·cho·lie *f patho.* bacterobilia, bactericholia.
Bak·te·rid *nt derm.* bacterid.
Bak·te·rie *f* → *Bakterien.*
bak·te·ri·ell *adj* bacterial, bacteriogenic, bacteriogenous, bacteritic.
Bak·te·ri·en *pl micro.* bacteria.
  chromogene B. chromogenic bacteria, chromo bacteria.
  coliforme B. coliform bacteria, coliform bacilli, coliforms.
  eiterbildende B. pyogenic bacteria.
  endotoxinbildende B. endotoxic bacteria.
  exotoxinbildende B. exotoxic bacteria.
  gram-negative B. gram-negative bacteria.
  gram-positive B. gram-positive bacteria.
  koryneforme B. corynebacteria, coryneform bacteria, diphteroids.
  krankheitserregende B. → *pathogene B.*
  pathogene B. pathogenic bacteria.
  säurefeste B. acid-fast bacteria.
  stäbchenförmige B. rod-shaped bacteria, rod bacteria; bacilli.
bak·te·ri·en·ähn·lich *adj* bacteriform, bacterioid, bacteroid, Bakteroidal.
Bak·te·ri·en·an·ta·go·nis·mus *m* bacterial antagonism.
Bak·te·ri·en·an·ti·gen *nt immun.* bacterial antigen.
bak·te·ri·en·auf·lö·send *adj* bacteriolytic.
Bakterien-DNA *f micro.* bacterial DNA, bacterial deoxyribonucleic acid.
Bak·te·ri·en·fil·ter *m* bacterial filter.
bak·te·ri·en·för·mig *adj* bacterioid, bacteroid, bacteroidal, bacteriform.
bak·te·ri·en·frei *adj* abacterial.
Bak·te·ri·en·ge·ne·tik *f* bacterial genetics *pl.*
Bak·te·ri·en·kap·sel *f* bacterial capsule.
Bak·te·ri·en·ko·lo·nie *f* bacterial colony.
Bak·te·ri·en·kul·tur *f* bacterial culture.
Bak·te·ri·en·op·so·nin *nt* bacteriopsonin, bacterio-opsonin.
Bak·te·ri·en·rat·ten·biß·fie·ber *nt epidem.* Haverhill fever, rat-bite fever, rat-bite disease, epidemic arthritic erythema.

Bak·te·ri·en·ruhr *f epidem.* bacillary dysentery, shigellosis, Flexner's dysentery, Japanese dysentery.
bak·te·ri·en·schä·di·gend *adj* bacteriotoxic.
bak·te·ri·en·tö·tend *adj* bactericidal, bacteriocidal.
Bak·te·ri·en·to·xin *nt* bacteriotoxin, bacterial toxin.
bak·te·ri·en·to·xisch *adj* bacteriotoxic.
Bak·te·ri·en·vak·zi·ne *f immun.* bacterin, bacterial vaccine.
Bak·te·ri·en·zy·lin·der *m urol.* bacterial cast.
bak·te·rio·gen *adj* bacteritic, bacteriogenic, bacteriogenous.
bak·te·rio·id *adj* bacterioid, bacteroid, bacteroidal.
Bak·te·rio·ly·se *f* bacteriolysis, bacterioclasis.
Bak·te·rio·ly·sin *nt immun.* bacteriolysin.
bak·te·rio·ly·tisch *adj* bacteriolytic.
Bak·te·rio·pe·xie *f immun.* bacteriopexy, bacteriopexia.
Bak·te·rio·pha·ge *m* bacteriophage, bacterial virus, phage, lysogenic factor.
Bak·te·rio·pha·gie *f immun.* bacteriophagia, bacteriophagy, Twort-d'Herelle phenomenon, d'Herelle phenomenon, Twort phenomenon.
Bak·te·rio·prä·zi·pi·tin *nt immun.* bacterioprecipitin.
Bak·te·ri·op·so·nin *nt immun.* bacteriopsonin, bacterio-opsonin.
Bak·te·rio·se *f immun.* bacteriosis, bacterial disease.
Bak·te·rio·sper·mie *f patho.* bacteriospermia.
Bak·te·rio·sta·se *f immun.* bacteriostasis.
Bak·te·rio·sta·ti·kum *nt pharm.* bacteriostat, bacteriostatic.
bak·te·rio·sta·tisch *adj* bacteriostatic.
bak·te·rio·to·xisch *adj* bacteriotoxic.
Bak·te·ri·um *nt* → *Bakterien.*
Bak·te·ri·urie *f* bacteriuria, bacteruria.
bak·te·ri·urisch *adj* bacteriuric.
Bak·te·ri·zid *nt* bactericide.
bak·te·ri·zid *adj* bactericidal, bacteriocidal.
Bak·te·ri·zi·din *nt* bactericidin, bacteriocidin.
bak·te·ro·id *adj* bacterioid, bacteroid, bacteroidal.
Ba·lan·ce *f* balance, equilibrium.
Ba·la·ni·tis *f urol.* balanitis.
  eitrige B. purulent balanitis, balanoblennorrhea.
  erosive B. erosive balanitis.
  B. gangraenosa Corbus' disease, gangrenous balanitis, phagedenic balanitis, balanoposthomycosis.
  gangränöse B. → *B. gangraenosa.*
  purulente B. → *eitrige B.*
Ba·la·no·ble·nor·rhoe *f urol.* purulent balanitis, balanoblennorrhea.
Ba·la·no·lith *m urol.* acrobystiolith, postholith,

preputial concretion, preputial calculus.
Ba·la·no·pla·stik *f urol.* balanoplasty.
Ba·la·no·pos·thi·tis *f urol.* balanoposthitis.
Ba·la·nor·rha·gie *f urol.* balanorrhagia.
Ba·la·nor·rhoe *f urol.* purulent balanitis, balanoblennorrhea.
Ba·la·nos *f anat.* glans (of penis).
Ba·la·no·ze·le *f urol.* balanocele.
Ba·lan·ti·den·ko·li·tis *f* → *Balantidienruhr.*
Ba·lan·ti·dia·sis *f* → *Balantidienruhr.*
Ba·lan·ti·di·en·ruhr *f patho.* balantidiasis, balantidiosis, balantidosis, balantidial colitis, balantidial dysentery.
Ba·lan·ti·di·um *nt micro.* Balantidium.
Baldy: B.-Operation *f gyn.* Baldy's operation, Baldy's hysteropexy.
Baldy-Franke: B.-F.-Operation *f gyn.* Baldy-Franke operation.
Baldy-Webster: B.-W.-Operation *f gyn.* Webster's operation, Baldy-Webster hysteropexy, Baldy-Webster operation.
Balint: B.-Syndrom *nt neuro.* Balint's syndrome, ocular motor apraxia.
Bal·kan·grip·pe *f epidem.* Q fever, nine-mile fever, query fever, Australian Q fever.
Bal·kan·ne·phri·tis *f patho.* Balkan nephritis, Balkan nephropathia, Danubian endemic familial nephropathy.
Bal·kan·ne·phro·pa·thie *f* → *Balkannephritis.*
Bal·ken·ar·te·rie *f anat.* (*Milz*) trabecular artery of spleen.
Bal·ken·bla·se *f urol.* trabecular bladder, fasciculated bladder, trabeculated bladder.
Bal·ken·ve·ne *f* **1.** (*Milz*) trabecular vein (of spleen). **2.** (*ZNS*) vein of corpus callosum, callosal vein.
Ballance: B.-Zeichen *nt clin.* Ballance's sign.
Bal·last·stof·fe *pl* fiber, fibre, bulk fiber, crude fiber, dietary fiber, roughage, bulk, bulkage.
Bal·len *m anat.* pad, ball; (*Fuß*) ball of (the) foot; (*Hand*) thenar.
Bal·len·groß·ze·he *f ortho.* hallux valgus.
Bal·len·hohl·fuß *m ortho.* talipes equinocavus, pes equinocavus.
Baller-Gerold: B.-G.-Syndrom *nt embryo., ortho.* Baller-Gerold syndrome, craniosynostosis-radial aplasia syndrome.
Ballet: B.'-Zeichen *nt ophthal.* Ballet's sign.
Bal·lis·mus *m neuro.* ballismus, ballism.
Bal·li·sto·kar·dio·gramm *nt abbr.* **BKG** *card.* ballistocardiogram.
Bal·li·sto·kar·dio·gra·phie *f card.* ballistocardiography.
Bal·lon *m* balloon, bulb; *lab.* (*für Säuren*) carboy.
Bal·lon·an·gio·pla·stik *f HTG* balloon angioplasty.
Bal·lon·di·la·ta·ti·on *f chir., HTG* balloon dilatation.
Bal·lo·nie·rung *f patho.* ballooning colliqua-

tion, ballooning degeneration, ballooning.
Bal·lon·ka·the·ter *m* balloon-tipped catheter, balloon catheter.
Bal·lon·tam·po·na·de *f chir.* balloon tamponade.
Bal·lon·zel·len *pl patho.* balloon cells.
Bal·lon·zell·nä·vus *m derm.* balloon cell nevus.
Bal·lot·te·ment *nt gyn* ballottement. **B. des kindlichen Kopfes** indirect ballottement, abdominal ballottement.
Baló: B.-Krankheit *f neuro.* Baló's disease, concentric sclerosis of Baló, concentric periaxial leukoencephalitis, concentric periaxial encephalitis.
Balser: B.-Nekrose *f patho.* Balser's fatty necrosis.
Balzer: Adenoma sebaceum B. *nt derm.* Balzer type sebaceous adenoma, sebaceous adenoma.
Bamberger: B.-Albuminurie *f patho.* Bamberger's albuminuria, Bamberger's hematogenic albuminuria.
B.'-Dämpfungsfeld *nt card.* Bamberger's area.
B.-Krankheit *f neuro.* Bamberger's disease, palmus, dancing spasm, saltatory tic, saltatory spasm.
Bamberger-Marie: B.-M.-Syndrom *nt ortho.* Bamberger-Marie syndrome, Bamberger-Marie disease, Marie-Bamberger disease, Marie-Bamberger syndrome, Marie's disease, Marie's syndrome, hypertrophic pulmonary osteoarthropathy, hyperplastic pulmonary osteoarthritis, hypertrophic pneumonic osteoarthropathy, acropachy.
Bam·bus·stab·wir·bel·säu·le *f radiol.* bamboo spine.
Bancroft: B.-Filarie *f micro.* Bancroft's filaria, Filaria nocturna, Filaria bancrofti, Filaria sanguinis-hominis, Wuchereria bancrofti.
Ban·crof·to·se *f epidem.* Bancroft's filariasis, bancroftosis, bancroftian filariasis.
Band *nt* **1.** *anat.* band, cord, chord, fillet, ligament. **2.** (*Meßband, Klebeband*) tape. **3.** *phys.* (*Spektrum*) band; (*Radio*) wavelength, wave band, frequency band.
Ban·da·ge *f ortho.* band, bandage.
ban·da·gie·ren *vt* bandage (up), put a bandage on.
band·ar·tig *adj anat.* desmoid, funicular, funic, funiform, ligamentous.
Band·durch·tren·nung *f chir., ortho.* syndesmectomy, syndesmotomy, desmotomy.
Ban·de *f histol.* band; disk.
Bän·de·lung *f chir.* banding. **B. der A. pulmonalis** pulmonary artery banding.
Bän·der·deh·nung *f ortho.* desmectasis, desmectasia.
Bän·der·ent·zün·dung *f ortho.* inflammation of a ligament, desmitis.
Bän·der·er·kran·kung *f ortho.* desmopathy.

Bän·der·naht *f ortho.* syndesmorrhaphy.

Bän·der·riß *m ortho.* desmorrhexis.

Band·haft *f anat.* syndesmodial joint, syndesmotic joint, syndesmosis, synneurosis, ligamentous joint, ligamentous articulation.

Ban·ding *nt genet.* banding.

Bandl: B.-Kontraktionsring *m gyn.* Bandl's ring, Braun's ring, pathologic retraction ring.

Band·naht *f ortho.* syndesmorrhaphy.

Band·rup·tur *f ortho.* desmorrhexis.

Band·schei·be *f anat.* intervertebral ligament, intervertebral disk, intervertebral cartilage, intervertebral fibrocartilage, disk, disc.

Band·schei·ben·de·ge·ne·ra·ti·on *f ortho.* intervertebral disk degeneration.

Band·schei·ben·ent·fer·nung *f neurochir.* disk removal, diskectomy, discectomy, discoidectomy.

Band·schei·ben·ent·zün·dung *f ortho.* inflammation of an intervertebral disk, discitis, diskitis.

Band·schei·ben·er·kran·kung *f ortho.* discopathy.

Band·schei·ben·her·nie *f → Bandscheibenprolaps.*

Band·schei·ben·pro·laps *m ortho., neurochir.* disk prolapse, herniated disk, protruded disk, ruptured disk, slipped disk, herniation of intervertebral disk.

freier B. sequestrated disk prolapse.

pendelnder B. pendulating disk prolapse.

sequestrierter B. sequestrated disk prolapse.

Band·schei·ben·pro·tru·si·on *f ortho., neurochir.* protruding disk, protruding intervertebral disk, protrusion of the disk.

Band·schei·ben·re·sek·ti·on *f ortho., neurochir.* disk removal, diskectomy, discectomy, discoidectomy.

Band·schei·ben·scha·den *m ortho.* intervertebral disk disease, discopathy.

Band·schei·ben·syn·drom *nt neuro.* disk syndrome. **zervikales B.** cervical compression syndrome, cervical disc syndrome.

Band·schei·ben·vor·fall *m → Bandscheibenprolaps.*

Band·wurm *m → Bandwürmer.*

Band·wurm·be·fall *m epidem.* cestodiasis, taeniasis, teniasis.

Band·wür·mer *pl micro.* tapeworms, cestodes, Encestoda, Eucestoda, Cestoda.

Band·wurm·in·fek·ti·on *f epidem.* cestodiasis, taeniasis, teniasis.

Band·wurm·mit·tel *nt pharm.* taeniacide, teniacide, tenicide.

Bang: B.'-Bazillus *m micro.* abortus bacillus, Bang's bacillus, Brucella abortus.

B.'-Krankheit *f epidem.* Bang's disease, bovine brucellosis.

Bankart: B.-Läsion *f ortho.* Bankart's lesion.

Operation *f* **nach B.** *ortho.* Bankart's operation (for shoulder dislocation), Bankart's (shoulder) repair.

Bannwarth: B.-Syndrom *nt patho.* Bannwarth's syndrome.

Banti: B.-Krankheit *f patho.* Banti's syndrome, Banti's disease, splenic anemia, hepatolienal fibrosis, Klemperer's disease, congestive splenomegaly.

B.-Syndrom *nt → B.-Krankheit.*

Bar *nt phys.* bar.

Bar·ag·no·sis *f neuro.* baragnosis, baroagnosis, barognosis.

Bárány: B.-Drehstarkreizprüfung *f HNO* Bárány's symptom.

B.-Kalorisation *f HNO* Bárány's symptom, Bárány's test, Bárány's caloric test, caloric test, nystagmus test.

B.-Syndrom *nt neuro.* Bárány's syndrome.

B.-Versuch *m → B.-Kalorisation.*

B.-Zeichen *nt neuro.* Bárány's sign.

B.-Zeigeversuch *m neuro.* Bárány's test, Bárány's pointing test.

Bar·äs·the·sie *f* baresthesia, baryesthesia, pressure sense.

Bar·äs·the·sio·me·ter *nt neuro.* baresthesiometer.

Bar·bi·tal *nt pharm.* diethylbarbituric acid, diethylmalonylurea, barbital.

Bar·bi·tu·rat *nt pharm.* barbiturate.

Bar·bi·tu·rat·ver·gif·tung *f* **(chronische)** *pharm.* barbituism, barbitalism, barbiturism.

Bar·bi·tu·ris·mus *m → Barbituratvergiftung.*

Bar·bi·tur·säu·re *f* barbituric acid, malonylurea.

Bar·bo·ta·ge *f anes., chir.* barbotage.

Bard: B.'-Zeichen *nt neuro., HNO* Bard's sign.

Bardet-Biedl: B.-B.-Syndrom *nt embryo.* Bardet-Biedl syndrome, Biedl's disease.

Bard-Pic: B.-P.-Syndrom *nt patho.* Bard-Pic syndrome.

Ba·ri·um *nt abbr.* **Ba** *chem.* barium.

Ba·ri·um·brei *m radiol.* barium meal.

Ba·ri·um·ein·lauf *m radiol.* barium enema.

Ba·ri·um·kon·trast·dünn·darm·ein·lauf *m radiol.* barium contrast enteroclysis.

Ba·ri·um·kon·trast·ein·lauf *m radiol.* barium contrast enema, contrast enema.

Ba·ri·um·staub·lun·ge *f → Barytose.*

Barlow: B.-Syndrom *nt card.* Barlow syndrome, floppy mitral valve syndrome, mitral valve prolapse syndrome.

Barnes: B.'-Krümmung *f gyn.* Barnes's curve.

B.'-Syndrom *nt neuro.* Barnes's dystrophy.

Bar·og·no·sis *f neuro.* barognosis, weight knowledge.

Ba·ro·oti·tis *f → Barotitis.*

Ba·ro·re·zep·tor *m* baroreceptor, baroceptor, barosensor, pressoreceptor.

Ba·ro·re·zep·to·ren·re·flex *m* baroreceptor reflex, baroreflex.

Ba·ro·si·nu·si·tis *f HNO* sinus barotrauma, barosinusitis, areosinusitis.

Ba·ro·ti·tis *f HNO* barotitis, baro-otitis, aero--otitis, aerotitis, otitic barotrauma, aviation otitis.

Ba·ro·trau·ma *nt HNO (Ohr)* barotrauma, pressure trauma, pressure injury.

Barr: B.'-Körper *m histol.* sex chromatin, Barr body.

Barré: B.-Beinhalteversuch *m neuro.* Barré's (pyramidal) sign.

Barrett: B.-Ösophagus *m patho.* Barrett's syndrome, Barrett's esophagus.
B.-Syndrom *nt →* **B.-Ösophagus.**
B.-Ulkus *nt patho.* Barrett's ulcer.

Bart: B.-Syndrom *nt derm.* Bart's syndrome.

Bart *m* beard; *anat.* barba.

Bart·flech·te *f* **(tiefe)** *derm.* barber's itch, barber's rash, tinea barbae, ringworm of the beard.

Barth: B.'-Hernie *f chir.* Barth's hernia.

Bartholin: B.'-Abszeß *m gyn.* bartholinian abscess.
B.-Drüse *f anat.* Bartholin's gland, greater vestibular gland.
B.'-Zyste *f gyn.* Bartholin's cyst.

Bar·tho·li·ni·tis *f gyn.* bartholinitis.

Barton: B.-Fraktur *f ortho.* Barton's fracture.
B.'-Kinnverband *m ortho.* Barton's bandage.

Bar·to·nel·la *f micro.* Bartonella.

Bar·to·nel·lo·se *f epidem.* bartonelliasis, bartonellosis, Carrión's disease.

Bartter: B.-Syndrom *nt embryo.* juxtaglomerular cell hyperplasia, Bartter's syndrome.

Ba·ry·to·se *f* baritosis, barytosis.

Ba·ryt·staub·lun·ge *f →* *Barytose.*

basal acid output *nt abbr.* **BAO** *(Magen)* basal acid output.

Ba·sal·fi·brom *nt patho.* juvenile angiofibroma, juvenile nasopharyngeal fibroma, nasopharyngeal angiofibroma, nasopharyngeal fibroangioma.

Ba·sal·gang·li·en *pl anat.* basal ganglia, basal nuclei.

Ba·sa·li·om *nt derm.* basalioma, basal cell epithelioma, basaloma. **nävoide Basaliome** *pl →* *Basalzellnävus-Syndrom.*

Ba·sa·lio·ma exulcerans *nt derm.* rodent ulcer, rodent cancer.

Ba·sal·kör·per·chen *nt bio.* basal corpuscle, basal granule, basal body, blepharoplast, blepharoblast; kinetosome.

Ba·sal·mem·bran *f histol.* basal membrane, basal lamina, basement layer, basement membrane, basilar membrane, basilemma, subepithelial membrane. **B. des Glomerulums** glomerular basement membrane.

Ba·sal·me·nin·gi·tis *f neuro.* basiarachnoiditis, basiarachnitis, basilar meningitis.

basal metabolic rate *(f) abbr.* **BMR** basal

metabolic rate.

Ba·sal·plat·te *f* **1.** *embryo.* basal lamina, basal plate (of neural tube). **2.** *(Plazenta)* decidual plate, basal plate.

Ba·sal·rin·ge *pl* **(der Lungenalveolen)** basal rings (of alveoli).

Ba·sal·schicht *f histol.* basal layer of epidermis, columnar layer, basal cell layer, palisade layer.

Ba·sal·seg·ment *nt anat.* basal segment (of lung).

Ba·sal·se·kre·ti·on *f (Magen)* basal acid output.

Basal-Stachelzellakanthom *nt derm.* basal--prickle cell acanthoma.

Ba·sal·tem·pe·ra·tur *f physiol.* basal body temperature.

Ba·sal·um·satz *m physiol.* basal metabolic rate.

Ba·sal·zell·ade·nom *nt derm.* basal cell adenoma.

Ba·sal·zel·le *f (Nase)* basal cell, foot cells, basilar cell.

Ba·sal·zel·len·ade·nom *nt derm.* basal cell adenoma.

Ba·sal·zel·len·kar·zi·nom *nt →* *Basalzellkarzinom.*

Basalzellenkarzinom-Syndrom *nt,* **nävoides** *→* *Basalzellnävus-Syndrom.*

Ba·sal·zell·epi·the·li·om *nt derm.* basalioma, basal cell epithelioma, basaloma.

Ba·sal·zell·kar·zi·nom *nt derm.* basal cell carcinoma, basaloma, basalioma, hair--matrix carcinoma.

Ba·sal·zell·nä·vus *m derm.* basal cell nevus.

Basalzellnävus-Syndrom *nt derm.* Gorlin--Goltz syndrome, Gorlin's syndrome, basal cell nevus syndrome, nevoid basal cell carcinoma syndrome, nevoid basalioma syndrome.

Ba·sal·zell·schicht *f anat.* basal layer of epidermis, columnar layer, basal cell layer, palisade layer.

Ba·se *f chem.* base.

Ba·se·do·id *nt patho.* basedoid, pseudobasedow.

Basedow: B.'-Krankheit *f patho.* Graves' disease, Basedow's disease, diffuse goiter, exophthalmic goiter, Flajani's disease, March's disease, Marsh's disease.
B.-Krise *f patho.* thyrotoxic crisis, thyrotoxic storm, thyroid crisis, thyroid storm.
B.-Struma *f* Basedow's goiter.

ba·se·dow·ar·tig *adj* basedowiform.

Ba·sen·de·fi·zit *nt physiol.* base deficit.

Ba·sen·ex·zess *m abbr.* **BE** *physiol.* base excess.

Ba·sen·über·schuß *m physiol.* base excess. **negativer B.** base deficit.

Ba·si·arach·no·idi·tis *f neuro.* basiarachnoidi-

tis, basiarachnitis.
ba·si·fa·zi·al *adj* basifacial.
ba·si·lär *adj* basicranial, basilar, basilary.
Ba·si·lar·im·pres·si·on *f patho.*, *ortho.* convexobasia.
Ba·si·lar·mem·bran *f histol.* basilar lamina, basilar membrane of cochlear duct.
ba·si·la·te·ral *adj* basilateral.
ba·si·pe·tal *adj* basipetal.
Ba·sis *f* 1. *anat.* base, basis. 2. *mathe.* base, basis; radix. 3. *fig.* (*Grundlage*) basis, foundation.
B. cordis base of heart.
B. cranii externa external cranial base, external base of cranium.
B. cranii interna internal cranial base, internal base of cranium.
B. ossis sacri base of sacrum, base of sacral bone.
B. patellae base of patella.
B. pedunculi cerebri base of cerebral peduncle.
B. prostatae base of prostate.
B. pulmonis/pulmonalis base of lung.
B. stapedis base of stapes, footplate.
Ba·sis·an·äs·the·sie *f anes.* basal anesthesia.
ba·sisch *adj chem.* basic, alkaline, alkali.
Ba·sis·nar·ko·se *f anes.* basal anesthesia.
Ba·sis·rhyth·mus *m* (**elektrischer**) basic electrical rhythm.
Ba·sis·to·nus *m physiol.* basal tone.
Ba·si·zi·tät *f chem.* basicity.
Ba·so·pe·nie *f hema.* basophilic leukopenia, basophil leukopenia.
ba·so·phil *adj histol.* basiphilic, basophil, basophile, basophilic, basophilous.
Ba·so·phi·len·leuk·ämie *f hema.* basophilic leukemia, basophilocytic leukemia, mast cell leukemia.
Ba·so·phi·lie *f* 1. *hema.* basocytosis, basophilia, basophilic leukocytosis. 2. *histol.* basophilia.
Ba·so·zy·to·se *f hema.* basocytosis, basophilia, basophilic leukocytosis.
Bassen-Kornzweig: B.-K.-Syndrom *nt patho.* Bassen-Kornzweig syndrome, abetalipoproteinemia, β-lipoproteinemia.
Bassini: B.-Naht *f chir.* Bassini's suture.
B.-Operation *f chir.* Bassini's operation/procedure.
Bassler: B.-Zeichen *nt chir.* Bassler's sign.
Ba·stard *m genet.*, *bio.* hybrid, cross-breed, cross.
Ba·star·di·sie·rung *f bio.*, *genet.* bastardization, hybridization, crossbreeding.
Bastedo: B.'-Zeichen *nt chir.* Bastedo's sign.
Ba·ta·via·fie·ber *nt epidem.* rice-field fever, field fever.
Ba·thy·an·äs·the·sie *f neuro.* bathyanesthesia.
Ba·thy·äs·the·sie *f neuro.* deep sensibility, bathyesthesia, bathesthesia.

Ba·thy·kar·die *f card.* bathycardia.
Ba·thy·pnoe *f* deep breathing, bathypnea.
Batten-Spielmeyer-Vogt: B.-S.-V.-Syndrom *nt neuro.*, *ped.* Batten-Mayou disease, Batten disease, Spielmeyer-Vogt disease, Vogt-Spielmeyer disease, neuronal ceroid lipofuscinosis, juvenile type of amaurotic idiocy.
Battered-child-Syndrom *nt* battered child syndrome.
Battered-parents-Syndrom *nt* battered parents syndrome.
Bat·te·rie *f electr.* battery.
Battle: B.-Schnitt *m chir.* Battle's incision, Battle-Jalaguier-Kammerer incision, Kammerer-Battle incision.
B.-Zeichen *nt ortho.* Battle's sign.
Bauch *m* stomach, belly; *inf.* tummy, gut, middle; *anat.* abdomen, venter.
Bauch·ab·schnitt *m anat.* abdominal part. **B. der Aorta** abdominal aorta, abdominal part of aorta.
Bauch·ast *m anat.* ventral branch.
Bauch·at·mung *f* abdominal breathing, abdominal respiration.
Bauch·chir·ur·gie *f chir.* abdominal surgery.
Bauch·decke [k·k] *f* abdominal wall.
Bauch·decken·apla·sie [k·k] *f embryo.* abdominal muscle deficiency syndrome, prune-belly syndrome.
Bauch·decken·apo·neu·ro·se [k·k] *f anat.* abdominal aponeurosis.
Bauch·decken·ha·ken [k·k] *m chir.* abdominal retractor.
Bauch·decken·naht [k·k] *f chir.* celiorrhaphy.
Bauch·decken·pla·stik [k·k] *f chir.* laparectomy.
Bauch·decken·re·flex [k·k] *m abbr.* **BDR** abdominal reflex.
Bauch·decken·schnitt [k·k] *m chir.* abdominal section, celiotomy, celiotomy incision, ventrotomy.
Bauch·ein·ge·wei·de *pl* abdominal viscera.
Bauch·er·öff·nung *f chir.* abdominal section, celiotomy, celiotomy incision, ventrotomy.
Bauch·fell *nt* abdominal membrane, peritoneum.
Bauch·fell·ab·szeß *m patho.* encysted peritonitis, peritoneal abscess.
Bauch·fell·deckung [k·k] *f chir.* peritonization.
Bauch·fell·ent·zün·dung *f patho.* peritonitis.
generalisierte B. diffuse peritonitis, general peritonitis.
örtlich umschriebene B. localized peritonitis, circumscribed peritonitis.
Bauch·fell·höh·le *f anat.* peritoneal cavity, greater peritoneal cavity, greater peritoneal sac.
Bauch·fell·me·ta·sta·se *f patho.* peritoneal metastasis.
Bauch·fell·pla·stik *f chir.* peritoneoplasty,

peritonization.
Bauch·fell·rei·zung *f patho.* peritoneal irritation.
Bauch·fell·schmerz *m patho.* peritonealgia.
Bauch·fell·ta·sche *f anat.* omental sac, omental bursa, epiploic sac, lesser sac of peritoneal cavity, lesser peritoneal cavity.
Bauch·fi·stel *f patho.* abdominal fistula.
Bauch·haut·re·flex *m abbr.* **BHR** abdominal reflex.
Bauch·her·nie *f chir.* laparocele, abdominal hernia, ventral hernia.
Bauch·ho·den *m urol.* abdominal testis.
Bauch·höh·le *f anat.* abdominal cavity, abdominal region, enterocele; abdominopelvic cavity.
Bauch·höh·len·drai·na·ge *f* abdominal drain.
Bauch·höh·len·er·öff·nung *f chir.* laparotomy, celiotomy, ventrotomy.
Bauch·höh·len·punk·ti·on *f chir.* celiocentesis, peritoneocentesis.
Bauch·höh·len·schwan·ger·schaft *f gyn.* intraperitoneal pregnancy, abdominal pregnancy.
Bauch·höh·len·spie·ge·lung *f clin.* celioscopy, celoscopy, abdominoscopy, laparoscopy.
Bauch·krämp·fe *pl patho.* tormina, abdominal cramps.
Bauch·la·ge *f* prone position, ventral decubitus.
Bauch·lymph·kno·ten *pl anat.* abdominal lymph nodes.
Bauch·mus·kel·ent·zün·dung *f patho.* celiomyositis, myocelitis.
Bauch·mus·keln *pl* muscles of abdomen.
Bauch·mus·kel·schmerz *m patho.* myocelialgia, celiomyalgia.
Bauch·mus·ku·la·tur *f* muscles *pl* of abdomen.
Bauch·netz *nt* epiploon, omentum.
Bauch·netz·ent·zün·dung *f patho.* omentitis, epiploitis.
Bauch·punk·ti·on *f chir.* celiocentesis, abdominocentesis.
Bauch·raum *m* abdominal cavity, abdominal region.
Bauch·schlag·ader *f* abdominal aorta, abdominal part of aorta.
Bauch·schmer·zen *pl patho.* abdominal pain, abdominalgia, celiodynia, celialgia; *inf.* bellyache, tummy-ache, gripes *pl.*
Bauch·schnitt *m chir.* abdominal section, abdominal incision, celiotomy.
Bauch·spal·te *f embryo.* abdominal fissure, gastroschisis, schistocoelia, schistocelia, celoschisis.
Bauch·spei·chel·drü·se *f anat.* pancreas.
Bauch·spei·chel·drü·sen·ent·zün·dung *f patho.* pancreatitis.
Bauch·spei·chel·drü·sen·krebs *m patho.* pancreatic carcinoma.

Bauch·spie·ge·lung *f clin.* celioscopy, celoscopy, abdominoscopy, laparoscopy.
Bauch·trau·ma *nt patho.* abdominal trauma, abdominal injury.
penetrierendes/perforierendes B. penetrating abdominal injury, penetrating abdominal trauma.
stumpfes B. blunt abdominal injury, blunt abdominal trauma.
Bauch·tuch *nt chir.* abdominal pad, lap pad.
Bauch·ty·phus *m epidem.* abdominal typhoid, typhoid fever, enteric fever, typhoid, typhia.
Bauch·ver·let·zung *f → Bauchtrauma.*
Bauch·wand *f* abdominal wall.
Bauch·wand·bruch *m chir.* laparocele.
Bauch·wand·ex·zi·si·on *f chir.* laparectomy.
Bauch·wand·fel·der *pl anat.* abdominal regions/zones.
Bauch·wand·her·nie *f chir.* abdominal hernia, ventral hernia, laparocele.
Bauch·wand·naht *f chir.* celiorrhaphy, laparorrhaphy.
Bauch·wand·re·gio·nen *pl anat.* abdominal regions/zones.
Bauch·wand·spal·te *f → Bauchspalte.*
Bauch·was·ser·sucht *f → Aszites.*
Baudelocque: Diameter m B. *gyn.* Baudelocque's diameter, external conjugate, Baudelocque's conjugate.
Bauhin: B.'-Klappe *f anat.* Bauhin's valve, ileocecal valve, ileocolic valve, ileocecal eminence, fallopian valve.
Baumann: B.'-Winkel *m ortho.* Baumann's angle.
Baum·woll·fie·ber *nt pulmo.* byssinosis, brown lung, Monday fever, mill fever, cotton-mill fever, cotton-dust asthma, stripper's asthma.
Baum·woll·pneu·mo·ko·nio·se *f → Baumwollfieber.*
Bayard: B.'-Ekchymosen *pl forens.* Bayard's ecchymosis.
Bayliss: B.-Effekt *m physiol.* Bayliss effect.
Bazex: B.-Syndrom *nt derm.* Bazex's syndrome, paraneoplastic acrokeratosis.
Ba·zill·ämie *f patho.* bacillemia.
ba·zil·lär *adj micro.* bacillary, bacillar, bacilliform.
Ba·zil·len·sep·sis *f patho.* bacillemia.
ba·zil·li·form *adj micro.* rod-shaped, bacillary, bacillar, bacilliform.
Ba·zill·urie *f patho.* bacilluria.
Ba·zil·lus *m micro.* bacillus; *inf.* bug, germ.
Bazin: B.'-Krankheit *f derm.* Bazin's disease.
Ba·zi·tra·zin *nt pharm.* bacitracin.
BB-Typ *m pulmo.* blue bloater.
B cell growth factors *pl abbr.* **BCGF** B-cell growth factors.
BCG-Impfung *f immun.* BCG vaccination.
BCG-Vakzine *f immun.* Bacillus Calmette--Guérin vaccine, Calmette's vaccine, BCG

vaccine, tuberculosis vaccine.

Beals: B.-Syndrom *nt embryo.* Beals' syndrome.

Bean: B.-Syndrom *nt derm.* Bean's syndrome, blue rubber bleb nevus, blue rubber bleb nevus disease, blue rubber bleb nevus syndrome.

Beard: B.-Syndrom *nt patho.* Beard's disease, neurasthenia, nervous exhaustion, nervous prostration, neurasthenic neurosis, fatigue neurosis.

Bearn-Kunkel: B.-K.-Syndrom *nt patho.* Bearn-Kunkel syndrome, Kunkel's syndrome, Bearn-Kunkel-Slater syndrome, lupoid hepatitis.

Bearn-Kunkel-Slater: B.-K.-S.-Syndrom *nt →* *Bearn-Kunkel-Syndrom.*

be·at·men *vt* (**jdn. künstlich b.**) ventilate.

be·at·met *adj* ventilated.

Be·at·mung *f* (artificial) respiration, ventilation.

　assistierte B. assisted respiration.

　intermittierende mandatorische B. intermittent mandatory ventilation.

　kontrollierte B. controlled respiration, controlled ventilation.

　künstliche B. artificial respiration, artificial ventilation.

　mechanische B. mechanical ventilation.

　synchronisierte intermittierende mandatorische B. synchronized intermittent mandatory ventilation.

Be·at·mungs·ge·rät *nt* ventilator, respirator.

Be·cher *m* beaker, goblet, cup; *anat.* chalice.

Be·cher·glas *nt lab.* beaker, glass beaker.

Be·cher·zel·le *f histol.* beaker cell, caliciform cell, chalice cell, goblet cell.

Bechterew: B.-Augenreflex *m neuro.* Bechterew's reflex, Bekhterev's reflex, Bekhterev's sign.

　B.-Hackenreflex *m neuro.* Bechterew's reflex, Bekhterev's reflex, tarsophalangeal reflex, Bekhterev's sign.

　B.-Ischiasphänomen *nt neuro.* Bechterew's test, Bekhterev's test.

　B.-Kern *m anat.* Bekhterev's nucleus, Bechterew's nucleus, rostral vestibular nucleus, superior vestibular nucleus.

　B.-Krankheit *f ortho.* Bekhterev's disease, Bekhterev's arthritis, Bechterew's disease, Marie's disease, Marie-Strümpell disease, Marie-Strümpell syndrome, Marie-Strümpell spondylitis, Strümpell's disease, Strümpell-Marie disease, rheumatoid spondylitis, rhizomelic spondylosis, ankylosing spondylitis, poker back.

　Morbus *m* **B.** *→ B.-Krankheit.*

　B.-Pupillenreflex *m neuro.* paradoxical pupillary phenomenon/reflex, reversed pupillary reflex.

　B.-Reflex *m → B.-Hackenreflex.*

　B.-Symptom *nt neuro.* Bekhterev's sign.

　B.-Syndrom *nt* Bechterew's syndrome, Bekhterev's syndrome.

Bechterew-Strümpell-Marie: B.-S.-M.-Krankheit *f → Bechterew-Krankheit.*

Beck: Gastrotomie *f* **nach B.** *chir.* Beck's gastrotomy.

　B.-Trias *f card.* acute compression triad, Beck's triad.

Becken [k·k] *nt* basin, bowl; basin, reservoir, tank; *anat.* pelvis.

　echtes B. *→ kleines B.*

　falsches B. *→ großes B.*

　großes B. greater pelvis, false pelvis, large pelvis.

　kleines B. lesser pelvis, true pelvis, small pelvis.

Becken·ab·schnitt [k·k] *m anat.* pelvic part.

Becken·ab·szeß [k·k] *m patho.* pelvic abscess.

Becken·ach·se *f* [k·k] *gyn.* axis of pelvis, pelvic axis, plane of pelvic canal.

Becken·aus·gang [k·k] *m* inferior aperture of minor pelvis, inferior pelvic aperture, inferior opening of pelvis, inferior strait, pelvic outlet, inferior pelvic strait.

Becken·aus·gangs·ebe·ne [k·k] *f gyn.* plane of outlet, pelvic plane of outlet.

Becken·aus·guß·stein [k·k] *m urol.* staghorn calculus, coral calculus, pelvic cast calculus.

Becken-Bein-Gipsverband *m ortho.* hip spica cast.

Becken-Bein-Verband *m ortho.* hip spica.

Becken·bo·den·fi·stel [k·k] *f patho.* perineal fistula.

Becken·bruch [k·k] *m otho.* pelvic fracture.

Becken·durch·mes·ser [k·k] *m gyn., anat.* pelvic diameter.

Becken·ebe·ne [k·k] *f* pelvic plane.

Becken·ein·gang [k·k] *m* superior opening of pelvis, superior strait, superior pelvic aperture, brim, pelvic inlet, superior pelvic strait, pelvic brim, superior aperture of minor pelvis.

Becken·ein·gangs·ebe·ne [k·k] *f gyn.* plane of inlet, pelvic plane of inlet.

Becken·ein·ge·wei·de [k·k] *pl* pelvic viscera.

Becken·end·la·ge [k·k] *f abbr.* **BEL** *gyn.* pelvic presentation, breech presentation.

Becken·fas·zie *f* pelvic fascia, hypogastric fascia.

Becken·frak·tur [k·k] *f ortho.* pelvic fracture.

Becken·gang·li·en [k·k] *pl anat.* pelvic ganglia, hypogastric ganglia.

Becken·ge·flecht [k·k] *nt anat.* inferior hypogastric plexus, pelvic plexus.

Becken·gür·tel [k·k] *m anat.* pelvic girdle, girdle of inferior member.

Becken·her·nie [k·k] *f chir.* ischiatic hernia, gluteal hernia, sciatic hernia, ischiocele.

Becken·höh·le [k·k] *f anat.* pelvic cavity; abdominopelvic cavity.

Becken·kamm·punk·ti·on [k·k] *f* iliac crest puncture.

Becken·längs·durch·mes·ser [k·k] *m gyn.*, *anat.* conjugate of pelvis, conjugate diameter of pelvis, conjugate, conjugate diameter.

Becken·lymph·kno·ten [k·k] *pl anat.* pelvic lymph nodes.

Becken·nei·gung [k·k] *f gyn.*, *anat.* pelvic incline, pelvic inclination, angle of pelvis, inclination of pelvis, pelvivertebral angle.

Becken·nie·re [k·k] *f urol.* pelvic kidney.

Becken·osteo·to·mie [k·k] *f ortho.* pelvic osteotomy, innominate osteotomy.

Becken·ple·xus [k·k] *m* inferior hypogastric plexus, pelvic plexus.

Becken·quer·durch·mes·ser [k·k] *m gyn.*, *anat.* transverse diameter of pelvis.

Becken·rand [k·k] *m anat.* pelvic brim.

Becken·rand·frak·tur [k·k] *f ortho.* pelvic fracture.

Becken·ring [k·k] *m* pelvic ring, bony pelvis.

Becken·ring·frak·tur [k·k] *f ortho.* pelvic fracture, fracture of the pelvic ring.

Becken·ring·osteo·to·mie [k·k] *f gyn.*, *chir.* pubiotomy; *ortho.* pelvic osteotomy.

Becken·schau·fel [k·k] *f* wing of ilium, ala of ilium.

Becken·schwe·be [k·k] *f ortho.* pelvic sling.

Becken·so·no·gra·phie [k·k] *f* pelvic sonography, pelvic ultrasonography.

Becken·ve·nen [k·k] *pl* pelvic veins.

Becken·ve·nen·throm·bo·se [k·k] *f* pelvic venous thrombosis.

Becker: B.-Melanose *f derm.* Becker's nevus, pigmented hairy epidermal nevus.
B.-Muskeldystrophie *f neuro.* Becker's (muscular) dystrophy, adult pseudohypertrophic muscular dystrophy.
B.-Nävus *m derm.* Becker's nevus, pigmented hairy epidermal nevus.
B.'-Zeichen *nt ophthal.* Becker's phenomenon/sign.

Beckwith: B.-Syndrom *nt embryo.* Beckwith's syndrome.

Beckwith-Wiedemann: B.-W.-Syndrom *nt embryo.* Beckwith-Wiedemann syndrome, EMG syndrome, exomphalos-macroglossia--gigantism syndrome.

Béclard: B.-Amputation *f ortho.* Béclard's amputation.
B.-Dreieck *nt anat.* Béclard's triangle.
B.-Hernie *f chir.* Béclard's hernia.
B.-Reifezeichen *nt ped.* Béclard's sign.

Bec·lo·me·ta·son *nt pharm.* beclomethasone.

Bec·que·rel *nt abbr.* Bq *phys.* becquerel.

Be·deu·tung *f (Wichtigkeit)* significance, importance. **ohne B.** of no consequences *(für* to), of no importance. **von B. sein** be impor-

tant/significant, of significance/importance.

Be·din·gung *f* **1.** condition, requirement, postulate; *(Voraussetzung)* precondition, presupposition. **unter keiner B.** on no condition. **unter der B., daß** on condition that. **2.** **Bedingungen** *pl (Verhältnisse)* *(a. physiol.)* conditions, circumstances.

Bednar: B.-Aphthen *pl derm.* Bednar's aphthae.

Bednar-Parrot: B.-P.-Pseudoparalyse *f patho.* Parrot's pseudoparalysis, Parrot's disease, syphilitic pseudoparalysis.

be·ein·träch·ti·gen *vt* impair, damage, harm, affect; deteriorate; *(Leistung)* vitiate, reduce; *(Appetit)* reduce; *(Gesundheit)* compromise; *(Sehvermögen)* impair.

Be·ein·träch·ti·gung *f* impairment (of), damage, harm (to); disturbance, interference; *(Leistung)* vitiation, reduction; *(Appetit)* reduction (of, in).

Bee·ren·an·eu·rys·ma *nt patho.* berry aneurysm.

Beet *nt patho.* bed, plaque. **atheromatöses B.** atheromatous plaque.

Be·fall *m epidem.* infestation (with), attack (by).

Be·fin·den *nt* condition, state of health, status.

be·franst *adj histol.* fimbriate, fimbriated.

be·frei·en *vt* free, release, loose, disengage, liberate *(von* from); *(von Schmerzen)* free/relieve s.o. from pain.

Be·frei·ung *f* freeing, release, liberation, disengagement *(von* from); *(von Schmerzen)* relief from pain.

be·frie·di·gen **I** *vt* satisfy, please; *(Hunger)* assuage, satisfy; *(Erwartung)* meet. **II** *vi* be satisfactory. **III** *vr* **sich b.** satisfy o.s. **s. (selbst) b.** masturbate.

Be·frie·di·gung *f* satisfaction, satiation, contentment; *(Hunger)* assuagement.

be·fruch·ten *vt* inseminate, inseminate, impregnate, fecundate.

be·fruch·tet *adj* impregnate, inseminated, impregnated, fecundated; embryonated, embryonate.

Be·fruch·tung *f* impregnation, insemination, semination, fecundation, fertilization, conception.
künstliche B. artificial fecundation, artificial insemination.
künstliche B. mit Spendersperma donor artificial insemination, donor insemination, heterologous insemination.
künstliche B. mit Sperma des Ehemannes homologous artificial insemination, husband artificial insemination, homologous insemination.

Be·fund *m* **1.** result(s *pl*), finding(s *pl*); data *pl*, facts *pl*. **2.** → klinischer B.
ohne B. *abbr.* **o. B.** negative; normal; *Brit.* no

abnormality detected.
klinischer B. clinical sign, clinical finding.
pathologischer B. pathological finding, pathology.
be·gei·ßelt *adj* flagellate, flagellated.
Be·ginn *m* commencement, outset, beginning, start; (*Anfangsstadium*) incipience, incipiency; (*Krankheit*) onset
be·gin·nen *vi* begin, start; (*Schmerzen, Symptome*) come on/upon, open, commence.
Be·gleit·ar·te·rie *f anat.* accompanying artery.
Be·gleit·be·we·gung *f* associated movement.
Be·gleit·er·schei·nung *f clin.* attendant, attendant phenomenon, accessory sign, accessory symptom, concomitance, concomitancy, concomitant, concomitant phenomenon, concomitant symptom, epiphenomenon.
Be·gleit·schie·len *nt ophthal.* muscular strabismus, comitant squint, comitant strabismus, concomitant strabismus.
Be·gleit·sym·ptom *nt* → *Begleiterscheinung.*
Be·gleit·ve·ne *f anat.* companion vein, accompanying vein.
be·grenzt *adj* restricted, limited, confined, localized (*auf* to).
Be·gren·zung *f* demarcation, limiting, delimitation; (*Grenze*) limit, boundary.
Béguez César: B. C.-Anomalie *f hema.* Béguez César disease, Chédiak-Steinbrinck-Higashi anomaly, Chédiak-Steinbrinck-Higashi syndrome, Chédiak-Higashi anomaly, Chédiak--Higashi disease, Chédiak-Higashi syndrome.
be·gut·ach·ten *vt* expertize (*über* on), give an opinion on, give advice about
Be·gut·ach·tung *f* expertise, assessment, examination, survey, inspection.
be·haart *adj* haired, hairy.
Be·haa·rung *f* hair; hairiness.
be·han·deln *vt* treat (*wegen* for, *mit* with); *ortho.* (*Wunde*) dress; (*medikamentös*) medicate; (*ärztlich*) attend to.
Be·hand·lung *f* treatment, attention, attendance, (medical) care; management, therapy; (*medikamentöse*) medication. **in B.** under treatment. **in ärztlicher B. sein** be under medical attention/care, be under the care of a doctor. **s. in ärztliche B. begeben** seek medical attention, see a doctor.
ärztliche B. attendance, attention, medical attendance, medical care, medical treatment.
diätetische B. dietetic treatment, alimentotherapy.
empirische B. empiric treatment.
funktionelle B. functional treatment.
konservative B. conservative treatment.
kurative B. curative treatment.
operative B. operative treatment.
physikalische B. physical treatment.
spezifische B. specific therapy/treatment.

symptomatische B. symptomatic treatment.
systemische B. systemic treatment.
vorbeugende B. preventive treatment, prophylactic treatment, prophylaxis.
Be·hand·lungs·feh·ler *m* (ärztlicher) malpractice, malpraxis.
Be·hand·lungs·zy·klus *m* course (of treatment).
Be·ha·vio·ris·mus *m psycho.* behaviorism, behavioristic psychology.
Be·ha·vio·rist *m psycho.* behaviorist.
be·ha·vio·ri·stisch *adj psycho.* behavioristic, behaviorist, behavioristical.
Behçet: B.-Krankheit *f derm.* Behçet's disease, Behçet's syndrome, cutaneomucouveal syndrome, oculobuccogenital syndrome, uveo-encephalitic syndrome, triple symptom complex.
B.-Syndrom *nt* → *B.-Krankheit.*
be·hin·dern *vt* hinder, handicap, obstruct, impede (*bei* in).
be·hin·dert *adj* incapacitated, handicapped (*durch* with); (*körperlich od. geistig*) disabled.
geistig b. mentally handicapped.
körperlich b. physically handicapped.
mehrfach b. multihandicapped.
Be·hin·der·te *m/f* handicapped person. **die Behinderten** *pl* the handicapped, the disabled.
Be·hin·de·rung *f* 1. (körperliche od. geistige) disability, disablement. 2. hindrance, handicap, obstruction, impediment.
geistige B. mental handicap.
körperliche B. physical handicap.
Behr: B.'-Krankheit *f patho.* Behr's disease.
Behring: B.-Gesetz *nt immun.* Behring's law.
beid·äu·gig *adj* with both eyes, binocular.
beid·hän·dig *adj* with both hands, two-handed, bimanual, ambidextrous.
Beid·hän·dig·keit *f* ambidexterity, ambidextrality, ambidextrism.
beid·oh·rig *adj* with both ears, binaural, binotic.
Beigel: B.'-Krankheit *f derm.* Beigel's disease, white piedra.
Bei·kost *f ped.* beikost, supplementary food.
Bein *nt* 1. *anat.* leg, lower extremity, limb; *embryo.* hindlimb. 2. *anat.* os, bone. 3. (*Hosenbein*) leg.
Bei·nah·rung *f* → *Beikost.*
Bein·am·pu·ta·ti·on *f ortho.* amputation of the leg.
Bein·am·pu·tier·te *m/f* leg-amputee.
Bein·bruch *m ortho.* fracture of the leg, fractured leg.
bein·los *adj* without legs, legless.
Bein·ödem *nt patho.* leg edema.
Bein·pro·the·se *f* artificial leg.
Bein·schmerz *m ortho.* scelalgia, skelalgia, melosalgia.
Bein·ver·kür·zung *f* shortness of the leg. **relati-**

ve B. *ortho.* Galeazzi's sign.
Bei·schlaf *m* copulation, sexual intercourse, sex act, sexual act, coitus, coition, cohabitation.
bei·schla·fen *vt* have sex with s.o., sleep with s.o., have sexual intercourse with.
bei·ßen I *vt* **1.** bite; (*Insekt*) bite; (*nagen*) gnaw (*an* at). **2.** (*brennen*) tingle, bite, sting, burn; (*Kälte*) pinch; (*jucken*) itch. **II** *vi* (*Qualm*) tingle, bite, sting, burn; (*Kälte*) pinch.
bei·ßend *adj fig.* biting, cutting, piercing, caustic, cauterant; (*Kälte*) biting; (*Geruch*) pungent, sharp; (*Schmerz*) gnawing, sharp, stinging.
Bei·zen *nt chir.* cauterization.
bei·zen *vt chir.* cauterize, burn.
Beiz·mit·tel *nt chir.* caustic, cauterant, caustic substance, cautery.
be·jahrt *adj* aged, old, elderly.
Be·jel *f epidem.* bejel, endemic syphilis, nonvenereal syphilis.
be·kämp·fen *vt* fight, struggle, battle (against), combat, control, counteract.
Be·kämp·fung *f* fight, struggle, battle (against), combat, control (of), counteraction.
Békésy: B.-Audiometrie *f* HNO Békésy audiometry.
Dispersionstheorie *f* **nach B.** HNO Békésy's dispersion theory, Békésy's traveling wave theory.
Wanderwellentheorie *f* **nach B.** → *Dispersionstheorie nach B.*
be·kla·gen I *vt* lament, mourn. **II** *vr* **sich b.** complain (*über* of, about).
be·klei·den I *vt* dress, clothe. **II** *vr* **sich b.** dress o.s., clothe o.s.
Be·klei·dung *f* clothing, clothes *pl.*
be·klop·fen *vt* percuss, sound, sound by percussion, tap.
be·kom·men *vt* **1.** acquire, get, receive, obtain, catch, contract. **einen Anfall b.** have a fit. **eine Erkältung b.** catch a cold. **2.** (*entwickeln*) develop, get. **einen Ausschlag b.** come out in a rash. **Fieber b.** develop a fever.
be·kömm·lich *adj* healthy, healthful; (*Nahrung*) digestible; (*Klima*) salubrious, salutary, beneficial.
Bel *nt abbr.* **B** bel.
Be·lag *m* cover, covering, coat, coating; (*Schicht*) layer; (*Ablagerung*) deposit; (*Zunge*) coating, fur; (*Zähne*) film.
Be·last·bar·keit *f* (*physisch, psychisch*) endurance. **mechanische B.** ortho. (*Gelenk*) load-bearing capacity.
Be·last·bar·keits·gren·ze *f physiol.* load-tolerance.
Be·la·stung *f* **1.** weight, load; *physiol., techn., phys.* load. **2.** stress, strain, exertion.
körperliche B. → *physische B.*

mechanische B. mechanical stress.
nervliche B. stress, strain.
physiologische B. physiologic strain.
physische B. physical load, physical strain.
psychische B. psychical load, stress, emotional stress.
seelische B. → *psychische B.*
thermische B. thermal stress.
Be·la·stungs·dys·pnoe *f patho.* dyspnea of exertion, exertional dyspnea, exertional dyspnea.
Be·la·stungs·gren·ze *f physiol.* endurance limit.
Be·la·stungs·pro·be *f physiol.* load test.
Be·la·stungs·re·ak·ti·on *f,* **akute** *psycho.* posttraumatic stress disorder.
Be·la·stungs·schmerz *m* (*Gelenk*) pain on weight bearing.
Be·la·stungs·test *f physiol.* stress test, endurance test; *card.* exercise test.
be·legt *adj* **1.** (*Zunge*) coated, unclean, furred; (*Stimme*) thick, husky. **2.** (*Betten etc.*) occupied, taken, full.
Be·leg·zel·le *f* (*Magen*) parietal cell, border cells, oxyntic cell, acid cell.
be·leibt *adj* corpulent, stout, fat.
Be·leibt·heit *f* corpulence, corpulency, stoutness, bulkiness.
Bell: B.-Lähmung *f neuro.* Bell's palsy, Bell's paralysis, Bell's sign.
B.-Phänomen *nt neuro.* Bell's phenomenon.
B.-Regel *f neuro.* Bell-Magendie law, Bell's law, Magendie's law.
B.-Spasmus *m neuro.* facial spasm, facial tic, Bell's spasm, histrionic spasm, mimic spasm, mimetic convulsion, mimic convulsion, mimic tic, convulsive tic, palmus, prosopospasm.
Bel·la·don·na *f pharm.* banewort, belladonna.
Bel·la·don·na·al·ka·lo·ide *pl pharm.* belladonna alkaloids, belladonna.
Bel·la·don·nin *nt pharm.* belladonnine.
Bell-Dally: B.-D.-Dislokation *f ortho.* Bell-Dally dislocation.
Bell-Magendie: B.-M.-Regel *f neuro.* Bell-Magendie law, Bell's law, Magendie's law.
Bellocq: B.-Röhrchen *nt HNO* Bellocq's tube.
B.-Tamponade *f HNO* Bellocq's technique, Bellocq's procedure.
Be·lo·no·skia·sko·pie *f ophthal.* belonoskiascopy, velonoskiascopy.
be·lüf·ten *vt* aerate, air, ventilate.
Be·lüf·tung *f* aeration, ventilation.
Be·me·grid *nt pharm.* bemegride.
Be·me·ti·zid *nt pharm.* bemetizide.
Be·nac·ty·zin *nt pharm.* benactyzine.
Bence-Jones: B.-J.-Eiweiß *nt patho.* Bence-Jones albumin, Bence-Jones albumose, Bence-Jones protein.
B.-J.-Eiweißkörper *pl patho.* Bence-Jones

bodies, Bence-Jones cylinders.

B.-J.-Eiweißzylinder *pl* → *B.-J.-Eiweißkörper.*

B.-J.-Krankheit *f hema.* Bence-Jones myeloma, L-chain disease/myeloma.

B.-J.-Plasmozytom *nt* → *B.-J.-Krankheit.*

B.-J.-Protein *nt* → *B.-J.-Eiweiß.*

B.-J.-Proteinurie *f patho.* Bence-Jones proteinuria.

B.-J.-Reaktion *f lab.* Bence-Jones reaction.

Ben·dro·flu·me·thia·zid *nt pharm.* bendroflumethiazide, bendrofluazide, benzydroflumethiazide.

Benedikt: B.-Syndrom *nt neuro.* Benedikt's syndrome.

be·nig·ne *adj patho.* benign, benignant.

Be·nig·ni·tät *f patho.* benignancy, benignity.

Béniqué: B.-Sonde *f urol.* Béniqué's sound.

Bennett: B.'-Luxationsfraktur *f ortho.* Bennett's fracture.

be·nom·men *adj* dazed, in a daze; (*schwindelig*) drowsy, dizzy, giddy; (*schwer*) heavy (*von* with); (*leicht*) light-headed; (*schläfrig*) somnolent.

Be·nom·men·heit *f* daze, dazed state/feeling; (*Schwindel*) (unnatural) drowsiness, dizziness, giddiness; (*leichte*) light-headedness; (*schläfrige*) somnolence, somnolentia.

Ben·se·ra·zid *nt pharm.* benserazide.

Benzathin-Benzylpenicillin *nt* penicillin G benzathine.

Benzathin-Penicillin G *nt* penicillin G benzathine.

Benz·bro·ma·ron *nt pharm.* benzbromarone.

Ben·zen *nt* → *Benzol.*

B-Enzephalitis *f, japanische abbr.* JBE Japanese B encephalitis, Russian autumnal encephalitis, summer encephalitis, encephalitis B.

B-Enzephalitis-Virus *nt, japanische micro.* Japanese B encephalitis virus, JBE virus.

Ben·zin *nt* benzine, benzin.

Ben·zo·ca·in *nt pharm.* benzocaine, ethyl aminobenzoate.

Benz·oc·ta·min *nt pharm.* benzoctamine.

Ben·zo·di·aze·pin *nt pharm.* benzodiazepine.

Ben·zol *nt* benzene, benzol, cyclohexatriene.

Ben·zol·he·xa·chlo·rid *nt* benzene hexachloride, gamma-benzene hexachloride, lindane, hexachlorocyclohexane.

Ben·zol·in·to·xi·ka·ti·on *f patho.* benzolism.

Ben·zo·lis·mus *m patho.* benzolism.

Ben·zol·rausch *m patho.* benzolism.

Ben·zo·thia·dia·zin *nt pharm.* benzothiadiazine, benzothiadiazide.

Benz·quin·amid *nt pharm.* benzquinamide.

Benz·thia·zid *nt pharm.* benzthiazide.

Ben·zyd·amin *nt pharm.* benzydamine.

Ben·zyl·pe·ni·cil·lin *nt pharm.* penicillin G, benzyl penicillin, benzylpenicillin, penicillin

II, clemizole penicillin G.

Be·ob·ach·ten *nt* observing, monitoring, observation.

be·ob·ach·ten *vt* observe, watch, monitor; (*genau*) keep a watch on, keep an eye on, keep under observation.

Be·ob·ach·ter *m* observer, watcher.

Be·ob·ach·tung *f* monitoring, observing, observation, finding. **unter B.** halten keep under observation. **unter B. stehen** be under observation.

Bephenium-hydroxy-naphthoat *nt pharm.* bephenium hydroxynaphthoate.

Bérard: B.-Aneurysma *nt patho.* Bérard's aneurysm.

B.'-Band *nt anat.* Bérard's ligament.

Be·ra·tung *f* **1.** advice, counsel, counseling, guidance. **2.** discussion (*über* of), debate (*über* on).

ärztliche B. consultation, medical advice.

genetische B. genetic counseling.

be·rau·schen I *vt* intoxicate, inebriate, make s.o. drunk; (*Droge*) make s.o. euphoric. **II** *vr* **sich b.** become intoxicated, become inebriated, get drunk.

be·rau·schend *adj* inebriant, intoxicant, intoxicating, narcotic.

Ber·be·rin *nt pharm.* berberine.

Be·reich *m* (*örtlich*) area, region; *anat.* area, field, regio, zone; *stat., techn.* range.

be·rei·ten *vt* **1.** prepare; (*Arznei*) make up, prepare. **2.** (*verursachen*) cause; (*Kopfschmerzen*) give; (*Schmerzen*) cause pain.

Be·reit·schaft *f* preparedness, readiness; standby. **in B. sein** be ready/in readiness (*für zu* for), be on stand-by. **in B. halten** hold/have sth. ready/in readiness (*für* for).

Be·reit·schafts·dienst *m* standby duty, standby service.

Be·reit·schafts·po·ten·ti·al *nt physiol.* readiness potential.

Be·reit·schafts·um·satz *m* readiness level of metabolism.

Berg·ar·bei·ter·ny·stag·mus *m* miner's nystagmus.

Berger: Amputation *f* **nach B.** *ortho.* Berger's operation, Berger's interscapular amputation, Berger's method.

B.-Effekt *m neuro.* Berger's effect.

B.-Krankheit *f immun.* Berger's disease, IgA nephropathy, Berger's (focal) glomerulonephritis, focal glomerulonephritis, focal nephritis, IgA glomerulonephritis.

B.-Nephropathie *f* → *B.-Krankheit.*

B.'-Parästhesie *f neuro.* Berger's paresthesia.

B.-Reaktion *f neuro.* Berger's reaction.

B.-Rhythmus *m neuro.* Berger's rhythm, alpha rhythm.

B.-Zeichen *nt ophthal.* Berger's sign, Berger's symptom.

B.-Zelle *f* (*Ovar*) Berger's cell, hilar cell, hilus cell.

B.-Zellentumor *m* *patho.* hilar cell tumor, hilus cell tumor.

B.-Zelltumor *m* → *B.-Zellentumor.*

Bergeron: B.-Krankheit *f* *neuro.* Bergeron's chorea, Bergeron's disease.

Berg·krank·heit *f* *patho.* mountain sickness, Acosta's disease, d'Acosta's disease. **akute B.** Acosta's disease, d'Acosta's disease, altitude sickness, acute mountain sickness.

Bergmann: B.'-Fasern *pl* *histol.* Bergmann's fibers.

B.'-Glia *f* *histol.* Bergmann's glia.

B.'-Stützzellen *pl* *histol.* Bergmann's supporting cells, Bergmann's cells.

Be·ri·be·ri *f* *patho.* beriberi, dietetic neuritis, endemic neuritis, endemic polyneuritis, rice disease.

Berlin: B.-Netzhautödem *nt* *ophthal.* Berlin's edema.

B.-Netzhauttrübung *f* *ophthal.* Berlin's edema.

Berliner-Blau *nt* ferric ferrocyanide, Prussian blue, Berlin blue.

Berliner-Blau-Reaktion *f* Berlin blue reaction, Berlin blue test, Prussian blue stain, Prussian-blue reaction, Prussian blue test, Perls' test, Perls' stain.

Berloque: B.-Dermatitis *f* *derm.* berloque dermatitis, berlock dermatitis, perfume dermatitis.

Bernard: B.-Zuckerstich *m* *patho.* Bernard's puncture, puncture diabetes, piqûre, piqûre diabetes, diabetic puncture.

Bernard-Sergent: B.-S.-Syndrom *nt* *patho.* Bernard-Sergent syndrome.

Bernard-Soulier: B.-S.-Syndrom *nt* *hema.* Bernard-Soulier syndrome, Bernard-Soulier disease, giant platelet disease, giant platelet syndrome.

Bernheim: B.-Formel *f* *physiol.* Bernhardt's formula.

Bernhardt-Roth: B.-R.-Syndrom *nt* *neuro.* Bernhardt's paresthesia, Bernhardt's disease, Bernhardt-Roth syndrome, Bernhardt-Roth disease, Roth's syndrome, Roth's disease, Roth-Bernhardt syndrome, Roth-Bernhardt disease, Rot's syndrome, Rot's disease, Rot-Bernhardt syndrome, Rot-Bernhardt disease.

Bernheim: B.-Syndrom *nt* *card.* Bernheim's syndrome.

ber·sten *vi* burst, crack, blow, rupture, split.

Ber·stungs·bruch *m* *ortho.* (*Wirbelkörper*) burst fracture, tear drop fracture; bursting fracture, tuft fracture.

Bertin: B.'-Säulen *pl* *histol.* renal columns, columns of Bertin, Bertin's columns.

Be·ruf *m* occupation; (*akademisch*) profession; (*handwerklich*) trade; (*Laufbahn*) career;

(*Arbeitsstelle*) job.

be·ruf·lich *adj* occupational, vocational, professional.

Be·rufs·ak·ne *f* *derm.* occupational acne.

Be·rufs·aus·bil·dung *f* vocational training; (*akademisch*) professional training.

be·rufs·be·dingt *adj* occupational.

Be·rufs·ge·heim·nis *nt* professional secrecy, confidentiality. **das B. wahren** observe professional secrecy.

Be·rufs·krank·heit *f* industrial disease, occupational disease.

Be·rufs·ri·si·ko *nt* occupational hazard.

Be·rufs·scha·den *m* occupational injury.

be·rufs·tä·tig *adj* working, employed.

be·rufs·un·fä·hig *adj* unfit to work, unable to work.

Be·rufs·un·fä·hig·keit *f* disability, inability to work.

be·ru·hi·gen I *vt* calm (down), assuage, moderate; (*Säugling*) quiet, quieten; (*Schmerzen*) allay, alleviate, relieve, soothe, still; (*Nerven*) soothe, settle down; (*Magen*) settle. **II** *vr* **sich b.** calm (down), compose o.s., moderate, become quiet; (*Schmerzen*) ease, lessen, subside; (*Magen*) settle down; (*Krise*) ease of; (*Lage*) stabilize.

Be·ru·hi·gung *f* **1.** calming (down), comforting, quietening; assuagement. **2.** (*Schmerzen, Nerven*) soothing; (*Lage*) stabilization.

Be·ru·hi·gungs·mit·tel *nt* *pharm.* sedative agent, sedative, tranqil(l)izer, contrastimulant, opiate, depressant, ataractic, ataraxic, calmative; *inf.* downer, down.

Be·ru·hi·gungs·sprit·ze *f* sedative shot, sedative injection.

Be·rüh·rungs·emp·find·lich·keit *f* tenderness to touch, sensitivity to touch, thigmesthesia.

Be·rüh·rungs·emp·fin·dung *f* tactile sensation, touch sensation.

Be·rüh·rungs·gift *nt* *patho.* contact poison.

Be·rüh·rungs·re·zep·tor *m* pressure receptor.

Be·rüh·rungs·un·emp·find·lich·keit *f* anesthesia, anaesthesia.

Be·ryl·lio·se *f* *patho.* berylliosis, beryllium poisoning.

Be·ryl·li·um *nt* *abbr.* **Be** *chem.* beryllium.

Be·ryl·li·um·gra·nu·lom *nt* *patho.* beryllium granuloma.

Be·ryl·li·um·ver·gif·tung *f* → *Berylliose.*

Be·ryl·lo·se *f* → *Berylliose.*

be·schä·di·gen *vt* damage, do damage to, cause damage to; (*Person*) injure s.o.

Be·schä·di·gung *f* damage (*an* to); (*Person*) injury (of), damage (to).

Be·schäf·ti·gungs·drang *m* *psychia.* ergasiomania.

Be·schäf·ti·gungs·the·ra·peut *m* occupational therapist.

Be·schäf·ti·gungs·the·ra·peu·tin *f* occupational therapist.

Be·schäf·ti·gungs·the·ra·pie *f* ergotherapy, occupational therapy.

be·schal·len *vt* expose to ultrasonic waves, treat with ultrasonic waves, sonicate.

Be·schal·lung *f* ultrasonic therapy, sonication.

be·schei·ni·gen *vt* certify, attest.

Be·schei·ni·gung *f* certificate (*über* of, for), bill. **ärztliche B.** medical certificate.

be·schich·ten *vt* coat (*mit* with).

be·schich·tet *adj* coated (*mit* with).

be·schie·ßen *vt* phys., radiol. (*mit Strahlen*) bombard, irradiate, ray.

Be·schie·ßung *f* phys., radiol. bombardment, irradiation.

be·schir·men *vt* screen, protect, guard, shelter, shield (*vor* from).

be·schleu·ni·gen I *vt* accelerate, quicken, speed up; (*Puls*) accelerate, quicken; (*Entwicklung*) accelerate; (*Krankheitsverlauf*) antedate. **II** *vr* **sich b.** accelerate, quicken, speed up; (*Puls*) accelerate, quicken.

be·schleu·nigt *adj* accelerated; (*Puls*) frequent.

Be·schleu·ni·gung *f* accelerating, speeding-up; (*Puls*) quickening, acceleration

be·schnei·den *vt* cut, cut down, clip, trim, truncate; urol. circumcise.

Be·schnei·dung *f* urol. circumcision, posthetomy, peritomy. **weibliche B.** gyn. female circumcision, pharaonic circumcision, clitoridotomy.

be·schnit·ten *adj* cut, truncated, truncate; urol. circumcised.

be·schränkt *adj, ptp* **1.** limited, restricted, confined (*auf* to). **örtlich b.** localized. **2.** (*geistig*) dull, dense, unintelligent, imperceptive, imperceptient, of limited intelligence.

Be·schränkt·heit *f* **1.** limitedness, restrictedness. **2.** (*geistig*) dullness, density, denseness, unintelligence, imperceptiveness

Be·schwer·de *f* (*meist* **B.n** *pl*) (*körperlich*) discomfort(s *pl*), afflictions *pl*, ailment(s *pl*), trouble. **mit etw. B.n haben** have trouble with sth.

Be·sen·rei·ser·va·ri·zen *pl* skyrocket capillary ectasis, spider-burst.

Be·sin·nung *f* consciousness. **wieder zur B. kommen** recover one's senses.

be·sin·nungs·los *adj* unconscious, senseless, insensible.

Be·sin·nungs·lo·sig·keit *f* unconsciousness, senselessness.

Besnier: Morbus m B. → *Prurigo B.*

Prurigo *f* **B.** derm. Besnier's prurigo, allergic eczema, atopic eczema, neurodermatitis, disseminated neurodermatitis.

Besnier-Boeck-Schaumann: B.-B.-S.-Krankheit *f* patho. Besnier-Boeck disease, Besnier--Boeck-Schaumann syndrome, Besnier--Boeck-Schaumann disease, Boeck's disease,

Boeck's sarcoid, sarcoidosis, benign lympho-granulomatosis, sarcoid, Schaumann's syndrome, Schaumann's disease/sarcoid.

bes·ser I *adj* better (*als* than). **b. werden** change for the better, get better, improve, better, ameliorate. **II** *adv* better. **sich b. fühlen** feel better. **b. aussehen** look better.

bes·sern I *vt* better, improve, make better. **II** *vr* **sich b.** change for the better, get better, improve, better.

Bes·se·rung *f* improvement, recuperation, recovery.

Best: B.'-Krankheit *f* ophthal. Best's macular dystrophy, Best's disease, congenital macular degeneration, vitelliform macular degeneration, vitelline macular degeneration, vitelliform degeneration of Best.

Be·stand·teil *m* constituent, component, part, component, element. **aktiver B.** pharm. active principle.

be·stat·ten *vt* bury, inter; (*verbrennen*) cremate.

Be·stat·tung *f* **1.** burying. **2.** funeral, burial, interment; (*Verbrennung*) cremation.

Be·stat·tungs·in·sti·tut *nt* undertakers *pl*, funeral home, funeral parlor.

Be·steck *nt* chir. instruments *pl*, set of instruments, set, trousse.

be·stim·men *vt* (*Blutgruppe, Gentyp*) type; *lab.*, (*bio*)chem. assay, analyze; mathe. determine, define, calculate.

Be·stim·mung *f* (*Blutgruppe, Gentyp*) typing; *lab.*, (*bio*)chem. assay, analysis; mathe. determination, definition, calculation

qualitative B. qualitative/qualitive analysis, qualitative test, gravimetric analysis.

quantitative B. quantitative/quantitive analysis, quantitative assay, quantification.

be·strah·len *vt* phys., radiol. (*mit Strahlen*) bombard, irradiate; roentgenize, ray, x-ray; (*Laser*) lase.

Be·strah·lung *f* **1.** phys. bombardment, irradiation, radiation. **2.** → *Bestrahlungsbehandlung.*

B. aller Lymphknotengruppen total nodal field, total nodal irradiation.

postoperative B. postoperative irradiation, postoperative radiation.

präoperative B. preoperative irradiation, preoperative radiation.

therapeutische B. therapeutic radiation.

Be·strah·lungs·be·hand·lung *f* radiol. radiation treatment, radiation therapy, irradiation, ray treatment, radiation, radiotherapy, radiotherapeutics *pl*, actinotherapy, actinotherapeutics *pl*.

Be·such *m* visit; (*beim Arzt*) visit, attendance.

be·su·chen *vt* visit, come over/round, pay s.o. a visit, make a call (at the hospital/on sb.); (*Arzt*) visit.

Be·su·cher *m* visitor, caller, guest.
Be·su·che·rin *f* visitor, caller, guest
Beta-Adrenorezeptorenblocker *m* → *Betablocker.*
Be·ta·blocka·de [k·k] *f pharm.* beta blockade, beta-adrenergic blockade.
Be·ta·blocker [k·k] *m pharm.* beta-blocker, beta-adrenergic blocking drug, beta-adrenergic blocking agent, beta-adrenergic receptor blocking agent, beta-blocking drug, beta-blocking agent.
Beta-Endorphin *nt* beta-endorphin.
Beta-Globulin *nt* beta globulin, β-globulin.
glycinreiches B. *abbr.* **GBG** *immun.* factor B, glycine-rich β-glycoprotein.
be·tagt *adj* old, aged, elderly.
Be·ta·hä·mo·ly·se *f micro.* β-hemolysis, beta-hemolysis.
beta-hämolytisch *adj micro.* beta-hemolytic, β-hemolytic.
Be·ta·li·po·pro·te·in *nt* β-lipoprotein, beta-lipoprotein, low-density lipoprotein.
Be·ta·me·tha·son *nt pharm.* betamethasone, betadexamethasone.
Beta₂-Mikroglobulin *nt* beta₂-microglobulin, β₂-microglobulin.
Be·ta·re·zep·to·ren·blocka·de [k·k] *f* → *Betablockade.*
Be·ta·re·zep·to·ren·blocker [k·k] *m* → *Betablocker.*
Be·ta·rhyth·mus *m neuro.* beta rhythm.
Be·ta·strah·len *pl phys.* beta rays, β rays.
Be·ta·strah·lung *f phys.* beta radiation, β radiation, beta rays *pl,* β rays *pl.*
beta-Teilchen *nt phys.* β-particle, beta particle.
be·täu·ben *vt* numb, benumb, deaden, kill, dull, drug, inebriate; anesthetize, narcotize; *inf.* put out. **jdn. örtlich b.** give s.o. a local (anesthetic).
Be·täu·bung *f* **1.** (*Vorgang*) numbing, deadening, killing, drugging, anesthetization, narcotization. **2.** (*Narkose*) anesthesia, narcosis; (*Gefühllosigkeit*) numbness. **örtliche B.** topical/local anesthesia, toponarcosis.
Be·täu·bungs·mit·tel *nt* anesthetic, drug, opiate, narcotic, narcotic agent.
Be·täu·bungs·mit·tel·ab·hän·gi·ge *m/f* narcotic addict.
Be·täu·bungs·mit·tel·sucht *f* narcotic addiction.
Be·täu·bungs·mit·tel·süch·ti·ge *m/f* narcotic addict.
beta-Wellen *pl physiol.* beta waves, β waves.
Beta-Zelladenokarzinom *nt patho.* beta cell adenocarcinoma.
Beta-Zelladenom *nt patho.* beta cell adenoma.
Beta-Zellen *pl* **1.** (*Pankreas*) beta cells (of pancreas), B cells. **2.** (*HVL*) beta cells (of adenohypophysis, B cells, gonadotroph cells, gonadotropes, gonadotrophs.

Beta-Zelltumor *m patho.* beta cell tumor, B cell tumor.
beta-Zerfall *m phys.* beta decay.
Be·ta·zis·mus *m neuro.* betacism.
Be·ta·zol *nt pharm.* gastramine, betazole.
Be·ta·zol·hy·dro·chlo·rid *nt pharm.* betazole hydrochloride, gastramine hydrochloride.
Be·tha·ne·chol *nt pharm.* bethanechol.
be·treu·en *vt* care for, take care of, look after; (*Patient*) nurse, attend to.
Be·treu·ung *f* care (of), looking after; (*Patient*) nursing; guidance.
Be·triebs·psy·cho·lo·gie *f psycho.* industrial psychology.
Be·triebs·stoff·wech·sel *m* functional metabolism.
Be·triebs·un·fall *m* industrial accident, industrial injury, industrial trauma, accident at work.
be·trof·fen *adj* (*a. Krankheit etc.*) affected (*von* by).
be·trun·ken *adj* drunken, intoxicated, inebriated. **b. machen** make drunk, alcoholize, inebriate. **b. werden** get drunk.
Be·trun·ke·ne *m/f* drunk, drunkard, inebriate.
Be·trun·ken·heit *f* inebriation, inebriety, alcohol intoxication, drunkenness.
Bett *nt* bed; *anat.* bed. **das B. hüten** be confined to one's bed, be in bed, keep one's bed.
bet·ten *vt* bed; (*a. histol., techn.*) bed, embed, imbed.
bett·lä·ge·rig *adj* bedfast, bedridden, down, confined to bed, flat on one's back.
Bett·näs·sen *nt* nocturnal enuresis, bedwetting, enuresis.
bett·näs·sen *vt ped.* wet the bed.
Bett·näs·ser *m ped.* bedwetter, enuretic.
Bett·näs·se·rin *f ped.* bedwetter, enuretic.
Bett·ru·he *f* bed rest, rest (in bed). **absolute B. verordnen** place/keep on complete bed rest.
Bett·wan·ze *f micro.* bedbug, cimex, Cimex.
gemeine B. common bedbug, Acanthia lectularia, Cimex lectularius.
tropische B. tropical bedbug, Cimex hemipterus, Cimex rotundatus.
be·tup·fen *vt* (*Stirn*) dab; (*Wunde*) swab.
Betz: B.'-Riesenzellen *pl histol.* giant pyramids, giant pyramidal cells, Betz's cells.
Beu·ge·fehl·stel·lung *f ortho.* (*Gelenk*) flexion deformity.
Beu·ge·kon·trak·tur *f ortho.* (*Gelenk*) flexion contracture.
beu·gen I *vt* **1.** bend, bow, flex. **das Knie/den Kopf b.** bend one's knee/head. **2.** *phys.* diffract; (*Licht*) deflect. **II** *vr* **sich b.** bend, bow.
beu·gend *adj phys.* deflective, diffractive.
Beu·ger *m anat.* flexor, flexor muscle.
Beu·ge·re·flex *m neuro.* flexor reflex, withdrawal reflex.

Beu·ger·seh·ne *f anat.* flexor tendon.
Beu·gung *f* **1.** (*Vorgang*) bending, flexing. **2.** *anat.* flexure, flexura.
Beu·le *f* bump, lump, swelling.
Beu·len·myia·sis *f derm.* dermatobiasis, dermatobial myiasis.
Beu·len·pest *f epidem.* bubonic plague, glandular plague.
Beu·tel *m* bag, pouch, pocket; *anat., bio.* pouch, pocket, sac, bursa, marsupium.
beu·tel·för·mig *adj* pouch-shaped, bag--shaped, pouched.
Beu·tel·ma·gen *m patho.* tobacco pouch stomach.
Bevan: B.-Inzision *f chir.* Bevan's incision.
B.-Pararektalschnitt *m chir.* Bevan's incision.
Bevan-Lewis: B.-L.'-Zellen *pl histol.* Bevan--Lewis cells.
Be·völ·ke·rung *f* population.
Be·völ·ke·rungs·dich·te *f* population density.
Be·völ·ke·rungs·wachs·tum *nt* population growth.
Be·völ·ke·rungs·zahl *f stat.* population, population figure.
be·weg·bar *adj* movable, moveable, mobile.
Be·weg·bar·keit *f* movability, movableness, moveability, moveableness, mobility.
be·we·gen I *vt* move; (*Körper*) exercise; (*Fetus*) quicken. **II** *vr* **sich b.** move; get/take some exercise.
be·weg·lich *adj* **1.** (*a. anat., ortho., techn.*) movable, mobile, flexible, supple; (*gehfähig*) ambulant, ambulatory. **wieder b. machen** mobilize. **2.** (*geistig*) active, flexible, agile, nimble.
Be·weg·lich·keit *f* **1.** (*a. anat., ortho., techn.*) movability, mobility, flexibility, suppleness. **2.** (*geistige*) flexibility, agility, activity (of mind), nimbleness (of mind).
Be·we·gung *f* **1.** movement; (*a. techn.*) motion, movement, kinesis. **in B.** in motion. **2.** *physiol.* locomotion, kinesis; *sport.* exercise. **s. B. verschaffen** take exercise.
Be·we·gungs·ak·ti·vi·tät *f*, **übermäßige →** *Bewegungsunruhe.*
Be·we·gungs·ap·pa·rat *m* locomotorium, musculoskeletal system, locomotor apparatus.
be·we·gungs·arm *adj* akinetic, acinetic.
Be·we·gungs·ar·mut *f neuro.* poverty of movement, hypokinesia, hypocinesia, hypocinesis, hypokinesis, hypomotility, akinesia, akinesis, acinesia.
Be·we·gungs·ein·schrän·kung *f ortho.* loss of motion.
Be·we·gungs·emp·find·lich·keit *f physiol.* movement sensitivity.
Be·we·gungs·emp·fin·dung *f* kinesthesia, kinesthesis.
Be·we·gungs·ener·gie *f phys.* kinetic energy,

energy of motion.
be·we·gungs·fä·hig *adj* mobile; (*gehfähig*) ambulant, ambulatory.
Be·we·gungs·fä·hig·keit *f* mobility.
Be·we·gungs·frei·heit *f* freedom of movement.
Be·we·gungs·frei·raum *m* (*Gelenk*) range of motion, range of movement.
Be·we·gungs·krank·heit *f* kinetosis, kinesia, motion sickness, riders' vertigo.
be·we·gungs·los *adj* motionless, immobile, quiescent, akinetic, acinetic; (*Gesicht*) impassive, unmoved.
Be·we·gungs·lo·sig·keit *f* motionlessness, immobility, akinesia, akinesis, acinesia.
Be·we·gungs·mes·ser *m* kinesimeter, kinesiometer, cinometer.
Be·we·gungs·mu·ster *nt physiol.* movement pattern.
Be·we·gungs·neu·ro·se *f* kinesioneurosis.
Be·we·gungs·per·zep·ti·on *f physiol.* movement perception.
Be·we·gungs·schmerz *m neuro.* (*Muskel*) kinesalgia, kinesialgia, oxycinesia.
Be·we·gungs·sinn *m* sense of movement.
Be·we·gungs·spiel·raum *m →* *Bewegungsfreiraum.*
Be·we·gungs·stö·rung *f* motor disturbance.
Be·we·gungs·the·ra·pie *f* kinesitherapy, kinesiatrics, kinesiotherapy, kinesipathy, kinetotherapy, exercise therapy, physical therapy, therapeutic training, therapeutic exercise, motion therapy, physicotherapeutics *pl*, physicotherapy, physiotherapy, physiatry.
Be·we·gungs·tre·mor *m neuro.* kinetic tremor.
be·we·gungs·un·fä·hig *adj* immobilized, unable to move.
Be·we·gungs·un·ru·he *f psychia.* hyperkinesia, hyperkinesis, hypanacinesia, hypanacinesis, hypanakinesia, hypanakinesis, hyperanacinesia, hyperanacinesis, hyperanakinesia, hyperanakinesis, hyperkinesia, hypercinesis.
Be·we·gungs·ver·lang·sa·mung *f neuro.* bradykinesia, bradicinesia.
Be·we·gungs·wahr·neh·mung *f physiol.* movement perception.
be·wer·ten *vt* estimate, evaluate, value, appraise, grade, assess, rate.
Be·wer·tung *f* estimation, evaluation, valuation, appraisal, grading, assessment, rating.
be·wußt·los *adj* unconscious, insensible, senseless, exanimate.
Be·wußt·lo·sig·keit *f* unconsciousness, insensibility, senselessness, exanimation.
Be·wußt·sein *nt* consciousness; *physiol.* sensorium, perceptorium. **bei B.** (*Patient*) conscious, sensible. **das B. verlieren** lose consciousness; *inf.* black-out. **das B. wiedererlangen** come around, come round/to, regain consciousness. **wieder zu B. bringen** (*Person*) bring around/round/to.

be·wußt·seins·be·ein·träch·tigt *adj neuro.*
somnolent.

Be·wußt·seins·ein·trü·bung *f neuro.* somnolence, somnolency.

Be·wußt·seins·schwel·le *f* threshold of consciousness.

Be·wußt·seins·stö·rung *f neuro.* depression of
consciousness, mental blackout.

Be·wußt·seins·ver·än·de·rung *f neuro.* altera-
tion of consciousness.

Be·wußt·seins·zu·stand *m* (state of)
consciousness.

Be·zie·hung *f* relation (*zu* to, with); relationship.

Be·zie·hungs·wahn *m psychia.* delusion of
reference.

Be·zirk *m* (*a. anat., fig.*) field, area, region.

Be·zo·ar *m patho.* bezoar.

Bezold: B.'-Abszeß *m HNO* Bezold's abscess.

B.-Ganglion *nt anat.* Bezold's ganglion.

B.'-Mastoiditis *f HNO* Bezold's mastoiditis.

B.-Mastoidperforation *f HNO* Bezold's perforation.

B.'-Trias *f HNO* Bezold's triad.

B.'-Zeichen *nt HNO* Bezold's sign, Bezold's
symptom.

Bezold-Jarisch: B.-J.-Reflex *m card.* Bezold-
-Jarisch reflex.

Be·zugs·elek·tro·de *f* reference electrode.

Be·zugs·lö·sung *f* standard solution, stand-
ardized solution, normal solution.

B-Fasern *pl histol.* B fibers.

B-Gedächtniszelle *f immun.* B memory cell.

B-Grippe *f epidem.* influenza B.

Bi·al·bu·min·ämie *f patho.* bisalbuminemia.

Bianchi: B.-Syndrom *nt neuro.* Bianchi's syndrome.

bi·ar·ti·ku·lär *adj* biarticulate, biarticular.

Bi·car·bo·nat *nt* bicarbonate, supercarbonate,
dicarbonate.

Bi·car·bo·nat·ämie *f patho.* bicarbonatemia,
hyperbicarbonatemia.

Bi·car·bo·nat·puf·fer *m physiol.* bicarbonate
buffer.

Bichat: B.-Band *nt anat.* Bichat's band.

B.'-Fettpropf *m anat.* fatty ball of Bichat, fat
body of cheek, adipose body of cheek,
sucking cushion, buccal fat pad, sucking pad,
suctorial pad.

B.'-Wangenfettpropf *m* → *B.'-Fettpfropf.*

Bi·chro·ma·sie *f ophthal.* dichromasy, dichromatism, dichromatopsia, dichromatic vision,
parachromatopsia, parachromatism.

Bi·cu·spi·da·lis *f anat.* left atrioventricular
valve, bicuspid valve, mitral valve.

Bidder: B.-Ganglien *pl histol.* Bidder's ganglia,
Remak's ganglia, sinoatrial ganglia.

Bidder-Remak: B.-R.-Ganglien *pl histol.*
Bidder's ganglia, Remak's ganglia, sinoatrial
ganglia.

Biederman: B.-Zeichen *nt patho.* Biederman's
sign.

Bie·gen *nt* flexure, flex, flexion, flection.

bie·gen I *vt* bend, flex, curve. **II** *vr* **sich b.** bend,
curve.

Bieg·sam·keit *f* flexibility, bendiness, pliabili-
ty, pliancy, limpness; suppleness, ductility,
elasticity.

Bie·gung *f* bend, turn, turning, curve, flection,
inflection; *anat.* flexure.

Bie·gungs·bruch *m ortho.* bending fracture.

Bielschowsky: B.-Phänomen *nt ophthal.*
Bielschowsky's sign, Bielschowsky's phenomenon.

B.-Syndrom *nt ped., neuro.* Jansky-
-Bielschowsky disease, Bielschowsky's disease, Bielschowsky-Jansky disease, late
infantile type of amaurotic idiocy, early juvenile type of cerebral sphingolipidosis.

B.-Zeichen *nt* → *B.-Phänomen.*

Biemond: B.-Syndrom *nt patho.* Biemond's
syndrome.

Biemond-van Bogaert: B.-v. B.-Syndrom *nt*
patho. Biemond's syndrome.

Bie·nen·wa·ben·struk·tur *f histol., radiol.*
honeycomb configuration, honeycomb
appearance.

Bier: B.'-Stauung *f clin.* Bier's method, Bier's
hyperemia.

Unterschenkelamputation *f* **nach B.** *ortho.*
Bier's amputation, Bier's operation.

Bier·herz *nt card.* beer heart.

Biermer: B.-Anämie *f hema.* Biermer's disease,
Addison-Biermer disease, Addison's anemia,
Addison-Biermer anemia, addisonian
anemia, Biermer's anemia, Biermer-Ehrlich
anemia, cytogenic anemia, malignant
anemia, pernicious anemia.

B.-Schallwechsel *m pulmo.* Gerhardt's phenomenon, change of sound, Gerhardt's sign,
Biermer's sign.

Biernacki: B.-Zeichen *nt neuro.* Biernacki's
sign.

bi·fo·kal *adj* bifocal.

Bi·fo·kal·lin·se *f ophthal.* bifocal lens, bifocal.

Bi·fo·kal·stär·ken·bril·le *f ophthal.* bifocals *pl,*
bifocal glasses *pl.*

Bi·fur·ca·tio *f anat.* bifurcation, forking.

B. aortae bifurcation of aorta.

B. carotidis carotid bifurcation.

B. tracheae/trachealis bifurcation of trachea.

B. trunci pulmonalis bifurcation of pulmonary trunk.

Bi·fur·ka·ti·ons·pro·the·se *f chir.* bifurcated
prosthesis, bifurcation prosthesis.

Bigelow: B.'-Band *nt anat.* iliofemoral ligament, Bertin's ligament, Bigelow's ligament,
superior coccygeal ligament, hypsiloid ligament, Y-shaped ligament.

Litholapaxie *f* **nach B.** *urol.* Bigelow's lithol-

apaxy, Bigelow's operation.
B.-Septum *nt anat.* Bigelow's septum.
Bi·ge·mi·nie *f card.* bigeminy, bigemini, twinning, pairing.
Bi·ge·mi·nus *m card.* bigeminus, bigeminal pulse, coupled beat, paired beat, coupled pulse, coupled rhythm.
Bi·ge·mi·nus·puls *m* → *Bigeminus.*
Bi·ge·mi·nus·rhyth·mus *m* → *Bigeminus.*
bi·kap·su·lär *adj* bicapsular.
Bi·kar·bo·nat *nt* dicarbonate, bicarbonate, supercarbonate.
Bi·kar·bo·nat·ämie *f patho.* bicarbonatemia, hyperbicarbonatemia.
Bi·kar·bo·nat·puf·fer *m physiol.* bicarbonate buffer.
bi·klo·nal *adj* biclonal.
bi·kon·kav *adj phys.* biconcave, convavoconcave.
Bi·kon·kav·lin·se *f phys.* concavoconcave lens, biconcave lens.
Bi·kon·trast·me·tho·de *f radiol.* double-contrast radiography, mucosal relief radiography; double-contrast barium technique, air-contrast barium enema.
bi·kon·vex *adj phys.* lenticular, biconvex, convexoconvex.
Bi·kon·vex·lin·se *f phys.* biconvex lens.
bi·ku·spi·dal *adj* bicuspid, bicuspidate.
Bi·ku·spi·da·lis *f anat.* left atrioventricular valve, bicuspid valve, mitral valve.
Bi·la·te·ral·sym·me·trie *f* bilateralism, bilateral symmetry.
Bild *nt* picture; photo, photograph, picture, image; *phys., mathe., opt.* image; (*Buch*) illustration; (*Zeichnung*) drawing.
Bild·ent·ste·hung *f physiol.* image formation.
Bild·kon·trast *m radiol.* contrast.
Bild·punkt *m radiol.* pixel.
Bild·schär·fe *f* definition, image definition, clearness.
Bild·schirm *m* screen.
Bild·ver·stär·ker *m radiol.* image intensifier.
Bil·har·zia *f micro.* blood fluke, bilharzia worm, schistosome, Schistosoma, Schistosomum, Bilharzia.
Bil·har·zia·se *f* → *Bilharziose.*
Bil·har·zio·se *f epidem.* bilharziasis, bilharziosis, schistosomiasis, hemic distomiasis, snail fever. **japanische B.** Japanese schistosomiasis, Asiatic schistosomiasis, Eastern schistosomiasis, Kinkiang fever, Hankow fever, Schistosomiasis japonica, kabure, Oriental schistosomiasis, urticarial fever, Yangtze Valley fever.
bi·li·är *adj* biliary, bilious.
bi·li·gen *adj* bile-producing, biligenic, biligenetic.
Bi·li·ge·ne·se *f* bile production, biligenesis.
Bi·lin *nt* bilin, biline.

bi·lio·di·ge·stiv *adj* bilidigestive, biliary-enteric, biliary-intestinal.
bi·lio·in·te·sti·nal *adj* → *biliodigestiv.*
Bi·li·rha·chie *f patho.* bilirachia, bilirhachia.
Bi·li·ru·bin *nt* bilirubin.
 direktes B. conjugated/direct bilirubin.
 freies B. → *indirektes B.*
 gepaartes B. → *direktes B.*
 indirektes B. free/indirect/unconjugated bilirubin.
 konjugiertes B. → *direktes B.*
 unkonjugiertes B. → *indirektes B.*
Bi·li·ru·bin·ämie *f* bilirubinemia.
Bi·li·ru·bi·nat *nt* bilirubinate.
Bi·li·ru·bin·en·ce·pha·lo·pa·thie *f ped.* bilirubin encephalopathy, biliary encephalopathy, nuclear jaundice, nucleus icterus, Schmorl's jaundice, kernicterus.
Bi·li·ru·bin·kalk·stein *m patho.* bilirubin-calcium calculus.
Bi·li·ru·bin·urie *f patho.* bilirubinuria.
Bi·li·ver·din *nt* biliverdin, biliverdinic acid, verdine, dehydrobilirubin, choleverdin, biliverdine, uteroverdine.
Bi·li·xan·thin *nt* choletelin, bilixanthin, bilixanthine.
Bi·li·zya·nin *nt* cholecyanin, cholocyanin, bilicyanin.
Billroth: B.-I-Magenresektion *f chir.* Billroth's operation I.
 B.-II-Magenresektion *f chir.* Billroth's operation II.
 B.-Syndrom *nt patho.* Billroth hypertrophy, idiopathic benign hypertrophy of pylorus.
bi·lo·bär *adj* bilobate, bilobed.
bi·lo·bu·lär *adj* bilobular, bilobulate.
bi·mal·leo·lär *adj* bimalleolar.
bi·ma·nu·ell *adj* with both hands, bimanual.
bi·ma·xil·lär *adj* bimaxillary.
Bimberg: B.-Schleife *f gyn.* Bimberg bow.
B-Immunoblast *m immun.* B immunoblast.
bi·mo·dal *adj* bimodal.
bi·mo·le·ku·lar *adj chem.* bimolecular.
Bims·stein·lun·ge *f pulmo.* pumice lung, metastatic pulmonary calcinosis, tuffa lung.
bin·au·ral *adj* binaural, binotic.
Bin·de *f* 1. bandage; (*Umschlag*) swathe; (*Stauungsbinde*) tourniquet; (*Stützbinde*) support. 2. *hyg.* (*Damenbinde*) napkin, sanitary napkin/pad, menstrual towel. 3. (*Augenbinde*) bandage. **elastische B.** elastic bandage.
Bin·de·ge·we·be *nt histol.* connective tissue, tela, phoroplast.
 elastisches B. elastic tissue, elastica.
 interstitielles B. interstitial tissue, interstitial connective tissue.
 lockeres B. areolar connective tissue, loose (fibrous) connective tissue, areolar tissue.
 retikuläres B. reticular connective tissue, reticulum, reticular tissue, reticulated tissue,

retiform tissue.
straffes B. dense (fibrous) connective tissue, fibrous tissue.
Bin·de·ge·webs·er·kran·kung *f* desmosis, connective tissue disease.
Bin·de·ge·webs·ge·schwulst *f patho.* **1.** → *Bindegewebstumor.* **2.** fibroma, fibroid tumor, fibroplastic tumor, fibroid, fibroblastoma.
Bin·de·ge·webs·hül·le *f anat.* connective tissue tunic.
Bin·de·ge·webs·kap·sel *f* fibrous coat, fibrous tunic, connective tissue capsule.
Bin·de·ge·webs·mas·sa·ge *f* connective tissue massage.
Bin·de·ge·webs·mem·bran *f* connective tissue membrane.
Bin·de·ge·webs·nar·be *f patho.* connective tissue scar.
Bin·de·ge·webs·nä·vus *m derm.* connective tissue nevus.
Bin·de·ge·webs·schä·del *m embryo.* membranous neurocranium, desmocranium.
Bin·de·ge·webs·schei·de *f histol.* connective tissue sheath.
Bin·de·ge·webs·schwie·le *f patho.* connective tissue scar.
Bin·de·ge·webs·tu·mor *m patho.* connective tissue tumor, desmoneoplasm, mesocytoma, histioid tumor.
Bin·de·ge·webs·zel·le *f histol.* connective tissue cell, phorocyte, fibrocyte.
Bin·de·haut *f anat.* conjunctiva.
B. des Augapfels ocular conjunctiva, bulbar conjunctiva.
B. des Lids palpebral conjunctiva.
Bin·de·haut·ab·strich *m ophthal.* conjunctival swab.
Bin·de·haut·ent·zün·dung *f ophthal.* conjunctivitis, synaphymenitis, syndesmitis, blennophthalmia.
Bin·de·haut·ka·tarrh *m ophthal.* catarrhal conjunctivitis.
Bin·de·haut·krupp *m ophthal.* pseudomembranous conjunctivitis, croupous conjunctivitis.
Bin·de·haut·ödem *nt ophthal.* conjunctival edema.
Bin·de·haut·pla·stik *f ophthal.* conjunctivoplasty, conjunctiviplasty.
Bin·de·haut·sack *m* conjunctival sac.
Bin·de·haut·tu·mor *m ophthal.* conjunctivoma.
Bin·de·haut·ve·nen *pl* conjunctival veins.
bin·den I *vt chem.* bind, adsorb, bond; *phys.* absorb. **II** *vi chem., techn.* bind, bond.
Bin·dung *f* **1.** *fig.* bond, tie (*an* with); *psycho.* fixation. **2.** *chem., techn.* bond; linkage (*an* to).
chemische B. chemical bond.
elektrovalente B. → *ionogene B.*
energiereiche B. high-energy bond, high-energy linkage, energy-rich bond, energy-rich linkage.
heteropolare B. → *ionogene B.*
hydrophobe B. hydrophobic bond.
ionogene B. ionic bond, ionic linkage.
kooperative B. cooperative bond.
kovalente B. covalent bond.
ungesättigte B. unsaturated bond.
Bin·dungs·as·say *m* → *Bindungstest.*
Bin·dungs·ener·gie *f chem.* binding energy, bond energy.
Bin·dungs·test *m lab.* binding assay. **kompetitiver B.** saturation analysis, competitive binding assay, displacement analysis.
Binet: B.-Skala *f psycho.* Binet's scale.
Binet-Simon: B.-S.-Methode *f psycho.* Binet's test, Binet-Simon test.
B.-S.-Skala *f psycho.* Binet-Simon scale.
B.-S.-Test *m* → *B.-S.-Methode.*
Bing: B.-Reflex *m neuro.* Bing's reflex.
Bing-Horton: B.-H.-Neuralgie *f* → *B.-H.-Syndrom.*
B.-H.-Syndrom *nt neuro.* Horton's disease, Horton's cephalgia, Horton's syndrome, Harris' migrainous neuralgia, erythroprosopalgia, histamine headache, histamine cephalalgia, migrainous neuralgia, cluster headache.
Bin·nen·mus·keln *pl* intrinsic muscles.
Bin·nen·mus·ku·la·tur *f* intrinsic muscles *pl.*
Bin·nen·pa·ra·sit *m micro.* internal parasite, endoparasite, endosite, entoparasite, entorganism.
Bin·nen·schma·rot·zer *m* → *Binnenparasit.*
bin·oku·lär *adj* with both eyes, binocular.
Bin·oku·lar·mi·kro·skop *nt* binocular microscope, binocular, binoculars *pl.*
bin·otisch *adj* binaural, binotic.
bin·ovu·lär *adj* binovular, diovular.
Binswanger: B.-Enzephalopathie *f neuro.* Binswanger's encephalopathy, Binswanger's encephalitis, Binswanger's dementia, Binswanger's disease, chronic subcortical encephalitis, subcortical arteriosclerotic encephalopathy.
bio·ak·tiv *adj* bioactive.
Bio·ak·ti·vi·tät *f* bioactivity.
Bio·amin *nt* bioamine, biogenic amine.
bio·amin·erg *adj* bioaminergic.
Bio·as·say *m* bioassay, biological assay.
Bio·che·mie *f* biochemistry, physiochemistry, biological chemistry, metabolic chemistry, physiological chemistry.
bio·che·misch *adj* biochemical, biochemic, physiochemical, chemicobiological.
Bio·dy·na·mik *f* biodynamics *pl.*
bio·dy·na·misch *adj* biodynamic, biodynamical.
bio·elek·trisch *adj* bioelectric, bioelectrical.
Bio·ele·ment *nt* bioelement.

Bio·en·gi·nee·ring *nt* bioengineering, biological engineering.
Bio·feed·back *nt* biofeedback.
bio·gen *adj* biogenic, biogenous.
Bio·ge·ne·se *f* biogenesis, biogeny.
bio·ge·ne·tisch *adj* biogenetic, biogenetical.
Bio·im·plan·tat *nt chir.* bioimplant.
Bio·ki·ne·tik *f* biokinetics *pl.*
bio·ki·ne·tisch *adj* biokinetic.
bio·kom·pa·ti·bel *adj* biocompatible.
Bio·kom·pa·ti·bi·li·tät *f* biocompatibility.
Bio·lo·gie *f* biology.
bio·lo·gisch *adj* biological, biologic.
biologisch-medizinisch *adj* biomedical.
Bio·ly·se *f* biolysis.
bio·ly·tisch *adj* biolytic.
Bio·mas·se *f* biomass.
Bio·mas·sen·kon·zen·tra·ti·on *f* biomass concentration.
Bio·ma·te·ri·al *nt* biomaterial.
Bio·ma·the·ma·tik *f* biomathematics *pl.*
bio·ma·the·ma·tisch *adj* biomathematical.
Bio·me·cha·nik *f* biomechanics *pl.*
bio·me·cha·nisch *adj* biomechanical.
Bio·me·di·zin *f* biomedicine.
bio·me·di·zi·nisch *adj* biomedical.
Bio·mem·bran *f* biomembrane.
Bio·mi·kro·skop *nt* biomicroscope.
Bio·mo·le·kül *nt* biomolecule.
Bio·mo·tor *m* biomotor.
Bio·öko·lo·gie *f* bioecology.
bio·öko·lo·gisch *adj* bioecologic, bioecological.
Bio·phy·sik *f* biophysics *pl.*
bio·phy·si·ka·lisch *adj* biophysical.
Bio·phy·sio·lo·gie *f* biophysiology.
Bio·pro·the·se *f chir.* bioprosthesis.
Bi·op·sie *f clin.* biopsy.
Bi·op·sie·na·del *f* biopsy needle.
bi·op·sie·ren *vt* biopsy.
Bi·op·sie·son·de *f* bioptome.
Bi·op·sie·stan·ze *f* biopsy trephine.
Bi·op·sie·zan·ge *f* biopsy forceps, biopsy specimen forceps.
bi·op·tisch *adj* bioptic.
Bi·op·tom *nt* bioptome.
bi·or·bi·tal *adj* biorbital.
Biörck-Thorson: B.-T.-Syndrom *nt patho.* carcinoid syndrome, argentaffinoma syndrome, malignant carcinoid syndrome, metastatic carcinoid syndrome.
bio·rhyth·misch *adj* biorhythmic.
Bio·rhyth·mus *m* biorhythm, biological rhythm, body rhythm.
Bio·syn·the·se *f* biosynthesis.
bio·syn·the·tisch *adj* biosynthetic.
Bio·sy·stem *nt* biological system.
Biot: B.'-Atmung *f patho.* Biot's respiration, Biot's breathing.
Bio·tech·nik *f* biological engineering, bioen-gineering.
Bio·te·le·me·trie *f* biotelemetry, radiotelemetry.
Bio·tin *nt* biotin, bios, vitamin H, anti-egg white factor.
Bio·top *m/nt* biotope.
Bio·to·xi·ko·lo·gie *f* biotoxicology.
Bio·typ *m* biotype, biovar.
Bio·var *m* biotype, biovar.
Bio·ver·füg·bar·keit *f pharm.* bioavailability.
Bio·zid *nt* biocide; pesticide.
bio·zid *adj* biocidal.
Bio·zy·klus *m* biocycle.
bi·pa·ren·tal *adj* biparental.
bi·pa·rie·tal *adj* biparietal.
Bi·pe·ri·den *nt pharm.* biperiden.
Bi·phe·nyl *nt* biphenyl, diphenyl. **polychloriertes B.** *abbr.* **PCB** polychlorinated biphenyl.
bi·po·lar *adj* bipolar, dipolar.
Birbeck: B.-Granula *pl histol.* Birbeck's granules, Langerhans' granules, vermiform granules.
Bird: B.-Zeichen *nt pulmo.* Bird's sign.
Birkett: B.-Hernie *f ortho.* Birkett's hernia, synovial hernia.
Bi·sa·co·dyl *nt pharm.* bisacodyl.
Bis·al·bu·min·ämie *f patho.* bisalbuminemia.
Bi·se·xua·li·tät *f embryo.* bisexuality; (*Sexualität*) bisexuality.
bi·se·xu·ell *adj embryo.* bisexual, ambisexual, ambisextrous, ambosexual; (*Sexualität*) bisexual.
Biß *m* 1. (*Tier*) bite, morsus. 2. *dent.* bite, oc·clusion.
Bis·sen *m* bite, bolus, alimentary bolus.
Biß·wun·de *f* bite, morsus.
Bi·stou·ri *m/nt chir.* bistoury.
Bi·tol·te·rol *nt pharm.* bitolterol.
Bitot: B.'-Flecken *pl ophthal.* Bitot's patches/spots.
bi·tro·chan·tär *adj* bitrochanteric.
Bi·va·lent *nt genet.* bivalent.
bi·va·lent *adj* 1. *chem.* bivalent, divalent. 2. *genet.* bivalent.
Bi·va·lenz *f chem., genet.* bivalence.
bi·ven·tri·ku·lär *adj* (*Herz*) biventricular.
bi·zel·lu·lär *adj histol.* bicellular.
Bi·zeps *m* (**brachii**) *anat.* biceps brachii (muscle), biceps muscle of arm. **B. femoris** biceps femoris (muscle), biceps muscle of thigh.
Bi·zeps·apo·neu·ro·se *f anat.* bicipital aponeurosis, bicipital fascia.
Bizeps-Femoris-Reflex *m neuro.* biceps femoris reflex.
Bi·zeps·kopf *m anat.* head of biceps brachii muscle.
Bi·zeps·re·flex *m neuro.* biceps reflex, biceps jerk.
Bi·zeps·rin·ne *f anat.* bicipital sulcus, bicipital

groove, bicipital fissure.

Bi·zeps·seh·nen·re·flex *m abbr.* **BSR** *physiol.* biceps jerk, biceps reflex.

Bjerrum: B.-Schirm *m ophthal.* Bjerrum screen, tangent screen.

B.-Skotom *nt ophthal.* Bjerrum's scotoma, Bjerrum's sign, sickle scotoma.

B.-Zeichen *nt → B.-Skotom.*

Björk-Schiley: B.-S.-Prothese *f HTG* Björk--Schiley valve.

B-Kette *f (Insulin)* B chain, phenylalanyl chain.

BK-mole-Syndrom *nt derm.* B-K mole syndrome.

BK-Naevussyndrom *nt derm.* B-K mole syndrome.

Blackfan-Diamond: B.-D.-Anämie *f hema.* Blackfan-Diamond anemia, Blackfan--Diamond syndrome, Diamond-Blackfan syndrome, congenital hypoplastic anemia, chronic congenital aregenerative anemia, pure red cell anemia, pure red cell aplasia.

B.-D.-Syndrom *nt → B.-D.-Anämie.*

Black·out *m/nt neuro.* blackout.

blä·hen I *vt* swell, bulge, distend, puff, puff up. **II** *vi* cause/produce flatulence. **III** *vr* **sich b.** distend, swell, swell out, swell up, puff, puff out, puff up, balloon.

Bläh·sucht *f* meteorism, flatulence.

Blä·hung *f* distension, distention, gas, flatulence, flatulency, flatus, wind.

Blä·hun·gen *pl → Blähung.*

Blalock-Hanlon: B.-H.-Operation *f HTG* Blalock-Hanlon operation.

Blalock-Taussig: B.-T.-Anastomose *f HTG* Blalock-Taussig operation, Blalock-Taussig anastomosis.

Blandin: B.'-Ganglion *nt anat.* Blandin's ganglion, submandibular ganglion, lesser ganglion of Meckel, submaxillary ganglion.

Blandin-Nuhn: B.-N.'-Drüse *f anat.* Blandin's gland, Blandin-Nuhn's gland, Nuhn's gland, anterior lingual gland, apical gland of tongue, Bauhin's gland.

Bläs·chen *nt* **1.** *anat.* vesicle, vesicula. **2.** *patho.* bladder, bleb, small blister, bubble.

Bläs·chen·at·men *nt clin.* vesicular breath sounds *pl*, vesicular breathing, vesicular murmur, vesicular respiration.

Bläs·chen·drü·se *f anat.* seminal vesicle, seminal gland, vesicular gland, gonecyst, gonecystis, seminal capsule, spermatocyst.

Bläs·chen·fol·li·kel *pl embryo.* graafian follicles, tertiary ovarian follicles, vesicular ovarian follicles, tertiary follicles, vesicular follicles.

bläs·chen·för·mig *adj* vesicular, vesiculiform.

Bla·se *f* **1.** *anat.* bladder, vesicle, cystis, vesica. **2.** *anat.* (*Harnblase*) urinary bladder, bladder, urocyst, urocystis. **die B. entleeren** urinate, empty the bladder. **3.** *derm.*, *patho.* bladder,

bleb, blister, bulla. **mit B.n bedeckt** blistered. **4.** bubble.

atonische B. *urol.* atonic bladder.

autonome B. *urol.* autonomous bladder, autonomic bladder, denervated bladder, nonreflex bladder.

neurogene B. *urol.* neurogenic bladder.

Bla·sen·an·hef·tung *f urol.* vesicofixation, cystopexy.

Bla·sen·ar·te·rie *f* vesical artery.

bla·sen·ar·tig *adj histol.* bladder-like, bubbly, bladdery; (*großblasig*) bullous; (*kleinblasig*) vesicular, vesiculate, vesiculated.

Bla·sen·ato·nie *f urol.* atonic bladder, bladder atony.

Bla·sen·atro·phie *f urol.* cystatrophia.

Bla·sen·band·wurm *m micro.* hydatid tapeworm, dog tapeworm, Taenia echinococcus, Echinococcus granulosus.

Bla·sen·bil·dung *f patho.* blistering, bubble, vesication, vesiculation.

Bla·sen·bil·har·zio·se *f patho.* vesical schistosomiasis, endemic hematuria, urinary schistosomiasis, genitourinary schistosomiasis.

Bla·sen·blu·tung *f urol.* cystorrhagia, cystirrhagia.

Bla·sen·bruch *m urol.* cystic hernia, vesical hernia, vesicocele, cystocele.

Blasen-Damm-Fistel *f patho.* vesicoperineal fistula.

Blasen-Darm-Fistel *f urol.* cystoenteric anastomosis; *patho.* vesicointestinal fistula.

Bla·sen·deh·nung *f → Blasendilatation.*

Bla·sen·di·la·ta·ti·on *f urol.* bladder dilatation, cystectasy, cystectasia.

Bla·sen·di·ver·ti·kel *nt urol.* bladder diverticulum, vesical diverticulum, cystodiverticulum.

Bla·sen·drei·eck *nt anat.* Lieutaud's body, Lieutaud's triangle, Lieutaud's trigone, trigone of bladder, vesical triangle, vesical trigone.

Bla·sen·ek·stro·phie *f → Blasenexstrophie.*

Blasen-Enddarm-Fistel *f urol.* cystoproctostomy, cystorectostomy, vesicorectostomy; *patho.* vesicorectal fistula.

Bla·sen·ent·fer·nung *f urol.* cystectomy.

Bla·sen·ent·lee·rung *f* bladder emptying, bladder evacuation, miction, micturition.

Bla·sen·ent·lee·rungs·re·flex *m physiol.* bladder evacuation reflex, bladder reflex, vesical reflex, micturition reflex, urinary reflex.

Bla·sen·ent·lee·rungs·stö·rung *f urol.* disturbance of micturition.

Bla·sen·ent·zün·dung *f urol.* bladder inflammation, urocystitis, cystitis.

Bla·sen·er·wei·te·rung *f urol.* bladder dilatation, cystectasy, cystectasia.

Bla·sen·ex·stro·phie *f urol.* exstrophy of bladder, bladder exstrophy.

Bla·sen·fi·stel *f urol., patho.* vesical fistula.
Bla·sen·fi·ste·lung *f urol.* cystostomy, vesicostomy.
bla·sen·för·mig *adj* bladder-like, cystiform, bubbly, vesiculiform.
Bla·sen·fun·dus *m* → *Blasenspitze.*
Bla·sen·gal·le *f chir.* cystic bile, gall bladder bile.
Blasen-Gebärmutter-Fistel *f patho.* uterovesical fistula, vesicouterine fistula.
Bla·sen·grieß·ab·gang *m urol.* lithuresis.
Bla·sen·grund *m* → *Blasenspitze.*
Bla·sen·hals *m anat.* bladder neck, neck of bladder.
Bla·sen·hals·ade·nom *nt* prostatic adenoma, adenomatous prostatic hypertrophy, benign prostatic hypertrophy, nodular prostatic hypertrophy.
Bla·sen·hals·ent·zün·dung *f urol.* cystauchenitis, trachelocystitis.
Bla·sen·hals·in·zi·si·on *f urol.* cystauchenotomy, cystidotrachelotomy, cystotrachelotomy.
Bla·sen·hals·ob·struk·ti·on *f urol.* bladder outlet obstruction.
Blasen-Harnröhren-Winkel *m urol.* vesicourethral angle.
Bla·sen·her·nie *f urol.* cystic hernia, vesical hernia, cystocele, vesicocele.
Bla·sen·hirn *nt patho.* vesicular brain, hydranencephaly.
Bla·sen·ka·tarrh *m urol.* catarrhal cystitis.
Bla·sen·ka·the·ter *m* urinary catheter.
Bla·sen·knor·pel *m histol.* vesicular cartilage.
Blasen-Kolon-Fistel *f urol.* vesicocolic fistula, colovesical fistula, cystocolostomy.
Bla·sen·kör·per *m anat.* body of (urinary) bladder.
Bla·sen·krampf *m neuro.* cystospasm.
Bla·sen·krebs *m patho.* bladder carcinoma, urinary bladder carcinoma.
Bla·sen·läh·mung *f* cystoplegia, cystoparalysis.
Bla·sen·lap·pen *m urol.* bladder flap.
Bla·sen·mo·le *f gyn.* vesicular mole, cystic mole, hydatid mole, hydatidiform mole. **destruierende B.** invasive mole, metastasizing mole, malignant mole.
Blasen-Nabel-Fistel *f patho.* vesicoumbilical fistula.
Bla·sen·naht *f urol.* cystorrhaphy.
Bla·sen·neur·al·gie *f urol.* cystoneuralgia, cystalgia.
Bla·sen·pa·pil·lom *nt urol.* urinary bladder papilloma, bladder papilloma.
Bla·sen·pär·chen·egel *m micro.* vesicular blood fluke, Distoma haematobium, Schistosoma haematobium.
Bla·sen·pla·stik *f urol.* cystoplasty.
Blasen-Rektum-Fistel *f* **1.** *urol.* cystoproctos

tomy, cystorectostomy, vesicorectostomy. **2.** *patho.* vesicorectal fistula.
Bla·sen·schä·di·gung *f urol.* bladder injury, bladder trauma.
Blasen-Scheiden-Fistel *f patho.* vaginovesical fistula, vesicovaginal fistula.
Bla·sen·schleim·haut *f histol.* mucosa of urinary bladder, mucosa of bladder, mucous membrane of urinary bladder.
Bla·sen·schließ·mus·kel *m* **(unwillkürlicher)** involuntary vesical sphincter.
Bla·sen·schmerz *m urol.* cystodynia, cystalgia.
Bla·sen·schnitt *m urol.* vesicotomy, cystotomy, lithotomy, lithectomy.
Blasen-Sigma-Fistel *f urol.* vesicosigmoidostomy.
Bla·sen·spal·te *f embryo.* cystoschisis, schistocystis.
Bla·sen·spie·gel *m urol.* cystoscope, lithoscope.
Bla·sen·spie·ge·lung *f urol.* cystoscopy.
Bla·sen·spit·ze *f anat.* fundus of bladder, base of bladder, infundibulum of urinary bladder, vortex of urinary bladder.
Bla·sen·sprit·ze *f* bladder syringe.
Bla·sen·sprung *m gyn.* amniorrhexis.
Bla·sen·spü·lung *f* lavage of the bladder, vesicoclysis.
Bla·sen·stein *m urol.* bladder calculus, vesical calculus, cystolith.
Bla·sen·stein·lei·den *nt urol.* cystolithiasis, vesicolithiasis.
Bla·sen·stein·schnitt *m urol.* vesical lithotomy, lithotomy, lithectomy, lithocystotomy, cystolithectomy, cystolithotomy.
Bla·sen·sucht *f derm.* pemphigus.
bla·sen·trei·bend *adj* vesicant, vesicatory.
Bla·sen·tu·ber·ku·lo·se *f urol.* bladder tuberculosis, cystophthisis.
Bla·sen·über·deh·nung *f urol.* bladder dilatation, cystectasy, cystectasia.
Bla·sen·ve·nen *pl* vesical veins.
Bla·sen·ver·let·zung *f urol.* bladder injury, bladder trauma.
Bla·sen·vor·fall *m* → *Blasenhernie.*
Bla·sen·wand·mus·ku·la·tur *f* bladder wall muscle, detrusor muscle of bladder.
Bla·sen·wurm *m micro.* bladder worm, cysticercus, Cysticercus.
Bla·sen·zäpf·chen *nt anat.* Lieutaud's uvula, uvula of bladder.
Bla·sen·zen·trum *nt anat.* vesical center.
bla·sen·zie·hend *adj* vesicant, vesicatory, blistering.
bla·sig *adj histol.* bubbly, blistered, bladdery, physaliphorous; (*großblasig*) bullous; (*kleinblasig*) vesicular, vesiculate, vesiculated.
Blaskovics: B.-Operation *f ophthal.* Blaskovics operation.

blaß *adj* (*Gesicht*) cream-faced, pale, pallid, sickly, white, white-faced, mealy.
Bläs·se *f* whiteness, pallor, paleness.
Blast *m histol., bio.* blast, blast cell.
Bla·stem *nt embryo.* blastema.
Bla·sten·bil·dung *f hema.* blastogenesis.
Bla·sten·kri·se *f hema.* blast crisis.
Bla·sten·schub *m hema.* blast crisis.
Bla·sten·zel·le *f* blast cell.
Bla·sto·derm *nt embryo.* blastoderm, blastoderma, germinal membrane, germ membrane.
bla·sto·der·mal *adj embryo.* blastodermal, blastodermatic, blastodermic.
Bla·sto·dis·kus *m embryo.* germ disk, germinal disk, embryonic shield, blastodisk, blastodisc, embryonic disk, embryonic area.
bla·sto·gen *adj* blastogenic, blastogenetic.
Bla·sto·ge·ne·se *f embryo.* blastogenesis.
Bla·stom *nt patho.* blastoma, blastocytoma.
bla·sto·ma·tös *adj* blastomatoid, blastomatous.
Bla·sto·ma·to·se *f patho.* blastomatosis.
Bla·sto·me·re *f embryo.* blastomere, segmentation sphere, cleavage cell, embryonic cell, elementary cell.
Bla·sto·my·ces *m micro.* blastomycete, blastomyces, yeast fungus, yeast-like fungus, Blastomyces.
Bla·sto·my·ko·se *f epidem.* blastomycosis.
brasilianische B. South American blastomycosis, Lutz-Splendore-Almeida disease, Almeida's disease, paracoccidioidomycosis, paracoccidioidal granuloma.
europäische B. cryptococcosis, Busse--Buschke disease, Buschke's disease, torulosis, European blastomycosis.
kutane B. cutaneous blastomycosis.
nordamerikanische B. Gilchrist's disease, Gilchrist's mycosis, North American blastomycosis, Chicago disease.
südamerikanische B. → *brasilianische B.*
systemische B. systemic blastomycosis.
Bla·sto·my·zet *m* → *Blastomyces.*
Bla·sto·my·ze·ten·der·ma·ti·tis *f derm.* blastomycetic dermatitis.
Bla·sto·pa·thie *f patho.* blastopathy.
Bla·sto·phtho·rie *f embryo.* blastophthoria, blastophthoric degeneration.
Bla·sto·zöl *nt embryo.* blastocele, blastocoel, blastocoele, blastocyst cavity, cleavage cavity, segmentation cavity, subgerminal cavity.
Bla·sto·zy·ste *f embryo.* blastocyst, blastodermic vesicle, embryonic sac.
Bla·sto·zy·tom *nt patho.* blastoma, blastocytoma.
Bla·stu·la *f embryo.* blastula, blastosphere.
bla·stu·lär *adj* blastular.
Bla·stu·la·ti·on *f embryo.* blastulation.
Blatt *nt* sheet, leaf; paper; *anat.* layer, lamina, plate.
blät·te·rig *adj histol.* foliate, foliaceous, foliar, laminar, laminal, laminary, laminate, laminous.
blatt·för·mig *adj* leaf-shaped, foliate, foliaceous, foliar.
Blatt·grün *nt* chlorophyl(l).
blätt·rig *adj* → *blätterig.*
blau·blind *adj ophthal.* tritanopic.
Blau·blind·heit *f ophthal.* blue blindness, tritanopia, tritanopsia.
Blaue-Gummiblasen-Nävus-Syndrom *nt derm.* blue rubber bleb nevus, blue rubber bleb nevus disease, blue rubber bleb nevus syndrome, Bean's syndrome.
Blau-Gelb-Schwäche *f ophthal.* blue-yellow blindness, tritanomaly.
bläu·lich *adj* (*Haut*) blue, bluish; livid.
Blau·pro·be *f urol.* Voelcker's test.
Blau·säu·re *f* cyanhydric acid, hydrogen cyanide, hydrocyanic acid, prussic acid.
Blau·säu·re·ver·gif·tung *f* hydrocyanism.
Blau·schwä·che *f ophthal.* blue blindness.
Blau·se·hen *nt ophthal.* blue vision, cyanopsia, cyanopia.
Blau·sucht *f patho.* cyanosis, cyanoderma, cyanose.
Blei *nt* lead; *chem.* plumbum.
Blei·an·ämie *f patho.* lead anemia.
bleich *adj* (*Gesicht*) cream-faced, pale, pallid, white, waxen, waxy, white-faced, bloodless.
Blei·chen *nt* bleach, bleaching, blanching.
Bleich·mit·tel *nt chem.* bleach, bleaching agent, decolorant, blancher.
Blei·en·ze·pha·lo·pa·thie *f patho.* lead encephalopathy, saturnine encephalopathy, lead encephalitis.
blei·hal·tig *adj* lead-containing, leaden, leady.
Blei·ko·lik *f patho.* painter's colic, Poitou colic, Devonshire colic, lead colic, saturnine colic.
Blei·läh·mung *f neuro.* lead palsy, lead paralysis, Remak's paralysis, Remak's type.
Blei·neu·ro·pa·thie *f neuro.* lead neuritis, lead nephropathy.
Blei·saum *m patho.* lead line, Burton's sign, blue line, Burton's line.
Blei·schrumpf·nie·re *f patho.* saturnine nephritis.
Blei·ver·gif·tung *f patho.* lead poisoning, saturnine poisoning, plumbism. **chronische B.** chronic lead poisoning, saturnine poisoning, saturnism.
Blenn·ade·ni·tis *f patho.* inflammation of mucous glands, blennadenitis.
Blen·nor·rha·gie *f* blennorrhagia.
blen·nor·rha·gisch *adj* blennorrhagic.
Blen·nor·rhö *f* blennorrhea.
blen·nor·rho·isch *adj* blennorrheal.
Blen·no·sta·se *f* blennostasis.
blen·no·sta·tisch *adj* blennostatic.

Blen·no·tho·rax *m patho.* blennothorax.
Blenn·urie *f patho.* blennuria.
Bleo·my·cin *nt pharm.* bleomycin.
Ble·phar·ade·ni·tis *f* → *Blepharoadenitis.*
Ble·phar·ade·nom *nt ophthal.* blepharoadenoma.
Ble·phar·ek·to·mie *f ophthal.* blepharectomy.
Ble·pha·ris·mus *m ophthal.* blepharism.
Ble·pha·ri·tis *f ophthal.* blepharitis, tarsitis, palpebritis.
B. angularis Morax-Axenfeld conjunctivitis, angular blepharitis.
B. ciliaris/marginalis marginal blepharitis, lippitude, lippa, lippitudo, blear eye, ciliary blepharitis.
B. squamosa squamous blepharitis, nonulcerative blepharitis, seborrheic blepharitis.
Ble·pha·ro·ade·ni·tis *f ophthal.* blepharadenitis, blepharoadenitis.
Ble·pha·ro·ade·nom *nt ophthal.* blepharoadenoma.
Ble·pha·ro·athe·rom *nt ophthal.* blepharoatheroma.
Ble·pha·ro·cha·la·sis *f ophthal.* blepharochalasis.
Ble·pha·ro·chrom·hi·dro·sis *f ophthal.* blepharochromidrosis.
Ble·pha·ro·con·junc·ti·vi·tis *f ophthal.* blepharoconjunctivitis. **B. angularis** Morax-Axenfeld conjunctivitis, angular conjunctivitis.
Ble·pha·ro·ke·ra·to·kon·junk·ti·vi·tis *f ophthal.* blepharokeratoconjunctivitis.
Ble·pha·ro·kon·junk·ti·vi·tis *f* → *Blepharoconjunctivitis.*
Ble·pha·ro·me·la·no·se *f ophthal.* blepharomelanosis.
Ble·pha·ro·phi·mo·se *f ophthal.* blepharophimosis, blepharostenosis.
Ble·pha·ro·pla·stik *f ophthal.* tarsoplasty, tarsoplasia, blepharoplasty.
Ble·pha·ro·ple·gie *f ophthal.* blepharoplegia.
Ble·pha·rop·to·se *f ophthal.* blepharoptosis, blepharoptosia, palpebral ptosis, ptosis.
Ble·pha·ro·py·or·rhoe *f ophthal.* purulent ophthalmia, blepharopyorrhea.
Ble·pha·ro·rha·phie *f ophthal.* tarsorrhaphy, blepharorrhaphy.
Ble·pha·ro·spas·mus *m ophthal.* blepharospasm, blepharospasmus.
Ble·pha·ro·sphink·ter·ek·to·mie *f ophthal.* blepharosphincterectomy.
Ble·pha·ro·stat *m ophthal* blepharostat, eye speculum.
Ble·pha·ro·ste·no·se *f ophthal.* blepharophimosis, blepharostenosis.
Ble·pha·ro·sym·phy·sis *f ophthal.* blepharosynechia, pantankyloblepharon.
Ble·pha·ro·syn·echie *f ophthal.* pantankyloblepharon, ankyloblepharon, blepharosynechia.

Ble·pha·ro·to·mie *f ophthal.* blepharotomy.
Blessig: B.'-Zysten *pl ophthal.* Blessig's cysts, Blessig's lacunae, Blessig's spaces, Iwanoff's cysts, cystoid degeneration (of retina).
Blick·feld *nt physiol.* field of gaze, visual field, field of vision.
Blick·hy·per·ki·ne·sie *f neuro.* gaze hyperkinesia.
Blick·läh·mung *f ophthal.* paralysis of gaze.
Blick·läh·mungs·ny·stag·mus *m physiol., neuro.* gaze nystagmus, gaze-evoked nystagmus, gaze-paretic nystagmus.
blick·mo·to·risch *adj* oculomotor, optomotor.
Blick·punkt *m ophthal.* point of fixation, point of regard, visual focus/point.
Blick·rich·tungs·ny·stag·mus *m physiol., neuro.* gaze nystagmus, gaze-evoked nystagmus, gaze-paretic nystagmus.
Blick·sak·ka·de *f physiol.* gaze saccade, saccade.
blind *adj* 1. (*Auge*) blind. **auf einem Auge b.** blind in one eye. **von Geburt an b.** blind from birth. 2. (*Spiegel, Metall*) clouded, dull. 3. (*blind endend*) blind, dead, dead-end; caecal.
Blind·darm *m* 1. *anat.* cecum, caecum, coecum, typhlon, blind gut, blind intestine. 2. *inf.* appendix, cecal appendix, vermix, vermiform appendage, vermiform appendix, vermiform process, epityphlon.
Blind·darm·ent·zün·dung *f* 1. typhlitis, typhloenteritis, typhloteritis, typhlenteritis, cecitis. 2. *inf.* appendicitis, typhlitis, epityphlitis, ecphyaditis.
Blind·darm·rei·zung *f chir.* grumbling appendix.
Blin·de *m/f* a blind man/woman. **die Blinden** *pl* the blind.
Blind·gang *m neuro.* blindfold gait.
Blind·heit *f ophthal.* blindness, typhlosis; amaurosis; ablepsia; ablepsy.
organbedingte B. psychic blindness, mind blindness, soul blindness, psychanopsia.
psychogene B. blindness, hysterical blindness, functional blindness.
totale B. total blindness, amaurosis.
zentrale/zerebrale B. psychic blindness, mind blindness, soul blindness, psychanopsia.
Blind-loop-Syndrom *nt chir.* blind-loop syndrome.
Blindsack-Syndrom *nt chir.* blind-loop syndrome.
Blind·stu·die *f stat.* blinded study.
Blind·ver·such *m* blind test, blind trial, blind experiment.
doppelter B. double-blind trial, double-blind test, double-blind experiment.
einfacher B. single-blind test, single-blind trial, single-blind experiment.
Blin·zel·krampf *m* nictitating spasm, winking spasm.

Blin·zel·re·flex *m physiol.* blink reflex, lid reflex, eyelid closure reflex, corneal reflex, wink reflex, opticofacial reflex.
Blitz·ein·wir·kung *f patho.* fulguration.
Blitz·schlag *m* lightning stroke.
Blitz·star *m ophthal.* electric cataract.
Bloch-Sulzberger: Incontinentia *f* **pigmenti Typ B.-S.** → *B.-S.-Syndrom.*
B.-S.-Syndrom *nt derm.* Bloch-Sulzberger syndrome, Bloch-Sulzberger disease, Bloch-Sulzberger incontinentia pigmenti.
Block *m* **1.** *neuro., card.* block, blockade. **2.** *anes.* block, blockade, anesthesia.
atrioventrikulärer B. *card.* atrioventricular (heart) block, a-v block.
intraatrialer B. *card.* intra-atrial block.
intraventrikulärer B. *card.* intraventricular (heart) block.
kardialer B. *card.* heart block.
neuromuskulärer B. *anes.* neuromuscular blockade, neuromuscular block.
paraneuraler B. *anes.* paraneural block, paraneural infiltration, paraneural anesthesia.
perineuraler B. *anes.* perineural anesthesia, perineural block.
sinuatrialer/sinuaurikulärer B. *card.* sinuatrial block, S-A block, sinoatrial block, sinu-auricular block, sinus block, sinoauricular heart block, sinus heart block, sinoatrial heart block.
Blocka·de [k·k] *f neuro., anes.* block, blockade.
Blocker [k·k] *m pharm.* blocker, blocking agent, blocking drug.
Block·wir·bel *pl ortho.* fused vertebrae, block vertebrae.
blood-sludge *hema.* sludged blood.
Bloom: B.-Syndrom *nt derm.* Bloom's syndrome.
Blount: B.'-Krankheit *f ortho.* nonrachitic bowleg, Blount's disease, Blount-Barber disease.
Blow-out-Fraktur *f ortho., ophthal.* blow-out fracture.
blue baby *nt ped.* blue baby.
blue bloater *m pulmo.* blue bloater.
Blue-diaper-Syndrom *nt ped.* blue diaper syndrome.
blue rubber bleb nevus syndrome *nt derm.* Bean's syndrome, blue rubber bleb nevus syndrome, blue rubber bleb nevus disease, blue rubber bleb nevus.
Blum: B.-Syndrom *nt derm.* Gougerot-Blum disease, Gougerot-Blum syndrome, pigmented purpuric lichenoid dermatitis/dermatosis.
Blumberg: B.-Symptom/Zeichen *nt chir.* Blumberg's sign, rebound tenderness.
Blut *nt* blood. **mit B. befleckt** bloody. **ins B. abgeben** release into circulation. **B. entnehmen** take blood. **B. spenden** give blood.
arterielles B. arterial blood, oxygenated

blood.
konserviertes B. banked blood.
okkultes B. occult blood.
venöses B. venous blood, deoxygenated blood.
Blut·agar *m/nt micro.* blood agar.
Blut·al·ko·hol *m lab.* blood alcohol, blood alcohol concentration.
Blut·ana·ly·se *f* analysis of (the) blood, hemanalysis.
blut·arm *adj* anemic; (*blutleer*) exsanguine, exsanguinate.
Blut·ar·mut *f hema.* anemia.
blut·ar·tig *adj* hematoid.
Blut·aus·strich *m* blood smear.
Blut·aus·tausch *m* → *Blutaustauschtransfusion.*
Blut·aus·tausch·trans·fu·si·on *f hema.* total transfusion, substitution transfusion, exchange transfusion, exsanguination transfusion, replacement transfusion.
Blut·bank *f* blood bank.
blut·be·fleckt *adj* bloodstained, bloody.
Blut·bild *nt hema.* blood picture, blood count.
großes B. full blood count, complete blood count.
rotes B. red blood count, red cell count.
weißes B. differential white blood count, white blood count, white cell count.
blut·bil·dend *adj* hemopoietic, hematogenic, hematogenous, hematopoietic, hemogenic.
Blut·bil·dung *f* blood formation, hemopoiesis, hemapoiesis, hematogenesis, hematopoiesis, hemogenesis.
extramedulläre B. extramedullary hemopoiesis.
medulläre/myelopoetische B. medullary hemopoiesis, myelopoietic hemopoiesis.
Blut·bla·se *f* blood blister.
Blut·druck *m* blood pressure, hematopiesis, arteriotony, piesis.
arterieller B. arterial blood pressure, arteriotony.
basaler B. basal blood pressure, resting blood pressure.
diastolischer B. diastolic blood pressure, diastolic pressure.
statischer B. mean filling pressure, static blood pressure.
systolischer B. systolic blood pressure, systolic pressure.
venöser B. venous blood pressure, venous pressure, intravenous tension.
Blut·druck·gra·di·ent *m* blood pressure gradient.
Blut·druck·meß·ge·rät *nt* sphygmomanometer, sphygmometer, hematomanometer, hemomanometer.
Blut·druck·mes·sung *f* hematometry, hemometry, sphygmomanometry.

Blut·druck·sen·ker *m* hypotensive agent, hypotensor.

blut·druck·sen·kend *adj* hypotensive, antihypertensive.

Blut·ein·dickung [k·k] *f hema.* hemoconcentration.

blu·ten *vi* bleed, hemorrhage (*aus* from).

Blü·ten·star *m ophthal.* floriform cataract.

Blü·ten·staub *m* pollen.

Blu·ter *m hema.* hemophiliac, bleeder.

Blut·er·bre·chen *nt patho.* hematemesis, blood vomiting, vomoting of blood.

Blu·ter·ge·lenk *nt ortho.* hemophilic arthritis, bleeder's joint, hemophilic arthropathy, hemophilic joint.

Blut·er·guß *m* blood tumor, bruise, hematoma.

Blu·ter·krank·heit *f hema.* hemophilia, hematophilia.

Blut·er·satz *m* blood substitute.

Blut·farb·stoff *m* blood pigment, hemoglobin, hematoglobin, hematoglobulin, hematocrystallin, hemachrome.

Blut·fla·gel·lat *m micro.* blood flagellate, hemoflagellate.

Blut·fluß *m* blood flow, hemokinesis.

effektiver renaler B. *abbr.* **ERBF** effective renal blood flow.

renaler B. *abbr.* **RBF** renal blood flow.

Blut·gas·ana·ly·sa·tor *m* blood gas analyzer.

Blut·gas·ana·ly·se *f* blood gas analysis.

Blut·ga·se *pl* blood gases.

arterielle B. arterial blood gases, arterial gases.

venöse B. venous blood gases, venous gases.

Blut-Gas-Schranke *f physiol.* blood-air barrier, blood-gas barrier.

Blut-Gas-Verteilungskoeffizient *m* blood-gas partition coefficient.

Blut·ge·fäß *nt* blood vessel.

Blut·ge·fäß·er·wei·te·rung *f* hemangiectasis, hemangiectasia, angiectasia, angiectasis.

Blut·ge·fäß·sy·stem *nt* cardiovascular system, blood-vascular system.

Blut·ge·fäß·tu·mor *m patho.* angioneoplasm.

Blut·ge·rinn·sel *nt patho.* blood clot, clot, coagulum, coagulation, cruor, crassamentum.

Blut·ge·rin·nung *f hema.* blood coagulation, blood clotting, clotting, coagulation.

Blut·ge·rin·nungs·fak·tor *m hema.* blood clotting factor, clotting factor, coagulation factor.

Blut·ge·rin·nungs·stö·rung *f hema.* coagulation defect, coagulopathy, bleeding abnormality, bleeding disorder.

Blut·ge·rin·nungs·zeit *f hema.* clotting time, coagulation time.

Blut·grup·pe *f* blood group, blood type.

Blut·grup·pen·an·ti·ge·ne *pl* blood-group antigens.

Blut·grup·pen·an·ti·kör·per *m* blood-group antibody.

Blut·grup·pen·be·stim·mung *f hema.* blood grouping, blood group typing, blood typing, typing.

Blut·grup·pen·in·kom·pa·ti·bi·li·tät *f hema.* blood group incompatibility.

Blut·grup·pen·spe·zi·fi·tät *f hema.* blood group specifity.

Blut·grup·pen·sy·stem *nt* blood group system.

Blut·grup·pen·un·ver·träg·lich·keit *f hema.* blood group incompatibility.

Blut·har·nen *nt patho.* hematuria, hematuresis.

Blut-Hirn-Schranke *f physiol.* blood-brain barrier, blood-cerebral barrier, hematoencephalic barrier.

Blut·hoch·druck *m* high-blood pressure, hypertension, arterial hypertension, vascular hypertension.

Blut·hu·sten *m/nt patho.* emptysis, hemoptysis.

blu·tig *adj* **1.** bloody, sanguiferous, sanguineous, sanguinous, sanguinolent. **2.** (*blutbefleckt*) bloodstained, bloody.

Blut·kon·ser·ve *f* banked blood.

Blut·kon·zen·tra·ti·on *f* blood level, blood concentration.

Blut·kör·per·chen *pl* blood cells, blood corpuscles.

rote B. red blood cells, red cells, red blood corpuscles, red corpuscles, colored corpuscles, erythrocytes.

weiße B. white blood cells, white cells, white blood corpuscles, white corpuscles, colorless corpuscles, leukocytes, leucocytes.

Blut·kör·per·chen·schat·ten *m hema.* red cell ghost, erythrocyte ghost, ghost, ghost cell, shadow, shadow cell.

Blut·kör·per·chen·sen·kung *f abbr.* **BKS** *clin.* erythrocyte sedimentation reaction, erythrocyte sedimentation rate, sedimentation time, sedimentation reaction.

Blut·kör·per·chen·sen·kungs·ge·schwin·dig·keit *f abbr.* **BSG** → *Blutkörperchensenkung.*

Blut·kreis·lauf *m physiol.* circulation, cardiovascular system, blood stream.

Blut·kul·tur *f* hemoculture, blood culture.

blut·leer *adj* bloodless, exsanguine, exsanguinate.

Blut-Liquor-Schranke *f physiol.* blood-cerebrospinal fluid barrier, blood-CSF barrier.

Blut·mast·zel·le *f* blood mast cell.

Blutmastzell-Leukämie *f hema.* basophilic leukemia, basophilocytic leukemia, mast cell leukemia.

Blut·mo·le *f gyn., patho.* blood mole, fleshy mole.

Blut·pa·ra·sit *m* hemozoon, hematozoon.

Blut·pH *m* blood pH.

Blut·pig·ment *nt* blood pigment.

Blut·plas·ma *nt* plasma, plasm, blood plasma.

Blut·plätt·chen *nt hema.* platelet, blood plate-

let, blood disk, thrombocyte.
Blut·plätt·chen·man·gel *m* thrombocytopenia, thrombopenia, thrombopeny.
Blut·pro·be *f* blood sample, blood specimen, specimen.
Blut·schwamm *m* simple hemangioma, arterial hemangioma, capillary hemangioma, capillary angioma, strawberry nevus, strawberry hemangioma.
Blut·schweiß *m* hematidrosis, hemathidrosis, hematohidrosis, hemidrosis.
Blut·sen·kung *f* → *Blutkörperchensenkung.*
Blut·se·rum *nt* serum, blood serum.
Blut·spen·de *f* blood donation.
Blut·spen·der *m* (blood) donor, donator.
Blut·spen·de·rin *f* (blood) donor, donator.
Blut·spie·gel *m* blood level, blood concentration.
Blut·spucken [k·k] *nt* hemoptysis, emptysis.
Blut·stamm·zel·le *f* hemopoietic stem cell, hematoblast, hemocytoblast, hematocytoblast, hemoblast.
Blut·stau·ung *f* congestion, hemocongestion, hemostasis, hemostasia.
blut·stil·lend *adj* hematostatic, hemostatic, hemostyptic, staltic, styptic, antihemorrhagic.
Blut·stil·lung *f* suppression, hemostasis, hemostasia.
Blut·stuhl *m* bloody stool, bloody diarrhea, hemafecia, hematochezia.
Blut·sturz *m* hematorrhea, hemorrhea.
Blut·test *m* blood test.
Blut·the·ra·pie *f* hemotherapy, hematotherapy, hemotherapeutics *pl.*
Blut·trans·fu·si·on *f* (blood) transfusion.
Blu·tung *f* bleeding, hemorrhage.
abdominelle B. abdominal bleeding, abdominal hemorrhage.
arterielle B. arterial bleeding, arterial hemorrhage.
epidurale/extradurale B. extradural hemorrhage, epidural hemorrhage, extradural bleeding, epidural bleeding.
gastrointestinale B. gastrointestinal bleeding, gastrointestinal hemorrhage, upper intestinal hemorrhage, upper intestinal bleeding.
innere B. concealed hemorrhage.
intraartikuläre B. intra-articular bleeding, intra-articular hemorrhage.
intrakranielle B. intracranial bleeding, intracranial hemorrhage.
intraossäre B. intraosseous bleeding, intraosseous hemorrhage.
intraventrikuläre B. intraventricular bleeding, intraventricular hemorrhage.
intrazerebrale B. intracerebral bleeding, intracerebral hemorrhage.
massive B. massive hemorrhage, hematorrhea, hemorrhea, massive bleeding.
okkulte B. occult bleeding, occult hemor-

rhage.
punktförmige B. punctate bleeding, punctate hemorrhage.
rektale B. rectal bleeding, rectal hemorrhage, hemoproctia.
retroperitonale B. retroperitoneal bleeding, retroperitoneal hemorrhage.
rezidivierende B. recurring hemorrhage.
venöse B. venous bleeding, venous hemorrhage, phleborrhagia.
Blu·tungs·an·ämie *f* acute posthemorrhagic anemia, hemorrhagic anemia.
Blu·tungs·nei·gung *f* bleeding diathesis, bleeding tendency, hemorrhagic diathesis.
Blu·tungs·schock *m* hemorrhagic shock.
blu·tungs·stil·lend *adj* hematostatic, hemostatic, hemostyptic, styptic, staltic.
Blu·tungs·stil·lung *f* hemostasis.
Blu·tungs·zeit *f hema.* bleeding time.
Blut·un·ter·su·chung *f* hemanalysis, blood test.
Blut·ver·dün·nung *f* hemodilution.
Blut·ver·gif·tung *f patho.* blood poisoning, septicemia, septemia, septic fever, septic intoxication; sepsis.
Blut·vo·lu·men *nt* blood volume. **totales B.** *abbr.* **TBV** total blood volume.
Blut·war·ze *f derm.* angiokeratoma, angiokeratosis, telangiectatic wart.
Blut·wä·sche *f* hemodialysis, hematodialysis.
Blut·zel·le *f* hemocyte, hemacyte, hematocyte, blood cell, blood corpuscle.
rote B.n *pl* red blood cells, red cells, red blood corpuscles, red corpuscles, colored corpuscles, erythrocytes.
weiße B.n *pl* white blood cells, white cells, white blood corpuscles, white corpuscles, colorless corpuscles, leukocytes, leucocytes.
Blut·zir·ku·la·ti·on *f physiol.* circulation.
Blut·zucker [k·k] *m lab.* blood glucose, blood sugar.
Blut·zucker·er·hö·hung [k·k] *f* **(pathologische)** hyperglycemia, hyperglycosemia, hyperglykemia.
Blut·zucker·spie·gel [k·k] *m lab.* glucose value, glucose level, blood glucose value, blood glucose level.
Blut·zy·lin·der *m urol.* blood cast.
B-lymphotropes-Virus *nt,* **humanes** *abbr.* **HBLV** *micro.* human herpesvirus C, human B-lymphotropic virus.
B-Lymphozyt *m hema.* B cell, B-lymphocyte, thymus-independent lymphocyte.
B-Mode *nt/m radiol.* (*Ultraschall*) B-scan.
Boas: B.-Druckpunkt *m patho.* Boas' point.
Bochdalek: B.-Dreieck *nt anat.* Bochdalek's triangle.
B.'-Foramen *nt anat.* pleuroperitoneal hiatus, pleuroperitoneal foramen, Bochdalek's foramen, Bochdalek's gap, Bochdalek's sinus.

B.-Hernie *f chir.* Bochdalek's hernia.

Bock: B.'-Ganglion *nt anat.* carotid ganglion, Bock's ganglion, Laumonier's ganglion.

Bockhart: Impetigo *f* B. → *B.'-Krankheit.*

B.'-Krankheit *f derm.* Bockhart's impetigo, follicular impetigo, superficial pustular perifolliculitis.

body mass index (*m*) *abbr.* **BMI** *physiol.* Quetelet index, body mass index.

Boeck: Morbus *m* B. → *B.'-Sarkoid.*

B.'-Sarkoid *nt patho.* Besnier-Boeck--Schaumann syndrome, Besnier-Boeck--Schaumann disease, Besnier-Boeck disease, Boeck's disease, Boeck's sarcoid, sarcoidosis, benign lymphogranulomatosis, sarcoid, Schaumann's syndrome, Schaumann's disease, Schaumann's sarcoid.

Boerhaave: B.-Syndrom *nt* Boerhaave's syndrome, postemetic esophageal rupture, spontaneous esophageal rupture.

Boettcher: B.-Kristalle *pl urol.* Charcot--Böttcher crystalloids.

Bo·gen *m* bend, curve; (*Wölbung*) arc, arch; *anat.* arcus, fornix; *mathe.* arc.

Bo·gen·ar·te·rie *f anat.* arcuate artery.

Bo·gen·fa·sern *pl* arcuate fibers of cerebrum.

bo·gen·för·mig *adj* fornicate, arciform, arcuate, arcate, arcuated, arched, curved.

Bo·gen·fuß *m anat.* (*Wirbel*) pedicle (of arch of vertrebra).

Bo·gen·gang *m anat.* (*Ohr*) semicircular duct, membranous semicircular canal.

Bo·gen·gangs·am·pul·len *pl anat.* membranaceous ampullae.

Bo·gen·gangs·epi·thel *nt histol.* epithelium of semicircular duct.

Bo·gen·gangs·mem·bran *f* (**äußere**) (*Ohr*) proper membrane of semicircular duct.

Bo·gen·gangs·schen·kel *m anat.* crus of semicircular duct, limb of semicircular duct.

knöcherne B. *pl* osseous crura, osseoue limbs of semicircular ducts.

membranöse B. *pl* membranous crura (of semicircular ducts), membranous limbs of semicircular ducts.

Bo·gen·gangs·ve·nen *pl* vestibular veins.

Bo·gen·ve·nen *pl* (**der Niere**) arcuate veins of kidney, arciform veins of kidney, venous arches of kidney.

Bogros: B.'-Raum *m anat.* Bogros's space, retroinguinal space.

Bohr·draht *m ortho.* guide wire.

boh·ren I *vt* bore, drill. **II** *vi* drill, bore, cut (*in* in, into).

boh·rend *adj* (*Schmerz*) terebrating, lancinating, boring, gnawing, piercing.

Boh·rer *m techn.* drill, piercer.

Bohr·füh·rung *f* drill guide.

Bohr·ma·schi·ne *f* drill.

Bo·lus *m* (*a. radiol.*) bole, bolus, alimentary

bolus.

Bo·lus·in·jek·ti·on *f* bolus, bolus injection.

Bo·lus·tod *m* bolus death.

Bom·bar·de·ment *nt radiol.* bombardment.

bom·bar·die·ren *vt radiol.* bombard.

Bonhoeffer: B.-Zeichen *nt psychia.* Bonhoeffer's symptom, Bonhoeffer's sign.

Bonnet: B.-Enukleation *f ophthal.* Bonnet's operation.

B.-Kapsel *f anat.* Bonnet's capsule.

B.-Position *f ortho.* Bonnet's position.

B.-Zeichen *nt neuro.* Bonnet's sign.

Bonnet-Dechaume-Blanc: B.-D.-B.-Syndrom *nt ophthal.* Bonnet-Dechaume-Blanc syndrome.

Bonnevie-Ullrich: B.-U.-Syndrom *nt embryo.* Bonnevie-Ullrich syndrome, pseudo--Turner's syndrome, pterygium colli syndrome.

Bonnier: B.-Syndrom *nt neuro.* Bonnier's syndrome.

Böök: B.-Syndrom *nt embryo.* Böök's syndrome, PHC syndrome.

Bor·bo·ryg·mus *m* borborygmus.

Borderline-Lepra *f abbr.* **BL** *epidem.* borderline leprosy, dimorphous leprosy.

Borderline-Persönlichkeit *f psychia.* borderline personality disorder, borderline personality.

Borderline-Psychose *f* → *Borderline-Schizophrenie.*

Borderline-Schizophrenie *f psychia.* latent schizophrenia, prepsychotic schizophrenia.

Borderline-Tumor *m patho.* borderline tumor.

Bor·de·tel·la *pl micro.* Bordetella. **B. pertussis** Bordet-Gengou bacillus, Bordetella pertussis.

Bordet-Gengou: B.-G.-Phänomen *nt immun.* Bordet-Gengou phenomenon, Bordet--Gengou reaction.

B.-G.-Reaktion *f* → *B.-G.-Phänomen.*

Börjeson-Forssman-Lehmann: B.-F.-L.-Syndrom *nt embryo.* Börjeson's syndrome, Börjeson-Forssman-Lehmann syndrome.

Bor·ke *f patho.* scab, crust, crusta.

Bor·ken·krät·ze *f derm.* norwegian scabies, crusted scabies.

bor·kig *adj derm.* scabby, impetiginous.

Born·hol·mer Krankheit *f patho.* Bornholm disease, epidemic pleurodynia, epidemic myalgia, epidemic benign dry pleurisy, benign dry pleurisy.

Bor·re·lia *f micro.* borrelia, Borrelia.

bös·ar·tig *adj patho.* malignant, malign; pernicious.

Bös·ar·tig·keit *f patho.* malignancy, malignity.

Boston: B.-Exanthem *nt derm.* Boston exanthem.

B.-Zeichen *nt* Boston's sign.

Bo·ston·kor·sett *nt ortho.* Boston brace.

Bo·te *m physiol.*, *biochem.* carrier, messenger.
Boten-RNA *f biochem.* messenger ribonucleic acid, informational ribonucleic acid, template ribonucleic acid.
Bo·thrio·ce·pha·lus *m micro.* Diphyllobothrium, Dibothriocephalus, Bothriocephalus. **B. latus** fish tapeworm, broad tapeworm, broad fish tapeworm, Swiss tapeworm, Diphyllobothrium latum.
Bo·thrio·ze·pha·lo·se *f epidem.* diphyllobothriasis, dibothriocephaliasis, bothriocephaliasis.
Bo·tryo·my·kom *nt* → *Botryomykose.*
Bo·tryo·my·ko·se *f derm.* botryomycosis, actinophytosis.
Böttcher: B.-Kristalle *pl urol.* Böttcher's crystals.
B.-Zellen *pl histol.* Böttcher's cells.
bo·tu·li·no·gen *adj* botulism-producing, botulinogenic, botulogenic.
Bo·tu·li·nus·an·ti·to·xin *nt* botulinal antitoxin, botulinum antitoxin, botulinus antitoxin.
Bo·tu·li·nus·ba·zil·lus *m micro.* Clostridium botulinum.
Bo·tu·li·nus·to·xin *nt* botuline, botulin, botulinus toxin, botulismotoxin.
Bo·tu·lis·mus *m* botulism.
Bouchard: B.-Knoten *pl ortho.* Bouchard's nodes/nodules.
Bouchet-Gsell: B.-G.-Krankheit *f epidem.* swineherd's disease, Bouchet-Gsell disease.
Bou·gie *f chir.* bougie.
Bou·gie·ren *nt chir.* bougienage, bouginage.
Bouillaud: B.'-Krankheit *f card.* Bouillaud's disease, rheumatic endocarditis, rheumatic valvulitis.
B.-Syndrom *nt card.* Bouillaud's syndrome.
B.'-Zeichen *nt card.* Bouillaud's sign.
Bourneville: B.-Syndrom *nt patho.* tuberous sclerosis (of brain), Bourneville's disease, epiloia.
Bourneville-Pringle: B.-P.-Syndrom *nt patho.* **1.** Pringle-Bourneville syndrome, Pringle--Bourneville disease, Bourneville-Pringle syndrome, Bourneville-Pringle disease. **2.** tuberous sclerosis (of brain), Bourneville's disease, epiloia.
Bou·ton·neu·se·fie·ber *nt epidem.* boutonneuse (fever), Marseilles fever, Mediterranean fever, Conor and Bruch's disease, fièvre boutonneuse.
Bouveret: B.-Syndrom *nt card.* Bouveret's syndrome, Bouveret's disease, paroxysmal tachycardia.
B.-Zeichen *nt chir.* Bouveret's sign.
Bowditch: B.-Effekt *m card.* Bowditch's law.
Bowen: B.-Dermatose *f* → *Morbus B.*
B.-Karzinom *nt patho.* Bowen's carcinoma.
B.-Krankheit *f* → *Morbus B.*
Morbus *m* **B.** *derm.* Bowen's disease, Bowen's

precancerous dermatitis, Bowen's precancerous dermatosis.
bo·we·no·id *adj patho.* bowenoid.
Bowman: B.'-Kapsel *f anat.* Bowman's capsule, glomerular capsule, malpighian capsule, Müller's capsule, müllerian capsule.
B.'-Membran *f anat.* Bowman's membrane, Bowman's layer, Bowman's lamina, anterior limiting membrane, anterior limiting lamina.
B.'-Raum *m (Niere)* Bowman's space, capsular space, filtration space.
B.-Sonde *f HNO* Bowman's probe.
B.'-Spüldrüsen *pl anat.* olfactory glands, Bowman's glands.
Bo·xer·en·ze·pha·lo·pa·thie *f neuro.* boxer's encephalopathy, traumatic encephalopathy, punch-drunk encephalopathy, punch-drunk syndrome, dementia pugilista.
Bo·xer·frak·tur *f ortho.* boxer's fracture.
Bo·xer·ohr *nt patho.* cauliflower ear, boxer's ear, prizefighter ear.
Boyer: B.'-Schleimbeutel *m anat.* Boyer's bursa.
B.'-Zyste *f patho.* Boyer's cyst.
Bozeman: B.-Lagerung *f chir.* Bozeman's position.
B.-Operation *f gyn.* Bozeman's operation, hysterocystocleisis.
Bozeman-Fritsch: B.-F.-Katheter *m clin.* Bozeman's catheter, Bozeman-Fritsch catheter, Fritsch's catheter.
Bra·chi·al·gie *f ortho.* brachialgia.
Bra·chia·lis·block *m anes.* brachial anesthesia.
Brachmann-de-Lange: B.-d.-L.-Syndrom *nt patho.* Brachmann-de Lange syndrome, Cornelia de Lange syndrome, de Lange syndrome.
Bracht: B.'-Handgriff *m gyn.* Bracht's maneuver.
Bra·chy·the·ra·pie *f radiol.* brachytherapy, short-distance radiotherapy, short distance radiation therapy.
bra·chy·ze·phal *adj* brachycephalic, brachycephalous.
Bra·chy·ze·pha·lie *f* brachycephaly, brachycephalia, brachycephalism.
Bra·dy·aku·sie *f HNO* bradyacusia.
Bra·dy·ar·rhyth·mie *f card.* bradyarrhythmia.
Bra·dy·äs·the·sie *f neuro.* bradyesthesia.
Bra·dy·dia·sto·lie *f card.* bradydiastole.
Bra·dy·glos·sie *f* → *Bradyphasie.*
bra·dy·kard *adj* bradycardiac, bradycardic.
Bra·dy·kar·die *f card.* bradycardia, bradyrhythmia, brachycardia, oligocardia.
Bradykardie-Tachykardie-Syndrom *nt card.* bradytachycardia, bradycardia-tachycardia syndrome.
Bra·dy·ki·ne·sie *f neuro.* bradykinesia, bradycinesia.
bra·dy·ki·ne·tisch *adj* bradykinetic.

Bra·dy·ki·nin *nt* bradykinin.
bra·dy·krot *adj* bradycrotic.
Bra·dy·la·lie *f* → *Bradyphasie*.
Bra·dy·me·nor·rhoe *f gyn.* bradymenorrhea.
Bra·dy·pha·sie *f neuro.* bradyphasia, bradylalia, bradyglossia, bradylogia.
Bra·dy·pnoe *f patho.* bradypnea.
Bra·dy·sphyg·mie *f card.* bradysphygmia.
Bra·dy·to·kie *f gyn.* bradytocia, tedious labor, slow delivery.
Bra·dy·urie *f urol.* slow micturition, bradyuria.
Bragard: **B.'-Zeichen** *nt neuro., ortho.* Bragard's sign.
Braille·schrift *f* Braille's method, Braille's system, braille.
Brain: **B.-Reflex** *m neuro.* Brain's reflex, quadripedal extensor reflex.
brain stem electric responses *pl abbr.* **BSER** brain stem electric responses.
brain stem evoked response audiometry (*f*) *abbr.* **BERA** brain stem evoked response audiometry, BSER audiometry.
Bran·ching·en·zym *nt biochem.* branching enzyme, brancher enzyme, 1,4-α-glucan branching enzyme, α-glucan-branching glycosyltransferase.
Brand *m patho.* gangrene, mortification.
feuchter B. sphacelus, sphacelation.
Brand·blase *f* blister.
Brandt-Andrews: **B.-A.-Handgriff** *m gyn.* Brandt-Andrews maneuver, Brandt-Andrews method.
Brand·wunde *f* burn, burn wound; (*Verbrühung*) scald.
Branham: **B.-Zeichen** *nt card.* Branham's bradycardia, Branham's sign.
Braue *f* eyebrow, brow.
Braun: **B.'-Anastomose** *f chir.* Braun's anastomosis.
B.'-Haken *m chir.* Braun's hook.
B.-Schiene *f ortho.* Braun's splint.
braun *adj* brown; (*Haut*) bronzed, brown, tanned, dark-skinned, brown-skinned.
braun·äu·gig *adj* brown-eyed.
braun·haa·rig *adj* brown-haired.
Braxton-Hicks: **B.-H.-Version** *f gyn.* Braxton-Hicks version, Hicks version.
Brech·durch·fall *m patho.* diarrhea and vomiting.
Bre·chen *nt* **1.** breaking, fracture, rupture. **2.** (*Erbrechen*) emesis, emesia, vomiting.
bre·chen I *vt* **1.** burst, break, fracture, rupture. **2.** (*erbrechen*) vomit. **3.** *phys.* (*Licht, Wellen*) refract, diffract. **II** *vi* **4.** fracture, fragment; break, crack. **5.** (*erbrechen*) vomit.
Brech·kraft *f phys., physiol.* refractivity, refringence, refractive power, refraction.
Brech·kraft·ein·heit *f abbr.* **BKE** *ophthal.* diopter, dioptric, dioptry.
Brech·mit·tel *nt pharm.* emetic, vomitive,

vomitory, vomitorium, evacuant, nauseant.
Brech·re·flex *m physiol.* vomiting reflex.
Brech·reiz *m* nausea, vomiturition, sicchasia, retching.
Brech·ruhr *f patho.* cholera nostras, cholerine.
Bre·chung *f* (*Licht, Wellen*) refraction.
Bre·chungs·ame·tro·pie *f ophthal.* refractive ametropia.
Bre·chungs·win·kel *m phys.* angle of aberration, angle of deviation, angle of refraction.
Brech·ver·mö·gen *nt phys., physiol.* refractivity, refringence, refractive power.
Brech·wur·zel *f pharm.* ipecacuanha, ipecac.
Brech·zen·trum *nt neuro.* vomiting center.
Brei *m* **1.** (*Masse*) pulp, mash, mush, paste. **2.** (*Haferbrei*) porridge; (*Reisbrei*) (rice) pudding; (*Kinderbrei*) pap.
brei·ig *adj* pulpy, mushy, pasty, paplike, papescent.
Breisky: **B.'-Krankheit** *f derm., gyn.* leukokraurosis, Breisky's disease, kraurosis vulvae.
Breit·band·an·ti·bio·ti·kum *nt pharm.* broad-spectrum antibiotic.
brenn·bar *adj* burnable, combustible; (*entzündlich*) flammable, inflammable.
Brenn·bar·keit *f* combustibility, inflammability.
Brennemann: **B.-Syndrom** *nt patho.* Brennemann's syndrome.
Bren·nen *nt* **1.** burning. **2.** *chir.* cauterization, cautery.
bren·nen I *vt* burn; (*Gesicht*) glow; *chir.* cauterize; (*Stich*) sting. **II** *vi* burn, be burning; (*Stich*) sting; (*Wunde, Augen*) burn.
bren·nend *adj* burning, burny, blistering; (*Schmerz*) acute, mordant; (*ätzend*) caustic, cauterant.
Brenner: **B.-Tumor** *m gyn., patho.* Brenner's tumor.
Brenn·punkt *m* focus, focal point.
Brenn·wei·te *f phys.* focal distance, focal length.
Brenn·wert *m physiol.* fuel value, caloric value.
Brenz·trau·ben·säu·re *f* pyruvic acid, α-ketopropionic acid, 2-oxopropanoic acid, acetylformic acid, pyroacemic acid.
Brenz·trau·ben·säu·re·schwach·sinn *m patho.* phenylketonuria, phenylpyruvicaciduria, Folling's disease, phenylalanine hydroxylase deficiency.
Breschet: **B.-Hiatus** *m anat.* helicotrema, Breschet's hiatus, Scarpa's hiatus.
B.-Kanäle *pl anat.* diploic canals, Breschet's canals.
Brescia-Cimino: **B.-C.-Shunt** *m chir.* Brescia-Cimino shunt, Brescia-Cimino fistula, Cimino shunt.
Breus: **B.'-Mole** *f gyn.* hematomole, Breus mole.

Brewer: B.-Infarktherde *pl* (*Niere*) Brewer's infarcts.
B.-Punkt *m patho.* Brewer's point.
Brewster: B.'-Winkel *m opt.* Brewster's law, polarizing angle, angle of polarization.
Bricker: B.-Blase *f urol.* Bricker's operation, Bricker's ileal conduit, Bricker's ureteroileostomy.
Brickner: B.-Zeichen *nt neuro.* Brickner's sign.
Bri·de *f chir., patho.* adhesive band.
Bri·den·ile·us *m chir.* adhesive strangulation of intestines.
Bright: B.-Krankheit *f patho.* Bright's disease.
Brill: B.-Krankheit *f epidem.* Brill-Zinsser disease, Brill's disease, recrudescent typhus, recrudescent typhus fever, latent typhusr, latent typhus fever.
Bril·le *f* spectacles *pl,* glasses *pl,* a pair of glasses, a pair of spectacles, binoculars *pl.*
Bril·len·glas *nt* lens, glass.
Brill-Symmers: B.-S.-Syndrom *nt hema.* Brill-Symmers disease, Symmers' disease, nodular lymphoma, centroblastic-centrocytic malignant lymphoma, follicular lymphoma, giant follicular lymphoma, giant follicle lymphoma, nodular poorly-differentiated lymphoma.
Brill-Zinsser: B.-Z.-Krankheit *f epidem.* Brill-Zinsser disease, Brill's disease, recrudescent typhus, recrudescent typhus fever, latent typhusr, latent typhus fever.
Brinton: B.-Krankheit *f patho.* Brinton's disease, gastric sclerosis, gastric cirrhosis, leather bottle stomach, sclerotic stomach, cirrhotic gastritis.
Briquet: B.-Syndrom *nt psychia.* Briquet's syndrome, somatization disorder.
Brissaud: B.-Reflex *m neuro.* Brissaud's reflex.
B.-Syndrom *nt neuro.* Brissaud-Marie syndrome, hysterical glossolabial hemispasm.
Brissaud-Sicard: B.-S.-Syndrom *nt neuro.* Brissaud-Sicard syndrome.
Broadbent: B.-Aneurysmazeichen *nt card.* Broadbent's inverted sign.
B.-Zeichen *nt card.* Broadbent's sign.
Broad-Beta-Disease (*nt*) *patho.* broad-beta disease, floating-beta disease, familial dysbetalipoproteinemia, type III familial hyperlipoproteinemia, familial broad-beta hyperlipoproteinemia.
Broca: B.-Amnesie *f neuro.* Broca's amnesia.
B.-Aphasie *f neuro.* ataxic aphasia, Broca's aphasia, frontocortical aphasia, expressive aphasia, motor aphasia, verbal aphasia.
B.'-Diagonalband *nt anat.* band of Broca, Broca's diagonal band, diagonal band of Broca.
B.'-Feld *nt anat.* Broca's speech region, Broca's motor speech region, Broca's motor speech area, frontal speech area, motor

speech area, frontal speech region.
B.-Gyrus *m anat.* Broca's convolution, Broca's gyrus, Broca's region.
Brock: B.-Operation *f HTG* Brock's infundibulotomy, Brock's operation.
Brocq: B.'-Krankheit *f derm.* Brocq's disease, parapsoriasis en plaques, chronic superficial dermatitis.
Broders: B.-Index *m patho.* Broders' classification/index.
Brodie: B.'-Abszeß *m ortho.* Brodie's abscess.
B.-Zeichen *nt urol.* Brodie's sign.
Brodmann: B.-Felder *pl* Brodmann's areas.
Broesike: B.'-Raum *m anat.* Broesike's fossa, mesentericoparietal fossa, parajejunal fossa, mesentericoparietal recess.
Brom·ak·ne *f derm.* bromide acne.
Bro·ma·ze·pam *nt pharm.* bromazepam.
5-Brom·des·oxy·uri·din *nt abbr.* **BRDU** 5-bromodeoxyuridine.
Brom·hi·dro·sis *f* bromhidrosis, bromidrosis, osmidrosis, ozochrotia.
Bro·mid·ver·gif·tung *f patho.* bromide intoxication.
Bro·mis·mus *m* bromide intoxication, bromism, brominism.
Brom·iso·val *nt pharm.* bromisovalum.
Bro·mo·crip·tin *nt pharm.* bromocriptine.
Bro·mo·der·ma *nt derm.* bromoderma.
5-Bro·mo·des·oxy·uri·din *nt* → *5-Bromdesoxyuridin*
Bro·mo·sul·fa·le·in *nt* → *Bromosulfophthalein.*
Bro·mo·sul·fa·le·in-test *nt* bromosulfophthalein test, bromsulfophthalein test, bromsulphalein test, BSP test.
Bro·mo·sul·fo·phtha·le·in *nt abbr.* **BSP** sulfobromophthalein, bromsulphalein, bromosulfophthalein, bromsulfophthalein.
Bro·mo·sul·fo·phtha·le·in-test *m* → *Bromosulfaleintest.*
Bro·mo·vi·nyl·des·oxy·uri·din *nt abbr.* **BVDU** *pharm.* bromovinyldeoxyuridine.
Brom·pe·ri·dol *nt pharm.* bromperidol.
Brom·phe·nir·amin *nt pharm.* brompheniramine.
5-Brom·ura·cil *nt abbr.* **BU** 5-bromouracil.
Bronch·ade·ni·tis *f pulmo.* bronchadenitis, bronchoadenitis.
Bronch·al·veo·li·tis *f pulmo.* bronchoalveolitis, bronchopneumonia.
bron·chi·al *adj* bronchial.
Bron·chi·al·ade·nom *nt patho.* bronchial adenoma.
Bron·chi·al·ar·te·ri·en *pl* bronchial branches of thoracic aorta.
Bron·chi·al·asth·ma *nt* bronchial asthma, bronchial allergy, spasmodic asthma; *inf.* asthma.
Bron·chi·al·at·men *nt clin.* bronchial breathing, bronchial murmur, bronchial rales *pl,*

bronchial respiration, bronchial breath sounds *pl.*
Bron·chi·al·baum *m anat.* bronchial system, bronchial tree.
Bron·chi·al·drü·sen *pl* bronchial glands.
Bron·chi·al·fre·mi·tus *m clin.* rhonchal fremitus, bronchial fremitus.
Bron·chi·al·kar·zi·no·id *nt patho.* carcinoid tumor of bronchus, bronchial carcinoid.
Bron·chi·al·kar·zi·nom *nt patho.* bronchogenic carcinoma, bronchial carcinoma, bronchiogenic carcinoma.
großzelliges/großzellig-anaplastisches B. large-cell anaplastic carcinoma, large-cell carcinoma.
kleinzelliges/kleinzellig-anaplastisches B. small-cell anaplastic carcinoma, oat cell carcinoma, small-cell carcinoma, small-cell bronchogenic carcinoma.
Bron·chi·al·ka·tarrh *m pulmo.* catarrhal bronchitis.
Bron·chi·al·la·va·ge *f clin.* bronchial lavage.
Bron·chi·al·mus·ku·la·tur *f anat.* bronchial musculature.
Bron·chi·al·po·lyp *m pulmo.* bronchial polyp.
Bron·chi·al·schleim·haut *f* bronchial mucosa.
Bron·chi·al·stein *m pulmo.* broncholith, bronchial calculus.
Bron·chi·al·stim·me *f* bronchial voice, bronchiloquy, pectoriloquy, pectorophony, bronchophony.
Bron·chi·al·toi·let·te *f clin.* pulmonary toilet.
Bron·chi·al·ve·nen *pl* bronchial veins.
Bron·chi·al·zy·lin·drom *nt pulmo.* bronchial cylindroma.
Bron·chi·ek·ta·se *f pulmo.* bronchiectasis, bronchiectasia.
Bron·chi·ek·ta·sen·höh·le *f* bronchiectatic cavity.
Bron·chi·ek·ta·sie *f →* *Bronchiektase.*
bron·chi·ek·ta·tisch *adj* bronchiectatic, bronchiectasic.
Bron·chi·en·ab·riß *m patho.* tracheobronchial disruption.
Bron·chi·en·ver·schluß *m pulmo.* bronchial occlusion.
Bron·chio·kri·se *f* bronchial crisis, bronchiocrisis.
Bron·chio·le *f histol.* bronchiole, bronchiolus.
Bron·chi·ol·ek·ta·se *f* bronchiolectasis, bronchionectasia.
Bron·chi·ol·ek·ta·sie *f →* *Bronchiolektase.*
Bron·chio·len·er·wei·te·rung *f* capillary bronchiectasis, bronchiocele, bronchiolectasis, bronchionectasia.
Bron·chio·li·tis *f pulmo.* bronchiolitis, capillary bronchitis.
bronchiolo-alveolär *adj* bronchoalveolar, bronchovesicular.
Bron·chio·lus *m anat.* bronchiole, bronchio-

lus.
Bron·chi·tis *f pulmo.* bronchitis.
akut-eitrige B. acute purulent bronchitis.
B. crouposa croupous bronchitis, exudative bronchitis, fibrinous bronchitis, membranous bronchitis, plastic bronchitis, pseudomembranous bronchitis, fibrobronchitis.
eitrige B. putrid bronchitis.
B. haemorrhagica bronchospirochetosis, hemorrhagic bronchitis, Castellani's bronchitis, Castellani's disease, bronchopulmonary spirochetosis.
katarrhalische B. catarrhal bronchitis.
kruppöse B. → *B. crouposa.*
membranöse B. → *B. crouposa.*
putride B. → *eitrige B.*
B. sicca dry bronchitis.
trockene B. dry bronchitis.
bron·chi·tisch *adj* bronchitic, chesty.
Bron·cho·ade·ni·tis *f pulmo.* bronchadenitis, bronchoadenitis.
bron·cho·al·veo·lär *adj* bronchoalveolar, bronchovesicular, vesiculobronchial.
Bron·cho·al·veo·li·tis *f pulmo.* bronchoalveolitis, bronchopneumonia.
Bron·cho·blen·nor·rhoe *f pulmo.* bronchoblennorrhea.
Bron·cho·di·la·ta·ti·on *f pulmo.* bronchodilatation.
Bron·cho·di·la·ta·tor *m pharm.* bronchodilator.
bron·cho·di·la·ta·to·risch *adj* bronchodilator.
Bron·cho·fi·ber·en·do·sko·pie *f pulmo.* bronchofiberscopy, bronchofibroscopy.
bron·cho·gen *adj* bronchogenic, bronchiogenic.
Bron·cho·gramm *nt radiol.* bronchogram.
Bron·cho·gra·phie *f radiol.* bronchography.
Bron·cho·kon·strik·ti·on *f* bronchial constriction, bronchoconstriction.
bron·cho·kon·strik·tiv *adj* bronchoconstrictor.
Bron·cho·lith *m pulmo.* broncholith, bronchial calculus.
Bron·cho·li·thia·sis *f* broncholithiasis.
Bron·cho·ma·la·zie *f patho.* bronchomalacia.
bron·cho·mo·to·risch *adj* bronchomotor.
Bron·cho·öso·pha·go·sko·pie *f clin.* bronchoesophagoscopy.
Bron·cho·pa·thie *f pulmo.* bronchopathy.
Bron·cho·pho·nie *f clin.* bronchophony, bronchial voice, bronchiloquy, pectoriloquy, pectorophony.
Bron·cho·ple·gie *f* bronchoplegia.
bron·cho·pleu·ral *adj* bronchopleural.
Bron·cho·pleu·ro·pneu·mo·nie *f pulmo.* bronchopleuropneumonia.
Bron·cho·pneu·mo·nie *f pulmo.* bronchopneumonia, bronchopneumonitis, focal pneumonia, lobular pneumonia, bronchial pneumonia, capillary bronchitis, catarrhal

pneumonia.
bron·cho·pneu·mo·nisch *adj* bronchopneumonic.
Bron·cho·pneu·mo·pa·thie *f pulmo.* bronchopneumopathy.
bron·cho·pul·mo·nal *adj* bronchopulmonary.
Bron·cho·ra·dio·gra·phie *f radiol.* bronchoradiography.
Bron·chor·rha·gie *f* bronchorrhagia.
Bron·chor·rha·phie *f chir.* bronchorrhaphy, bronchial suture.
Bron·chor·rhoe *f pulmo.* bronchorrhea.
Bron·cho·skop *nt* bronchoscope.
Bron·cho·sko·pie *f* bronchoscopy.
Bron·cho·spas·mus *m pulmo.* bronchospasm, bronchiospasm, bronchismus, bronchial spasm.
Bron·cho·ste·no·sis *f pulmo.* bronchial stenosis, bronchostenosis, bronchiarctia, bronchiostenosis.
Bron·cho·sto·mie *f HTG* bronchostomy.
Bron·cho·to·mie *f HTG* bronchotomy.
bron·cho·tra·che·al *adj* bronchotracheal, tracheobronchial.
Bron·cho·ze·le *f* bronchocele.
Bron·chus *m anat.* bronchus.
B. lobaris lobar bronchus.
B. principalis primary bronchus, main bronchus, principal bronchus, stem bronchus.
B. segmentalis segmental bronchus, segment bronchus.
Bron·chus·blu·tung *f* bronchorrhagia.
Bron·chus·di·la·ta·ti·on *f pulmo.* bronchocele, bronchiocele.
Bron·chus·fi·stel *f patho.* bronchial fistula.
Bron·chus·kon·strik·ti·on *f pulmo.* bronchial constriction, bronchoconstriction.
Bron·chus·läh·mung *f pulmo.* bronchoplegia.
Bron·chus·la·va·ge *f* bronchial lavage.
Bron·chus·naht *f chir.* bronchorrhaphy, bronchial suture.
Bron·chus·pla·stik *f HTG* bronchoplasty.
Bron·chus·spü·lung *f* bronchial lavage.
Bron·chus·ste·no·se *f pulmo.* bronchostenosis, bronchiarctia, bronchiostenosis, bronchial stenosis.
Bron·chus·strik·tur *f* bronchial stricture.
Bron·chus·tu·ber·ku·lo·se *f pulmo.* bronchial tuberculosis.
Bron·chus·ver·schluß *m pulmo.* bronchial occlusion.
Bron·ze·dia·be·tes *m patho.* bronze diabetes, bronzed diabetes, hemochromatosis.
bron·ze·far·ben *adj* → *bronzen.*
Bron·ze·gie·ß·fie·ber *nt pulmo.* brass-founder's ague, brass-founder's fever, brass chill, brazier's chill.
Bron·ze·haut *f* bronzed skin.
Bron·ze·haut·krank·heit *f patho.* chronic adrenocortical insufficiency, Addison's disease,

bronzed disease.
Bron·ze·krank·heit *f* → *Bronzehautkrankheit.*
bron·zen *adj* (*Haut*) bronze, bronzed.
Brooke: B.'-Krankheit *f derm.* trichoepithelioma, Brooke's tumor, Brooke's disease.
Brown: B.-Ataxie *f neuro.* Sanger Brown ataxia.
B.-Syndrom *nt ophthal.* Brown's syndrome, tendon sheath syndrome.
Browne: B.-Operation *f urol.* Denis Browne operation, Browne operation.
B.-Schiene *f ortho.* Denis Browne splint.
Brown-Séquard: B.-S.-Syndrom *nt neuro.* Brown-Séquard's syndrome/disease/paralysis/sign.
Brown-Symmers: B.-S.'-Krankheit *f neuro.* Brown-Symmers disease.
Bruce: B.'-Faserbündel *nt neuro.* Bruce's tract, tract of Bruce and Muir.
Bru·cel·la *f micro.* brucella, Brucella. **B. abortus** Bang's bacillus, abortus bacillus, Brucella abortus.
Bru·cel·lo·se *f* brucellosis, Malta fever, Mediterranean fever, undulant fever.
Bruch: B.'-Drüsen *pl ophthal.* Bruch's glands, trachoma glands.
B.'-Membran *f anat.* Bruch's layer, Bruch's membrane, basal complex of choroid, basal lamina of choroid, vitreal lamina, vitreous lamina.
Bruch *m* 1. breakage, fracture, burst. 2. *ortho.* fracture, bone fracture, break, crack, fissure. 3. *chir.* hernia.
direkter B. *ortho.* direct fracture.
einfacher B. *ortho.* simple fracture.
erworbener B. *chir.* acquired hernia.
glatter B. *ortho.* clean fracture.
kompletter B. *ortho.* complete fracture.
komplizierter B. → *offener B.*
offener B. *ortho.* compound fracture, open fracture.
stabiler B. *ortho.* stable fracture.
unvollständiger B. *ortho.* incomplete fracture.
vollständiger B. *ortho.* complete hernia.
Bruch·band *nt* truss.
Bruch·frag·ment *nt ortho.* fracture fragment.
Bruch·kal·lus *m ortho.* fracture callus.
Bruch·ka·nal *m chir.* hernial canal.
Bruch·mes·ser *nt chir.* herniotome, hernia knife.
Bruch·ope·ra·ti·on *f chir.* herniotomy, kelotomy, celotomy.
Bruch·pfor·te *f chir.* hernial canal.
Bruch·sack *m chir.* hernia(l) sac.
Brücke: B.'-Muskel *m anat.* Brücke's fibers, longitudinal fibers of ciliary muscle, meridional fibers of ciliary muscle.
Brücke [k·k] *f* 1. *anat.* (*Nase*) bridge of nose. 2. (*ZNS*) pons, bridge of Varolius, metencephalon, metencephal. 3. *dent.* bridge, bridge-

work.

Brücken·ana·sto·mo·se [k·k] *f* arteriovenous bridge.

Brücken·ar·te·ri·en [k·k] *pl anat.* pontine arteries, pontine branches of basilar artery.

Brücken·fa·sern [k·k] *pl anat.* pontine fibers, longitudinal fibers of pons.

Brücken·fur·che [k·k] *f anat.* basilar sulcus of pons, basilar groove of pons.

Brücken·fuß [k·k] *m anat.* pontine bulb.

Brücken·kern [k·k] *m* (*N. trigeminus*) pontine nucleus of trigeminal nerve, principal sensory nucleus of trigeminal nerve.

Brücken·ker·ne [k·k] *pl anat.* nuclei of pons, pontine nuclei.

Brücken·ko·lo·bom [k·k] *nt ophthal.* bridge coloboma.

Brücken-Mittelhirn-Syndrom *nt neuro.* Gubler's syndrome, Gubler's hemiplegia, Gubler's paralysis, Millard-Gubler paralysis, Millard-Gubler syndrome.

Brücken·ve·nen [k·k] *pl anat.* veins of pons.

Brückner: B.-Phänomen *nt ophthal.* oscillopsia, oscillating vision.

Bru·der *m* brother, sibling, sib.

Bru·der·kom·plex *m psychia.* brother complex, cain complex.

Brudzinski: B.-Kontralateralreflex *m neuro.* contralateral reflex, Brudzinski's sign, contralateral sign, Brudzinski's reflex.

B.'-Nackenzeichen *nt neuro.* neck sign, Brudzinski's sign.

B.-Zeichen *nt* 1. → *B.-Kontralateralreflex.* 2. → *B.'-Nackenzeichen.*

Bruening: B.-Otoskop *nt HNO* Bruening (pneumatic) otoscope.

Bruggiser: B.-Hernie *f chir.* Krönlein's hernia, inguinoproperitoneal hernia.

Brugsch: B.-Syndrom *nt patho.* Brugsch's syndrome.

Bruit *m French card., pulmo.* sound, murmur, bruit.

B. de canon cannon beat, cannon sound.

B. de diable jugular bruit, humming-top murmur, nun's murmur, venous hum.·

B. de moulin water-wheel sound.

B. du pot fêlé cracked-pot sound, cracked-pot resonance.

B. de rappel double-shock sound.

Brunn: B.'-Epithelnester *pl histol.* epithelial nests of von Brunn, Brunn's epithelial nests.

Brunner: B.'-Drüsen *pl anat.* Brunner's glands, duodenal glands, mucous glands of duodenum.

Bruns: B.'-Gangataxie *f neuro.* Bruns' ataxia (of gait).

B.'-Krankheit *f patho.* pneumonopaludism, pneumopaludism, Bruns' disease.

B.-Syndrom *nt neuro.* Bruns' syndrome, Bruns' sign.

Brunschwig: B.-Operation *f gyn., chir.* Brunschwig's operation, Brunschwig's total pelvic exenteration.

Brunton: B.-Otoskop *nt HNO* Brunton's otoscope.

Brushfield: B.'-Flecken *pl ophthal.* Brushfield's spots.

Brushfield-Wyatt: B.-W.-Syndrom *nt patho.* Brushfield-Wyatt disease, Brushfield-Wyatt syndrome, nevoid amentia.

Brust *f* 1. breast, chest, thorax, pectus. 2. breast(s *pl*), *anat.* mamma; bust, bosom.

Brust·ab·schnitt *m anat.* thoracic part. **B. der Aorta** thoracic aorta, thoracic part of aorta.

Brust·ab·szeß *m patho.* breast abscess, mammary abscess, lacteal tumor.

Brust·at·mung *f physiol.* costal respiration, thoracic respiration.

Brust·bein *nt anat.* breast bone, xiphoid bone, breastbone, sternum.

Brust·bein·frak·tur *f ortho.* sternal fracture.

Brust·bein·kör·per *m anat.* body of sternum.

Brust·bein·punk·tion *f clin.* sternal puncture.

Brust·bein·re·gi·on *f anat.* presternal region.

Brust·bein·schmerz *m ortho.* sternodynia, sternalgia.

Brust·bein·spal·tung *f HTG* sternotomy.

Brust·bi·op·sie *f gyn.* breast biopsy.

Brust·drü·se *f anat.* mammary gland, lactiferous gland, milk gland.

akzessorische B. *n pl* accessory breasts, accessory mammae, supernumerary breasts, accessory mammary glands, supernumerary mammary glands.

laktierende B. active mammary gland, lactating mammary gland.

ruhende B. non-lactating breast, resting breast.

Brust·drü·sen·ab·szeß *m gyn.* breast abscess, mammary abscess, lacteal tumor.

Brust·drü·sen·atro·phie *f gyn.* mastatrophy, mastatrophia.

Brust·drü·sen·bi·op·sie *f gyn.* breast biopsy.

Brust·drü·sen·ent·fer·nung *f gyn.* mammectomy, mastectomy.

Brust·drü·sen·ent·wick·lung *f* mammogenesis.

Brust·drü·sen·ent·zün·dung *f gyn.* mastitis, mastadenitis, mammitis.

Brust·drü·sen·fi·stel *f gyn.* mastosyrinx.

Brust·drü·sen·hy·per·tro·phie *f gyn.* hypermastia.

Brust·drü·sen·kar·zi·nom *nt* → *Brustkrebs.*

Brust·drü·sen·kör·per *m anat.* body of breast, body of mammary gland.

Brust·drü·sen·krebs *m* → *Brustkrebs.*

Brust·drü·sen·läpp·chen *pl anat.* lobules of mammary glands.

Brust·drü·sen·lap·pen *pl anat.* lobes of mammary gland.

Brust·drü·sen·par·en·chym *nt histol.* breast

parenchyma.
Brust·drü·sen·pla·stik *f gyn.* mammaplasty, mammoplasty.
Brust·drü·sen·schwel·lung *f gyn.* mastoncus.
Brust·ent·fer·nung *f gyn.* mastectomy, mammectomy.
Brust·ent·wick·lung *f gyn.* mammoplasia, mammiplasia, mastoplasia.
Brust·ent·zün·dung *f gyn.* mastitis, mastadenitis, mammitis.
Brust·fell *nt* pleura.
Brust·fell·ent·zün·dung *f* pleurisy, pleuritis.
Brust·füt·te·rung *f gyn.* breast-feeding.
Brust·höh·le *f anat.* thoracic cavity, pectoral cavity.
Brust·hy·per·tro·phie *f gyn.* hypermastia, mastauxe, barymazia.
Brust·kar·zi·nom *nt* → *Brustkrebs.*
Brust·korb *m* chest, thorax, rib cage, pectus, thoracic cage, breast.
Brust·korb·aus·gang *m* thoracic outlet, lower thoracic aperture, inferior thoracic aperture, inferior thoracic opening, lower thoracic opening.
Brust·korb·ein·gang *m* thoracic inlet, upper thoracic aperture, superior thoracic opening, upper thoracic opening, superior thoracic aperture.
Brust·korb·er·öff·nung *f HTG* thoracotomy.
Brust·korb·fi·stel *f patho.* thoracic fistula.
Brust·korb·mus·ku·la·tur *f anat.* thoracic muscles *pl.*
Brust·korb·schmer·zen *pl patho.* stethalgia.
Brust·korb·ver·let·zung *f patho.* thorax injury, chest injury, chest trauma.
Brust·krebs *m gyn.* breast cancer, breast carcinoma, mammary carcinoma.
familiärer/familiär-gehäufter B. familial breast carcinoma.
intraduktaler B. intraductal breast carcinoma.
lobulärer B. lobular breast carcinoma.
medullärer B. medullary breast carcinoma.
muzinöser B. mucinous breast carcinoma, colloid breast carcinoma.
papillärer B. papillary breast carcinoma.
szirrhöser B. scirrhous breast carcinoma, infiltrating ductal carcinoma with productive fibrosis, carcinoma simplex of breast, mastoscirrhus.
verschleimender B. mucinous breast carcinoma, colloid breast carcinoma.
Brust·mark *nt anat.* thoracic part of spinal cord, thoracic segments *pl* of spinal cord.
Brust·milch *f gyn.* breast milk.
Brust·milch·gang *m anat.* thoracic duct, chyliferous duct.
Brust·mus·ku·la·tur *f* thoracic muscles *pl.*
Brust·ner·ven *pl* thoracic nerves, thoracic spinal nerves.

Brust·or·ga·ne *pl* chest organs.
Brust·par·en·chym *nt histol.* breast parenchyma.
Brust·pla·stik *f gyn.* mammaplasty, mammoplasty, mastoplasty.
Brust·schlag·ader *f* thoracic part of aorta, thoracic aorta.
Brust·schmer·zen *pl patho.* pectoralgia, chest pain, stethalgia.
Brust·spal·te *f embryo.* thoracoschisis.
Brust·tu·mor *m gyn.* breast tumor, mammary tumor, mastoncus.
Brust·wand *f anat.* chest wall, thoracic wall, wall of thorax, wall of chest.
Brust·wand·ab·lei·tung *f physiol.* (*EKG*) chest lead, precordial lead.
Brust·wand·flat·tern *nt patho.* flail chest.
Brust·wand·schmer·zen *pl patho.* stethalgia.
Brust·war·ze *f* nipple, papilla of the breast, mammary papilla, mamilla, mammilla.
akzessorische B. supernumerary nipple, accessory nipple.
Brust·war·zen·ein·zie·hung *f gyn.* nippel inversion.
Brust·war·zen·ent·zün·dung *f gyn.* thelitis, mamillitis, mammillitis.
brust·war·zen·för·mig *adj* mamilliform, mammilliform, mastoid.
Brust·war·zen·pla·stik *f gyn.* theleplasty.
Brust·war·zen·schmerz *m gyn.* thelalgia.
Brust·war·zen·schwel·lung *f gyn.* theloncus.
Brust·war·zen·tu·mor *m gyn.* theloncus.
Brust·wir·bel *m abbr.* **BW** *anat.* thoracic vertebra, dorsal vertebra.
Brust·wir·bel·säu·le *f abbr.* **BWS** *anat.* thoracic spine.
Brust·zy·klus *m gyn.* mammary cycle.
Brut·ka·sten *m ped.* incubator; *micro.* brooder, incubator.
Bruton: **B.-Typ** *m* **der Agammaglobulinämie** *immun.* Bruton's agammaglobulinemia, Bruton's disease, X-linked agammaglobulinemia, X-linked infantile agammaglobulinemia.
Brut·schrank *m micro.* incubator.
Bru·xis·mus *m* teeth grinding, bruxism.
Bryant: **B.'-Dreieck** *nt ortho.* iliofemoral triangle, Bryant's triangle.
B.-Extension *f ortho.* gallows traction, Bryant's traction.
B.'-Linie *f ortho.* Bryant's line.
B.-Zeichen *nt ortho.* Bryant's sign.
B-Scan *m radiol.* (*Ultraschall*) B-scan.
Bubble-Oxygenator *m* bubble oxygenator.
Bu·bo *m patho.* bubo. **klimatischer B.** tropical bubo, lymphogranuloma venereum, lymphogranuloma inguinale, lymphopathia venereum, Durand-Nicolas-Favre disease, Favre-Durand-Nicolas disease, Favre-Nicolas-Durand disease, Frei's disease, Nicolas-

-Favre disease, climatic bubo, poradenolymphitis, poradenitis nostras/venerea.
Bu·bo·nen·pest *f epidem.* bubonic plague, glandular plague.
Bu·bo·no·ze·le *f chir.* bubonocele.
Bu·bo·nu·lus *m derm.* bubonulus, Nisbet's chancre.
Buc·ca *f anat.* bucca, cheek.
Buch·wei·zen·aus·schlag *m derm.* fagopyrism, fagopyrismus.
Buck: B.-Extension *f ortho.* Buck's traction, Buck's extension.
B.'-Faszie *f anat.* deep fascia of penis, Buck's fascia.
Buckel [k·k] *m ortho.* hunch, hunchback, hump, humpback, kyphos, gibbosity, gibbus.
Buckel·bil·dung [k·k] *f der Aorta radiol.* kinked aorta.
Buckley: B.-Syndrom *nt immun.* Buckley's syndrome, hyperimmunoglobulinemia E syndrome.
buck·lig *adj* hunchbacked, humpbacked, gibbous.
Bucky: B.-Blende *f radiol.* Bucky's diaphragm, Bucky-Potter diaphragm, Potter-Bucky diaphragm, Potter-Bucky grid.
B.-Strahlen *pl radiol.* grenz rays, borderline rays, Bucky's rays.
Bu·cli·zin *nt pharm.* buclizine.
Bu·clos·amid *nt pharm.* buclosamide.
Budd: B.-Zirrhose *f patho.* Budd's cirrhosis, Budd's disease.
Budd-Chiari: B.-C.-Syndrom *nt patho.* Chiari-Budd syndrome, Budd-Chiari disease, Budd-Chiari syndrome, Chiari's disease, Chiari's syndrome, Budd's syndrome.
Budge: B.'-Zentrum *nt neuro.* ciliospinal center, Budge's center.
Budin: B.'-Regel *f ped.* Budin's rule.
Büdinger-Ludloff-Läwen: B.-L.-L.-Syndrom *nt ortho.* chondromalacia patellae, chondromalacia of the patella, retropatellar chondropathy, retropatellar osteoarthritis.
Buerger: B.'-Zeichen *nt HNO* Buerger's symptom.
Büf·fel·höcker [k·k] *m ortho.* buffalo neck, buffalo hump.
buffy coat *nt hema.* buffy coat, leukocyte cream.
Bu·for·min *nt pharm.* buformin.
Buhl: B.'-Krankheit *f* Buhl's disease.
Bu·kar·die *f card.* bovine heart, ox heart, bucardia.
buk·kal *adj* buccal, genal.
Buk·kal·drü·sen *pl* buccal glands.
Buk·ko·glos·so·pha·ryn·gi·tis *f* buccoglossopharyngitis.
Bul·bär·pa·ra·ly·se *f* **(progressive)** *neuro.* bulbar paralysis, bulbar palsy, progressive bulbar paralysis, Duchenne's disease,

Duchenne's paralysis, Duchenne's syndrome.
familiäre progressive B. progressive bulbar paralysis in children, Fazio-Londe atrophy.
obere B. Graefe's disease.
Bul·bi·tis *f urol.* bulbitis.
Bulbocavernosus-Reflex *m neuro.* bulbocavernous reflex, penile reflex, penis reflex.
bul·bo·spi·nal *adj* bulbospinal, spinobulbar.
bul·bo·ure·thral *adj* bulbourethral, urethrobulbar.
Bul·bo·ure·thral·drü·se *f anat.* bulbourethral gland, bulbocavernous gland, Cowper's gland.
Bul·bus *m anat.* **1.** bulb, bulbus. **2.** → *B. oculi.* **3.** → *B. medullae spinalis.*
B. aortae aortic bulb, arterial bulb, bulb of aorta.
B. caroticus carotid bulbus, carotid sinus.
B. medullae spinalis medulla oblongata, medulla, myelencephalon, bulbus.
B. oculi ball of the eye, eyeball, bulb of eye, ocular bulb, globe of eye.
B. olfactorius olfactory bulb, olfactory knob, Morgagni's tubercle.
B. penis bulb of penis, bulb of corpus spongiosum, bulb of urethra.
B. vestibuli (vaginae) bulb of vestibule of vagina, vestibulovaginal bulb, vaginal bulb.
Bul·bus·druck·re·flex *m neuro., card.* Aschner's sign, Aschner's reflex, Aschner test, Aschner-Dagnini test, oculocardiac reflex, eyeball compression reflex, eyeball-heart reflex.
Bul·bus·druck·ver·such *m* → *Bulbusdruckreflex.*
Bul·bus·er·wei·chung *f ophthal.* ophthalmomalacia, ocular phthisis.
Bul·bus·in·zi·si·on *f ophthal.* ophthalmotomy.
Bul·bus·rup·tur *f ophthal.* ophthalmorrhexis.
Bul·bus·zer·rei·ßung *f ophthal.* ophthalmorrhexis.
Bu·li·mie *f psychia.* boulimia, bulimia, akoria, acoria, hyperorexia.
bu·li·misch *adj psychia.* bulimic.
Bul·la *f derm.* bulla, bleb, blister; *anat.* vesica, bulla; *patho.* bladder, bleb, blister.
Buller: B.'-Augenschutz *m* → *B.'-Schild.*
B.'-Schild *nt ophthal.* Buller's bandage, Buller's shield.
Bullis-Fieber *nt epidem.* Bullis fever, Lone-Star fever, Texas tick fever.
bul·lös *adj derm.* bullate, bullous.
Bul·lo·sis *f derm.* bullosis.
Bu·me·ta·nid *nt pharm.* bumetanide.
Bumke: B.-Zeichen *nt neuro.* Bumke's pupil, Bumke's symptom.
Bün·del *nt* bunch, pack, bundle; *anat.* bundle, tuft, fascicle, cord.
Bunge: B.-Amputation *f ortho.* aperiosteal

amputation, Bunge's amputation.
B.'-Augenlöffel *m ophthal.* Bunge's spoon.
B.'-Regel *f ped.* Bunge's law.
Büngner: B.'-Bänder *pl neuro.* Büngner's bands.
Bunnell: B.-Naht *f* **mit Ausziehdraht** *chir., ortho.* Bunnell's suture, pull-out suture.
Bunt·licht·the·ra·pie *f* chromophototherapy.
Buph·thal·mus *m* (**congenitus**) *ophthal.* buphthalmos, buphthalmia, buphthalmus, congenital glaucoma, infantile glaucoma.
Bu·pi·va·ca·in *nt pharm.* bupivacaine.
Bu·pre·nor·phin *nt pharm.* buprenorphine.
Burdach: B.'-Kern *m anat.* nucleus of Burdach's column/tract, cuneate nucleus, Burdach's nucleus.
B.'-Strang *m anat.* Burdach's tract, Burdach's column, cuneate funiculus.
Burger: B.-Zeichen *nt HNO* Burger's sign, Heryng's sign, Garel's sign, Voltolin's sign.
Bürger-Grütz: B.-G.-Syndrom *nt patho.* Bürger-Grütz syndrome, Bürger-Grütz disease, familial apolipoprotein C-II deficiency, familial hypertriglyceridemia, familial lipoprotein lipase deficiency, familial LPL deficiency.
Burkitt: B.-Lymphom *nt hema.* Burkitt's tumor, Burkitt's lymphoma, African lymphoma.
Burnett: B.-Syndrom *nt patho.* milk-alkali syndrome, Burnett's syndrome, hypercalcemia syndrome.
Burning-feet-Syndrom *nt neuro.* burning feet syndrome, Gopalan's syndrome.
Burow: B.'-Dreieck *nt chir.* Burow's triangle.
B.'-Vene *f anat.* Burow's vein.
Bur·sa *f* 1. *anat., zoo.* bursa. 2. → *B. synovialis.*
B. anserina anserine bursa, anterior genual bursa, tibial intertendinous bursa.
B. musculi poplitei popliteal bursa, bursa of popliteal muscle.
B. omentalis omental bursa, omental sac, epiploic sac, lesser sac of peritoneal cavity, lesser peritoneal cavity.
B. pharyngealis Tornwaldt's cyst, Thornwaldt's cyst, pharyngeal bursa, Luschka's bursa, Tornwaldt's bursa.
B. subacromialis subacromial bursa, deltoid bursa.
B. subcutanea subcutaneous (synovial) bursa.
B. subcutanea infrapatellaris subcutaneous infrapatellar bursa, infrapatellar bursa, subpatellar bursa.
B. subcutanea malleoli lateralis subcutaneous bursa of lateral malleolus, lateral malleolar bursa.
B. subcutanea malleoli medialis subcutaneous bursa of medial malleolus, medial malleolar bursa.
B. subcutanea olecrani olecranon bursa, anconeal bursa, subcutaneous bursa of olecranon,

superficial bursa of olecranon.
B. subcutanea pr(a)epatellaris (subcutaneous) prepatellar bursa, subcutaneous patellar bursa.
B. subcutanea prominentiae laryngealis hyoid bursa, subhyoid bursa, thyrohyoid bursa, subcutaneous bursa of prominence of larynx, laryngeal bursa.
B. subcutanea trochanterica subcutaneous trochanteric bursa.
B. subcutanea tuberositatis tibiae pretibial bursa, superficial inferior infrapatellar bursa, patellar bursa, subcutaneous bursa of tuberosity of tibia, prespinous (patellar) bursa.
B. subdeltoidea subdeltoid bursa, acromial bursa.
B. subfascialis subfascial (synovial) bursa.
B. submuscularis submuscular (synovial) bursa.
B. subtendinea subtendinous (synovial) bursa.
B. suprapatellaris suprapatellar bursa, subcrural bursa.
B. synovialis mucous bursa, synovial bursa, *inf.* bursa.
B. synovialis subcutanea subcutaneous (synovial) bursa.
B. synovialis subfascialis subfascial (synovial) bursa.
B. synovialis submuscularis submuscular (synovial) bursa.
B. synovialis subtendinea subtendinous (synovial) bursa.
B. tendinis calcanei bursa of Achilles (tendon), bursa of calcaneal tendon, subachilleal bursa, calcaneal bursa.
Bursa-Äquivalent *nt immun.* bursa-equivalent.
Burs·ek·to·mie *f ortho.* bursectomy.
Bur·si·tis *f ortho.* bursitis, bursal synovitis.
B. achillea Achilles bursitis, achillobursitis.
B. olecrani olecranon bursitis, miner's elbow.
B. pharyngealis Tornwaldt's cyst, Thornwaldt's cyst, pharyngeal bursitis, Thornwaldt's disease, Tornwaldt's disease, Thornwaldt's bursitis, Tornwaldt's bursitis.
B. praepatellaris prepatellar bursitis, housemaid's knee.
Bur·so·lith *m ortho.* bursolith.
Bur·so·pa·thie *f ortho.* bursopathy.
Bur·so·to·mie *f ortho.* bursotomy.
Bür·sten·ab·strich *m* brush biopsy.
Bür·sten·schä·del *m radiol.* hair-on-end configuration, hair-on-end appearance.
burst forming unit *nt abbr.* **BFU** *immun.* burst forming unit.
Buruli-Ulkus *nt epidem.* Buruli ulcer.
Busch·gelb·fie·ber *nt epidem.* jungle yellow fever, rural yellow fever, sylvan yellow fever.
Buschke: B.-Sklerödem *nt derm.* Buschke's scleredema, scleredema.

Buschke-Löwenstein: B.-L.-Tumor *m derm.*
Buschke-Löwenstein tumor, giant condyloma (acuminatum).
Buschke-Ollendorff: B.-O.-Syndrom *nt patho.*
Buschke-Ollendorff syndrome.
Busquet: B.'-Krankheit *f ortho.* Busquet's disease.
Busse-Buschke: B.-B.-Krankheit *f patho.*
Busse-Buschke disease, Buschke's disease, European blastomycosis, cryptococcosis, torulosis.
Bu·sul·fan *nt pharm.* busulfan, busulphan.
Bu·tal·bi·tal *nt pharm.* butalbital.
Bu·ta·mi·rat *nt pharm.* butamirate.
Bu·ta·ni·li·ca·in *nt pharm. anes.* butanilicaine.
Bu·te·ta·mat *nt pharm.* buthetamate.
Bu·ti·zid *nt pharm.* buthiazide, thiabutazide.
But·ter·fly·frak·tur *f ortho.* butterfly fracture.
Bu·ty·ro·phe·non *nt pharm.* butyrophenone.
Bu·ty·ryl·cho·lin·este·ra·se *f biochem.* butyrocholinesterase, butyrylcholine esterase, cholinesterase, nonspecific cholinesterase, pseudocholinesterase.
Buzzard: B.-Kunstgriff *m neuro.* Buzzard's maneuver.
Bychowski: B.-Zeichen *nt neuro.* Grasset's sign, Grasset's phenomenon, Grasset--Bychowski sign.
By·pass *m chir., HTG* shunt, bypass.
  aortofemoraler B. aortofemoral bypass.
  aortokoronarer B. aortocoronary bypass, coronary artery bypass, coronary bypass.
  arteriovenöser B. arteriovenous shunt, arteriovenous fistula.
  biliodigestiver B. biliary-enteric bypass, biliary-intestinal bypass, biliodigestive anastomosis, biliary-enteric anastomosis.
  extrakranial-intrakranialer B. extracranial-

-intracranial bypass.
  femoropoplitealer B. femoropopliteal bypass.
  kardiopulmunaler B. cardiopulmonary bypass.
  venovenöser B. venovenous bypass.
By·pass·ope·ra·ti·on *f HTG, chir.* bypass operation.
Bys·si·no·se *f pulmo.* byssinosis, cotton-dust asthma, Monday fever, mill fever, cotton-mill fever, brown lung, stripper's asthma.
Bywaters: B.-Krankheit *f patho.* crush syndrome, compression syndrome.
  B.-Syndrom *nt patho.* Bywaters' syndrome.
B-Zell·ade·no·kar·zi·nom *nt patho.* (*Pankreas*) beta cell adenocarcinoma.
B-Zell·ade·nom *nt patho.* (*Pankreas*) beta cell adenoma.
B-Zel·len *pl* 1. (*Pankreas*) beta cells (of pancreas), B cells. 2. (*HVL*) beta cells (of adenohypophysis, B cells, gonadotroph cells, gonadotropes, gonadotrophs. 3. *hema.* B cells, B-lymphocytes.
B-Zel·len·dif·fe·ren·zie·rungs·fak·to·ren *pl immun.* B-cell differentiation factors.
B-Zel·len·hy·per·pla·sie *f* B-cell hyperplasia.
B-Zel·len·lym·phom *nt hema.* B-cell lymphoma.
B-Zel·len·wachs·tums·fak·to·ren *pl immun.* B-cell growth factors.
B-Zell·Immundefekt *m immun.* antibody immunodeficiency.
B-Zell·Lymphom *nt hema.* B-cell lymphoma.
B-Zell·sy·stem *nt immun.* B-cell system.
B-Zell·tu·mor *m patho.* (*Pankreas*) beta cell tumor, B cell tumor, insulinoma, insuloma.
B-Zell·vor·läu·fer·zel·le *f hema.* B-cell progenitor.

C

Ca-Antagonist *m* → *Calciumantagonist*.
Cabot: C.'-Ringe *pl hema*. Cabot's ring bodies.
Cacchi-Ricci: C.-R.-Syndrom *nt patho*. Cacchi-Ricci disease, sponge kidney.
Ca·chec·tin *nt* tumor necrosis factor, cachectin.
Cac·ti·no·my·cin *nt pharm*. cactinomycin, actinomycin C.
Ca·du·ca *f histol*. decidual membrane, decidua, caduca.
Cae·cum *nt anat*. **1.** blind sac, coecum, cecum, caecum. **2.** blind gut, blind intestine, coecum, cecum, caecum, typhlon.
Caffey-de Toni: C.-de T.-Syndrom *nt patho*. Caffey's disease, Caffey's syndrome, Caffey-Silverman syndrome, infantile cortical hyperostosis.
Caffey-Silverman: C.-S.-Syndrom *nt* → *Caffey-de Toni-Syndrom*.
Caffey-Smith: C.-S.-Syndrom *nt* → *Caffey-de Toni-Syndrom*.
Cais·son·krank·heit *f patho*. caisson sickness, decompression sickness, caisson disease, compressed-air disease, compressed-air sickness, tunnel disease, diver's palsy, diver's paralysis.
Ca-Kanal *m* calcium channel, Ca-channel.
Calabar-Beule *f patho*. Calabar swelling, Kamerun swelling, Calabar edema, tropical swelling.
Cal·ca·ne·us *m* heel bone, calcaneal bone, calcaneus, calcaneum, os calcis.
Cal·car *nt anat*. spur, calcar. **C. avis** calcar avis, Haller's unguis, Morand's spur, calcarine complex, pes hippocampi minor.
Cal·ci·di·ol *nt* 25-hydroxycholecalciferol, calcidiol, calcifediol.
Cal·ci·fe·rol *nt* calciferol, vitamin D.
Cal·ci·no·sis *f patho*. calcinosis, calcium thesaurismosis, calcium gout.
Cal·ci·to·nin *nt* thyrocalcitonin, calcitonin.
Cal·ci·tri·ol *nt* calcitriol, 1,25-dihydroxycholecalciferol.
Cal·ci·um *nt abbr*. Ca *chem*. calcium.
Cal·ci·um·an·ta·go·nist *m pharm*. calcium antagonist, calcium-blocking agent, calcium

channel blocker.
Cal·ci·um·oxa·lat·di·hy·drat·stein *m urol*. weddellite calculus.
Cal·ci·um·oxa·lat·mo·no·hy·drat·stein *m urol*. whewellite calculus.
Cal·ci·um·py·ro·phos·phat·di·hy·drat *nt abbr*. **CPPD** calcium pyrophosphate dihydrate.
Cal·ci·um·py·ro·phos·phat·di·hy·drat·ab·la·ge·rung *f patho*. CPPD disease, calcium pyrophosphate dihydrate disease, CPPD crystal deposition disease.
Cal·cu·lo·sis *f patho*. calculosis.
Cal·cu·lus *m patho., urol*. calculus, stone.
Caldwell: C.-Technik *f radiol*. Caldwell projection/view.
Caldwell-Luc: C.-L.-Operation *f HNO* Luc's operation, Caldwell-Luc operation.
Caldwell-Moloy: C.-M.-Einteilung *f gyn*. Caldwell-Moloy classification.
Ca·li·cu·lus *m anat*. caliculus, calycle, calyculus.
California-Enzephalitis *f abbr*. **CE** *epidem*. California encephalitis, bunyavirus encephalitis.
California-Enzephalitisvirus *nt micro*. California virus, California encephalitis virus.
Ca·lix *m anat*. calix, calyx. **Calices** *pl renales* renal calices, infundibula of kidney.
Callander: Oberschenkelamputation *f nach C*. *ortho*. Callander's amputation.
Cal·lo·si·tas *f derm*. callus, callositas, callosity, keratoma, tyloma, tyle.
Cal·lus *m* **1.** → *Callositas*. **2.** *ortho*. bony callus, callus.
Calmette: C.'-Konjunktivaltest *m immun*. Calmette's conjunctival reaction, Calmette's ophthalmic reaction, Calmette's test.
Ca·lor *m patho*. heat, calor.
Calot: C.'-Dreieck *nt anat*. Calot's triangle, cystohepatic triangle.
Cal·va·ria *f anat*. roof of skull, skullcap, skullpan, calvarium, calvaria, concha of cranium.
Calvé: C.-Syndrom *nt ortho*. Calvé's disease.
Cal·vi·ti·es *f derm*. alopecia, calvities, hair loss, baldness, pelade, acomia. **C. hippocratica** androgenetic effluvium, androgenetic male

alopecia, patternal alopecia, male pattern alopecia, male pattern baldness.

Calx *f anat.* heel, calcaneal region, calx.

Ca·me·ra *f anat.* chamber, camera.

C. anterior anterior chamber of eye.

C. posterior posterior chamber of eye.

C. vitrea vitreous chamber.

Camper: C.'-Kreuzung *f anat.* chiasm of digits of hand, Camper's chiasm, crossing of the tendons.

Camurati-Engelmann: C.-E.-Syndrom *nt patho.* Camurati-Engelmann disease, Engelmann's disease, diaphyseal dysplasia, diaphyseal sclerosis.

Ca·na·li·cu·lus *m anat.* canaliculus, canal.

C. chordae tympani Civinini's canal, chorda tympani canal, canaliculus of chorda tympani.

C. cochleae canaliculus of cochlea, Cotunnius' aqueduct, Cotunnius' canal, cochlear canaliculus.

C. lacrimalis lacrimal canaliculus, lacrimal duct, dacryagogue, dacryosyrinx.

C. tympanicus Jacobson's canal, tympanic canal, tympanic canaliculus.

Ca·na·lis *m anat.* canal, channel, canalis.

C. adductorius adductor canal, crural canal of Henle, Hunter's canal, subarterial canal, subsartorial canal.

C. alimentarius digestive tube, digestive tract, alimentary canal, digestive canal, alimentary tract.

C. caroticus carotid canal.

C. carpalis/carpi flexor canal, carpal tunnel, carpal canal, flexor tunnel.

C. centralis (medullae spinalis) central canal (of spinal cord).

C. cervicis uteri cervical canal (of uterus); uterocervical canal, uterine canal.

Canales *pl* **diploici** diploic canals, Breschet's canals.

C. facialis facial canal, canal for facial nerve, spiroid canal, fallopian canal.

C. femoralis femoral canal, crural canal.

C. gastricus gastric canal, canal of stomach, ventricular canal.

C. hyaloideus hyaloid canal, central canal of Stilling, central canal of vitreous body, Cloquet's canal, canal of Stilling.

C. inguinalis inguinal canal, abdominal canal, Galen's pore, Velpeau's canal.

C. nasolacrimalis nasolacrimal canal, lacrimal canal, nasal canal.

C. nutriens Leeuwenhoek's canal, nutrient canal, haversian canal.

C. obturatorius obturator canal.

C. opticus optic canal, optic foramen.

C. pudendalis Alcock's canal, pudendal canal.

C. sacralis sacral canal.

Canales *pl* **semicirculares ossei** bony semi-

circular canals, osseous semicircular canals.

C. ventricularis → *C. gastricus.*

C. vertebralis vertebral canal, spinal canal, neural canal, neurocanal, medullary canal.

Canavan: C.-Syndrom *nt neuro.* Canavan's sclerosis, Canavan's disease, Canavan-van Bogaert-Bertrand disease, spongy degeneration.

Ca·na·va·nin *nt pharm.* canavanine.

Canavan-van Bogaert-Bertrand: C.-v. B.-B.- -Syndrom *nt* → *Canavan-Syndrom.*

Can·cer *m French patho.* cancer.

C. aquaticus gangrenous stomatitis, water canker, corrosive ulcer, noma.

C. en cuirasse corset cancer, jacket cancer, cancer en cuirasse.

Can·di·da *f micro.* Candida, Monilia. **C. albicans** thrush fungus, Candida albicans.

Can·di·da·ab·szeß *m patho.* candidal abscess.

Can·di·da·an·ti·gen *nt* candida antigen.

Candida-Endokarditis *f card.* endocardial candidiasis.

Can·di·da·gra·nu·lom *nt patho.* candida granuloma, candidal granuloma, monilial granuloma.

Candida-Intertrigo *f derm.* candida intertrigo.

Can·did·ämie *f patho.* candidemia.

Candida-Mykid *nt immun.* candidid, moniliid.

Can·di·da·my·ko·se *f* → *Candidose.*

Candida-Ösophagitis *f patho.* candida esophagitis.

Candida-Vulvovaginitis *f* candidal vulvovaginitis.

Can·di·dia·sis *f* → *Candidose.*

Can·di·did *nt immun.* moniliid, candidid.

Can·di·din *nt* candidin.

Can·di·do·se *f* candidiasis, candidosis, moniliasis, moniliosis.

Can·did·urie *f patho.* candiduria.

Ca·ni·co·la·fie·ber *nt epidem.* canine typhus, canine leptospirosis, canicola fever.

Ca·ni·nus *m anat., dent.* canine tooth, cuspid tooth, eye tooth.

Ca·ni·ti·es *f derm.* canities.

Cannon: C.-Notfallreaktion *f patho.* Cannon's theory, emergency theory.

Cannon-Böhm: C.-B.-Punkt *m anat.* Cannon's point, Cannon's ring.

Cantelli: C.-Zeichen *nt neuro.* doll's eye reflex, doll's eye sign, doll's head phenomenon, Cantelli's sign.

Can·thus *m anat.* canthus.

Cantor: C.-Sonde *f clin.* Cantor tube.

Capgras: C.-Syndrom *nt psychia.* Capgras' syndrome, Capgras' phenomenon, illusion of doubles.

Ca·pil·la·ri·tis *f* capillaritis. **C. haemorrhagica maculosa** progressive pigmentary dermatosis, Schamberg's disease/dermatitis/dermatosis.

Ca·pil·li *pl* hairs of (the) head, scalp hairs,

capilli.
Ca·pi·stra·tio *f urol.* Spanish collar, paraphimosis.
Ca·pi·tu·lum *nt anat.* capitellum, capitulum. **C. humeri** capitellum, little head of humerus, radial head of humerus, capitate eminence, capitulum of humerus.
Caplan: C.-Syndrom *nt patho.* Caplan's nodules, rheumatoid pneumoconiosis, Caplan's syndrome.
Caplan-Colinet-Petry: C.-C.-P.-Syndrom *nt* → *Caplan-Syndrom.*
C-II-Apoproteinmangel *m,* **familiärer** → *Bürger-Grütz-Syndrom.*
Capps: C.-Reflex *m patho.* Capps's sign, Capps's reflex.
C.-Zeichen *nt patho.* Capps's sign.
Ca·preo·my·cin *nt pharm.* capreomycin.
Cap·sid *nt micro.* capsid.
Capsid-Antigen *nt,* **virales** *abbr.* **VCA** *immun.* virus capsid antigen.
Cap·su·la *f anat.* capsule, capsula.
  C. adiposa (renis) adipose capsule of kidney, fatty capsule of kidney, perinephric fat, perirenal fat, renal capsule, perinephric capsule.
  C. articularis joint capsule, articular capsule, synovial capsule.
  C. externa external capsule.
  C. extrema extreme capsule, periclaustral lamina.
  C. fibrosa perivascularis Glisson's capsule, perivascular fibrous capsule, fibrous capsule of liver.
  C. glomeruli Bowman's capsule, glomerular capsule, malpighian capsule, Müller's capsule, müllerian capsule.
  C. interna internal capsule.
  C. lentis lens capsule, lenticular capsule, crystalline capsule.
Capsula-interna-Thrombose-Syndrom *nt neuro.* capsular thrombosis syndrome.
Cap·to·pril *nt pharm.* captopril.
Cap·ture beat (*m*) *card.* capture beat, ventricular capture.
Ca·put *m anat.* head, caput.
  C. breve musculi bicipitis brachii short head of biceps brachii muscle, medial head of biceps brachii muscle.
  C. breve musculi bicipitis femoris short head of biceps femoris muscle.
  C. costae head of rib.
  C. femoris head of femur, femoral head, head of thigh bone.
  C. fibulae/fibulare head of fibula.
  C. humerale/humeri head of humerus.
  C. laterale musculi tricipitis brachii lateral head of triceps brachii muscle, great head of triceps brachii muscle, second head of triceps brachii muscle, lateral anconeus muscle.
  C. longum musculi bicipitis brachii long head

of biceps brachii muscle.
  C. longum musculi bicipitis femoris long head of biceps flexor cruris muscle, long head of biceps femoris muscle.
  C. longum musculi tricipitis brachii long head of triceps brachii muscle, first head of triceps brachii muscle, middle head of triceps brachii muscle.
  C. mandibulae head of mandible, head of condyloid process of mandible, articular condyle of mandible.
  C. mediale musculi tricipitis brachii medial head of triceps brachii muscle, deep head of tripceps brachii muscle, short head of triceps brachii muscle, medial anconeus muscle.
  C. Medusae *patho.* Medusa's head, cirsomphalos, Cruveilhier's sign, arachnogastria.
  C. radiale/radii head of radius.
  C. talare/tali head of talus.
  C. ulnae head of ulna, capitulum ulnae.
Caput-ulnae-Syndrom *nt ortho.* capitulum ulnae syndrome.
Ca·ra·te *f epidem.* carate, mal del pinto, pinta, spotted sickness.
Carb·achol *nt pharm.* carbachol, carbamylcholine chloride, carbocholine.
Carb·ama·ze·pin *nt pharm.* carbamazepine.
Carb·ami·no·hä·mo·glo·bin *nt* → *Carbhämoglobin.*
Carb·ason *nt pharm.* carbasone, aminarsone, arsambide.
Carb·azo·chrom *nt pharm.* carbazochrome.
Car·be·ni·cil·lin *nt pharm.* carbenicillin, α-carboxypenicillin.
Car·ben·oxo·lon *nt pharm.* carbenoxolone.
Carb·hä·mo·glo·bin *nt patho.* carbaminohemoglobin, carbhemoglobin, carbohemoglobin.
Car·bi·do·pa *nt pharm.* carbidopa.
Carb·ima·zol *nt pharm.* carbimazole.
Carb·in·ox·amin *nt pharm.* carbinoxamine.
Car·bo *m chem., pharm.* charcoal, carbo.
Car·bo·an·hy·dra·se *f abbr.* **CA** *od.* **CAH** carbonic anhydrase, carbonate dehydratase.
Car·bo·an·hy·dra·se·in·hi·bi·tor *m pharm.* carbonic anhydrase inhibitor.
Car·bo·cro·men *nt pharm.* carbocromen, carbochromen, chromonar.
Car·bo·hä·mie *f physiol.* (*Blut*) carbohemia, carbonemia.
Car·bo·hy·drat·urie *f patho.* carbohydraturia.
Car·bo·nat *nt* carbonate.
Car·bo·nat·här·te *f chem.* temporary hardness.
Car·bon·urie *f patho.* carbonuria.
Carb·oxy·hä·mo·glo·bin *nt abbr.* **CO-Hb** carboxyhemoglobin, carbon monoxide hemoglobin.
Carb·oxy·hä·mo·glo·bin·ämie *f patho.* carboxyhemoglobinemia.
Carb·oxy·me·thyl·cel·lu·lo·se *f* CM-cellulose,

carboxymethylcellulose.

Carb·oxy·myo·glo·bin *nt patho.* carboxymyoglobin.

α-Carb·oxy·pe·ni·cil·lin *nt pharm.* carbenicillin, α-carboxypenicillin.

Car·bro·mal *nt pharm.* carbromal.

Car·bun·cu·lus *m patho.* carbuncle.

Car·but·amid *nt pharm.* carbutamide, aminophenurobutane.

Car·bu·te·rol *nt pharm.* carbuterol.

Carcassonne: C.'-Band *nt anat.* Carcassonne's perineal ligament.

car·ci·no·em·bryo·nal *adj* carcinoembryonic.

Car·ci·no·ma *nt abbr.* **Ca** carcinoma, cancer, epithelial cancer, malignant epithelioma.

Ca. adenoides cysticum adenocystic carcinoma, adenoid cystic carcinoma, cylindromatous carcinoma.

Ca. adenomatosum glandular cancer, glandular carcinoma, adenocarcinoma.

Ca. alveolocellulare/alveolare alveolar cell carcinoma, bronchoalveolar carcinoma, bronchoalveolar pulmonary carcinoma, bronchiolar adenocarcinoma, bronchioloalveolar carcinoma, pulmonary adenomatosis, pulmonary carcinosis, bronchiolar carcinoma.

Ca. avenocellulare oat cell carcinoma, small cell carcinoma.

Ca. basocellulare basal cell carcinoma, basal cell epithelioma, hair-matrix carcinoma, basaloma, basalioma.

Ca. cervicis uteri cervical carcinoma (of uterus), carcinoma of uterine cervix.

Ca. cholangiocellulare cholangiocellular carcinoma, bile duct carcinoma, malignant cholangioma, cholangiocarcinoma.

Ca. clarocellulare clear cell carcinoma, clear carcinoma.

Ca. colloides mucinous carcinoma, colloid carcinoma, colloid cancer, mucinous cancer, mucous cancer, gelatiniform carcinoma, gelatinous carcinoma, mucous carcinoma, mucinous adenocarcinoma, gelatiniform cancer, gelatinous cancer.

Ca. corporis uteri corpus carcinoma, carcinoma of body of uterus.

Ca. cribriforme/cribrosum cribriform carcinoma.

Ca. ductale duct carcinoma, ductal carcinoma, duct cancer, ductal cancer.

Ca. endometriale endometrial carcinoma, metrocarcinoma, hysterocarcinoma.

Ca. fusocellulare spindle cell carcinoma, sarcomatoid carcinoma.

Ca. gelatinosum → *Ca. colloides.*

Ca. gigantocellulare giant-cell carcinoma.

Ca. granulosocellulare granulosa carcinoma, granulosa cell carcinoma, granulosa tumor, granulosa cell tumor, folliculoma.

Ca. hepatocellulare hepatocellular carcinoma, malignant hepatoma, liver cell carcinoma, hepatocarcinoma, primary carcinoma of liver cells.

Ca. insulocellulare islet cell carcinoma, islet carcinoma.

Ca. intraductale intraductal carcinoma.

Ca. lobulare in situ *abbr.* **CLIS** (*Brust*) lobular carcinoma in situ, noninfiltrating lobular carcinoma.

Ca. mammae breast cancer, mammary carcinoma, mammary cancer, mammary gland carcinoma, mastocarcinoma.

Ca. medullare medullary cancer, medullary carcinoma, cerebriform cancer, cellular cancer, encephaloid cancer, encephaloid carcinoma, soft cancer, cerebriform carcinoma.

Ca. mucoides/mucosum → *Ca. colloides.*

Ca. oncocyticum oncocytic carcinoma.

Ca. papillare/papilliferum dendritic cancer, papillary carcinoma, papillocarcinoma.

Ca. parvocellulare small-cell carcinoma.

Ca. planocellulare/platycellulare epidermoid cancer, epidermoid carcinoma, prickle cell carcinoma, squamous cell carcinoma, squamous carcinoma, squamous epithelial carcinoma.

Ca. scirrhosum hard cancer, scirrhous cancer, scirrhous carcinoma, scirrhus.

Ca. sigillocellulare signet-ring cell carcinoma.

Ca. solidum solid carcinoma.

Ca. solidum simplex der Brust carcinoma simplex of breast, scirrhous breast cancer, scirrhous mammary carcinoma, infiltrating ductal carcinoma with productive fibrosis, mastoscirrhus.

Ca. transitiocellulare transitional cell carcinoma.

Ca. villosum villous carcinoma, villous cancer.

Carcinoma ex ulcere *patho.* ulcer carcinoma, ulcerocarcinoma.

Carcinoma in situ *abbr.* **CIS** *patho.* cancer in situ, carcinoma in situ, intraepithelial carcinoma, preinvasive carcinoma. **intraduktales** **C.** *gyn.* minimal breast carcinoma, minimal mammary carcinoma.

Car·ci·no·sar·co·ma *nt patho.* carcinosarcoma, sarcocarcinoma.

Car·ci·no·sis *f patho.* carcinosis, carcinomatosis. **C. pleurae** pleural carcinosis, pleural carcinomatosis.

Car·dia *f anat.* cardiac part of stomach, cardia.

Car·dio·li·pin *nt immun.* cardiolipin, diphosphatidylglycerol, heart antigen.

Car·dio·myo·pa·thie *f abbr.* **CM** *card.* myocardiopathy, cardiomyopathy.

alkoholische/alkohol-toxische C. alcoholic cardiomyopathy.

congestive C. *abbr.* **CCM** congestive cardio-

myopathy.
dilatative C. *abbr.* **DCM** congestive cardiomyopathy.
hypertrophische C. *abbr.* **HCM** hypertrophic
cardiomyopathy.
hypertrophische nichtobstruktive C. *abbr.*
HNCM hypertrophic non-obstructive
cardiomyopathy.
hypertrophische obstruktive C. *abbr.* **HOCM**
hypertrophic obstructive cardiomyopathy.
idiopathische C. → *primäre C.*
obliterative C. *abbr.* **OCM** restrictive cardiomyopathy.
primäre C. idiopathic cardiomyopathy,
primary cardiomyopathy.
restriktive C. *abbr.* **RCM** restrictive cardiomyopathy.
sekundäre C. secondary cardiomyopathy.
Car·dio·to·ko·gramm *nt abbr.* **CTG** *gyn.*
cardiotocogram.
Car·dio·to·ko·graph *m gyn.* tokograph, tocograph.
Car·dio·to·ni·cum *nt pharm.* cardiotonic.
Car·di·tis *f card.* carditis.
Carhart: C.-Senke *f HNO* Carhart's dip.
C.-Test *m HNO* Carhart's test, tone decay
test.
Ca·ri·es *f patho.* caries.
Ca·ri·na *f anat.* carina. **C. urethralis vaginae**
urethral carina of vagina, urethral ridge,
Luschka's tubercle.
Car·iso·pro·dol *nt pharm.* isobamate, cariso-
prodate, carisoprodol.
Carlens: C.-Tubus *m anes.* Carlens' catheter.
Carman: C.-Meniskus *m radiol.* Carman's
sign, meniscus sign.
Car·mi·na·ti·vum *nt pharm.* carminative.
Car·mu·stin *nt pharm.* carmustine, BCNU.
Carnett: C.-Zeichen *nt chir.* Carnett's sign.
Car·ni·tin *nt* carnitine.
Car·no·sin *nt* carnosine, ignotine.
Car·no·sin·ämie *f →* *Carnosinämiesyndrom.*
Car·no·sin·ämie·syn·drom *nt patho.* carnosi-
nase deficiency, carnosinemia, hyper-beta
carnosinemia.
Car·no·sin·urie *f* carnosinuria.
Carnot: C.-Reflex *m neuro.* Carnot's reflex.
Caroli: C.-Syndrom *nt patho.* Caroli's syn-
drome, Caroli's disease.
Ca·ro luxurians *patho.* proud flesh.
Ca·ro·tin *nt →* *Karotin.*
Ca·ro·tis *f* carotid.
Ca·ro·tis·puls·kur·ve *f abbr.* **CPK** carotid pulse
curve.
Ca·ro·tis·si·nus *m* carotid bulbus, carotid
sinus.
Car·pro·fen *nt pharm.* carprofen.
Car·pus *m anat.* wrist, carpus.
Car·ri·er *m biochem., physiol.* carrier; *micro.*
vector, carrier; *genet.* vector, carrier.

Carrión: C.-Krankheit *f epidem.* Carrión's disease, infection with Bartonella bacilliformis,
bartonellosis, bartonelliasis.
Carr-Price: C.-P.-Reaktion *f* Carr-Price reaction, Carr-Price test.
Carter: C.-Krankheit *f derm.* Carter's black
mycetoma, Carter's mycetoma.
Car·ti·la·go *f anat.* cartilage, cartilago.
C. alaris alar cartilage (of nose).
C. articularis articular cartilage, arthrodial
cartilage, diarthrodial cartilage, joint cartilage, investing cartilage, obducent cartilage.
C. aryt(a)enoidea arytenoid, arytenoid cartilage, guttural cartilage, pyramidal cartilage,
triquetral cartilage, triquetrous cartilage.
C. auricularis auricular cartilage, cartilage of
auricle, conchal cartilage.
C. corniculata Santorini's cartilage, cornicu-
lum, corniculate cartilage, supra-arytenoid
cartilage.
C. costalis costicartilage, costal cartilage, rib
cartilage.
C. cricoidea cricoid cartilage, annular carti-
lage, innominate cartilage, cricoid.
C. cuneiformis cuneiform cartilage,
Wrisberg's cartilage, Morgagni's cartilage,
Morgagni's tubercle.
Cartilagines *pl* **laryngeales** laryngeal carti-
lages.
Cartilagines *pl* **nasales/nasi** nasal cartilages.
C. septi nasi cartilage of nasal septum, septal
cartilage of nose.
C. sesamoidea (lig. vocalis) sesamoid carti-
lage, laryngeal cartilage of Luschka,
Luschka's cartilage.
C. thyroidea thyroid cartilage.
C. triticea triticeal cartilage, triticeum.
C. tubae auditoriae eustachian cartilage, tubal
cartilage.
C. vomeronasalis vomeronasal cartilage,
Jacobson's cartilage.
Ca·run·cu·la *anat.* caruncle, caruncula. **Carun-
culae** *pl* **hymenales (myrtiformes)** myrtiform
caruncles, hymenal caruncles.
Carus: C.'-Krümmung *f gyn.* Carus' circle,
Carus' curve.
Carvallo: C.'-Zeichen *nt card.* Carvallo's sign.
Car·ze·nid *nt pharm.* carzenide, *p*-sulfamoyl-
benzoic acid.
Casal: C.'-Kragen *m derm.* Casal's collar,
Casal's necklace.
Casoni: C.-Test *m derm.* Casoni's reaction,
Casoni's intradermal/skin reaction, Casoni's
test, Casoni's intradermal/skin test.
Casselberry: C.-Lagerung *f chir.* Casselberry's
position.
Castellani: Bronchospirochaetosis *f* **C.** *patho.*
bronchospirochetosis, Castellani's bronchi-
tis, hemorrhagic bronchitis, bronchopulmo-
nary spirochetosis.

C.-Lösung *f derm.* carbolfuchsin paint, Castellani's paint.

Castellani-Low: C.-L.-Zeichen *nt epidem.* Castellani-Low symptom, Castellani-Low sign.

Castillo: C.-Syndrom *nt endo.* Sertoli-cell-only syndrome, Del Castillo syndrome.

Castleman: C.-Lymphozytom *nt hema.* Castleman's lymphocytoma.

C.-Tumor *m hema.* Castleman's lymphocytoma.

Catabolit-Gen-Aktivatorprotein *nt abbr.* **CAP** *biochem.* cyclic AMP receptor protein.

Ca·ta·rac·ta *f ophthal.* cataract, cataracta.

C. brunescens brown cataract, brunescent cataract.

C. calcarea calcareous cataract.

C. calorica infrared cataract, furnacemen's cataract, glassblower's cataract, glassworker's cataract, heat cataract, thermal cataract.

C. capsularis capsular cataract.

C. centralis central cataract.

C. centralis pulverulenta embryonal nuclear cataract.

C. chorioidealis choroidal cataract.

C. coerulea blue cataract, blue dot cataract, cerulean cataract.

C. complicata complicated cataract, secondary cataract.

C. congenita congenital cataract.

C. coralliformis coralliform cataract.

C. coronaria coronary cataract.

C. corticalis cortical cataract.

C. cuneiformis cuneiform cataract.

C. diabetica diabetic cataract.

C. dura hard cataract.

C. electrica electric cataract.

C. floriformis floriform cataract.

C. fluida Morgagni's cataract, morgagnian cataract, sedimentary cataract.

C. fusiformis fusiform cataract, axial cataract, axial fusiform cataract, spindle cataract.

C. glaucomatosa glaukomflecken, glaucomatous cataract.

C. hypermatura hypermature cataract, overripe cataract.

C. incipiens incipient cataract, immature cataract.

C. intumescentia intumescent cataract.

C. juvenilis juvenile cataract.

C. liquida → *C. fluida.*

C. matura mature cataract, ripe cataract, complete cataract.

C. membranacea membranous cataract.

C. myotonica myotonic cataract.

C. nigra black cataract.

C. nuclearis nuclear cataract.

C. pisciformis pisciform cataract.

C. polaris polar cataract.

C. punctata punctate cataract.

C. pyramidalis pyramidal cataract.

C. radiationis radiation cataract.

C. secundaria secondary cataract.

C. senilis senile cataract.

C. stellata stellate cataract.

C. syndermatotica dermatogenic cataract, syndermatotic cataract.

C. totalis complete cataract, total cataract.

C. traumatica traumatic cataract.

C. zonularis lamellar cataract, zonular cataract.

Cat·gut *nt chir.* catgut, gut, catgut suture.

cat scratch disease (*nt*) *epidem.* cat-scratch disease, nonbacterial regional lymphadenitis, benign inoculation reticulosis.

Cattell: C.'-Zeichen *nt chir.* (*Pankreas*) Cattell's sign.

Cau·da *f anat.* cauda, tail. **C. equina** cauda equina; *inf.* cauda.

Cauda-equina-Syndrom *nt neuro.* cauda equina syndrome.

Ca·va *f* cava, vena cava.

Ca·ver·na *f anat.* cavern, caverna.

Cavernae *pl* **corporis spongiosi** caverns of spongy body, cavities of corpus spongiosum.

Cavernae *pl* **corporum cavernosorum** caverns of cavernous bodies, cavities of corpora cavernosa.

Ca·ver·ni·tis *f urol.* cavernitis, cavernositis, serangitis.

Ca·vi·tas *f anat.* cavity, cavitation, cavum.

C. abdominalis abdominal cavity, enterocele, abdominal region.

C. articularis articular cavity, joint cavity, joint space.

C. cranii cranial cavity, intracranial cavity.

C. glenoidalis glenoid cavity, glenoid fossa (of scapula).

C. infraglottica infraglottic cavity, infraglottic space.

C. laryngis laryngeal cavity.

C. medullaris bone marrow cavity, marrow space, medullary cavity, medullary space.

C. nasalis/nasi nasal cavity, nasal chamber.

C. orbitale orbital cavity, orbit, eyepit, eye socket.

C. pelvica/pelvis pelvic cavity.

C. pharyngis pharyngeal cavity, faucial cavity.

C. pleuralis pleural space, pleural sac, pleural cavity.

C. thoracica/thoracis thoracic cavity, pectoral cavity.

C. trigeminalis trigeminal cavity, Meckel's space, Meckel's cavity.

C. tympanica tympanic cavity, tympanum, eardrum.

C. uteri uterine cavity.

Ca·vum *nt anat.* cavity, cavitation, cavum.

113   **Cetalkoniumchlorid**

C. mediastinale mediastinal cavity, mediastinal space, mediastinum.

C. nasalis/nasi nasal cavity.

C. oris oral cavity, mouth.

C. oris externum external oral cavity.

C. oris propria proper oral cavity.

C. septi pellucidi cavity of septum pellucidum, ventricle of Arantius, ventricle of Sylvius, Vieussen's ventricle, fifth ventricle, pseudoventricle.

C. trigeminale Meckel's space, Meckel's cavity, trigeminal cavity.

C. tympani tympanic cavity, eardrum, tympanum.

C3b-Inaktivator *m abbr.* **C3b-INA** *immun.* C3b inactivator.

CCD-Winkel *m ortho.* collodiaphyseal angle.

CD4-Lymphozyt *m immun.* CD4 lymphocyte, CD4 cell, T4+ lymphocyte, T4+ cell.

CD8-Lymphozyt *m immun.* CD8 lymphocyte, CD8 cell, T8+ lymphocyte, T8+ cell.

Ce·cum *nt* → *Caecum.*

Ceelen-Gellerstedt: C.-G.-Syndrom *nt patho.* Ceelen's disease, Ceelen-Gellerstedt syndrome, primary pulmonary hemosiderosis.

Ce·fa·clor *nt pharm.* cefaclor.

Ce·fa·dro·xil *nt pharm.* cefadroxil.

Cefa·le·xin *nt pharm.* cefalexin, cephalexin.

Ce·fa·man·dol *nt pharm.* cefamandole.

Ce·fa·pi·rin *nt pharm.* cephapirin.

Ce·fa·zo·lin *nt pharm.* cefazolin.

Ce·fo·pe·ra·zon *nt pharm.* cefoperazone.

Ce·fo·ta·xim *nt pharm.* cefotaxime.

Cef·oxi·tin *nt pharm.* cefoxitin.

Cef·ra·din *nt pharm.* cephradine.

Cef·ta·zi·dim *nt pharm.* ceftazidime.

Cef·tiz·oxim *nt pharm.* ceftizoxime.

Cef·tri·axon *nt pharm.* ceftriaxone.

Ce·fur·oxim *nt pharm.* cefuroxime.

Cejka: C.-Zeichen *nt card.* Cejka's sign.

Cel·lu·la *f anat.* cellula, cellule; *histol.* cell.

Cellulae *pl* **ethmoidales** ethmoidal cells, ethmoidal air cells.

Cellulae *pl* **mastoideae** mastoid cells, mastoid air cells, mastoid sinuses.

Cellulae *pl* **tympanicae** tympanic cells, tympanic cellulae.

Celsius: C.-Thermometer *nt phys.* Celsius thermometer, centigrade thermometer.

Celsus: C.'-Kerion *nt derm.* Celsus' kerion, tinea kerion.

Central-Core-Krankheit *f patho.* central core disease (of muscle).

Cen·tro·phen·oxin *nt pharm.* centrophenoxine, meclofenoxate.

Cen·trum *nt anat.* center, centrum.

C. ossificationis ossification center, ossification nucleus, ossification point.

C. tendineum tendinous center, trefoil tendon, central tendon of diaphragm, phrenic center.

C. tendineum perinei tendinous center of perineum, perineal body, central tendon of perineum.

Ce·pha·laea *f* headache, cephalea, cephalalgia, cephalgia, cephalodynia, cerebralgia, encephalalgia, encephalodynia. **C. histaminica** Harris' migrainous neuralgia, Horton's cephalgia, Horton's headache, Horton's disease, histamine headache, histamine cephalalgia, migrainous neuralgia, erythroprosopalgia.

Ce·phal·gia *f* → *Cephalaea.*

Ce·pha·lo·spo·ran·säu·re *f* cephalosporanic acid.

Ce·pha·lo·spo·rin *nt pharm.* cephalosporin.

Ce·pha·lo·spo·ri·na·se *f* cephalosporinase.

Ce·pha·lo·tin *nt pharm.* cephalothin.

Cer·amid *nt* ceramide, *N*-acylsphingosine.

Cer·ami·da·se *f* acylsphingosine deacylase, ceramidase.

Cer·ca·ria *f micro.* cercaria.

Cercarien-Hüllen-Reaktion *f abbr.* **CHR** *immun.* cercarienhullenreaktion.

Cerc·la·ge *f chir., gyn.* cerclage.

Cerc·la·ge·draht *m* cerclage wire.

Ce·re·bel·li·tis *f neuro.* cerebellitis.

Ce·re·bel·lum *nt anat.* cerebellu

Ce·re·bro·ma·la·cia *f patho.* cerebromalacia, encephalomalacia.

Ce·re·bro·pa·thia *f* cerebropathy, cerebropathia, encephalopathia, encephalopathy.

Ce·re·bro·se *f* brain sugar, cerebrose, D-galactose.

Ce·re·bro·sid *nt* cerebroside, cerebrogalactoside, galactocerebroside, glucocerebroside; galactolipid, galactolipin.

Ce·re·bro·si·do·se *f* cerebrosidosis.

Ce·re·brum *nt anat.* cerebrum, brain.

Ce·ro·id·li·po·fus·ci·no·se *f,* juvenile → *Batten-Spielmeyer-Vogt-Syndrom.*

Ce·ru·men *nt physiol.* earwax, wax, cerumen.

Cer·vi·ci·tis *f gyn.* trachelitis, cervicitis.

Cer·vix *f anat.* **1.** collum, neck, cervix. **2.** → *C. uteri.*

C. uteri cervix, cervix of uterus, neck of uterus, uterine neck, neck of womb.

C. vesicae bladder neck, neck of urinary bladder.

Cestan: C.-Paralyse *f neuro.* Cestan's syndrome, Cestan-Chenais syndrome.

Cestan-Chenais: C.-C.-Syndrom *nt neuro.* Cestan's syndrome, Cestan-Chenais syndrome.

C1-Esterase-Inhibitor *m immun.* C1 inactivator, C1 esterase inhibitor, C1 inhibitor.

Ce·sto·da *pl micro.* true tapeworms, Encestoda, Eucestoda, Cestoda.

Ce·sto·des *pl* → *Cestoda.*

Cet·al·ko·ni·um·chlo·rid *nt pharm.* cetalkonium chloride, benzylhexadecyldimethylammonium chloride.

Ce·tri·mo·ni·um·bro·mid *nt pharm.* cetrimonium bromide, cetrimide, hexadecyltrimethylammonium bromide.

Ce·tyl·py·ri·di·ni·um·chlo·rid *nt pharm.* cetylpyridinium chloride.

C-Grippe *f epidem.* influenza C.

Chaddock: C.-Reflex *m neuro.* Chaddock's sign, Chaddock reflex, external malleolar sign.

Chagas: C.-Krankheit *f epidem.* Chagas' disease, Chagas-Cruz disease, Cruz-Chagas disease, Cruz's trypanosomiasis, South American trypanosomiasis, American trypanosomiasis, schizotrypanosomiasis.

C.-Myokarditis *f card.* chagasic myocarditis.

Cha·gom *nt epidem.* chagoma.

Chagrinleder-Haut *f derm.* peau de chagrin, shagreen skin, shagreen patch.

Cha·la·sia *f* chalasia, chalasis.

Cha·la·zi·on *nt ophthal.* meibomian cyst, tarsal cyst, chalazion, chalaza.

Cha·la·zo·der·mie *f derm.* chalazodermia, lax skin, loose skin, dermatochalasis, dermatochalazia, generalized elastolysis, cutis laxa.

Cha·li·ko·se *f patho.* flint disease, chalicosis.

Chal·ki·tis *f ophthal.* chalkitis, chalcitis, brass eye.

Chal·ko·se *f patho.* chalcosis.

Cha·lo·der·mie *f* → *Chalazodermie.*

Chamberlen: C.-Zange *f gyn.* Chamberlen forceps.

Chance: C.-Franktur *f ortho.* Chance fracture.

Chan·crum oris *derm.* gangrenous stomatitis, water canker, corrosive ulcer, noma.

Chank·ro·id *nt derm., patho.* chancroid ulcer, chancroid, chancroidal ulcer, soft chancre, soft sore, soft ulcer, venereal sore, venereal ulcer.

Cha·rak·ter·neu·ro·se *f psycho., psychia.* character neurosis, personality, personality disorder.

Charcot: C.-Fuß *m ortho., neuro.* Charcot's foot.

C.-Gang *m ortho.* Charcot's gait.

C.-Gelenk *nt neuro.* Charcot's joint, Charcot's disease, Charcot's syndrome, Charcot's arthropathy, tabetic arthropathy.

C.-Krankheit *f* → *C.-Gelenk.*

C.-Predigerhand *f neuro.* Charcot's sign.

C.-Steppergang *m neuro.* Charcot's sign.

C.'-Symptomenkomplex *m chir. (Galle)* Charcot's triad.

C.-Syndrom *nt card.* Charcot's syndrome, intermittent claudication of the leg, angina cruris.

C.'-Trias *f* **1.** *neuro.* Charcot's triad. **2.** *chir. (Galle)* Charcot's triad.

C.-Zeichen *nt* **1.** → *C.-Predigerhand.* **2.** → *C.-Steppergang.*

Charcot-Leyden: C.-L.-Kristalle *pl patho.* Charcot-Neumann crystals, Charcot-Leyden crystals, asthma crystals, Leyden's crystals, leukocytic crystals.

Charcot-Marie: C.-M.-Krankheit *f patho.* Charcot-Marie type, Charcot-Marie-Tooth type, Charcot-Marie-Tooth disease, Tooth disease, Charcot-Marie atrophy, Charcot-Marie-Tooth atrophy, peroneal muscular atrophy, progressive neuromuscular atrophy.

Charcot-Marie-Tooth-Hoffmann: C.-M.-T.-H.-Krankheit *f* → *Charcot-Marie-Krankheit.*

Charcot-Weiss-Baker: C.-W.-B.-Syndrom *nt card.* Charcot-Weiss-Baker syndrome, carotid sinus reflex, carotid sinus syncope, pressoreceptor reflex.

Charlin: C.-Syndrom *nt neuro.* Charlin's syndrome.

Charrière: C.-Skala *f* Charrière scale, French scale.

Chassaignac: C.-Lähmung *f ortho.* nursemaid's elbow, pulled elbow, Goyrand's injury, Malgaigne's luxation.

Chauffard: C.-Punkt *m clin.* Chauffard's point.

Chauffard-Ramon-Still: C.-R.-S.-Krankheit *f patho.* Still's disease, juvenile rheumatoid arthritis, Still-Chauffard syndrome.

C.-R.-S.-Syndrom *nt patho.* Chauffard's syndrome, Chauffard-Still syndrome.

Chaussé: Aufnahme *f* **nach C.** *radiol., HNO* Chaussé view.

Chaussier: C.-Areola *f patho.* Chaussier's areola.

C.'-Zeichen *nt neuro.* Chaussier's sign.

Check *m* check, check-up, check-over.

checken [k·k] *vt* check, check out, check over, check up.

Check-up *m* check, check-up, check-over.

Chédiak-Higashi: C.-H.-Syndrom *nt patho.* Chédiak-Steinbrinck-Higashi anomaly, Chédiak-Steinbrinck-Higashi syndrome, Chédiak-Higashi anomaly, Chédiak-Higashi disease, Chédiak-Higashi syndrome, Béguez César disease.

Chédiak-Steinbrinck-Higashi: C.-S.-H.-Syndrom *nt* → *Chédiak-Higashi-Syndrom.*

Cheil·al·gie *f* chilalgia, cheilalgia.

Cheil·ek·to·mie *f HNO, ortho.* cheilectomy, chilectomy.

Cheil·ek·tro·pi·on *nt HNO* cheilectropion, chilectropion.

Chei·li·tis *f* cheilitis, chilitis.

C. angularis angular stomatitis, angular cheilitis, perlèche, bridou, migrating cheilitis.

C. glandularis purulenta superficialis superficial suppurative type cheilitis glandularis, Baelz's disease.

Chei·lo·gna·tho·pa·la·to·schi·sis *f embryo.* cheilognathopalatoschisis, cheilognatho-

prosoposchisis, cheilognathouranoschisis.
Chei·lo·pla·stik *f chir.* cheiloplasty, chiloplasty, labioplasty.
Chei·lor·rha·phie *f chir.* cheilorrhaphy, chilorrhaphy.
Chei·lo·schi·sis *f embryo.* cheiloschisis, chiloschisis, cleft lip, hare lip.
Chei·lo·sto·ma·to·pla·stik *f chir.* cheilostomatoplasty, chilostomatoplasty.
Chei·lo·to·mie *f chir.* cheilotomy, chilotomy.
Cheir·ag·ra *f* cheiragra, chiragra.
Cheir·al·gia *f* cheiralgia. **C. paraesthetica** Wartenberg's disease, partial thenar atrophy.
Cheir·al·gie *f* cheiralgia.
Chei·ris·mus *m* cheirospasm, chirospasm.
Chei·ro·bra·chi·al·gie *f neuro.* cheirobrachialgia, chirobrachialgia.
Chei·ro·kin·äs·the·sie *f neuro.* cheirokinesthesia, cheirocinesthesia.
Chei·ro·me·ga·lie *f* cheiromegaly, chiromegaly.
Chei·ro·pla·stik *f chir.* cheiroplasty, chiroplasty.
Chei·ro·pod·al·gie *f neuro.* cheiropodalgia, chiropodalgia.
Chei·ro·pom·pho·lyx *m derm.* cheiropompholyx, chiropompholyx.
Chei·ro·skop *nt ophthal.* cheiroscope, chiroscope.
Che·lat·bild·ner *m* chelating agent
Che·mie *f* chemistry.
 anorganische C. inorganic chemistry, mineral chemistry.
 klinische C. clinical chemistry, physiochemistry.
 medizinische C. medical chemistry.
 organische C. organic chemistry.
 pharmazeutische C. pharmacochemistry, pharmaceutical chemistry, medicinal chemistry.
 physiologische C. biological chemistry, physiological chemistry, biochemistry.
che·misch *adj* chemical.
chemisch-physikalisch *adj* chemicophysical.
Che·mo·ab·ra·si·on *f chir.* chemabrasion, chemexfoliation.
Che·mo·chir·ur·gie *f* chemosurgery.
Che·mo·dek·tom *nt patho.* chemodectoma, chemoreceptor tumor, nonchromaffin paraganglioma.
Che·mo·em·bo·li·sa·ti·on *f chir.* chemoembolization.
Che·mo·kau·stik *f chir.* chemical cautery, chemocautery, chemiocautery.
Che·mo·ko·agu·la·ti·on *f chir.* chemocoagulation.
Che·mo·nu·kleo·ly·se *f ortho., neurochir.* chemonucleolysis.
Che·mo·pal·lid·ek·to·mie *f neurochir.* chemopallidectomy.

Che·mo·pal·li·do·tha·lam·ek·to·mie *f neurochir.* chemopallidothalamectomy.
che·mo·phy·sio·lo·gisch *adj* chemicophysiologic.
Che·mo·pro·phy·la·xe *f pharm.* chemical prophylaxis, chemoprophylaxis.
Che·mo·re·flex *m* chemoreflex.
Che·mo·re·zep·ti·on *f* chemoreception.
Che·mo·re·zep·tor *m* chemoreceptor, chemoceptor.
Che·mo·re·zep·to·ren·re·flex *m* chemoreceptor reflex.
Che·mo·sen·sor *m* chemosensor.
Che·mo·sis *f ophthal.* chemosis.
Che·mo·tak·tin *nt* chemotactin, chemotaxin, chemoattractant, chemotactic factor.
che·mo·tak·tisch *adj* chemotactic.
Che·mo·ta·xis *f* chemiotaxis, chemotaxis.
Che·mo·tha·lam·ek·to·mie *f neurochir.* chemothalamectomy.
Che·mo·the·ra·peu·ti·kum *nt pharm.* chemotherapeutic agent.
che·mo·the·ra·peu·tisch *adj* chemotherapeutic, chemotherapeutical.
Che·mo·the·ra·pie *f* chemotherapy, chemotherapeutics *pl*, chemiotherapy.
che·mo·tisch *adj ophthal.* chemotic.
Che·mo·trans·mit·ter *m* chemotransmitter.
Che·mo·zep·tor *m* chemoreceptor, chemoceptor.
Cheneau: **C.-Korsett** *nt ortho.* Cheneau brace.
Cheney: **C.-Syndrom** *nt radio., ortho.* Cheney's syndrome.
Che·no·des·oxy·cho·lat *nt* chenodeoxycholate.
Che·no·des·oxy·chol·säu·re *f* chenodeoxycholic acid, chenic acid, chenodiol.
Chernez: **C.-Schnitt** *m gyn.* Chernez incision.
Che·ru·bi·nis·mus *m patho.* familial bilateral giant cell tumor, cherubism, fibrous dysplasia of jaw.
Chester: **C.-Syndrom** *nt ortho.* Chester-Erdheim disease (of bone), Chester's disease (of bone), xanthomatosis of bone.
Chester-Erdheim: **C.-E.-Syndrom** *nt* → *Chester-Syndrom.*
Cheyne-Stokes: **C.-S.-Atmung** *f patho.* Cheyne-Stokes breathing, Cheyne-Stokes respiration, periodic breathing, tidal respiration, periodic respiration.
C.-S.-Nystagmus *m neuro.* Cheyne-Stokes nystagmus, Cheyne's nystagmus.
C.-S.-Psychose *f psychia.* Cheyne-Stokes psychosis.
Chiari: **C.-Netzwerk** *nt card.* Chiari's reticulum, Chiari's network.
Chiari-Frommel: **C.-F.-Syndrom** *nt patho.* Frommel-Chiari syndrome, Chiari-Frommel syndrome, Chiari-Frommel disease, Frommel's disease.

Chi·as·ma *nt* 1. *anat.* chiasma, chiasm. 2. *genet.* chiasma, chiasm. **C. opticum** optic chiasm, optic decussation, decussation of optic nerve.
Chi·as·ma·bil·dung *f genet.* crossing-over, crossover.
Chiasma-opticum-Rinne *f anat.* prechiasmatic sulcus, chiasmatic sulcus, optic sulcus.
Chiasma-Syndrom *nt neuro.* chiasma syndrome, chiasmatic syndrome.
Chi·as·mo·me·ter *nt ophthal.* chiastometer, chiasmometer.
Chiba: C.-Nadel *f radiol.* Chiba needle.
Chicago-Klassifikation *f genet.* Chicago classification.
Chic·le·ro-Ulkus *nt epidem.* bush yaws, forest yaws, South American cutaneous leishmaniasis, chiclero ulcer, chicle ulcer.
Chig·ger *m micro.* harvest bug, harvest mite, mower's mite, red bug, red mite, chigger.
Chilaiditi: C.-Syndrom *nt patho.* hepatoptosis, Chilaiditi's sign, Chilaiditi's syndrome.
Chil·al·gie *f* chilalgia, cheilalgia.
Child: C.-Operation *f chir.* Child's operation, Child's procedure.
Chi·na·rin·de *f pharm.* quina, cinchona, cinchona bark, Jesuit bark, Peruvian bark.
Chi·ni·din *nt* quinidine, betaquinine, conquinine.
Chi·nin *nt* quinine.
Chi·nin·am·bly·opie *f* quinine amblyopia.
Chi·nis·mus *m pharm.* quininism, cinchonism.
Chi·no·lin *nt pharm.* quinoline, chinoleine.
Chi·no·lon *nt pharm.* quinolone.
Chi-Quadrat-Test *m stat.* chi-square test, X² test.
Chi-Quadrat-Verteilung *f stat.* chi-squared distribution, chi-square distribution.
Chir·agra *f* cheiragra, chiragra.
Chir·al·gia *f* cheiralgia.
C. paraesthetica Wartenberg's disease, partial thenar atrophy.
Chi·ro·bra·chi·al·gie *f neuro.* cheirobrachialgia, chirobrachialgia.
Chi·ro·kin·äs·the·sie *f neuro.* cheirokinesthesia, chirokinesthesia.
Chi·ro·me·ga·lie *f* cheiromegaly, chiromegaly.
Chi·ro·pla·stik *f chir.* cheiroplasty, chiroplasty, labioplasty.
Chi·ro·pod·al·gie *f neuro.* cheiropodalgia, chiropodalgia.
Chi·ro·pom·pho·lyx *m derm.* cheiropompholyx, chiropompholyx.
Chi·ro·prak·tik *f* chiropractic.
Chi·ro·prak·ti·ker *m* chiropractor, chiropractic.
Chi·ro·prak·ti·ke·rin *f* chiropractor, chiropractic.
Chi·ro·spas·mus *m* cheirospasm, chirospasm.
Chir·urg *m* surgeon.

Chir·ur·gie *f* surgery.
kosmetische C. cosmetic surgery, esthetic surgery.
plastische C. plastic surgery, reconstructive surgery, plastic operation.
rekonstruktive C. reconstructive surgery.
Chir·ur·gin *f* surgeon.
chir·ur·gisch *adj* surgical; operative.
chirurgisch-anatomisch *adj* anatomicosurgical.
Chla·myd·ämie *f patho.* chlamydemia.
Chla·my·dia *f micro.* chlamydia, Chlamydia, PLT group.
C. pneumoniae TWAR chlamydiae, TWAR strains, Chlamydia pneumoniae.
C. psittaci ornithosis virus, Chlamydia psittaci.
C. trachomatis inclusion conjunctivitis virus, TRIC group, Chlamydia trachomatis.
Chla·my·dien·in·fek·ti·on *f → Chlamydiose.*
Chla·my·dien·pneu·mo·nie *f patho.* chlamydial pneumonitis, chlamydial pneumonia.
Chla·my·di·ose *f epidem.* chlamydiosis, chlamydial disease, chlamydial infection.
Chlo·as·ma *nt derm., gyn.* chloasma, mask of pregnancy, melasma, moth patch.
Chlor *nt abbr.* Cl chlorine.
Chlor·ak·ne *f derm.* chloracne, chlorine acne.
Chlor·am·bu·cil *nt pharm.* chlorambucil, chloroambucil, chloraminophene.
Chlor·amin T *nt hyg.* chlorazene, chloramine T.
Chlor·am·phe·ni·col *nt pharm.* chloramphenicol.
Chlor·an·ämie *f hema.* Faber's anemia, Faber's syndrome, achlorhydric anemia.
Chlor·aryl·ak·ne *f derm.* chloracne, chlorine acne.
Chlor·aza·nil *nt pharm.* chlorazanil.
Chlor·benz·ox·amin *nt pharm.* chlorbenzoxamine, chlorbenzoxyethamine.
Chlor·diaz·ep·oxid *nt pharm.* chlordiazepoxide.
Chlor·hä·ma·tin *nt → Chlorhämin.*
Chlor·hä·min *nt* hematin chloride, hemin, hemin chloride, hemin crystals *pl*, chlorohemin, ferriheme chloride, ferriporphyrin chloride, ferriprotoporphyrin, Teichmann's crystals *pl*.
Chlor·hä·min·kri·stal·le *pl → Chlorhämin.*
Chlor·he·xi·din *nt pharm.* chlorhexidine.
Chlor·hy·drie *f patho.* chlorhydria, hyperchlorhydria.
Chlo·rid *nt* chloride.
Chlorid-Diarrhö-Syndrom *nt ped.* familial chloridorrhea, familial chloride diarrhea, congenital chloride diarrhea.
Chlo·rid·ka·nal *m physiol.* Cl⁻ channel, chloride channel.
Chlo·rid·man·gel *m patho.* chloropenia, hypo-

chloridation.

Chlo·rid·urie *f physiol.*, *patho.* chloriduria, chloruresis, chloruria.

Chlo·rid·ver·schie·bung *f physiol.* chloride shift, secondary buffering, Hamburger's interchange, Hamburger's shift.

Chlor·kre·sol *nt pharm.* chlorocresol.

Chlor·ma·di·non *nt pharm.* chlormadinone.

Chlor·me·za·non *nt pharm.* chlormezanone, chlormethazanone.

Chlo·ro·bu·ta·nol *nt pharm.* chlorobutanol, chlorbutol.

Chlo·ro·form *nt* chloroform, trichloromethane, methylene trichloride.

Chlo·ro·form·nar·ko·se *f anes.* chloroformism.

Chlo·ro·for·mo·ma·nie *f patho.* chloroformism.

Chlo·ro·form·ver·gif·tung *f patho.* chloroformism.

Chlo·ro·leuk·ämie *f patho.*, *hema.* chloroma, chloroleukemia, chloromyeloma, granulocytic sarcoma, green cancer.

Chlo·ro·lym·phom *nt patho.*, *hema.* chlorolymphosarcoma.

Chlo·ro·lym·pho·sar·kom *nt patho.*, *hema.* chlorolymphosarcoma.

Chlo·rom *nt* → *Chloroleukämie.*

Chlo·ro·mye·lom *nt patho.*, *hema.* chloromyeloma.

Chlo·ro·pe·nie *f patho.* chloropenia.

Chlor·opie *f* → *Chloropsie.*

Chlor·op·sie *f ophthal.* chloropsia, chloropia, green vision.

Chlo·ro·quin *nt pharm.* chloroquine.

Chlo·ro·sar·kom *nt* → *Chloroleukämie.*

Chlo·ro·se *f hema.* chloranemia, chlorosis, chloremia, chlorotic anemia.

Chlo·ro·thi·azid *nt pharm.* chlorothiazide.

Chlo·ro·tri·ani·sen *nt pharm.* chlorotrianisene.

Chlor·phen·oxa·min *nt pharm.* chlorphenoxamine.

Chlor·phen·ter·min *nt pharm.* chlorphentermine.

Chlor·pro·ma·zin *nt pharm.* chlorpromazine.

Chlor·pro·pa·mid *nt pharm.* chlorpropamide.

Chlor·pro·thi·xen *nt pharm.* chlorprothixene.

Chlor·quin·al·dol *nt pharm.* chlorquinaldol.

Chlor·ta·li·don *nt pharm.* chlorthalidone.

Chlor·te·tra·cy·clin *nt pharm.* chlortetracycline.

Chlor·then·oxa·zin *nt pharm.* chlorthenoxazine.

Chlor·thy·mol *nt pharm.* chlorothymol, chlorthymol, monochlorothymol.

Chlor·ure·se *f physiol.*, *patho.* chloriduria, chloruresis, chloruria.

Chlor·ver·lust·di·ar·rhoe *f patho.* chloridorrhea, chloride diarrhea.

familiäre C. *ped.* familial chloridorrhea, familial chloride diarrhea, congenital chloride

diarrhea.

Chlor·zoxa·zon *nt pharm.* chlorzoxazone, 5-chloro-2-benzoxazolol.

Choa·nal·at·re·sie *f* choanal atresia.

Choa·nal·po·lyp *m HNO* choanal polyp.

Choa·ne *f anat.* choana, posterior naris.

Chodzko: C.-Reflex *m neuro.* Chodzko's reflex.

chol·agog *adj pharm.* cholagogic, cholagogue.

Chol·ago·gum *nt pharm.* cholagogue.

Chol·ämie *f patho.* cholemia, cholehemia.

chol·ämisch *adj patho.* cholemic.

Chol·an·gio·cho·le·zy·sto·cho·le·doch·ek·to·mie *f chir.* cholangiocholecystocholedochectomy.

Chol·an·gio·drai·na·ge *f chir.* biliary drainage.

perkutane transhepatische C. percutaneous transhepatic biliary drainage.

Chol·an·gio·duo·de·no·sto·mie *f chir.* cholangioduodenostomy.

Chol·an·gio·ek·ta·sie *f patho.* cholangiectasis.

Chol·an·gio·en·te·ro·sto·mie *f chir.* cholangioenterostomy.

Chol·an·gio·ga·stro·sto·mie *f chir.* cholangiogastrostomy.

Chol·an·gio·gra·phie *f chir.*, *radiol.* cholangiography.

endoskopische retrograde C. *abbr.* **ERC** endoscopic retrograde cholangiography.

perkutane transhepatische C. *abbr.* **PTC** percutaneous transhepatic cholangiography.

perkutane transjugulare C. *abbr.* **PTJC** percutaneous transjugular cholangiography.

Chol·an·gio·he·pa·ti·tis *f patho.* cholangiohepatitis.

Chol·an·gio·he·pa·tom *nt patho.* cholangiohepatoma, hepatocholangiocarcinoma.

Chol·an·gio·je·ju·no·sto·mie *f chir.* cholangiojejunostomy.

Chol·an·gio·le *f anat.* cholangiole, bile ductule, bile capillary, biliary ductule.

Chol·an·gio·li·tis *f patho.* cholangiolitis.

Chol·an·gi·om *nt patho.* cholangioma.

Chol·an·gio·pan·krea·ti·ko·gra·phie *f radiol.* cholangiopancreatography. **endoskopische retrograde C.** *abbr.* **ERCP** endoscopic retrograde cholangiopancreatography.

Chol·an·gio·sko·pie *f* cholangioscopy, choloscopy.

Chol·an·gio·sto·mie *f chir.* cholangiostomy.

Chol·an·gio·to·mie *f chir.* cholangiotomy.

Chol·an·gi·tis *f patho.* cholangitis, cholangeitis, angiocholitis.

eitrige C. suppurative cholangitis, toxic cholangitis.

nicht-eitrige destruierende C. chronic nonsuppurative destructive cholangitis, primary biliary cirrhosis, hypertrophic hepatic cirrhosis, progressive nonsuppurative cholangitis, unilobular cirrhosis.

rezidivierende pyogene C. recurrent pyogenic cholangitis, Oriental cholangiohepatitis.

Chol·as·kos *nt* choleperitoneum, cholascos.

Cho·lat *nt* cholate.

Cho·le·cal·ci·fe·rol *nt* cholecalciferol, vitamin D₃, calciol.

Cho·le·cy·sti·tis *f patho.* cholecystitis.

C. emphysematosa pneumocholecystitis, emphysematous cholecystitis, gaseous pericholecystitis, gaseous cholecystitis.

C. glandularis proliferans diverticulosis of the gallbladder, adenomyomatosis of gallbladder.

Cho·le·cy·sto·ki·nin *nt abbr.* **CCK** cholecystokinin, pancreozymin.

Cho·le·doch·ek·to·mie *f chir.* choledochectomy.

Cho·le·do·chi·tis *f patho.* choledochitis.

Cho·le·do·cho·cho·le·do·cho·sto·mie *f chir.* choledochocholedochostomy.

Cho·le·do·cho·duo·de·no·sto·mie *f* choledochoduodenostomy.

Cho·le·do·cho·en·te·ro·sto·mie *f* choledochoenterostomy.

Cho·le·do·cho·ga·stro·sto·mie *f* choledochogastrostomy.

Cho·le·do·cho·gra·phie *f* choledochography.

Cho·le·do·cho·he·pa·to·sto·mie *f* choledochohepatostomy.

Cho·le·do·cho·ileo·sto·mie *f* choledochoileostomy.

Cho·le·do·cho·je·ju·no·sto·mie *f* choledochojejunostomy.

Cho·le·do·cho·lith *m patho.* choledochal stone, choledochal calculus, choledocholith.

Cho·le·do·cho·li·thia·sis *f patho.* common duct stones, choledocholithiasis.

Cho·le·do·cho·li·tho·to·mie *f* choledocholithotomy.

Cho·le·do·cho·li·tho·trip·sie *f* choledocholithotripsy, choledocholithotrity.

Cho·le·do·chor·rha·phie *f* choledochorrhaphy.

Cho·le·do·chor·rha·phie *f* choledochorrhaphy.

Cho·le·do·cho·sko·pie *f* choledochoscopy.

Cho·le·do·cho·sto·mie *f* choledochostomy.

Cho·le·do·cho·to·mie *f* choledochotomy, choledochendysis.

Cho·le·do·cho·ze·le *f patho.* choledochocele.

Cho·le·do·chus *m* choledochus, choledochal duct, choledoch, common bile duct, choledochous duct.

Cho·le·do·chus·di·ver·ti·kel *nt patho.* choledochal diverticulum.

Cho·le·do·chus·ent·zün·dung *f patho.* choledochitis.

Cho·le·do·chus·er·öff·nung *f chir.* choledochotomy, choledochendysis.

Cho·le·do·chus·ex·zi·si·on *f chir.* choledochectomy.

Cho·le·do·chus·gal·le *f chir.* common duct bile, A bile.

Cho·le·do·chus·kar·zi·nom *nt patho.* carcinoma of common bile duct.

Cho·le·do·chus·naht *f* choledochorrhaphy.

Cho·le·do·chus·pla·stik *f* choledochoplasty.

Cho·le·do·chus·re·sek·ti·on *f chir.* choledochectomy.

Cho·le·do·chus·re·vi·si·on *f chir.* common duct exploration.

Cho·le·do·chus·stein *m* → *Choledocholith.*

Cho·le·do·chus·ste·no·se *f patho.* stenosis of the choledochus, choledochiarctia.

Cho·le·do·chus·zy·ste *f patho.* choledochal cyst, choledochus cyst.

Cho·le·glo·bin *nt* choleglobin, verdohemoglobin, biliverdoglobin.

Cho·le·hä·mo·tho·rax *m patho.* cholohemothorax.

Cho·le·kal·zi·fe·rol *nt* → *Cholecalciferol.*

Cho·le·ki·ne·ti·kum *nt pharm.* cholecystagogue, cholecystokinetic agent.

Cho·le·lith *m patho.* gallstone, cholelith, chololith, biliary calculus.

Cho·le·li·thia·sis *f patho.* cholelithiasis, gallstone disease.

Cho·le·li·tho·to·mie *f chir.* cholelithotomy.

Cho·le·li·tho·trip·sie *f chir.* cholelithotripsy, cholelithotrity.

Chol·eme·sis *f* cholemesis.

Cho·le·pe·ri·to·ne·um *nt patho.* choleperitoneum, cholascos, bile ascites.

Cho·le·pe·ri·to·ni·tis *f patho.* choleperitonitis, biliary peritonitis, bile peritonitis.

Cho·le·poe·se *f* cholepoiesis, cholopoiesis.

Cho·le·ra *f epidem.* cholera.

C. asiatica classic cholera, Asiatic cholera.

einheimische C. cholera nostras.

C. epidemica → *C. asiatica.*

pankreatische C. Verner-Morrison syndrome, pancreatic cholera, WDHA syndrome.

Cho·le·ra·di·ar·rhö *f patho.* cholerine.

Cho·le·ra·en·te·ro·to·xin *nt* → *Choleragen.*

Cho·le·ra·gen *nt patho.* Vibrio cholerae enterotoxin, cholera toxin, choleragen.

Cholera-Vakzine *f* cholera vaccine.

Chol·ere·se *f* choleresis.

Chol·ere·ti·kum *nt pharm.* choleretic, choleretic agent.

Cho·le·ri·ne *f patho.* cholerine.

Cho·ler·rha·gie *f patho.* cholerrhagia.

Cho·le·sta·se *f patho.* cholestasis, cholestasia.

cho·le·sta·tisch *adj* cholestatic.

Cho·le·stea·tom *nt HNO* cholesteatoma, margaritoma, pearl tumor, pearly tumor.

Cho·le·stea·to·se *f patho.* cholesteatosis.

Cho·le·ste·rin *nt* cholesterol, cholesterin.

Cho·le·ste·rin·aus·schei·dung *f* **(im Harn)** cholesteroluria, cholesterinuria.

Cho·le·ste·rin·bil·dung *f* cholesterogenesis.
Cho·le·ste·rin·ester *m* cholesterol ester.
Cho·le·ste·rin·ester·hy·dro·la·se *f abbr.* **CHE** cholesterol esterase, cholesterolase.
Cho·le·ste·rin·ester·spei·cher·krank·heit *f patho.* cholesterol ester storage disease.
Cho·le·ste·rin·ester·sturz *m patho.* cholesterolestersturz.
Cho·le·ste·rin·gra·nu·lom *nt patho.* cholesterol granuloma.
Cho·le·ste·ri·no·se *f patho.* cholesterosis, cholesterinosis, cholesterolosis.
Cho·le·ste·rin·pig·ment·kalk·stein *m* cholesterol-pigment-calcium calculus.
Cho·le·ste·rin·sen·ker *m pharm.* anticholesteremic, anticholesterolemic.
Cho·le·ste·rin·stein *m patho.* cholesterol calculus, metabolic calculus.
Cho·le·ste·rin·urie *f patho.* cholesteroluria, cholesterinuria.
Cho·le·ste·rol *nt* → *Cholesterin.*
Cho·le·tho·rax *m patho.* cholothorax.
Cho·le·zy·sta·go·gum *nt pharm.* cholecystagogue, cholecystokinetic agent.
Cho·le·zyst·al·gie *f* cholecystalgia.
Cho·le·zyst·ato·nie *f* cholecystatony.
Cho·le·zyst·ek·ta·sie *f patho.* cholecystectasia.
Cho·le·zyst·ek·to·mie *f* cholecystectomy.
Cho·le·zyst·en·te·ror·rha·phie *f* cholecystenterorrhaphy.
Cho·le·zyst·en·te·ro·sto·mie *f* cholecystenterostomy, cholecystoenterostomy, cholecystenteroanastomosis.
Cho·le·zy·sti·tis *f patho.* cholecystitis.
absteigende C. → *deszendierende C.*
aszendierende/aufsteigende C. ascending cholecystitis.
deszendierende C. descending cholecystitis.
emphysematöse C. emphysematous cholecystitis, gaseous cholecystitis, pneumocholecystitis.
Cho·le·zy·sto·chol·an·gio·gra·phie *f radiol.* cholecystocholangiography.
Cho·le·zy·sto·duo·de·no·sto·mie *f* cholecystoduodenostomy.
Cho·le·zy·sto·en·te·ror·rha·phie *f* cholecystenterorrhaphy.
Cho·le·zy·sto·en·te·ro·sto·mie *f* cholecystointestinal fistula, cholecystoenteric fistula, cholecystenterostomy, cholecystoenterostomy.
Cho·le·zy·sto·ga·stro·sto·mie *f* cholecystogastrostomy, cholecystgastrostomy.
Cho·le·zy·sto·gra·phie *f radiol.* cholecystography.
Cho·le·zy·sto·ileo·sto·mie *f chir.* cholecystoileostomy.
cho·le·zy·sto·in·te·sti·nal *adj* cholecystointestinal, cholecystenteric, cholecystoenteric.
Cho·le·zy·sto·je·ju·no·sto·mie *f chir.* cholecys-

tojejunostomy.
Cho·le·zy·sto·ki·nin *nt* cholecystokinin, pancreozymin.
Cho·le·zy·sto·ko·lo·sto·mie *f chir.* colocholecystostomy, cholecystocolostomy.
Cho·le·zy·sto·li·thia·sis *f patho.* cholecystolithiasis.
Cho·le·zy·sto·li·tho·trip·sie *f chir.* cholecystolithotripsy.
Cho·le·zy·sto·ne·phro·sto·mie *f* cholecystnephrostomy, cholecystonephrostomy.
Cho·le·zy·sto·pa·thie *f patho.* cholecystopathy.
Cho·le·zy·sto·pe·xie *f* cholecystopexy.
Cho·le·zy·sto·pye·lo·sto·mie *f* cholecystopyelostomy.
Cho·le·zy·stor·rha·phie *f* cholecystorrhaphy.
Cho·le·zy·sto·sto·mie *f* cholecystostomy.
Cho·le·zy·sto·to·mie *f* cholecystomy, cholecystotomy.
Cho·lin *nt* choline, sinkaline.
cho·lin·erg *adj* cholinergic.
Cho·lin·er·gi·kum *nt pharm.* cholinergic.
cho·lin·er·gisch *adj* cholinergic.
Cho·lin·este·ra·se *f abbr.* **ChE** cholinesterase, benzoylcholinesterase, butyrocholinesterase, butyrylcholine esterase, pseudocholinesterase, nonspecific cholinesterase, unspecific cholinesterase. **echte C.** true cholinesterase, acetylcholinesterase, specific cholinesterase.
Cho·lin·este·ra·se·hem·mer *m pharm.* cholinesterase inhibitor, acetylcholinesterase inhibitor, anticholinesterase.
Cho·li·no·ly·ti·kum *nt pharm.* cholinolytic.
cho·li·no·ly·tisch *adj* cholinolytic.
Cho·li·no·mi·me·ti·kum *nt pharm.* cholinomimetic agent.
cho·li·no·mi·me·tisch *adj* cholinomimetic.
Cho·li·no·re·zep·tor·blocka·de [k·k] *f pharm., anes.* cholinergic blockade.
Cho·li·no·re·zep·to·ren·blocker [k·k] *m anes., pharm.* cholinergic blocker, cholinergic blocking agent.
Cho·lo·pto·se *f patho.* cholecystoptosis.
Cho·lor·rhoe *f patho.* cholorrhea, hepatorrhea.
Cho·lo·sta·se *f patho.* cholestasis, cholestasia.
Chol·säu·re *f* cholic acid.
Chol·urie *f patho.* choluria, biliuria.
chol·urisch *adj* choluric.
chon·dral *adj* cartilaginous, chondral, chondric.
Chon·dral·gie *f* chondrodynia, chondralgia.
Chon·dral·lo·pla·sie *f patho.* chondralloplasia, chondrodystrophy, chondrodysplasia, chondrodystrophia.
Chon·drek·to·mie *f ortho.* chondrectomy.
Chon·dri·tis *f patho.* chondritis.
Chon·dro·ade·nom *nt patho.* adenochondroma, chondroadenoma.
Chon·dro·al·lo·pla·sie *f* → *Chondralloplasie.*

Chon·dro·an·gi·om *nt patho.* chondroangioma.

Chon·dro·bla·stom *nt patho.* chondroblastoma, Codman's tumor.

Chon·dro·cal·ci·no·sis *f* → *Chondrokalzinose.*

Chon·dro·der·ma·ti·tis *f patho.* chondrodermatitis.

Chon·dro·dy·nie *f* chondrodynia, chondralgia.

Chon·dro·dys·pla·sia *f* chondrodysplasia.

C. calcificans congenita Conradi's syndrome, Conradi's disease, stippled epiphysis, hypoplastic fetal chondrodystrophy.

C. fetalis fetal rickets, fetal chondrodysplasia, achondroplasia, achondroplasty.

Chon·dro·dys·pla·sie *f patho.* chondrodysplasia.

chon·dro·dys·troph *adj* chondrodystrophic.

Chon·dro·dys·tro·phia *f patho.* chondrodystrophy, chondrodystrophia.

C. calcificans congenita → *Chondrodysplasia calcificans congenita.*

C. fetalis → *Chondrodysplasia fetalis.*

chon·dro·dys·tro·phisch *adj* chondrodystrophic.

Chon·dro·ek·to·der·mal·dys·pla·sie *f patho.* chondroectodermal dysplasia, Ellis-van-Creveld syndrome.

Chon·dro·en·do·the·li·om *nt patho.* chondroendothelioma.

chon·dro·epi·phy·sär *adj* chondroepiphyseal.

Chon·dro·epi·phy·si·tis *f ortho.* chondroepiphysitis.

Chon·dro·fi·brom *nt patho.* chondrofibroma, chondromyxoid fibroma.

chon·dro·gen *adj* chondrogenic, chondrogenous.

Chon·dro·ge·ne·se *f* chondrification, chondrogenesis, chondrogeny.

Chon·dro·hy·po·pla·sie *f patho.* chondrohypoplasia.

Chon·dro·id *nt histol.* chondroid.

chon·dro·id *adj* chondroid, chondroitic, cartilaginiform, cartilaginoid.

Chon·dro·kal·zi·no·se *f patho.* pseudogout, chondrocalcinosis, CPPD disease, CPPD crystal deposition disease.

Chon·dro·kar·zi·nom *nt patho.* chondrocarcinoma.

chon·dro·ko·stal *adj* chondrocostal.

Chon·dro·ly·se *f patho.* chondrolysis.

Chon·drom *nt patho.* chondroma.

echtes C. enchondroma, enchondrosis, central chondroma, true chondroma.

juxtakortikales C. juxtacortical chondroma, paraosseous chondroma.

peripheres C. peripheral chondroma, ecchondroma, ecchondrosis.

zentrales C. → *echtes C.*

Chon·dro·ma·la·cia *f patho.* chondromalacia.

C. patellae *ortho.* chondromalacia of the patella, retropatellar chondropathy, retropatellar osteoarthritis.

Chon·dro·ma·la·zie *f patho.* chondromalacia.

systematisierte C. Meyenburg-Altherr-Uehlinger syndrome, von Meyenburg's disease, Meyenburg's disease, relapsing polychondritis, systemic chondromalacia, generalized chondromalacia.

Chon·dro·ma·to·se *f ortho.* chondromatosis, multiple chondromas.

Chon·dro·my·xom *nt patho.* chondromyxoma, chondromyxoid fibroma.

Chon·dro·ne·kro·se *f patho.* chondronecrosis.

chondro-ossär *adj* chondro-osseous.

Chon·dro·osteo·ar·thri·tis *f patho.* chondro-osteoarthritis.

Chon·dro·osteo·dys·tro·phie *f patho.* chondro-osteodystrophy, osteochondrodystrophy.

Chon·dro·osteom *nt patho.* osteochondroma, osteocartilaginous exostosis, osteochondrophyte, osteoenchondroma.

Chon·dro·osteo·ne·kro·se *f ortho.* epiphyseal ischemic necrosis, aseptic osteochondrosis.

Chon·dro·osteo·sar·kom *nt patho.* chondro-osteosarcoma.

Chon·dro·pa·thie *f patho., ortho.* chondropathy, chondropathia.

Chon·dro·pla·stik *f chir.* chondroplasty.

Chon·dro·sar·kom *nt patho.* sarcoenchondroma, chondrosarcoma, malignant enchondroma.

chon·dro·sar·ko·ma·tös *adj* chondrosarcomatous.

Chon·dro·sar·ko·ma·to·se *f patho.* chondrosarcomatosis.

Chon·dro·se *f patho.* chondrosis.

Chon·dro·ster·no·pla·stik *f ortho.* chondrosternoplasty.

Chon·dro·tom *nt ortho.* cartilage knife, chondrotome, ecchondrotome.

Chon·dro·to·mie *f ortho.* chondrotomy.

Chon·dro·zyt *m histol.* chondrocyte, cartilage cell.

Chopart: C.-Amputation *f ortho.* Chopart's amputation, Chopart's operation, mediotarsal amputation.

C.'-Gelenklinie *f anat.* Chopart's articulation/joint, midtarsal joint.

Chor·da *f anat.* cord, chorda; ligament.

C. dorsalis *embryo.* chorda dorsalis, notochord.

C. obliqua oblique cord, oblique ligament of elbow joint, Weitbrecht's ligament.

C. tympani cord of tympanum, tympanichord, chorda tympani.

C. umbilicalis navel string, umbilical cord.

Chor·da·ka·nal *m* **1.** *anat.* Civinini's canal, chorda tympani canal. **2.** *embryo.* notochordal canal, chordal canal.

chor·dal *adj* chordal.
Chord·ek·to·mie *f HNO* chordectomy, cordectomy.
Chor·di·tis *f HNO* chorditis.
Chor·do·pe·xie *f HNO* chordopexy, cordopexy.
Chor·do·to·mie *f* 1. *neurochir.* chordotomy, cordotomy. 2. *HNO* cordotomy, cordotomy.
Cho·rea *f neuro.* chorea, saltation.
  C. electrica Dubini's disease, Dubini's chorea, electric chorea, electrolepsy.
  C. festinans dancing chorea, dancing disease, procursive chorea.
  halbseitige C. hemichorea, hemilateral chorea.
  C. Huntington Huntington's chorea, Huntington's disease, hereditary chorea, chronic chorea, chronic progressive hereditary chorea, degenerative chorea.
  C. infectiosa → *C. minor (Sydenham).*
  C. juvenilis → *C. minor (Sydenham).*
  C. minor (Sydenham) Sydenham's chorea, acute chorea, simple chorea, rheumatic chorea, juvenile chorea.
  C. rheumatica → *C. minor (Sydenham).*
  senile C. senile chorea, chronic progressive nonhereditary chorea.
cho·rea·ar·tig *adj* → *choreatisch.*
cho·rea·ti·form *adj* choreiform, choreoid.
cho·rea·tisch *adj* choreic, choreal, choreatic.
cho·rei·form *adj* → *choreatiform.*
cho·ri·al *adj* chorial, chorionic.
Cho·rio·ade·nom *nt gyn.* chorioadenoma.
  destruierendes C. metastasizing mole, malignant mole, invasive mole.
Cho·rio·al·lan·to·is·mem·bran *f abbr.* **CAM** *embryo.* chorioallantois, chorioallantoic membrane.
Cho·rio·am·nio·ni·tis *f gyn.* chorioamnionitis.
Cho·rio·an·gi·om *nt gyn.* chorioangioma, chorangioma.
Cho·rio·bla·stom *nt gyn.* choriocarcinoma, chorioblastoma, chorionic carcinoma, deciduocellular carcinoma.
Cho·rio·bla·sto·se *f gyn.* chorioblastosis.
Cho·rio·ca·pil·la·ris *f histol.* choriocapillaris, Ruysch's membrane, choriocapillary lamina.
Cho·rio·ge·ne·se *f embryo.* choriogenesis.
Cho·rio·idea *f histol.* choroid, choroidea, chorioid, chorioidea.
Cho·rio·ider·emie *f ophthal.* choroideremia, progressive choroidal atrophy, progressive tapetochoroidal dystrophy.
Cho·rio·idi·tis *f ophthal.* choroiditis.
  C. areolaris Förster's choroiditis, Förster's disease, areolar choroiditis.
  C. gutta senilis Tay's disease, Tay's choroiditis, Hutchinson's disease, Hutchinson's syndrome, Doyne's familial honeycomb choroiditis, Doyne's honeycomb choroidopathy,

guttate choroidopathy, senile guttate.
Cho·rio·ido·iri·tis *f ophthal.* choroidoiritis.
Cho·rio·ido·se *f ophthal.* choroidosis, choroidopathy.
Cho·rio·ido·zy·kli·tis *f ophthal.* choroidocyclitis.
Cho·rio·me·nin·gi·tis *f neuro.* choriomeningitis. **lymphozytäre C.** *abbr.* **LCM** lymphocytic choriomeningitis.
Cho·ri·on *nt embryo.* chorionic sac, chorion sac, chorion.
Cho·ri·on·ent·wick·lung *f gyn., embryo.* choriogenesis.
Cho·ri·on·epi·the·li·om *nt* (**malignes**) *patho., gyn.* choriocarcinoma, chorioblastoma, chorionepithelioma, chorionic carcinoma, deciduocellular carcinoma.
Cho·ri·on·go·na·do·tro·pin *nt abbr.* **CG** choriogonadotropin, chorionic gonadotropin. **humanes C.** *abbr.* **HCG** human chorionic gonadotropin.
Cho·ri·on·höh·le *f embryo.* chorionic cavity, exocoelom, exocele, exocoele.
Cho·rio·ni·tis *f gyn.* chorionitis.
Cho·ri·on·kar·zi·nom *nt* → *Chorionepitheliom.*
Cho·ri·on·plat·te *f embryo.* shaggy chorion, chorionic plate, bushy chorion.
Cho·ri·on·so·ma·to·tro·pin *nt* chorionic somatomammotropin, placental growth hormone, human placental lactogen.
cho·rio·re·ti·nal *adj* chorioretinal, retinochoroid.
Cho·rio·re·ti·ni·tis *f ophthal.* retinochoroiditis, chorioretinitis, choroidoretinitis.
Cho·rio·re·ti·no·pa·thia *f ophthal.* chorioretinopathy. **C. centralis serosa** central serous retinopathy, central angiospastic retinopathy.
Cho·ro·idea *f histol.* choroid, chorioid, choroidea, choroidea.
Cho·ro·id·ek·to·mie *f neurochir.* choroidectomy.
Cho·ro·idi·tis *f* → *Chorioiditis.*
Cho·ro·ido·iri·tis *f ophthal.* choroidoiritis.
Cho·ro·ido·zy·kli·tis *f ophthal.* choroidocyclitis.
Chotzen: C.-Syndrom *nt embryo., ortho.* Chotzen syndrome, Saethre-Chotzen syndrome.
Chotzen-Saethre: C.-S.-Syndrom *nt* → *Chotzen-Syndrome.*
Christmas: C.-Faktor *m hema.* Christmas factor, factor IX, antihemophilic factor B, PTC factor, plasma thromboplastin component.
  C.-Krankheit *f hema.* factor IX deficiency, Christmas disease, hemophilia B.
Christ-Siemens: C.-S.-Syndrom *nt derm.* Christ-Siemens syndrome, Christ-Siemens--Touraine syndrome, anhidrotic ectodermal dysplasia, congenital ectodermal defect.

Christ-Siemens-Touraine: C.-S.-T.-Syndrom
nt → *Christ-Siemens-Syndrom.*
chrom·af·fin *adj histol.* chromaffin, chromaffine, chromophil, pheochrome.
Chrom·af·fi·nom *nt patho.* chromaffin tumor, chromaffinoma.
Chrom·af·fi·no·pa·thie *f patho.* chromaffinopathy.
chro·ma·phil *adj* → *chromaffin.*
Chrom·äs·the·sie *f neuro.* color hearing, chromesthesia.
Chro·mat·ge·schwür *nt patho.* chrome ulcer, Tanner's ulcer.
Chro·ma·tid *nt genet.* chromatid.
Chro·ma·tin *nt* chromatin, chromoplasm.
Chro·ma·ti·no·ly·se *f histol.* chromatolysis, chromatinolysis, chromolysis.
Chro·ma·ti·nor·rhe·xis *f histol.* chromatinorrhexis.
chro·ma·tisch *adj* chromatic.
Chro·ma·to·der·ma·to·se *f derm.* chromatodermatosis, chromatosis.
Chro·ma·to·dys·opie *f* → *Chromatodysopsie.*
Chro·ma·to·dys·op·sie *f ophthal.* color anomaly, color blindness, dyschromatopsia, dyschromasia.
chro·ma·to·gen *adj* chromatogenous.
Chro·ma·to·gra·phie *f* chromatographic analysis, chromatography.
chro·ma·to·gra·phisch *adj* chromatographic.
Chro·ma·to·ly·se *f histol.* chromatolysis, chromatinolysis, chromolysis. **retrograde/zentrale C.** retrograde chromatolysis, central chromatolysis.
chro·ma·to·ly·tisch *adj* chromatolytic.
chro·ma·to·phil *adj histol.* chromatophilic, chromatophilous, chromatophil, chromatophile.
Chro·ma·to·pho·ren·nae·vus *m,* **familiärer** *derm.* Franceschetti-Jadassohn syndrome, chromatophore nevus of Naegeli, Naegeli's incontinentia pigmenti.
Chro·ma·to·pie *f* → *Chromatopsie.*
Chro·ma·top·sie *f* chromatic vision, color vision, colored vision, chromatopsia.
Chro·ma·top·to·me·ter *nt* chromatometer, chromatoptometer.
Chro·ma·top·to·me·trie *f ophthal.* chromatoptometry.
Chro·ma·to·se *f derm.* chromopathy, chromatopathy, chromatodermatosis.
Chro·ma·to·sko·pie *f ophthal.* chromatoscopy, chromoscopy.
Chro·ma·to·tro·pis·mus *m* chromatotropism.
Chro·mat·ul·kus *nt patho.* chrome ulcer, Tanner's ulcer.
Chro·mat·urie *f urol.* chromaturia.
Chrom·cat·gut *nt chir.* chromic catgut, chromicized catgut.
Chrom·hi·dro·sis *f derm.* chromhidrosis,

chromidrosis.
Chro·mo·blast *m embryo.* chromoblast.
Chro·mo·bla·sto·my·ko·se *f* → *Chromomykose.*
Chro·mo·cho·lo·sko·pie *f chir.* chromocholoscopy.
Chro·mo·dia·gno·stik *f* chromatoscopy, chromoscopy, chromodiagnosis.
Chro·mo·my·ko·se *f derm.* chromomycosis, chromoblastomycosis.
chro·mo·phil *adj histol.* chromatophilic, chromophil, chromophilic, chromophilous.
chro·mo·phob *adj histol.* chromophobe, chromophobic.
Chro·mo·pho·to·the·ra·pie *f* chromotherapy, chromophototherapy.
Chro·mo·pro·te·in·nie·re *f patho.* chromoproteinuric nephrosis, lower nephron nephrosis, crush kidney.
Chrom·op·sie *f* chromatic vision, color vision, colored vision, chromatopsia.
Chrom·op·to·me·ter *nt* chromatometer, chromatoptometer.
Chrom·op·to·me·trie *f ophthal.* chromatoptometry.
Chro·mo·re·ti·no·gra·phie *f ophthal.* chromoretinography.
Chro·mo·sko·pie *f ophthal.* chromatoscopy, chromoscopy.
Chro·mo·som *nt genet.* chromosome. **überzähliges C.** supernumerary chromosome, accessory chromosome, B chromosome.
chro·mo·so·mal *adj* chromosomal.
Chro·mo·so·men·ab·er·ra·ti·on *f genet.* chromosome aberration, chromosome abnormality.
autosomale C. autosome (chromosome) aberration, genetic (chromosome) abnormality.
gonosomale C. sex chromosome aberration, sex chromosome abnormality.
Chro·mo·so·men·ana·ly·se *f genet.* karyotyping.
Chro·mo·so·men·ano·ma·lie *f* chromosomal anomaly, chromosom
Chro·mo·so·men·ban·ding *nt* chromosome banding.
Chro·mo·so·men·dis·junk·ti·on *f genet.* disjunction, dysjunction.
Chro·mo·so·men·dis·lo·ka·ti·on *f genet.* dislocation, dislocatio.
Chro·mo·so·men·in·ver·si·on *f genet.* inversion of chromosome.
Chro·mo·so·men·mu·ta·ti·on *f* chromosomal mutation.
Chro·mo·so·men·paa·rung *f genet.* chromosome pairing, synapsis.
Chro·mo·so·men·satz *m* chromosome complement.
Chro·mo·tri·chie *f derm.* chromotrichia.
chro·mo·trop *adj* chromotropic.

Chro·mo·zy·sto·sko·pie *f urol.* chromocystoscopy, chromoureteroscopy.
chro·nisch *adj* chronic, chronical.
Chro·ni·zi·tät *f* chronicity.
Chro·no·bio·lo·gie *f* chronobiology.
Chro·no·phar·ma·ko·lo·gie *f* chronopharmacology.
Chrys·aro·bin *nt pharm.* chrysar
Chry·so·der·ma *nt derm.* chrysoderma, chrysiasis, auriasis.
Chry·soi·din *nt pharm., histol.* chrysoidin.
Chry·so·sis *f* → *Chrysoderma.*
Chry·so·the·ra·pie *f pharm., ortho.* chrysotherapy, aurotherapy.
Churg-Strauss: C.-S.-Syndrom *nt hema., patho.* Churg-Strauss syndrome, allergic granulomatous angitis.
Chvostek: C.-Zeichen *nt neuro.* facialis phenomenon, facial sign, Chvostek's symptom, Chvostek's sign, Chvostek's test, Chvostek--Weiss sign.
Chyl·ämie *f patho.* chylemia.
Chyl·an·gi·ek·ta·sie *f* → *Chylektasie.*
Chyl·an·gi·om *nt patho.* chylangioma.
Chyl·as·kos *m patho.* chyloperitoneum, chyliform ascites, chylous ascites.
Chyl·as·zi·tes *m* → *Chylaskos.*
Chyl·ek·ta·sie *f patho.* chylectasia, chylangiectasia, chyle cyst.
Chy·lo·ce·le *f* → *Chylozele.*
Chy·lo·der·ma *nt patho.* chyloderma, elephantiasis.
Chy·lo·me·dia·sti·num *nt patho.* chylomediastinum.
Chy·lo·mi·kron *nt* chylomicron.
Chy·lo·mi·kron·ämie *f patho.* chylomicronemia, hyperchylomicronemia.
Chy·lo·pe·ri·kard *nt patho.* chylopericardium.
Chy·lo·pe·ri·kar·di·tis *f patho.* chylopericarditis.
Chy·lo·pe·ri·to·ne·um *nt* → *Chylaskos.*
Chy·lo·pneu·mo·tho·rax *m patho.* chylopneumothorax.
Chy·lo·poe·se *f* chylopoiesis, chylification, chylifaction, primary assimilation.
chy·lo·poe·tisch *adj* chylopoietic, chylifactive, chylifacient.
Chy·lor·rhö *f patho.* **1.** chylorrhea. **2.** chylous diarrhea.
chy·lös *adj* chyliform, chyloid, chylous.
Chy·lo·tho·rax *m patho.* chylothorax, chylopleura, chylous hydrothorax.
Chy·lo·ze·le *f patho.* chylocele, chylous hydrocele.
Chyl·urie *f urol.* chyluria, milky urine, chylous urine.
Chy·lus *m* chyle, chylus.
chy·lus·ar·tig *adj* chyliform, chyloid, chylous.
chy·lus·bil·dend *adj* chylifacient, chylifactive, chyliferous, chylopoietic.

Chy·lus·bil·dung *f* → *Chylopoese.*
Chy·lus·stau·ung *f patho.* chyle stasis, chylous stasis.
Chy·lus·ze·le *f* → *Chylozele.*
Chy·lus·zy·ste *f* → *Chylektasie.*
Ci·ca·tri·cu·la *f gyn.* cicatricle.
Ci·ca·trix *f patho.* cicatrix, scar.
Ci·clo·pi·rox *nt pharm.* ciclopirox.
Ci·cu·tin *nt pharm.* coniine, cicutine.
Ci·lia *pl* **1.** *histol.* cilia. **2.** → *Cilium.*
Ci·li·at *m micro.* ciliate, infusorian, infusorium.
Ci·li·ata *pl micro.* Ciliata, Infusoria.
Ci·li·um *nt* eyelash, cilium.
Cil·lo·sis *f neuro., ophthal.* cillosis, cillo.
Ci·me·ti·din *nt pharm.* cimetidine.
Ci·mex *m micro.* cimex, Cimex.
C. hemipterus tropical bedbug, Cimex hemipterus, Cimex rotundatus.
C. lectularius common bedbug, Cimex lectularius.
C. rotundatus → *C. hemipterus.*
Ci·mi·cia·sis *f derm.* cimicosis.
Ci·mi·co·sis *f derm.* cimicosis.
Cimino: C.-Shunt *m chir.* Cimino shunt, Brescia-Cimino shunt.
C1-Inaktivator *m abbr.* **C1-INH** *immun.* C1 inactivator, C1 esterase inhibitor, C1 inhibitor.
Cin·cho·ni·din *nt pharm.* cinchonidine.
Cin·cho·nin *nt pharm.* cinchonine.
Cin·cho·nin·säu·re *f pharm.* cinchoninic acid, quinoline-4-carboxylic acid.
Cin·cho·nis·mus *m pharm.* cinchonism, quininism.
Cin·cho·phen *nt pharm.* cinchophen.
Ci·ne·ol *nt pharm.* eucalyptol, cajeputol, cajoputol, cineol, cineole.
Cin·gu·lum *nt* **1.** *anat.* girdle, cingulum. **2.** (*ZNS*) cingulum, cingule.
C. pectorale thoracic girdle, pectoral girdle, shoulder girdle, girdle of superior member.
C. pelvicum girdle of inferior member, pelvic girdle.
Cin·na·ri·zin *nt pharm.* cinnarizine, cinnipirine.
cir·ca·di·an *adj* circadian.
Cir·cu·lus *m anat.* circle; ring, circulus.
C. arteriosus arterial circle.
C. arteriosus cerebri circle of Willis, arterial circle of cerebrum.
C. arteriosus iridis arterial circle of iris.
C. vasculosus vascular circle.
C. vasculosus nervi optici circle of Zinn, circle of Haller, vascular circle of optic nerve.
Cir·cum·ci·sio *f chir.* circumcision; *urol.* circumcision, posthetomy, peritomy.
Cir·rho·no·sis *f patho., ped.* cirrhonosus.
Cirrhose cardiaque *French patho.* cardiac liver, cardiac cirrhosis, congestive cirrhosis (of liver), cyanotic atrophy of liver, stasis cirrhosis (of liver), cardiocirrhosis.

Cir·rho·sis *f patho.* 1. cirrhosis, fibroid induration, granular induration. 2. → *C. hepatis.*

C. biliaris biliary cirrhosis, Hanot's syndrome, Hanot's cirrhosis.

C. hepatis cirrhosis of liver, hepatic cirrhosis, liver cirrhosis, hepatocirrhosis.

C. pigmentosa pigmentary cirrhosis, pigment cirrhosis.

Cirs·ek·to·mie *f chir.*, *HTG* cirsectomy.

Cir·so·de·sis *f chir.*, *HTG* cirsodesis.

Cirs·om·pha·lus *m patho.* Medusa's head, cirsomphalos, Cruveilhier's sign.

Cir·so·ze·le *f patho.* cirsocele, varicocele.

Cis·pla·tin *nt pharm.* cisplatin, cis-platinum, cis-diamminedichloroplatinum.

Ci·ster·na *f anat.* cistern, cisterna.

C. cerebellomedullaris cerebellomedullary cistern, great cistern.

C. chyli chyle cistern, chylocyst, Pecquet's cistern, Pecquet's reservoir.

C. interventricularis interventricular cistern.

C. magna → *C. cerebellomedullaris.*

C. pontocerebellaris pontine cistern, pontocerebellar cistern.

Cisternae *pl* **subarachnoideae** subarachnoidal cisterns, subarachnoid cisterns.

Ci·ster·no·gra·phie *f radiol.* cisternography.

Citelli: C.-Syndrom *nt* Citelli's syndrome.

Citrovorum-Faktor *m abbr.* **CF** citrovorum factor, leucovorin, folinic acid.

Ci·trul·lin *nt* citrulline.

Ci·trul·lin·ämie *f patho.* citrullinemia.

Ci·trul·lin·urie *f patho.* citrullinuria.

Civatte: C.'-Krankheit *f derm.* Civatte's disease, poikiloderma of Civatte.

C3-Konvertase *f immun.* C3 convertase.

Cla·dio·sis *f derm.* cladiosis.

Clado: C.'-Band *nt gyn.* Clado's band, Clado's ligament.

C.'-Punkt *m chir.* Clado's point.

Cla·pote·ment *nt French clin.* clapotage, clapotement.

Clapton: C.-Linie *f patho.* Clapton's line.

Clarke: C.'-Säule *f* → *Clarke-Stilling-Säule.*

Clarke-Stilling: C.-S.'-Säule *f anat.* dorsal nucleus, thoracic column, thoracic nucleus, Clarke's column, Stilling column, Clarke's nucleus, dorsal nucleus of Clarke, Stilling's nucleus.

Claude: C.'-Hyperkinesezeichen *nt neuro.* Claude's hyperkinesis sign.

C.-Syndrom *nt neuro.* Claude's syndrome, rubrospinal cerebellar peduncle syndrome, inferior syndrome of red nucleus.

Clau·di·ca·tio *f neuro.*, *card.* claudication, limping, lameness.

C. intermittens *card.* Charcot's syndrome, intermittent claudication (of the leg), angina cruris.

C. intermittens abdominalis abdominal an-

gina, intestinal angina, Ortner's disease.

C. intermittens des Rückenmarks intermittent claudication of the cauda equina/spinal cord, pseudoclaudication.

Clau·stro·pho·bie *f psychia.* claustrophobia.

Cla·vi·cu·la *f anat.* clavicle, collar bone, clavicula.

Cla·vu·lan·säu·re *f pharm.* clavulanic acid.

Cla·vus *m ortho.*, *derm.* clavus, corn.

Claybrook: C.'-Zeichen *nt* Claybrook's sign.

Clea·rance *f physiol. abbr.* **C** clearance.

Cleeman: C.'-Zeichen *nt ortho.* Cleeman's sign.

Cleid·ag·ra *f patho.* cleidagra, cleisagra, clidagra.

Cle·ma·stin *nt pharm.* clemastine, meclastine.

Cle·mi·zol *nt pharm.* clemizole.

Clemizol-Benzylpenicillin *nt pharm.* clemizole penicillin G.

Clemizol-Penicillin G *nt pharm.* clemizole penicillin G.

Click *m card.* click.

Click-Syndrom *nt card.* click syndrome.

Cli·di·ni·um·bro·mid *nt pharm.* clidinium bromide.

Clin·da·my·cin *nt pharm.* clindamycin.

Clio·qui·nol *nt pharm.* clioquinol.

Clip *m chir.* clip.

Clip·zan·ge *f chir.* clip-applying forceps, clip forceps, clip-introducing forceps.

Cli·to·ris *f* → *Klitoris.*

Cli·vus *m anat.* clivus.

Cloa·ca *f embryo.*, *bio.* cloaca.

Clo·ba·zam *nt pharm.* clobazam.

Clo·cor·to·lon *nt pharm.* clocortolone.

Clo·dron·säu·re *f pharm.* clodronic acid.

Clo·fa·zi·min *nt pharm.* clofazimine.

Clo·fen·amid *nt pharm.* clofenamide.

Clo·fi·brat *nt pharm.* clofibrate.

Clo·mi·phen *nt pharm.* clomiphene.

Clo·mi·pra·min *nt pharm.* clomipramine.

Clon *m immun.*, *genet.* clone.

Clon·aze·pam *nt pharm.* clonazepam.

Clo·ni·din *nt pharm.* clonidine.

Clon·or·chia·sis *f epidem.* clonorchiasis, clonorchiosis.

Clon·or·chis sinensis *micro.* Chinese liver fluke, Clonorchis sinensis.

Clo·pa·mid *nt pharm.* clopamide.

Clo·pen·thi·xol *nt pharm.* clopenthixol.

Clo·pred·nol *nt pharm.* cloprednol.

Cloquet: C.-Hernie *f chir.* Cloquet's hernia, pectinal hernia.

C.'-Kanal *m anat.* hyaloid canal, Cloquet's canal, central canal of Stilling, central canal of vitreous body.

Clor·aze·pat *nt pharm.* clorazepate.

Clo·stri·di·en·to·xin *nt patho.* clostridial toxin.

Clo·stri·di·um *nt micro.* clostridium, Clostridium.

C. botulinum Clostridium botulinum.
C. butyricum butter bacillus, Clostridium butyricum.
C. chauvoei Chauveau's bacillus, Chauveau's bacterium, Clostridium chauvoei.
C. perfringens Welch's bacillus, gas bacillus, Clostridium perfringens.
C. septicum Ghon-Sachs bacillus, Sachs' bacillus, Clostridium septicum.
C. tetani Nicolaier's bacillus, tetanus bacillus, Clostridium tetani.
Clostridium-botulinum-Toxin *nt patho.* Clostridium botulinum toxin.
Clo·tri·ma·zol *nt pharm.* clotrimazole.
Clough: C.-Syndrom *nt hema.* Clough--Richter's syndrome.
Clough-Richter: C.-R.-Syndrom *nt hema.* Clough-Richter's syndrome.
Clouston: C.-Syndrom *nt derm.* hidrotic ectodermal dysplasia, Clouston's syndrome.
Cloward: C.-Operation *f ortho.* Cloward's method for spinal fusion, Cloward's technique.
Clo·xa·cil·lin *nt pharm.* cloxacillin.
Clo·xi·quin *nt pharm.* cloxyquin.
Clue-Zellen *pl gyn., patho.* clue cells.
Clu·nes *pl anat.* clunes; buttocks, nates.
clu·ster headache *nt neuro.* Harris' migrainous neuralgia, Horton's headache, Horton's disease, cluster headache, erythroprosopalgia, histamine headache, migrainous neuralgia.
Clutton: C.-Syndrom *nt patho.* Clutton's joint.
Clys·ma *nt* clysma, clyster, enema.
CMV-Hepatitis *f patho.* cytomegalovirus hepatitis.
CMV-Mononukleose *f patho.* cytomegalovirus mononucleosis.
CMV-Pneumonie *f patho.* cytomegalovirus pneumonia.
Co·ad·ap·ta·ti·on *f genet.* integration, coadaptation.
CO₂-Antwort *f physiol.* CO_2 response.
Co·arc·ta·tio *f patho., card.* coarctation. **C. aortae** aortic coarctation, isthmus stenosis, aortic isthmus stenosis.
Coats: C.-Syndrom *nt ophthal.* Coats' disease, Coats' retinitis, exudative retinitis, exudative retinopathy.
Co·bal·amin *nt* cobalamin, extrinsic factor.
Cobb: C.-Methode *f ortho.* Cobb method.
Co·ca·in *nt* cocain, cocaine.
Co·cai·ni·sie·rung *f anes.* cocainization.
Co·cai·nis·mus *m* cocaine abusus, cocaine intoxication, cocainism.
Coc·ci·dio·ides *f micro.* Coccidioides.
Coc·ci·dio·idin *nt immun.* coccidioidin.
Coc·ci·dio·ido·my·co·se *f epidem.* Posada's mycosis, Posada-Wernicke disease, California disease, coccidioidal granuloma, coccid-

ioidomycosis.
Coc·ci·dio·sis *f epidem.* coccidial disease, coccidiosis.
Coc·cus *m micro.* coccus.
Coc·cyx *f anat.* coccyx, tailbone, coccygeal bone.
Coch·lea *f anat.* cochlea.
Coch·le·ar implant *nt HNO* cochlear implant.
Coch·le·itis *f → Cochlitis.*
Coch·li·tis *f HNO* cochleitis, cochlitis.
Cockayne: C.-Syndrom *nt patho.* Cockayne's disease/syndrome.
Cockayne-Touraine: C.-T.-Syndrom *nt derm.* Cockayne-Touraine syndrome, dominant epidermolysis bullosa dystrophica, hyperplastic epidermolysis bullosa dystrophica.
Code *m techn., genet.* code.
Co·de·in *nt pharm.* codeine, methylmorphine.
Codman: C.-Dreieck *nt radiol., ortho.* Codman's triangle.
C.-Tumor *m ortho.* Codman's tumor, benign chondroblastoma.
C.-Zeichen *nt ortho.* Codman's sign.
Co·don *nt genet.* codon.
Codon-Anticodon-Komplex *m genet.* codon--anticodon complex.
Co·don·spe·zi·fi·tät *f genet.* codon specifity.
Co·en·zym *nt* coferment, coenzyme.
Coenzym A *abbr.* **CoA** coenzyme A.
Coenzym Q coenzym Q, ubiquinone.
Coe·ru·lo·plas·min *nt* ceruloplasmin.
Coeur en sabot *French card.* wooden-shoe heart, sabot heart.
Co·fak·tor *m biochem.* cofactor.
Cof·fe·in *nt* trimethylxanthine, caffeine, caffein.
Coffin-Lowry: C.-L.-Syndrom *nt patho.* Coffin--Siris syndrome, Coffin-Lowry syndrome.
Cogan: C.-Syndrom *nt ophthal.* Cogan's syndrome, Cogan's disease, oculovestibulo--auditory syndrome.
Cohn: C.'-Test *m ophthal.* Cohn's test.
Cohnheim: C.'-Arterie *f anat.* terminal artery, Cohnheim's artery.
C.'-Entzündungstheorie *f patho.* Cohnheim's theory, emigration theory.
C.'-Felderung *f* Cohnheim's fields, Cohnheim's areas.
Co·itus *m* copulation, sexual intercourse, sex act, sexual act, coitus, coition, venery.
Col·amin *nt pharm.* colamine, ethanolamine, 2-aminoethanol.
CO₂-Laser *m* carbon dioxide laser.
Col·chi·cin *nt pharm.* colchicine.
Cold-pressure-Test *m card.* Hines and Brown test, cold pressure test.
Cole-Cecil: C.-C.-Geräusch *nt card.* Cole-Cecil murmur.
Co·le·sti·pol *nt pharm.* colestipol.
Col-Faktor *m* colicinogen, colicin factor, coli-

cinogenic factor.

Co·li·bak·te·ri·en *pl micro.* coliform bacteria, coliform bacilli.

Co·li·bak·te·ri·um *nt micro.* colon bacillus, colibacillus, Escherich's bacillus, Escherichia coli.

Co·li·ba·zil·lus *m* → *Colibakterium.*

Co·li·ci·no·gen *nt* colicinogen, colicin factor, colicinogenic factor.

co·li·form *adj micro.* coliform.

Co·li·stin *nt pharm.* colistin, colimycin, polymyxin E.

Co·li·tis *f* colonic inflammation, colonitis, colitis.

Antibiotika-assoziierte C. *abbr.* **AAC** antibiotic-associated colitis, antibiotic-associated diarrhea, antibiotic-associated enterocolitis.

C. regionalis transmural inflammatory disease of the colon, segmental colitis, regional colitis, granulomatous inflammatory disease of the colon.

C. ulcerosa ulcerative colitis.

Collar-and-Cuff-Verband *m ortho.* collar and cuff.

Colles: C.-Fraktur *f ortho.* Colles' fracture.

Collet: C.-Syndrom *nt neuro.* Collet-Sicard syndrome, Collet's syndrome, Sicard's syndrome.

Col·li·cu·li·tis *f urol.* colliculitis, verumontanitis.

Col·li·cu·lus *m anat.* colliculus. **C. seminalis** seminal crest, seminal hillock, seminal colliculus, verumontanum.

Colliculus-seminalis-Hypertrophie *f urol.* colliculus-seminalis hypertrophy.

Col·lum *nt anat.* neck, collum; cervix.

C. anatomicum (humeri) anatomical neck of humerus, true neck of humerus.

C. chirurgicum (humeri) false neck of humerus, surgical neck of humerus.

C. femoris neck of femur, femoral neck, neck of thigh bone.

Collum-Corpus-Winkel *m ortho.* collodiaphyseal angle.

Col·lu·na·ri·um *nt HNO* nose wash, nasal douche, collunarium.

Col·lu·to·ri·um *nt HNO* collutory, collutorium, mouth wash.

Col·ly·ri·um *nt pharm.* collyrium, eyewash, eye lotion.

Co·lo·bom *nt ophthal.* coloboma.

Co·lo·fi·xa·ti·on *f chir.* colofixation.

Co·lon *nt* colon, segmented intestine.

C. ascendens ascending colon.

C. descendens descending colon, iliac colon.

C. irritabile *patho.* irritable bowel (syndrome), irritable colon (syndrome), spastic colon.

C. sigmoideum sigmoid colon, pelvic colon, sigmoid, sigmoid flexure.

C. spasticum → *C. irritabile.*

C. transversum transverse colon.

Colon-cut-off-Zeichen *nt radiol.* colon cut-off sign.

Colony-stimulating-Faktor *m abbr.* **CSF** colony-stimulating factor.

Co·lo·pe·xia *f chir.* colopexy, colopexia.

Co·lo·pli·ca·tio *f chir.* coloplication, coliplication.

Co·lo·pto·sis *f patho.* coloptosis, coloptosia, coleoptosis.

Colorado-Zeckenfieber *nt epidem.* Colorado tick fever, mountain tick fever, tick fever.

Colorado-Zeckenfiebervirus *nt micro.* Colorado tick fever virus, CTF virus.

Co·lo·strum *nt gyn., ped.* foremilk, colostrum.

Co·lum·na *anat.* column, columna.

Columnae *pl* **anales** anal columns, rectal columns, columns of Morgagni.

C. anterior anterior column (of spinal cord), ventral column (of spinal cord).

C. lateralis lateral column (of spinal cord).

C. posterior dorsal column (of spinal cord), posterior column (of spinal cord).

Columnae *pl* **rectales** → *Columnae anales.*

Columnae *pl* **renales** renal columns, columns of Bertin.

Columnae *pl* **rugarum** columns of vaginal rugae.

C. thoracica dorsal nucleus, thoracic column, thoracic nucleus, Clarke's column, Stilling column, Clarke's nucleus, dorsal nucleus of Clarke, Stilling's nucleus.

C. vertebralis vertebral column, spine, spinal column, back bone.

Co·ma *nt* 1. *patho.* coma. 2. *ophthal.* coma.

C. alcoholicum alcoholic coma.

C. apoplecticum apoplectic coma.

C. diabeticum Kussmaul's coma, diabetic coma.

C. hepaticum hepatic coma.

C. hyperglycaemicum → *C. diabeticum.*

C. hypoglycaemicum hypoglycemic coma, hypoglycemic shock.

C. uraemicum uremic coma.

Com·edo *m derm.* comedo, blackhead.

Com·mis·su·ra *f anat.* commissure.

C. alba white commissure (of spinal cord).

C. anterior cerebri anterior commissure, rostral commissure of cerebrum.

C. fornicis/hippocampi commissure of fornix, hippocampal commissure, psalterium.

C. labiorum commissure of lips.

C. palpebralis lateralis lateral/temporal commissure of eyelid, lateral palpebral commissure.

C. palpebralis medialis medial palpebral commissure, medial/nasal commissure of eyelid.

C. supraoptica dorsalis dorsal supraoptic commissure, Ganser's commissure.

127   **Conjunctivitis**

Commissurae *pl* **supraopticae** supraoptic
commissures, Meynert's commissures.
C. supraoptica ventralis ventral supraoptic
commissure, Gudden's commissure.
Com·mo·tio *f neuro., patho.* concussion, com-
motio.
C. cerebri cerebral concussion, brain concussion, commotion.
C. retinae concussion of the retina, Berlin's
disease.
C. spinalis spinal concussion, concussion of
the spinal cord.
Comolli: C.'-Zeichen *nt ortho.* Comolli's sign.
Com·pli·ance *f* 1. *abbr.* **C** *physiol., phys.*
compliance. 2. *clin., stat.* compliance.
Com·po·si·tum *nt pharm.* compound.
Compound-Nävus *m derm.* compound nevus.
Com·pu·ter *m* computer.
com·pu·ter·ge·steu·ert *adj* computer-con-
trolled, computer-operated.
com·pu·ter·ge·stützt *adj* computer-supported,
computerized.
Com·pu·ter·si·mu·la·ti·on *f* computer simulation.
Com·pu·ter·to·mo·gra·phie *f abbr.* **CT** *od.* **CAT**
radiol. computed tomography, computerized
axial tomography, computer-assisted tomog-
raphy, computerized tomography.
Con·cep·tio *f gyn.* conception.
Con·cha *f anat.* concha.
C. auricularis concha of auricle, concha of
ear, ear concha.
C. nasalis turbinate bone, nasal concha,
turbinate.
C. sphenoidalis sphenoidal concha, Bertin's
bones, Bertin's ossicles, sphenoturbinal bone.
Con·chi·tis *f* conchitis.
Con·cre·tio *f patho.* concretion, concretio.
Con·duit *nt/m urol., chir.* conduit.
Con·du·ran·go *nt pharm.* condurango.
Con·dy·lo·ma *nt derm.* condyloma.
C. acuminatum acuminate wart, fig wart,
genital wart, moist wart, venereal wart, moist
papule, acuminate condyloma, pointed
condyloma, pointed wart.
C. gigantea Buschke-Löwenstein tumor,
giant condyloma (acuminatum).
C. latum/syphiliticum flat condyloma, broad
condyloma, moist papule, mucous papule,
syphilitic condyloma.
Con·dy·lus *m anat.* condyle, condylus.
C. femoris condyle of femur.
C. humeri condyle of humerus.
C. occipitalis occipital condyle.
C. tibiae condyle of tibia.
Co·ne·xus *m anat.* conexus, connexus. **C. inter-
tendineus** tendinous junctions, intertendinous
connection.
Con·flu·ens *m anat.* confluence, confluens. **C.
sinuum** confluence of sinuses.

Con·ge·la·tio *f patho.* congelation, frostbite,
pagoplexia, perfrigeration.
Con·ge·stio *f patho.* congestion.
Con·glu·ti·na·tio *f hema., immun.* conglutina-
tion.
Co·ni·in *nt pharm.* coniine, cicutine.
Co·nio·fi·bro·sis *f pulmo.* coniofibrosis.
Con·ju·ga·ta *f gyn., anat.* conjugate, conjugate
diameter.
C. anatomica anatomic conjugate, internal
conjugate, true conjugate.
C. anatomica vera obstetrica obstetric con-
jugate diameter, obstetric conjugate.
C. diagonalis diagonal conjugate diameter,
diagonal conjugate.
C. externa external conjugate diameter,
Baudelocque's diameter, external conjugate,
Baudelocque's conjugate.
C. pelvis conjugate of pelvis, conjugate
diameter of pelvis.
Con·junc·ti·va *f histol.* conjunctiva.
Con·junc·ti·vi·tis *f ophthal.* conjunctivitis,
synaphymenitis, syndesmitis.
C. actinica actinic conjunctivitis, arc-flash
conjunctivitis, electric ophthalmia, flash
keratoconjunctivitis, ultraviolet keratoconjunctivitis, welder's conjunctivitis, snow conjunctivitis.
C. acuta simple (acute) conjunctivitis, acute
catarrhal conjunctivitis.
C. allergica allergic conjunctivitis, anaphylactic conjunctivitis, atopic conjunctivitis.
C. angularis angular conjunctivitis, Morax-
-Axenfeld conjunctivitis, diplobacillary
conjunctivitis.
C. diphtherica diphtheritic conjunctivitis,
membranous conjunctivitis.
C. eccematosa/eczematosa eczematous
conjunctivitis, phlyctenular conjunctivitis,
phlyctenular keratoconjunctivitis, phlyctenular ophthalmia, scrofulous ophthalmia,
scrofular conjunctivitis.
C. gonorrhoica gonoblennorrhea, gonococcal
conjunctivitis, gonorrheal conjunctivitis,
blennorrheal conjunctivitis.
C. granulosa Arlt's trachoma, granular conjunctivitis, Egyptian conjunctivitis, Egyptian
ophthalmia, trachoma, trachomatous
conjunctivitis.
C. necroticans infectiosa Pascheff's conjunctivitis, necrotic infectious conjunctivitis.
C. phlyctaenulosa → *C. eccematosa.*
C. photoelectrica → *C. actinica.*
C. pseudomembranacea pseudomembranous
conjunctivitis, croupous conjunctivitis.
C. scrufulosa → *C. eccematosa.*
C. trachomatosa → *C. granulosa.*
C. vernalis spring ophthalmia, spring conjunctivitis, vernal catarrh, vernal conjunctivi-
tis.

Conn: C.-Syndrom *nt endo.* Conn's syndrome, primary hyperaldosteronism.
Conradi: C.-Syndrom *nt* → *Conradi-Hüner-mann-Syndrom.*
Conradi-Hünermann: C.-H.-Syndrom *nt embryo.* Conradi's syndrome, Conradi's disease, Conradi-Hünermann syndrome, stippled epiphysis, hypoplastic fetal chondro-dystrophy.
Conradi-Hünermann-Raap: C.-H.-R.-Syn-drom *nt* → *Conradi-Hünermann-Syndrom.*
Con·ter·gan-Syndrom *nt embryo.* dysmelia syndrome, thalidomide embryopathy.
Con·ti·nua *f patho.* continued fever, contin-uous fever.
Contre-coup-Hirnprellung *f* contrecoup contusion.
Contre-coup-Verletzung *f chir., ortho.* contre-coup, contrecoup injury.
Con·tu·sio *f neuro., card.* contusion.
 C. cerebri brain contusion, cerebral contu-sion.
 C. cordis cardiac contusion.
Co·nus *m anat.* cone, conus.
 C. arteriosus arterial cone, pulmonary cone, infundibulum (of heart).
 C. elasticus elastic cone (of larynx), crico-vocal membrane, cricothyroid membrane.
 C. medullaris medullary cone, terminal cone of spinal cord.
 C. myopicus *ophthal.* myopic conus, myopic crescent.
Conus-medullaris-Syndrom *nt neuro.* medul-lary conus syndrome.
Converting-Enzym *nt* angiotensin converting enzyme.
Cooley: C.-Anämie *f hema.* Cooley's anemia, Cooley's disease, thalassemia major, homo-zygous β-thalassemia, Mediterranean anemia.
Coombs: C.-Geräusch *nt card.* Carey Coombs murmur, Coombs' murmur.
 C.-Test *m immun.* Coombs test, antiglobulin test, anti-human globulin test.
Cooper: C.-Hernie *f chir.* Hesselbach's hernia, Cooper's hernia.
 C.'-Hodenneuralgie *f urol.* Cooper's irritable testis.
 C.-Syndrom *nt gyn.* Cooper's irritable breast.
Coopernail: C.'-Zeichen *nt ortho.* Coopernail's sign.
Cope: C.-Zeichen *nt chir.* Cope's sign, ilio-psoas sign, psoas sign.
Cor *nt anat.* heart, cor.
 C. adiposum fatheart, fatty heart.
 C. bovinum bovine heart, ox heart, bucardia.
 C. pulmonale cor pulmonale.
 C. villosum hairy heart, trichocardia.
Corbus: C.'-Krankheit *f derm.* Corbus' disease, phagedenic balanitis, balanoposthomycosis,

gangrenous balanitis.
Core *nt/m* **1.** *micro.* core, nucleic acid core. **2.** *phys.* core.
Core-pro·te·in *nt micro.* core protein.
Cori: C.-Krankheit *f patho.* Cori's disease, limit dextrinosis, type III glycogen storage disease, amylo-1,6-glucosidase deficiency, de-brancher deficiency.
 C.-Zyklus *m biochem.* Cori cycle, glucose--lactate cycle.
Co·ri·um *nt anat.* corium, derma, dermis.
Cor·nea *f anat.* cornea, keratoderma of eye. **C. farinata** *ophthal.* floury cornea.
Cornelia de Lange: C. d. L.-Syndrom *nt patho.* Brachmann-de Lange syndrome, de Lange syndrome, Cornelia de Lange syndrome.
Cor·nu *nt anat.* horn, cornu.
 C. Ammonis Ammon's horn, horn of Ammon, pes hippocampi (major).
 C. anterius (medullae spinalis) anterior horn (of spinal cord), ventral horn (of spinal cord), ventricornu.
 C. anterius (ventriculi lateralis) → *C. frontale (ventriculi lateralis).*
 C. cutaneum *derm.* cutaneous horn, warty horn.
 C. dorsale (medullae spinalis) → *C. posterius (medullae spinalis).*
 C. frontale (ventriculi lateralis) anterior horn of lateral ventricle, frontal horn of lateral ventricle, precornu.
 C. inferius (ventriculi lateralis) → *C. tempora-le (ventriculi lateralis).*
 C. occipitale ventriculi lateralis → *C. posterius (ventriculi lateralis).*
 C. posterius (medullae spinalis) dorsal horn of spinal cord, posterior horn of spinal cord.
 C. posterius (ventriculi lateralis) occipital horn of lateral ventricle, posterior horn of lateral ventricle, postcornu.
 C. temporale (ventriculi lateralis) inferior horn of lateral ventricle, temporal horn of lateral ventricle; *anat.* underhorn.
 C. uteri uterine horn, horn of uterus.
 C. ventrale (medullae spinalis) → *C. anterius (medullae spinalis).*
Co·ro·na *f anat.* corona, crown.
 C. anatomica → *C. dentis.*
 C. clinica clinical crown, clinical dental crown.
 C. dentis anatomical crown, anatomical dental crown, dental crown.
 C. glandis corona of glans (penis).
Co·ro·na·vi·rus *nt micro.* coronavirus, Coro-navirus.
 humanes C. *abbr.* HCV human coronavirus.
 humanes enterisches C. *abbr.* HECV human enteric coronavirus.
Cor·pus *nt anat.* body, corpus.
 C. adiposum fatty body, fat body.

C. adiposum buccae fatty ball of Bichat, fat body of cheek, buccal fat pad, sucking pad, suctorial pad.

C. adiposum orbitae adipose body of orbit, fat body of orbit.

C. albicans white body of ovary, corpus albicans, corpus fibrosum.

C. alienum *patho.* foreign body.

C. atreticum *patho.* pseudolutein body.

C. callosum callosum, corpus callosum.

C. cavernosum penis cavernous body of penis, spongy body of penis.

C. liberum *ortho.* loose body, joint mouse.

C. luteum yellow body (of ovary), corpus luteum.

C. luteum graviditatis yellow body of pregnancy.

C. luteum menstruationis yellow body of menstruation.

Corpora *pl* **oryzoidea** *patho.* rice bodies, oryzoid bodies.

C. rubrum red body of ovary.

C. spongiosum penis spongy body of penis, spongy body of (male) urethra, bulbar colliculus.

C. vitreum hyaloid body, vitreous body, vitreous humor, crystalline humor.

Cor·pus·cu·lum *nt histol.* corpuscle, small body, corpusculum.

Corpuscula *pl* **bulboidea** Krause's corpuscles, bulboid corpuscles, terminal bulbs of Krause, end bulbs of Krause.

Corpuscula *pl* **lamellosa** Vater-Pacini corpuscles, Pacini's corpuscles, pacinian corpuscles, Vater's corpuscles, lamellar corpuscles.

Corpuscula *pl* **nervosa terminalia** terminal nerve corpuscles, encapsulated nerve endings, end organs, end-organs.

C. renalis renal corpuscle, malpighian corpuscle of kidney.

Corpuscula *pl* **tactus** Meissner's tactile corpuscles, Meissner's touch corpuscles, tactile corpuscles, tactile cells, touch bodies, touch cells.

Corpus-luteum-Hormon *nt endo.* luteohormone, corpus luteum hormone, progestational hormone, progesterone.

Corpus-luteum-Insuffizienz *f gyn., endo.* corpus luteum deficiency syndrome.

Corpus-luteum-Zyste *f gyn.* corpus luteum cyst.

Correra: C.-Linie *f radiol.* Correra's line.

Corrigan: C.-Atmung *f patho.* Corrigan's respiration, Corrigan's sign, cerebral respiration, nervous respiration.

C.-Linie *f card.* Corrigan's sign/line.

C.-Puls *m card.* Corrigan's pulse, cannonball pulse, collapsing pulse, piston pulse, trip-hammer pulse.

Cor·tex *m anat.* **1.** cortex. **2.** → *C. glandulae suprarenalis.*

C. cerebellaris cerebellar cortex, cortical substance of cerebellum.

C. cerebralis cerebral cortex, pallium.

C. glandulae suprarenalis suprarenal cortex, adrenal cortex, cortical substance of suprarenal gland.

C. lentis cortex of lens, cortical substance of lens.

Cor·tex·neu·ron *nt* cortical neuron.

Cor·te·xo·lon *nt* cortexolone.

Cor·te·xon *nt* 11-deoxycorticosterone, desoxycorticosterone, desoxycortone, cortexone.

Corti: C.'-Ganglion *nt anat.* cochlear ganglion, Corti's ganglion, spiral ganglion.

C.'-Haarzellen *pl histol.* Corti's cells, cochlear hair cells.

C.'-Membran *f histol.* tectorial membrane of cochlear duct, Corti's membrane.

C.'-Organ *nt histol.* Corti's organ, acoustic organ, spiral organ.

C.'-Pfeilerzellen *pl histol.* Corti's pillars, pillar cells, Corti's fibers, Corti's rods.

Cor·ti·co·id *nt* corticoid.

Cor·ti·co·li·be·rin *nt* corticoliberin, corticotropin releasing hormone, corticotropin releasing factor.

Cor·ti·co·ste·ro·id *nt* corticosteroid.

Cor·ti·co·ste·ron *nt* corticosterone.

Cor·ti·co·tro·phin *nt* corticotropin, corticotrophin.

Cor·ti·co·tro·pin *nt* corticotropin, adrenocorticotropic hormone.

Corticotropin-releasing-Faktor *m abbr.* **CRF** → *Corticoliberin.*

Corticotropin-releasing-Hormon *nt abbr.* **CRH** → *Corticoliberin.*

Cor·ti·sol *nt* cortisol, hydrocortisone, 17-hydroxycorticosterone.

Cor·ti·son *nt* cortisone.

Cor·ti·son·glau·kom *nt ophthal.* corticosteroid-induced glaucoma.

Corvisart: C.-Gesicht *nt card.* Corvisart's facies.

C.-Komplex *m card.* Corvisart's disease.

Corvisart-Fallot: C.-F.-Komplex *m card.* Corvisart's disease.

Co·ry·ne·bac·te·ri·um *nt micro.* corynebacterium, Corynebacterium.

C. diphtheriae diphtheria bacillus, Klebs-Löffler bacillus, Löffler's bacillus, Corynebacterium diphtheriae.

Co·ry·za *f* coryza, cold in the head, acute rhinitis, acute catarrhal rhinitis.

Co·sta *f anat.* rib, costa.

C. cervicalis cervical rib.

Costae *pl* **fluitantes** floating ribs, vertebral ribs.

Costae *pl* **spuriae** false ribs, abdominal ribs,

asternal ribs, spurious ribs.
Costae *pl* **verae** true ribs, sternal ribs.
Costen: C.-Syndrom *nt neuro.* Costen's syndrome, temporomandibular joint syndrome, temporomandibular dysfunction syndrome, myofacial pain dysfunction.
Cotrel: C.-Gips *m ortho.* Cotrel cast, EDF cast.
C.-Korsett *nt ortho.* Cotrel brace.
Co·trim·oxa·zol *nt pharm.* co-trimoxazole.
Cotte: C.-Operation *f neurochir., ortho.* Cotte's operation.
Cotting: C.-Operation *f derm., ortho.* Cotting's operation.
Cotton-wool-Herde *pl ophthal.* cotton wool spots, cotton wool patches.
Cotunnius: C.-Syndrom *nt neuro.* Cotunnius' disease, Cotugno's disease, sciatica, sciatic neuralgia, sciatic neuritis.
Cou·lomb *nt abbr.* **C** *phys.* coulomb.
Councilman: C.-Körperchen *pl patho.* Councilman's bodies, Councilman's lesions, hyaline bodies.
Coun·ter·trans·port *m physiol.* antiport, countertransport, exchange transport.
counts per minute *abbr.* **c.p.m.** *radiol.* counts per minute.
counts per second *abbr.* **c.p.s.** *radiol.* counts per second.
Courvoisier: C.'-Gallenblase *f patho.* Courvoisier's gallbladder.
C.'-Regel *f chir.* Courvoisier's law.
C.'-Zeichen *nt chir.* Courvoisier's sign, Courvoisier-Terrier syndrome.
Couvelaire: C.-Uterus *m gyn.* Couvelaire uterus, Couvelaire syndrome, uterine apoplexy, uteroplacental apoplexy.
CO-Vergiftung *f patho.* CO poisoning, carbon monoxide poisoning.
Cowden: C.-Krankheit *f patho.* Cowden's syndrome, Cowden's disease, multiple hamartoma syndrome.
Cowen: C.-Zeichen *nt patho.* Cowen's sign.
Cowper: C.'-Drüse *f histol.* bulbourethral gland, Cowper's gland, Duverney's gland, Méry's gland.
C.'-Zyste *f gyn.* Cowper's cyst.
Cow·pe·ri·tis *f* cowperitis.
Co·xa *f anat.* **1.** coxa, hip. **2.** hip joint, coxofemoral joint, femoral joint; *inf.* hip.
C. plana *ortho.* Perthes' disease, Legg-Calvé-Perthes disease, Legg's disease, Legg-Calvé disease, Legg-Calvé-Perthes syndrome, Calvé-Perthes disease, Legg-Calvé-Waldenström disease, Waldenström's disease, quiet hip disease.
C. saltans *ortho.* Perrin-Ferraton disease, snapping hip.
C. vara adolescentium *ortho.* adolescent coxa vara, slipping of the upper femoral epiphysis, slipped upper femoral epiphysis.

Cox·al·gie *f* hip pain, coxalgia, coxodynia.
Cox·ar·thri·tis *f* → *Coxitis.*
Cox·ar·thro·sis *f* coxarthrosis, degenerative arthritis of (the) hip joint, senile coxitis.
Co·xi·tis *f ortho.* coxitis, coxarthria, coxarthritis, osphyarthrosis.
Coxsackie-Enzephalitis *f neuro.* Coxsackie encephalitis.
Cox·sackie-vi·rus [k·k] *nt micro.* Coxsackie virus, coxsackievirus, C virus.
CPAP-Atmung *f IC* CPAP breathing, continuous positive airway pressure, continuous positive pressure breathing.
C3-Proaktivator *m immun.* factor B, C3 proactivator, glycine-rich β-glycoprotein.
C3-Proaktivatorkonvertase *f immun.* factor D, C3PA convertase, C3 proactivator convertase.
C-Protein *nt* C-protein.
CP-Test *m card.* Hines and Brown test, cold pressure test.
Crack *nt forens.* crack.
Craig: C.-Schiene *f ortho.* Craig splint.
Cramer: C.-Schiene *f ortho.* Cramer's splint.
Crampton: C.-Linie *f clin.* Crampton's line.
C.-Test *m clin.* Crampton's test.
Cram·pus *m neuro.* cramp; painful spasm.
Crandall: C.-Syndrom *nt patho.* Crandall's syndrome.
Cra·ni·um *nt* skull, cranium.
C. cerebrale cerebral cranium, calvaria.
C. viscerale viscerocranium, visceral cranium, splanchnocranium.
Crea·tin *nt* creatine, kreatin.
Crea·tin·ämie *f patho.* creatinemia.
Crea·ti·nin *nt* creatinine.
Crea·ti·nin·clea·rance *f physiol.* creatinine clearance.
Crea·tin·ki·na·se *f abbr.* **CK** creatine kinase, creatine phosphokinase, creatine phosphotransferase.
Crea·tin·phos·phat *nt abbr.* **CP** creatine phosphate, phosphocreatine.
Crea·tin·phos·pho·ki·na·se *f abbr.* **CPK** → *Creatinkinase.*
Crea·tin·urie *f patho.* creatinuria.
Credé: C.'-Prophylaxe *f ped.* Credé's method, Credé's maneuver.
Cre·déi·sie·ren *nt ped.* Credé's method, Credé's maneuver.
Cre·ma·ster *m* cremasteric coat of testis, cremaster muscle.
Cre·ma·ster·re·flex *m abbr.* **CrR** cremasteric reflex.
Cre·me *f pharm.* cream, cremor.
Cre·pi·ta·tio *f* **1.** *patho.* crepitation, crepitus. **2.** *ortho.* (*Fraktur*) crepitation, crepitus, bony crepitus.
Cre·pi·tus *m* → *Crepitatio.*
Crescendo-Decrescendo-Geräusch *nt clin.*

crescendo-decrescendo murmur, diamond--shaped murmur.
Cres·cen·do·ge·räusch *nt clin.* crescendo murmur.
CREST-Syndrom *nt patho.* CREST syndrome.
Creutzfeldt-Jakob: C.-J.-Erkrankung *f abbr.* **CJE** *patho.* Creutzfeldt-Jakob disease, C-J disease, Jakob-Creutzfeldt disease, Jakob's disease, spastic pseudoparalysis, spastic pseudosclerosis.
Crichton-Browne: C.-B.-Zeichen *nt neuro.* Crichton-Browne's sign.
Cri-du-chat-Syndrom *nt patho.* cri-du-chat syndrome, cat's cry syndrome.
Crigler-Najjar: C.-N.-Syndrom *nt hema.* Crigler-Najjar syndrome, Crigler-Najjar disease, Crigler-Najjar jaundice, congenital nonhemolytic jaundice.
Crile: C.-Klemme *f HTG* Crile's clamp.
Cri·sta *f anat.* ridge, crest, crista.
C. ampullaris ampullary crest, acoustic crest, ampullar crest.
Cristae *pl* **cutis** epidermal ridges, skin ridges, dermal ridges.
C. fenestrae cochleae crest of cochlear window.
C. galli crista galli, cock's comb.
C. iliaca crest of ilium, iliac crest.
C. intertrochanterica intertrochanteric crest, intertrochanteric ridge, trochanteric crest.
C. pubica/pubis crista of pubis.
C. spiralis (cochleae) spiral crest of cochlea, spiral ligament of cochlea.
C. supraventricularis supraventricular crest, infundibuloventricular crest.
C. terminalis terminal crest (of right atrium).
C. urethralis femininae female urethral crest, cervical colliculus of Barkow, cervical colliculus of female urethra.
C. vestibuli crest of vestibule, vestibular crest.
Critchett: C.-Schieloperation *f ophthal.* Critchett's operation.
Cro·ci·dis·mus *m neuro.* crocidismus, floccillation, floccilegium, carphology.
Crohn: Enteritis *f* **regionalis C.** → *Morbus C.* **Morbus** *m* **C.** *patho.* Crohn's disease, regional enteritis, regional enterocolitis, granulomatous ileocolitis, granulomatous enteritis, distal ileitis, terminal enteritis, terminal ileitis, transmural granulomatous enteritis, transmural granulomatous ileocolitis, segmental enteritis.
Cro·mo·gly·cin·säu·re *f pharm.* cromolyn, cromoglycic acid.
Cro·mo·gly·kat *nt pharm.* cromoglycate.
Cro·mo·lyn *nt* → *Cromoglycinsäure.*
Cronkhite-Canada: C.-C.-Syndrom *nt hema.* Cronkhite-Canada syndrome, Canada--Cronkhite syndrome.
Crooke: C.-Degeneration *f patho.* Crooke's

change, Crooke's hyaline degeneration, Crooke-Russell change.
Crosby: C.-Sonde *f clin.* Crosby's capsule.
Cross-arm-Plastik *f chir.* cross-arm flap.
Cross-finger-Plastik *f chir.* cross-finger flap.
Crossing-over *nt genet.* crossing-over, crossover, chiasmatypy.
Cross-leg-Plastik *f chir.* cross-leg flap.
Cross·mat·ching *nt immun.* cross matching.
Cross-McKusick-Breen: C.-M.-B.-Syndrom *nt patho.* Cross syndrome, Cross-McKusick--Breen syndrome, oculocerebral-hypopigmentation syndrome.
Cross-over-Plastik *f chir.* cross flap, crossover flap.
Crot·ami·ton *nt pharm.* crotamiton.
Cro·teth·amid *nt pharm.* crotethamide.
Croup *m ped., HNO* croup, exudative angina, laryngostasis, angina trachealis.
Crouzon: C.-Syndrom *nt embryo.* Crouzon's syndrome, Crouzon's disease, craniofacial dysostosis.
CRST-Syndrom *nt patho.* CRST syndrome.
Cru·ces pilorum *pl* hair crosses.
Crus *nt anat.* leg, limb, crus.
C. cerebri base of cerebral peduncle.
C. clitoridis crus of clitoris.
C. dextrum fasciculi atrioventricularis right bundle branch, right branch of av bundle, right leg of av-bundle.
C. helicis crus of helix, limb of helix.
Crura *pl* **membranacea** membranous crura (of semicircular ducts), membranous limbs of semicircular ducts.
Crura *pl* **ossea** osseous crura, osseous limbs of semicircular ducts, limbs of bony semicircular canales.
C. penis crus of penis.
C. sinistrum fasciculi atrioventricularis left leg of av-bundle, left bundle branch, left branch of av-bundle.
C. varum *ortho.* bowleg, bandy-leg.
Crush-Niere *f patho.* trauma-shock kidney, crush kidney, crush syndrome, compression syndrome.
Crush-Syndrom *nt patho.* Bywaters' syndrome, crush syndrome, compression syndrome.
Cru·sta *f derm.* crust, crusta; scab. **C. lactea** milk crust, milk scall, milk tetter, milky tetter.
Crutchfield: C.-Klammer *f ortho.* Crutchfield tongs, Crutchfield clamp.
Cruveilhier: C.'-Knötchen *pl card.* Albini's nodules, Cruveilhier's nodules.
C.'-Krankheit *f neuro.* Cruveilhier's disease, Cruveilhier's atrophy, Cruveilhier's paralysis, progressive spinal muscular atrophy.
C.'-Plexus *m anat.* Cruveilhier's plexus.
Cruveilhier-Baumgarten: C.-B.-Geräusch *nt card.* Cruveilhier-Baumgarten murmur.

C.-B.-Krankheit f patho. Cruveilhier-Baumgarten disease.

C.-B.-Syndrom nt patho. Cruveilhier-Baumgarten cirrhosis, Cruveilhier-Baumgarten syndrome, portoumbilical circulation.

Cruveilhier-von Baumgarten: C.-v. B.--Geräusch nt → Cruveilhier-Baumgarten Geräusch.

C.-v. B.-Krankheit f → Cruveilhier-Baumgarten Krankheit.

C.-v. B.-Syndrom nt → Cruveilhier-Baumgarten Syndrom.

Cryp·ta f anat. crypt, pit, crypta. **Cryptae** pl **tonsillares** tonsillar crypts, tonsillar pits.

Cryp·to·coc·co·se f epidem. cryptococcosis, Busse-Buschke disease, Buschke's disease, European blastomycosis, torulosis.

Cryp·to·coc·cus m micro. Cryptococcus, Torula.

Cryptococcus-Meningitis f neuro. torula meningitis, torular meningitis, cryptococcal meningitis.

Cteno·ce·pha·li·des pl micro. Ctenocephalides.

Cu·bi·tus m anat. elbow, cubitus.
C. valgus ortho. cubitus valgus.
C. varus ortho. gunstock deformity, cubitus varus.

Cuff m cuff.

Cu·li·ci·nae pl micro. true mosquitoes, Culicinae.

Cullen: C.-Zeichen nt patho. Cullen's sign, Hellendall's sign, blue navel.

Cullen-Hellendall: C.-H.-Zeichen nt → Cullen-Zeichen.

Cu·ma·rin nt cumarin, coumarin.

Cu·mu·lus m anat. cumulus. **C. oophorus** proligerous disk, ovarian cumulus, proligerous membrane, germ-bearing hillock, germ hillock.

Cumulus-oophorus-Zellen pl embryo. cumulus cells, cumulus oophorus cells.

Cu·ne·us m anat. cuneate lobe, cuneus.

Cun·ni·lin·gus m cunnilingus, cunnilinction, cunnilinctus.

Cu·pu·la f anat. cupula, cupola.
C. cochleae cupula of cochlea, apex of cochlea.
C. cristae ampullais cupula of ampullary crest.
C. pleurae cupula of pleura, cervical pleura.

Cu·ra·re nt curare, curari.

cu·ra·re·ähn·lich adj (Wirkung) curariform, curaremimetic, curare-like.

cu·ra·re·mi·me·tisch adj curaremimetic.

Cu·ret·ta·ge f chir. curettage, curetment, curettement.

Cu·rie nt abbr. **Ci** radiol. curie.

Curling: C.-Ulkus nt patho. Curling's ulcer.

Curschmann: C.-Spiralen pl pulmo., patho.
Curschmann's spirals.

Curschmann-Batten-Steinert: C.-B.-S.-Syndrom nt neuro. Steinert's disease, myotonic atrophy, myotonic dystrophy.

Curschmann-Steinert: C.-S.-Syndrom nt → Curschmann-Batten-Steinert-Syndrom.

Curtius: C.-Syndrom nt patho. Curtius' syndrome, Steiner's syndrome, hemihypertrophy.

Cur·va·tu·ra f anat. curvature, bend, bending, flexure, curvatura. **C. gastrica/ventricularis** curvature (of stomach), gastric curvature.

Cushing: C.-Effekt nt endo. Cushing's effect, Cushing's phenomenon, Cushing's response.
C.-Phänomen nt → C.-Effekt.
C.-Syndrom nt endo. Cushing's syndrome, Cushing's basophilism, pituitary basophilism.
C.-Syndrom nt, **medikamentöses** endo. medicamentous Cushing's syndrome.
C.-Syndrom nt, **zentrales** endo. Cushing's disease.
C.-Syndrom II nt neuro. Cushing's syndrome, cerebellopontine angle syndrome.
C.-Ulkus nt patho. Cushing's ulcer.

cu·shin·go·id adj clin. cushingoid.

Cu·ti·cu·la f anat. cuticle, cuticula.

Cu·tis f anat. skin, cutis, derma.
C. laxa → Cutis-laxa-Syndrom.
C. marmorata marble skin.
C. vagantium Greenhow's disease, vagabond's disease, vagrant's disease, parasitic melanoderma.

Cutis-laxa-Syndrom nt derm. lax skin, loose skin, chalastodermia, chalazodermia, cutis laxa, dermatochalasis, dermatochalazia, dermatomegaly.

c-Welle f card. c wave.

Cy·an·hi·dro·sis f derm. cyanhidrosis, cyanephidrosis.

Cya·nid nt cyanide, cyanid, prussiate.

Cy·an·met·hä·mo·glo·bin nt cyanide methemoglobin, cyanmethemoglobin.

Cy·an·met·myo·glo·bin nt cyanmetmyoglobin.

Cya·no·co·bal·amin nt cyanocobalamin, vitamin B$_{12}$, antianemic factor, Castle's factor, extrinsic factor, LLD factor.

Cya·nose tardive French patho. tardive cyanosis.

Cya·no·sis f patho. cyanosis, cyanoderma, cyanose.

Cy·clan·de·lat nt pharm. cyclandelate.

Cy·cli·tis f ophthal. cyclitis.

Cyclo-AMP nt abbr. **cAMP** adenosine 3',5'-cyclic phosphate, cyclic adenosine monophosphate, cyclic AMP.

Cyclo-AMP-Rezeptorprotein nt abbr. **CRP** cyclic AMP receptor protein, catabolite gene--activator protein.

Cy·clo·bar·bi·tal nt pharm. cyclobarbital,

cyclobarbitone.
Cy·clo·fe·nil *nt pharm.* cyclofenil.
Cyclo-GMP *nt abbr.* **cGMP** cyclic guanosine monophosphate, guanosine 3',5'-cyclic phosphate, cyclic GMP.
Cy·clo·he·xi·mid *nt pharm.* cycloheximide, actidione.
Cy·clo·pent·amin *nt pharm.* cyclopentamine.
Cy·clo·pen·thi·azid *nt pharm.* cyclopenthiazide.
Cy·clo·pen·to·lat *nt pharm.* cyclopentolate.
Cy·clo·phosph·amid *nt pharm.* cyclophosphamide.
Cy·clo·se·rin *nt pharm.* cycloserine, orientomycin.
Cy·clo·spo·rin (A) *nt* cyclosporine, cyclosporin A.
Cy·clo·thi·azid *nt pharm.* cyclothiazide.
Cy·lin·dro·ma *nt patho.* cylindroma, cylindroadenoma, turban tumor.
Cy·ma·rin *nt pharm.* cymarin, k-strophanthin-α.
Cy·pro·hep·ta·din *nt pharm.* cyproheptadine.
Cy·pro·te·ron *nt pharm.* cyproterone.
Cyst·ade·no·lym·pho·ma papilliferum → *Cystadenoma lymphomatosum.*
Cyst·ade·no·ma *nt patho.* adenocystoma, cystadenoma, cystoadenoma, cystic adenoma.
C. lymphomatosum Whartin's tumor, papillary cystadenoma lymphomatosum, papillary adenocystoma lymphomatosum.
C. ovarii ovarian cystadenoma, ovarian cystoma.
Cyst·ade·no·sar·co·ma *nt patho.* cystadenosarcoma.
Cy·sta·thio·nin *nt* cystathionine.
Cy·sta·thio·nin·urie *f patho.* cystathioninuria.
Cy·ste·in *nt abbr.* **C** *od.* **Cys** cysteine, thioaminopropionic acid.
Cy·sti·cer·co·se *f epidem.* cysticercus disease, cysticercosis.
Cy·sti·cer·cus *m micro.* bladder worm, cysticercus, Cysticercus.
Cy·stin *nt* cystine, dicysteine.
Cy·stin·ämie *f patho.* cystinemia.
Cy·sti·no·se *f patho.* cystinosis, cystine disease, cystine storage disease, Lignac-Fanconi disease, Lignac's disease, Lignac-Fanconi syndrome, Lignac's syndrome.
Cy·stin·urie *f patho.* cystinuria.
Cy·sti·tis *f urol.* bladder inflammation, cystitis, urocystitis.
C. catarrhalis catarrhal cystitis, desquamative catarrhal cystitis.
C. intermuralis/interstitialis submucous cystitis, chronic interstitial cystitis, panmural cystitis.
Cy·sto·car·ci·no·ma *nt patho.* cystocarcinoma.
Cy·sto·ce·le *f* cystocele, cystic hernia, vesical hernia, vesicocele.
Cy·sto·epi·the·lio·ma *nt patho.* cystoepithelioma.
Cy·sto·fi·bro·ma *nt patho.* cystofibroma.
Cy·stom *nt patho.* cystic tumor, cystoma.
Cy·sto·myo·ma *nt patho.* cystomyoma.
Cy·sto·sar·co·ma phyllo(i)des *nt gyn., patho.* phyllodes tumor, cystosarcoma, cystosarcoma phyllo(i)des, telangiectatic cystosarcoma.
Cyt·ara·bin *nt* cytosine arabinoside, cytarabine, arabinosylcytosine, arabinocytidine.
Cy·ti·din *nt abbr.* **C** cytidine, cytosine ribonucleoside.
Cytidin-(5'-)diphosphat *nt abbr.* **CDP** cytidine-(-5'-)diphosphate.
Cy·ti·din·mo·no·phos·phat *nt abbr.* **CMP** cytidine monophosphate, cytidylic acid.
Cytidin-(5'-)triphosphat *nt abbr.* **CTP** cytidine-(-5'-)triphosphate.
Cy·ti·dyl·säu·re *f* → *Cytidinmonophosphat.*
Cy·to·chrom *nt* cytochrome.
Cytochrom a₃ *nt* → *Cytochrom c-oxidase.*
Cytochrom b₅-Reduktase *f* cytochrome b_5 reductase, NADH cytochrome b_5-reductase.
Cytochrom c-oxidase *f* respiratory enzyme, cytochrome oxidase, cytochrome c oxidase, cytochrome a₃, cytochrome aa₅, indophenolase, indophenol oxidase.
Cy·to·chrom·oxi·da·se *f* → *Cytochrom c-oxidase.*
Cytochrom-P₄₅₀-Reduktase *f* cytochrome P_{450} reductase, NADPH-cytochrome reductase, NADPH-ferrihemoprotein reductase.
Cy·to·me·ga·lie·vi·rus *nt abbr.* **CMV** *micro.* cytomegalic inclusion disease virus, cytomegalovirus.
Cy·to·me·ga·lie·vi·rus·he·pa·ti·tis *f patho.* cytomegalovirus hepatitis.
Cy·to·sin *nt* cytosine.
Cytosin-Arabinosid *nt abbr.* **ara-C** *pharm.* arabinosylcytosine, cytosine arabinoside, cytarabine, arabinocytidine.
C-Zellen *pl* **1.** (*Pankreas*) C cells. **2.** (*Schilddrüse*) parafollicular cells, C cells, light cells, ultimobranchial cells.
C-Zellen-Karzinom *nt* (*Schilddrüse*) medullary thyroid carcinoma.
Czerny: C.-Pfeilernaht *f chir.* Czerny's suture.
Czerny-Lembert: C.-L.-Naht *f chir.* Czerny-Lembert suture.

D

Da·carb·azin *nt pharm.* dacarbazine.
DaCosta: D.-Syndrom *nt card., clin.* DaCosta's syndrome, neurocirculatory asthenia, phrenocardia, disordered action of the heart, functional cardiovascular disease, effort syndrome.
d'Acosta: d'A.-Syndrom *nt patho.* Acosta's disease, d'Acosta's disease, altitude sickness, acute mountain sickness.
Dac·ti·no·my·cin *nt pharm.* dactinomycin, actinomycin D.
Dac·ty·li·tis *f patho.* dactylitis.
Da·kry·aden·ek·to·mie *f chir., ophthal.* dacryoadenectomy.
Da·kry·ago·gum *nt pharm.* dacryagogue.
Da·kryo·aden·al·gie *f ophthal.* dacryoadenalgia, dacryadenalgia.
Da·kryo·aden·ek·to·mie *f chir., ophthal.* dacryoadenectomy.
Da·kryo·ade·ni·tis *f ophthal.* dacryoadenitis, dacryadenitis.
Da·kryo·blen·nor·rhoe *f ophthal.* dacryoblennorrhea.
Da·kryo·ca·na·li·cu·li·tis *f ophthal.* dacryocanaliculitis.
Da·kryo·cy·sti·tis *f ophthal.* dacryocystitis, dacrycystitis.
Da·kryo·el·ko·se *f ophthal.* dacryohelcosis, dacryelcosis.
Da·kryo·hä·mor·rhoe *f* dacryohemorrhea.
Da·kryo·hel·ko·se *f → Dacryoelkose.*
Da·kryo·ka·na·li·ku·li·tis *f → Dakryocanaliculitis.*
Da·kryo·lith *m ophthal.* dacryolith, tear stone, lacrimal calculus, ophthalmolith.
Da·kryo·li·thia·sis *f* dacryolithiasis.
Da·kryom *nt ophthal.* dacryoma.
Da·kry·ops *m* dacryoma, dacryops.
Da·kryo·pyor·rhoe *f* dacryopyorrhea.
Da·kryo·pyo·sis *f ophthal.* dacryopyosis.
Da·kryo·rhi·no·sto·mie *f ophthal.* dacryorhinocystotomy, dacryocystorhinostomy.
Da·kryor·rhoe *f ophthal.* watery eye, tearing, illacrimation.
Da·kryo·si·nu·si·tis *f* dacryosinusitis.
Da·kryo·ste·no·se *f* dacryostenosis.

Da·kryo·szin·ti·gra·phie *f ophthal.* dacryoscintigraphy.
Da·kryo·ze·le *f ophthal.* dacryocystocele, dacryocele.
Da·kryo·zyst·al·gie *f ophthal.* dacryocystalgia, dacrycystalgia.
Da·kryo·zyst·ek·ta·sie *f* dacryocystectasia.
Da·kryo·zyst·ek·to·mie *f chir., ophthal.* dacryocystectomy.
Da·kryo·zy·sti·tis *f ophthal.* dacryocystitis.
Da·kryo·zy·sti·to·mie *f* dacryocystitomy.
Da·kryo·zy·sto·blen·nor·rhoe *f ophthal.* dacryocystoblennorrhea.
Da·kryo·zy·sto·gra·phie *f ophthal.* dacryocystography.
Da·kryo·zy·sto·pto·se *f ophthal.* dacryocystoptosis, dacryocystoptosia.
Da·kryo·zy·sto·rhi·no·ste·no·se *f ophthal.* dacryocystorhinostenosis.
Da·kryo·zy·sto·rhi·no·sto·mie *f ophthal.* dacryocystorhinostomy, dacryorhinocystotomy.
Da·kryo·zy·sto·ste·no·se *f* dacryocystostenosis.
Da·kryo·zy·sto·sto·mie *f ophthal.* dacryocystostomy.
Da·kryo·zy·sto·to·mie *f ophthal., HNO* dacryocystotomy, Ammon's operation, Mosher-Toti operation, Toti's operation.
Da·kryo·zy·sto·ze·le *f ophthal.* dacryocystocele, dacryocele.
Dak·tyl·al·gie *f* dactylalgia, dactylodynia.
Dak·ty·li·tis *f patho.* dactylitis.
Dak·ty·lo·dy·nie *f → Daktylalgie.*
Dak·ty·lo·gry·po·se *f ortho.* dactylogryposis.
Dak·ty·lo·kamps·ody·nie *f neuro., ortho.* dactylocampsodynia.
Dak·ty·lo·me·ga·lie *f* dactylomegaly.
Dak·ty·lo·spas·mus *m* dactylospasm.
Dale: D.'-Versuch *m immun.* Dale's reaction, Dale's phenomenon.
Dalen: D.'-Flecken *pl ophthal.* Dalen-Fuchs nodules.
Dalen-Fuchs: D.-F.-Knötchen *pl ophthal.* Dalen-Fuchs nodules.
Dalrymple: D.'-Zeichen *nt ophthal., endo.*

Dalrymple's sign.
Dal·to·nis·mus *m ophthal.* daltonism.
Damm *m anat.* perineum, perineal region.
Damm·bruch *m chir.* perineal hernia, ischiorectal hernia, perineocele.
Däm·mer·schlaf *m neuro.* seminarcosis, twilight sleep, twilight anesthesia.
Däm·me·rungs·se·hen *nt physiol.* scotopic vision, night vision, twilight vision, rod vision, scotopia.
Damm·fi·stel *f patho.* perineal fistula.
Damm·naht *f gyn.* perineorrhaphy.
Damm·pla·stik *f gyn.* perineoplasty.
Damm·re·gi·on *f anat.* perineal region.
Damm·schlag·ader *f anat.* perineal artery.
Damm·schnitt *m gyn.* episiotomy; *chir., gyn.* perineotomy.
Dammus·ku·la·tur [mm·m] *f anat.* perineal muscles *pl,* muscles *pl* of perineum.
Dampf *m* steam; (*Nebel*) vapor, mist; *pharm.* vapor.
dämp·fen *vt* (*Geräusch*) damp, dampen, mute, deaden, mute; (*Schall*) deafen; (*Schmerz*) soothe, assuage; (*Fieber*) reduce.
Dampf·ste·ri·li·sa·ti·on *f hyg.* moist heat sterilization.
Dämp·fung *f* damping; *phys.* (*Schwingung*) attenuation; (*Schmerz*) soothing, assuagement; (*Fieber*) reduction.
Dana: D.-Operation *f neuro.* Dana's operation, posterior rhizotomy.
D.-Syndrom *nt patho., neuro.* Lichtheim's syndrome, Putnam's disease, Putnam-Dana syndrome, combined system disease, vitamin B$_{12}$-neuropathy, funicular myelosis, subacute combined degeneration of the spinal cord.
Dana-Lichtheim: D.-L.-Krankheit *f* → *Dana--Syndrom.*
Dana-Lichtheim-Putnam: D.-L.-P.-Syndrom *nt* → *Dana-Syndrom.*
Da·na·zol *nt pharm.* danazol.
Danbolt: D.-Syndrom *nt ped., patho.* Danbolt--Closs syndrome.
Danbolt-Closs: D.-C.-Syndrom *nt ped., patho.* Danbolt-Closs syndrome.
Dance: D.-Zeichen *nt chir.* Dance's sign.
Dandy: D.-Operation *f neurochir.* Dandy operation.
Dandy-Fieber *nt epidem.* dengue, dengue fever, stiff-neck fever, Aden fever, breakbone fever, dandy fever.
Dandy-Walker: D.-W.-Syndrom *nt embryo.* Dandy-Walker syndrome, Dandy-Walker deformity.
Danforth: D.-Symptom *nt gyn.* Danforth's sign.
Daniels: D.-Biopsie *f patho.* scalene node biopsy.
Dan·syl·chlo·rid *nt biochem.* dansyl chloride.
Danysz: D.-Phänomen *nt immun.* Danysz's

phenomenon, Danysz's effect.
Dap·son *nt pharm.* dapsone, diaminodiphenylsulfone.
Darier: D.'-Krankheit *f derm.* Darier's disease, Darier-White disease.
D.'-Zeichen *nt derm.* Darier's sign.
Darier-Grönblad-Strandberg: D.-G.-S.-Syndrom *nt derm.* Grönblad-Strandberg syndrome, pseudoxanthoma elasticum.
Darier-Roussy: D.-R.-Sarkoid *nt patho.* Darier-Roussy sarcoid.
Darling: D.'-Krankheit *f patho.* Darling's disease, histoplasmosis.
Darm *m anat.* gut(s *pl*), bowel(s *pl*), intestine(s *pl*), intestinum.
Darm·ana·sto·mo·se *f chir.* bowel anastomosis, intestinal anastomosis, enteroanastomosis, enteroenterostomy.
Darm·an·hef·tung *f chir.* enteropexy.
Darm·ar·te·ri·en *pl anat.* intestinal arteries.
Darm·atre·sie *f embryo.* intestinal atresia.
Darm·bein *nt anat.* iliac bone, flank bone, ilium.
Darm·bein·kamm *m anat.* crest of ilium, iliac crest.
Darm·bein·schau·fel *f anat.* wing of ilium, ala of ilium.
Darm·blu·tung *f patho.* intestinal bleeding, intestinal hemorrhage, enterorrhagia.
Darm·brand *m patho.* necrotizing enteritis, enteritis necroticans, pigbel.
Darm·bruch *m chir.* enterocele.
Darm·di·ver·ti·kel *nt* bowel diverticulum, intestinal diverticulum.
Darm·drü·sen *pl* Lieberkühn's glands, intestinal follicles, intestinal glands.
Darm·durch·bruch *m chir.* bowel perforation.
Darm·em·phy·sem *nt* intestinal emphysema, intestinal pneumatosis.
Darm·ent·fer·nung *f chir.* enterectomy.
Darm·ent·lee·rung *f* bowel movement, bowel evacuation, defecation, passage, movement, motion.
Darm·ent·lee·rungs·re·flex *m neuro.* colonic evacuation reflex, rectal reflex, defecation reflex.
Darm·ent·zün·dung *f patho.* enteritis, enteronitis.
Darm·er·kran·kung *f patho.* enteropathy, bowel disease, intestinal disease.
Darm·er·öff·nung *f chir.* enterotomy.
Darm·fi·stel *f patho.* intestinal fistula.
Darm·flo·ra *f micro.* intestinal flora, bowel flora.
Darm·gan·grän *f patho.* intestinal gangrene.
Darm·ge·räu·sche *pl* bowel sounds.
Darm·grip·pe *f epidem.* intestinal influenza, gastroenteric influenza, gastrointestinal influenza, abdominal influenza.
Darm·in·farkt *m patho.* intestinal infarction.

Darm·in·kon·ti·nenz *f patho.* fecal inconti-
nence, rectal incontinence, scatacratia.
Darm·ka·nal *m anat.* intestinal canal.
Darm·ko·lik *f patho.* intestinal colic.
Darm·kon·kre·ment *nt patho.* intestinal stone,
enterolith, splanchnolith.
Darm·läh·mung *f patho.* enteroparesis.
Darm·lö·sung *f chir.* enterolysis.
Darm·milz·brand *m patho.* gastrointestinal
anthrax, intestinal anthrax.
Darm·mo·ti·li·tät *f* intestinal motility, bowel
motility.
Darm·naht *f chir.* enterorrhaphy.
Darm·netz·bruch *m chir.* enteroepiplocele,
enterepiplocele.
Darm·ob·struk·ti·on *f chir., patho.* intestinal
obstruction, bowel obstruction.
Darm·pa·ra·sit *m micro.* intestinal parasite.
Darm·per·fo·ra·ti·on *f chir.* bowel perforation,
enterobrosia, enterobrosis.
Darm·pla·stik *f chir.* enteroplasty.
Darm·pli·ka·tur *f chir.* enteroptychy, entero-
ptychia.
Darm·punk·ti·on *f chir.* enterocentesis.
Darm·rei·ni·gung *f* bowel cleansing, purga-
tion, purge.
Darm·re·sek·ti·on *f chir.* intestinal resection,
enterectomy.
Darm·riß *m patho., chir.* enterorrhexis.
Darm·schlei·fe *f* intestinal loop.
Darm·schleim·haut *f* intestinal mucosa.
Darm·schlin·gen·ab·szeß *m patho.* interloop
abscess.
Darm·schlin·gen·ob·struk·ti·on *f patho.* loop
obstruction.
Darm·schnitt *m chir.* enterotomy.
Darm·sen·kung *f chir., patho.* enteroptosis,
enteroptosia.
Darm·son·de *f* intestinal tube.
Darm·stein *m patho.* intestinal stone, splanch-
nolith, enterolith.
Darm·ste·no·se *f patho.* intestinal stenosis,
enterostenosis.
Darm·tu·ber·ku·lo·se *f patho.* intestinal tuber-
culosis.
Darm·tu·mor *m patho.* intestinal tumor, intesti-
nal neoplasm.
Darm·über·blä·hung *f patho.* bowel disten-
sion, enterectasis.
Darm·ver·en·gung *f patho.* enterostenosis.
Darm·ver·grö·ße·rung *f patho.* enteromegaly,
enteromegalia.
Darm·ver·le·gung *f chir.* bowel obstruction,
intestinal obstruction.
Darm·ver·let·zung *f patho., chir.* bowel
trauma, bowel injury.
Darm·ver·schlin·gung *f chir., ped.* intestinal
volvulus, volvulus.
Darm·ver·schluß *m patho.* bowel obstruction,
intestinal obstruction, ileus.

Darm·wand *f* intestinal wall, bowel wall.
Darm·wand·bi·op·sie *f* bowel wall biopsy.
Darm·wand·bruch *m chir.* Littre's hernia,
parietal hernia, Richter's hernia.
Darm·wand·em·phy·sem *nt patho.* intestinal
pneumatosis, intestinal emphysema.
Darm·wand·ver·schluß *m chir.* enterocleisis.
Darm·zot·ten *pl histol.* intestinal villi.
Darwin: D.'-Evolution *f bio.* darwinian evolu-
tion, biological evolution.
Dar·wi·nis·mus *m bio.* Darwinism, darwinian
theory.
Das·sel·beu·le *f derm.* dermatobiasis, derma-
tobial myiasis.
Da·ten *pl* data, facts; (*Personalien*) particulars.
Da·ten·schutz *m* data protection.
Dau·er *f* (*Fortdauern, Andauern*) duration;
(*Zeitspanne*) period, period of time, term.
Dau·er·aus·schei·der *m micro., epidem.*
chronic carrier, permanent carrier.
Dau·er·drain *m chir.* long-term drain.
Dau·er·ge·biß *nt dent., anat.* secondary denti-
tion, permanent dentition, succedaneous
dentition, succedaneous teeth *pl*, second teeth
pl, permanent teeth *pl*.
Dau·er·ka·the·ter *m* indwelling catheter.
Dau·er·kau·dal·an·äs·the·sie *f anes.* contin-
uous caudal anesthesia.
Dau·er·lei·stung *f physiol.* long-term perfor-
mance.
Dau·er·lei·stungs·fä·hig·keit *f physiol.* endur-
ance capacity.
Dau·er·lei·stungs·gren·ze *f physiol.* endur-
ance limit.
Dau·er·scha·den *m* permanent damage.
Dau·er·schmerz *m* persistent pain.
Dau·er·spi·nal·an·äs·the·sie *f anes.* contin-
uous spinal anesthesia, fractional spinal anes-
thesia.
Dau·er·trä·ger *m micro., epidem.* chronic
carrier.
Dau·er·tropf *m clin.* drip, continuous drip,
continuous instillation.
Dau·er·tropf·in·fu·si·on *f → Dauertropf.*
Dau·er·ver·ord·nung *f* long-term prescription.
Dau·er·zu·stand *m* permanent condition.
Dau·men *m* thumb, first finger, pollex.
Dau·men·bal·len *m anat.* thenar, thenar
eminence, thenar prominence.
Dau·men·bal·len·atro·phie *f patho.* thenar
atrophy.
Dau·men·mit·be·we·gungs·phä·no·men *nt*
neuro. Mayer's reflex, basal joint reflex,
finger-thumb reflex.
Dau·men·re·flex *m neuro.* metacarpothenar
reflex, thumb reflex.
Däum·ling *m* thumbstall.
Dau·no·my·cin *nt → Daunorubicin.*
Dau·no·ru·bi·cin *nt pharm.* daunorubicin,
daunomycin, rubidomycin.

Davidsohn: D.'-Zeichen *nt* HNO Davidsohn's sign.

Daviel: D.-Linsenextraktion *f ophthal.* Daviel's operation.

Davis: D.-Hautinsel *f chir.* Davis' graft.

Dawbarn: D.-Zeichen *nt ortho.* Dawbarn's sign.

Dawson: Einschlußkörperchenenzephalitis *f* D. *neuro.* Dawson's encephalitis, van Bogaert's sclerosing leukoencephalitis, van Bogaert's encephalitis, subacute inclusion body encephalitis, subacute sclerosing panencephalitis.

De·af·fe·ren·zie·rung *f neurochir.*, *neuro.* deafferentation.

De·al·ler·gi·sie·rung *f* deallergization, desensitization.

De·ar·te·ria·li·sa·ti·on *f* dearterialization.

Deaver: D.-Inzision *f chir.* Deaver's incision.

De Beurmann-Gougerot: D. B.-G.-Krankheit *f derm.* sporotrichosis, Schenck's disease.

De·bi·li·tät *f* debility.

Debré-de Toni-Fanconi: D.-d. T.-F.-Syndrom *nt patho.* de Toni-Fanconi syndrome, Fanconi's syndrome.

Debré-Sémélaigne: D.-S.-Syndrom *nt patho.* Debré-Sémélaigne syndrome, Kocher--Debré-Sémélaigne syndrome.

Dé·bride·ment *nt chir.* débridement, wound toilet, surgical toilet.

De·bul·king *nt chir.* debulking.

De·ca·me·tho·ni·um·bro·mid *nt pharm.* decamethonium bromide.

De·ca·me·tho·ni·um·jo·did *nt pharm.* decamethonium iodide.

Dé·canule·ment *nt French* decannulation.

decay accelerating factor (*m*) *abbr.* **DAF** decay accelerating factor.

De·ce·re·bra·ti·on *f physiol.* decerebration.

De·ci·dua *f gyn.*, *histol.* decidual membrane, decidua, caduca.

D. basalis subplacenta, basal decidua.

D. capsularis → *D. reflexa.*

D. membrana decidual membrane, decidua, caduca.

D. parietalis parietal decidua, true decidua.

D. reflexa reflex decidua, capsular decidua.

D. serotina → *D. basalis.*

D. vera → *D. parietalis.*

de·ci·du·al *adj* decidual.

De·ci·dua·li·tis *f* → *Deciduitis.*

De·ci·du·itis *f gyn.* decidual endometritis, deciduitis.

Deck·epi·thel *nt histol.* covering epithelium.

Deck·ge·we·be *nt histol.* epithelial tissue, epithelium.

Deck·glas *nt* (*Mikroskop*) coverglass, coverslip, object plate, object slide.

Deck·kno·chen *m histol.* membrane bone.

Deck·schicht *f* (*a. histol.*) coating, lining.

Deck·zelle *f histol.* **1.** encasing cell, covering cell, cover cell. **2.** (*Glomerulum*) podocyte. **3.** (*Lunge*) type I alveolar cell, small alveolar cell, squamous alveolar cell, membranous pneumocyte, membranous pneumonocyte.

De·coc·tio *f pharm.* decoction, decoctum.

De·cu·bi·tus *m patho.* decubitus, decubital ulcer, decubitus ulcer, decubital gangrene, pressure sore, hospital gangrene.

De·cus·sa·tio *f anat.* decussation, crossing.

D. motoria/sensoria pyramidal decussation, motor decussation.

Decussationes *pl* **tegmenti/tegmentales** tegmental decussations.

De·fä·ka·ti·on *f* bowel movement, bowel evacuation, defecation, laxation, purgation, passage, movement, motion.

De·fä·ka·ti·ons·re·flex *m neuro.* colonic evacuation reflex, rectal reflex, defecation reflex.

de·fä·kie·ren *vi* defecate.

De·fekt *m* fault, defect, error; (*physisch, psychisch*) defect, deficiency. **fibröser metaphysärer D.** *patho.* fibrous cortical defect, nonosteogenic fibroma, metaphyseal fibrous cortical defect.

de·fekt *adj* faulty, damaged, defective; (*physisch, psychisch*) defective, damaged.

De·fekt·im·mu·no·pa·thie *f immun.* immunodeficiency, immunodeficiency disease, immune deficiency, immunological deficiency syndrome.

De·fe·mi·ni·sie·rung *f gyn.* defeminization.

De·fe·rent·ek·to·mie *f urol.* deferentectomy, vasectomy.

De·fe·ren·ti·tis *f urol.* deferentitis, vasitis.

De·fer·oxa·min *nt pharm.* deferoxamine, desferrioxamine.

De·fer·ves·zenz *f patho.* defervescence.

De·fi·bril·la·ti·on *f card.* defibrillation.

De·fi·bril·la·tor *m card.* defibrillator, cardioverter.

De·fi·bri·nie·ren *nt hema.*, *lab.* defibrination.

de·fi·bri·niert *adj hema.*, *lab.* defibrinated.

De·fi·bri·ni·sie·rungs·syn·drom *nt hema.* defibrination syndrome.

De·fi·zit *nt* (*a. patho.*) deficiency, deficit.

De·flek·ti·on *f* deflection.

De·ge·ne·ra·tio *f patho.* degeneration, degeneratio. **D. chorioretinalis progressiva** *ophthal.* progressive choroidal atrophy, choroideremia, progressive tapetochoroidal dystrophy.

De·ge·ne·ra·ti·on *f patho.*, *neuro.* degeneration, degeneracy.

absteigende D. → *deszendierende D.*

albuminoide D. albuminoid degeneration, albuminoid-granular degeneration, albuminous degeneration, albuminous swelling, granular degeneration, cloudy swelling.

albuminoid-körnige D. → *albuminoide D.*

albuminöse D. → *albuminoide D.*
amyloide D. amyloidosis, amylosis, amyloid degeneration, waxy degeneration, lardaceous degeneration, Abercombie's degeneration, Virchow's degeneration.
asbestartige D. asbestiform degeneration of cartilage.
aufsteigende D. → *retrograde D.*
ballonierende D. ballooning colliquation, ballooning degeneration.
deszendierende D. descending degeneration.
fettige D. adipose degeneration, fatty change, fatty degeneration, fatty metamorphosis.
fibrinoide D. fibrinoid degeneration.
fibrinöse D. fibrinous degeneration.
fibröse D. fibrous degeneration.
gallertige D. gelatiniform degeneration.
hepatolentikuläre/hepatozerebrale D. hepatolenticular degeneration, Wilson's disease, Wilson's syndrome, Kayser's disease, lenticular progressive degeneration.
hyaline D. hyalinosis, hyaline degeneration, glassy degeneration.
hydropische D. → *albuminoide D.*
kolloide D. colloid degeneration.
lipoide D. lipoidal degeneration.
mukoide D. mucoid degeneration.
muzinöse D. mucinous degeneration, mucinoid degeneration, mucous degeneration.
orthograde D. secondary degeneration, orthograde degeneration, Türck's degeneration, wallerian degeneration.
retrograde D. retrograde degeneration, axon reaction, axonal reaction, ascending degeneration.
sekundäre D. → *orthograde D.*
tapetoretinale D. *ophthal.* tapetoretinal degeneration, primary pigmentary degeneration of retina.
transneuronale/transsynaptische d. transneuronal degeneration, transneuronal atrophy, transsynaptic chromatolysis, transsynaptic degeneration.
vakuoläre D. vacuolar degeneration.
verkäsende D. caseous degeneration, cheesy degeneration, tyromatosis.
zerebromakuläre/zerebroretinale D. cerebromacular degeneration, cerebroretinal degeneration.
zystische D. cystic degeneration.
de·ge·ne·rie·ren *vi* degenerate, retrograde; degrade.
de·ge·ne·riert *adj* degenerate, degenerated.
De·glu·ti·tions·apnoe *f patho.* deglutition apnea.
Degos-Delort-Tricot: D.-D.-T.-Syndrom *nt derm.* Degos' disease, Köhlmeier-Degos disease, malignant atrophic papulosis.
De·his·zenz *f (Wunde)* dehiscence, wound dehiscence.

dehn·bar *adj* elastic, expandable, expansible, extensible, stretchable.
Dehn·bar·keit *f* elasticity, expandability, expansibility, extensibility, stretchability, flexibility.
deh·nen I *vt* stretch, dilate; *(verlängern)* extend, lengthen, elongate; *(überdehnen)* distend; *(ausdehnen)* expand, extend. **II** *vr* **sich d.** stretch; *(verlängern)* extend, lengthen; *(überdehnen)* distend; *(ausdehnen)* expand, extend.
Dehn·son·de *f chir.* bougie.
Deh·nung *f* stretching, dilating; stretch, dilation; *(Verlängerung)* extension, lengthening, elongation; *(Überdehnung)* distension, distention; *(Ausdehnung)* expansion, extension.
Deh·nungs·re·flex *m physiol., neuro.* stretch reflex.
Deh·nungs·re·zep·tor *m physiol.* stretch receptor.
De·hy·dra·ta·ti·on *f patho.* dehydration.
de·hy·drie·ren I *vt* **1.** dehydrate. **2.** *chem.* anhydrate, dehydrogenate. **II** *vi* dehydrate.
7-De·hy·dro·cho·le·ste·rin *nt* 7-dehydrocholesterol, provitamin D_3.
11-De·hy·dro·cor·ti·co·ste·ron *nt* 11-dehydrocorticosterone.
De·hy·dro·epi·an·dro·ste·ron *nt abbr.* **DHEA** dehydroepiandrosterone, dehydroisoandrosterone, androstenolone.
De·hy·dro·epi·an·dro·ste·ron·sul·fat *nt abbr.* **DHEAS** dehydroepiandrosterone sulfate, DHEA sulfate.
De·hy·dro·iso·an·dro·ste·ron *nt* → *Dehydroepiandrosteron.*
De·hy·dro·re·ti·nal *nt* dehydroretinal, retinal₂.
De·hy·dro·re·ti·nol *nt* retinol₂, vitamin A_2, (3-)dehydroretinol.
Deiters: D.-Kern *m anat.* Deiters' nucleus, lateral vestibular nucleus, large cell auditory nucleus.
D.'-Zellen *pl (ZNS)* Deiters' cells.
Déjà-entendu-Erlebnis *nt psychia.* déjà entendue.
Déjà-éprouvé-Erlebnis *nt psychia.* déjà éprouvé.
Déjà-fait-Erlebnis *nt psychia.* déjà fait.
Déjà-pensé-Erlebnis *nt psychia.* déjà pensé.
Déjà-raconté-Erlebnis *nt psychia.* déjà raconté.
Déjà-vécu-Erlebnis *nt psychia.* déjà vécu.
Déjà-voulu-Erlebnis *nt psychia.* déjà voulu.
Déjà-vu-Erlebnis *nt psychia.* déjà vu.
Déjérine: D.-Handreflex *m* Déjérine's hand phenomenon, Déjérine's reflex.
D.-Phänomen *nt neuro.* Déjérine-Lichtheim phenomenon, Lichtheim's sign.
D.-Zeichen *nt neuro.* Déjérine's sign.
Déjérine-Lichtheim: D.-L.-Phänomen *nt neuro.* Déjérine-Lichtheim phenomenon,

Lichtheim's sign.

Déjérine-Roussy: D.-R.-Syndrom *nt neuro.*
Roussy-Déjérine syndrome, Déjérine-Roussy syndrome, thalamic syndrome.

Déjérine-Sottas: D.-S.-Syndrom *nt neuro.*
Déjérine-Sottas disease, Déjérine-Sottas syndrome, Déjérine's disease, progressive hypertrophic interstitial neuropathy, Gombault's degeneration.

Déjérine-Thomas: D.-T.-Syndrom *nt neuro.*
Déjérine-Thomas atrophy, olivopontocerebellar atrophy.

De·kal·zi·fi·zie·rung *f patho.* decalcification.

De·ka·me·tho·ni·um·bro·mid *nt pharm.* decamethonium bromide.

De·ka·me·tho·ni·um·jo·did *nt pharm.* decamethonium iodide.

De·ka·nü·lie·rung *f* decannulation.

De·ka·pi·ta·ti·on *f gyn.* decapitation, detruncation, decollation.

De·ka·pi·ta·ti·ons·ha·ken *m gyn.* decapitator.

De·ka·pi·tie·rung *f* → *Dekapitation.*

De·kap·su·la·ti·on *f chir., urol.* decapsulation, renal decortication.

De·kli·na·ti·on *f ophthal., phys.* declination.

De·kokt *nt pharm.* decoction, decoctum.

De·kom·pen·sa·ti·on *f patho.* decompensation.

de·kom·pen·siert *adj patho.* decompensated.

De·kom·pres·si·ons·kam·mer *f* decompression chamber, hyperbaric chamber.

De·kon·ge·sti·ons·mit·tel *nt pharm.* decongestant.

De·kon·ta·mi·na·ti·on *f* decontamination.

de·kon·ta·mi·nie·ren *vt* decontaminate.

De·kon·ta·mi·nie·rung *f* decontamination.

De·kor·ti·ka·ti·on *f chir.* decortication.

De·kru·des·zenz *f (Symptom)* decrudescence.

De·kru·stie·ren *nt chir.* decrustation.

De·ku·ba·ti·on *f epidem.* decubation.

De·ku·ba·ti·ons·pe·ri·ode *f epidem.* decubation.

de·ku·bi·tal *adj* decubital.

De·ku·bi·tal·alo·pe·zie *f ped.* infantile pressure alopecia.

De·ku·bi·tal·ge·schwür *nt* → *Dekubitus.*

De·ku·bi·tal·ul·kus *nt* → *Dekubitus.*

De·ku·bi·tus *m patho.* decubital gangrene, decubital ulcer, decubitus ulcer, decubitus, bedsore, pressure sore.

Delbet: D.-Zeichen *nt chir.* Delbet's sign.

del Castillo: d. C.-Syndrom *nt andro.* Del Castillo syndrome, Sertoli-cell-only syndrome.

de Lee: d. L.-Spiegelhandgriff *m gyn.* key-in-lock maneuver.

de·le·tär *adj patho.* deleterious, harmful, hurtful, injurious, noxious.

De·le·ti·on *f genet.* deletion.

4-Deletions-Syndrom *nt embryo.* Wolf-Hirschhorn syndrome.

De·lir *nt* → *Delirium.*

de·li·rant *adj* delirious.

De·li·ri·um *nt* delirium, acute brain syndrome, acute neuropsychologic disorder, acute confusional state.

D. acutum acute delirium, Bell's mania.

D. alcoholicum → *D. tremens.*

D. cordis *card.* atrial fibrillation.

D. tremens alcoholic delirium, delirium alcoholicum, delirium tremens.

de·li·rös *adj* delirious.

Dell·war·ze *f* molluscum (contagiosum).

Del·ta·agens *nt micro.* hepatitis delta virus, delta virus, delta agent.

Del·ta·an·ti·gen *nt immun.* hepatitis delta antigen, delta antigen.

Del·ta·band *nt anat.* deltoid ligament (of ankle joint), medial ligament of ankle (joint).

del·ta·för·mig *adj* deltoid, deltoidal.

Del·ta·he·pa·ti·tis *f epidem., patho.* delta hepatitis, hepatitis D.

Del·ta·rhyth·mus *m neuro.* delta rhythm.

Del·ta·wel·len *pl physiol.* delta waves, δ waves.

Delta-Zelladenokarzinom *nt (Pankreas)* delta cell adenocarcinoma.

Delta-Zelladenom *nt (Pankreas)* delta cell adenoma.

Delta-Zelle *f* **1.** *(Pankreas)* delta cell, D cell. **2.** *(HVL)* gonadotroph cell, gonadotrope, gonadotroph, delta cell, D cell.

Del·to·id·re·gi·on *f anat.* deltoid region.

Demand-Herzschrittmacher *m card.* demand pacemaker.

Demand-Pacemaker *m card.* demand pacemaker.

De·mar·ka·ti·on *f patho.* demarcation, demarkation.

De·mar·ka·ti·ons·po·ten·ti·al *nt patho.* injury potential, demarcation potential.

de·mar·kie·ren *vt* demarcate *(gegen, von from).*

de·mar·kiert *adj patho.* demarcated.

Demarquay: D.-Zeichen *nt patho.* Demarquay's sign, Demarquay's symptom.

De·mas·ku·li·ni·sa·ti·on *f urol.* demasculinization.

De·me·clo·cy·clin *nt pharm.* demeclocycline, demethylchlortetracycline.

De·me·col·cin *nt pharm.* demecolcine.

de·ment *adj* demented.

De·men·tia *f* dementia. **D. senilis** senile dementia, presbyphrenia.

De·menz *f* dementia.

D. vom Alzheimer-Typ Alzheimer's disease, Alzheimer's dementia, Alzheimer's sclerosis, presenile dementia.

senile D. senile dementia, presbyophrenia, presbyphrenia.

De·me·thyl·chlor·te·tra·cy·clin *nt* → *Demeclocyclin.*

Demineralisation

140

De·mi·ne·ra·li·sa·ti·on *f patho.* (*Knochen*) deossification, demineralization.

De·mo·dex *f micro.* Demodex. **D. folliculorum** follicular mite, hair follicle mite, face mite, Demodex folliculorum.

De·mo·di·ko·se *f derm., epidem.* demodicidosis, demodicosis.

De·mo·xe·pam *nt pharm.* demoxepam.

De·mul·cens *nt pharm.* demulcent.

de Musset: d. M.-Zeichen *nt card.* de Musset's sign, Musset's sign.

De·mye·li·ni·sa·ti·on *f patho.* demyelination, demyelinization.

de·mye·li·ni·sie·rend *adj patho.* demyelinating.

de·na·tu·riert *adj* denatured; (*Alkohol*) denatured, adulterated.

Den·drit *m histol.* dendrite, dendron, neurodendrite, neurodendron.

den·dri·tisch *adj anat., histol.* dendriform, dendroid, dendritic, dendric, dendritical.

De·ner·va·ti·on *f chir., neuro.* denervation.

De·ner·va·ti·ons·atro·phie *f* trophoneurotic atrophy.

De·ner·vie·ren *nt chir., neuro.* denervation.

de·ner·viert *adj chir., neuro.* denervated; enervated, enervate.

Dengue *nt epidem.* dengue, dengue fever, stiff-neck fever, Aden fever, breakbone fever, dandy fever.

Dengue-Fieber *nt* → *Dengue.*

Dengue-Schocksyndrom *nt* dengue shock syndrome.

Dengue-Virus *nt micro.* dengue virus.

Denis Browne: D.B.-Schiene *f ortho.* Denis Browne splint.

Denk·pro·zeß *m* mental process, thought process.

Denk·ver·mö·gen *nt* intellect, brain power, thinking power.

Denman: D.-Spontanentwicklung *f gyn.* Denman's spontaneous evolution, Denman's version.

Denonvilliers: D.'-Operation *f HNO* Denonvilliers' operation.

Dens *m* 1. *anat., dent.* tooth, dens. 2. *anat.* → *D. axis.*

Dentes *pl* **acustici** auditory teeth, auditory teeth of Huschke, hair teeth.

D. axis dens, odontoid apophysis, odontoid bone.

Dentes *pl* **canini** → *D. caninus.*

D. caninus eyetooth, canine, canine tooth, cuspid tooth, cuspidate tooth.

Dentes *pl* **connatales** → *Dentes natales.*

Dentes *pl* **decidui** primary dentition *sing*, deciduous dentition *sing*, deciduous teeth, baby teeth, primary teeth.

D. incisivus incisor tooth, incisive tooth, incisor.

D. molaris molar tooth, molar, cheek tooth.

Dentes *pl* **natales** premature dentition.

Dentes *pl* **permanentes** secondary dentition *sing*, permanent dentition *sing*, succedaneous dentition *sing*, succedaneous teeth, second teeth, permanent teeth.

D. pr(a)emolaris bicuspid, premolar, premolar tooth, bicuspid tooth.

D. serotinus wisdom tooth, third molar (tooth).

Den·si·to·me·ter *nt lab.* densimeter, densitometer.

Den·si·to·me·trie *f lab.* densimetric analysis, densitometry.

Dent·ag·ra *f* → *Dentalgie.*

den·tal *adj* dental, odontic.

Dent·al·gie *f* toothache, dentalgia, dentagra.

Den·tat·ek·to·mie *f neurochir.* dentatectomy.

Den·ta·tum *nt anat.* dentatum, dentate nucleus.

Den·tes *pl* → *Dens.*

den·ti·form *adj* tooth-shaped, dentiform.

Den·ti·fri·ci·um *nt* dentifrice.

Den·tin *nt anat.* dentin, dentine.

den·ti·nal *adj* dentinal.

Den·tin·bil·dung *f* → *Dentinogenese.*

Den·tin·fa·sern *pl dent., histol.* Tomes' fibrils, Tomes' fibers.

Den·ti·no·blast *m* dentin cell, denture cell, dentinoblast, fibrilloblast.

den·ti·no·gen *adj* dentinogenic.

Den·ti·no·ge·ne·se *f histol.* dentinogenesis, dentification, dentinification.

Den·ti·no·ge·ne·sis *f* → *Dentinogenese.* **D. imperfecta hereditaria** dentinal dysplasia, Capdepont's disease, hereditary opalescent dentin.

Den·ti·num *nt* → *Dentin.*

Den·ti·ti·on *f anat., dent.* dentition.
verspätete/verzögerte D. delayed dentition, retarded dentition.
vorzeitige D. precocious dentition.

Den·to·lo·gie *f* dentistry, odontology, oral medicine.

De·nu·da·ti·on *f patho.* denudation.

Denver-Klassifikation *f genet.* Denver classification.

Denver-Shunt *m neurochir.* Denver shunt.

deoxyribonucleic acid *abbr.* **DNA** → *Desoxyribonukleinsäure.*

De·pen·den·ce *f psychia.* dependence, dependance.

De·per·so·na·li·sa·ti·on *f psychia.* depersonalization, dispersonalization.

De·per·so·na·li·sa·ti·ons·syn·drom *nt* (neurotisches) *psychia.* depersonalization disorder, depersonalization neurosis, depersonalization syndrome.

De·pig·men·tie·rung *f derm.* depigmentation.

De·pi·la·ti·on *f derm.* depilation.

De·pi·la·to·ri·um *nt pharm.* depilatory.

de·pi·lie·ren *vt derm.* depilate.
De·ple·ti·on *f patho.* depletion.
De·po·la·ri·sa·ti·on *f physiol.* depolarization.
de·po·la·ri·sie·ren *vt* depolarize.
De·pot *nt physiol., pharm.* depot.
De·pot·fett *nt biochem.* depot fat, storage fat, depot lipid, storage lipid.
De·pra·va·ti·on *f psychia.* depravation, depravity.
De·pres·si·on *f psycho., psychia.* depression, dejection, melancholy, down; *inf.* blues.
  agitierte D. agitated depression.
  endogene D. endogenous depression, endogenomorphic depression.
  neurotische D. neurotic depression, depressive neurosis.
  reaktive D. situational depression, reactive depression.
de·pres·siv *adj psycho., psychia.* depressive, dysthymic, melancholic.
De·pres·sor *m* **1.** *anat.* depressor, depressor muscle. **2.** *pharm., biochem., genet.* depressor.
De·pres·so·ren·zen·trum *nt physiol.* depressor center.
De·pres·sor·re·flex *m card., physiol.* aortic reflex, depressor reflex.
de·pri·mie·ren *vt (Person)* depress, deject, get down.
de·pri·mie·rend *adj* depressing, depressive.
de·pri·miert *adj* depressed, dejected, downhearted, low-spirited, down.
De·pri·va·ti·on *f (a. psychia.)* deprivation, deprival.
De·pu·rans *nt pharm.* depurant.
De·qua·li·ni·um·chlo·rid *nt pharm.* dequalinium chloride.
de Quervain: d. Q.'-Krankheit *f ortho.* de Quervain's disease, radial styloid tendovaginitis, stenosing tenosynovitis.
  d. Q.-Thyr(e)oiditis *f endo.* de Quervain's thyroiditis, giant cell thyroiditis, giant follicular thyroiditis, granulomatous thyroiditis.
Dercum: D.'-Krankheit *f patho.* Dercum's disease.
De·rea·li·sa·ti·on *f psychia.* derealization.
De·re·is·mus *m psychia.* dereism, dereistic thinking.
De·re·pres·si·on *f genet., biochem.* derepression.
De·ri·van·ti·um *nt pharm.* derivative, derivant.
Der·ma *nt* skin, derma, dermis, cutis.
Derm·ab·ra·si·on *f derm.* dermabrasion, planing.
der·mal *adj* dermal, dermatic, dermic, cutaneous.
Der·mat·al·gie *f* dermatalgia, dermalgia, dermatodynia.
Der·ma·ti·tis *f derm.* dermatitis, dermitis.
  D. actinica actinic dermatitis, actinocutitis.
  D. ammoniacalis diaper dermatitis, ammonia

dermatitis, Jacquet's dermatitis, napkin dermatitis, nappy rash.
  atopische D. atopic dermatitis, atopic eczema, allergic dermatitis, endogenous eczema, allergic eczema, disseminated neurodermatitis.
  chronische superfizielle D. chronic superficial dermatitis, Brocq's disease, parapsoriasis en plaques.
  D. cosmetica cosmetic dermatitis.
  dysseborrhoische D. → *D. seborrhoides.*
  D. exfoliativa Wilson's disease, exfoliative dermatitis, erythroderma.
  D. exfoliativa neonatorum Ritter's disease, staphylococcal scalded skin syndrome.
  exsudative diskoide lichenoide D. exudative discoid and lichenoid dermatitis, Sulzberger--Garbe disease, Sulzberger-Garbe syndrome.
  D. glutaealis infantum → *D. ammoniacalis.*
  D. hypostatica → *D. statica.*
  D. lichenoides purpurica et pigmentosa Gougerot-Blum disease, pigmented purpuric lichenoid dermatitis.
  D. livedoides livedoid dermatitis.
  D. medicamentosa drug eruption, drug rash, medicinal eruption.
  D. nummularis nummular eczematous dermatitis, exudative neurodermatitis, nummular eczema, nummular neurodermatitis.
  D. pemphigoides mucocutanea chronica ocular pemphigoid, benign mucous membrane pemphigoid, cicatricial pemphigoid.
  photoallergische D. photoallergic cont
  phototoxische D. phototoxic dermatitis.
  phytophototoxische D. phytophototoxic dermatitis, phytophotodermatitis.
  D. pratensis grass dermatitis, meadow dermatitis, meadow-grass dermatitis.
  D. seborrhoides seborrheic dermatitis, Unna's disease, seborrhea.
  D. solaris sunburn, solar dermatitis.
  D. statica stasis dermatitis, stasis eczema.
  D. ulcerosa Meleney's ulcer, Meleney's gangrene, burrowing phagedenic ulcer, undermining burrowing ulcer.
  D. varicosa → *D. statica.*
Der·ma·to·au·to·pla·stik *f chir.* dermatoautoplasty.
Der·ma·to·cha·la·sis *f derm.* lax skin, loose skin, dermatochalasis, dermatochalazia, dermatomegaly, generalized elastolysis, cutis laxa.
Der·ma·to·dy·nie *f* dermatalgia, dermalgia, dermatodynia.
der·ma·to·gen *adj* dermatogenic.
Der·ma·to·he·te·ro·pla·stik *f chir.* dermatoheteroplasty, dermatoxenoplasty.
Der·ma·to·ho·mo·pla·stik *f chir.* dermatoalloplasty, dermatohomoplasty.
der·ma·to·id *adj* dermatid, dermoid.
Der·ma·to·lo·ge *m* dermatologist.

Der·ma·to·lo·gie *f* dermatology.
Der·ma·to·lo·gin *f* dermatologist.
Der·ma·tom *nt embryo., neuro.* dermatome, cutis plate, dermatomic area; *chir.* dermatome.
Der·ma·to·me·ga·lie *f* → *Dermatochalasis.*
Der·ma·to·my·ia·sis *f epidem.* dermamyiasis, dermatomyiasis.
Der·ma·to·my·ko·se *f* dermatomycosis, superficial mycosis.
Der·ma·to·neu·ro·se *f* dermatoneurosis, dermoneurosis.
Der·ma·to·pa·thia *f* → *Dermatopathie.* **D. photoelectrica** polymorphic light eruption, Hutchinson's disease, summer eruption, summer prurigo of Hutchinson, light sensitive eruption.
Der·ma·to·pa·thie *f* skin disease, skin disorder, dermatopathy, dermopathy.
der·ma·to·pa·thisch *adj* dermatopathic, dermopathic.
Der·ma·to·phyt *m micro.* dermatophyte, dermatomyces, dermophyte, cutaneous fungus.
Der·ma·to·phy·tid *nt immun.* dermatophytid, epidermophytid.
Der·ma·to·phy·tie *f derm.* epidermophytosis, epidermomycosis, dermatophytosis.
Der·ma·to·pla·stik *f chir.* dermatoplasty, dermoplasty.
Der·ma·to·se *f* skin disease, skin disorder, dermatopathy, dermopathy, dermatosis. **akute febrile neutrophile D.** Sweet's disease, Sweet's syndrome, acute febrile neutrophilic dermatosis. **neurogene D.** atopic dermatitis, allergic dermatitis, allergic eczema, atopic eczema, disseminated neurodermatitis. **progressive pigmentöse D.** progressive pigmentary dermatosis, Schamberg's dermatitis, Schamberg's dermatosis. **Pseudoainhum-artige D.** Vohwinkel's syndrome, progressive dystrophic hyperkeratosis. **subkorneale pustulöse D.** Sneddon-Wilkinson disease, subcorneal pustular dermatosis. **transitorische akantholytische D.** Grover's disease, transient acantholytic dermatosis.
der·ma·to·trop *adj* dermatotropic, dermotropic.
Der·ma·to·zoo·no·se *f epidem.* dermatozoonosis, dermatozoiasis.
Derm·atro·phie *f* dermatrophy, dermatrophia.
Der·mis *f anat.* derma, dermis, corium.
Der·mis·lap·pen *m chir.* dermic graft, dermal graft.
Der·mo·gra·phie *f* → *Dermographismus.*
Der·mo·gra·phis·mus *m derm.* dermatographism, dermatography, dermographism, dermography, factitious urticaria, skin writing, Ebbecke's reaction, autography,

autographism.
D. albus white dermatographism.
D. niger black dermographism.
D. ruber red dermatographism.
Der·mo·id *nt* **1.** *patho.* dermoid cyst, dermoid tumor, dermoid. **2.** *gyn.* (*Ovar*) dermoid cyst, dermoid tumor, benign cyst of ovary, cystic teratoma, mature teratoma.
der·mo·id *adj* → *dermatoid.*
Der·mo·id·ek·to·mie *f chir.* dermoidectomy.
Der·mo·id·ex·zi·si·on *f chir.* dermoidectomy.
Der·mo·id·zy·ste *f* → *Dermoid.*
Der·mo·me·trie *f neuro.* dermometry.
der·mo·ne·kro·tisch *adj* dermonecrotic.
Der·mo·neu·ro·se *f* dermatoneurosis, dermoneurosis.
Der·mo·pa·thie *f* skin disease, skin disorder, dermatopathy, dermopathy. **diabetische D.** diabetic dermopathy, diabetid.
Der·mo·re·ak·ti·on *f* dermoreaction, cutaneous reaction, cutireaction.
Der·mor·rha·gie *f patho.* dermatorrhagia.
Der·mo·to·xin *nt patho.* dermotoxin.
der·mo·trop *adj* dermatotropic, dermotropic.
De·ro·ta·ti·ons·osteo·to·mie *f ortho.* derotation osteotomy.
Des·ace·tyl·la·na·to·sid *nt pharm.* deacetyllanatoside.
De Sanctis-Cacchione: D.-C.-Syndrom *nt patho.* De Sanctis-Cacchione syndrome, xerodermic idiocy.
Desault: D.-Gipsverband *m ortho.* Desault's plaster bandage.
D.'-Ligatur *f chir.* Desault's ligature.
D.-Verband *m ortho.* Desault's apparatus, Desault's bandage, Desault's dressing.
D.'-Zeichen *nt ortho.* Desault's sign.
Descemet: D.'-Membran *f anat.* Descemet's membrane, posterior limiting lamina, posterior limiting membrane.
Des·ce·me·ti·tis *f ophthal.* descemetitis.
Des·ce·me·to·ze·le *f ophthal.* descemetocele, keratocele, keratodermatocele.
De·scen·sus *m patho., embryo.* descent, descencus. **D. testis** descent of testis, descent of testicle. **D. uteri** falling of the womb, prolapse of the uterus, metroptosis, hysteroptosis.
de·sen·si·bi·li·sie·ren *vt* **1.** *psychia.* desensitize. **2.** *immun.* desensitize, deallergize.
De·sen·si·bi·li·sie·rung *f* **1.** *psychia.* desensitization. **2.** *immun.* desensitization, deallergization, hyposensitization.
Des·fer·ri·oxa·min *nt pharm.* deferoxamine, desferrioxamine.
Des·in·fek·tans *n hyg.* disinfectant.
Des·in·fek·ti·on *f hyg.* disinfection.
Des·in·fek·ti·ons·mit·tel *nt hyg.* disinfectant; germ killer.
Des·in·fe·sta·ti·on *f hyg.* disinfestation.

des·in·fi·zie·ren *vt hyg.* disinfect, degerm, degerminate.
des·in·fi·zie·rend *adj hyg.* disinfectant.
Des·in·fi·zie·rung *f hyg.* disinfection.
Des·in·sek·ti·on *f hyg.* disinsectization, disinsection.
Des·in·to·xi·ka·ti·on *f* detoxification, detoxication.
Des·in·va·gi·na·ti·on *f chir.* disinvagination.
Des·ipra·min *nt pharm.* desipramine, desmethylimipramine, norimipramine.
Desjardins: D.'-Punkt *m clin., chir.* Desjardins' point.
Des·la·no·sid *nt pharm.* deslanoside, deacetyllanatoside C.
Des·mek·ta·sie *f ortho.* desmectasis, desmectasia.
Des·mi·tis *f ortho.* desmitis.
Des·mo·don·ti·um *nt anat., dent.* alveolodental membrane, periosteal lining of alveolar socket, alveolar periosteum, pericementum, periodontium, desmodontium, peridental membrane.
Des·mo·id *nt patho., gyn.* desmoid, desmoma, desmoid tumor.
Des·mo·pres·sin *nt pharm.* desmopressin.
Des·mor·rhe·xis *f ortho.* desmorrhexis.
Des·mo·sin *nt biochem.* desmosine.
Des·mo·som *nt histol.* desmosome, macula adherens, bridge corpuscle.
Des·mo·to·mie *f ortho.* desmotomy.
Des·odo·rans *nt* deodorant, deodorizer.
des·odo·rie·ren *vt, vi* deodorize.
des·odo·rie·rend *adj* deodorant.
Des·onid *nt pharm.* desonide.
des·ori·en·tiert *adj* disorientated; confused.
Des·ori·en·tiert·heit *f neuro.* disorientation, confusion.
räumliche D. spatial disorientation.
zeitliche D. chronologic disorientation.
Des·oxi·me·ta·son *nt pharm.* desoximetasone.
Des·oxy·chol·säu·re *f* deoxycholic acid.
(11-)Des·oxy·cor·ti·co·ste·ron *nt abbr.* **DOC** 11-deoxycorticosterone, desoxycorticosterone, desoxycortone, cortexone, deoxycortone.
Des·oxy·cor·ti·co·ste·ron·aze·tat *nt abbr.* **DOCA** deoxycorticosterone acetate, desoxycorticosterone acetate.
11-Des·oxy·cor·ti·sol *nt* 11-deoxycortisol.
Des·oxy·hä·mo·glo·bin *nt* deoxyhemoglobin, reduced hemoglobin, deoxygenated hemoglobin.
Des·oxy·nu·kleo·ti·dyl·trans·fe·ra·se *f,* **terminale** *abbr.* **TdT** DNA nucleotidylexotransferase, terminal deoxynucleotidyl transferase, terminal deoxyribonucleotidyl transferase.
Des·oxy·ri·bo·nu·klea·se *f* deoxyribonuclease, desoxyribonuclease, DNAse, DNase.

Des·oxy·ri·bo·nu·kle·in·säu·re *f abbr.* **DNS** deoxyribonucleic acid, desoxyribonucleic acid.
Des·oxy·ri·bo·nu·kleo·pro·te·in *nt* deoxyribonucleoprotein.
Des·oxy·ri·bo·nu·kleo·sid *nt* deoxyribonucleoside.
Des·oxy·ri·bo·nu·kleo·tid *nt* deoxyribonucleotide.
Des·oxy·zucker [k·k] *m* desoxy-sugar, deoxy sugar.
Des·qua·ma·ti·on *f* desquamation.
Des·qua·ma·ti·ons·ka·tarrh *m urol.* desquamative catarrhal cystitis.
Des·qua·ma·ti·ons·pha·se *f (Uterus)* desquamative phase.
Desquamations-Regenerations-Phase *f (Uterus)* desquamative and regenerative phase.
des·qua·ma·tiv *adj* desquamative, desquamatory.
De·stil·lat *nt* spirit, distillate *(aus* from).
De·stil·la·ti·on *f* distillation.
de·stil·lie·ren *vt* distill *(aus* from).
de·stil·liert *adj* distilled.
de·stru·ie·rend *adj* destructive.
De·struk·ti·on *f* destruction.
de·struk·tiv *adj* destructive.
des·zen·die·rend *adj* descending, descendent.
Des·zen·sus *m patho.* descent, descensus.
De·te·rio·ra·ti·on *f* deterioration.
De·te·rio·ri·sie·rung *f* deterioration.
De·ter·mi·na·ti·on *f embryo.* determination.
de·ter·mi·na·tiv *adj* determinative.
de·ter·mi·niert *adj* determinate, determined.
De·to·na·ti·on *f* detonation, blast, explosion.
De·to·na·ti·ons·trau·ma *nt* blast injury, explosion injury, blast trauma, explosion trauma.
de·to·nie·ren *vi* detonate.
De·tor·si·on *f chir.* detorsion.
De·to·xi·ka·ti·on *f* detoxification, detoxication.
De·tri·tus *m patho.* detritus.
De·tu·mes·zenz *f patho.* detumescence.
Deuel: D.-Halozeichen *nt radiol.* halo sign.
deu·ter·ano·mal *adj ophthal.* deuteranomalous.
Deu·ter·ano·ma·le *m/f ophthal.* deuteranomal.
Deu·ter·ano·ma·lie *f ophthal.* deuteranomaly.
deu·ter·an·op *adj ophthal.* deuteranopic, photerythrous.
Deu·ter·an·ope *m/f ophthal.* deuteranope.
Deu·ter·an·opie *f → Deuteranopsie.*
Deu·ter·an·op·sie *f ophthal.* deuteranopia, deuteranopsia, green blindness.
Deu·te·ro·hä·mo·phi·lie *f hema.* deuterohemophilia.
Deu·te·ro·my·ce·tes *pl micro.* imperfect fungi, Deuteromycetes, Deuteromyces, Deuteromycetae, Deuteromycotina.
Deu·te·ro·my·co·ti·na *pl → Deuteromycetes.*

Deut·sche Horizontale *f radiol.* auriculo-
-infraorbital plane, Frankfort horizontal
plane, Frankfort plane, ear plane.
Deutschländer: D.-Fraktur *f ortho.* Deutschländer's disease, march fracture, march foot.
De·vas·ku·la·ri·sa·ti·on *f patho., chir.* devascularization.
de·vi·ant *adj psycho.* deviant, deviate.
De·vi·anz *f* deviance.
De·via·ti·on *f stat.* deviation. **sexuelle D.** *psychia.* sexual deviation, deviance, paraphilia.
Déviation conjuguée *French ophthal.* conju-
gate deviation.
De·via·ti·ons·win·kel *m ophthal.* angle of
deviation.
Devic: D.-Syndrom *nt ophthal.* Devic's disease,
optic neuromyelitis, ophthalmoneuromyeli-
tis, neuro-optic myelitis.
De·vio·me·ter *nt ophthal.* deviometer.
De·vis·ze·ra·ti·on *f chir.* devisceration.
De·vi·ta·li·sa·ti·on *f patho.* devitalization.
de·vi·ta·li·sie·ren *vt.*devitalize.
De·vo·lu·ti·on *f patho.* devolution.
Dexa·me·tha·son *nt pharm.* dexamethasone.
Dexamethason-Test *m endo.* dexamethasone
suppression test.
Dex·eti·mid *nt pharm.* dexetimide.
Dex·pan·the·nol *nt pharm.* dexpanthenol,
panthenol, pantothenyl alcohol.
Dex·te·ra·li·tät *f →* Dextralität.
Dex·tra·li·tät *f* right-handedness, dextrality,
dexterity.
Dex·tran *nt* dextran, dextrane.
Dex·tra·no·mer *nt pharm.* dextranomer.
Dex·trin *nt* dextrin, starch sugar
Dextrin-1,6-Glukosidase *f* dextrin-1,6-glucosi-
dase, debrancher enzyme, debranching en-
zyme.
Dex·tro·am·phet·amin *nt pharm.* dextro-
amphetamine, *d*-amphetamine.
Dex·tro·duk·ti·on *f ophthal.* dextroduction.
Dex·tro·gramm *nt card.* dextrogram.
Dex·tro·kar·die *f embryo.* dextrocardia, dexio-
cardia.
Dex·tro·kar·dio·gramm *nt card.* dextrocardio-
gram.
Dex·tro·kar·dio·gra·phie *f card.* dextrocardi-
ography.
Dex·tro·me·thor·phan *nt pharm.* dextrometh-
orphan.
Dex·tro·mor·amid *nt pharm.* dextromoramide.
Dex·tro·po·si·tio *f* (**aortae**) dextroposition of
aorta.
Dex·tro·prop·oxy·phen *nt pharm.* dextropro-
poxyphene, *d*-propoxyphene.
Dex·tro·se *f* dextrose, dextroglucose, D-glu-
cose, grape sugar.
Dextrothyroxin-Natrium *nt pharm.* dextro-
thyroxine sodium.
Dex·tro·tor·si·on *f* 1. *patho.* dextrotorsion. 2.

ophthal. dextrotorsion, dextroclination.
Dex·tro·ver·si·on *f* 1. *patho.* dextroversion. 2.
ophthal. dextroversion.
dex·tro·ver·tiert *adj* dextroverted.
dex·tro·ze·re·bral *adj physiol.* dextrocerebral.
Dex·tro·zy·klo·duk·ti·on *f ophthal.* dextro-
cycloduction.
Dex·tro·zy·klo·ver·si·on *f ophthal.* dextro-
cycloversion, dextroversion.
De·ze·le·ra·ti·on *f gyn., phys.* deceleration.
frühe D. *gyn.* type I dip, early deceleration.
späte D. *gyn.* type II dip, late deceleration.
variable D. *gyn.* variable deceleration.
De·ze·le·ra·ti·ons·trau·ma *nt ortho.* deceleration trauma.
de·ze·re·brie·ren *vt* decerebrize.
De·ze·re·brie·rung *f* decerebration.
De·ze·re·brie·rungs·star·re *f neuro.* decerebration rigidity.
De·zi·bel *nt abbr.* **dB** *phys.* decibel.
De·zi·dua *f gyn., histol.* decidual membrane,
decidua, caduca.
De·zi·dua·ent·zün·dung *f →* Deziduitis.
de·zi·du·al *adj* decidual.
De·zi·du·itis *f gyn.* deciduitis.
De·zi·du·om *nt gyn., patho.* deciduoma,
placentoma.
De·zi·li·ter *m/nt abbr.* **dl** deciliter.
De·zi·me·ter *m/nt abbr.* **dm** decimeter.
d'Herelle: d'H.-Phänomen *nt immun.* Twort-
-d'Herelle phenomenon, d'Herelle phenomenon, Twort phenomenon.
DHFR-Mangel *m patho.* dihydrofolate reductase deficiency.
DHPR-Mangel *m patho.* dihydropteridine
reductase deficiency, malignant hyperphenylalaninemia.
Dia·be·tes *m endo.* diabetes.
D. insipidus diabetes insipidus.
D. insipidus centralis central diabetes insipidus.
D. insipidus neurohormonalis central diabetes
insipidus.
D. insipidus renalis nephrogenic diabetes insipidus.
insulinabhängiger D. insulin-dependent
diabetes (mellitus), growth-onset diabetes
(mellitus), juvenile-onset diabetes, juvenile
diabetes, ketosis-prone diabetes, type I diabetes, brittle diabetes.
latenter D. latent diabetes.
lipatrophischer D. lipoatrophic diabetes,
lipoatrophy, total lipodystrophy, generalized
lipodystrophy, Lawrence-Seip syndrome,
congenital progressive lipodystrophy.
D. mellitus diabetes mellitus, *inf.* diabetes.
nicht-insulinabhängiger D. non-insulin-
-dependent diabetes (mellitus), adult-onset
diabetes, ketosis-resistant diabetes, maturity-
-onset diabetes, type II diabetes.

145 **Diastase**

pankreatischer D. pancreatic diabetes.
Dia·be·ti·ker *m* diabetic.
Dia·be·ti·ke·rin *f* diabetic.
dia·be·tisch *adj* diabetic.
dia·be·to·gen *adj* 1. caused by diabetes, diabetic, diabetogenous. 2. causing diabetes, diabetogenic.
Dia·bro·se *f patho.* diabrosis.
Di·ace·tyl·di·ami·no·di·phe·nyl·sul·fon *nt abbr.* **DADDS** *pharm.* diacetyl diaminodiphenylsulfone.
Di·ace·tyl·mor·phin *nt pharm.* diacetylmorphine, diamorphine, heroin.
Dia·do·cho·ki·ne·se *f neuro.* diadochokinesia, diadochokinesis.
Dia·gno·se *f* diagnosis, diacrisis.
Dia·gno·stik *f* diagnosis, diacrisis, diagnostics *pl.* **zytohistologische/zytologische D.** cytologic diagnosis, cytohistologic diagnosis.
dia·gno·stisch *adj* diacritic, diagnostic.
dia·gno·sti·zie·ren *vt* diagnose, diagnosticate.
Dia·gramm *nt* diagram, graph, plot, figure, chart, profile.
Dia·kri·se *f patho.* diacrisis.
dia·kri·tisch *adj* diacritic, diacritical.
dia·ly·sa·bel *adj* dialyzable.
Dia·ly·sat *nt* dialysate, dialyzate, diffusate.
Dia·ly·sa·tor *m* dialyzer.
Dia·ly·se *f* 1. dialysis, diffusion. 2. renal dialysis. **extrakorporale D.** extracorporeal dialysis, hemodialysis, hematodialysis.
Dia·ly·se·ein·heit *f clin.* dialysis unit.
Dia·ly·se·en·ze·pha·lo·pa·thie *f neuro.* dialysis dementia, progressive dialysis encephalopathy, dialysis encephalopathy syndrome.
Dia·ly·se·flüs·sig·keit *f* dialysis fluid.
Dia·ly·se·ka·the·ter *m* dialysis catheter.
Dia·ly·se·shunt *m* dialysis shunt.
Dia·ly·se·sta·ti·on *f* dialysis unit.
Dia·ly·se·syn·drom *nt* (zerebrales) dialysis disequilibrium syndrome.
dia·ly·sier·bar *adj* dialyzable.
dia·ly·sie·ren *vt* dialyze.
Dia·ly·sier·fä·hig·keit *f* dialysance.
Dia·ly·sier·flüs·sig·keit *f* dialysis fluid.
dia·ly·tisch *adj* dialytic.
Dia·me·ter *m anat., gyn., mathe.* diameter.
D. conjugata (pelvis) conjugate diameter of pelvis, conjugate of pelvis, conjugate, conjugate diameter.
D. obliqua (pelvis) oblique diameter (of pelvis).
D. transversa (pelvis) transverse diameter (of pelvis).
Di·ami·no·di·phe·nyl·sul·fon *nt abbr.* **DDS** *pharm.* dapsone, diaminodiphenylsulfone.
Di·amin·urie *f* diaminuria.
Dia·mor·phin *nt pharm.* diacetylmorphine, diamorphine, heroin.
Diana-Komplex *m psychia.* Diana complex.

Dia·pe·de·se *f* 1. *histol.* diapedesis, diapiresis, emigration, migration. 2. *immun., hema.* migration of leukocytes.
Dia·pha·nie *f radiol.* diaphaneity, diaphanoscopy, transillumination.
Dia·pha·no·skop *nt* diaphanoscope, electrodiaphanoscope, polyscope.
Dia·pha·no·sko·pie *f → Diaphanie.*
Dia·pho·re·se *f* diaphoresis, sudoresis, transpiration, perspiration.
Dia·pho·re·ti·kum *nt pharm.* diaphoretic, hidrotic, sudorific.
dia·pho·re·tisch *adj* sudorific, diaphoretic, hidrotic.
Dia·phrag·ma *nt* 1. *anat.* diaphragm, diaphragma, diaphragmatic muscle. 2. *gyn.* diaphragm, diaphragm pessary, contraceptive diaphragm, vaginal diaphragm. **D. urogenitale** urogenital diaphragm, Camper's ligament, deep fascia of perineum, fascia of urogenital trigone.
dia·phrag·mal *adj* phrenic, diaphragm.
Dia·phrag·mal·gie *f* diaphragmalgia, diaphragmodynia.
Dia·phrag·ma·pes·sar *nt gyn.* diaphragm, diaphragm pessary, contraceptive diaphragm, vaginal diaphragm.
dia·phrag·ma·tisch *adj* diaphragmatic.
Dia·phrag·ma·ti·tis *f* diaphragmitis, diaphragmatitis, phrenitis.
Dia·phrag·mo·dy·nie *f → Diaphragmalgie.*
dia·phy·sär *adj* diaphyseal, diaphysary, diaphysial.
Dia·phy·se *f → Diaphysis.*
Dia·phys·ek·to·mie *f ortho.* diaphysectomy.
Dia·phy·sen·ent·zün·dung *f → Diaphysitis.*
Dia·phy·sen·frak·tur *f ortho.* diaphyseal fracture.
Dia·phy·sen·re·sek·ti·on *f ortho.* diaphysectomy.
Dia·phy·sis *f anat.* shaft (of bone), diaphysis.
Dia·phy·si·tis *f* diaphysitis.
dia·pla·zen·tär *adj* diaplacental, transplacental.
Di·ar·rhö *f patho.* diarrhea, enterorrhea.
Di·ar·rhoe *f → Diarrhö.*
di·ar·rho·isch *adj* diarrheal, diarrheic.
di·arth·risch *adj* diarthric, diarticular, biarticular.
Di·ar·thro·se *f anat.* diarthrosis, diarthrodial articulation, diarthrodial joint, freely movable joint, synovial joint, synovial articulation.
di·ar·ti·ku·lär *adj → diarthrisch.*
Dia·schi·sis *f neuro.* diaschisis.
Dia·skop *nt derm.* diascope.
Dia·sko·pie *f* 1. *derm.* diascopy. 2. *radiol. → Diaphanie.*
Dia·stal·tik *f physiol.* diastalsis.
Dia·sta·se *f* 1. *patho.* diastasis, divarication. 2. *physiol., card.* diastasis.

dia·sta·tisch *adj patho.* diastatic, diastasic.
Dia·ste·ma *nt embryo.* diastema, diastem.
Dia·ste·ma·to·mye·lie *f embryo.* diastematomyelia, diastomyelia.
Dia·sto·le *f physiol.* diastole, cardiac diastole.
Dia·sto·li·kum *nt clin.* diastolic murmur.
dia·sto·lisch *adj* diastolic.
dia·stro·phisch *adj* (*Knochen*) diastrophic.
Di·ät *f* diet, special diet, regimen.
  ballaststoffreiche D. high fiber diet.
  energiearme D. → *kalorienarme D.*
  hochkalorische D. → *kalorienreiche D.*
  kalorienarme D. low-calorie diet, low-caloric diet, low-energy diet.
  kalorienreiche D. high-calorie diet, high-energy diet.
Di·ata·xie *f neuro.* diataxia.
Diä·te·tik *f* dietetics *pl*, bromatotherapy.
Diä·te·ti·ker *m* dietitian, dietician.
Diä·te·ti·ke·rin *f* dietitian, dietician.
diä·te·tisch *adj* dietary, dietetic, dietetical.
dia·therm *adj clin.* diathermic, diathermal.
Dia·ther·mie *f clin.* diathermy, high-frequency treatment, thermopenetration, transthermia.
  chirurgische D. surgical diathermy, diathermocoagulation.
Dia·ther·mie·schlin·ge *f chir.* cautery snare.
Dia·the·se *f patho.* diathesis.
  hämorrhagische D. hemorrhagic diathesis, bleeding diathesis.
  hämorrhagische D. der Neugeborenen hemorrhagic disease of the newborn.
Di·äthyl·äther *m* diethyl ether, ether, ethyl ether, anesthetic ether.
Di·äthyl·bar·bi·tur·säu·re *f pharm.* diethylbarbituric acid, barbital.
Di·äthy·len·di·amin *nt pharm.* diethylenediamine, piperazidine, piperazine.
Di·äthyl·stilb·östrol *nt pharm.* estrostilben, diethylstilbestrol.
Di·äthyl·trypt·amin *nt pharm.* diethyltryptamine.
Di·ät·kun·de *f* → *Diätlehre.*
Di·ät·leh·re *f* dietetics *pl.*
Dia·tri·zo·at *nt radiol.* diatrizoate.
Di·ät·vor·schrift *f* dietary.
Di·aze·pam *nt pharm.* diazepam.
Di·azet·ämie *f patho.* diacetemia.
Di·azet·urie *f patho.* acetoacetic aciduria, diaceturia, diaceticaciduria.
Di·az·oxid *nt pharm.* diazoxide.
Di·benz·epin *nt pharm.* dibenzepin.
Di·benz·oxa·ze·pin *nt pharm.* dibenzoxazepine.
Di·bo·thrio·ce·pha·lus *m micro.* Bothriocephalus, Diphyllobothrium, Dibothriocephalus.
Di·bu·ca·in *nt pharm., anes.* dibucaine.
Dibucain-Test *m* dibucaine test.
Dibucain-Zahl *f* dibucaine numbe.
Di·bu·to·lin·sul·fat *nt pharm.* dibutoline sulfate.

Di·chlor·di·phe·nyl·tri·chlor·äthan *nt abbr.* **DDT** *chem.* dichlorodiphenyltrichloroethane, chlorophenothane.
Di·chlor·iso·pro·te·re·nol *nt pharm.* dichloroisoproterenol.
Di·chlo·ro·phen *nt pharm.* dichlorophen.
Di·chlor·vos *nt abbr.* **DDVP** *pharm.* dichlorvos, dichlorovos.
di·chrom *adj* dichromic.
Di·chro·ma·sie *f* **1.** *phys.* dichromatism. **2.** *ophthal.* → *Dichromatopsie.*
Di·chro·mat *nt chem.* dichromate, bichromate.
Di·chro·ma·top·sie *f ophthal.* dichromatic vision, dichromasy, dichromatism, dichromatopsia, dyschromatopsia, parachromatopsia, parachromatism.
dicht *adj* **1.** dense, compact, thick, solid; (*Haar*) thick; (*Gewebe*) close, compact. **2.** (*undurchlässig*) tight. **3.** *phys.* dense.
dicht·be·völ·kert *adj* densely populated.
Dich·te *f* **1.** denseness, density, compactness, thickness, solidity; (*Haar*) thickness; (*Gewebe*) closeness, compactness. **2.** *phys., chem.* density, denseness. **3.** *stat.* density.
Dich·te·be·stim·mung *f lab.* densimetric analysis, densitometry.
Dich·te·mes·ser *m lab.* densimeter, densitometer.
Dich·te·ver·tei·lung *f stat.* density distribution.
Dick: **D.-Test** *m immun.* Dick method, Dick test, Dick reaction.
dick *adj* **1.** thick; (*Person*) fat, corpulent, stout; (*Bauch*) paunchy, big, fat, large. **2.** (*Blut*) clotted, thick, coagulate. **3.** (*zäh*) thick, viscous. **4.** (*geschwollen*) swollen.
Dick·darm *m* large bowel, large intestine, colon.
Dick·darm·ade·nom *nt patho.* adenoma of the colon.
Dick·darm·af·ter *m chir.* colostomy.
  doppelläufiger D. double-barrel colostomy.
  endständiger D. end colostomy.
Dick·darm·blu·tung *f patho.* colorrhagia, colonorrhagia.
Dick·darm·di·ver·ti·kel *nt patho.* colonic diverticulum, large bowel diverticulum.
Dick·darm·di·ver·ti·ku·lo·se *f patho.* colonic diverticulosis.
Dick·darm·ein·lauf *m* coloclyster.
Dick·darm·en·do·sko·pie *f* colonoscopy, coloscopy.
Dick·darm·ent·fer·nung *f chir.* colectomy, laparocolectomy.
Dick·darm·ent·zün·dung *f* colonic inflammation, colonitis, colitis.
Dick·darm·er·kran·kung *f patho.* colonopathy, colopathy.
Dick·darm·er·öff·nung *f chir.* colotomy, laparocolotomy.

Dick·darm·fi·stel *f* 1. *chir.* colostomy. 2. *patho.* colonic fistula.

äußere D. *patho.* colocutaneous fistula, external colonic fistula.

innere D. *patho.* coloenteric fistula, inner colonic fistula.

Dick·darm·fi·ste·lung *f chir.* colostomy.

Dick·darm·ge·krö·se *nt anat.* mesocolon.

Dick·darm·hau·stren *pl anat.* haustra of colon, sacculations of colon.

Dick·darm·in·va·gi·na·ti·on *f chir.* colic intussusception.

Dick·darm·kar·zi·nom *nt patho.* colon carcinoma, large bowel cancer, large bowel carcinoma.

Dick·darm·krebs *m* → *Dickdarmkarzinom.*

Dick·darm·kryp·te *f anat.* colonic crypt.

Dick·darm·me·la·no·se *f patho.* brown colon, melanosis of the colon.

Dick·darm·naht *f chir.* colorrhaphy.

Dick·darm·ob·struk·ti·on *f chir.* colon obstruction, colonic obstruction.

Dick·darm·per·fo·ra·ti·on *f chir.* colonic perforation.

Dick·darm·po·lyp *m patho.* colonic polyp.

Dick·darm·schmerz *m* colonalgia.

Dick·darm·sen·kung *f patho.* coloptosis, coloptosia, coleoptosis, coloptosis.

Dick·darm·son·de *f* colon tube.

Dick·darm·spie·ge·lung *f* colonoscopy, coloscopy.

Dick·darm·ver·let·zung *f* colon trauma, colonic injury, colon injury.

Dick·darm·ver·schluß *m chir.* large bowel obstruction.

Dicke [k·k] *f* thickness; (*Person*) corpulence, fatness, stoutness; (*Bauch*) bigness, fatness, largeness; (*Massigkeit*) bigness, largeness, bulkiness.

dick·flüs·sig *adj* thready, syrupy, thick.

Dick·flüs·sig·keit *f* threadiness, thickness, viscosity.

dick·lei·big *adj* fat, corpulent, stout, paunchy.

Dick·lei·big·keit *f* fatness, corpulence, stoutness.

Di·clo·fe·nac *nt pharm.* diclofenac.

Di·clox·acil·lin *nt pharm.* dicloxacillin.

Di·cou·ma·rol *nt pharm.* dicumarol, dicoumarin, bishydroxycoumarin.

Di·cu·ma·rol *nt* → *Dicoumarol.*

Di·cy·ste·in *nt* dicysteine, cystine.

Di·dy·mi·tis *f urol.* testitis, orchitis, orchiditis.

Di·dy·mus *m* orchis, testis, testicle, male gonad, didymus.

Dieffenbach: D.-Methode *f HNO* Dieffenbach's method, Dieffenbach's operation.

Oberschenkelamputation *f* **nach D.** *ortho.* Dieffenbach's amputation.

D.-Verschiebeplastik *f* → *D.-Methode.*

Di·en·ce·pha·lon *nt anat.* diencephalon, betweenbrain, interbrain.

Di·en·estrol *nt pharm.* dienestrol, estrodienol.

Dienst *m* 1. (*Dienstleistung*) service; attendance, care; medical care/service. 2. (*Bereitschaftsdienst*) duty. **außer D.** sein be off Duty. **im D.** sein be on duty, be on call, be attendant. **keinen D.** haben be off duty.

dienst·be·reit *adj* (*Arzt*) on call, on duty.

dienst·frei *adj* off duty.

dienst·ha·bend *adj* on call, on duty.

dienst·tu·end *adj* on call, on duty.

Di·ent·amoe·ba *f micro.* Dientamoeba.

Dientamoeba fragilis-Diarrhö *f epidem.* dientameba diarrhea.

di·en·ze·phal *adj* diencephalic.

Di·en·ze·pha·lon *nt* → *Diencephalon.*

Di·ethyl·bar·bi·tur·säu·re *f pharm.* diethylbarbituric acid, barbital.

Di·ethyl·ether *m* diethyl ether, ether, ethyl ether.

Di·ethyl·stilb·estrol *nt abbr.* **DES** *pharm.* diethylstilbestrol, estrostilben.

Di·ethyl·trypt·amin *nt abbr.* **DET** *pharm.* diethyltryptamine.

Dietl: D.-Krise *f patho.* incarceration syndrome, Dietl's crisis.

Dieulafoy: D.'-Trias *f patho.* Dieulafoy's triad. **D.-Ulkus** *nt patho.* Dieulafoy's erosion.

Di·fen·oxin *nt pharm.* difenoxin, difenoxylic acid.

Dif·fe·ren·ti·al·blut·bild *nt hema.* differential count, differential blood count, hemogram.

Dif·fe·ren·ti·al·dia·gno·se *f abbr.* **DD** differential diagnosis.

Dif·fe·ren·ti·al·stu·die *f* differential study.

Dif·fe·ren·ti·al·ther·mo·me·ter *nt* thermoscope.

Dif·fe·renz *f* (*a. mathe.*) difference. **arteriovenöse D.** *abbr.* **avD** arteriovenous difference.

dif·fe·ren·ziert *adj* differentiated.

Dif·fe·ren·zie·rung *f* (*a. mathe., bio., histol.*) differentiation; distinction.

Dif·fe·ren·zie·rungs·an·ti·gen *nt immun.* differentiation antigen.

dif·fus *adj chem., phys., fig.* diffuse.

diffus-infiltrierend *adj patho.* diffuse-infiltrating.

Dif·fu·si·on *f chem., physiol.* diffusion.

Dif·fu·si·ons·an·oxie *f patho.* diffusion anoxia.

Dif·fu·si·ons·at·mung *f* apneic oxygenation, diffusion respiration.

Dif·fu·si·ons·bar·rie·re *f* diffusion barrier.

Dif·fu·si·ons·hyp·oxie *f patho.* diffusion hypoxia.

Dif·fu·si·ons·me·tho·de *f immun.* diffusion method; *micro.* auxanographic method. **ra·diale D.** *immun.* radial diffusion method, single radial diffusion, radial immunodiffusion.

Dif·fu·si·ons·po·ten·ti·al *nt* diffusion potential.

Dif·fu·si·ons·strecke [k·k] *f* diffusion path.

Dif·fu·si·ons·ver·mö·gen *nt chem., phys.* diffusiveness, diffusibility.

Dif·fu·si·ons·wi·der·stand *m* diffusion resistance.

Di·flo·ra·son *nt pharm.* diflorasone.

Di·flu·cor·to·lon *nt pharm.* diflucortolone.

Di·flu·ni·sal *nt pharm.* diflunisal.

DiGeorge: D.-Syndrom *nt immun.* DiGeorge syndrome, pharyngeal pouch syndrome, thymic hypoplasia, thymic-parathyroid aplasia.

di·ge·stier·bar *adj* digestible.

Di·ge·sti·on *f* digestion.

Di·ge·sti·ons·sy·stem *nt* digestive apparatus, digestive system, alimentary apparatus, alimentary system.

di·ge·stiv *adj* digestive.

Di·ge·sti·vum *nt* digestant, digestive.

di·gi·tal *adj mathe., techn.* digital.

Di·gi·ta·lin *nt pharm.* digitalin.

Di·gi·ta·lis *f pharm.* digitalis, foxglove.

di·gi·ta·lis·ähn·lich *adj* digitaloid.

Di·gi·ta·lis·gly·ko·sid *nt pharm.* digitalis glycoside.

di·gi·ta·li·sie·ren *vt* 1. *pharm.* digitalize. 2. *techn.* digitize, digitalize.

Di·gi·ta·li·sie·rung *f pharm.* digitalis therapy, digitalization.

Di·gi·ta·lis·in·to·xi·ka·ti·on *f patho.* digitalis poisoning, digitalism.

Di·gi·ta·lis·the·ra·pie *f → Digitalisierung.*

di·gi·ta·lo·id *adj* digitaloid.

Di·gi·to·ge·nin *nt pharm.* digitogenin.

Di·gi·to·nin *nt pharm.* digitonin, digitin.

Di·gi·to·xi·ge·nin *nt pharm.* digitoxigenin.

Di·gi·to·xin *nt pharm.* digitoxin, crystalline

Di·gi·tus *m anat.* digit, dactyl, dactylus.

D. anularis ring finger, fourth finger.

Digiti *pl* **hippocratici** *clin.* drumstick fingers, clubbed fingers, hippocratic fingers, clubbed digits.

D. malleus *ortho.* hammer toe, mallet toe.

D. medius middle finger, third finger.

D. minimus manus fifth finger, little finger.

D. minimus pedis little toe.

D. primus manus thumb, first finger, pollex.

D. primus pedis big toe, great toe, hallux.

D. quartus → *D. anularis.*

D. secundus index finger, second finger, index.

D. tertius → *D. medius.*

Di·go·xi·ge·nin *nt pharm.* digoxigenin.

Di·go·xin *nt pharm.* digoxin.

DiGuglielmo: D.G.-Krankheit *f hema.* DiGuglielmo disease, acute erythremia, acute erythremic myelosis.

Di·hy·dro·bi·op·te·rin *nt* dihydrobiopterin.

Di·hy·dro·bi·op·te·rin·re·duk·ta·se·man·gel *m patho.* dihydrobiopterin synthetase deficiency, dihydrobiopterin reductase deficiency.

Di·hy·dro·cal·ci·fe·rol *nt* vitamin D$_4$, dihydro-

calciferol.

Di·hy·dro·co·de·in *nt pharm.* dihydrocodeine, drocode.

Di·hy·dro·cor·ti·sol *nt pharm.* dihydrocortisol.

Di·hy·dro·er·go·cor·nin *nt pharm.* dihydroergocornine.

Di·hy·dro·er·go·cri·stin *nt pharm.* dihydroergocristine.

Di·hy·dro·er·got·amin *nt abbr.* **DHE** *pharm.* dihydroergotamine.

Di·hy·dro·er·go·to·xin *nt pharm.* dihydroergotoxine.

Di·hy·dro·fo·lat·re·duk·ta·se *f abbr.* **DHFR** dihydrofolate reductase, tetrahydrofolate dehydrogenase.

Di·hy·dro·fo·lat·re·duk·ta·se·man·gel *m patho.* dihydrofolate reductase deficiency.

Di·hy·dro·fol·säu·re *f* dihydrofolic acid.

Di·hy·dro·kor·ti·sol *nt pharm.* dihydrocortisol.

Di·hy·dro·mor·phi·non *nt pharm.* dihydromorphinone, hydromorphone.

Di·hy·dro·pte·ri·din·re·duk·ta·se *f abbr.* **DHPR** dihydropteridine reductase.

Di·hy·dro·pte·ri·din·re·duk·ta·se·man·gel *m patho.* dihydropteridine reductase deficiency, malignant hyperphenylalaninemia.

Di·hy·dro·re·ti·nal *nt* dihydroretinal.

Di·hy·dro·re·ti·nol *nt* dihydroretinol.

Di·hy·dro·strep·to·my·cin *nt abbr.* **DSM** *pharm.* dihydrostreptomycin.

Di·hy·dro·ta·chy·ste·rin *nt → Dihydrotachysterol.*

Di·hy·dro·ta·chy·ste·rol *nt pharm.* dihydrotachysterol.

Di·hy·dro·te·sto·ste·ron *nt abbr.* **DHT** *pharm.* dihydrotestosterone, stanolone.

Di·hy·dro·xy·ace·ton *nt* dihydroxyacetone, glycerone, glyceroketone.

Di·hy·dro·xy·ace·ton·phos·phat *nt* glycerone phosphate, dihydroxyacetone phosphate.

1,25-Di·hy·dro·xy·cho·le·cal·ci·fe·rol *nt* calcitriol, (1,25-)dihydroxycholecalciferol.

3,4-Di·hy·dro·xy·phe·nyl·ala·nin *nt* dopa, 3,4-dihydroxyphenylalanine.

3,5-Di·jod·thy·ro·nin *nt* 3,5-diiodothyronine.

(3,5-)Di·jod·ty·ro·sin *nt* (3,5-)diiodotyrosine, iodogorgoric acid.

Di·ko·rie *f ophthal.* diplocoria, dicoria.

di·krot *adj physiol.* dicrotic.

Di·kro·tie *f physiol.* dicrotism; dicrotic pulse.

Dik·ty·om *nt patho.* diktyoma, dictyoma.

Di·la·tans *nt pharm.* dilatator, dilator.

Di·la·ta·ti·on *f* dilatation, dilation.

linksventrikuläre D. *card.* left heart dilatation, left-ventricular dilatation.

pneumatische D. *chir.* pneumatic dilatation.

rechtsventrikuläre D. *card.* right heart dilatation, right-ventricular dilatation.

Di·la·ta·ti·ons·ka·the·ter *m HTG* dilatation catheter, dilating catheter, dilation catheter.

Di·la·ta·tor *m chir.* dilatator, dilator, dilater.
di·la·tier·bar *adj* dilatable.
Di·la·zep *nt pharm.* dilazep.
Di·la·ze·ra·ti·on *f ophthal.* dilaceration.
Dil·tia·zem *nt pharm.* diltiazem.
Di·lu·ent *m* diluent.
di·lu·ie·ren *vt* water down, thin down, weaken, dilute.
Di·lu·ti·on *f* dilution.
Di·me·lie *f embryo.* dimelia.
Di·me·lus *m embryo.* dimelus.
Di·men·hy·dri·nat *nt pharm.* dimenhydrinate.
Di·me·ta·crin *nt pharm.* dimetacrine.
Di·me·thi·ste·ron *nt pharm.* dimethisterone.
2,5-Dimethoxy-4-methylamphetamin *nt abbr.* **DOM** *pharm.* 2,5-dimethoxy-4-methyl-amphetamine.
2-Di·me·thyl·ami·no·etha·nol *nt pharm.* deanol, 2-dimethylaminoethanol.
D-β,β-Di·me·thyl·cy·ste·in *nt pharm.* β,β-dimethylcysteine, penicillamine.
Di·me·thyl·ke·ton *nt* dimethylketone, acetone.
3,4-Di·me·thyl·oxy·phe·nyl·es·sig·säu·re *f abbr.* **DMPE** *pharm.* 3,4-dimethoxyphenyl-ethylamine.
Di·me·thyl·sulf·oxid *nt abbr.* **DMSO** dimethyl sulfoxide, methyl sulfoxide.
Di·me·thyl·thi·am·bu·ten *nt pharm.* dimethyl-thiambutene.
Di·me·thyl·tu·bo·cu·ra·rin *nt pharm.* dimethyl tubocurarine.
1,3-Di·me·thyl·xan·thin *nt pharm.* theophylline, 1,3-dimethylxanthine
3,7-Dimethylxanthin *nt pharm.* theobromine, 3,7-dimethylxanthine.
Di·me·ti·con *nt pharm.* dimethicone.
Di·me·tin·den *nt pharm.* dimethindene.
Dimmer: D.-Keratitis *f ophthal.* Dimmer's keratitis.
Di·no·prost *nt* dinoprost, prostaglandin F$_{2\alpha}$.
Di·no·pro·ston *nt* dinoprostone, prostaglandin E$_2$.
Di·oc·to·phy·ma renale *micro.* kidney worm, Eustrongylus gigas, Dioctophyma renale.
Di·op·to·me·ter *nt ophthal.* dioptometer, dioptrometer.
Di·op·to·me·trie *f ophthal.* dioptometry, dioptrometry.
Di·op·trie *f abbr.* **dpt** *ophthal.* diopter, dioptric, dioptry.
Di·op·trik *f phys.* dioptrics *pl.*
di·op·trisch *adj* dioptric, dioptrical.
Dip *m gyn., card.* dip.
Dip I *gyn.* type I dip, early deceleration.
Dip II *gyn.* type II dip, late deceleration.
frühdiastolischer D. *card.* early diastolic dip.
Di·pa·re·se *f neuro.* bilateral paresis.
DI-Partikel *pl* defective interfering virus particles, DI particles.
Di·pep·tid *nt* dipeptide.

DIP-Gelenk *nt anat.* distal interphalangeal articulation, distal interphalangeal joint, DIP joint.
di·pha·sisch *adj* diphase, diphasic.
Di·phe·na·di·on *nt pharm.* diphenadione, 2-diphenylacetyl-1,3-indandione.
Di·phen·hydr·amin *nt pharm.* diphenhydramine.
Di·phen·hydr·amin·hy·dro·chlo·rid *nt pharm.* benzhydramine hydrochloride, diphenhydramine hydrochloride.
Di·phen·oxy·lat *nt pharm.* diphenoxylate.
Di·phe·nyl·hy·dan·to·in *nt pharm.* diphenyl-hydantoin, phenytoin.
Di·phe·nyl·py·ra·lin *nt pharm.* diphenylpyraline.
1,3-Di·phos·pho·gly·ce·rat *nt abbr.* **1,3-DIPG** 1,3-diphosphoglycerate.
2,3-Diphosphoglycerat *nt abbr.* **2,3-DIPG** 2,3-diphosphoglycerate, 2,3-bisphosphoglycerate.
Di·phos·pho·py·ri·din·nu·cleo·tid *nt abbr.* **DPN** nicotinamide-adenine dinucleotide, cozymase.
Diph·the·rie *f* diphtheria, Bretonneau's angina, Bretonneau's disease.
diph·the·rie·ähn·lich *adj* diphtheria-like, diphtheroid.
Diph·the·rie·ana·to·xin *nt* → *Diphtherietoxoid.*
Diph·the·rie·an·ti·to·xin *nt* diphtheria anti-toxin.
Diph·the·rie·bak·te·ri·um *nt* → *Diphtherie-bazillus.*
Diph·the·rie·ba·zil·lus *m micro.* diphtheria bacillus, Klebs-Löffler bacillus, Löffler's bacillus, Corynebacterium diphtheriae.
Diph·the·rie·for·mol·to·xo·id *nt* → *Diphtherie-toxoid.*
Diph·the·rie·to·xin *nt* diphtheria toxin, diphtherotoxin.
Diph·the·rie·to·xo·id *nt* diphtheria anatoxin, diphtheria toxoid.
diph·the·risch *adj* diphtheric, diphtherial, diphtheritic.
Diph·the·ro·id *nt* **1.** *micro.* coryneform bacterium, diphtheroid. **2.** *patho.* diphtheroid, false diphtheria, Epstein's disease, pseudodiphtheria.
diph·the·ro·id *adj* diphtheria-like, diphtheroid.
Di·phthon·gie *f HNO* diphthongia, diplophonia.
Di·phtho·nie *f* → *Diphthongie.*
Di·phyl·lo·bo·thrio·se *f epidem.* diphyllobothriasis, dibothriocephaliasis, bothriocephaliasis.
Di·phyl·lo·bo·thri·um *nt micro.* Diphyllobothrium, Dibothriocephalus, Bothriocephalus.
D. latum fish tapeworm, broad tapeworm, broad fish tapeworm, Swiss tapeworm, Diphyllobothrium latum.

Di·pi·pa·non *nt pharm.* dipipanone, phenyl-piperone.

Di·piv·ef·rin *nt pharm.* dipivefrin.

Dipl·acu·sis *f HNO* diplacusis, double disharmonic hearing. **D. binauralis** binaural diplacusis. **D. echoica** echoacousia, echo diplacusis. **D. disharmonica** disharmonic diplacusis. **D. monauralis** monaural diplacusis.

Di·ple·gia *f neuro.* diplegia, double hemiplegia, bilateral paralysis. **D. spastica infantilis** Little's disease, spastic diplegia.

Di·ple·gie *f* → *Diplegia.*

di·ple·gisch *adj* diplegic.

Di·plo·bak·te·ri·um *nt micro.* diplobacillus, diplobacterium. **D. Morax-Axenfeld** Morax--Axenfeld bacillus, diplococcus of Morax--Axenfeld, diplobacillus of Morax-Axenfeld, Moraxella (Moraxella) lacunata.

Di·plo·ba·zil·len·kon·junk·ti·vi·tis *f* angular conjunctivitis, Morax-Axenfeld conjunctivitis, diplobacillary conjunctivitis.

Di·plo·ba·zil·lus *m* → *Diplobakterium.*

Di·plo·coc·cus *m micro.* diplococcus, Diplococcus. **D. pneumoniae** pneumococcus, pneumonococcus, Diplococcus pneumoniae, Streptococcus pneumoniae.

Di·ploë *f anat.* diploe.

Di·ploe·ka·nä·le *pl anat.* diploic canals, Breschet's canals.

Di·ploe·ve·nen *pl anat.* diploic veins, Breschet's veins.

di·plo·id *adj genet.* diploid.

Di·ploi·die *f genet.* diploidy.

di·plo·isch *adj* diploetic, diploic.

Di·plo·kok·kus *m micro.* diplococcus.

Di·plo·ko·rie *f ophthal.* diplocoria, dicoria.

Di·plo·pa·gus *m embryo.* diplopagus.

Di·plo·pho·nie *f* diphthongia, diplophonia.

Di·plo·pie *f ophthal.* diplopia, double vision, binocular polyopia, ambiopia.
   direkte D. → *homonyme D.*
   gekreuzte D. → *heteronyme D.*
   gleichseitige D. → *homonyme D.*
   heteronyme D. heteronymous diplopia, crossed diplopia, paradoxical diplopia.
   homonyme D. homonymous diplopia, simple diplopia, direct diplopia, uncrossed diplopia.
   physiologische D. physiological diplopia.
   stereoskopische D. → *physiologische D.*
   temporale D. → *heteronyme D.*
   ungekreuzte D. → *homonyme D.*

Di·plo·po·die *f embryo.* diplopodia, dipodia.

Di·plo·skop *nt ophthal.* diploscope.

Di·plo·som *nt histol.* diplosome, paired allosome.

Dip-Phänomen *nt card.* early diastolic dip.

Di·pro·pyl·es·sig·säu·re *f pharm.* valproic acid, 2-propyl-pentanoic acid.

Dip·so·ma·nie *f* dipsomania, epsilon alcohol-

ism, spree-drinking.

Di·py·rid·amol *nt pharm.* dipyridamole.

Di·ro·fi·la·ria *nt micro.* Dirofilaria. **D. immitis** heartworm, Dirofilaria immitis.

Di·ro·fi·la·ria·sis *f epidem.* dirofilariasis.

Di·sac·cha·rid *nt* disaccharide, disaccharose.

Di·sac·cha·ri·da·se *f* Disaccharidase.

Di·sac·cha·ri·da·se·man·gel *m* disaccharidase deficiency.

Di·sac·cha·ri·din·to·le·ranz *f patho.* intestinal disaccharidase deficiency, disaccharide intolerance.

Di·sac·cha·rid·urie *f* disacchariduria.

Dis·ci·sio *f chir.* discission. **D. cataractae** *ophthal.* discission of cataract.

Dis·ci·tis *f ortho.* discitis, diskitis.

Discoid-Lupus erythematosus *m abbr.* **DLE** discoid lupus erythematosus, chronic discoid lupus erythematosus.

Dis·cus *m anat.* disk, disc, discus.
   D. articularis articular disk, intra-articular cartilage, intra-articular disk, interarticular disk, articular discus, interarticular cartilage.
   D. interpubicus interpubic disk, interpubic ligament.
   D. intervertebralis intervertebral disk, intervertebral cartilage, intervertebral fibrocartilage, disk.
   D. nervi optici blind spot, Mariotte's blind spot, optic disk, optic nerve head, optic nerve papilla, optic papilla.
   D. oophorus/proligerus proligerous disk, ovarian cumulus, proligerous membrane, germ-bearing hillock, germ hillock.

Dis·in·hi·bi·ti·on *f physiol., psycho.* disinhibition.

Dis·in·sek·ti·on *f hyg.* disinsectization, disinsection.

Dis·in·te·gra·ti·on *f physiol., psycho.* disintegration.

Dis·junk·ti·on *f genet., ophthal.* disjunction, dysjunction.

Disk·ek·to·mie *f neurochir.* disk removal, diskectomy, discectomy, discoidectomy.

Disk·elek·tro·pho·re·se *f lab.* disc electrophoresis, disk electrophoresis.

Dis·kli·na·ti·on *f ophthal.* disclination, extorsion.

dis·ko·gen *adj* discogenic, discogenetic.

Dis·ko·gramm *nt radiol.* diskogram, discogram.

Dis·ko·gra·phie *f radiol.* diskography, discography.

dis·ko·id *adj* discoid, discoidal.

dis·kon·ti·nu·ier·lich *adj* (*a. mathe., phys.*) discontinuous, intermittent, interrupted.

Dis·ko·pa·thie *f ortho.* discopathy.

Dis·kor·danz *f genet.* discordance.

dis·kret *adj* discreet, tactful; *phys.* discrete, continuous; *mathe.* discrete, digital.

Dis·kri·mi·na·ti·on *f physiol.* discrimination.
Dis·kri·mi·na·ti·ons·kur·ve *f HNO* (*Gehör*) discrimination curve.
Dis·kri·mi·na·ti·ons·ver·lust *m HNO* (*Gehör*) discrimination loss.
Dis·kri·mi·na·tor *m radiol.* discriminator.
Dis·kri·mi·nier·bar·keit *f* discriminability.
Dis·lo·ca·tio *f* → *Dislokation.* **D.** **ad axim** angulated fracture.
Dis·lo·ka·ti·on *f* **1.** *ortho.* dislocation, luxation, displacement. **2.** *genet.* dislocation.
dis·lo·zie·ren *ortho.* dislocate, luxate, put out of joint.
dis·lo·ziert *adj ortho.* displaced, dislocated, out of joint.
Di·so·py·ra·mid *nt pharm.* disopyramide.
dis·pa·rat *adj* disparate, dispar.
Dis·pa·ra·ti·on *f ophthal.* disparity, disparateness.
Dis·pa·ri·täts·win·kel *m* disparity angle.
dis·pen·sie·ren *vt pharm.* dispense.
dis·pen·sie·rend *adj pharm.* dispensing.
Di·sper·gens *nt phys.* dispersion medium, external medium, disperse medium, dispersive medium, external phase, continous phase, dispersion phase, dispersant.
Di·sper·si·on *f phys., pharm.* dispersion, dispersion system, disperse system.
Di·sper·si·ons·me·di·um *nt* → *Dispergens.*
Di·sper·sum *nt phys.* disperse phase, dispersed phase, discontinuous phase, internal phase.
Dis·po·si·ti·on *f* disposition, predisposition, inclination, proneness (*zu* to).
Disse: D.'-Raum *m anat.* Disse's space, perisinusoidal space.
Dis·sek·ti·on *f* **1.** *chir.* dissection, necrotomy. **2.** *patho.* sequestration.
Dis·se·mi·na·ti·on *f patho.* dissemination.
dis·se·mi·niert *adj* disseminated.
Dis·ser·ta·ti·on *f* dissertation, thesis.
Dis·si·mu·la·ti·on *f psychia.* dissimulation.
dis·so·zi·al *adj psycho.* deviant, deviate, maladjusted.
Dis·so·zia·ti·on *f patho., psycho.* dissociation.
   albuminozytologische D. *neuro.* albuminocytologic dissociation.
   atrioventrikuläre D. *card.* atrioventricular dissociation, auriculoventricular dissociation.
di·stal *adj* distal.
Di·stan·tia *f anat., gyn.* distance; diameter.
   D. cristarum/intercristalis intercristal diameter.
   D. pubococcygea coccygeopubic diameter.
   D. sacropubica sacropubic diameter.
Di·sti·chia·sis *f ophthal.* distichiasis, distichia.
Di·stor·sio *f ortho.* distortion.
Di·stor·si·on *f* **1.** *ortho.* distortion. **2.** *phys.* distortion.
Dis·trak·ti·on *f ortho.* distraction.

Dis·tri·chia·sis *f derm.* districhiasis.
Di·sul·fi·ram *nt pharm.* disulfiram, tetraethylthiuram disulfide.
dis·zi·form *adj* disk-shaped, disciform, diskiform, discoid, discoidal.
Dis·zi·si·on *f* **1.** *chir.* discission. **2.** *ophthal.* discission of cataract.
Dis·zi·tis *f ortho.* discitis, diskitis.
Di·thra·nol *nt pharm.* anthralin, dithranol.
Dittrich: D.-Pfröpfe *pl patho.* Dittrich's plugs, Traube's plugs.
Di·ure·se *f* excretion of urine, diuresis. **arzneimittelinduzierte D.** drug-induced diuresis.
di·ure·se·för·dernd *adj* diuretic, urinative.
Di·ure·ti·kum *nt pharm.* diuretic, urinative; *inf.* water pill.
   kaliumsparendes D. potassium-sparing diuretic.
   nicht-osmotisches D. non-osmotic diuretic.
di·ure·tisch *adj* diuretic, urinative.
Di·urie *f urol.* diuria.
di·ur·nal *adj* diurnal.
Di·va·ga·ti·on *f psychia.* divagation.
di·va·lent *adj immun.* divalent, bivalent.
di·ver·gent *adj ophthal., phys.* divergent.
Di·ver·genz *f ophthal., phys.* divergence, divergency.
di·ver·gie·ren *vi ophthal., phys.* diverge.
Di·ver·ti·kel *nt anat., patho.* diverticulum.
   echtes D. true diverticulum.
   epiphrenales/epiphrenisches D. epiphrenic diverticulum.
   falsches D. false diverticulum.
   funktionelles D. functional diverticulum.
   parahiatales D. → *epiphrenales D.*
   pharyngoösophageales D. Zenker's diverticulum, hypopharyngeal diverticulum, pharyngoesophageal diverticulum.
Di·ver·ti·kel·ab·szeß *m patho.* diverticular abscess.
Di·ver·ti·kel·ab·tra·gung *f chir.* diverticulectomy.
Di·ver·ti·kel·an·hef·tung *f chir.* diverticulopexy.
Di·ver·ti·kel·bil·dung *f* diverticularization.
Di·ver·ti·kel·blu·tung *f patho.* diverticular hemorrhage, diverticular bleeding.
Di·ver·ti·kel·ent·fer·nung *f chir.* diverticulectomy.
Di·ver·ti·kel·ent·zün·dung *f* → *Divertikulitis.*
Di·ver·ti·kel·kar·zi·nom *nt patho.* diverticular carcinoma.
Di·ver·ti·kel·re·sek·ti·on *f* → *Divertikulektomie.*
Di·ver·ti·kul·ek·to·mie *f chir.* diverticulectomy.
Di·ver·ti·ku·li·tis *f patho.* diverticulitis, (acute) diverticular inflammation.
Di·ver·ti·ku·lo·pe·xie *f chir.* diverticulopexy.
Di·ver·ti·ku·lo·se *f* diverticulosis.
Di·vi·sio *f anat.* division. **Divisiones** *pl* **trunco-**

rum plexus brachialis divisions of trunks of brachial plexus.

di·ze·phal *adj embryo.* dicephalous.

Di·ze·pha·lie *f embryo.* dicephaly, diplocephaly.

di·zy·got *adj embryo.* dizygotic, dizygous.

DNA *f biochem.* deoxyribonucleic acid, desoxyribonucleic acid.

chromosomale DNA chromosomal deoxyribonucleic acid.

extrachromosomale DNA extrachromosomal deoxyribonucleic acid.

extranukleäre DNA extranuclear deoxyribonucleic acid.

komplementäre DNA *abbr.* **cDNA** complementary deoxyribonucleic acid, complementary DNA, copy DNA.

mitochondriale DNA *abbr.* **mtDNA** mitochondrial DNA, mitochondrial deoxyribonucleic acid.

virale DNA viral deoxyribonucleic acid, viral DNA.

DNA-Matrize *f biochem.* DNA template.

DNA-Nukleotidylexotransferase *f biochem.* DNA nucleotidylexotransferase, terminal deoxynucleotidyl transferase, terminal addition enzyme.

DNA-Nukleotidyltransferase *f biochem.* DNA-directed DNA polymerase, DNA nucleotidyltransferase, DNA polymerase I.

DNA-Polymerase *f biochem.* DNA polymerase.

DNA-abhängige D. → *DNA-Nukleotidyltransferase.*

RNA-abhängige D. RNA-directed DNA polymerase, reverse transcriptase, DNA polymerase II.

DNase *f biochem.* deoxyribonuclease, DNAse, DNase, desoxyribonuclease.

DNA-spezifisch *adj* DNA-specific.

DNA-Viren *pl micro.* DNA viruses, DNA-containing viruses, deoxyvirus.

DNS *f* [Desoxyribonukleinsäure] → *DNA.*

Do·but·amin *nt pharm.* dobutamine.

Docht·drain *m chir.* controlled drain.

Döderlein: D.'-Stäbchen *nt gyn.* Döderlein's bacillus.

Doerfler-Stewart: D.-S.-Test *m HNO* D-S test, Doerfler-Stewart test.

Döhle: D.'-Furchen *pl* Döhle's furrows, Döhle's grooves.

D.'-Körperchen *pl hema.* leukocyte inclusions, Döhle's (inclusion) bodies.

Dok·tor *m* 1. doctor (*der... of...*). 2. (*Arzt*) physician, doctor; *inf.* doc.

Dok·to·rand *m* doctorand, doctoral candidate.

Dok·to·ran·din *f* doctorand, doctoral candidate.

Dok·tor·ar·beit *f* thesis, dissertation.

Dok·tor·grad *m* degree of doctor, doctor's degree.

Dok·tor·ti·tel *m* doctorate, doctorship.

Doléris: D.-Operation *f gyn.* Doléris' operation.

do·li·cho·ke·phal *adj embryo.* long-headed, dolichocephalic, dolichocephalous.

Do·li·cho·ke·pha·lie *f embryo.* long-headedness, dolichocephaly, dolichocephalia, dolichocephalism.

Do·li·cho·ko·lie *f embryo.* dolichocolon.

Do·li·cho·ste·no·me·lie *f patho.* arachnodactyly, arachnodactylia, spider fingers *pl*, dolichostenomelia.

Dolman: D.-Test *m ophthal.* Dolman's test.

Do·lor *m patho.* dolor, pain.

do·mi·nant *adj* (*a. genet.*) dominant.

Do·mi·nan·te *f genet.* dominant.

Do·mi·nanz *f genet., physiol.* dominance. **unvollständige D.** *genet.* semidominance, incomplete dominance, partial dominance.

do·mi·nie·rend *adj* (*a. genet.*) dominant, predominant, dominating.

Do·mi·phen *nt pharm.* domiphen.

Dom·pe·ri·don *nt pharm.* domperidone.

Donath-Landsteiner: D.-L.-Antikörper *m immun.* Donath-Landsteiner cold autoantibody, cold hemolysin.

D.-L.-Phänomen *nt immun.* Donath-Landsteiner phenomenon.

D.-L.-Reaktion *f immun.* Landsteiner-Donath test, Donath-Landsteiner test.

Donders: D.-Ringe *pl ophthal.* Donders' rings.

D.-Test *m ophthal.* Donders' test.

Donnan: D.-Faktor *m* Donnan's factor.

Donné: D.-Körperchen *pl* Donné's bodies, Donné's corpuscles, colostrum bodies, colostrum corpuscles.

Donovan: D.-Körperchen *nt* → *Donovania granulomatis.*

Do·no·va·nia granulomatis *micro.* Calymmatobacterium granulomatis, Donovania granulomatis, Donovan's body.

Do·no·va·nio·sis *f epidem.* ulcerating granuloma of the pudenda, groin ulcer.

DOPA *nt* dopa, 3,4-dihydroxyphenylalanine.

Dop·amin *nt* dopamine, 3-hydroxytyramine.

dop·amin·erg *adj* dopaminergic.

Dop·pel·be·fruch·tung *f embryo.* dispermy.

Dop·pel·be·wußt·sein *nt psycho.* dual personality.

Dop·pel·blind·stu·die *f* → *Doppelblindversuch.*

Dop·pel·blind·ver·such *m pharm., psycho.* double-blind test, double-blind trial, double-blind experiment.

Dop·pel·bruch *m ortho.* compound fracture.

Dop·pel·ehe *f forens.* bigamy.

Dop·pel·he·lix *f biochem.* double helix, Watson-Crick helix, Watson-Crick model.

Doppelhelix-DNA *f* double-stranded deoxyribonucleic acid, duplex DNA, double-

-stranded DNA.
Dop·pel·he·lix·struk·tur *f* duplex structure.
Dop·pel·hö·ren *nt HNO* double disharmonic hearing, diplacusis.
Dop·pel·kinn *nt* double chin, buccula.
dop·pel·klin·gig *adj* (*Messer*) twin-bladed.
Dop·pel·kon·trast·ar·thro·gra·phie *f radiol.* double-contrast arthrography.
Dop·pel·kon·trast·me·tho·de *f radiol.* double- -contrast radiography, mucosal relief radiography.
Dop·pel·mi·kro·skop *nt* binocular microscope.
Dop·pel·miß·bil·dung *f embryo.* double malformation, double monster, twin monster.
dop·pel·schnei·dig *adj* (*Messer*) two-edged.
Dop·pel·se·hen *nt ophthal.* double vision, diplopia, ambiopia. **beidseitiges D.** amphodiplopia, amphoterodiplopia.
dop·pel·sei·tig *adj* double, double-sided, bilateral.
Dop·pel·sei·tig·keit *f* bilaterality, bilateralism.
Dop·pel·strang·bruch *m biochem.* double- -strand break.
Doppelstrang-DNA *f abbr.* **dsDNA** *biochem.* double-stranded DNA, double-stranded deoxyriboneucleic acid, duplex DNA.
dop·pel·strän·gig *adj abbr.* **ds** *biochem.* double-stranded.
Doppelstrang-RNA *f abbr.* **dsRNA** *biochem.* double-stranded RNA, double-stranded ribonucleic acid.
Dop·pelt·se·hen *nt* → *Doppelsehen.*
Dop·pel·wer·tig·keit *f psychia.* ambivalence, ambitendency.
Doppler: **D.-Effekt** *m phys.* Doppler effect, Doppler phenomenon, Dopplerprinciple.
D.-Sonographie *f radiol.* Doppler ultrasonography.
Dorendorf: **D.'-Zeichen** *nt card.* Dorendorf's sign.
Dorn *m* **1.** *allg.* thorn. **2.** *patho.* spur.
dorn·för·mig *adj* spine-shaped, spinate, spinous, spinose, acanthous, thorny.
Dorn·fort·satz *m anat.* spine of vertebra, spinal crest of Rauber, spinous process.
dor·nig *adj* prickly, spinate, spinous, spinose, spiny, thorny, acanthaceous.
Dorn·syn·ap·se *f histol.* spinous synapse.
Dorn·war·ze *f derm.* plantar wart, plantar verruca.
dor·sal *adj* dorsal; thoracic.
Dor·sal·fle·xi·on *f* dorsiflexion.
Dor·sal·fle·xo·ren *pl* (*Fuß*) dorsiflexors of foot.
Dors·al·gie *f* dorsalgia, dorsodynia.
dor·so·an·te·ri·or *adj gyn.* dorsoanterior.
Dor·so·dy·nie *f* → *Dorsalgie.*
dor·so·la·te·ral *adj* dorsolateral, dorsilateral.
dor·so·lum·bal *adj* dorsolumbar, dorsilumbar.
dor·so·me·di·al *adj anat.* dorsomedial, dorsimedian, dorsomedian.

dor·so·po·ste·ri·or *adj gyn.* dorsoposterior.
dor·so·ven·tral *adj* dorsiventral, dorsoventral.
Dor·sum *nt anat.* dorsum, back.
D. manus dorsum of hand, back of hand.
D. pedis dorsum of foot, back of foot.
do·sie·ren *vt pharm.* dose, measure out.
Do·sie·rung *f pharm., radiol.* dosage, dose.
Do·si·me·ter *nt radiol.* dosimeter, dosage- -meter.
do·si·me·trisch *adj radiol.* dosimetric.
Do·sis *f pharm.* dosage, dose, unit; *radiol.* dose.
D. curativa *abbr.* **D.C.** *od.* D_{cur} curative dose.
D. curativa, mittlere *abbr.* **D.C.$_{50}$** median curative dose.
D. effectiva *abbr.* **DE** effective dose.
D. effectiva media median effective dose.
D. efficax → *D. effectiva.*
D. infectiosa *abbr.* **DI** *micro.* infective dose.
D. infectiosa media *abbr.* **DIM** median infective dose.
kumulierte D. *radiol.* cumulative (radiation) dose.
letale D. *abbr.* **LD** *od.* **ld** → *D. letalis.*
D. letalis *abbr.* **DL** *od.* **d.l.** lethal dose, fatal dose.
D. letalis media median lethal dose.
D. letalis minima *abbr.* **Dlm** minimal lethal dose.
D. maximalis *pharm.* maximum dose.
mittlere effektive D. *abbr.* **ED$_{50}$** → *D. effectiva media.*
mittlere letale D. *abbr.* **LD$_{50}$** → *D. letalis media.*
mittlere wirksame D. *abbr.* **WD$_{50}$** → *D. effectiva media.*
D. refracta refractive dose, broken dose, divided dose, fractional dose.
D. therapeutica therapeutic dose.
D. tolerata *radiol.* tolerance dose.
D. toxica toxic dose.
toxische D. *abbr.* **TD** toxic dose.
do·sis·ab·hän·gig *adj* dose-dependent.
Do·sis·ver·tei·lung *f radiol.* dose distribution.
Dosis-Wirkungs-Kurve *f pharm., radiol.* dose- -effect curve, dose-response curve.
Dott: **D.'-Operation** *f* Dott's operation.
Dot·ter *m embryo.* vitellus, yolk.
Dot·ter·gang *m embryo.* omphalomesenteric duct, umbilical duct, vitelline duct, yolk stalk, yolk sac stalk.
Dot·ter·gangs·fi·stel *f patho.* omphalomesenteric fistula, vitelline fistula.
Dot·ter·gangs·zy·ste *f patho.* enterogenous cyst, vitelline cyst, enterocyst.
Dot·ter·ge·fä·ße *pl* vitelline vessels, omphalomesenteric vessels.
Dot·ter·sack *m embryo.* umbilical vesicle, yolk sac, vitelline sac.
Dot·ter·sack·kreis·lauf *m embryo.* omphalomesenteric circulation, vitelline circulation.

Double-Blind-Hypothese f double-blind hypothesis.
Douglas: D.-Abszeß m gyn., patho. Douglas' abscess.
D.-Hernie f gyn., chir. douglascele, posterior vaginal hernia.
D.-Plastik f chir. Douglas' bag.
D.'-Raum m anat. Douglas's space, Douglas's cul-de-sac, pouch of Douglas, rectouterine pouch, rectovaginal pouch.
D.-Selbstentwicklung f gyn. Douglas' method, Douglas' mechanism, Douglas' spontaneous evolution.
Dou·gla·si·tis f patho. douglasitis.
Dou·gla·so·ze·le f gyn., chir. douglascele, posterior vaginal hernia.
Down: D.-Syndrom nt embryo. Down's syndrome, Down's disease, trisomy 21 syndrome, Kalmuk type, Kalmuck type.
Downey: D.-Zellen pl hema. Downey's cells.
Do·xa·pram nt pharm. doxapram.
Do·xe·pin nt pharm. doxepin.
Do·xo·ru·bi·cin nt pharm. doxorubicin, adriamycin.
Do·xy·cy·clin nt pharm. doxycycline.
Do·xyl·amin nt pharm. doxylamine.
Drach·me f pharm. drachm, dram.
Dra·con·tia·sis f → Dracunculosis.
Dra·cun·cu·lo·sis f epidem. Guinea worm disease, dracunculiasis, dracontiasis, dracunculosis.
Dra·cun·cu·lus m micro. Dracunculus. **D. medinensis** Medina worm, Guinea worm, dragon worm, serpent worm, Filaria medinensis, Dracunculus medinensis.
Dra·gée nt pharm. sugar-coated tablet, dragée, coated tablet, coated pill.
dra·giert adj pharm. coated, sugar-coated.
Draht m wire.
Draht·fi·xie·rung f ortho. pinning.
Draht·öse f wire loop.
Draht·osteo·syn·the·se f ortho. wire fixation.
Draht·schlin·ge f wire snare, wire loop.
Draht·spickung [k·k] f ortho. pinning.
Drain m chir. drain, drain tube, drainage tube.
Drai·na·ge f chir. drain, drainage.
Drai·na·ge·bron·chus m drainage bronchus.
Drai·na·ge·rohr nt chir. drain tube, drainage tube.
Drai·nie·ren nt drain, drainage, draining.
drai·nie·ren vt drain.
Drän m → Drain.
Drä·na·ge f → Drainage.
Drang m psycho. (Antrieb) urge, drive, impulsion; (Verlangen) desire, yearn (nach for); physiol. urge.
drä·nie·ren vt drain.
Dra·pe·to·ma·nie f psychia. drapetomania.
Dra·sti·kum nt pharm. drastic.
Dreh·be·schleu·ni·gung f phys. rotational

acceleration, angular acceleration.
Dreh·be·we·gung f phys. rotation, rotational movement, rotatory movement.
Dreh·bruch m ortho. spiral fracture, helical fracture, torsion fracture.
dre·hen I vt turn; (Kopf, Gesicht) turn round. **II** vr sich d. turn, turn over; (Kopf, Gesicht) turn round; (um eine Achse) rotate, revolve.
Dreh·ge·lenk nt anat. rotary articulation/joint, rotatory articulation/joint, trochoidal articulation/joint.
Dreh·krampf m neuro. rotatory spasm, rotatory tic.
Dreh·krank·heit f (Schafe) louping ill.
Dreh·mo·ment nt phys. torsional moment, torque, momentum of torsion.
Dreh·ny·stag·mus m physiol. rotatory nystagmus.
Dreh·prü·fung f HNO (Ohr) turning test, rotatory test.
Dreh·punkt m pivotal point, center, center of gyration, center of motion.
Dreh·schwin·del m neuro. rotary vertigo, rotatory vertigo, systematic vertigo.
Dreh·sinn m direction of rotation, sense of rotation.
Dreh·strom m electr. rotary current, three-phase current.
Dre·hung f rotation, turning, torsion; techn. torsion, revolution; gyn. version.
drei·di·men·sio·nal adj three-dimensional.
Drei·eck nt triangle; anat. trigone, trigon.
drei·eckig [k·k] adj triangular, trigonal, triagonal, triquetrous.
Drei·eck·schä·del m ortho. trigonocephaly, trigonocephalia.
Drei·ecks·tuch nt ortho. triangular bandage, scarf bandage.
drei·fach adj triple, triplex, three-fold, treble.
Drei·fach·se·hen nt ophthal. triple vision, triplopia.
Drei·fach·zucker [k·k] m trisaccharide.
Drei·far·ben·theo·rie f physiol. Young-Helmholtz theory, trichromatic color theory.
Drei·fuß·zei·chen nt neuro. Amoss' sign.
Drei·glä·ser·pro·be f urol. three-glass test, Valentine's test.
drei·glied·rig adj ortho. triphalangeal.
Drei·glied·rig·keit f ortho. triphalangism, triphalangia.
Drei·kant·la·mel·len·mark·na·gel m ortho. triflange intramedullary nail.
Drei·kant·la·mel·len·na·gel m ortho. triflanged nail.
drei·ker·nig adj trinucleate.
Drei·la·mel·len·na·gel m ortho. triflanged nail.
Drei·Monats·Anämie f ped. physiological anemia.
drei·pha·sisch adj triphasic, three-phase.
Drei·punkt·kor·sett nt ortho. three point brace/

corset.

drei·schich·tig *adj* three-layered, trilaminar, trilaminate.

Drei·stär·ken·glas *nt* → *Dreistärkenlinse*.

Drei·stär·ken·lin·se *f ophthal.* trifocal lens, trifocal glass.

Drei·ta·ge·ex·an·them *nt ped.* exanthema subitum, roseola infantum, Zahorsky's disease, pseudorubella.

Drei·ta·ge·fie·ber *nt* **1.** → *Dreitageexanthem*. **2.** *epidem.* phlebotomus fever, pappataci fever, Pym's fever, sandfly fever, three-day fever. **3.** *epidem.* tertian fever, tertian malaria, vivax fever, vivax malaria, benign tertian malaria.

Drei·tei·lung *f* trifurcation, tripartition.

Drei-X-Syndrom *nt genet.* triple-X, metafemale.

Drei·zack·hand *f embryo.* trident hand.

Dre·pa·no·zyt *m hema.* sickle cell, crescent cell, drepanocyte, meniscocyte.

Dre·pa·no·zy·to·se *f hema.* sickle cell anemia, crescent cell anemia, drepanocytosis.

Dresbach: D.-Syndrom *nt hema.* Dresbach's syndrome, Dresbach's anemia, elliptocytary anemia, elliptocytic anemia, elliptocytosis, ovalocytic anemia, ovalocytosis.

Dre·scher·krank·heit *f pulmo.* farmer's lung, thresher's lung, harvester's lung.

Dresch·fie·ber *nt* → *Drescherkrankheit*.

Dressler: D.-Myokarditis *f card.* Dressler's syndrome, postmyocardial infarction syndrome.

Drift *f genet., immun.* drift.

Dro·ge *f* **1.** *pharm.* drug, therapeutic agent. **2.** *forens.* drug, narcotic, addiction-producing drug, addiction-forming drug.

dro·gen·ab·hän·gig *adj* drug-dependent, drug--addicted.

Dro·gen·ab·hän·gi·ge *m/f* drug addict.

Dro·gen·ab·hän·gig·keit *f* drug dependence, chemical dependency, drug addiction.

Dro·gen·ik·te·rus *m* drug-induced jaundice.

Dro·gen·miß·brauch *m* drug abuse.

Dro·gen·psy·cho·se *f* drug psychosis.

Dro·gen·sucht *f* → *Drogenabhängigkeit*.

dro·gen·süch·tig *adj* → *drogenabhängig*.

Dro·gen·süch·ti·ge *m/f* drug addict.

Dro·ge·rie *f* druggist's, drugstore; *Brit.* chemist's.

Dro·gist *m* druggist; *Brit.* chemist.

Dro·me·dar·kur·ve *f patho.* dromedary curve.

Dro·mo·graph *m physiol.* dromograph.

Dro·mo·lep·sie *f* cursive epilepsy, progressive epilepsy.

Dro·mo·sta·no·lon *nt pharm.* dromostanolone.

dro·mo·trop *adj physiol.* dromotropic.

Dro·mo·tro·pie *f physiol.* dromotropism, dromotropy.

Drop-Anfall *m neuro.* drop attack.

Dro·pe·ri·dol *nt pharm.* droperidol.

Dros·sel·gru·be *f anat.* jugular fossa.

Dros·sel·ve·ne *f anat.* **1.** jugular, jugular vein. **2.** contractile vein.

Druck *m* **1.** *allg., phys., techn.* pressure. **2.** (*Blutdruck*) blood pressure.

atmosphärischer D. atmospheric pressure, barometric pressure.

effektiver osmotischer D. effective osmotic pressure.

intraabdomineller D. intraabdominal pressure.

intraalveolärer D. intra-alveolar pressure, intrapulmonary pressure.

intrakranieller D. intracranial pressure.

intraokulärer D. intraocular pressure, intra-ocular tension.

intrapleuraler D. intrapleural pressure, pleural surface pressure.

intrathorakaler D. intrathoracic pressure.

intraventrikulärer D. intraventricular pressure.

kolloidosmotischer D. *abbr.* **KOD** oncotic pressure, colloid osmotic pressure, colloid osmotic pressure.

kristalloidosmotischer D. crystalloid osmotic pressure.

onkotischer D. → *kolloidosmotischer D.*

osmotischer D. osmotic pressure.

transmuraler D. transmural pressure.

transpulmonaler D. transpulmonary pressure.

transthorakaler D. transthoracic pressure.

zentralvenöser D. *abbr.* **ZVD** central venous pressure.

Druck·an·stiegs·pha·se *f physiol.* pressure--increase phase.

Druck·at·mung *f* → *Druckbeatmung*.

Druck·atro·phie *f patho.* compression atrophy, pressure atrophy.

Druck·be·at·mung *f anes., IC* pressure breathing, pressure ventilation, pressure respiration.

intermittierende positive D. intermittent positive pressure breathing, intermittent positive pressure ventilation, intermittent positive pressure respiration.

positive-endexspiratorische D. positive end-expiratory pressure.

positive-negative D. positive-negative pressure breathing, positive-negative pressure ventilation.

Druck·be·la·stung *f* pressure load.

druck·emp·find·lich *adj* pressure-sensitive, tender to pressure, touchy.

Druck·emp·find·lich·keit *f* pressure sensibility, tenderness to pressure, piesesthesia, piezesthesia.

Druck·emp·fin·dung *f physiol.* pressure sensation.

Druck·er·nied·ri·gung *f physiol., card.* hypo-

tension, hypotonicity, hypotonus, hypotony.
Druck·ge·fäl·le *nt* pressure gradient.
Druck·ge·fühl *nt* sensation of pressure, feeling of pressure.
Druck·ge·schwür *nt patho.* decubital gangrene, decubital ulcer, decubitus ulcer, decubitus, bedsore, pressure sore.
Druck·gra·di·ent *m* pressure gradient.
Druck·kam·mer *f physiol.* pressure chamber; *techn.* caisson.
Druck·läh·mung *f neuro.* pressure paralysis, compression paralysis.
Druck·luft *f* compressed air.
Druck·luft·krank·heit *f patho.* compressed-air disease, compressed-air sickness, caisson disease, caisson sickness, decompression sickness, diver's palsy.
Druck·mes·ser *m* tonometer, manometer, pressometer, air-pressure gauge.
Druck·mes·sung *f* tonometry, manometry.
Druck·ne·kro·se *f patho.* pressure necrosis.
Druck·phos·phen *nt ophthal.* pressure phosphene.
Druck·puls *m physiol.* pressure pulse.
Druck·punkt *m physiol.* pressure point, pressure spot.
Druck·re·zep·tor *m physiol.* pressure receptor.
Druck·schmerz *m* tenderness to pressure, pain on palpation.
Druck·sinn *m physiol.* piesesthesia, piezesthesia, pressure sense, pressure sensibility, baresthesia, baryesthesia.
Druck·stel·le *f → Druckgeschwür.*
Druck·ur·ti·ka·ria *f patho.* pressure urticaria.
Druck·ver·band *m ortho.* pressure bandage, pressure dressing, pressure pack.
Druck·ver·let·zung *f* barotrauma, pressure injury, pressure trauma.
Druck-Volumen-Arbeit *f physiol.* pressure-volume work.
Druck-Volumen-Diagramm *nt* **1.** *physiol.* pressure-volume diagram, PV diagram. **2.** (*Herz*) Starling's curve, Frank-Starling's curve.
Druck·wel·le *f phys.* pressure wave.
Drummond: D.'-Zeichen *nt card.* Drummond's sign.
Drum·stick *m histol.* drumstick.
Drü·se *f anat.* gland, glandule.
alveoläre **D.** alveolar gland.
apokrine **D.** apocrine gland.
azinöse **D.** acinous gland, acinar gland.
ekkrine **D.** eccrine gland, coil gland.
endokrine **D.** endocrine glands aporic gland, ductless gland, incretory glands.
exkretorische **D.** excretory gland.
exokrine **D.** exocrine gland, exocrine.
gemischte **D.** mixed gland, seromucous gland, heterocrine gland.
holokrine **D.** holocrine gland.

merokrine **D.** merocrine gland.
mukoide **D.** mucoid gland.
muköse/muzinöse **D.** mucous gland, muciparous gland.
präputiale **Drüsen** *pl* preputial glands, crypts of Tyson, glands of Tyson, glands of Haller, crypts of Haller, crypts of Littre.
senile **Drüsen** *pl patho.* Alzheimer's glands, senile glands, Alzheimer's plaques.
seromuköse **D.** *→ gemischte D.*
seröse **D.** serous gland.
tubuläre **D.** tubular gland.
tubuloalveoläre **D.** tubuloalveolar gland.
tubuloazinöse **D.** tubuloacinar gland, acinotubular gland.
zirkumanale **Drüsen** *pl* circumanal glands, anal glands, Gay's glands.
Dru·sen *pl* **1.** *ophthal.* drusen, Tay's disease, Tay's choroiditis, Hutchinson's disease, Hutchinson's syndrome, Doyne's familial honeycomb choroiditis, Doyne's familial honeycomb degeneration, guttate choroidopathy. **2.** *patho.* sulfur granules, drusen.
drü·sen·ähn·lich *adj* adeniform, adenomatoid, adenoid, adenoidal.
Drü·sen·aus·füh·rungs·gang *m histol.* glandular duct.
Drü·sen·end·stück *nt histol.* secretory unit.
Drü·sen·ent·zün·dung *f patho.* adenitis.
Drü·sen·epi·thel *nt histol.* glandular epithelium.
Drü·sen·gang *m histol.* glandular duct.
Drü·sen·ge·we·be *nt histol.* glandular tissue.
Drü·sen·kap·sel *f histol.* gland capsule.
Drü·sen·läpp·chen *nt anat.* lobule.
Drü·sen·par·en·chym *nt histol.* glandular parenchyma, glandular substance.
Drü·sen·re·sek·ti·on *f chir.* adenectomy.
Drü·sen·schmerz *m* adenalgia, adenodynia.
Drü·sen·schwel·lung *f → Drüsenvergrößerung.*
Drü·sen·ver·grö·ße·rung *f patho.* hyperadenosis, adenoncus, adenomegaly, adenopathy.
Drysdale: D.-Körperchen *pl gyn., patho.* Drysdale's corpuscles, Bennett's small corpuscles.
Dschun·gel·gelb·fie·ber *nt epidem.* jungle yellow fever, rural yellow fever, sylvan yellow fever.
D_1-Trisomiesyndrom *nt embryo.* trisomy D syndrome, trisomy 13 syndrome, Patau's syndrome.
D_1-Tumor *m patho.* D_1 tumor, vipoma, VIPoma.
Duane: D.-Syndrom *nt ophthal.* Duane's syndrome, Stilling-Türk-Duane syndrome, Stilling's syndrome, retraction syndrome.
D.-Test *m ophthal.* Duane's test.
Dubini: D.-Syndrom *nt neuro.* Dubini's disease, Dubini's chorea, electric chorea.

Dubin-Johnson: D.-J.-Syndrom *nt patho.*
Dubin-Johnson syndrome, Sprinz-Dubin
syndrome, Dubin-Sprinz disease, Dubin-
-Sprinz syndrome, chronic idiopathic jaun-
dice.
Dubois: D.-Abszesse *pl* Dubois' abscesses,
Dubois' disease, thymic abscesses.
Dubreuilh: D.-Krankheit *f derm.* circumscribed
precancerous melanosis of Dubreuilh,
Hutchinson's freckle, lentigo maligna,
circumscribed precancerous melanosis of
Dubreuilh, malignant lentigo, melanotic
freckle (of Hutchinson).
Dubreuilh-Hutchinson: D.-H.-Krankheit *f* →
Dubreuilh-Krankheit.
Duchenne: D.-Muskeldystrophie *f neuro.*
Duchenne atrophy, Duchenne's disease,
Duchenne muscular dystrophy, pseudo-
hypertrophic muscular atrophy, pseudo-
muscular hypertrophy, childhood muscular
dystrophy.
D.-Syndrom *nt neuro.* progressive bulbar
paralysis, bulbar palsy, Duchenne's paraly-
sis, Duchenne's syndrome, glossolabial pa-
ralysis, glossopharyngolabial paralysis,
labioglossopharyngeal paralysis.
D.-Typ *m* **der progressiven Muskelatrophie/**
Muskeldystrophie → *D.-Muskeldystrophie.*
D.-Zeichen *nt* Duchenne's sign.
Duchenne-Aran: D.-A.-Syndrom *nt neuro.*
Duchenne-Aran disease, Duchenne-Aran
muscular atrophy, Duchenne's disease,
Aran-Duchenne disease, Aran-Duchenne
muscular atrophy.
Duchenne-Griesinger: D.-G.-Syndrom *nt*
neuro. Duchenne-Griesinger disease.
Duchenne-Landouzy: D.-L.-Atrophie *f neuro.*
Duchenne-Landouzy dystrophy, Duchenne-
-Landouzy type.
Duckworth: D.-Phänomen *nt card.* Duck-
worth's phenomenon, Duckworth's sign.
Ducrey: D.'-Streptobakterium *nt micro.*
Ducrey's bacillus, Haemophilus ducreyi.
Duc·tu·lus *m anat., histol.* ductule, duct.
Ductuli *pl* **aberrantes** aberrant ductules, aber-
rant ducts.
Ductuli *pl* **alveolares (pulmonis)** alveolar
ducts, alveolar ductules.
Ductuli *pl* **biliferi** biliary ductules, bile duct-
ules.
Ductuli *pl* **efferentes testis** efferent ductules of
testis, efferent ducts of testis.
Ductuli *pl* **interlobulares** interlobular duct-
ules, interlobular bile ducts.
Ductuli *pl* **prostatici** prostatic ducts, prostatic
ductules.
Duc·tus *m anat., histol.* duct, canal.
D. arteriosus Botallo's duct, arterial duct,
ductus arteriosus.
D. arteriosus Botalli → *D. arteriosus.*

D. arteriosus Botalli apertus *ped., card.* patent
ductus arteriosus.
D. choledochus choledochus, choledochal
duct, common bile duct, common duct.
D. cochlearis Löwenberg's scala, Löwen-
berg's canal, cochlear duct, cochlear canal,
membranous cochlea.
D. cysticus cystic duct, cystic gall duct.
D. deferens deferent duct, spermatic duct,
testicular duct, deferens canal.
D. ejaculatorius ejaculatory duct.
D. endolymphaticus endolymphatic duct.
D. glandulae bulbo-urethralis duct of bulbourethral gland, cowperian duct.
D. hepaticus communis common hepatic duct,
hepatocystic duct.
D. incisivus incisive duct, incisor duct.
Ductus *pl* **lactiferi** galactophorous ducts,
galactophorous tubules, lactiferous tubules,
mammary ducts, mamillary ducts, milk
ducts.
D. lymphaticus dexter right lymphatic duct,
right thoracic duct.
D. nasolacrimalis nasolacrimal duct, lacrimo-
nasal duct, nasal duct, tear duct.
D. omphalomesentericus omphalomesenteric
duct, vitelline duct, yolk stalk, yolk sac stalk,
omphalomesenteric canal.
D. pancreaticus Wirsung's canal, Wirsung's
duct, hepaticopancreatic duct, pancreatic
duct.
D. pancreaticus accessorius Santorini's canal,
Santorini's duct, Bernard's canal, Bernard's
duct, accessory pancreatic duct, minor
pancreatic duct.
Ductus *pl* **paraurethrales (urethrae femininae)**
Skene's ducts, Schüller's ducts, Skene's
glands, Schüller's glands, paraurethral ducts
of female urethra.
Ductus *pl* **paraurethrales (urethrae masculi-**
nae) paraurethral ducts of male urethra,
paraurethral canals of male urethra.
D. parotideus Stensen's canal, parotid duct,
duct of Stenon, Stensen's duct.
Ductus *pl* **sublinguales minores** lesser sub-
lingual ducts, Walther's ducts, canals of
Rivinus, Walther's canals.
D. sublingualis major greater sublingual duct,
Bartholin's duct.
D. submandibularis submandibular duct,
Wharton's duct.
D. thoracicus thoracic duct, alimentary duct,
chyliferous duct, duct of Pecquet.
D. venosus ductus venosus, canal of Arantius,
canal of Cuvier.
Ductus-cysticus-Verschluß *m chir.* cystic duct
obstruction.
Duffy: D.-Blutgruppe *f hema.* Duffy blood
group, Duffy blood group system.
Dugas: D.'-Test *m ortho.* Dugas' test.

D.-Zeichen *nt ortho.* Dugas' sign.

Duhamel: D.-Operation *f chir.* Duhamel operation.

Duhring: D.'-Krankheit *f derm.* Duhring's disease, dermatitis herpetiformis.

Dührssen: D.-Inzisionen *pl* Dührssen's incisions.

Duke: D.-Methode *f hema.* Duke's method, Duke's test.

Dukes: D.-Einteilung *f patho.* Dukes' classification, Dukes' system.

D.'-Krankheit *f epidem.* Dukes' disease, Filatov-Dukes disease, parascarlatina, parascarlet, scarlatinella, scarlatinoid.

Dukes-Filatoff: D.-F.'-Krankheit *f* → *Dukes'--Krankheit.*

Duk·ti·on *f ophthal.* duction.

Duk·to·gra·phie *f gyn., radiol.* ductography.

dumpf *adj* **1.** (*Geräusch*) muffled, flat, dead, dull; (*Stimme*) hollow. **2.** (*Schmerz*) dull, obtuse.

Dumpf·heit *f* **1.** (*Geräusch*) flatness, deadness, dul(l)ness; (*Stimme*) hollowness. **2.** (*Schmerz*) dul(l)ness, obtuseness; (*Gefühl*) vagueness.

Dum·ping·syn·drom *nt chir.* dumping, dumping syndrome, jejunal syndrome, postgastrectomy syndrome.

Duncan: D.-Mechanismus *m gyn.* Duncan's mechanism.

D.-Plazenta *f gyn.* Duncan placenta.

D.-Syndrom *nt patho.* Duncan's syndrome, Duncan's disease, X-linked lymphoproliferative syndrome.

Dun·kel·ad·ap·ta·ti·on *f physiol.* dark adaptation, scotopic adaptation.

Dun·kel·an·pas·sung *f* → *Dunkeladaptation.*

Dun·kel·feld·kon·den·sor *m* dark-field condenser.

Dun·kel·feld·mi·kro·skop *nt* dark-field microscope.

dun·kel·haa·rig *adj* dark, dark-haired.

dun·kel·häu·tig *adj* dark-skinned; colored.

dünn *adj* thin, fine, filmy; (*Gewebe*) fine, delicate; (*Person*) thin, meager, lean; (*Stimme*) weak, thin; (*Puls*) thready; (*Haar*) sparse, thin; (*Luft*) thin, tenuous.

Dünn·darm *m anat.* small bowel, small intestine, enteron.

Dünn·darm·bla·se *f urol.* Bricker's operation, Bricker's ileal conduit, Bricker's ureteroileostomy.

Dünndarm-Dickdarm-Fistel *f chir.* enterocolostomy.

Dünn·darm·di·ver·ti·kel *nt patho.* small bowel diverticulum.

Dünn·darm·di·ver·ti·ku·lo·se *f patho.* diverticulosis of the small intestine.

Dünn·darm·ein·lauf *m* enteroclysis, high enema, small bowel enema.

Dünn·darm·ent·zün·dung *f* enteritis, enteroni-

tis.

Dünn·darm·fi·stel *f patho.* small intestinal fistula.

Dünndarm-Gallenblasen-Fistel *f chir.* enterocholecystostomy.

Dünn·darm·ge·krö·se *nt anat.* mesentery, mesenterium, mesostenium.

Dünn·darm·ge·schwulst *f patho.* small bowel neoplasm, small bowel tumor.

Dünn·darm·in·far·zie·rung *f patho.* infarction of small intestine.

Dünn·darm·in·va·gi·na·ti·on *f chir.* enteric intussusception.

Dünn·darm·isch·ämie *f patho.* small bowel ischemia.

Dünn·darm·kar·zi·nom *nt* → *Dünndarmkrebs.*

Dünn·darm·krebs *m patho.* small bowel cancer, small bowel carcinoma, small intestinal cancer, small intestinal carcinoma.

Dünn·darm·neo·plas·ma *nt* small bowel neoplasm, small bowel tumor.

Dünn·darm·per·fo·ra·ti·on *f chir.* small bowel perforation.

Dünn·darm·schleim·haut *f histol.* mucosa of small intestine.

Dünn·darm·schlin·ge *f* intestinal loop, small bowel loop.

Dünn·darm·trans·plan·ta·ti·on *f chir.* small bowel transplantation.

Dünn·darm·tu·mor *m patho.* small bowel tumor, small bowel neoplasm.

Dünn·darm·ver·schluß *m chir.* small bowel obstruction.

Dunst *m* (*Dampf*) steam, vapor; (*Nebel*) mist, haze; (*feiner Nebel*) spray, mist.

duo·de·nal *adj* duodenal.

Duo·de·nal·at·re·sie *f* duodenal atresia.

Duo·de·nal·di·ver·ti·kel *nt patho.* duodenal diverticulum.

Duo·de·nal·drü·sen *pl anat.* duodenal glands, Brunner's glands, mucous glands of duodenum.

Duo·de·nal·er·öff·nung *f chir.* duodenotomy.

Duo·de·nal·fle·xur *f anat.* duodenal flexure, angle of duodenum.

Duo·de·nal·pa·pil·le *f anat.* duodenal papilla.
  große D. major duodenal papilla, Santorini's major caruncle, bile papilla.
  kleine D. minor duodenal papilla, Santorini's minor caruncle.

Duo·de·nal·ul·kus *nt patho.* duodenal ulcer.

Duo·den·ek·to·mie *f chir.* duodenectomy.

Duo·de·ni·tis *f* duodenitis, dodecadactylitis.

Duo·de·no·chol·an·gi·tis *f* duodenocholangeitis, duodenocholangitis.

Duo·de·no·cho·le·do·cho·to·mie *f chir.* duodenocholedochotomy.

Duo·de·no·cho·le·zy·sto·sto·mie *f chir.* duodenocholecystostomy, cholecystoduodenal fistula.

Duo·de·no·duo·de·no·sto·mie *f chir.* duodenoduodenostomy.

Duo·de·no·en·te·ro·chol·an·gi·tis *f* → *Duodenocholangitis.*

Duo·de·no·en·te·ro·sto·mie *f chir.* duodenoenterostomy.

Duo·de·no·ileo·sto·mie *f chir.* duodenoileostomy.

duo·de·no·je·ju·nal *adj* duodenojejunal.

Duo·de·no·je·ju·nal·fal·te *f anat.* superior duodenal fold, duodenojejunal fold.

Duo·de·no·je·ju·nal·fle·xur *f anat.* duodenojejunal flexure, duodenojejunal angle.

Duo·de·no·je·ju·no·sto·mie *f chir.* duodenojejunostomy.

Duo·de·no·ly·se *f chir.* duodenolysis.

Duo·de·no·pan·kre·at·ek·to·mie *f chir.* duodenopancreatectomy, Brunschwig's operation, Brunschwig's pancreatoduodenectomy.

Duo·de·nor·rha·phie *f chir.* duodenorrhaphy.

Duo·de·no·sko·pie *f* duodenoscopy.

Duo·de·no·sto·mie *f chir.* duodenostomy.

Duo·de·no·to·mie *f chir.* duodenotomy.

Duo·de·no·zy·sto·sto·mie *f* → *Duodenocholezystostomie.*

Duo·de·num *nt* duodenum, dodecadactylon.

Duo·de·num·ana·sto·mo·se *f chir.* duodenal anastomosis.

Duo·de·num·at·re·sie *f patho.* duodenal atresia.

Duo·de·num·di·ver·ti·kel *nt patho.* duodenal diverticulum.

Duo·de·num·ent·fer·nung *f chir.* duodenectomy.

Duo·de·num·er·öff·nung *f chir.* duodenotomy.

Duo·de·num·fi·stel *f patho.* duodenal fistula.

äußere D. duodenal-cutaneous fistula, external duodendal fistula.

Duodenum-Gallenblasen-Fistel *f* → *Duodenocholezystostomie.*

Duo·de·num·mo·bi·li·sa·ti·on *f chir.* duodenolysis.

Duo·de·num·naht *f chir.* duodenorrhaphy.

Duo·de·num·per·fo·ra·ti·on *f chir.* duodenal perforation.

Duo·de·num·pla·stik *f chir.* duodenoplasty.

Duo·de·num·re·sek·ti·on *f chir.* duodenectomy.

Duplay: D.-Bursitis *f ortho.* Duplay's bursitis, Duplay's disease, Duplay's syndrome.

D.-Operation *f urol.* Duplay's operation.

Du·plet *nt ophthal.* doublet.

Du·plett *nt* 1. *ortho.* doublet. 2. → *Duplet.*

Du·plex-DNA *f biochem.* double-stranded deoxyribonucleic acid, duplex DNA, double-stranded DNA.

Du·pli·ci·tas *f embryo.* double malformation, double monster, twin monster, conjoined twins, duplicitas.

Du·pli·ka·ti·on *f genet.* duplication.

Du·pli·ka·tur *f anat.* reflection, reflexion, duplicitas, duplication, duplicature.

Dupuy-Dutemps: D.-D.-Operation *f ophthal.* Dupuy-Dutemps' operation.

Dupuytren: D.'-Hydrozele *f urol.* bilocular hydrocele, Dupuytren's hydrocele.

D.'-Kontraktur *f ortho.* Dupuytren's disease, Dupuytren's contraction, Dupuytren's contracture, palmar contraction.

D.'-Naht *f chir.* Dupuytren's suture.

Schultergelenksexartikulation *f* **nach D.** *ortho.* Dupuytren's amputation, Dupuytren's operation.

D.'-Zeichen *nt ortho.* Dupuytren's sign.

Du·ra *f* → *Dura mater.*

Dura-Entzündung *f neuro.* pachymeningitis, perimeningitis.

Du·ra·hä·ma·tom *nt neuro.* meningematoma, meninghematoma.

du·ral *adj* dural, duramatral.

Du·ral·sack *m* dural sac.

Dura mater *f anat.* dura mater, dura, scleromeninx, pachymeninx.

D. cranialis/encephali dura mater of brain, endocranium, entocranium.

D. spinalis dura mater of spinal cord.

Du·ra·me·ta·sta·se *f patho.* dural metastasis.

Durand-Nicolas-Favre: Morbus *m* **D.-N.-F.** *epidem.* pudendal ulcer, poradenolymphitis, poradenitis venerea, climatic bubo, donovanosis.

Du·ra·pla·stik *f neurochir.* duraplasty.

Du·ra·psam·mom *nt* dural psammoma.

Du·ra·si·nus *pl anat.* dural sinuses, venous sinuses of dura mater, cranial sinuses.

Durch·blu·tung *f* 1. circulation, blood supply, blood flow. 2. *physiol.* perfusion weight, perfusion rate.

durch·bre·chen *vi* 1. break (in two). 2. burst through, break through; (*Zahn*) come through, cut, erupt; (*Blinddarm*) burst, perforate; (*Abszeß*) erupt, come to a head; (*Erbanlage*) become manifest.

Durch·bruch *m* breakthrough, rupture, bursting; (*Zähne*) cutting, eruption; (*Blinddarm*) perforation; (*Abszeß*) eruption; *patho.* complete fracture.

durch·drin·gend *adj* penetrating, piercing, permeant, pervasive, penetrative; (*Kälte*) biting; (*Geräusch*) penetrating, intense.

Durch·fall *m patho.* diarrhea, enterorrhea.

blutiger D. bloody diarrhea.

chylöser D. chylous diarrhea, chylorrhea.

pankreatogener D. pancreatogenous (fatty) diarrhea.

seröser D. serous diarrhea, watery diarrhea.

uneigentlicher D. stercoral diarrhea, paradoxical diarrhea.

wäßriger D. → *seröser D.*

Durch·fall·er·kran·kung *f patho.* diarrheal ill-

ness.
Durch·flech·tungs·ana·sto·mo·se *f ortho.*
(*Sehne*) end-weave anastomosis.
Durch·fluß·ge·schwin·dig·keit *f phys.* rate of
flow.
Durch·fluß·mes·ser *m phys.* flowmeter.
Durch·fluß·zy·to·me·trie *f urol.* flow cytometry.
durch·füh·ren *vt* carry out/through, go
through with; (*Operation*) perform (*bei* on);
(*Studie*) undertake; (*Experiment*) run.
durch·gän·gig *adj* (*Gang*) open, free, permeable, patent.
Durch·gangs·sta·di·um *nt* transition(al) stage.
Durch·hal·te·ver·mö·gen *nt* endurance, stamina, staying power.
durch·läs·sig *adj* **1.** permeable (to); (*porös*)
porous; (*undicht*) leaky. **2.** *phys.*, *techn.*
permeable, pervious (*für* to); transparent,
tanslucent, transmittent.
Durch·läs·sig·keit *f* **1.** permeability (to);
porousness, porosity; leakiness. **2.** *phys.*,
techn. permeability, perviousness (*für* to);
transparency, tanslucency, transmissibility,
transmission, transmittance.
Durch·lauf·drai·na·ge *f chir.* through drain.
durch·leuch·ten *vt* x-ray, screen, transillumi-
nate.
Durch·leuch·tung *f radiol.* fluoroscopy, x-ray
fluoroscopy, diascopy, screening.
durch·lö·chert *adj* perforate, perforated.
durch·lüf·ten *vt* ventilate, aerate.
Durch·mes·ser *m* diameter; caliber.
anteroposteriorer D. anteroposterior diameter.
biparietaler D. *gyn.* biparietal diameter.
bitemporaler D. *gyn.* bitemporal diameter.
frontookzipitaler D. *gyn.* fronto-occipital
diameter, occipitofrontal diameter.
mentookzipitaler D. → *okzipitomentaler D.*
okzipitofrontaler D. → *frontookzipitaler D.*
okzipitomentaler D. *gyn.* mento-occipital
diameter, occipitomental diameter.
sagittaler D. sagittal diameter.
transverser D. transverse diameter.
durch·schei·nen *vi* shine through; (*Ader*) show
through; (*Licht*) filter through.
durch·scheu·ern *vt* (*Haut*) chafe.
durch·schla·fen *vt* sleep through.
Durch·schlaf·stö·rung *f neuro.* dysphylaxia.
durch·schnei·den *vt* cut through, cut in two,
intersect, transect.
Durch·schnitt *m* average, mean, medium, normal. **im D.** on (an/the) average. **über dem D.**
above (the) average, above-average. **unter
dem D.** below (the) average.
Durch·schnitts·do·sis *f* average dose.
Durch·schnitts·lei·stung *f* average performance.
Durch·schnitts·tem·pe·ra·tur *f* mean tempera-

ture, average temperature.
durch·sickern [k·k] *vi* ooze, permeate, trickle
(*durch* through).
durch·spü·len *vt* perfuse, irrigate, wash, rinse.
durch·ste·chen *vt* needle, pierce, puncture,
prick, stab.
durch·strö·men *vt* perfuse, flow through.
durch·trän·ken *vt* infiltrate, impregnate, saturate, soak, steep (*mit* with).
durch·tränkt *adj* saturated, saturate, impregnate, soaked (*mit* with).
durch·tren·nen *vt* (*a. chir.*) divide, split, separate, cleave, cut.
Durch·tren·nung *f chir.* discission; transection,
transsection.
Durch·zugs·ver·fah·ren *nt chir.* pull-through
procedure.
Dürck: D.-Granulome *pl patho.* Dürck's granulomas, Dürck's nodes.
Duret-Berner: D.-B.-Blutung *f neurochir.*
Duret's lesion.
Du·ro·arach·ni·tis *f neuro.* duroarachnitis.
Duroziez: D.-Doppelgeräusch *nt card.* Duroziez's murmur, Duroziez's sign, Duroziez's
symptom.
D.-Erkrankung *f card.* Duroziez's disease,
congenital mitral stenosis.
Durst *m* thirst, thirstiness. **D. bekommen** become thirsty. **D. haben** thirst, be thirsty.
echter D. true thirst, real thirst.
hyperosmotischer D. hyperosmotic thirst.
hypovolämischer D. hypovolemic thirst.
krankhafter D. dipsesis, dipsosis, morbid
thirst.
osmotischer D. osmotic thirst.
pathologischer D. → *krankhafter D.*
übermäßiger D. hyperdipsia.
unstillbarer D. anadipsia.
verminderter D. diminished thirst, subliminal
thirst, insensible thirst, oligodipsia, hypodipsia, twilight thirst.
dür·sten *vi* thirst, be thirsty.
Durst·fie·ber *nt* dehydr. thirst fever, dehydration
fever, exsiccation fever.
Durst·ge·fühl *nt* thirstiness, thirst.
dur·stig *adj* thirsty.
durst·lö·schend *adj* thirst-quenching.
durst·stil·lend *adj* thirst-quenching.
Du·sche *f* **1.** shower, showerbath. **2.** *clin.*
douche.
du·schen I *vt* jdn. d. give s.o. a shower. **II** *vi, vr*
sich d. shower, have a shower; *clin.* douche.
Dü·sen·ver·ne·be·lung *f* jet atomisation, jet
nebulisation.
Dutton: D.-Fieber *nt epidem.* Dutton's relapsing fever, Dutton's disease.
Duverney: D.-Fraktur *f ortho.* Duverney's
fracture.
Dwyer: Skolioseoperation *f* **nach D.** *ortho.*
Dwyer's operation, Dwyer's method of inter-

body fusion.

Dy·dro·ge·ste·ron *nt pharm.* dydrogesterone.

Dyggve-Melchior-Clausen: D.-M.-C.-Syndrom *nt patho.* Dyggve-Melchior-Clausen syndrome.

Dyke-Davidoff: D.-D.-Syndrom *nt ped.* Dyke--Davidoff syndrome.

dy·na·mo·gen *adj physiol.* dynamogenic, dynamogenous.

Dys·ad·ap·ta·ti·on *f ophthal.* dysaptation, dysadaptation.

Dys·adre·na·lis·mus *m endo.* dysadrenalism, dysadrenocorticism.

Dys·aku·sis *f HNO* **1.** acoustic dysesthesia, auditory dysesthesia, dysacusis, dysacousis, dysecoia. **2.** dysacusis, dysacousia, dysacousis, dysacousma.

Dys·ämie *f hema.* dysemia.

Dys·an·ag·no·sie *f neuro.* dysanagnosia.

Dys·aphie *f neuro.* dysaphia.

Dys·äqui·li·bri·um·syn·drom *nt patho.* dialysis disequilibrium syndrome.

Dys·ar·thrie *f neuro.* dysarthria, dysarthrosis.

Dys·ar·thro·se *f ortho.* dysarthrosis.

Dys·äs·the·sie *f neuro.* dysesthesia, disesthesia. **akustische/auditorische D.** acoustic dysesthesia, auditory dysesthesia, dysacusis, dysacousis, dysacousma.

Dys·au·to·no·mie *f neuro.* dysautonomia, familial autonomic dysfunction, Riley-Day syndrome.

Dys·ba·sia *f neuro.* dysbasia.

D. angiospastica/intermittens *card.* Charcot's syndrome, angina cruris, intermittent claudication (of the leg).

D. lordotica Ziehen-Oppenheim disease, torsion dystonia, torsion neurosis, progressive torsion spasm of childhood.

Dys·bo·lis·mus *m patho.* dysbolism.

Dys·chei·rie *f neuro.* dyscheiria, dyschiria.

Dys·che·zie *f* dyschezia, dyschesia.

Dys·cho·lie *f patho.* dyscholia.

Dys·chro·ma·to·pie *f → Dyschromatopsie.*

Dys·chro·ma·top·sie *f ophthal.* color anomaly, color blindness, dyschromatopsia, dyschromasia.

Dys·chro·mie *f derm.* dyschromia.

Dys·chy·lie *f patho.* dyschylia.

Dys·dia·do·cho·ki·ne·se *f neuro.* dysdiadochokinesia, disdiadochokinesia.

Dys·dip·sie *f neuro.* dysdipsia.

Dys·em·bry·om *nt patho.* dysembryoma.

Dys·em·bryo·pla·sie *f embryo.* dysembryoplasia, prenatal malformation.

Dys·en·te·rie *f epidem.* **1.** dysentery. **2.** bacillary dysentery, Japanese dysentery, Flexner's dysentery.

dys·en·te·ri·form *adj* dysenteriform.

dys·en·te·risch *adj* dysenteric.

Dys·en·ze·pha·lie *f embryo.* dysencephalia.

Dys·erä·the·sie *f neuro.* dyserethesia, dyserethism.

Dys·er·gie *f neuro.* dysergia.

Dys·fi·bri·no·gen *nt hema.* nonclottable fibrinogen, dysfibrinogen.

Dys·fi·bri·no·gen·ämie *f hema.* dysfibrinogenemia.

Dys·funk·ti·on *f* abnormal function, malfunction, dysfunction.

Dys·gam·ma·glo·bu·lin·ämie *f immun.* dysgammaglobulinemia.

Dys·ge·ne·sie *f patho.* dysgenesis, dysgenesia.

Dys·ge·ni·ta·lis·mus *m embryo.* dysgenitalism.

Dys·ger·mi·nom *nt gyn.* dysgerminoma, ovarian seminoma.

Dys·geu·sie *f neuro.* dysgeusia.

Dys·glo·bu·lin·ämie *f immun.* dysglobulinemia.

Dys·gna·thie *f HNO* dysgnathia.

Dys·gram·ma·tis·mus *m neuro.* dysgrammatism.

Dys·gra·phie *f neuro.* dysgraphia.

Dys·hä·mo·poe·se *f hema.* dyshematopoiesis, dyshemopoiesis.

dys·hä·mo·poe·tisch *adj hema.* dyshematopoietic, dyshemopoietic.

Dys·hi·dro·se *f derm.* dyshidrosis, dyshidria, dyshydrosis, dysidria, dysidrosis.

Dys·hi·dro·sis *f → Dyshidrose.*

dys·hi·dro·tisch *adj* dyshidrotic.

Dys·ho·rie *f patho.* dysoria.

Dys·idro·se *f → Dyshidrose.*

Dys·kal·ku·lie *f neuro.* dyscalculia.

Dys·ka·ryo·se *f patho.* dyskaryosis.

Dys·ke·pha·lie *f embryo.* dyscephaly, dyscephalia.

Dys·ke·ra·tom *nt derm.* dyskeratoma. **warziges D.** isolated dyskeratosis follicularis, warty dyskeratoma.

Dys·ke·ra·to·se *f derm.* dyskeratosis.

hereditäre benigne intraepitheliale D. Witkop's disease, Witkop-von Sallmann disease, hereditary benign intraepithelial dyskeratosis.

kongenitale D. Zinsser-Cole-Engman syndrome, congenital dyskeratosis.

Dys·ke·ra·to·sis *f derm.* dyskeratosis.

D. bullosa (hereditaria) Hailey-Hailey disease, familial benign chronic pemphigus, benign familial pemphigus.

D. congenita Zinsser-Cole-Engman syndrome, congenital dyskeratosis.

D. follicularis Darier's disease, Darier-White disease.

D. follicularis isolata isolated dyskeratosis follicularis, warty dyskeratoma.

D. maligna Bowen's disease, Bowen's precancerous dermatosis, precancerous dermatitis.

D. segregans *→ D. follicularis isolata.*

dys·ke·ra·to·tisch *adj* dyskeratotic.

Dys·ki·ne·se *f patho.* dyskinesia, dyscinesia.
Dys·ki·ne·sie *f neuro.* dyskinesia, dyscinesia.
dys·ki·ne·tisch *adj neuro.* dyskinetic.
Dys·koi·me·sis *f neuro.* dyskoimesis.
Dys·ko·rie *f ophthal., neuro.* dyscoria.
Dys·kor·ti·zis·mus *m endo.* dyscorticism.
Dys·kra·sie *f patho.* dyscrasia.
dys·kra·tisch *adj patho.* dyscratic, dyscrasic.
Dys·kri·nie *f endo.* dyscrinia, dyscrinism.
Dys·la·lie *f HNO, neuro.* dyslalia, stammer, stammering.
Dys·le·xie *f neuro.* dyslexia.
Dys·li·pi·do·se *f patho.* dyslipidosis, dyslipoidosis.
Dys·li·po·pro·te·in·ämie *f patho.* dyslipoproteinemia.
Dys·lo·gie *f neuro., HNO* dyslogia.
dys·ma·tur *adj patho.* dysmature.
Dys·ma·tu·ri·tät *f patho., ped.* dysmaturity.
Dys·me·gal·op·sie *f ophthal.* dysmegalopsia.
Dysmelie-Syndrom *nt embryo., patho.* dysmelia syndrome.
Dys·me·nor·rhö *f gyn.* dysmenorrhea, menorrhalgia, menstrual colic, difficult menstruation, painful menstruation.
erworbene D. secondary dysmenorrhea, acquired dysmenorrhea.
essentielle D. → *primäre D.*
funktionelle D. functional dysmenorrhea.
mechanische D. mechanical dysmenorrhea.
obstruktive D. obstructive dysmenorrhea.
primäre D. intrinsic dysmenorrhea, essential dysmenorrhea, primary dysmenorrhea.
psychogene D. psychogenic dysmenorrhea.
sekundäre D. → *erworbene D.*
Dys·me·nor·rhoea *f* → *Dysmenorrhö.*
dys·me·nor·rho·isch *adj gyn.* dysmenorrheal.
Dys·me·ta·bo·lis·mus *m patho.* defective metabolism, dysmetabolism.
Dys·me·trie *f neuro.* dysmetria.
Dys·me·trop·sie *f ophthal.* dysmetropsia.
Dys·mi·mie *f neuro.* dysmimia.
Dys·mne·sie *f neuro.* dysmnesia.
Dys·mor·phia *f embryo.* dysmorphism, dysmorphia. **D. mandibulo-oculo-facialis** Hallermann-Streiff-Francois syndrome, Hallermann-Streiff syndrome, Francois' syndrome, mandibulo-oculofacial syndrome, mandibulo-oculofacial dysmorphia, oculomandibulofacial syndrome.
Dys·morph·opsie *f ophthal.* dysmorphopsia.
Dys·mo·ti·li·tät *f patho.* dysmotility.
Dys·mye·li·no·ge·ne·se *f patho.* dysmyelination.
Dys·on·to·ge·ne·se *f embryo.* dysontogenesis.
Dys·opie *f* → *Dysopsie.*
Dys·op·sie *f ophthal.* defective vision, dysopia, dysopsia.
Dys·ore·xie *f neuro.* dysorexia.
Dys·or·ga·no·pla·sie *f embryo.* dysorganoplasia.

Dys·orie *f patho.* dysoria.
Dys·os·mie *f neuro.* dysosmia.
Dys·os·phre·sie *f neuro.* dysosmia.
Dys·osto·se *f ortho.* defective bone formation, dysosteogenesis, dysostosis. **orodigitofaziale D.** Papillon-Léage and Psaume syndrome, orodigitofacial dysostosis, orodigitofacial syndrome.
Dys·osto·sis *f* → *Dysostose.*
D. acrofacialis acrofacial dysostosis, acrofacial syndrome.
D. cleidocranialis cleidocranial dysostosis, cleidocranial dysplasia, craniocleidodysostosis.
D. cranio-facialis Crouzon's disease, Crouzon's syndrome, craniofacial dysostosis.
D. enchondralis metaphysaria Jansen's disease, metaphyseal dysostosis.
D. mandibularis Nager's acrofacial dysostosis.
D. mandibulo-facialis Treacher-Collins syndrome, Treacher-Collins-Franceschetti syndrome, mandibulofacial dysostosis, mandibulofacial dysplasia, mandibulofacial syndrome, Franceschetti syndrome.
D. multiplex Hurler's disease, Hurler's syndrome, Pfaundler-Hurler syndrome, Hurler's type, lipochondrodystrophy, mucopolysaccharidosis I H.
Dys·par·eu·nie *f gyn.* dyspareunia.
Dys·pep·sie *f patho.* dyspepsia, gastric indigestion.
dys·pep·tisch *adj* dyspeptic.
Dys·pha·gia *f neuro.* dysphagia, dysphagy. **D. vallecularis** Barclay-Baron disease, vallecular dysphagia.
Dys·pha·gie *f neuro.* dysphagia, dysphagy.
oropharyngeale D. cervical dysphagia, oropharyngeal dysphagia, proximal dysphagia.
sideropenische D. Vinson's syndrome, Plummer-Vinson syndrome, Paterson's syndrome, Paterson-Brown-Kelly syndrome, sideropenic dysphagia.
Dys·pha·go·zy·to·se *f* dysphagocytosis. **kongenitale D.** congenital dysphagocytosis, chronic granulomatous disease (of childhood).
Dys·pha·sie *f neuro.* dysphasia.
Dys·phe·mie *f neuro.* dysphemia.
Dys·pho·nie *f HNO* dysphonia.
Dys·pho·rie *f psychia.* dysphoria.
dys·pho·risch *adj* dysphoric, dysphoretic.
Dys·phra·sie *f neuro.* dysphrasia.
Dys·phy·la·xie *f neuro.* dysphylaxia.
Dys·pla·sia *f patho.* dysplasia.
D. cleidocranialis cleidocranial dysplasia, cleidocranial dysostosis, craniocleidodysostosis.
D. cranio-carpo-tarsalis Freeman-Sheldon syndrome, whistling face syndrome, cranio-

carpotarsal dysplasia, craniocarpotarsal dystrophy.
D. encephalo-ophthalmica Krause's syndrome, encephalo-ophthalmic dysplasia.
D. epiphysealis hemimelica Trevor's disease, tarsoepiphyseal aclasis.
D. linguofacialis oral-facial-digital syndrome, OFD syndrome, orofaciodigital syndrome.
D. oculo-auricularis OAV dysplasia, OAV syndrome, Goldenhar's syndrome, oculoauriculovertebral dysplasia, oculoauricular dysplasia.
D. oculo-auriculo-vertebralis → *D. oculo-auricularis.*
D. renofacialis renofacial dysplasia, Potter's disease, Potter's facies.
Dys·pla·sie *f patho.* dysplasia.
anhidrotisch ektodermale D. anhidrotic ectodermal dysplasia, Christ-Siemens-Touraine syndrome, Christ-Siemens syndrome, congenital ectodermal defect, congenital ectodermal dysplasia.
bronchopulmonale D. Wilson-Mikity syndrome, pulmonary dysmaturity syndrome, bronchopulmonary dysplasia.
chondroektodermale D. Ellis-van Creveld syndrome, chondroectodermal dysplasia.
familiäre metaphysäre D. Pyle's disease, familial metaphyseal dysplasia.
fibröse D. Jaffé-Lichtenstein disease, Jaffé--Lichtenstein syndrome, cystic osteofibromatosis, fibrous dysplasia (of bone).
hidrotisch ektodermale D. Clouston's syndrome, hidrotic ectodermal dysplasia.
kongenitale ektodermale u. mesodermale D. Goltz' syndrome, Goltz-Gorlin syndrome, focal dermal hypoplasia.
kraniodiaphysäre D. craniodiaphyseal dysplasia.
kraniometaphysäre D. craniometaphyseal dysplasia.
linguofaziale D. oral-facial-digital syndrome, OFD syndrome, orofaciodigital syndrome.
multiple epiphysäre D. multiple epiphyseal dysplasia.
okulo-aurikulo-vertebrale D. OAV dysplasia, OAV syndrome, Goldenhar's syndrome, oculoauriculovertebral dysplasia, oculoauricular dysplasia.
polyostotische fibröse D. McCune-Albright syndrome, Albright's disease, Albright's syndrome, polyostotic fibrous dysplasia.
renofaziale D. renofacial dysplasia, Potter's disease, Potter's facies.
spondyloepiphysäre D. 1. spondyloepiphyseal dysplasia. **2.** Morquio's disease, Morquio--Ullrich disease, Morquio-Brailsford disease, Brailsford-Morquio disease, mucopolysaccharidosis IV.
dys·pla·stisch *adj* dysplastic.

Dys·pnoe *f pulmo.* dyspnea, dyspnoea, difficult breathing, labored breathing.
exspiratorische D. expiratory dyspnea.
funktionelle D. functional dyspnea.
inspiratorische D. inspiratory dyspnea.
kardiale D. cardiac dyspnea.
nächtliche D. nocturnal dyspnea.
orthostatische D. orthostatic dyspnea.
dys·pno·isch *adj* dyspneic, short of breath, breathless.
Dys·po·ese *f patho.* dyspoiesis.
Dys·pra·xie *f neuro.* dyspraxia.
Dys·pro·te·in·ämie *f patho.* dysproteinemia.
Dys·re·fle·xie *f neuro.* dysreflexia.
Dys·rha·phie *f embryo.* dysrhaphia, dysrhaphism.
Dys·rhyth·mie *f* defective rhythm, dysrhythmia. **diffuse D.** *neuro.* (*EEG*) cerebral dysrhythmia, electroencephalographic dysrhythmia.
Dys·se·ba·cea *f derm.* dyssebacia, dyssebacea.
Dys·som·nie *f neuro.* dyssomnia.
Dys·sper·ma·tis·mus *m andro.* dysspermatism, dysspermia, dyspermatism.
Dys·sta·sie *f neuro.* dysstasia, dystasia. **erbliche areflektorische D.** Lévy-Roussy syndrome, Roussy-Lévy disease, hereditary areflexic dysstasia, hereditary ataxic dysstasia, Roussy-Lévy hereditary areflexic dystasia.
Dys·stea·to·sis *f derm.* dyssebacia, dyssebacea.
Dys·syl·la·bie *f neuro.* dyssyllabia.
Dys·sym·bo·lie *f neuro.* dyssymbolia, dyssymboly.
Dys·syn·er·gia *f neuro.* dyssynergia. **D. cerebellaris myoclonica** Hunt's syndrome, Ramsey Hunt syndrome, Hunt's disease.
Dys·ta·xia *f neuro.* dystaxia.
Dys·thy·mie *f psychia.* dysthymic disorder, dysthymia, depressive neurosis.
Dys·thy·reo·se *f patho.* dysthyreosis, dysthyroidism.
Dys·to·kie *f gyn.* difficult labor, difficult childbirth, dystocia.
dys·ton *adj* dystonic.
Dys·to·nie *f patho.* dystonia.
biliäre D. biliary dyskinesia, biliary dyssynergia.
vasomotorische D. vasomotor imbalance, autonomic imbalance.
dys·to·nisch *adj* dystonic.
Dys·to·pie *f* **1.** *patho.* dystopia, dystopy. **2.** *embryo.* heterotopia, heterotopy.
dys·troph *adj patho.* dystrophic.
Dys·tro·phia *f patho.* dystrophy, dystrophia.
D. adiposogenitalis Fröhlich's syndrome, Babinski-Fröhlich syndrome, adiposogenital degeneration, adiposogenital dystrophy, adiposogenital syndrome.
D. epithelialis corneae Fuchs' dystrophy, Fuchs' epithelial dystrophy.

D. musculorum progressiva progressive muscular dystrophy, idiopathic muscular atrophy.

D. musculorum progressiva Duchenne Duchenne atrophy, Duchenne's disease, Duchenne muscular dystrophy, pseudohypertrophic muscular atrophy, childhood muscular dystrophy, pseudohypertrophic muscular dystrophy.

D. musculorum progressiva Erb Erb's atrophy, Erb's disease, Erb's palsy, Erb's paralysis.

D. myotonica Steinert's disease, myotonic dystrophy, myotonic atrophy.

Dys·tro·phie *f patho.* dystrophy, dystrophia.

frühinfantile spongiöse D. Canavan's disease, Canavan's sclerosis, Canavan-van Bogaert--Bertrand disease, spongy degeneration.

dys·tro·phisch *adj* dystrophic.

Dys·urie *f urol.* dysuria, dysuresia, dysury.

dys·urisch *adj* dysuric.

Dys·vit·ami·no·se *f patho.* dysvitaminosis.

Dys·ze·pha·lie *f embryo.* dyscephaly, dyscephalia.

Dys·ze·pha·lo·syn·dak·ty·lie *f patho.* Waardenburg's syndrome.

Dys·zoo·sper·mie *f embryo.* dyszoospermia.

D-Zelladenokarzinom *nt* (*Pankreas*) delta cell adenocarcinoma.

D-Zelladenom *nt* (*Pankreas*) delta cell adenoma.

D-Zelle *f* **1.** (*Pankreas*) delta cell, D cell. **2.** (*HVL*) gonadotroph cell, gonadotrope, gonadotroph, delta cell, D cell.

D-Zell-Tumor *m* (*Pankreas*) delta cell tumor, D-cell tumor, somatostatinoma.

E

EAC-Rosettentest *m immun.* EAC rosette assay, erythrocyte antibody complement rosette assay.

Eagle: E.-Syndrom *nt neuro.* Eagle syndrome.

EAHF-Komplex *m derm.* EAHF complex.

Eales: E.-Krankheit *f ophthal.* Eales' disease.

Early-Antigen *nt abbr.* EA *immun.* (*EBV*) early antigen.

East-Coast-Fieber *nt epidem.* East Coast fever, African Coast fever, bovine theileriasis, bovine theileriosis.

Eastern equine encephalitis *f* → *Eastern equine encephalomyelitis.*

Eastern equine encephalitis-Virus *nt* → *Eastern equine encephalomyelitis-Virus.*

Eastern equine encephalomyelitis *f abbr.* **EEE** *epidem.* Eastern equine encephalitis, Eastern equine encephalomyelitis.

Eastern equine encephalomyelitis-Virus *nt micro.* Eastern equine encephalomyelitis virus, Eastern equine encephalitis virus, EEE virus.

Eaton: E.-agent *nt micro.* Eaton agent, Mycoplasma pneumoniae.

Ebe·ne *f anat.* plane, planum; *mathe., phys.* plane, *fig.* level, plane.

Eberth: E.-Linien *pl histol.* Eberth's lines.

Ebner: E.'-Halbmond *m histol.* Giannuzzi's body, Giannuzzi's cell, Giannuzzi's demilune, crescent of Giannuzzi, demilune of Heidenhain, serous crescent, crescent body, crescent cell.

E.'-Spüldrüsen *pl histol.* Ebner's glands, gustatory glands.

Ebola-Fieber *nt epidem.* Ebola fever, Ebola hemorrhagic fever, Ebola virus disease, Ebola disease.

Ebola-Virus *nt micro.* Ebola virus.

Ebstein: E.-Anomalie *f card.* Ebstein's anomaly, Ebstein's disease.

E.-Syndrom *nt* → *E.-Anomalie.*

Ebul·lis·mus *m patho.* ebullism.

Ebur·nea·ti·on *f ortho.* bone sclerosis, eburnation, osteosclerosis.

Ebur·ni·sie·rung *f* → *Eburneation.*

EBV-Antigen *nt immun.* Epstein-Barr virus antigen, EBV antigen.

EB-Virus *nt micro.* EB virus, Epstein-Barr virus.

Ec·ce·ma *nt derm.* eczema, tetter.

E. **endogenicum** atopic dermatitis, atopic eczema, allergic dermatitis, endogenous eczema, allergic eczema.

E. **herpeticatum/herpetiformis** Kaposi's varicelliform eruption, eczema herpeticum.

E. **infantum** milk crust, milk scall, milk tetter, milky tetter.

E. **marginatum** ringworm of the groin, jock itch, tinea inguinalis, eczema margination.

E. **nummularis** nummular eczema, nummular neurodermatitis, nummular eczematous dermatitis.

E. **solare** summer prurigo (of Hutchinson), light sensitive eruption, polymorphic light eruption, Hutchinson's disease, Hutchinson's syndrome.

Ec·chon·dro·sis ossificans *f ortho., patho.* hereditary multiple exostoses, hereditary deforming chondrodystrophy, osteochondromatosis.

Ec·chy·mo·sis *f patho.* ecchymosis.

Echi·no·coc·cus *m micro.* caseworm, Echinococcus. E. **granulosus** hydatid tapeworm, dog tapeworm, Echinococcus granulosus.

Echi·no·kok·ken·bla·se *f* → *Echinokokkenzyste.*

Echi·no·kok·ken·in·fek·ti·on *f* → *Echinokokkose.*

Echi·no·kok·ken·zy·ste *f patho., epidem.* hydatid cyst, echinococcus cyst, hydatid. **multilokuläre E.** alveolar hydatid cyst, multilocular hydatid cyst, multiloculate hydatid cyst.

Echi·no·kok·ken·zy·sten·ex·zi·si·on *f chir.* echinococcotomy.

Echi·no·kok·ko·se *f patho., epidem.* echinococcosis, echinococciasis, hydatid disease, echinococcal cystic disease, echinococcus disease, hydatidosis.

alveoläre E. alveolar hydatid, Virchow's hydatid, alveolar hydatid disease, multilocular hydatid disease.

metastasierende E. metastatic echinococcosis,

metastatic hydatidosis.
zystische E. unilocular hydatid disease.
Echi·no·oph·thal·mie *f ophthal.* echinophthalmia.
Echi·no·zyt *m hema.* echinocyte, burr cell, crenated erythrocyte, crenocyte.
Echo·aku·sis *f HNO* echoacousia, echo diplacusis.
echo·ar·tig *adj* echolike, echoic.
Echo·en·ze·pha·lo·gramm *nt radiol.* echoencephalogram.
Echo·en·ze·pha·lo·gra·phie *f radiol.* echoencephalography.
echo·gen *adj radiol.* echogenic.
Echo·gramm *nt radiol.* echogram.
Echo·gra·phie *f* 1. *neuro.* echographia. 2. *radiol.* echography.
Echo·hö·ren *nt* → *Echoakusis.*
Echo·kar·dio·gramm *nt card.* echocardiogram.
Echo·kar·dio·gra·phie *f card.* echocardiography, ultrasonic cardiography, ultrasound cardiography.
echo·kar·dio·gra·phisch *adj card.* echocardiographic.
Echo·ki·ne·se *f psychia.* echokinesia, echokinesis, echomotism, echopraxia.
Echo·la·lie *f psychia.* echolalia, echophrasia, echo speech.
Echo·ma·tis·mus *m psychia.* echomatism, echopathy.
Echo·mi·mie *f psychia.* echomimia.
Echo·phä·no·men *nt card.* return extrasystole, retrograde extrasystole.
Echo·pho·nie *f clin.* echophony, echophonia.
Echo·pho·no·kar·dio·gra·phie *f card.* echophonocardiography.
Echo·phra·sie *f* → *Echolalie.*
Echo·pra·xie *f* → *Echokinese.*
Echo·vi·rus *nt micro.* ECHO virus, echovirus.
Echt-Zeit-Verfahren *nt radiol.* real-time sonographic examination.
Eck: E.-Fistel *f patho.* Eck fistula.
Eck·zahn *m anat.* canine tooth, canine, eye tooth.
Ec·lamp·sia *f gyn.* eclampsia.
Eco·na·zol *nt pharm.* econazole.
Economo: E.-Enzephalitis *f neuro.* Economo's disease, Economo's encephalitis, von Economo's encephalitis, von Economo's disease, epidemic encephalitis, lethargic encephalitis, Vienna encephalitis.
Eco·thio·pat *nt pharm.* echothiophate.
Écrase·ment *nt chir.* écrasement.
Écra·seur *m chir.* écraseur.
Ec·thy·ma *nt derm.* ecthyma.
E. contagiosum contagious ecthyma, contagious pustular dermatitis, sore mouth, orf.
E. gangraenosum ecthyma gangrenosum, disseminated cutaneous gangrene.
E. infectiosum → *E. contagiosum.*

EC-Zelle *f histol.* enterochromaffin cell, EC cell.
Ec·ze·ma *nt* → *Eccema.*
Eddowes: E.-Syndrom *nt ortho.* Eddowes' disease, Eddowes' syndrome, Spurway syndrome.
Eddowes-Spurway: E.-S.-Syndrom *nt* → *Eddowes-Syndrom.*
EDF-Gips *m ortho.* Cotrel cast, EDF cast.
EDF-Korsett *nt ortho.* EDF brace.
Edinger-Westphal: E.-W.-Kern *m anat.* Edinger-Westphal nucleus, Edinger's nucleus, autonomic nucleus, accessory nucleus.
Edridge-Green: E.-G.-Lampe *f ophthal.* Edridge-Green lamp.
Ed·ro·pho·ni·um *nt pharm.* edrophonium.
Edwards: E.-Syndrom *nt genet.* Edwards' syndrome, trisomy E syndrome, trisomy 18 syndrome.
EEC-Syndrom *nt embryo., patho.* EEC syndrome, ectodactyly-ectodermal dysplasia-clefting syndrome.
EEG-Audiometrie *f neuro.* cortical audiometry.
Ef·fekt *m* effect; (*Wirksamkeit*) efficiency, effectiveness, effectivity.
isodynamischer E. isodynamic effect.
photoelektrischer E. photoelectrical effect, Hallwachs effect.
spezifisch dynamischer E. *physiol.* specific dynamic effect.
zytopathischer E. *abbr.* **CPE** *immun.* cytopathic effect.
Ef·fek·tiv·do·sis *f abbr.* **ED** effective dose.
Ef·fek·ti·vi·tät *f* effectiveness, effectivity, effectuality, efficaciousness, efficacy.
Ef·fek·tiv·tem·pe·ra·tur *f physiol.* effective temperature.
Ef·fek·tor *m physiol., biochem.* effector.
Ef·fek·tor·hor·mon *nt biochem.* effector hormone.
Ef·fe·mi·na·ti·on *f psychia., psycho.* effemination, effeminacy, effeminateness.
ef·fe·mi·niert *adj psychia., psycho.* effeminate.
ef·fe·rent *adj physiol.* efferent, efferential.
Efferent-loop-Syndrom *nt chir.* efferent loop syndrome.
Ef·fe·renz *f physiol.* efference, efferent.
Ef·flo·res·zenz *f derm.* efflorescence; rash eruption.
Ef·flu·vi·um *nt derm.* effluvium.
anagen-dystrophisches E. alopecia of the immediate type, anagen-dystrophic alopecia, anagen-dystrophic effluvium.
androgenetisches E. androgenetic effluvium, androgenetic male alopecia, male pattern alopecia, male pattern baldness.
telogenes E. telogen alopecia, telogen effluvium, telogen hair loss, alopecia of the late type.

Effort-Syndrom *nt patho., card.* effort syndrome, DaCosta's syndrome, functional cardiovascular disease, irritable heart, neurocirculatory asthenia, phrenocardia.

Ege·sti·on *f physiol., biochem.* egestion.

Ego *nt psycho.* ego.

Ego-Ideal *nt psycho.* ego-ideal.

Ego·is·mus *m psycho.* egoism, egotism, selfishness, self-centeredness.

Ego·ist *m* egoist, egotist, selfish person.

Egoi·stin *f* egoist, egotist, selfish person.

egoi·stisch *adj* egoistic, egoistical, selfish.

Ego·ma·nie *f psychia.* egomania.

Ego·tis·mus *m* → *Egoismus.*

ego·zen·trisch *adj psychia.* egocentric, egotropic, idiotropic.

Ehe *f* marriage, matrimony, married state.

Ehe·be·ra·tung *f* marital counseling.

Ehe·frau *f* wife.

ehe·lich *adj* marital, matrimonial,.

Ehe·mann *m* husband.

Ehe·paar *nt* couple, pair.

Ehlers-Danlos: E.-D.-Syndrom *nt derm.* Ehlers-Danlos disease, Ehlers-Danlos syndrome, Danlos' disease, Danlos' syndrome, elastic skin.

Ei *n embryo.* egg, ovum.

E·ichel *f anat.* head of penis, glans (of penis), balanus.

Ei·chel·ent·zün·dung *f urol.* balanitis.

Ei·chel·pla·stik *f urol.* balanoplasty.

Ei·chel·sep·tum *nt anat.* septum of glans penis.

Ei·chel·vor·haut·ka·tarrh *m urol.* balanoposthitis.

Ei·chen *nt* calibration.

ei·chen *vt* calibrate, gauge, gage.

Eichstedt: E-Krankheit *f derm.* pityriasis versicolor, tinea versicolor.

Eicken: E.-Hypopharyngoskopie *f HNO* Eicken's method.

Ei·dop·to·me·trie *f ophthal.* eidoptometry.

Ei·dot·ter *m embryo.* vitellus, yolk.

Ei·er·stock *m* ovary, ovarium, oophoron, ootheca, oarium.

Ei·er·stock·age·ne·sie *f embryo.* ovarian agenesis.

Ei·er·stock·ar·te·rie *f anat.* ovarian artery, tubo-ovarian artery.

Ei·er·stock·band *nt anat.* ovarian ligament, uteroovarian ligament.

Ei·er·stock·blu·tung *f gyn.* oophorrhagia, ovarian hemorrhage, ovarian bleeding.

Ei·er·stock·en·do·me·trio·se *f gyn.* endosalpingosis, endosalpingiosis.

Ei·er·stock·ent·fer·nung *f gyn.* oophorectomy, ovariectomy, ovariosteresis.

Ei·er·stock·ent·zün·dung *f gyn.* oophoritis, oaritis, ovaritis.

Ei·er·stock·er·kran·kung *f gyn.* ovariopathy, oophoropathy.

Ei·er·stock·fi·xie·rung *f gyn.* ovariopexy, oophoropexy, oophoropexy.

Ei·er·stock·fol·li·kel *pl histol.* ovarian follicles.

Ei·er·stock·ge·schwulst *f gyn.* ovarian tumor.

Ei·er·stock·hi·lus *m anat.* hilum of ovary, hilus of ovary.

Ei·er·stock·in·suf·fi·zi·enz *f gyn., endo.* hypo--ovarianism, hypovaria, hypovarianism.

Ei·er·stock·in·zi·si·on *f gyn.* ovariotomy, oariotomy, oophorotomy.

Ei·er·stock·kap·sel *f anat.* albuginea of ovari.

Ei·er·stock·krebs *m gyn.* ovarian carcinoma.

Ei·er·stock·mul·de *f anat.* ovarian fossa, Claudius' fossa.

Ei·er·stock·pla·stik *f gyn.* oophoroplasty.

Ei·er·stock·pol *m anat.* extremity of ovary.

oberer E. tubal extremity.

unterer E. pelvic extremity, uterine extremity.

Ei·er·stock·punk·ti·on *f gyn.* ovariocentesis.

Ei·er·stock·rin·de *f histol.* cortex of ovary.

Ei·er·stock·rup·tur *f gyn.* ovariorrhexis.

Ei·er·stock·schmerz *m* oophoralgia, oarialgia, ovarialgia.

Ei·er·stock·schwan·ger·schaft *f gyn.* ovarian pregnancy, ovariocyesis, oocyesis.

Ei·er·stock·schwel·lung *f gyn.* oophoroma, ovarioncus.

Ei·er·stock·tu·mor *m gyn.* oophoroma, ovarioncus.

Ei·er·stock·ve·ne *f anat.* ovarian vein.

Ei·er·stock·zy·ste *f gyn.* ovarian cyst, oophoritic cyst.

ei·för·mig *adj* ovoid, oviform, egg-shaped.

Ei·gelb *nt* yolk, egg-yolk, yellow.

Ei·ge·lenk *nt anat.* ellipsoidal articulation/joint, condylar articulation/joint, condyloid articulation/joint.

Ei·gen·be·hand·lung *f clin.* self-treatment, autotherapy.

Ei·gen·blut·be·hand·lung *f clin.* autohemotherapy.

Ei·gen·blut·trans·fu·si·on *f hema.* autohemotransfusion, autotransfusion, autologous transfusion.

Ei·gen·er·re·gung *f* self-excitation.

Ei·gen·impf·stoff *m immun.* autovaccine, autogenous vaccine.

Ei·gen·lie·be *f psycho.* self-love.

Ei·gen·re·flex *m* proprioceptive reflex, idioreflex.

Ei·gen·se·rum *nt* autoserum.

Ei·gen·se·rum·be·hand·lung *f* autoserum therapy, autoserotherapy, autotherapy.

Ei·gen·sti·mu·la·ti·on *f* self-stimulation.

Eig·nungs·test *m* test, ability test, aptitude test.

Ei·häu·te *pl embryo.* fetal membranes, extraembryonic membranes.

Ei·hü·gel *m histol.* proligerous disk, ovarian cumulus, germ-bearing hillock.

Ei·hül·le *f embryo.* oolemma, striated mem-

brane, pellucid zone.
Ei·klar *nt* egg white, albumen, ovalbumin.
Ei·ko·no·me·ter *nt ophthal.* eikonometer, eiconometer.
Ei·lei·ter *m anat.* salpinx, fallopian tube, tube, uterine tube, oviduct.
Ei·lei·ter·blu·tung *f gyn.* salpingorrhagia.
Ei·lei·ter·dre·hung *f gyn.* tubotorsion.
Ei·lei·ter·ent·fer·nung *f gyn.* salpingectomy, tubectomy.
Ei·lei·ter·ent·zün·dung *f gyn.* salpingitis.
Ei·lei·ter·er·öff·nung *f gyn.* salpingotomy.
Ei·lei·ter·fi·xa·ti·on *f gyn.* salpingopexy.
Ei·lei·ter·fran·sen *pl histol.* Richard's fringes, fimbiae of uterine tube.
Ei·lei·ter·lö·sung *f gyn.* salpingolysis.
Ei·lei·ter·naht *f gyn.* salpingorrhaphy.
Ei·lei·ter·pla·stik *f gyn.* salpingoplasty, tuboplasty.
Ei·lei·ter·re·sek·ti·on *f gyn.* tubectomy, salpingectomy.
Ei·lei·ter·schnitt *m gyn.* salpingotomy.
Ei·lei·ter·schwan·ger·schaft *f gyn.* oviductal pregnancy, fallopian pregnancy, tubal pregnancy, salpingocyesis.
Ei·lei·ter·tu·mor *m gyn.* salpingioma.
Ei·lei·ter·ver·le·gung *f gyn.* salpingemphraxis.
ein·ach·sig *adj anat.* uniaxial, monaxial.
ein·ar·mig *adj* (*a. techn.*) one-armed.
ein·äschern *vt* (*Leichnam*) cremate.
Ein·äsche·rung *f* (*Leichnam*) cremation.
Ein·atem·mus·kel *m physiol.* inspiratory muscle.
Ein·atem·zen·trum *nt physiol.* inspiratory center.
ein·at·men *vt, vi* inhale, inspire, respire, breathe in.
Ein·at·mung *f* inhalation, inspiration.
ein·äu·gig *adj* one-eyed; *opt.* monocular.
ein·bal·sa·mie·ren *vt* embalm.
Ein·bal·sa·mie·rung *f* embalming; embalmment.
ein·bei·nig *adj* one-legged.
Ein·blu·tung *f patho.* bleeding, hemorrhage.
ein·cre·men *vt* cream, put cream on.
Ein·damp·fen *nt* evaporation, boiling down.
ein·damp·fen *vt* vaporize, vapor, evaporate, boil down.
ein·deu·tig *adj* clear, plain, clean-cut, positive, definite, direct, clear-cut.
ein·dicken [k·k] **I** *vt* thicken, condense, concentrate. **II** *vi* thicken.
ein·di·men·sio·nal *adj* unidimensional, one-dimensional.
ein·drin·gen *vt* penetrate (*in* into, in); (*a. patho.*) infiltrate (*in* into); (*Flüssigkeit*) seep in, leak in, ooze in, permeate into; (*Erreger*) invade; (*Sonde etc.*) engage.
ein·ei·ig *adj embryo.* monovular; monozygotic, monozygous, enzygotic.

ein·fach *adj* (*leicht*) simple, easy, uncomplicated; (*Person*) ordinary, simple, simple-minded; *ortho.* (*Bruch*) simple, uncomplicated.
Ein·fach·se·hen *nt ophthal.* single vision, haplopia.
ein·fach·un·ge·sät·tigt *adj chem.* monounsaturated, monoenoic.
Ein·fach·zucker [k·k] *m chem.* monosaccharide, simple sugar.
ein·fä·deln *vt* (*Faden*) thread.
Ein·fall *m* idea, inspiration, brainstorm, brain wave, thought.
Ein·falls·ebe·ne *f phys.* plane of incidence.
Ein·falls·win·kel *m phys.* incident angle, angle of incidence.
ein·fäl·tig *adj* (*Person*) simple-minded, simple, blear-eyed; innocent, naive.
Ein·far·ben·se·hen *nt ophthal.* monochromasy, monochromatism, achromatic vision, achromatism, achromatopsia, achromatopsy.
Ein·frie·ren *nt* freezing, deep-freezing.
ein·frie·ren **I** *vt* freeze, quick-freeze, deep-freeze, congeal. **II** *vi* freeze, freeze in, freeze up, congeal.
ein·füh·ren *vt* (*hineinschieben*) introduce, insert (*in* into); (*Kanüle, Sonde*) insert; (*Instrument*) pass; (*Penis*) penetrate.
ein·füh·rend *adj* introductory, propedeutic, initiative.
Ein·füh·rung *vt* (*Instrument*) introduction, insertion, insertio (*in* into); (*Sonde*) passage; (*Penis*) penetration.
Ein·gang *m* **1.** entrance, entry, way in; portal. **2.** *anat.* inlet, introitus, ostium, opening, vestibule, vestibulum, aditus, aperture; (*a. techn.*) mouth.
ein·ge·bil·det *adj psychia., patho.* delusional, delusive, imaginary, phantom.
Ein·ge·bo·re·ne *m/f* native, indigene.
ein·ge·dickt *adj* spissated, inspissated.
ein·ge·fal·len *adj* (*Wangen*) cavernous, cavitary; (*Wangen, Augen*) hollow, sunken; (*Person*) emaciated.
ein·ge·fro·ren *adj* frozen, deep-frozen.
ein·ge·hend *adj* (*Forschung*) deep; (*Untersuchung*) thorough, close; (*umfangreich*) comprehensive; (*sorgfältig*) careful.
ein·ge·kap·selt *adj anat.* encapsulated, encapsuled, capsulate(d), capsular.
ein·ge·klemmt *adj patho., chir.* incarcerated.
Ein Gen-ein Enzym-Hypothese *f biochem.* one gene-one enzyme hypothesis, one gene-one polypeptide chain hypothesis.
ein·ge·ris·sen *adj* lacerated, lacerate, fissured.
ein·ge·schla·fen *adj* (*Fuß, Hand*) numb.
ein·ge·schrumpft *adj patho.* contracted.
ein·ge·wach·sen *adj* ingrowing, ingrown.
Ein·ge·wei·de *pl anat.* viscera; (*Gedärme*) bowels, intestines, guts.

einpflanzen

Ein·ge·wei·de·abs·zeß *m patho.* visceral abscess.

Ein·ge·wei·de·af·fe·ren·zen *pl physiol.* visceral afferents.

Ein·ge·wei·de·an·gio·gra·phie *f radiol.* visceral angiography.

Ein·ge·wei·de·ent·fer·nung *f chir.* disembowelment, devisceration, evisceration, exenteration.

Ein·ge·wei·de·per·fo·ra·ti·on *f chir.* visceral perforation.

Ein·ge·wei·de·re·flex *m neuro.* visceral reflex.

Ein·ge·wei·de·re·sek·ti·on *f chir.* enterectomy.

Ein·ge·wei·de·schmerz *m patho.* visceralgia, visceral pain.

Ein·ge·wei·de·sen·kung *f chir., patho.* visceroptosis, visceroptosia.

Ein·ge·wei·de·sen·si·bi·li·tät *f physiol.* splanchnesthesia, splanchnesthetic sensibility, visceral sensibility.

Ein·ge·wei·de·sinn *m physiol.* splanchnesthetic sensibility, visceral sense.

Ein·ge·wei·de·skle·ro·se *f patho.* splanchnosclerosis.

Ein·ge·wei·de·ver·grö·ße·rung *f patho.* splanchnomegaly, visceromegaly.

Ein·ge·wei·de·ver·la·ge·rung *f patho.* splanchnectopia, splanchnodiastasis.

Ein·ge·wei·de·vor·fall *m patho.* visceral herniation, eventration, evisceration.

ein·ge·zo·gen *adj patho.* retracted.

ein·gip·sen *vt ortho.* put in plaster.

ein·gren·zen *vt (Epidemie)* contain, localize.

Ein·griff *m* 1. intervention (in), interference (in, with). 2. *chir.* operation, surgical procedure, surgery.

ein·hal·ten I *vt (Anordnung)* observe, abide by, comply with, adhere to; *(Diät)* keep to. II *vi (Harn)* wait.

Ein·hal·tung *f (Anordnung)* observance of, compliance with, adherence to; *(Diät)* keeping to.

ein·hän·dig *adj* one-handed; with one hand, single-handed, one-handed.

Ein·heit *f allg.* unit; *biochem., mathe., pharm., phys.* unit; *lab.* unit, standard.

absolute E. absolute unit.

internationale E. *abbr.* I.E. *biochem.* international unit.

plaque-bildende E. *abbr.* **PBE** *micro.* plaque-forming unit.

Ein·heits·mem·bran *f bio.* elementary membrane, unit membrane.

Ein·heits·mem·bran·hy·po·the·se *f bio.* unit-membrane hypothesis.

ein·imp·fen *vt* inoculate; vaccinate.

Ein·imp·fung *f* inoculation; vaccination

ein·kamm·rig *adj histol.* monolocular, unilocular, unicameral, unicamerate.

Ein·kap·seln *nt* encystment, encystation,

encapsulation.

ein·kap·seln I *vt* capsule, capsulize, incapsulate, encyst, encapsulate, encapsule. II *vr sich e.* become encapsulated, encyst.

ein·kei·len *vt ortho.* impact, wedge.

Ein·kei·lung *f* 1. *ortho.* impaction. 2. *anat.* gomphosis, peg-and-socket articulation, gompholic joint.

ein·ker·nig *adj* uninuclear, uninucleated.

ein·klem·men *vt patho., chir.* incarcerate; impact.

Ein·klem·mung *f chir., patho.* incarceration, herniation; impaction.

Ein·ko·ten *nt patho.* encopresis.

Ein·la·ge *f ortho.* insole support, arch support.

Ein·la·ge·rung *f (a. chem., med.)* deposit, storage; *patho., biochem.* pexis, pexia.

Ein·la·ge·span *m chir., ortho.* inlay.

Ein·lauf *m* clysma, clyster, enema. **einen E. geben/machen** clyster, clysterize, give an enema.

hoher E. small bowel enema, enteroclysis, high enema.

Ein·le·ge·soh·le *f ortho.* insole.

ein·lei·ten *vt* start, begin, commence; *(Maßnahmen)* take measures; *(Schritte)* take steps; *(in die Wege leiten)* initiate; *(Geburt)* induce; *(Narkose)* induce, introduce.

Ein·lei·tung *f* start, beginning, commencement; *(Geburt)* induction; *anes.* introduction.

Ein·lei·tungs·pha·se *f anes.* inductive phase, induction.

ein·lie·fern *vt (ins Krankenhaus)* hospitalize, admit to the hospital, take to the hospital; *(Zwangseinlieferung)* commit.

Ein·lie·fe·rung *f (ins Krankenhaus)* hospitalization, admission to hospital; *(Anstalt)* commitment *(in* to), committal *(in* to).

ein·mas·sie·ren *vt (Salbe)* work in.

ein·mün·den *vi* lead, flow *(in* into); debouch, discharge, empty *(in* into).

Ein·mün·dung *f* débouchment, opening, confluence.

Ein·nah·me *f (Medikament)* taking; *(Drogen)* use, usage.

Ein·näs·sen *nt* enuresis. **nächtliches E.** bedwetting, nocturnal enuresis.

ein·neh·men *vt (Mahlzeit, Medikament)* take; *(Lage)* assume.

Ein·ni·sten *nt micro.* colonization; *patho.* innidiation, indenization.

Ein·ni·stung *f embryo., gyn.* implantation; nidation.

interstitielle E. interstitial implantation.

intradeziduale E. intradecidual implanation.

oberflächliche/superfizielle E. superficial implantation, central implantation, circumferential implantation.

ein·ölen *vt* oil.

ein·pflan·zen *vt chir.* implant (in, into). **wieder**

e. reimplant.

Ein·pflan·zung *f chir.* implantation.

ein·pha·sig *adj* single-phase, monophasic.

ein·po·lig *adj* unipolar, single-pole.

Ein·pu·dern *nt* poudrage.

ein·pu·dern *vt* powder.

ein·rei·ben I *vt* (*Creme*) cream, put cream on; (*Salbe*) apply ointment to, embrocate, work in; (*Haut*) rub, smear (*mit* with). **II** *vr* **sich e.** rub o.s. (*mit etw.* with sth.); (*Creme*) put on cream; (*Salbe*) rub o.s. with ointment.

Ein·rei·bung *f pharm.* (*Salbe, Öl*) rubbing in, application.

ein·rei·ßen *vt ortho.* lacerate, tear.

ein·renk·bar *adj chir., ortho.* reducible.

ein·ren·ken *vt chir. ortho.* reduce, set.

Ein·ren·kung *f chir., ortho.* reduction, setting.

ein·richt·bar *adj chir., ortho.* reducible.

Ein·rich·ten *nt ortho.* setting, coaptation.

ein·rich·ten *vt ortho.* (*Frakturenden*) reduce, set, coapt.

Ein·rich·tung *f* **1.** *chir., ortho.* reduction, adjustment. **2.** (*a. techn., lab.*) (*Ausstattung*) equipment, facilities *pl*; fittings *pl*; (*Praxis*) armamentarium.

Ein·riß *m ortho.* tear, crack, fissure, laceration.

ein·sal·ben I *vt* apply ointment to, embrocate, work in. **II** *vr* **sich e.** rub o.s. with ointment.

ein·schät·zen *vt* estimate (*auf* at); assess, appraise, evaluate; (*a. mathe.*) calculate.

Ein·schät·zung *f* estimate; (*Verfassung, Lage*) assessment, appraisal, evaluation; (*a. mathe.*) calculation, estimation; (*Beurteilung*) judgement.

ein·schie·ben *vt* (*Sonde*) insert, put in, push in.

ein·schla·fen *vi* **1.** fall asleep, get to sleep, go to sleep, go off, get off. **2.** (*Glieder*) become numb.

ein·schlä·fern *vt* **1.** send to sleep, make sleepy, make drowsy. **2.** (*narkotisieren*) narcotize, put to sleep. **3.** (*Tier töten*) put to sleep, put down.

ein·schlä·fernd *adj* (*Mittel*) narcotic, sedative, opiate, hypnotic, hypnagogic.

Ein·schlaf·stö·rung *f neuro.* dyskoimesis, dyscoimesis.

ein·schlep·pen *vt* (*Krankheit*) introduce (*in* into), bring in (*in* to), import.

Ein·schluß *m* (*a. patho.*) inclusion (*in* in).

Ein·schluß·kon·junk·ti·vi·tis *f ophthal.* inclusion conjunctivitis, swimming pool conjunctivitis, swimming pool blennorrhea.

Ein·schluß·kör·per·chen *nt* inclusion body, intranuclear inclusion, elementary body.

Ein·schluß·kör·per·chen·krank·heit *f* inclusion disease. **zytomegale E.** *epidem.* inclusion body disease, cytomegalovirus infection, cytomegalic inclusion disease.

Ein·schluß·zy·ste *f patho.* inclusion cyst.

Ein·schmel·zung *f histol., patho.* colliquation.

Ein·schnei·den *nt chir.* cut, incision.

ein·schnei·den I *vt* cut in, incise, make a cut in, make an incision in. **II** *vi* cut, make a cut in.

Ein·schnitt *m* **1.** (*a. chir*) cut, incision, section. **2.** (*Vertiefung*) indent, indentation; (*Spalte*) cleft; *anat.* incisure, groove, notch.

ein·schnü·ren *vt patho.* constrict, tie up; (*Kehle*) strangle, choke.

ein·schrän·ken *vt* (*beschränken*) reduce (*auf* to), cut back, cut down; (*Bewegungsfreiheit*) confine. **das Rauchen/Trinken e.** cut down on smoking/drinking.

ein·schrump·fen *vi patho.* shrink, contract, atrophy.

Ein·schuß *m forens.* wound of entry.

Ein·schwemm·ka·the·ter *m* flow-directed catheter.

ein·sei·fen *vt* soap, soap down.

ein·sei·tig *adj* (*a. fig.*) one-sided, hemilateral, unilateral, monolateral.

Ein·se·kun·den·ka·pa·zi·tät *f abbr.* **ESK** *pulmo.* Tiffeneau's test, forced expiratory volume.

ein·set·zen *vi* start, begin, set in, commence; (*Schmerz, Symptom*) come on, come upon.

ein·sickern [k·k] *vi* seep in, ooze in; ooze, infiltrate, trickle (*in* into).

Ein·sil·ben·ver·ständ·nis *nt HNO* (*Gehör*) one-syllable comprehension.

ein·spei·cheln *vt* (*Nahrung*) insalivate.

ein·sprit·zen *vt* inject, syringe (*in* into).

ein·ste·chen *vt* prick, pierce, puncture; (*Kanüle*) insert.

ein·stel·len *vt phys., techn.* align, aline, position; *lab.* standardize; (*a. physiol.*) regulate; (*auf ein Medikament*) stabilize.

Ein·stel·lung *f* **1.** *phys., techn.* alignment, alinement, positioning; *lab.* standardization. **2.** (*a. physiol.*) regulation; (*auf ein Medikament*) stabilization; *ophthal.* fixation, accommodation. **3.** *gyn.* presentation.

Ein·stel·lungs·ny·stag·mus *m physiol.* adjustment nystagmus.

Ein·stich *m chir.* piqûre, puncture; insertion, insertio.

ein·stran·gig *adj biochem.* single-stranded, single-strand.

Ein·strö·men *nt* inflow, influx, inpour.

ein·strö·men *vi* flow in, pour in, run in, rush in, stream in, leak in.

ein·stu·fen *vt* classify, class, scale, grade, rate (*in* into; *als* as).

Ein·stül·pen *nt* invagination.

Ein·stül·pung *f histol., patho.* invagination.

Ein·tags·fie·ber *nt epidem.* ephemeral fever, ephemera.

ein·tei·len *vt* divide, classify, class (*in* into); *techn.* (*in Grade*) graduate, grade. **in Gruppen e.** group.

Ein·tei·lung *f* (*Aufteilung*) division, classification (*in* into); *techn.* (*in Grade*) graduation, gradation.

Einthoven: E.-Dreieck *nt physiol.* Einthoven's method, standard Einthoven's triangle.

E.-Gleichung *f physiol.* Einthoven's law.

E.-Regel *f physiol.* Einthoven's law.

ein·tö·nig *adj* repetitious, monotonous, dull, tedious, dumdrum.

Ein·tö·nig·keit *f* monotony, dul(l)ness, tediousness, humdrum.

ein·träu·feln *vt* instil(l) (into).

Ein·träu·fe·lung *f* instil(l)ment, instillation.

ein·trocknen [k·k] **I** *vt* dry; dehydrate. **II** *vi* dry up.

ein·tröp·feln *vt* → *einträufeln.*

Ein·ver·ständ·nis *nt* agreement (*zu* to), consent (*zu* to), approval (*zu* of).

Ein·ver·ständ·nis·er·klä·rung *f* consent, declaration of consent.

　　E. der Eltern parental consent.

　　mündliche E. verbal consent.

　　schriftliche E. written consent.

ein·wach·sen *vt* grow in/into.

ein·wach·send *adj* ingrowing.

Ein·wärts·schie·len *nt ophthal.* internal strabismus, convergent strabismus, esotropia, cross-eye, crossed eyes *pl.*

Ein·weg·hand·schuh *m* surgical glove.

ein·wei·sen *vt* (*ins Krankenhaus*) refer to a hospital, send to a hospital, hospitalize; (*in eine Heilanstalt*) put (in), send (to), commit (to).

Ein·wei·sung *f* (*ins Krankenhaus*) hospitalization; (*in eine Heilanstalt*) commitment, committal (*in* to).

ein·wil·li·gen *vi* give one's consent, consent, assent, agree, accede (*in* to), approve (*in* of).

Ein·wil·li·gung *f* agreement, consent (*zu* to), approval (*zu* of).

　　informierte E. informed consent.

　　mündliche E. verbal consent.

　　schriftliche E. written consent.

ein·wir·ken *vi* **1.** **auf etw./jdn. e.** *chem., med.* act on sth./s.o. **2.** *chem., med.* **etw. e. lassen** let sth. react, allow sth. to react.

Ein·wir·kung *f chem., med.* action, effect (*auf* on). **unter der E. von** under the influence of.

Ein·woh·ner·zahl *f stat.* population.

Ein·zap·fung *f anat.* gomphosis, gompholic joint, peg-and-socket articulation.

Ein·zel·fa·ser·ne·kro·se *f patho.* (*Muskel*) single-fiber necrosis.

Ein·zel·ler *pl bio.* Protista.

Ein·zel·miß·bil·dung *f embryo.* single malformation.

Ein·zel·naht *f chir.* interrupted suture.

Ein·zel·ne·phron·fil·trat *nt abbr.* **ENF** *physiol.* single-nephron filtration rate.

Ein·zel·strang·bruch *m biochem.* single-stranded break.

Einzelstrang-DNA *f abbr.* **ssDNA** *biochem.*

single-stranded deoxyribonucleic acid, single-stranded DNA.

Einzelstrang-RNA *f abbr.* **ssRNA** single-stranded RNA.

Ein·zel·sym·ptom *nt* monosymptom.

Ein·zel·zell·ne·kro·se *f patho.* single-cell necrosis.

Ein·zel·zuckung [k·k] *f physiol.* single twitch.

Ein·ze·men·tie·ren *nt ortho.* cementation.

ein·ze·men·tie·ren *vt ortho.* cement in.

Ein·zugs·ge·biet *nt* (*Krankenhaus*) catchment area.

Ei·plas·ma *nt embryo.* ooplasm.

Ei·rei·fung *f embryo.* oogenesis, ovigenesis, ovogenesis.

Eis *nt* ice.

Eis·beu·tel *m* ice bag.

Ei·sen *nt* iron; *chem.* ferrum.

Ei·sen·ab·la·ge·rung *f patho.* iron deposition, ferrugination.

Ei·sen·bahn·ny·stag·mus *m physiol.* railroad nystagmus.

Ei·sen·bin·dungs·ka·pa·zi·tät *f abbr.* **EBK** *hema.* iron-binding capacity.

Ei·sen·clea·rance *f* iron clearance.

Ei·sen·ein·la·ge·rung *f patho.* iron deposition, ferrugination.

Eisen-II-fumarat *nt pharm.* ferrous fumarate, iron fumarate.

Eisen-II-gluconat *nt pharm.* ferrous gluconate.

ei·sen·hal·tig *adj* ferruginous, siderous.

Eisen-Kalziumkrustation *f patho.* iron-calcium deposits.

Eisen-II-laktat *nt pharm.* ferrous lactate.

Ei·sen·lun·ge *f pulmo.* siderosis, pulmonary siderosis.

Ei·sen·man·gel *m patho.* iron deficiency, sideropenia, hypoferrism, asiderosis.

Ei·sen·man·gel·an·ämie *f hema.* hypoferric anemia, iron deficiency anemia, sideropenic anemia.

Eisenmenger: E.-Komplex *m card.* Eisenmenger's complex, Eisenmenger's disease, Eisenmenger's syndrome, Eisenmenger's tetralogy.

Ei·sen·spei·cher·krank·heit *f patho.* iron storage disease, bronzed diabetes, bronze diabetes, hemochromatosis, hemachromatosis, hematochromatosis.

Ei·sen·staub·lun·ge *f pulmo.* siderosis, pulmonary siderosis.

Ei·sen·the·ra·pie *f* ferrotherapy.

Eis·packung [k·k] *f* ice pack.

Ei·sprung *m embryo.* ovulation, follicular rupture.

Ei·ter *m patho.* pus; matter.

ei·ter·ar·tig *adj* puriform, puruloid, pyoid.

Ei·ter·aus·fluß *m patho.* pyorrhea.

Ei·ter·aus·schlag *m derm.* pyoderma, pyodermatitis, pyodermatosis, pyodermia.

Ei·ter·beu·le *f patho.* boil, furuncle.
ei·ter·bil·dend *adj* pus-forming, purulent, suppurative, pyopoietic, pyogenic.
Ei·ter·bil·dung *f* pus formation, pyopoiesis, pyogenesis, pyosis, suppuration.
Ei·ter·bläs·chen *nt derm.* pustule, pustula.
Ei·ter·bla·se *f urol.* pyocystitis.
Ei·ter·er·bre·chen *nt patho.* pyemesis.
Ei·ter·flech·te *f derm.* crusted tetter, streptococcal impetigo, streptococcal pyoderma.
Ei·ter·fluß *m patho.* pyorrhea.
Ei·ter·harn *m urol.* pyuria.
Ei·ter·herd *m patho.* pus focus.
Ei·ter·kör·per·chen *pl patho.* pus corpuscles, pus cells, pyocytes.
Ei·tern *nt* festering, suppuration, discharge (of pus).
ei·tern *vi patho.* suppurate, fester, run, matter, discharge (pus *or* matter); (*Abszeß*) run, come to a head.
ei·ternd *adj* (*Wunde*) running, suppurative, purulent, festering.
Ei·ter·pfropf *m* core, head.
Ei·ter·spucken [k·k] *nt patho.* purulent expectoration, pyoptysis.
Ei·te·rung *f patho.* suppuration, pyesis, pyopoiesis, pyosis, purulence, purulency.
Ei·ter·zel·len *pl* → *Eiterkörperchen.*
Ei·ter·zy·ste *f patho.* pyocyst.
eit·rig *adj* puriform, purulent, suppurative.
Ei·weiß *nt* 1. *chem.* protein, proteid, protide. 2. (*Eiklar*) egg white, albumen, ovalbumin.
Ei·weiß·ab·bau *m biochem.* protein breakdown.
ei·weiß·ar·tig *adj* albuminoid, proteid.
Ei·weiß·aus·schei·dung *f* (*im Harn*) proteinuria, albuminuria.
ei·weiß·hal·tig *adj* protein, proteid, protide, albuminous.
Ei·weiß·haus·halt *m physiol.* protein balance.
Ei·weiß·mal·ab·sorp·ti·on *f patho.* protein malabsorption.
Ei·weiß·me·ta·bo·lis·mus *m biochem.* proteometabolism, protein metabolism.
Ei·weiß·stoff·wech·sel *m* → *Eiweißmetabolismus.*
Ei·weiß·syn·the·se *f biochem.* protein synthesis.
Ei·weiß·zy·lin·der *m urol.* protein cast.
Ei·zel·le *f embryo.* egg cell, oocyte, ovocyte, ovum, egg.
Eja·ku·lat *nt* ejaculate, ejaculum.
Eja·ku·la·ti·on *f* ejaculation, elaculatio, emission.
Eja·ku·la·ti·ons·gang *m anat.* ejaculatory duct.
Eja·ku·la·ti·ons·zen·trum *nt physiol.* erection center, ejaculation center.
eja·ku·lie·ren *vt, vi* ejaculate.
Ejek·ti·on *f* ejection.
Ejek·ti·ons·frak·ti·on *f* (*Herz*) ejection fraction.

Ejek·ti·ons·ge·räusch *nt card.* ejection murmur.
Ekbom: E.-Syndrom *nt neuro.* restless legs syndrome, Ekbom syndrome.
Ek·chon·drom *nt ortho.* peripheral chondroma, ecchondroma, ecchondrosis.
Ek·chy·mom *nt derm.* ecchymoma.
Ek·chy·mo·se *f derm.* ecchymosis.
Ekchymosen-Syndrom *nt, schmerzhaftes patho.* Gardner-Diamond syndrome, autoerythrocyte sensitization syndrome, erythrocyte autosensitization syndrome, painful bruising syndrome.
ek·de·misch *adj epidem.* ecdemic.
Ekel *m* disgust (*vor* toward(s), at); aversion (*vor* to, for); (*Abscheu*) loathing (*vor* for).
ekel·er·re·gend *adj* nauseating, sickening, revolting, disgusting, loathsome.
Ekel·ge·fühl *nt* sick feeling, feeling of nausea, nausea.
EKG-Komplex *m physiol.* electrocardiographic complex.
ek·krin *adj* eccrine, exocrine.
Ek·lamp·sie *f gyn.* eclampsia.
Ek·lamp·sis·mus *m gyn.* eclampsism.
ek·lamp·tisch *adj* eclamptic.
ek·lamp·to·gen *adj* eclamptogenic, eclamptogenous.
Ek·lip·se *f micro.* eclipse, eclipse phase, eclipse period.
Ek·mne·sie *f neuro., psychia.* ecmnesia.
Ek·pho·rie *f neuro.* ecphoria.
Ek·phy·ma *nt derm.* ecphyma.
Ek·sta·se *f psychia.* ecstasy, furor, frenzy, rapture.
ek·sta·tisch *adj* ecstatic.
Ek·stro·phie *f patho., urol.* exstrophy, extrophia, ecstrophy, ecstrophe.
Ek·ta·sie *f patho.* ectasia, ectasis, ectasy.
Ek·thy·ma *nt derm.* ecthyma.
Ek·to·an·ti·gen *nt immun.* ectoantigen, exoantigen.
Ek·to·blast *nt* → *Ektoderm.*
Ek·to·derm *nt embryo.* ectoderm, ectoblast, epiblast, ectodermal germ layer.
ek·to·der·mal *adj* ectodermal, ectodermic.
Ek·to·der·mal·dys·pla·sie *f embryo.* ectodermal dysplasia.
Ek·to·der·mo·se *f embryo., patho.* ectodermosis, ectodermatosis.
Ek·to·en·zym *nt* ectoenzyme, exoenzyme, extracellular enzyme.
Ek·to·kar·die *f embryo.* ectocardia, exocardia.
Ek·to·mor·phe *m/f psycho.* ectomorph, longitype.
ek·top *adj patho., embryo.* ectopic, heterotopic, atopic, aberrant.
Ek·to·pia *f embryo., patho.* ectopia, ectopy, heterotopia, heterotopy.
  E. portionis *gyn.* cervical ectropion, ectropi-

on, ectropium.
E. pupillae *ophthal.* corectopia.
Ek·to·pie *f* → *Ektopia.*
ek·to·pisch *adj* → *ektop.*
Ek·to·thrix *nt derm.* ectothrix.
Ek·to·to·xin *nt* ectotoxin, exotoxin, extracellular toxin.
ek·to·zer·vi·kal *adj gyn.* ectocervical.
Ek·to·zer·vix *f gyn.* ectocervix, exocervix.
ek·to·zy·tär *adj* ectocytic.
ek·tro·mel *adj embryo.* ectromelic.
Ek·tro·me·lie *f embryo.* ectromelia.
Ek·tro·pi·on *nt ophthal.* ectropion, ectropium.
ek·tro·pio·nie·ren *vt ophthal.* (*Lid*) ectropionize.
Ek·tro·pi·um *nt* **1.** *ophthal.* ectropion, ectropium. **2.** *gyn.* ectropion, ectropium.
E. cicatriceum *ophthal.* cicatricial ectropion.
E. paralyticum *ophthal.* atonic ectropion, flaccid ectropion, paralytic ectropion.
E. senile *ophthal.* senile ectropion.
E. spasticum *ophthal.* spastic ectropion.
E. uveae *ophthal.* iridectropium.
Ek·zem *nt derm.* eczema, tetter.
asteatotisches E. winter eczema, winter itch, xerotic eczema, asteatosis, asteatotic eczema.
atopisches E. → *endogenes E.*
diskoides E. → *nummuläres E.*
dyshidrotisches E. dyshidrosis, dyshydrosis, dysidrosis, dyshidrotic eczema.
endogenes E. allergic eczema, atopic eczema, disseminated neurodermatitis, atopic dermatitis, allergic dermatitis, endogenous eczema.
exsudatives/konstitutionelles E. → *endogenes E.*
lichenifiziertes E. lichenoid eczema, chronic eczema.
nummuläres E. nummular eczema, nummular neurodermatitis, nummular eczematous dermatitis.
photoallergisches E. photoallergic contact dermatitis, photocontact dermatitis.
phototoxisches E. phototoxic dermatitis.
seborrhoisches E. seborrheic dermatitis, Unna's disease, seborrhea, seborrheic dermatosis, seborrheic eczema.
xerotisches E. → *asteatotisches E.*
Ek·ze·ma *nt derm.* eczema, tetter. **E. herpeticatum/herpetiformis** Kaposi's varicelliform eruption, eczema herpeticum.
ek·zem·ähn·lich *adj* eczematoid.
Ekzem-Asthma-Heufieber-Komplex *m derm.* EAHF complex.
Ek·ze·ma·ti·sa·ti·on *f derm.* eczematization.
ek·ze·ma·to·gen *adj* eczematogenic.
ek·ze·ma·to·id *adj* → *ekzemähnlich.*
Ek·zem·krank·heit *f* → endogenes *Ekzem.*
Elai·om *nt patho.* eleoma, oleoma, elaioma, lipogranuloma.
Ela·sti·ka *f histol.* elastica, elastic tunic.

E. externa external elastic lamina, external elastic membrane.
E. interna internal elastic lamina, internal elastic membrane.
Ela·sti·ka·fär·bung *f histol.* elastica stain.
Elastika-van Gieson-Färbung *f histol.* elastica--van Gieson stain.
Ela·sto·id *nt patho.* elastoid.
Ela·sto·ido·sis *f derm.* elastoidosis. **E. cutanea nodularis et cystica** Favre-Racouchot syndrome, nodular elastoidosis, nodular elastosis of Favre-Racouchot.
Ela·sto·ly·se *f derm., patho.* elastolysis. **generalisierte E.** generalized elastolysis, dermatochalasis, dermatochalazia, dermatolysis, dermatomegaly chalazodermia, cutis laxa.
Ela·sto·ma *nt derm.* elastoma.
Ela·stor·rhe·xis *f patho.* elastorrhexis. **systematische E.** Grönblad-Strandberg syndrome, pseudoxanthoma elasticum.
Ela·sto·se *f* **1.** *patho.* elastose. **2.** *derm.* elastoid degeneration, elastosis. **aktinische/senile E.** solar elastosis, senile elastosis, actinic elastosis.
Electric-Response-Audiometrie *f abbr.* **ERA** *HNO* electric response audiometry.
Elec·tua·ri·um *nt pharm.* electuary.
Ele·doi·sin *nt pharm.* eledoisin.
Elei·din *nt histol.* eleidin.
Elei·din·körn·chen *nt* keratohyalin granules, keratohyalin, keratohyaline.
elek·tiv *adj* elective.
Elek·tiv·ein·griff *m chir.* elective (surgical) procedure.
Elektra-Komplex *m psychia.* Electra complex, father complex.
elek·trisch *adj* electric, electrical.
elek·tri·sie·ren *vt heilgymn.* electrify, galvanize.
Elek·tri·sie·rung *f heilgymn.* electrification.
Elek·tri·zi·tät *f* electricity; (*Strom*) electric current, electricity.
Elek·tro·aero·sol *nt* electroaerosol.
Elek·tro·aku·punk·tur *f* electroacupuncture.
elek·tro·aku·stisch *adj* electroacoustic.
Elek·tro·an·al·ge·sie *f anes.* electroanalgesia.
Elek·tro·ana·ly·se *f lab.* electroanalysis.
Elek·tro·an·äs·the·sie *f anes.* electric anesthesia, electroanesthesia.
Elek·tro·atrio·gramm *nt abbr.* **EAG** *card.* electroatriogram.
Elek·tro·axo·no·gra·phie *f neuro.* electroaxonography.
Elek·tro·bio·lo·gie *f* electrobiology.
Elek·tro·bio·sko·pie *f* electrobioscopy.
Elek·tro·che·mie *f* electrochemistry.
elek·tro·che·misch *adj* electrochemical, galvanochemical.
Elek·tro·chir·ur·gie *f* electrosurgery.
elek·tro·chir·ur·gisch *adj* electrosurgical.

Elek·tro·cho·le·zyst·ek·to·mie *f chir.* electrocholecystectomy.
Elek·tro·de *f* electrode.
aktive/differente E. active electrode, exciting electrode, localizing electrode, therapeutic electrode.
inaktive E. indifferent electrode, dispersing electrode, silent electrode.
indifferente/passive E. → *inaktive E.*
Elek·tro·den·po·ten·ti·al *nt* electrode potential.
Elek·tro·der·ma·tom *nt chir.* electrodermatome.
Elek·tro·de·sik·ka·ti·on *f chir.* fulguration.
Elek·tro·dia·gno·stik *f* electrodiagnosis, electrodiagnostics *pl*, electrodiagnostic studies *pl.*
elek·tro·dia·gno·stisch *adj* electrodiagnostic.
Elek·tro·dia·ly·sa·tor *m* electrodialyzer.
Elek·tro·dia·ly·se *f* electrodialysis.
Elek·tro·en·ze·pha·lo·gramm *nt abbr.* **EEG** *neuro.* electroencephalogram. **isoelektrisches E.** isoelectric electroencephalogram, isoelectric EEG, isoelectroencephalogram, flat EEG, flat electroencephalogram.
Elek·tro·en·ze·pha·lo·graph *m neuro.* electroencephalograph.
Elek·tro·en·ze·pha·lo·gra·phie *f neuro.* electroencephalography.
Elek·tro·ex·zi·si·on *f chir.* electroexcision.
Elek·tro·ga·stro·gramm *nt* electrogastrogram.
Elek·tro·ga·stro·gra·phie *f* electrogastrography.
elek·tro·gen *adj* electrogenic.
Elek·tro·gu·sto·me·trie *f physiol.* electrogustometry.
Elek·tro·hy·ste·ro·gramm *nt* electrohysterogram.
Elek·tro·hy·ste·ro·gra·phie *f gyn.* electrohysterography.
Elek·tro·kar·dio·gramm *nt abbr.* **EKG** *physiol.* electrocardiogram.
Elek·tro·kar·dio·graph *m physiol.* electrocardiograph.
Elek·tro·kar·dio·gra·phie *f physiol.* electrocardiography.
elek·tro·kar·dio·gra·phisch *adj physiol.* electrocardiographic.
Elek·tro·kar·dio·pho·no·gramm *nt card.* electrocardiophonogram.
Elek·tro·kar·dio·pho·no·graph *m card.* electrocardiophonograph.
Elek·tro·kar·dio·skop *nt card.* electrocardioscope.
Elek·tro·kar·dio·sko·pie *f card.* electrocardioscopy.
Elek·tro·kau·stik *f chir.* electrocauterization, electrocautery, electric cautery, galvanocautery, galvanic cautery.
Elek·tro·kau·te·ri·sa·ti·on *f* → *Elektrokaustik.*
Elek·tro·ko·agu·la·ti·on *f chir.* electrocoagulation, electric coagulation, diathermocoagula-

tion, surgical diathermy.
Elek·tro·koch·leo·gramm *nt abbr.* **ECochG** *physiol.* electrocochleogram.
Elek·tro·koch·leo·gra·phie *f physiol.* electrocochleographic audiometry, electrocochleography.
Elek·tro·kon·ver·si·on *f card.* electroversion.
Elek·tro·kor·ti·ko·gramm *nt abbr.* **ECoG** *neuro.* electrocorticogram.
Elek·tro·kor·ti·ko·gra·phie *f neuro.* electrocorticography.
Elek·tro·krampf·the·ra·pie *f abbr.* **EKT** *neuro., psychia.* electroshock, electroshock therapy, electric shock therapy, electroconvulsive therapy, electroconvulsive shock, electric shock treatment.
Elek·tro·ky·mo·gramm *nt abbr.* **EKY** *od.* **EKyG** *card.* electrokymogram.
Elek·tro·ky·mo·gra·phie *f card.* electrokymography.
elek·tro·ky·mo·gra·phisch *adj card.* electrokymographic.
Elek·tro·li·tho·ly·se *f urol.* electrolithotrity.
Elek·tro·li·tho·trip·sie *f urol.* electrolithotrity.
Elek·tro·ly·se *f derm.* electrolysis, galvanolysis.
Elek·tro·lyt *m* electrolyte.
Elek·tro·lyt·de·fi·zit *nt physiol.* electrolyte deficit.
Elek·tro·lyt·in·to·xi·ka·ti·on *f patho.* electrolyte intoxication.
elek·tro·ly·tisch *adj* electrolytic, electrolytical.
Elek·tro·lyt·kon·zen·tra·ti·on *f* electrolyte concentration.
Elek·tro·lyt·man·gel *m* electrolyte deficit.
Elek·tro·mag·net *m* electromagnet.
elek·tro·mag·ne·tisch *adj* electromagnetic.
Elek·tro·mag·ne·tis·mus *m* electromagnetism, electromagnetics *pl.*
Elek·tro·ma·no·me·ter *nt* electromanometer.
Elek·tro·mas·sa·ge *f* electromassage.
Elek·tro·myo·gramm *nt neuro.* electromyogram.
Elek·tro·myo·gra·phie *f abbr.* **EMG** *neuro.* electromyography.
Elek·tron *nt* electron.
Elek·tro·nar·ko·se *f anes.* electronarcosis.
elek·tro·ne·ga·tiv *adj* electronegative.
Elek·tro·ne·ga·ti·vi·tät *f* electronegativity.
Elek·tro·nen·mi·kro·skop *nt* electron microscope.
Elek·tro·nen·mi·kro·sko·pie *f* electron microscopy.
elek·tro·nen·mi·kro·sko·pisch *adj* electron-microscopic, electron-microscopical.
Elek·tro·nen·ra·ster·mi·kro·skop *nt* scanning.
Elek·tro·nen·spin *m* electron spin.
Elek·tro·nen·spin·re·so·nanz *f abbr.* **ESR** *phys., radiol.* electron spin resonance, electron paramagnetic resonance.
Elek·tro·nen·spin·re·so·nanz·spek·tro·sko-

pie *f phys., radiol.* electron spin resonance spectroscopy, electron paramagnetic resonance spectroscopy, EPR spectroscopy, ESR spectroscopy.

Elek·tro·nen·strahl *m phys.* electron beam.

Elek·tro·nen·volt *nt abbr.* **eV** *phys.* electron volt.

Elek·tro·neu·ro·gra·phie *f abbr.* **ENoG** *neuro.* electroneuronography, electroneurography.

Elek·tro·neu·ro·ly·se *f neurochir.* electroneurolysis.

Elek·tro·neu·ro·myo·gra·phie *f neuro.* electroneuromyography.

Elek·tro·neu·ro·no·gra·phie *f →* *Elektroneurographie.*

elek·tro·nisch *adj* electronic.

Elek·tro·ny·stag·mo·gramm *nt physiol.* electronystagmogram.

Elek·tro·ny·stag·mo·gra·phie *f abbr.* **ENG** *physiol.* electronystagmography.

Elek·tro·oku·lo·gramm *nt abbr.* **EOG** *physiol.* electro-oculogram.

Elek·tro·oku·lo·gra·phie *f physiol.* electro-oculography.

Elek·tro·ol·fak·to·gramm *nt abbr.* **EOG** *physiol., HNO* electro-olfactogram.

Elek·tro·pho·to·the·ra·pie *f* electrophototherapy.

elek·tro·phre·nisch *adj neuro.* electrophrenic.

Elek·tro·phy·sio·lo·gie *f* electrophysiology.

elek·tro·phy·sio·lo·gisch *adj* electrophysiologic, electrophysiological.

elek·tro·po·si·tiv *adj* electropositive.

Elek·tro·po·si·ti·vi·tät *f* electropositivity.

Elek·tro·punk·tur *f* **1.** *derm.* electrolysis. **2.** *anes.* electropuncture.

Elek·tro·re·duk·ti·on *f card.* electroversion.

Elek·tro·re·sek·ti·on *f chir.* electroresection.

Elek·tro·re·ti·no·gramm *nt abbr.* **ERG** *ophthal.* electroretinogram.

Elek·tro·re·ti·no·gra·phie *f ophthal.* electroretinography.

Elek·tro·schlaf·the·ra·pie *f neuro., psychia.* electrosleep, cerebral electrotherapy.

Elek·tro·schock *m* **1.** *card., physiol.* electroplexy, electroshock, electric shock. **2.** *→* *Elektroschocktherapie.*

Elek·tro·schock·the·ra·pie *f neuro., psychia.* electroshock, electroshock therapy, electric convulsive therapy, electric shock therapy, electroconvulsive therapy, electroconvulsive treatment, electroconvulsive shock.

Elek·tro·skop *nt phys., physiol.* electroscope.

Elek·tro·spek·tro·gramm *nt neuro.* electrospectrogram.

Elek·tro·spek·tro·gra·phie *f neuro.* electrospectrography.

Elek·tro·spi·no·gramm *nt neuro.* electrospinogram.

Elek·tro·spi·no·gra·phie *f neuro.* electrospi-

nography.

elek·tro·sta·tisch *adj* electrostatic.

Elek·tro·sti·mu·la·ti·on *f neuro.* electrostimulation.

Elek·tro·sti·xis *f derm.* electrolysis.

Elek·tro·stria·to·gramm *nt neuro.* electrostriatogram.

Elek·tro·the·ra·peut *m* electrotherapist.

Elek·tro·the·ra·peu·tin *f* electrotherapist.

Elek·tro·the·ra·pie *f neuro., heilgymn.* electrotherapeutics *pl,* electrotherapy.

Elek·tro·tom *nt chir.* electrotome.

Elek·tro·to·mie *f chir.* electrotomy.

elek·tro·to·nisch *adj* electrotonic.

Elek·tro·to·nus *m physiol.* electrotonus, galvanotonus.

Elek·tro·ure·te·ro·gramm *nt urol.* electroureterogram.

Elek·tro·ure·te·ro·gra·phie *f urol.* electroureterography.

Elek·tro·uro·gra·phie *f urol.* electrocystography.

Elek·tro·va·go·gramm *nt neuro.* electrovagogram, vagogram.

Elek·tro·ver·si·on *f card.* electroversion.

Elek·tro·zy·sto·gra·phie *f urol.* electrocystography.

Ele·ment *nt* element, component, factor; *chem., mathe.* element.

ele·men·tar *adj* elementary, basic, fundamental, primary; *chem., mathe., phys.* elementary.

Ele·men·tar·bün·del *pl anat.* Flechsig's fasciculi, Flechsig's bundles, fundamental bundles of spinal cord, basic bundles of spinal cord, ground bundles of spinal cord.

Ele·men·tar·di·ät *f* elemental diet.

Ele·men·tar·kör·per·chen *nt histol.* inclusion body, elementary body; intranuclear inclusion.

Ele·men·tar·mem·bran *f histol.* elementary membrane, unit membrane.

Ele·men·tar·teil·chen *nt chem., phys.* corpuscle, elementary particle, fundamental particle.

Ele·phan·tia·sis *f patho.* elephantiasis, chyloderma.

E. congenita hereditaria Nonne-Milroy-Meige syndrome.

E. gingivae gingival fibromatosis, macrogingivae, keloid of gums.

E. scroti oschelephantiasis, parasitic chylocele, lymph scrotum.

E. tropica Malabar leprosy, Barbardos leg, elephant leg, elephantiasis.

ele·phan·to·id *adj patho.* elephantoid.

Ele·va·to·ri·um *nt chir.* elevator, levator.

el·fen·bein·ar·tig *adj* eburneous, eburnated.

El·fen·bein·wir·bel *m ortho.* eburnated vertebra, ivory vertebra.

Eli·mi·na·ti·on *f pharm.* elimination, expulsion.

eli·mi·nier·bar *adj* eliminable.
eli·mi·nie·ren *vt pharm.* eliminate, expulse (*aus* from).
Ell·bo·gen *m* elbow; *anat.* cubitus.
Ell·bo·gen·ex·ar·ti·ku·la·ti·on *f ortho.* elbow disarticulation.
Ell·bo·gen·fort·satz *m anat.* anconeal process of ulna, olecranon process of ulna, olecranon.
Ell·bo·gen·ge·lenk *nt anat.* elbow, cubital articulation, cubital joint, elbow joint.
Ell·bo·gen·ge·lenk·ex·ar·ti·ku·la·ti·on *f ortho.* elbow disarticulation.
Ell·bo·gen·ge·lenk·lu·xa·ti·on *f* → *Ellbogen-luxation.*
Ell·bo·gen·gru·be *f anat.* cubital fossa, antecubital fossa, chelidon.
Ell·bo·gen·lu·xa·ti·on *f ortho.* dislocation of the elbow, elbow dislocation.
El·len·bo·gen *m* → *Ellbogen.*
Elliot: E.-Lagerung *f chir.* Elliot's position.
E.-Skotom *nt ophthal.* Elliot's sign.
E.-Trepanation *f ophthal.* Elliot's operation.
El·lip·sis *f psychia.* ellipsis.
El·lip·so·id *nt* **1.** *mathe., phys.* ellipsoid. **2.** (*Milz*) Schweigger-Seidel sheath, ellipsoid, sheathed artery, sheathed arteriole, ellipsoid arteriole.
el·lip·so·id *adj* ellipsoidal, ellipsoid, oval.
El·lip·so·id·ge·lenk *nt anat.* ellipsoidal articulation/joint, cochlear articulation/joint, condylar articulation/joint, condyloid articulation/joint.
El·lip·to·zyt *m hema.* elliptocyte, ovalocyte, cameloid cell.
el·lip·to·zy·tär *adj hema.* elliptocytary, elliptocytic, ovalocytic, ovalocytary.
El·lip·to·zy·ten·an·ämie *f hema.* Dresbach's anemia, Dresbach's syndrome, elliptocytosis, elliptocytotic anemia, elliptocytic anemia, elliptocytary anemia, ovalocytic anemia, ovalocytosis.
El·lip·to·zy·to·se *f* (**hereditäre**) → *Elliptozyten-anämie.*
Ellis: E.-Zeichen *nt clin.* Ellis' sign.
Ellis-Damoiseau: E.-D.'-Linie *f clin.* Damoiseau's curve, Damoiseau's sign, Ellis' curve, Ellis' line, Ellis-Garland line.
Ellis-van Creveld: E.-v. C.-Syndrom *nt patho.* Ellis-van Creveld syndrome, chondroectodermal dysplasia.
Ellsworth-Howard: E.-H.-Test *m endo.* Ellsworth-Howard test.
Eloesser: E.-Operation *f chir.* Eloesser procedure.
E.-Plastik *f chir.* Eloesser flap.
Elon·ga·ti·on *f patho.* elongation.
Elsberg: E.-Test *m HNO* Elsberg's test.
Elschnig: E.-Körperchen *pl ophthal.* Elschnig's bodies, Elschnig's pearls.
el·ter·lich *adj* parental.

El·tern *pl* parents. **leibliche E.** biological parents.
El·tern·ge·ne·ra·ti·on *f abbr.* **P₁** *genet.* parental generation.
el·tern·los *adj* unparented, parentless, orphaned, orphan.
El·tern·schaft *f* parenthood.
Ely: E.-Zeichen *nt ortho.* Ely's sign, Ely's test.
Ema·cia·tio *f patho.* emaciation, wasting
Ema·na·ti·on *f phys.* emanation.
Ema·na·ti·ons·the·ra·pie *f* emanotherapy.
Ema·na·to·ri·um *nt* emanatorium.
Emas·ku·la·ti·on *f urol.* emasculation, eviration, castration.
Embden-Meyerhof: E.-M.-Weg *m biochem.* Embden-Meyerhoff-Parnas pathway, Embden-Meyerhoff pathway, glycolysis, glucolysis.
Em·bol·ek·to·mie *f chir.* embolectomy.
Em·bol·ek·to·mie·ka·the·ter *m* embolectomy catheter.
Em·bo·lie *f* **1.** *patho.* embolism, embolic disease. **2.** *embryo.* emboly, embole, embolia.
blande E. bland embolism.
gekreuzte E. → *paradoxe E.*
infektiöse E. → *septische E.*
paradoxe E. crossed embolism, paradoxical embolism.
retrograde E. retrograde embolism.
septische E. infective embolism, pyemic embolism.
venöse E. venous embolism.
Em·bo·li·sa·ti·on *f chir.* embolic therapy, therapeutic embolization, embolization.
em·bo·lisch *adj* embolic.
em·bo·li·sie·ren *vt chir.* embolize.
Em·bo·lo·la·lie *f psychia.* embololalia, embolalia, embolophasia, embolophrasia.
Em·bo·lo·my·ko·se *f patho.* embolomycosis.
Em·bo·lo·phra·sie *f* → *Embololalie.*
Em·bo·lus *m patho.* embolus.
arterieller E. arterial embolus.
blander E. bland embolus.
reitender E. pantaloon embolus, saddle embolus, riding embolus, straddling embolus.
septischer E. septic embolus.
Em·bro·ca·tio *f pharm.* embrocation, liniment.
Em·bry·ek·to·mie *f gyn.* embryectomy.
Em·bryo *m* embryo.
em·bryo·gen *adj* embryogenetic, embryogenic.
Em·bryo·ge·ne·se *f* embryogenesis, embryogeny.
Em·bryo·ge·nie *f* → *Embryogenese.*
Em·bryo·id *nt* embryoid.
em·bryo·id *adj* embryoid, embryoniform, embryonoid.
Em·bryo·kar·die *f card.* embryocardia, tic-tac rhythm, pendulum rhythm, fetal rhythm.
Em·bryo·lo·gie *f* embryology, physiogenesis.
em·bryo·lo·gisch *adj* embryological, embryo-

logic.
Em·bry·om *nt patho.* embryonal tumor, embryonic tumor, embryoma
em·bryo·nal *adj* embryonic, embryonal, embryonary, embryous.
Em·bryo·nal·ent·wick·lung *f* embryonic development.
Em·bryo·nal·pe·ri·ode *f* embryonic period, embryonal period.
Em·bryo·nen·im·plan·ta·ti·on *f* → *Embryonentransfer.*
Em·bryo·nen·trans·fer *m abbr.* **ET** embryo transfer, embryo transplant.
Em·bryo·nen·über·tra·gung *f* → *Embryonentransfer.*
em·bryo·nisch *adj* → *embryonal.*
Em·bryo·pa·thia *f* embryopathy, embryopathia; fetopathy.
    E. diabetica diabetic fetopathy.
    E. rubeolosa rubella embryopathy.
Em·bryo·skop *nt embryo.* embryoscope.
Em·bryo·tom *nt gyn.* embryotome.
Em·bryo·to·mie *f chir.* embryotomy.
em·bryo·to·xisch *adj* embryotoxic.
Em·bryo·to·xon *nt ped., ophthal.* embryotoxon, anterior embryotoxon, gerontoxon, gerontotoxon, lipoidosis corneae, arcus cornealis/juvenilis/lipoides/senilis. **E. posterius** Axenfeld's anomaly, posterior embryotoxon of Axenfeld, posterior embryotoxon.
Em·bryo·trans·fer *m* → *Embryonentransfer.*
EMC-Syndrom *nt neuro., patho.* encephalomyocarditis, EMC syndrome.
Emer·gence *f pharm., anes.* emergence.
Eme·sis *f* emesis, vomiting, vomit, vomition, vomitus.
Eme·ti·kum *nt pharm.* emetic, vomitive, vomitory.
Eme·tin *nt pharm.* emetine.
eme·tisch *adj* emetic, vomitive, vomitory, vomitous.
eme·to·gen *adj* emetogenic.
Eme·to·ka·thar·ti·kum *nt pharm.* emetocathartic.
EMG-Syndrom *nt patho.* Beckwith-Wiedemann syndrome, exomphalos-macroglossia--gigantism syndrome, EMG syndrome.
Emi·gra·ti·on *f histol., hema.* emigration, diapedesis, diapiresis.
Emi·nen·tia *f anat.* eminence, eminentia.
    E. frontalis frontal eminence, frontal tuber, frontal prominence.
    E. hypothenaris hypothenar eminence, antithenar eminence, hypothenar.
    E. iliopubica iliopubic eminence, iliopectineal eminence, iliopubic tuber, tubercle of iliac crest.
    E. intercondylaris intercondylar tubercle, intercondylar eminence, intercondylar process (of tibia).

E. thenaris thenar, ball of thumb, thenar eminence, thenar prominence.
Emis·sa·ri·um *nt anat.* emissary, emissary vein.
Emis·si·on *f* **1.** *phys.* emission. **2.** *physiol.* emission, discharge.
Em·ma·go·gum *nt* → *Emmenagogum.*
Em·me·na·go·gum *nt pharm., gyn.* emmenagogue, hemagogue.
Emmet: E.-Operation *f gyn.* trachelorrhaphy, Emmet's operation.
em·me·trop *adj ophthal.* emmetropic.
Em·me·tro·pie *f abbr.* **E** *ophthal.* emmetropia.
Emol·li·ens *nt pharm.* emollient, malactic.
Emo·ti·on *f* emotion, feeling, affect, mood.
emo·tio·nal *adj* emotional; *psycho.* affective.
Em·pe·ri·po·le·sis *f immun.* emperipolesis.
emp·fan·gen *vi gyn.* (*Kind*) conceive, become pregnant.
Emp·fän·ger *m* **1.** (*a. immun.*) receiver, recipient. **2.** (*von Blut*) donee.
Emp·fän·ger·an·ti·gen *nt immun.* recipient antigen.
Emp·fän·ger·blut *nt hema.* recipient blood.
Emp·fän·ge·rin *f* **1.** (*a. immun.*) receiver, recipient. **2.** (*von Blut*) donee.
Emp·fän·ger·se·rum *nt immun.* recipient serum.
Emp·fän·ger·zel·le *f* recipient cell.
Emp·fäng·nis *f gyn.* conception.
Emp·fäng·nis·be·reit·schaft *f gyn.* receptivity, receptiveness.
emp·fäng·nis·fä·hig *adj gyn.* conceptive.
emp·fäng·nis·för·dernd *adj* conducive to conception.
emp·fäng·nis·ver·hü·tend *adj gyn.* contraceptive, anticonceptive.
Emp·fäng·nis·ver·hü·tung *f gyn.* birth control, contraception.
emp·fin·den *vt* feel, have a feeling/sensation of, perceive, sense.
emp·find·lich *adj* **1.** sensitive, susceptible (*gegen* to); (*Haut etc.*) tender, delicate, irritable; (*Magen*) queasy. **2.** *chem., phys., techn.* sensitive.
Emp·find·lich·keit *f* **1.** sensitivity, sensitiveness, susceptibility (*gegen* to); (*Haut etc.*) tenderness, delicateness, irritableness; (*Magen*) queasiness. **2.** *chem., phys., techn.* sensitivity, sensitiveness (to).
Emp·fin·dung *f* **1.** sensation, sentiency, sentience, feeling; *physiol.* reception. **2.** (*Wahrnehmung*) perception, sense.
emp·fin·dungs·los *adj* **1.** insensitive, insensible, insentient, insensate (*gegen*, to). **2.** (*taub*) dead, numb.
Emp·fin·dungs·lo·sig·keit *f* **1.** insensitiveness, insensibleness, insensibility, insensateness (*gegen*, to). **2.** (*Taubheit*) deadness, numbness.
Em·phra·xis *f* (*Gefäß*) emphraxis, obstruction,

stoppage, clogging.
Em·phy·sem nt *patho.*, *pulmo.* emphysema.
bullöses E. bullous emphysema.
irreguläres E. irregular emphysema.
kinetisches E. kinetic emphysema.
kompensatorisches E. compensatory emphysema, compensating emphysema.
posttraumatisches E. traumatic emphysema.
zentroazinäres E. centriacinar emphysema, centroacinar emphysema.
zentrolobuläres E. centrilobular emphysema.
Em·phy·se·ma nt *patho.* emphysema.
E. intestini interstitial emphysema.
E. pulmonum pulmonary emphysema, emphysema, emphysema of lung.
E. subcutaneum subcutaneous emphysema, cutaneous emphysema.
em·phy·sem·ar·tig adj emphysematous.
em·phy·se·ma·tös adj emphysematous.
Em·phy·sem·bla·se f *pulmo.* emphysematous bulla.
Em·pi·rie f empiricism.
em·pi·risch adj empiric, empirical.
Em·pla·strum nt *pharm.* emplastrum, plaster.
Em·pro·stho·to·nus m *neuro.*, *psychia.* emprosthotonus, episthotonus.
Em·py·em nt *patho.* empyema.
Em·py·om·pha·lus m *ped.* empyocele.
Em·pyo·ze·le f *urol.* empyocele.
Emul·ga·tor m emulsifier.
Emul·sio f *pharm.* emulsion, emulsum.
Ena·la·pril nt *pharm.* enalapril.
Ena·me·lum nt *anat.* enamel, enamelum, adamantine substance, adamantine layer.
En·an·them nt *patho.* enanthema, enanthem.
en·an·the·ma·tös adj enanthematous.
En·ar·thron nt *ortho.* joint body.
En·ar·thro·se f *anat.* ball-and-socket articulation/joint, enarthrosis, enarthrodial articulation/joint, spheroidal articulation/joint, socket joint.
En·ar·thrum nt *ortho.* joint body.
En-Bloc-Exzision f *chir.* en bloc excision.
En-Bloc-Resektion f *chir.* en bloc resection.
En·ce·pha·li·tis f *neuro.* encephalitis, cephalitis.
E. epidemica Economo's disease, Economo's encephalitis, von Economo's encephalitis, von Economo's disease, epidemic encephalitis, lethargic encephalitis, Vienna encephalitis.
E. equina equine encephalitis, equine encephalomyelitis.
E. haemorrhagica Leichtenstern's encephalitis, Strümpell-Leichtenstern disease, hemorrhagic encephalitis.
E. japonica B Japanese B encephalitis, Russian autumnal encephalitis, summer encephalitis, encephalitis B.
E. lethargica → *E. epidemica.*

E. periaxialis diffusa Schilder's encephalitis, Schilder's disease, diffuse inflammatory sclerosis of Schilder, Flatau-Schilder disease, diffuse periaxial encephalitis.
E. purulenta purulent encephalitis, pyogenic encephalitis, suppurative encephalitis.
En·ce·pha·lo·en·te·ri·tis acuta f *patho.* hydrocephaloid, hydrocephaloid disease.
En·ce·pha·lo·ma·la·cia f *neuro.* softening of the brain, encephalomalacia.
En·ce·pha·lo·me·nin·gi·tis f *neuro.* encephalomeningitis, meningoencephalitis, meningocephalitis.
En·ce·pha·lo·mye·li·tis f *neuro.* encephalomyelitis, myeloencephalitis, myelencephalitis.
E. benigna myalgica Akureyri disease, Iceland disease, epidemic neuromyasthenia, epidemic myalgic encephalomyelitis, benign myalgic encephalomyelitis.
E. disseminata multiple sclerosis, disseminated sclerosis, focal sclerosis.
E. equina equine encephalitis, equine encephalomyelitis.
E. postvaccinalis postinfectious encephalitis, postvaccinal encephalitis, postinfectious encephalomyelitis, postvaccinal encephalomyelitis.
En·ce·pha·lo·myo·car·di·tis f *abbr.* **EMC** *neuro.*, *patho.* encephalomyocarditis, EMC syndrome.
En·ce·pha·lon nt *anat.* brain, encephalon.
En·ce·pha·lo·pa·thia f *neuro.* encephalopathy, encephalopathia, cephalopathy.
E. chronica progressiva subcorticalis Binswanger's encephalopathy, Binswanger's encephalitis, Binswanger's disease, Binswanger's dementia, subcortical arteriosclerotic encephalopathy.
E. hepatica hepatic encephalopathy, portal--systemic encephalopathy, portasystemic encephalopathy.
E. hypertensiva hypertensive encephalopathy.
E. traumatica traumatic encephalopathy, boxer's encephalopathy, punch-drunk encephalopathy.
E. uraemica uremic encephalopathy.
en·chon·dral adj → endochondral.
En·chon·drom nt *patho.* enchondroma, central chondroma, true chondroma.
En·chon·dro·ma·to·se f *patho.* enchondromatosis, Ollier's disease, hereditary deforming chondrodysplasia, multiple enchondromatosis, multiple congenital enchondroma.
En·chon·dro·sar·kom nt *patho.* central chondrosarcoma, enchondrosarcoma.
En·chon·dro·se f *patho.* enchondrosis.
End·an·gi·itis f *patho.* endangiitis, endangeitis, endoangiitis, endovasculitis. **E. obliterans**

Winiwarter-Buerger disease, Buerger's disease, thromboangiitis obliterans.

End·an·gi·um *nt histol.* endangium, intima.

End·aor·ti·tis *f patho.* endaortitis, endo-aortitis.

End·ar·te·rie *f anat.* end artery, terminal artery, Cohnheim's artery.

End·ar·te·ri·ek·to·mie *f chir.*, *HTG* endarterectomy.

End·ar·te·ri·tis *f patho.* endarteritis, endoarteritis. **E. obliterans** Friedländer's disease, obliterating endarteritis, obliterating arteritis.

End·ast *m anat.* terminal division, terminal branch.

end·au·ral *adj* endaural.

End·bäum·chen 1. *nt histol.* end-brush, dendraxon, telodendron, telodendrion. **2.** *pl* (*Milz*) penicillar arteries, penicilli of spleen.

End·darm *m anat.* rectum, straight intestine.

End·darm·blu·tung *f patho.* proctorrhagia.

End·darm·schmerz *m* proctodynia, proctalgia, proctagra, rectalgia.

End·darm·ste·no·se *f patho.* proctostenosis, proctenclisis, proctencleisis, rectostenosis.

end·dia·sto·lisch *adj physiol.* end-diastolic, telediastolic.

En·de·mie *f epidem.* endemic disease, endemia, endemy, endemicity, endemism.

en·de·misch *adj epidem.* endemial, endemic, endemical.

En·de·mo·epi·de·mie *f epidem.* endemoepidemic.

en·de·mo·epi·de·misch *adj epidem.* endemoepidemic.

en·der·mal *adj* endermic, endermatic.

En·der·mo·se *f patho.* endermosis.

End·ge·lenk *nt anat.* distal interphalangeal articulation, distal interphalangeal joint, DIP joint.

End·glied *nt anat.* distal phalanx, terminal phalanx.

End·hirn *nt anat.* endbrain, telencephalon.

End·hirn·bläs·chen *nt embryo.* endbrain vesicle, telencephalic vesicle.

End·hirn·hälf·te *f anat.* hemispherium, cerebral hemisphere.

End·ker·ne *pl anat.* terminal nuclei, end nuclei.

End·lei·stung *f physiol.* performance maximum.

En·do·an·eu·rys·mor·rha·phie *f chir.*, *HTG* endoaneurysmorrhaphy, endoaneurysmoplasty.

En·do·ap·pen·di·zi·tis *f patho.* endoappendicitis.

En·do·aus·kul·ta·ti·on *f card.* endoauscultation.

en·do·bron·chi·al *adj* intrabronchial, endobronchial.

En·do·bron·chi·al·an·äs·the·sie *f anes.* endobronchial anesthesia.

En·do·bron·chi·al·ka·the·ter *m* endobronchial catheter.

En·do·bron·chi·al·nar·ko·se *f anes.* endobronchial anesthesia.

En·do·bron·chi·al·tu·bus *m* endobronchial tube.

En·do·bron·chi·tis *f pulmo.* endobronchitis.

En·do·car·di·tis *f card.* endocarditis, encarditis.

E. lenta bacterial endocarditis, infectious endocarditis, subacute bacterial endocarditis.

E. mycotica fungal endocarditis, mycotic endocarditis.

E. parietalis parietal endocarditis, mural endocarditis.

E. parietalis fibroplastica Löffler's endocarditis, Löffler's parietal fibroplastic endocarditis, Löffler's disease, eosinophilic endomyocardial disease.

E. thrombotica Libman-Sacks endocarditis, Libman-Sacks disease, atypical verrucous endocarditis, nonbacterial thrombotic endocarditis, nonbacterial verrucous endocarditis.

E. thromboulcerosa thromboulcerative endocarditis.

E. ulcerosa ulcerative endocarditis.

E. valvularis valvular endocarditis.

E. verrucosa verrucous endocarditis, vegetative endocarditis.

En·do·car·di·um *nt anat.* endocardium.

En·do·cer·vi·ci·tis *f gyn.* endocervicitis, endotrachelitis.

en·do·chon·dral *adj* intracartilaginous, intrachondral, intrachondrial, endochondral, enchondral, endchondral.

En·do·cra·ni·um *nt anat.* endocranium, entocranium.

En·do·cy·sti·tis *f urol.* endocystitis.

En·do·en·te·ri·tis *f patho.* endoenteritis, enteromycodermitis.

En·do·en·zym *nt* endoenzyme, intracellular enzyme.

en·do·epi·der·mal *adj* endoepidermal.

en·do·epi·the·li·al *adj* endoepithelial.

En·do·ga·strek·to·mie *f chir.* endogastrectomy.

En·do·ga·stri·tis *f patho.* endogastritis.

en·do·gen *adj* endogenous, endogenetic, endogenic; (*a. psycho.*) intrinsic, intrinsical.

en·do·glo·bu·lär *adj hema.* endoglobular, endoglobar.

En·do·her·nior·rha·phie *f chir.* endoherniorrhaphy, endoherniotomy.

En·do·in·to·xi·ka·ti·on *f patho.* endointoxication.

en·do·ka·pil·lär *adj* endocapillary.

En·do·kard *nt anat.* endocardium.

En·do·kard·bi·op·sie *f card.* endocardial biopsy.

En·do·kard·ent·zün·dung *f* → *Endokarditis.*

En·do·kard·er·kran·kung *f card.* endocardiop-
athy.
En·do·kard·fi·bro·ela·sto·se *f card.* endomyocardial fibrosis, endocardial fibroelastosis,
endocardial sclerosis.
En·do·kard·fi·bro·se *f card.* endocardial fibrosis.
en·do·kar·di·al *adj* endocardiac, endocardial.
En·do·kar·di·al·throm·bus *m patho.* endocardial thrombus.
En·do·kar·di·tis *f card.* endocarditis, encarditis.
   atypische verruköse E. Libman-Sacks disease,
   Libman-Sacks endocarditis, atypical verrucous endocarditis, nonbacterial verrucous
   endocarditis, nonbacterial thrombotic endocarditis.
   infektiöse E. infective endocarditis, infectious
   endocarditis, infectious endocarditis, infective endocarditis.
   rheumatische E. Bouillaud's disease, rheumatic endocarditis.
   septische E. septic endocarditis, malignant
   endocarditis, acute bacterial endocarditis.
   subakute-bakterielle E. bacterial endocarditis, subacute infectious endocarditis, subacute bacterial endocarditis.
   thromboulzeröse E. thromboulcerative endocarditis.
   ulzeröse E. ulcerative endocarditis.
   verruköse E. verrucous endocarditis, vegetative endocarditis.
en·do·kar·di·tisch *adj* endocarditic.
En·do·ko·li·tis *f patho.* endocolitis.
En·do·kol·pi·tis *f gyn.* endocolpitis.
En·do·kra·ni·tis *f patho.* endocranitis.
En·do·kra·ni·um *nt anat.* endocranium, entocranium.
en·do·krin *adj* endocrinal, endocrine, endo-
crinic, endocrinous.
En·do·kri·no·lo·gie *f* endocrinology.
en·do·kri·no·lo·gisch *adj* endocrinologic.
En·do·kri·no·pa·thie *f* endocrinopathy.
En·do·kri·no·the·ra·pie *f* endocrinotherapy.
en·do·kri·no·trop *adj* endocrinotropic.
En·do·kri·num *nt* endocrinium, endocrine
system.
En·do·la·by·rin·thi·tis *f HNO* endolabyrinthi-
tis.
en·do·la·ryn·ge·al *adj* intralaryngeal, endo-
laryngeal.
en·do·lym·pha·tisch *adj* endolymphatic, endo-
lymphic.
En·do·lym·phe *f histol.* endolymph, liquor of
Scarpa, Scarpa's fluid.
En·do·lymph·gang *m anat.* aqueduct of vestibule, endolymphatic duct.
En·do·ma·stoi·di·tis *f HNO* endomastoiditis.
en·do·me·tri·al *adj* endometrial.
En·do·me·tri·om *nt gyn.* endometrioma.

En·do·me·trio·sis *f gyn.* endometriosis.
E. ovarii/tubae endosalpingosis, endosalpin-
giosis, ovarian endometriosis.
E. uteri interna internal endometriosis;
adenomyosis, adenomyometritis.
En·do·me·tri·tis *f gyn.* endometritis.
E. cervicis endocervicitis, endotrachelitis.
E. decidualis decidual endometritis, decidui-
tis.
E. puerperalis puerperal endometritis.
En·do·me·tri·um *nt gyn.* endometrium, uterine
mucosa, mucosa of uterus.
En·do·me·tri·um·atro·phie *f gyn.* endometrial
atrophy.
En·do·me·tri·um·ent·zün·dung *f → Endometritis.*
En·do·me·tri·um·hy·per·pla·sie *f gyn.* endometrial hyperplasia.
En·do·me·tri·um·kar·zi·nom *nt gyn.* endometrial carcinoma, metrocarcinoma, hysterocarcinoma.
En·do·me·tri·um·zy·ste *f gyn.* endometrial
cyst.
En·do·mi·to·se *f genet.* endomitosis, endopoly-
ploidy.
en·do·mi·to·tisch *adj genet.* endomitotic, endo-
polyploid.
En·do·mor·phin *nt* endorphin.
En·do·myo·kard·fi·bro·se *f card.* endomyocardial fibrosis, endocardial fibroelastosis,
endocardial sclerosis.
en·do·myo·kar·di·al *adj* endomyocardial.
En·do·myo·kar·di·tis *f card.* endomyocarditis.
En·do·myo·kar·do·se *f → Endomyokardfibro-
se.*
En·do·my·si·um *nt histol.* endomysium.
en·do·na·sal *adj* endonasal.
en·do·neu·ral *adj* intraneural, endoneural.
En·do·neu·ral·schei·de *f histol.* endoneural
sheath.
En·do·neu·ri·tis *f neuro.* endoneuritis.
En·do·neu·ri·um *nt histol.* Henle's sheath,
sheath of Key and Retzius, endoneurium,
epilemma.
En·do·neu·ri·um·ent·zün·dung *f → Endoneuri-
tis.*
En·do·neu·ro·ly·se *f neurochir.* endoneuroly-
sis, hersage.
En·do·öso·pha·gi·tis *f patho.* endoesophagitis.
En·do·pa·ra·sit *m micro.* endoparasite, endosite, entoparasite, internal parasite.
en·do·pel·vin *adj* endopelvic.
En·do·pep·ti·da·se *f* endopeptidase.
En·do·pe·ri·kar·di·tis *f card.* endopericarditis.
En·do·pe·ri·myo·kar·di·tis *f card.* endoperi-
myocarditis, perimyoendocarditis.
En·do·pe·ri·neu·ri·tis *f neuro.* endoperineuri-
tis.
en·do·pe·ri·to·ne·al *adj* endoperitoneal, intraperitoneal.

En·do·phle·bi·tis *f patho.* endophlebitis, endovenitis. **E. hepatica obliterans** Chiari's syndrome, Chiari-Budd syndrome, Budd-Chiari disease, Budd's syndrome.
En·do·pho·rie *f ophthal.* esophoria, esodeviation.
End·oph·thal·mie *f →* *Endophthalmitis.*
End·oph·thal·mi·tis *f ophthal.* endophthalmitis, entophthalmia.
En·do·pro·the·se *f ortho., chir.* endoprosthesis.
En·do·ra·dio·gra·phie *f radiol.* endoradiography.
En·do·ra·dio·son·de *f radiol.* endoradiosonde.
End·or·gan *nt histol.* end-organ, end organ.
En·do·rhi·ni·tis *f HNO* endorhinitis.
End·or·phin *nt* endorphin.
En·dor·rha·chis *f anat.* endorrhachis.
En·do·sal·pin·gi·tis *f gyn.* endosalpingitis.
En·do·sal·pin·gom *nt gyn.* endosalpingoma.
En·do·sal·pinx *f histol.* endosalpinx.
en·do·se·kre·to·risch *adj* endosecretory.
En·do·sep·sis *f patho.* endosepsis.
En·do·sit *m →* *Endoparasit.*
En·do·skop *nt clin.* endoscope.
En·do·sko·pie *f clin.* endoscopy.
en·do·sko·pisch *adj* endoscopic.
End·ost *nt →* *Endosteum.*
end·ostal *adj* intraosteal, endosteal.
End·ost·ent·zün·dung *f →* *Endostitis.*
End·oste·um *nt anat.* endosteum, inner periosteum, medullary membrane, perimyelis.
End·osti·tis *f ortho.* endosteitis, endostitis, central osteitis, perimyelitis.
End·ostom *nt ortho.* endosteoma, endostoma.
En·do·ten·di·ne·um *nt histol.* endotendineum, endotenon.
En·do·te·non *nt →* *Endotendineum.*
En·do·thel *nt histol.* endothelial tissue, endothelium.
En·do·thel·fen·ster *nt histol.* endothelial pore, endothelial window.
en·do·the·li·al *adj* endothelial.
En·do·the·lia·li·sie·rung *f* endothelialization.
En·do·the·li·al·zel·le *f histol.* endothelial cell.
En·do·the·li·itis *f patho.* endotheliitis.
en·do·the·lio·id *adj* endothelioid.
En·do·the·lio·id·zel·len *pl hema.* endothelioid cells.
En·do·the·li·om *nt patho.* endothelial cancer, endothelioma.
En·do·the·lio·ma·to·se *f patho.* endotheliomatosis.
En·do·the·lio·se *f patho.* endotheliosis.
En·do·the·lio·zyt *m hema.* endotheliocyte, endothelial leukocyte.
En·do·the·lio·zy·to·se *f hema.* endotheliocytosis.
En·do·the·li·um *nt histol.* endothelial tissue, endothelium.
En·do·the·li·um·ent·zün·dung *f →* *Endotheli-*

itis.
En·do·thel·zel·le *f histol.* endothelial cell.
en·do·tho·ra·kal *adj* endothoracic, intrathoracic.
En·do·tox·ämie *f patho.* endotoxemia.
En·do·to·xi·ko·se *f patho.* endotoxicosis.
En·do·to·xin *nt* endotoxin, intracellular toxin.
En·do·to·xin·in·to·xi·ka·ti·on *f patho.* endointoxication.
En·do·to·xin·schock *m patho.* endotoxic shock, endotoxin shock.
en·do·tra·che·al *adj* endotracheal, intratracheal.
En·do·tra·che·al·a·näs·the·sie *f anes.* endotracheal anesthesia.
En·do·tra·che·al·ka·the·ter *m* endotracheal catheter.
En·do·tra·che·al·nar·ko·se *f anes.* endotracheal anesthesia.
En·do·tra·che·al·tu·bus *m* endotracheal tube.
En·do·tra·che·itis *f patho.* endotracheitis.
en·do·ure·thral *adj* endourethral.
en·do·ute·rin *adj* endouterine, intrauterine.
En·do·vak·zi·na·ti·on *f hyg.* endovaccination.
en·do·zer·vi·kal *adj gyn.* endocervical, intracervical.
En·do·zer·vix *f gyn., histol.* endocervix.
En·do·zer·vi·zi·tis *f gyn.* endocervicitis, endotrachelitis.
En·do·zy·ste *f epidem., patho.* endocyst.
En·do·zy·sti·tis *f urol.* endocystitis.
End·pha·lanx *f anat.* distal phalanx, terminal phalanx.
End·pha·se *f* final phase, final stage.
End·plat·te *f histol.* end-plate, end-flake; *micro.* end plate. **motorische E.** motor end-plate, myoceptor, neuromuscular end-plate.
End·sta·di·um *nt* final phase, final stage.
End·stel·lungs·ny·stag·mus *m physiol.* end-position nystagmus, end-point nystagmus, pseudonystagmus.
end·sy·sto·lisch *adj physiol.* telesystolic, end-systolic.
End·wirt *m micro.* definitive host, final host, primary host.
End-zu-End-Anastomose *f chir., HTG* terminoterminal anastomosis, end-to-end anastomosis.
End-zu-Seit-Anastomose *f chir., HTG* terminolateral anastomosis, end-to-side anastomosis.
Ener·gie *f* **1.** *chem., phys., techn.* energy. **2.** *fig.* energy, power, drive, vitality.
chemische E. chemical energy.
elektrische E. electric energy.
freie E. free energy.
kinetische E. kinetic energy, energy of motion.
mechanische E. mechanical energy.
potentielle E. potential energy, latent energy,

energy of position.

thermische E. thermal energy.

ener·gie·arm adj energy-poor, low-energy; low-caloric; psycho. anergic.

Ener·gie·bi·lanz f physiol. energy balance.

Ener·gie·do·sis f radiol. absorbed dose.

Ener·gie·er·hal·tung f phys. energy conservation.

Ener·gie·ge·halt m phys. energy charge.

Ener·gie·haus·halt m physiol. energy balance.

Ener·gie·kreis·lauf m physiol. energy cycle.

ener·gie·los adj (Person) anergic, weak, slack, nerveless.

Ener·gie·lo·sig·keit f (Person) lack of energy, lack of drive, anergy, asthenia.

Ener·gie·man·gel m → Energielosigkeit.

Ener·gie·ni·veau nt phys. energy level.

ener·gie·reich adj energized, energy-rich, high-energy.

Ener·gie·um·satz m abbr. **EU** physiol., biochem. energy turnover.

Ener·gie·ver·brauch m energy consumption, power consumption.

Ener·go·me·ter nt energometer.

Ener·va·ti·on f chir., neuro. enervation.

ener·viert adj chir., neuro. enervated, enervate.

Ener·vie·rung f chir., neuro. enervation.

En·flu·ran nt anes. enflurane.

Engelmann: E.-Syndrom nt ortho. Engelmann's disease, Camurati-Engelmann disease, diaphyseal dysplasia.

Engel-Recklinghausen: E.-R.-Syndrom nt ortho. Recklinghausen's disease of bone, Engel-Recklinghausen disease.

Engel-von Recklinghausen: E.-v. R.-Syndrom nt → Engel-Recklinghausen-Syndrom.

Engman: E.-Krankheit f derm. Engman's disease, infectious eczematoid dermatitis.

En·gorge·ment nt patho. engorgement.

Engpaß-Syndrom nt patho. outlet syndrome, thoracic outlet syndrome.

En·gramm nt physiol. engram, memory trace, memory pattern.

Eng·win·kel·glau·kom nt (akutes) ophthal. obstructive glaucoma, closed-angle glaucoma, acute congestive glaucoma, angle-closure glaucoma, narrow-angle glaucoma.

chronisches E. chronic narrow-angle glaucoma, chronic angle-closure glaucoma.

En·hance·ment nt pharm., immun., radiol. enhancement.

En·kan·this f ophthal. encanthis.

En·kel m grandchild, grandson.

En·ke·lin f grandchild, granddaughter.

En·kel·zy·ste f patho. granddaughter cyst.

En·ke·pha·lin nt encephalin, enkephalin.

en·ke·pha·lin·erg adj enkephalinergic.

en·kli·tisch adj gyn. enclitic.

En·ko·pre·sis f patho. encopresis.

En·oph·thal·mie f → Enophthalmus.

En·oph·thal·mus m ophthal. enophthalmos, enophthalmia, enophthalmus.

En·osto·se f ortho. entostosis, enostosis.

Enroth: E.-Zeichen nt ophthal. Enroth's sign.

ent·ar·ten vi patho. degenerate, degrade (zu into); retrograde.

ent·ar·tet adj patho. degenerate, degenerated.

Ent·ar·tung f patho. degeneration, degeneracy, degenerateness, degradation.

Ent·ar·tungs·re·ak·ti·on f abbr. **EAR** od. **EaR** patho. reaction of degeneration.

ent·bin·den I vt 1. gyn. deliver of a child, midwife. 2. ophthal. (Linse) deliver. II vi gyn. give birth (to), be confined of (a child).

Ent·bin·dung f 1. gyn. birth, childbirth, delivery, partus, parturition, tocus; lying-in, confinement. 2. ophthal. (Linse) delivery.

Ent·bin·dungs·heim nt maternity hospital, maternity home.

Ent·bin·dungs·sta·ti·on f maternity, maternity ward.

ent·dif·fe·ren·ziert adj patho. undifferentiated.

Ent·dif·fe·ren·zie·rung f patho. undifferentiation, dedifferentiation.

En·ten·em·bryo·vak·zi·ne f epidem. duck embryo vaccine.

En·ten·form f card. boat shaped heart.

en·te·ral adj enteral.

En·ter·al·gie f enteralgia, enterodynia.

En·ter·ek·to·mie f chir. enterectomy.

En·ter·epi·plo·ze·le f chir. enteroepiplocele, enterepiplocele.

en·te·risch adj enteric, intestinal.

En·te·ri·tis f enteritis, enteronitis.

E. necroticans enteritis necroticans, necrotizing enteritis.

pseudomembranöse E. pseudomembranous enteritis, pseudomembranous enterocolitis.

E. regionalis (Crohn) Crohn's disease, terminal enteritis, transmural granulomatous enteritis, segmental enteritis, regional enteritis, regional enterocolitis, granulomatous enteritis.

E. regionalis Crohn des Dickdarms granulomatous inflammatory disease of the colon, segmental colitis, regional colitis.

En·te·ro·ana·sto·mo·se f chir. enteroanastomosis, enteroenterostomy, enterostomy, bowel anastomosis, intestinal anastomosis, intestinal bypass.

antiperistaltische E. antiperistaltic anastomosis.

isoperistaltische E. isoperistaltic anastomosis.

En·te·ro·an·the·lon nt enterogastrone, enteroanthelone.

En·te·ro·bac·ter m micro. Enterobacter.

En·te·ro·bak·te·ri·en pl micro. enterics, enteric bacteria, intestinal bacteria.

En·te·ro·bia·sis f epidem. oxyuriasis, oxyuria, oxyuriosis, enterobiasis.

en·te·ro·bi·li·är *adj* enterobiliary; bilidigestive, biliary-enteric, biliary-intestinal.

En·te·ro·bi·us *m micro.* Enterobius. **E. vermicularis** pinworm, threadworm, seatworm, Oxyuris vermicularis, Enterobius vermicularis.

En·te·ro·bi·us·in·fek·ti·on *f* → *Enterobiasis.*

En·te·ro·ce·le *f* **1.** *chir.* enterocele. **2.** *gyn.* enterocele, posterior vaginal hernia, douglascele.

En·te·ro·cho·le·zy·sto·to·mie *f chir.* enterocholecystotomy, cholecystenterostomy, cholecystoenterostomy.

en·te·ro·chrom·af·fin *adj abbr.* **EC** enterochromaffin.

En·te·ro·co·li·tis *f patho.* enterocolitis, coloenteritis.

en·te·ro·en·te·risch *adj* enteroenteric.

En·te·ro·en·te·ro·sto·mie *f* → *Enteroanastomose.*

En·te·ro·epi·plo·ze·le *f chir.* enteroepiplocele, enterepiplocele.

En·te·ro·ga·stron *nt* enterogastrone, enteroanthelone.

en·te·ro·gen *adj* enterogenous.

En·te·ro·glu·ka·gon *nt* enteroglucagon, intestinal glucagon, gut glucagon.

en·te·ro·he·pa·tisch *adj* enterohepatic.

En·te·ro·he·pa·ti·tis *f patho.* enterohepatitis.

En·te·ro·he·pa·to·ze·le *f chir., ped.* enterohepatocele.

En·te·ro·hy·dro·ze·le *f chir.* enterohydrocele.

En·te·ro·in·to·xi·ka·ti·on *f patho.* enterotoxism, enterotoxication, autointoxication.

En·te·ro·ki·ne·se *f* enterokinesis, enterokinesia; peristalsis.

en·te·ro·ki·ne·tisch *adj* enterokinetic.

En·te·ro·klei·sis *f* **1.** *chir.* enterocleisis. **2.** *patho.* enterocleisis.

En·te·ro·klys·ma *nt* enteroclysis, high enema, small bowel enema.

En·te·ro·kok·ken·sep·sis *f patho.* enterococcemia.

En·te·ro·kok·kus *m micro.* enterococcus.

En·te·ro·kol·ek·to·mie *f chir.* enterocolectomy.

en·te·ro·ko·lisch *adj* enterocolic.

En·te·ro·ko·li·tis *f patho.* enterocolitis, coloenteritis.

postantibiotische E. antibiotic-associated enterocolitis, antibiotic-associated diarrhea.

pseudomembranöse E. pseudomembranous colitis, pseudomembranous enteritis, pseudomembranous enterocolitis.

En·te·ro·ko·lo·sto·mie *f chir.* enterocolostomy.

en·te·ro·ku·tan *adj* enterocutaneous.

En·te·ro·ky·stom *nt patho.* enterocystoma, enteric cyst, enterogenous cyst,.

En·te·ro·lith *m patho.* enterolith, intestinal stone, intestinal calculus.

En·te·ro·li·thia·sis *f patho.* enterolithiasis.

En·te·ro·ly·se *f chir.* enterolysis.

En·te·ro·me·ga·lie *f patho.* enteromegaly, enteromegalia, megaloenteron.

En·te·ro·my·ko·se *f patho.* enteromycosis.

En·te·ron *nt anat.* enteron, gut.

En·te·ro·pa·ra·ly·se *f patho.* enteroparesis.

En·te·ro·pa·re·se *f patho.* enteroparesis.

En·te·ro·pa·thie *f patho.* enteropathy. **eiweißverlierende/exsudative E.** exudative enteropathy, protein-losing enteropathy. **glutenbedingte/gluteninduzierte E.** celiac disease, gluten enteropathy, Gee-Herter-Heubner disease, Gee's disease, Gee-Herter disease, Herter's disease, Herter-Heubner disease, Heubner disease.

en·te·ro·pa·tho·gen *adj* enteropathogenic.

En·te·ro·pe·xie *f chir.* enteropexy.

En·te·ro·pla·stik *f chir.* enteroplasty.

En·te·ro·pto·se *f chir., patho.* enteroptosis, enteroptosia.

en·te·ro·re·nal *adj* enterorenal, renointestinal.

En·te·ror·rha·gie *f patho.* enterorrhagia, intestinal hemorrhage.

En·te·ror·rha·phie *f chir.* enterorrhaphy.

En·te·ror·rhe·xis *f patho.* enterorrhexis.

En·te·ro·sep·sis *f patho.* enterosepsis.

En·te·ro·skop *nt clin.* enteroscope.

En·te·ro·spas·mus *m patho.* enterospasm.

En·te·ro·sta·se *f patho.* enterostasis, intestinal stasis.

En·te·ro·ste·no·se *f patho.* enterostenosis.

En·te·ro·sto·ma *nt chir.* enterostomy.

En·te·ro·sto·mie *f chir.* enterostomy.

En·te·ro·tom *nt chir.* enterotome.

En·te·ro·to·mie *f chir.* enterotomy.

En·te·ro·tox·ämie *f patho.* enterotoxemia.

En·te·ro·to·xi·ka·ti·on *f chir.* enterotoxism, enterotoxication.

En·te·ro·to·xin *nt* enterotoxin, intestinotoxin.

En·te·ro·to·xin·ämie *f patho.* enterotoxemia.

en·te·ro·to·xin·bil·dend *adj* enterotoxigenic.

En·te·ro·ze·le *f* **1.** *chir.* enterocele. **2.** *gyn.* enterocele, posterior vaginal hernia.

En·te·ro·zen·te·se *f chir.* enterocentesis.

En·te·ro·zy·ste *f patho.* enterocystoma, enterocyst, enterogenous cyst, enteric cyst.

En·te·ro·zy·stom *nt* → *Enterozyste.*

En·te·ro·zy·sto·ze·le *f patho.* enterocystocele.

Ent·fal·tungs·kni·stern *nt pulmo.* atelectatic rales *pl.*

Ent·fal·tungs·ras·seln *nt pulmo.* atelectatic rales *pl.*

ent·fär·ben *vt derm.* decolorize, decolor, discolor.

Ent·fär·bung *f derm.* decoloration, discoloration.

ent·fer·nen *vt* remove, take away, eliminate *(aus* from); *chir.* excise, remove, ablate, abscise, exsect, exscind; *(Organ)* take out; *(Fremdkörper)* extract.

Ent·fer·nung *f* removal, elimination (*aus* from); *chir.* ectomy, excision, exeresis, extirpation, removal, amputation, ablation, abscission, exsection; (*Fremdkörper*) extraction.

Ent·fie·be·rung *f* defervescence.

ent·flamm·bar *adj* inflammable, flammable.

Ent·flamm·bar·keit *f* inflammability, flammability.

Ent·frem·dungs·psy·cho·se *f* psychia. mental alienation.

ent·ge·gen·wir·kend *adj pharm.* counteractive, counteracting, adverse.

ent·gif·ten *vt* decontaminate, detoxify, detoxicate.

Ent·gif·tung *f* decontamination, detoxification, detoxication.

ent·glei·sen *vi* (*Stoffwechsel*) decompensate.

ent·gleist *adj* (*Stoffwechsel*) decompensated.

ent·haa·ren *vt* depilate, epilate.

ent·haa·rend *adj* depilatory, epilatory.

Ent·haa·rung *f* depilation, epilation.

Ent·haa·rungs·mit·tel *nt* depilatory, epilatory.

ent·halt·sam *adj* abstemious, abstinent (*von* from); (*sexuell*) continent, abstinent.

Ent·halt·sam·keit *f* abstinence, abstemiousness, continence, continency.

ent·hem·men *vt psycho.* disinhibit.

Ent·hem·mung *f psycho.* disinhibition.

En·the·so·pa·thie *f ortho.* enthesopathy.

Ent·hir·nung *f* decerebration.

Ent·hir·nungs·star·re *f neuro.* decerebration rigidity.

ent·jung·fern *vt* deflower, deflorate.

Ent·jung·fe·rung *f* defloration, deflowering.

ent·kei·men *vt* disinfect; sterilize.

Ent·kei·mung *f hyg.* disinfection; sterilization.

ent·klei·den I *vt* undress s.o., take s.o.'s clothes off. **II** *vr* **sich e.** undress, take one's clothes off.

ent·kräf·tet *adj* (*körperlich, geistig*) exhausted, tired, weakened.

ent·las·sen *vt* (*Patient*) discharge (*aus* from).

Ent·las·sung *f* (*Patient*) discharge.

Ent·la·stungs·hy·per·ämie *f* decompression hyperemia.

Ent·la·stungs·tre·pa·na·ti·on *f neurochir.* cerebral decompression.

Ent·lau·sen *nt* delousing.

ent·lau·sen *vt* delouse.

Ent·lau·sung *f* delousing.

ent·lee·ren I *vt* empty, exhaust, clear; (*Luft ablassen*) deflate; (*abfließen lassen*) drain; (*Magen*) empty; (*Darm*) purge, clear, evacuate; (*Blase*) void. **II** *vr* **sich e.** empty, exhause; (*Blase, Darm*) empty, evacuate.

Ent·lee·rung *f* emptying, exhaustion, clearing, depletion, drainage; (*Luft*) deflation; (*Darm*) purgation, evacuation.

Ent·lee·rungs·pha·se *f physiol.* emptying phase, evacuation phase.

Ent·lee·rungs·re·flex *m physiol.* voiding reflex, evacuation reflex.

ent·man·nen *vt* castrate, emasculate.

ent·mannt *adj* emasculated, emasculate.

Ent·man·nung *f* emasculation, eviration, castration.

Ent·mar·kung *f* (*Nerv*) demyelination, demyelinization.

Ent·mar·kungs·krank·heit *f neuro.* demyelinating disease.

Ent·nahme *f* **1.** *chir.* removal (*aus* from); (*Transplantat*) harvest. **2.** (*Blut*) withdrawal; (*Probe*) sampling, taking of a sample.

Ent·neh·men *nt* → *Entnahme*.

ent·neh·men *vt chir.* remove; (*Transplantat*) harvest; (*Blut*) withdraw; (*Probe*) take (a sample from).

En·to·derm *nt embryo.* entoderm, entoblast, endoblast, endoderm.

en·to·der·mal *adj* entodermal, entodermic, endoblastic, endodermal.

En·to·pa·ra·sit *m micro.* endoparasite, endosite, entoparasite, internal parasite.

ent·op·tisch *adj ophthal.* entoptic.

Ent·op·to·skop *nt ophthal.* entoptoscope.

Ent·op·to·sko·pie *f ophthal.* entoptoscopy.

Ent·rin·dung *f chir.* decortication.

En·tro·pi·on *nt* → *Entropium.*

en·tro·pio·nie·ren *vt* entropionize.

En·tro·pi·um *nt ophthal.* entropion, enstrophe.

Ent·schä·di·gungs·neu·ro·se *f psychia.* compensation neurosis, pension neurosis.

ent·schlacken [k·k] *vt* (*Darm*) purge; (*Blut*) purify.

ent·schla·fen *vi* pass away, die, die away.

Ent·schla·fe·ne *m/f* (the) departed.

ent·seu·chen *vt* decontaminate; *hyg.* disinfect.

Ent·seu·chung *f* decontamination; *hyg.* disinfection.

Ent·span·nung *f* relaxation, relief.

Ent·span·nungs·pha·se *f physiol.* relaxation period.

ent·strah·len *vt phys., radiol.* decontaminate.

Ent·strah·lung *f phys., radiol.* decontamination.

ent·wäs·sern *vt patho.* dehydrate.

Ent·wäs·se·rung *f patho.* dehydration.

Ent·wäs·se·rungs·the·ra·pie *f* dehydration.

Ent·weib·li·chung *f gyn.* defeminization.

ent·we·sen *vt hyg.* disinfest.

Ent·we·sung *f hyg.* disinfestation.

Ent·wick·lung *f* **1.** development, evolution, evolvement, build-up; (*Ideen*) formation; (*Appetit*) development. **2.** *gyn.* evolution.

Ent·wick·lungs·al·ter *nt abbr.* **EA** *psycho.* developmental age.

Ent·wick·lungs·ano·ma·lie *f embryo.* developmental anomaly.

Ent·wick·lungs·ge·schich·te *f* ontogeny, ontogenesis, henogenesis.

ent·wick·lungs·ge·schicht·lich *adj* ontogenic,

ontogenetic, ontogenetical.
Ent·wick·lungs·hem·mung *f patho.* arrest of development, retardation.
Ent·wick·lungs·psy·cho·lo·gie *f* developmental psychology.
Ent·wick·lungs·stö·rung *f embryo.* developmental anomaly.
Ent·wick·lungs·stu·fe *f* stage of development, phase.
Ent·wick·lungs·ver·zö·ge·rung *f embryo.* bradygenesis.
ent·wöh·nen *vt ped.* wean (off, from); (*Sucht*) cure.
Ent·wöh·nung *f ped.* weaning, ablactation; (*Sucht*) weaning, withdrawal.
Ent·zie·hung *f →* Entzug.
Ent·zie·hungs·an·stalt *f* detoxication center.
Ent·zie·hungs·er·schei·nun·gen *pl patho.*, *psychia.* withdrawal syndrome *sing,* withdrawal symptoms.
Ent·zie·hungs·kur *f* withdrawal cure, withdrawal treatment, detoxication treatment. **eine E. machen** withdraw.
radikale E. cold-turkey withdrawal.
Ent·zie·hungs·syn·drom *nt* withdrawal symptoms *pl,* withdrawal syndrome.
Ent·zug *m* withdrawal, withdrawing; (*Drogen*) withdrawal (from); (*Alkohol*) *inf.* drying-out; (*Beraubung*) deprivation.
Ent·zugs·de·lir *nt patho.*, *psychia.* abstinence syndrome, withdrawal syndrome, tromomania, delirium tremens.
Ent·zugs·ef·fekt *m card.* steal phenomenon, steal.
Ent·zugs·er·schei·nun·gen *pl* withdrawal symptoms, withdrawal syndrome *sing,* abstinence symptoms.
Ent·zugs·sym·pto·me *pl → Entzugserscheinungen.*
Ent·zugs·syn·drom *nt* 1. *patho.*, *psychia.* abstinence syndrome, withdrawal syndrome, tromomania, delirium tremens. 2. *card.* steal phenomenon, steal.
ent·zünden *vr* **sich e.** *patho.* inflame, become inflamed.
ent·zün·det *adj patho.* inflamed.
ent·zünd·lich *adj patho.* inflammatory.
Ent·zün·dung *f patho.* inflammation.
alterative E. alterative inflammation, degenerative inflammation.
atrophische E. cirrhotic inflammation, atrophic inflammation, fibroid inflammation.
degenerative E. *→ alterative E.*
disseminierte E. disseminated inflammation.
fibroide E. *→ atrophische E.*
granulomatöse E. granulomatous inflammation.
katarrhalische E. catarrhal inflammation, catarrh.

kruppöse E. croupy inflammation, croupous inflammation.
metastatische E. metastatic inflammation.
nekrotisierende E. necrotic inflammation, necrotizing inflammation.
produktive E. proliferative inflammation, proliferous inflammation, productive inflammation.
proliferative E. *→ produktive E.*
pseudomembranöse E. pseudomembranous inflammation.
spezifische E. specific inflammation.
ulzerative/ulzerierende E. ulcerative inflammation.
ent·zün·dungs·hem·mend *adj* anti-inflammatory, antiphlogistic.
Ent·zün·dungs·hem·mer *m pharm.* anti--inflammatory, antiphlogistic.
Ent·zün·dungs·re·ak·ti·on *f patho.* inflammatory response.
Enu·klea·ti·on *f* 1. *chir.*, *ophthal.* enucleation. 2. *genet.* enucleation.
Enu·klea·ti·ons·löf·fel *m ophthal.* enucleation spoon.
Enu·klea·ti·ons·sche·re *f ophthal.* enucleation scissors.
enu·kle·ie·ren *vt chir.* enucleate.
En·ure·sis *f patho.* enuresis; urorrhea. **E. nocturna** bedwetting, nocturnal enuresis.
en·ze·phal *adj* encephalic.
En·ze·pha·li·sa·ti·on *f* encephalization.
En·ze·pha·li·tis *f neuro.* encephalitis, cephalitis.
akute nekrotisierende E. acute necrotizing encephalitis.
eitrige E. purulent encephalitis, pyogenic encephalitis, suppurative encephalitis.
experimentelle allergische E. experimental allergic encephalitis, experimental allergic encephalomyelitis.
hämorrhagische E. hemorrhagic encephalitis, Leichtenstern's encephalitis, Strümpell--Leichtenstern disease.
en·ze·pha·li·tisch *adj* encephalitic.
En·ze·pha·lo·ar·te·rio·gra·phie *f radiol.* encephalo-arteriography.
En·ze·pha·lo·gra·phie *f radiol.* encephalography.
En·ze·pha·lo·lith *m patho.* brain calculus, cerebral calculus, encephalolith.
En·ze·pha·lom *nt patho.* encephaloma, cerebroma.
En·ze·pha·lo·ma·la·zie *f neuro.* softening of the brain, encephalomalacia.
En·ze·pha·lo·me·ga·lie *f patho.* megalencephaly, megaloencephaly.
En·ze·pha·lo·me·nin·gi·tis *f neuro.* meningoencephalitis, encephalomeningitis.
En·ze·pha·lo·me·nin·go·pa·thie *f neuro.* meningoencephalopathy, encephalomeningopa-

thy.

En·ze·pha·lo·me·nin·go·ze·le *f neuro.* encephalomeningocele, meningoencephalocele, hydrencephalomeningocele.

En·ze·pha·lo·me·ter *nt neuro.* encephalometer.

En·ze·pha·lo·mye·li·tis *f neuro.* encephalomyelitis, myeloencephalitis, myelencephalitis. **experimentelle allergische E.** *abbr.* **EAE** experimental allergic encephalitis, experimental allergic encephalomyelitis.

En·ze·pha·lo·mye·lo·me·nin·gi·tis *f neuro.* encephalomyelomeningitis.

En·ze·pha·lo·mye·lo·neu·ro·pa·thie *f neuro.* encephalomyeloneuropathy.

En·ze·pha·lo·mye·lo·pa·thie *f neuro.* encephalomyelopathy. **nekrotisierende E.** Leigh's syndrome, Leigh's disease, necrotizing encephalomyelopathy, subacute necrotizing encephalomyelopathy.

En·ze·pha·lo·mye·lo·ra·di·ku·li·tis *f neuro.* encephalomyeloradiculitis.

En·ze·pha·lo·mye·lo·ra·di·ku·lo·pa·thie *f neuro.* encephalomyeloradiculopathy.

En·ze·pha·lo·mye·lo·ze·le *f neuro.* encephalomyelocele.

En·ze·pha·lo·myo·kar·di·tis *f neuro., card.* encephalomyocarditis, EMC syndrome.

En·ze·pha·lon *nt anat.* encephalon, brain.

En·ze·pha·lo·pa·thie *f neuro.* encephalopathy, encephalopathia, brain damage.
bovine spongiforme E. *abbr.* **BSE** mad cow disease, bovine spongiform encephalopathy.
chronisch-progressive dialysebedingte E. progressive dialysis encephalopathy, dialysis encephalopathy syndrome.
demyelinisierende E. demyelinating encephalopathy.
hepatische E. hepatic encephalopathy, portal-systemic encephalopathy, portasystemic encephalopathy.
hypoglykämische E. hypoglycemic encephalopathy.
myoklonisch infantile E. myoclonic encephalopathy of childhood, Kinsbourne syndrome.
portosystemische E. → *hepatische E.*
spongiforme E. spongiform encephalopathy.
subakute spongiforme E. subacute spongiform encephalopathy, transmissible spongiform encephalopathy.
subkortikale progressive E. Binswanger's encephalopathy, Binswanger's disease, Binswanger's dementia, subcortical arteriosclerotic encephalopathy,.
urämische E. uremic encephalopathy.

en·ze·pha·lo·pa·thisch *adj* encephalopathic.

En·ze·pha·lo·ra·di·ku·li·tis *f neuro.* encephaloradiculitis.

En·ze·pha·lor·rha·gie *f neuro.* cerebral hemorrhage, encephalorrhagia.

En·ze·pha·lo·schi·sis *f embryo.* encephaloschisis.

En·ze·pha·lo·skle·ro·se *f neuro., patho.* encephalosclerosis.

En·ze·pha·lo·sko·pie *f neuro.* encephaloscopy, cerebroscopy.

en·ze·pha·lo·spi·nal *adj* encephalorachidian, encephalospinal.

En·ze·pha·lo·tom *nt gyn., neurochir.* encephalotome.

En·ze·pha·lo·to·mie *f* 1. *neurochir.* encephalotomy. 2. *gyn.* encephalotomy, cranioclasis, cranioclasty, craniotomy.

En·ze·pha·lo·ze·le *f neuro.* craniocele, encephalocele, cephalocele.

En·ze·pha·lo·zy·sto·ze·le *f neuro.* hydrencephalocele, hydroencephalocele, encephalocystocele.

En·zym *nt biochem.* enzyme; biocatalyst, biocatalyze.

En·zym·ak·ti·vi·tät *f* enzyme activity.

En·zym·an·ta·go·nist *m* enzyme antagonist.

en·zy·ma·tisch *adj* enzymatic, enzymic.

En·zym·ein·heit *f biochem.* enzyme unit.

Enzyme-linked-immunosorbent-Assay *m abbr.* **ELISA** *lab.* enzyme-linked immunosorbent assay.

Enzyme-Multiplied-Immunoassay-Technique (*f*) *abbr.* **EMIT** *lab.* enzyme-multiplied immunoassay technique.

En·zym·hemm·stoff *m* enzyme inhibitor, antienzyme.

En·zym·hem·mung *f* enzyme inhibition.

En·zym·im·mu·no·as·say *m abbr.* **EIA** *lab.* enzyme immunoassay.

En·zym·in·duk·ti·on *f biochem.* induction, enzyme induction.

En·zym·mu·ster *nt lab.* enzyme pattern.

En·zy·mo·pa·thie *f patho.* enzymopathy.

En·zym·pro·fil *nt lab.* enzyme profile.

en·zy·stiert *adj* encysted.

En·zy·stie·rung *f* encystment, encystation.

Eo·sin *nt* eosin, tetrabromofluorescein.

Eo·si·no·blast *m hema.* eosinoblast.

Eo·si·no·pe·nie *f hema.* eosinopenia, eosinophilic leukopenia.

eo·si·no·phil *adj histol., hema.* eosinophilic, eosinophil, eosinophilous.

Eo·si·no·phil·ämie *f histol.* eosinophilia, eosinophilosis.

Eo·si·no·phi·len·leuk·ämie *f hema.* eosinophilic leukemia, eosinophilocytic leukemia.

Eo·si·no·phi·lie *f histol.* eosinophilia, eosinophilia, eosinophilosis.

Eo·si·no·phi·lo·blast *m hema.* eosinoblast.

eo·si·no·tak·tisch *adj hema.* eosinotactic, eosinophilotactic.

Eo·si·no·ta·xis *f hema.* eosinotaxis.

Epars·al·gie *f patho.* eparsalgia, epersalgia.

Ep·en·dym *nt histol.* ependyma, endyma.

ep·en·dy·mal *adj* ependymal, ependymary.

Ep·en·dym·er·kran·kung *f neuro.* ependymopathy, ependopathy.

Ep·en·dym·gli·om *nt* → *Ependymom.*

Ep·en·dy·mi·tis *f neuro.* ependymitis.

Ep·en·dy·mo·gli·om *nt* → *Ependymom.*

Ep·en·dy·mom *nt neuro.* ependymoma, ependymocytoma.

Ep·en·dy·mo·pa·thie *f neuro.* ependymopathy, ependopathy.

Ep·en·dy·mo·zyt *m histol.* ependymocyte, ependymal cell.

Ep·en·dym·zel·le *f* → *Ependymozyt.*

Ep·en·dym·zy·ste *f neuro.* ependymal cyst.

Ephe·drin *nt pharm.* ephedrine.

Ephe·li·den *pl derm.* freckles, ephelides.

Eph·eme·ra *f patho.* ephemera, ephemeral fever.

EPH-Gestose *f gyn.* preeclampsia, preeclamptic toxemia.

Epi·al·lo·preg·na·no·lon *nt abbr.* **EAP** epiallopregnanolone.

Epi·an·dro·ste·ron *nt* epiandrosterone, isoandrosterone.

Epi·ble·pha·ron *nt ophthal.* epiblepharon.

Epi·car·di·um *nt anat.* epicardium, cardiac pericardium, visceral pericardium.

Epi·cil·lin *nt pharm.* epicillin.

Epi·con·dy·li·tis *f ortho.* epicondylitis. **E. radialis humeri** tennis elbow, radiohumeral epicondylitis, lateral humeral epicondylitis.

Epi·con·dy·lus *m anat.* epicondyle, epicondylus.

E. femoris epicondyle of femur.

E. humeri epicondyle of humerus, humeral epicondyle.

Epi·cra·ni·um *nt anat.* epicranium.

Epi·de·mie *f* epidemic; epidemic disease.

Epi·de·mio·lo·gie *f* epidemiology.

epi·de·misch *adj* epidemic.

epi·der·mal *adj* epidermal, epidermatic, epidermic.

Epi·der·mal·zy·ste *f* → *Epidermoid.*

Epi·der·ma·ti·tis *f* → *Epidermitis.*

Epi·der·mis *f histol.* epidermis, epiderm, epiderma, outer skin.

Epi·der·mis·ent·zün·dung *f* → *Epidermitis.*

Epi·der·mis·läpp·chen *nt chir.* epidermic graft.

Epi·der·mis·pla·stik *f chir.* epidermatoplasty.

Epi·der·mis·trans·plan·ta·ti·on *f chir.* epidermization, skin grafting.

Epi·der·mis·zel·le *f* epidermic cell.

Epi·der·mis·zy·ste *f* → *Epidermoid.*

Epi·der·mi·tis *f derm.* epidermatitis, epidermitis.

Epi·der·mo·dys·pla·sia *f derm.* epidermodysplasia. **E. verruciformis** Lewandowsky-Lutz disease, epidermodysplasia verruciformis.

Epi·der·mo·id *nt patho.* epidermoid, implantation dermoid, atheromatous cyst, epidermal cyst, epidermoid cyst.

epi·der·mo·id *adj* epidermal, epidermoid.

Epi·der·mo·id·zy·ste *f* → *Epidermoid.*

Epi·der·mo·ly·sis *f derm.* epidermolysis.

E. acuta toxica Lyell's disease, non-staphylococcal scalded skin syndrome, toxic epidermal necrolysis.

E. bullosa albopapuloidea Pasini's syndrome, albopapuloid epidermolysis bullosa dystrophica.

E. bullosa dystrophica dermatolytic bullous dermatosis, dermolytic bullous dermatosis.

E. bullosa hereditaria letalis Herlitz's disease, junctional epidermolysis bullosa.

E. bullosa hereditaria simplex Goldscheider's disease.

E. bullosa hyperplastica Cockayne-Touraine syndrome, hyperplastic epidermolysis bullosa dystrophica.

E. bullosa manuum et pedum aestivalis Weber--Cockayne syndrome, localized epidermolysis bullosa simplex.

E. toxica acuta Ritter's disease, staphylococcal scalded skin syndrome.

epi·der·mo·ly·tisch *adj* epidermolytic.

Epi·der·mo·my·ko·se *f derm.* epidermophytosis, epidermomycosis.

Epi·der·mo·phyt *m derm.* epiphyte.

Epi·der·mo·phy·tia *f derm.* epidermophytosis, tinea.

E. corporis ringworm of the body, tinea corporis, tinea circinata.

E. inguinalis ringworm of the groin, jock itch, tinea inguinalis.

E. manus/manuum ringworm of the hand, tinea manus.

E. pedis/pedum athlete's foot, ringworm of the feet, tinea pedis.

Epi·der·mo·phy·tid *nt derm.* epidermophytid, dermatophytid.

Epi·der·mo·phy·tie *f derm.* epidermophytosis, tinea.

Epi·di·dym·ek·to·mie *f urol.* epididymectomy, epididymidectomy.

Epi·di·dy·mis *f anat.* epididymis, parorchis.

Epi·di·dy·mis·pla·stik *f urol.* epididymoplasty, epididymisoplasty.

Epi·di·dy·mi·tis *f urol.* epididymitis.

Epi·di·dy·mo·de·fe·ren·ti·tis *f urol.* epididymodeferentitis.

Epi·di·dy·mo·fu·ni·ku·li·tis *f* → *Epididymodeferentitis.*

Epi·di·dy·mo·or·chi·tis *f urol.* epididymo--orchitis.

Epi·di·dy·mo·to·mie *f urol.* epididymotomy.

Epi·di·dy·mo·vas·ek·to·mie *f urol.* epididymovasectomy, epididymodeferentectomy.

Epi·di·dy·mo·va·so·sto·mie *f urol.* epididymovasostomy.

epi·du·ral *adj* peridural, epidural.

Epi·du·ral·abs·zeß *m patho., neuro.* extradural

abscess, epidural abscess.
Epi·du·ral·an·al·ge·sie *f anes., neuro.* epidural analgesia.
Epi·du·ral·an·äs·the·sie *f anes.* epidural anesthesia, epidural, epidural block, peridural anesthesia.
Epi·du·ral·blu·tung *f neuro.* extradural hemorrhage, epidural hemorrhage, epidural bleeding, extradural bleeding.
Epi·du·ra·le *f inf.* → *Epiduralanästhesie.*
Epi·du·ral·hä·ma·tom *nt neuro., patho.* epidural hematoma, extradural hematoma.
Epi·du·ral·raum *m anat.* epidural cavity, epidural space, extradural space.
Epi·du·ro·gra·phie *f radiol.* epidurography.
Epi·ga·stral·gie *f* epigastralgia, epigastric pain.
epi·ga·strisch *adj* epigastric.
Epi·ga·stri·um *nt anat.* epigastrium, epigastric region, antecardium.
Epi·ga·stro·ze·le *f chir.* epigastrocele, epigastric hernia.
Epi·glott·ek·to·mie *f HNO* epiglottidectomy, epiglottectomy.
Epi·glot·tis *f anat.* epiglottis, epiglottic cartilage.
epi·glot·tisch *adj* epiglottic, epiglottal, epiglottidean.
Epi·glot·tis·ent·zün·dung *f* → *Epiglottitis.*
Epi·glot·tis·re·sek·ti·on *f HNO* epiglottidectomy, epiglottectomy.
Epi·glot·tis·stiel *m anat.* epiglottic petiole.
Epi·glot·ti·tis *f HNO* epiglottiditis, epiglottitis.
Epi·kan·thus *m* epicanthus, palpebronasal fold, epicanthal fold, mongolian fold.
Epi·kard *nt anat.* epicardium, visceral pericardium, cardiac pericardium.
Epi·kard·ek·to·mie *f HTG* epicardiectomy.
Epi·kar·dia *f anat.* epicardia.
epi·kar·di·al *adj* epicardial, epicardiac.
Epi·kard·re·sek·ti·on *f HTG* epicardiectomy.
Epi·kon·dyl·al·gie *f ortho.* epicondylalgia.
epi·kon·dy·lär *adj* epicondylian, epicondylar, epicondylic.
Epi·kon·dy·le *f anat.* epicondyle, epicondylus.
Epi·kon·dy·len·ent·zün·dung *f* → *Epikondylitis.*
Epi·kon·dy·li·tis *f ortho.* epicondylitis.
Epi·kor·nea·skle·ri·tis *f ophthal.* epicorneascleritis.
Epi·kra·ni·um *nt anat.* epicranium.
Epi·kri·se *f* 1. *patho.* epicrisis, secondary crisis. 2. *med.* epicrisis.
epi·kri·tisch *adj* epicritic.
Epi·la·ti·on *f* epilation, depilation.
Epi·lep·sia *f neuro.* epilepsy, epilepsia, convulsive state, falling sickness, seizure.
E. **cursiva** cursive epilepsy, progressive epilepsy.
E. **partialis continua** chronic focal epilepsy,

Koshevnikoff's epilepsy, Koschewnikow's epilepsy, Kozhevnikov's epilepsy.
E. **tarda/tardiva** tardy epilepsy, delayed epilepsy, late epilepsy.
Epi·lep·sie *f neuro.* epilepsy, epilepsia, convulsive state, falling sickness, seizure.
atonische E. atonic epilepsy.
autonome E. autonomic epilepsy, diencephalic epilepsy, vasomotor epilepsy, vasovagal epilepsy.
essentielle E. → *idiopathische E.*
fokale E. focal epilepsy, localized epilepsy, partial epilepsy.
frühe (post-)traumatische E. early post-traumatic epilepsy.
generalisierte E. generalized epilepsy, major epilepsy, primary generalized epilepsy.
halbseitige E. one-sided epilepsy, hemiepilepsy.
idiopathische E. idiopathic epilepsy, cryptogenic epilepsy.
larvierte/latente E. latent epilepsy, larval epilepsy.
myoklonische E. myoclonus epilepsy, Lafora's disease, Unverricht's disease.
organische E. → *symptomatische E.*
photogene/photosensible E. photogenic epilepsy.
psychomotorische E. psychomotor epilepsy, automatic epilepsy, temporal lobe epilepsy.
sekundär generalisierte E. secondary generalized epilepsy.
späte (post-)traumatische E. late post-traumatic epilepsy.
symptomatische E. symptomatic epilepsy, organic epilepsy.
traumatische E. post-traumatic epilepsy, traumatic epilepsy.
epi·lep·sie·ar·tig *adj* → *epileptiform.*
epi·lep·ti·form *adj neuro.* epileptiform, epileptoid.
epi·lep·tisch *adj neuro.* epileptic.
epi·lep·to·gen *adj neuro.* epileptogenic, epileptogenous.
Epi·lep·to·lo·gie *f neuro.* epileptology.
epi·lie·ren *vt* epilate, depilate.
Epi·lie·rung *f* epilation, depilation.
Epi·loia *f patho.* epiloia, Bourneville's disease, tuberous sclerosis (of brain).
Epi·me·nor·rha·gie *f gyn.* epimenorrhagia.
Epi·me·nor·rhoe *f gyn.* epimenorrhea.
Epi·me·strol *nt pharm.* epimestrol.
Epi·my·sio·to·mie *f chir., ortho.* epimysiotomy.
Epi·my·si·um *nt anat.* epimysium, external perimysium.
Epi·nephr·ek·to·mie *f chir.* suprarenalectomy, adrenalectomy.
Epi·ne·phrin *nt* adrenaline, adrenine, epinephrine.
Epi·ne·phros *nt anat.* suprarenal, adrenal

Epithelioma

gland, suprarenal gland, suprarenal, adrenal body, adrenal capsule.
epi·neu·ral *adj* epineural.
epi·neu·ri·al *adj* epineurial.
Epi·neu·ri·al·naht *f neurochir.* epineurial repair.
Epi·neu·ri·um *nt anat.* epineurium.
Epi·or·chi·um *nt histol.* epiorchium.
Epi·phä·no·men *nt patho.* epiphenomenon.
epi·pha·ryn·ge·al *adj* epipharyngeal, nasopharyngeal.
Epi·pha·ryn·gi·tis *f HNO* epipharyngitis, nasopharyngitis.
Epi·pha·ryn·go·sko·pie *f HNO* posterior rhinoscopy.
Epi·pha·rynx *m anat.* nasal pharynx, rhinopharynx, epipharynx, nasopharynx.
Epi·pho·ra *f ophthal.* epiphora, watery eye, dacryorrhea, tearing, illacrimation.
epi·phy·sär *adj* epiphyseal, epiphysial.
Epi·phy·se *f anat.* 1. epiphysis. 2. → *Epiphysis cerebri.*
Epi·phy·sen·dys·pla·sie *f ortho.* epiphyseal dysplasia.
Epi·phy·sen·ent·zün·dung *f* → *Epiphysitis.*
Epi·phy·sen·er·kran·kung *f* 1. *ortho.* epiphysiopathy. 2. *neuro.* epiphysiopathy.
Epi·phy·sen·frak·tur *f ortho.* epiphyseal fracture.
Epi·phy·sen·fuge *f histol.* epiphysial disk, epiphysial plate, growth plate, growth disk.
Epi·phy·sen·fu·gen·knor·pel *m histol.* epiphysial cartilage, epiphysial plate.
Epi·phy·sen·fu·gen·nar·be *f anat., radiol.* epiphyseal line, epiphysial line.
Epi·phy·sen·li·nie *f anat., radiol.* epiphyseal line, epiphysial line.
Epi·phy·sen·lö·sung *f ortho.* epiphysiolysis.
Epi·phy·sen·ne·kro·se *f (aseptische) ortho.* epiphyseal ischemic necrosis, epiphysial aseptic necrosis, aseptic osteochondrosis.
Epi·phy·sen·stiel *m anat.* habenula, habena, pineal peduncle.
Epi·phy·seo·de·se *f ortho.* epiphysiodesis, epiphyseodesis.
Epi·phy·seo·ly·sis *f ortho.* epiphysiolysis. **E. capitis femoris** adolescent coxa vara, slipped capital femoral epiphysis.
Epi·phy·sio·ly·se *f* → *Epiphyseolysis.*
Epi·phy·sio·pa·thie *f* 1. *ortho.* epiphysiopathy. 2. *neuro.* epiphysiopathy.
Epi·phy·sis *f anat.* epiphysis. **E. cerebri** epiphysis, pineal body, pineal gland, cerebral apophysis, pineal, pinus.
Epi·phy·si·tis *f ortho.* epiphysitis.
Epi·phyt *m derm.* epiphyte.
Epi·plo·ek·to·mie *f chir.* epiploectomy, omentectomy.
Epi·plo·en·te·ro·ze·le *f chir.* epiploenterocele.
epi·plo·isch *adj* epiploic, omental.

Epi·ploi·tis *f patho.* epiploitis, omentitis.
Epi·plo·me·ro·ze·le *f chir.* epiplomerocele.
Epi·plom·pha·lo·ze·le *f chir.* epiplomphalocele.
Epi·plo·on *nt anat.* epiploon, omentum.
Epi·plo·pe·xie *f chir.* epiplopexy, omentopexy, omentofixation.
Epi·plo·ze·le *f chir.* epiplocele.
Epi·sio·pe·ri·neo·pla·stik *f gyn.* episioperineoplasty.
Epi·sio·pe·ri·neor·rha·phie *f gyn.* episioperineorrhaphy.
Epi·sio·pla·stik *f gyn.* episioplasty.
Epi·sior·rha·phie *f gyn.* episiorrhaphy.
Epi·sio·ste·no·se *f gyn.* episiostenosis.
Epi·sio·to·mie *f gyn.* episiotomy.
Epi·skle·ra *f histol.* episclera, episcleral lamina.
epi·skle·ral *adj* episcleral.
Epi·skle·ri·tis *f ophthal.* episcleritis, episclerotitis.
Epi·so·de *f* episode, incident; *psychia.* episode; (*Anfall*) bout, fit.
epi·so·den·haft *adj* episodic, episodical.
Epi·spa·die *f urol.* epispadias, epispadia.
Epi·sple·ni·tis *f patho.* episplenitis.
Epi·sta·xis *f HNO* nasal bleeding, nosebleed, nasal hemorrhage, epistaxis.
Epi·stho·to·nus *m neuro., psychia.* episthotonus, emprosthotonus.
Epi·stro·phe·us *m anat.* dens axis, odontoid apophysis, odontoid bone, dentoid process of axis, epistropheus.
Epi·tar·sus *m ophthal.* epitarsus.
Epi·ten·di·ne·um *nt* → *Epitenon.*
Epi·te·non *nt histol.* epitendineum, epitenon.
Epi·tha·la·mus *m anat.* epithalamus.
Epi·thel *nt histol.* epithelial tissue, epithelium.
hochprismatisches E. columnar epithelium, cylindrical epithelium.
isoprismatisches E. cuboidal epithelium, cubical epithelium.
mehrreihiges/mehrschichtiges E. stratified epithelium, laminated epithelium.
epi·thel·ähn·lich *adj* epithelioid.
Epi·thel·des·qua·ma·ti·on *f histol.* epithalaxia.
Epi·thel·ent·zün·dung *f* → *Epitheliitis.*
epi·the·li·al *adj* epithelial.
Epi·the·lia·li·sie·rung *f patho.* epithelialization, epithelization.
Epi·the·li·en·zy·lin·der *m* (*Harn*) epithelial cast.
Epi·the·li·itis *f patho.* epitheliitis.
Epi·the·lio·ly·se *f patho.* epitheliolysis.
Epi·the·lio·ma *nt derm., patho.* epithelial tumor, epithelioma.
E. adenoides cysticum Brooke's disease, hereditary multiple trichoepithelioma.
E. calcificans Malherbe's disease, calcified epithelioma, Malherbe's calcifying epithelioma, pilomatrixoma, pilomatricoma, benign

calcified epithelioma.
epi·the·lio·ma·tös *adj* epitheliomatous.
Epi·the·lio·sis *f ophthal.* epitheliosis; *epidem.* epitheliosis; *gyn.* epitheliosis.
Epi·the·li·sa·ti·on *f patho.* epithelialization, epithelization.
Epi·the·li·tis *f* → *Epitheliitis.*
Epi·the·li·um *nt anat., histol.* epithelial tissue, epithelium.
E. anterius (corneae) corneal epithelium, anterior epithelium of cornea.
E. germinale germinal epithelium, peritoneal epithelium.
E. lentis epithelium of lens, subcapsular epithelium.
E. pigmentosum (iridis) pigmented epithelium of iris.
E. posterius (corneae) posterior epithelium of cornea, corneal endothelium.
Epi·thel·kör·per·chen *nt anat.* epithelial body, parathyroid, parathyroid gland.
Epi·thel·kör·per·chen·ade·nom *nt patho.* parathyroid adenoma, parathyroidoma.
Epi·thel·kör·per·chen·ent·fer·nung *f chir.* parathyroidectomy.
Epi·thel·kör·per·chen·ge·schwulst *f patho.* parathyroid tumor.
Epi·thel·kör·per·chen·hy·per·pla·sie *f patho.* parathyroid hyperplasia.
Epi·thel·kör·per·chen·kar·zi·nom *nt patho.* parathyroid carcinoma, parathyroidoma.
Epi·thel·kör·per·chen·tu·mor *m patho.* parathyroid tumor.
Epi·thel·kör·per·chen·zy·ste *f patho.* parathyroid cyst.
epi·the·lo·id *adj* epithelioid.
Epi·the·lo·id·sar·kom *nt patho.* epithelioid sarcoma.
Epi·the·lo·id·zell·nä·vus *m derm.* Spitz nevus, Spitz-Allen nevus, epithelioid cell nevus, spindle cell nevus.
Epi·the·lo·id·zell·tu·ber·kel *nt patho.* epithelioid cell tubercle.
Epi·thel·per·len *pl patho.* pearly bodies, onion bodies.
Epi·thel·zel·le *f histol.* epithelial cell.
Epi·thel·zy·lin·der *m (Harn)* epithelial cast.
Epi·the·se *f ortho.* epithesis.
Epi·troch·lea *f anat.* medial condyle of humerus, internal condyle of humerus, ulnar condyle of humerus, epitrochlea.
Epi·tu·ber·ku·lo·se *f radiol.* epituberculosis.
epi·tym·pa·nal *adj* epitympanic.
Epi·tym·pa·num *nt anat.* attic (of middle ear), epitympanum, tympanic attic, epitympanic recess, Hyrtl's recess.
Epi·zoo·tie *f* epizootic disease.
Epi·zy·sti·tis *f urol.* epicystitis.
Epi·zy·sto·to·mie *f urol.* epicystotomy, suprapubic cystotomy.

Epo·ny·chi·um *nt histol.* eponychium, cuticle, quick, epionychium.
Epo·ophor·ek·to·mie *f gyn.* epoophorectomy.
Epo·opho·ron *nt anat.* epoophoron, ovarian appendage, Rosenmüller's body, parovarium, pampiniform body.
Epsilon-Aminocapronsäure *f abbr.* **EACS** *od.* **EACA** epsilon-aminocaproic acid, ε-aminocaproic acid.
Epstein-Barr: E.-B. nukleäres Antigen *nt abbr.* **EBNA** *immun.* Epstein-Barr nuclear antigen.
E.-B.-Virus *nt abbr.* **EBV** *micro.* EB virus, Epstein-Barr viru.
E.-B.-Virus-Antigen *nt immun.* Epstein-Barr virus antigen, EBV antigen.
Ep·ulis *f HNO, dent.* epulis.
Erb: E.'-Lähmung *f neuro.* Erb's palsy, Duchenne-Erb paralysis, Duchenne's paralysis, Erb-Duchenne paralysis, upper brachial paralysis.
luische Spinalparalyse *f E. neuro.* Erb's paralysis, Erb's spastic paraplegia, syphilitic paraparalysis.
E.'-Muskeldystrophie *f neuro.* Erb's atrophy, Erb's disease, Erb's paralysis.
E.'-Punkt *m anat.* Erb's point.
E.'-Syndrom *nt* → *E.'-Muskeldystrophie.*
E.-Zeichen *nt neuro.* **1.** Erb's phenomenon, Erb's sign. **2.** Erb's sign, Erb-Westphal sign.
Erb·ana·ly·se *f* genetic analysis.
Erb·bio·lo·gie *f* genetics *pl.*
Erb-Charcot: E.-C.-Syndrom *nt neuro.* Erb-Charcot disease, Erb's sclerosis, spastic diplegia, spastic spinal paralysis.
Erb·cho·rea *f neuro.* Huntington's disease, Huntington's chorea, hereditary chorea, chronic chorea, degenerative chorea.
Erb-Duchenne: E.-D.-Lähmung *f neuro.* Duchenne-Erb paralysis, Duchenne's paralysis, Erb-Duchenne paralysis, Erb's palsy, upper brachial paralysis.
Erb·gang *m* hereditary transmission, heredity.
Erb-Goldflam: E.-G.-Syndrom *nt neuro.* myasthenia gravis, Erb's syndrome, Goldflam's disease, Erb-Goldflam disease, Goldflam--Erb disease.
Erb·grind *m derm.* tinea favosa, favus, crusted ringworm, honeycomb ringworm.
Erb·hy·gie·ne *f* eugenics *pl,* orthogenics *pl.*
Erb·in·for·ma·ti·on *f* genetic information, genome, genom.
Erb·krank·heit *f* hereditary disease, hereditary disorder, heredopathia.
Erb-Landouzy-Déjérine: E.-L.-D.-Syndrom *nt neuro.* Erb-Landouzy disease.
Erb·lei·den *nt* → *Erbkrankheit.*
erb·lich I *adj* heritable, hereditable, inheritable, hereditary. **II** *adv* by inheritance.
Erb·lich·keit *f* hereditary transmission, hereditability, heredity, heritability.

er·blin·den *vi* go blind, become blind, lose one's sight.
Er·blin·dung *f ophthal.* loss of eyesight, blindness, ablepsia, ablepsy, amaurosis.
Erb-Oppenheim-Goldflam: **E.-O.-G.-Syndrom** *nt* → *Erb-Goldflam-Syndrom.*
Er·bre·chen *nt patho.* vomiting, bringing up, vomit, vomitus, emesis, sickness.
explosionsartiges E. projectile vomiting.
fäkulentes E. feculent vomiting.
galliges E. bilious vomiting.
kaffeesatzartiges E. coffee-ground vomit.
morgendliches E. *gyn.* morning sickness.
periodisches E. cyclic vomiting, periodic vomiting, recurrent vomiting.
psychogenes E. hysterical vomiting.
er·bre·chen I *vt* vomit, bring up, throw up. **II** *vi, vr* **sich e.** vomit, bring up, be sick.
Er·bro·che·ne *nt patho.* vomit, vomitus.
Erb·sen·pflücker·krank·heit [k·k] *f epidem.* seven-day fever, mud fever, marsh fever, autumn fever, field fever.
Erb·sen·sup·pen·stuhl *m patho.* pea-soup stool.
Erb-Westphal: E.-W.-Zeichen *nt neuro.* Erb--Westphal sign, Westphal's sign, Westphal--Erb sign, Erb's sign.
Erd·beer·gal·len·bla·se *f patho.* strawberry gallbladder.
Erd·beer·zun·ge *f patho.* strawberry tongue.
Er·de *f* soil, earth; *chem., phys.* earth. **durch E. übertragen** *micro.* soil-borne.
Erdheim: E.-Tumor *m patho.* Erdheim tumor, Rathke's pouch tumor, craniopharyngioma.
Erdheim-Gsell: Medionecrosis *f* **E.-G.** *patho.* Erdheim-Gsell medial necrosis, Erdheim's cystic medial necrosis.
Er·dros·seln *nt forens.* choke, choking, strangling.
er·dros·seln *vt forens.* choke, strangle.
erek·til *adj physiol.* erectile.
Erek·ti·on *f physiol.* erection.
Erek·ti·ons·zen·trum *nt physiol.* erection center, ejaculation center.
Ere·this·mus *m psychia.* erethism.
Er·fah·rung *f* experience, practice.
Er·fah·rungs·me·tho·de *f* empiricism.
Er·folgs·ge·webe *nt physiol.* target tissue.
Er·folgs·or·gan *nt physiol.* effector organ, target organ.
er·for·schen *vt* explore, investigate, research, examine, study, inquire (into).
Er·for·schung *f* exploration; investigation, research (into), examination, study, inquiry (into).
er·frie·ren *vi* freeze to death, die from cold.
Er·frie·rung *f patho.* frostbite, freezing, congelation, pagoplexia, perfrigeration.
er·fro·ren *adj patho.* frozen, frostbitten.
Er·ga·sto·plas·ma *nt histol.* rough endoplas-

mic reticulum, granular endoplasmic reticulum, ergastoplasm, ergoplasm.
Er·geb·nis *nt* result; outcome, consequence; (*Ertrag*) yield; (*Wirkung*) effect.
Er·go·ba·sin *nt pharm.* ergometrine, ergobasine, ergonovine, ergostetrine, ergotocine.
Er·go·cal·ci·fe·rol *nt* ergocalciferol, vitamin D_2, activated ergosterol, calciferol.
Er·go·cor·nin *nt pharm.* ergocornine.
Er·go·cri·stin *nt pharm.* ergocristine.
Er·go·cryp·tin *nt pharm.* ergocryptine.
Er·go·dy·na·mo·graph *m physiol.* ergodynamograph.
Er·go·gramm *nt physiol.* ergogram.
Er·go·graph *m physiol.* ergograph.
Er·go·gra·phie *f physiol.* ergography.
er·go·gra·phisch *adj* ergographic.
Er·go·kar·dio·gramm *nt physiol.* ergocardiogram.
Er·go·kar·dio·gra·phie *f physiol.* ergocardiography.
Er·go·kryp·tin *nt pharm.* ergocryptine.
Er·go·me·ter *nt physiol.* ergometer.
Er·go·me·ter·ar·beit *f physiol.* ergometer work.
Er·go·me·trie *f physiol.* ergometry.
Er·go·me·trin *nt* → *Ergobasin.*
er·go·me·trisch *adj physiol.* rgometric.
Er·go·no·mie *f* ergonomics *pl.*
Er·go·no·vin *nt* → *Ergobasin.*
Er·go·som *nt histol.* ergosome, polyribosome, polysome.
Er·got·a·min *nt pharm.* ergotamine.
Er·got·ami·nin *nt pharm.* ergotaminine.
Er·go·the·ra·pie *f heilgymn.* ergotherapy.
Er·go·tis·mus *m patho.* ergotism, ergot poisoning, epidemic gangrene.
Er·go·to·xin *nt pharm.* ecboline, ergotoxine.
er·go·trop *adj physiol.* ergotropic.
Er·guß *m* **1.** *patho.* effusion, effluvium, discharge. **2.** (*Samen*) emission, ejaculation.
Er·hal·tungs·do·sis *f pharm.* maintenance dose.
er·hö·hen I *vt* increase, augment, raise (*auf* to, *um* by); (*verstärken*) intensify; boost; (*Dosis*) build up; (*Wirkung*) enhance, heighten, increase, intensify. **II** *vr* **sich e.** increase, rise, go up, be increased (*auf* to); (*Wirkung*) heighten, intensify.
er·höht *adj* increased, intensified, enhanced, heightened.
er·ho·len *vr* **sich e.** recover (*von* from, of), do well, get well, recuperate, improve, get better.
Er·ho·lung *f* recovery, recuperation, convalescence, improvement.
Er·ho·lungs·ny·stag·mus *m physiol.* recovery nystagmus.
Er·ho·lungs·pha·se *f physiol.* recovery phase.
Er·ho·lungs·puls·sum·me *f physiol.* recovery pulse sum.

Erichsen: E.-Zeichen *nt ortho.* Erichsen's sign.
eri·giert *adj* (*Penis*) erect.
er·in·nern *vr* sich an etw./jdn. e. remember/
recall/recollect sth./s.o.
Er·in·ne·rung *f* (*Gedächtnis*) recollection, reminiscence, memory (*an* of).
Er·in·ne·rungs·bild *nt* 1. *psycho.* memory
image. 2. *physiol.* memory trace, memory
pattern, engram.
Er·in·ne·rungs·ver·fäl·schung *f* *psychia.*
paramnesia.
Er·in·ne·rungs·ver·mö·gen *nt* memory, recollection.
er·käl·ten *vr* sich e. get a cold, catch a cold, take
a cold, catch a chill.
Er·käl·tung *f* cold, common cold.
Er·ken·nen *nt* recognizing, recognition;
(*Wahrnehmung*) perception, cognition,
recognition, observation.
er·ken·nen *vt* recognize (*an* by); (*wahrnehmen*)
perceive, cognize, recognize, make out,
observe; realize; (*Krankheit*) diagnoze.
er·kran·ken *vi* get sick, come down, fall ill (*an*
with); sicken, be taken ill, get ill.
erkrankt *adj* diseased, morbid, disordered, ill.
Erkrankung *f patho.* disease, complaint, illness,
sickness, ailment, affection, disorder.
akute respiratorische E. *abbr.* ARE acute
respiratory disease.
anzeigepflichtige E. notifiable disease, report-
able disease.
chirurgische E. surgical disease, surgical disorder.
fieberhafte E. fever, febris, fire, pyrexia, pyrexy.
funktionelle E. functional disorder, functional disease.
genetische/genetisch-bedingte E. genetic disorder, genetic disease.
hereditäre E. hereditary disorder, hereditary
disease.
idiopathische E. idiopathic disease, idiopathy.
interkurrente E. intercurrent disease.
internistische E. medical disease, medical disorder, genetic disorder.
konstitutionelle E. constitutional disease.
körperliche E. somatopathy, bodily illness.
meldepflichtige E. notifiable disease, reporta-
ble disease.
multifaktorielle E. multifactorial disorder.
okkulte E. occult disease.
organische E. organic disease, somatopathy,
organopathy.
rheumatische E. rheumatic disease, rheumatism.
rheumatoide E. rheumatoid disease.
somatische E. → *körperliche E.*
spezifische E. specific disease.
systemische E. systemic disease.
Er·kran·kungs·ra·te *f epidem.* sickness rate,

morbidity, morbidity rate.
er·lei·den *vt* suffer; (*Verletzung, Verlust*)
sustain.
Erlenmeyer: E.-Kolben-Phänomen *nt ortho.,*
radiol. Erlenmeyer flask deformity.
er·lernt *adj* learned, acquired.
er·mat·tet *adj* (*körperlich, geistig*) exhausted,
tired, weary, fatigued, weak.
Er·mat·tung *f* fatigue, exhaustion.
Er·müd·bar·keit *f patho.* fatigability.
er·mü·den I *vt* fatigue, tire, wear out. **II** *vi* tire
(*durch* by, with), fatigue.
Er·mü·dung *f* exhaustion, tiredness, weariness,
fatigue.
körperliche/physische E. muscular fatigue,
physical fatigue.
psychische/zentrale E. mental fatigue, cerebral fatigue, psychological fatigue.
Er·mü·dungs·bruch *m ortho.* fatigue fracture,
stress fracture.
Er·mü·dungs·ny·stag·mus *m physiol.* fatigue
nystagmus.
er·näh·ren I *vt* feed, nourish. **II** *vr* sich e. live
(*von* on, durch, von by). **künstlich e.** feed artificially, drip-feed.
Er·näh·rung *f* 1. (*Ernähren*) feeding. 2. feeding,
nutrition, alimentation; (*Nahrung*) food, diet,
nutrition, nourishment.
ausgewogene E. balanced diet.
enterale E. enteral alimentation, enteral
feeding, enteric alimentation.
gute E. eutrophy, eutrophia.
hochkalorische E. superalimentation, surali-
mentation, hyperalimentation.
intravenöse E. intravenous feeding.
künstliche E. dripfeeding, dripfeed, artificial
alimentation.
parenterale E. parenteral alimentation,
parenteral feeding, parenteral nutrition.
schlechte E. malnutrition.
totale parenterale E. total parenteral alimentation, total parenteral nutrition, total parenteral alimentation.
zentralvenöse E. central venous feeding,
central venous nutrition, central venous alimentation.
Er·näh·rungs·fak·tor *m* nutritional factor,
nutritive factor.
Er·näh·rungs·krank·heit *f* nutritional disease.
Er·näh·rungs·leh·re *f* alimentology, trophology, dietetics *pl.*
Er·näh·rungs·man·gel *m* trophopathy, troph-
opathia.
Er·näh·rungs·stö·rung *f* nutritional disorder.
Er·näh·rungs·the·ra·pie *f* dietotherapy.
Er·näh·rungs·zu·stand *m* nutritional condi-
tion.
Ern·te *f chir.* (*Transplantat*) harvest.
Ern·te·fie·ber *nt epidem.* mud fever, marsh
fever, autumn fever, field fever.

Ern·te·krät·ze *f epidem.*, *derm.* trombiculiasis, trombidiiasis, trombidiosis.

Ern·te·mil·be *f micro.* harvest mite, Trombicula autumnalis.

Er·öff·nungs·pe·ri·ode *f gyn.* stage of dilatation, first stage (of labor).

ero·gen *adj* erogenous, erogenic, erotogenic.

Ero·ge·ni·tät *f* erogeneity.

Ero·si·on *f patho.* erosion.

ero·siv *adj patho.* erosive, erodent.

Ero·tik *f* erotism, eroticism.

ero·tisch *adj* erotic.

Ero·tis·mus *m* erotism, eroticism.

ero·to·gen *adj → erogen.*

er·reg·bar *adj* **1.** *physiol.* excitable, irritable; *neuro.* erethistic, erethismic, erethitic. **2.** (*Person*) irritable, emotionable, excitable.

Er·reg·bar·keit *f* **1.** *physiol.* excitability, excitableness, irritability; *neuro* erethism. **2.** (*Person*) irritability, excitability, excitableness.

er·re·gen I *vt* **1.** *physiol.* excite; *phys.* excite, energize. **2.** excite, upset, irritate; (*sexuell*) excite, arouse. II *vr* **sich e.** get excited (*über* about).

Er·re·ger *m patho.* germ, pathogen; *inf.* bug.

er·regt *adj* excited, agitated; (*a. sexuell*) excited, aroused; *neuro.* erethistic, erethismic, erethitic.

Er·re·gung *f* **1.** excitement (*über* over), agitation, emotion; (*sexuelle*) excitement, arousal; *psycho.*, *psychia.* excitation, affect, agitation. **2.** *physiol.* excitement, excitation, stimulation.

   ektope/ektopische E. *card.* ectopic beat.

   kreisende/reverberatorische E. *physiol.* reverberating excitation.

   übermäßige E. *psychia.* superexcitation, surexcitation.

Er·re·gungs·bil·dungs·sy·stem *nt physiol.* pacemaker system.

Er·re·gungs·im·puls *m physiol.* excitation impulse.

Er·re·gungs·lei·tung *f physiol.* conduction.

   aberrierende intraventrikuläre E. *card.* aberrant ventricular conduction.

   anterograde E. *card.* forward conduction, anterograde conduction.

   atrioventrikuläre E. *card.* atrioventricular conduction, A-V conduction.

   intra-atriale E. *card.* atrial conduction, intra--atrial conduction.

   intraventrikuläre E. *card.* intraventricular conduction, ventricular conduction.

   E. in den Purkinje'-Fasern *card.* Purkinje's conduction.

   retrograde E. *card.* ventriculoatrial conduction, V-A conduction, retrograde conduction, retroconduction.

   saltatorische E. *physiol.* saltation, saltatory conduction.

Er·re·gungs·lei·tungs·stö·rung *f card.* disturbance in conduction.

Er·re·gungs·lei·tungs·sy·stem *nt physiol.* conducting system, conduction system. **kardiales E.** cardiac conducting system, cardiac conduction system, cardionector.

Er·re·gungs·mu·ster *nt physiol.* excitation pattern.

Er·re·gungs·pha·se *f physiol.* excitation phase.

Er·re·gungs·rück·bil·dungs·pha·se *f* recovery phase.

Er·re·gungs·über·lei·tung *f → Erregungsleitung.*

Er·re·gungs·über·tra·gung *f* transmission.

   neurochemische E. neurochemical transmission, neurohumoral transmission.

   neuromuskuläre E. neuromuscular transmission.

   synaptische E. synaptic conduction, synaptic transmission.

Er·re·gungs·wel·le *f physiol.* excitation wave.

Er·re·gungs·zu·stand *m* **1.** excitement, state of excitement/agitation. **2.** (*Penis*) erection.

Er·satz *m* replacement, substitution, substitute, surrogate (*für* of, for); *pharm.* succedaneum.

Er·satz·kno·chen *m histol.* cartilage bone, endochondral bone, replacement bone.

Er·satz·rhyth·mus *m card.* escape rhythm.

Er·satz·sy·sto·le *f card.* escaped beat, escape beat, escape contraction, escaped contraction.

Er·satz·the·ra·pie *f* replacement therapy, substitution therapy.

er·schlaf·fen *vi* (*Muskel*) relax, slacken, become slack.

Er·schlaf·fung *f* (*Muskel*) relaxation.

er·schöp·fen I *vt* tire out, wear out, exhaust; (*Kraft*) drain. II *vr* **sich e.** tire o.s. out, wear o.s. out, exhaust; (*Kraft*) be drained.

er·schöpft *adj* (*körperlich*, *geistig*) run-down, worn-out, exhausted.

Er·schöp·fung *f* exhaustion, defatigation, lassitude, weariness, fatigue.

Er·schöp·fungs·atro·phie *f patho.* exhaustion atrophy.

Er·schöp·fungs·zu·stand *m* exhaustion, state of exhaustion.

Er·ste Hilfe *f* first aid.

erst·ge·bä·rend *adj gyn.* uniparous, primiparous.

Erst·ge·bä·ren·de *f gyn.* primipara, primiparous woman, unipara.

Er·sticken [k·k] *nt* suffocation, asphyxiation, asphyxia, choke.

er·sticken [k·k] *vt*, *vi* choke, suffocate, asphyxiate.

Er·stickungs·blu·tung [k·k] *f* suffocation bleeding, suffocation hemorrhage.

Er·stickungs·tod [k·k] *m* death by asphyxia.

Erst·in·fek·ti·on *f* primary infection.
Erst·jah·res·sterb·lich·keit *f patho.* infant mortality, infant mortality rate.
Erst·ver·let·zung *f ortho.* initial injury, initial trauma.
Er·tau·bung *f* deafening, deafness.
er·tra·gen *vt* (*Schmerzen*) endure, tolerate, bear, suffer, put up with.
er·trän·ken *forens.* **I** *vt* drown. **II** *vr* **sich e.** drown o.s.
Er·trin·ken *nt forens.* drowning, death from drowning.
er·trin·ken *vi forens.* drown, be drowned.
Eruk·ta·ti·on *f* belch, eructation, ructus.
Erup·ti·on *f derm.* eruption.
erup·tiv *adj derm.* eruptive.
Er·wa·chen *nt* waking, awakening.
er·wa·chen *vi* wake (up), awake, awaken.
er·wach·sen *adj* adult, grown-up.
Er·wach·se·ne *m/f* adult, grown-up.
Er·wach·se·nen·hä·mo·glo·bin *nt* hemoglobin A.
er·wär·men I *vt* heat (up), warm (up). **II** *vr* **sich e.** warm up, heat up, grow warm.
Er·war·tungs·hy·per·to·nie *f patho.* anticipatory hypertension.
er·wei·chen *patho.* **I** *vt* soften, macerate. **II** *vi* soften.
Er·wei·chung *f patho.* softening, malacia, malacosis.
Er·wei·chungs·herd *m patho.* malacial focus.
er·werbs·un·fä·hig *adj* disabled, incapacitated, invalid.
Er·werbs·un·fä·hi·ge *m/f* invalid.
Er·werbs·un·fä·hig·keit *f* invalidity, invalidism, incapacity for work.
er·wor·ben *adj physiol., clin.* acquired.
Er·wür·gen *nt forens.* choking, strangling, strangulation.
er·wür·gen *vt forens.* choke, strangle, throttle, strangulate.
Ery·si·pel *nt* → *Erysipelas.*
Ery·si·pe·las *nt derm.* rose, erysipelas, rose disease.
E. gangraenosum necrotizing fasciitis, necrotizing erysipelas, streptococcal gangrene, gangrenous erysipelas.
E. migrans wandering erysipelas, ambulant erysipelas.
Ery·si·pe·lo·id *nt derm.* erysipeloid, rose disease, rotlauf, swine rotlauf, swine erysipelas.
ery·si·pe·lo·id *adj* erysipelas-like, erysipelatous, erysipeloid.
Ery·si·pe·lo·thrix *f micro.* Erysipelothrix. **E. insidiosa/rhusiopathiae** swine rotlauf bacillus, Erysipelothrix insidiosa/rhusiopathiae.
Ery·si·pe·lo·to·xin *nt* erysipelotoxin.
Ery·them *nt derm.* erythema.
Ery·the·ma *nt derm.* erythema.
E. arthriticum epidemicum Haverhill fever,

rat-bite fever, epidemic arthritic erythema.
E. bullosum vegetans Neumann's disease.
E. dyschromicum perstans ashy dermatitis, ashy dermatosis of Ramirez.
E. elevatum diutinum Bury's disease, extracellular cholesterolosis.
E. exsudativum multiforme Hebra's disease, Hebra's prurigo.
E. exsudativum multiforme majus Johnson--Stevens disease, Stevens-Johnson syndrome.
E. glutaeale diaper dermatitis, diaper erythema, diaper rash, ammonia dermatitis, Jacquet's erythema, Jacquet's dermatitis.
E. induratum Bazin's disease.
E. infectiosum erythema infectiosum, Sticker's disease.
E. migrans rose disease, erysipeloid, swine rotlauf, swine erysipelas.
E. multiforme Hebra's disease, Hebra's prurigo.
E. nodosum leprosum *abbr.* **ENL** erythema nodosum leprosy.
E. solaris solar dermatitis, sunburn.
Erythema-migrans-Krankheit *f abbr.* **EMK** *epidem.* Lyme disease, Lyme arthritis.
Ery·the·ma·to·des *m derm.* lupus erythematosus.
ery·the·ma·tös *adj derm.* erythematous.
Ery·therm·al·gie *f* → *Erythralgie.*
Ery·thral·gie *f derm.* erythralgia, erythromelalgia, Gerhardt's disease, Mitchell's disease, red neuralgia, acromelalgia.
Erythr·ämie *f hema.* Osler-Vaquez disease, Osler's disease, Vaquez's disease, erythremia, erythrocythemia, myelopathic polycythemia, leukemic erythrocytosis. **akute E.** DiGuglielmo syndrome, acute erythremia, acute erythremic myelosis.
Ery·thras·ma *nt* **(intertriginosum)** *derm.* erythrasma, Baerensprung's erythrasma.
Ery·thrit *nt pharm.* erythritol, erythrol.
Ery·thri·tyl·te·tra·ni·trat *nt pharm.* erythritol tetranitrate, erythrol tetranitrate.
Ery·thro·blast *m hema.* erythroblast, erythrocytoblast, hemonormoblast.
Ery·thro·blast·ämie *f hema.* erythroblastemia, erythroblastosis.
Ery·thro·bla·stom *nt hema.* erythroblastoma.
Ery·thro·bla·sto·se *f hema.* erythroblastemia, erythroblastosis.
E. des Erwachsenen DiGuglielmo syndrome, acute erythremia, acute erythremic myelosis.
fetale E. hemolytic anemia of the newborn, hemolytic disease of the newborn, fetal erythroblastosis.
Ery·thro·cya·no·sis *f derm.* erythrocyanosis.
Ery·thro·der·ma *nt* → *Erythrodermia.*
Ery·thro·der·mia *f derm.* erythroderma, erythrodermatitis, erythrodermia.
E. congenitalis ichthyosiformis bullosa bullous

congenital ichthyosiform erythroderma, porcupine skin.
E. congenitalis progressiva symmetrica Gottron's sign, Gottron's papule.
E. desquamativa Leiner Leiner's disease.
ery·thro·gen *adj hema.* erythrogenic, erythrocytopoietic.
Ery·thro·ge·ne·se *f hema.* erythrogenesis, erythropoiesis, erythrocytopoiesis.
Ery·thro·ke·ra·to·der·mia *f derm.* erythrokeratodermia. **E. verrucosa progressiva** Gottron's sign, Gottron's papule.
Ery·thro·kla·sie *f hema.* hemoclasia, hemoclasis, erythroclasis.
Ery·throl *nt pharm.* erythritol, erythrol.
Ery·thro·leuk·ämie *f hema.* erythrocytic leukemia, erythroleukemia.
Ery·thro·leu·ko·se *f hema.* erythroleukosis.
Ery·thro·ly·se *f hema.* erythrocytolysis, erythrolysis.
Ery·thro·ly·sin *nt hema.* erythrocytolysin, erythrolysin.
Ery·thro·mel·al·gie *f →* Erythralgie.
Ery·thro·me·lie *f derm.* erythromelia.
Ery·thro·me·trie *f derm.* erythrometry.
Ery·thro·my·cin *nt pharm.* erythromycin.
Ery·thro·mye·lo·se *f hema.* erythremic myelosis.
Ery·thron *nt hema.* erythron.
Ery·thro·neo·zy·to·se *f hema.* erythroneocytosis.
Ery·thro·pa·thie *f hema.* erythropathy.
Ery·thro·pe·nie *f hema.* erythropenia, erythrocytopenia.
Ery·thro·pha·ge *m hema.* erythrophage.
Ery·thro·pie *f ophthal., physiol.* erythropsia, erythropia, red vision.
Ery·thro·pla·kie *f derm.* erythroplakia.
Ery·thro·pla·sie *f derm.* erythroplasia.
Ery·thro·poe·se *f hema.* erythropoiesis, erythrocytopoiesis.
Ery·thro·poe·tin *nt* hemopoietin, hematopoietin, erythropoietin.
ery·thro·poe·tisch *adj hema.* erythropoietic.
Ery·thro·pros·op·al·gie *f neuro.* erythroprosopalgia, cluster headache, histamine headache, migrainous neuralgia, Horton's headache, Horton's disease.
Ery·throp·sie *f →* Erythropie.
Ery·thror·rhe·xis *f hema.* erythrocytorrhexis, erythrorrhexis.
Ery·thro·schi·sis *f hema.* erythrocytoschisis.
Ery·thro·se *f derm.* erythrosis.
Ery·thro·sta·se *f hema.* erythrostasis.
Ery·thro·tri·chie *f derm.* erythrism.
Ery·thro·zya·no·se *f derm.* erythrocyanosis.
Ery·thro·zyt *m hema.* erythrocyte, colored corpuscle, red blood cell.
basophiler E. basoerythrocyte, basophilic erythrocyte.

getüpfelter E. stipple cell.
reifer E. normocyte, normoerythrocyte.
rekonstituierter E. resealed erythrocyte, reconstituted erythrocyte.
ery·thro·zy·tär *adj* erythrocytic.
Ery·thro·zy·ten·ab·bau *m* erythrokatalysis, erythrocatalysis.
Ery·thro·zy·ten·ag·glo·me·ra·ti·on *f* erythrocyte agglomeration.
Ery·thro·zy·ten·ag·glu·ti·na·ti·on *f* erythrocyte agglutination.
Ery·thro·zy·ten·ag·glu·ti·no·gen *nt* erythrocyte agglutinogen.
Ery·thro·zy·ten·ag·gre·ga·ti·on *f* erythrocyte aggregation.
Ery·thro·zy·ten·ano·ma·lie *f* erythrocyte anomaly.
Ery·thro·zy·ten·an·ti·gen *nt* erythrocyte antigen.
Ery·thro·zy·ten·auf·lö·sung *f* erythrocytolysis, erythrolysis.
Ery·thro·zy·ten·au·to·sen·si·bi·li·sie·rung *f patho.* Gardner-Diamond syndrome, autoerythrocyte sensitization syndrome, erythrocyte autosensitization syndrome, painful bruising syndrome.
Ery·thro·zy·ten·fär·be·in·dex *m* erythrocyte color index.
Ery·thro·zy·ten·fär·be·ko·ef·fi·zi·ent *m* erythrocyte color coefficient.
Ery·thro·zy·ten·ghost *m hema.* erythrocyte ghost, ghost, ghost cell, shadow cell.
Ery·thro·zy·ten·kon·ser·ve *f hema.* packed blood cells, packed red cells, packed human blood cells.
Ery·thro·zy·ten·kon·zen·trat *nt →* Erythrozytenkonserve.
Ery·thro·zy·ten·man·gel *m* erythropenia, erythrocytopenia.
Ery·thro·zy·ten·mas·se *f* red cell mass.
Ery·thro·zy·ten·mem·bran *f* erythrocyte membrane.
Ery·thro·zy·ten·rei·fung *f* erythrocyte maturation.
Ery·thro·zy·ten·re·si·stenz *f* erythrocyte fragility, erythrocyte resistance.
Ery·thro·zy·ten·re·si·stenz·test *m* erythrocyte fragility test.
Ery·thro·zy·ten·vor·läu·fer *m* erythrocyte progenitor, proerythrocyte.
Ery·thro·zy·ten·zahl *f abbr.* **Z$_E$** red blood count, erythrocyte count, red cell count, erythrocyte number.
Ery·thro·zy·ten·zy·lin·der *m urol.* red cell cast.
Ery·thro·zyt·hä·mie *f* erythrocythemia, erythrocytosis, hypererythrocythemia.
Ery·thro·zy·to·blast *m* erythroblast, erythrocytoblast, chloroblast.
Ery·thro·zy·to·ge·ne·se *f* erythropoiesis, erythrocytopoiesis.

Erythrozytolyse

196

Ery·thro·zy·to·ly·se *f* erythrocytolysis, erythrolysis.
Ery·thro·zy·to·ly·sin *nt* erythrocytolysin, erythrolysin.
Ery·thro·zy·to·me·trie *f* erythrocytometry, erythrometry.
Ery·thro·zy·to·pa·thie *f* erythropathy.
Ery·thro·zy·to·pe·nie *f* erythropenia, erythrocytopenia.
Ery·thro·zy·tor·rhe·xis *f* erythrocytorrhexis, erythrorrhexis.
Ery·thro·zy·to·schi·sis *f* erythrocytoschisis.
Ery·thro·zy·to·se *f* → *Erythrozythämie*.
Ery·thro·zyt·urie *f urol.* erythrocyturia.
Eryth·rurie *f patho.* erythruria.
Es *nt psychia.* id.
Eschar *f patho.* eschar.
Escha·ro·to·mie *f chir.* escharotomy.
Escherich: E.-Bakterium *nt* → *Escherichia coli.*
Esche·ri·chia *nt micro.* Escherichia. **E. coli** coli bacillus, Escherich's bacillus, Escherichia coli.
Ese·rin *nt pharm.* eserine, physostigmine.
Ese·ris·mus *m patho.* physostigminism.
Esmarch: E.-Binde *f anes.* Esmarch's bandage, Esmarch's wrap, esmarch.
E.-Handgriff *m anes.* Heiberg-Esmarch maneuver.
Esmarch-Heiberg: E.-H.-Handgriff *m anes.* Heiberg-Esmarch maneuver.
Eso·hy·per·pho·rie *f ophthal.* hyperesophoria.
Eso·hy·po·pho·rie *f ophthal.* hypoesophoria.
Eso·ka·ta·pho·rie *f ophthal.* esocataphoria.
Eso·pho·rie *f ophthal.* esophoria, esodeviation.
eso·trop *adj ophthal.* esotropic.
Eso·tro·pie *f ophthal.* esotropia, esodeviation, internal sqint, internal strabismus, convergent squint, convergent strabismus, cross-eye.
Eß-Brechsucht *f psychia.* hyperorexia, bulimia, boulimia.
Es·sen *nt* 1. eating. 2. (*Nahrung*) food; (*Portion*) portion; (*Mahlzeit*) meal.
es·sen *vt, vi* eat.
es·sen·ti·ell *adj patho.* essential, idiopathic, idiopathetic, autopathic.
Es·senz *f pharm.* essentia, essence.
Esser: E.-Plastik *f HNO* Esser's operation.
Eß·löf·fel *m* tablespoon.
eß·löf·fel·voll *adj* tablespoonful.
Eß·lust *f* appetite.
Eß·sucht *f psychia.* boulimia, bulimia, hyperorexia, hyperphagia.
Este·ra·se·hem·mer *m pharm.* esterase inhibitor.
Ester·sturz *m* cholesterolestersturz.
Este·trol *nt* estetrol.
Estlander: E.-Plastik *f HNO* Estlander's operation, Estlander flap.

Estlander-Létiévant: E.-L.-Operation *f HTG* Estlander's operation.
Estra·di·ol *nt* estradiol, dihydrofolliculin.
Estra·di·ol·ben·zo·at *nt pharm.* estradiol benzoate, benzestrofol, benzogynestryl.
Estra·di·ol·di·pro·pio·nat *nt pharm.* estradiol dipropionate.
Estra·di·ol·un·de·cy·lat *nt pharm.* estradiol undecylate.
Estra·di·ol·va·le·rat *nt pharm.* estradiol valerate.
Estra·mu·stin *nt pharm.* estramustine.
Estri·ol *nt* estriol, trihydroxyesterin.
Estro·gen *nt* estrogen, estrin.
Estro·gen·re·zep·tor *m* estrogen receptor.
Estro·gen·re·zep·tor·be·stim·mung *f lab.* estrogen-receptor analysis.
Estro·gen·the·ra·pie *f gyn.* estrogen therapy, estrogen replacement therapy.
Estron *nt* estrone, ketohydroxyestrin.
Eta·cryn·säu·re *f pharm.* ethacrynic acid.
Eta·fe·drin *nt pharm.* etafedrine.
Eta·fe·non *nt pharm.* etafenone.
Eta·gen·naht *f chir.* closure in (anatomic) layers.
Eta·mi·van *nt pharm.* ethamivan, etamivan.
Etam·sy·lat *nt pharm.* ethamsylate, etamsylate.
Etha·crin·säu·re *f pharm.* ethacrynic acid.
Etham·bu·tol *nt pharm.* ethambutol.
Etha·nol *nt* ethyl alcohol, ethanol, *inf.* alcohol, spirit.
Etha·nol·amin *nt* ethanolamine, olamine, colamine, 2-aminoethanol.
Etha·ve·rin *nt pharm.* ethaverine.
Ethik *f* ethics *pl.* **ärztliche/medizinische E.** medical ethics.
Ethi·nyl·estra·di·ol *nt pharm.* ethinyl estradiol.
Ethion·amid *nt pharm.* ethionamide.
ethisch *adj* ethical.
Ethi·ste·ron *nt pharm.* ethisterone, anhydrohydroxyprogesterone.
eth·moi·dal *adj* ethmoidal, ethmoid.
Eth·mo·id·ek·to·mie *f* ethmoidectomy.
Eth·moi·di·tis *f* ethmoidal sinusitis, ethmoiditis.
Eth·moi·do·to·mie *f* ethmoidotomy.
Eth·no·bio·lo·gie *f* ethnobiology.
Eth·no·gra·phie *f* ethnography.
Eth·no·lo·gie *f* ethnology, ethnics *pl.*
Etho·su·xi·mid *nt pharm.* ethosuximide.
Eth·ox·zol·amid *nt pharm.* ethoxzolamide.
Eth·ra·ne *nt anes.* enflurane.
Ethy·len·di·amin·te·tra·es·sig·säu·re *f abbr.* **EDTA** ethylenediaminetetraacetic acid, edetic acid, edethamil.
Ethy·len·imin *nt pharm.* ethylenimine.
Ethy·len·oxid *nt* ethylene oxide.
Ethyl·mor·phin *nt pharm.* ethylmorphine.
Ethyl·mor·phin·hy·dro·chlo·rid *nt pharm.* ethylmorphine hydrochloride.

Ethyl·ure·than *nt pharm.* ethyl urethan.
Eti·do·ca·in *nt pharm., anes.* etidocaine.
Eti·dro·nat *nt pharm.* etidronate.
Eti·dron·säu·re *f pharm.* etidronic acid.
Etil·ef·rin *nt pharm.* etilefrine.
Eto·fe·na·mat *nt pharm.* etofenamate.
Eto·fi·brat *nt pharm.* etofibrate.
Eto·mi·dat *nt pharm., anes.* etomidate.
Eto·po·sid *nt pharm.* etoposide.
Eto·zo·lin *nt pharm.* etozolin.
Ety·no·di·ol *nt pharm.* ethynodiol.
Eu·äs·the·sie *f physiol.* euesthesia.
Eu·ca·in *nt pharm., anes.* eucaine.
Eu·chlor·hy·drie *f physiol.* euchlorhydria.
Eu·cho·lie *f physiol.* eucholia.
eu·chrom *ophthal.* trichromic, trichromatic.
Eu·chro·ma·sie *f ophthal.* euchromatopsy, tri-
chromasy, trichromatism, trichromatopsia,
trichromatic vision.
Eu·chro·ma·tin *nt histol.* euchromatin.
Eu·chro·ma·to·pie *f →* Euchromasie.
Eu·chro·ma·top·sie *f →* Euchromasie.
Eu·chy·lie *f physiol.* euchylia.
Eu·chy·mie *f physiol.* euchymia.
Eu·dio·me·ter *nt phys.* eudiometer.
Eu·dip·sie *f physiol.* eudipsia.
Eu·ga·mie *f embryo.* eugamy.
Eu·ge·ne·tik *f* eugenics *pl*, orthogenics *pl*.
Eu·ge·nik *f →* Eugenetik.
Eu·glyk·ämie *f physiol.* euglycemia, normogly-
cemia.
eu·glyk·ämisch *adj physiol.* euglycemic, nor-
moglycemic.
Eu·gno·sie *f neuro., physiol.* eugnosia.
Eu·hy·dra·ta·ti·on *f physiol.* euhydration.
Eu·ka·in *nt pharm., anes.* eucaine.
Eu·ka·lyp·tol *nt pharm.* eucalyptol, cineol, caje-
putol, cajoputol.
Eu·ka·lyp·tus·öl *nt pharm.* eucalyptus oil.
Eu·kap·nie *f physiol.* eucapnia.
Eu·ka·ry·on *nt histol.* eukaryon, eucaryon.
Eu·ki·ne·sie *f physiol.* eukinesia, eukinesis.
Eu·kra·sie *f physiol.* eucrasia.
Eulenburg: E.-Syndrom *nt patho.* Eulenburg's
disease, congenital paramyotonia.
Euler-Liljestrand: E.-L.-Reflex *m physiol.*
Euler-Liljestrand mechanism, Euler-Lilje-
strand reflex.
Eu·me·nor·rhoe *f gyn.* normal menstruation,
eumenorrhea.
Eu·me·trie *f neuro.* eumetria.
Eu·my·ze·tom *nt derm.* eumycetoma, eumyco-
tic mycetoma.
Eu·nuch *m* eunuch.
Eu·nu·chis·mus *m* eunuchism.
Eu·nu·cho·id *m* eunuchoid.
eu·nu·cho·id *adj* eunuchoid.
Eu·nu·choi·dis·mus *m andro.* eunuchoidism,
male hypogonadism.
Eu·os·mie *f physiol.* normal olfaction, euos-

mia.
Eu·pep·sie *f physiol.* good digestion, eupepsia,
eupepsy.
Eu·pe·ri·stal·tik *f physiol.* euperistalsis.
Eu·pho·rie *f psychia.* euphoria, euphory.
Eu·pho·ri·kum *nt pharm.* euphoriant, euphoretic.
eu·pho·risch *adj* euphoric.
eu·pho·ri·sie·rend *adj* euphoriant, euphoretic,
euphoristic.
eu·plo·id *adj* euploid.
Eu·ploi·die *f genet.* euploidy.
Eu·pnoe *f* normal breathing, normal respiration, eupnea, eupnoea, easy breathing, easy
respiration.
eu·pno·isch *adj* eupneic.
Eu·pra·xie *f physiol., neuro.* eupraxia.
Eu·rhyth·mie *f* 1. *physiol.* eurhythmia. 2. *card.*
eurhythmia.
Eu·ry·opie *f ophthal.* euryopia, hypereuryopia.
Eustachio: E.'-Röhre *f* eustachian canal, eusta-
chian tube, otosalpinx, auditory tube,
pharyngotympanic tube.
E.'-Tube *f →* E.'-Röhre.
Eu·sthe·nie *f physiol.* normal strength, eus-
thenia.
Eu·sthen·urie *f physiol.* eusthenuria.
Eu·sy·sto·le *f card.* eusystole.
eu·sy·sto·lisch *adj* eusystolic.
Eu·tha·na·sie *f* euthanasia, painless death,
mercy killing, easy death.
Eu·thy·reo·se *f endo.* euthyroidism.
eu·thy·re·ot *adj endo.* euthyroid.
Eu·thy·skop *nt ophthal.* euthyscope.
Eu·thy·sko·pie *f ophthal.* euthyscopy.
Eu·to·kie *f gyn.* eutocia.
eu·ton *adj physiol.* eutonic, normotonic.
Eu·to·nie *f physiol.* (*Muskel*) eutonia.
Eu·tro·phie *f physiol.* eutrophy, eutrophia.
Eva·can·ti·um *nt pharm.* evacuant.
Eva·gi·na·ti·on *f patho.* evagination, outpock-
eting, outpouching.
Evans: E.-Syndrom *nt hema.* Evans's syn-
drome.
Evans-Fisher: E.-F.-Syndrom *nt hema.*
Evans's syndrome.
Even·tra·tio *f patho.* eventration, evisceration.
Ever·si·on *f* eversion, ectopia, ectopy.
Evis·ze·ra·ti·on *f* 1. *patho.* eventration, eviscer-
ation. 2. *chir.* evisceration, exenteration, dis-
embowelment. 3. *ophthal.* evisceration.
Evo·ka·ti·on *f embryo.* evocation.
Evo·ka·tor *m embryo.* evocator.
Evoked-Response-Audiometrie *f abbr.* **ERA**
HNO evoked response audiometry, electric
response audiometry.
Evoked-Response-Olfactometrie *f abbr.* **ERO**
evoked response olfactometry.
Evo·lu·ti·on *f* 1. *bio.* evolution. 2. *gyn.* evolu-
tion.

Evo·lu·ti·ons·theo·rie f theory of evolution.
evo·ziert adj physiol. evoked.
Ewart: E.-Zeichen nt card. Ewart's sign, Pins' sign.
Ewing: E.'-Knochensarkom nt patho. Ewing's sarcoma, Ewing's tumor, reticular sarcoma of bone.
Ex·al·ta·ti·on f psychia. exaltation.
ex·al·tie·ren vr sich e. psychia. exalt, get agitated, get overexcited.
ex·al·tiert adj psychia. exalted.
Ex·anie f patho. exania.
Ex·an·the·ma nt derm. exanthema, exanthem, skin eruption, skin rash, rash. **E. subitum** pseudorubella, roseola infantum, exanthema subitum, Zahorsky's disease.
ex·an·the·ma·tisch adj → exanthematös.
ex·an·the·ma·tös adj exanthematous.
Ex·ar·ti·ku·la·ti·on f ortho. exarticulation, disarticulation.
ex·ar·ti·ku·lie·ren vt ortho. disarticulate, disjoint.
Ex·azer·ba·ti·on f (Krankheit) exacerbation.
ex·azer·bie·ren vt (Krankheit) exacerbate.
Ex·ca·va·tio f anat. excavation, pouch, recess. **E. disci/pupillae** depression of optic disk, physiologic cup, optic cup. **E. recto-uterina** rectouterine excavation, Douglas's space, Douglas's cul-de-sac, pouch of Douglas, rectouterine pouch. **E. rectovesicalis** Proust's space, rectovesical pouch, rectovesical excavation. **E. vesico-uterina** vesicouterine excavation, vesicouterine pouch.
Ex·coch·lea·tio f chir. excochleation.
Ex·co·ria·tio f pharm. excoriation.
Ex·cre·men·tum nt fecal matter, excrement, eccrisis, diachorema, ordure.
Ex·cres·cen·tia f patho. excrescence.
Ex·cre·ta pl excretion products, excreta.
Ex·en·te·ra·ti·on f chir. exenteration, evisceration.
Ex·fo·lia·tio f derm., patho. exfoliation. **E. areata linguae/dolorosa** benign migratory glossitis, geographic tongue, mappy tongue, wandering rash.
ex·fo·lia·tiv adj derm., patho. exfoliative.
Ex·fo·lia·tiv·to·xin nt exfoliative toxin.
Ex·fo·lia·tiv·zy·to·lo·gie f exfoliative cytodiagnosis, exfoliative cytology.
Ex·hai·re·se f chir. exeresis.
Ex·ha·la·ti·on f physiol. exhalation, expiration, breathing out.
ex·ha·lie·ren vt, vi exhale, expire, breathe out.
Ex·hä·re·se f chir. exeresis.
Ex·hi·bi·tio·nis·mus m psychia. exhibitionism, passive scopophilia.
Ex·hu·mie·ren nt forens. exhumation.
ex·hu·mie·ren vt forens. exhume, disinter.
Ex·hu·mie·rung f forens. exhumation, disinter-

ment.
Exit·do·sis f radiol. exit dose.
Ex·itus m (letalis) death, exitus, mors.
Ex·ka·va·ti·on f → Excavatio.
Ex·ka·va·tor m chir. excavator.
Ex·koch·lea·ti·on f chir. evidement, excochleation.
Ex·ko·ria·ti·on f patho. excoriation.
Ex·kre·ment nt fecal matter, excrement, eccrisis, diachorema, ordure.
Ex·kres·zenz f patho. excrescence, outgrowth.
Ex·kret nt excretion.
Ex·kre·ti·on f excretion.
Ex·kre·ti·ons·test m physiol. excretion test.
ex·kre·to·risch adj excurrent.
Exo·an·ti·gen nt immun. ectoantigen, exoantigen.
Exo·en·zym nt exoenzyme, ectoenzyme, extracellular enzyme.
exo·gen adj exogenous, exogenetic, exogenic, exoteric, extrinsic.
Exo·hy·per·pho·rie f ophthal. hyperexophoria.
Exo·hy·po·pho·rie f ophthal. hypoexophoria.
Exo·ka·ta·pho·rie f ophthal. exocataphoria.
exo·krin adj histol. exocrine.
Ex·om·pha·los m ped. congenital umbilical hernia, exomphalos, umbilical eventration.
Exomphalos-Makroglossie-Gigantismus--Syndrom nt patho. exomphalos-macroglossia-gigantism syndrome, Beckwith-Wiedemann syndrome, EMG syndrome.
Ex·om·pha·lo·ze·le f patho. exomphalos, umbilical hernia, umbilical eventration.
Exon nt genet. exon.
Exo·neu·ro·ly·se f neurochir. neurolysis.
Exo·pa·thie f patho. exopathy, exogenous disease.
Exo·pho·rie f ophthal. exophoria, exodeviation.
Ex·oph·thal·mie f → Exophthalmus.
Ex·oph·thal·mo·me·ter nt ophthal. exophthalmometer, proptometer.
Ex·oph·thal·mus m ophthal. exophthalmos, exophthalmus, exorbitism, protrusion of the eyeball, ophthalmoptosis. **endokriner E.** endocrine exophthalmus. **E. bei Hyperthyreose** malignant exophthalmus, thyrotropic exophthalmus. **pulsierender E.** pulsating exophthalmus.
exo·phy·tisch adj patho. exophytic.
Exo·pig·ment nt exogenous pigment.
Exo·sep·sis f patho. exosepsis.
Ex·os·to·se f ortho. exostosis, hyperostosis. **hereditäre multiple Exostosen** pl hereditary multiple exostoses, hereditary deforming chondrodystrophydiaphyseal aclasis. **kartilaginäre E.** osteochondroma, osteocartilaginous exostosis, osteochondrophyte, osteoenchondroma.
Ex·osto·sen·ent·fer·nung f ortho. exostosecto-

my, exostectomy.
Exo·to·xin *nt* exotoxin, ectotoxin, extracellular toxin. **pyrogenes E. C** *abbr.* **PEC** pyrogenic exotoxin C, toxic shock-syndrome toxin-1.
exo·trop *adj ophthal.* exotropic.
Exo·tro·pie *f ophthal.* exotropia, external strabismus, divergent strabismus, divergent squint, external squint, walleye.
exo·zel·lu·lär *adj* exocellular.
Exo·zy·to·se *f histol.* exocytosis, emiocytosis, emeiocytosis.
Ex·pan·si·on *f* **1.** *patho.* expansion. **2.** *phys.* expansion, dilatation, dilation.
ex·pan·siv *adj* expansive; *patho. (Wachstum)* expansive.
Ex·pek·to·rans *nt pharm.* expectorant.
Ex·pek·to·rat *nt* expectoration; sputum.
Ex·pek·to·ra·ti·on *f* expectoration.
ex·pek·to·rie·ren *vt* expectorate, spit.
ex·pe·ri·ment *nt* experiment, test, try-out, trial.
ex·pe·ri·men·tal *adj, adv* → experimentell.
Ex·pe·ri·men·tal·me·di·zin *f* experimental medicine.
ex·pe·ri·men·tell I *adj* experimental. **II** *adv* experimentally, by experiment.
ex·pe·ri·men·tie·ren *vi* experimentalize, experiment (*an* on; *mit* with).
Ex·phal·la·tio *f urol.* penectomy, peotomy, phallectomy.
Ex·plan·tat *nt chir.* explant.
Ex·plan·ta·ti·on *f chir.* explantation.
ex·plan·tie·ren *vt chir.* explant.
Ex·plo·ra·ti·on *f chir., clin.* exploration. **E. des Bauchraums** abdominal exploration, abdominoscopy.
ex·plo·ra·tiv *adj* explorative, exploratory.
Ex·plo·si·ons·trau·ma *nt patho.* blast injury, explosion injury, blast trauma, explosion trauma.
Ex·po·si·ti·on *f phys., radiol.* exposure.
Ex·po·si·ti·ons·zeit *f radiol.* exposure time.
Ex·pres·si·on *f gyn.* expression.
ex·pres·siv *adj* expressive.
Ex·pres·si·vi·tät *f genet.* expressivity.
Ex·pri·mie·ren *nt gyn.* expression.
ex·pri·mie·ren *vt genet.* express.
Ex·pul·si·on *f* **1.** *chir., gyn.* expulsion. **2.** *physiol. (Sekret)* extrusion.
Ex·san·gui·na·ti·on *f* exsanguination.
Ex·san·gui·na·ti·ons·trans·fu·si·on *f* exsanguinotransfusion, exsanguination transfusion.
Ex·sik·kans *nt pharm.* desiccant, desiccative, exsiccant, exsiccative.
Ex·sik·ka·ti·on *f* exsiccation, desiccation.
Ex·sik·ka·ti·ons·der·ma·ti·tis *f* → *Exsikkationsekzem.*
Ex·sik·ka·ti·ons·ek·zem *nt derm.* winter eczema, winter itch, xerotic eczema, asteatotic eczema, asteatosis.

ex·sik·ka·tiv *adj* desiccant, desiccative.
Ex·sik·ko·se *f* exsiccation, desiccation.
Ex·sorp·ti·on *f physiol.* exsorption.
ex·spek·ta·tiv *adj (Behandlung)* expectant.
Ex·spi·rat *nt* expirate, expired air, expired gas.
Ex·spi·ra·ti·on *f* expiration, breathing out, exhalation.
Ex·spi·ra·ti·ons·zen·trum *nt physiol.* expiration center.
ex·spi·ra·to·risch *adj* expiratory.
Ex·spi·ri·um *nt* → *Exspiration.*
Ex·stir·pa·ti·on *f chir.* extirpation.
Ex·stro·phie *f urol.* exstrophy, ecstrophy.
Ex·su·dat *nt patho.* exudate, exudation, effusion.
Ex·su·da·ti·on *f patho.* exudation.
ex·su·da·tiv *adj* exudative.
Ex·ten·si·on *f chir., ortho.* extension; *ortho.* traction.
Ex·ten·si·ons·be·hand·lung *f ortho.* traction therapy.
Ex·ten·si·ons·schie·ne *f ortho.* extension splint.
Ex·ten·si·ons·ver·band *m ortho.* extension bandage.
Ex·ten·sor *m anat.* extensor, extensor muscle.
Ex·ten·sor·krampf *m neuro.* extensor spasm.
Ex·ten·sor·re·flex *m neuro.* extensor reflex.
Ex·ten·sor·seh·ne *f anat.* extensor tendon.
Ex·ten·sor·spas·mus *m neuro.* extensor spasm.
Ex·te·rio·ri·sa·ti·on *f chir. (Organ)* exteriorization, externalization.
ex·tern *adj* external, exterior, outside.
Ex·ter·na·li·sie·ren *nt psychia.* exteriorization, externalization.
ex·ter·na·li·sie·ren *vt psychia.* exteriorize, externalize.
Ex·ter·na·li·sie·rung *f psychia.* exteriorization, externalization.
Ex·ter·nus·apo·neu·ro·se *f anat.* external oblique aponeurosis.
Ex·tink·ti·on *f* **1.** *abbr.* **E** *phys.* extinction, absorbance, absorbency. **2.** *psycho.* extinction.
Ex·tink·ti·ons·ko·ef·fi·zi·ent *m abbr.* **ε** absorptivity, absorption constant, absorption coefficient, absorbency index, extinction coefficient.
molarer E. *abbr.* **E** molar absorption, molar absorption coefficient, molar extinction coefficient.
spezifischer E. *abbr.* **a** specific absorption, specific absorption coefficient, specific extinction coefficient.
Ex·tor·si·on *f ophthal.* extorsion.
ex·tra·ar·ti·ku·lär *adj* extra-articular.
ex·tra·bron·chi·al *adj* extrabronchial.
ex·tra·bul·bär *adj* extrabulbar.
ex·tra·chro·mo·so·mal *adj* extrachromosomal.
ex·tra·du·ral *adj* extradural, epidural.
ex·tra·em·bryo·nal *adj* extraembryonic.

ex·tra·epi·phy·sär *adj* extraepiphyseal, extra-epiphysial.
ex·tra·ge·ni·tal *adj* extragenital.
ex·tra·glan·du·lär *adj* extraglandular.
ex·tra·he·pa·tisch *adj* extrahepatic.
ex·tra·hier·bar *adj* extractable, extractible.
Ex·tra·hie·ren *nt chir.* extraction.
ex·tra·in·te·sti·nal *adj* extraintestinal.
ex·tra·ka·pil·lär *adj* extracapillary.
ex·tra·kap·su·lär *adj* extracapsular.
ex·tra·kar·di·al *adj* extracardial.
ex·tra·kor·po·ral *adj* extracorporeal, extra-corporal, extrasomatic.
ex·tra·kra·ni·al *adj* extracranial.
Ex·trakt *m pharm.* extract, extraction.
Ex·trak·ti·on *f gyn. chir.* extraction.
Ex·trak·tor *m chir.* extractor.
ex·tra·me·dul·lär *adj* extramedullary.
ex·tra·me·nin·ge·al *adj* extrameningeal.
ex·tra·nu·kle·är *adj* extranuclear.
ex·tra·os·sär *adj* extraosseous.
ex·tra·par·en·chy·mal *adj* extraparenchymal.
ex·tra·pel·vin *adj* extrapelvic.
ex·tra·pe·ri·kar·di·al *adj* extrapericardial.
ex·tra·pe·ri·ne·al *adj* extraperineal.
ex·tra·pe·ri·ostal *adj* extraperiosteal.
ex·tra·pe·ri·to·ne·al *adj* extraperitoneal
Ex·tra·pe·ri·to·ne·al·raum *m* extraperitoneal space.
ex·tra·pleu·ral *adj* extrapleural.
ex·tra·psy·chisch *adj* extrapsychic.
ex·tra·pul·mo·nal *adj* extrapulmonary.
ex·tra·py·ra·mi·dal *adj* extrapyramidal.
Ex·tra·py·ra·mi·dal·mo·to·rik *f physiol.* extra-pyramidal motor system, extrapyramidal system, extracorticospinal system.
ex·tra·re·nal *adj* extrarenal.
ex·tra·so·ma·tisch *adj* extrasomatic.
Ex·tra·sy·sto·le *f abbr.* **ES** *card.* extrasystole, premature contraction, premature beat, premature systole.
atriale E. premature atrial systole, premature atrial beat, premature atrial contraction, atrial premature contraction, atrial extrasystole.
nodale E. nodal extrasystole, atrioventricular extrasystole, auriculoventricular extrasystole.
supraventrikuläre E. supraventricular extra-systole.
ventrikuläre E. premature ventricular beat, premature ventricular systole, premature ventricular contraction, ventricular extra-systole.
ex·tra·tho·ra·kal *adj* extrathoracic.
ex·tra·tra·che·al *adj* extratracheal.
ex·tra·tu·bal *adj* 1. *gyn.* extratubal. 2. *HNO* extratubal.
ex·tra·tym·pa·nal *adj* extratympanic.
ex·tra·ute·rin *adj* extrauterine.
Ex·tra·ute·rin·gra·vi·di·tät *f abbr.* **EU** *od.* **EUG**

gyn. extrauterine pregnancy, ectopic pregnancy, heterotopic pregnancy, eccyesis, metacyesis.
Ex·tra·ute·rin·schwan·ger·schaft *f →* *Extra-uteringravidität.*
ex·tra·va·gi·nal *adj* extravaginal.
ex·tra·va·sal *adj* extravascular.
Ex·tra·va·sat *nt* extravasate, extravasation.
ex·tra·ven·tri·ku·lär *adj* extraventricular.
Ex·tra·ver·si·on *f* 1. *ortho.* extroversion, extra-version; ectopia, ectopy. 2. *psychia.* extrover-sion, extraversion.
ex·tra·ver·tiert *adj* 1. *ortho.* extrovert, extra-vert. 2. *psychia.* extrovert, extravert.
ex·tra·ve·si·kal *adj* extracystic.
ex·tra·zel·lu·lär *adj* extracellular.
Ex·tra·zel·lu·lar·flüs·sig·keit *f abbr.* **EZF** *physiol.* extracellular fluid.
Ex·tra·zel·lu·lar·raum *m abbr.* **EZ** *od.* **EZR** *physiol.* extracellular space.
ex·tra·ze·re·bel·lär *adj* extracerebellar.
ex·tra·ze·re·bral *adj* extracerebral.
Ex·tre·mi·tas *f anat.* extremity, limb; pole.
E. inferior renis inferior pole of kidney, lower pole of kidney.
E. inferior testis inferior pole of testis, lower pole of testis, tail of testis.
E. superior renis superior pole of kidney, upper pole of kidney.
E. superior testis superior pole of testis, upper pole of testis, head of testis.
E. tubaria/tubalis tubal extremity (of ovary), lateral pole (of ovary).
E. uterina pelvic extremity of ovary, uterine extremity, medial pole (of ovary).
Ex·tre·mi·tät *f anat.* extremity, limb.
obere E. upper limb, thoracic limb, superior limb, upper extremity.
untere E. pelvic limb, lower limb, inferior limb, lower extremity.
Ex·tre·mi·tä·ten·ab·lei·tung *f (EKG)* limb lead, limb recording.
Ex·tre·mi·tä·ten·fehl·bil·dung *f embryo.* limb anomaly, cacomelia.
Ex·tre·mi·tä·ten·frak·tur *f ortho.* extremity fracture.
Ex·tre·mi·tä·ten·läh·mung *f neuro.* acroparaly-sis, extremity paralysis.
Ex·tre·mi·tä·ten·ver·let·zung *f ortho.* extrem-ity injury, extremity trauma.
ex·trin·sic *adj* extrinsic.
Extrinsic-Asthma *nt pulmo.* extrinsic asthma.
Extrinsic-System *nt hema.* extrinsic system, extrinsic pathway.
ex·trin·sisch *adj* extrinsic.
Ex·tro·phie *f →* *Exstrophie.*
Ex·tro·ver·si·on *f →* *Extraversion.*
Ex·tu·ba·ti·on *f* detubation, extubation.
Ex·tu·bie·ren *nt* extubation.
ex·tu·bie·ren *vt* extubate.

201 **Exzyklotropie**

Ex·ul·ze·ra·ti·on *f patho.* ulceration.
ex·ul·ze·riert *adj patho.* ulcerated.
Ex·ze·re·bra·ti·on *f gyn.*, *patho.* excerebration.
Ex·zi·die·ren *nt chir.* excision, exsection.
ex·zi·die·ren *vt chir.* exsect, exscind, excise (*aus* from).
Ex·zi·si·on *f chir.* excision, exsection.
Ex·zi·si·ons·bi·op·sie *f* excisional biopsy.
ex·zi·ta·bel *adj* excitable.
Ex·zi·ta·bi·li·tät *f physiol.* excitability, excitableness.

Ex·zi·tans *nt pharm.* excitant, excitant drug, stimulant.
Ex·zi·ta·ti·on *f physiol.* excitation; *psycho.* excitation.
Ex·zi·ta·ti·ons·sta·di·um *nt anes.* excitative stage, excitative phase.
ex·zi·ta·tiv *adj* excitatory, excitative.
Ex·zy·klo·pho·rie *f ophthal.* excyclophoria, plus cyclophoria, positive cyclophoria.
Ex·zy·klo·tro·pie *f ophthal.* excyclotropia, plus cyclotropia, positive cyclotropia.

F

Faber: F.'-**Anämie** *f hema.* Faber's anemia, achlorhydric anemia.
Fab-Fragment *nt abbr.* **Fab** *immun.* Fab fragment, antigen-binding fragment.
Fa·bis·mus *m patho.* favism, fabism.
Fabry: F.-**Syndrom** *nt patho.* Fabry's disease, diffuse angiokeratoma, ceramide trihexosidase deficiency, glycolipid lipidosis, glycosphingolipidosis.
Face·lif·ting *nt chir.* face-lift, face lifting, rhytidectomy, rhytidoplasty.
Fach·arzt *m* medical specialist, specialist, consultant.
Fach·ärz·tin *f* medical specialist, specialist, consultant.
Fach·aus·druck *m* technical term, technical expression, term.
Fä·cher·ver·band *m ortho.* figure-of-eight bandage.
Fach·ge·biet *nt* specialty, special field, special subject, field, line.
Fach·kennt·nis *f* experience, expertise, expert knowledge, specialized knowledge.
fach·kun·dig *adj* expert, competent.
fach·lich *adj* specialist, specialized, professional.
Fach·mann *m* specialist, expert (*in* at, in; *auf dem Gebiet* on).
Fach·spra·che *f* terminology, technical terminology, technical language. **medizinische F.** medical language, medical terminology.
Fa·ci·es *f anat.* 1. face, facies. 2. (*Oberfläche*) surface, facies. 3. (*Gesichtsaudruck*) expression, facial expression, facies.
F. **adenoidea** *HNO* adenoid facies, adenoid face.
F. **antebrachialis** antebrachial region.
F. **anterior cordis** sternocostal surface of heart.
F. **anterior patellae** anterior surface of patella, articular surface of of patella.
F. **anterior scapulae** anterior surface of scapula, costal surface of scapula.
F. **articularis** articular surface.
F. **brachialis** brachial surface.
F. **costalis pulmonis** costal surface of lung.

F. **costalis scapulae** → F. *anterior scapulae.*
F. **cruralis** crural region.
F. **cubitalis** elbow region.
F. **diaphragmatica** diaphragmatic surface.
F. **femoralis** femoral region, femoral surface.
F. **gastrica** gastric surface of spleen.
F. **glut(a)ealis** gluteal surface of ilium.
F. **hippocratica** *patho.* hippocratic facies, hippocratic face.
F. **Hutchinson** *ophthal.* Hutchinson's facies.
F. **inferior cordis** diaphragmatic surface of heart.
F. **intestinalis uteri** intestinal surface of uterus, posterior surface of uterus.
F. **lateralis (cordis)** (*Herz*) pulmonary surface of heart.
F. **leontina** *patho.* leontiasis, leontine facies.
F. **lingualis** lingual surface of tooth.
F. **lunata** *patho.* moon-shaped face, moon face, moon facies.
F. **lunata (acetabuli)** articular surface of acetabulum, lunate surface (of acetabulum).
F. **mediastinalis** mediastinal surface of lung.
F. **mitralis** *card.* mitral facies, mitrotricuspid facies.
F. **myopathica** *patho.* myopathic facies.
F. **patellaris** patellar surface (of femur), patellar fossa of femur.
F. **pelvica** pelvic surface of sacrum, anterior surface of sacral bone.
F. **poplitea** popliteal surface of femur, popliteal plane of femur.
F. **pulmonalis (cordis)** pulmonary surface of heart.
F. **renalis glandulae suprarenalis** renal surface of suprarenal gland.
F. **renalis splenis** renal surface of spleen.
F. **sacropelvica** sacropelvic surface of ilium.
F. **sternocostalis (cordis)** sternocostal surface of heart.
F. **vesicalis (uteri)** vesical surface of uterus, anterior surface of uterus.
F. **vestibularis** vestibular surface of tooth, facial surface of tooth.
Fa·ci·li·ta·ti·on *f physiol.* facilitation; promotion.

Fäd·chen·pla·ques *pl patho.* neurofibrillary tangels, Alzheimer's neurofibrillary degeneration.
Fa·den *m* 1. (*a. fig.*) thread, string. 2. *anat.* thread, strand, fiber, filament.
Fa·den·ab·szeß *m chir.* suture abscess, stitch abscess.
Fa·den·pil·ze *pl micro.* hyphal fungi, hyphomycetes, mycelial fungi, Hyphomycetes.
Fa·den·wurm *m micro.* nematode, nema, threadworm, roundworm. **Fadenwürmer** *pl* Nematoda.
Fae·ces *pl* fecal matter *sing*, feces, bowel movement *sing*, excrement *sing*, ordure *sing*.
Faesebeck: F.'-Ganglion *nt anat.* Blandin's ganglion, lesser ganglion of Meckel, submandibular ganglion.
Fa·go·py·ris·mus *m patho.* fagopyrism, fagopyrismus.
fahl *adj* (*Haut*) blue, pale, pallid, livid; (*Gesicht*) pale, ashen.
Fahr: F.-Syndrom *nt patho.* Fahr's disease, Fahr's syndrome.
Fahrenheit *nt abbr.* **F** *phys.* Fahrenheit.
Fahrenheit: F.-Thermometer *nt phys.* Fahrenheit thermometer.
Fahr·rad·er·go·me·ter *nt physiol.* bicycle ergometer.
Fahr·rad·er·go·me·trie *f physiol.* bicycle ergometry.
Fahr·rad·schlauch *m radiol.* (*Colitis ulcerosa*) lead pipe colon.
Fahr-Volhard: F.-V.-Nephrosklerose *f patho.* Fahr-Volhard disease, malignant nephrosclerosis.
fä·kal *adj* fecal, excremental, stercoral, stercoraceous, stercorous.
Fä·kal·ab·szeß *m patho.* fecal abscess, stercoral abscess, stercoraceous abscess.
Fä·kal·ap·pen·di·zi·tis *f patho.* stercoral appendicitis.
Fä·ka·li·en *pl* fecal matter *sing*, feces, excrement *sing*, ordure *sing*.
Fä·ka·lom *nt patho.* fecal tumor, fecaloma, scatoma, coproma, stercoroma.
Fä·kal·sta·se *f* fecal impaction, coprostasis.
Fä·kal·urie *f patho.* fecaluria.
Fa·ktor *m* (*a. fig.*) factor; coefficient.
Faktor I 1. *abbr.* **F I** *hema.* fibrinogen, factor I. 2. *immun.* C3b inactivator.
Faktor II *abbr.* **F II** factor II, prothrombin.
Faktor IIa thrombin, thrombinogen.
Faktor III *abbr.* **F III** factor III, tissue factor, tissue thromboplastin.
Faktor IV *abbr.* **F IV** factor IV.
Faktor V 1. *abbr.* **F V** *hema.* factor V, proaccelerin, accelerator globulin, labile factor, plasmin prothrombin conversion factor. 2. *micro.* growth factor V, factor V.
Faktor VI *abbr.* **F VI** accelerin, factor VI.

Faktor VII *abbr.* **F VII** factor VII, proconvertin, convertin, serum prothrombin conversion accelerator, stable factor.
Faktor VIII *abbr.* **F VIII** factor VIII, antihemophilic factor (A), plasma thromboplastin factor, thromboplastic plasma component, antihemophilic globulin.
Faktor IX *abbr.* **F IX** factor IX, Christmas factor, antihemophilic factor B, PTC factor.
Faktor X 1. *abbr.* **F X** *hema.* factor X, Prower factor, Stuart-Prower factor, Stuart factor. 2. *micro.* growth factor X, factor X.
Faktor XI *abbr.* **F XI** factor XI, plasma thromboplastin antecedent, PTA factor.
Faktor XII *abbr.* **F XII** factor XII, Hageman factor, activation factor, glass factor, contact factor.
Faktor XIII *abbr.* **F XIII** factor XIII, fibrin stabilizing factor, Laki-Lorand factor.
Faktor XIIIa transglutaminase, glutaminyl-peptide γ-glutamyltransferase.
antinukleärer F. *abbr.* **ANF** antinuclear factor.
atrialer natriuretischer F. *abbr.* **ANF** atrial natriuretic factor, atrial natriuretic peptide, atrial natriuretic hormone, atriopeptin, cardionatrin.
Faktor B *immun.* factor B, C3 proactivator, glycine-rich β-glycoprotein.
Basophilen-chemotaktischer F. *abbr.* **BCF** *immun.* basophil chemotactic factor.
chemotaktischer F. chemotactin, chemotaxin, chemotactic factor.
Faktor D *immun.* factor D, C3 proactivator convertase, C3PA convertase.
Eosinophilen-chemotaktischer F. *abbr.* **ECF** eosinophil chemotactic factor.
Eosinophilen-chemotaktischer F. der Anaphylaxie *abbr.* **ECF-A** eosinophil chemotactic factor of anaphylaxis.
erythropoetischer F. hemopoietin, hematopoietin, erythropoietin, erythropoietic stimulating factor.
Exophthalmus-produzierender F. *abbr.* **EPF** exophthalmos-producing substance.
fibrinstabilisierender F. *abbr.* **FSF** → *Faktor* XIII.
Faktor H *immun.* factor h.
hautreaktiver F. skin reactive factor.
kolizinogener F. colicinogenic factor, colicinogen.
kolonie-stimulierender F. colony-stimulating factor.
labiler F. → *Faktor* V.
Leukozytenmigration-inhibierender F. *abbr.* **LIF** leukocyte inhibitory factor.
Makrophagen-chemotaktischer F. *abbr.* **MCF** macrophage chemotactic factor.
Neutrophilen-chemotaktischer F. *abbr.* **NCF** neutrophil chemotactic factor, high-molecu-

lar-weight neutrophil chemotactic factor.

Osteoklasten-aktivierender F. *abbr.* **OAF** osteoclast activating factor.

Plättchen-aktivierender F. *abbr.* **PAF** platelet activating factor, platelet aggregating factor.

stabiler F. → *Faktor* VII.

Fak·to·ren·aus·tausch *m genet.* crossing-over, crossover.

Fak·to·ren·kopp·lung *f genet.* gene linkage, genetic coupling.

Faktor-II-Mangel *m hema.* factor II deficiency, hypoprothrombinemia.

Faktor-V-Mangel *m hema.* factor V deficiency, Owren's disease, parahemophilia.

Faktor-VII-Mangel *m hema.* factor VII deficiency, hypoproconvertinemia.

Faktor-VIII-assoziiertes-Antigen *nt hema.* factor VIII-associated antigen, von Willebrand factor, factor VIII: vWF.

Faktor-VIII-Mangel *m hema.* classical hemophilia, hemophilia A.

Faktor-IX-Mangel *m hema.* factor IX deficiency, Christmas disease, hemophilia B.

Faktor-X-Mangel *m hema.* factor X deficiency.

Faktor-XI-Mangel *m hema.* factor XI deficiency, PTA deficiency, hemophilia C.

Faktor-XII-Mangel *m hema.* factor XII deficiency, Hageman factor deficiency, Hageman syndrome.

fä·ku·lent *adj* fecaloid, feculent, fecal, excrementitious.

Fä·ku·lom *nt patho.* fecal tumor, fecaloma, scatoma, coproma, stercoroma.

fa·kul·ta·tiv *adj* facultative, optional.

Falciparum-Malaria *f epidem.* falciparum malaria, malignant tertian malaria, pernicious malaria, falciparum fever.

Fall *m* **1.** (*a. phys.*) fall; (*Sturz*) fall; (*tiefer*) drop, plunge. **2.** (*Temperatur*) drop, fall, slide; *patho.* (*Senkung*) lapse, lapsus.

fal·len *vi* **1.** fall (*von* from; *aus* out of). **2.** (*hinfallen*) fall, have a fall; (*herunterfallen*) fall down. **3.** (*sinken*) (*Temperatur, Fieber*) fall, drop, go down, sink.

Fall·fuß *m neuro.* dangle foot, drop foot.

Fall·ge·schich·te *f* case history, case study.

Fall·hand *f neuro.* drop hand, wristdrop, carpoptosis.

Fall·haut *f derm.* lax skin, loose skin, chalazodermia, cutis laxa, dermatochalazia, dermatomegaly, generalized elastolysis.

Fallot: **F.'-Pentalogie** *f card.* pentalogy of Fallot.

F.'-Tetrade *f* → *F.'-Tetralogie.*

F.'-Tetralogie *f card.* Fallot's tetrad, Fallot's syndrome, tetralogy of Fallot.

F.'-Triade *f* → *F.'-Trilogie.*

F.'-Trilogie *f card.* trilogy of Fallot.

Falsch·ge·lenk *nt ortho.* false joint, pseudarthrosis, pseudoarthrosis.

falsch·ne·ga·tiv *adj immun.* false-negative.

falsch·po·si·tiv *adj immun.* false-positive.

Fal·te *f* (*Haut*) wrinkle, crease, line; *anat.* ruga, rugosity, plicature, plica, fold.

fal·ten I *vt* fold, fold up, infold, enfold; (*Hände*) fold; (*Gesicht*) wrinkle. **II** *vr* **sich f.** (*Haut, Gesicht*) wrinkle, crinkle, crease.

Fal·ten·haut *f* → *Fallhaut.*

Fal·ten·zun·ge *f patho.* fissured tongue, furrowed tongue, grooved tongue, plicated tongue, scrotal tongue.

fal·tig *adj* wrinkled, creased, with folds; (*Gesicht, Haut*) lined, wrinkled, wrinkly; *anat.* sulcated, sulcate, rugate, rugose, rugous, plicate, plicated.

Falx *f anat.* falx.

F. cerebelli falx of cerebellum, falciform process of cerebellum, falcula.

F. cerebri falciform process of cerebrum, falx of cerebrum.

F. inguinalis Henle's ligament, conjoined tendon, inguinal falx.

F. septi valve of oval foramen.

fa·mi·li·är *adj* (occurring) within the family, familial; genetic, hereditary.

Fa·mi·lie *f* family; *bio.* family.

Fa·mi·li·en·an·ge·hö·ri·ge *m/f* dependent, dependant, member of the family.

Fa·mi·li·en·pla·nung *f* family planning.

Fa·mi·li·en·stand *m* personal status, marital status.

Fa·mi·li·en·the·ra·pie *f* family therapy.

FAMM-Syndrom *nt derm.* B-K mole syndrome.

Fa·mo·ti·din *nt pharm.* famotidine.

Fanconi: **F.-Anämie** *f hema.* Fanconi's anemia, Fanconi's pancytopenia, congenital aplastic anemia, congenital pancytopenia.

F.-Syndrom *nt* **1.** → *F.-Anämie.* **2.** Fanconi's syndrome, renal glycosuric rickets.

Fan·go *m* fango, volcanic mud.

Fan·go·the·ra·pie *f* fangotherapy.

Fan·ta·sie *f psychia.* fantasy, phantasia, invention, inventiveness.

F-Antigen *nt immun.* Forssman antigen, F antigen.

F-Antikörper *m immun.* Forssman antibody.

Fa·ra·di·sa·ti·on *f* faradization, faradotherapy.

Fa·ra·do·the·ra·pie *f* → *Faradisation.*

Far·be *f* **1.** color; (*Schattierung*) hue. **2.** (*Färbemittel*) paint, stain, dye, dye-stuff, color, colorant; (*Farbstoff*) pigment. **3.** (*Gesichtsfarbe*) complexion. **F. bekommen** get a bit of color. **die F. wechseln** change color. **F. verlieren** turn pale.

Fär·be·in·dex *m abbr.* **FI** *hema.* color index, globular value, blood quotient.

Fär·be·ko·ef·fi·zi·ent *m abbr.* **Hb$_E$** *hema.* mean cell hemoglobin, mean corpuscular hemoglo-

bin.
Farb·emp·fin·den *nt* color perception.
farb·emp·findl·ich *adj* color-sensitive.
fär·ben I *vt* color, dye, tinge, tint, stain. **II** *vi* stain, dye. **III** *vr* **sich f.** color, tinge, stain.
Far·ben·agno·sie *f ophthal.* amnesic color blindness.
Far·ben·am·bly·opie *f ophthal.* color amblyopia.
Far·ben·ano·ma·lie *f ophthal.* color anomaly, dyschromatopsia, dyschromasia.
Far·ben·ano·mie *f ophthal.* color anomia.
far·ben·blind *adj ophthal.* color-blind.
Far·ben·blind·heit *f ophthal.* achromatic vision, color blindness, achromatism, achromatopsia, achromatopsy, monochromasy, monochromasia, monochromatism.
  amnestische F. amnesic color blindness.
  atypische F. incomplete achromatopsy, incomplete monochromasy, atypical monochromasy, atypical achromatopsy.
  inkomplette F. → *atypische F.*
  totale F. total color blindness, complete achromatopsy, complete monochromasy, daltonism.
Far·ben·drei·eck *nt phys.* chromaticity diagram, color triangle.
Far·ben·fehl·sich·tig·keit *f ophthal.* color anomaly, dyschromatopsia, dyschromasia.
Far·ben·he·mi·anop·sie *f ophthal.* color hemianopsia, hemiachromatopsia, hemichromatopsia.
Far·ben·se·hen *nt physiol.* color vision, chromatic vision, chromatopsia. **normales F.** trichromatic vision, euchromatopsy, trichromasy, trichromatism, trichromatopsia.
Farber: F.'-Krankheit *f patho.* Farber's disease, Farber's lipogranulomatosis, disseminated lipogranulomatosis, ceramidase deficiency.
  F.-Test *m ped.* Farber's test.
far·big *adj* **1.** (*Person*) colored. **2.** *allg.* colored, color, in color, chromatic.
Far·bi·ge *m/f* (*Person*) colored person, colored man, colored woman. **die Farbigen** *pl* the colored.
farb·los *adj* **1.** colorless, uncolored, achromatous. **2.** (*Gesicht*) pale, colorless.
Farb·lo·sig·keit *f* **1.** colorlessness, achromatism. **2.** (*Gesicht*) colorlessness, paleness.
Farb·sin·nes·stö·rung *f ophthal.* color-vision deficit.
Farb·sko·tom *nt ophthal.* color scotoma.
Farb·stoff *m* color, colorant, coloring, dye, stain; pigment.
Farb·stoff·lö·sung *f pharm., derm.* paint.
Farb·stoff·ver·dün·nungs·me·tho·de *f* dye dilution method, indicator-dilution method, indicator-dilution technique.
Farb·ta·fel *f* color chart.

Farb·ton *m* cast, hue, tint, tone, shade.
Fär·bung *f* **1.** color, coloring, coloration; (*leichte*) hue, tint, tone, shade. **2.** stain, staining, pigmentation.
Far·mer·haut *f derm.* farmer's skin, sailor's skin.
Far·mer·lun·ge *f pulmo.* farmer's lung, thresher's lung, harvester's lung.
Farn·kraut·phä·no·men *nt gyn.* **1.** fern phenomenon, ferning. **2.** fern test.
Farn·test *m gyn.* fern test.
Fas·cia *f anat.* fascia.
  F. antebrachii antebrachial fascia, deep fascia of forearm, fascia of forearm.
  F. axillaris axillary fascia.
  F. brachialis/brachii brachial fascia, fascia of arm, deep fascia of arm.
  F. cervicalis cervical fascia.
  F. clavipectoralis clavipectoral fascia, coracoclavicular fascia.
  F. colli media pretracheal fascia, pretracheal lamina of fascia.
  F. colli profunda prevertebral lamina of fascia, prevertebral fascia.
  F. colli superficialis superficial lamina of fascia.
  F. cremasterica Cooper's fascia, cremasteric fascia, Scarpa's sheath.
  F. cribrosa cribriform fascia, cribriform lamina.
  F. cruris crural fascia, fascia of leg.
  F. dorsalis manus dorsal fascia of hand.
  F. dorsalis pedis dorsal fascia of foot.
  F. endothoracica endothoracic fascia.
  F. extraperitonalis extraperitoneal fascia, extraperitoneal tissue.
  F. iliaca iliac fascia, Abernethy's fascia.
  F. lata broad fascia, femoral aponeurosis, deep fascia of thigh, femoral fascia.
  Fasciae *pl* **musculares** (**bulbi**) muscular fasciae of eye, fasciae of Tenon.
  F. nuchae/nuchalis nuchal fascia, fascia of nape.
  F. obturatoria obturator fascia.
  F. pelvis pelvic fascia, hypogastric fascia.
  F. pelvis visceralis visceral pelvic fascia, endopelvic fascia.
  F. penis profunda deep fascia of penis, Buck's fascia.
  F. penis superficialis superficial fascia of penis.
  F. perinei superficialis superficial perineal fascia, Cruveilhier's fascia.
  F. profunda deep fascia, aponeurotic fascia.
  F. prostatae prostatic fascia, pelviprostatic fascia.
  F. renalis renal fascia, Gerota's fascia.
  F. spermatica externa external spermatic fascia.
  F. spermatica interna internal spermatic

fascia, common sheath of testis and spermatic cord.

F. superficialis superficial fascia, subcutaneous fascia.

F. temporalis temporal fascia, temporal aponeurosis.

F. thoracica thoracic fascia.

F. thoracolumbalis thoracolumbar fascia, deep fascia of back, deep dorsal fascia.

F. transversalis transverse fascia, endoabdominal fascia, internal abdominal fascia.

Fas·ci·cu·lus *m anat.* fascicle; band, cord, bundle, tract.

F. atrioventricularis His' band, atrioventricular band, atrioventricular bundle, av-bundle, atrioventricular trunk, Kent-His bundle.

F. cuneatus medullae spinalis fasciculus of Burdach, wedge-shaped fasciculus, Burdach's tract, cuneate funiculus.

F. gracilis medullae spinalis fasciculus gracilis of spinal cord, Goll's tract, Goll's fasciculus.

F. interfascicularis interfascicular fasciculus, Schultze's fasciculus, semilunar fasciculus, comma tract of Schultze.

F. longitudinalis dorsalis dorsal longitudinal fasciculus, Schütz' bundle.

F. longitudinalis medialis medial longitudinal fasciculus, Collier's tract.

F. mamillothalamicus mamillothalamic fasciculus, fasciculus of Vicq d'Azyr, tract of Vicq d'Azyr.

Fasciculi *pl* **proprii** Flechsig's fasciculi, Flechsig's bundles, proper fasciculi, intersegmental fasciculi, fundamental bundles, basic bundles, ground bundles.

F. retroflexus Meynert's fasciculus, Meynert's· bundle, habenulopeduncular tract.

F. semilunaris → *F. interfascicularis*

F. septomarginalis septomarginal fasciculus, tract of Bruce and Muir, Bruce's tract.

F. tegmentalis ventralis ventral tegmental fasciculus, Spitzer's fasciculus.

Fas·ci·itis *f patho.* fasciitis, fascitis.

F. nodularis proliferative fasciitis, nodular fasciitis.

F. nodularis pseudosarcomatosa pseudosarcomatous fasciitis, pseudosarcomatous nodular fasciitis.

Fas·cio·la *f* 1. *micro.* Fasciola. 2. *anat.* fasciola.

F. hepatica liver fluke, sheep liver fluke, Fasciola hepatica, Distoma hepaticum.

Fas·cio·lia·sis *f epidem.* fascioliasis.

Fas·cio·lop·sia·sis *f epidem.* fasciolopsiasis.

Fas·cio·lop·sis *f micro* Fasciolopsis. **F. buski** giant intestinal fluke, Fasciolopsis buski.

Fa·ser *f anat., techn.* fiber, fibre, hair, thread, filament; (*Gewebe*) strand.

absteigende Fasern *pl* descending fibers.

adrenerge Fasern *pl* adrenergic fibers.

afferente Fasern *pl* afferent fibers, afferent nerve fibers, afferent neurofibers.

aufsteigende Fasern *pl* ascending fibers, ascending pathways.

cholinerge Fasern *pl* cholinergic fibers.

efferente Fasern *pl* efferent fibers, efferent nerve fibers, efferent neurofibers.

markhaltige Fasern *pl* myelinated fibers, medullated fibers, medullated nerve fibers, myelinated nerve fibers.

marklose Fasern *pl* nonmedullated fibers, nonmyelinated fibers, nonmyelinated nerve fibers, unmyelinated nerve fibers, unmyelinated fibers, gray fibers.

motorische F. motor fiber, motor nerve fiber.

myelinfreie Fasern *pl* → *marklose Fasern.*

myelinisierte Fasern *pl* → *markhaltige Fasern.*

noradrenerge F. noradrenergic fiber.

postganglionäre Fasern *pl* postganglionic nerve fibers, postganglionic fibers.

präganglionäre Fasern *pl* preganglionic nerve fibers, preganglionic fibers.

serotonerge F. serotonergic fiber.

somatische Fasern *pl* somatic nerve fibers, somatic fibers.

somatomotorische F. somatomotor fiber.

somatosensorische F. somatosensory fiber.

viszerale Fasern *pl* visceral nerve fibers, visceral fibers.

viszeromotorische F. visceromotor fiber.

viszerosensorische F. viscerosensory fiber.

fa·ser·ar·tig *adj* thread-like, fibrilliform, filiform, filamentous, filariform.

Fa·ser·bün·del *nt histol.* fiber cable, fiber bundle, fascicle.

Fa·ser·en·do·skop *nt* fiberscope, fiberoptic endoscope.

Fa·ser·gli·om *nt patho.* fibroglioma.

fa·se·rig *adj histol.* fibrillar, fibrillary, fibrillated, filar, fibrilliform, fibrous, fibrose, fuzzy, thready, filiform, filamentous, filariform.

Fa·ser·knor·pel *m histol.* fibrous cartilage, stratified cartilage, fibrocartilage.

Fa·ser·knor·pel·ent·zün·dung *f patho.* fibrochondritis, inochondritis.

Fa·ser·krebs *m patho.* hard cancer, scirrhous carcinoma, scirrhous cancer, fibrocarcinoma, scirrhus, scirrhoma.

Fa·ser·op·tik *f* fiberoptics *pl.*

Fa·ser·span·nung *f physiol.* fiber tension.

Faß·tho·rax *m ortho.* barrel chest, barrel-shaped thorax.

Fa·sten *nt* fasting; fast.

fa·sten *vi* go without food, abstain from food, fast.

Fa·sten·hy·po·glyk·ämie *f patho.* fasting hypoglycemia.

Fa·sten·kur *f* fasting cure.

Fa·sti·di·um *nt psychia.* fastidium; disgust, loathing.

Fa·sti·gi·um nt 1. (ZNS) fastigium. 2. patho. (Fieber, Krankheitsverlauf) fastigium, highest point, acme.
Fas·zie f → Fascia.
Fas·zi·ek·to·mie f ortho. fasciectomy.
Fas·zi·en·atro·phie f (Muskel) fascicular degeneration.
Fas·zi·en·bruch m ortho. fascial hernia.
Fas·zi·en·ent·zün·dung f → Fasziitis.
Fas·zi·en·ex·zi·si·on f chir. fasciectomy.
Fas·zi·en·her·nie f ortho. fascial hernia.
Fas·zi·en·naht f chir. fascial closure, fasciorrhaphy.
Fas·zi·en·pla·stik f chir. fascioplasty, fasciaplasty.
Fas·zi·en·re·sek·ti·on f chir. fasciectomy.
Fas·zi·en·schnitt m → Faszienspaltung.
Fas·zi·en·spal·tung f chir. incision of fascia, transection of fascia, fasciotomy.
Fas·zi·en·ver·schluß m chir. fascial closure.
Fas·zi·itis f patho. fasciitis, fascitis.
noduläre F. nodular fasciitis, proliferative fasciitis.
pseudosarkomatöse noduläre F. pseudosarcomatous nodular fasciitis, pseudosarcomatous fasciitis.
Fas·zi·kel m anat., histol. fascicle.
Fas·zi·kel·de·ge·ne·ra·ti·on f patho. (Muskel) fascicular degeneration.
fas·zi·ku·lär adj fascicular, fasciculated.
Fas·zi·ku·la·ti·on f neuro. fasciculation.
Fas·zio·de·se f ortho. fasciodesis.
fas·zio·gen adj fasciogen.
Fas·zio·lia·sis f epidem. fascioliasis.
Fas·zio·lop·sia·sis f epidem. fasciolopsiasis.
Fas·zio·lo·se f epidem. fascioliasis.
Fas·zior·rha·phie f ortho. fasciorrhaphy.
Fas·zio·to·mie f → Faszienspaltung.
Fau·ces f anat. fauces; throat.
Fau·ci·tis f HNO faucitis.
Fäu·le f → Fäulnis.
Faul·ecken [k·k] pl derm. angular stomatitis, angular cheilitis, migrating cheilitis, migrating cheilosis, perlèche.
Fau·len nt putrefaction, putrescence, putrescency; decay, decomposition.
fau·len vi (a. patho.) putrefy, decompose, decay, rot.
Fäul·nis f (a. patho.) decay, decomposition, rot, putrefaction, putrescence, putrescency.
Fau·na f bio. fauna.
Faust f fist.
Fa·va·boh·ne f patho. fava, Vicia faba.
Fa·vid nt derm. favid.
Fa·vis·mus m favism, fabism.
Favre-Gamna: F.-G.-Körperchen pl patho. Gamna-Favre bodies.
Favre-Racouchot: F.-R.-Krankheit f derm. Favre-Racouchot syndrome, nodular elastoidosis of Favre-Racouchot.

Fa·vus m derm. crusted ringworm, honeycomb ringworm, favus, tinea favosa.
Fa·vus·schild·chen nt derm. scutulum.
Fä·zes pl feces, fecal matter sing, excrement sing, bowel movement sing.
fa·zi·al adj facial.
Fa·zia·lis m facial nerve, seventh nerve.
Fa·zia·lis·gang·li·on nt anat. geniculate ganglion, ganglion of facial nerve.
Fa·zia·lis·hü·gel m anat. facial colliculus, facial eminence, facial hillock.
Fa·zia·lis·ka·nal m anat. fallopian aqueduct, fallopian canal, facial canal, canal for facial nerve.
Fa·zia·lis·kern m anat. nucleus of facial nerve, facial motor nerve.
Fa·zia·lis·knie nt: **äußeres F.** external genu of facial nerve.
inneres F. internal genu of facial nerve.
Fa·zia·lis·krampf m neuro. facial spasm, Bell's spasm, mimic convulsion, mimic tic, mimic spasm, facial tic.
Fa·zia·lis·läh·mung f neuro. facial palsy, facial paralysis, facial nerve paralysis, facial nerve palsy, facioplegia.
einseitige F. Bell's palsy, Bell's paralysis, unilateral facial paralysis.
periphere F. peripheral facial paralysis.
traumatische F. traumatic facial paralysis.
zentrale F. central facial paralysis.
Fa·zia·lis·neu·ri·nom nt neuro. facial nerve neuroma, facial neuroma.
Fa·zia·lis·pa·re·se f → Fazialislähmung.
Fazialis-Tick m → Fazialiskrampf.
Fa·zia·lis·wur·zel f anat. facial root, root of facial nerve.
Fazio-Londe: F.-L.-Syndrom nt neuro., ped. Fazio-Londe atrophy, progressive bulbar paralysis in children.
Fa·zio·ple·gie f → Fazialislähmung.
Fc-Fragment nt abbr. **Fc** immun. Fc fragment, crystallizable fragment.
Fd-Fragment nt immun. Fd fragment.
FDH-Syndrom nt derm. Goltz' syndrome, Goltz-Gorlin syndrome, focal dermal hypoplasia.
Fe·bri·cu·la f patho. febricula, ephemera.
fe·bril adj febrile, feverish, pyretic.
Fe·bris f patho. fever.
F. aphthosa foot-and-mouth disease, epidemic stomatitis, epizootic stomatitis, aphthous fever, contagious aphtha.
F. biliosa et haemoglobinurica blackwater fever, hematuric bilious fever, hemolytic malaria, malarial hemoglobinuria.
F. continua continued fever, continuous fever.
F. ephemera ephemeral fever, ephemera.
F. exanthematica exanthematous fever, eruptive fever.
F. intermittens intermittent malaria, intermit-

tent fever, intermittent malarial fever.

F. mediterranea/melitensis Malta fever, Mediterranean fever, brucellosis.

F. periodica periodic fever.

F. puerperalis puerperal fever, childbed fever, puerperal septicemia, lochiopyra.

F. quartana quartan fever.

F. quintana trench fever, Wolhynia fever, quintan fever, five-day fever, His' disease, Werner-His disease.

F. quotidiana quotidian, quotidian fever; quotidian malaria.

F. recurrens recurrent fever, relapsing fever.

F. remittens remittent fever.

F. rheumatica rheumatic fever, acute rheumatic polyarthritis, acute articular rheumatism.

F. tertiana tertian fever.

F. traumatica traumatic fever, symptomatic fever, wound fever, traumatopyra.

F. typhoides typhoid fever, enteric fever, abdominal typhoid, typhoid, typhia.

F. undulans undulant fever.

F. urethralis urinary fever, urethral fever, catheter fever.

F. uveoparotidea uveoparotid fever, Heerfordt's syndrome, Heerfordt's disease.

Fede-Riga: F.-R.-Geschwür *nt ped.* Riga-Fede disease.

Feed·back·hem·mung *f* feedback inhibition, feedback mechanism.

Feed·back·sy·stem *nt* feedback system.

Feed·for·ward·hem·mung *f* feed-forward inhibition.

Feer: F.'-Krankheit *f derm.* Feer's disease, Selter's disease, Swift's disease, Swift-Feer disease, acrodynia, trophodermatoneurosis, pink disease.

Feer-Selter-Swift: F.-S.-S.-Krankheit *f* → *Feer'-Krankheit.*

Fehl·bil·dung *f embryo.* malformation, abnormity, dysmorphism, dysplasia.

Fehl·dia·gno·se *f* misdiagnosis, wrong diagnosis. **eine F. stellen** misdiagnose.

Fehl·ein·schät·zung *f* false estimation.

Fehl·emp·fin·dung *f neuro.* paresthesia, paraesthesia.

Feh·len *nt (a. embryo., patho.)* absence, failure, deficiency (*von* of).

Fehl·ent·wick·lung *f embryo.* malformation, dysplasia, dysgenesis.

Feh·ler *m* **1.** mistake, error; fault. **2.** (*a. techn., electr.*) defect, fault; (*Defizit*) shortcoming. **3.** *patho.* abnormality, defect, disability.

feh·ler·haft *adj patho.* abnormal, defect, unsound, imperfect.

fehl·er·nährt *adj* malnourished, undernourished.

Fehl·er·näh·rung *f* malnutrition, undernourishment, undernutrition, anomalotrophy,

cacotrophy.

Feh·ler·quel·le *f* source of error, source of mistake.

Fehl·funk·ti·on *f* defective function, abnormal function, malfunction, parafunction.

Fehl·ge·burt *f gyn.* spontaneous abortion, miscarriage, abort, abortion.

Fehl·har·nen *nt urol.* dysuria, dysuresia, dysury.

Fehl·prog·no·se *f* false prognosis.

Fehl·stel·lung *f* malposition; (*Fraktur*) malalignment, malalinement. **F. mit Achsenab-knickung** (*Fraktur*) angular malalignment.

Feig·war·ze *f* (**spitze**) *gyn.* acuminate wart, fig wart, genital wart, acuminate condyloma, pointed condyloma, pointed wart.

fein *adj* **1.** fine; (*dünn*) thin, tenuous. **2.** (*Haare*) fine; (*Haut*) delicate, soft; (*Gefühl*) acute; (*Gehör*) acute, sharp, quick, sensitive. **3.** (*Qualität*) fine, excellent, top, high-grade.

Fein·na·del·aspi·ra·ti·on *f* fine-needle aspiration biopsy.

Fein·na·del·aspi·ra·ti·ons·bi·op·sie *f* fine--needle aspiration biopsy.

Fein·na·del·bi·op·sie *f* fine-needle biopsy.

Feld *nt (a. anat., phys., psycho.)* field; (*Arbeitsgebiet*) field, area, sphere, domain.

elektrisches F. electric field, electrical field.

elektromagnetisches F. electromagnetic field.

magnetisches F. magnetic field, magnetizing field.

Feld·block *m anes.* field block, field block anesthesia, field blocking.

Feld·fie·ber *nt epidem.* mud fever, marsh fever, field fever, swamp fever.

Feld·la·za·rett *nt* field hospital, ambulance.

Fe·li·no·se *f epidem.* cat-scratch disease, nonbacterial regional lymphadenitis, benign inoculation reticulosis, benign lymphoreticulosis.

Fel·la·tio *f* oral coitus, oral intercourse, fellatio, fellation, fellatorism.

fel·lie·ren *vt* fellate.

Fel·sen·bein *nt anat.* petrosal bone, petrous bone.

Fel·sen·bein·ent·zün·dung *f HNO* petrositis, petrousitis.

Fel·sen·bein·ka·nal *m anat.* Cotunnius' canal, vestibular aqueduct, aqueduct of Cotunnius.

Fel·sen·bein·py·ra·mi·de *f* → *Felsenbein.*

Fel·sen·ge·birgs·fleck·fie·ber *nt epidem.* Rocky Mountain spotted fever, blue fever, Brazilian spotted fever, Mexican spotted fever, mountain fever.

Felty: F.-Syndrom *nt ortho.* Felty's syndrome.

fe·mi·nin *adj* feminine.

Fe·mi·ni·sie·rung *f* **1.** *gyn.* feminization, effemination, eviration. **2.** *psycho., patho.* effemination, effeminacy, effeminateness, eviration. **testikuläre F.** Goldberg-Maxwell syndrome, Morris's syndrome, testicular feminization syndrome.

fe·mo·ral *adj* femoral.

Fe·mo·ra·lis·deh·nungs·test *m neuro.* femoral nerve stretch test.

Fe·mo·ra·lis·puls *m* femoral pulse.

Fe·mo·ra·lis·re·flex *m neuro.* femoral reflex, Remak's reflex, Remak's sign.

Fe·mo·ra·lis·ver·let·zung *f HTG* femoral artery injury, femoral artery trauma.

Fe·mo·ro·ab·do·mi·nal·re·flex *m neuro.* Geigel's reflex, inguinal reflex.

fe·mo·ro·pop·li·te·al *adj* femoropopliteal.

Fe·mur *nt* **1.** femur, thigh bone, femoral bone. **2.** thigh, femur, femoral region.

Fe·mur·dia·phy·se *f anat.* body of femur, femoral shaft.

Fe·mur·epi·kon·dy·le *f anat.* epicondyle of femur, tuberosity of femur.

Fe·mur·epi·phy·se *f anat.* femoral epiphysis.

Fe·mur·frak·tur *f ortho.* femoral fracture, fracture of the femur, fractured femur.

  distale F. distal femoral fracture.

  hüftgelenksnahe F. → *proximale F.*

  interkondyläre F. intercondylar fracture of the femur, intercondylar femoral fracture.

  intertrochantäre F. intertrochanteric femoral fracture, basal neck fracture, basal femoral fracture, intertrochanteric fracture.

  intrakondyläre F. intracondylar femoral fracture, intracondylar fracture of femur.

  monokondyläre F. unicondylar fracture of the femur, unicondylar femoral fracture.

  perkondyläre F. percondylar fracture of the femur, percondylar femoral fracture.

  pertrochantäre F. pertrochanteric fracture, pertrochanteric femoral fracture.

  proximale F. proximal fracture of the femur, proximal femoral fracture, hip fracture.

  subtrochantäre F. subtrochanteric fracture of the femur, subtrochanteric femoral fracture.

  suprakondyläre F. supracondylar fracture of the femur, supracondylar femoral fracture.

Fe·mur·ge·lenk·trüm·mer·frak·tur *f ortho.* comminuted condylar fracture of (the) femur.

Fe·mur·hals·frak·tur *f ortho.* fractured neck of femur, fracture of femoral neck, fracture of the neck of femur.

  intertrochantäre F. intertrochanteric femoral fracture, basal fracture of femoral neck, basal neck fracture, basal femoral fracture, intertrochanteric fracture.

  mediale/subkapitale F. medial fracture of the neck of femur.

Fe·mur·kon·dy·le *f anat.* condyle of femur.

Fe·mur·kopf *m anat.* head of femur, femoral head.

Fe·mur·kopf·ne·kro·se *f ortho., patho.* necrosis of the femoral head. **avaskuläre F. (des Erwachsenen)** osteochondrosis dissecans of

the femoral head, idiopathic avascular necrosis of the femoral head, coronary disease of the hip, Chandler's disease.

Fe·mur·schaft *m anat.* body of femur, femoral shaft.

Fe·mur·schaft·frak·tur *f ortho.* femoral shaft fracture.

Fen·bu·fen *nt pharm.* fenbufen.

Fen·bu·tra·zat *nt pharm.* fenbutrazate.

Fen·di·lin *nt pharm.* fendiline.

Fe·ne·stra *f anat., chir.* window, fenestra.

  F. cochleae cochlear window, round window, fenestra of cochlea.

  F. ovalis oval window, vestibular window.

Fe·ne·stra·ti·on *f chir.* fenestration, fenestration operation.

fe·ne·striert *adj chir., histol.* fenestrate.

Fe·ne·tyl·lin *nt pharm.* fenethylline.

Fen·flur·amin *nt pharm.* fenfluramine.

Fe·no·pro·fen *nt pharm.* fenoprofen.

Fe·no·te·rol *nt pharm.* fenoterol.

Fen·pipr·amid *nt pharm.* fenpipramide.

Fen·ster *nt* window; *anat., chir.* fenestra, window.

  ovales F. oval window, vestibular window.

  rundes F. cochlear window, round window, fenestra of cochlea.

fen·stern *vt chir., histol.* fenestrate.

Fen·ste·rung *f chir.* fenestration, fenestration operation.

Fen·ta·nyl *pharm., anes.* fentanyl.

Fen·ti·clor *nt pharm.* fenticlor.

Fenwick: F.-Ulkus *nt urol.* Fenwick-Hunner ulcer, Hunner's ulcer, elusive ulcer, submucous ulcer.

Fenwick-Hunner: F.-H.-Ulkus *nt* → *Fenwick-Ulkus.*

Féréol: F.-Lähmung *f ophthal.* Féréol-Graux paralysis, Féréol-Graux palsy.

Ferguson: F.-Methode *f ortho.* Ferguson's method, Risser-Ferguson method.

  F.-Operation *f urol.* Ferguson's operation.

  F.-Reflex *m gyn.* Ferguson's reflex.

Fergusson: F.-Operation *f HNO* Fergusson's incision.

  F.-Schnitt *m HNO* Fergusson's incision.

Fern·ab·er·ra·ti·on *f phys.* distantial aberration.

Fern·ak·kom·mo·da·ti·on *f ophthal.* negative accomodation.

Fern·dia·gno·se *f* telediagnosis.

Fern·me·ta·sta·se *f patho.* distant metastasis.

Fern·pla·stik *f chir.* distant flap, Italian flap.

Fern·punkt *m ophthal.* far point.

Fern·se·hen *nt ophthal.* distant vision, far vision.

Fern·sicht *f* → *Fernsehen.*

Fer·ro·fu·ma·rat *nt pharm.* ferrous fumarate, iron fumarate.

Fer·ro·glu·co·nat *nt pharm.* ferrous gluconate.

Fer·ro·lac·tat *nt pharm.* ferrous lactate.
Fer·ro·suc·ci·nat *nt pharm.* ferrous succinate.
Fer·ro·sul·fat *nt pharm.* ferrous sulfate, iron sulfate.
Fer·se *f anat.* heel, calx, calcaneal region.
Fer·sen·bein *nt anat.* heel bone, calcaneal bone, calcaneus, calcaneum, os calcis.
Fer·sen·bein·bruch *m* → *Fersenbeinfraktur*.
Fer·sen·bein·ent·zün·dung *f ortho.* calcaneitis.
Fer·sen·bein·frak·tur *f ortho.* calcaneal fracture, heel bone fracture, heel fracture, fractured heel bone.
Fer·sen·bein·höcker [k·k] *m anat.* calcaneal tuber, calcaneal tuberosity.
Fer·sen·re·gi·on *f anat.* calcaneal region, heel, calx.
Fer·sen·schmerz *m ortho.* calcaneodynia, calcanodynia, tarsalgia, talalgia.
fer·til *adj* fertile, fecund, fruitful.
Fer·ti·li·sa·ti·on *f* fertilization, fecundation.
Fer·ti·li·tät *f* fertility, fecundity.
fest *adj* **1.** solid, firm; (*Nahrung*) solid; (*Gewebe*) tough; *phys.* solid; (*Struktur*) close, compact. **2.** (*Schlaf, Gesundheit*) sound; (*Stimme*) steady.
Fe·sti·na·ti·on *f neuro.* festination.
fest·schrau·ben *vt ortho.* bolt, screw on, screw down.
fest·set·zen *vr* **sich f.** (*Krankheit, Erreger*) settle (*auf* in; *in* on), localize (*in* in).
fest·sit·zend *adj histol.* sessile, attached.
fest·stel·len *vt* **1.** find out, ascertain, identify, detect, determine, notice; (*lokalisieren*) locate; (*Schaden*) assess. **2.** (*Arzt*) diagnose. **den Tod f.** pronouce s.o. dead. **die Blutgruppe f.** type.
Fest·stel·lung *f* **1.** ascertainment, identification, detection, determination; (*Schaden*) assessment. **2.** (*Arzt*) diagnosis; (*Befund*) findings *pl*.
Fet *m embryo.* fetus, foetus.
fe·tal *adj embryo.* fetal, foetal.
Fe·ta·lis·mus *m patho.* fetalization, fetalism.
Fe·tal·pe·ri·ode *f* fetal life, fetal period.
fe·tid *adj* foul-smelling, fetid.
Fe·ti·schis·mus *m psychia.* fetishism.
Fe·ti·zid *m embryo.* feticide.
Fe·to·ge·ne·se *f embryo.* fetogenesis.
Fe·to·gra·phie *f embryo.* fetography.
Fe·to·lo·gie *f embryo.* fetology.
fe·to·ma·ter·nal *adj* fetomaternal.
Fe·to·me·trie *f gyn.* fetometry.
Fe·to·pa·thie *f embryo.* fetopathy.
fe·to·pla·zen·tar *adj* fetoplacental.
α₁-Fe·to·pro·te·in *nt embryo.* α-fetoprotein, alpha-fetoprotein.
Fe·to·sko·pie *f gyn.* fetoscopy.
Fett *nt* **1.** *chem.* fat; lipid; grease. **2.** → *Fettgewebe*.
F. **aus gesättigten Fettsäuren** saturated fat,

saturate.
pflanzliches F. vegetable fat.
tierisches F. animal fat.
F. mit ungesättigten Fettsäuren unsaturated fat.
fett *adj* fat; (*dick*) fat, big, corpulent, adipose, adipic; (*Nahrung*) fat, fatty, rich.
Fett·ab·bau *m* fat breakdown, lipolysis, lipoclasis, adipolysis.
fett·arm *adj* (*Nahrung*) low-fat, defatted.
Fett·aspi·ra·ti·ons·pneu·mo·nie *f pulmo.* oil pneumonia, oil-aspiration pneumonia, lipid pneumonia, lipoid pneumonia, pneumolipoidosis, pneumonolipoidosis.
Fett·as·si·mi·la·ti·on *f* primary assimilation, chylification, chylifaction.
Fett·bruch *m chir.* fat hernia, fatty hernia, pannicular hernia, lipocele, liparocele.
Fett·di·ge·sti·on *f* lipid digestion, fat digestion.
Fett·durch·fall *m patho.* fatty diarrhea, steatorrhea, stearrhea.
Fett·ein·la·ge·rung *f* fat deposition.
Fett·em·bo·lie *f patho.* fat embolism, oil embolism.
Fett·ent·fer·nung *f chir.* lipectomy, adipectomy.
fett·frei *adj* (*Nahrung*) fatless, defatted.
Fett·ge·schwulst *f patho.* adipose tumor, fatty tumor, lipoma, steatoma.
Fett·ge·we·be *nt histol.* fat, adipose tissue, fat tissue, fatty tissue.
braunes F. brown adipose tissue, brown fat, fetal fat.
gelbes/weißes F. white fat, white adipose tissue, yellow adipose tissue.
Fett·ge·webs·atro·phie *f patho.* lipoatrophic diabetes, lipoatrophy.
Fett·ge·webs·bruch *m* → *Fettbruch*.
Fett·ge·webs·ent·fer·nung *f chir.* lipectomy, adipectomy.
Fett·ge·webs·ent·zün·dung *f* pimelitis, steatitis.
Fett·ge·webs·ge·schwulst *f* → *Fettgeschwulst*.
Fett·ge·webs·ne·kro·se *f patho.* adipose tissue necrosis, fat necrosis, fat tissue necrosis, adiponecrosis, steatonecrosis.
Fett·ge·webs·tu·mor *m* → *Fettgeschwulst*.
Fett·ge·webs·zel·le *f histol.* adipose cell, fat cell, adipocyte, lipocyte.
fett·hal·tig *adj* (*Nahrung, Gewebe*) fatty, fat, adipose, adipic.
Fett·her·nie *f* → *Fettbruch*.
Fett·herz *nt card.* fat heart, fatty heart.
fet·tig *adj* (*fetthaltig*) fat, fatty, adipose, adipic.
Fett·in·fil·tra·ti·on *f patho.* adipose infiltration.
Fett·kap·sel *f anat.* adipose capsule.
Fett·körn·chen·zel·le *f histol.* fatty granule cell, fatty granular cell.
Fett·körn·chen·zy·lin·der *m* (*Harn*) fatty cast.
Fett·kör·per *m anat.* fatty body, fat body.

infrapatellarer F. infrapatellar fat body.
ischiorektaler F. adipose body of ischiorectal
fossa, ischiorectal fat pad.
F. der Orbita fat body of orbit.
pararenaler F. paranephric fat pad, pararenal
fat pad, pararenal fat body, pararenal body,
paranephric body.
Fett·le·ber *f patho.* fatty liver.
Fett·le·ber·he·pa·ti·tis *f patho.* fatty (liver)
hepatitis.
fett·lei·big *adj* fat, adipose, corpulent, obese.
Fett·lei·big·keit *f* adiposity, adiposis, fatness,
obesity, corpulence, corpulency.
Fett·mal·ab·sorp·ti·on *f patho.* fat malabsorption.
Fett·mark *nt histol.* fat marrow, fatty marrow,
yellow marrow.
Fett·me·ta·bo·lis·mus *m* fat metabolism, lipid
metabolism, lipometabolism.
Fett·ne·kro·se *f* → *Fettgewebsnekrose.*
Fett·pha·ne·ro·se *f histol.* fat phanerosis, lipophanerosis.
Fett·säu·re *f abbr.* **FS** fatty acid.
einfachungesättigte F. monoenoic fatty acid,
monounsaturated fatty acid.
essentielle F. essential fatty acid.
freie F. *abbr.* **FFS** free fatty acid, unesterified
fatty acid, nonesterified fatty acid.
gesättigte F. saturated fatty acid.
kurzkettige F. short-chain fatty acid.
langkettige F. long-chain fatty acid.
mehrfachungesättigte F. polyenoic fatty acid,
polyunsaturated fatty acid.
mittelkettige F. medium-chain fatty acid.
nichtveresterte F. *abbr.* **NFS** → *freie F.*
ungesättigte F. unsaturated fatty acid.
unveresterte F. *abbr.* **UFS** → *freie F.*
Fett·säu·re·ka·ta·bo·lis·mus *m* fatty acid catabolism.
Fett·säu·re·oxi·da·ti·on *f* fatty acid oxidation.
Fett·säu·re·zy·klus *m* fatty acid oxidation
cycle.
Fett·schür·ze *f patho., chir.* abdominal apron.
Fett·skle·rem *nt* **(der Neugeborenen)** *ped.*
Underwood's disease, sclerema, subcuta-
neous fat necrosis of the newborn.
Fett·spal·tung *f* lipolysis, lipoclasis, adipolysis.
Fett·spei·che·rung *f histol.* fat deposition, lipo-
pexia.
Fett·spei·cher·zel·le *f* (*Leber*) fat-storing cell,
adipose cell, lipocyte, adipocyte.
Fett·stoff·wech·sel *m* fat metabolism, lipid
metabolism, lipometabolism.
Fett·stoff·wech·sel·stö·rung *f patho.* lipopa-
thy, dyslipidosis, dyslipoidosis.
Fett·stuhl *m* fatty stool.
Fett·sucht *f* adiposity, fatness, fat, obesity,
corpulence, corpulency, steatosis.
Fett·tu·mor [tt·t] *m* lipoma, adipose tumor,
steatoma.

Fett·ver·dau·ung *f* lipid digestion, fat dige-
stion.
Fett·wachs *nt patho.* lipocere, corpse fat, grave
fat, grave-wax, adipocere.
Fett·zell·durch·wach·sung *f patho.* fatty infil-
tration.
Fett·zel·le *f histol.* adipose cell, fat cell, adipocyte, lipocyte.
Fett·zir·rho·se *f patho.* fatty cirrhosis.
Fe·tus *m embryo.* fetus, foetus. **F. papyraceus**
paper-doll fetus, papyraceous fetus.
Fe·tus·ent·wick·lung *f embryo.* fetation, foeta-
tion.
Fe·tus·tö·tung *f forens., gyn.* feticide.
Fe·tus·wachs·tum *nt embryo.* fetation, foeta-
tion.
feucht *adj* damp, moist, wet; (*Hände*) sweaty;
(*Augen*) moist, watery.
Feuch·tig·keit *f* damp, dampness, moistness,
wetness; (*Hände*) sweatiness; (*Augen*) moistness; (*Klima*) moisture.
Feuch·tig·keits·ge·halt *m* (*Luft*) humidity.
Feuch·tig·keits·mes·ser *m phys.* hygrometer.
feucht·kalt *adj* (*Haut*) clammy.
Feucht·war·ze *f* (spitze) → *Feigwarze.*
Feu·er·be·stat·tung *f* (*Leichnam*) cremation.
feu·er·ge·fähr·lich *adj* inflammable, flamma-
ble.
Feu·er·mal *nt derm.* flammeous nevus,
port-wine nevus, port-wine mark.
Feu·er·star *m ophthal.* infrared cataract,
furnacemen's cataract, glassblower's cata-
ract, heat cataract, thermal cataract.
Feu·er·stein·le·ber *f patho.* brimstone liver,
flinty liver.
Feu·er·tod *m forens.* death by fire.
Fèvre-Languepin: F.-L.-Syndrom *nt embryo.*
Fèvre-Languepin syndrome, popliteal pte-
rygium syndrome.
Fi·ber·bron·cho·skop *nt pulmo.* fiberoptic
bronchoscope.
Fi·ber·en·do·skop *nt clin.* fiberscope, fiber-
optic endoscope.
Fi·ber·ga·stro·skop *nt clin.* fibergastroscope.
Fi·ber·glas·ver·band *m ortho.* fiberglass cast.
Fi·ber·op·tik *f clin.* fiberoptics *pl.*
Fi·bra *f anat.* fiber, fibra, fibre.
Fibrae *pl* **aberrantes** Déjérine's fibers, aber-
rant fibers of Déjérine.
Fibrae *pl* **circulares** Müller's muscle, circular
fibers of ciliary muscle.
Fibrae *pl* **lentis** lens fibers, fibers of lens.
Fibrae *pl* **longitudinales** Brücke's fibers, longi-
tudinal fibers of ciliary muscle.
Fibrae *pl* **meridionales** meridional fibers of
ciliary muscle.
Fibrae *pl* **obliquae** oblique fibers of stomach,
oblique gastric fibers.
Fibrae *pl* **radiales** radial fibers of ciliary
muscle, oblique fibers of ciliary muscle.

Fibrae *pl* **zonulares** zonular fibers, aponeurosis of Zinn.
fi·bril·lär *adj* fibrillar, fibrillary, fibrillate, fibrillated, fibrilled, filar.
Fi·bril·la·ti·on *f patho., neuro.* fibrillation.
Fi·bril·la·ti·ons·po·ten·ti·al *nt neuro.* fibrillation potential.
Fi·bril·le *f histol.* fibril, fiber.
fi·bril·len·ar·tig *adj* fibrilliform.
Fi·bril·lie·ren *nt patho.* fibrillation.
fi·bril·lie·ren *vi neuro.* fibrillate; *patho.* fibrillate.
Fi·brin *nt* fibrin.
Fi·brin·ämie *f hema.* fibrinemia, fibremia.
Fi·brin·aus·schei·dung *f* **(im Harn)** fibrinuria, inosuria.
Fi·brin·de·gra·da·ti·ons·pro·duk·te *pl abbr.* **FDP** *hema.* fibrinolytic split products, fibrin degradation products, fibrinogen degradation products.
fi·brin·frei *adj hema.* defibrinated.
Fi·brin·ge·rinn·sel *nt hema.* fibrin clot, fibrin coagulum.
fi·brin·hal·tig *adj* fibrinous.
Fi·brin·mo·no·mer *nt* fibrin monomer.
Fi·bri·no·gen *nt* fibrinogen, factor I.
    gerinnbares F. clottable fibrinogen.
    nicht-gerinnbares F. nonclottable fibrinogen, dysfibrinogen.
fi·bri·no·gen *adj* fibrinogenic, fibrinogenous.
Fi·bri·no·gen·ämie *f hema.* fibrinogenemia, hyperfibrinogenemia.
Fi·bri·no·gen·auf·lö·sung *f hema.* fibrinogenolysis.
fi·bri·no·gen·auf·lö·send *adj hema.* fibrinogenolytic.
Fi·bri·no·gen·de·gra·da·ti·ons·pro·duk·te *pl abbr.* **FDP** → *Fibrindegradationsprodukte.*
Fi·bri·no·ge·ne·se *f hema.* fibrinogenesis.
Fi·bri·no·gen·man·gel *m hema.* fibrinogen deficiency, fibrinogenopenia, fibrinopenia, hypofibrinogenemia, factor I deficiency.
Fi·bri·no·ge·no·ly·se *f hema.* fibrinogenolysis.
fi·bri·no·ge·no·ly·tisch *adj hema.* fibrinogenolytic.
fi·bri·no·gen·spal·tend *adj* fibrinogenolytic.
Fi·bri·no·gen·spalt·pro·duk·te *pl abbr.* **FSP** → *Fibrindegradationsprodukte.*
Fi·bri·no·gen·spal·tung *f hema.* fibrinogenolysis.
Fi·bri·no·id *nt hema.* fibrinoid.
fi·bri·no·id *adj* fibrinoid.
Fi·bri·no·ki·na·se *f hema.* fibrinokinase.
Fi·bri·no·ly·se *f hema.* fibrinolysis.
Fi·bri·no·ly·sin *nt hema.* fibrinolysin, fibrinase, plasmin.
Fi·bri·no·ly·ti·kum *nt hema.* fibrinolytic agent.
fi·bri·no·ly·tisch *adj* fibrinolytic.
Fi·bri·no·pe·nie *f* → *Fibrinogenmangel.*
fi·bri·nös *adj patho.* fibrinous.

Fibrin-Plättchenthrombus *m hema.* fibrin--platelet thrombus.
Fi·brin·spalt·pro·duk·te *pl abbr.* **FSP** → *Fibrindegradationsprodukte.*
Fi·brin·spal·tung *f hema.* fibrinolysis.
Fi·brin·stein *m urol.* fibrin calculus.
Fi·brin·throm·bus *m* fibrin thrombus.
Fi·brin·urie *f* fibrinuria, inosuria.
Fi·bro·ade·nom *nt* → *Fibroadenoma.* **F. der Brust(drüse)** breast fibroadenoma, fibroadenoma of breast.
Fi·bro·ade·no·ma *nt patho.* fibroid adenoma, adenofibroma, fibroadenoma.
    F. intracanaliculare *gyn.* intracanalicular fibroadenoma, intracanalicular fibroma.
    F. pericanaliculare *gyn.* pericanalicular fibroadenoma.
Fi·bro·ade·no·ma·to·sis *f gyn.* fibroadenosis.
Fi·bro·ade·no·se *f gyn.* fibroadenosis.
Fi·bro·an·gi·om *nt patho.* fibroangioma.
Fi·bro·blast *m histol.* fibroblast.
Fi·bro·bla·sten·in·ter·fe·ron *nt* interferon-β.
Fi·bro·chon·dri·tis *f patho.* fibrochondritis.
Fi·bro·chon·drom *nt patho.* fibrochondroma.
Fi·bro·dys·pla·sie *f patho.* fibrous dysplasia, fibrodysplasia.
Fi·bro·ela·stom *nt patho.* fibroelastoma.
Fi·bro·ela·sto·sis *f patho.* fibroelastosis. **F. endocardii** endocardial fibroelastosis, endomyocardial fibroelastosis.
Fi·bro·en·chon·drom *nt patho.* fibroenchondroma.
Fi·bro·epi·the·li·om *nt patho.* fibroepithelioma. **prämalignes F.** premalignant fibroepithelioma, Pinkus tumor.
Fi·bro·glia *f histol.* fibroglia, inoglia.
Fi·bro·gli·om *nt patho.* fibroglioma.
Fi·bro·glio·se *f patho.* fibrogliosis.
Fi·bro·hi·stio·zy·tom *nt patho.* fibrous histiocytoma.
Fi·bro·id·ek·to·mie *f chir., gyn.* fibroidectomy, fibromectomy.
Fi·bro·ke·ra·tom *nt patho.* fibrokeratoma.
Fi·bro·leio·my·om *nt patho.* fibroleiomyoma, leiomyofibroma.
Fi·bro·li·pom *nt patho.* fibrolipoma.
Fi·brom *nt patho.* fibroma, fibroid tumor, fibroblastoma, fibroplastic tumor.
    desmoplastisches F. desmoplastic fibroma, central fibroma of bone.
    nicht-ossifizierendes F. 1. nonossifying fibroma, benign fibrous histiocytoma of bone. **2.** → *nicht-osteogenes F.*
    nicht-osteogenes F. nonosteogenic fibroma, xanthogranuloma of bone, metaphyseal fibrous cortical defect, nonosteogenic fibroma, fibroxanthoma of bone, fibrous cortical defect.
    ossifizierendes F. fibro-osteoma, osteofibrous dysplasia, ossifying fibroma (of bone).

peripheres verknöcherndes F. epulis, peripheral fibroma.
periunguales F. periungual fibroma, Koenen's tumor.
Fi·bro·ma *nt* → *Fibrom.* **F. thecacellulare xanthomatodes** thecoma, Priesel tumor, theca tumor, theca cell tumor.
fi·bro·ma·tös *adj* fibroma-like, fibromatoid, fibromatous.
Fi·bro·ma·to·se *f patho.* fibromatosis.
juvenile F. recurrent digital fibroma of childhood, infantile digital fibromatosis.
plantare F. plantar fibromatosis, Ledderhose's disease.
Fi·bro·ma·to·sis *f* → *Fibromatose.* **F. plantae** Ledderhose's disease, plantar fibromatosis.
Fi·brom·ek·to·mie *f chir., gyn.* fibroidectomy, fibromectomy.
Fi·bro·my·om *nt patho.* fibromyoma, myofibroma.
Fi·bro·my·om·ek·to·mie *f chir.* fibromyomectomy, fibromyectomy.
Fi·bro·myo·si·tis *f patho.* fibromyositis, inomyositis.
Fi·bro·my·xom *nt patho.* fibromyxoma, myxofibroma, myxoinoma.
Fi·bro·my·xo·sar·kom *nt patho.* fibromyxosarcoma.
Fi·bro·nek·tin *nt* fibronectin, large external transformation-sensitive factor.
Fi·bro·neu·rom *nt patho.* fibroneuroma, neurofibroma.
Fi·bro·oste·om *nt patho.* fibro-osteoma.
Fi·bro·pa·pil·lom *nt patho.* fibroepithelial papilloma, fibropapilloma.
Fi·bro·pla·sie *f histol., patho.* fibroplasia. **retrolentale F.** *ped.* retinopathy of prematurity, retrolental fibroplasia, Terry's syndrome.
fi·brös *adj histol.* fibrous, fibrose, desmoid.
Fi·bro·sa *f histol.* fibrous layer of articular capsule, fibrous articular capsule.
Fi·bro·sar·kom *nt patho.* fibrosarcoma, fibroblastoma, fibroplastic tumor.
Fi·bro·se *f patho.* fibrosis, fibrous degeneration, fibroid degeneration.
idiopathische retroperitoneale F. retroperitoneal fibrosis, Ormond's syndrome, Ormond's disease.
retroperitoneale F. 1. → *idiopathische retroperitoneale F.* **2.** → *symptomatische retroperitoneale F.*
symptomatische retroperitoneale F. peritoneal fasciitis, retroperitoneal fibrosis.
zystische F. cystic fibrosis, fibrocystic disease of the pancreas, Clarke-Hadefield syndrome, viscidosis, mucoviscidosis.
fi·bro·sie·rend *adj histol.* fibrosing.
Fi·bro·sis *f* → *Fibrose.* **F. pancreatica cystica** cystic fibrosis, fibrocystic disease of the pancreas, viscidosis, mucoviscidosis, Clarke-

-Hadefield syndrome.
Fibrositis-Syndrom *nt patho.* muscular rheumatism, fibrositis, fibrofascitis.
Fi·bro·skop *nt clin.* fiberscope, fiberoptic endoscope.
Fi·bro·spin·del·zell·sar·kom *nt patho.* spindle cell fibrosarcoma.
Fi·bro·tho·rax *m patho.* fibrothorax, pachypleuritis.
fi·bro·tisch *adj patho.* fibrotic.
Fi·bro·xan·thom *nt patho.* fibroxanthoma, lipoid histiocytoma.
Fi·bro·zy·stom *nt patho.* fibrocyst, fibrocystoma.
Fi·bro·zyt *m histol.* fibrocyte, phorocyte.
Fi·bu·la *f anat.* calf bone, fibular bone, peroneal bone, splint bone, fibula.
Fi·bu·la·frak·tur *f ortho.* fibula fracture, fracture of the fibula, fractured fibula.
Fi·bu·la·köpf·chen *nt anat.* head of fibula.
Fi·bu·la·ris·läh·mung *f neuro.* peroneal paralysis.
Fi·bu·la·ris·phä·no·men *nt neuro.* Lust's sign, Lust's phenomenon, peroneal phenomenon, peroneal-nerve phenomenon.
Fi·bu·la·schaft *m anat.* body of fibula, shaft of fibula.
Fie·ber *nt patho.* fever, pyrexia, pyrexy; temperature; fire.
afrikanisches hämorrhagisches F. African hemorrhagic fever.
argentinisches hämorrhagisches F. Junin fever, Argentine hemorrhagic fever, Argentinean hemorrhagic fever.
arzneimittelinduziertes F. drug fever.
bolivianisches hämorrhagisches F. *abbr.* **BHF** Bolivian hemorrhagic fever, Madungo fever.
Dengue-hämorrhagisches F. hemorrhagic dengue, dengue hemorrhagic fever, Thai hemorrhagic fever, Philippine dengue.
Ebola hämorrhagisches F. Ebola hemorrhagic fever, Ebola fever, Ebola disease.
hämorrhagisches F. *abbr.* **HF** hemorrhagic fever.
hämorrhagisches F. mit renalem Syndrom *abbr.* **HFRS** hemorrhagic fever with renal syndrome, Korean hemorrhagic fever, epidemic hemorrhagic fever.
kontinuierliches F. continued, continuous fever.
koreanisches hämorrhagisches F. → *hämorrhagisches F. mit renalem Syndrom.*
künstliches F. artificial fever.
leichtes F. febricula, low-grade fever.
medikamenteninduziertes F. drug fever.
Omsk hämorrhagisches F. *abbr.* **OHF** Omsk hemorrhagic fever.
periodisches F. periodic fever.
remittierendes F. remittent fever.
rheumatisches F. *abbr.* **RF** rheumatic fever,

acute rheumatic arthritis, acute articular rheumatism.

undulierendes F. undulant fever.

Fie·ber·al·bu·min·urie *f patho.* febrile albuminuria, febrile proteinuria.

Fie·ber·an·fall *m patho.* bout of fever, attack of fever, touch of fever.

fie·ber·aus·lö·send *adj patho.* pyretogenic, pyretogenetic, pyretogenous, pyrexiogenic, pyrogenetic, pyrogenic, pyrogenous, febrifacient, febricant, febrific.

Fie·ber·bläs·chen *pl patho.* cold sores, fever blisters, oral herpes, herpes febrilis, herpes labialis.

Fie·ber·de·lir *nt patho.* febrile delirium, pyretotyphosis.

fie·ber·frei *adj* → *fieberlos.*

fie·ber·haft *adj* febrile, feverish, pyretic.

Fie·ber·kopf·schmerz *m patho.* pyrexial headache.

Fie·ber·krampf *m neuro., ped.* febrile convulsion.

Fie·ber·kri·se *f patho.* febrile crisis.

Fie·ber·kur·ve *f clin.* chart, temperature curve.

fie·ber·los *adj* afebrile, apyretic, apyrexial, nonfebrile.

fie·ber·mil·dernd *adj* reducing fever, febrifugal, febrifuge, antipyretic, antipyretic, antithermic, antifebrile.

fie·bern *vi* be feverish, be febrile, fever, have a temperature, run a temperature.

Fie·ber·pro·te·in·urie *f patho.* febrile albuminuria, febrile proteinuria.

fie·ber·sen·kend *adj* → *fiebermildernd.*

Fie·ber·the·ra·pie *f* therapeutic fever, pyretotherapy, pyretherapy.

Fie·ber·ther·mo·me·ter *nt* clinical thermometer.

fie·ber·ver·ur·sa·chend *adj* → *fieberauslösend.*

fie·brig *adj* febrile, feverish, pyretic.

Fiedler: F.-Myokarditis *f card.* Fiedler's myocarditis, idiopathic myocarditis, acute isolated myocarditis.

Fiessinger-Leroy-Reiter: F.-L.-R.-Syndrom *nt ortho.* Fiessinger-Leroy-Reiter syndrome, Reiter's disease, venereal arthritis.

Fiessinger-Rendue: F.-R.-Syndrom *nt patho.* Stevens-Johnson syndrome, Johnson--Stevens disease.

Fi·gur *f* figure; (*Statur*) build, stature, physique.

Fi·la·ment *nt histol.* filament, fibril.

fi·la·men·tös *adj histol.* thread-like, filamentous, filiform, filariform, thready.

Fi·la·ria *f micro.* filaria, filarial worm, filariid worm, Filaria. **F. medinensis** Medina worm, Guinea worm, dragon worm, serpent worm, Filaria medinensis, Filaria dracunculus, Dracunculus medinensis.

Filaria-loa-Infektion *f epidem.* loiasis, loaiasis.

Fi·la·ria·sis *f epidem.* filariasis.

F. bancrofti Bancroft's filariasis, bancroftosis, bancroftian filariasis.

F. malayi Brug's filariasis, Malayan filariasis.

Fi·la·rie *f* → *Filaria.*

fi·la·ri·en·ab·tö·tend *adj pharm.* antifilarial, filaricidal.

Fi·la·ri·en·ar·thri·tis *f epidem.* chylous arthritis, filarial arthritis.

fi·la·ri·en·ar·tig *adj micro.* filariform.

Fi·la·ri·en·mit·tel *nt pharm.* filaricide, antifilarial.

Fi·la·ri·zid *nt* → *Filarienmittel.*

fi·la·ri·zid *adj* → *filarienabtötend.*

Filatow-Dukes: F.-D.-Krankheit *f epidem.* Dukes' disease, Filatov-Dukes disease, scarlatinella, scarlatinoid.

Fi·lia·li·sie·rung *f patho.* metastatic disease, metastasis.

Fi·li·cin *nt pharm.* filicin, filicic acid, filixic acid.

Film·kon·trast *m radiol.* film contrast.

Film·oxy·ge·na·tor *m* film oxygenator.

Fi·lo·va·ri·ko·se *f patho., neuro.* filovaricosis.

fil·tern *vt* filtrate, filter, percolate.

Fil·trat *nt* percolate, filtrate.

Fil·tra·ti·on *f* filtration, percolation.

Fil·tra·ti·ons·frak·ti·on *f abbr.* **FF** (*Niere*) filtration fraction.

Fil·tra·ti·ons·po·ren *pl histol.* slit pores (of glomerulus), filtration slits.

Fil·tra·ti·ons·ra·te *f physiol.* filtration rate. **glomeruläre F.** *abbr.* **GFR** glomerular filtration rate.

Fil·trie·ren *nt* filtering, filtration.

fil·trie·ren *vt* filtrate, filter, percolate.

Fil·trier·pa·pier *nt* filtering paper, filter paper.

Fi·lum *nt anat., histol.* filum, filament, thread. **Fila** *pl* **olfactoria** olfactory nerves, first nerves, nerves of smell, olfactory fibers.

Fila *pl* **radicularia (nervorum spinalium)** root filaments of spinal nerves.

F. spinale/terminale terminal filament, meningeal filament, terminal meningeal thread, terminal thread of spinal cord.

Filz·laus *f micro.* crab louse, pubic louse, Phthirus pubis.

Filz·laus·be·fall *m epidem.* phthiriasis, pediculosis pubis.

Fim·bria *f anat.* fimbria, fringe, edge. **Fimbriae** *pl* **tubae** fimbriae of uterine tube, Richard's fringes.

Fim·bri·ek·to·mie *f gyn.* fimbriectomy.

Fim·bri·en·lö·sung *f gyn.* fimbriolysis.

Fim·bri·en·pla·stik *f gyn.* fimbrioplasty.

Fim·brio·ly·se *f gyn.* fimbriolysis.

Fin·ger *m anat.* finger, digit. **schnappender/ schnellender F.** *ortho.* trigger finger, lock finger, snapping finger, stuck finger.

Fin·ger·agno·sie *f neuro.* fingeragnosia.

Fin·ger·al·pha·bet *nt* (*der Taubstummen*)

deaf-and-dumb alphabet, manual alphabet.
Fin·ger·am·pu·ta·ti·on *f ortho.* finger amputation, dactylolysis.
Fin·ger·ar·te·ri·en *pl anat.* digital arteries.
Fin·ger·bee·re *f* finger pulp.
Fin·ger·bee·ren·ab·szeß *m patho.* pulp abscess, pulpal abscess.
Fin·ger·beu·ger *m anat.* flexor digitorum manus (muscle), flexor muscle of fingers.
Fin·ger·beu·ge·re·flex *m neuro.* digital reflex, Hoffmann's reflex, Trömner's reflex, snapping reflex.
Fin·ger·dis·sek·ti·on *f chir.* (*Leber*) finger fracture technique.
Fin·ger·ent·zün·dung *f* dactylitis.
fin·ger·för·mig *adj* digitate, digitated, digitiform.
Fin·ger·glied *nt anat.* phalanx.
Fin·ger·grund·ge·lenk *nt anat.* knuckle, knuckle joint, MCP joint, metacarpophalangeal joint.
Fin·ger·hut *m pharm.* foxglove, Digitalis.
Fin·ger·knö·chel *m* knuckle.
Fin·ger·knö·chel·pol·ster *pl anat.* knuckle pads, dorsal knuckle pads, Garrod's nodes.
Fin·ger·kno·chen *pl* phalangeal bones of hand.
Fin·ger·krampf *m neuro.* dactylospasm.
Fin·ger·kup·pe *f* finger pulp.
Fin·ger·na·gel *m* fingernail, nail.
Finger-Nase-Versuch *m neuro.* finger-nose test, finger-to-finger test.
Fin·ger·ödem *nt* dactyledema.
Fin·ger·pa·na·ri·ti·um *nt patho.* felon, finger cellulitis, whitlow.
Finger-Perkussion *f clin.* finger percussion.
Fin·ger·print·de·ge·ne·ra·ti·on *f patho.* fingerprint degeneration.
Fin·ger·rücken·ar·te·ri·en [k·k] *pl anat.* dorsal digital arteries of hand.
Fin·ger·schmerz *m* dactylalgia, dactylodynia.
Fin·ger·schwel·lung *f patho.* dactyledema.
Fin·ger·spas·mus *m neuro.* dactylospasm.
Fin·ger·spit·ze *f* tip of finger, fingertip.
Fin·ger·strahl *m anat.* finger ray.
Fin·ger·strecker [k·k] *m anat.* extensor muscle of fingers, extensor digitorum (muscle).
Fin·ger·ver·krüm·mung *f ortho.* dactylogryposis.
Fin·ger·zwi·schen·raum *m anat.* interdigit.
Fin·ne *f micro.* bladder worm, cysticercus.
Fin·nen·aus·schlag *m derm.* acne.
Finsen: **F.-Lampe** *f derm.* Finsen's apparatus, Finsen's lamp.
F.-Licht *nt derm.* Finsen light, Finsen rays *pl*.
Finsen-Reya: **F.-R.-Lampe** *f derm.* Finsen-Reya lamp.
fisch·ar·tig *adj histol., derm.* ichthyoid.
Fisch·band·wurm *m* (**breiter**) *micro.* fish tapeworm, broad fish tapeworm, Swiss tapeworm, Diphyllobothrium latum.

Fisch·band·wurm·in·fek·ti·on *f epidem.* diphyllobothriasis, dibothriocephaliasis, bothriocephaliasis.
Fisch·flos·sen·star *m ophthal.* pisciform cataract.
Fisch·gift *nt patho.* ichthyotoxin, ichthyotoxicon.
Fisch·grä·te *f* bone.
Fisch·maul·ste·no·se *f card.* buttonhole mitral stenosis, buttonhole deformity, mitral buttonhole, fishmouth mitral stenosis.
Fisch·schup·pen·krank·heit *f derm.* fish skin, vulgar ichthyosis, simple ichthyosis, alligator skin, crocodile skin, sauriderma, sauriasis, sauriosis, sauroderma.
Fisch·to·xin *nt patho.* ichthyotoxin, ichthyotoxicon.
Fisch·ver·gif·tung *f patho.* ichthyotoxism, ichthyism, ichthyismus.
Fisch·wir·bel *m radiol., ortho.* cod fish vertebra.
Fis·sur *f* 1. *anat., patho.* fissure, notch, cleft, slit, furrow. 2. *ortho.* (*Knochen*) infraction, infracture.
Fis·su·ra *f anat.* fissure, notch, cleft, slit.
F. ani anal fissure.
F. choroidea choroid fissure, choroidal fissure, Schwalbe's fissure.
F. horizontalis pulmonis dextri horizontal fissure of right lung, secondary fissure of lung.
F. mediana anterior medullae oblongatae anterior median fissure of medulla oblongata, posterior median fissure of medulla oblongata, Haller's line.
F. obliqua (**pulmonis**) oblique fissure of lung, primary fissure of lung.
F. orbitalis orbital fissure.
F. petro-occipitalis Ecker's fissure, petro-occipital fissure, petrobasilar fissure.
F. petrotympanica petrotympanic fissure, glaserian fissure, tympanic fissure.
F. transversa cerebralis transverse fissure of cerebrum, fissure of Bichat.
F. urethrae inferior *urol.* hypospadias, hypospadia.
F. urethrae superior *urol.* epispadias, epispadia.
Fissura-orbitalis-superior-Syndrom *nt neuro.* superior orbital fissure syndrome.
Fis·sur·ek·to·mie *f chir.* fissurectomy.
Fi·stel *f* 1. *patho.* fistula, burrow. 2. *chir.* fistula, anastomosis.
arteriobiliäre F. arteriobiliary fistula.
arteriovenöse F. arteriovenous fistula.
äußere F. external fistula.
biliäre F. biliary fistula, bile fistula.
biliodigestive F. biliary-enteric fistula, biliary-enteric anastomosis, biliary-intestinal fistula.
biliokutane F. biliary-cutaneous fistula, exter-

nal biliary fistula.
blinde F. → *inkomplette F.*
branchiogene F. *embryo.* branchial fistula, cervical fistula.
bronchoösophageale F. bronchoesophageal fistula.
bronchopleurale F. bronchopleural fistula.
cholezystointestinale F. cholecystointestinal fistula, cholecystoenteric fistula.
enteroenterische F. enteroenteric fistula.
gastroduodenale F. gastroduodenal fistula.
gastrointestinale F. gastrointestinal fistula.
gastrokolische F. gastrocolic fistula.
gastrokutane F. gastrocutaneous fistula.
ileorektale F. ileorectal fistula.
inkomplette F. blind fistula, incomplete fistula.
innere F. internal fistula.
kolovaginale F. colovaginal fistula.
komplette F. complete fistula.
metroperitoneale F. uteroperitoneal fistula, metroperitoneal fistula.
perianale F. perianal fistula.
perineovaginale F. perineovaginal fistula.
perirektale F. perirectal fistula.
ureterokutane F. ureterocutaneous fistula.
ureterorektale F. ureterorectal fistula.
ureterovaginale F. ureterovaginal fistula.
ureterovesikale F. ureterovesical fistula.
urethrovaginale F. urethrovaginal fistula.
uteroperitoneale F. uteroperitoneal fistula, metroperitoneal fistula.
uterorektale F. uterorectal fistula.
uterovaginale F. uterovaginal fistula.
uterovesikale F. uterovesical fistula, vesico-uterine fistula.
vaginokutane F. vaginocutaneous fistula.
vaginovesikale F. vaginovesical fistula, vesicovaginal fistula.
vesikointestinale F. vesicointestinal fistula.
vesikokutane F. vesicocutaneous fistula.
vesikorektale F. vesicorectal fistula.
vesikouterine F. → *uterovesikale F.*
vesikovaginale F. → *vaginovesikale F.*
fi·stel·ar·tig *adj* fistulous, fistulated, fistular, fistulose.
Fi·stel·bil·dung *f patho.* fistulization, fistulation.
Fi·stel·gang *patho.* fistulous tract, sinus.
Fi·stel·gangs·ex·zi·si·on *f chir.* fistulectomy, syringectomy.
Fi·stel·mes·ser *nt chir.* fistula knife, fistulatome, syringotome.
Fi·stel·pro·be *f HNO* fistula test.
Fi·stel·spal·tung *f chir.* syringotomy, fistulotomy.
Fi·stel·sym·ptom *nt* fistula symptom.
Fi·stel·sym·ptom·test *m HNO* fistula test.
Fi·stel·ta·sche *f patho.* sinus.
Fi·stu·la *f patho.* fistula, burrow.

F. ani anal fistula.
F. anorectalis anorectal fistula.
F. biliaris biliary fistula, bile fistula.
F. biliocutanea biliary-cutaneous fistula, external biliary fistula.
F. cholecystointestinalis cholecystointestinal fistula, cholecystoenteric fistula.
F. completa complete fistula.
F. enterocolica enterocolic fistula.
F. externa external fistula.
F. gastrica gastric fistula.
F. gastrocolica gastrocolic fistula.
F. incompleta blind fistula, incomplete fistula.
F. interna internal fistula
F. lymphatica lymphatic fistula.
F. omphaloenterica omphalomesenteric fistula, vitelline fistula.
F. pilonidalis pilonidal fistula, sacrococcygeal sinus.
F. stercoralis fecal fistula, stercoral fistula.
F. umbilicalis umbilical fistula, umbilical sinus.
Fi·stul·ek·to·mie *f chir.* fistulectomy, syringectomy.
Fi·stu·lo·to·mie *f chir.* syringotomy, fistulotomy.
fit *adj* fit, in good condition/shape.
Fit·neß *f* fitness.
Fit·neß·test *m* fitness test.
Fitz-Hugh-Curtis: F.-H.-C.-Syndrom *nt patho.* Fitz-Hugh and Curtis syndrome.
fix *adj psychia.* (*Idee*) fixed.
Fi·xa·ti·on *f* 1. *chir.* fixation. 2. *psychia.* fixation.
Fi·xa·ti·ons·ny·stag·mus *m physiol.* fixation nystagmus, congenital pendular nystagmus.
Fi·xie·ren *nt histol.* fixation, fixing; (*Präparat*) mounting.
fi·xie·ren *vt* 1. fix, affix (*an* to); *histol.* fix; (*Präparat*) mount; (*Färbung*) set. 2. *psychia.* fixate (*auf* on). 3. (*immobilisieren*) immobilize.
Fi·xier·pin·zet·te *f chir.* fixation forceps.
Fi·xier·punkt *m ophthal.* point of fixation, point of regard.
fi·xiert *adj histol.* fixed; (*Färbung*) set.
Fi·xie·rung *f* 1. *histol.* fixation; (*Präparat*) mounting. 2. (*starrer Blick*) stare (at), glare (at). 3. *psycho.* fixation. 4. *ophthal.* fixation. 5. *chir.* anchorage; pexis, pexia. 6. *patho., biochem.* pexis. 7. immobilization.
Flac·ci·da *f anat.* pars flaccida, Shrapnell's membrane, flaccid membrane.
Flac·ci·da·cho·le·stea·tom *nt HNO* flaccida cholesteatoma, primary attic cholesteatoma.
Flä·che *f* area, aspect, flat, plane.
Flach·rücken [k·k] *m ortho.* flat back.
Flach·war·ze *f derm.* flat wart, juvenile wart, plane wart, fugitive wart, fugitive verruca, juvenile verruca, plane verruca.

Flach·wir·bel *m* **(kongenitaler)** *ortho.* platyspondylisis, platyspondylia.

Fla·gel·la·ti·on *f psychia.* flagellation.

Fla·gel·lum *nt histol.*, *micro.* flagellum.

Flam·me *f* flame; blaze; fire.

Flan·ke *f anat.* flank.

Flan·ken·schmerz *m* flank pain.

Flan·ken·schnitt *m chir.* flank incision.

Flapping-tremor *m* → *Flattertremor.*

Fläsch·chen *nt* **1.** *ped.* nursing bottle, feeding bottle, feeder, bottle. **2.** *pharm.* vial, phial.

Fla·sche *f* **1.** bottle; flask. **2.** *techn.* cylinder, bottle. **3.** → *Fläschchen* 1.

Fla·schen·kind *nt ped.* bottle-fed baby.

Flat·ter·flim·mern *nt card.* flutter-fibrillation.

Flat·tern *nt card.*, *neuro.* flutter, flicker; *neuro.* flap.

flat·tern *vi card.*, *neuro.* flutter.

Flat·ter·tre·mor *m neuro.* liver flap, flapping tremor, asterixis.

Flat·ter·wel·len *pl card.* flutter waves.

Fla·tu·lenz *f patho.* flatulence, flatulency.

Fla·tus *m* flatus, gas, air.

Flaum *m ped.*, *embryo.* lanugo, down.

Fla·ve·do *f derm.* flavedo.

Flav·ek·to·mie *f ortho.*, *neurochir.* flavectomy.

Fla·vin·ade·nin·di·nu·kleo·tid *nt abbr.* **FAD** flavin adenine dinucleotide.

Fla·vin·mo·no·nu·kleo·tid *nt abbr.* **FMN** flavin mononucleotide, riboflavin-5'-phosphate.

Fla·vo·xat *nt pharm.* flavoxate.

Fle·cai·nid *nt pharm.* flecainide.

Flechsig: **F.'-Bündel** *nt anat.* Flechsig's tract, posterior spinocerebellar tract, dorsal spinocerebellar tract.

F.'-ovales Feld *nt anat.* Flechsig's oval field, Flechsig's oval area.

Flech·te *f derm.* lichen, tetter, tinea.

chinesische/orientalische F. tinea imbricata, Tokelau ringworm, Oriental ringworm.

tropische F. tropical lichen, summer rash, prickly heat, heat rash, wildfire rash.

flech·ten·ähn·lich *adj* lichenoid.

Flech·ten·grind *m derm.* crusted ringworm, honeycomb ringworm, favus, tinea favosa.

Fleck *m* **1.** mark, spot, stain. **2.** *derm.* spot, macula, mark, discoloration, patch. **3.** *anat.*, *patho.* plaque.

blauer F. black-and-blue mark, bruise.

blinder F. (*Auge*) blind spot, Mariotte's spot.

gelber F. (*Auge*) Soemmering's spot, yellow spot, macula lutea.

Flecken·atel·ek·ta·se [k·k] *f pulmo.* patchy atelectasis, lobular atelectasis.

Flecken·milz [k·k] *f patho.* flecked spleen of Feitis, speckled spleen, spotty spleen.

Fleck·fie·ber *nt epidem.* **1.** typhus, typhus fever; spotted fever. **2.** → *epidemisches F.*

endemisches F. flea-borne typhus, endemic typhus, Congo red fever, tabardillo, tarbadillo.

epidemisches F. epidemic typhus, classic typhus, exanthematous typhus, louse-borne typhus, European typhus.

japanisches F. mite typhus, mite-borne typhus, scrub typhus, tsutsugamushi fever, tropical typhus, flood fever, Japanese river fever, Japanese flood fever.

klassisches F. → *epidemisches F.*

murines F. → *endemisches F.*

fleck·för·mig *adj* (*Blutung*) petechial.

fleckig [k·k] *adj* (*Haut*) spotted, speckled, spotty, patchy, blotchy, macular, maculate.

Fleck·nie·re *f patho.* flea-bitten kidney, spotty kidney.

Fleck·ty·phus *m* → epidemisches *Fleckfieber.*

Fleisch *nt* **1.** *anat.* flesh. **2.** (*Nahrungsmittel*) meat. **wildes F.** *patho.* proud flesh.

Flei·scher-pem·phi·gus *m derm.* bullous fever.

fleisch·fres·send *adj* sarcophagous, carnivorous.

flei·schig *adj histol.* sarcous, carneous.

Fleisch·mo·le *f gyn.*, *patho.* blood mole, carneous mole, fleshy mole.

Fleisch·ver·gif·tung *f patho.* meat poisoning, creatotoxism.

Fleisch·wärz·chen *pl* (**der Scheide**) *anat.* hymenal caruncles, myrtiform caruncles.

Fle·xio *f* → *Flexion.* **F. uteri** *gyn.* flexion (of uterus), flection (of uterus).

Fle·xi·on *f* flexion, flection; bending, flexing.

Fle·xi·ons·hal·tung *f ortho.* flexion, flection.

Fle·xi·ons·kon·trak·tur *f ortho.* flexion contracture.

Fle·xi·ons·la·ge *f gyn.* flexion, flection.

Flexner: **F.-Bazillus** *m micro.* Flexner's bacillus, paradysentery bacillus, Shigella paradysenteriae.

Fle·xor *m anat.* flexor, flexor muscle.

Fle·xor·mas·sen·re·flex *m physiol.* mass flexor reflex.

Fle·xor·pla·stik *f ortho.* flexorplasty.

Fle·xor·re·flex *m physiol.* flexor reflex, withdrawal reflex.

Fle·xu·ra *f anat.* flexure, bend, bending.

F. coli dextra right colic flexure, hepatic colic flexure, hepatic flexure of colon.

F. coli sinistra splenic colic flexure, left colic flexure, splenic flexure of colon.

F. duodeni inferior inferior duodenal flexure, inferior flexure of duodenum.

F. duodeni superior superior duodenal flexure, superior flexure of duodenum.

F. duodenojejunalis duodenojejunal flexure, duodenojejunal angle.

F. hepatica coli → *F. coli dextra.*

F. lienalis coli → *F. coli sinistra.*

F. perinealis (recti) perineal flexure of rectum.

F. sacralis (recti) sacral flexure of rectum.

Flie·ge *f zoo.* fly, musca.

Flie·ger·krank·heit *f patho.* air sickness, aerial

sickness, aviation sickness.

Flie·ger·oti·tis *f HNO* aero-otitis, aerotitis, barotitis, baro-otitis, otitic barotrauma, aviation otitis.

Flie·ger·si·nu·si·tis *f HNO* sinus barotrauma, areosinusitis, barosinusitis.

Flieh·kraft *f phys.* centrifugal force.

Flie·ßen *nt (a. phys.)* flux, flow.

flie·ßen *vi* flow, run, flux; (*in Strömen*) gush, pour, stream; (*Blut*) run.

Fließ·gleich·ge·wicht *nt* dynamic equilibrium, correlated state, steady state.

Fließ·wi·der·stand *m* resistance to flow.

Flim·mer·epi·thel *nt histol.* ciliated epithelium.

Flim·mer·flat·tern *nt card.* flutter-fibrillation.

Flim·mer·fre·quenz *f* flicker frequency. **kritische F.** → *Flimmerfusionsfrequenz.*

Flim·mer·fu·si·ons·fre·quenz *f physiol.* critical flicker frequency, flicker-fusion frequency, flicker-fusion threshold.

Flim·mern *nt card.* fibrillation.

flim·mern *vi* **1.** *patho.* fibrillate. **2.** *phys.* scintillate, flicker.

Flim·mer·sko·tom *nt ophthal.* scintillating scotoma, flittering scotoma.

Flint: F.-Geräusch *nt card.* Flint's murmur, Austin Flint murmur.

Floc·ci·la·tio *f neuro., psychia.* floccillation, floccilegium, crocidismus, carphologia, carphology.

Floc·ci·le·gi·um *nt* → *Floccilatio.*

Flocken·le·sen [k·k] *nt* → *Floccilatio.*

Floh *m micro.* flea, pulex.

Floh·fleck·fie·ber *nt* → endemisches *Fleck-fieber.*

Floh·stich·nie·re *f patho.* flea-bitten kidney, spotty kidney.

Floppy-infant-Syndrom *nt ped.* floppy infant syndrome.

Floppy-valve-Syndrom *nt card.* mitral valve prolapse syndrome, Barlow syndrome, floppy mitral valve syndrome.

Flo·res *pl pharm.* flores, flowers.

flo·ri·de *adj patho.* florid.

Flos·sen·fuß *m embryo.* spatula foot, spoon--shaped foot.

Flos·sen·hand *f embryo.* mitten hand.

Flua·ni·son *nt pharm.* fluanisone.

Flucht *f* flight, escape (*aus, vor* from).

Flucht·re·flex *m physiol.* escape reflex, withdrawal reflex.

Flucht·ver·hal·ten *nt psycho.* flight behavior.

Flu·clo·xa·cil·lin *nt pharm.* flucloxacillin.

Flu·cy·to·sin *nt pharm.* flucytosine.

Flu·dro·cor·ti·son *nt pharm.* fludrocortisone.

Flu·fen·amin·säu·re *f pharm.* flufenamic acid.

Flü·gel *m bio., anat.* wing, ala.

Flü·gel·bän·der *pl anat.* alar ligaments, Mauchart's ligaments.

Flü·gel·bein *nt anat.* sphenoid, sphenoid bone.

Flü·gel·fell *nt ophthal.* web eye, pterygium.

Flü·gel·fell·syn·drom *nt patho.* popliteal web syndrome, popliteal pterygium syndrome.

Flü·gel·gau·men·gru·be *f anat.* pterygopalatine fossa, Bichat's fossa.

Flü·gel·plat·te *f embryo.* alar lamina, alar plate, wing plate.

Flü·gel·zel·len *pl histol.* tendon cells, tendon corpuscles, wing cells.

Flug·schar·bein *nt anat.* vomer.

Flu·id·ex·trakt *m pharm.* liquid extract, fluidextract, fluidextractum.

Flu·me·ta·son *nt pharm.* flumethasone.

Flu·mi·na pilorum *pl anat.* hair streams.

Flu·na·ri·zin *nt pharm.* flunarizine.

Flun·iso·lid *nt pharm.* flunisolide.

Flu·nitr·aze·pam *nt pharm.* flunitrazepam.

Fluo·ci·no·lon·ace·to·nid *nt pharm.* fluocinolone acetonide.

Fluo·ci·no·nid *nt pharm.* fluocinonide.

Fluo·cor·tin·bu·tyl *nt pharm.* fluocortin butyl.

Fluo·cor·to·lon *nt pharm.* fluocortolone.

Flu·or *nt* **1.** *abbr.* **F** *chem.* fluorine. **2.** *patho.* fluor, discharge.

Fluo·res·ze·in *nt* fluorescein, resorcinolphthalein, dihydroxyfluorane.

Fluo·res·ze·in·au·gen·pro·be *m ophthal.* fluorescein installation test.

Fluo·res·ze·in·urie *f* fluoresceinuria.

Fluo·res·zenz *f* fluorescence.

Fluoreszenz-Antikörper-Reaktion *f immun.* fluorescent antibody reaction, FA reaction, fluorescent antibody test, FA test. **indirekte F.** *abbr.* **IFAR** indirect fluorescent antibody reaction, indirect fluorescence antibody test, IFA test.

Fluo·res·zenz·im·mu·no·as·say *m abbr.* **FIA** *immun.* fluoroimmunoassay.

Fluo·res·zenz·mi·kro·skop *nt histol.* fluorescent microscope, fluorescence microscope.

Fluo·res·zenz·test *m* → *Fluoreszenz-Antikörper-Reaktion.*

Fluoreszenz-Treponemen-Antikörper *m abbr.* **FTA** *immun.* fluorescent treponemal antibody.

Fluoreszenz-Treponemen-Antikörper-Absorptionstest *m immun.* fluorescent treponemal antibody absorption test, FTA-Abs test.

Fluo·rid *nt* fluoride.

Fluo·ri·die·rung *f* fluoridation.

Fluo·rie·rung *f* fluoridation.

5-Fluorodesoxyuridin *nt abbr.* **FUDR** *pharm.* floxuridine, 5-fluorodeoxyuridine.

Fluo·ro·kar·dio·gra·phie *f radiol.* electrokymography.

Fluo·ro·me·tho·lon *nt pharm.* fluorometholone.

Fluo·ro·se *f patho.* fluorosis, chronic endemic fluorosis, chronic fluoride poisoning, chronic fluorine poisoning.

Fluo·ro·skop nt radiol. fluoroscope, crypto-scope, roentgenoscope.

Fluo·ro·sko·pie f radiol. fluoroscopy, skiascopy, scotoscopy, roentgenoscopy, x-ray fluoroscopy, cryptoscopy.

5-Fluo·ro·ura·cil nt abbr. **5-FU** pharm. 5-fluorouracil.

p-Flu·or·phe·nyl·alanin nt pharm. p-fluorophenylalanine.

Flu·or·ver·gif·tung f patho. fluoride poisoning, fluorine poisoning.

Fluo·than nt anes. bromochlorotrifluoroethane, halothane.

Fluo·xe·tin nt pharm. fluoxetine.

Flu·pen·ti·xol nt pharm. flupentixol.

Flu·phen·azin nt pharm. fluphenazine.

Flu·pred·ni·so·lon nt pharm. fluprednisolone.

Flur·aze·pam nt pharm. flurazepam.

Flur·bi·pro·fen nt pharm. flurbiprofen.

Flush·syn·drom nt patho. carcinoid syndrome, argentaffinoma syndrome, malignant carcinoid syndrome, metastatic carcinoid syndrome.

Flu·spi·ri·len nt pharm. fluspirilene.

flüs·sig I adj (a. phys.) liquid, fluid; running, runny. **f. werden** liquefy, become liquid, melt. **in einen f.en Zustand umwandeln** liquify. II adv in liquid form.

Flüs·sig·keit f 1. liquid, fluid; physiol. fluid, humor, liquor. 2. (flüssiger Zustand) fluidity, fluidness, liquidity. **interstitielle F.** abbr. **IF** interstitial fluid, tissue fluid. **transzelluläre F.** transcellular fluid, intracellular fluid.

Flüs·sig·keits·auf·nah·me f physiol. fluid intake, fluid uptake.

Flüs·sig·keits·aus·schei·dung f physiol. fluid elimination, fluid output.

Flüs·sig·keits·be·darf m physiol. fluid requirement.

Flüs·sig·keits·be·schrän·kung f clin. fluid restriction.

Flüs·sig·keits·bi·lanz f clin. fluid balance, fluid equilibrium.

Flüs·sig·keits·de·fi·zit nt patho. fluid deficit.

Flüs·sig·keits·er·satz m clin. fluid replacement.

Flüs·sig·keits·haus·halt m physiol. fluid balance, fluid equilibrium.

Flüs·sig·keits·lun·ge f pulmo. fluid lung.

Flüs·sig·keits·man·gel m patho. fluid deficit.

Flüs·sig·keits·re·ten·ti·on f patho. fluid retention.

Flüs·sig·keits·spie·gel m radiol. air-fluid level.

Flüs·sig·keits·sta·tus m clin. fluid status.

Flüs·sig·keits·the·ra·pie f clin. fluid therapy.

Flüs·sig·keits·über·la·dung f patho. fluid overload.

Flüs·sig·keits·ver·brauch m fluid consump-tion.

Flüs·sig·keits·ver·lust m fluid loss.

Flüs·sig·keits·zu·fuhr f fluid intake, fluid supply.

Fluß·mes·ser m flowmeter, fluxmeter.

Flü·ster·spra·che f whispered speech.

Flut·amid nt pharm. flutamide.

Foet m embryo. fetus, foetus.

Foe·ti·zid m embryo. feticide.

Foe·to·lo·gie f embryo. fetology.

Foe·tor m fetor.
   F. ex ore offensive breath, bad breath, halitosis, ozostomia, bromopnea.
   F. hepaticus liver breath.
   F. uraemicus uremic breath, uremic fetor.

Foe·tus m embryo. fetus, foetus.

Fo·go Salvagem derm. Brazilian pemphigus, South American pemphigus.

Foix: F.-Syndrom nt ophthal. Foix's syndrome.

Foix-Alajouanine: F.-A.-Syndrom nt neuro. Foix-Alajouanine myelitis.

Fo·kal·in·fek·ti·on f patho. focal infection.

Fo·kal·ne·kro·se f patho. focal necrosis.

Fo·kal·pneu·mo·nie f pulmo. focal pneumonia, bronchopneumonia, capillary bronchitis, lobular pneumonia.

Fo·ko·me·ter nt ophthal. focometer, focimeter, lensometer.

Fo·kus m 1. phys., radiol. focus, focal point. 2. patho. focus, source of infection.

fo·kus·sie·ren vt focalize, focus (auf on).

Fo·kus·sier·ra·ster nt radiol. focused grid.

Foley: F.-Plastik f urol. Foley Y-plasty pyeloplasty, Foley operation.

Fol·ge f 1. (Resultat) result, outcome, consequence. **als F. von** in consequence of, as a result of. **unerwünschte Folgen** undesirable effects. 2. (Auswirkung) effect; (Nachwirkung) after-effect; patho. sequela.

Fol·ge·be·we·gung f (Auge) pursuit movement.

Fol·ge·er·schei·nung f patho. after-effect, sequel, sequela; consequence, result.

Fo·lie f psychia. folie. **F. à deux** folie à deux, communicated insanity, double insanity, induced insanity, induced psychotic disorder.

Fo·lin·säu·re f folinic acid, leucovorin, citrovorum factor.

Fo·li·um n anat., bio. folium. **Folia** pl **cerebelli** convolutions of cerebellum, gyri of cerebellum, cerebellar folia.

Fol·li·clis f derm. folliclis.

Fol·li·cu·li·tis f 1. patho. inflammation of a follicle, folliculitis. 2. derm. inflammation of a hair follicle, folliculitis.
   F. barbae barber's itch, barber's rash.
   F. decalvans/depilans Quinquaud's disease.
   F. pustulosa superficial pustular perifolliculitis, Bockhart's impetigo, follicular impetigo.
   F. simplex → F. barbae.

Fol·li·cu·lo·ma *nt* 1. *patho.* folliculoma. 2. *gyn.* folliculoma, granulosa tumor, granulosa cell tumor, granulosa cell carcinoma.

Fol·li·cu·lo·sis *f patho.* folliculosis.

Fol·li·cu·lus *m anat., histol.* follicle; gland, sac.

Folliculi *pl* **glandulae thyroideae** thyroid follicles, follicles of thyroid gland.

Folliculi *pl* **linguales** lingual follicles, lenticular papillae, lymphatic follicles of tongue.

Folliculi *pl* **lymphatici aggregati** Peyer's plaques, Peyer's patches, Peyer's glands, aggregated follicles, aggregated lymphatic follicles, intestinal tonsil.

Folliculi *pl* **lymphatici lienalis** splenic follicles, splenic corpuscles, white pulp, malpighian bodies of spleen.

F. lymphaticus lymphonodulus, lymph follicle, lymphatic follicle, lymphoid follicle.

Folliculi *pl* **ovarici** ovarian follicles.

Folliculi *pl* **ovarici primarii** primary ovarian follicles, primary follicle.

Folliculi *pl* **ovarici secundarii** secondary ovarian follicles, enlarging follicles, secondary follicle.

Folliculi *pl* **ovarici vesiculosi** graafian follicles, tertiary ovarian follicles, vesicular ovarian follicles, tertiary follicles.

F. pili hair follicle.

Fol·li·kel *m anat., histol.* follicle; gland, sac.

atretischer F. pseudolutein body.

Fol·li·kel·ab·szeß *m patho.* follicular abscess.

Fol·li·kel·amy·loi·do·se *f* (*Milz*) follicular amyloidosis.

Fol·li·kel·atre·sie *f gyn.* follicular atresia, follicular degeneration.

Fol·li·kel·ent·zün·dung *f → Folliculitis.*

Fol·li·kel·epi·thel *nt* follicular epithelium, follicular epithelial cells, follicular cells.

Fol·li·kel·flüs·sig·keit *f gyn.* follicular fluid.

Fol·li·kel·glas·haut *f histol.* membrane of Slaviansky, glassy membrane.

Fol·li·kel·höh·le *f gyn.* antrum of follicle.

Fol·li·kel·per·si·stenz *f gyn.* persistency of follicle.

Fol·li·kel·rei·fung *f gyn.* follicle maturation, follicular maturation.

Fol·li·kel·rei·fungs·hor·mon *nt* follitropin, follicle stimulating hormone.

Fol·li·kel·rei·fungs·pha·se *f* (*Uterus*) proliferative phase, alpha phase, follicle-maturation phase, proliferative stage, estrogenic phase, follicular stage.

Fol·li·kel·re·ten·ti·ons·zy·ste *f* steatocystoma, steatoma.

Fol·li·kel·sprung *m gyn.* follicular rupture, ovulation.

Fol·li·kel·zel·le *f gyn.* follicular epithelial cell, follicular cell, follicle cell.

Fol·li·kel·zy·ste *f gyn.* follicular cyst.

Fol·li·klis *f derm.* folliclis.

fol·li·ku·lär *adj* follicular, folliculated.

Fol·li·ku·lin *nt* folliculin, ketohydroxyestrin, estrone.

Fol·li·ku·li·tis *f → Folliculitis.* **profunde dekalvitierende F.** dissecting cellulitis of scalp.

Fol·li·ku·lo·se *f patho.* folliculosis.

Fölling: F.-Krankheit *f patho.* Folling's disease, phenylpyruvicaciduria, classical phenylketonuria.

Fol·li·tro·pin *nt* follitropin, follicle stimulating hormone.

Fol·säu·re *f* folic acid, folacin, pteroylglutamic acid, Day's factor.

Fol·säu·re·an·ta·go·nist *m* folic acid antagonist, antifol, antifolate.

Fol·säu·re·man·gel *m patho.* folate deficiency, folic acid deficiency.

Fol·säu·re·man·gel·an·ämie *f hema.* folic acid deficiency anemia, nutritional macrocytic anemia.

Fo·men·ta·ti·on *f clin.* fomentation.

Fontana: F.-Kanal *m anat.* Fontana's canal, Lauth's canal, Schlemm's canal.

F.'-Räume *pl anat.* spaces of Fontana, spaces of iridocorneal angle, ciliary canals.

Fon·ta·nel·le *f → Fonticulus.*

große F. → Fonticulus anterior.

kleine F. → Fonticulus posterior.

Fon·ti·cu·lus *m anat.* fontanelle, fontanel, fonticulus.

F. anterior anterior fontanelle, frontal fontanelle, quadrangular fontanelle.

F. anterolateralis → F. sphenoidalis.

F. mastoideus mastoid fontanelle, Casser's fontanelle, posterolateral fontanelle.

F. posterior posterior fontanelle, occipital fontanelle, triangular fontanelle.

F. posterolateralis → F. mastoideus.

F. sphenoidalis anterolateral fontanelle, sphenoidal fontanelle.

Fo·ra·ge *f chir., urol.* forage.

Fo·ra·men *nt anat.* foramen, meatus, aperture.

For. caecum linguae glandular foramen of tongue, cecal foramen of the tongue, morgagnian foramen, Morgagni's foramen.

For. epiploicum → For. omentale.

For. frontale frontal foramen, frontal incisure, frontal notch.

For. infraorbitale infraorbital foramen, suborbital foramen.

For. interventriculare interventricular foramen, Monro's foramen.

For. jugulare jugular foramen, posterior lacerate foramen.

For. magnum foramen magnum, great foramen, great occipital foramen.

For. obturatorium/obturatum obturator foramen, ischiopubic foramen.

For. omentale epiploic foramen, omental foramen, Winslow's foramen, hiatus of

Winslow, Duverney's foramen.

For. ovale oval foramen of sphenoid bone.

For. ovale cordis *embryo.* Botallo's foramen, oval foramen of heart.

For. ovale persistens patent foramen ovale, persistent foramen ovale.

For. supraorbitale supraorbital foramen, supraorbital canal, supraorbital notch.

For. venae cavae vena caval foramen, venous foramen.

Forr. venarum minimarum Vieussen's foramina, thebesian foramina.

For. venosum venous foramen, Vesalius' foramen.

For. vertebrale vertebral foramen, spinal foramen, foramen of spinal cord.

Foramen-primum-Defekt *m card.* ostium primum defect.

Foramen-secundum-Defekt *m card.* ostium secundum defect.

Fo·ra·mi·no·to·mie *f neurochir.* foraminotomy.

Forbes: F.-Syndrom *nt patho.* Cori's disease, Forbes' disease, amylo-1,6-glucosidase deficiency, debrancher deficiency, debrancher glycogen storage disease.

For·ceps *f* 1. *anat.* forceps. 2. *chir., gyn.* forceps.

for·ciert *adj* (*Diurese*) brisk, forced.

Fordyce: Angiokeratoma *nt* **scroti F.** *patho.* angiokeratoma of Fordyce, angiokeratoma of scrotum.

F.-Drüsen *pl patho.* Fordyce's granules/spots, Fordyce's disease.

F.-Krankheit *f* 1. → *Angiokeratoma scroti F.* 2. → *F.-Drüsen.*

Forel: F.'-Felder *pl anat.* Forel's areas, Forel's fields, prerubral fields.

F.'-Haubenkreuzung *f anat.* Forel's tegmental decussation, ventral tegmental decussation.

F.'-H-Feld *nt anat.* field H (of Forel), tegmental field, area H of Forel.

fo·ren·sisch *adj* forensic, legal.

Forestier: F.'-Syndrom *nt ortho.* Forestier's disease, senile ankylosing hyperostosis of spine.

Form *f* 1. (*Gestalt*) form, shape, build, morphology. 2. (*Körperbau*) figure, form, shape, build. 3. (*körperliche Verfassung*) form, shape, condition. **außer F.** out of condition. **gut in F. sein** be in training, be in good form/ shape.

Form·al·de·hyd *m* formaldehyde, formic aldehyde, methyl aldehyde.

Form·al·de·hyd·lö·sung *f* (**wässrige**) → *Formalin.*

For·ma·lin *nt* formaldehyde solution, formol, formalin.

For·ma·tio *f anat.* formation, structure. **F. reticularis** reticular formation, reticular sub-

stance.

forme fruste (*f*) French *patho.* forme fruste.

For·mel *f chem., mathe., fig.* formula.

For·mel·samm·lung *f pharm.* formulary.

Form·er·ken·nung *f physiol.* form recognition, shape recognition.

For·mi·ca·tio *f neuro., psychia.* formication.

For·mi·cia·sis *f derm.* formiciasis.

Form·kon·stanz *f physiol.* shape constancy.

form·los *adj* unformed, shapeless, formless, amorphous.

Form·lo·sig·keit *f* formlessness, shapelessness, amorphia, amorphism.

For·mo·cor·tal *nt pharm.* formocortal.

Forney-Robinson-Pascoe: F.-R.-P.-Syndrom *nt patho.* Forney's syndrome.

For·nix *m anat.* fornix.

F. cerebri fornix, fornix of cerebrum.

F. gastricus gastric fornix, fornix of stomach.

F. pharyngis vault of pharynx, fornix of pharynx.

F. vaginae fornix of vagina, fundus of vagina.

F. ventricularis → *F. gastricus.*

For·nix·kom·mis·sur *f anat.* commissure of fornix, hippocampal commissure, psalterium.

For·nix·kör·per *m anat.* body of fornix.

For·nix·pfei·ler *m anat.* column of fornix, anterior pillar of fornix, fornix column.

For·nix·schen·kel *pl anat.* crura of fornix.

for·schen *vi* research, do research, carry out research; search, investigate, explore; inquire (into sth.).

For·scher *m* scientist, researcher, research worker.

For·sche·rin *f* scientist, researcher, research worker.

For·scher·team *nt* research team.

For·schung *f* research, research work; investigation (into, of).

For·schungs·ar·beit *f* research, research work (*über* into, on).

For·schungs·la·bor *nt* research laboratory.

For·schungs·pro·gramm *nt* research program.

For·schungs·zen·trum *nt* research center.

Forsius-Eriksson: okulärer Albinismus *m* **F.-E.** *derm.* Forsius-Eriksson syndrome, Forsius- -Eriksson type ocular albinism, Aland eye disease.

Forssman: F.-Antigen *nt immun.* Forssman antigen, F antigen.

F.-Antikörper *m immun.* Forssman antibody.

F.-Antikörper-Reaktion *f immun.* Forssman antigen-antibody reaction, Forssman reaction.

Förster: F.-Chorioiditis *f ophthal.* Förster's choroiditis, Förster's disease, areolar central choroiditis.

fort·dau·ernd *adj* continuous, continual, lasting, constant, permanent, persistent.

fort·ge·setzt *adj* continued, continuous, constant.

fort·lei·ten *vt* (*Reflex*) transmit; (*Schall, Licht*) propagate, conduct; (*Schmerz*) radiate.

Fort·lei·tung *f* (*Licht, Schall*) propagation, conduction; (*Schmerz*) radiation.

Fort·lei·tungs·ge·schwin·dig·keit *f* propagation velocity.

fort·pflan·zen I *vt* 1. *phys.* (*Schall*) transmit, propagate. 2. *bio.* reproduce, propagate. II *vr* **sich f.** 3. *phys.* travel, be propagated, be transmitted. 4. *bio.* reproduce, propagate o.s. 5. (*Krankheit*) spread, be transmitted, be passed on.

Fort·pflan·zung *f* 1. *bio.* reproduction, generation, breeding, propagation. 2. *physiol.* transmission, propagation.

Fort·pflan·zungs·or·ga·ne *pl anat.* genital organs, generative organs, reproductive organs.

Fort·schritt *m* progress, advance, improvement, change for the better.

for·ward failure (*nt*) *card.* forward heart failure, forward failure.

Fos·fo·my·cin *nt pharm.* fosfomycin.

Fos·sa *f anat.* fossa, fovea, pit, space, hollow, depression.

F. acetabuli acetabular fossa.

F. axillaris axillary fossa, axillary space, axillary cavity, armpit.

F. condylaris condylar fossa, condyloid fossa.

F. coronoidea coronoid fossa (of humerus), fossa of coronoid process.

F. cranialis/cranii cranial fossa.

F. cubitalis cubital fossa, antecubital fossa, chelidon.

F. digastrica digastric impression, digastric fossa, digastric fovea.

F. epigastrica epigastric fossa.

F. glandulae lacrimalis lacrimal fossa, fossa of lacrimal gland.

F. hyaloidea hyaloid fossa, lenticular fossa (of vitreous body).

F. hypophysialis hypophyseal fossa, pituitary fossa, sellar fossa.

F. infraclavicularis Mohrenheim's fossa, Mohrenheim's triangle, infraclavicular triangle, infraclavicular fossa.

F. infratemporalis infratemporal fossa, zygomatic fossa, infratemporal region.

F. inguinalis lateralis external inguinal fossa, lateral inguinal fossa.

F. inguinalis medialis internal inguinal fossa, medial inguinal fossa.

F. intercondylaris (femoris) intercondylar fossa of femur, popliteal notch.

F. interpeduncularis interpeduncular fossa, Tarin's fossa.

F. ischio-analis ischiorectal fossa, ischiorectal cavity, Velpeau's fossa.

F. lateralis cerebralis sylvian fossa, lateral cerebral fossa, sylvian fissure.

F. mandibularis glenoid fossa (of temporal bone), mandibular fossa.

F. navicularis urethrae navicular fossa of (male) urethra, fossa of Morgagni, great lacuna of urethra.

F. olecrani olecranon fossa, anconal fossa, anconeal fossa.

F. ovalis (cordis) oval fossa (of heart).

F. ovarica ovarian fossa, Claudius' fossa.

F. parajejunalis Broesike's fossa, mesentericoparietal fossa, parajejunal fossa.

F. poplitea popliteal cavity, popliteal fossa, popliteal space.

F. radialis (humeri) radial fossa (of humerus), radial depression.

F. rhomboidea rhomboid fossa, ventricle of Arantius.

F. supraclavicularis major greater supraclavicular fossa.

F. supraclavicularis minor lesser supraclavicular minor, Zang's space.

F. supratonsillaris supratonsillar fossa, supratonsillar recess, Tourtual's sinus.

F. supravesicalis supravesical fossa.

F. tonsillaris tonsillar fossa, amygdaloid fossa, tonsillar sinus.

F. vesicae biliaris gallbladder fossa, gallbladder bed, hepatic bed of gallbladder.

Fossa-ovalis-Defekt *m card.* ostium secundum defect.

Fos·su·la *f anat.* little fossa, fosette, fossula.

F. fenestrae cochleae fossula of cochlear window, fossula of round window.

F. fenestrae vestibuli fossula of vestibular window, fossula of oval window.

Fossulae *pl* **tonsillares** tonsillar fossulae, tonsillar pits, tonsillar crypts.

Foster-Kennedy: F.-K.-Syndrom *nt neuro.* Foster Kennedy syndrome, Kennedy's syndrome.

fö·tal *adj* fetal, foetal.

Fö·ta·li·sa·ti·on *f patho.* fetalization, fetalism.

Fö·tal·pe·ri·ode *f embryo.* fetal life, fetal period.

Fothergill: F.-Operation *f gyn.* Fothergill's operation; Manchester operation.

F.-Phänomen *nt chir.* Fothergill's sign.

fö·tid *adj* foul-smelling, fetid.

Fö·tor *m → Foetor.*

Fö·tus *m embryo.* fetus, foetus.

fou·droy·ant *adj patho.* foudroyant, fulminant.

Four·chet·te·stel·lung *f ortho.* silver-fork deformity, Velpeau's deformity.

Fournier: F.'-Gangrän *f derm.* Fournier's disease, Fournier's gangrene, syphiloma of Fournier.

F.-Prüfung *f neuro.* Fournier test.

Fo·vea *f anat.* fovea, depression, pit, fossa.

F. articularis articular fovea of radial head, articular pit of radial head.

F. capitis femoris fovea of head of femur, pit of head of femur.

F. capituli radii fovea of capitulum of radius, fossa of capitulum of radius.

F. centralis (retinae) central fovea of retina, Soemmering's foramen, central pit.

F. pterygoidea fovea of condyloid process, pterygoid fovea (of mandible).

F. radialis anatomical snuff box, snuff box.

Fo·veo·la *f anat.* foveola, (small) pit, faveolus.

F. coccygea postanal pit, postnatal dimple, coccygeal foveola, coccygeal dimple.

Foveolae *pl* **gastricae** gastric foveolae, gastric pits.

Foveolae *pl* **granulares** granular pits, pacchionian foveolae, pacchionian depressions, granular foveolae.

F. retinae foveola of retina.

Foville: F.-Syndrom *nt neuro.* Foville's syndrome.

Fowler: F.-Test *m HNO* Fowler's loudness balance test.

Fox-Fordyce: F.-F.-Krankheit *f derm.* apocrine miliaria, Fox-Fordyce disease, Fordyce's disease, Fox's disease.

Frac·tu·ra *f ortho.* bone fracture, fracture, break; crack, fissure.

fra·gil *adj* fragile, brittle, frail; delicate.

fragile-X-Syndrom *nt* fragile X syndrome.

Fra·gi·li·tät *f* fragility, fragileness, fragilitas.

Frag·ment *nt* fragment.

frag·men·tär *adj* fragmentary, fragmental.

Frag·men·ta·ti·on *f* fragmentation.

Frag·ment·ent·fer·nung *f ortho.* ebonation.

2-Frag·ment·frak·tur *f ortho.* (*Humerus*) two-part fracture.

3-Fragmentfraktur *f ortho.* (*Humerus*) three-part fracture.

4-Fragmentfraktur *f ortho.* (*Humerus*) four-part fracture.

Frag·men·tie·rung *f* fragmentation.

Frag·ment·ver·schie·bung *f* (*Fraktur*) displacement, dislocation.

Frak·tio·nie·rung *f radiol.* fractionation.

Frak·tur *f ortho.* bone fracture, fracture, break; crack, fissure.

bimalleoläre F. bimalleolar fracture, second degree Pott's fracture.

direkte F. direct fracture.

dislozierte F. displaced fracture.

einfache F. closed fracture, simple fracture, subcutaneous fracture.

eingestauchte F. impacted fracture.

extraartikuläre F. extra-articular fracture.

extrakapsuläre F. extracapsular fracture.

geschlossene F. → *einfache F.*

indirekte F. indirekt fracture.

intraartikuläre F. intra-articular fracture.

intrakapsuläre F. intracapsular fracture.

komplizierte F. → *offene F.*

kongenitale F. congenital fracture, fetal fracture, intrauterine fracture.

längsverlaufende F. linear fracture.

monokondyläre F. unicondylar fracture.

neurogene F. neurogenic fracture.

nicht-dislozierte F. nondisplaced fracture, undisplaced fracture.

offene F. compound fracture, open fracture.

pathologische F. pathologic fracture, secondary fracture, spontaneous fracture.

periartikuläre F. periarticular fracture.

stabile F. stable fracture.

sternförmige F. stellate fracture.

subkapitale F. subcapital fracture, neck fracture.

supraglottische F. supraglottic fracture.

suprakondyläre F. supracondylar fracture.

transkondyläre F. diacondylar fracture, transcondylar fracture.

traumatische F. traumatic fracture.

trimalleoläre F. trimalleolar fracture, third degree Pott's fracture.

unkomplizierte F. → *einfache F.*

unvollständige F. incomplete fracture.

vollständige F. complete fracture.

Frak·tur·be·hand·lung *f ortho.* fracture treatment.

Frak·tur·dis·lo·ka·ti·on *f ortho.* fracture-dislocation.

Frak·tur·hei·lung *f ortho.* fracture healing. **verzögerte F.** delayed union (of fracture).

frak·tu·rie·ren *vt, vi ortho.* fracture, break, crack.

frak·tu·riert *adj ortho.* fractured, broken, cracked.

Frak·tur·kal·lus *m ortho.* fracture callus.

Fraley: F.-Syndrom *nt urol.* Fraley's syndrome.

Fram·bö·sie *f epidem.* yaws, frambesia, pian, Breda's disease, Charlouis' disease.

Fram·bö·si·om *nt patho.* frambesioma; frambosesioma, mother yaw.

Franceschetti: F.-Syndrom *nt patho.* Franceschetti syndrome, Treacher-Collins syndrome, mandibulofacial syndrome, mandibulofacial dysostosis.

Franceschetti-Jadassohn: F.-J.-Syndrom *nt derm.* Franceschetti-Jadassohn syndrome, Naegeli's incontinentia pigmenti, Naegeli syndrome.

Francis: F.-Krankheit *f epidem.* Francis disease, tularemia, deer-fly fever, rabbit fever, Ohara's disease.

Francois: Dyskephaliesyndrom *nt von F. neuro.* Hallermann-Streiff-Francois syndrome, Hallermann-Streiff syndrome, Francois' syndrome, mandibulo-oculofacial syndrome, progeria with cataract.

Fränkel: F.-Pneumokokkus *m micro.* pneumococcus, Diplococcus pneumoniae, Streptococcus pneumoniae.
F.-Zeichen *nt neuro.* Fränkel's sign.
Frankenhäuser: F.'-Ganglion *nt anat.* Frankenhäuser's ganglion, Lee's ganglion, cervical ganglion of uterus.
Frank·fur·ter Horizontale *f radiol.* Frankfort horizontal, Frankfort horizontal plane, auriculo-infraorbital plane.
Frankl-Hochwart: F.-H.-Syndrom *nt neuro.* Frankl-Hochwart's disease.
Franklin: F.-Syndrom *nt immun.* heavy-chain disease, Franklin's disease.
Frank-Starling: F.-S.-Mechanismus *m physiol.* Frank-Starling mechanism.
Fraser: F.-Syndrom *nt embryo.* Fraser syndrome, cryptophthalmus syndrome.
Frat·zen·ge·sich·tig·keit *f patho.* gargoylism.
Frau *f* woman. **Frauen** *pl* women, womanhood, womankind.
Frau·en·arzt *m* gynecologist.
Frau·en·ärz·tin *f* gynecologist.
Frau·en·heil·kun·de *f* gynecology.
Frau·en·milch *f gyn.* breast milk.
Frazier-Spiller: F.-S.-Operation *f neurochir.* Frazier-Spiller operation.
Freeman-Sheldon: F.-S.-Syndrom *nt embryo.* Freeman-Sheldon syndrome, whistling face syndrome, craniocarpotarsal dysplasia.
Frei: F.-Antigen *nt immun.* Frei's antigen, lymphogranuloma venereum antigen.
F.-Hauttest *m derm.* intracuti reaction, Frei's skin test, Frei's skin reaction, Frei's reaction, Frei-Hoffman reaction.
frei *adj* **1.** free; (*unabhängig*) independent, free. **2.** (*unbehindert*) unrestrained, free. **3.** (*leer*) vacant, empty, free; (*Lunge*) clear. **4.** (*lose*) (*a. anat.*) loose, free, unattached. **5.** (*bloß*) uncovered, bare.
Freiberg-Köhler: F.-K.-Krankheit *f ortho.* Köhler's second disease, Köhler's bone disease, juvenile deforming metatarsophalangeal osteochondritis.
frei·le·gen *vt chir.* expose, lay open, uncover.
frei·ma·chen I *vt* clear, free (*von* from). **die Luftwege f.** clear the airways. **II** *vr* **sich f.** take one's clothes off, strip.
Frei·na·me *m pharm.* generic name, nonproprietary name, public name.
Frei·raum *m* **1.** *ortho.* (*Gelenk*) range. **2.** *psycho.* free area.
frei·set·zen *vt physiol.* release, liberate, set free.
Frei·tod *m* suicide, voluntary death.
Frei·zeit·um·satz *m physiol.* leisure metabolic rate.
Fremd·an·ti·gen *nt immun.* foreign antigen.
fremd·be·stimmt *adj psycho.* other-directed.
Fremd·ein·fluß *m* outside influence, extraneous influence.

Fremd·kör·per *m abbr.* **FK** *patho.* foreign body, foreign substance, foreign matter.
Fremd·kör·per·ap·pen·di·zi·tis *f* foreign-body appendicitis.
Fremd·kör·per·aspi·ra·ti·on *f* foreign-body aspiration.
Fremd·kör·per·gra·nu·lom *nt* foreign-body granuloma.
Fremd·kör·per·re·ak·ti·on *f* foreign-body reaction.
Fremd·kör·per·rie·sen·zel·len *pl* foreign-body giant cells.
Fremd·re·flex *m physiol.* extrinsic reflex, polysynaptic reflex.
Fremd·se·rum *nt immun.* foreign serum.
Fremd·sub·stanz *f immun.* foreign substance.
Fre·mi·tus *m clin., pulmo.* fremitus.
F. bronchialis bronchial fremitus, rhonchal fremitus, vocal fremitus, bronchiloquy.
F. pectoralis pectoral fremitus, pectoriloquy.
Fren·ek·to·mie *f HNO* frenectomy.
Frenkel: F.'-Intrakutantest *m derm.* Frenkel's intracutaneous test.
Fre·no·pla·stik *f HNO* frenoplasty.
Fre·no·to·mie *f HNO* lingual frenotomy, frenotomy.
Fre·nul·ek·to·mie *f HNO* frenectomy.
Fre·nu·lo·pla·stik *f HNO* frenoplasty.
Fre·nu·lum *nt anat.* frenulum, small bridle, small frenum.
F. labii inferioris frenulum of lower lip.
F. labii superioris frenulum of upper lip.
F. labiorum pudendi fourchette, frenulum of pudendal labia, frenum of labia.
F. linguae lingual frenum/frenulum, sublingual ridge.
F. pr(a)eputii frenulum of prepuce (of penis).
F. valvae ilealis Morgagni's frenum, Morgagni's retinaculum, frenulum of ileocecal valve, frenulum of Morgagni.
Fre·nu·lum·durch·tren·nung *f chir., HNO* frenotomy.
Fre·num *nt anat.* frenum, bridle.
fre·quent *adj* (*Puls*) frequent.
Fre·quenz *f* **1.** *phys., stat.* frequency. **2.** (*Puls*) frequency, pulse rate.
Fresh-frozen-Plasma *nt abbr.* **FFP** *hema.* fresh frozen plasma.
Freß-Kotzsucht *f →* Freßsucht.
Freß·re·flex *m physiol.* fressreflex.
Freß·sucht *f psychia.* hyperorexia, hyperphagia, bulimia, boulimia.
Freud: F.'-Lehre *f psychia.* Freud's theory.
Freund: komplettes F.-Adjuvans *nt immun.* Freund complete adjuvant, mycobacterial adjuvant.
Frey-Baillarger: F.-B.-Syndrom *nt neuro.* Frey's syndrome, auriculotemporal syndrome, gustatory sweating syndrome.
Friedländer: F.-Bazillus *m micro.* Friedlän-

der's bacillus, Friedländer's pneumobacillus, Klebsiella pneumoniae.

F.-Pneumonie *f pulmo.* Friedländer's pneumonia, Friedländer's bacillus pneumonia.

Friedman: F.-Reaktion *f gyn.* Friedman's test, Friedman-Lapham test.

Friedman-Lapham: F.-L.-Reaktion *f gyn.* Friedman's test, Friedman-Lapham test.

Friedmann: F.-Syndrom *nt patho.* Friedmann's vasomotor syndrome.

Friedreich: F.-Ataxie *f neuro.* Friedreich's ataxia, Friedreich's heredoataxia, Friedreich's disease, hereditary family ataxia, hereditary familial ataxia.

F.-Fuß *m neuro.* Friedreich's foot.

F.-Kavernenzeichen *nt* → *F.-Zeichen* 1.

F.'-Zeichen *nt* **1.** *pulmo.* Friedreich's phenomenon, Friedreich's sign, Friedreich's change of note. **2.** Friedreich's sign.

frie·ren *vi* be freezing, feel cold, be cold.

fri·gi·de *adj psychia.* frigid; cold.

Fri·gi·di·tät *f psychia.* frigidity, frigidness.

Frik·ti·on *f phys.* friction, rubbing.

frisch *adj* **1.** (*Nahrung*) fresh, untainted. **2.** (*Wunde*) fresh, green.

Frisch·blut *nt hema.* fresh blood.

Fröhlich: Morbus *m* **F.** *patho.* Fröhlich's syndrome, adiposogenital syndrome, adiposogenital dystrophy.

F.'-Nachbild *nt ophthal.* Fröhlich's afterimage.

Froin: F.-Symptom *nt neuro.* Froin's syndrome, loculation syndrome, massive coagulation.

Froment: F.-Zeichen *nt neuro.* Froment's sign, Froment's paper sign.

Frons *f anat.* forehead, brow, frons.

fron·tal *adj anat.* frontal, metopic.

Fron·tal·ebe·ne *f anat.* coronal plane, frontal plane.

Fron·tal·hirn *nt anat.* frontal brain.

Fron·tal·lap·pen *m anat.* frontal lobe.

Fron·tal·lap·pen·ab·szeß *m* frontal-lobe abscess.

Fron·tal·lap·pen·tu·mor *m patho.* frontal-lobe tumor.

Fron·tal·lap·pen·ve·nen *pl anat.* frontal veins.

Fron·tal·pol *m anat.* frontal pole of cerebral hemisphere.

Fron·tal·re·gi·on *f anat.* frontal region.

Frosch·hals *m ortho.* shortness of the neck, brevicollis.

Frosch·stel·lung *f chir.* froglike position, batrachian position, Lorenz's position.

Frost·beu·le *f patho.* chilblain, pernio.

Frö·steln *nt* chill, shiver; shivering.

frö·steln *vi* shiver, chill, feel chilly.

Frot·ta·ge *f psychia.* frottage.

Frot·teur *m psychia.* frotteur.

frucht·bar *adj* fertile, generative.

Frucht·bar·keit *f gyn.* fertility, fecundity.

Frucht·bla·se *f gyn.* amniotic sac; *inf.* bag of waters.

Frucht·bla·sen·punk·ti·on *f gyn.* amniocentesis.

Frucht·ein·stel·lung *f gyn.* presentation. **F. in der Beckeneingangsebene** engagement.

Frucht·schmie·re *f ped.* vernix caseosa.

Frucht·tod *m* (**intrauteriner**) *gyn.* fetal death, death in utero.

Frucht·was·ser *nt gyn.* amniotic fluid, the waters.

Frucht·was·ser·aspi·ra·ti·on *f gyn.* amniotic fluid aspiration.

Frucht·was·ser·em·bo·lie *f gyn.* amniotic fluid embolism, amniotic fluid syndrome.

Frucht·was·ser·man·gel *m gyn.* hypamnion, hypamnios.

Frucht·was·ser·spie·ge·lung *f gyn.* amnioscopy.

Frucht·zucker [k·k] *m* → *Fructose.*

Fruc·to·s·ämie *f patho.* fructosemia, levulosemia.

Fruc·to·se *f* fructose, fruit sugar, fructopyranose, levulose.

Fruc·to·s·urie *f patho.* fructosuria, levulosuria.

früh I *adj patho.* early, premature, precocious. **II** *adv* early.

Früh·ab·ort *m gyn.* early abortion. **drohender F.** threatened abortion.

Früh·chen *nt* → *Frühgeborene.*

Früh·de·ze·le·ra·ti·on *f gyn.* early deceleration, type I dip.

Früh·dia·gno·se *f* early diagnosis.

früh·dia·sto·lisch *adj card.* protodiastolic.

Früh·dum·ping *nt chir.* early postprandial dumping syndrome.

Früh·ge·bo·re·ne *nt ped.* premature, immature infant, premature child, premature infant, preterm infant.

Früh·ge·bo·re·nen·re·ti·no·pa·thie *f ped.* Terry's syndrome, retinopathy of prematurity, retrolental fibroplasia.

Früh·ge·burt *f* **1.** premature birth, immature labor, premature labor, premature delivery. **2.** → *Frühgeborene.*

Früh·ge·ne·ra·li·sa·ti·on *f patho.* early systemic dissemination.

Früh·in·fil·tra·ti·on *f patho.* early infiltration.

Früh·in·va·si·on *f patho.* early invasion.

Früh·jahrs·ka·tarrh *m* → *Frühjahrskonjunktivitis.*

Früh·jahrs·kon·junk·ti·vi·tis *f* spring conjunctivitis, spring ophthalmia, vernal catarrh, vernal conjunctivitis.

Frühjahr-Sommer-Enzephalitis *f*, **russische** → russische *Frühsommer-Enzephalitis.*

Früh·kar·zi·nom *nt patho.* early cancer. **F. des Magens** early cancer of stomach, early gastric cancer.

Früh·la·tenz *f epidem.* early latent syphilis.
Früh·ope·ra·ti·on *f chir.* early operation.
früh·reif *adj* precocious, premature.
Früh·rei·fe *f* (*Person*) precocity, precociousness; *gyn.* prematurity, prematureness.
Frühsommer-Enzephalitis *f abbr.* FSE *epidem.* Central European encephalitis, diphasic meningoencephalitis, Central European tick-borne fever. **russische F.** Russian spring-summer encephalitis, Russian forest-spring encephalitis, Russian tick-borne encephalitis, forest-spring encephalitis, vernoestival encephalitis.
Frühsommer-Meningoenzephalitis *f abbr.* **FSME** → *Frühsommer-Enzephalitis.*
Früh·sym·ptom *nt* premonitory symptom, early symptom, prodrome, prodroma.
Früh·syn·drom *nt,* **postalimentäres** *chir.* early postprandial dumping syndrome.
Früh·sy·phi·lis *f epidem.* early syphilis.
Früh·tief *nt gyn.* type I dip, early deceleration.
früh·zei·tig I *adj* early, precocious, premature. **II** *adv* early.
Früh·zei·tig·keit *f* precocity, precociousness, prematurity, prematureness.
Fruk·tos·ämie *f patho.* fructosemia, levulosemia.
D-Fruk·to·se *f* fructose, fruit sugar, fructopyranose, laevulose, levulose.
Fruk·to·se·in·to·le·ranz *f patho.* fructose intolerance.
Fruk·to·se·in·to·le·ranz·syn·drom *nt patho.* fructose intolerance.
Fruk·tos·urie *f patho.* fructosuria, levulosuria.
FTA-Abs-Test *m abbr.* **FTA-Abs** *immun.* fluorescent treponemal antibody absorption test, FTA-Abs test.
Fuchs: F.-Adenom *nt ophthal.* Fuchs' adenoma.
F.-Heterochromie *f ophthal.* Fuchs's syndrome.
F.'-Hornhautdystrophie *f ophthal.* Fuchs' dystrophy, Fuchs' epithelial dystrophy.
F.'-Kolobom *nt ophthal.* Fuchs's coloboma, congenital conus.
F.-Syndrom *nt ophthal.* Fuchs's syndrome.
Fu·co·si·do·se *f patho.* fucosidosis.
Fucosidose-Syndrom *nt patho.* fucosidosis.
füh·len I *vt* feel, sense; (*erahnen*) sense, feel, have a feeling of; (*befühlen*) feel; (*Puls*) take. **II** *vi* feel. **III** *vr* **sich f.** feel. **s. krank/schlecht/ unpäßlich/wohl f.** be/feel ill/bad/unwell/well.
Füh·rungs·draht *m ortho.* guide wire.
Füh·rungs·son·de *f chir.* director.
Ful·gu·ra·ti·on *f chir., patho.* fulguration.
Fül·lungs·de·fekt *m radiol.* filling defect.
Fül·lungs·druck *m physiol.* filling pressure. **enddiastolischer F.** end-diastolic pressure. **mittlerer F.** mean filling pressure, static blood pressure.

Fül·lungs·pha·se *f physiol.* filling period.
ful·mi·nant *adj patho.* fulminant, fulminating, foudroyant.
Fund·ek·to·mie *f chir.* fundusectomy, fundectomy.
Fun·do·pe·xie *f chir.* fundopexy.
Fun·do·pli·ca·tio *f chir.* fundoplication, Nissen operation, Nissen fundoplication.
Fun·dus *m anat.* **1.** fundus, base, bottom. **2.** → *F. oculi.*
F. albinoticus *ophthal.* albinotic fundus.
F. gastricus fundus of stomach, fundus, gastric fundus.
F. oculi fundus (of eye), eyeground.
F. tabulatus *ophthal.* leopard retina, tessellated fundus, tessellated retina, leopard fundus.
F. uteri fundus of uterus.
F. ventricularis → *F. gastricus.*
F. vesicae fundus of bladder, infundibulum of bladder, bas-fond, vortex of bladder.
F. vesicae biliaris/felleae fundus of gallbladder.
Fundus-Corpus-Region *f anat.* fundus-corpus region.
Fun·dus·ko·lo·bom *nt ophthal.* retinochoroidal coloboma, coloboma of fundus.
Fun·du·skop *nt ophthal.* ophthalmoscope, funduscope.
Fun·du·sko·pie *f ophthal.* funduscopy, ophthalmoscopy.
Fun·dus·re·flex *m ophthal.* eye reflex, fundus reflex, red reflex.
Fun·dus·re·sek·ti·on *f chir.* fundusectomy, fundectomy.
Fünf·jah·res·über·le·bens·ra·te *f patho.* five-year survival rate.
Fünf·ling *m* quintuplet. **Fünflinge** *pl* quintuplets, quins.
Fünf·ta·ge·fie·ber *nt epidem.* five-day fever, Wolhynia fever, quintan fever, His' disease, His-Werner disease.
fun·gal *adj* fungal, funguous.
Fung·ämie *f patho.* fungemia, mycethemia.
Fun·gi *pl micro.* fungi, mycetes, mycota, Mycophyta, Fungi.
fun·gi·form *adj histol.* mushroom-shaped, fungus-shaped, fungiform, fungilliform.
Fun·gi·sta·ti·kum *nt pharm.* fungistat, mycostat.
fun·gi·sta·tisch *adj* mycostatic, fungistatic.
fun·gi·to·xisch *adj* fungitoxic.
Fun·gi·zid *nt pharm.* fungicide, mycocide.
fun·gi·zid *adj* fungicidal.
fun·go·id *adj histol.* fungoid.
fun·gös *adj derm.* fungoid, fungous.
Fun·go·si·tät *f patho.* fungosity.
Fu·ni·cu·li·tis *f* **1.** *patho.* funiculitis. **2.** *urol.* spermatitis, funiculitis, chorditis. **3.** *neuro.* funiculitis, chorditis, corditis.
Fu·ni·cu·lus *m anat.* funiculus, funicle, cord.

F. anterior anterior funiculus (of spinal cord), ventral funiculus (of spinal cord).

F. lateralis anterolateral column of spinal cord, lateral funiculus of spinal cord.

F. posterior dorsal funiculus (of spinal cord), posterior funiculus (of spinal cord).

F. spermaticus spermatic cord, testicular cord.

F. umbilicalis umbilical cord, navel string, funis.

fu·ni·ku·lär *adj anat.* funicular, funic.

Fu·ni·ku·li·tis *f* → *Funiculitis.*

Fu·ni·ku·lo·epi·di·dy·mi·tis *f urol.* funiculoepididymitis.

Fu·ni·ku·lo·pe·xie *f urol.* funiculopexy.

Fun·ken·se·hen *nt ophthal.* spintherism, spintheropia.

Funk·ti·on *f* **1.** *allg., mathe,* function. **2.** *physiol.* function, competence, competency, working, action; capacity.

Funk·tio·na·lis *f gyn.* functional layer of endometrium, functionalis.

Funk·ti·ons·ein·schrän·kung *f* functional impairment, loss of function.

Funk·ti·ons·psy·cho·lo·gie *f* functional psychology.

Funk·ti·ons·stoff·wech·sel *m physiol.* functional metabolism.

Funk·ti·ons·stö·rung *f patho.* lesion, dysfunction, malfunction, parafunction. **vestibuläre F.** functional vestibular disorder, vestibular disorder.

Funk·ti·ons·ver·lust *m patho.* loss of function.

Fu·ra·no·cu·ma·rin *nt pharm.* furocoumarin.

Fur·che *f* **1.** *(im Gesicht)* furrow, line; wrinkle. **2.** *anat.* groove, fissure, furrow, rima, sulcus, crena, cleft, vallecula.

fur·chen *vt (Gesicht)* furrow, line.

fur·chig *adj* rimose, furrowed, grooved.

Furcht *f* fear *(vor of; daß* that); *(Besorgnis)* apprehension, alarm, anxiety; *(starke Angst)* dread, fright, terror; *(krankhafte Angst)* morbid fear, irrational fear, phobia.

fürch·ten **I** *vt* fear, dread, be afraid of, be scared of, be in dread of, be terrified by. **II** *vi* fear *(um* for). **III** *vr* **sich f.** be frightened, be scared; be afraid *(vor* of).

Fur·chung *f* **1.** *anat.* segmentation, crenation, crenature. **2.** → *Furchungsteilung.*

Fur·chungs·höh·le *f embryo.* cleavage cavity, segmentation cavity, blastocele, blastocoel, blastocoele.

Fur·chungs·tei·lung *f embryo.* segmentation, cleavage, cleavage division.

Fur·chungs·zel·le *embryo.* cleavage cell, segmentation sphere, blastomere.

Fu·ro·cu·ma·rin *nt pharm.* furocoumarin.

Fu·ror *m psychia.* furor, rage, madness, fury.

Fu·ros·emid *nt pharm.* furosemide, frusemide.

Für·sor·ge *f* **1.** *(a. medizinische)* care, attention,

service. **2.** *(staatliche)* welfare, welfare service(s *pl*), social services *pl.*

Fu·run·cu·lo·sis *f patho.* furunculosis.

Fu·run·kel *m/nt patho.* furuncle, boil.

fu·run·ku·lös *adj* furuncular.

Fu·run·ku·lo·se *f patho.* furunculosis.

Fu·si·di·nat *nt pharm.* fusidate.

Fu·si·din·säu·re *f pharm.* fusidic acid.

fu·si·form *adj histol.* spindle-shaped, fusiform.

Fu·si·on *f ophthal., physiol.* fusion.

Fu·si·ons·fre·quenz *f physiol.* fusion frequency.

Fu·so·bac·te·ri·um *nt micro.* fusiform bacillus, Fusobacterium.

F. fusiforme Leptotrichia buccalis, Fusobacterium plauti-vincenti, Fusobacterium fusiforme.

F. necrophorum Schmorl's bacillus, necrosis bacillus, Fusobacterium necrophorum.

Fu·so·bor·re·lio·se *f epidem.* fusospirochetosis, fusospirochetal disease.

fu·so·spi·ril·lär *adj epidem.* fusospirillary.

Fu·so·spi·ril·lo·se *f HNO* Vincent's disease, Vincent's angina, Plaut's angina, fusospirillary gingivitis, fusospirillary stomatitis, fusospirillosis, ulceromembranous gingivitis, necrotizing ulcerative gingivitis.

Fu·so·spi·ro·chä·to·se *f* → *Fusospirillose.*

Fuß *m* foot; *anat.* pes.

Fuß·ab·druck *m* footprint.

Fuß·am·pu·ta·ti·on *f ortho.* amputation of the foot.

Fuß·au·ßen·rand *m anat.* lateral border of foot, lateral margin of foot, fibular border of foot, fibular margin of foot.

Fuß·bad *nt* footbath, pediluvium.

Fuß·bal·len *m anat.* ball of (the) foot, pad.

Fuß·be·klei·dung *f* footgear, footwear.

Füß·chen *nt histol.* foot process, pedicle.

Füß·chen·zel·le *f histol.* podocyte.

Fuß·de·for·mi·tät *f ortho.* foot deformity, cyllosis. **angeborene F.** talipes.

Fuß·er·kran·kung *f ortho.* pedopathy.

Fuß·ge·len·ke *pl anat.* joints of foot.

Fuß·ge·wöl·be *nt anat.* arch of (the) foot.

Fuß·in·nen·rand *m anat.* medial border of foot, tibial border of foot, medial margin of foot, tibial margin of foot.

Fuß·klo·nus *m neuro.* foot clonus, ankle clonus.

Fuß·knö·chel *m anat.* ankle, malleolus. **geschwollener F.** swollen ankle.

Fuß·kno·chen *pl anat.* bones of the foot.

Fuß·krampf *m neuro.* podospasm, podismus, podospasmus.

Fuß·la·ge *f gyn.* foot presentation, footling presentation.

Fuß·längs·ge·wöl·be *nt anat.* longitudinal arch of foot.

Fuß·mus·kel·krampf *m neuro.* podospasm,

podismus, podospasmus.

Fuß·my·ko·se f → *Fußpilz*.

Fuß·ödem *nt patho.* podedema.

Fuß·pilz *m derm.* athlete's foot, ringworm of the feet, tinea pedis.

Fuß·pro·the·se f artificial foot.

Fuß·quer·ge·wöl·be *nt anat.* transverse arch of foot.

Fuß·rücken [k·k] *m anat.* back of (the) foot, dorsum of foot.

Fuß·rücken·ar·te·rie [k·k] f *anat.* dorsal artery of foot.

Fuß·rücken·fas·zie [k·k] f *anat.* dorsal fascia of foot.

Fuß·rücken·schlag·ader [k·k] f *anat.* dorsal artery of foot.

Fuß·schmerz *m* podalgia, pododynia, pedialgia.

Fuß·ske·lett *nt anat.* foot skeleton.

Fuß·soh·le f sole (of foot), *anat.* planta pedis.

Fuß·soh·len·apo·neu·ro·se f *anat.* plantar aponeurosis, plantar fascia.

Fuß·soh·len·ar·te·rie f *anat.* plantar artery.

Fuß·soh·len·bo·gen *m anat.* plantar arch.

Fuß·soh·len·haut·re·flex *m neuro.* plantar reflex.

Fuß·soh·len·re·flex *m neuro.* plantar reflex.

Fuß·soh·len·schmerz *m* plantalgia.

Fuß·wur·zel f *anat.* root of foot, tarsus.

Fuß·wur·zel·ar·te·rie f *anat.* tarsal artery.

Fuß·wur·zel·kno·chen *pl anat.* tarsal bones, tarsalia.

Fuß·zel·len *pl histol.* Sertoli's cells, sustentacular cells, nurse cells, foot cells.

Fu·sti·ga·ti·on f *psychia.* fustigation.

fu·til *adj* futile.

F-Zellen *pl* (*Pankreas*) F cells, PP cells, pancreatic polypeptide cells.

G

GABAerg *adj* GABAergic.
Ga·be *f pharm.* dose, dosis.
ga·bel·för·mig *adj anat.* fork-shaped, forked, bifurcate, bifurcated, furcate.
Ga·bel·rip·pe *f patho.* bifid rib.
Ga·bel·rücken·stel·lung [k·k] *f ortho.* Velpeau's deformity, silver-fork deformity.
Ga·be·lung *f anat.* fork, bifurcation, furcation.
Gäh·nen *nt* yawn, yawning, oscitation.
gäh·nen *vi* yawn, oscitate.
Gaisböck: G.-Syndrom *nt hema.* Gaisböck's disease, Gaisböck's syndrome, benign polycythemia.
Ga·lakt·ämie *f patho.* galactemia.
Ga·lakt·hi·dro·se *f patho.* galactidrosis.
ga·lak·to·bol *adj gyn.* galactobolic.
ga·lak·to·gen *adj gyn.* galactogenous.
Ga·lak·to·go·gum *nt pharm.* galactagogue, galactogogue, lactagogue, galactic.
Ga·lak·to·gra·phie *f gyn.* galactography, ductography.
Ga·lak·to·ki·na·se·man·gel *m patho.* galactokinase deficiency.
Ga·lak·to·me·ter *m gyn.* galactometer, lactometer, lactodensimeter.
Ga·lak·to·pho·ri·tis *f gyn.* galactophoritis.
Ga·lak·to·poe·se *f gyn.* milk production, galactopoiesis.
Ga·lak·to·py·ra *f gyn.* milk fever, galactopyra.
Ga·lak·tor·rhö *f → Galaktorrhoe.*
Ga·lak·tor·rhoe *f gyn.* incontinence of milk, galactorrhea, lactorrhea.
Galaktorrhö-Amenorrhö-Syndrom *nt gyn.* galactorrhea-amenorrhea syndrome.
Ga·lak·tos·ämie *f patho.* classic galactosemia, galactose diabetes, galactosemia. **benigne G.** galactose epimerase deficiency.
Ga·lak·to·se *f biochem.* galactose.
Ga·lak·to·se·dia·be·tes *m patho.* galactose diabetes; galactosemia.
Ga·lak·to·se·in·to·le·ranz *f → Galaktosämie.*
Ga·lak·to·se·to·le·ranz·test *m clin.* galactose tolerance test, galactose elimination test.
Ga·lak·to·se·un·ver·träg·lich·keit *f → Galaktosämie.*
Ga·lak·to·skop *nt gyn.* galactoscope, lactoscope.

Ga·lak·to·sta·se *f gyn.* galactostasis, galactostasia.
Ga·lak·tos·urie *f patho.* galactosuria.
Ga·lak·to·the·ra·pie *f* lactotherapy, galactotherapy.
Ga·lak·to·to·xin *nt patho.* galactotoxin.
Ga·lak·to·wal·de·na·se *f biochem.* galactowaldenase, galactose epimerase.
Galaktowaldenase-Mangel *m patho.* galactose epimerase deficiency.
Ga·lak·to·ze·le *f patho.* lacteal tumor, galactocele, galactoma, lactocele.
Ga·lak·to·ze·re·bro·sid·li·pi·do·se *f → Galaktozerebrosidose.*
Ga·lak·to·ze·re·bro·si·do·se *f patho.* Krabbe's disease, globoid cell leukodystrophy, globoid leukodystrophy, galactosylceramide lipidosis.
Ga·lakt·urie *f patho.* chyluria, galacturia.
Ga·lak·tu·ron·säu·re *f biochem.* galacturonic acid, pectic acid.
Galant: G.-Reflex *m ped.* Galant's reflex.
Ga·lea *f (aponeurotica) anat.* galea, epicranial aponeurosis, galea aponeurotica.
Galeazzi: G.-Fraktur *f ortho.* Galeazzi's fracture, Galeazzi's injury, Galeazzi's trauma, Galeazzi's fracture-dislocation.
Galen: G.'-Vene *f anat.* Galen's vein, great cerebral vein.
    G.-Ventrikel *m anat.* ventricle of Galen, Morgagni's ventricle, laryngeal ventricle.
Ga·le·ni·ka *pl* galenicals, galenica, galenics.
ga·le·nisch *adj* galenic.
Ga·ler·opie *f → Galeropsie.*
Ga·ler·op·sie *f ophthal.* galeropsia, galeropia.
Gall·amin *nt pharm.* gallamine.
Gallavardin: G.-Phänomen *nt card.* Gallavardin's phenomenon.
Gal·le *f* 1. bile, gall, bilis, fel. 2. → Gallenblase.
Gal·le·ab·fluß *m* biliary drainage.
Gal·le·aus·schei·dung *f* biliary excretion.
    fehlende G. acholia.
    übermäßige G. hepatorrhea, cholerrhagia.
Gal·le·aus·schei·dungs·test *m clin.* biliary excretion test.

gal·le·bil·dend *adj* bile-forming, biligenic, biligenetic, cholepoietic, chologenic.

Gal·le·bil·dung *f* → *Gallenbildung.*

Gal·le·er·bre·chen *nt patho.* bilious vomiting, bile vomiting, cholemesis.

Gal·le·fi·stel *f* → *Gallenfistel.*

Gal·le·fluß *m patho.* cholerrhagia, hepatorrhea.

Gal·le·kon·kre·ment *nt* → *Gallenstein.*

Gal·len·ab·fluß *m* biliary drainage.

Gal·len·aus·schei·dung *f* → *Galleauscheidung.*

Gal·len·bil·dung *f* bile formation, cholanopoiesis, cholepoiesis, cholopoiesis, biligenesis.

Gal·len·bla·se *f anat.* gall bladder, gallbladder, bile cystcholecyst, cholecystis. **flottierende G.** floating gallbladder, mobile gallbladder, wandering gallbladder.

Gal·len·bla·sen·an·hef·tung *f chir.* cholecystopexy.

Gal·len·bla·sen·apla·sie *f patho.* gallbladder aplasia.

Gal·len·bla·sen·ar·te·rie *f anat.* cystic artery.

Gal·len·bla·sen·ato·nie *f patho.* atony of the gallbladder, cholecystatony.

Gal·len·bla·sen·atre·sie *f patho.* gallbladder atresia.

Gal·len·bla·sen·bett *nt anat.* gallbladder bed, hepatic bed of gallbladder.

Gal·len·bla·sen·cho·le·stea·to·se *f patho.* gallbladder cholesteatosis, gallbladder cholesterolosis, gallbladder lipoidosis.

Gallenblasen-Darm-Fistel *f* **1.** *patho.* cholecystointestinal fistula, cholecystoenteric fistula. **2.** *chir.* cholecystointestinal fistula, cholecystoenteric fistula, cholecystenteroanastomosis, cholecystoenterostomy.

Gal·len·bla·sen·di·la·ta·ti·on *f patho.* cholecystectasia.

Gallenblasen-Duodenum-Fistel *f* **1.** *chir.* cholecystoduodenal fistula, cholecystoduodenostomy. **2.** *patho.* cholecystoduodenal fistula.

Gal·len·bla·sen·durch·bruch *m chir.* gallbladder perforation.

Gal·len·bla·sen·dys·ki·ne·sie *f patho.* biliary dyskinesia, biliary dyssynergia.

Gal·len·bla·sen·ek·ta·sie *f patho.* cholecystectasia.

Gal·len·bla·sen·em·py·em *nt patho.* gallbladder empyema.

Gal·len·bla·sen·ent·fer·nung *f chir.* cholecystectomy.

Gal·len·bla·sen·ent·zün·dung *f patho.* cholecystitis. **emphysematöse G.** gaseous cholecystitis, emphysematous cholecystitis, pneumocholecystitis.

Gal·len·bla·sen·er·öff·nung *f chir.* cholecystotomy, cystifelleotomy, cholecystomy.

Gal·len·bla·sen·er·wei·te·rung *f* cholecystectasia.

Gal·len·bla·sen·fi·stel *f chir.* cholecystostomy, cholecystendysis.

Gal·len·bla·sen·fi·xie·rung *f chir.* cholecystopexy.

Gal·len·bla·sen·gal·le *f chir.* cystic bile, gall bladder bile.

Gal·len·bla·sen·gang *m anat.* cystic duct, excretory duct of gallbladder.

Gal·len·bla·sen·hals *m anat.* neck of gallbladder.

Gal·len·bla·sen·hy·drops *m* hydrops of gallbladder, hydrocholecystis.

Gal·len·bla·sen·hy·po·pla·sie *f* gallbladder hypoplasia.

Gallenblasen-Ileum-Fistel *f* cholecystoileostomy.

Gallenblasen-Jejunum-Fistel *f* cholecystojejunostomy.

Gal·len·bla·sen·kar·zi·nom *nt* gallbladder carcinoma.

Gallenblasen-Kolon-Fistel *f* **1.** *chir.* cholecystocolonic fistula, cholecystocolostomy, cystocolostomy, colocholecystostomy. **2.** *patho.* cholecystocolonic fistula.

Gal·len·bla·sen·kör·per *m anat.* body of gall bladder.

Gal·len·bla·sen·krebs *m* gallbladder carcinoma.

Gal·len·bla·sen·kup·pel *f anat.* fundus of gallbladder.

Gallenblasen-Magen-Fistel *f* **1.** *chir.* cholecystogastric fistula, cholecystogastrostomy, cholecystgastrostomy. **2.** *patho.* cholecystogastric fistula.

Gal·len·bla·sen·naht *f chir.* cholecystorrhaphy.

Gallenblasen-Nierenbecken-Fistel *f urol.* cholecystonephrostomy, cholecystopyelostomy, cholecystnephrostomy.

Gal·len·bla·sen·pa·pil·lom *nt* gallbladder papilloma.

Gal·len·bla·sen·per·fo·ra·ti·on *f* gallbladder perforation.

Gal·len·bla·sen·rup·tur *f* gallbladder rupture.

Gal·len·bla·sen·schleim·haut *f* mucosa of gall bladder, mucous membrane of gallbladder.

Gal·len·bla·sen·schmerz *m* biliary colic, cholecystalgia.

Gal·len·bla·sen·sen·kung *f* cholecystoptosis.

Gal·len·bla·sen·ve·ne *f anat.* cystic vein.

Gal·len·bla·sen·ver·let·zung *f* gallbladder injury, gallbladder trauma.

Gallen-Darm-Fistel *f patho.* biliary-enteric fistula, biliary-intestinal fistula.

Gal·len·drai·na·ge *f chir.* bile drainage, biliary drainage. **perkutane transhepatische G.** percutaneous transhepatic biliary drainage.

Gal·len·dys·syn·er·gie *f patho.* biliary dyskinesia, biliary dyssynergia.

Gal·len·fi·stel *f patho.* biliary fistula, bile fistula.

Gal·len·gang *m anat.* bile duct, biliary duct, gall duct.

Gal·len·gangs·ade·nom *nt* bile duct adenoma, cholangioadenoma.

Gal·len·gangs·ana·sto·mo·se *f* biliary anastomosis, biliary duct anastomosis.

Gal·len·gangs·apla·sie *f* biliary aplasia.

Gal·len·gangs·atre·sie *f* biliary atresia.

Gal·len·gangs·drain *m* bile duct drain.

Gal·len·gangs·druck *m* biliary pressure.

Gal·len·gangs·ent·zün·dung *f patho.* cholangitis, cholangeitis.

Gal·len·gangs·er·öff·nung *f* cholangiotomy.

Gal·len·gangs·er·wei·te·rung *f* cholangiectasis.

Gal·len·gangs·fi·bro·se *f* biliary fibrosis, cholangiofibrosis.

Gal·len·gangs·fi·stel *f chir.* cholangiostomy.

Gal·len·gangs·hy·po·pla·sie *f* biliary hypoplasia.

Gal·len·gangs·kar·zi·nom *nt* cholangiocellular carcinoma, bile duct carcinoma, cholangiocarcinoma.

Gal·len·gangs·ka·the·te·ri·sie·rung *f* biliary catheterization.

Gal·len·gangs·ma·no·me·trie *f* biliary manometry.

Gal·len·gangs·ob·struk·ti·on *f* bile duct obstruction, biliary obstruction.

Gal·len·gangs·son·de *f* gall duct probe.

Gal·len·gangs·stein *m* bile duct calculus, bile duct stone.

Gal·len·gangs·strik·tur *f* bile duct stricture, biliary stricture.

Gal·len·gangs·tu·mor *m* bile duct tumor, cholangioma.

Gal·len·ka·näl·chen *pl* bile canaliculi, biliary canaliculi. **intralobuläre G.** interlobular biliary canals, intralobular biliary canals.

Gal·len·ka·pil·la·ren *pl* bile capillaries, biliferous tubules.

Gal·len·ko·lik *f patho.* biliary colic, bilious attack, hepatic colic, gallstone colic.

Gal·len·kon·kre·ment *nt* → *Gallenstein*.

Gal·len·lei·den *nt* bilious complaint, biliousness, cholecystopathy, gallbladder disease.

Gallenpfropf-Syndrom *nt* inspissated bile syndrome.

Gal·len·pig·ment *nt* bile pigment, cholechrome, cholochrome.

Gal·len·re·flux *m patho.* bile reflux.

Gal·len·sal·ze *pl* bile salts.

Gal·len·säu·ren *pl* bile acids.

Gal·len·säu·re·pool *m* bile acid pool.

Gal·len·se·kre·ti·on *f* secretion of bile, biliation, choleresis.

Gal·len·stau·ung *f* bile stasis, biliary stasis, cholestasis, cholestasia.

extrahepatische G. extrahepatic cholestasis.

hepatozelluläre/intrahepatische G. hepatocellular cholestasis, intrahepatic cholestasis.

posthepatische G. posthepatic cholestasis.

prähepatische G. prehepatic cholestasis.

Gal·len·stein *m* biliary calculus, biliary stone, cholelith, chololith, gallstone. **intrahepatischer G.** hepatolith.

Gal·len·stein·ent·fer·nung *f* cholelithotomy.

Gal·len·stein·ile·us *m* gallstone ileus.

Gal·len·stein·lei·den *nt* gallstone disease, cholelithiasis, chololithiasis.

Gal·len·stein·pan·krea·ti·tis *f* gallstone pancreatitis.

Gal·len·stein·zer·trüm·me·rung *f* cholelithotripsy, cholelithotrity.

Gal·len·sy·stem *nt anat.* biliary system.

Gal·len·throm·ben *pl* bile thrombi.

Gal·len·we·ge *pl anat.* bile ducts.

extrahepatische G. extrahepatic bile ducts, extrahepatic ducts.

intrahepatische G. intrahepatic bile ducts, intrahepatic ducts.

Gal·len·wegs·en·do·sko·pie *f* cholangioscopy.

Gal·len·wegs·er·kran·kung *f* cholepathia.

Gal·len·wegs·ob·struk·ti·on *f* bile duct obstruction, biliary obstruction.

Gal·len·wegs·szin·ti·gramm *nt* cholescintigram.

Gal·len·wegs·szin·ti·gra·phie *f* cholescintigraphy.

Gal·len·zy·lin·der 1. *m urol.* bile cast. **2.** *pl patho.* bile thrombi.

Gal·le·pe·ri·to·ni·tis *f* bile peritonitis, choleperitonitis.

Gal·le·re·flux *m patho.* bile reflux.

gal·lert·ar·tig *adj histol.* gelatinous, gelatinoid.

Gal·lert·bauch *m patho.* gelatinous ascites, peritoneal pseudomyxoma, pseudomyxoma peritonei.

Gal·lert·kar·zi·nom *nt patho.* gelatiniform cancer, gelatinous cancer, colloid carcinoma, gelatiniform carcinoma, gelatinous carcinoma.

Gal·lert·kern *m anat.* gelatinous nucleus, vertrebral pulp.

Gal·lert·krebs *m* → *Gallertkarzinom*.

Gal·lert·mark *nt histol.* gelatinous bone marrow.

Gal·lert·stru·ma *f patho.* colloid goiter.

Gal·le·se·kre·ti·on *f* → *Gallensekretion*.

Gal·le·stau·ung *f* → *Gallenstauung*.

Gal·le·throm·ben *pl patho.* bile thrombi.

gal·le·trei·bend *adj pharm.* cholagogic, cholagogue.

Gal·le·zy·lin·der → *Gallenzylinder*.

Ga·lopp *m card.* gallop, gallop rhythm, Traube's murmur, cantering rhythm.

diastolischer G. protodiastolic gallop.

präsystolischer G. presystolic gallop, atrial

gallop.
protodiastolischer G. protodiastolic gallop.
systolischer G. systolic gallop.
Ga·lopp·rhyth·mus *m* → *Galopp.*
Galton: G.-Gesetz *nt genet.* Galton's law.
G.'-Regressionsregel *f* Galton's law of regression, law of regression.
Gal·va·no·chir·ur·gie *f* galvanosurgery.
Gal·va·no·fa·ra·di·sa·ti·on *f* galvanofaradization.
Gal·va·no·kau·stik *f* galvanocautery, galvanic cautery.
Gal·va·no·me·ter *nt* galvanometer.
Gal·va·no·punk·tur *f derm.* electrolysis.
Gal·va·no·the·ra·pie *f* galvanization, galvanotherapy, galvanotherapeutics *pl.*
Ga·met *m embryo.* gamete, generative cell, mature germ cell.
Ga·me·ten·bil·dung *f* → *Gametogenese.*
ga·me·to·gen *adj embryo.* gametogenic, gametogenous.
Ga·me·to·ge·ne·se *f embryo.* gametogenesis, gametogeny.
Ga·me·to·pa·thie *f genet.* gametopathy.
Ga·me·to·zid *nt pharm.* gametocide.
ga·me·to·zid *adj pharm.* gametocidal.
Gam·ma·ami·no·but·ter·säu·re *f abbr.* GABA γ-aminobutyric acid, gamma-aminobutyric acid.
Gam·ma·glo·bu·lin *nt* γ globulin, gamma globulin.
Gam·ma·glo·bu·lin·man·gel *m immun.* hypogammaglobulinemia, hypogammaglobinemia.
Gam·ma·hä·mo·ly·se *f micro.* γ-hemolysis, gamma hemolysis.
gamma-hämolytisch *adj micro.* γ-hemolytic, gamma-hemolytic, nonhemolytic.
Gam·ma·ka·me·ra *f* gamma camera.
Gam·ma·strah·len *pl* gamma rays, γ rays.
Gam·ma·strah·lung *f phys.* gamma radiation, γ radiation.
Gam·ma·szin·ti·gra·phie *f radiol.* gamma-scintigraphy.
Gamma-Winkel *m ophthal.* gamma angle.
Gam·ma·zis·mus *m HNO* gammacism.
Gam·mo·pa·thie *f immun.* gammaglobulinopathy, gammopathy, immunoglobulinopathy.
biklonale G. biclonal gammopathy.
monoklonale G. monoclonal gammopathy.
polyklonale G. polyclonal gammopathy.
Gamna: G.-Krankheit *f patho.* Gamna's disease.
Gamna-Gandy: G.-G.-Knötchen *pl patho.* Gandy-Gamna nodules, Gamna-Gandy bodies, Gamna-Gandy nodules, Gandy-Gamna bodies, siderotic nodules.
Ga·mo·zyt *m embryo.* gamete, generative cell, mature germ cell.
Gamstorp: G.-Syndrom *nt neuro.* hyperkale-

mic periodic paralysis, Gamstorp's disease, type II periodic paralysis.
Gan·ciclo·vir *nt pharm.* ganciclovir.
Gang¹ *m* **1.** (*a. neuro., ortho.*) walk, gait, pace; (*Spaziergang*) walk. **2.** (*Ablauf*) way, course, development. **etw. in G. bringen** get sth. going. **etw. in G. halten** keep sth. going. **in G. kommen** get going. **im G.e sein** be going on, be in progress.
ataktischer G. ataxic gait, tabetic gait.
schlurfender G. shuffle, shuffling walk.
spastischer G. spastic gait.
unsicherer G. unsteady gait, toddle.
wackeliger G. unsteady gait, toddle.
watschelnder G. waddle gait, dystrophic gait, waddling gait, waddle.
zerebellärer G. cerebellar gait, swaying gait.
Gang² *m* (*a. anat.*) passage, passageway, tunnel, duct, channel, meatus, canal.
Gang·art *f ortho.* gait, walk, way of walking, pace.
Gang·ata·xie *f neuro.* ataxia of gait, gait ataxia, locomotor ataxia.
Gang·bild *nt ortho.* gait pattern.
Gang·drai·na·ge *f chir.* ductal drainage.
Gang·ek·ta·sie *f patho.* ductal ectasia.
Gang·epi·thel *nt histol.* duct epithelium.
Gang·kar·zi·nom *nt patho.* duct cancer, ductal cancer, ductal carcinoma, duct carcinoma.
Gan·gli·ek·to·mie *f ortho.* ganglionectomy, gangliectomy; *neurochir.* ganglionectomy, gangliectomy.
Gan·gli·en·blocka·de [k·k] *f anes., pharm.* ganglionic blockade.
gan·gli·en·blockend [k·k] *adj pharm.* ganglioplegic, gangliolytic, ganglionoplegic.
Gan·gli·en·blocker [k·k] *m anes., pharm.* ganglion-blocking agent, ganglionic blocking agent, ganglioplegic, gangliolytic, ganglionoplegic.
Gan·gli·en·ent·zün·dung *f* ganglionitis, gangliitis.
Gan·gli·en·kap·sel *f* capsule of ganglion.
Gan·gli·en·zel·le *f* ganglion cell, gangliocyte.
Gan·gli·itis *f* → *Ganglienentzündung.*
Gan·glio·gli·om *nt neuro.* ganglioglioma, central ganglioneuroma.
Gan·glio·ly·se *f patho.* gangliolysis.
Gan·gli·on *nt* **1.** *anat.* neural ganglion, ganglion, neuroganglion, nerve ganglion. **2.** *patho.* ganglion, myxoid cyst, synovial cyst.
Ganglia *pl* **autonomica** autonomic ganglia, visceral ganglia.
Ganglia *pl* **cardiaca** cardiac ganglia, Wrisberg's ganglia.
G. cervicothoracicum → *G. stellatum.*
G. ciliare ciliary ganglion, Schacher's ganglion.
G. cochleare cochlear ganglion, Corti's ganglion, spiral ganglion (of cochlea).

Ganglia *pl* **coeliaca** celiac ganglia, solar ganglia.

Ganglia *pl* **craniospinalia** craniospinal ganglia, encephalospinal ganglia, sensory ganglia.

Ganglia *pl* **encephalica** sensory ganglia of cranial nerves, sensory ganglia of encephalic nerves.

G. geniculatum geniculate ganglion, ganglion of facial nerve.

G. impar Walther's ganglion, coccygeal ganglion.

G. inferius nervi glossopharyngei Andersch's ganglion, caudal ganglion of glossopharyngeal nerve, inferior ganglion of glossopharyngeal nerve.

G. inferius nervi vagi caudal ganglion of vagus nerve, inferior ganglion of vagus nerve, nodose ganglion.

Ganglia *pl* **intermedia** intermediate ganglia, accessory ganglia.

intraossäres G. *ortho.* intraosseous ganglionic cyst, ganglionic cystic defect of bone.

G. oticum auricular ganglion, Arnold's ganglion, otic ganglion.

G. parasympatheticum/parasympathicum parasympathetic ganglion.

parasympathisches G. parasympathetic ganglion.

prävertebrale Ganglien *pl* prevertebral ganglia, collateral ganglia.

G. pterygopalatinum pterygopalatine ganglion, Meckel's ganglion, sphenopalatine ganglion.

Ganglia *pl* **sensoria** craniospinal ganglia, encephalospinal ganglia, sensory ganglia.

Ganglia *pl* **sensoria neurium cranialum** sensory ganglia of cranial nerves, sensory ganglia of encephalic nerves.

G. sensorium/spinale spinal ganglion, dorsal root ganglion, intervertebral ganglion.

G. spirale cochleae → *G. cochleare.*

G. stellatum cervicothoracic ganglion, stellate ganglion.

G. superius nervi glossopharyngei Ehrenritter's ganglion, superior ganglion of glossopharyngeal nerve.

G. superius nervi vagi superior ganglion of vagus nerve, jugular ganglion of vagus nerve.

G. sympatheticum/sympathicum sympathetic ganglion.

G. thoracicum splanchnicum splanchnic ganglion, splanchnic thoracic ganglion.

G. trigeminale Gasser's ganglion, trigeminal ganglion, semilunar ganglion, ganglion of trigeminal nerve.

Ganglia *pl* **trunci sympathetici** ganglia of sympathetic trunk, sympathetic trunk ganglia.

G. tympanicum Valentin's pseudoganglion, tympanic ganglion of Valentin.

G. vestibulare vestibular ganglion, Scarpa's ganglion.

Ganglia *pl* **visceralia** → *Ganglia autonomica.*

gan·glio·när *adj* ganglionic, ganglial.

Gan·gli·on·ek·to·mie *f* **1.** *ortho.* ganglionectomy, gangliectomy. **2.** *neurochir.* ganglionectomy, gangliectomy.

Gan·glio·neu·rom *nt* *neuro.* neurocytoma, ganglioneuroma, gangliocytoma, ganglioma, true neuroma.

Gan·gli·on·ex·zi·si·on *f* *ortho.* ganglionectomy, gangliectomy.

Gan·glio·ni·tis *f* → *Ganglienentzündung.*

Gan·glio·ple·gi·kum *nt* → *Ganglienblocker.*

gan·glio·ple·gisch *adj* *pharm.* ganglioplegic, gangliolytic, ganglionoplegic.

Gan·glio·sid *nt* *biochem.* ganglioside.

Gan·glio·si·do·se *f* *patho.* gangliosidosis, ganglioside lipidosis. **generalisierte G.** infantile GM_1-gangliosidosis, generalized gangliosidosis.

Gan·glio·sym·path·ek·to·mie *f* *neurochir.* gangliosympathectomy.

Gan·glio·zyt *m* ganglion cell, gangliocyte.

Gan·glio·zy·tom *nt* → *Ganglioneurom.*

Gang·mu·ster *nt* ortho. gait pattern.

Gan·go·sa *f* *HNO* gangosa.

Gan·grae·na *f* → *Gangrän.* **G. emphysematosa** → *Gasgangrän.*

Gan·grän *f* *patho.* gangrene, mortification, sphacelus, sphacelation.

arteriosklerotische G. angiosclerotic gangrene, arteriosclerotic gangrene.

diabetische G. diabetic gangrene, glycemic gangrene, glykemic gangrene.

embolische G. embolic gangrene.

entzündliche G. inflammatory gangrene.

feuchte G. moist gangrene, wet gangrene.

postthrombotische G. thrombotic gangrene.

posttraumatische G. traumatic gangrene.

senile G. Pott's gangrene, senile gangrene.

trockene G. dry gangrene, mummification, mummification necrosis.

venöse G. venous gangrene, static gangrene.

gan·grä·nös *adj* *patho.* gangrenous, sphacelated, sphacelous, mortified.

Gang·ste·no·se *f* *patho.* ductal stenosis.

Ganser: G.-Divertikel *pl* *patho.* Ganser's diverticula.

G.'-Kommissur *f* *anat.* Ganser's commissure, superior supraoptic commissure.

G.-Syndrom *nt* *psychia.* Ganser's syndrome, syndrome of approximate relevant answers, nonsense syndrome, pseudopsychosis.

Ganz·hirn·be·strah·lung *f* *radiol.* whole-brain radiation, whole-brain irradiation.

Ganz·kör·per·be·strah·lung *f* *radiol.* total body radiation, whole-body radiation, total body irradiation, whole-body irradiation.

Ganz·kör·per·szin·ti·gra·phie *f* *radiol.* total

body scintigraphy.

Ganz·kör·per·zäh·ler *m radiol.* whole-body counter.

Ganz·vi·rus·impf·stoff *m immun.* whole-virus vaccine, WV vaccine.

Gardner: G.-Syndrom *nt patho.* Gardner's syndrome.

Gard·ner·beiß *m derm.* trombiculiasis, trombidiiasis, trombidiosis.

Gar·gal·an·äs·the·sie *f neuro.* gargalanesthesia.

Gar·gal·äs·the·sie *f physiol.* gargalesthesia.

Gar·go·yl·frat·ze *f patho.* hurloid facies, gargoylism.

Garland: G.-Dreieck *nt clin.* Garland's triangle.

Garré: G.'-Krankheit *f ortho.* Garré's osteomyelitis, Garré's disease, chronic nonsuppurative osteitis, chronic nonsuppurative osteomyelitis.

Garrod: G.'-Knötchen *pl anat.* Garrod's nodes, knuckle pads.

Gartner: G.'-Gang *m anat.* Gartner's canal, Gartner's duct, duct of epoophoron.

G.-Zyste *f gyn.* Gartner's cyst, gartnerian cyst.

Gärtner: G.-Bazillus *m micro.* Gärtner's bacillus, Salmonella enteritidis.

G.-Zeichen *nt card.* Gärtner's phenomenon, Gärtner's vein phenomenon.

Gas *nt physiol.* gas, air; vapor.

Gas·ab·szeß *m patho.* tympanitic abscess, Welch's abscess, gas abscess.

Gas·aus·tausch *m physiol.* gas exchange. **respiratorischer G.** respiratory exchange.

gas·bil·dend *adj* producing gas, gasogenic, aerogenic, aerogenous.

Gas·bil·dung *f* gas production, aerogenesis.

Gas·brand *m* → *Gasgangrän.*

Gas·brust *f patho.* pneumothorax, pneumatothorax.

Gas·dif·fu·si·on *f physiol.* gaseous diffusion.

Gas·druck *m phys.* gas pressure.

Gas·em·bo·lie *f patho.* gas embolism, aeroembolism, aeremia, ebullism.

Gas·end·ar·ter·ek·to·mie *f chir.* gas endarterectomy.

gas·för·mig *adj* gaseous, gasiform.

Gas·gan·grän *f patho.* gas gangrene, gaseous gangrene, gangrenous emphysema, emphysematous gangrene.

Gas·ge·misch *nt* gas mixture, vapor. **alveoläres G.** alveolar air, alveolar gas, alveolar gas mixture.

gas·hal·tig *adj* gas-containing, gassy.

Gas·ödem *nt* → *Gasgangrän.*

Gas·phleg·mo·ne *f* → *Gasgangrän.*

Gasser: G.'-Ganglion *nt anat.* Gasser's ganglion, gasserian ganglion, trigeminal ganglion, semilunar ganglion.

G.-Syndrom *nt patho.* Gasser's syndrome, hemolytic-uremic syndrome.

Ga·ster *m anat.* stomach, ventricle.

Ga·stra·de·ni·tis *f patho.* gastroadenitis, gastradenitis.

ga·stral *adj* gastric.

Ga·stral·gie *f* stomach ache, gastralgia, gasteralgia, gastrodynia.

Ga·strek·ta·sie *f* gastrectasia, gastrectasis.

Ga·strek·to·mie *f chir.* gastrectomy.
partielle G. gastric resection, partial gastrectomy.
subtotale G. subtotal gastrectomy.
totale G. total gastrectomy.

Ga·strin *nt physiol.* gastrin.

Ga·stri·nom *nt endo.* Zollinger-Ellison tumor, Z-E tumor, gastrinoma.

ga·strisch *adj* gastral.

Ga·stri·tis *f patho.* gastritis, endogastritis.
atrophische G. → *chronisch-atrophische G.*
chronisch-atrophische G. Fenwick's disease, chronic atrophic gastritis, idiopathic gastric atrophy, gastratrophia.
erosive G. erosive gastritis, exfoliative gastritis.

Ga·stro·ade·ni·tis *f patho.* gastroadenitis, gastradenitis.

Ga·stro·ana·sto·mo·se *f chir.* gastrogastrostomy, gastroanastomosis.

Ga·stro·ato·nie *f patho.* gastric atonia, gastroparalysis, gastroatonia.

Ga·stro·dia·pha·nie *f radiol.* gastrodiaphany, gastrodiaphanoscopy.

ga·stro·duo·de·nal *adj* gastroduodenal.

Ga·stro·duo·den·ek·to·mie *f chir.* gastroduodenectomy.

Ga·stro·duo·de·ni·tis *f patho.* gastroduodenitis.

Ga·stro·duo·de·no·sko·pie *f clin.* gastroduodenoscopy.

Ga·stro·duo·de·no·sto·mie *f chir.* gastroduodenostomy.

Ga·stro·dy·nie *f* → *Gastralgie.*

ga·stro·en·te·ral *adj* → *gastrointestinal.*

Ga·stro·en·te·ri·tis *f patho.* gastroenteritis, enterogastritis.

Ga·stro·en·te·ro·ko·li·tis *f* gastroenterocolitis.

Ga·stro·en·te·ro·ko·lo·sto·mie *f* gastroenterocolostomy.

Ga·stro·en·te·ro·lo·gie *f* gastroenterology.

Ga·stro·en·te·ro·pa·thie *f patho.* gastroenteropathy. **eiweißverlierende/exsudative G.** protein-losing enteropathy.

Ga·stro·en·te·ro·pla·stik *f* gastroenteroplasty.

Ga·stro·en·te·ro·pto·se *f patho.* gastroenteroptosis.

Ga·stro·en·te·ro·sto·mie *f abbr.* **G.E.** gastroenteric anastomosis, gastrointestinal anastomosis, gastroenterostomy, gastroenteroanastomosis.

Ga·stro·en·te·ro·to·mie *f* gastroenterotomy.
Ga·stro·ga·stro·sto·mie *f chir.* gastrogastrostomy, gastroanastomosis.
ga·stro·gen *adj patho.* gastrogenic.
ga·stro·he·pa·tisch *adj* gastrohepatic.
Ga·stro·ile·al·re·flex *m physiol.* gastroileal reflex.
Ga·stro·ile·itis *f* gastroileitis.
Ga·stro·ileo·sto·mie *f chir.* gastroileostomy.
ga·stro·in·te·sti·nal *adj* gastrointestinal, gastroenteric.
Ga·stro·in·te·sti·nal·trakt *m anat.* gastrointestinal canal, gastrointestinal tract.
Ga·stro·je·ju·no·sto·mie *f chir.* gastrojejunostomy, gastronesteostomy, gastrojejunal anastomosis.
Ga·stro·ka·me·ra *f clin.* gastrocamera.
Ga·stro·ki·ne·to·graph *m radiol.* gastrograph, gastrokinetograph.
Ga·stro·ko·lo·sto·mie *f chir.* gastrocolostomy.
Ga·stro·ko·lo·to·mie *f chir.* gastrocolotomy.
Ga·stro·la·va·ge *f clin.* lavage of the stomach, gastrolavage.
ga·stro·lie·nal *adj* gastrolienal, gastrosplenic.
Ga·stro·lith *m patho.* gastric calculus, stomach calculus, gastrolith.
Ga·stro·li·thia·sis *f patho.* gastrolithiasis.
Ga·stro·ly·se *f chir.* gastrolysis.
Ga·stro·ma·la·zie *f patho.* gastromalacia.
Ga·stro·me·ga·lie *f patho.* gastromegaly.
Ga·stro·myo·to·mie *f chir.* gastromyotomy.
ga·stro·öso·pha·ge·al *adj* gastroesophageal, esophagogastric.
Ga·stro·öso·pha·gi·tis *f patho.* gastroesophagitis.
Ga·stro·pan·krea·ti·tis *f patho.* gastropancreatitis.
Ga·stro·pa·re·se *f* → *Gastroplegie.*
Ga·stro·pa·thia *f patho.* gastropathy. **G. hypertrophica gigantea** Ménétrier's disease, giant hypertrophic gastritis, giant hypertrophy of gastric mucosa.
Ga·stro·pe·ri·to·ni·tis *f patho.* gastroperitonitis.
Ga·stro·pe·xie *f chir.* gastropexy.
Ga·stro·pla·stik *f chir.* gastroplasty.
Ga·stro·ple·gie *f patho.* gastroparesis, gastroparalysis, gastroplegia.
Ga·stro·pli·ca·tio *f chir.* gastroplication, gastroptyxis, gastrorrhaphy.
Ga·stro·pto·se *f patho.* gastroptosis, ventroptosis, ventroptosia.
ga·stro·pul·mo·nal *adj* gastropneumonic, gastropulmonary, pneumogastric.
Ga·stro·py·lor·ek·to·mie *f chir.* pylorogastrectomy, gastropylorectomy.
ga·stro·re·nal *adj* renogastric, nephrogastric.
Ga·stror·rha·gie *f patho.* bleeding from the stomach, gastrorrhagia.
Ga·stror·rha·phie *f chir.* gastrorrhaphy.

Ga·stror·rhe·xis *f patho.* gastrorrhexis.
Ga·stror·rhoe *f patho.* gastric hypersecretion, gastrorrhea.
Ga·stro·schi·sis *f embryo.* gastroschisis, celoschisis.
ga·stro·se·lek·tiv *adj* gastroselective.
Ga·stro·skop *nt clin.* gastroscope.
Ga·stro·sko·pie *f clin.* gastroscopy.
ga·stro·sko·pisch *adj clin.* gastroscopic.
Ga·stro·spas·mus *m patho.* gastrospasm, gastric spasm, gastric colic.
Ga·stro·sta·xis *f patho.* gastrostaxis.
Ga·stro·ste·no·se *f patho.* gastrostenosis.
Ga·stro·sto·ma *nt chir.* gastric fistula, gastrostoma.
Ga·stro·sto·mie *f chir.* gastrostomy.
Ga·stro·su·kor·rhoe *f patho.* gastrosuccorrhea, Reichmann's disease.
Ga·stro·to·mie *f chir.* gastrotomy.
Ga·stro·to·mie·mes·ser *nt chir.* gastrotome.
Ga·stro·to·no·me·trie *f clin.* gastrotonometry.
ga·stro·trop *adj* gastrotropic.
Ga·stro·ze·le *f chir.* gastrocele.
Ga·stru·la *f embryo.* gastrula.
Ga·stru·la·ti·on *f embryo.* gastrulation.
Gas·zy·ste *f patho.* gas cyst.
Gat·te *m* husband, spouse.
Gat·tin *f* wife, spouse.
Gaucher: G.'-Krankheit *f patho.* Gaucher's disease, glucosylceramide lipidosis, cerebroside lipidosis, cerebroside lipoidosis, kerasin histiocytosis, familial splenic anemia.
  G.-Krankheit, Typ I *patho.* type 1 Gaucher's disease, adult type Gaucher's disease, chronic non-neuronopathic type Gaucher's disease.
  G.-Krankheit, Typ II *patho.* type 2 Gaucher's disease, acute neuronopathic type Gaucher's disease, infantile type of Gaucher's disease.
  G.-Krankheit, Typ III *patho.* type 3 Gaucher's disease, juvenile type Gaucher's disease, subacute neuronopathic type Gaucher's disease.
Gauer-Henry: G.-H.-Reflex *m physiol.* Gauer--Henry reflex, Henry-Gauer reflex.
Gault: G.-Reflex *m HNO* Gault's cochleopalpebral reflex.
Gau·men *m* palate, roof of mouth.
  harter G. hard palate.
  knöcherner G. bony palate, bony hard palate, osseous palate.
  weicher G. soft palate.
Gau·men·ab·szeß *m* palatal abscess.
Gau·men·apo·neu·ro·se *f anat.* palatine aponeurosis.
Gau·men·bein *nt anat.* palate bone, palatine bone.
Gau·men·bo·gen *m anat.* palatine arch, oral arch, pillar of fauces.
Gau·men·drü·sen *pl anat.* palatine glands.
Gau·men·ent·zün·dung *f HNO* uranisconitis, palatitis.

Gau·men·man·del *f anat.* tonsil, faucial tonsil, palatine tonsil.
Gau·men·man·del·kryp·ten *pl anat.* tonsillar crypts of palatine tonsil.
Gau·men·man·del·ni·sche *f anat.* amygdaloid fossa, tonsillar fossa, tonsillar sinus.
Gau·men·naht *f HNO* palatine suture, uraniscorrhaphy, uranorrhaphy, palatorrhaphy, staphylorrhaphy.
Gau·men·pla·stik *f HNO* uranoplasty, uraniscoplasty, palatoplasty, staphyloplasty.
Gau·men·plat·te *f HNO* plate, obturator.
Gau·men·re·flex *m HNO* palatal reflex, palatine reflex.
Gau·men·rück·ver·la·ge·rung *f* push-back technique.
Gau·men·schlag·ader *f anat.* palatine artery.
absteigende G. descending palatine artery.
aufsteigende G. ascending palatine artery.
große G. greater palatine artery, major palatine artery.
kleine Gaumenschlagadern *pl* lesser palatine arteries, minor palatine arteries.
Gau·men·se·gel *nt anat.* soft palate.
Gau·men·se·gel·ha·ken *m HNO* palate hook, palate retractor.
Gau·men·se·gel·läh·mung *f HNO* palatoplegia, uranoplegia, staphyloplegia.
Gau·men·spal·te *f embryo.* cleft palate, uranoschisis, uraniscochasm, uraniscochasma, uranoschism, palatoschisis.
Gau·men·spei·chel·drü·sen *pl anat.* palatine glands.
Gau·men·zäpf·chen *nt anat.* uvula, palatine uvula, pendulous palate, plectrum.
Gauß: G.-Kurve *f stat.* normal curve, bell curve, bell-shaped curve, gaussian curve.
G.'-Normalverteilung *f stat.* gaussian distribution, normal distribution.
Gauthier-Kallmann: G.-K.-Syndrom *nt patho.* Kallmann's syndrome, olfactogenital dysplasia, hypogonadotropic eunuchoidism.
Ga·ze *f* gauze.
Ga·ze·tam·pon *m* gauze wick.
Ga·ze·ver·band *m* gauze dressing.
ge·bä·ren I *vt* **1.** *gyn.* (*Kind*) deliver, bear, give birth (to). **2.** *patho.* breed, bring forth. **II** *vi* **3.** *gyn.* bear, give birth (to), be delivered of a child. **4.** *patho.* bring forth.
Ge·bä·ren·de *f* parturient, woman in labor.
Ge·bär·mut·ter *f gyn.* womb, uterus.
Ge·bär·mut·ter·an·hef·tung *f* uterofixation, uteropexy, hysteropexy, hysterorrhaphy.
Ge·bär·mut·ter·apla·sie *f* uterine aplasia.
Ge·bär·mut·ter·ato·nie *f* metratonia.
Ge·bär·mut·ter·atre·sie *f* hysteratresia, atretometria.
Ge·bär·mut·ter·atro·phie *f* uterine atrophy, metratrophy, metratrophia.
Gebärmutter-Blasen-Fistel *f patho.* uterovesical fistula.

Ge·bär·mut·ter·blu·tung *f* uterine bleeding, uterine hemorrhage, metrorrhagia.
Ge·bär·mut·ter·drü·sen *pl anat.* uterine glands.
Ge·bär·mut·ter·ent·fer·nung *f gyn.* uterectomy, hysterectomy, metrectomy.
partielle G. → *subtotale G.*
radikale G. radical hysterectomy.
subtotale G. subtotal hysterectomy, supracervical hysterectomy, supravaginal hysterectomy, partial hysterectomy.
totale G. total hysterectomy, complete hysterectomy, panhysterectomy.
transvaginale G. vaginal hysterectomy, vaginohysterectomy, colpohysterectomy.
Ge·bär·mut·ter·ent·zün·dung *f* metritis, uteritis.
Ge·bär·mut·ter·er·kran·kung *f* metropathy, metropathia, hysteropathy.
Ge·bär·mut·ter·er·öff·nung *f* metrotomy, uterotomy, hysterotomy.
Ge·bär·mut·ter·fi·xie·rung *f* uterofixation, uteropexy, hysteropexy, hysterorrhaphy.
Ge·bär·mut·ter·fun·dus *m anat.* fundus of uterus.
Ge·bär·mut·ter·hals *m anat.* cervix (of uterus), neck of uterus, uterine neck, neck of womb.
Ge·bär·mut·ter·hals·ent·fer·nung *f* hysterotrachelectomy.
Ge·bär·mut·ter·hals·kar·zi·nom *nt* cervical carcinoma (of uterus), carcinoma of uterine cervix.
Ge·bär·mut·ter·hals·krebs *m* → *Gebärmutterhalskarzinom.*
Ge·bär·mut·ter·hals·pla·stik *f* hysterotracheloplasty.
Ge·bär·mut·ter·höh·le *f anat.* uterine cavity, uterine canal.
Ge·bär·mut·ter·hy·po·pla·sie *f* uterine hypoplasia.
Ge·bär·mut·ter·isth·mus *m anat.* isthmus of uterus.
Ge·bär·mut·ter·ka·nal *m anat.* uterine canal.
Ge·bär·mut·ter·ko·lik *f gyn.* uterine colic.
Ge·bär·mut·ter·kör·per *m anat.* body of uterus, corpus of uterus.
Ge·bär·mut·ter·krampf *m* hysterospasm.
Ge·bär·mut·ter·krebs *m* uterine carcinoma.
Ge·bär·mut·ter·kup·pe *f anat.* fundus of uterus.
Ge·bär·mut·ter·läh·mung *f* metroparalysis.
Ge·bär·mut·ter·lö·sung *f gyn.* hysterolysis.
Ge·bär·mut·ter·my·om *nt* hysteromyoma.
Ge·bär·mut·ter·naht *f* hysterorrhaphy.
Ge·bär·mut·ter·pla·stik *f* uteroplasty, metroplasty.
Ge·bär·mut·ter·po·lyp *m* uterine polyp.
Ge·bär·mut·ter·pro·laps *m* prolapse of the uterus.

Gebärmutter-Rektum-Fistel *f* uterorectal fistula.
Gebärmutter-Scheiden-Fistel *f patho.* uterovaginal fistula.
Ge·bär·mut·ter·schleim·haut *f* endometrium.
Ge·bär·mut·ter·schmerz *m* uterine pain, metralgia, metrodynia, uteralgia, uterodynia, hysteralgia, hysterodynia.
Ge·bär·mut·ter·schnitt *m* metrotomy, uterotomy, hysterotomy.
Ge·bär·mut·ter·sen·kung *f* falling of the womb, metroptosis, hysteroptosis.
Ge·bär·mut·ter·spie·ge·lung *f* uteroscopy, hysteroscopy.
Ge·bär·mut·ter·stein *m* uterine calculus, womb stone, uterolith, hysterolith.
Ge·bär·mut·ter·ve·nen *pl anat.* uterine veins.
Ge·bär·mut·ter·ver·wach·sun·gen *pl* uterine adhesions.
Ge·bär·mut·ter·vor·fall *m* prolapse of the uterus.
Ge·bär·mut·ter·zip·fel *m* anat. uterine horn, horn of uterus.
Ge·bär·stuhl *m gyn.* birthstool.
Ge·biß *nt anat., dent.* **1.** → *natürliches G.* **2.** → *künstliches G.*
  künstliches G. artificial dentition, dental prosthesis, false teeth, denture.
  natürliches G. dentition, natural dentition, set of teeth.
ge·bläht *adj* (*Magen*) blown, tympanous, distended, flatulent.
Ge·bläht·sein *nt patho.* flatulence, flatulency.
ge·bräunt *adj* (*Haut*) tanned, bronzed.
Ge·bre·chen *nt* ailment, complaint, affliction; (*Behinderung*) disablement, disability, defect, invalidism; (*Schwäche*) infirmity, infirmness.
ge·brech·lich *adj* fragile, weak, shaky, frail; invalid, infirm.
Ge·brech·lich·keit *f* fragility, weakness, frailty, frailness; infirmity, infirmness.
ge·bro·chen *adj* (*Knochen*) broken, fractured, cracked, (*körperlich, seelisch*) broken.
Ge·burt *f* **1.** birth. **2.** *gyn.* (*Niederkunft*) childbirth, labor, birth, partus, parturition, accouchement. **3.** *gyn.* (*Vorgang*) delivery, birth, childbirth, partus. **vor der G.** (**auftretend/entstehend**) antenatal, antepartal, antepartum, prenatal. **von G. an** from/since (one's) birth. **bei/unter der G.** at birth, in labor. **bei der G. vorhanden** connatal, connate.
  induzierte G. artificial labor, induced labor.
  komplizierte G. complicated labor.
  leichte G. easy delivery.
  natürliche G. natural childbirth.
  protrahierte G. prolonged labor, protracted labor.
  schwere G. difficult delivery.
  G. aus Steißlage breech delivery, breech.

überstürzte G. precipitate labor.
vorzeitige G. premature labor, immature labor.
Ge·bur·ten·be·schrän·kung *f* → *Geburtenregelung.*
Ge·bur·ten·häu·fig·keit *f* → *Geburtenrate.*
Ge·bur·ten·kon·trol·le *f* → *Geburtenregelung.*
Ge·bur·ten·ra·te *f* natality, birth rate.
Ge·bur·ten·re·ge·lung *f* family planning, birthcontrol.
Ge·bur·ten·über·schuß *m* excess in birth rate, excess of births.
Ge·bur·ten·zahl *f* → *Geburtenrate.*
Ge·bur·ten·zif·fer *f* → *Geburtenrate.*
Ge·burts·da·tum *nt* date of birth.
Ge·burts·ein·lei·tung *f gyn.* induction of labor.
Ge·burts·ge·wicht *nt* birthweight, weight at birth.
Ge·burts·hel·fer *m* obstetrician, accoucheur.
Ge·burts·hel·fer·hand *f neuro.* obstetrician's hand, accoucheur's hand.
Ge·burts·hel·fe·rin *f* midwife, obstetrician.
Ge·burts·hil·fe *f* obstetrics *pl*, midwifery, tocology.
ge·burts·hilf·lich *adj* obstetric, obstetrical.
Ge·burts·jahr *nt* birthyear, year of birth.
Ge·burts·ka·nal *m gyn.* obstetric canal, birth canal, parturient canal.
Ge·burts·läh·mung *f ped.* birth paralysis, birth palsy, obstetrical paralysis.
Ge·burts·ort *m* birthplace, place of birth.
Ge·burts·schmer·zen *pl gyn.* throe, labor pains.
Ge·burts·tag *m* birthday; date of birth.
Ge·burts·ur·kun·de *f* birth certificate.
Ge·burts·we·hen *pl gyn.* throes, labor *sing*, labor pains.
Ge·burts·zan·ge *f gyn.* obstetrical forceps *pl*, extractor, gynecological forceps *pl*, forceps *pl.*
Ge·dächt·nis *nt* **1.** (*Vermögen*) memory, mneme. **2.** (*Erinnerung*) memory, recollection, remembrance. **immunologisches G.** *immun.* immunological memory, booster response.
Ge·dächt·nis·lücke [k·k] *f* memory lapse, blank, a blank in one's memory.
Ge·dächt·nis·stö·rung *m neuro.* memory defect, disturbance of memory, dysmnesia.
Ge·dächt·nis·zel·le *f immun.* memory cell.
ge·dämpft *adj* (*a. phys.*) damped; (*Geräusch*) dull, muffled.
Ge·dan·ke *m* thought (*über* on, about); idea, intellection, reflection.
Ge·dan·ken·as·so·zia·ti·on *f psycho.* association of ideas.
Ge·dan·ken·aus·brei·tung *f psychia.* thought broadcasting.
Ge·dan·ken·ein·ge·bung *f psychia.* thought insertion.

Ge·dan·ken·ent·zug *m psychia.* thought deprivation, thought withdrawal.

Ge·dan·ken·flucht *f psychia.* flight of ideas.

Ge·dan·ken·gang *m* thinking, thought, train of tought.

Ge·dan·ken·ket·te *f* chain of thought.

Ge·dan·ken·sprung *m* mental leap, jump from one idea to another.

Ge·dan·ken·ver·knüp·fung *f psycho.* association of ideas.

Ge·där·me *pl* guts, bowels, intestines.

ge·dei·hen *vi (Kind)* thrive, prosper, do well.

Ge·deih·stö·rung *f ped.* failure to thrive.

ge·dun·sen *adj (Haut)* pasty, puffed; *(Gesicht)* puffy, bloated.

Gee-Herter-Heubner: G.-H.-H.-Syndrom *nt patho., ped.* Gee-Herter-Heubner disease, Gee-Herter disease, Gee's disease, Herter's infantilism, Heubner-Herter disease, Herter--Heubner disease, Heubner disease, infantile form of celiac disease.

Ge·fahr *f* **1.** danger, hazard, risk. **außer G.** *(Patient)* out of danger. **2.** *(Bedrohung)* threat, risk, danger *(für* to).

ge·fähr·den *vt* expose sth./s.o. to danger; endanger, jeopardize, threaten.

ge·fähr·det *adj, ptp* at risk.

ge·fähr·lich *adj* dangerous *(für* to); *(ernst)* serious, critical, precarious.

ge·fahr·los **I** *adj* harmless, safe. **II** *adv* safely.

Ge·fäß *nt* **1.** *anat.* vessel. **2.** vessel, container; flask, bottle; pot, jar, bowl, basin.

Ge·fäß·bänd·chen *nt ophthal.* fascicular keratitis.

Ge·fäß·bil·dung *f patho.* vascularization.

Ge·fäß·dar·stel·lung *f radiol.* angiography.

Ge·fäß·dys·pla·sie *f patho.* angiodysplasia.

Ge·fäß·ent·fer·nung *f HTG* angiectomy.

Ge·fäß·ent·zün·dung *f patho.* angiitis, angitis, vasculitis.

Ge·fäß·er·kran·kung *f patho.* vasculopathy, angiopathy.

ge·fäß·er·wei·ternd *adj* vasodilative, vasodilator, vasohypotonic.

Ge·fäß·er·wei·te·rung *f patho.* vasodilation, vasodilatation, angiectasia, angiectasis.

Ge·fäß·ex·zi·si·on *f HTG* angiectomy.

Ge·fäß·fehl·bil·dung *f patho.* vascular malformation.

Ge·fäß·ge·flecht *nt histol.* vascular plexus.

Ge·fäß·ge·räusch *nt card.* vascular murmur.

Ge·fäß·ge·schwulst *nt patho.* vascular tumor.

Ge·fäß·hya·lin *nt patho.* vascular hyalin.

Ge·fäß·hya·li·no·se *f patho.* angiohyalinosis.

Ge·fäß·kal·zi·fi·zie·rung *f patho.* angiosteosis.

Ge·fäß·klem·me *f HTG* vas clamp, vascular clamp, vessel clamp, blood vessel clamp, compressor, hemostat.

Ge·fäß·knäu·el *nt anat.* glomus.

Ge·fäß·krampf *m patho.* angiospasm, vaso-

spasm.

Ge·fäß·läh·mung *f patho.* vasoparalysis, angioparalysis, angioparese, vasoparese.

ge·fäß·los *adj* avascular, nonvascular.

Ge·fäß·mal *nt derm.* salmon patch, flammeous nevus, port-wine nevus, port-wine mark.

Ge·fäß·naht *chir.* vascular suture, angiorrhaphy.

Ge·fäß·ne·kro·se *f patho.* angionecrosis.

Ge·fäß·ner·ven·bün·del *nt anat.* neurovascular bundle.

Ge·fäß·ner·ven·stamm *m anat.* neurovascular trunk.

Ge·fäß·neu·bil·dung *f patho.* neovascularization, vascularization.

Ge·fäß·neu·ro·se *f patho.* vasoneurosis, angioneurosis.

Ge·fäß·pla·stik *f HTG* angioplasty.

Ge·fäß·ple·xus *m anat.* vascular plexus.

Ge·fäß·pro·the·se *f HTG* vascular prosthesis. **nahtlose G.** seamless prosthesis.

Ge·fäß·punk·ti·on *f* vasopuncture.

Ge·fäß·quetsch·klem·me *f chir.* vasotribe, angiotribe.

Ge·fäß·re·flex *m physiol.* vasoreflex.

Ge·fäß·reich·tum *m histol.* vascularity. **übermäßiger G.** *patho.* hypervascularity.

Ge·fäß·re·kon·struk·ti·on *f HTG* vascular reconstruction.

Ge·fäß·schmer·zen *pl* angialgia, angiodynia, vasalgia.

Ge·fäß·skle·ro·se *f patho.* angiosclerosis.

Ge·fäß·span·nung *f physiol.* vascular tone, angiotonia, vasotonia.

Ge·fäß·spas·mus *m patho.* vasospasm, angiospasm.

Ge·fäß·stamm *m anat.* truncus, trunk.

Ge·fäß·stein *m patho.* blood calculus, angiolith, hematolith, hemolith.

Ge·fäß·ste·no·se *f patho.* angiostenosis.

Ge·fäß·sy·stem *nt anat.* vascular system, vasculature.

Ge·fäß·to·nus *m physiol.* vascular tone, vasotonia, angiotonia.

Ge·fäß·trans·plan·tat *nt HTG* vascular graft.

Ge·fäß·tu·mor *nt patho.* vascular tumor, angioma, angioneoplasm.

Ge·fäß·ver·grö·ße·rung *f patho.* angiomegaly.

Ge·fäß·ver·knö·che·rung *f patho.* angiosteosis.

Ge·fäß·ver·let·zung *f ortho.* vascular injury, vessel injury, vascular trauma.

Ge·fäß·ver·schluß *m patho.* vascular occlusion.

Ge·fäß·ver·sor·gung *f histol.* vascular supply, vasculature.

Ge·fäß·wand·ne·kro·se *f* angionecrosis.

Ge·fäß·wand·skle·ro·se *f* angiosclerosis.

Ge·fäß·wi·der·stand *m physiol.* vascular resistance.

ge·fen·stert *adj chir., histol.* windowed, fenestrate, fenestrated.

Ge·flecht *nt anat.* network, net, rete, plexus, reticulum.

ge·flecht·ar·tig *adj anat.* plexiform, netlike, reticular, reticulated.

ge·fleckt *adj* spotted, spotty, speckled; blotchy, freckled, mottled.

Ge·frier·ätz·me·tho·de *f histol.* freeze-etching, freeze-cleaving, freeze-etch method.

Ge·frier·ät·zung *f* → *Gefrierätzmethode.*

ge·frie·ren freeze, ice, congeal.

Ge·frier·mi·kro·tom *nt histol.* frozen-section microtome.

Ge·frier·punkt *m phys.* point of congelation, freezing point; (*Temperatur*) zero.

Ge·frier·schnitt *m histol.* frozen section.

Ge·frier·schnitt·mi·kro·tom *nt* frozen-section microtome.

ge·frier·trock·nen *vt* freeze-dry, lyophilize.

Ge·frier·trock·nung *f* freeze-drying, lyophilization.

Ge·frier·ver·fah·ren *nt histol.* quick freezing, quick-freeze.

Ge·fühl *nt* (*Wahrnehmung*) feeling, sensation, sense; (*Gespür*) sense, impression, understanding (*für* of).

ge·fühl·los *adj* numb, dead, anesthetic.

Ge·fühl·lo·sig·keit *f* numbness, deadness, anesthesia.

ge·fühls·kalt *adj psychia.* frigid, cold.

Ge·fühls·käl·te *f psychia.* frigidity, frigidness, coldness.

ge·furcht *adj histol.* sulcated, forrowed, grooved, crenated.

ge·ga·belt *adj anat.* forked, furcal, furcate.

Ge·gen·an·zei·ge *f pharm.* contraindication.

Ge·gen·ex·ten·si·on *f ortho.* countertraction, counterextension.

Ge·gen·gift *nt* antidote (*gegen* to, against); antitoxin (*gegen* against, to); (*tierisches Gift*) antivenin, antivenom (*gegen* to, against); *immun.* antitoxic serum, antiserum.

Ge·gen·in·di·ka·ti·on *f pharm.* contraindication.

Ge·gen·in·zi·si·on *f chir.* counterincision.

Ge·gen·mit·tel *nt* **1.** corrective, antidote (*gegen* for, to, against); remedy (*gegen* for). **2.** → *Gegengift.*

Ge·gen·pul·sa·ti·on *f card.* counterpulsation.

Ge·gen·punk·ti·on *f chir.* counteropening, counterpuncture.

Ge·gen·rei·zung *f clin.* counterirritation.

Ge·gen·schnitt *m chir.* counterincision.

ge·gen·sei·tig *adj* mutual, contralateral.

Ge·gen·strom *m* countercurrent.

Ge·gen·strom·elek·tro·pho·re·se *f* → *Gegenstromimmunoelektrophorese.*

Ge·gen·strom·im·mu·no·elek·tro·pho·re·se *f lab.* counterimmunoelectrophoresis, countercurrent immunoelectrophoresis, counterelec-

trophoresis.

Ge·gen·strom·prin·zip *nt* countercurrent principle, countercurrent mechanism.

Ge·gen·trans·port *m physiol.* exchange transport, countertransport, antiport.

Ge·gen·über·tra·gung *f psychia.* countertransference.

Ge·gen·ver·such *m* control experiment.

Ge·gen·wir·kung *f* reaction, counteraction, countereffect (*auf* on); *pharm., physiol.* antagonism (*against, to*).

Ge·gen·zug *m ortho.* countertraction, counterextension.

ge·han·di·kapt *adj* handicapped (*durch* with).

Ge·heim·rats·ecken [k·k] *pl derm.* professor angles.

ge·hemmt *adj* shy, awkward; *psycho.* inhibited.

Ge·hemmt·heit *f* shyness, awkwardness; *psycho.* inhibition.

ge·hen I *vt* go, walk. **II** *vi* **1.** go (*nach* to; *bis* to; *in* into, in; *mit* with), walk. **auf und ab g.** pace, go up and down. **zu Fuß g.** go on foot. **2.** (*gesundheitlich*) be, feel. **es geht ihr gut/ schlecht** she is (feeling) well/not (feeling) well.

geh·fä·hig *adj* (*Patient*) walking, ambulant, ambulatory, able to walk.

Geh·gips *m ortho.* walking cast/plaster.

Geh·hil·fe *f* walking aid.

Ge·hirn *nt anat.* brain, encephalon.

Ge·hirn·atro·phie *f neuro.* atrophy of the brain, encephalatrophy.

Ge·hirn·durch·blu·tung *f* cerebral circulation.

Ge·hirn·ent·zün·dung *f neuro.* encephalitis, cephalitis.

Ge·hirn·er·schüt·te·rung *f neuro.* commotion, cerebral concussion, brain concussion, concussion of/on the brain.

Ge·hirn·er·wei·chung *f neuro.* softening of the brain, encephalodialysis, encephalomalacia.

Ge·hirn·funk·ti·on *f* cerebral function.

Ge·hirn·hy·per·tro·phie *f neuro.* encephalauxe.

Ge·hirn·kreis·lauf *m* cerebral circulation.

Ge·hirn·schä·del *m anat.* braincase, brainpan, cranium.

Ge·hirn·schlag *m neuro.* cerebrovascular accident, cerebral apoplexy, stroke syndrome, apoplectic fit, apoplectic stroke.

Ge·hirn·tä·tig·keit *f* cerebral activity.

Ge·hirn·trau·ma *nt neuro.* brain injury, cerebral injury, brain trauma.

Ge·hirn·tu·mor *m neuro.* brain tumor.

Ge·hirn·ver·let·zung *f* → *Gehirntrauma.*

Ge·hirn·win·dung *f anat.* convolution, gyrus.

Ge·hör *nt physiol.* audition, ear, hearing.

Ge·hör·ab·nah·me *f HNO* dysacusis, dysacousis, dysacousma, dysecoia.

Ge·hör·gang *m anat.* auditory canal, auditory meatus, acoustic meatus.

äußerer G. external acoustic meatus, external

auditory meatus, external auditory canal, acoustic duct.

innerer G. internal acoustic meatus, internal auditory meatus, internal auditory canal.

Ge·hör·gangs·atre·sie *f* meatal atresia.

Ge·hör·gangs·cho·le·stea·tom *nt* meatal cholesteatoma.

Ge·hör·gangs·fu·run·kel *nt/m* furuncular otitis, meatal furuncle.

Ge·hör·gangs·knor·pel *m anat.* cartilage of acoustic meatus, meatal cartilage.

Ge·hör·gangs·my·ko·se *f* otomycosis.

Ge·hör·gangs·po·lyp *m HNO* otopolypus.

Ge·hör·gangs·schnecke [k·k] *f anat.* cochlea.

Ge·hör·gangs·tem·pe·ra·tur *f clin.* meatus temperature.

Ge·hör·gangs·toi·let·te *f* meatal toilet.

Ge·hör·knö·chel·chen *pl anat.* auditory ossicles, ear ossicles, middle ear bones.

Ge·hör·knö·chel·chen·ket·te *f anat.* ossicular chain.

ge·hör·los *adj* unable to hear, deaf.

Ge·hör·lo·sig·keit *f* deafness.

Ge·hör·or·gan *nt* organ of hearing.

Ge·hör·sinn *m physiol.* hearing, audition.

Ge·hör·ver·lust *m* hearing loss, hearing difficulty; deafness.

Geh·stö·rung *f neuro.* difficulty in walking, dysbasia.

geh·un·fä·hig *adj neuro.* unable to walk, abasic, abatic.

Geh·un·fä·hig·keit *f neuro.* inability to walk, abasia.

Geigel: **G.-Reflex** *m physiol.* Geigel's reflex, inguinal reflex.

Ge·imp·fte *m/f immun.* vaccinee.

Gei·ße·lung *f psychia., fig.* flagellation, fustigation.

Gei·stes·ar·beit *f* brainwork, intellectual work.

gei·stes·ge·stört *adj* → *geisteskrank.*

Gei·stes·ge·stört·heit *f* mental derangement, derangement; *psycho.* aberration.

gei·stes·krank *adj* of unsound mind, mentally--disturbed, mentally-deranged, insane, mentally-deficient, mental, mentally-ill. **für g. erklären** *forens.* certify.

Gei·stes·kran·ke *m/f* mental patient, mental case, mentally-disturbed person, mentally--deranged person, mental defective.

Gei·stes·krank·heit *f psychia.* mental disease, emotional disorder, mental disorder, mental illness, insanity, insaneness.

Gei·stes·schwä·che *f* mental deficiency, mental retardation, mental subnormality, infirmity, infirmness.

Gei·stes·stö·rung *f* → *Geistesschwäche.*

Gei·stes·zu·stand *m* mental condition, mental state, mental status.

gei·stig I *adj* 1. (*a. psycho.*) mental. 2. intellec-

tual. **II** *adv* mentally; intellectually.

g. behindert mentally handicapped.

g. zurückgeblieben retarded, mentally retarded; underdeveloped.

Ge·krö·se *nt anat.* mesentery.

Ge·krö·se·wur·zel *f anat.* root of mesentery.

ge·krümmt *adj* bent, crooked, curved; (*Linie*) curved; (*Nase*) crooked; (*Schultern*) hunched; *ortho.* kyphotic.

Gel *nt chem., pharm.* gel; jelly.

ge·lähmt *adj neuro.* paralyzed, palsied, paralytic, paretic, lame, crippled.

Ge·lähm·te *m/f* paralytic.

Ge·las·ma *nt psychia.* gelasmus.

Ge·la·ti·na *f pharm.* gelatin, gelatine.

Gelb-Blau-Schwäche *f ophthal.* tritanomaly.

Gelb·fär·bung *f* (**der Haut**) *derm.* yellow skin, xanthoderma, xanthochromia, xanthopathy, xanthosis.

Gelb·fie·ber *nt epidem.* yellow fever.

klassisches G. urban yellow fever, classic yellow fever.

sylvatisches G. jungle yellow fever, rural yellow fever, sylvan yellow fever.

urbanes G. → *klassisches G.*

Gelb·fie·ber·flie·ge *f* tiger mosquito, Aedes aegypti.

Gelb·fie·ber·vak·zi·ne *f immun.* yellow fever vaccine.

Gelb·fie·ber·vi·rus *nt* yellow fever virus.

Gelb·kör·per *m gyn.* corpus luteum, yellow body of ovary. **G. der Schwangerschaft** yellow body of pregnancy.

Gelb·kör·per·hor·mon *nt* luteohormone, corpus luteum hormone, progestational hormone, progesterone.

Gelb·se·hen *nt ophthal.* yellow vision, xanthopsia, xanthopia.

Gelb·sucht *f patho.* icterus, jaundice.

gelb·süch·tig *adj patho.* jaundiced, icteric, icteritious, icteroid.

Gelb·wurz *f pharm.* curcuma, turmeric.

Geld·rol·len·ag·glu·ti·na·ti·on *f* → *Geldrollenbildung.*

Geld·rol·len·bil·dung *f hema.* sludging (of blood), rouleaux formation, pseudoagglutination, pseudohemagglutination.

Ge·lenk *nt anat.* articulation, joint, arthrosis, juncture.

echtes G. diarthrosis, diarthrodial articulation, diarthrodial joint, freely movable joint, synovial joint, through joint.

künstliches G. *ortho.* joint replacement, nearthrosis, neoarthrosis.

straffes G. amphiarthrodial joint, amphiarthrosis.

Ge·lenk·ach·se *f anat.* axis (of joint).

Ge·lenk·af·fe·renz *f anat.* joint afferent.

Ge·lenk·ar·thro·se *f ortho.* osteoarthritis, degenerative arthritis, degenerative joint disease, hypertrophic arthritis, osteoarthrosis, ostearthritis, arthroxerosis.

ge·lenk·be·dingt adj arthrogenous, arthrogenic.

Ge·lenk·blu·tung f intra-articular hemorrhage, intra-articular bleeding.

Ge·lenk·chon·dro·ma·to·se f ortho. articular chondromatosis, synovial osteochondromatosis, synovial chondromatosis, synovial chondrometaplasia. **polytope G.** Henderson--Jones syndrome, Henderson-Jones disease.

Ge·lenk·de·for·mi·tät f ortho. joint deformity; dysarthria, dysarthrosis.

Ge·lenk·dys·pla·sie f ortho. arthrodysplasia.

Ge·lenk·ein·blu·tung f ortho. intra-articular bleeding, intra-articular hemorrhage.

Ge·lenk·ei·te·rung f suppurative synovitis, septic arthritis, acute suppurative arthritis, purulent synovitis, arthropyosis, arthroempyesis, pyoarthrosis.

Ge·lenk·em·py·em nt → Gelenkeiterung.

Ge·lenk·ent·zün·dung f ortho. arthritis, articular rheumatism.

degenerative G. → Gelenkarthrose.

eitrige G. → Gelenkeiterung.

Ge·lenk·er·guß m ortho. joint effusion. **blutiger G.** sanguineous joint effusion, hemarthrosis, hemarthron, hemarthros. **eitriger G.** → Gelenkeiterung. **seröser G.** serous joint effusion, articular dropsy, hydrarthrosis, hydrarthron.

Ge·lenk·er·kran·kung f ortho. joint disease, arthropathy, arthronosus. **degenerative G.** → Gelenkarthrose. **entzündliche G.** inflammatory joint disease, inflammatory arthropathy.

Ge·lenk·er·öff·nung f ortho. arthrotomy, synosteotomy.

Ge·lenk·er·satz m ortho. joint replacement, nearthrosis, neoarthrosis.

Ge·lenk·fehl·bil·dung f joint deformity; dysarthria, dysarthrosis.

Ge·lenk·fremd·kör·per m joint body.

Ge·lenk·fun·gus m ortho. fungous synovitis, fungal arthritis, mycotic arthritis.

Ge·lenk·gicht f ortho. articular gout, regular gout, arthragra, arthrolithiasis.

Ge·lenk·höh·le f anat. articular cavity, joint cavity, joint space.

Ge·lenk·in·fek·ti·on f ortho. joint infection.

Ge·lenk·kap·sel f anat. joint capsule, articular capsule, synovial capsule.

Ge·lenk·knor·pel m anat. joint cartilage, articular cartilage, arthrodial cartilage.

Ge·lenk·kon·kre·ment nt ortho. articular calculus, joint calculus, arthrolith.

Ge·lenk·kon·trak·tur f ortho. joint contracture.

Ge·lenk·kopf m anat. (articular) condyle.

Ge·lenk·kör·per m ortho. joint body. **freier G.** → Gelenkmaus.

Ge·lenk·lei·den nt ortho. joint disease, arthropathy, arthropathia, arthronosus.

Ge·lenk·lip·pe f anat. articular lip.

Ge·lenk·maus f ortho. joint mouse, loose body.

Ge·lenk·mo·bi·li·sie·rung f ortho. joint mobilization; brisement, arthrolysis.

Ge·lenk·mus·kel m anat. articular muscle.

ge·lenk·nah adj juxta-articular.

Ge·lenk·neu·bil·dung f ortho. nearthrosis, neoarthrosis.

Ge·lenk·neur·al·gie f arthroneuralgia.

Ge·lenk·pfan·ne f anat. socket, joint cavity.

Ge·lenk·pla·stik f ortho. arthroplasty. **rekonstruktive G.** reconstructive arthroplasty.

Ge·lenk·pro·the·se f ortho. arthroplasty, nearthrosis, neoarthrosis.

Ge·lenk·punk·ti·on f aspiration (into a joint), arthrocentesis.

Ge·lenk·raum m → Gelenkhöhle.

Ge·lenk·rei·ben nt ortho. articular crepitus, joint crepitus, false crepitus.

Ge·lenk·re·sek·ti·on f ortho. excision of a joint, joint resection, arthrectomy.

Ge·lenk·rheu·ma·tis·mus m ortho. articular rheumatism, rheumatic arthritis. **akuter G.** rheumatic fever, acute articular rheumatism, inflammatory rheumatism, acute rheumatic arthritis.

Ge·lenks·ar·thro·se f → Gelenkarthrose.

Ge·lenk·schei·be f anat. articular disk, articular discus, interarticular disk, intraarticular disk, interarticular cartilage.

Ge·lenk·schmerz m joint pain, arthralgia, arthrodynia.

Ge·lenk·schmie·re f synovia, synovial fluid, articular serum.

Ge·lenk·schwel·lung f ortho. swelling of a joint, arthrophyma, arthroncus.

Ge·lenk·sen·si·bi·li·tät f physiol. joint sensation, articular sensation, joint sensibility, articular sensibility, arthresthesia.

Ge·lenk·sen·sor m physiol. joint sensor.

Ge·lenk·spalt m anat. articular cavity, joint cavity, joint space.

Ge·lenk·spalt·er·wei·te·rung f ortho. joint space widening.

Ge·lenk·spalt·ver·schmä·le·rung f ortho. joint space narrowing.

Ge·lenk·spie·ge·lung f ortho. arthroscopy, arthroendoscopy.

Ge·lenk·sta·bi·li·tät f ortho. joint stability.

Ge·lenk·stei·fe f ortho. joint stiffness.

Ge·lenk·stein m ortho. arthrolith, joint calculus, articular calculus.

Ge·lenk·szin·ti·gramm nt radiol. arthroscintigram.

Ge·lenk·szin·ti·gra·phie f radiol. arthroscintigraphy.

Ge·lenk·tu·ber·ku·lo·se f patho. tuberculous arthritis, joint tuberculosis.

Ge·lenk·tu·mor *m ortho.* arthroncus, arthrophyma.

Ge·lenk·ver·stei·fung *f ortho.* joint stiffness, ankylosis, arthrokleisis, arthroclisis, synarthrophysis.

extraartikuläre G. extra-articular arthrodesis.

fibröse G. fibrous ankylosis, spurious ankylosis.

knöcherne G. true ankylosis, bony ankylosis, osseous ankylosis.

operative G. artificial ankylosis, arthrodesis, arthrodesia, arthrokleisis, arthroclisis, syndesis.

Ge·lenk·zwi·schen·schei·be *f* → *Gelenkscheibe.*

Gell-Coombs: G.-C.-Klassifikation *f immun.* Gell and Coombs classification.

Gellé: G.-Versuch *m HNO* Gellé's test.

Ge·lo·ple·gie *f psychia.* cataplexis, cataplexy.

Ge·lo·se *f patho.* gelosis.

Ge·lo·trip·sie *f heilgymn.* nerve-point massage, gelotripsy.

Ge·mein·de·pfle·ge *f* community care.

Ge·mein·de·schwe·ster *f* district nurse, community nurse.

Ge·mel·li·pa·ra *f gyn.* gemellipara.

ge·mil·dert *adj patho.* (*Verlauf*) mitigated, abortive.

Ge·mi·nus *m ped.* twin, geminus.

Gem·ma *f anat.* gemma, bud, bulb. **G. gustatoria** taste bud, gustatory bud, gustatory bulb, taste corpuscle.

Gen *nt genet.* gene; factor.

autosomales G. autosomal gene.

dominantes G. dominant gene.

holandrisches G. → *Y-gebundenes G.*

kodominante Gene *pl* codominant genes.

mutiertes G. mutant gene.

rezessives G. recessive gene.

transduzierbares G. transducible gene.

X-gebundenes G. X-linked gene.

Y-gebundenes G. holandric gene, Y-linked gene.

Gen·ak·ti·vie·rung *f* gene activation.

Gen·ak·ti·vi·tät *f* gene activity.

Gen·aus·prä·gung *f* gene expression.

Gen·aus·tausch *m* genetic exchange, gene exchange.

Gen·ba·lan·ce *f* gene balance, genic balance.

Gen·drift *f* genetic drift, random genetic drift.

Gen·du·pli·ka·ti·on *f* gene duplication.

Ge·ne·ra·li·sa·ti·on *f patho.* generalization.

ge·ne·ra·li·siert *adj patho.* systemic, generalized.

Ge·ne·ra·li·sie·rung *f psycho.* generalization; *patho.* generalization.

ge·ne·ra·tiv *adj* generative.

Ge·ne·ri·ca *pl pharm.* generic drugs, generics, nonproprietary drugs.

Generic name (*m*) *pharm.* generic name, nonproprietary name, public name.

ge·ne·sen *vi* recover, get well, convalesce, heal, heal up, heal over.

Ge·ne·sen·de *m/f* convalescent.

Ge·ne·sung *f* healing, recovery, recuperation, restoration of health, restoration from sickness, convalescence.

Ge·ne·sungs·heim *nt* convalescent home.

Ge·ne·tic en·gi·nee·ring *nt genet.* genetic engineering, biogenetics *pl.*

Ge·ne·tik *f* genetics *pl.*

ge·ne·tisch *adj* genetic, genetical.

Gen·ex·pres·si·on *f* gene expression.

Gen·fer Kon·ven·ti·on *f* Geneva Convention.

Gen·fluß *m* gene flow.

Gengou: G.-Phänomen *nt immun.* Gengou phenomenon.

Gen·häu·fig·keit *f* gene frequency.

Ge·ni·cu·lum *nt anat.* knee, genu, geniculum. **G. canalis facialis** genu of facial canal, geniculum of facial canal.

G. nervi facialis external genu of facial nerve, geniculum of facial nerve.

Ge·nie *nt* genius.

ge·nieß·bar *adj* fit to eat, eatable, edible; drinkable.

Ge·nieß·bar·keit *f* eatableness, edibility; drinkability.

Ge·ni·ku·la·tum·neur·al·gie *f neuro.* geniculate neuralgia, otic neuralgia, Hunt's neuralgia, Hunt's syndrome, Ramsey Hunt syndrome, herpes zoster auricularis, herpes zoster oticus.

Ge·nio·glos·sus *m anat.* genioglossus (muscle), geniohyoglossus (muscle).

Ge·nio·hyo·ide·us *m anat.* geniohyoid muscle, geniohyoideus (muscle).

Ge·nio·pla·stik *f chir.* genioplasty.

ge·ni·tal *adj* genital, genitalic.

Ge·ni·ta·le *pl* → *Genitalien.*

Ge·ni·ta·li·en *pl anat.* genitalia, genitals, genital organs, generative organs, reproductive organs.

äußere G. externalia, external genitalia.

innere G. internal genitalia, internalia.

männliche G. male genitalia, masculine genital organs.

weibliche G. female genitalia, feminine genital organs.

Ge·ni·tal·or·ga·ne *pl* → *Genitalien.*

Ge·ni·tal·re·flex *m physiol.* genital reflex.

Ge·ni·tal·tu·ber·ku·lo·se *f* genital tuberculosis.

Ge·ni·tal·zy·klus *m gyn.* menstrual cycle, genital cycle, sexual cycle, sexual cycle.

ge·ni·to·fe·mo·ral *adj* genitocrural, genitofemoral.

Ge·ni·to·fe·mo·ra·lis *m anat.* genitofemoral nerve.

Gen·kar·te *f* genetic map, gene map.

Gen·kar·tie·rung *f* gene mapping.
Gen·kon·ver·si·on *f* gene conversion.
Gen·kopp·lung *f* gene linkage, genetic coupling.
Gen·lo·cus *m* locus.
Gen·ma·ni·fe·sta·ti·on *f* gene expression.
Gen·ma·ni·pu·la·ti·on *f* genetic engineering, biogenetics *pl*.
Gen·ma·te·ri·al *nt* genetic material.
Gen·mu·ta·ti·on *f* gene mutation.
Ge·no·der·ma·to·lo·gie *f* genodermatology.
Ge·no·der·ma·to·se *f* genodermatosis.
Ge·no·ko·pie *f genet.* genocopy.
Ge·nom *nt genet.* genome, genom.
Ge·nom·mu·ta·ti·on *f* genomic mutation.
ge·nom·schä·di·gend *adj* genotoxic.
Gen·ort *m genet.* locus.
Ge·no·typ *m* genotype.
ge·no·ty·pisch *adj* genotypic, genotypical.
Gen·pool *m* gene pool.
Gen·re·du·pli·ka·ti·on *f* gene reduplication.
Gen·re·kom·bi·na·ti·on *f* gene recombination.
Gen·re·pres·si·on *f* gene repression.
Gen·scha·den *m* genetic damage.
gen·schä·di·gend *adj* genotoxic.
Gen·schä·di·gung *f* genetic damage.
Gen·son·de *f* probe.
Gen·ta·mi·cin *nt pharm.* gentamicin, gentamycin.
Gen·trans·fer *m* gene transfer.
Ge·nu *nt anat.* genu, knee.
  G. nervi facialis internal genu of facial nerve, genu of facial nerve.
  G. recurvatum *ortho.* genu recurvatum, backknee.
  G. recurvatum, angeborenes *ortho.* congenital genu recurvatum.
  G. recurvatum, konstitutionelles *ortho.* constitutional genu recurvatum.
  G. valgum *ortho.* knock-knee, in knee, genu valgum.
  G. varum *ortho.* bow leg, bowleg, out knee, bandy-leg, genu varum.
Gen·über·tra·gung *f* gene transfer.
ge·nu·in *adj* idiopathic, idiopathic, protopathic, autopathic, essential.
Gen·ver·dop·pe·lung *f* gene reduplication, gene duplication.
Gen·wech·sel·wir·kung *f* gene interaction.
Geo·me·di·zin *f* geomedicine, nosogeography, nosochthonography.
Geo·pa·tho·lo·gie *f patho.* geopathology, geographical pathology.
Geo·pha·gie *f psychia.* earth-eating, dirt-eating, geophagism, geophagy.
Ge·rät *nt* 1. apparatus, device, gadget, appliance, instrument. 2. (*Ausstattung*) equipment, outfit, gear; (*Werkzeug*) tool, utensil.
Ge·ra·to·lo·gie *f* gerontology, geratology.
Ge·räusch *nt* sound, noise; *clin., card.* bruit,

rhonchus, murmur.
akzidentelles G. accidental murmur, incidental murmur.
blasendes G. souffle.
diastolisches G. diastolic murmur.
frühdiastolisches G. early diastolic murmur.
funktionelles G. inorganic murmur, innocent murmur.
G. des gesprungenen Topfes cracked-pot resonance, cracked-pot sound.
holosystolisches G. holosystolic murmur, pansystolic murmur.
kardiorespiratorisches G. cardiopulmonary murmur, cardiorespiratory murmur.
kontinuierliches G. continuous murmur.
metallisches G. metallic sound.
musikalisches G. musical murmur, cooing murmur.
pansystolisches G. → *holosystolisches G.*
prädiastolisches G. prediastolic murmur.
präsystolisches G. presystolic murmur, late diastolic murmur, atriosystolic murmur.
pseudoperikardiales G. pseudopericarditis.
respiratorisches G. respiratory sound.
spät-diastolisches G. → *präsystolisches G.*
systolisches G. systolic murmur, systolic bruit.
ge·rei·nigt *adj pharm.* purified.
Gerhardt: G.-Schallwechsel *m clin., pulmo.* Biermer's sign, Gerhardt's sign, change of sound.
G.-Syndrom *nt derm.* Gerhardt's disease, Mitchell's disease, Weir-Mitchell's disease, acromelalgia, erythromelalgia, red neuralgia.
Gerhardt-Semon: G.-S.-Regel *f HNO* Gerhardt-Semon law.
Ger·ia·ter *m* geriatrician.
Ger·ia·trie *f* geriatric medicine, geriatrics *pl*, presbyatrics *pl*.
Ger·ia·tri·kum *nt pharm.* geriatric agent.
ger·ia·trisch *adj* geriatric.
ge·richt·lich *adj* forensic, legal.
Ge·richts·me·di·zin *f* forensic medicine, legal medicine.
ge·richts·me·di·zi·nisch *adj* medicolegal.
ge·ring·gra·dig *adj* (*Fieber*) low-grade.
ge·rinn·bar *adj hema.* coagulable, clottable, congealable.
Ge·rinn·bar·keit *f hema.* coagulability.
Ge·rin·nen *nt* (*Blut*) coagulating, clotting; (*durch Kälte*) freezing, congealment, congelation.
ge·rin·nen *vi* (*Blut*) clot, coagulate; (*durch Kälte*) congeal, freeze.
Ge·rinn·sel *nt* clot, coagulum, crassamentum.
Ge·rin·nung *f* 1. *hema.* clotting, coagulation. 2. (*durch Kälte*) congelation, freezing. **disseminierte intravasale G.** *abbr.* **DIG** diffuse intravascular coagulation, disseminated intravascular coagulation syndrome, disseminat-

ed intravascular coagulation, consumption coagulopathy.

ge·rin·nungs·fä·hig *adj* clottable, coagulable, congealable.

Ge·rin·nungs·fak·to·ren *pl* blood clotting factors, clotting factors, coagulation factors.

ge·rin·nungs·för·dernd *adj hema.* coagulant, coagulative.

ge·rin·nungs·hem·mend *adj hema.* anticoagulative, anticoagulant.

Ge·rin·nungs·stö·rung *f hema.* coagulation defect, coagulopathy.

Ge·rin·nungs·test *m hema.* coagulation test.

Ge·rin·nungs·throm·bus *m* red thrombus, coagulation thrombus.

Ge·rin·nungs·zeit *f hema.* clotting time, coagulation time.

Ger·mi·nal·apla·sie *f embryo.* Del Castillo syndrome, Sertoli-cell-only syndrome.

Ger·mi·nal·zell·apla·sie *f* → *Germinalaplasie.*

Ger·mi·no·blast *m hema.* germinoblast, noncleaved follicular center cell, centroblast.

Ger·mi·nom *nt patho.* germ cell tumor, germinoma.

Ger·mi·no·zyt *m hema.* germinocyte, centrocyte, cleaved follicular center cell.

Ge·ro·der·ma *nt* → *Gerodermie.*

Ge·ro·der·mie *f derm.* gerodermia, geroderma.

Ge·ro·hy·gie·ne *f* gerocomia, gerocomy, gerokomy.

Ge·röll *nt patho.* debris, detritus.

Ge·röll·zy·ste *f ortho.* (*Knochen*) ganglionic cyst, subchondral cyst.

Ge·ron·to·ko·mie *f* → *Gerohygiene.*

Ge·ron·to·lo·gie *f* gerontology, geratology.

Ge·ron·to·the·ra·pie *f* geriatric therapy, gerontotherapy.

Ge·ron·to·xon *nt ophthal.* anterior embryotoxon, gerontoxon, gerontotoxon, lipoidosis corneae, arcus cornealis/adiposis/juvenilis/ lipoides/senilis.

Gerota: G.'-Faszie *f anat.* renal fascia, Gerota's fascia, Gerota's capsule.

ge·rö·tet *adj* (*Augen*) red, reddened, inflamed.

Ge·ro·the·ra·pie *f* → *Gerontotherapie.*

Ger·sten·korn *nt ophthal.* hordeolum.

Ger·sten·krät·ze *f derm.* prairie itch, grain itch.

Gerstmann: G.-Syndrom *nt neuro.* Gerstmann's syndrome.

Ge·ruch *m* smell, odor, scent.

ge·ruch·los *adj* scentless, odorless.

Ge·ruchs·hal·lu·zi·na·ti·on *f psychia.* olfactory hallucination, pseudosmia.

Ge·ruchs·re·zep·tor *m physiol.* osmoreceptive sensor, osmoreceptor.

Ge·ruchs·sinn *m physiol.* sense of smell, scent, smell, olfaction, osphresis.

Ge·ruchs·täu·schung *f neuro.* parosmia, parosphresia, parosphresis, paraosmia.

Ge·ruchs·ver·mö·gen *nt* → *Geruchssinn.*

Ge·samt·do·sis *f pharm., radiol.* total dose.

Ge·samt·kör·per·ober·flä·che *f physiol.* total body surface area.

Ge·samt·kör·per·vo·lu·men *nt abbr.* **GKV** *physiol.* total body volume.

Ge·samt·kör·per·was·ser *nt abbr.* **GKW** *physiol.* total body water.

Ge·samt·wir·kung *f pharm.* cumulative effect.

Ge·samt·wort·ver·ste·hen *nt neuro.* total word comprehension.

Ge·säß *nt* bottom, behind, posterior.

Ge·säß·ar·te·rie *f anat.* gluteal artery.

Ge·säß·backen [k·k] *pl anat.* buttocks, nates, clunes.

Ge·säß·fal·te *f anat.* gluteal sulcus, gluteal fold, gluteal furrow, gluteal groove.

Ge·säß·mus·ku·la·tur *f anat.* muscles of buttock.

Ge·säß·re·gi·on *f anat.* gluteal region.

Ge·säß·spal·te *f anat.* natal cleft, gluteal cleft, anal cleft, cluneal cleft.

ge·sät·tigt *adj* (*Hunger*) satiate, full; (*Lipid*) saturated, saturate.

Ge·schich·te *f* (*Anamnese*) history, story.

Ge·schlecht *nt anat.* sex, gender; *bio.* genus.
  chromosomales G. → *genetisches G.*
  endokrinologisches G. endocrinologic sex.
  genetisches G. chromosomal sex, genetic sex.
  gonadales G. gonadal sex.
  phänotypisches G. endocrinologic sex.

ge·schlecht·lich *adj* sexual, séx.

Ge·schlechts·akt *m* → *Geschlechtsverkehr.*

Ge·schlechts·aus·prä·gung *f genet.* sex expression.

ge·schlechts·be·ein·flußt *adj genet.* sex-influenced.

ge·schlechts·be·schränkt *adj genet.* sex-limited.

ge·schlechts·be·stim·mend *adj genet.* sex-determining.

Ge·schlechts·be·stim·mung *f* sex determination, sexual determination, sex test.

Ge·schlechts·chro·ma·tin *nt histol.* sex chromatin, Barr body.

Ge·schlechts·chro·mo·som *nt genet.* idiochromosome, sex chromosome.

Ge·schlechts·dif·fe·ren·zie·rung *f embryo.* sex differentation.

Ge·schlechts·di·mor·phis·mus *m embryo.* sex dimorphism, sexual dimorphism.

Ge·schlechts·drü·se *f anat.* gonad, genital gland.
  männliche G. testis, testicle, male gonad.
  weibliche G. ovary, ovarium, oarium, female gonad.

ge·schlechts·ge·bun·den *adj genet.* sex-linked.

Ge·schlechts·hor·mon *nt* sex hormone.

Ge·schlechts·hy·gie·ne *f* sex hygiene.

ge·schlechts·krank *adj* suffering from venereal disease.

Ge·schlechts·kran·ke *m/f* venereal patient.

Ge·schlechts·krank·heit *f derm.* sexually transmitted disease, venereal disease.

ge·schlechts·los *adj* not sexual, asexual, sexless.

Ge·schlechts·merk·ma·le *pl* sex characters, sexual characteristics.

primäre G. primary sex characters, primary sexual characteristics.

sekundäre G. secondary sex characters, secondary sexual characteristics.

Ge·schlechts·or·ga·ne *pl anat.* genitalia, genitals, genital organs, generative organs, reproductive organs.

äußere G. externalia, external genitalia.

innere G. internal genitalia, internalia.

männliche G. male genitalia, masculine genital organs.

weibliche G. female genitalia, feminine genital organs.

ge·schlechts·reif *adj* sexually mature, pubescent.

Ge·schlechts·rei·fe *f* sexual maturity, puberty, pubescence.

ge·schlechts·spe·zi·fisch *adj* sex-specific.

Ge·schlechts·trieb *m* libido, sexual instinct, sex drive, life instinct.

Ge·schlechts·um·wand·lung *f* sex change, sex reversal.

ge·schlechts·un·reif *adj* sexually immature, impuberal.

Ge·schlechts·un·rei·fe *f* sexual immaturity, impuberism.

Ge·schlechts·ver·er·bung *f* genet. sex inheritance.

Ge·schlechts·ver·kehr *m* sexual intercourse, sex act, sexual act, sex, cohabitation, coitus, copulation.

Ge·schmack *m* **1.** *physiol.* taste, sense of taste, reception of taste, gustation. **2.** (*a. fig.*) taste, flavor.

ge·schmack·los *adj* tasteless.

Ge·schmacks·emp·fin·dung *f → Geschmack* 1.

Ge·schmacks·hal·lu·zi·na·ti·on *f neuro., psychia.* hallucination of taste, gustatory hallucination.

Ge·schmacks·knos·pe *f anat.* gemma, taste bud, gustatory bud, taste bulb, gustatory bulb, taste corpuscle.

Ge·schmacks·kor·ri·gens *nt pharm.* corrective, corrigent, flavor.

Ge·schmacks·läh·mung *f neuro.* taste blindness, ageusia, ageustia.

Ge·schmacks·or·gan *f physiol.* gustatory organ.

Ge·schmacks·prü·fung *f physiol.* taste testing.

Ge·schmacks·re·zep·tor *m physiol.* gustatory receptor, taste receptor.

Ge·schmacks·schwit·zen *nt neuro.* Frey's

syndrome, gustatory sweating syndrome, auriculotemporal syndrome, auriculotemporal nerve syndrome.

Ge·schmacks·sinn *m → Geschmack* 1.

Ge·schmacks·ver·bes·se·rer *m pharm.* corrective, corrigent, flavor.

Ge·schmacks·ver·lust *m neuro.* taste blindness, ageusia, ageustia.

Ge·schmacks·zel·le *f physiol.* taste cell, gustatory sense cell, gustatory cell.

Ge·schmacks·zen·trum *nt physiol.* gustatory center, taste center.

ge·schrumpft *adj patho.* atrophied; contracted.

ge·schuppt *adj histol.* imbricate, scaly, scaled, squamous.

Ge·schwin·dig·keit *f* speed; (*Schnelligkeit*) quickness, fastness, rapidity; *phys.* velocity, speed.

Ge·schwin·dig·keits·sen·sor *m physiol.* velocity sensor.

Ge·schwi·ster *pl* siblings, brothers and sisters.

ge·schwol·len *adj* swollen, bloated, puffed up, puffy, distended, tumid, turgid; (*Bauch*) blown; (*aufgeblasen*) inflated.

Ge·schwulst *f patho.* **1.** (*Schwellung*) tumor, swelling, lump, tumescence, tumefaction. **2.** (*Neubildung*) tumor, new growth, growth, neoplasm, swelling. **bösartige/maligne G.** malignancy, malignity, malignant neoplasm, malignant disease, malignant tumor.

Ge·schwulst·leh·re *f* oncology, cancerology.

Ge·schwür *nt patho.* ulcer, ulceration, ulcus, fester.

Ge·schwür·bil·dung *f patho.* ulcer formation, ulceration.

ge·schwü·rig *adj patho.* ulcerative, ulcerous.

Ge·schwür·pla·stik *f chir.* helcoplasty.

Ge·schwürs·bil·dung *f patho.* ulcer formation, ulceration.

Ge·setz *nt* law; *phys., bio.* law, principle.

G. von der Erhaltung der Energie law of conservation of energy.

G. von der Erhaltung der Materie law of conservation of matter.

ge·set·zes·wid·rig *adj forens.* contrary to law, against the law, illegal.

ge·setz·lich I *adj* legal, statutory, lawful, legitimate. **II** *adv* legally, lawfully, by law.

ge·setz·mä·ßig *adj* lawful, legal, legitimate.

Ge·sicht *nt* **1.** face; *anat.* facies. **2.** → *Gesichtsausdruck*.

Ge·sichts·atro·phie *f neuro., patho.* facial atrophy. **progressive halbseitige G.** Romberg's syndrome, Romberg's trophoneurosis, Parry-Romberg syndrome, progressive unilateral facial atrophy.

Ge·sichts·aus·druck *m* look, expression, face, facial expression.

Ge·sichts·far·be *f* color, coloring, complexion.

Ge·sichts·feld *nt* visual field, field of vision, range of vision.

Ge·sichts·feld·aus·fall *m* visual-field defect, scotoma.

Ge·sichts·feld·be·stim·mung *f* perimetry, perioptometry.

Ge·sichts·feld·de·fekt *m* visual-field defect, scotoma.

Ge·sichts·feld·gren·zen *pl* visual-field boundaries.

Ge·sichts·feld·win·kel *m* optic angle, visible angle, visual angle.

Ge·sichts·haa·re *pl* facial hairs.

Ge·sichts·haut·straf·fung *f chir.* face-lift, face lifting.

Gesichts- und Kieferchirurgie *f chir.* dentofacial surgery, maxillofacial surgery.

Ge·sichts·kno·chen *pl anat.* facial bones.

Ge·sichts·krampf *m* **(mimischer)** *neuro.* Bell's spasm, palmus, facial spasm, convulsive tic, mimetic convulsion, mimic spasm, mimic convulsion, mimic tic.

Ge·sichts·la·ge *f gyn.* face presentation.

Ge·sichts·läh·mung *f neuro.* facial paralysis, facial nerve paralysis, facial nerve palsy, facial palsy, facioplegia.

Ge·sichts·mus·ku·la·tur *f anat.* facial muscles *pl*, muscles *pl* of facial expression, muscles *pl* of expression.

Ge·sichts·neur·al·gie *f neuro.* faciocephalalgia, prosopalgia, prosoponeuralgia.

Ge·sichts·ödem *nt patho.* facial edema.

Ge·sichts·pla·stik *f chir.* facioplasty.

Ge·sichts·re·gio·nen *pl anat.* facial regions.

Ge·sichts·schlag·ader *f anat.* facial artery.

Ge·sichts·schmerz *m neuro.* faceache, facial pain.

Ge·sichts·schwin·del *m neuro.* ocular vertigo.

Ge·sichts·sinn *m physiol.* sense of sight, eyesight, sight, view, vision.

Ge·sichts·spal·te *f embryo.* facial cleft, prosoposchisis, schizoprosopia.

Ge·sichts·straf·fung *f chir.* face-lift, face lifting.

Ge·sichts·ve·ne *f anat.* facial vein.

Ge·sichts·ver·bren·nung *f* facial burn.

Ge·sichts·ver·let·zung *f* facial injury, facial trauma.

Ge·sichts·win·kel *m physiol.* optic angle.

Ge·sichts·zucken [k·k] *nt* → *Gesichtskrampf.*

Ge·sichts·zü·ge *pl* features, outlines.

ge·spren·kelt *adj histol.* mottled, mottle, speckled, spotted.

Ge·sta·gen *nt physiol.* gestagen, gestagenic hormone.

ge·sta·gen *adj physiol.* gestagenic.

Ge·stalt *f* 1. shape, form, appearance, morphology. 2. (*Statur*) figure, build, stature, physique, frame, stature. 3. *psycho.* gestalt, configuration.

ge·stalt·los *adj histol.* shapeless, amorphous.

Ge·stalt·the·ra·pie *f psychia.* gestalt therapy, gestaltism.

Ge·sta·ti·on *f gyn.* gestation, pregnancy.

Ge·sta·ti·ons·dia·be·tes *m gyn.* gestational diabetes, pregnancy diabetes.

Ge·sta·ti·ons·to·xi·ko·se *f* → *Gestose.*

ge·staut *adj* (*Gefäß*) congested.

ge·stielt *adj histol.* stalked, pedicled, pediculate, peduncular, pedunculated.

Ge·stik *f* gestures *pl.*

Ge·sto·se *f gyn.* toxemia of pregnancy, gestational toxicosis, gestosis, eclamptogenic toxemia, eclamptic toxemia.

ge·streift *adj histol.* striped, striated.

ge·sund *adj* healthy, in good health; (*psychisch*) sane, sound; (*arbeitsfähig*) fit, fit to work; (*heilsam*) salutary, salubrious, healthy, healthful, wholesome. **g. machen** cure s.o., restore s.o. to health. **g. sein** do well. **g. werden** recover, recuperate, convalesce, get well/better. **jdn. g. pflegen** nurse s.o. back to health.

ge·sun·den *vi* recover, recuperate, convalesce, get well/better.

Ge·sund·heit *f* health; (*Wohlbefinden*) well-being; (*psychische*) saneness, sanity, soundness; (*Arbeitsfähigkeit*) fitness; (*Heilsamkeit*) healthiness, healthfulness, wholesomeness. **bei guter G.** in good health. **bei schlechter G.** low in health. **seine G. stärken/ kräftigen** build up one's health.

Ge·sund·heits·amt *nt* public health department/office.

Ge·sund·heits·at·test *nt* health certificate, bill of health.

Ge·sund·heits·be·hör·de *f* medical board, board of health, health authority.

Ge·sund·heits·er·zie·hung *f* health education.

ge·sund·heits·för·der·lich *ad* wholesome, healthful, healthy, salutary, salubrious, constitutional, conducive to health.

Ge·sund·heits·für·sor·ge *f* public health service, medical welfare.

ge·sund·heits·ge·fähr·dend *adj* injurious to health, noxious.

Ge·sund·heits·ri·si·ko *nt* health hazard.

ge·sund·heits·schäd·lich *adj* bad for one's health, deleterious, damaging/injurious to (one's) health, unhealthy, harmful.

Ge·sund·heits·zen·trum *nt* health center.

Ge·sund·heits·zeug·nis *nt* bill of health, health certificate.

Ge·sund·heits·zu·stand *m* health, state of health, physical condition.

Ge·sun·dung *f* healing, recovery, recuperation, convalescence.

Ge·wächs *nt patho.* vegetation, growth.

Ge·walt *f* violence, force; (*Kraft*) strength. **mit G.** by force, forcibly. **G. anwenden** use force.

Ge·walt·an·wen·dung *f forens.* force, use of force/violence.

ge·walt·sam *adj* violent, by force, forcible.

Ge·walt·tat *f forens.* violence, act of violence.

ge·walt·tä·tig *adj forens.* violent, brutal.

Ge·walt·tä·tig·keit *f forens.* **1.** violence, brutality, violent behavior. **2.** violence, act of violence.

Ge·walt·ver·bre·chen *nt* violent crime, crime of violence.

Ge·we·be *nt* **1.** *anat.* tissue. **2.** fabric, cloth, textile, tissue.

blutbildendes G. hemopoietic tissue, hematopoietic tissue.

lymphatisches G. lymphoid tissue, adenoid tissue, lymphatic tissue.

retikulo-endotheliales G. reticuloendothelial tissue, reticuloendothelium.

Ge·we·be·ano·xie *f* histanoxia, tissue anoxia.

Ge·we·be·an·ti·kör·per *m* tissue antibody.

Ge·we·be·at·mung *f* cell respiration, internal respiration, tissue respiration.

Ge·we·be·auf·lö·sung *f* histolysis, histodialysis.

Ge·we·be·dia·gno·se *f* histodiagnosis.

Ge·we·be·do·sis *f pharm., radiol.* tissue dose.

Ge·we·be·durch·blu·tung *f* tissue perfusion.

Ge·we·be·hyp·oxie *f* histohypoxia, tissue hypoxia.

Ge·we·be·im·mu·ni·tät *f* tissue immunity.

Ge·we·be·kle·ber *m chir.* tissue adhesive, tissue glue.

Ge·we·be·lap·pen *m chir.* flap, patch.

Ge·we·be·pa·tho·lo·gie *f* pathologic histology, histopathology.

Ge·we·be·per·fu·si·on *f* tissue perfusion.

Ge·we·be·phy·sio·lo·gie *f* histophysiology.

ge·we·be·spe·zi·fisch *adj* tissue-specific.

Ge·we·be·tur·gor *m physiol.* tissue turgor.

Ge·we·be·über·tra·gung *f chir.* transplantation.

ge·we·be·un·ver·träg·lich *adj* histoincompatible.

Ge·we·be·un·ver·träg·lich·keit *f* histoincompatibility.

Ge·we·be·ver·la·ge·rung *f chir., anat.* transposition.

ge·we·be·ver·träg·lich *adj* histocompatible.

Ge·we·be·ver·träg·lich·keit *f* tissue tolerance, histocompatibility.

Ge·webs·au·to·ly·se *f patho.* tissue autolysis.

Ge·webs·dia·gno·stik *f* tissue diagnosis.

Ge·webs·tro·pis·mus *m* tissue tropism.

Ge·webs·ver·nar·bung *f patho.* scarring of tissue.

Ge·webs·wi·der·stand *m* tissue resistance.

Ge·wicht *nt* weight; (*Last, Belastung*) weight, load.

Ge·wichts·ab·nah·me *f* weight reduction, loss of weight.

ge·wichts·be·wußt *adj* weight-conscious, diet-conscious.

Ge·wichts·pro·ble·me *pl* weight problem *sing.*

Ge·wichts·re·duk·ti·on *f* weight reduction, loss of weight.

Ge·wichts·ver·lust *m* weight loss, loss of weight.

Ge·wichts·zu·nah·me *f* weight gain.

Ge·win·de *nt ortho.* thread.

Ge·win·de·boh·rer *m ortho.* tap, screw tap, tap drill.

Ge·win·de·stift *m ortho.* screw wire, threaded nail, threaded pin.

Ge·wis·sens·fra·ge *f* case of conscience, question of conscience, matter of conscience.

Ge·wohn·heits·trin·ker *m* inebriate, habitual drunkard, alcoholic.

Ge·wohn·heits·trin·ke·rin *f* inebriate, habitual drunkard, alcoholic.

Ge·wöh·nung *f* habituation (*an* to); *physiol., psycho., pharm.* habituation.

Ge·wöl·be *nt* (*a. anat.*) vault, dome, roof, arch; *anat.* fornix.

Ge·wöl·be·pfei·ler *m anat.* anterior pillar of fornix, fornix column, column of fornix.

ge·wölbt *adj* (*a. anat.*) dome-shaped, domed, vaulted, arcuated, arcuate.

ge·wun·den *adj* twisted, coiled, twisting, winding, meandring; *anat.* convoluted, pampiniform; *histol.* gyrose, gyrate; (*schneckenförmig*) voluted; spiral.

ge·zuckert [k·k] *adj pharm.* sugared, candied.

Ghon: G.'-Herd *m pulmo.* Ghon tubercle, Ghon primary lesion, primary lesion.

Ghost *m* **1.** *histol.* ghost, ghost cell, shadow cell. **2.** *hema.* red cell ghost, shadow cell.

Giannuzzi: G.'-Halbmond *m histol.* crescent of Giannuzzi, Giannuzzi's body, Giannuzzi's demilune, demilune of Heidenhain, semilunar body.

Gianotti-Crosti: G.-C.-Syndrom *nt derm.* Gianotti-Crosti syndrome, infantile papular acrodermatitis, papular acrodermatitis of childhood.

Gi·ar·dia *f micro.* Lamblia, Giardia.

Gi·ar·dia·sis *f epidem.* lambliasis, lambliosis, giardiasis.

Gib·bus *m ortho.* gibbus.

Gicht *f patho.* gout, urate thesaurismosis.

extraartikuläre G. irregular gout, abarticular gout.

latente G. latent gout, masked gout.

symptomfreie G. intercritical gout, interval gout.

viszerale G. → *extraartikuläre G.*

Gicht·an·fall *m patho.* acute gouty arthritis.

Gicht·ar·thri·tis *f ortho.* gouty arthritis, uratic arthritis, urarthritis.

gicht·ar·tig *adj* gouty.

Gicht·dia·the·se *f patho.* gouty diathesis, uric

acid diathesis.

Gicht·kno·ten *m patho.* tophus, gouty tophus, uratoma, arthritic calculus.

Gicht·kri·stal·le *pl patho.* gouty crystals.

Gicht·ne·phro·pa·thie *f patho.* gout nephropathy, urate nephropathy.

Gicht·nie·re *f patho.* gout kidney, urate kidney.

Gicht·sy·no·vi·tis *f ortho.* gouty synovitis.

Gicht·to·phus *m* → *Gichtknoten.*

Gicht·ure·thri·tis *f urol.* gouty urethritis.

Gie·men *nt pulmo.* sibilant rhonchi *pl.*

Gierke: G.-Krankheit *f patho.* (von) Gierke's disease, glucose-6-phosphatase deficiency, type I glycogen storage disease.

Gie·Ber·fie·ber *nt patho.* zinc chill, zinc fume fever, spelter's chill, spelter's fever.

Gifford: G.-Zeichen *nt ophthal.* Gifford's sign.

Gift *nt* poison; *bio., chem.* toxicant, toxin; *zoo.* venenum, venom.

gift·ähn·lich *adj* toxicoid.

gift·bil·dend *adj* toxigenic, toxicogenic, toxinogenic; venenific.

gif·tig *adj* poisonous; *chem.* toxic, toxicant; *bio.* venomous, venenous; (*gesundheitsschädlich*) deleterious, noxious. **nicht g.** atoxic, non--toxic, non-poisonous, poisonless.

Gif·tig·keit *f* poisonousness; *chem.* toxicity; *bio.* venenosity, toxicity; noxiousness.

Gift·müll *m* toxic waste.

Gift·pilz *m* poisonous mushroom.

Gift·schrank *m pharm.* poison cabinet.

Gift·tod *m forens.* death by poisoning.

Gi·gan·tis·mus *m patho.* somatomegaly, gigantism, giantism, gigantosoma.

Gi·gan·to·ma·stie *f gyn.* gigantomastia.

Gi·gan·to·me·lie *f ortho.* gigantomelia.

Gi·gan·to·so·mie *f* → *Gigantismus.*

Gigli: G.-Operation *f gyn.* Gigli's operation.

Gilbert: G.-Syndrom *nt patho.* Behçet's syndrome, cutaneomucouveal syndrome, triple symptom complex.

G.-Zeichen *nt patho.* Gilbert's sign.

Gilchrist: G.-Krankheit *f epidem.* Gilchrist's disease, Gilchrist's mycosis, North American blastomycosis.

G.-Verband *m ortho.* Gilchrist bandage.

Gildford: G.-Syndrom *nt patho.* progeria, Hutchinson-Gilford disease, progeria syndrome, premature senility syndrome.

Gilles-de-la-Tourette: G.-Syndrom *nt neuro.* Gilles de la Tourette's syndrome, Tourette's disease, Guinon's disease, jumping disease, maladie des tics.

Gilliam: G.-Operation *f gyn.* Gilliam's operation.

Gillies: G.-Operation *f ophthal.* Gillies' operation.

G.-Technik *f HNO* Gillies' operation.

Gil-Vernet: G.-V.-Operation *f urol.* Gil-Vernet operation, extended pyeolotomy.

Gimbernat: G.-Hernie *f chir.* Gimbernat's hernia, Laugier's hernia.

Gin·gi·va *f anat.* gum, gingiva.

gin·gi·val *adj* gingival.

Gin·gi·vi·tis *f HNO* gingivitis; ulitis.

Gin·gi·vo·sto·ma·ti·tis *f HNO* gingivostomatitis. **G. herpetica** vesicular stomatitis, herpetic gingivostomatitis, herpetic stomatitis.

Gin·gly·mus *m anat.* ginglymoid articulation, ginglymoid joint, hinge articulation, hinge joint, ginglymus.

Gin·seng *m pharm.* ginseng.

Gip·fel *m fig.* height, climax, peak, summit, apex, crest; (*Fieber, Krankheitsverlauf*) fastigium.

Gips *m* **1.** *chem.* gypsum, plaster, plaster of Paris. **2.** *ortho.* (*Verband*) plaster cast, cast, plaster of Paris, plaster bandage.

Gips·ab·druck *m* plaster cast.

Gips·bett *nt ortho.* plaster bed.

Gips·bin·de *f ortho.* plaster bandage.

gip·sen *vt ortho.* put in a cast, put in plaster.

Gips·mie·der *nt ortho.* plaster-of-Paris jacket, plaster jacket.

Gips·scha·le *f ortho.* brace, plaster shell.

Gips·schie·ne *f ortho.* plaster splint.

Gips·tech·nik *f* plaster technique.

Gips·ver·band *m ortho.* plaster cast, cast, plaster of Paris, plaster bandage. **zirkulärer G.** complete plaster cast, complete cast.

Girard: G.'-Hernienoperation *f chir.* Girard's operation, Girard's method.

Girdlestone: G.-Operation *f ortho.* Girdlestone procedure.

Gi·ta·lin *nt pharm.* gitalin.

Gi·tal·oxin *nt pharm.* gitaloxin.

Gi·tha·gis·mus *m pharm.* githagism.

Gi·to·ge·nin *nt pharm.* gitogenin.

Gi·to·nin *nt pharm.* gitonin.

Gi·to·xi·ge·nin *nt pharm.* gitoxigenin.

Gi·to·xin *nt pharm.* gitoxin.

Git·ter·blen·de *f radiol.* grid.

Git·ter·fa·ser *f histol.* reticular fiber, lattice fiber, argentaffin fiber, argyrophil fiber.

Git·ter·trans·plan·tat *nt chir.* mesh graft, accordion graft.

Gla·bel·la *f anat.* glabella, glabellum.

glan·do·trop *adj* glandotropic.

Glan·du·la *f anat.* gland, glandula.

Gll. *pl* **adrenales accessoriae** → *Gll. suprarenales accessoriae.*

Gl. adrenalis → *Gl. suprarenalis.*

Gll. *pl* **anales** circumanal glands, anal glands, Gay's glands.

Gll. *pl* **areolares** areolar glands, Montgomery's tubercles.

Gll. *pl* **biliares** glands of biliary mucosa, hepatic glands, Theile's glands.

Gll. *pl* **bronchiales** bronchial glands.

Gl. bulbourethralis bulbourethral gland,

Cowper's gland.
Gll. *pl* **cervicales** cervical glands (of uterus).
Gll. *pl* **ciliares** Moll's glands, ciliary glands (of conjunctiva).
Gll. *pl* **conjunctivales** conjunctival glands, Krause's glands, Terson's glands.
Gll. *pl* **duondenales** duodenal glands, Brunner's glands, mucous glands of duodenum.
Gll. *pl* **endocrinae** endocrine glands, aporic glands, ductless glands.
Gll. *pl* **gastricae propriae** acid glands, fundus glands, gastric glands.
Gll. *pl* **intestinales** Lieberkühn's glands, intestinal follicles, intestinal glands.
Gll. *pl* **lacrimales accessoriae** accessory lacrimal glands, Ciaccio's glands.
Gl. **lacrimalis** lacrimal gland.
Gl. **lingualis anterior** anterior lingual gland, apical gland of tongue, Bauhin's gland, Blandin's gland, Nuhn's gland.
Gl. **mammaria** mammary gland, breast.
Gll. *pl* **olfactoriae** Bowman's glands, olfactory glands.
Gl. **parathyroidea** epithelial body, parathyroid, parathyroid gland.
Gl. **parotidea** parotid gland, parotic, parotid.
Gl. **pinealis** pineal gland, epiphysis, pineal body, pineal.
Gl. **pituitaria** pituitary, pituitary body/gland, hypophysis.
Gll. *pl* **pr(a)eputiales** preputial glands, glands of Tyson, crypts of Littre, glands of Haller.
Gl. **prostatica** prostata, prostate, prostate gland.
Gll. *pl* **salivariae** salivary glands.
Gll. *pl* **sebaceae** sebaceous glands, oil glands.
Gl. **sublingualis** Rivinus gland, sublingual gland.
Gl. **submandibularis** submandibular gland, mandibular gland.
Gll. *pl* **sudoriferae** *histol.* Boerhaave's glands, sweat glands, sudoriferous glands, sudoriparous glands.
Gll. *pl* **suprarenales accessoriae** accessory adrenal glands, accessory suprarenal glands.
Gl. **suprarenalis** suprarenal, adrenal, adrenal gland, suprarenal gland.
Gll. *pl* **tarsales** tarsal glands, Meibom's glands, meibomian glands.
Gl. **thyroidea** thyroid gland, thyroid.
Gll. *pl* **thyroideae accessoriae** accessory thyroid glands, Wölfler's glands.
Gll. *pl* **urethrales urethrae masculinae** Littre's glands, Morgagni's glands, urethral glands of male urethra.
Gl. **vestibularis major** Bartholin's gland, greater vestibular gland.
glan·du·lär *adj* glandular, glandulous.
Glans *f anat.* glans.

G. **clitoridis** glans of clitoris.
G. **penis** *anat.* glans, glans of penis, head of penis, balanus.
Glanz·haut *f patho.* glossy skin, leiodermia.
Glanzmann-Naegeli: G.-N.-Syndrom *nt hema.* Glanzmann's disease, Glanzmann's thrombasthenia, thrombasthenia, constitutional thrombopathy.
Glas *nt* glass; *ophthal.* glass, lens.
glas·ar·tig *adj* glass-like, glassy; *anat.* hyaloid, hyaline, vitreous.
Glas·au·ge *nt ophthal.* artificial eye, glass eye.
Glas·blä·ser·star *m ophthal.* infrared cataract, heat cataract, glassblower's cataract, glassworker's cataract.
Glas·fa·ser·bron·cho·skop *nt clin.* fiberoptic bronchoscope, bronchofiberscope.
Glas·fa·ser·ga·stro·skop *nt clin.* fibergastroscope.
Glas·fa·ser·op·tik *f* fiberoptics *pl.*
Glasgow: G.-Zeichen *nt card.* Glasgow's sign.
Glas·haut membrane of Slaviansky, glassy membrane.
gla·sig *adj* **1.** (*Augen*) glassy, glazed. **2.** → *glasartig.*
Glas·kör·per *m anat.* vitreous body, hyaloid body, cristalline humor, vitreous.
Glas·kör·per·ab·szeß *m ophthal.* vitreous abscess.
Glas·kör·per·ent·zün·dung *f ophthal.* hyalitis, hyaloiditis, vitreitis.
Glas·kör·per·glit·zern *nt ophthal.* spintherism, spintheropia.
Glas·kör·per·ko·lo·bom *nt ophthal.* coloboma of vitreous.
Glas·kör·per·mem·bran *f anat.* vitreous membrane, hyaloid membrane.
Glas·kör·per·mul·de *f anat.* hyaloid fossa, lenticular fossa (of vitreous body).
Glas·kör·per·punk·ti·on *f ophthal.* hyalonyxis.
Glas·kör·per·re·sek·ti·on *f ophthal.* vitrectomy.
Glas·kör·per·stro·ma *nt histol.* vitreous stroma.
Glas·kör·per·ver·flüs·si·gung *f ophthal.* synchysis, synchesis.
Glas·spa·tel *m derm.* diascope, pleximeter, plexometer.
glatt *adj* **1.** (*Gesicht, Haut*) unwrinkled, smooth; (*Haare*) smooth, straight. **2.** (*Fraktur*) clean, simple, uncomplicated; (*Schnitt*) clean.
Glat·ze *f* bald head.
Glat·zen·bildung *f derm.* hair loss, baldness, alopecia, calvities, pelade. **männliche G.** male pattern alopecia, patternal alopecia, androgenetic effluvium.
Glatz·kopf *m* bald head.
glatz·köp·fig *adj* bald, baldheaded.
Glau·co·ma *nt ophthal.* glaucoma.

G. absolutum absolute glaucoma.

G. acutum (congestivum) angle-closure glaucoma, acute glaucoma, narrow-angle glaucoma, acute congestive glaucoma, pupillary block glaucoma, closed-angle glaucoma, obstructive glaucoma.

G. apoplecticum hemorrhagic glaucoma, apoplectic glaucoma.

G. capsulare capsular glaucoma.

G. chronicum congestivum chronic angle--closure glaucoma, chronic narrow-angle glaucoma.

G. haemorrhagicum hemorrhagic glaucoma, apoplectic glaucoma.

G. infantile congenital glaucoma, infantile glaucoma.

G. prodromale latent angle-closure glaucoma, prodromal glaucoma.

G. simplex chronic glaucoma, simple glaucoma, open-angle glaucoma, wide-angle glaucoma, compensated glaucoma, noncongestive glaucoma.

Glau·kom *nt ophthal.* glaucoma.

angeborenes G. congenital glaucoma, infantile glaucoma, hydrophthalmos, hydrophthalmia, buphthalmos, buphthalmia.

G. nach Linsenextraktion aphakic glaucoma.

malignes G. malignant glaucoma.

posttraumatisches G. traumatic glaucoma.

primäres G. primary glaucoma.

sekundäres G. secondary glaucoma.

sekundäres G. nach Contusio bulbi angle--recession glaucoma, contusion glaucoma.

traumatisches G. traumatic glaucoma.

zyklitisches G. glaucomatocyclitic crisis.

glau·ko·ma·tös *adj* glaucomatous.

Glau·kom·ex·ka·va·ti·on *f ophthal.* glaucomatous cup, glaucomatous excavation.

Glau·kom·flecken [k·k] *pl ophthal.* glaukomflecken, glaucomatous cataract *sing.*

Glau·ko·se *f ophthal.* glaucosis.

gleich·blei·bend *adj* constant, steady; (*stabil*) stable, stabile; (*Schmerz*) unrelieved; (*Temperatur*) level.

Gleich·ge·wicht *nt* (*a. chem., physiol.*) equilibrium, balance. **aus dem G.** off balance. **das G. (be-)halten** (*a. fig.*) keep one's balance, keep one's equilibrium. **das G. verlieren** lose one's balance, lose one's equilibrium. **das G. wiederherstellen** restore the balance.

biologisches G. biological balance.

gestörtes G. disequilibrium, imbalance.

ökologisches G. ecological balance.

seelisches G. emotional balance, mental balance, equilibrium.

Gleich·ge·wichts·dia·ly·se *f* equilibrium dialysis.

Gleich·ge·wichts·ge·fühl *nt* sense of balance, sense of equilibrium.

Gleich·ge·wichts·or·gan *nt anat.* vestibular apparatus, organ of balance, organ of equilibrium.

Gleich·ge·wichts·sinn *m* sense of balance, sense of equilibrium, labyrinthine sense, static sense.

Gleich·ge·wichts·stö·rung *f neuro.* disturbance of balance, disturbance of equilibrium.

Gleich·ge·wichts·zu·stand *m* state of equilibrium.

gleich·mä·ßig *adj* even, regular, level, constant, steady; (*Puls*) steady; (*Atmung*) regular.

Gleich·sich·tig·keit *f ophthal.* isometropia.

Gleich·strom *m electr.* direct current.

Gleit·bruch *m* → *Gleithernie.*

Gleit·her·nie *f chir.* sliding hernia, sliding hiatal hernia, axial hiatal hernia.

Glenn: G.-Operation *f HTG* Glenn's operation.

gle·no·hu·me·ral *adj anat.* glenohumeral.

gle·noi·dal *adj anat.* glenoid.

Glia *f anat., histol.* glia, neuroglia.

Glia·bla·stom *nt neuro.* glioblastoma, malignant glioma.

Glia·filz *m histol.* gliopil.

Glia·ge·schwulst *f* → *Glioma.*

Glia·grenz·mem·bran *f histol.* glial limiting membrane, glial membrane, glial boundary membrane.

gli·al *adj* neuroglial, neurogliar, glial.

Glia·nar·be *f neuro.* glial scar.

gli·är *adj* → *glial.*

Glia·tu·mor *m* → *Glioma.*

Glia·zel·le *f* → *Gliozyt.*

Glia·zell·kap·sel *f histol.* glial capsule.

Gli·bencl·amid *nt pharm.* glibenclamide, glyburide.

Gli·born·urid *nt pharm.* glibornuride.

Glied *nt* **1.** *anat.* limb, extremity; member, part. **2.** penis, member, virile member, phallus.

Glied·er·satz *m ortho.* artificial limb, prosthesis.

Glied·er·satz·kun·de *f ortho.* prosthetics *pl.*

Glie·der·schmerz *m* pain in a limb, melalgia.

Glied·gür·tel·form *f* (**der progressiven Muskeldystrophie**) *neuro.* limb-girdle muscular dystrophy, pelvifemoral muscular dystrophy, Leyden-Möbius muscular dystrophy, Leyden-Möbius syndrome.

glied·ki·ne·tisch *adj neuro.* limb-kinetic.

Glied·ma·ße *f anat.* extremity, limb; member, membrum.

obere Gliedmaßen *pl* superior limbs, upper limbs, thoracic limbs.

untere Gliedmaßen *pl* pelvic limbs, lower limbs.

Glied·ma·ßen·am·pu·ta·ti·on *f* amputation, limb amputation.

Glied·ma·ßen·ano·ma·lie *f* → *Gliedmaßenfehlbildung.*

Glied·ma·ßen·fehl·bil·dung *f* limb anomaly, dysmelia.
Glied·ma·ßen·läh·mung *f* extremity paralysis.
Glied·ma·ßen·ske·lett *nt anat.* appendicular skeleton.
Glio·blast *m histol.* glioblast, gliablast.
Glio·bla·sto·ma *nt neuro.* glioblastoma, malignant glioma. **G. multiforme** anaplastic astrocytoma, glioblastoma multiforme.
glio·gen *adj* gliogenous.
Glio·ma *nt* neuroglioma, neurogliocytoma, glioma, gliocytoma.
glio·ma·tös *adj* gliomatous.
Glio·ma·to·se *f neuro.* gliomatosis, neurogliomatosis, neurogliosis.
Glio·my·xom *nt patho.* gliomyxoma.
Glio·neu·ro·bla·stom *nt neuro.* glioneuroma.
Glio·neu·rom *nt neuro.* glioneuroma.
Glio·pil *nt histol.* gliopil.
Glio·sar·kom *nt patho.* gliosarcoma.
Glio·se *f neuro.* gliosis.
Glio·zyt *m histol.* neuroglia cell, gliacyte, gliocyte, spongiocyte.
Gli·pi·zid *nt pharm.* glipizide.
Gli·qui·don *nt pharm.* gliquidone.
Glisson: G.'-Dreieck *nt* (*Leber*) portal triad, portal tract.
G.-Kapsel *f anat.* Glisson's capsule, perivascular fibrous capsule.
G.'-Trias *f histol.* hepatic triad.
G.'-Zirrhose *f patho.* Glisson's cirrhosis, capsular cirrhosis (of liver).
Glis·so·ni·tis *f patho.* glissonitis.
Glo·bal·apha·sie *f neuro.* global aphasia, total aphasia, central aphasia.
glo·bo·id *adj histol.* globe-shaped, globose, globoid, globular, spheroid, spherical.
Globoidzellen-Leukodystrophie *f patho.* Krabbe's disease, Krabbe's leukodystrophy, globoid leukodystrophy, globoid cell leukodystrophy.
glo·bu·lär *adj* → *globoid.*
Glo·bu·lin *nt biochem., hema.* globulin.
antihämophiles G. *abbr.* **AHG** antihemophilic globulin, factor VIII.
Cortisol-bindendes G. *abbr.* **CBG** cortisol--binding globulin, corticosteroid-binding globulin, transcortin.
Sexualhormon-bindendes G. *abbr.* **SHBG** sex-hormone-binding globulin.
Testosteron-bindendes G. *abbr.* **TEBG** testosterone-estradiol-binding globulin.
Thyroxin-bindendes G. *abbr.* **TBG** thyroxine--binding globulin.
γ-Globulin *nt* gamma globulin, γ globulin.
Glo·bu·lin·urie *f patho.* globulinuria.
Glo·bu·lus *m* 1. *anat.* globule. 2. *pharm.* globulus.
Glo·bus *m* (*a. anat.*) globus. **G. pallidus** globus pallidus, pallidum.

Globus-pallidus-Atrophie *f neuro.* pallidal degeneration.
Glocken·kur·ve [k·k] *f stat.* normal curve (of distribution), bell curve, bell-shaped curve, gaussian curve.
Glom·an·gi·om *nt patho.* glomangioma, glomus tumor.
Glom·ek·to·mie *f chir.* glomectomy.
glo·me·ru·lär *adj* glomerular, glomerulose.
Glo·me·ru·li·tis *f patho.* glomerulitis.
Glo·me·ru·lo·ne·phri·tis *f abbr.* **GN** glomerulonephritis, glomerular nephritis.
akute G. acute glomerulonephritis, acute hemorrhagic glomerulonephritis.
diffuse G. diffuse glomerulonephritis.
endokapilläre G. endocapillary glomerulonephritis.
exsudative G. exudative glomerulonephritis, acute exudative-proliferative glomerulonephritis.
fokalbetonte/fokale G. Berger's glomerulonephritis, Berger's focal glomerulonephritis, focal glomerulonephritis, IgA glomerulonephritis, focal nephritis.
intra-extrakapilläre proliferative G. proliferative intra-extracapillary glomerulonephritis, extracapillary glomerulonephritis.
maligne G. rapidly progressive glomerulonephritis, malignant glomerulonephritis.
membranoproliferative G. membranoproliferative glomerulonephritis, chronic hypocomplementemic glomerulonephritis, nodular glomerulonephritis.
membranöse G. membranous glomerulonephritis, perimembranous glomerulonephritis, membranous nephropathy.
mesangiale G. → *fokalbetonte G.*
mesangioproliferative G. mesangioproliferative glomerulonephritis, intracapillary glomerulonephritis.
proliferative G. proliferative glomerulonephritis.
rasch progrediente G. → *maligne G.*
segmentale G. segmental glomerulonephritis, local glomerulonephritis.
subakute G. subacute glomerulonephritis
Glo·me·ru·lo·ne·phro·pa·thie *f* glomerulonephropathy.
Glo·me·ru·lo·ne·phro·se *f* glomerulonephropathy.
Glo·me·ru·lo·pa·thie *f* glomerulopathy.
Glo·me·ru·lo·skle·ro·se *f patho.* glomerulosclerosis, arteriolar nephrosclerosis, arteriolonephrosclerosis.
diabetische G. Kimmelstiel-Wilson syndrome, diabetic nephrosclerosis, diabetic glomerulosclerosis.
fokal-segmentale G. focal glomerular sclerosis, focal segmental glomerulosclerosis.
Glo·me·ru·lum *nt* → *Glomerulus.*

Glo·me·ru·lum·ba·sal·mem·bran *f histol.* glomerular basement membrane.

Glo·me·ru·lum·ent·zün·dung *f →* *Glomerulitis.*

Glo·me·ru·lum·fil·trat *nt physiol.* glomerular filtrate.

Glo·me·ru·lum·mem·bram *f histol.* glomerular membrane.

Glo·me·ru·lus *m anat., histol.* **1.** glomerulus, glomerule. **2.** (**G. renalis**) renal glomerulus, renal tuft, malpighian tuft, glomerulus.

Glo·me·ru·lus·ar·te·rie *f →* *Glomerulusarteriole.*

Glo·me·ru·lus·ar·te·rio·le *f anat.* arteriole of glomerulus, artery of glomerulus.

abführende G. efferent glomerular arteriole, postglomerular arteriole, efferent artery of glomerulus.

zuführende G. afferent glomerular arteriole, preglomerular arteriole, afferent artery of glomerulus.

Glo·mus *nt anat.* glomus, glome; glomus body.

G. aorticum aortic glomus, aortic body, vagal body.

G. caroticum carotid body, carotid glomus, intercarotid body, carotid gland.

G. coccygeum coccygeal glomus, coccygeal body, Luschka's gland.

G. jugulare jugular glomus, jugulotympanic body, tympanic body.

G. neuromyoarteriale *→* *Glomusorgan.*

G. tympanicum *→* *G. jugulare.*

Glomus-aorticum-Tumor *m patho.* aortic body tumor.

Glomus-caroticum-Tumor *m patho.* potato tumor, carotid body tumor.

Glomus-Entfernung *f chir.* glomectomy.

Glomus-jugulare-Tumor *m patho.* glomus jugulare tumor.

Glo·mus·or·gan *nt histol.* glomus organ, glomiform body, glomiform gland, glomus body, glomus.

Glo·mus·tu·mor *m patho.* glomangioma, glomus tumor.

Glomus-tympanicum-Tumor *m patho.* glomus tympanicum tumor.

Glos·sa *f anat* tongue, lingua, glossa.

Gloss·al·gie *f →* *Glossodynie.*

Gloss·ek·to·mie *f chir.* glossectomy, elinguation, lingulectomy.

Glos·si·tis *f HNO* glossitis.

G. areata exsudativa benign migratory glossitis, wandering rash, geographic tongue, mappy tongue.

atrophische G. atrophic glossitis, Hunter's glossitis.

Glos·so·dy·nia *f →* *Glossodynie.* **G. exfoliativa** bald tongue, Moeller's glossitis.

Glos·so·dy·nie *f* glossalgia, glossodynia.

glos·so·epi·glot·tisch *adj* glossoepiglottic,

glossoepiglottidean.

Glos·so·la·lie *f psychia.* glossolalia.

Glos·so·pa·thie *f HNO* glossopathy.

Glos·so·pha·ryn·ge·us *m anat.* glossopharyngeal nerve, ninth nerve.

Glos·so·pha·ryn·ge·us·gan·gli·on *nt anat.* ganglion of glossopharyngeal nerve.

oberes G. superior ganglion of glossopharyngeal nerve, Ehrenritter's ganglion.

unteres G. inferior ganglion of glossopharyngeal nerve, Andersch's ganglion.

Glos·so·pha·ryn·ge·us·neur·al·gie *f* glossopharyngeal neuralgia.

Glos·so·phy·tie *f patho.* glossophytia, black hairy tongue, black tongue.

Glos·so·ple·gie *f neuro.* glossoplegia, glossolysis.

Glos·so·py·rie *f* glossopyrosis, burning tongue, psychogenic glossitis.

Glos·sor·rha·phie *f chir.* glossorrhaphy.

Glos·so·spas·mus *m neuro.* glossospasm.

Glos·so·to·mie *f chir.* glossotomy.

Glos·so·tri·chie *f patho.* hairy tongue, glossotrichia, trichoglossia.

Glot·tis *f anat.* glottis.

glot·tisch *adj* glottal, glottic.

Glot·ti·tis *f* glottitis.

Glotz·au·ge *nt ophthal.* protrusion of the eyeball, exophthalmos, exophthalmus.

Glu·ca·gon *nt →* *Glukagon.*

Glu·ca·go·nom *nt →* *Glukagonom.*

Glu·can *nt biochem.* glucan.

1,4-α-Glucan-branching-Enzym *nt* brancher enzyme, branching enzyme, 1,4-α-glucan branching enzyme.

Glu·co·cor·ti·co·id *nt* glucocorticoid hormone, glucocorticoid.

Glu·co·ge·ne·se *f →* *Glukogenese.*

Glu·co·neo·ge·ne·se *f →* *Glukoneogenese.*

Glu·co·se *f →* *Glukose.*

Glu·cos·urie *f →* *Glukosurie.*

Glu·ka·gon *nt biochem.* hyperglycemic-glycogenolytic factor, glucagon. **intestinales G.** intestinal glucagon, enteroglucagon, gut glucagon, glicentin.

Glu·ka·go·nom *nt endo.* A cell tumor, alpha cell tumor, glucagonoma.

Glukagonom-Syndrom *nt endo.* glucagonoma syndrome.

Glu·kan *nt biochem.* glucan.

glu·ko·gen *adj biochem.* glucogenic.

Glu·ko·ge·ne·se *f biochem.* glucogenesis.

Glu·ko·kor·ti·ko·id *nt* glucocorticoid, glucocorticoid hormone.

Glu·ko·ly·se *f biochem.* glycolysis, glucolysis.

Glu·ko·neo·ge·ne·se *f biochem.* gluconeogenesis, glyconeogenesis.

Glu·ko·pe·nie *f endo.* hypoglycemia, glucopenia.

Glu·kos·ämie *f endo.* hyperglycemia, hyperglycosemia, hyperglykemia.

Glu·ko·se *f biochem.* glucose, D-glucose, grape sugar, dextrose, dextroglucose.

Glukose-Insulin-Kalium-Lösung *f pharm.* glucose-insulin-kalium solution, glucose-insulin-potassium solution.

Glu·ko·se·in·to·le·ranz *f endo.* glucose intolerance.

Glu·ko·se·ka·ta·bo·lis·mus *m* glucose catabolism.

Glu·ko·se·man·gel *m endo.* hypoglycemia, glucopenia. **intrazellulärer G.** cytoglycopenia, cytoglucopenia.

Glu·ko·se·oxi·da·se *f abbr.* **GOD** *biochem.* glucose oxidase.

Glukose-6-phosphatdehydrogenase *f abbr.* **G-6-PDH** *od.* **GPP** *biochem.* glucose-6-phosphate dehydrogenase.

Glukose-6-Phosphatdehydrogenasemangel *m patho.* glucose-6-phosphate dehydrogenase deficiency, glucose-6-phosphate dehydrogenase disease.

Glu·ko·se·phos·phat·iso·me·ra·se *f biochem.* phosphohexoisomerase, glucose-6-phosphate isomerase, hexosephosphate isomerase.

Glukosephosphatisomerase-Mangel *m patho.* glucosephosphate isomerase deficiency, phosphohexose deficiency.

Glu·ko·se·schwel·le *f physiol.* (*Niere*) glucose threshold, leak point.

Glu·ko·se·spie·gel *m* glucose level, blood glucose level, blood glucose value, glucose value.

Glu·ko·se·stoff·wech·sel *m* glucose metabolism.

Glu·ko·se·to·le·ranz *f endo.* glucose tolerance. **pathologische G.** impaired glucose tolerance.

Glu·ko·se·to·le·ranz·test *m abbr.* **GTT** *endo.* glucose tolerance test.

intravenöser G. *abbr.* **IVGTT** intravenous glucose tolerance test.

oraler G. *abbr.* **oGTT** oral glucose tolerance test.

Glu·ko·sid *nt biochem.* glucoside.

Glu·ko·ste·ro·id *nt* glucocorticoid, glucocorticoid hormone.

Glu·kos·urie *f patho.* glucosuria, glycosuria, glycuresis, saccharuria.

alimentäre G. alimentary glycosuria, digestive glycosuria.

hyperglykämische G. hyperglycemic glycosuria.

renale G. benign glycosuria, renal glycosuria, nondiabetic glycosuria, normoglycemic glycosuria, nonhyperglycemic glycosuria.

Glu·ko·ze·re·bro·sid *nt* glucocerebroside, ceramide glucoside, glucosylceramide.

Glu·ko·ze·re·bro·si·da·se *f* glucocerebrosidase, glucosylceramidase, glycosylceramide lipidosis, glycosylceramidase.

Glu·ko·ze·ro·bro·si·do·se *f patho.* glucosylceramide lipidosis, Gaucher's disease, cerebrosidosis, cerebroside lipidosis, cerebroside lipoidosis, glycosylceramide lipidosis.

Glu·ku·re·se *f* → *Glukosurie.*

Glu·ku·ro·nat *nt biochem.* glucuronate.

Glu·ku·ron·säu·re *f biochem.* glucuronic acid.

glu·tä·al *adj* gluteal.

Glu·tä·al·re·flex *m physiol.* gluteal reflex.

Glut·amat *nt biochem.* glutamate.

Glut·amat·oxal·ace·tat·trans·ami·na·se *f abbr.* **GOT** *biochem.* aspartate aminotransferase, glutamic-oxaloacetic transaminase.

Glut·amat·py·ru·vat·trans·ami·na·se *f abbr.* **GPT** *biochem.* alanine aminotransferase, glutamic-pyruvic transaminase.

Glut·amat·syn·ap·se *f* glutamate synapse.

Glut·amin *nt abbr.* **Gln** *biochem.* glutamine.

Glut·amin·säu·re *f abbr.* **Glu** *biochem.* glutamic acid.

γ-Glut·amyl·trans·fe·ra·se *f abbr.* **γ-GT** *biochem.* γ-glutamyltransferase, (γ-)glutamyl transpeptidase.

γ-Glut·amyl·trans·fe·ra·se·man·gel *m patho.* glutathionuria, γ-glutamyl transpeptidase deficiency.

γ-Glut·amyl·trans·pep·ti·da·se *f abbr.* **GGTP** → *γ-Glutamyltransferase.*

Glu·tar·säu·re *f biochem.* glutaric acid.

Glu·tar·säu·re·azid·urie *f patho.* glutaric aciduria.

Glu·ta·thi·on *nt* glutathione.

Glu·ta·thi·on·ämie *f patho.* glutathionemia.

Glu·ta·thi·on·syn·the·ta·se·man·gel *m patho.* glutathione synthetase deficiency.

Glu·ta·thi·on·urie *f patho.* glutathionuria, γ-glutamyl transpeptidase deficiency.

Glu·te·al·re·flex *m physiol.* gluteal reflex.

Glu·ten *nt* gluten, wheat gum.

Glu·ten·mehl *nt* gluten flour.

Glu·teth·imid *nt pharm.* glutethimide.

Glu·ti·tis *f patho.* glutitis.

Gly·can *nt* → *Glykan.*

Gly·ce·rid *nt biochem.* acylglycerol, glyceride.

Gly·ce·rin *nt* glycerol, glycerin, *pharm.* glycerinum.

Gly·ce·rol *nt* → *Glycerin.*

Gly·ce·rol·tri·ace·tat *nt pharm.* glyceryl triacetate, triacetin.

Gly·ce·rol·tri·ni·trat *nt pharm.* glyceryl trinitrate, trinitroglycerin, trinitroglycerol.

Gly·cin *nt abbr.* **Gly** *biochem.* glycine, glycocoll, aminoacetic acid.

gly·cin·erg *adj* glycinergic.

Gly·ci·no·sis *f patho.* glycinemia, hyperglycinemia.

Gly·cin·urie *f patho.* glycinuria.

Gly·cos·urie *f* → *Glykosurie.*

Gly·cy·pha·gus domesticus *m micro.* food mite, Glycyphagus domesticus.

Glyk·ämie *f endo.* glycemia, glucemia, glycose-mia, glykemia.

Gly·kan *nt* glycan, polysaccharide.

Gly·ko·gen *nt* glycogen, tissue dextrin.

Gly·ko·gen·ab·bau *m* glycogenolysis.

Gly·ko·gen·bil·dung *f* → *Glykogenese.*

Gly·ko·ge·ne·se *f* glycogenesis, glucogenesis.

Gly·ko·ge·no·ly·se *f* glycogenolysis.

Gly·ko·ge·no·se *f patho.* glycogenosis, glycogen storage disease, dextrinosis.

G. Typ I type I glycogen storage disease, (von) Gierke's disease, glucose-6-phospha-tase deficiency, hepatorenal glycogenosis.

G. Typ II type II glycogen storage disease, Pompe's disease, generalized glycogenosis, acid-maltase deficiency.

G. Typ III type III glycogen storage disease, Cori's disease, Forbes' disease, debrancher deficiency, limit dextrinosis.

G. Typ IV type IV glycogen storage disease, Andersen's disease, brancher deficiency, brancher deficiency glycogenosis, brancher glycogen storage disease.

G. Typ V type V glycogen storage disease, McArdle-Schmid-Pearson disease, McArdle's disease, muscle phosphorylase deficiency (glycogenosis).

G. Typ VI type VI glycogen storage disease, Hers' disease, hepatic phosphorylase deficiency.

G. Typ VII type VII glycogen storage disease, Tarui disease, muscle phosphofructokinase deficiency.

G. Typ VIII type VIII glycogen storage disease, hepatic phosphorylase kinase deficiency.

Gly·ko·gen·phos·pho·ry·la·se *f* glycogen phosphorylase, phosphorylase.

gly·ko·gen·spal·tend *adj* glycogenolytic.

Gly·ko·gen·spei·cher·krank·heit *f* → *Glykogenose.*

Gly·ko·gen·spei·cher·myo·pa·thie *f* glycogen storage myopathy.

Gly·ko·gen·syn·the·ta·se *f* glycogen synthase, glycogen synthetase.

Gly·ko·gen·the·sau·ris·mo·se *f* → *Glykogeno-se.*

Gly·ko·hä·mo·glo·bin *nt hema.* glycosylated hemoglobin, glycohemoglobin.

Gly·ko·ka·lix *f histol.* glycocalix, glycocalyx.

Gly·ko·koll *nt* → *Glycin.*

Gly·ko·koll·krank·heit *f patho.* hyperglycine-mia, glycinemia.

Gly·kol *nt biochem.* glycol.

Gly·kol·azid·urie *f patho.* glycolic aciduria, type 1 primary hyperoxaluria.

Gly·ko·li·pid *nt biochem.* glycolipid.

Gly·ko·ly·se *f biochem.* glycolysis, glucolysis.

Gly·ko·neo·ge·ne·se *f* gluconeogenesis, glyco-neogenesis, neoglycogenesis.

Gly·ko·pe·nie *f patho.* glycopenia, glucopenia.

Gly·ko·pro·te·in *nt* glycoprotein, glucoprotein.

Gly·kos·amin·gly·kan *nt abbr.* **GAG** *biochem.* glycosaminoglycan.

Gly·ko·se *f* → *Glukose.*

Gly·ko·sia·lie *f* glycosialia, glycoptyalism.

gly·ko·sta·tisch *adj endo.* glycostatic.

Gly·kos·urie *f patho.* glucosuria, glycosuria, glycuresis, saccharuria.

alimentäre G. alimentary diabetes, digestive glycosuria, alimentary glycosuria.

hyperglykämische G. hyperglycemic glycosu-ria.

pathologische G. pathologic glycosuria.

renale G. benign glycosuria, nonhyperglyce-mic glycosuria, normoglycemic glycosuria, nondiabetic glycosuria, renal diabetes, renal glycosuria.

toxische G. toxic glycosuria.

gly·ko·sy·liert *adj hema.* glycosylated.

Gly·ko·syl·trans·fe·ra·se *f biochem.* glycosyl-transferase, glucosyltransferase, transgluco-sylase, transglycosylase. **Glucan-verzweigen-de G.** branching enzyme, brancher enzyme, 1,4-α-glucan branching enzyme.

Gly·ko·syl·zer·amid·li·pi·do·se *f patho.* Gaucher's disease, glucosylceramide lipido-sis, cerebroside lipidosis, cerebroside lipoido-sis, glycosylceramide lipidosis, kerasin histio-cytosis.

gly·ko·trop *adj endo.* glycotropic, glycotrophic.

Glyk·urie *f* → *Glykosurie.*

Gly·ku·ron·säu·re *f* glycuronic acid.

Gly·ku·ron·urie *f patho.* glycuronuria.

Gly·ox·al *nt* glyoxal, oxalaldehyde.

Gly·oxa·la·se *f* glyoxalase.

Gly·ze·rat *nt* glycerate.

Gly·ze·rid *nt* acylglycerol, glyceride.

Gly·ze·rin *nt* glycerol, glycerin, *pharm.* glyceri-num.

L-Gly·ze·rin·azid·urie *f patho.* L-glyceric aciduria, type 2 primary hyperoxaluria.

Gly·ze·rin·fett *nt* glycerol lipid, glycerol lipid.

gly·ze·rin·hal·tig *adj* glycerinated.

Gly·ze·rin·li·pid *nt* glycerol lipid, glycerol lipid.

Gly·ze·rin·sup·po·si·to·ri·um *nt pharm.* gly-cone.

Gly·ze·rin·zäpf·chen *nt pharm.* glycone.

Gly·zin *nt abbr.* **Gly** *biochem.* glycine, glycocoll, aminoacetic acid.

Gly·zi·no·se *f patho.* glycinemia, hyperglycine-mia.

Gly·zin·urie *f patho.* glycinuria. **G. mit Hyper-glyzinämie** → *Glyzinose.*

GM-Allotypen *pl immun.* Gm allotypes.

Gm-Antigene *pl immun.* Gm antigens.

GM₁-Gangliosidose *f patho.* GM$_1$-gangliosi-dosis, infantile GM$_1$-gangliosidosis, general-ized gangliosidosis.

Erwachsenenform der G. adult GM$_1$-gangliosidosis.

juvenile (Form der) G. juvenile GM_1-gangliosidosis.

GM_2-Gangliosidose *f patho.* Tay-Sachs disease, Sachs' disease, GM_2-gangliosidosis, infantile amaurotic (familial) idiocy. **juvenile (Form der) G.** juvenile GM_2-gangliosidosis.

GMP *abbr.* → *Guanosin(-5'-)monophosphat.* **zyklisches G.** → zyklisches *Guanosin--3',5'-Phosphat.*

Gnath·al·gie *f HNO* gnathalgia, gnatodynia.

Gna·thi·tis *f HNO* gnathitis.

Gna·tho·dy·nie *f* → *Gnathalgie.*

Gna·tho·pa·la·to·schi·sis *f* gnathopalatoschisis.

Gna·tho·pla·stik *f HNO* gnathoplasty.

Gna·tho·schi·sis *f* cleft jaw, gnathoschisis.

Gold *nt* gold; *chem.* aurum.

Goldberger: G.-Extremitätenableitungen *pl physiol.* Goldberger's augmented limb leads, Goldberger's method.

Goldberg-Maxwell-Morris: G.-M.-M.-Syndrom *nt patho.* Goldberg-Maxwell syndrome, Morris's syndrome, feminizing testis syndrome, testicular feminization (syndrome).

Goldblatt: G.-Mechanismus *m patho.* Goldblatt's phenomenon, Goldblatt hypertension, Goldblatt's mechanism.

G.-Niere *f patho.* Goldblatt's kidney.

Goldenhar: G.-Syndrom *nt patho.* Goldenhar's syndrome, oculoauriculovertebral dysplasia, OAV syndrome.

Goldmann: G.-Applanationstonometer *nt ophthal.* Goldmann's applanation tonometer.

Goldscheider: G.'-Krankheit *f derm.* Goldscheider's disease.

Goldstein: G.-Zehenzeichen *nt patho.* Goldstein's sign.

Gold·the·ra·pie *f pharm.* chrysotherapy, aurotherapy.

Gold·thio·glu·ko·se *f pharm.* aurothioglucose.

Golf·schul·ter *f ortho.* golf arm.

Golf·spie·ler·arm *m ortho.* golf arm.

Golgi: G.-Apparat *m histol.* Golgi complex, Golgi body, Golgi apparatus.

G.'-Sehnenorgan *nt histol.* Golgi's organ, Golgi's tendon organ, Golgi's corpuscle, tendon organ, tendon spindle.

Goll: G.'-Strang *m anat.* Goll's tract, Goll's column, Goll's fasciculus, fasciculus gracilis of spinal cord.

Goltz-Gorlin: G.-G.-Syndrom *nt derm.* Goltz' syndrome, Goltz-Gorlin syndrome, focal dermal hypoplasia.

Goltz-Peterson-Gorlin-Ravits: G.-P.-G.-R.--Syndrom *nt* → *Goltz-Gorlin-Syndrom.*

Gom·pho·sis *f anat.* gompholic joint, gomphosis, peg-and-socket joint, peg-and-socket articulation

go·na·dal *adj* gonadal, gonadial.

Go·na·de *f anat.* gonad.

Go·nad·ek·to·mie *f chir.* gonadectomy.

Go·na·den·age·ne·sie *f embryo.* gonadal agenesia.

Go·na·den·ak·ti·vi·tät *f* gonadal activity.

Go·na·den·dys·ge·ne·sie *f embryo.* gonadal dysgenesis.

Go·na·den·ent·fer·nung *f chir.* gonadectomy.

Go·na·den·ent·wick·lung *f embryo.* gonadogenesis.

Go·na·den·in·suf·fi·zi·enz *f gyn., urol.* gonadal insufficiency.

Go·na·den·schutz *m radiol.* gonadal shield.

Go·na·do·bla·stom *nt patho.* gonadoblastoma.

Go·na·do·ge·ne·se *f embryo.* gonadogenesis.

Go·na·do·li·be·rin *nt endo.* gonadoliberin, gonadotropin releasing hormone, gonadotropin releasing factor, follicle stimulating hormone releasing hormone, follicle stimulating hormone releasing factor.

Go·na·do·pa·thie *f patho.* gonadopathy.

Go·na·do·pau·se *f endo.* gonadopause.

go·na·do·trop *adj endo.* gonadotropic, gonadotrophic.

Go·na·do·tro·pin *nt endo.* gonadotropin, gonadotrophin, gonadotropic hormone.

Gonadotropin-releasing-Faktor *m abbr.* **GnRF** *od.* **Gn-RF** → *Gonadoliberin.*

Gonadotropin-releasing-Hormon *nt abbr.* **GnRH** *od.* **Gn-RH** → *Gonadoliberin.*

Gon·agra *f ortho.* gout in the knee, gonagra.

Gon·al·gie *f* pain in the knee, gonalgia.

Gon·ar·thri·tis *f ortho.* gonarthritis, gonitis, goneitis.

Gon·ar·thro·se *f ortho.* gonarthrosis.

Gon·ar·thro·to·mie *f ortho.* gonarthrotomy.

Go·ne·cy·stis *f anat.* seminal gland, vesicular gland, seminal vesicle, gonecyst, gonecystis.

Gonin: G.-Operation *f ophthal.* Gonin's operation.

Go·ni·om *nt patho.* gonioma.

Go·nio·me·ter *nt* goniometer; *ortho.* arthrometer, goniometer.

Go·nio·me·trie *f ortho.* goniometry.

Go·nio·pla·stik *f ophthal.* trabeculoplasty.

Go·nio·punk·ti·on *f ophthal.* goniopuncture.

Go·nio·skop *nt ophthal.* gonioscope.

Go·nio·sko·pie *f ophthal.* gonioscopy.

Go·nio·syn·echie *f ophthal.* peripheral anterior synechia, goniosynechia.

Go·nio·tom *nt ophthal.* goniotome.

Go·nio·to·mie *f ophthal.* goniotomy, trabeculectomy, Barkan's operation.

Go·nio·mie·mes·ser *nt ophthal.* goniotome.

Go·nio·tra·be·ku·lo·to·mie *f ophthal.* trabeculectomy.

Go·ni·tis *f ortho.* gonitis, goneitis, gonarthritis.

Go·no·blen·nor·rhö *f ophthal.* gonococcal conjunctivitis, gonorrheal conjunctivitis, gonoblennorrhea, blennophthalmia.

Go·no·coc·cus *m micro.* gonococcus, diplococcus of Neisser, Neisser's coccus, Neisseria gonorrhoeae.

Go·no·kokk·ämie *f patho.* gonococcemia.

Go·no·kok·ken·ar·thri·tis *f ortho.* gonorrheal arthritis, gonococcal arthritis.

Go·no·kok·ken·en·do·kar·di·tis *f card.* gonococcal endocarditis.

Go·no·kok·ken·prok·ti·tis *f patho.* gonococcal proctitis.

Go·no·kok·ken·sal·pin·gi·tis *f gyn.* gonococcal salpingitis.

Go·no·kok·ken·sep·sis *f patho.* gonococcemia, gonohemia.

Go·no·kok·ken·sto·ma·ti·tis *f patho.* gonococcal stomatitis, gonorrheal stomatitis.

Go·no·kok·ken·zer·vi·tis *f gyn.* gonococcal cervicitis.

Go·no·kok·kus *m* → *Gonococcus.*

Go·nor·rhoe *f abbr.* **GO** *epidem.* gonorrhea; *inf.* the clap.

go·nor·rho·isch *adj* gonorrheal.

Go·no·som *nt genet.* idiochromosome, sex chromosome, gonosome.

Go·no·ze·le *f urol.* gonocele.

Good: G.-Syndrom *nt patho.* Good's syndrome.

Goodman: G.-Syndrom *nt embryo.* Goodman's syndrome, acrocephalopolysyndactyly IV.

Goodpasture: G.-Syndrom *nt patho.* Goodpasture's syndrome.

Gopalan: G.-Syndrom *nt neuro.* Gopalan's syndrome, burning feet syndrome.

Gordon: G.-Fingerspreizzeichen *nt neuro.* Gordon's sign, Gordon's reflex, finger phenomenon.

G.-Reflex *m* → *G.-Fingerspreizzeichen.*

G.-Zehenzeichen *nt neuro.* Gordon's reflex.

Gordon-Scharfer: G.-S.-Reflex *m neuro.* Gordon's reflex.

Gorham: G.-Erkrankung *f ortho.* Gorham's disease, disappearing bone disease, phantom bone, massive osteolysis.

Gorham-Staut: G.-S.-Erkrankung *f* → *Gorham-Erkrankung.*

Gorlin-Chaudhry-Moss: G.-C.-M.-Syndrom *nt embryo.* Gorlin-Chaudhry-Moss syndrome, Gorlin's syndrome.

Gorlin-Goltz: G.-G.-Syndrom *nt derm.* Gorlin-Goltz syndrome, Gorlin's syndrome, basal cell nevus syndrome, nevoid basalioma syndrome.

Gosselin: G.-Fraktur *f ortho.* Gosselin's fracture.

Gos·sy·pol *nt pharm.* gossypol.

Gottron: Acrogeria *f G. derm.* Gottron's papule.

G.-Syndrom I *nt* → *Acrogeria G.*

G.-Syndrom II *nt derm.* Gottron's sign, Gottron's papule.

Gougerot: G.-Dermatitis *f derm.* Gougerot--Blum disease, pigmented purpuric lichenoid dermatitis.

Gougerot-Blum: G.-B.-Syndrom *nt* → *Gougerot-Dermatitis.*

Gougerot-Carteaud: G.-C.-Syndrom *nt derm.* Gougerot-Carteaud syndrome, confluent and reticulate papillomatosis.

Gougerot-Hailey-Hailey: G.-H.-H.-Krankheit *f derm.* Hailey-Hailey disease, benign familial pemphigus, familial benign chronic pemphigus.

Gould: G.-Naht *f chir.* Gould's suture.

Gowers: G.'-Bündel *nt anat.* Gowers' column, Gowers' fasciculus, anterior spinocerebellar tract.

G.-Zeichen *nt neuro.* Gowers' sign, Gowers' phenomenon.

Graaf: G.'-Follikel *pl gyn.* graafian follicles, graafian vesicles, tertiary follicles, vesicular follicles.

Gra·da·ti·on *f radiol.* gradation.

Gradenigo: G.-Syndrom *nt HNO* Gradenigo's triad, Gradenigo's syndrome.

Gra·ding *nt patho.* grading.

gra·du·ie·ren I *vt* graduate; *phys., techn.* graduate. **II** *vi* graduate.

gra·du·iert *adj* graduated, graduate.

Gra·du·ier·te *m/f* graduate.

Gra·du·ie·rung *f* graduation; *phys., techn.* graduation.

Graefe: G.-Syndrom *nt neuro.* Graefe's disease.

Graft-versus-Host-Reaktion *f immun.* graft-versus-host disease, graft-versus-host reaction.

Graham: sklerosierende Struma *f G. patho.* Graham's sclerosing goiter.

Graham Little: G. L.-Syndrom *nt derm.* Graham Little syndrome.

Graham Steell: G. S.-Geräusch *nt card.* Graham Steell's murmur, Steell's murmur.

Gram: G.-Färbung *f micro.* Gram's stain, Gram's method.

Gra·mi·zi·din *nt pharm.* gramicidin.

Gramm *nt abbr.* **g** gram, gramme.

Gramm-Kalorie *f phys.* gram calorie, small calorie, standard calorie.

gram·ne·ga·tiv *adj micro.* gram-negative, Gram-negative.

gram·po·si·tiv *adj micro.* gram-positive, Gram-positive.

Gran *nt pharm.* grain, granum.

Grand-mal *nt abbr.* **GM** *neuro.* grand mal epilepsy, major epilepsy, grand mal, haut mal, haut mal epilepsy.

Grand-mal-Epilepsie *f* → *Grand-mal.*

Gra·nu·la *pl pharm.* granulae.

gra·nu·lär *adj* granular, granulose.

Gra·nu·lar·zell·tu·mor *m patho.* granular-cell

tumor, Abrikosov's tumor, Abrikossoff's tumor, myoblastomyoma.

Gra·nu·lat *nt pharm.* granular powder.

Gra·nu·la·tio *f anat.* granulation. **Granulationes** *pl* **arachnoideae** meningeal granules, arachnoidal granulations, pacchionian granulations.

Gra·nu·la·ti·on *f* 1. *anat.* granulation. 2. *patho.* granulation, granulation tissue.

Gra·nu·la·ti·ons·ge·schwulst *f* granulation tumor, granuloma.

Gra·nu·la·ti·ons·ge·we·be *nt* granulation, granulation tissue.

Gra·nu·lie·ren *nt* 1. *anat.* granulation. 2. *patho.* granulation.

gra·nu·liert *adj histol.* granulated, granular, granulose.

Gra·nu·lie·rung *f* 1. *patho.* granulation. 2. *anat.* granulation. 3. *pharm.* granulation.

Gra·nu·lom *nt histol., patho.* granulation tumor, granuloma.

eosinophiles G. Langerhans' cell granulomatosis, eosinophilic granuloma.

epitheloidzelliges G. epithelioid cell granuloma.

histiozytäres G. histiocytic granuloma.

retikulohistiozytisches G. reticulohistiocytic granuloma, reticulohistiocytoma.

Gra·nu·lo·ma *nt* → *Granulom.*

G. coccidioides Posada's mycosis, Posada-Wernicke disease, desert fever, coccidioidal granuloma, coccidioidomycosis.

G. gangraenescens nasi lethal midline granuloma, malignant granuloma.

G. inguinale ulcerating granuloma of the pudenda, groin ulcer.

G. paracoccidioides Lutz-Splendore-Almeida disease, Almeida's disease, paracoccidioidal granuloma, paracoccidioidomycosis.

G. pediculatum 1. *derm.* botryomycosis, actinophytosis. 2. *patho.* hemangiomatous epulis, pyogenic granuloma.

G. trichophyticum Majocchi's granuloma, trichophytic granuloma.

G. venereum → *G. inguinale.*

gra·nu·lo·ma·tös *adj* granulomatous.

Gra·nu·lo·ma·to·se *f patho.* granulomatosis.

septische G. chronic granulomatous disease (of childhood), congenital dysphagocytosis.

Gra·nu·lo·ma·to·sis *f patho.* granulomatosis.

G. infantiseptica *ped.* perinatal listeriose.

Gra·nu·lo·pe·nie *f* → *Granulozytopenie.*

Gra·nu·lo·poe·se *f* → *Granulozytopoese.*

Gra·nu·lo·sa *f histol.* granular layer of follicle, granulosa.

Granulosa-Thekazelltumor *m gyn.* granulosa-theca cell tumor.

Gra·nu·lo·sa·tu·mor *m* → *Granulosazelltumor.*

Gra·nu·lo·sa·zel·len *pl histol.* follicular epithelium *sing,* follicular epithelial cells, follicular cells.

Gra·nu·lo·sa·zell·tu·mor *m gyn.* granulosa tumor, granulosa cell tumor, granulosa carcinoma, folliculoma.

Gra·nu·lo·se *f patho.* granulosis, granulosity.

Gra·nu·lo·zyt *m hema.* granulocyte, granular leukocyte, polynuclear leukocyte.

basophiler G. basophil, basophile, basophilic granulocyte, basophilic leukocyte, polymorphonuclear basophil leukocyte.

eosinophiler G. eosinophil, eosinophile, eosinophilic granulocyte, eosinophilic leukocyte, polymorphonuclear eosinophil leukocyte.

jugendlicher G. juvenile cell, juvenile form, young form, metamyelocyte.

neutrophiler G. neutrocyte, neutrophil, neutrophile, neutrophilic leukocyte, neutrophilic granulocyte, polymorphonuclear neutrophil leukocyte.

polymorphkerniger G. polymorphonuclear, polymorph, polymorphonuclear granulocyte, polynuclear leukocyte.

segmentkerniger G. segmented cell, segmented granulocyte.

stabkerniger G. Schilling's band cell, stab cell, staff cell, band cell, band form.

gra·nu·lo·zy·tär *adj hema.* granulocytic.

Gra·nu·lo·zy·ten·bil·dung *f* → *Granulozytopoese.*

Gra·nu·lo·zy·ten·zahl *f* granulocyte count.

Gra·nu·lo·zy·to·pa·thie *f* granulocytopathy.

Gra·nu·lo·zy·to·pe·nie *f* granulocytopenia, granulopenia.

Gra·nu·lo·zy·to·poe·se *f* granulopoiesis, granulocytopoiesis.

gra·nu·lo·zy·to·poe·tisch *adj* granulopoietic, granulocytopoietic.

Gra·nu·lo·zy·to·se *f hema.* granulocytosis, pure leukocystosis.

Gra·nu·lum *nt histol.* granule, grain, granulation. **metachromatische Granula** *pl* Babès-Ernst granules, metachromatic granules, metachromatic bodies.

Gra·phit·lun·ge *f pulmo.* graphitosis.

Gra·pho·lo·gie *f psycho.* graphology.

Gra·pho·ma·nie *f psychia.* graphomania.

Gra·phor·rhoe *f psychia.* graphorrhea.

Gra·pho·spas·mus *m neuro.* writer's cramp, writer's spasm, graphospasm.

Graser: **G.-Divertikel** *nt patho.* Graser's diverticulum.

Grashey: **G.'-Aphasie** *f neuro.* Grashey's aphasia.

Grasset: **G.-Zeichen** *nt neuro.* Grasset's sign, Grasset's phenomenon, Grasset-Gaussel phenomenon, complementary opposition sign.

Grä·te *f* bone, fishbone.

Gratiolet: **G.'-Sehstrahlung** *f anat.* Gratiolet's

radiating fibers, Gratiolet's fibers, optic radiation, occipitothalamic radiation, visual radiation.

grau *adj* gray; *Brit.* grey.

grau·haa·rig *adj* gray-headed, gray-haired, gray.

Grau·haa·rig·keit *f derm.* grayness.

Grau·ska·la *f phys.* gray scale.

gra·vid *adj gyn.* pregnant, gravid.

Gra·vi·da *f gyn.* pregnant women, gravida.

Gra·vi·di·tas *f* → *Gravidität.*

G. abdominalis abdominal pregnancy, intraperitoneal pregnancy.

G. examnialis extraamniotic pregnancy.

G. exochorialis extrachorial pregnancy.

G. extrauterina extrauterine pregnancy, ectopic pregnancy, eccyesis, exfetation.

G. interstitialis parietal pregnancy, interstitial pregnancy, tubouterine pregnancy, intramural pregnancy.

G. ovarica ovarian pregnancy, oocyesis, ovariocyesis.

G. tubaria oviductal pregnancy, tubal pregnancy, fallopian pregnancy, salpingocyesis.

G. tubaria ampullaris ampullar pregnancy.

Gra·vi·di·tät *f gyn.* pregnancy, gravidity, gravidism, graviditas, cyesis, gestation, fetation, foetation.

ektopische G. extrauterine pregnancy, ectopic pregnancy, eccyesis, exfetation.

eutopische G. eutopic pregnancy, intrauterine pregnancy, uterogestation.

extrauterine G. → *ektopische G.*

intrauterine G. → *eutopische G.*

Gra·vi·di·täts·osteo·ma·la·zie *f gyn.* pregnancy osteomalacia.

Grawitz: benigner G.-Tumor *m patho.* Grawitz's tumor.

maligner G.-Tumor *m patho.* Grawitz's tumor, clear cell carcinoma of kidney, renal cell carcinoma, hypernephroid carcinoma.

Gray *nt abbr.* **Gy** *radiol.* gray.

Gray-Syndrom *nt patho.* gray syndrome.

Greenfield: G.-Syndrom *nt neuro.* Greenfield's disease.

Greif·re·flex *m physiol.* grasp reflex, grasping reflex.

Greig: G.-Syndrom *nt ophthal.* Greig's syndrome, ocular hypertelorism, orbital hypertelorism.

Grei·sen·al·ter *nt* old age, senium, senility.

Grei·sen·fü·ße *pl,* **heiße** *neuro.* burning feet syndrome, Gopalan's syndrome.

grei·sen·haft *adj* senile.

Grei·sen·haut *f derm.* gerodermia, geroderma.

Grei·sen·heil·kun·de *f* geriatric medicine, geriatrics *pl,* presbyatrics *pl.*

Grenz·be·la·stung *f physiol.* critical load.

Grenz·do·sis *f radiol.* threshold dose.

Gren·ze *f* **1.** boundary, border, borderline. **2.**

phys., physiol., psycho. threshold; *anat., physiol., psycho.* limen.

gren·zen·los boundless, infinite, unlimited, without limit(s), limitless.

Grenz·fall *m* borderline case.

Grenz·flä·che *f phys.* interface.

Grenz·lei·stung *f* performance limit.

Grenz·li·nie *f* **1.** *anat.* boundary, boundary line, line. **2.** *patho.* line of demarcation. **3.** *physiol.* limit.

Grenz·mem·bran *f histol.* limiting membrane, boundary membrane.

Grenz·nä·vus *m derm.* junction nevus, epidermic-dermic nevus, junctional nevus.

Grenz·reiz *m physiol.* liminal stimulus, threshold stimulus.

Grenz·schicht *f histol.* border zone, marginal zone, limiting membrane.

Grenz·strah·len *pl radiol.* grenz rays, borderline rays, Bucky's rays.

Grenz·strang *m anat.* sympathetic chain, sympathetic trunk, ganglionated cord.

Grenz·strang·blocka·de [k·k] *f anes.* sympathetic block.

Grenz·strang·gang·li·en *pl anat.* ganglia of sympathetic trunk, sympathetic trunk ganglia. **autonome/vegetative G.** autonomic ganglia, visceral ganglia.

Grenz·strang·re·sek·ti·on *f neurochir.* sympathectomy, sympathetectomy, sympathicectomy.

Grenz·wert *m* **1.** *mathe.* limit, limes. **2.** *physiol.* threshold.

Grenz·win·kel *m ophthal.* minimum separable angle, minimum visible angle, minimum visual angle.

Grenz·zel·len *pl (Innenohr)* border cells.

Griesinger: G.'-Zeichen *nt patho.* Griesinger's sign, Griesinger's symptom.

Griffith: G.'-Hernienoperation *f chir.* Griffith's operation.

G.-Zeichen *nt neuro.* Griffith's sign.

Grind *m* **1.** *derm., ortho.* scab, crust. **2.** *derm.* scall, scurf, incrustation, crust. **feuchter G.** → *Grindflechte.*

Grind·aus·schlag *m derm.* pyoderma, pyodermatitis, pyodermatosis.

Grind·flech·te *f derm.* crusted tetter, streptococcal impetigo, streptococcal pyoderma.

grin·dig *adj derm.* scabby, scurfy, crusted.

grip·pal *adj* influenzal, influenza-like, grippal.

Grip·pe *f epidem.* influenza, flu, grippe, grip.

Grip·pe·en·ze·pha·li·tis *f neuro.* influenzal encephalitis.

Grip·pe·impf·stoff *m epidem.* influenza virus vaccine.

Grip·pe·oti·tis *f HNO* influenzal otitis.

Grip·pe·pneu·mo·nie *f pulmo.* influenzal pneumonia, influenza pneumonia.

Grip·pe·vi·rus *nt micro.* influenza virus,

influenzal virus.

Gri·seo·ful·vin *nt pharm.* griseofulvin.

Gritti: Beinamputation *f* **nach G.** *ortho.* Gritti's amputation, Gritti's operation.

Gritti-Stokes: Beinamputation *f* **nach G.-S.** *ortho.* Stokes' operation, Stokes' amputation, Gritti-Stokes amputation.

Grocco: G.-Leberzeichen *nt patho.* Grocco's sign.

Grocco-Rauchfuß: G.-R.-Dreieck *nt pulmo.* Grocco's triangle, Grocco's triangular dullness, Rauchfuss' triangle, paravertebral triangle.

Grönblad-Strandberg: G.-S.-Syndrom *nt derm.* Grönblad-Strandberg syndrome, pseudoxanthoma elasticum.

groß·bla·sig *adj patho.* bullous.

Grö·ße *f* size, largeness, bigness; (*Körpergröße*) height, tallness; (*Bedeutung*) importance, significance; (*Ausdehnung*) dimension(s *pl*); (*Ausmaß*) extent.

Groß·el·tern *pl* grandparents.

Grö·ßen·wahn *m psychia.* delusion of grandeur, megalomania, expansive delusion, expansiveness, grandiose delusion.

grö·ßen·wahn·sin·nig *adj psychia.* megalomaniac, expansive.

Grö·ßen·wahn·sin·ni·ge *m/f psychia.* megalomaniac.

Groß·hirn *nt anat.* cerebrum, upper brain.

Groß·hirn·bah·nen *pl anat.* cerebral tracts.

Groß·hirn·blu·tung *f patho.* cerebral hemorrhage, cerebral bleeding.

Groß·hirn·ein·blu·tung *f* → *Großhirnblutung.*

Groß·hirn·ent·zün·dung *f neuro.* cerebritis.

Groß·hirn·fur·chen *pl anat.* sulci of cerebrum.

Groß·hirn·hälf·te *f anat.* cerebral hemisphere, hemisphere, telencephalic hemisphere.

Groß·hirn·man·tel *m* → *Großhirnrinde.*

Groß·hirn·me·ta·sta·se *f patho.* cerebral metastasis.

Groß·hirn·rin·de *f anat.* cerebral cortex, cortex, pallium.

Groß·hirn·ve·nen *pl anat.* cerebral veins.

Groß·hirn·win·dun·gen *pl anat.* convolutions of cerebrum, gyri of cerebrum.

groß·kno·tig *adj patho.* macronodular.

Groß·wuchs *m ortho.* macrosomatia, macrosomia, megasomia.

Groß·ze·he *f anat.* hallux, hallex, big toe, great toe.

Groß·ze·hen·re·flex *m neuro.* Babinski's toe sign, Babinski's reflex, Babinski's test, great-toe reflex, toe reflex, resistance reflex, toe phenomenon, toe sign.

Groß·zel·ler *m patho. inf.* large-cell anaplastic carcinoma, large-cell carcinoma.

groß·zel·lig *adj histol.* macrocellular, magnocellular, magnicellular.

Grover: G.-Krankheit *f* Grover's disease, persistent acantholytic dermatosis.

growth hormone inhibiting factor *m abbr.* **GH-IF** → *growth hormone release inhibiting hormone.*

growth hormone release inhibiting hormone *nt abbr.* **GH-RIH** somatostatin, growth hormone release inhibiting hormone, growth hormone release inhibiting factor, growth hormone inhibiting hormone, growth hormone inhibiting factor, somatotropin inhibiting factor, somatotropin release inhibiting factor.

growth hormone releasing hormone *nt abbr.* **GH-RH** *od.* **GRH** growth hormone releasing hormone, growth hormone releasing factor, somatotropin releasing hormone, somatotropin releasing factor.

Gru·ben·kopf·band·wurm *m* → *Diphyllobothrium latum.*

Gru·ben·wurm *m* → *Ancylostoma duodenale.*

Gruber-Widal: G.-W.-Reaktion *f immun.* Gruber's reaction, Gruber-Widal test, Gruber-Widal reaction, Widal's serum test, Widal's test, Widal's reaction.

Grün·blind·heit *f ophthal.* green blindness, deuteranopia, deuteranopsia.

Grund *m* **1.** bottom, basis; *anat.* fundus, floor; (*Ulcus*) floor. **2.** (*Ursache*) reason, cause, ground(s *pl*). **auf G. von** on the basis of. **aus gesundheitlichen/medizinischen Gründen** on medical grounds, for medical/health reasons. **aus persönlichen Gründen** for personal reasons.

Grund·be·stand·teil *m pharm.* base.

Grund·bün·del *pl anat.* proper fasciculi, fundamental columns. **G. des Rückenmarks** Flechsig's bundles, Flechsig's fasciculi, fundamental bundles, basic bundles, ground bundles.

Grund·fre·quenz *f phys.* fundamental frequency.

Grund·ge·we·be *nt* (*a. anat.*) matrix.

Grund·glied *nt anat.* proximal phalanx.

Grund·kennt·nis·se *pl* basic knowledge *sing.*

Grund·la·ge *f* **1.** base, foundation, fundament. **2.** *fig.* foundation, basis, groundwork. **auf der G. von** on the basis of. **auf breiter G.** on a broad basis. **die G. für etw. bilden** provide/form/lay the basis for/of sth.

Grund·la·gen·for·schung *f* fundamental research, basic research.

Grund·lei·den *nt abbr.* **GL** *clin.* primary disease.

Grund·pha·lanx *f anat.* proximal phalanx.

Grund·re·gel *f* basic rule, ground rule.

Grund·satz *m* law, dogma, principle.

Grund·stoff *m pharm.* base.

Grund·stoff·wech·sel *m physiol.* basal metabolism.

Grund·sub·stanz *f anat., histol.* matrix, ground

substance, intercellular substance, interstitial substance.

Grund·um·satz *m abbr.* **GU** *physiol.* basal metabolic rate, basal metabolism.

Grund·was·ser *nt* ground water.

Grund·wis·sen *nt* basic knowledge.

Grund·zu·stand *m phys.* ground state.

Grün·holz·bruch *m* → *Grünholzfraktur.*

Grün·holz·frak·tur *f ortho.* greenstick fracture, hickory-stick fracture, willow fracture.

Grün·schwä·che *f ophthal.* green blindness, deuteranomaly.

Grün·se·hen *nt ophthal.* green vision, chloropsia, chloropia.

Grup·pe *f* group; (*von Personen*) group, team; (*a. bio.*) class.

Grup·pen·ag·glu·ti·na·ti·ons·re·ak·ti·on *f immun.* group agglutination, group reaction.

Grup·pen·ag·glu·ti·nin *nt immun.* group agglutinin.

Grup·pen·ana·ly·se *f psycho.* group analysis.

Grup·pen·an·ti·gen *nt immun.* group antigen.

Grup·pen·be·stim·mung *f immun.* grouping.

grup·pen·re·ak·tiv *adj immun.* group-reactive.

grup·pen·spe·zi·fisch *adj immun., socio.* group-specific.

Grup·pen·the·ra·pie *f psycho.* group treatment, group therapy.

Grup·pen·trans·lo·ka·ti·on *f genet.* group translocation.

Grütz·beu·tel *m patho.* epidermoid, wen, atheromatous cyst, epidermal cyst, epidermoid cyst, sebaceous cyst.

Grynfeltt: G.-Dreieck *nt anat.* triangle of Grynfeltt and Lesgaft, Lesgaft's triangle, superior lumbar triangle.

G.-Hernie *f chir.* Grynfeltt's hernia.

Gry·po·sis *f patho.* grypois, gryphosis. **G. penis** chordee, penis lunatus.

Gsell-Erdheim: G.-E.-Syndrom *nt patho.* Erdheim's cystic medial necrosis, Erdheim-Gsell medial necrosis, cystic medial necrosis.

Guai·fen·esin *nt pharm.* methphenoxydiol, guaifenesin, guaiphenesin.

Gua·ja·col *nt pharm.* guaiacol.

Gua·jak *nt* guaiac, guaiac gum.

Gua·jak·pro·be *f lab.* guaiac test, Almén's test for blood.

Gua·na·benz *nt pharm.* guanabenz.

Gua·ne·thi·din *nt pharm.* guanethidine.

Gua·nin *nt abbr.* **G** guanine.

Gua·no·sin *nt abbr.* **G** guanosine.

Guanosin(-5'-)diphosphat *nt abbr.* **GDP** guanosine (-5'-)diphosphate.

Guanosin(-5'-)monophosphat *nt abbr.* **GMP** *biochem.* guanosine monophospate, guanylic acid.

Guanosin-3',5'-Phosphat *nt, zyklisches abbr.* **3',5'GMP** guanosine 3',5'-cyclic phosphate, cyclic GMP.

Guanosin(-5'-)triphosphat *nt abbr.* **GTP** guanosine (-5'-)triphosphate.

Guarnieri: G.-Einschlußkörperchen *pl epidem.* Guarnieri's inclusions, Guarnieri's bodies, Guarnieri's corpuscles.

Gu·ber·na·cu·lum *nt anat.* gubernaculum. **G. testis** Hunter's gubernaculum.

Gubler: G.-Lähmung *f neuro.* Gubler's paralysis, Gubler's hemiplegia, Millard-Gubler syndrome.

G.-Linie *f neuro.* Gubler's line.

G.-Tumor *m neuro.* Gubler's sign, Gubler's tumor.

Gudden: G.'-Kommissur *f anat.* Gudden's commissure, ventral supraoptic commissure, inferior supraoptic commissure.

Guérin: G.-Fraktur *f HNO* Guérin's fracture, horizontal maxillary fracture.

Guilford: G.-Syndrom *nt derm.* Christ-Siemens-Touraine syndrome, Christ-Siemens syndrome, anhidrotic ectodermal dysplasia.

Guillain-Barré: G.-B.-Syndrom *nt neuro.* Guillain-Barré syndrome, Barré-Guillain syndrome, acute postinfectious polyneuropathy, acute ascending spinal paralysis, polyradiculoneuropathy.

Guil·lo·ti·ne *f chir.* guillotine.

Gui·nea·wurm *m* → *Filaria medinensis.*

Gui·nea·wurm·in·fek·ti·on *f epidem.* Guinea worm disease, dracunculiasis, dracontiasis, dracunculosis.

Gullstrand: G.-Formel *f ophthal.* Gullstrand's formula.

G.-Lampe *f ophthal.* Gullstrand's slit lamp.

Gum·ma *nt* (**syphiliticum**) *patho.* gumma, gummatous syphilid, luetic granuloma, nodular syphilid, syphiloma, gummy tumor. **tuberkulöses G.** tuberculous gumma, scrofuloderma, metastatic tuberculous abscess.

gum·ma·tös *adj patho.* gummatous, gummy.

Gum·mi·becken [k·k] *nt patho.* caoutchouc pelvis, rubber pelvis.

Gum·mi·ge·schwulst *f* → *Gumma.*

Gum·mi·hand·schuh *m* rubber glove, surgical glove.

Gum·mi·strumpf *m* elastic stocking.

Gumprecht: G.'-Kernschatten *pl hema.* Gumprecht's shadows, smudge cells, shadow cells.

Gunn: G.-Zeichen *nt patho.* **1.** Gunn's sign, Marcus Gunn's sign, jaw-winking phenomenon, jaw-winking syndrome. **2.** Gunn's sign, Gunn's syndrome, Marcus Gunn's sign, Gunn's crossing sign.

Günther: G.'-Krankheit *f patho.* Günther's disease, congenital erythropoietic porphyria, congenital photosensitive porphyria.

Gur·geln *nt* gargle.

gur·geln *vi* gargle.

Gur·gel·was·ser *nt pharm.* gargle.
Gurt *m* **1.** *ortho.* harness, belt. **2.** *anat.* belt.
Gür·tel *m* belt; *anat.* belt, girdle, zone.
gür·tel·för·mig *adj* belt-like, zonary, zonal, zonular.
Gür·tel·ge·fühl *nt neuro.* girdle sensation, zonesthesia, cincture sensation.
Gür·tel·pla·zen·ta *f gyn.* annular placenta, zonary placenta, zonular placenta.
Gür·tel·ro·se *f neuro.* acute posterior ganglionitis, shingles *pl,* zoster, zona, herpes zoster.
Gussenbauer: G.-Naht *f chir.* Gussenbauer's suture.
Gu·sta·tio *f physiol.* taste, sense of taste, reception of taste, gustation.
gu·sta·tiv *adj* → *gustatorisch.*
gu·sta·to·risch *adj* gustatory, gustative.
Gu·sto·me·ter *nt physiol.* gustometer.
Gu·sto·me·trie *f physiol.* gustometry.
Gut·ach·ten *nt* expert opinion (*über* on), report, survey; (*Bescheinigung*) certificate, testimonial. **medizinisches G.** medical certificate.
Gut·ach·ter *m* consultant; expert (*in* at, in; *auf dem Gebiet* on).
Gut·ach·te·rin *f* consultant; expert (*in* at, in; *auf dem Gebiet* on).
gut·ar·tig *adj patho.* benign, benignant.
Gut·ar·tig·keit *f patho.* benign nature, benignancy, benignity.
Guthrie: G.-Hemmtest *m patho.* Guthrie test.
Gut·ta *f pharm.* gutta, drop.
gut·tu·ral *adj* guttural; (*Stimme*) guttural, throaty.
Guyon: G.'-Loge *f anat.* Guyon's canal.
Unterschenkelamputation *f* **nach G.** *ortho.* Guyon's amputation, Guyon's operation.
GvH-Reaktion *f abbr.* **GvHR** *immun.* graft-versus-host reaction, GVH reaction, graft-versus-host disease, GVH disease.
Gym·na·stik *f* gymnastics *pl,* physical exercises *pl.*
gy·nä·ko·id *adj* gynecoid.
Gy·nä·ko·lo·ge *m* gynecologist.
Gy·nä·ko·lo·gie *f* gynecology.
Gy·nä·ko·lo·gin *f* gynecologist.
gy·nä·ko·lo·gisch *adj* gynecologic, gynecological.
Gy·nä·ko·ma·stie *f andro.* gynecomastia, gynecomastism, gynecomasty. **unechte G.** pseudogynecomasia.

Gy·nä·ko·pa·thie *f gyn.* gynecopathy.
Gyn·an·der *m gyn.* gynander, gynandroid.
Gyn·an·drie *f gyn.* gynandromorphism, gynandria, gynandry, gynandrism.
Gyn·an·dris·mus *m gyn.* gynandria, gynandry, gynandrism.
Gyn·an·dro·id *m gyn.* gynander, gynandroid.
gyn·an·dro·id *adj gyn.* gynandroid.
Gyn·atre·sie *f patho., gyn.* gynatresia.
Gy·no·pa·thie *f gyn.* gynopathy.
Gy·no·pla·stik *f chir., gyn.* gynoplasty, gyneplasty, gynoplastics *pl.*
Gy·ra·se *f micro.* gyrase.
Gy·ra·se·hem·mer *m pharm.* gyrase inhibitor.
Gyr·ek·to·mie *f neurochir.* gyrectomy.
Gy·ro·sa *f neuro.* gyrosa, sham movement vertigo.
Gy·ro·spas·mus *m neuro.* gyrospasm.
Gy·rus *m anat.* gyrus, convolution.
  G. angularis angular convolution, angular gyrus.
  Gyri *pl* **breves insulae** short gyri of insula, preinsular gyri.
  Gyri *pl* **cerebelli** gyri of cerebellum, convolutions of cerebellum.
  Gyri *pl* **cerebrales** convolutions of cerebrum, gyri of cerebrum.
  G. cinguli/cingulatus cingulate gyrus, callosal gyrus, limbic gyrus.
  G. dentatus dentate gyrus, dentate band.
  G. hippocampi parahippocampal gyrus, hippocampal gyrus.
  Gyri *pl* **insulae** gyri of insula.
  G. lingualis lingual gyrus.
  G. paracentralis paracentral gyrus.
  G. parahippocampalis → *G. hippocampi.*
  G. paraterminalis paraterminal gyrus, subcallosal gyrus, Zuckerkandl's convolution.
  G. postcentralis postcentral gyrus, posterior central gyrus.
  G. pr(a)ecentralis precentral gyrus, anterior central gyrus.
  G. subcallosus → *G. paraterminalis.*
  Gyri *pl* **temporales transversi** transverse temporal gyri, Heschl's gyri.
  G. temporalis transversus anterior transverse anterior temporal gyrus, Heschl's convolution.
G-Zellen *pl histol.* Gcells.
G-Zell-Tumor *m patho.* (*Pankreas*) G cell tumor.

H

Haab: H.-**Reflex** *m ophthal.* Haab's reflex, cerebral cortex reflex, cerebropupillary reflex, corticopupillary reflex.
Haab-Dimmer: H.-D.-**Dystrophie** *f ophthal.* Biber-Haab-Dimmer dystrophy, lattice dystrophy (of cornea).
Haar *nt* hair; *anat.* pilus.
Haar·an·satz *m* hairline.
Haar·aus·fall *m derm.* hair loss, alopecia, baldness, effluvium, calvities.
 anagen-dystrophischer H. anagen-dystrophic alopecia, alopecia of the immediate type.
 kreisrunder H. pelade, Celsus' alopecia, Celsus' area, Jonston's arc, Jonston's area.
 H. vom männlichen Typ male pattern alopecia, male-pattern baldness, patternal alopecia.
 telogener H. alopecia of the late type, telogen alopecia, telogen hair loss.
Haar·balg *m anat.* hair follicle.
Haar·balg·in·fek·ti·on *f derm.* hair follicle infection.
Haar·balg·mil·be *f →* Demodex folliculorum.
Haar·ball *m patho.* hairball, trichobezoar.
Haar·bruch *m ortho.* hair-line fracture, capillary fracture, crack, infraction, fissure fracture, fissured fracture.
Haar·bü·schel *nt* tuft (of hair).
Haa·re·es·sen *nt psychia.* trichophagia, trichophagy.
Haar·ent·fer·nung *f* epilation, depilation.
Haar·far·be *f* color of hair, hair color.
Haar·fol·li·kel *m anat.* hair follicle.
Haar·fol·li·kel·ent·zün·dung *f derm.* folliculitis, mentagra, sycosis.
haar·för·mig *adj histol.* hairlike, hairy, piliform, piloid, capillary.
Haar·ge·fäß *nt anat.* capillary.
haa·rig *adj histol.* pilar, pilary, hairy.
Haar·ka·nal *m anat.* hair canal.
Haar·knöt·chen·krank·heit *f derm.* piedra, knotted hair, trichoclasis, trichonodosis, trichosporosis. **schwarze H.** black piedra.
Haar·ku·ti·ku·la *f anat.* hair cuticle.
haar·los *adj* **1.** hairless, atrichous; (*kahl*) bald. **2.** *derm.*, *patho.* glabrous, glabrate.

Haar·lo·sig·keit *f derm.* hairlessness, baldness, alopecia, calvities.
Haar·mal *nt derm.* hairy mole, hairy nevus.
Haar·man·gel *m derm.* oligotrichosis, oligotrichia, hypotrichosis, hypotrichiasis.
Haar·mark *nt anat.* hair medulla.
Haar·nä·vus *m derm.* hairy mole, hairy nevus.
Haar·pa·pil·le *f anat.* hair papilla.
Haar·rupf·sucht *f psychia.* trichotillomania, trichologia, trichomania.
Haar·schaft *m anat.* hair shaft.
Haar·schup·pen *pl* dandruff, dandriff.
Haar·ver·pflan·zung *f derm.* hair transplant.
Haar·wir·bel *pl anat.* hair vortices.
Haar·wur·zel *f anat.* hair root.
Haar·wur·zel·atro·phie *f derm.* trichatrophia.
Haar·wur·zel·epi·thel *nt anat.* hair root epithelium.
Haar·wur·zel·schei·de *f anat.* hair sheath.
Haar·zel·le *f* **1.** *hema.* hairy cell, tricholeukocyte. **2.** *histol.* hair cell.
 akustische Haarzellen *pl* auditory hair cells, acoustic hair cells.
 vestibuläre Haarzellen *pl* vestibular hair cells.
Haar·zel·len·leuk·ämie *f hema.* leukemic reticuloendotheliosis, hairy cell leukemia.
Haar·zun·ge *f patho.* hairy tongue, trichoglossia, glossotrichia. **schwarze H.** black hairy tongue, black tongue, melanoglossia, glossophytia.
Haar·zwie·bel *f anat.* hair bulb.
Haar·zy·klus *m anat.* hair cycle.
Haase: H.'-**Regel** *f gyn.* Haase's rule.
Ha·be·nu·la *f anat.* habenula, habena.
Ha·bit *nt/m psycho.* habit.
Ha·bi·tua·ti·on *f psycho, pharm.* habituation.
ha·bi·tu·ell *adj* habitual; recurrent.
Ha·bi·tus *m* **1.** habitus, appearance. **2.** *gyn.* habitus.
Hacken·fuß [k·k] *m ortho.* talipes calcaneus, pes calcaneus, calcaneus.
Hacken·hohl·fuß [k·k] *m ortho.* talipes calcaneocavus, pes calcaneocavus.
Ha·dern·krank·heit *f pulmo.* ragsorter's disease, ragpicker's disease, woolsorter's disease, inhalational anthrax, pulmonary

anthrax, anthrax pneumonia.
Haem·ago·gum *nt pharm.* hemagogue.
Haem·an·gi·ec·ta·sia *f patho.* hemangiectasis, hemangiectasia. **H. hypertrophicans** Klippel--Trénaunay-Weber syndrome, Klippel--Trénaunay syndrome, angio-osteohypertrophy syndrome.
Haem·an·gio·ma *nt patho.* hemangioma, hemartoma.
H. capillare arterial hemangioma, capillary hemangioma, simple hemangioma.
H. planotuberosum strawberry nevus, strawberry hemangioma, capillary hemangioma, capillary angioma.
H. simplex 1. → *H. capillare.* **2.** → *H. planotuberosum.*
H. tuberonodosum cavernoma, cavernous angioma, cavernous tumor, cavernous hemangioma, erectile tumor.
Haem·an·gio·ma·to·sis *f patho.* hemangiomatosis.
Hae·ma·to·ce·le *f patho.* hematocele.
H. retrouterina *gyn.* pelvic hematocele, retrouterine hematocele.
H. testis *urol.* testicular hematocele, hematocele.
Hae·ma·to·che·zia *f patho.* hematochezia.
Hae·ma·to·cy·stis *f urol.* hematocystis, hematocyst.
Hae·ma·to·ma *nt patho.* blood tumor, hematoma.
Hae·mo·cy·stis *f urol.* hematocyst, hematocystis.
Hae·mo·glo·bin·uria *f patho.* hemoglobinuria, hematoglobinuria.
Hae·mo·phi·lia *f* → *Hämophilie.*
Hae·mo·phi·lus *m micro.* Haemophilus.
H. aegypti(c)us Koch-Week's bacillus, Weeks' bacillus, Haemophilus aegyptius.
H. ducreyi Ducrey's bacillus, Haemophilus ducreyi.
H. influenzae Pfeiffer's bacillus, influenza bacillus, Haemophilus influenzae.
Haemophilus-influenzae-Meningitis *f* Haemophilus influenzae meningitis.
Haemophilus-influenza-Pneumonie *f* influenza pneumonia, influenzal pneumonia.
Hae·mor·rha·gia *f patho.* hemorrhage, bleeding, bleed, haemorrhagia.
Ha·fer·zel·len *pl patho.* oat cells, oat-shaped cells.
Hafer·zell·kar·zi·nom *nt patho.* oat cell carcinoma, small cell carcinoma.
Haft·glas *nt ophthal.* contact lens, adherent lens, contact glass.
Haft·scha·le *f* → *Haftglas.*
Haft·zecken [k·k] *pl* → *Ixodidae.*
Haft·zot·ten *pl embryo.* anchoring villi, connecting villi, stem villi.
Ha·gel·korn *nt ophthal.* meibomian cyst, tarsal

cyst, chalaza, chalazion.
Hageman: H.-Faktor *m hema.* factor XII, activation factor, glass factor, contact factor, Hageman factor.
H.-Syndrom *nt hema.* Hageman factor deficiency, Hageman syndrome, factor XII deficiency.
H-Agglutination *f immun.* H agglutination.
H-Agglutinin *nt immun.* flagellar agglutinin.
Haglund: H.-Ferse *f ortho.* Haglund's deformity, Haglund's disease.
H.-Syndrom *nt ortho.* **1.** calcaneal apophysitis, calcaneoapophysitis, calcaneal osteochondrosis, apophysitis. **2.** → *H.-Ferse.*
Hailey-Hailey: H.-H.-Krankheit *f derm.* Hailey-Hailey disease, familial benign chronic pemphigus, benign familial pemphigus.
Ha·ken *m* **1.** hook; *techn.* hook, claw, clasp. **2.** *anat.* hamulus, uncus. **3.** *chir.* hook.
scharfer H. *chir.* sharp hook.
stumpfer H. *chir.* blunt hook.
Ha·ken·bein *nt* → *Os hamatum.*
ha·ken·för·mig *adj anat.* hamate, hamular, unciform, uncinate.
Ha·ken·fort·satz *m anat.* uncinate process.
Ha·ken·wurm *m micro.* **1.** hookworm, ancylostome, Ancylostoma. **2. (europäischer H.)** hookworm, Old World hookworm, Ancylostoma duodenale.
Ha·ken·wurm·be·fall *m epidem.* hookworm disease, miner's disease, tunnel disease, ancylostomiasis, ankylostomiasis.
Ha·ken·zan·ge *f chir.* hook forceps.
Ha·la·zon *nt pharm.* halazone.
Halb·an·ti·gen *nt immun.* half-antigen, hapten, haptene.
Halb·bru·der *m* half brother.
halb·durch·läs·sig *adj* semipermeable.
halb·durch·sich·tig *adj* semitransparent.
Halberstädter-Prowazek: H.-P.-Körperchen *pl ophthal.* Prowazek's bodies, Halberstaedter-Prowazek bodies, trachoma bodies.
halb·fest *adj* semisolid.
halb·flüs·sig *adj* semifluid, semiliquid.
Halb·ge·schwi·ster *pl* half-brothers, half--sisters.
halb·kreis·för·mig *adj* semiorbicular, semicircular.
Halb·mond *m histol.* demilune, crescent. **seröser H.** Giannuzzi's demilune, crescent of Giannuzzi, demilune of Heidenhain, serous crescent, crescent body, demilune cell, semilunar cell.
halb·mond·för·mig *adj histol.* crescent, crescent-shaped, demilune, semilunar.
Halb·mond·kör·per *m hema.* achromocyte, Traube's corpuscle, Ponfick's shadow, shadow corpuscle.
Halb·pa·ra·sit *m micro.* semiparasite, hemiparasite.

Halb·schwe·ster _f_ half sister.
Halb·sei·ten·blind·heit _f ophthal._ hemianopia, hemianopsia, hemiopia.
Halb·sei·ten·kon·trak·ti·on _f card._ hemisystole.
Halb·sei·ten·kopf·schmerz _m neuro._ unilateral headache, brow pang, hemicrania.
Halb·sei·ten·krampf _m neuro._ hemispasm.
Halb·sei·ten·läh·mung _f neuro._ hemiplegia, hemiparalysis, semiplegia.
Halb·sei·ten·lä·si·on _f neuro._ unilateral lesion, hemilesion.
Halb·sei·ten·rie·sen·wuchs _m ortho._ hemigigantism, unilateral gigantism.
Halb·sei·ten·schmerz _m neuro._ hemialgia.
Halb·sei·ten·schwä·che _f neuro._ hemiparesis, hemiamyosthenia.
Halb·sei·ten·syn·drom _nt patho._ hemisyndrome.
Halb·sei·ten·tre·mor _m neuro._ hemitremor.
halb·sei·tig _adj_ hemilateral, one-sided, unilateral.
halb·stünd·lich _adj, adv_ half-hour, half-hourly.
Halb·wert·schicht·dicke [k·k] _f abbr._ **HWD** _radiol._ half-value layer. **H. der zweiten Schicht** second half-value layer.
Halb·werts·zeit _f_ → _Halbwertzeit._
Halb·wert·zeit _f abbr._ **HWZ** _od._ **T½** _od._ **t½** _pharm._ half-time; _phys._ mean life, half-life period, half-live. **biologische H.** biological half-live, biological half-live period.
Halb·wir·bel _m embryo._ hemivertebra.
Hal·cin·onid _nt pharm._ halcinonide.
Ha·li·ste·re·se _f patho._ halisteresis, halosteresis, osteohalisteresis.
Ha·li·to·se _f_ halitosis, ozostomia, offensive breath, bad breath.
Haller: H.'-Gefäßkranz _m anat._ Zinn's corona, circle of Haller, vascular circle of optic nerve.
H.'-Membran _f anat._ Haller's membrane, Haller's vascular tissue, vascular lamina of choroid.
H.'-Netz _nt anat._ rete of Haller, rete testis.
Hallermann-Streiff: H.-S.-Syndrom _nt patho._ Hallermann-Streiff-Francois syndrome, Hallermann-Streiff syndrome, Francois' syndrome, mandibulo-oculofacial dyscephaly, mandibulo-oculofacial syndrome.
Hallermann-Streiff-Francois: H.-S.-F.-Syndrom _nt_ → _Hallermann-Streiff-Syndrom._
Hallervorden-Spatz: H.-S.-Erkrankung _f neuro._ Hallervorden-Spatz syndrome, Hallervorden syndrome.
Hallgren: H.-Syndrom _nt patho._ Hallgren's syndrome.
Hallopeau: H.'-Eiterflechte _f derm._ Hallopeau's disease, Hallopeau's acrodermatitis.
Hal·lux _m anat._ big toe, great toe, hallux, hallex.
H. dolorosus painful toe.
H. rigidus stiff toe.

H. valgus hallux valgus.
Hal·lu·zi·na·ti·on _f neuro., psychia._ hallucination, vision.
akustische H. acoustic hallucination, auditory hallucination.
gustatorische H. gustatory hallucination; hallucination of taste.
haptische H. → _taktile H._
hypnagoge H. hypnagogic hallucination.
hypnopompe H. hypnopompic hallucination.
kinästhetische H. kinesthetic hallucination.
olfaktorische H. hallucination of smell, olfactory hallucination, pseudosmia.
somatische H. somatic hallucination.
taktile H. haptic hallucination, tactile hallucination.
visuelle H. visual hallucination, pseudopsia, pseudoblepsia, pseudoblepsis.
hal·lu·zi·na·tiv _adj_ hallucinative.
hal·lu·zi·nie·ren _vt, vi_ hallucinate.
Hal·lu·zi·no·gen _nt pharm._ hallucinogen, hallucinogenic.
hal·lu·zi·no·gen _adj pharm._ hallucinogenetic, hallucinogenic.
Hal·lu·zi·no·se _f psychia._ hallucinosis.
Hal·ma·to·ge·ne·se _f genet._ halmatogenesis, saltatory variation.
Ha·lo _m patho., derm., ortho._ halo.
H. glaucomatosus _ophthal._ glaucomatous halo, glaucomatous ring, halo symptom.
H. senilis _ophthal._ senile halo.
Halo-Becken-Apparat _m ortho._ halo-pelvic apparatus.
Halo-Becken-Extension _f ortho._ halo-pelvic traction.
Ha·lo·der·mie _f derm._ halodermia.
Halo-Extension _f ortho._ halo traction, halo immobilization.
Ha·lo·gen·ak·ne _f derm._ halogen acne.
Ha·lo·me·ter _nt_ 1. _hema._ halometer. 2. _ophthal._ halometer.
Ha·lo·me·trie _f_ 1. _hema._ halometry. 2. _ophthal._ halometry.
Ha·lo·nae·vus _m derm._ Sutton's disease, Sutton's nevus, halo nevus.
Halo-Pelvis-Apparat _m ortho._ halo-pelvic apparatus.
Ha·lo·pe·ri·dol _nt pharm._ haloperidol.
Ha·lo·pro·gin _nt pharm._ haloprogin.
Ha·lo·se·hen _nt ophthal._ rainbow vision, halo vision.
Ha·lo·than _nt anes._ halothane.
Ha·lo·than·he·pa·ti·tis _f patho._ halothane hepatitis.
Ha·lo·zei·chen _nt radiol._ halo sign.
Hals _m anat._ neck, cervix, collum; (_Kehle_) throat.
Hals·ab·schnitt _m anat._ cervical part.
Hals·ar·te·rie _f anat._ carotid, common carotid artery, cephalic artery.

265   Hämagglutinationshemmtest

Hals·aus·räu·mung *f HNO* neck dissection.
Hals·di·ver·ti·kel *nt patho.* cervical diverticulum.
Hals·drei·eck *nt anat.*: **hinteres H.** lateral cervical region, lateral region of neck.
seitliches H. lateral neck region, posterior cervical triangle.
vorderes H. anterior cervical region, anterior cervical triangle.
Hals·ent·zün·dung *f HNO* sore throat, angor, angina, synanche.
Hals·fas·zie *f anat.* cervical fascia, fascia of neck.
mittlere H. pretracheal fascia, pretracheal lamina of fascia.
oberflächliche H. superficial lamina of fascia.
tiefe H. prevertebral lamina of fascia, prevertebral fascia.
Hals·fi·stel *f patho.* cervical fistula.
Hals·ge·flecht *nt anat.* cervical plexus.
Hals·ka·nal *m gyn.* (*Zervix*) endocervix.
Hals·kra·wat·te *f ortho.* cervical collar.
Hals·lymph·kno·ten *pl anat.* cervical lymph nodes.
Hals·mark *nt anat.* cervical cord, cervical part of spinal cord.
Hals·mark·ver·let·zung *f neuro.* cervical cord trauma, cervical cord injury.
Hals·mus·keln *pl anat.* cervical muscles, neck muscles.
Hals·mus·kel·ent·zün·dung *f ortho.* trachelomyitis.
Hals·mus·kel·krampf *m neuro.* trachelismus, trachelism.
Hals·mus·ku·la·tur *f anat.* neck muscles *pl*, cervical muscles *pl*.
Hals-Nasen-Ohrenheilkunde *f abbr.* **HNO** ear, nose and throat, otorhinolaryngology.
Hals·ner·ven *pl anat.* cervical nerves, cervical spinal nerves.
Hals·or·ga·ne *pl anat.* neck organs.
Hals·phleg·mo·ne *f*, **tiefe** *patho.* Ludwig's angina.
Hals·ple·xus *m anat.* cervical plexus.
Hals·re·flex *m physiol.* neck reflex.
Hals·re·gio·nen *pl anat.* cervical regions.
Hals·rip·pe *f ortho.* cervical rib.
Hals·schlag·ader *f anat.* carotid, common carotid artery, cephalic artery.
Hals·schmerz *m* pain in the neck, neck pain, trachelodynia, cervicodynia.
Hals·schmer·zen *pl* 1. → *Halsschmerz.* 2. → *Halsentzündung.*
Hals·schwel·lung *f patho.* trachelophyma.
Hals·seg·men·te *pl* → *Halsmark.*
Halsted: Herniotomie *f* **nach H.** *chir.* Halsted--Ferguson operation, Halsted's operation.
H.-Operation *f gyn.* Halsted's mastectomy, Meyer mastectomy, radical mastectomy.
Halsted-Ferguson: Herniotomie *f* **nach H.-F.**

chir. Halsted-Ferguson operation, Halsted's operation.
Hals·trau·ma *nt ortho.* neck injury, neck trauma.
Hals·ve·nen·kol·laps *m card.* Friedreich's sign.
Hals·ver·let·zung *f* → *Halstrauma.*
Hals·wir·bel *m anat.* cervical vertebra.
Hals·wir·bel·fu·si·on *f ortho.* cervical fusion.
Hals·wir·bel·säu·le *f abbr.* **HWS** *anat.* cervical spine.
Hals·wir·bel·säu·len·frak·tur *f* cervical spine fracture.
Hals·wir·bel·säu·len·ky·pho·se *f* trachelocyrtosis, trachelokyphosis.
Hals·wir·bel·säu·len·syn·drom *nt* (**posttraumatisches**) *ortho.* cervical tension syndrome, post-traumatic neck syndrome.
Hals·wir·bel·säu·len·trau·ma *nt* → *Halswirbelsäulenverletzung.*
Hals·wir·bel·säu·len·ver·let·zung *f ortho.* cervical spine injury, cervical spine trauma.
Hals·zy·ste *f patho.* cervical cyst. **mediane H.** median cervical cyst, thyroglossal (duct) cyst, thyrolingual cyst.
Hal·te·band *nt anat.* retinaculum, suspensory ligament.
Hal·te·mus·keln *pl* postural muscles.
Hal·te·re·flex *m physiol.* postural reflex.
Hal·tung *f* 1. (*Körperhaltung*) posture, bearing; (*Körperstellung*) position, posture, stance; *chir.* position. 2. (*Verhalten*) behavior, conduct; (*Fassung*) composure, self-control; (*Einstellung*) attitude (*zu, gegenüber* to, towards). **aufrechte H.** erect position, standing position, upright position.
Hal·tungs·ap·pa·rat *m anat.* postural apparatus.
Hal·tungs·mo·to·rik *f anat.* postural motor system.
Hal·tungs·re·flex *m physiol.* postural reflex.
Häm *nt hema.* reduced hematin, heme, protoheme.
häm·ad·sor·bie·rend *adj* hemadsorbent.
Häm·ad·sorp·ti·on *f abbr.* **HAD** hemadsorption.
Häm·ad·sorp·ti·ons·test *m* hemadsorption test, hemadsorption virus test.
häm·ad·sorp·tiv *adj hema.* hemadsorbent.
Häm·ag·glu·ti·na·ti·on *f hema.* hemagglutination, hemoagglutination. **indirekte/passive H.** indirect hemagglutination, passive hemagglutination.
Hämagglutinations-Antikörper-Test *m immun.* hemagglutination antibody test. **indirekter H.** indirect hemagglutination antibody test, IHA test.
Häm·ag·glu·ti·na·ti·ons·hemm·test *m abbr.* **HAH** *od.* **HHT** *immun.* hemagglutination-inhibition assay, hemagglutination-inhibition test.

Häm·ag·glu·ti·na·ti·ons·hem·mung *f immun.* hemagglutination inhibition.

häm·ag·glu·ti·nie·rend *adj* hemagglutinative.

Häm·ag·glu·ti·nin *nt* hemagglutinin, hemoagglutinin.

Häm·ag·glu·ti·no·gen *nt immun.* hemagglutinogen.

Häm·ana·ly·se *f hema.* analysis of blood, examination of blood, hemanalyis.

Häman·gi·ek·ta·sie *f patho.* hemangiectasis, hemangiectasia.

Häm·an·gio·bla·stom *nt patho.* Lindau's tumor, hemangioblastoma, angioblastoma, angioblastic meningioma.

Häm·an·gio·en·do·the·li·om *nt patho.* hemangioendothelioma, hemendothelioma, angioendothelioma. **malignes/sarkomatöses H.** → *Hämangiosarkom.*

Häm·an·gi·om *nt patho.* hemangioma. **blastomatöses H.** arterial hemangioma, capillary hemangioma, strawberry nevus, strawberry hemangioma.
kavernöses H. erectile tumor, cavernous tumor, cavernous hemangioma.
senile Hämangiome *pl* senile hemangiomas, senile angiomas, cherry angiomas, ruby spots, De Morgan's spots.

Häm·an·gio·ma·to·se *f patho.* hemangiomatosis.

Häm·an·gio·sar·kom *nt patho.* hemangiosarcoma, hemangioendotheliosarcoma, malignant hemangioendothelioma.

Häm·ar·thros *m ortho.* hemarthrosis, hemarthron, hemarthrosis.

Ha·mar·tom *nt patho.* hamartoma.

Ha·mar·to·ma·to·se *f patho.* hamartomatosis.

Hamartome-Syndrom *nt,* **multiple** *patho.* Cowden's syndrome, Cowden's disease, multiple hamartoma syndrome.

Ha·mar·to·se *f patho.* hamartomatosis.

Häm·as·kos *m patho.* hemorrhagic ascites.

Hä·mat·eme·sis *f patho.* blood vomiting, hematemesis.

Hä·mat·hi·dro·sis *f derm.* hematidrosis, hemathidrois, hematohidrosis.

Hä·ma·ti·kum *nt pharm.* hematic, hematinic, hematonic.

Hä·ma·tin *nt* hematin, hydroxyhemin, oxyheme, metheme.

Hä·ma·tin·ämie *f hema.* hematinemia.

Hä·ma·tin·urie *f patho.* hematinuria.

Hä·ma·to·bi·lie *f patho.* hemobilia, hematobilia.

Hä·ma·to·che·zie *f patho.* hematochezia.

Hä·ma·to·chlo·rin *nt gyn.* hematochlorin.

Hä·ma·to·chyl·urie *f patho.* hematochyluria.

Hä·ma·to·dys·kra·sie *f hema.* hemodyscrasia, hematodyscrasia.

hä·ma·to·gen *adj patho.* blood-borne, hematogenous, hematogenic, hemogenic.

Hä·ma·toi·din *nt hema.* hematoidin, hematoidin crystals *pl,* blood crystals *pl.*

Hä·ma·to·ka·thar·sis *f hema.* cleansing of the blood, hemocatharsis.

Hä·ma·to·kol·po·me·tra *f gyn.* hematocolpometra.

Hä·ma·to·kol·pos *m gyn.* hematocolpos, hematokolpos, retained menstruation.

Hä·ma·to·krit *m abbr.* **Hk** *od.* **Hkt** *hema.* hematocrit. **venöser H.** packed-cell volume, volume of packed red cells, venous hematocrit.

Hä·ma·to·krit·be·stim·mung *f* hematometry, hemometry.

Hä·ma·to·krit·röhr·chen *nt hema.* hematocrit.

Hä·ma·to·lo·gie *f* hematology, hemology.

Hä·ma·to·lymph·an·gi·om *nt patho.* hematolymphangioma, hemolymphangioma.

Hä·ma·tom *nt patho.* hematoma, blood tumor. **epidurales/extradurales H.** epidural hematoma, extradural hematoma.
extrazerebrales H. extracerebral hematoma.
intrazerebrales H. intracerebral hematoma.

Hä·ma·to·me·tra *f gyn.* hematometra, hemometra.

Hä·ma·to·me·tro·kol·pos *m gyn.* hematometrocolpos.

Hä·mat·om·pha·lo·zele *f patho.* hematomphalocele.

Hä·ma·to·mye·lie *f patho.* hematomyelia, myelapoplexy, myelorrhagia.

Hä·ma·to·mye·li·tis *f neuro.* hematomyelitis.

Hä·ma·to·mye·lo·gramm *nt hema.* myelogram.

Hä·ma·to·ne·phro·se *f* hematonephrosis, hemonephrosis.

Hä·ma·to·pel·vis *f urol.* hematonephrosis, hemonephrosis, pelvic hematoma.

Hä·ma·to·pe·nie *f hema.* hematopenia.

Hä·ma·to·pe·ri·kard *nt card.* hemopericardium, hematopericardium.

Hä·ma·to·pe·ri·to·ne·um *nt patho.* hemoperitoneum, hematoperitoneum.

Hä·ma·to·poe·se *f hema.* blood formation, hemopoiesis, hematopoiesis, hemocytopoiesis.

Hä·ma·to·poe·tin *nt hema.* hemopoietin, hematopoietin, erythropoietin, erythropoietic stimulating factor.

Hä·ma·to·por·phy·rie *f patho.* hematoporphyria.

Hä·ma·to·por·phy·rin *nt biochem.* hemoporphyrin, hematoporphyrin.

Hä·ma·to·por·phy·rin·ämie *f patho.* hematoporphyrinemia.

Hä·ma·to·por·phy·rin·urie *f patho.* hematoporphyrinuria.

Hä·ma·tor·rha·chis *f neuro.* spinal apoplexy, hematorrhachis, hemorrhachis.

Hä·ma·tor·rhö *f patho.* hematorrhea, hemorrhea.

Hä·ma·to·sal·pinx *f gyn.* hematosalpinx, hemosalpinx.

Hä·ma·to·scheo·ze·le *f urol.* hematoscheocele.

Hä·ma·to·sep·sis *f patho.* blood poisoning, septicemia, hematosepsis.

Hä·ma·to·sper·ma·to·ze·le *f urol.* hematospermatocele.

Hä·ma·to·sper·mie *f urol.* hemospermia, hematospermia.

hä·ma·to·sta·tisch *adj hema., pharm.* hematostatic, hemostatic.

Hä·ma·to·the·ra·pie *f clin.* hemotherapy, hematotherapy, hemotherapeutics *pl.*

Hä·ma·to·tho·rax *m patho.* hemothorax, hematothorax, hemopleura.

Hä·ma·to·to·xi·ko·se *f hema.* hematotoxicosis.

Hä·ma·to·tym·pa·non *nt HNO* hemotympanum, hematotympanum.

Hä·ma·to·ze·le *f patho.* hematocele.

Hä·ma·to·ze·pha·lus *m ped.* hematocephalus.

Hä·ma·to·zy·to·ly·se *f hema.* cythemolysis, hematocytolysis, hemocytolysis.

Hä·ma·to·zyt·urie *f* hematocyturia.

Ha·ma·tum *nt* → *Os hamatum.*

Hä·mat·urie *f patho.* hematocyturia, hematuria, hematuresis.

makroskopische H. macroscopic hematuria, gross hematuria.

mikroskopische H. microscopic hematuria.

primäre H. primary hematuria, essential hematuria.

renale H. renal hematuria, angioneurotic hematuria.

Häm·hi·dro·se *f derm.* hematidrosis, hemathidrois, hematohidrosis.

Hä·mi·glo·bin *nt hema.* methemoglobin, metahemoglobin, ferrihemoglobin.

Hamilton: H.-Methode *f gyn.* Hamilton's method.

Hä·min *nt* **(salzsaures)** → *Hämatin.*

Hamman: H.-Syndrom *nt patho.* Hamman's syndrome, pneumomediastinum, mediastinal emphysema.

Hamman-Rich: H.-R.-Syndrom *nt pulmo.* Hamman-Rich syndrome.

Ham·mer *m* 1. *anat.* hammer, malleus. 2. *(Perkussion)* percussor. 3. hammer, *(Holzhammer)* mallet.

Hammer-Amboßgelenk *nt anat.* incudomalleolar joint.

Ham·mer·fin·ger *m ortho.* hammer finger, drop finger, mallet finger.

Ham·mer·griff *m anat.* manubrium of malleus.

Ham·mer·hals *m anat.* neck of malleus.

Ham·mer·kopf *m anat.* head of malleus.

häm·mern *vi (Herz)* pound, throb, hammer.

häm·mernd *adj (Schmerz)* throbbing, hammering, pounding.

Ham·mer·stiel *m anat.* handle of malleus.

Ham·mer·ze·he *f ortho.* hammer toe, mallet toe.

Hammond: H.-Syndrom *nt neuro.* Hammond's

disease.

Hä·mo·ana·ly·se *f hema.* analysis of blood, examination of blood, hemanalyis.

Hä·mo·bi·lie *f patho.* hemobilia, hematobilia.

Hä·mo·bla·sto·se *f hema.* hemoblastosis.

Hä·mo·chro·ma·to·se *f patho.* iron storage disease, bronze diabetes, bronzed diabetes, hemochromatosis, hematochromatosis.

idiopathische H. von Recklinghausen-Applebaum disease, Recklinghausen-Applebaum disease.

Hä·mo·dia·gno·stik *f hema.* hemodiagnosis.

Hä·mo·dia·ly·sa·tor *m clin.* hemodialyzer, artificial kidney.

Hä·mo·dia·ly·se *f* hemodialysis, hematodialysis, extracorporeal dialysis.

Hä·mo·di·lu·ti·on *f hema.* hemodilution.

Hä·mo·dy·na·mik *f physiol.* hemodynamics *pl.*

hä·mo·dy·na·misch *adj physiol.* hemodynamic.

Hä·mo·dys·kra·sie *f hema.* hemodyscrasia, hematodyscrasia.

Hä·mo·dys·tro·phie *f hema.* hemodystrophy, hematodystrophy.

Hä·mo·fil·tra·ti·on *f clin.* hemofiltration.

Hä·mo·fus·zin *nt hema.* hemofuscin.

Hä·mo·glo·bin *nt abbr.* **Hb** blood pigment, hemoglobin, hematoglobin.

Hämoglobin A *abbr.* **HbA** hemoglobin A.

Hämoglobin A$_{1c}$ *abbr.* **HbA$_{1c}$** hemoglobin A$_{1c}$.

Hämoglobin A$_2$ *abbr.* **HbA$_2$** hemoglobin A$_2$.

Hämoglobin C *abbr.* **HbC** hemoglobin C.

Hämoglobin D *abbr.* **HbD** hemoglobin D.

desoxygeniertes H. reduced hemoglobin, deoxygenated hemoglobin, deoxyhemoglobin.

Hämoglobin E *abbr.* **HbE** hemoglobin E.

Hämoglobin F *abbr.* **HbF** fetal hemoglobin, hemoglobin F.

fetales H. → *Hämoglobin F.*

glykosyliertes H. glycohemoglobin, glycosylated hemoglobin.

Hämoglobin H *abbr.* **HbH** hemoglobin H.

Hämoglobin I *abbr.* **HbI** hemoglobin I.

Hämoglobin M *abbr.* **HbM** hemoglobin M.

oxygeniertes H. oxidized hemoglobin, oxygenated hemoglobin, oxyhemoglobin.

reduziertes H. → *desoxygeniertes H.*

Hämoglobin S *abbr.* **HbS** hemoglobin S, sickle-cell hemoglobin.

Hä·mo·glo·bin·ab·bau *m biochem.* hemoglobinolysis, hemoglobinopepsia.

Hä·mo·glo·bin·ämie *f hema.* hemoglobinemia, hematospherinemia.

Hä·mo·glo·bin·be·stim·mung *f lab.* hematometry, hemometry.

Hämoglobin-C-Krankheit *f hema.* hemoglobin C disease.

Hämoglobin-C-Thalassämie *f hema.* hemoglobin C-thalassemia, hemoglobin C-thalassemia disease.

Hämoglobin-E-Thalassämie *f hema.* hemoglobin E-thalassemia, hemoglobin E-thalassemia disease.

hä·mo·glo·bin·hal·tig *adj* hemoglobinated, hemoglobinous.

Hämoglobin-H-Krankheit *f hema.* hemoglobin H disease.

Hä·mo·glo·bi·no·cho·lie *f patho.* hemoglobinocholia.

Hä·mo·glo·bi·no·ly·se *f hema.* hemoglobinolysis, hemoglobinopepsia.

Hä·mo·glo·bi·no·me·ter *nt lab.* hemoglobinometer, hematinometer, hemometer.

Hä·mo·glo·bi·no·me·trie *f lab.* hemoglobinometry.

Hä·mo·glo·bi·no·pa·thie *f hema.* hemoglobinopathy, hemoglobin disease.

Hä·mo·glo·bin·prä·zi·pi·tat *nt urol.* hemoglobin precipitate, hemoglobin cast.

Hä·mo·glo·bin·quo·ti·ent *m hema.* globular value, color index, blood quotient.

Hä·mo·glo·bin·spal·tung *f hema.* hemoglobinolysis, hemoglobinopepsia.

Hä·mo·glo·bin·urie *f patho.* hemoglobinuria, hematoglobinuria.

epidemische H. epidemic hemoglobinuria.

intermittierende H. Harley's disease, intermittent hemoglobinuria.

paroxysmale nächtliche H. *abbr.* PNH Marchiafava-Micheli anemia, Marchiafava--Micheli disease, paroxysmal nocturnal hemoglobinuria.

hä·mo·glo·bin·urisch *adj patho.* hemoglobinuric.

Hä·mo·glo·bin·zy·lin·der *m urol.* hemoglobin precipitate, hemoglobin cast.

Hä·mo·gramm *nt hema.* hemogram.

Hä·mo·ka·thar·sis *f hema.* hemocatharsis.

Hä·mo·ki·ne·se *f physiol.* hemokinesis.

hä·mo·ki·ne·tisch *adj physiol.* hemokinetic.

Hä·mo·kla·sie *f hema.* hemoclasia, hemoclasis.

Hä·mo·kol·pos *m gyn.* hematocolpos, hematokolpos, retained menstruation.

Hä·mo·ko·ni·en *pl hema.* hemoconia, Müller's dust bodies, blood dust.

Hä·mo·ko·nio·se *f hema.* hemoconiosis.

Hä·mo·kon·zen·tra·ti·on *f hema.* hemoconcentration.

Hä·mo·lith *m patho.* hemolith, hematolith, hemic calculus.

Hä·mo·lo·gie *f* hematology, hemology.

Hä·mo·lymph·an·gi·om *nt patho.* hematolymphangioma, hemolymphangioma.

Hä·mo·lym·phe *f physiol.* hemolymph.

Hä·mo·ly·sat *nt physiol.* hemolysate.

Hä·mo·ly·se *f hema.* hemolysis, hematocytolysis, hematolysis, hemocytolysis.

intravaskuläre H. intravascular hemolysis.

kolloid-osmotische H. osmotic hemolysis, colloid osmotic hemolysis.

osmotische H. → *kolloid-osmotische H.*

Hä·mo·ly·se·gift *nt* → *Hämolysin.*

Hämolyse-Plaquetechnik *f micro.* hemolytic plaque assay, Jerne plaque assay.

hä·mo·ly·sier·bar *adj* hemolyzable.

hä·mo·ly·sie·ren *vt, vi* hemolyze.

Hä·mo·ly·sin *nt hema.* hemolysin; erythrocytolysin, erythrolysin.

hä·mo·ly·tisch *adj* hemolytic, hematolytic.

Hä·mo·me·dia·sti·num *nt patho.* hemomediastinum, hematomediastinum.

Hä·mo·me·tra *f gyn.* hematometra, hemometra.

Hä·mo·pa·thie *f hema.* hemopathy, hematopathy.

Hä·mo·pe·ri·kard *nt card.* hemopericardium, hematopericardium.

Hä·mo·pe·ri·to·ne·um *nt patho.* hemoperitoneum, hematoperitoneum.

Hä·mo·pha·gie *f psychia.* hematophagia, hematophagy.

hä·mo·phil *adj* **1.** *micro.* hemophil, hemophile, hemophilic. **2.** *hema.* hemophilic.

Hä·mo·phi·le *m/f* bleeder, hemophiliac.

Hä·mo·phi·lie *f hema.* hemophilia, hematophilia.

Hämophilie A classical hemophilia, hemophilia A.

Hämophilie B Christmas disease, hemophilia B, factor IX deficiency.

klassische H. → *Hämophilie A.*

Häm·oph·thal·mus *m ophthal.* hemophthalmia, hemophthalmos.

Hä·mo·pneu·mo·pe·ri·kard *nt card.* hemopneumopericardium, pneumohemopericardium.

Hä·mo·pneu·mo·tho·rax *m pulmo.* pneumohemothorax, hemopneumothorax.

Hä·mo·poe·se *f hema.* blood formation, hemopoiesis, hematogenesis, hematopoiesis, hemocytopoiesis, hemogenesis.

hä·mo·poe·tisch *adj hema.* hematogenic, hemogenic, hemopoietic, hemapoietic, hematopoietic, hemopoiesic.

Hä·mo·po·ie·se *f* → *Hämopoese.*

Hä·mo·po·ie·tin *nt hema.* hemopoietin, hematopoietin, erythropoietic stimulating factor, erythropoietin.

Hä·mo·prä·zi·pi·tin *nt immun.* hemoprecipitin.

Häm·op·so·nin *nt* erythrocyto-opsonin, hemopsonin.

Hä·mo·ptoe *f pulmo.* hemoptysis, hematorrhea, bronchial hemorrhage.

Hä·mo·pty·se *f* → *Hämoptoe.*

Hä·mo·py·elek·ta·sie *f urol.* hemopyelectasia, hemopyelectasis.

Hä·mor·rha·gie *f* hemorrhage, bleed, bleeding.

hä·mor·rha·gisch *adj* hemorrhagic.

hä·mor·rhoi·dal *adj* phemorrhoidal.
Hä·mor·rhoi·dal·ple·xus *m* rectal venous plexus, hemorrhoidal plexus.
Hä·mor·rhoi·dal·pro·laps *m* prolapsed hemorrhoids *pl.*
Hä·mor·rhoi·dal·throm·bo·se *f* thrombosed hemorrhoids.
Hä·mor·rhoi·dal·zo·ne *f anat.* hemorrhoidal zone.
Hä·mor·rhoid·ek·to·mie *f* hemorrhoidectomy.
Hä·mor·rhoi·den *pl patho.* hemorrhoids, piles.
äußere H. external hemorrhoids.
innere H. internal hemorrhoids.
intermediäre H. mixed hemorrhoids, mucocutaneous hemorrhoids, combined hemorrhoids.
prolabierte H. prolapsed hemorrhoids.
Hä·mor·rhoi·den·ex·zi·si·on *f chir.* hemorrhoidectomy.
Hä·mo·si·de·rin *nt biochem.* hemosiderin.
Hä·mo·si·de·rin·urie *f patho.* hemosiderinuria.
Hä·mo·si·de·ro·se *f patho.* hemosiderosis.
Hä·mo·sper·mie *f andro.* hemospermia, hematospermia.
Hä·mo·sta·se *f hema.* hemostasis, hemostasia.
Hä·mo·sta·ti·kum *nt hema.* hematostatic, hemostatic, hemostyptic, antihemorrhagic, anthemorrhagic.
hä·mo·sta·tisch *adj hema.* hematostatic, hemostatic, hemostyptic, antihemorrhagic, anthemorrhagic.
Hä·mo·styp·ti·kum *nt* → *Hämostatikum.*
hä·mo·styp·tisch *adj* → *hämostatisch.*
Hä·mo·the·ra·pie *f clin.* hemotherapy, hematotherapy, hemotherapeutics *pl.*
Hä·mo·tho·rax *m* hemothorax, hematothorax, hemopleura.
Hä·mo·to·xin *nt hema.* hemotoxin, hematotoxin, hematoxin.
hä·mo·to·xisch *adj hema.* hemotoxic, hematotoxic, hematoxic.
hä·mo·trop *adj* hemotropic, hematotropic.
Hä·mo·tym·pa·non *nt HNO* hemotympanum, hematotympanum.
Hä·mo·zyt *m hema.* hemocyte, hemacyte, hematocyte.
Hä·mo·zy·to·blast *m hema.* hemocytoblast, hematoblast, hematocytoblast, hemoblast, hemopoietic stem cell.
Hä·mo·zy·to·bla·stom *nt hema.* hemocytoblastoma.
Hä·mo·zy·to·ly·se *f hema.* hematocytolysis, hemocytolysis, hemolysis.
Hampton: H.-Linie *f radiol.* Hampton line.
Ha·mu·lus *m anat.* hamulus. **H. lacrimalis** lacrimal hamulus, uncinate process of lacrimal bone.
Hancock: H.-Amputation *f ortho.* Hancock's amputation, Hancock's operation.
H.-Prothese *f HTG* Hancock valve.

Hand *f* hand; *anat.* manus.
Hand·buch *nt* manual, handbook.
Hand·chir·ur·gie *f chir.* hand surgery. **plastische H.** cheiroplasty, chiroplasty.
Hand·ek·zem *nt derm.* hand eczema.
Hand·flä·che *f* flat of the hand, palm.
hand·för·mig *adj* hand-shaped, palmate.
Hand-Fuß-Mund-Exanthem *nt* hand-foot-and-mouth syndrome, hand-foot-and-mouth disease.
Hand-Fuß-Syndrom *nt patho.* sickle cell dactylitis, hand-and-foot syndrome.
Hand·ge·lenk *nt anat.* wrist, wrist joint, carpus. **Handgelenke** *pl* joints of hands.
Hand·ge·lenk·ar·thro·de·se *f ortho.* arthrodesis of the wrist.
Hand·ge·lenks·ex·ar·ti·ku·la·ti·on *f ortho.* wrist disarticulation.
Hand·ge·lenks·frak·tur *f ortho.* wrist fracture, fractured wrist.
Hand·ge·lenks·ver·let·zung *f ortho.* wrist trauma, wrist injury.
Hand·ge·lenk·ver·stei·fung *f* arthrodesis of the wrist.
Hand·in·nen·flä·che *f* → *Handfläche.*
Hand·klo·nus *m neuro.* wrist clonus.
Hand·kno·chen *pl anat.* bones of the hand.
Hand·li·nie *f anat.* line (in the palm).
Hand·mus·kel·krampf *m neuro.* cheirospasm, chirospasm.
Hand·rücken [k·k] *m anat.* back of (the) hand, dorsum of hand.
Hand·rücken·fas·zie [k·k] *f anat.* dorsal fascia of hand.
Hand·schuh·an·äs·the·sie *f neuro.* gauntlet anesthesia, glove anesthesia.
Hand·schuh·ver·band *m ortho.* gauntlet bandage.
Hand-Schüller-Christian: H.-S.-C.-Krankheit *f patho.* Hand-Schüller-Christian disease, Hand's disease, Schüller's disease, Schüller-Christian disease, cholesterol lipoidosis, cholesterol thesaurismosis, chronic idiopathic xanthomatosis.
Hand·spie·gel *m* hand glass, hand mirror.
Hand·tel·ler *m* → *Handfläche.*
Hand·tuch *nt* towel.
Hand·wasch·becken [k·k] *nt* handbasin.
Hand·wur·zel *f anat.* wrist, carpus.
Hand·wur·zel·ge·lenk *nt anat.* wrist, wrist joint, carpus.
Hand·wur·zel·ka·nal *m* → *Handwurzeltunnel.*
Hand·wur·zel·kno·chen *pl anat.* carpal bones, bones of the wrist, carpals.
Hand·wur·zel·lu·xa·tio·nen *pl ortho.* dislocations of the carpus.
Hand·wur·zel·tun·nel *m* carpal canal, flexor canal, carpal tunnel.
Hand·wur·zel·ver·let·zung *f ortho.* wrist trauma, wrist injury.

Hän·ge·gips *m ortho.* hanging arm cast, hanging cast.

Hanger: H.-Flockungstest *m immun.* Hanger's test, cephalin-cholesterol flocculation test.

Hanhart: H.-Syndrom *nt* Hanhart's syndrome.

Hannover: H.-Kanal *m ophthal.* Hannover's canal.

Hanot: H.-Zirrhose *f patho.* Hanot's disease, Hanot's cirrhosis, biliary cirrhosis.

Hanot-Chauffard: H.-C.-Syndrom *nt patho.* Hanot-Chauffard syndrome.

Hansen: H.-Bazillus *m micro.* Hansen's bacillus, leprosy bacillus, lepra bacillus, Mycobacterium leprae.
H.-Krankheit *f* → *Hansenosis.*

Han·se·no·sis *f epidem.* Hansen's disease, leprosy, lepra.

H-Antigen *nt immun.* flagellar antigen, H antigen.

Haph·al·ge·sie *f neuro.* haphalgesia, Pitres's sign.

ha·plo·id *adj genet.* haploid.

Ha·ploi·die *f genet.* haploidy.

Hapl·opie *f ophthal.* single vision, haplopia.

Ha·plo·skop *nt ophthal.* haploscope.

Hap·ten *nt immun.* half-antigen, partial antigen, hapten, haptene.

Harada: H.-Syndrom *nt ophthal.* Harada's disease, Harada's syndrome, uveomeningitis syndrome, uveoencephalitis.

Hardy-Weinberg: H.-W.-Gesetz *nt genet.* Hardy-Weinberg law, random mating equilibrium.

Harlekin-Farbwechsel *m ped.* harlequin reaction, harlequin sign, harlequin color change syndrome, harlequin fetus.

Har·le·kin·fe·tus *m* 1. *ped., derm.* harlequin fetus. 2. → *Harlekin-Farbwechsel.*

Harley: H.-Krankheit *f hema.* Harley's disease, intermittent hemoglobinuria.

Harn *m* urine.

Harn·aus·schei·dung *f* excretion of urine, diuresis; urinary output.

harn·bil·dend *adj* uriniparous, urinific.

Harn·bil·dung *f* production of urine, uropoiesis.

Harn·bla·se *f* bladder, urinary bladder.

Harn·bla·sen·an·hef·tung *f urol.* cystopexy, vesicofixation.

Harn·bla·sen·apla·sie *f embryo.* acystia.

Harn·bla·sen·ar·te·rie *f* vesical artery.

Harn·bla·sen·ato·nie *f* bladder atony, atonic bladder.

Harn·bla·sen·atre·sie *f urol.* atretocystia.

Harn·bla·sen·atro·phie *f* cystatrophia.

Harn·bla·sen·bil·har·zio·se *f epidem.* urinary schistosomiasis, vesical schistosomiasis.

Harn·bla·sen·blu·tung *f* cystorrhagia, cystirrhagia.

Harnblasen-Damm-Fistel *f patho.* vesicoperi-

neal fistula.

Harnblasen-Darm-Anastomose *f* cystoenteric anastomosis.

Harnblasen-Darm-Fistel *f* 1. *chir.* cystoenteric anastomosis. 2. *patho.* vesicointestinal fistula.

Harn·bla·sen·di·ver·ti·kel *nt urol.* bladder diverticulum, vesical diverticulum, cystodiverticulum.

Harn·bla·sen·drei·eck *nt anat.* Lieutaud's triangle, vesical triangle, vesical trigone.

Harn·bla·sen·ent·fer·nung *f urol.* cystectomy.

Harn·bla·sen·ent·zün·dung *f urol.* bladder inflammation, cystitis, urocystitis.
akute katarrhalische H. acute catarrhal cystitis.
hämorrhagische H. hemorrhagic cystitis.

Harn·bla·sen·er·wei·te·rung *f urol.* cystectasy, cystectasia.

Harn·bla·sen·fi·stel *f patho.* vesical fistula.
äußere H. vesicocutaneous fistula.

Harn·bla·sen·fun·dus *m* → *Harnblasengrund.*

Harnblasen-Gebärmutter-Fistel *f patho.* vesicouterine fistula.

Harn·bla·sen·grund *m anat.* infundibulum of bladder, vortex of bladder, fundus of bladder.

Harn·bla·sen·hals *m anat.* neck of bladder, bladder neck.

Harn·bla·sen·hals·ent·zün·dung *f urol.* cystauchenitis, trachelocystitis.

Harn·bla·sen·hals·in·zi·si·on *f* cystotrachelotomy, cystauchenotomy.

Harn·bla·sen·her·nie *f chir.* cystocele.

Harn·bla·sen·kar·zi·nom *nt* bladder carcinoma.

Harn·bla·sen·ka·tarrh *m urol.* acute catarrhal cystitis.

Harn·bla·sen·ka·the·ter *m* urinary catheter.

Harnblasen-Kolon-Fistel *f patho.* vesicocolic fistula, colovesical fistula.

Harn·bla·sen·kör·per *m anat.* body of bladder.

Harn·bla·sen·krampf *m urol.* cystospasm.

Harn·bla·sen·krebs *m* bladder carcinoma.

Harn·bla·sen·läh·mung *f* cystoplegia, cystoparalysis.

Harnblasen-Nabel-Fistel *f patho.* vesicoumbilical fistula.

Harn·bla·sen·naht *f urol.* cystorrhaphy.

Harn·bla·sen·neur·algie *f* cystoneuralgia, cystalgia.

Harn·bla·sen·pa·pil·lom *nt urol.* urinary bladder papilloma, bladder papilloma.

Harn·bla·sen·pla·stik *f urol.* cystoplasty.

Harnblasen-Rektum-Fistel *f* 1. *chir.* vesicorectostomy. 2. *patho.* vesicorectal fistula.

Harn·bla·sen·schä·di·gung *f urol.* bladder trauma.

Harnblasen-Scheiden-Fistel *f patho.* vesicovaginal fistula.

Harn·bla·sen·schleim·haut *f anat.* mucosa of

bladder, mucous membrane of bladder.
Harn·bla·sen·schmerz *m urol.* cystalgia,
cystodynia.
Harn·bla·sen·schnitt *m urol.* vesicotomy,
cystotomy.
Harnblasen-Sigma-Fistel *f chir.* vesicosig-
moidostomy.
Harn·bla·sen·spie·ge·lung *f* cystoscopy.
Harn·bla·sen·spit·ze *f* → *Harnblasengrund.*
Harn·bla·sen·stein *m urol.* bladder calculus,
vesical calculus.
Harn·bla·sen·trau·ma *nt urol.* bladder trauma,
bladder injury.
Harn·bla·sen·tu·ber·ku·lo·se *f* bladder tuber-
culosis, cystophthisis.
Harn·bla·sen·ve·nen *pl anat.* vesical veins.
Harn·bla·sen·ver·let·zung *f urol.* bladder
trauma, bladder injury.
Harn·bla·sen·vor·fall *m urol.* cystocele.
Harn·drang *m* uresiesthesis, uriesthesis.
schmerzhafter H. vesical tenesmus.
Har·nen *nt* passing of urin, urinating, urination, miction, micturition.
har·nen *vi* pass urine, pass water, micturate,
urinate.
Harn·ent·lee·rung *f* → *Harnen.*
Harn·fie·ber *nt patho.* urinary fever, urethral
fever, catheter fever.
Harn·fi·stel *f patho.* urinary fistula.
Harn·fluß *m physiol.* diuresis.
harn·füh·rend *adj* uriniferous.
Harn·grieß *m urol.* gravel, uropsammus,
urocheras.
Harn·in·kon·ti·nenz *f urol.* urinary inconti-
nence, incontinence of urine.
paradoxe H. overflow incontinence, paradoxical incontinence.
passive H. passive incontinence.
Harn·kon·kre·ment *m urol.* urinary calculus,
urolith.
Harn·las·sen *nt* → *Harnen.*
Harn·lei·ter *m anat.* ureter.
Harnleiter-Blasen-Fistel *f patho.* ureterovesi-
cal fistula.
Harn·lei·ter·blu·tung *f urol.* ureterorrhagia.
Harnleiter-Darm-Fistel *f patho.* ureterointesti-
nal fistula.
Harn·lei·ter·di·ver·ti·kel *nt* ureteral diverticu-
lum.
Harnleiter-Duodenum-Fistel *f patho.* uretero-
duodenal fistula.
Harn·lei·ter·ent·zün·dung *f urol.* ureteritis.
Harn·lei·ter·er·kran·kung *f urol.* ureteropathy.
Harn·lei·ter·er·öff·nung *f urol.* ureterotomy.
Harn·lei·ter·er·wei·te·rung *f urol.* ureterecta-
sis, ureterectasia.
Harn·lei·ter·fi·stel *f* 1. *urol.* ureterostoma. 2.
patho. ureterostoma, ureteral fistula.
Harnleiter-Gebärmutter-Fistel *f patho.* ure-
terouterine fistula.

Harn·lei·ter·ge·flecht *nt anat.* ureteric plexus.
Harnleiter-Haut-Fistel *f urol.* cutaneous ure-
terostomy, ureterocutaneostomy.
Harnleiter-Ileum-Anastomose *f chir.* uretero-
ileostomy.
Harn·lei·ter·klap·pe *f urol.* ureteral valve.
Harn·lei·ter·ko·lik *f urol.* ureteral colic.
Harnleiter-Kolon-Anastomose *f chir.* uretero-
colostomy.
Harn·lei·ter·läh·mung *f urol.* ureterolysis.
Harn·lei·ter·lö·sung *f urol.* ureterolysis.
Harn·lei·ter·mün·dung *f anat.* orifice of ureter,
ureteric orifice.
Harn·lei·ter·naht *f urol.* ureterorrhaphy.
Harn·lei·ter·neur·al·gie *f* ureteralgia.
Harnleiter-Nierenbecken-Plastik *f urol.* ure-
teropyeloplasty.
Harn·lei·ter·ob·struk·ti·on *f urol.* ureteral
obstruction.
Harn·lei·ter·pa·pil·lom *nt urol.* papilloma of
the ureter.
Harn·lei·ter·pla·stik *f urol.* ureteroplasty.
Harn·lei·ter·re·flex *m physiol.* ureteral reflex.
Harnleiter-Rektum-Fistel *f patho.* ureterorec-
tal fistula.
Harn·lei·ter·re·sek·ti·on *f urol.* ureterectomy.
Harn·lei·ter·rup·tur *f urol.* ureterodialysis, ure-
terolysis.
Harnleiter-Scheiden-Fistel *f patho.* uretero-
vaginal fistula.
Harn·lei·ter·schleim·haut *f anat.* mucosa of
ureter, mucous membrane of ureter.
Harn·lei·ter·schmerz *m* → *Harnleiterneural-
gie.*
Harnleiter-Sigma-Fistel *f urol.* ureterosig-
moidostomy.
Harn·lei·ter·stein *m urol.* ureterolith.
Harn·lei·ter·ste·no·se *f urol.* ureterostenosis,
ureterostegnosis, ureterostenoma.
Harn·lei·ter·ver·ei·te·rung *f urol.* ureteropyo-
sis.
Harn·lei·ter·ver·en·gung *f urol.* ureterosteno-
sis, ureterostegnosis.
Harn·lei·ter·ver·let·zung *f urol.* ureteral injury,
ureteral trauma.
Harn·or·ga·ne *pl* urinary system *sing,* uropoi-
etic system *sing,* urinary organs.
Harn·pro·duk·ti·on *f* → *Harnbildung.*
Harn·re·ten·ti·on *f* → *Harnverhalt.*
Harn·röh·re *f anat.* urethra.
Harn·röh·ren·ab·riß *m* urethral disruption.
Harn·röh·ren·ab·szeß *m* urethral abscess.
Harn·röh·ren·atre·sie *f embryo.* atreturethria,
urethratresia.
Harn·röh·ren·aus·fluß *m urol.* urethrorrhea,
medorrhea, gleet.
Harn·röh·ren·blu·tung *f* urethrorrhagia,
urethremorrhagia.
Harn·röh·ren·di·ver·ti·kel *nt urol.* urethrocele.
Harn·röh·ren·en·ge *f anat.* isthmus of urethra.

Harn·röh·ren·ent·zün·dung f urol. urethritis.
Harn·röh·ren·isth·mus m anat. isthmus of urethra.
Harn·röh·ren·klap·pe f urethral valve.
Harn·röh·ren·krampf m urol. urethrism, urethrospasm.
Harn·röh·ren·mün·dung f anat. external urethral opening, external urethral orifice.
Harn·röh·ren·naht f urol. urethrorrhaphy
Harn·röh·ren·ob·struk·ti·on f urol. urethral obstruction, urethrophraxis.
Harn·röh·ren·öff·nung f anat. urethral opening, urethral orifice.
äußere H. external urethral orifice, external urethral opening.
innere H. internal urethral orifice, internal urethral opening, vesicourethral opening, vesicourethral orifice.
Harn·röh·ren·pla·stik f unrol urethroplasty.
Harn·röh·ren·pro·laps m gyn. urethrocele.
Harn·röh·ren·re·sek·ti·on f urol. urethrectomy.
Harn·röh·ren·schmerz m patho. urethralgia, urethrodynia.
Harn·röh·ren·schnitt m urol. urethrotomy.
Harn·röh·ren·schwell·kör·per m spongy body of urethra.
Harnröhren-Skrotum-Fistel f patho. urethroscrotal fistula.
Harn·röh·ren·spal·te f embryo. penischisis.
obere H. epispadias, epispadia.
seitliche H. paraspadias, paraspadia.
untere H. hypospadias, hypospadia.
Harn·röh·ren·sphink·ter m anat. sphincter muscle of urethra, sphincter urethrae (muscle).
Harn·röh·ren·spie·ge·lung f urol. urethroscopy.
Harn·röh·ren·stein m urethral calculus.
Harn·röh·ren·ste·no·se f urethrostenosis.
Harn·röh·ren·strik·tur f urethral stricture, ankylurethria.
Harn·röh·ren·ver·let·zung f urol. urethral injury, urethral trauma.
Harn·sack m embryo. allantoid membrane, allantois.
Harn·säu·re f uric acid, lithic acid.
Harn·säu·re·aus·schei·dung f uricosuria, uricaciduria. **erhöhte H.** hyperuricuria, hyperlithuria, uricaciduria, uricosuria, lithuria.
Harn·säu·re·bil·dung f uricopoiesis.
Harn·säu·re·de·pot nt patho. uric acid depot.
Harn·säu·re·in·farkt m patho. uric acid infarct.
Harn·säu·re·stein m uric acid calculus.
Harn·se·di·ment nt urol. urine sediment, urocheras, uropsammus.
Harn·star·re f urol. isosthenuria.
Harn·stau·ung f → Harnverhalt.
Harn·stau·ungs·nie·re f urol. uronephrosis, nephrohydrosis, hydronephrosis.

Harn·stein m urolith, urinary calculus.
Harn·stein·lei·den nt urol. urolithiasis.
Harn·stoff m urea, carbamide.
Harn·stoff·bil·dung f ureapoiesis, urea formation.
Harn·stoff·clea·ren·ce f urea clearence.
harn·stoff·spal·tend adj ureolytic.
Harn·stoff·spal·tung f ureolysis.
Harn·stoff·stick·stoff m urea nitrogen.
Harn·stoff·syn·the·se f urea synthesis.
Harn·stoff·zy·klus m Krebs cycle, Krebs--Henseleit cycle, urea cycle.
harn·trei·bend adj physiol., pharm. urinative, diuretic.
Harn·un·ter·su·chung f urinalysis, uroscopy, urinoscopy, urine analysis.
Harn·ver·fär·bung f patho. chromaturia.
Harn·ver·halt m urol. urinary retention, uroschesis, anuresis, ischuria.
Harn·vo·lu·men nt physiol. urinary output.
Harn·we·ge pl (ableitende) lower urinary tract, inf. waterworks.
Harn·wegs·ge·schwür nt urol. urelcosis.
Harn·wegs·in·fek·ti·on f abbr. HWI urol. urinary tract infection.
Harn·wegs·ob·struk·ti·on f urol. urinary tract obstruction, obstructive uropathy.
Harn·zwang m (schmerzhafter) urol. stranguria, strangury.
Harn·zy·lin·der m urol. urinary cast, renal cast, tubular cast, urinary cylinder, cast.
Harn·zy·ste f patho. urinary cyst.
Harrington: Skoliosekorrektur f **nach H.** ortho. Harrington operation.
H.-Stab m ortho. Harrington rod.
Harris: H.-Linien pl radiol. Harris' lines.
H.-Sonde f chir. Harris tube.
H.-Syndrom nt Harris's syndrome.
Harrison: H.-Furche f patho. Harrison's groove, Harrison's sulcus.
hart adj **1.** hard; (fest) solid, compact; (Wasser) hard; (Haut) (lederartig) sclerotic, sclerosal, sclerous. **2.** (Droge) hard; phys. (Strahlen) hard.
Här·te f **1.** hardness, firmness; (Festigkeit) solidity, solidness, compactness; (Wasser) hardness. **2.** (Droge) hardness; phys. (Strahlen) hardness.
här·ten vi, vr harden, grow hard, become hard, indurate; (Haut etc.) sclerose.
Hartmann: Ohrtrichter m **nach H.** HNO Hartmann's speculum.
H.-Operation f chir. Hartmann's colostomy, Hartmann's operation.
H.-Sack m anat. Hartmann's pouch, pelvis of the gallbladder.
Hartnup: H.-Syndrom nt patho. Hartnup disease, Hartnup syndrome, H disease.
Ha·schisch nt forens., pharm. hashish.
Ha·schisch·sucht f patho. cannabism.

Hautfurchen

Ha·sen·au·ge *nt ophthal.* lagophthalmos, lagophthalmia, lagophthalmus.

Ha·sen·pest *f epidem.* tularemia, rabbit fever, deer-fly fever, Francis disease.

Ha·sen·schar·te *f embryo.* cleft lip, hare lip, cheiloschisis.

Hashimoto: H.-Thyreoiditis *f patho.* Hashimoto struma, Hashimoto thyroiditis, autoimmune thyroiditis, chronic lymphocytic thyroiditis, immune thyroiditis.

Hasner: H.'-Klappe *f anat.* Hasner's valve, Hasner's fold, lacrimal fold.

Hass: H.'-Syndrom *nt ortho.* osteochondrosis of the head of humerus.

Hassall: H.'-Körperchen *pl anat.* Hassall's corpuscles, concentric corpuscles, lamellar corpuscles, thymus corpuscles.

Hatchcock: H.-Zeichen *nt HNO* Hatchcock's sign.

Hau·ben·bahn *f,* **zentrale** *anat.* central tegmental tract, Bekhterev's tract.

Hau·ben·ker·ne *pl anat.* tegmental nuclei, tegmental nuclei of midbrain.

Hau·ben·kreu·zung *f anat.* tegmental decussation, decussation of tegmentum.

hintere H. Meynert's decussation, dorsal tegmental decussation.

vordere H. Forel's decussation, ventral tegmental decussation.

Haudek: H.-Nische *f radiol.* Haudek's niche, Haudek's sign, niche sign.

Häu·fig·keit *f (a. mathe., stat.)* frequency, incidence.

Häu·fung *f* accumulation, cumulation, aggregation. **familiäre H.** *epidem.* familial aggregation, familial clustering.

Haupt·ag·glu·ti·nin *nt immun.* chief agglutinin, major agglutinin.

Haupt·bron·chus *m anat.* main bronchus, principal bronchus, stem bronchus.

Haupt·gal·len·gang *m anat.* choledochus, choledochal duct, common bile duct.

Haupt·hi·sto·kom·pa·ti·bi·li·täts·kom·plex *m immun.* major histocompatibility complex.

Haupt·krüm·mung *f ortho.* major curve.

Haupt·stück *nt (Niere)* proximal tubule.

Haupt·sym·ptom *nt* cardinal symptom, chief complaint.

Haupt·zel·le *f histol.* 1. central cell, chief cell, principal cell. 2. **Hauptzellen** *pl (Magen)* zymogenic cells, peptic cells.

Haus·apo·the·ke *f* medicine chest.

Haus·be·hand·lung *f* domiciliary treatment.

Haus·be·such *m* domiciliary visit, home visit.

Haus·halt *m* 1. household, home. 2. *physiol.* balance.

Haus·me·di·zin *f* folk medicine.

Haus·mil·be *f* → *Glycyphagus domesticus.*

Hau·strie·rung *f anat.* haustration.

Hau·strum *nt anat.* haustration, haustrum.

Haustra *pl* coli sacculations of colon, haustra of colon.

Haut *f* 1. *anat.* skin, cutis, derma. 2. *histol.* coat, tunic, membrane, velamen. 3. *(Belag)* film, skin, coat, layer.

äußere H. skin, integument, common integument.

seröse H. *histol.* serous tunic, serosa, serous coat, serous membrane.

trockene H. *derm.* xeroderma, xerodermia.

Haut·ab·schür·fung *f derm.* excoriation, abrasion, abrasio.

Haut·amy·loi·do·se *f patho.* cutaneous amyloidosis.

Haut·an·hangs·ge·bil·de *pl anat.* skin appendages, appendages of the skin.

Haut·arzt *m* dermatologist.

Haut·ärz·tin *f* dermatologist.

Haut·ast *m anat.* cutaneous branch.

Haut·atro·phie *f derm.* atrophoderma, atrophodermia, dermatrophy. **senile H.** senile atrophy of skin, senile atrophoderma.

Haut·aus·schlag *m derm.* skin eruption, skin rash, rash, exanthema.

Haut·au·to·pla·stik *f derm.* dermatoautoplasty.

Haut·au·to·trans·plan·ta·ti·on *f derm.* dermatoautoplasty.

Haut·bank *f derm.* skin bank.

Haut·bi·op·sie *f derm.* skin biopsy.

Haut·bläs·chen *nt* blister, bleb, vesicle.

Haut·bla·se *f* bleb, blister.

Haut·bla·sto·my·ko·se *f derm.* cutaneous blastomycosis.

Haut·blü·te *f derm.* efflorescence.

Haut·blu·tung *f derm.* dermatorrhagia.

Häut·chen *nt anat., histol.* cuticle, film, pellicle, membrane, tunic.

Haut·deckung [k·k] *f chir.* skin graft, skin grafting. **aufgeschobene H.** delayed graft, delayed grafting.

Haut·de·fekt *m derm.* skin defect.

Haut·do·sis *f radiol.* skin dose.

Haut·drü·sen *pl anat.* cutaneous glands.

Haut·durch·blu·tung *f* skin perfusion.

Haut·dys·pla·sie *f* dermatodysplasia.

Haut·ein·blu·tung *f* dermatorrhagia.

Haut·ein·zie·hung *f patho.* skin retraction.

Haut·em·phy·sem *nt derm.* subcutaneous emphysema, cutaneous emphysema.

häu·ten *vr* sich h. *(Haut)* desquamate, peel, exuviate.

Haut·ent·zün·dung *f derm.* dermatitis, dermitis.

Haut·ex·ten·si·on *f ortho.* skin traction.

Haut·fal·te *f* fold, crease, plica; wrinkle.

Haut·far·be *f* skin color, color, coloring; *(Gesicht)* complexion.

Haut·fett·lap·pen *m chir.* adipodermal graft, dermal-fat graft.

Haut·fur·chen *pl anat.* sulci of skin, skin

furrows.
Haut·gang *m derm.* burrow.
Haut·ge·schwür *nt derm.* ulcer, skin ulcer.
Haut·grieß *m derm.* pearly tubercle, sebaceous tubercle, whitehead, milium.
Haut·ha·ken *m chir.* skin hook.
Haut·horn *nt derm.* cutaneous horn, warty horn.
häu·tig *adj anat., histol.* skinned, membranous, membraneous, membranaceous.
Haut·in·seln *pl chir.* Reverdin graft, pinch graft.
Haut·in·zi·si·on *f chir.* skin incision.
Haut·jucken [k·k] *nt* itching, pruritus.
Haut·klam·mer *f chir.* skin staple.
Haut·krank·heit *f derm.* skin disease, dermatopathy, dermopathy, dermatosis.
Haut·lap·pen *m chir.* skin flap, flap, skin graft, bar.
  freier H. free flap.
  gestielter H. gauntlet flap, pedicle skin graft.
  kombinierter H. composite flap, compound flap.
Haut·lap·pen·pla·stik *f chir.* dermatoplasty, dermoplasty, skin grafting.
Haut·lei·den *nt* → *Hautkrankheit.*
Haut·leish·ma·nid *nt epidem.* leishmanid.
Haut·leish·ma·nio·se *f epidem.* cutaneous leishmaniasis, Old World leishmaniasis, Oriental sore, Aleppo boil. **südamerikanische H.** South American cutaneous leishmaniasis, forest yaws, bush yaws, pian bois, chiclero ulcer.
Haut·leish·ma·no·id *nt epidem.* leishmanid.
Haut·lei·sten *pl anat.* epidermal ridges, skin ridges, dermal ridges.
haut·los *adj* skinless; *chir.* apellous.
Haut·maul·wurf *m derm.* larva migrans, creeping disease, creeping eruption.
Haut·mus·kel *m anat.* cutaneous muscle.
Haut·mus·kel·lap·pen *m chir.* musculocutaneous flap, myocutaneous flap.
Haut·naht *f chir.* skin suture, skin closure.
Haut·ne·kro·se *f* cutaneous necrosis.
Haut·nerv *m anat.* cutaneous nerve.
Haut·pa·pil·len *pl anat.* dermal papillae, skin papillae.
Haut·pa·ra·sit *m* → *Hautschmarotzer.*
Haut·pla·stik *f chir.* dermatoplasty, dermoplasty, skin grafting.
  autologe H. dermatoautoplasty.
  heterologe H. dermatoheteroplasty.
  homologe H. dermatoalloplasty, dermatohomoplasty.
Haut·re·ak·ti·on *f* 1. *derm.* skin reaction, cutireaction, cutaneous reaction, dermoreaction. 2. → *Hautreflex.*
Haut·re·flex *m physiol.* skin reflex, skin-muscle reflex, skin response. **psychogalvanischer H.** psychogalvanic reflex, psychogalvanic

response, galvanic skin response.
Haut·re·trak·ti·on *f patho.* skin retraction.
Haut·re·zep·tor *m physiol.* cutaneous receptor, skin receptor.
Haut·rit·zung *f immun.* scarification.
Haut·rö·tung *f derm.* erythema.
Haut-Schleimhaut-Leishmaniase (Südamerikas) *f epidem.* American leishmaniasis, New World leishmaniasis, mucocutaneous leishmaniasis.
Haut·schma·rot·zer *m (tierischer)* epizoon, dermatozoon; *(pflanzlicher)* epiphyte.
Haut·schmerz *m* dermatalgia, dermalgia, dermatodynia.
Haut·schnitt *m chir.* skin incision.
Haut·schrift *f derm.* skin writing, dermatographism, demographism, dermography, factitious urticaria.
Haut·schrun·den *pl* rhagades.
Haut·schup·pe *f* skin scale, furfur, epidermal scale.
Haut·schwie·le *f derm.* callus, callosity.
Haut·sen·si·bi·li·tät *f* skin sensation.
Haut·spalt·li·ni·en *pl anat.* Langer's lines.
Haut·talg *m histol.* cutaneous sebum.
Haut·tem·pe·ra·tur *f clin.* skin temperature.
Haut·test *m* skin test, cutaneous test, skin reaction.
Haut·test·über·emp·find·lich·keit *f derm.* skin test hypersensitivity.
Haut·trans·plan·tat *nt chir.* skin graft. **freies H.** free skin graft.
Haut·trans·plan·ta·ti·on *f chir.* skin grafting; epidermization.
Haut·tu·ber·ku·lo·se *f derm.* cutaneous tuberculosis, dermal tuberculosis.
Haut·tur·gor *m physiol.* skin turgor.
Häu·tung *f derm.* peeling, desquamation.
Haut·ve·ne *f anat.* cutaneous vein.
Haut·ver·fär·bung *f derm.* skin discoloration.
Haut·ver·hor·nung *f derma.* keratoderma, keratodermia.
Haut·wolf *m derm.* intertrigo, eczema intertrigo.
Haut·wun·de *f* skin wound, wound, sore.
Haut·zug *m ortho.* skin traction.
Haut·zy·ste *f derm.* cutaneous cyst, dermal cyst, dermatocyst.
Haverhill: H.-Fieber *nt epidem.* Haverhill fever, rat-bite fever.
Havers: H.'-Kanal *m anat.* Leeuwenhoek's canal, plasmatic canal, haversian canal.
  H.'-Knochenlamelle *f anat.* haversian lamella, concentric lamella.
  H.'-System *nt anat.* haversian system, osteon.
Haxthausen: polymorphe Lichtdermatose *f* **H.** *derm.* Hutchinson's syndrome, polymorphic light eruption.
Haygarth: H.-Knoten *pl* Haygarth's nodes, Haygarth's nodosities.

H-Bande *f anat.* Hensen's line, H band, H disk, H zone.
HB$_s$-Antigen *nt* → *Hepatitis B surface-Antigen.*
HbS-HbC-Krankheit *f hema.* sickle cell-hemoglobin C disease.
HbS-HbD-Krankheit *f hema.* sickle cell-hemoglobin D disease.
HbS-Thalassämie *f hema.* sickle cell-thalassemia disease, thalassemia-sickle cell disease, microdrepanocytic anemia, microdrepanocytosis.
HB-Vakzine *f immun.* hepatitis B vaccine, HB vaccine.
HBV-Träger *m epidem.* HBV carrier.
Head: H.'-Zonen *pl neuro.* Head's zones, Head's areas, zones of hyperalgesia.
Heaf: H.-Test *m immun.* Heaf test.
Heb·am·me *f gyn.* midwife, accoucheuse.
he·be·phren *adj psychia.* hebephrenic.
He·be·phre·nie *f psychia.* hebephrenia, hebephrenic schizophrenia,.
Heberden: H.-Knoten *pl ortho.* Heberden's nodosities, Heberden's nodes.
H.'-Polyarthrose *f ortho.* Heberden's rheumatism, Heberden's disease.
He·be·to·mie *f gyn., chir.* pubiotomy.
Hebra: H.'-Krankheit *f derm.* Hebra's prurigo, eczema margination, jock itch.
He·dro·ze·le *f chir., patho.* hedrocele.
Heerfordt: H.-Syndrom *nt patho.* Heerfordt's syndrome, uveoparotid fever.
He·fe *f micro.* yeast.
He·fe·pilz *m micro.* yeast fungus, yeast-like fungus, blastomycete, blastomyces.
hef·tig I *adj* (*Verlangen*) intense, burning; (*Schmerz*) severe, acute, sharp, bad; (*Kopfschmerz*) splitting; (*Fieber*) intense. **II** *adv* violently, fiercely.
Hef·tig·keit *f* (*Verlangen*) intenseness, ardence, ardor; (*Schmerz*) severity, acuteness, sharpness, intensity.
Heft·pfla·ster *nt* band-aid, plaster, adhesive tape, adhesive plaster, tape.
Heft·pfla·ster·ex·ten·si·on *f ortho.* skin traction.
Heft·pfla·ster·ver·band *m* strapping, taping
Hegar: H.-Stift *m gyn.* Hegar bougie, Hegar's dilator, Hegar's uterine dilator.
H.-Zeichen *nt gyn.* Hegar's sign.
Hegglin: H.-Syndrom *nt hema.* Hegglin's syndrome, May-Hegglin anomaly.
Heidenhain: H.'-Halbmond *m histol.* demilune of Heidenhain, Giannuzzi's body, crescent of Giannuzzi, serous crescent, crescent cell.
H.-Syndrom *nt neuro.* Heidenhaim's syndrome.
Heil·an·stalt *f* mental hospital, mental institution.
Heil·bad *nt* **1.** medicated bath. **2.** (*Kurort*)

health spa.
Heil·bä·der·be·hand·lung *f* balneotherapy, balneotherapeutics *pl.*
heil·bar *adj* curable, treatable, reversible.
Heil·bar·keit *f* curability.
hei·len I *vt* (*Wunde*) heal; (*Krankheit*) cure; (*Kranke*) heal, cure. **II** *vi* (*Krankheit*) clear up; (*Wunde*) close, close up, heal up/over.
Heil·gym·nast *m* physical therapist, physiotherapeutist, physiotherapist.
Heil·gym·na·stik *f* physical therapy, physicotherapy, physiotherapy, physiatry.
Heil·gym·na·sti·ke·rin *f* physical therapist, physiotherapeutist, physiotherapist.
Heil·kraut *nt pharm.* herb, medicinal herb, officinal.
Heil·kunst *f* medical science, medicine; medical art, art of healing.
Heil·mit·tel *nt* **1.** treatment, cure, remedy (*gegen* for). **2.** medicament, medicant, medication, medicine, remedy, corrective, curative (*gegen* for, against).
Heil·pflan·ze *f* → *Heilkraut.*
Heil·quel·le *f* medicinal spring, water.
Heil·quel·len·kun·de *f* balneology, balaneutics *pl.*
heil·sam *adj* healthful, healthy; wholesome, salutary, salubrious, sanatory; beneficial (*für* to); (*Medikament*) effective, curative; (*Klima*) salutary.
Heil·schlamm *m* peloid, therapeutic mud.
Hei·lung *f* (*Wunde*) healing, closure; (*Fraktur*) healing, union; (*Krankheit*) cure, curing; (*Prozeß*) healing process, recovery; (*Verfahren*) treatment, therapy.
komplette H. complete recovery, full recovery.
H. per primam intentionem healing by first intention, primary healing.
H. per secundam intentionem healing by second intention, healing by granulation.
hei·lungs·för·dernd *adj* curative, vulnerary, sanative, sanatory.
Hei·lungs·pro·zeß *m patho.* healing process, recovery.
Heil·ver·fah·ren *nt* therapy, treatment, cure.
Heim-Kreysig: H.-K.-Zeichen *nt radiol.* Heim-Kreysig sign, Kreysig's sign.
Heimlich: H.-Handgriff *m clin.* Heimlich maneuver.
Heineke-Mikulicz: H.-M.-Pyloroplastik *f chir.* Heineke-Mikulicz pyloroplasty, Mikulicz's operation.
Heine-Medin: H.-M.-Krankheit *f neuro.* Heine-Medin disease, infantile paralysis, acute anterior poliomyelitis, atrophic spinal paralysis.
Heinz: H.-Innenkörper *pl hema.* Ehrlich's inner bodies, Heinz bodies, Heinz-Ehrlich bodies.
Heinz-Ehrlich: H.-E.-Innenkörper *pl* →

Heinz-Innenkörper.

hei·ser *adj* hoarse, husky, thick, throaty, raucous.

Hei·ser·heit *f* hoarseness, huskiness, raucousness, trachyphonia.

Heiß·hun·ger *m psychia.* hyperorexia, bulimia. **H. der Schwangeren** citta, cissa, cittosis.

Heiß·luft·bad *nt* hot-air bath.

Heister: H.'-Klappe *f anat.* Heister's fold, Heister's valve, spiral fold.

Hei·zer·krampf *m patho.* miner's cramp, cane-cutter's cramp.

Held: H.'-Bündel *nt anat.* Held's bundle, Deiters' tract, vestibulospinal tract.

He·le·nin *nt pharm.* helenine.

He·li·co·tre·ma *nt anat.* helicotrema, Breschet's hiatus, Scarpa's hiatus.

He·lio·ae·ro·the·ra·pie *f* helioaerotherapy.

He·lio·en·ze·pha·li·tis *f* heliencephalitis.

He·lio·pa·thie *f patho.* heliopathy.

He·lio·sis *f patho.* heliosis, sun stroke, solar fever.

He·lio·the·ra·pie *f* heliotherapy, heliation, solar treatment.

He·li·um *nt abbr.* **He** *chem.* helium.

He·li·um·ein·wasch·me·tho·de *f* helium dilution method.

He·li·um·ver·dün·nungs·me·tho·de *f* helium dilution method.

He·lix *f anat., biochem.* helix.

He·lix·höcker [k·k] *m anat.* spine of helix.

Hel·ko·pla·stik *f chir.* helcoplasty.

Hel·ko·sis *f patho.* helcosis, elcosis.

hell *adj* bright, light, clear; (*Licht*) bright, intense; (*Haar*) light, fair; (*Augen*) clear; (*Hautfarbe*) fair, pale.

Hell·adap·ta·ti·on *f physiol.* light adaptation, photopic adaptation.

hell·adap·tiert *adj physiol.* light-adapted.

Hell·an·pas·sung *f* → *Helladaptation.*

Hell-Dunkel-Adaptation *f physiol.* light-dark adaptation.

Heller: H.-Operation *f chir.* Heller's operation, cardiomyotomy, cardiotomy.

Helle-Zellen *pl* clear cells.

Helle-Zellensystem *nt* APUD-system.

Hel·lig·keit *f* brightness, lightness; *phys.* luminosity, luminousness; (*Licht*) brightness, intensity; (*Haar*) fairness; (*Augen*) clarity, clearness; (*Hautfarbe*) paleness.

Hellin: H.'-Regel *f gyn.* Hellin's law, Hellin-Zeleny law.

Helmholtz: H.'-Akkommodationstheorie *f physiol.* Helmholtz theory of accommodation. **H.'-Hörtheorie** *f physiol.* Helmholtz theory, resonance theory of hearing.

Hel·minth·eme·sis *f patho.* helminthemesis.

Hel·min·then *pl micro.* parasitic worms, helminths.

Hel·min·then·ab·szeß *m patho.* helminthic abscess.

Hel·min·then·be·fall *m* → *Helminthiasis.*

Hel·min·thia·sis *f patho.* helminthic disease, helminthiasis, helminthism.

Hel·min·thom *nt patho.* helminthoma.

He·lo·ma *nt derm.* heloma, clavus, corn.

He·lo·se *f derm.* corns *pl*, helosis.

He·lo·to·mie *f chir., derm.* helotomy.

Helweg: H.'-Dreikantenbahn *f anat.* Helweg's tract, Helweg's bundle, olivospinal tract, triangular tract.

He·mer·al·ope *m/f* hemeralope.

He·mer·al·opie *f ophthal.* night blindness, nocturnal amblyopia, day sight, nyctalopia, nyctanopia.

He·mi·achro·ma·top·sie *f ophthal.* color hemianopsia, hemiachromatopsia, hemichromatopsia.

He·mi·ageu·sie *f neuro.* hemiageusia, hemiageustia, hemigeusia.

He·mi·al·gie *f neuro.* hemialgia.

He·mi·ana·ku·sis *f HNO* hemianacusia.

He·mi·an·al·ge·sie *f neuro.* hemianalgesia.

He·mi·an·äs·the·sie *f neuro.* unilateral anesthesia, hemianesthesia. **alternierende/gekreuzte H.** crossed hemianesthesia, alternate hemianesthesia.

He·mi·an·opie *f ophthal.* hemianopia, hemiamblyopia, hemianopsia, hemiopia. **absolute H.** absolute hemianopia, absolute hemianopsia. **bilaterale/binokuläre H.** bilateral hemianopia, bilateral hemianopsia, binocular hemianopia, binocular hemianopsia. **bitemporale H.** bitemporal hemianopia, bitemporal hemianopsia. **einseitige H.** unilateral hemianopia, unilateral hemianopsia, uniocular hemianopia, uniocular hemianopsia. **gekreuzte H.** → *heteronyme H.* **gleichseitige H.** → *homonyme H.* **heteronyme H.** heteronymous hemianopia, heteronymous hemianopsia, crossed hemianopia, crossed hemianopsia. **homonyme H.** lateral hemianopia, lateral hemianopsia, homonymous hemianopia, homonymous hemianopsia. **inkomplette H.** incomplete hemianopia, incomplete hemianopsia. **komplette H.** complete hemianopia, complete hemianopsia. **relative H.** relative hemianopia, relative hemianopsia.

he·mi·an·opisch *adj* hemianopic, hemianoptic, hemiopic.

He·mi·an·op·sie *f* → *Hemianopie.*

He·mi·an·os·mie *f neuro.* hemianosmia.

He·mi·apra·xie *f neuro.* hemiapraxia.

He·mi·ar·thro·pla·stik *f ortho.* hemiarthroplasty.

He·mi·aso·ma·to·gno·sie *f neuro.* Anton's syndrome.

He·mi·asyn·er·gie *f neuro.* hemiasynergia.

He·mi·ata·xie *f neuro.* hemiataxia, hemiataxy.

He·mi·athe·to·se *f neuro.* hemiathetosis.

He·mi·atro·phia *f patho.* hemiatrophy.

H. linguae lingual trophoneurosis, progressive lingual hemiatrophy.

H. progressiva facialis/faciei Romberg's syndrome, Romberg's trophoneurosis, facial trophoneurosis.

H. accessoria accessory hemiazygos vein.

He·mi·bal·lis·mus *m neuro.* hemiballism, body of Luys syndrome.

He·mi·block *m card.* hemiblock.

He·mi·chon·dro·dys·tro·phie *f ortho.* Ollier's disease, multiple enchondromatosis, dyschondroplasia.

He·mi·cho·rea *f neuro.* hemichorea, hemilateral chorea, one-sided chorea.

He·mi·chro·ma·top·sie *f →* **Hemiachromatopsie**.

He·mi·cra·nia *f neuro.* unilateral headache, hemicephalalgia, hemicrania.

Hem·idro·sis *f derm.* hemihidrosis, hemidiaphoresis, hemidrosis.

He·mi·dys·äs·the·sie *f neuro.* hemidysesthesia.

He·mi·dys·tro·phie *f patho.* hemidystrophy.

He·mi·en·ze·pha·lus *m embryo.* hemiacephalus, hemiencephalus.

He·mi·epi·lep·sie *f neuro.* one-sided epilepsy, hemiepilepsy.

He·mi·ga·strek·to·mie *f chir.* hemigastrectomy.

He·mi·gi·gan·tis·mus *m patho.* hemigigantism.

He·mi·gloss·ek·to·mie *f HNO* hemiglossectomy.

He·mi·glos·si·tis *f HNO* hemiglossitis.

He·mi·gna·thie *f embryo.* hemignathia.

He·mi·he·pat·ek·to·mie *f chir.* hemihepatectomy.

He·mi·hi·dro·se *f →* **Hemidrosis**.

He·mi·hyp·al·ge·sie *f neuro.* hemihypalgesia.

He·mi·hyp·al·gie *f neuro.* hemihypalgesia.

He·mi·hyp·äs·the·sie *f neuro.* hemihypesthesia, hemihypoesthesia.

He·mi·hy·per·äs·the·sie *f neuro.* hemihyperesthesia.

He·mi·hy·per·hi·dro·se *f derm.* hemihyperhidrosis, hemidiaphoresis.

He·mi·hy·per·pla·sie *f patho.* hemihyperplasia.

He·mi·hy·per·tro·phie *f ortho.* hemihypertrophy, Curtius' syndrome.

He·mi·hy·po·pla·sie *f patho.* hemihypoplasia.

He·mi·hy·po·to·nie *f neuro.* hemihypotonia.

He·mi·kar·die *f embryo.* hemicardia.

He·mi·kol·ek·to·mie *f chir.* hemicolectomy.

He·mi·kor·tik·ek·to·mie *f neurochir.* hemicorticectomy.

He·mi·kra·ni·ek·to·mie *f neurochir.* hemicraniectomy.

He·mi·kra·nio·se *f ortho.* hemicraniosis.

He·mi·kra·nio·to·mie *f neurochir.* hemicraniectomy.

He·mi·la·min·ek·to·mie *f neurochir.* hemilaminectomy.

He·mi·la·ryng·ek·to·mie *f HNO* hemilaryngectomy.

He·mi·ma·kro·glos·sie *f patho.* hemimacroglossia.

He·mi·ne·phrek·to·mie *f urol.* heminephrectomy.

He·mi·pa·ra·ple·gie *f neuro.* hemiparaplegia *f*.

He·mi·par·äs·the·sie *f neuro.* hemiparesthesia.

He·mi·pa·re·se *f neuro.* hemiparesis.

He·mi·par·kin·so·nis·mus *m neuro.* hemiparkinsonism.

He·mi·pelv·ek·to·mie *f ortho.* hemipelvectomy, hindquarter amputation.

He·mi·pha·lang·ek·to·mie *f ortho.* hemiphalangectomy.

He·mi·ple·gia *f →* **Hemiplegie**.

H. alternans alternate hemiplegia, alternating hemiplegia.

H. alternans inferior Gubler's syndrome, Gubler's hemiplegia, Millard-Gubler syndrome.

H. alternans oculomotorica Weber's paralysis, Weber's syndrome, alternating oculomotor hemiplegia.

He·mi·ple·gie *f neuro.* hemiplegia, hemiparalysis, semiplegia, semisideratio.

geburtstraumatische H. infantile hemiplegia.

gekreuzte H. → **Hemiplegia alternans**.

schlaffe H. flaccid hemiplegia.

spastische H. spastic hemiplegia.

spinale H. spinal hemiplegia.

He·mi·pro·the·se *f ortho.* hemiarthroplasty.

He·mi·py·lor·ek·to·mie *f chir.* hemipylorectomy.

He·mi·sa·kra·li·sa·ti·on *f ortho.* hemisacralization.

He·mi·spas·mus *m neuro.* hemispasm.

He·mi·sphae·ri·um *nt anat.* hemisphere.

H. cerebelli cerebellar hemisphere.

H. cerebralis cerebral hemisphere, telencephalic hemisphere.

He·mi·sphär·ek·to·mie *f neurochir.* hemispherectomy.

He·mi·sphä·ren·do·mi·nanz *f physiol.* hemispheric dominance.

He·mi·strum·ek·to·mie *f chir.* hemistrumectomy.

He·mi·sy·sto·lie *f card.* hemisystole.

He·mi·te·ta·nie *f neuro.* hemitetany.

He·mi·thy·reo·id·ek·to·mie *f chir.* hemithyroidectomy.

He·mi·tre·mor *m neuro.* hemitremor.

He·mi·va·go·to·mie *f chir.* hemivagotomy.

He·mi·va·go·to·nie *f neuro.* hemivagotony.
He·mi·ze·pha·lie *f embryo.* hemicephalia.
He·mi·ze·pha·lus *m embryo.* hemiacephalus, hemicephalus, hemiencephalus.
he·mi·zy·got *adj genet.* hemizygous.
He·mi·zy·go·tie *f genet.* hemizygosity.
hem·men *vt (a. fig.)* check, arrest, hold up, obstruct, hamper, hinder; *(verlangsamen)* retard, delay, slow down; *(Entwicklung)* retard, hinder, arrest; *(Durchfluß)* obstruct; *physiol., psycho.* inhibit.
Hem·mer *m biochem., pharm.* inhibitor.
Hemm·kon·zen·tra·ti·on *f,* **minimale** *abbr.* **MHK** *pharm.* minimal inhibitory concentration.
Hem·mung *f (Funktion)* inhibition; *physiol., psycho.* inhibition; *(Verlangsamung)* retardation, delay; *(Unterdrückung)* repression; *(Entwicklung)* retardation, hindrance, arrest; *(Durchfluß)* obstruction.
Henderson-Jones: H.-J.-Syndrom *nt ortho.* Henderson-Jones syndrome.
Henle: H.'-Schleife *f anat.* Henle's loop, Henle's canal, nephronic loop.
H.'-Schleife *f,* **absteigender Schenkel** *anat.* descending limb of Henle's loop.
H.'-Schleife *f,* **aufsteigender Schenkel** *anat.* ascending limb of Henle's loop.
H.'-Schleife *f,* **dünnes Segment** *anat.* thin limb of Henle's loop.
Hennebert: H.'-Fistelsymptom *nt HNO* Hennebert's fistula sign, Hennebert's fistula test, pneumatic sign.
Henoch: Purpura *f* **H.** *derm.* Henoch's purpura.
Henry-Gauer: H.-G.-Reflex *m* Henry-Gauer reflex, Gauer-Henry reflex.
He·par *nt anat.* hepar, liver. **H. migrans/mobile** wandering liver, floating liver, hepatoptosis.
He·pa·rin *nt hema.* heparin, heparinic acid. **niedermolekulares H.** low-molecular-weight heparin.
He·pa·rin·ämie *f hema.* heparinemia.
he·pa·ri·ni·sie·ren *vt hema.* heparinize.
He·pat·al·gie *f* hepatalgia, hepatodynia.
He·pa·ti·ca *f anat.* hepatic artery.
He·pa·ti·cus *m anat.* common hepatic duct.
He·pa·ti·cus·ga·bel *f radiol.* hepatic duct bifurcation.
He·pa·ti·ka *f → Hepatica.*
He·pa·ti·ko·chol·an·gio·en·te·ro·sto·mie *f chir.* hepaticocholangioenterostomy.
He·pa·ti·ko·cho·le·do·cho·sto·mie *f chir.* hepaticocholedochostomy.
He·pa·ti·ko·do·cho·to·mie *f chir.* hepaticodochotomy.
He·pa·ti·ko·duo·de·no·sto·mie *f chir.* hepaticoduodenostomy, hepatoduodenostomy.
He·pa·ti·ko·en·te·ro·sto·mie *f chir.* hepati-

coenterostomy, hepatoenterostomy.
He·pa·ti·ko·ga·stro·sto·mie *f chir.* hepaticogastrostomy.
He·pa·ti·ko·je·ju·no·sto·mie *f chir.* hepaticojejunostomy.
He·pa·ti·ko·li·tho·to·mie *f chir.* hepaticolithotomy.
He·pa·ti·ko·li·tho·trip·sie *f chir.* hepaticolithotripsy.
He·pa·ti·ko·sto·mie *f chir.* hepaticostomy.
He·pa·ti·ko·to·mie *f chir.* hepaticotomy.
He·pa·ti·kus *m → Hepaticus.*
He·pa·ti·sa·ti·on *f patho.* hepatization.
he·pa·tisch *adj* hepatic.
He·pa·tis·mus *m patho.* hepatism.
He·pa·ti·tis *f patho.* hepatitis.
Hepatitis A *abbr.* **HA** hepatitis A, epidemic hepatitis, type A viral hepatitis, infectious jaundice, infectious hepatitis, epidemic jaundice.
alkohol-toxische H. alcoholic hepatitis, chronic alcoholic hepatitis.
anästhetika-induzierte H. anesthesia-induced hepatitis.
arzneimittel-induzierte H. drug-induced hepatitis.
Hepatitis B *abbr.* **HB** hepatitis B, serum hepatitis, transfusion hepatitis, type B viral hepatitis.
Hepatitis C *abbr.* **HC** hepatitis C.
cholestatische H. cholestatic hepatitis, cholangitic hepatitis.
chronisch-aggressive/chronisch-aktive H. *abbr.* **CAH** chronic aggressive hepatitis, chronic active hepatitis, autoimmune hepatitis, subacute hepatitis, juvenile cirrhosis.
chronisch-persistierende H. *abbr.* **CPH** chronic persistent/persisting hepatitis, posthepatic cirrhosis.
Hepatitis D delta hepatitis, hepatitis D.
epidemische H. *→ Hepatitis A.*
lupoide H. lupoid hepatitis, Kunkel's syndrome, Bearn-Kunkel-Slater syndrome.
Hepatitis-A-Virus *nt abbr.* **HAV** *micro.* hepatitis A virus.
Hepatitis B core-Antigen *nt abbr.* **HB$_c$ Ag** *immun.* hepatitis B core antigen.
Hepatitis-B-DNA-polymerase *f abbr.* **HBDNAP** hepatitis B DNA polymerase.
Hepatitis B e-Antigen *nt abbr.* **HB$_e$ Ag** *immun.* hepatitis B e antigen.
Hepatitis-B-Immunglobulin *nt abbr.* **HBIG** *immun.* hepatitis B immune globulin.
Hepatitis B-Kernantigen *nt → Hepatitis B core-Antigen.*
Hepatitis B-Oberflächenantigen *nt → Hepatitis B surface-Antigen.*
Hepatitis B surface-Antigen *nt abbr.* **HB$_s$ Ag** *immun.* hepatitis B surface antigen, HB$_s$ antigen, hepatitis-associated antigen, SH antigen.

Hepatitis-B-Vakzine *f epidem.* hepatitis B vaccine, HB vaccine.
Hepatitis-B-Virus *nt abbr.* **HBV** *micro.* Dane particle, hepatitis B virus.
he·pa·ti·tisch *adj* hepatitic.
Hepatitis-C-Virus *nt micro.* **1.** *abbr.* **HCV** hepatitis C virus. **2.** non-A,non-B hepatitis virus.
Hepatitis-Deltaantigen *nt abbr.* **HDAg** *immun.* hepatitis delta antigen, delta antigen.
Hepatitis-Delta-Virus *nt abbr.* **HDV** *micro.* hepatitis delta virus, delta virus, delta agent.
He·pa·ti·tis·virus *nt micro.* hepatitis virus.
he·pa·to·bi·li·är *adj* hepatobiliary, hepatocystic.
He·pa·to·bla·stom *nt patho.* hepatoblastoma, mixed hepatic tumor.
He·pa·to·chol·an·gio·en·te·ro·sto·mie *f chir.* hepatocholangioenterostomy.
He·pa·to·chol·an·gio·kar·zi·nom *nt patho.* hepatocholangiocarcinoma.
He·pa·to·chol·an·gio·sto·mie *f chir.* hepatocholangiostomy.
He·pa·to·chol·an·gi·tis *f patho.* hepatocholangeitis, hepatocholangitis.
he·pa·to·duo·de·nal *adj* duodenohepatic, hepatoduodenal.
He·pa·to·dy·nie *f →* *Hepatalgie.*
he·pa·to·ga·stral *adj* hepatogastric.
He·pa·to·gra·phie *f radiol.* hepatography.
he·pa·to·ko·lisch *adj* phepatocolic.
he·pa·to·lie·nal *adj* phepatolienal.
He·pa·to·lie·no·gra·phie *f radiol.* hepatolienography, hepatosplenography.
He·pa·to·lith *m patho.* hepatolith.
He·pa·to·lith·ek·to·mie *f chir.* hepatolithectomy.
He·pa·to·li·thia·sis *f patho.* hepatolithiasis.
He·pa·to·lo·gie *f* hepatology.
He·pa·to·ly·se *f patho.* hepatolysis.
he·pa·to·ly·tisch *adj patho.* hepatolytic.
He·pa·tom *nt patho.* hepatoma, liver tumor.
malignes H. hepatocarcinoma, hepatocellular carcinoma, malignant hepatoma, liver cell carcinoma.
He·pa·to·me·ga·lie *f patho.* hepatomegaly, hepatomegalia, megalohepatia.
He·pa·to·me·la·no·se *f patho.* hepatomelanosis.
He·pa·to·ne·phri·tis *f patho.* hepatonephritis.
He·pa·to·ne·phro·me·ga·lie *f patho.* hepatonephromegaly.
he·pa·to·pan·krea·tisch *adj* hepatopancreatic, hepaticopancreatic.
He·pa·to·pa·thie *f patho.* hepatopathy, liver disease, liver complaint.
he·pa·to·pe·tal *adj* hepatopetal.
He·pa·to·pe·xie *f chir.* hepatopexy.
He·pa·to·phle·bi·tis *f patho.* hepatophlebitis.
He·pa·to·phle·bo·gra·phie *f radiol.* hepatophlebography.

he·pa·to·por·tal *adj* hepatoportal.
He·pa·to·por·to·en·te·ro·sto·mie *f chir.* hepatic portoenterostomy, hepatoportoenterostomy, portoenterostomy.
He·pa·to·pto·se *f patho.* wandering liver, floating liver, hepatoptosis.
he·pa·to·re·nal *adj* hepatorenal, hepatonephric.
He·pa·tor·rha·gie *f patho.* hepatorrhagia.
He·pa·tor·rha·phie *f chir.* hepatorrhaphy.
He·pa·tor·rhe·xis *f patho.* rupture of the liver, hepatorrhexis.
He·pa·to·se *f* hepatosis.
He·pa·to·sko·pie *f clin.* hepatoscopy.
He·pa·to·sple·ni·tis *f patho.* hepatosplenitis.
He·pa·to·sple·no·gra·phie *f radiol.* hepatolienography, hepatosplenography.
He·pa·to·sple·no·me·ga·lie *f patho.* hepatosplenomegaly, splenohepatomegaly, hepatolienomegaly.
He·pa·to·sple·no·pa·thie *f patho.* hepatosplenopathy.
He·pa·to·sto·mie *f chir.* hepatostomy.
He·pa·to·to·mie *f chir.* hepatotomy.
He·pa·to·tox·ämie *f patho.* hepatotoxemia.
he·pa·to·to·xisch *adj patho.* hepatotoxic, hepatotoxic.
He·pa·to·to·xi·zi·tät *f patho.* hepatic toxicity, hepatotoxicity.
He·pa·to·ze·le *f patho.* hepatocele, hernia of liver.
he·pa·to·zel·lu·lär *adj* hepatocellular.
He·pa·to·zyt *m histol.* liver cell, hepatic cell, hepatocyte.
Hep·tyl·pe·ni·cil·lin *nt pharm.* heptylpenicillin, penicillin K, penicillin IV.
her·an·rei·fen *vi* (*Abszeß*) mature, ripen.
her·an·wach·send *adj* (*Kind*) growing; adolescent, pubescent.
Her·an·wach·sen·de *m/f* adolescent.
her·aus·neh·men *vt* (a. *chir.*) take out (*aus* of/ from), remove (*aus* from).
Her·aus·schnei·den *nt chir.* excision, ectomy, exsection.
her·aus·schnei·den *vt chir* cut out, excise, exsect, exscind, resect.
her·aus·strecken [k·k] *vt* (*Zunge*) put out, stick out.
her·aus·zie·hen *vt* pull out, extract (*aus* from), withdraw (*von*, *aus* from); (*Splitter*) get out, pull out.
her·bei·füh·ren *vt* bring about/on, cause, produce, effect, precipitate; (*Narkose, Schlaf*) induce; (*Krankheit*) bring on.
Herd *m patho.* focus; source of infection.
Herd·do·sis *f oncol.* focal dose.
Herd·in·fek·ti·on *f patho.* focal infection.
Herd·pneu·mo·nie *f pulmo.* bronchopneumonia, focal pneumonia, capillary bronchitis, lobular pneumonia.

he·re·di·tär *adj genet., patho.* hereditary; innate; heritable, hereditable.

He·re·di·tät *f genet.* hereditary transmission, heredity.

He·re·do·ata·xia *f neuro.* heredoataxia, hereditary ataxia.

H. cerebellaris Marie's ataxia, Nonne's syndrome, hereditary cerebellar ataxia.

H. spinalis Friedreich's ataxia, Friedreich's heredoataxia, hereditary familial ataxia.

He·re·do·ata·xie *f* → *Heredoataxia.*

spinale/spinozerebellare H. → *Heredoataxia spinalis.*

zerebellare/zerebelläre H. → *Heredoataxia cerebellaris.*

He·re·do·de·ge·ne·ra·ti·on *f patho.* heredodegeneration.

he·re·do·fa·mi·li·är *adj genet.* heredofamilial.

He·re·do·pa·thia *f patho.* heredopathia. **H. atactica polyneuritiformis** Refsum disease, phytanic acid storage disease.

Hering: H.'-Blutdruckzügler *m anat.* Hering's sinus nerve, carotid sinus nerve.

H.'-Farbentheorie *f physiol.* Hering's theory, opponent colors theory.

H.'-Nachbild *nt ophthal.* Hering's afterimage.

H.-Test *m ophthal.* Hering's test

Hering-Breuer: H.-B.-Reflex *m physiol.* Hering-Breuer reflex.

He·ri·ta·bi·li·tät *f genet.* heritability.

Her·kunft *f* origin, derivation; *socio.* background; (*Person*) birth, parentage.

Herlitz: H.-Syndrom *nt derm.* Herlitz's disease, junctional epidermolysis bullosa.

Hermansky-Pudlak: H.-P.-Syndrom *nt patho.* Hermansky-Pudlak syndrome.

Herm·aphro·dis·mus *m* → *Hermaphroditismus.*

Herm·aphro·dit *m patho.* hermaphrodite, gynander, gynandroid. **echter H.** true hermaphrodite, true intersex.

herm·aphro·di·tisch *adj* hermaphroditic, hermaphrodite.

Herm·aphro·di·tis·mus *m patho.* hermaphroditism, hermaphrodism, gynandry, gynandrism.

echter H. → *H. verus.*

falscher H. → *H. spurius.*

H. spurius false hermaphroditism, pseudohermaphroditism, pseudohermaphodism.

H. verus true hermaphroditism, amphigonadism, bisexuality.

Her·nia *f patho., chir.* hernia.

H. completa complete hernia.

H. cruralis crural hernia, femoral hernia.

H. duodenojejunalis Treitz's hernia, duodenojejunal hernia.

H. encystica encysted hernia, bilocular femoral hernia.

H. externa external hernia.

H. femoralis → *H. curalis.*

H. femoralis pectinea Cloquet's hernia, pectineal hernia.

H. incompleta incomplete hernia.

H. inguinalis inguinal hernia.

H. inguinalis directa direct inguinal hernia, direct hernia, internal inguinal hernia, medial inguinal hernia.

H. inguinalis externa/indirecta external inguinal hernia, indirect inguinal hernia, oblique inguinal hernia.

H. inguinalis interna → *H. inguinalis directa.*

H. inguinalis lateralis → *H. inguinalis externa.*

H. inguinalis medialis → *H. inguinalis directa.*

H. ischiadica ischiatic hernia, gluteal hernia, sciatic hernia, ischiocele.

H. ischiorectalis → *H. perinealis.*

H. labialis labial hernia, cremnocele.

H. labialis posterior vaginolabial hernia, posterior labial hernia.

H. obturatoria obturator hernia.

H. omentalis omental hernia.

H. perinealis perineal hernia, ischiorectal hernia.

H. scrotalis scrotal hernia, scrotocele.

H. synovialis Birkett's hernia, synovial hernia.

H. vaginalis colpocele, vaginal hernia, vaginocele, coleocele.

H. vaginolabialis → *H. labialis posterior.*

H. varicosa cirsocele, varicocele, varicole, pampinocele.

Her·nia·ti·on *f patho., chir.* herniation.

Her·nie *f patho., chir.* hernia; rupture.

angeborene H. congenital hernia.

eingeklemmte H. incarcerated hernia, irreducible hernia.

epigastrische H. epigastrocele, epigastric hernia.

erworbene H. acquired hernia.

inkarzerierte H. → *eingeklemmte H.*

nicht-palpierbare H. concealed hernia.

paraösophageale H. paraesophageal hernia, parahiatal hernia, paraesophageal hiatal hernia, parahiatal hiatal hernia,.

peristomale H. peristomal hernia.

reponierbare H. reducible hernia.

retrograde H. retrograde hernia, double-loop hernia, W hernia.

retrozäkale H. retrocecal hernia, Rieux's hernia.

strangulierte H. strangulated hernia.

Her·ni·en·bil·dung *f chir.* herniation.

Her·ni·en·ope·ra·ti·on *f chir.* herniorrhaphy; herniotomy, kelotomy, celotomy.

Her·ni·en·pla·stik *f chir.* hernioplasty.

Her·ni·en·punk·ti·on *f chir.* herniopuncture.

Her·nio·la·pa·ro·to·mie *f chir.* herniolaparotomy.

Her·nio·pla·stik *f chir.* hernioplasty.

Her·nior·rha·phie *f chir.* herniorrhaphy.
Her·nio·tom *nt chir.* herniotome, hernia knife.
Her·nio·to·mie *f chir.* herniotomy, kelotomy, celotomy.
He·ro·in *nt pharm.* diacetylmorphine, diamorphine, heroin.
he·ro·in·ab·hän·gig *adj* addicted to heroin, heroin-addicted.
Herp·an·gi·na *f HNO* herpangina.
Her·pes *m derm., epidem.* herpes.
    H. corneae simplex herpetic keratitis.
    H. febrilis cold sore, fever blisters *pl*, herpes febrilis.
    H. genitalis genital herpes, herpes genitalis, herpes progenitalis.
    H. labialis → *H. febrilis.*
    H. neonatorum neonatal herpes.
    H. simplex oral herpes, herpes simplex, herpes.
    H. zoster shingles *pl*, herpes zoster, zona, zoster, acute posterior ganglionitis.
    H. zoster ophthalmicus gasserian ganglionitis, ophthalmic zoster, herpes zoster ophthalmicus, herpes ophthalmicus.
    H. zoster oticus herpes zoster auricularis, herpes zoster oticus, Ramsey Hunt syndrome, Hunt's neuralgia, otic neuralgia, geniculate otalgia, geniculate neuralgia.
her·pes·ar·tig *adj* → *herpetiform.*
Herpes-B-Virus *nt micro.* herpes B virus, B virus, herpesvirus simiae.
Her·pes·en·ze·pha·li·tis *f neuro.* herpes encephalitis, herpes simplex encephalitis, herpetic encephalitis, HSV encephalitis.
Her·pes·ge·schwür *nt derm.* herpetic ulcer.
Her·pes·gin·gi·vi·tis *f HNO* herpetic gingivitis.
Her·pes·in·fek·ti·on *f* herpes infection, herpes.
Her·pes·ke·ra·ti·tis *f ophthal.* herpetic keratitis, dendriform keratitis, dendritic keratitis, furrow keratitis.
Her·pes·ke·ra·to·kon·junk·ti·vi·tis *f ophthal.* herpetic keratoconjunctivitis.
Her·pes·me·nin·go·en·ze·pha·li·tis *f neuro.* herpetic meningoencephalitis.
Her·pes·sep·sis *f patho.* herpes sepsis, herpes septicemia.
Herpes-simplex-Virus *nt abbr.* **HSV** *micro.* herpes simplex virus.
Her·pes·ul·kus *nt derm.* herpetic ulcer.
Her·pes·vi·rus *nt micro.* herpesvirus, Herpesvirus.
    H. hominis *abbr.* **HVH** herpes simplex virus.
    H. simiae herpes B virus, herpesvirus simiae.
her·pe·ti·form *adj* herpetiform.
her·pe·tisch *adj* herpetic.
Herrick: H.-Syndrom *nt hema.* Herrick's anemia, sickle cell anemia, drepanocytemia, drepanocytic anemia, African anemia.
Hers: H.-Glykogenose *f patho.* Hers' disease, hepatic phosphorylase deficiency, type VI

glycogen storage disease.
Herter-Heubner: H.-H.-Syndrom *nt patho.* Herter-Heubner disease, Herter's disease, Heubner-Herter disease, infantile form of celiac disease.
Hertwig-Magendie: H.-M.-Phänomen *nt ophthal.* Hertwig-Magendie phenomenon, Magendie-Hertwig syndrome, Magendie's sign, skew deviation.
Hertz *nt abbr.* **Hz** *phys.* hertz.
her·vor·ru·fen *vt* cause, produce, bring about, evoke; (*Krankheit*) cause.
her·vor·tre·tend *adj* protruding, protuberant, bunchy, bulgy, bulged, bulging.
Heryng: H.-Zeichen *nt HNO* Heryng's sign.
Herz *nt anat.* heart, cor. **künstliches H.** artificial heart, mechanical heart.
Herz·ach·se *f anat., physiol.* axis of heart.
Herz·amy·loi·do·se *f patho.* myocardial amyloidosis.
Herz·an·fall *m card.* heart attack.
Herz·ar·beit *f physiol.* cardiac work.
Herz·asth·ma *nt patho.* cardiac asthma, Cheyne-Stokes asthma, cardiasthma.
Herz·atro·phie *f card.* cardiac atrophy, heart atrophy.
Herz·at·tacke [k·k] *f card.* heart attack.
Herz·ba·sis *f anat.* base of heart.
Herz·beu·tel *m anat.* pericardial sac, heart sac, pericardium.
Herz·beu·tel·ent·zün·dung *f card.* pericarditis.
Herz·beu·tel·er·öff·nung *f HTG* pericardiotomy, pericardotomy.
Herz·beu·tel·ex·zi·si·on *f HTG* pericardiectomy, pericardectomy.
Herz·beu·tel·fen·ste·rung *f HTG* pericardiostomy.
Herz·beu·tel·kar·zi·no·se *f patho.* pericardial carcinomatosis, carcinous pericarditis.
Herz·beu·tel·naht *f HTG* pericardiorrhaphy.
Herz·beu·tel·punk·ti·on *f HTG* pericardiocentesis, pericardicentesis.
Herz·beu·tel·tam·po·na·de *f card.* pericardial tamponade, cardiac tamponade.
Herz·block *m card.* heart block.
Herz·bräu·ne *f* → *Angina pectoris.*
Herz·chir·ur·gie *f HTG* cardiac surgery, heart surgery. **offene H.** open heart surgery, open cardiac surgery, openheart surgery.
Herz·de·kom·pen·sa·ti·on *f card.* decompensation, cardiac decompensation.
Herz·de·kom·pres·si·on *f HTG* cardiac decompression, pericardial decompression.
Herz·de·ner·vie·rung *f HTG* cardiac denervation.
Herz·durch·blu·tung *f* cardiac perfusion.
Herz·dy·na·mik *f* cardiac dynamics *pl*.
Herz·ek·to·pie *f embryo.* ectocardia, exocardia, cardiectopy.
Herz·ent·zün·dung *f card.* carditis.

Herz·er·kran·kung *f card.* cardiac disease, heart disease, cardiopathy. **koronare H.** *abbr.* **KHE** coronary heart disease, coronary artery disease.

Herz·er·wei·te·rung *f card.* dilation of heart, cardiectasis.

Herz·fehl·bil·dung *f embryo.* cardiac malformation, heart malformation.

Herz·feh·ler *m card.* heart defect, organic heart defect, vitium.

Herz·feh·ler·zel·le *f histol.* siderophage, siderophore.

Herz·fre·quenz *f physiol.* heart rate.

Herz·ge·fä·ße *pl anat.* cardiac vessels.

Herz·ge·fäß·ver·let·zung *f card.* cardiac vessel injury, cardiac vessel trauma.

Herz·ge·gend *f anat.* cardiac region.

Herz·ge·räusch *nt card.* cardiac murmur, heart murmur, murmur, bruit.
  akzidentelles H. incidental murmur, accidental murmur.
  diastolisches H. diastolic murmur.
  dynamisches H. dynamic murmur.
  frühdiastolisches H. early diastolic murmur.
  funktionelles H. functional murmur, innocent murmur, inorganic murmur.
  holosystolisches H. pansystolic murmur.
  organisch-bedingtes H. organic murmur.
  pansystolisches H. pansystolic murmur.
  prädiastolisches H. prediastolic murmur.
  präsystolisches H. → *spät-diastolisches H.*
  spät-diastolisches H. presystolic murmur, late diastolic murmur.
  systolisches H. systolic murmur, systolic bruit.

Herz·gly·ko·sid *nt pharm.* digitalis glycoside, cardiac glycoside.

Herz·hy·per·tro·phie *f card.* cardiac hypertrophy, heart hypertrophy.

Herz·in·dex *m abbr.* **HI** *card.* cardiac index.

Herz·in·farkt *m card.* heart attack, myocardial infarction, cardiac infarction.
  anterolateraler H. anterolateral myocardial infarction, anteroseptal myocardial infarction.
  diaphragmaler/inferiorer H. inferior myocardial infarction, diaphragmatic myocardial infarction.
  inferolateraler H. inferolateral myocardial infarction.
  posterolateraler H. posterolateral myocardial infarction.
  rezidivierender H. recurrent infarction, recurrent myocardial infarction.
  stummer H. silent myocardial infarction.
  subendokardialer H. subendocardial myocardial infarction.
  transmuraler H. transmural myocardial infarction, through-and-through myocardial infarction.

Herz·in·suf·fi·zi·enz *f card.* heart failure, cardiac failure, myocardial insufficiency, cardiac insufficiency. **dekompensierte H.** congestive heart failure, congestive cardiac insufficiency.

Herz·ja·gen *nt card.* tachycardia, polycardia.

Herz·kam·mer *f anat.* chamber of (the) heart, ventricle.
  linke H. left ventricle of heart, left heart.
  rechte H. right ventricle of heart, right heart.

Herz·kam·mer·dar·stel·lung *f card.* ventriculography.

Herz·ka·the·ter *m card.* cardiac catheter, intracardiac catheter.

Herz·ka·the·te·ri·sie·rung *f card.* cardiac catheterization.

Herz·klap·pe *f anat.* heart valve, cardiac valve.

Herz·klap·pen·de·fekt *m card.* valvular defect.

Herz·klap·pen·ent·zün·dung *f card.* cardiovalvulitis, valvulitis.

Herz·klap·pen·er·kran·kung *f card.* valvular heart disease, cardiac valvular disease, valvular disease.

Herz·klap·pen·er·satz *m HTG* prosthetic valve, prosthetic heart valve.

Herz·klap·pen·feh·ler *m card.* valvular defect, vitium.

Herz·klap·pen·in·suf·fi·zi·enz *f card.* valvular incompetence, valvular regurgitation, regurgitant disease, valvular insufficiency.

Herz·klap·pen·pla·stik *f HTG* valvoplasty, valvuloplasty.

Herz·klap·pen·pro·the·se *f HTG* prosthetic heart valve, prosthetic valve.

Herz·klap·pen·skle·ro·se *f card.* valvular sclerosis.

Herz·klap·pen·spal·tung *f HTG* cardiovalvotomy, cardiovalvulotomy.

Herz·klap·pen·ste·no·se *f card.* stenotic valvular disease, valvular stenosis.

Herz·klap·pen·ver·let·zung *f card.* cardiac valvular injury, cardiac valvular trauma.

Herz·klop·fen *nt card.* beating of the heart; *card.* palpitation (of the heart).

Herz·kran·ke *m/f* cardiac, cardiopath.

Herz·krank·heit *f card.* heart disease, cardiac disease, cardiopathy. **koronare H.** *abbr.* **KHK** coronary heart disease, coronary artery disease.

Herz·kranz·ar·te·rie *f anat.* coronary artery, coronary, coronaria.

Herz·kranz·fur·che *f anat.* coronary sulcus of heart, atrioventricular sulcus.

Herz·kranz·ge·fäß *nt* → *Herzkranzarterie.*

Herz-Kreislauf-Erkrankung *f card.* cardiovascular disease.

Herz-Kreislauf-Kollaps *m card.* cardiovascular collapse.

Herz-Kreislauf-System *nt physiol.* cardiovascular system.

Herz-Kreislaufzentrum *nt physiol.* cardiovascular center.
Herz·lei·den *nt → Herzkrankheit.*
Herz·lei·stung *f physiol.* cardiac performance; cardiac power.
Herz·lö·sung *f HTG* cardiolysis.
Herz-Lungen-Bypass *m HTG* cardiopulmonary bypass.
Herz-Lungen-Maschine *f clin.* heart-lung machine, pump-oxygenator.
Herz-Lungen-Transplantation *f HTG* cardiopulmonary transplantation, heart-lung transplantation.
Herz·mas·sa·ge *f clin.* cardiac massage.
Herz·mi·nu·ten·vo·lu·men *nt abbr.* **HMV** *card.* minute output, minute volume.
Herz·mit·tel *nt pharm.* cardiac.
Herz·mo·bi·li·sie·rung *f HTG* cardiolysis.
Herz·mus·kel *m anat.* cardiac muscle, myocardium.
Herz·mus·kel·ab·szeß *m patho.* myocardial abscess, cardiac muscle abscess.
Herz·mus·kel·amy·loi·do·se *f patho.* myocardial amyloidosis.
Herz·mus·kel·an·oxie *f card.* myocardial anoxia.
Herz·mus·kel·atro·phie *f card.* myocardial atrophy, cardiac atrophy.
Herz·mus·kel·de·ge·ne·ra·ti·on *f patho.* myocardial degeneration. **fettige H.** fatty degeneration of myocardium, cardiomyoliposis.
Herz·mus·kel·ent·zün·dung *f → Myokarditis.*
Herz·mus·kel·er·kran·kung *f card.* myocardosis, myocardiosis.
Herz·mus·kel·fa·ser *f histol.* myocardial fiber, cardiac muscle fiber.
Herz·mus·kel·hy·per·tro·phie *f card.* heart hypertrophy, myocardial hypertrophy.
Herz·mus·kel·hyp·oxie *f histol.* myocardial hypoxia.
Herz·mus·kel·in·farkt *m → Herzinfarkt.*
Herz·mus·kel·kon·trak·ti·on *f* myocardial contraction, systole. **vorzeitige H.** premature beat, premature systole, extra systole.
Herz·mus·kel·me·ta·sta·se *f patho.* myocardial metastasis.
Herz·mus·kel·naht *f HTG* cardiorrhaphy, myocardiorrhaphy.
Herz·mus·kel·nar·be *f card.* myocardial scar, cardiac scar.
Herz·mus·kel·ne·kro·se *f card.* cardiac muscle necrosis, myocardial necrosis.
Herz·mus·kel·prel·lung *f patho.* myocardial contusion.
Herz·mus·kel·rup·tur *f card.* myocardial rupture, cardiac rupture.
Herz·mus·kel·schwä·che *f → Herzinsuffizienz.*
Herz·mus·kel·schwie·le *f card.* myocardial

scar, cardiac scar.
Herz·mus·kel·skle·ro·se *f card.* cardiosclerosis.
Herz·mus·kel·ver·fet·tung *f patho.* fatty heart, fatty degeneration of myocardium.
Herz·mus·kel·ver·kal·kung *f patho.* myocardial calcification.
Herz·mus·kel·ver·let·zung *f card.* myocardial injury, myocardial trauma.
Herz·mus·kel·zel·le *f histol.* myocardial cell.
Herz·mus·ku·la·tur *f anat.* cardiac muscle, myocardium.
Herz·neu·ro·se *f psychia.* cardiac neurosis, cardioneurosis.
Herz·ohr *nt anat.* auricle of heart atrial auricle, atrial auricula, atrial appendage (of heart).
Herz·pa·ti·ent *m* cardiac, cardiopath.
Herz·pa·ti·en·tin *f* cardiac, cardiopath.
Herz·per·kus·si·on *f clin.* percussion of the heart. **palpatorische H.** Orsi-Grocco method.
Herz·ple·xus *m anat.* cardiac plexus.
Herz·po·lyp *m patho.* cardiac polyp.
Herz·prel·lung *f card.* cardiac contusion.
Herz·punk·ti·on *f card.* cardiocentesis, cardiopuncture, paracentesis of heart.
Herz·re·gi·on *f anat.* cardiac region.
Herz·rhyth·mus·stö·rung *f card.* irregularity of pulse, arrhythmia, arhythmia.
Herz·rup·tur *f card.* rupture of the myocardial wall, cardiorrhexis.
herz·schä·di·gend *adj patho.* cardiotoxic.
Herz·schat·ten *m radiol.* heart shadow.
Herz·schlag *m physiol.* heartbeat, heart throb, cardiac beat.
Herz·schmer·zen *pl* cardiodynia, cardialgia.
Herz·schritt·ma·cher *m* pacemaker of heart, cardiac pacemaker.
externer H. external pacemaker.
festfrequenter/frequenzstabiler H. fixed-rate pacemaker.
implantierter/interner H. implanted pacemaker, internal pacemaker.
künstlicher H. artificial pacemaker, artificial cardiac pacemaker.
P-gesteuerter H. synchronous pacemaker.
starrfrequenter H. → *festfrequenter H.*
vorhofgesteuerter H. synchronous pacemaker.
Herz·schwä·che *f card.* cardiasthenia.
Herz·sen·kung *f card.* Wenckebach's disease, drop heart, cardioptosis.
Herz·ske·lett *nt anat.* fibrous skeleton of heart, cardiac skeleton.
Herz·skle·ro·se *f card.* cardiosclerosis.
Herz·spit·ze *f anat.* apex of heart.
Herz·spit·zen·ge·räusch *nt physiol.* apex murmur.
Herz·spit·zen·in·zi·sur *f anat.* incisure of apex of heart.
Herz·spit·zen·stoß *m physiol.* apex impulse,

apex beat, apical impulse.

herz·stär·kend *adj pharm.* cardiotonic.

Herz·still·stand *m card.* cardiac arrest, cardiac standstill, heart arrest, asystolia.

Herz·syn·drom *nt*, **hyperkinetisches** *card.* hyperkinetic heart syndrome.

Herz·tam·po·na·de *f card.* pericardial tamponade, cardiac tamponade.

Herz·tä·tig·keit *f physiol.* activity of the heart, cardiac activity.

Herz·throm·bus *m patho.* cardiohemothrombus, cardiothrombus

Herz·tief·stand *m* → *Herzsenkung.*

Herz·tod *m card., clin.* cardiac death.

Herz·ton *m physiol.* heart sound, cardiac sound.
I. Herzton first (heart) sound.
II. Herzton second (heart) sound.
III. Herzton third (heart) sound.
IV. Herzton fourth (heart) sound, atrial sound.

Herz·tra·be·kel *pl anat.* muscular trabeculae of heart, fleshy trabeculae of heart.

Herz·trans·plan·tat *nt HTG* heart transplant, cardiac transplant.

Herz·trans·plan·ta·ti·on *f HTG* cardiac transplantation, heart transplantation.

Herz·tu·mor *m patho.* cardiac tumor.

Herz·ve·nen *pl anat.* cardiac veins.

Herz·ver·grö·ße·rung *f card.* cardiomegalia, cardiomegaly, megalocardia.

Herz·ver·pflan·zung *f* → *Herztransplantation.*

Herz·ver·sa·gen *nt* → *Herzinsuffizienz.*

Herz·vi·ti·um *nt card.* heart defect, organic heart defect, vitium.

Herz·vor·hof *m anat.* atrium (of heart).

Herz·wand·an·eu·rys·ma *nt card.* cardiac aneurysm, myocardial aneurysm, ventricular aneurysm.

Herz·wand·rup·tur *f card.* rupture of the myocardial wall, cardiorrhexis.

Herz·wir·bel *m anat.* vortex of heart.

Herz·zeit·vo·lu·men *nt abbr.* **HZV** *card.* cardiac output.

Herz·zy·klus *m physiol.* cardiac cycle, heartbeat, cardiac beat.

Hes·pe·ri·din *nt pharm.* hesperidin.

Hess: H.'-Nachbild *nt ophthal.* Hess' afterimage.

Hesselbach: H.-Hernie *f chir.* Hesselbach's hernia, Cooper's hernia.

He·ta·cil·lin *nt pharm.* hetacillin.

He·ter·äs·the·sie *f neuro.* heteresthesia.

He·te·ro·ag·glu·ti·na·ti·on *f immun.* heteroagglutination.

He·te·ro·ag·glu·ti·nin *nt immun.* heteroagglutinin.

He·te·ro·an·ti·gen *nt immun.* heteroantigen, heterogeneic antigen.

He·te·ro·an·ti·kör·per *m immun.* heteroantibody.

He·te·ro·chro·ma·to·se *f patho.* heterochromia, heterochromatosis.

He·te·ro·chro·mie *f* **1.** *patho.* heterochromia, heterochromatosis. **2.** *derm.* heterotrichosis.

He·te·ro·chro·mo·som *nt genet.* heterologous chromosome, heterochromosome, heterosome, gonosome.

He·te·ro·chy·lie *f patho.* (*Magen*) heterochylia.

he·te·ro·drom *adj physiol.* heterodromous.

He·te·ro·ga·me·tie *f genet.* heterogamety.

he·te·ro·gan·glio·när *adj physiol.* heteroganglionic.

he·te·ro·gen *adj genet.* heterogenic, heterogeneic, heterogeneous, heterogenous.

he·te·ro·ge·ne·tisch *adj genet.* heterogenetic, heterogenic, heterogenous.

He·te·ro·ge·nie *f genet.* heterogeny.

He·te·ro·ge·ni·tät *f* heterogeneity, heterogenicity.

He·te·ro·häm·ag·glu·ti·na·ti·on *f immun.* heterohemagglutination.

He·te·ro·häm·ag·glu·ti·nin *nt immun.* heterohemagglutinin.

He·te·ro·hä·mo·ly·sin *nt immun.* heterohemolysin.

He·te·ro·im·mu·ni·tät *f immun.* heteroimmunity.

He·te·ro·in·fek·ti·on *f epidem.* heteroinfection.

He·te·ro·in·to·xi·ka·ti·on *f patho.* heterointoxication.

He·te·ro·ke·ra·to·pla·stik *f ophthal.* heterokeratoplasty.

He·te·ro·ki·ne·sie *f neuro.* heterokinesia, heterokinesis.

he·te·ro·krin *adj histol.* allocrine, heterocrine.

He·te·ro·kri·se *f patho.* heterocrisis.

He·te·ro·la·lie *f neuro.* heterophasia, heterolalia, heterophasis, heterophemy.

he·te·ro·log *adj* heterologous, heteroplastic.

He·te·ro·lo·gie *f* heterology.

He·te·ro·ly·se *f immun.* heterolysis.

He·te·ro·ly·sin *nt immun.* heterolysin.

He·te·ro·ly·so·som *nt histol.* heterolysosome.

He·te·ro·me·tro·pie *f ophthal.* heterometropia.

he·te·ro·ovu·lär *adj embryo.* hetero-ovular, binovular, dizygotic.

He·te·ro·pa·thie *f neuro.* heteropathy.

He·te·ro·pha·gie *f histol.* heterophagy.

He·te·ro·pha·go·som *nt histol.* heterophagosome, heterophagic vesicle.

He·te·ro·pha·sie *f* → *Heterolalie.*

he·te·ro·phil *adj immun.* heterophil, heterophile, heterophilic.

he·te·ro·phor *adj ophthal.* heterophoric.

He·te·ro·phor·al·gie *f ophthal.* heterophoralgia.

He·te·ro·pho·rie *f ophthal.* heterophoria, latent deviation, latent strabismus.

he·te·ro·pho·risch *adj* → *heterophor.*

He·ter·oph·thal·mus *m ophthal.* heterophthalmia, heterophthalmus.
He·ter·opie *f ophthal.* heteropsia, heteroscopy.
He·te·ro·pla·sie *f patho.* heteroplasia, heteroplasty, alloplasia.
He·te·ro·pla·stik *f chir.* heteroplasty, heterotransplantation, heterologous transplantation, xenotransplantation.
he·te·ro·pla·stisch *adj chir.* heteroplastic.
he·te·ro·plo·id *adj genet.* heteroploid.
He·te·ro·ploi·die *f genet.* heteroploidy.
He·ter·op·sie *f ophthal.* heteropsia, heteroscopy.
He·te·ro·se·xua·li·tät *f* heterosexuality.
he·te·ro·se·xu·ell *adj* heterosexual.
He·te·ro·se·xu·el·le *m/f* heterosexual.
He·te·ro·skop *nt ophthal.* heteroscope.
He·te·ro·sko·pie *f ophthal.* heteropsia, heteroscopy.
He·ter·os·mie *f neuro.* heterosmia, allotriosmia.
He·te·ro·som *nt genet.* sex chromosome, heterochromosome, heterosome, heterologous chromosome, gonosome.
He·te·ro·so·men·ab·er·ra·ti·on *f genet.* sex chromosome aberration.
He·te·ro·sug·ge·sti·on *f psycho.* heterosuggestion.
He·te·ro·ta·xie *f embryo.* heterotaxia, heterotaxis, heterotaxy.
He·te·ro·to·pie *f embryo., patho.* dystopia, dystopy, heterotopia, heterotopy, ectopia, ectopy.
he·te·ro·to·pisch *adj embryo.* ectopic, heterotopic, dystopic, atopic.
He·te·ro·trans·plan·tat *nt chir.* heterotransplant, heterograft, heterologous graft, heteroplastic graft, xenograft.
He·te·ro·trans·plan·ta·ti·on *f chir.* heterologous transplantation, heterotransplantation, heteroplasty, xenotransplantation.
He·te·ro·tri·cho·sis *f derm.* heterotrichosis.
he·te·ro·trop *adj ophthal.* heterotropic.
He·te·ro·tro·pie *f ophthal.* manifest strabismus, heterotropia, heterotropy.
He·te·ro·vak·zi·ne *f immun.* heterovaccine.
he·te·ro·zel·lu·lär *adj histol.* heterocellular.
he·te·ro·zy·got *adj genet.* heterozygous.
He·te·ro·zy·go·te *f genet.* heterozygote.
He·te·ro·zy·go·tie *f genet.* heterozygosity, heterozygosis.
He·te·ro·zy·to·ly·sin *nt immun.* heterolysin.
Heubner: H.'-Endarteriitis *f patho.* Heubner's disease, Heubner's endarteritis, syphilitic endarteriitis obliterans of cerebral vessels.
Heubner-Herter: H.-H.-Krankheit *f patho.* Herter's disease, Herter-Heubner disease, Heubner disease, Heubner-Herter disease, infantile form of celiac disease.
Heu·fie·ber *nt patho.* hay fever, pollen allergy,

pollen asthma, allergic conjunctivitis, seasonal allergic rhinitis.
Heu·krät·ze *f derm.* trombiculiasis, trombidiiasis, trombidiosis.
Heu·schnup·fen *m* → *Heufieber.*
He·xa·carb·acho·lin·bro·mid *nt pharm., anes.* hexacarbacholine bromide.
He·xa·chlo·ro·phen *nt pharm.* hexachlorophene.
He·xa·dak·ty·lie *f embryo.* hexadactyly, hexadactylia, hexadactylism.
He·xa·me·tho·ni·um *nt pharm.* hexamethonium.
He·xa·me·tho·ni·um·bro·mid *nt pharm.* hexamethonium bromide.
He·xa·mi·din *nt pharm.* hexamidine.
he·xa·plo·id *adj genet.* hexaploid.
He·xa·plo·idie *f genet.* hexaploidy.
He·xen·milch *f ped.* hexenmilch, witch's milk.
He·xen·schuß *m neuro.* lumbago, lumbar rheumatism, lumbodynia, lumbar pain.
Hex·estrol *nt pharm.* hexestrol.
He·xe·ti·din *nt pharm.* hexetidine.
He·xo·bar·bi·tal *nt pharm.* hexobarbital, hexobarbitone, methexenyl, enhexymal.
He·xo·ben·din *nt pharm.* hexobendine.
He·xo·cy·cli·um·me·til·sul·fat *nt pharm.* hexocyclium methylsulfate.
He·xo·estrol *nt pharm.* hexestrol.
Hex·östrol *nt pharm.* hexestrol.
Hey: H.-Amputation *f ortho.* Hey's amputation, Hey's operation.
H.-Hernie *f chir.* Hey's hernia, encysted hernia, bilocular femoral hernia.
Heyer-Pudenz: H.-P.-Ventil *nt neurochir.* Heyer-Pudenz valve.
H-Fistel *f patho.* H-type esophagotracheal fistula, H-type fistula.
HHL-Hormon *nt physiol.* posterior pituitary hormone, neurohypophysial hormone.
HHL-System *nt physiol.* posterior pituitary system.
hia·tal *adj* hiatal.
Hia·tus *m anat.* hiatus; aperture, opening, fissure; foramen; gap, cleft.
   H. adductorius adductor hiatus.
   H. aorticus aortic hiatus, aortic opening.
   H. leucaemicus *hema.* leukemic hiatus.
   H. oesophageus esophageal opening, esophageal hiatus, esophageal foramen.
   H. sacralis sacral hiatus.
   H. saphenus saphenous hiatus, oval fossa of thigh, saphenous opening.
Hia·tus·her·nie *f chir.* hiatal hernia, hiatus hernia.
   gleitende H. sliding hiatal hernia, axial hiatal hernia, type I hiatal hernia.
   paraösophageale H. paraesophageal hernia, parahiatal hernia, parahiatal hiatal hernia, type II hiatal hernia.

Hibbs: H.-Operation *f ortho.* Hibbs' technique, Hibbs' operation.

Hi·ber·nom *nt patho.* hibernoma, fat cell lipoma, fetal lipoma, fetocellular lipoma.

Hickey-Hare: H.-H.-Test *m clin.* Hickey-Hare test.

Hicks: H.-Version *f gyn.* Hicks version, Braxton-Hicks version.

Hi·dra·de·ni·tis *f derm.* hidradenitis, hidrosadenitis, hydradenitis.

Hi·dra·de·nom *nt* → *Hidradenoma.* **noduläres H.** → *Hidradenoma solidum.*

Hi·dra·de·no·ma *nt derm.* hidradenoma, hidroadenoma, syringoadenoma, syringadenoma, syringocystadenoma.

H. eruptivum Fox-Fordyce disease, Fox's disease, Fordyce's disease, apocrine miliaria.

H. papilliferum apocrine adenoma, papillary hidradenoma.

H. solidum clear-cell hidradenoma, eccrine acrospiroma, nodular hidradenoma.

Hi·droa *f derm.* hydroa, hidroa.

H. aestivalia summer prurigo of Hutchinson.

H. bullosa/herpetiformis Duhring's disease, dermatitis herpetiformis.

H. vesiculosa Hebra's disease, Hebra's prurigo.

Hi·dro·poe·se *f physiol.* hidropoiesis.

Hi·dro·se *f physiol.* hidrosis.

Hi·dro·ti·kum *nt pharm.* hidrotic.

hi·dro·tisch *adj physiol.* hidrotic.

Hi·dro·zyst·ade·nom *nt derm.* hydrocystadenoma.

Hi·dro·zy·stom *nt derm.* hidrocystoma, syringocystoma.

high-density-Lipoprotein *nt abbr.* **HDL** *biochem.* high-density lipoprotein, alpha--lipoprotein, α-lipoprotein.

high-dose-Immuntoleranz *f immun.* high-dose immunologic tolerance, high-zone immunologic tolerance.

high-output failure *nt card.* high-output heart failure.

Higouménakis: H.-Zeichen *nt patho.* Higouménakis's sign, clavicular sign.

hi·lär *adj* hilar.

Hil·fe *f* help; (*Unterstützung*) support, assistance; (*a. Hilfsmittel, finanzielle*) aid. **ärztliche H.** medical help, medical assistance.

Hil·fe·ruf *m* call for help, cry for help.

hilf·los *adj* helpless; (*unfähig*) unable, incapable.

hilfs·be·dürf·tig *adj* in need of assistance/help.

Hilfs·maß·nah·me *f* remedial measure.

Hilfs·mit·tel *nt* aid, vehicle, medium, instrument, tool; *pharm., immun.* adjuvant, adjunct. **diagnostisches H.** diagnostic aid/tool.

Hilfs·or·ga·ni·sa·ti·on *f* relief organization.

Hi·li·tis *f patho.* hilitis.

Hill: posteriore Gastropexie *f* **nach H.** *chir.* Hill's posterior gastropexy.

H.-Zeichen *nt card.* Hill's sign.

Hill-Sachs: H.-S.-Impression *f ortho.* Hill-Sachs lesion.

Hi·lum *nt anat.* hilum, hilus; porta.

H. lienis hilum of spleen.

H. nodi lymphatici hilum of lymph node, hilus of lymph node.

H. ovarii hilum of ovary, hilus of ovary.

H. pulmonis hilum of lung, hilus of lung.

H. renale hilum of kidney, hilus of kidney.

H. splenicum hilum of spleen.

Hi·lum·re·gi·on *f anat.* hilar region.

Hi·lus *m* → *Hilum.*

Hi·lus·lymph·kno·ten *pl anat.* bronchopulmonary lymph nodes, hilar lymph nodes.

Hi·lus·prä·pa·ra·ti·on *f* (*Leber*) hilar dissection.

Hi·lus·zel·le *f histol.* (*Ovar*) Berger's cell.

Hi·lus·zell·tu·mor *m gyn.* hilar cell tumor, hilus cell tumor.

Him·beer·zun·ge *f* raspberry tongue, red strawberry tongue.

Hines-Brown: H.-B.-Test *m clin.* Hines and Brown test, cold pressure test.

Hin·ken *nt neuro., ortho.* limping, walking lame, claudication; limp. **intermittierendes H.** *card.* Charcot's syndrome, intermittent claudication (of the leg), angina cruris.

hin·ken *vi* limp, walk lame, go lame.

Hin·ter·backen [k·k] *pl* buttocks, nates.

Hin·ter·grund *m* (*a. fig.*) background; *anat.* fundus.

Hin·ter·haupt *nt anat.* back of (the) head, occiput.

Hin·ter·haupts·bein *nt anat.* occipital bone.

Hin·ter·haupts·emis·sa·ri·um *nt anat.* occipital emissary, occipital emissary vein.

Hin·ter·haupts·fon·ta·nel·le *f anat.* posterior fontanella, occipital fontanella, triangular fontanella.

Hin·ter·haupts·ge·gend *f anat.* occipital region.

Hin·ter·haupts·kon·dy·le *f anat.* occipital condyle.

Hin·ter·haupts·la·ge *f gyn.* vertex presentation.

Hin·ter·haupts·lap·pen *m anat.* occipital lobe.

Hin·ter·haupts·schup·pe *f anat.* squama occipitalis.

Hin·ter·horn *nt anat.*: **H. des Rückenmarks** dorsal horn of spinal cord, posterior horn of spinal cord.

H. des Seitenventrikels inferior horn of lateral ventricle, occipital horn of lateral ventricle, posterior horn of lateral ventricle, postcornu.

Hin·ter·horn·ba·sis *f anat.* base of dorsal horn, base of posterior horn.

Hin·ter·horn·hals *m anat.* neck of dorsal horn,

neck of posterior.

Hin·ter·horn·neu·ron *nt physiol.* dorsal-horn neuron.

Hin·ter·horn·spit·ze *f anat.* apex of dorsal horn, apex of posterior horn.

Hin·ter·horn·zel·le *f histol.* posterior horn cell.

Hin·ter·kopf *m anat.* back of (the) head, occiput.

Hin·ter·lap·pen *m anat.* (*Hypophyse*) posterior pituitary, neurohypophysis, posterior lobe of hypophysis, posterior lobe of pituitary (gland).

Hin·ter·lap·pen·hor·mon *nt physiol.* posterior pituitary hormone, neurohypophysial hormone.

Hin·ter·säu·le *f* (*Rückenmark*) dorsal column of spinal cord, posterior column of spinal cord.

Hin·ter·strang *m* (*Rückenmark*) dorsal funiculus (of spinal cord), posterior funiculus (of spinal cord).

Hin·ter·strang·bah·nen *pl anat.* tracts of dorsal funiculus, tracts of posterior funiculus.

Hin·ter·strang·ker·ne *pl anat.* dorsal-column nuclei.

Hin·ter·strang·syn·drom *nt neuro.* posterior cord syndrome.

Hin·ter·strang·sy·stem *nt physiol.* dorsal--column system, lemniscal system.

Hin·ter·teil *nt* **1.** back, back part, rear. **2.** *inf.* backside, bottom, behind, posterior.

Hin·ter·wand·in·farkt *m card.* posterior myocardial infarction.

Hin·weis *m* **1.** (*Tip*) advice, hint, tip; (*Verweis*) reference (*auf* to). **2.** (*Anzeichen*) clue (*auf* for, to), lead (*auf* to).

Hiob-Syndrom *nt patho.* Job syndrome.

Hippel-Lindau: H.-L.-Syndrom *nt patho.* (von) Hippel's disease, (von) Hippel-Lindau disease, Lindau's disease, retinocerebral angiomatosis.

Hip·po·cam·pus *m anat.* hippocampus, Ammon's horn, horn of Ammon.

Hip·po·cam·pus·for·ma·ti·on *f anat.* hippocampal formation.

Hip·po·cam·pus·kom·mis·sur *f anat.* hippocampal commissure, psalterium.

Hip·po·cam·pus·rin·de *f anat.* hippocampal cortex.

hip·po·kam·pal *adj* pertaining to the hippocampus, hippocampal.

Hip·po·kam·pus *m → Hippocampus.*

Hippokrates: H.-Gesicht *nt patho.* hippocratic facies.

Schulter(gelenk)reposition *f* **nach H.** *ortho.* Hippocrates manipulation.

Hip·pus *m* (*pupillae*) *neuro.* hippus, pupillary athetosis.

Hir·ci *pl anat.* hirci, hairs of axilla.

Hirn *nt* brain, encephalon; cerebrum.

Hirn·ab·szeß *m patho.* brain abscess, cerebral abscess, purulent encephalitis.

Hirn·an·eu·rys·ma *nt neuro.* brain aneurysm, cerebral aneurysm.

Hirn·an·gio·gra·phie *f radiol.* encephalo-arteriography.

Hirn·an·hangs·drü·se *f → Hypophyse.*

Hirn·ar·te·ri·en *pl* cerebral arteries, arteries of cerebrum.

Hirn·atro·phie *f neuro.* brain atrophy, cerebral atrophy.

Hirn·ba·sis *f anat.* base of brain.

Hirn·ba·sis·ve·nen *pl anat.* inferior cerebral veins.

Hirn·bläs·chen *pl embryo.* brain vesicles, cerebral vesicles, encephalic vesicles.

Hirn·blu·tung *f neuro.* brain hemorrhage, cerebral hemorrhage, brain bleeding, cerebral bleeding, encephalorrhagia,.

Hirn·bruch *m neuro.* encephalocele, cerebral hernia.

Hirn·druck *m physiol.* intracranial pressure.

Hirn·durch·blu·tung *f physiol.* cerebral blood flow, brain perfusion.

Hirn·ein·blu·tung *f → Hirnblutung.*

Hirn·ent·zün·dung *f neuro.* encephalitis.

Hirn·er·kran·kung *f neuro.* encephalopathy, cerebropathy. **organische/degenerative H.** encephalosis, cerebrosis.

Hirn·er·wei·chung *f neuro.* encephalomalacia, cerebromalacia.

Hirn·flüs·sig·keit *f anat.* cerebrospinal fluid.

Hirn·funk·ti·on *f* cerebral function.

hirn·ge·schä·digt *adj neuro.* brain-damaged.

Hirn·ge·schwulst *f patho.* cerebroma, encephaloma.

Hirn·ge·wöl·be *nt anat.* fornix (of cerebrum).

Hirn·haut *f anat.* meninx.

harte H. dura mater of brain.

weiche H. leptomeninx.

Hirn·haut·ar·te·rie *f anat.* meningeal artery.

Hirn·haut·ast *m anat.* meningeal branch.

Hirn·haut·bruch *m neuro.* cranial meningocele.

Hirn·haut·ent·zün·dung *f neuro.* meningitis, cerebral meningitis.

Hirn·haut·er·kran·kung *f neuro.* meningopathy.

Hirn·haut·in·fil·tra·ti·on *f,* **leukämische** *hema.* meningeal leukemia, leukemic meningitis.

Hirn·haut·naht *f neurochir.* meningeorrhaphy.

Hirn·haut·rei·zung *f neuro.* meningeal irritation; meningism, pseudomeningitis.

Hirn·haut·ver·let·zung *f neuro.* meningeal injury, meningeal trauma.

Hirn·in·farkt *m neuro.* cerebral infarction. **hämorrhagischer H.** hemorrhage cerebral infarction.

Hirn·kam·mer *f → Hirnventrikel.*

Hirn·kom·pres·si·on *f neuro.* cerebral compression, compression of the brain.

Hirn·kon·tu·si·on f neuro. brain contusion, cerebral contusion.

Hirn·lap·pen pl anat. cerebral lobes, lobes of cerebrum.

Hirn·lei·stungs·schwä·che f, **posttraumatische** neuro. post-traumatic brain syndrome, postconcussional syndrome.

Hirn-Liquor-Schranke f physiol. CSF-brain barrier.

hirn·los adj embryo. anencephalic, anencephalous.

Hirn·lo·sig·keit f embryo. anencephaly, anencephalia.

Hirn·man·tel m anat. cerebral cortex, pallium.

Hirn·mas·sen·blu·tung f neuro. massive cerebral hemorrhage, massive cerebral bleeding.

Hirn·me·ta·bo·lis·mus m physiol. cerebral metabolism.

Hirn·me·ta·sta·se f patho. brain metastasis, cerebral metastasis.

Hirn·nerv m anat. cerebral nerve, cranial nerve, encephalic nerve.

I. Hirnnerven pl olfactory nerves, first nerves, nerves of smell.

II. Hirnnerv optic nerve, second nerve.

III. Hirnnerv oculomotor nerve, oculomotorius, third nerve.

IV. Hirnnerv trochlear nerve, fourth nerve.

V. Hirnnerv trigeminal nerve, fifth nerve.

VI. Hirnnerv abducent nerve, abducens, sixth nerve.

VII. Hirnnerv facial nerve, intermediofacial nerve, seventh nerve.

VIII. Hirnnerv vestibulocochlear nerve, acoustic nerve, eighth nerve.

IX. Hirnnerv glossopharyngeal nerve, ninth nerve.

X. Hirnnerv vagus nerve, vagus, tenth nerve.

XI. Hirnnerv accessory nerve, spinal accessory nerve, eleventh nerve.

XII. Hirnnerv hypoglossal nerve, twelfth nerve.

Hirn·ner·ven·gan·gli·en pl anat. cranial nerve ganglia.

Hirn·ner·ven·ker·ne pl anat. cranial nerve nuclei, nuclei of cranial nerves.

Hirn·ödem nt neuro. brain edema, cerebral edema.

Hirn·per·fu·si·on f physiol. brain perfusion.

Hirn·prel·lung f neuro. brain contusion, cerebral contusion.

Hirn·punk·ti·on f neuro. encephalopuncture.

Hirn·pur·pu·ra f neuro. brain purpura, cerebral purpura.

Hirn·quet·schung f neuro. cerebral compression, compression of the brain.

Hirn·rin·de f anat. cerebral cortex, pallium.

Hirn·rin·den·in·farkt m neuro. cerebral cortical infarction.

Hirn·sand m anat. acervulus, brain sand.

Hirn·schä·del m anat. braincase, brainpan, cerebral cranium.

Hirn·scha·den m neuro. brain damage.

Hirn·scha·le f anat. skull, cranium.

Hirn·schen·kel m anat. base of cerebral peduncle, cerebral peduncle.

Hirn·schen·kel·hau·ben·syn·drom nt neuro. Benedikt's syndrome.

Hirn·schlag m neuro. cerebrovascular accident, cerebral apoplexy, stroke syndrome, apoplexy, apoplexia, apoplectic fit, apoplectic stroke.

Hirn·schlag·adern pl anat. cerebral arteries, arteries of cerebrum.

Hirn·schnitt m neurochir. cerebrotomy.

Hirn·schwel·lung f neuro. brain swelling, cerebral swelling.

Hirn·si·chel f anat. falx cerebri, falx of cerebrum.

Hirn·si·nus pl anat. cranial sinuses, venous sinuses of dura mater.

Hirn·si·nus·throm·bo·se f patho. thrombosinusitis.

Hirn·skle·ro·se f patho. encephalosclerosis, cerebrosclerosis. **tuberöse H.** Bourneville's disease, tuberous sclerosis (of brain).

Hirn·stamm m anat. encephalic trunk, brain stem, brain axis.

Hirn·stamm·lä·si·on f neuro. brain stem lesion.

Hirn·stamm·po·ten·ti·al nt physiol. brain stem potential.

Hirn·stamm·re·flex m physiol. brainstem reflex.

Hirn·stamm·ve·nen pl anat. veins of midbrain, mesencephalic veins.

Hirn·stamm·zen·trum nt physiol. brain stem center.

Hirn·stau·ung f neuro. brain congestion.

Hirn·stiel m anat. cerebral peduncle.

Hirn·stoff·wech·sel m cerebral metabolism.

Hirn·strö·me pl physiol. brain waves.

Hirn·sub·stanz f anat.: **graue H.** gray substance, gray matter.
weiße H. white substance, white matter, myelinated substance, myelinated matter.

Hirn·tä·tig·keit f physiol. cerebral activity.

Hirn·tod m clin. irreversible coma, brain death, cerebral death.

hirn·tod adj clin. brain-dead.

Hirn·tu·mor m neuro. brain tumor, cerebroma, encephaloma.

Hirn·ve·nen pl anat. cerebral veins.

Hirn·ven·tri·kel m anat. ventricle of brain, ventricle of cerebrum.

III. Hirnventrikel third ventricle, ventricle of diencephalon.

IV. Hirnventrikel fourth ventricle, ventricle of rhombencephalon.

Hirn·win·dung f anat. gyrus, gyre. **Hirnwindungen** pl gyri of cerebrum, convolutions of cere-

brum.
Hirn·zen·trum *nt physiol.* brain center.
Hirsch·ge·weih·stein *m urol.* coral calculus, staghorn calculus.
Hirschsprung: Morbus *m* **H.** *patho.* Hirschsprung's disease, aganglionic megacolon, congenital megacolon.
Hir·su·ties *f* hirsutism, hirsuties, pilosis.
Hir·su·tis·mus *m* → *Hirsuties.*
Hir·ten·stab·de·for·mi·tät *f radiol.* shepherd's crook deformity.
His: H.'-Bündel *nt anat.* His' bundle, atrioventricular bundle, av-bundle.
H.-Bündelableitung *f physiol.* His bundle electrocardiography.
H.-Bündelelektrogramm *nt abbr.* **HBE** *physiol.* His bundle electrogram.
H.'-Raum *m histol.* His' space, His' perivascular space.
Hist·amin *nt abbr.* **H** *biochem.* histamine.
Hist·amin·ämie *f* histaminemia.
Hist·amin·blocker [k·k] *m pharm.* histamine receptor-blocking agent, histamine blocker.
hist·amin·erg *adj biochem.* histaminergic.
Hist·amin·flush *m patho.* histamine flush.
Hist·amin·ke·phal·gie *f* → *Histaminkopfschmerz.*
Hist·amin·kopf·schmerz *m neuro.* histamine headache, histamine cephalalgia, migrainous neuralgia, Horton's headache, Horton's disease, cluster headache.
Histamin-Releasing-Faktor *m endo.* histamine releasing factor.
Hist·amin·re·zep·tor *m physiol.* histamin receptor, H receptor.
Histamin-1-Rezeptor H_1 receptor, histamine 1 receptor.
Histamin-2-Rezeptor H_2 receptor, histamine 2 receptor.
Hist·amin·re·zep·to·ren·ant·ago·nist *m* → *Histaminblocker.*
Hist·amin·re·zep·to·ren·blocker [k·k] *m* → *Histaminblocker.*
Hist·amin·schock *m patho.* histamine shock.
Hist·amin·test *m* augmented histamine test, histamine test.
Hist·amin·urie *f* histaminuria.
Hi·sti·din *nt abbr.* **H** *od.* **His** histidine.
Hi·sti·din·ämie *f patho.* histidinemia.
Hi·sti·din·be·la·stungs·test *m endo.* histidine loading test.
Hi·sti·din·urie *f patho.* histidinuria.
Hi·stio·blast *m* histioblast, histoblast.
Hi·stio·ge·ne·se *f* histogenesis, histogeny.
Hi·stio·ma *nt patho.* histoma, histioma.
Hi·stio·zyt *m* histiocyte, histocyte, tissue macrophage, resting wandering cell. **see·blauer H.** sea-blue histiocyte.
hi·stio·zy·tär *adj* histiocytic.
Hi·stio·zy·tom *nt patho.* histiocytoma, scleros-

ing hemangioma of Wolbach. **seeblaues H.** sea-blue histiocytoma.
Hi·stio·zy·to·ma·to·se *f patho.* histiocytomatosis.
Hi·stio·zy·to·se *f patho.* histiocytosis, histocytosis.
maligne H. histiocytic medullary reticulosis, familial hemophagocytic reticulosis, familial histiocytic reticulosis.
maligne generalisierte H. acute dissiminated histiocytosis X, acute histiocytosis of the newborn, non-lipid histiocytosis, Letterer--Siwe disease, L-S disease.
seeblaue H. sea-blue histiocyte syndrome, syndrome of sea-blue histiocyte.
Histiozytose X histiocytosis X.
Hi·sto·dia·gno·se *f* histodiagnosis.
Hi·sto·fluo·res·zenz *f histol.* histofluorescence.
hi·sto·gen *adj* histogenous, histiogenic.
hi·sto·ge·ne·se *f embryo.* histogeny, histogenesis.
hi·sto·in·kom·pa·ti·bel *adj immun.* histoincompatible.
Hi·sto·in·kom·pa·ti·bi·li·tät *f immun.* histoincompatibility.
Hi·sto·in·kom·pa·ti·bi·li·täts·gen *nt immun.* histoincompatibility gene.
hi·sto·kom·pa·ti·bel *adj immun.* histocompatible.
Hi·sto·kom·pa·ti·bi·li·tät *f immun.* histocompatibility.
Hi·sto·kom·pa·ti·bi·li·täts·an·ti·ge·ne *pl immun.* human leukocyte antigens, histocompatibility antigens, transplantation antigens.
major H. major histocompatibility complex *sing*, major histocompatibility antigens, MHC antigens.
minor H. minor histocompatibility complex *sing*, minor histocompatibility antigens.
Hi·sto·kom·pa·ti·bi·li·täts·gen *nt immun.* histocompatibility locus, HLA gene, histocompatibility gene.
Hi·sto·kom·pa·ti·bi·li·täts·kom·plex *m immun.* histocompatibility complex.
major H. *abbr.* **MHC** major histocompatibility complex, major histocompatibility antigens *pl*, MHC antigens *pl*.
minor H. minor histocompatibility complex, minor histocompatibility antigens *pl*.
Hi·sto·lo·gie *f* histology, microanatomy, microscopic anatomy.
hi·sto·lo·gisch *adj* histological, histologic.
Hi·sto·ly·se *f patho.* histolysis.
hi·sto·ly·tisch *adj patho.* histolytic.
Hi·stom *nt patho.* histoma, histioma.
Hi·sto·pa·tho·ge·ne·se *f* histopathogenesis.
Hi·sto·pa·tho·lo·gie *f* histopathology, pathological histology.
hi·sto·pa·tho·lo·gisch *adj* histopathologic.
Hi·sto·phy·sio·lo·gie *f* histophysiology.

Hi·sto·plas·min *nt derm.* histoplasmin.
Histoplasmin-Hauttest *m derm.* histoplasmin test, histoplasmin skin test.
Histoplasmin-Test *m → Histoplasmin-Haut-test.*
Hi·sto·ra·dio·gra·phie *f histol.* historadiography.
Hi·stor·rhe·xis *f patho.* historrhexis.
Hi·sto·the·ra·pie *f* histotherapy.
hi·sto·to·xisch *adj patho.* histotoxic.
Hi·strio·nis·mus *m physiol., psychia.* histrionism.
Hit·ze *f* **1.** (*a. phys.*) heat. **2.** (*Fieber*) febrile heat.
   feuchte H. steam heat.
   fliegende H. *gyn.* hot flushes *pl.*
   trockene H. dry heat.
Hit·ze·adap·ta·ti·on *f physiol.* heat adaptation.
Hit·ze·be·la·stung *f physiol.* heat stress.
hit·ze·be·stän·dig *adj* heatproof, heat-resistant, heat-resisting, heat-stable.
Hit·ze·be·stän·dig·keit *f* heat resistance, resistance to heat.
Hit·ze·blat·tern *pl → Hitzepickel.*
hit·ze·emp·find·lich *adj* heat-sensitive.
Hit·ze·er·schöp·fung *f → Hitzekollaps.*
Hit·ze·kol·laps *m patho.* heat exhaustion, heat collapse, heat syncope.
Hit·ze·krampf *m patho.* heat cramp, Edsall's disease.
Hit·ze·pickel [k·k] *pl derm.* heat spots, miliaria, heat rash *sing*, summer rash *sing.*
Hit·ze·schock *m patho.* heat shock.
Hit·ze·ste·ri·li·sa·ti·on *f* heat sterilization.
Hit·ze·te·ta·nie *f → Hitzekrampf.*
Hit·ze·wal·lun·gen *pl gyn.* hot flushes.
Hitzig: H.-Zone *f neuro.* Hitzig's girdle, analgesic cuirasse, tabetic cuirass.
Hitz·schlag *m patho.* heat apoplexy, heat stroke, heat hyperpyrexia, thermoplegia.
HIV-Infektion *f epidem.* HIV infection.
H-Kette *f* H chain, heavy chain, minor chain.
γ-H-Kettenkrankheit *f immun.* gamma chain disease.
H-Krankheit *f immun.* heavy-chain disease, Franklin's disease.
HLA-Antigene *pl immun.* human leukocyte antigens, transplantation antigens, major histocompatibility antigens, MHC antigens.
HLA-Gen *nt* histocompatibility locus, HLA gene, histocompatibility gene.
HLA-identisch *adj immun.* HLA-identical.
HLA-System *nt immun.* HLA system.
HLA-Typing *nt immun.* tissue typing, HLA typing.
Ho·bel·span·ver·band *m ortho.* spiral bandage.
hoch *adj* high; (*Stirn*) high; (*Stimme, Ton*) high-pitched. (*Alter*) advanced, old; (*Blutdruck, Temperatur*) high.

Hoch·druck *m → Hochdruckkrankheit.*
Hoch·druck·krank·heit *f card.* high-blood pressure, hypertension, arterial hypertension, vascular hypertension.
Hoch·druck·sy·stem *nt physiol.* high-pressure system.
Hoch·ener·gie·strah·len·the·ra·pie *f* megavoltage therapy.
hoch·fre·quent *adj phys.* high-frequency, altofrequent.
Hoch·fre·quenz *f* high frequency.
Hoch·fre·quenz·dia·ther·mie *f clin.* short-wave diathermy.
Hoch·fre·quenz·wär·me·the·ra·pie *f clin.* short-wave diathermy.
hoch·mo·le·ku·lar *adj* high-molecular, high-molecular-weight.
hoch·schwan·ger *adj gyn.* quick, well advanced in pregnancy.
Hoch·stim·mung *f* elation; *psychia.* euphoria, euphory.
Höchst·lei·stung *f* **1.** *physiol.* maximum performance. **2.** (*Herz*) maximum output.
Höchst·lei·stungs·fä·hig·keit *f physiol.* maximal performance capacity.
Hoch·volt·the·ra·pie *f radiol.* supervoltage radiotherapy.
Hocke [k·k] *f* squat, crouch. **in die H. gehen** squat, crouch.
hocken [k·k] *vi* squat, crouch.
Höcker [k·k] *m ortho.* hump, hunch; *anat.* knob, tuber, tubercle, eminence, boss, bump, protuberance; *derm.* ecphyma.
Höcker·na·se [k·k] *f HNO* hump nose.
Hock·stel·lung *f* squat/crouch position; *card., ped.* squatting.
Ho·den *m anat.* orchis, testis, testicle, testiculus, didymus.
Ho·den·ade·nom *nt urol.* adenoma of testis, testicular adenoma.
Ho·den·ar·te·rie *f anat.* testicular artery, internal spermatic artery.
Ho·den·atro·phie *f urol.* testicular atrophy, orchiatrophy.
Ho·den·bruch *m urol.* scrotal hernia, oscheocele, orchiocele, scrotocele.
Ho·den·des·zen·sus *m embryo.* descent of testicle, descent of testis, orchiocatabasis.
Ho·den·ent·fer·nung *f urol.* orchiectomy, orchectomy, orchidectomy, testectomy.
Ho·den·ent·zün·dung *f urol.* orchitis, orchiditis, testitis, didymitis.
Ho·den·er·kran·kung *f urol.* testopathy, orchiopathy, orchidopathy.
Ho·den·fi·xie·rung *f urol.* cryptorchidopexy, orchiopexy, orchidopexy.
Ho·den·ge·schwulst *f urol.* testicular tumor, tumor of testis, testiculoma.
Ho·den·in·suf·fi·zi·enz *f urol.* testicular insufficiency. inadequate testicular function.

Ho·den·in·vo·lu·ti·on *f urol.* testicular involution.

Ho·den·ka·näl·chen *pl anat.* seminiferous tubules.

Ho·den·kar·zi·nom *nt urol.* testicular cancer, testicular carcinoma.

Ho·den·krebs *m* → *Hodenkarzinom.*

Ho·den·läpp·chen *pl anat.* testicular lobules, lobules of testis.

ho·den·los *adj urol.* anorchidic.

Ho·den·neur·al·gie *f urol.* orchidalgia, orchiodynia, orchioneuralgia, testalgia, didymalgia, didymodynia.

Ho·den·par·en·chym *nt histol.* parenchyma of testis.

Ho·den·pla·stik *f urol.* orchioplasty, orchidoplasty.

Ho·den·pol *m anat.* extremity of testis, pole of testis.

Ho·den·re·flex *m physiol.* cremasteric reflex.

Ho·den·re·ten·ti·on *f urol.* retained testicle, undescended testis, cryptorchidism, cryptorchidy, cryptorchism.

Ho·den·sack *m anat.* scrotum, testicular bag, marsupium, marsupial pouch.

Ho·den·sack·ent·zün·dung *f urol.* scrotitis.

Ho·den·sack·ex·zi·si·on *f urol.* scrotectomy.

Ho·den·schmerz *m* → *Hodenneuralgie.*

Ho·den·schwel·lung *f urol.* orchioncus, orchidoncus.

Ho·den·sen·kung *f urol.* orchidoptosis.

Ho·den·sep·ten *pl histol.* septa of testis, testicular septa.

Ho·den·skle·ro·sie·rung *f urol.* orchioscirrhus.

Ho·den·tor·si·on *f urol.* testicular torsion.

Ho·den·tu·ber·ku·lo·se *f urol.* tuberculosis of the testes, tuberculocele.

Ho·den·tu·mor *m urol.* testicular tumor, testiculoma, orchiocele, orchidoncus, orchioncus.

Ho·den·ve·ne *f anat.* testicular vein, spermatic vein.

Ho·den·ver·här·tung *f urol.* orchioscirrhus.

Ho·den·ver·schmel·zung *f embryo.* synorchism, synorchidism.

Ho·den·zy·ste *f urol.* cyst of the testis, Malassez's disease.

Hodge: H.-**Ebenen** *pl gyn.* Hodge's planes.

Hodgen: H.-**Schiene** *f ortho.* Hodgen splint.

Hodgkin: H.-**Lymphom** *nt hema.* Hodgkin's lymphoma, Hodgkin's disease, malignant lymphoma, Reed-Hodgkin disease, Sternberg's disease, lymphogranulomatosis.

H.-**Paragranulom** *nt hema.* paragranuloma.

H.-**Sarkom** *nt patho.* Hodgkin's sarcoma.

Hodgkin-Key: H.-K.-**Geräusch** *nt card.* Hodgkin-Key murmur.

Hodgkin-Paltauf-Steinberg: H.-P.-S.-**Krankheit** *f* → *Hodgkin-Lymphom.*

Hof *m phys.* halo; *anat.* areola, halo.

Hoffa: H.'-**Erkrankung** *f ortho.* Hoffa's disease.

Hoffmann: H.-**Phänomen** *nt neuro.* Hoffmann's phenomenon.

H.-**Reflex** *m physiol.* H-reflex.

H.'-**Trigeminuszeichen** *nt neuro.* Hoffmann's sign.

Hoffmann-Habermann: H.-H.-**Pigmentanomalie** *f derm.* tar melanosis.

Hofmeister: H.-**Operation** *f chir.* Hofmeister's operation, Hofmeister's modification.

H.-**Reihen** *pl lab.* Hofmeister's tests, Hofmeister's series, lyotropic series.

Hö·hen·ak·kli·ma·ti·sa·ti·on *f* acclimation to high altitude.

Hö·hen·angst *f psychia.* bathophobia, acrophobia.

Hö·hen·an·pas·sung *f* acclimation to high altitude.

Hö·hen·kam·mer *f* high-altitude chamber.

Hö·hen·kli·ma *nt* high-altitude climate.

Hö·hen·krank·heit *f patho.* high-altitude sickness, high-altitude illness, altitude sickness, mountain sickness.

akute H. aviator's disease, acute mountain sickness.

chronische H. Monge's disease, Andes' disease, chronic mountain sickness, altitude erythremia, chronic stroke.

Hö·hen·rausch *m patho.* high-altitude intoxication.

Hö·hen·schie·len *nt ophthal.* vertical strabismus, hypertropia, anisophoria. **latentes H.** anophoria, hyperphoria.

Hö·hen·schwin·del *m* height vertigo.

Hö·he·punkt *m* 1. *fig.* height, peak, climax, acme; (*Fieber, Krankheitsverlauf*) fastigium. **den H. erreichen a)** reach a climax, culminate (*in* in). **b)** come to a crisis, reach a critical point. **den H. überschreiten** pass the peak. 2. (*Orgasmus*) climax, orgasm.

hohl·äu·gig *adj* hollow-eyed.

Höh·le *f anat.* cave, cavity, cavern; (*Hohlraum*) bulla, antrum; (*Aushöhlung*) hollow, socket, pit, excavation.

Hohl·fuß *m ortho.* talipes cavus, pes cavus, cavus.

Hohl·hand·bo·gen *m anat.* palmar arch.

Hohl·hand·rin·ne *f anat.* carpal sulcus.

Hohl·hand·sei·te *f anat.* palmar side.

Hohl·knie *nt ortho.* genu recurvatum.

Hohl·kreuz *nt ortho.* swayback, hollow back.

Hohl·na·gel *m derm.* spoon nail, koilonychia, celonychia.

Hohl·or·gan *nt anat.* hollow viscus.

Hohl·raum *m anat.* hollow, antrum, cavity; *patho.* cavern, cavity, cavum.

Hohl·raum·bil·dung *f patho.* cavitation.

Hohl·rücken [k·k] *m ortho.* swayback, hollow back.

Hohl·ve·ne *f anat.* vena cava.

obere H. precava, superior vena cava.

untere **H.** postcava, inferior vena cava.
hohl·wan·gig *adj* hollow-cheeked.
Hohl·war·ze *f gyn.* inverted nipple, retracted nipple.
Hohmann: H.-Keilosteotomie *f ortho.* Hohmann's operation, Hohmann's osteotomy.
H.-Knochenhebel *m ortho.* Hohmann's retractor.
hol·an·drisch *adj genet.* holandric.
Hol·ar·thri·tis *f ortho.* holarthritis, hamarthritis.
Ho·lis·mus *m psycho., psychia.* holism.
ho·li·stisch *adj psycho., psychia.* holistic.
Hollander: H.-Hypoglykämietest *m endo.* Hollander's test, insulin hypoglycemia test.
Holmes: H.-Phänomen *nt neuro.* Holmes's sign, Stewart-Holmes sign, rebound phenomenon.
zerebelloiloväre Atrophie *f* **Typ H.** *neuro.* Holmes's degeneration, primary progressive cerebellar degeneration.
Holmes-Stewart: H.-S.-Phänomen *nt* → *Holmes-Phänomen.*
Holmgren: H.-Test *m ophthal.* Holmgren method, Holmgren test.
Ho·lo·akar·di·us *m embryo.* holoacardius.
Ho·lo·akra·nie *f embryo.* holoacrania.
Ho·lo·an·en·ze·pha·lie *f embryo.* holoanencephaly.
Ho·lo·an·ti·gen *nt immun.* complete antigen, holoantigen.
ho·lo·dia·sto·lisch *adj card.* holodiastolic.
ho·lo·en·de·misch *adj epidem.* holoendemic.
Ho·lo·ga·stro·schi·sis *f embryo.* hologastroschisis.
Ho·lo·gramm *nt radiol.* hologram.
Ho·lo·gra·phie *f radiol.* holography.
ho·lo·gyn *adj genet.* hologynic.
ho·lo·krin *adj histol.* holocrine.
Ho·lo·pros·en·ze·pha·lie *f embryo.* holoprosencephaly.
Ho·lo·rha·chi·schi·sis *f embryo.* holorachischisis.
ho·lo·sy·sto·lisch *adj card.* holosystolic, pansystolic.
Holthouse: H.-Hernie *f chir.* Holthouse's hernia.
Holt-Oram: H.-O.-Syndrom *nt patho.* Holt-Oram syndrome, heart-hand syndrome, atriodigital dysplasia.
Holzknecht: H.'-Massenbewegung *f physiol.* Holzknecht's movement, peristaltic rush, mass movement.
H.-Raum *m anat.* Holzknecht's space, prevertebral space, retrocardiac space.
Holz·schuh·form *f card.* (*Herz*) wooden-shoe heart, sabot heart, coeur en sabot.
Homans: H.-Zeichen *nt chir.* Homans' sign.
Hom·atro·pin *nt pharm.* homatropine; mandelytropine, tropine mandelate.

ho·mo·chron *adj genet.* homochronous.
Ho·mo·cy·stin *nt biochem.* homocystine.
Ho·mo·cy·stin·ämie *f patho.* homocystinemia.
Ho·mo·cy·stin·urie *f patho.* homocystinuria.
ho·mo·drom *adj physiol.* homodromous.
Ho·mo·ero·tik *f* homoeroticism, homoerotism.
ho·mo·ero·tisch *adj* homoerotic.
ho·mo·gam *adj genet.* homogamous.
Ho·mo·ga·met *m genet.* homogamete.
Ho·mo·ga·mie *f* 1. *genet.* homogamy. 2. *socio.* homogamy.
ho·mo·gen *adj* homogeneous; homogenous, undifferentiated, indiscrete.
Ho·mo·ge·ne·tisch *adj* homogenetic, homogenetical.
Ho·mo·ge·ni·tät *f* homogeneity, homogeneousness, homogenicity.
Ho·mo·ge·ni·täts·grad *m radiol.* homogeneity coefficient.
Ho·mo·gen·ti·sin·säu·re *f biochem.* homogentisic acid, alcapton, alkapton.
Ho·mo·gen·ti·sin·säu·re·oxi·ge·na·se·man·gel *m patho.* homogentisic acid oxidase deficiency.
Ho·mo·gen·ti·sin·urie *f patho.* homogentisuria, alkaptonuria.
Ho·moio·pla·stik *f chir.* homoplasty.
Ho·moio·sta·se *f physiol.* homeostasis, homoiostasis.
Ho·mo·kar·no·sin *nt biochem.* homocarnosine.
Ho·mo·kar·no·si·no·se *f patho.* homocarnosinosis.
Ho·mo·ke·ra·to·pla·stik *f ophthal.* homokeratoplasty.
ho·mo·kla·disch *adj anat.* homocladic.
ho·mo·la·te·ral *adj* homolateral, ipsilateral.
ho·mo·log *adj* 1. homologous. 2. *immun.* homogenous, homologous, homological; isologous, allogeneic, allogenic.
Ho·mo·lo·gie *f immun.* homology.
Ho·mo·ly·se *f immun.* homolysis.
Ho·mo·ly·sin *nt immun.* homolysin.
ho·möo·pa·thie *f* homeopathy, hahnemannism.
ho·möo·pa·thisch *adj* homeopathic, homeotherapeutic.
Ho·möo·pla·stik *f chir.* homoplasty.
ho·möo·pla·stisch *adj* homeoplastic.
Ho·möo·sta·se *f physiol.* homeostasis, homoiostasis.
ho·möo·sta·tisch *adj physiol.* homeostatic.
ho·möo·the·ra·peu·tisch *adj* homeotherapeutic.
Ho·möo·the·ra·pie *f* homeotherapy.
ho·mo·phil *adj* homosexual, homophile.
Ho·mo·phi·lie *f* homosexuality.
Ho·mo·pla·stik *f chir.* homoplasty.
ho·mo·pla·stisch *adj* 1. *immun.* homogenous, homoplastic. 2. *chir.* homoplastic.
Ho·mo·se·xua·li·tät *f* homosexuality, inver-

sion. **weibliche H.** female homosexuality, sapphism, lesbianism.

ho·mo·se·xu·ell *adj* homosexual, inverted, homophile, homoerotic, gay.

Ho·mo·se·xu·el·le *m/f* homosexual, invert, homophile, gay.

Ho·mo·trans·plan·tat *nt chir.* homograft, homologous transplant, homoplastic graft, homotransplant, allograft.

Ho·mo·trans·plan·ta·ti·on *f chir.* homotransplantation, allograft, allotransplantation, homologous transplantation.

Ho·mo·zy·got *m genet.* homozygote.

ho·mo·zy·got *adj genet.* homozygous, homogenic, homozygotic.

Ho·mo·zy·go·te *f genet.* homozygote.

Ho·mo·zy·go·tie *f genet.* homozygosis, homozygosity.

Ho·mo·zy·stin *nt biochem.* homocystine.

Ho·mo·zy·stin·ämie *f patho.* homocystinemia.

Ho·mo·zy·stin·urie *f patho.* homocystinuria.

Hong·kong·grip·pe *f epidem.* Hong Kong influenza.

Ho·nig·wa·ben·struk·tur *f histol., radiol.* honeycomb appearance, honeycomb configuration.

Hoover: H.-Zeichen *nt* 1. Hoover's sign. 2. Grasset-Gaussel phenomenon, Grasset--Gaussel-Hoover sign, complementary opposition sign.

Hoppe-Goldflam: H.-G.-Syndrom *nt neuro.* Erb's syndrome, Erb-Goldflam disease, Goldflam's disease, Hoppe-Goldflam disease, myasthenia gravis.

Hör·ap·pa·rat *m HNO* hearing aid, deaf aid.

Hör·bahn *f physiol.* auditory pathway.

hör·bar *adj* hearable, audible *(für to)*.

Hör·bar·keit *f* audibility, audibleness.

Hör·bar·keits·schwel·le *f HNO* threshold of audibility, auditory threshold.

Hör·be·reich *m HNO* hearing range.

Hör·de·fekt *m HNO* auditory defect.

Hor·deo·lum *nt ophthal.* hordeolum, sty. **H. internum** internal hordeolum, meibomian stye, acute chalazion.

Hör·dy·na·mik *f HNO* hearing range.

hö·ren *vt, vi* hear.

Hör·er·mü·dung *f HNO* auditory fatique, acoustic fatigue.

Hör·fä·hig·keit *f HNO* ability to hear.

Hör·feld *nt physiol.* auditory field, acoustic field.

Hör·ge·rät *nt HNO* hearing aid, deaf aid.

hör·ge·schä·digt *adj HNO* hard of hearing, unable to hear, deaf.

Hör·hil·fe *f HNO* hearing aid, deaf aid.

Ho·ri·zo·kar·die *f card.* horizontal heart, horizocardia.

Ho·ri·zon·tal·la·ge *f → Horizokardie.*

Hor·mo·gen *nt biochem.* hormonogen, hor-

mone preprotein.

Hor·mon *nt endo.* hormone.

adreno-corticotropes H. *abbr.* ACTH adrenocorticotropic hormone, corticotropin, adrenocorticotropin.

androgenes H. androgenic hormone.

antidiuretisches H. *abbr.* ADH antidiuretic hormone, vasopressin.

corticotropes H. → *adreno-corticotropes H.*

follikelstimulierendes H. *abbr.* FSH follitropin, follicle stimulating hormone.

gestagenes H. gestagenic hormone, gestagen.

glandotropes H. glandotropic hormone.

gonadotropes H. gonadotropic hormone, gonadotropin, gonadotrophin.

hypophysiotropes H. hypophysiotropic hormone.

laktogenes H. lactogen, lactation hormone, lactogenic factor, galactopoietic hormone, prolactin.

lipolytisches H. lipolytic hormone, adipokinetic hormone, fat-mobilizing hormone.

luteinisierendes H. *abbr.* LH luteinizing hormone, interstitial cell stimulating hormone.

melanotropes H. → *melanozytenstimulierendes H.*

melanozytenstimulierendes H. *abbr.* MSH melanocyte stimulating hormone, melanophore stimulating hormone.

somatotropes H. *abbr.* STH growth hormone, human growth hormone, somatotropic hormone, somatotropin.

thyreotropes H. *abbr.* TSH thyrotropin, thyroid-stimulating hormone.

Hor·mon·ab·bau *m biochem.* hormone breakdown.

Hor·mon·ab·ga·be *f* hormone release.

hor·mon·ab·hän·gig *adj* hormone-dependent, hormonally-dependent.

Hor·mo·na·go·gum *nt pharm.* hormonagogue.

hor·mon·ähn·lich *adj* hormone-like.

hor·mo·nal *adj* → *hormonell.*

Hor·mon·ant·ago·nist *m pharm.* antihormone, hormone blocker.

Hor·mon·aus·schüt·tung *f* hormone release.

Hor·mon·bil·dung *f* hormonogenesis, hormonopoiesis.

Hor·mon·blocker [k·k] *m pharm.* antihormone, hormone blocker.

hor·mo·nell *adj* hormonal, hormonic.

Hor·mon·ent·zugs·blu·tung *f gyn.* hormone--withdrawal bleeding.

Hor·mon·er·satz·the·ra·pie *f clin.* hormone replacement therapy.

Hormon·man·gel *m* lack of hormone(s).

Hor·mo·no·gen *nt biochem.* hormonogen, hormone preprotein.

hor·mo·no·gen *adj* hormonogenic, hormonopoietic.

Hor·mo·no·ge·ne·se *f* hormonogenesis, hor-

monopoiesis.
Hor·mon·re·zep·tor *m* hormone receptor.
hor·mon·sen·si·tiv *adj* hormone-sensitive.
Hor·mon·syn·the·se *f biochem.* hormonogenesis, hormonopoiesis.
Hor·mon·the·ra·pie *f clin., pharm.* hormonal therapy, hormone therapy, hormonotherapy, endocrinotherapy.
Horn: H.-Zeichen *nt chir.* Horn's sign, ten Horn's sign.
Horn *nt* 1. *anat.* horn, cornu. 2. *histol., derm.* horn, keratin.
Horn·bil·dung *f histol.* keratogenesis; keratinization, cornification, hornification.
Horn·bil·dungs·schicht *f anat., derm.* keratinizing layer of epidermis.
Horner: H.-Symptomenkomplex *m endo.* Horner's ptosis, Bernard-Horner syndrome, Bernard's syndrome.
H.-Syndrom *nt → H.-Symptomenkomplex.*
Hör·nerv *m anat.* cochlear nerve.
Horn·haut *f anat.* 1. *(Auge)* cornea, keratoderma of eye. 2. horny skin, horny layer (of epidermis).
Horn·haut·astig·ma·tis·mus *m ophthal.* corneal astigmatism.
Horn·haut·durch·tren·nung *f ophthal.* keratotomy.
Horn·haut·dys·tro·phie *f ophthal.* corneal dystrophy.
Horn·haut·ent·fer·nung *f ophthal.* keratectomy, kerectomy.
Horn·haut·ent·zün·dung *f ophthal.* keratitis, keratoiditis, corneitis.
Horn·haut·epi·thel *nt anat.* corneal epithelium, epithelium of cornea.
Horn·haut·er·kran·kung *f ophthal.* keratopathy.
Horn·haut·er·wei·chung *f ophthal.* keratomalacia, Brazilian ophthalmia.
Horn·haut·ex·zi·si·on *f ophthal.* keratectomy, kerectomy.
Horn·haut·fleck *m ophthal.* corneal macula, corneal spot. **weißer H.** leukoma, albugo.
Horn·haut·ge·schwür *nt ophthal.* corneal ulcer, helcoma.
Horn·haut·hy·per·tro·phie *f ophthal.* hyperkeratosis.
Horn·haut·ke·gel *m ophthal.* keratoconus, conical cornea.
Horn·haut·kör·per·chen *pl ophthal.* Virchow's corpuscles, Toynbee's corpuscles.
Horn·haut·mes·ser *nt ophthal.* keratotome, keratome.
Horn·haut·my·ko·se *f ophthal.* keratomycosis.
Horn·haut·pla·stik *f ophthal.* keratoplasty. **heterologe H.** heterokeratoplasty. **homologe H.** homokeratoplasty.
Horn·haut·re·flex *m ophthal.* corneal reflex.
Horn·haut·riß *m ophthal.* keratorrhexis, keratorhexis.

Horn·haut·schei·tel *m anat.* corneal vertex.
Horn·haut·schmerz *m ophthal.* keratalgia.
Horn·haut·schnitt *m ophthal.* keratotomy.
Horn·haut·sta·phy·lom *nt ophthal.* corneal staphyloma, anterior staphyloma, conophthalmus, keratectasia, keratoectasia, corneal ectasia, ceratectomy.
Horn·haut·stich *m ophthal.* keratonyxis.
Horn·haut·trans·plan·ta·ti·on *f ophthal.* keratoplasty.
Horn·haut·trü·bung *f ophthal.* nebula, nubecula.
Horn·haut·ul·kus *nt ophthal.* corneal ulcer, helcoma.
Horn·haut·ver·bren·nung *f ophthal.* corneal burn.
Horn·haut·vor·wöl·bung *f → Hornhautstaphylom.*
Horn·per·len *pl patho.* onion bodies, pearly bodies.
Horn·schicht *f anat., derm.* horny layer of epidermis.
Horn·schup·pe *f (Haut)* horny scale, scale.
Horn·schwie·le *f derm.* poroma, keratoma, callus, callosity.
Hor·op·ter *m ophthal.* horopter.
Hor·op·ter·kreis *m ophthal.* horopter circle.
Hör·or·gan *nt physiol.* organ of hearing.
Hör·prü·fung *f HNO* hearing test.
Hör·rin·de *f physiol.* auditory cortex, acoustic cortex.
Hor·ror fusionis *ophthal.* macular evasion.
Hör·schär·fe *f HNO* acuteness of hearing.
Hör·schwä·che *f HNO* hearing impairment, impaired hearing, acoustic hypoesthesia, auditory hypoesthesia, hypoacusis, hypacusis, hypacusia.
Hör·schwel·le *f physiol.* hearing threshold, auditory threshold.
Hör·sinn *m physiol.* sense of hearing, audition.
Hör·stö·rung *f HNO* auditory defect, hearing difficulty, hearing disorder.
Hör·strah·lung *f anat.* acoustic radiation, thalamotemporal radiation.
Hör·stumm·heit *f HNO* audimutism. **motorische H.** delayed development of speech, absent development of speech.
Hör·sturz *m HNO* apoplectiform deafness, sudden deafness.
Hortega: H.-Glia *f histol.* Hortega glia, mesoglia, microglia.
Horton: H.-Neuralgie *f neuro.* Horton's headache, Horton's syndrome, erythroprosopalgia, histamine headache, migrainous neuralgia, cluster headache.
H.'-Riesenzellarteriitis *f patho.* Horton's arteritis, Horton's disease, temporal arteritis, giant-cell arteritis, granulomatous arteritis, cranial arteritis.

Horton-Magath-Brown: H.-M.-B.-Syndrom *nt* → *Horton'-Riesenzellarteriitis*.
Hör·trai·ning *nt HNO* hearing training.
Hör·ver·lust *m HNO* hearing loss, hearing difficulty, deafness.
H. für hohe Frequenzen high-frequency hearing loss.
H. für Sprache hearing loss for speech.
H. für Sprachverständnis hearing loss for speech comprehension.
Hör·wei·te *f HNO* hearing distance.
Hör·zen·trum *nt physiol.* hearing center, auditory center, acoustic center.
Ho·se *f* trousers *pl*, pair of trousers, pants *pl.*
Ho·sen·bein *nt* trouser-leg, leg.
Hos·pi·tal *nt* hospital, infirmary.
hos·pi·ta·li·sie·ren *vt* place in a hospital, refer/send to a hospital, hospitalize.
Hos·pi·ta·li·sie·rung *f* hospitalization.
Hos·pi·ta·lis·mus *m* **1.** *psycho., psychia.* hospitalism. **2.** *patho.* hospitalism.
Host-versus-Graft-Reaktion *f abbr.* **HvG** *od.* **HvGR** *immun.* host-versus-graft reaction, HVG reaction.
Hounsfield: H.-Einheit *f radiol.* Hounsfield unit.
Houssay: H.-Syndrom *nt endo.* Houssay syndrome.
Howel-Evans: H.-E.-Syndrom *nt patho.* Howel-Evans' syndrome.
Howell: H.-Test *m urol.* Howell's test.
Howship-Romberg: H.-R.-Zeichen *nt patho.* Howship-Romberg sign, Howship's symptom, Romberg-Howship symptom, Romberg symptom.
Howship-von Romberg: H.-v. R.-Zeichen *nt* → *Howship-Romberg-Zeichen*.
Hoyer-Grosser: H.-G.-Organ *nt histol.* glomiform body, glomus body, glomus.
H-Rezeptor *m physiol.* histamin receptor, H receptor.
HR-Intervall *nt card.* H-R conduction time.
H-Streifen *m anat.* Hensen's line, Hensen's disk, H band, H disk, H zone.
Hübener-Thomsen-Friedenreich: H.-T.-F.--Phänomen *nt immun.* Hübener-Thomsen--Friedenreich phenomenon, Thomsen phenomenon.
Huchard: H.'-Krankheit *f* Huchard's disease, continued arterial hypertension.
H.-Syndrom *nt* Huchard's symptom.
Hueck: H.-Band *nt anat.* Hueck's ligament, trabecular reticulum, pectinal ligament of iris.
Hueter: H.-Linie *f ortho.* Hueter's line.
H.-Methode *f ortho.* Hueter's maneuver.
H.-Zeichen *nt ortho.* Hueter's sign.
Huf·ei·sen·ab·szeß *m* horseshoe abscess.
Huf·ei·sen·fi·stel *f patho.* horseshoe fistula.
Huf·ei·sen·nie·re *f* horseshoe kidney.

Huf·ei·sen·pla·zen·ta *f* horseshoe placenta.
Hüft·ar·te·rie *f anat.* iliac artery.
Hüft·ar·thro·pla·stik *f ortho.* hip arthroplasty.
Hüft·dys·pla·sie *f ortho.* dysplasia of the hip.
Hüf·te *f* **1.** *anat.* hip, coxa. **2.** → *Hüftgelenk.*
künstliche H. *ortho.* hip prosthesis, hip arthroplasty, hip replacement.
schnappende/schnellende H. *ortho.* snapping hip, Perrin-Ferraton disease.
Hüft·ge·lenk *nt anat.* hip, hip joint, femoral joint, coxofemoral joint, thigh joint. **künstliches H.** → künstliche *Hüfte.*
Hüft·ge·lenk·ent·zün·dung *f ortho.* coxitis, coxalgia, coxarthria, coxarthritis.
Hüft·ge·lenk·er·kran·kung *f ortho.* hip-joint disease, coxarthropathy.
Hüft·ge·lenk·lu·xa·ti·on *f ortho.* dislocation of (the) hip.
Hüft·ge·lenk·pla·stik *f ortho.* hip arthroplasty.
Hüft·ge·lenk·pro·the·se *f* → künstliche *Hüfte.*
Hüft·ge·lenk·schmerz *m ortho.* hip pain, coxalgia, coxodynia.
Hüft·ge·lenks·dis·lo·ka·ti·on *f ortho.* dislocation of (the) hip.
Hüft·ge·lenks·ent·zün·dung *f* → *Hüftgelenkentzündung*
Hüft·ge·lenks·er·kran·kung *f* → *Hüftgelenkerkrankung.*
Hüft·ge·lenks·lu·xa·ti·on *f ortho.* dislocation of (the) hip.
Hüft·ge·lenks·lu·xa·ti·ons·frak·tur *f ortho.* fracture dislocation of the hip. **zentrale H.** central dislocation of the hip.
Hüft·ge·lenks·pfan·ne *f anat.* socket of hip (joint), acetabulum, acetabular cavity, cotyloid cavity.
Hüft·ge·lenks·pla·stik *f ortho.* hip arthroplasty.
Hüft·hin·ken *nt ortho.* Duchenne gait, Trendelenburg's gait, Trendelenburg's limp.
Hüft·kno·chen *m* hip bone, coxal bone, pelvic bone.
Hüft·kopf·ar·te·rie *f* acetabular artery, acetabular branch of obturator artery.
Hüft·kopf·frak·tur *f ortho.* femoral head fracture.
Hüft·kopf·ka·lot·ten·frak·tur *f ortho.* femoral head fracture.
Hüft·kopf·ne·kro·se *f ortho.* necrosis of the femoral head. **idiopathische H. des Erwachsenen** idiopathic avascular necrosis of the femoral head, osteochondrosis dissecans of the femoral head, coronary disease of the hip, Chandler's disease.
Hüft·kopf·pro·the·se *f ortho.* femoral head prosthesis, hip hemiarthroplasty.
Hüft·kranz·ar·te·rie *f anat.* circumflex iliac artery, iliac circumflex artery.
Hüft·pfan·ne *f anat.* socket of hip (joint), acetabulum, acetabular cavity, cotyloid cavity.

Hüft·pfan·nen·bruch *m* → *Hüftpfannenfraktur.*
Hüft·pfan·nen·dys·pla·sie *f ortho.* acetabular dysplasia.
Hüft·pfan·nen·frak·tur *f ortho.* acetabular fracture, fractured acetabulum.
Hüft·re·gi·on *f anat.* hip, coxa.
Hüft·schlag·ader *f* → *Hüftarterie.*
Hüft·schmerz *m ortho.* hip pain, coxalgia, coxodynia.
Hüft·schrau·be *f*, **dynamische** *abbr.* **DHS** *ortho.* dynamic hip screw.
Hüft·to·tal·en·do·pro·the·se *f ortho.* total hip prosthesis, total hip replacement.
Huggins: H.-Operation *f urol.* Huggins' operation.
Huhner: H.-Test *m gyn.* Huhner test, Sims' test.
Hüh·ner·au·ge *nt derm.* clavus, corn. **Hühneraugen** *pl* helosis.
Hüh·ner·brust *f ortho.* chicken breast, keeled chest, pigeon chest, pigeon breast.
Huhner-Sims: H.-S.-Test *m gyn.* Huhner test, Sims' test.
Hül·le *f* **1.** cover, covering; (*Etui*) case; folder. **2.** *anat., histol.* (*Überzug*) membrane, coat, tunic; (*Scheide*) sheath, vagina, casing; (*Kapsel*) capsule; (*Umhüllung*) envelope, envelopment.
Hüll·zel·le *f histol.* covering cell, sheath cell, cover cell, encasing cell.
hu·man *adj* **1.** *anat.* human. **2.** (*menschlich*) human, humane.
Human-Diploid-Zell-Vakzine *f immun.* human diploid cell vaccine.
Hu·man·fi·bri·no·gen *nt hema.* human fibrinogen.
human immunodeficiency virus *nt abbr.* **HIV** *micro.* human immunodeficiency virus, AIDS virus, Aids-associated virus, AIDS--associated retrovirus, type III human T-cell leukemia/lymphoma/lymphotropic virus.
Hu·man·me·di·zin *f* human medicine.
Hu·man·pa·ra·sit *m* human parasite.
Hu·man·phy·sio·lo·gie *f* human physiology.
Hu·man·se·rum *nt hema.* human serum.
hu·me·ral *adj* humeral.
hu·me·ro·ra·di·al *adj* humeroradial, brachioradial.
Hu·me·ro·ra·di·al·ge·lenk *nt anat.* humeroradial articulation, humeroradial joint.
hu·me·ro·ska·pu·lar *adj* humeroscapular.
hu·me·ro·ul·nar *adj* humeroulnar, brachioulnar.
Hu·me·ro·ul·nar·ge·lenk *nt anat.* humeroulnar articulation, humeroulnar joint.
Hu·me·rus *m anat.* humerus. **H. varus** *ortho.* bent humerus.
Hu·me·rus·epi·kon·dy·le *f anat.* epicondyle of humerus, humeral epicondyle.
Hu·me·rus·frak·tur *f ortho.* fracture of the

humerus, fractured humerus.
H. durch das Collum anatomicum fracture of the anatomic neck of humerus.
perkondyläre H. percondylar fracture of the humerus.
proximale H. fracture of the proximal humerus.
subkapitale H. surgical neck fracture of humerus, subcapital fracture of humerus.
suprakondyläre H. supracondylar fracture of the humerus.
Hu·me·rus·hals *m anat.* neck of humerus.
anatomischer H. true neck of humerus, anatomical neck of humerus.
chirurgischer H. false neck of humerus, surgical neck of humerus.
Hu·me·rus·kon·dy·le *f anat.* condyle of humerus.
Hu·me·rus·kopf *m anat.* head of humerus.
Hu·me·rus·köpf·chen *nt anat.* capitellum, capitulum (of humerus).
Hu·me·rus·kopf·frak·tur *f ortho.* fracture of the anatomic neck of humerus.
Hu·me·rus·schaft *m anat.* shaft of humerus, body of (the) humerus, humeral shaft.
Hu·me·rus·schaft·frak·tur *f ortho.* humeral shaft fracture.
Hu·mor *m anat., physiol.* humor, fluid.
H. aquosus aqueous humor, intraocular fluid.
H. vitreus cristalline humor, vitreous humor.
hu·mo·ral *adj* humoral.
hum·peln *vi* hobble, limp, walk with a limp.
Hun·de·band·wurm *m* → *Echinococcus granulosus.*
Hun·ger *m* **1.** hunger. **H. haben** be hungry, feel hungry. **H. leiden** starve, go hungry. **2.** *fig.* hunger, craving, appetite (*nach* for).
Hun·ger·azi·do·se *f patho.* starvation acidosis.
Hun·ger·dia·be·tes *m patho.* starvation diabetes.
Hun·ger·ge·fühl *nt* hunger, sensation of hunger.
hun·gern *vi* **1.** go hungry, starve, be starving. **2.** (*auf Diät sein*) diet, fast. **3.** *fig.* hunger, crave, thirst (*nach* for).
Hun·ger·ödem *nt patho.* hunger edema, nutritional edema, famine edema.
Hun·ger·osteo·pa·thie *f ortho.* hunger osteopathy, alimentary osteopathy.
Hun·ger·osteo·po·ro·se *f ortho.* hunger osteoporosis.
Hun·ger·ty·phus *m epidem.* louse-borne typhus, classic typhus, epidemic typhus, exanthematous typhus, fleckfieber.
hung·rig *adj* (a. *fig.*) hungry (*nach* for); (*stärker*) starved, famished.
Hunner: H.-Striktur *f urol.* Hunner's stricture. **H.-Ulkus** *nt urol.* Hunner's ulcer, Fenwick--Hunner ulcer, submucous ulcer, elusive ulcer.

hybridisieren

Hunner-Fenwick: H.-F.-Ulkus *nt → Hunner-Ulkus.*
Hunt: H.-Atrophie *f neuro.* Hunt's atrophy.
progressive Pallidumatrophie *f* **H.** *→ H.-Syndrom* 2.
H.-Syndrom *nt* **1.** Hunt's syndrome, Hunt's neuralgia, Ramsey Hunt syndrome, herpes zoster auricularis, herpes zoster oticus, otic neuralgia, geniculate neuralgia. **2.** *neuro.* juvenile paralysis agitans of Hunt, Ramsey Hunt paralysis, Hunt's syndrome, pallidal atrophy.
Hunter: H.'-Glossitis *f HNO* Hunter's glossitis, atrophic glossitis.
H.-Schanker *m epidem.* true chancre, hard ulcer, syphilitic ulcer, hard chancre, hard sore, chancre.
H.-Syndrom *nt patho.* Hunter-Hurler syndrome, Hunter's syndrome, mucopolysaccharidosis II.
Huntington: Chorea *f* **H.** *neuro.* Huntington's chorea, hereditary chorea, chronic progressive hereditary chorea.
Huppert: H.-Krankheit *f hema.* Kahler's disease, multiple myeloma, plasma cell myeloma, plasmocytoma.
Hurler: H.-Syndrom *nt patho.* Hurler's disease, Pfaundler-Hurler syndrome, mucopolysaccharidosis I H, gargoylism, lipochondrodystrophy.
Hurler-Scheie: H.-S.-Variante *f patho.* Hurler--Scheie syndrome, mucopolysaccharidosis I H/S.
Hürthle: H.-Struma *f → H.-Tumor.*
H.-Tumor *m patho.* Hürthle cell adenoma, Hürthle cell tumor, oxyphil cell tumor.
H.-Zell-Karzinom *nt patho.* malignant Hürthle cell tumor, Hürthle cell carcinoma.
Hu·sten 1. *m* cough, tussis. **2.** *nt* cough, coughing.
abgehackter H. hacking cough.
bellender H. barking cough.
blecherner H. brassy cough.
nichtproduktiver H. nonproductive cough.
produktiver H. productive cough, wet cough.
trockener H. dry cough.
hu·sten I *vt* cough, cough out, cough up. **II** *vi* cough, have a cough.
Hu·sten·an·fall *m* coughing bout, fit of coughing.
Hu·sten·bon·bon *nt pharm.* cough drop, cough lozenge.
hu·sten·lin·dernd *adj pharm.* antitussive, antibechic.
Hu·sten·mit·tel *nt pharm.* cough medicine, antibechic, antitussive.
Hu·sten·pa·stil·le *f pharm.* cough drop, cough lozenge.
Hu·sten·re·flex *m physiol.* cough reflex, coughing reflex.

Hu·sten·saft *m pharm.* cough syrup.
Hu·sten·schlag *m patho.* tussive syncope, laryngeal syncope, cough syncope.
Hu·sten·schmerz *m* pain on coughing.
hu·sten·stil·lend *adj pharm.* antibechic, antitussive.
Hu·sten·syn·ko·pe *f → Hustenschlag.*
Hu·sten·zen·trum *nt physiol.* coughing center.
Hutchinson: Facies *f* **H.** *→ H.-Gesicht.*
H.-Gesicht *nt patho.* Hutchinson's facies.
H.-Pupille *f neuro.* Hutchinson's pupil.
Sommerprurigo *f* **H.** *derm.* summer prurigo of Hutchinson.
H.-Syndrom *nt* Hutchison syndrome, Hutchison type.
H.'-Trias *f patho.* Hutchinson's triad.
H.-Zähne *pl patho.* Hutchinson's teeth, Hutchinson's incisors, screw driver teeth.
Hutchinson-Gilford: H.-G.-Syndrom *nt patho.* Hutchinson-Gilford syndrome, progeria, progeria syndrome, premature senility syndrome.
Hutinel: H.'-Krankheit *f patho.* Hutinel's disease.
HV-Intervall *nt card.* HV interval, H-V conduction time.
HVL-Hormon *nt physiol.* anterior pituitary hormone, adenohypophysial hormone.
HVL-Insuffizienz *f endo.* Simmonds' disease, hypopituitarism.
HVL-System *nt physiol.* anterior pituitary system.
Hya·lin *nt histol., patho.* hyalin.
hya·lin *adj histol.* glassy, vitreous, hyaline, hyaloid.
Hya·li·ni·sa·ti·on *f patho.* **1.** hyalinization. **2.** *→ Hyalinose.*
Hya·lin·knor·pel *m histol.* hyaline cartilage, glasslike cartilage.
Hya·li·no·se *f patho.* glassy degeneration, hyaline degeneration, hyalinosis.
Hya·lin·urie *f patho., urol.* hyalinuria.
Hya·lin·zy·lin·der *pl urol.* hyaline casts.
Hya·li·tis *f ophthal.* hyalitis, hyaloiditis, vitreitis.
hya·lo·id *adj → hyalin.*
Hya·lo·idi·tis *f → Hyalitis.*
Hya·lo·plas·ma *nt histol.* hyaloplasm, hyaloplasma, cytohyaloplasm, cytolymph.
Hya·lo·se·ro·si·tis *f patho.* hyaloserositis.
Hy·al·uro·ni·da·se *f micro.* diffusion factor, spreading factor, hyaluronidase, invasion factor, invasin.
Hy·al·uro·ni·da·se·hem·mer *m pharm.* antihyaluronidase.
hy·brid *adj genet.* crossbred, hybrid, bastard.
Hy·bri·de *m/f genet.* crossbreed, hybrid, half-breed, half-blood, bastard.
hybri·di·sie·ren *vt genet.* hybridize, crossbreed, bastardize.

Hy·bri·di·sie·rung *f* *genet.* hybridization, crossbreeding, bastardization.

Hy·dan·to·in *nt* *pharm.* hydantoin.

Hydantoin-Syndrom *nt*, **embryopathisches** *embryo.* fetal hydantoin syndrome.

Hyd·ar·thro·se *f* → *Hydrarthrose.*

Hy·da·ti·de *f* 1. → *Hydatidenzyste.* 2. *histol.*, *anat.* hydatid.

hy·da·ti·den·ar·tig *adj* → *hydatidiform.*

Hy·da·ti·den·drai·na·ge *f* *chir.* hydatidostomy.

Hy·da·ti·den·er·öff·nung *f* *chir.* hydatidostomy.

Hy·da·ti·den·schwir·ren *nt* *patho.* hydatid fremitus, hydatid resonance, hydatid thrill, Blatin's syndrome, Blatin's sign.

Hy·da·ti·den·zy·ste *f* *patho.* hydatid, hydatid cyst, echinococcus cyst. **multilokuläre H.** alveolar hydatid cyst, multilocular hydatid cyst.

hy·da·ti·di·form *adj* hydatidiform.

Hy·da·ti·dom *nt* *patho.* hydatidoma.

Hy·da·ti·do·se *f* *epidem.* hydatidosis, hydatid disease, echinococcal cystic disease, echinococcus disease, echinococcosis.

Hy·da·ti·do·ze·le *f* *patho.* hydatidocele.

Hy·dra·go·gum *nt* *pharm.* hydragogue.

Hy·dral·azin *nt* *pharm.* hydralazine.

Hydr·ämie *f* *hema.* dilution anemia, hydremia, polyplasmia.

hydr·ämisch *pref.* *hema.* hydremic.

Hydr·am·ni·on *nt* *gyn.* dropsy of amnion, polyhydramnios, hydramnion.

Hy·dran·ze·pha·lie *f* *embryo.* hydranencephaly, vesicular brain.

Hy·drar·gy·rie *f* *patho.* mercury poisoning, hydrargyria, mercurialism.

Hy·drar·thro·se *f* *ortho.* articular dropsy, hydrarthrosis, hydrarthron.

1-Hy·dra·zin·oph·tha·la·zin *nt* *pharm.* hydralazine.

Hy·dria·trie *f* *clin.* water cure, hydrotherapy, hydrotherapeutics *pl,* hydriatrics *pl.*

hy·dria·trisch *adj* *clin.* hydriatric, hydriatic, hydrotherapeutic, hydropathic.

Hy·droa *f* *derm.* hydroa, hidroa. **H. aestivale/vacciniforme** summer prurigo of Hutchinson.

Hy·dro·adip·sie *f* *neuro.* hydroadipsia.

Hy·dro·ap·pen·dix *f* *patho.* hydroappendix.

Hy·dro·ble·pha·ron *nt* *ophthal.* hydroblepharon.

Hy·dro·ca·ly·co·sis *f* *urol.* hydrocalycosis.

Hy·dro·ce·le *f* *patho.*, *urol.* hydrocele. **H. colli** cervical hydrocele, Maunoir's hydrocele. **H. feminae** Nuck's hydrocele.

Hy·dro·ce·pha·lus *m* *neuro.* dropsy of brain, hydrocephalus, hydrocephaly. **H. communicans** communicating hydrocephalus. **H. congenitalis** congenital hydrocephalus, primary hydrocephalus. **H. externus** external hydrocephalus. **H. internus** Whytt's disease, internal hydrocephalus. **H. occlusus** obstructive hydrocephalus, noncommunicating hydrocephalus.

Hy·dro·chi·non *nt* *pharm.* hydroquinone.

Hy·dro·chlo·ro·thi·azid *nt* *pharm.* hydrochlorothiazide.

Hy·dro·chol·ere·se *f* *patho.* hydrocholeresis.

Hy·dro·co·don *nt* *pharm.* hydrocodone, dihydrocodeinone.

Hy·dro·cor·ti·son *nt* hydrocortisone, cortisol, 17-hydroxycorticosterone.

Hy·dro·dip·sie *f* *physiol.* water thirst, hydrodipsia.

Hy·dro·dip·so·ma·nie *f* *psychia.* hydrodipsomania.

Hy·dro·di·ure·se *f* *physiol.* hydrodiuresis.

Hy·dro·en·ze·pha·lo·ze·le *f* *neuro.* hydrencephalocele, hydroencephalocele.

Hy·dro·ge·ni·um *nt* *abbr.* **H** hydrogen.

Hy·dro·gym·na·stik *f* *heilgymn.* hydrogymnastics *pl.*

Hy·dro·hä·mo·ne·phro·se *f* *urol.* hydrohematonephrosis.

Hy·dro·hä·mo·tho·rax *m* *patho.* hydrohematothorax.

Hy·dro·ka·lix *m* *urol.* hydrocalyx.

Hy·dro·ka·ly·ko·se *f* *urol.* hydrocalycosis.

Hy·dro·kar·die *f* *card.* cardiac dropsy, hydropericardium, hydrocardia.

Hy·dro·kol·pos *m* *gyn.* hydrocolpocele, hydrocolpos.

Hy·dro·la·by·rinth *nt* *HNO* hydrolabyrinth.

Hy·dro·me·nin·gi·tis *f* *neuro.* hydromeningitis.

Hy·dro·me·nin·go·ze·le *f* *neuro.* hydromeningocele.

Hy·dro·me·tra *f* *gyn.* hydrometra.

Hy·dro·me·tro·kol·pos *m* *gyn.* hydrometrocolpos.

Hy·dro·mi·kro·ze·pha·lie *f* *embryo.* hydromicrocephaly.

Hy·dro·mor·phon *nt* *pharm.* hydromorphone, dihydromorphinone.

Hy·drom·pha·lus *m* *embryo.* hydromphalus.

Hy·dro·mye·lie *f* *embryo.* hydromyelia.

Hy·dro·mye·lo·me·nin·go·ze·le *f* *neuro.* hydromyelomeningocele.

Hy·dro·mye·lo·ze·le *f* *neuro.* hydromyelocele.

Hy·dro·my·om *nt* *gyn.* hydromyoma.

Hy·dro·ne·phro·se *f* *urol.* hydronephrosis, nephrohydrosis, uronephrosis.

Hy·dro·pa·thie *f* *clin.* hydropathy.

Hy·dro·pe·ri·kard *nt* *card.* cardiac dropsy, hydropericardium, hydrocardia.

Hy·dro·pe·ri·kar·di·tis *f* *card.* hydropericarditis.

hy·dro·phil *adj* hydrophilic, hydrophile, hydrophilous.

Hy·dro·phi·lie *f* hydrophilia, hydrophilism.
hy·dro·phob *adj* hydrophobic, hydrophobous.
Hy·dro·pho·bie *f* **1.** *biochem.* hydrophobia, hydrophobism. **2.** *epidem.*, *patho.* rabies, lyssa, hydrophobia.
Hy·droph·thal·mus *m ophthal.* hydrophthalmos, hydrophthalmia, hydrophthalmus.
hy·dro·pisch *adj patho.* hydropic, dropsical.
Hy·dro·plas·mie *f* → *Hydrämie.*
Hy·dro·pneu·ma·to·sis *f patho.* hydropneumatosis.
Hy·dro·pneu·mo·pe·ri·kard *nt card.* hydropneumopericardium, pneumohydropericardium.
Hy·dro·pneu·mo·pe·ri·to·ne·um *nt patho.* pneumohydroperitoneum, hydropneumoperitoneum, hydraeroperitoneum.
Hy·dro·pneu·mo·tho·rax *m pulmo.* hydropneumothorax, pneumohydrothorax.
Hy·drops *m patho.* hydrops, dropsy.
   H. congenitus universalis → *H. fetalis.*
   H. fetalis fetal hydrops, congenital hydrops.
   H. labyrinthi hydrolabyrinth.
   H. ovarii hydrovarium.
   H. tubae *gyn.* hydrosalpinx, salpingian dropsy.
   H. tubae profluens *gyn.* intermittent hydrosalpinx.
   H. vesicae felleae hydrops of gallbladder, hydrocholecystis.
hy·drop·tisch *adj* → *hydropisch.*
Hy·dro·pyo·ne·phro·se *f urol.* hydropyonephrosis.
Hy·dror·rha·chis *f neuro.* hydrorrhachis.
Hy·dror·rhoea *f patho.* watery discharge, hydrorrhea.
Hy·dro·sal·pinx *f gyn.* salpingian dropsy, hydrosalpinx.
Hy·dro·sar·ko·ze·le *f urol.* hydrosarcocele.
Hy·dro·sy·rin·go·mye·lie *f neuro.* hydrosyringomyelia, syringomyelia.
hy·dro·the·ra·peu·tisch *adj heilgymn.* hydriatric, hydriatic, hydrotherapeutic, hydropathic.
Hy·dro·the·ra·pie *f heilgymn.* water cure, hydriatrics *pl*, hydrotherapy, hydrotherapeutics *pl.*
Hy·dro·thi·on·ämie *f patho.* hydrothionemia.
Hy·dro·tho·rax *m pulmo.* hydrothorax, serothorax, pleurorrhea.
Hy·dro·to·mie *f chir.*, *histol.* hydrotomy.
Hy·dro·tu·ba·ti·on *f gyn.* hydrotubation.
Hy·dro·ure·ter *m urol.* hydroureter, hydroureterosis, uroureter.
Hy·dro·ure·te·ro·ne·phro·se *f urol.* hydroureteronephrosis.
Hy·dr·ova·ri·um *nt gyn.* hydrovarium.
Hy·dro·xo·co·bal·amin *nt* hydroxocobalamin, hydroxocobemine, Vitamin B$_{12b}$.
o-**Hy·dro·xy·benz·amid** *nt pharm.* salicylamide, 2-hydroxybenzamide.
o-**Hy·dro·xy·ben·zoe·säu·re** *f pharm.* salicylic acid, hydroxybenzoic acid.
Hy·dro·xy·ben·zyl·pe·ni·cil·lin *nt pharm.* penicillin X, penicillin III.
Hy·dro·xy·ben·zyl·pe·ni·cil·lin·säu·re *f pharm.* p-hydroxybenzylpenicillin.
Hy·dro·xy·chlo·ro·quin *nt pharm.* hydroxychloroquine.
25-Hy·dro·xy·cho·le·cal·ci·fe·rol *nt* calcidiol, calcifediol, 25-hydroxycholecalciferol.
25-Hy·dro·xy·er·go·cal·ci·fe·rol *nt* 25-hydroxyergocalciferol.
Hy·dro·xy·phe·nyl·urie *f patho.*, *ped.* hydroxyphenyluria.
17α-Hy·dro·xy·preg·ne·no·lon *nt endo.* 17α-hydroxypregnenolone.
17α-Hy·dro·xy·pro·ge·ste·ron *nt pharm.* 17α-hydroxyprogesterone.
Hy·dro·xy·pro·ge·ste·ron·ca·pro·at *nt pharm.* hydroxyprogesterone caproate.
Hy·dro·xy·pro·lin *nt biochem.* hydroxyproline.
Hy·dro·xy·pro·lin·ämie *f patho.* hydroxyprolinemia, 4-hydroxy-L-proline oxidase deficiency.
Hy·dro·xy·pro·lin·urie *f patho.* hydroxyprolinuria.
17-Hy·dro·xy·ste·ro·id *nt* 17-hydroxysteroid.
5-Hy·dro·xy·trypt·amin *nt abbr.* **5-HT** 5-hydroxytryptamine, serotonin.
Hy·dro·xy·tryp·to·phan *nt* 5-hydroxytryptophan.
Hy·dro·xy·tyr·amin *nt* hydroxytyramine, dopamine, decarboxylated dopa.
4-Hy·dro·xy·ura·cil *nt pharm.* barbituric acid.
Hy·dro·xy·urea *nt pharm.* hydroxyurea, hydroxycarbamide.
Hy·dro·xy·zin *nt pharm.* hydroxyzine.
Hy·dro·ze·le *f* **1.** *patho.* hydrocele. **2.** *urol.* hydrocele, oscheohydrocele.
Hy·dro·ze·phal *adj* hydrocephalic.
Hy·dro·ze·pha·lo·id *nt neuro.* hydrocephaloid, hydrocephaloid disease.
hy·dro·ze·pha·lo·id *adj neuro.* hydrocephaloid.
Hy·dro·ze·pha·lus *m neuro.* dropsy of brain, hydrocephalus, hydrocephaly.
   kongenitaler H. primary hydrocephalus, congenital hydrocephalus.
   obstruktiver H. noncommunicating hydrocephalus, obstructive hydrocephalus.
   postmeningitischer H. postmeningitic hydrocephalus.
   posttraumatischer H. post-traumatic hydrocephalus.
   primärer H. primary hydrocephalus, congenital hydrocephalus.
Hy·dro·zy·ste *f patho.* hydrocyst.
Hy·dru·re·ter *m urol.* hydroureter, hydroureterosis, uroureter.
Hy·dru·rie *f urol.* hydruria, hydrouria.

Hy·gie·ne f 1. hygiene, hygienics pl. 2. (Sauberkeit) hygiene.

hy·gie·nisch adj health-ful, hygienic.

Hy·grom nt → Hygroma. **H. des Halses** → Hygroma cysticum colli.

Hy·gro·ma nt hygroma, hydroma. **H. cysticum colli** cervical hygroma, cystic hygroma of the neck.

Hy·me·cro·mon nt pharm. hymecromone.

Hy·men m/nt anat. hymen, virginal membrane, hymenal membrane.

hy·me·nal adj anat. hymenal.

Hy·me·nal·atre·sie f gyn. hymenal atresia.

Hy·me·nal·ka·run·keln pl gyn. myrtiform caruncles, hymenal caruncles.

Hy·men·durch·tren·nung f gyn. hymenotomy.

Hy·men·ek·to·mie f gyn. hymenectomy.

Hy·men·ent·zün·dung f → Hymenitis.

Hy·men·ex·zi·si·on f gyn. hymenectomy.

Hy·me·ni·tis f gyn. hymenitis.

Hy·men·naht f gyn. hymenorrhaphy.

Hy·me·nor·rha·phie f gyn. hymenorrhaphy.

Hy·me·no·to·mie f gyn. hymenotomy.

Hy·men·spal·tung f gyn. hymenotomy.

Hyo·bran·chi·al·fur·che f embryo. posthyoidean cleft, hyobranchial cleft.

hyo·epi·glot·tisch adj hyoepiglottic, hyoepiglottidean.

Hyo·glos·sus m anat. hyoglossal muscle, hyoglossus (muscle).

Hyo·id·bo·gen m embryo. hyoid arch.

Hyo·man·di·bu·lar·fur·che f embryo. hyomandibular cleft, hyoid cleft.

Hy·os·cya·min nt pharm. hyoscyamine, daturine.

Hy·os·cya·mus niger m pharm. poison tobacco, henbane, hyoscyamus.

Hyp·adre·na·lin·ämie f endo. hypoepinephrinemia, adrenalinemia.

Hyp·adre·na·lis·mus m endo. adrenal insufficiency, hypoadrenalism.

Hyp·aes·the·sia f neuro. hypoesthesia, hypesthesia.

Hyp·aku·sis f HNO acoustic hypoesthesia, auditory hypoesthesia, hypoacusis, hypacusis.

Hyp·al·bu·min·ämie f patho. hypalbuminemia, hypoalbuminemia.

Hyp·al·bu·mi·no·se f patho. hypoalbuminosis, hypalbuminosis.

Hyp·al·ge·sie f neuro. hypalgesia, hypalgia, hypoalgesia. **einseitige/halbseitige H.** hemihypalgesia.

Hyp·al·gie f → Hypalgesie.

Hyp·ali·men·ta·ti·on f patho. insufficient nourishment, hypoalimentation.

hyp·al·ka·lisch adj patho. hypoalkaline.

Hyp·al·ka·li·tät f patho. hypoalkalinity.

Hyp·am·ni·on nt gyn. hypamnion, hypamnios.

Hyp·an·dro·ge·nis·mus m endo. hypoandrogenism.

Hyp·äs·the·sie f neuro. hypoesthesia, hypesthesia. **einseitige H.** hemihypesthesia, hemihypoesthesia. **gustatorische H.** gustatory hypesthesia, gustatory hypoesthesia, hypogeusia. **olfaktorische H.** olfactory hypoesthesia, olfactory hypesthesia, hyposmia. **taktile H.** tactile hypesthesia, tactile hypoesthesia.

hyp·äs·the·tisch adj neuro. hypoesthetic.

Hyp·azi·di·tät f patho. hypoacidity.

Hyp·azot·urie f patho. hypoazoturia, hypazoturia.

Hyp·elek·tro·lyt·ämie f patho. hypoelectrolytemia.

Hy·per·ab·duk·ti·on f ortho. hyperabduction.

Hy·per·ab·duk·ti·ons·syn·drom nt ortho. hyperabduction syndrome.

Hy·per·ab·sorp·ti·on f patho. hyperabsorption.

Hy·per·ade·nie f patho. hyperadenosis.

Hy·per·adre·na·lin·ämie f endo. hyperepinephrinemia, epinephrinemia.

Hy·per·adre·na·lis·mus m endo. hyperadrenalism, hypersuprarenalism.

hy·per·ak·tiv adj patho., psychia., ped. hyperactive, overactive.

Hy·per·ak·ti·vi·tät f patho., psychia., ped. hyperactivity, overactivity.

Hy·per·aku·sis f HNO, psychia. auditory hyperesthesia, acoustic hyperesthesia, hyperacusis, hyperacusia, hyperakusis.

hy·per·akut adj (Verlauf, Reaktion) hyperacute, extremely acute, peracute.

Hy·per·al·bu·min·ämie f patho. hyperalbuminemia.

Hy·per·al·bu·mi·no·se f patho. hyperalbuminosis.

Hy·per·al·do·ste·ron·ämie f endo. hyperaldosteronemia.

Hy·per·al·do·ste·ro·nis·mus m endo. hyperaldosteronism, aldosteronism. **primärer H.** primary hyperaldosteronism, Conn's syndrome.

Hy·per·al·do·ste·ron·urie f patho. hyperaldosteronuria.

Hy·per·al·ge·sie f neuro. hyperalgesia, hyperalgia, algesia.

Hy·per·al·gie f → Hyperalgesie.

Hy·per·ali·men·ta·ti·on f clin. hyperalimentation, superalimentation, supernutrition.

Hy·per·ali·men·ta·ti·ons·syn·drom nt patho. hyperalimentosis.

Hy·per·al·ka·li·tät f patho. hyperalkalinity, hyperalkalescence, superalkalinity.

Hy·per·al·lan·to·in·urie f patho. hyperallantoinuria.

Hy·per·al·pha·li·po·pro·te·in·ämie f patho. hyperalphalipoproteinemia.

Hy·per·ämie *f patho.* hyperemia, congestion; engorgment; injection.

aktive/arterielle H. active hyperemia, active congestion, arterial hyperemia.

funktionelle H. functional congestion.

hypostatische H. hypostatic congestion.

kompensatorische H. compensatory hyperemia.

passive H. → *venöse H.*

physiologische H. physiologic congestion.

reaktive H. reactive hyperemia.

venöse H. venous congestion, venous hyperemia.

Hy·per·ami·no·azid·ämie *f patho.* hyperaminoacidemia, aminoacidemia.

Hy·per·ami·no·azid·urie *f patho.* hyperaminoaciduria, hyperacidaminuria.

hy·per·ämisch *adj patho.* hyperemic.

hy·per·ämi·sie·rend *adj clin., pharm.* rubefacient.

Hy·per·ämi·sie·rung *f clin., pharm.* hyperemization.

Hy·per·am·mon·ämie *f patho.* hyperammonemia, hyperammoniemia.

H. Typ I carbamoyl phosphate synthetase deficiency, CAPS deficiency.

H. Typ II ornithine carbamoyl phosphate deficiency, OCT deficiency, OTC deficiency, ornithine-transcarbamoylase deficiency.

Hy·per·am·mo·ni·ämie *f* → *Hyperammonämie.*

Hy·per·am·mon·urie *f patho.* hyperammonuria.

Hy·per·amy·las·ämie *f patho.* hyperamylasemia.

Hy·per·an·dro·ge·nis·mus *m endo.* hyperandrogenism.

Hy·per·aphie *f neuro.* tactile hyperesthesia, hyperaphia.

Hy·per·ar·gi·nin·ämie *f patho.* arginase deficiency, hyperargininemia.

Hy·per·äs·the·sie *f neuro.* hyperesthesia, hypersensibility.

einseitige H. hemihyperesthesia.

gustatorische H. gustatory hyperesthesia, hypergeusia.

olfaktorische H. olfactory hyperesthesia, hyperosmia.

taktile H. tactile hyperesthesia, hyperaphia.

hy·per·azid *adj patho.* hyperacid, superacid.

Hy·per·azi·di·tät *f patho.* superacidity, hyperacidity; (*Magen*) gastric hyperacidity, acid indigestion, hyperchlorhydria.

Hy·per·azot·ämie *f patho.* hyperazotemia.

Hy·per·azot·urie *f patho.* hyperazoturia.

Hy·per·be·ta·li·po·pro·te·in·ämie *f patho.* hyperbetalipoproteinemia. **primäre H.** familial hyperbetalipoproteinemia, LDL-receptor disorder, familial hypercholesterolemia.

Hy·per·bi·kar·bo·nat·ämie *f patho.* hyper-

bicarbonatemia, bicarbonatemia.

Hy·per·bi·li·ru·bin·ämie *f patho.* hyperbilirubinemia. **idiopathische H.** Crigler-Najjar syndrome, Crigler-Najjar jaundice, congenital nonhemolytic jaundice.

Hy·per·bi·li·ru·bin·urie *f patho.* hyperbilirubinuria.

Hy·per·bra·dy·ki·nin·ämie *f endo., patho.* hyperbradykininemia.

Hy·per·cal·ci·to·nin·ämie *f endo.* hypercalcitoninemia.

Hy·per·chlor·ämie *f patho.* hyperchloremia, chloremia.

hy·per·chlor·ämisch *adj patho.* hyperchloremic.

Hy·per·chlor·hy·drie *f patho.* (*Magen*) gastric hyperacidity, acid indigestion, hyperchlorhydria.

Hy·per·chlor·urie *f patho.* hyperchloruria.

Hy·per·cho·le·ste·rin·ämie *f patho.* hypercholesterolemia, hypercholesteremia, hypercholesterinemia.

essentielle/familiäre H. familial hypercholesterolemia, familial hyperbetalipoproteinemia, LDL-receptor disorder.

H. mit Hypertriglyzeridämie floating-beta disease, broad-beta disease, carbohydrate--induced hyperlipemia.

hy·per·cho·le·ste·rin·ämisch *adj patho.* hypercholesterolemic.

Hy·per·cho·lie *f patho.* hypercholia.

Hy·per·chon·dro·pla·sie *f ortho.* hyperchondroplasia.

hy·per·chrom *adj hema.* hyperchromic.

Hy·per·chro·ma·sie *f hema.* hyperchromemia.

Hy·per·chro·ma·to·se *f patho.* hyperchromatism, hyperchromia, hyperchromatosis.

Hy·per·chro·mie *f hema.* hyperchromemia.

Hy·per·chy·lie *f patho.* hyperchylia.

Hy·per·chy·lo·mi·kron·ämie *f patho.* hyperchylomicronemia, Bürger-Grütz syndrome, familial fat-induced hyperlipemia, familial apolipoprotein C-II deficiency.

Hy·per·cor·ti·so·lis·mus *m endo.* hypercortisolism.

Hy·per·dak·ty·lie *f embryo.* hyperdactyly, hyperdactylism, polydactyly.

hy·per·dens *adj radiol.* hyperdense.

hy·per·dia·sto·lisch *adj card.* hyperdiastolic.

hy·per·di·krot *adj card.* hyperdicrotic.

Hy·per·dip·sie *f neuro.* intense thirst, hyperdipsia.

Hy·per·dy·na·mie *f neuro.* hyperdynamia.

hy·per·dy·na·misch *adj neuro.* hyperdynamic.

Hy·per·ele·va·ti·ons·syn·drom *nt ortho.* hyperabduction syndrome.

Hy·per·eme·sis *f patho.* excessive vomiting, hyperemesis.

hy·per·erg *adj immun.* hyperergic, hypergic.

Hy·per·er·ga·sie *f patho.* hyperergasia, hyper-

ergia.
Hy·per·er·gie *f immun.* hyperergy, hyperergia.
hy·per·er·gisch *adj patho.* hyperergic, hypergic.
Hy·per·ery·thro·zyt·hä·mie *f hema.* hypercythemia, hypererythrocythemia.
Hy·per·eso·pho·rie *f ophthal.* hyperesophoria.
hy·per·ex·kre·to·risch *adj patho.* hyperexcretory.
Hy·per·exo·pho·rie *f ophthal.* hyperexophoria.
Hy·per·ex·ten·di·bi·li·tät *f ortho.* (*Gelenk*) hyperextendibility, hyperextendability.
hy·per·ex·ten·dier·bar *adj ortho.* (*Gelenk*) hyperextendible, hyperextendable.
Hy·per·ex·ten·si·on *f ortho.* (*Gelenk*) hyperextension, overextension.
hy·per·ex·zi·ta·bel *adj neuro.* hyperexcitable.
Hy·per·ex·zi·ta·bi·li·tät *f neuro.* hyperexcitability.
Hy·per·ex·zi·ta·ti·on *f neuro.* surexcitation, superexcitation.
Hy·per·fi·brin·ämie *f hema.* fibriemia, inosemia.
Hy·per·fi·bri·no·gen·ämie *f hema.* fibrinogenemia, hyperfibrinogenemia.
Hy·per·fi·brin·urie *f patho.* fibrinuria, inosuria.
Hy·per·fle·xi·on *f ortho.* (*Gelenk*) hyperflexion, superflexion.
Hy·per·funk·ti·on *f patho.* superfunction, hyperfunction, hyperfunctioning.
hyp·erg *adj immun.* hypergic, hypoergic, hyposensitive.
Hy·per·ga·lak·tie *f gyn.* hypergalactia, hypergalactosis, polygalactia.
Hy·per·gam·ma·glo·bu·lin·ämie *f immun.* hypergammaglobulinemia.
Hyp·er·ga·sie *f immun.* hypoergasia, hypergasia, hypergia, hypoergia.
Hy·per·ga·strin·ämie *f patho.* hypergastrinemia.
Hy·per·ge·ni·ta·lis·mus *m patho.* hypergenitalism.
Hy·per·geu·sie *f neuro.* gustatory hyperesthesia, hypergeusia.
Hyp·er·gie *f patho.* hypoergia, hypoergy, hyposensitivity, hypergia.
hyp·er·gisch *adj* hypoergic; *immun.* hyposensitive.
Hy·per·glo·bu·lie *f hema.* hyperglobulia, hyperglobulism.
Hy·per·glo·bu·lin·ämie *f hema.* hyperglobulinemia.
Hy·per·glu·ka·gon·ämie *f endo.* hyperglucagonemia.
Hy·per·gly·cin·ämie *f patho.* hyperglycinemia, glycinemia.
Hy·per·gly·cin·urie *f patho.* hyperglycinuria.
Hy·per·glyk·ämie *f patho.* hyperglycemia, hyperglycosemia, hyperglykemia.
hy·per·glyk·ämisch *adj patho.* hyperglycemic.

Hy·per·gly·ko·ge·no·ly·se *f patho.* hyperglycogenolysis.
Hy·per·gly·kos·urie *f patho.* hyperglycosuria.
Hy·per·go·na·dis·mus *m endo.* hypergonadism.
Hy·per·gua·ni·din·ämie *f patho.* hyperguanidinemia.
Hy·per·ha·phie *f neuro.* tactile hyperesthesia, hyperaphia.
Hy·per·hi·dro·se *f derm.* excessive sweating, hyperhidrosis, hyperidrosis. **einseitige/halbseitige H.** hemihyperhidrosis, hemidiaphoresis.
Hy·per·hi·sti·din·ämie *f patho.* histidinemia.
Hy·per·hy·dra·ta·ti·on *f patho.* overhydration, hyperhydration.
Hy·per·hy·dro·xy·pro·lin·ämie *f patho.* hyperhydroxyprolinemia.
hy·per·im·mun *adj immun.* hyperimmune.
Hy·per·im·mun·glo·bu·lin·ämie *f immun.* hyperimmunoglobulinemia.
Hy·per·im·mu·ni·sie·rung *f immun.* hyperimmunization, hypervaccination.
Hy·per·im·mu·ni·tät *f immun.* hyperimmunity.
Hy·per·im·mun·se·rum *nt immun.* hyperimmune serum.
Hy·per·in·su·lin·ämie *f endo.* hyperinsulinemia, hyperinsulinism, insulinemia.
Hy·per·in·vo·lu·ti·on *f patho.* hyperinvolution, superinvolution.
Hy·per·kal·ämie *f patho.* hyperkalemia, hyperkaliemia, hyperpotassemia.
hy·per·kal·ämisch *adj patho.* hyperkalemic.
Hy·per·kalz·ämie *f patho.* hypercalcemia, hypercalcinemia, calcemia.
Hy·per·kalz·ämie·syn·drom *nt patho.* hypercalcemia syndrome.
hy·per·kalz·ämisch *adj* hypercalcemic.
Hy·per·kal·zi·to·nin·ämie *f endo., patho.* hypercalcitoninemia.
Hy·per·kal·zi·urie *f patho.* calcinuric diabetes, hypercalciuria, hypercalcuria.
hy·per·kal·zi·urisch *adj patho.* hypercalciuric.
Hy·per·kap·nie *f patho.* hypercapnia, hypercarbia.
Hy·per·kar·bie *f* → *Hyperkapnie.*
Hy·per·ka·ro·tin·ämie *f patho.* hypercarotinemia, hypercarotenemia.
Hy·per·ke·ra·to·sis *f derm.* hyperkeratinization, hyperkeratosis.
H. concentrica porokeratosis of Mibelli, Mibelli's disease, keratoatrophoderma.
H. follicularis follicular hyperkeratosis, phrynoderma, toad skin.
H. follicularis et parafollicularis in cutem penetrans Kyrle's disease.
H. lenticularis perstans Flegel's disease, hyperkeratosis lenticularis perstans.
H. monstruosa epidermolytic hyperkeratosis.
H. universalis congenita harlequin fetus.

Hy·per·ke·ton·ämie *f patho.* hyperketonemia.
Hy·per·ke·ton·urie *f patho.* hyperketonuria.
Hy·per·ke·to·se *f patho.* hyperketosis.
Hy·per·ki·ne·se *f neuro.* hyperkinesia, hyperkinesis, hypercinesis, hyperactivity.
hy·per·ki·ne·tisch *adj* hyperkinetic, hyperactive.
Hy·per·koa·gu·la·bi·li·tät *f hema.* hypercoagulability.
Hy·per·kor·ti·ko·idis·mus *m endo.* hypercorticoidism.
Hy·per·kor·ti·sol·ämie *f endo.* hypercortisolemia.
Hy·per·kor·ti·so·lis·mus *m endo.* hypercortisolism.
Hy·per·kor·ti·zis·mus *m endo.* hyperadrenocorticism, hypercorticalism, hypercortisolism, hyperadrenocorticalism.
Hy·per·krea·tin·ämie *f patho.* hypercreatinemia.
Hy·per·kry·äs·the·sie *f neuro.* hypercryesthesia, hypercryalgesia.
Hy·per·lak·ta·ti·on *f gyn.* hyperlactation.
Hy·per·lakt·azid·ämie *f patho.* hyperlactacidemia, lactacidemia, lacticacidemia.
Hy·per·leu·ko·zy·to·se *f hema.* hyperleukocytosis.
Hy·per·le·zi·thin·ämie *f patho.* hyperlecithinemia.
Hy·per·lip·ämie *f patho.* hyperlipemia, lipemia. **exogene/fettinduzierte H.** hyperchylomicronemia, Bürger-Grütz syndrome, familial fat-induced hyperlipemia, familial apolipoprotein C-II deficiency.
hy·per·lip·ämisch *adj patho.* hyperlipemic.
Hy·per·li·pid·ämie *f patho.* lipidemia, hyperlipidemia, hyperlipoidemia.
endogene H. familial hypertriglyceridemia, familial combined hyperlipidemia, carbohydrate-induced hyperlipemia.
kohlenhydratinduzierte H. → *endogene H.*
kombinierte H. familial combined hyperlipidemia, mixed hyperlipemia, mixed hyperlipidemia.
Hy·per·li·po·pro·te·in·ämie *f patho.* hyperlipoproteinemia.
essentielle H. → *primäre H.*
exogen-endogene H. → *primäre H. Typ V.*
kalorisch-induzierte H. → *primäre H. Typ V.*
kombinierte H. → *primäre H. Typ II.*
primäre H. familial hyperlipoproteinemia.
primäre H. Typ I hyperchylomicronemia, Bürger-Grütz syndrome, familial fat-induced hyperlipemia, familial apolipoprotein C-II deficiency.
primäre H. Typ II familial combined hyperlipoproteinemia, multiple lipoprotein-type hyperlipidemia.
primäre H. Typ IIa familial hyperbetalipoproteinemia, LDL-receptor disorder, familial

hypercholesterolemia.
primäre H. Typ IIb familial combined hyperlipoproteinemia, mixed hyperlipoproteinemia, mixed hyperlipidemia.
primäre H. Typ III floating-beta disease, broad-beta disease, carbohydrate-induced hyperlipemia, carbohydrate-induced hypertriglyceridemia.
essentielle H. Typ IV carbohydrate-induced hyperlipemia, familial combined hyperlipidemia, multiple lipoprotein-type hyperlipidemia.
primäre H. Typ V familial LPL deficiency, apolipoprotein C-II deficiency, combined fat-induced and carbohydrate-induced hyperlipemia.
sekundäre/symptomatische H. acquired hyperlipoproteinemia, nonfamilial hyperlipoproteinemia.
Hy·per·lor·do·se *f ortho.* hyperlordosis.
Hy·per·lu·te·ini·sa·ti·on *f gyn.* hyperluteinization.
Hy·per·ly·sin·ämie *f patho.* hyperlysinemia, lysine dehydrogenase deficiency.
Hy·per·ly·sin·urie *f patho.* hyperlysinuria.
Hy·per·mag·ne·si·ämie *f patho.* hypermagnesemia.
Hy·per·ma·stie *f gyn.* hypermastia.
hy·per·me·la·no·tisch *adj derm.* hypermelanotic.
Hy·per·me·nor·rhoe *f gyn.* hypermenorrhea, menostaxis, menorrhagia.
hy·per·me·ta·bo·lisch *adj patho.* hypermetabolic.
Hy·per·me·ta·bo·lis·mus *m patho.* hypermetabolism, increased metabolism.
Hy·per·me·ta·pla·sie *f patho.* hypermetaplasia.
Hy·per·me·trie *f neuro.* hypermetria.
Hy·per·me·tro·pie *f → Hyperopie.*
hy·per·me·tro·pisch *adj → hyperop.*
Hy·per·mi·ne·ra·li·sa·ti·on *f radiol.* hypermineralization.
Hy·per·mo·bi·li·tät *f ortho.* (*Gelenk*) hypermobility, supermotility.
Hy·per·mo·ti·li·tät *f patho.* hypermotility; hyperkinesia, hyperkinesis.
Hy·per·my·äs·the·sie *f neuro.* muscular hyperesthesia, hypermyesthesia.
Hy·per·myo·to·nie *f neuro.* hypermyotonia.
Hy·per·na·tri·ämie *f patho.* hypernatremia, hypernatronemia.
hy·per·na·tri·ämisch *adj patho.* hypernatremic.
Hy·per·ne·phrom *nt patho.* hypernephroma, renal cell carcinoma, hypernephroid carcinoma, Grawitz's tumor.
hy·per·op *adj ophthal.* long-sighted, farsighted, hyperopic, hypermetropic.
Hy·per·ope *m/f ophthal.* hyperope, hyper-

metrope.
Hy·per·opie *f ophthal.* farsightedness, long-
-sightedness, hyperopia, hypermetropia.
Hy·per·or·chi·dis·mus *m andro.* hyperorchi-
dism.
Hy·per·ore·xie *f psychia.* hyperorexia, bulimia,
boulimia.
Hy·per·os·mie *f neuro.* olfactory hyperesthe-
sia, hyperosmia, hyperosphresis.
Hy·per·os·mo·la·ri·tät *f patho.* hyperosmolari-
ty.
hy·per·os·mo·tisch *adj patho.* hyperosmotic.
Hy·per·osto·se *f ortho.* hyperostosis. **diffuse
idiopathische skelettäre/ossäre H.** diffuse
idiopathic skeletal hyperostosis.
Hy·per·os·to·sis *f ortho.* hyperostosis.
 H. corticalis deformans juvenilis juvenile
Paget's disease, familial osteoectasia.
 H. corticalis generalisata van Buchem's
syndrome, generalized cortical hyperostosis.
 H. corticalis infantilis Caffey's disease,
Caffey-Silverman syndrome, infantile corti-
cal hyperostosis.
 H. frontalis interna Stewart-Morel syndrome,
Morgagni-Stewart-Morel syndrome,
Morgagni's syndrome.
 H. vertebralis senilis ankylosans senile an-
kylosing hyperostosis of spine, Forestier's
disease.
Hy·per·östro·gen·ämie *f endo.* hyperestroge-
nemia, hyperestrinemia.
Hy·per·östro·ge·nis·mus *m endo.* hyperestro-
genism, hyperestrinism.
Hy·per·oxal·urie *f patho.* hyperoxaluria,
oxaluria.
Hy·per·ox·ämie *f patho.* hyperoxemia, hyperoxia.
Hy·per·oxie *f patho.* hyperoxia, hyperoxemia.
hy·per·oxisch *adj patho.* hyperoxic.
Hy·per·pall·äs·the·sie *f neuro.* hyperpallesthe-
sia.
Hy·per·pan·krea·tis·mus *m patho.* hyper-
pancreatism.
hy·per·pa·ra·thy·reo·id *adj endo.* hyperparathyroid.
Hy·per·pa·ra·thy·reo·idis·mus *m abbr.* **HPT**
endo. hyperparathyroidism.
 akuter H. hypercalcemic crisis, hyperparathyroid crisis.
 normokalzämischer H. normocalcemic hyperparathyroidism.
 paraneoplastischer H. paraneoplastic hyperparathyroidism, pseudohyperparathyroid-
ism.
 primärer H. *abbr.* **pHPT** primary hyperparathyroidism.
 reaktiver H. secondary hyperparathyroidism.
 sekundärer H. *abbr.* **sHPT** secondary hyperparathyroidism.
 tertiärer H. *abbr.* **tHPT** tertiary hyperpara-

thyroidism.
Hy·per·pa·ra·thy·reo·se *f* → *Hyperpara-
thyreoidismus.*
Hy·per·pe·ri·stal·tik *f patho.* peristaltic unrest,
hyperperistalsis, hypermotility.
Hy·per·per·mea·bi·li·tät *f patho.* hyperpermea-
bility.
Hy·per·pha·lan·gie *f embryo.* hyperphalangia,
hyperphalangism.
Hy·per·phe·nyl·ala·nin·ämie *f patho.* hyper-
phenylalaninemia, phenylalaninemia.
Hy·per·pho·rie *f ophthal.* hyperphoria.
Hy·per·phos·phat·ämie *f patho.* hyperphos-
phatemia.
Hy·per·phos·phat·urie *f patho.* hyperphospha-
turia.
Hy·per·pig·men·tie·rung *f derm., histol.* hyper-
pigmentation, superpigmentation.
Hy·per·pi·nea·lis·mus *m endo.* hyperpineal-
ism.
Hy·per·pi·tui·ta·ris·mus *m endo.* hyperpituitarism, pituitary hyperfunction.
Hy·per·pla·sie *f patho.* hyperplasia.
 adenomatöse H. *gyn.* adenomatous hyperplasia.
 aktinische retikuläre H. *derm.* actinic reticuloid.
 glandulär-zystische H. *gyn.* glandular-cystic
hyperplasia.
 H. des juxtaglomerulären Apparates Bartter's
syndrome, juxtaglomerular cell hyperplasia.
Hy·per·plas·mie *f hema.* hyperplasmia.
hy·per·pla·stisch *adj patho.* hyperplastic.
Hy·per·pnoe *f pulmo.* hyperpnea.
hy·per·pno·isch *adj pulmo.* hyperpneic.
Hy·per·po·la·ri·sa·ti·on *f physiol.* hyperpolari-
zation.
hy·per·po·la·ri·sie·rend *adj physiol.* hyper-
polarizing.
Hy·per·po·ly·pep·tid·ämie *f patho.* hyperpoly-
peptidemia.
Hy·per·prä·be·ta·li·po·pro·te·in·ämie *f patho.*
hyperprebetalipoproteinemia.
Hy·per·pra·xie *f neuro.* hyperpraxia.
Hy·per·pres·by·opie *f ophthal.* excessive
presbyopia, hyperpresbyopia.
Hy·per·pro·lak·tin·ämie *f endo.* hyperprolac-
tinemia.
Hy·per·pro·lin·ämie *f patho.* prolinemia,
hyperprolinemia.
Hy·per·pro·te·in·ämie *f patho.* hyperproteine-
mia.
Hy·per·psel·aphe·sie *f neuro.* tactile hyperesthesia, hyperpselaphesia.
hy·per·py·re·tisch *adj patho.* hyperpyretic,
hyperpyrexial.
Hy·per·pyr·exie *f patho.* extremely high fever,
hyperpyrexia. **maligne H.** hyperpyrexia of
anesthesia, hyperthermia of anesthesia,
malignant hyperpyrexia, malignant hyper-

thermia.
hy·per·re·ak·tiv *adj neuro.* hyperreactive.
Hy·per·re·fle·xie *f neuro.* hyperreflexia.
Hy·per·sal·ämie *f patho.* hypersalemia.
Hy·per·sa·lie *f patho.* hypersalemia.
hy·per·sa·lin *adj patho.* hypersaline.
Hy·per·sa·li·va·ti·on *f patho.* hyperptyalism, hypersalivation, sialism, sialorrhea, ptyalism, ptyalorrhea.
Hy·per·seg·men·tie·rung *f hema.* hypersegmentation.
Hy·per·se·kre·ti·on *f patho.* hypersecretion, supersecretion.
hy·per·sen·si·bel *adj* hypersensitive.
Hy·per·sen·si·bi·li·tät *f neuro.* hypersensibility, hypersensitivity.
Hy·per·sen·si·ta·ti·on *f immun.* hypersensitivity, hypersensitiveness.
Hy·per·sen·si·ti·vi·tät *f immun.* hypersensitivity, hypersensitiveness.
Hy·per·sen·si·ti·vi·täts·pneu·mo·ni·tis *f pulmo.* hypersensitivity pneumonitis, allergic alveolitis, extrinsic allergic alveolitis.
Hy·per·se·ro·to·nin·ämie *f patho.* hyperserotonemia.
Hy·per·se·ro·to·nis·mus *m → Hyperserotoninämie.*
Hy·per·se·xua·li·tät *f psychia.* hypersexuality.
Hy·per·so·ma·to·tro·pis·mus *m endo.* hypersomatotropism.
Hy·per·so·mie *f patho.* somatomegaly, gigantism, giantism, hypersomia.
Hy·per·som·nie *f neuro., psychia.* hypersomnia.
Hy·per·sper·mie *f urol.* hyperspermia.
Hy·per·sple·nie *f → Hypersplenismus.*
Hypersplenie-bedingt *adj hema., patho.* hypersplenic.
Hy·per·sple·nie·syn·drom *nt → Hypersplenismus.*
Hy·per·sple·nis·mus *m patho.* hypersplenism, hypersplenia.
Hy·per·stea·to·se *f derm.* hypersteatosis.
Hy·per·sthen·urie *f urol.* hypersthenuria.
Hy·per·sym·pa·thi·ko·to·nus *m neuro.* hypersympathicotonus.
Hy·per·sy·sto·le *f card.* hypersystole.
hy·per·sy·sto·lisch *adj card.* hypersystolic.
Hy·per·tel·oris·mus *m* (**okulärer**) Greig's syndrome, ocular hypertelorism, orbital hypertelorism.
Hypertelorismus-Hypospadie-Syndrom *nt embryo.* hypertelorism-hypospadias syndrome.
Hy·per·ten·si·on *f patho.* high blood pressure, hypertension, arterial hypertension, vascular hypertension.
Hy·per·ten·si·ons·en·ze·pha·lo·pa·thie *f neuro.* hypertensive encephalopathy.
hy·per·ten·siv *adj* hypertensive.

Hy·per·the·ko·se *f gyn.* hyperthecosis.
Hy·per·the·lie *f embryo.* hyperthelia, polythelia.
Hy·per·therm·al·ge·sie *f neuro.* hyperthermalgesia.
Hy·per·therm·äs·the·sie *f neuro.* hyperthermesthesia, hyperthermoesthesia.
Hy·per·ther·mie *f patho.* hyperthermia. **maligne H.** hyperpyrexia of anesthesia, malignant hyperpyrexia, malignant hyperthermia, hyperthermia of anesthesia.
Hy·per·throm·bin·ämie *f hema.* hyperthrombinemia.
Hy·per·thy·mie *f psychia.* hyperthymia.
Hy·per·thy·mis·mus *m immun.* hyperthymism, hyperthymization.
Hy·per·thy·reo·idis·mus *m → Hyperthyreose.*
Hy·per·thy·reo·se *f endo.* thyroid overactivity, hyperthyroidism, hyperthyreosis, hyperthyroidosis, thyrotoxicosis.
hy·per·thy·re·ot *adj endo.* hyperthyroid.
Hy·per·thyr·oxin·ämie *f endo.* hyperthyroxinemia.
hy·per·ton *adj* 1. *physiol.* hypertonic, hyperisotonic. 2. *neuro.* hypertonic, spastic.
Hy·per·to·nie *f* 1. *neuro.* hypertonicity, hypertonia. 2. → *arterielle H.*
arterielle H. high blood pressure, high-blood pressure, hypertonus, hypertension, arterial hypertension, vascular hypertension.
benigne H. benign hypertension, red hypertension.
endokrine H. endocrine hypertension.
essentielle/idiopathische H. essential hypertension, idiopathic hypertension, primary hypertension.
labile H. borderline hypertension, labile hypertension.
maligne H. malignant hypertension, pale hypertension.
portale H. portal hypertension.
postpartale H. postpartum hypertension.
primäre H. → *essentielle H.*
pulmonale H. pulmonary hypertension.
renale H. renal hypertension.
renoparenchymale H. renoparenchymal hypertension.
renovaskuläre H. renovascular hypertension.
sekundäre H. secondary hypertension, symptomatic hypertension.
splenoportale H. splenoportal hypertension.
symptomatische H. → *sekundäre H.*
venöse H. venous hypertension.
Hy·per·to·ni·ker *m* hypertensive, hypertensive patient.
Hy·per·to·ni·ke·rin *f* hypertensive, hypertensive patient.
hy·per·to·nisch *adj* 1. *physiol.* hypertonic, hyperisotonic. 2. *neuro.* hypertonic, spastic.
Hy·per·to·nus *m* → arterielle *Hypertonie.*

Hy·per·tri·chie f → *Hypertrichose.*
Hy·per·tri·cho·se f *derm.* polytrichia, polytrichosis, hypertrichosis.
Hy·per·tri·gly·ce·rid·ämie f *patho.* hypertriglyceridemia.
exogene H. → *fettinduzierte H.*
familiäre H. familial combined hyperlipidemia, familial hypertriglyceridemia, carbohydrate-induced hyperlipemia.
fettinduzierte H. hyperchylomicronemia, Bürger-Grütz syndrome, familial fat-induced hyperlipemia, familial apolipoprotein C-II deficiency.
hy·per·troph *adj patho.* hypertrophic.
Hy·per·tro·phie f *patho.* hypertrophy.
linksventrikuläre H. *card.* left heart hypertrophy, left-ventricular hypertrophy.
rechtsventrikuläre H. *card.* right heart hypertrophy, right-ventricular hypertrophy.
hy·per·tro·phie·ren *vi patho.* hypertrophy.
hy·per·tro·phisch *adj* → *hypertroph.*
Hy·per·tro·pie f *ophthal.* hypertropia.
Hy·per·urik·ämie f *patho.* hyperuricemia, hyperuricacidemia.
Hy·per·uri·kos·ämie f → *Hyperurikämie.*
Hy·per·uri·kos·urie f *patho.* hyperuricuria, uricaciduria, uricosuria.
Hy·per·urik·urie f → *Hyperurikosurie.*
Hy·per·vak·zi·na·ti·on f *immun.* hypervaccination.
Hy·per·vas·ku·la·ri·sa·ti·on f *patho.* hypervascularity.
hy·per·vas·ku·la·ri·siert *adj patho.* hypervascular.
Hy·per·ven·ti·la·ti·on f *patho.* hyperventilation, overventilation. **willkürliche H.** forced respiration.
Hy·per·ven·ti·la·ti·ons·syn·drom *nt patho.* hyperventilation syndrome.
Hy·per·ven·ti·la·ti·ons·te·ta·nie f *patho.* hyperventilation tetany.
Hy·per·vis·ko·si·täts·syn·drom *nt hema.* hyperviscosity syndrome.
Hy·per·vit·ami·no·se f *patho.* hypervitaminosis, supervitaminosis.
Hy·per·vol·ämie f *hema.* hypervolemia.
hy·per·vol·ämisch *adj* hypervolemic.
hy·per·zel·lu·lär *adj hema.* hypercellular.
Hy·per·zel·lu·la·ri·tät f *hema.* hypercellularity.
Hy·per·zyt·hä·mie f *hema.* hypercythemia, hypererythrocythemia.
Hy·per·zy·to·se f *hema.* hypercytosis.
Hyph·äma *nt ophthal.* hyphema, hyphemia.
hyp·na·gog *adj neuro.* hypnagogic, hypnagogue; hypnotic.
Hyp·na·go·gum *nt pharm.* hypnotic, hypnagogue.
Hyp·nal·gie f *neuro.* dream pain, hypnalgia.
Hyp·no·an·äs·the·sie f *anes.* hypnosis anesthesia, hypnoanesthesia.

hyp·no·gen *adj neuro.* hypnogenic, hypnogenetic, hypnogenous.
Hyp·no·ge·ne·se f *neuro.* hypnogenesis.
Hyp·no·nar·ko·se f *anes.* hypnosis anesthesia, hypnoanesthesia.
Hyp·no·pä·die f *sleep* learning, hypnopedia.
Hyp·no·se f hypnosis.
Hyp·no·the·ra·pie f *clin., psychia.* hypnotherapy.
Hyp·no·ti·kum *nt pharm.* hypnagogue, hypnotic, somnifacient, soporific.
hyp·no·tisch *adj pharm.* somnific, somniferous, hypnotic.
hyp·no·ti·sie·ren *vt* hypnotize.
Hyp·no·tis·mus *m psychia.* hypnotism.
hyp·no·to·id *adj neuro.* hypnotoid.
Hyp·no·zo·it *m micro.* hypnozoite.
Hy·po·ad·re·na·lin·ämie f *endo.* hypoepinephrinemia.
Hy·po·ad·re·na·lis·mus *m* → *Hypoadrenokortizismus.*
Hy·po·ad·re·no·kor·ti·zis·mus *m endo.* adrenocortical insufficiency, adrenal insufficiency, hypoadrenocorticism, hypoadrenalism, hypocorticism.
hy·po·ak·tiv *adj patho.* hypoactive.
Hy·po·ak·ti·vi·tät f *patho.* hypoactivity.
Hy·po·aku·sis f *HNO* acoustic hypoesthesia, auditory hypoesthesia, hypoacusis, hypacusis, hypacusia.
Hy·po·al·bu·min·ämie f *patho.* hypalbuminemia, hypoalbuminemia.
Hy·po·al·do·ste·ron·ämie f *endo.* hypoaldosteronemia.
Hy·po·al·do·ste·ro·nis·mus *m endo.* hypoaldosteronism, aldosteronopenia.
Hy·po·al·do·ste·ron·urie f *patho.* hypoaldosteronuria.
Hy·po·ali·men·ta·ti·on f *patho.* insufficient nourishment, hypoalimentation.
Hypo-Alpha-Lipoproteinämie f *patho.* Tangier disease, familial HDL deficiency, familial high density lipoprotein deficiency, analphalipoproteinemia.
Hy·po·ami·no·azid·ämie f *patho.* hypoaminoacidemia.
Hy·po·an·dro·ge·nis·mus *m endo.* hypoandrogenism.
Hy·po·äs·the·sie f *neuro.* hypoesthesia, hypesthesia.
Hy·po·azi·di·tät f *patho.* hypoacidity.
Hy·po·be·ta·li·po·pro·te·in·ämie f *patho.* hypobetalipoproteinemia.
Hy·po·bi·li·ru·bin·ämie f *patho.* hypobilirubinemia.
Hy·po·chlor·ämie f *patho.* hypochloremia, hypochloridemia, chloropenia.
hy·po·chlor·ämisch *adj patho.* hypochloremic.
Hy·po·chlor·hy·drie f *patho.* hypochlorhydria, hypohydrochloria.

Hy·po·chlor·urie *f patho.* hypochloruria.
Hy·po·cho·le·ste·rin·ämie *f patho.* hypocholesterolemia, hypocholesterinemia.
hy·po·cho·le·ste·rin·ämisch *adj patho.* hypocholesterolemic, hypocholesteremic.
Hy·po·cho·lie *f patho.* hypocholia, oligocholia.
Hy·po·chol·urie *f patho.* hypocholuria.
Hy·po·chon·der *m psycho.* hypochondriac.
Hy·po·chon·drie *f psycho.* hypochondriacal neurosis, hypochondriasis.
hy·po·chon·drisch *adj psycho.* hypochondriac, hypochondriacal.
Hy·po·chon·dri·um *nt anat.* hypochondrium, hypochondriac region.
Hy·po·chon·dro·pla·sie *f ortho.* hypochondroplasia.
hy·po·chrom *adj hema.* hypochromic.
Hy·po·chro·ma·sie *f hema.* hypochromia, hypochromatism, hypochromasia.
hy·po·chro·ma·tisch *adj histol.* hypochromatic, hypochromic.
Hy·po·chro·ma·to·se *f histol.* hypochromatosis, hypochromia.
Hy·po·chro·mie *f* **1.** *histol.* hypochromia, hypochromatism, hypochromy. **2.** → *Hypochromasie.*
Hy·po·chro·mo·tri·chie *f derm.* hypochromotrichia.
Hy·po·chy·lie *f patho.* oligochylia, hypochylia.
Hy·po·dak·ty·lie *f embryo.* hypodactyly, hypodactylia, hypodactylism.
hy·po·dens *adj radiol.* hypodense.
hy·po·der·mal *adj* hypodermal, hypodermatic, hypodermic; subcutaneous.
Hy·po·der·mis *f histol.* hypoderm, hypoderma, hypodermis.
Hy·po·dip·sie *f neuro.* diminished thirst, insensible thirst, hypodipsia.
Hy·po·dy·na·mie *f patho.* hypodynamia.
hy·po·dy·na·misch *adj patho.* hypodynamic.
Hy·po·eso·pho·rie *f ophthal.* hypoesophoria.
Hy·po·exo·pho·rie *f ophthal.* hypoexophoria.
Hy·po·ferr·ämie *f patho.* hypoferremia.
Hy·po·fi·bri·no·gen·ämie *f hema.* fibrinogen deficiency, hypofibrinogenemia.
Hy·po·ga·lak·tie *f gyn.* hypogalactia.
Hy·po·gam·ma·glo·bu·lin·ämie *f immun.* hypogammaglobulinemia, hypogammaglobinemia.
hy·po·ga·strisch *adj* hypogastric.
Hy·po·ga·stri·um *nt anat.* hypogastrium, pubic region, hypogastric region, pubes.
Hy·po·ga·stro·schi·sis *f embryo.* hypogastroschisis.
Hy·po·ga·stro·ze·le *f embryo.* hypogastrocele.
Hy·po·ge·ni·ta·lis·mus *m endo.* hypogenitalism.
Hy·po·geu·sie *f neuro.* gustatory hypoesthesia, hypogeusia, hypogeusesthesia.
Hy·po·glo·bu·lie *f hema.* hypoglobulia.

Hypoglossie-Hypodaktylie-Syndrom *nt embryo.* hypoglossia-hypodactyly syndrome, aglossia-adactylia syndrome.
Hy·po·glos·sus *m anat.* hypoglossal nerve, hypoglossus, twelfth nerve.
Hy·po·glos·sus·kern *m anat.* hypoglossal nucleus, nucleus of hypoglossal nerve.
Hy·po·glos·sus·schlin·ge *f anat.* cervical ansa, loop of hypoglossal nerve.
Hy·po·glu·ka·gon·ämie *f endo.* hypoglucagonemia.
Hy·po·glyk·ämie *f patho.* hypoglycemia, glucopenia. **reaktive H.** late postprandial dumping (syndrome), reactive hypoglycemia.
Hy·po·glyk·ämi·kum *nt pharm.* hypoglycemic.
hy·po·glyk·ämisch *adj patho.* hypoglycemic.
Hy·po·gly·ko·ge·no·ly·se *f patho.* hypoglycogenolysis.
Hy·po·go·na·dis·mus *m endo.* hypogonadism.
hy·po·go·na·do·trop *adj endo.* hypogonadotropic, hypogonadotrophic.
Hy·po·hi·dro·se *f derm.* hypohidrosis, hyphidrosis, hypoidrosis.
Hy·po·hy·dra·ta·ti·on *f patho.* hypohydration, dehydration.
Hy·po·in·su·lin·ämie *f endo.* hypoinsulinemia.
Hy·po·kal·ämie *f patho.* hypokalemia, hypokaliemia, hypopotassemia.
hy·po·kal·ämisch *adj patho.* hypokalemic, hypopotassemic.
Hy·po·kalz·ämie *f patho.* hypocalcemia.
hy·po·kalz·ämisch *adj patho.* hypocalcemic.
Hy·po·kap·nie *f patho.* hypocapnia, hypocarbia.
hy·po·kap·nisch *adj patho.* hypocapnic.
Hy·po·kar·bie *f* → *Hypokapnie.*
Hy·po·ki·ne·se *f neuro.* hypokinesia, hypocinesia, hypocinesis, hypokinesis, hypomotility.
hy·po·ki·ne·tisch *adj neuro.* hypokinetic.
Hy·po·kor·ti·ka·lis·mus *m* → *Hypokortizismus.*
Hy·po·kor·ti·zis·mus *m endo.* adrenocortical insufficiency, adrenal insufficiency, hypoadrenocorticism, hypoadrenalism, hypocorticalism, hypocorticism.
Hy·po·lip·ämie *f patho.* hypolipemia.
hy·po·lip·ämisch *adj patho.* hypolipidemic.
Hy·po·li·po·pro·te·in·ämie *f patho.* hypolipoproteinemia.
Hy·po·li·quor·rhoe *f neuro.* hypoliquorrhea.
Hy·po·mag·ne·si·ämie *f patho.* hypomagnesemia.
Hy·po·ma·stie *f gyn.* hypomastia, hypomazia.
Hy·po·me·la·no·se *f derm., patho.* hypomelanosis.
Hy·po·me·nor·rhoe *f gyn.* hypomenorrhea.
Hy·po·me·ta·bo·lis·mus *m patho.* reduced metabolism, hypometabolism.
Hy·po·me·trie *f neuro.* hypometria.
Hy·po·mi·ne·ra·li·sa·ti·on *f radiol.* hypomineralization.

Hy·po·mne·sie *f neuro.* impaired memory, hypomnesia.

Hy·po·mo·ti·li·tät *f → Hypokinese.*

Hy·po·myo·to·nie *f neuro.* hypomyotonia.

Hy·po·natr·ämie *f patho.* hyponatremia.

Hy·po·na·tri·urie *f patho.* hyponatruria.

hy·po·ny·chi·al *adj derm.* hyponychial, subungual.

Hy·po·ny·chi·um *nt derm.* hyponychium, nail matrix.

hy·po·on·ko·tisch *adj patho.* (*Druck*) hypo-oncotic.

Hy·po·pall·äs·the·sie *f neuro.* hypopallesthesia.

Hy·po·pa·ra·thy·reo·idis·mus *m endo.* hypoparathyroidism, parathyroid insufficiency.

Hy·po·pa·ra·thy·reo·se *f → Hypoparathyreoidismus.*

hy·po·per·fun·diert *adj patho.* underperfused, hypoperfused.

Hy·po·per·fu·si·on *f patho.* decreased blood flow, hypoperfusion.

Hy·po·pe·ri·stal·tik *f patho.* hypoperistalsis.

Hy·po·pha·lan·gie *f embryo.* hypophalangism.

hy·po·pha·ryn·ge·al *adj anat.* hypopharyngeal.

Hy·po·pha·ryn·go·sko·pie *f HNO* hypopharyngoscopy.

Hy·po·pha·rynx *m anat.* laryngopharyngeal cavity, pharyngolaryngeal cavity, hypopharynx, laryngopharynx.

Hy·po·pho·ne·sie *f → Hypophonie.*

Hy·po·pho·nie *f* **1.** *HNO* hypophonia, leptophonia, microphony. **2.** *clin.* hypophonesis, hypophonia.

Hy·po·pho·rie *f ophthal.* hypophoria.

Hy·po·phos·phat·ämie *f patho.* hypophosphatemia, hypophosphoremia, **familiäre H.** pseudodeficiency rickets, vitamin D refractory rickets, familial hypophosphatemia.

Hy·po·phos·phat·urie *f patho.* hypophosphaturia.

hy·po·phy·sär *adj anat.* hypophysial, hypophyseal, pituitary.

Hy·po·phy·se *f anat.* pituitary gland, pituitary, hypophysis.

Hy·po·phys·ek·to·mie *f neurochir.* hypophysectomy, pituitectomy.

Hy·po·phy·sen·ade·nom *nt patho.* pituitary adenoma.

Hy·po·phy·sen·apla·sie *f* apituitarism.

Hy·po·phy·sen·apo·ple·xie *f neuro.* pituitary apoplexy.

Hy·po·phy·sen·atro·phie *f neuro.* hypophysial atrophy, pituitary atrophy.

Hy·po·phy·sen·ent·fer·nung *f → Hypophysektomie.*

Hy·po·phy·sen·ent·zün·dung *f → Hypophysitis.*

Hy·po·phy·sen·gru·be *f anat.* hypophysial

fossa, pituitary fossa, sellar fossa.

Hy·po·phy·sen·hin·ter·lap·pen *m abbr.* **HHL** *anat.* posterior pituitary, posterior lobe of hypophysis, posterior lobe of pituitary (gland), neurohypophysis.

Hy·po·phy·sen·hin·ter·lap·pen·hor·mon *nt endo.* posterior pituitary hormone, neurohypophysial hormone.

Hy·po·phy·sen·hor·mo·ne *pl endo.* pituitary hormones.

Hy·po·phy·sen·in·farkt *m neuro.* hypophysial infarct, pituitary infarct.

Hy·po·phy·sen·mit·tel·lap·pen *m abbr.* **HML** *anat.* intermediate part of adenohypophysis, intermediate lobe.

Hypophysen-Nebennierenrinden-System *nt endo.* pituitary-adrenocortical system.

Hy·po·phy·sen·ne·kro·se *f* hypophysial necrosis.

Hy·po·phy·sen·stiel *m anat.* hypophysial stalk, neural stalk, infundibular stalk, pituitary stalk.

Hy·po·phy·sen·tu·mor *m neuro.* pituitary tumor.

Hy·po·phy·sen·über·funk·ti·on *f endo.* pituitary hyperfunction, hyperpituitarism.

Hy·po·phy·sen·ver·grö·ße·rung *f neuro.* pituitary enlargement.

Hy·po·phy·sen·vor·der·lap·pen *m abbr.* **HVL** *anat.* adenohypophysis, anterior pituitary, anterior lobe of hypophysis, anterior lobe of pituitary (gland).

Hy·po·phy·sen·vor·der·lap·pen·hor·mon *nt endo.* anterior pituitary hormone, adenohypophysial hormone.

Hy·po·phy·sen·vor·der·lap·pen·in·suf·fi·zi·enz *f endo.* Simmonds' syndrome, hypopituitarism. **postpartale H.** Sheehan syndrome, postpartum pituitary necrosis (syndrome).

Hy·po·phy·sen·zwi·schen·hirn·sy·stem *nt endo.* hypothalamic-pituitary system.

Hy·po·phy·sen·zwi·schen·lap·pen *m abbr.* **HZL** *anat.* intermediate part of adenohypophysis, intermediate lobe.

hy·po·phy·seo·priv *adj endo.* hypophysioprivic, hypophyseoprivic.

hy·po·phy·seo·trop *adj endo.* hypophysiotropic, hypophyseotropic.

Hy·po·phy·sis *f → Hypophyse.*

Hy·po·phy·si·tis *f neuro.* hypophysitis.

Hy·po·pig·men·tie·rung *f derm., patho.* hypopigmentation.

Hy·po·pi·nea·lis·mus *m endo.* hypopinealism.

Hy·po·pi·tui·ta·ris·mus *m endo.* Simmonds' syndrome, hypopituitarism.

Hy·po·pla·sie *f patho.* hypoplasia, hypoplasty. **fokale dermale H.** *derm.* focal dermal hypoplasia, Goltz' syndrome, Goltz-Gorlin syndrome.

hy·po·pla·stisch *adj* **1.** *embryo., patho.* hypo-

plastic. **2.** *ped.* dysmature.
Hy·po·pneu·ma·ti·sa·ti·on *f HNO* hypopneumatization.
Hy·po·pnoe *f patho.* hypopnea.
hy·po·pno·isch *adj patho.* hypopneic.
Hy·po·pra·xie *f neuro.* deficient activity, hypopraxia.
Hy·po·pro·ak·ze·le·rin·ämie *f hema.* Owren's disease, hypoproaccelerinemia, factor V deficiency, parahemophilia.
Hy·po·pro·kon·ver·tin·ämie *f hema.* hypoproconvertinemia, factor VII deficiency.
Hy·po·pro·te·in·ämie *f patho.* hypoproteinemia.
Hy·po·pro·throm·bin·ämie *f hema.* hypoprothrombinemia, factor II deficiency.
Hy·po·psel·aphe·sie *f neuro.* tactile hypoesthesia, hypopselaphesia.
Hy·po·py·on *nt ophthal.* hypopyon.
Hy·po·py·on·ke·ra·ti·tis *f ophthal.* hypopyon keratitis, serpiginous keratitis.
Hyp·or·chi·die *f urol.* hypo-orchidism.
Hy·po·re·fle·xie *f neuro.* hyporeflexia.
Hy·po·sa·li·va·ti·on *f HNO* hypoptyalism, hyposalivation, hyposialosis.
hy·po·sen·si·bel *adj immun.* hyposensitive.
hy·po·sen·si·bi·li·sie·ren *vt immun.* desensitize.
Hy·po·sen·si·bi·li·sie·rung *f immun.* desensitization, hyposensitization.
Hyp·os·mie *f neuro.* olfactory hypoesthesia, hyposmia, hyposphresia.
Hy·po·so·mie *f patho.* hyposomia.
Hy·po·som·nie *f neuro.* hyposomnia.
Hy·po·spa·die *f urol.* hypospadias, hypospadia.
hy·po·sperm *adj embryo.* hypospermic.
Hy·po·sper·mie *f embryo.* hypospermia.
Hy·po·sple·nis·mus *m patho.* hyposplenism.
Hy·po·sta·se *f* **1.** *patho.* hypostasis, hypostatic congestion. **2.** *genet.* hypostasis.
hy·po·sta·tisch *adj patho.* hypostatic.
Hy·po·sthen·urie *f urol.* hyposthenuria.
Hyp·östro·gen·ämie *f endo.* hypoestrogenemia, hypoestrinemia.
Hy·po·sym·pa·thi·ko·to·nus *m neuro.* hyposympathicotonus.
Hy·po·sy·sto·le *f card.* hyposystole.
Hy·po·ta·xie *f neuro.* hypotaxia.
Hy·po·tel·oris·mus *m ophthal.* hypotelorism.
Hy·po·ten·si·on *f* **1.** *card., patho.* hypotension, arterial hypotension, low blood pressure. **2.** *neuro., patho.* reduced tension, hypotension.
Hy·po·ten·si·ons·an·äs·the·sie *f anes.* hypotensive anesthesia.
hy·po·ten·siv *adj card., patho.* hypotensive.
hy·po·tha·la·misch *adj anat.* hypothalamic.
hypothalamo-hypophysär *adj* hypothalamic-pituitary, hypothalamohypophysial.
hypothalamo-thalamisch *adj* hypothalamo-

thalamic.
Hy·po·tha·la·mo·to·mie *f neurochir.* hypothalamotomy.
Hy·po·tha·la·mus *m abbr.* **HT** *anat.* hypothalamus.
Hy·po·tha·la·mus·bah·nen *pl anat.* hypothalamic pathways.
Hypothalamus-Hypophysen-System *nt physiol.* hypothalamic-pituitary system.
Hy·po·tha·la·mus·kerne *pl* nuclei of hypothalamus, hypothalamic nuclei.
Hypothalamus-Neurohypophysen-System *nt physiol.* hypothalamic-posterior pituitary system.
Hy·po·tha·la·mus·re·gi·on *f anat.* hypothalamic area, hypothalamic region.
Hy·po·tha·la·mus·rin·ne *f anat.* hypothalamic sulcus, Monro's sulcus.
Hy·po·the·nar *nt anat.* hypothenar, hypothenar eminence, antithenar eminence.
hy·po·ther·mal *adj* (*Körper*) hypothermal, hypothermic.
Hy·po·ther·mie *f patho., anes.* hypothermia, hypothermy. **kontrollierte/künstliche H.** hypothermia, hypothermy.
Hy·po·the·se *f* hypothesis; theory.
hy·po·the·tisch *adj* hypothetical, hypothetic.
Hy·po·throm·bin·ämie *f hema.* hypothrombinemia.
Hy·po·thy·reo·idis·mus *m* → *Hypothyreose.*
Hy·po·thy·reo·se *f endo.* hypothyroidism, hypothyreosis, hypothyrosis.
hy·po·thy·re·ot *adj endo.* hypothyroid.
Hy·po·thy·ro·xin·ämie *f endo.* hypothyroxinemia.
hy·po·ton *adj* **1.** *physiol.* hypotonic, hypoisotonic, hypisotonic. **2.** *neuro., patho.* hypotonic.
Hy·po·to·nie *f* **1.** *card., patho.* hypotension, arterial hypotension, low blood pressure. **2.** *neuro., patho.* reduced tension, hypotension; reduced tonus, hypotonia, hypotonicity, hypotonus, hypotony.
essentielle H. essential hypotension, primary hypotension.
hyperdiastolische H. hyperdiastolic hypotension.
hyperdiastolische orthostatische H. hyperdiastolic orthostatic hypotension.
hypodiastolische orthostatische H. hypodiastolic orthostatic hypotension.
konstitutionelle H. essential hypotension, primary hypotension.
orthostatische H. orthostatic hypotension, postural hypotension.
primäre H. → *essentielle H.*
sekundäre/symptomatische H. secondary hypotension, symptomatic hypotension.
Hy·po·to·ni·ker *m* hypotensive.
Hy·po·to·ni·ke·rin *f* hypotensive.

hy·po·to·nisch *adj physiol.* hypotonic, hypo-isotonic, hypisotonic.

Hy·po·to·ni·zi·tät *f neuro., patho.* reduced tonus, hypotonia, hypotonicity, hypotonus, hypotony.

Hy·po·to·nus *m* → *Hypotonie.*

Hy·po·trep·sie *f patho.* malnutrition, hypothrepsia.

Hy·po·tri·chia *f derm.* hypotrichosis, hypotrichiasis. **H. hereditaria capitis** common male alopecia, common male baldness.

hy·po·troph *adj ped.* dysmature.

Hy·po·tro·phie *f patho.* hypotrophy.

Hy·po·tro·pie *f ophthal.* hypotropia.

Hy·po·tym·pa·non *nt anat.* hypotympanum.

Hy·po·tym·pa·no·to·mie *f HNO* hypotympanotomy.

Hy·po·ur·ämie *f patho.* hypouremia.

Hy·po·va·ris·mus *m gyn.* hypovarianism, hypo-ovarianism.

Hy·po·ven·ti·la·ti·on *f pulmo.* hypoventilation, underventilation.

Hy·po·vit·ami·no·se *f patho.* vitamin-deficiency disease, hypovitaminosis.

Hy·po·vol·ämie *f hema.* hypovolemia, oligemia, oligohemia.

hy·po·vol·ämisch *adj hema.* oligemic, hypovolemic.

Hyp·ox·ämie *f patho.* hypoxemia.

hyp·ox·ämisch *adj patho.* hypoxemic.

Hyp·oxie *f patho.* hypoxia, oxygen deficiency.

hyp·oxisch *adj patho.* hypoxic.

Hy·po·zyt·hä·mie *f hema.* hypocythemia.

Hy·po·zy·to·se *f hema.* hypocytosis.

Hyps·ar·rhyth·mie *f neuro.* hypsarrhythmia, generalized flexion epilepsy..

hyp·si·ze·phal *adj ortho.* hypsicephalic, hypsicephalous, acrocephalic.

Hyp·si·ze·pha·lie *f ortho.* steeple head, tower head, acrocephaly, hypsicephaly.

Hy·ster·al·gie *f gyn.* uterine pain, hysteralgia, hysterodynia, uteralgia, uterodynia, metralgia, metrodynia.

Hy·ster·ec·to·mia *f* → *Hysterektomie.* **H. caesarea** Porro's cesarean hysterectomy, cesarean hysterectomy, celiohysterectomy.

Hy·ster·ek·to·mie *f gyn.* hysterectomy, uterectomy, metrectomy.

abdominale H. abdominal hysterectomy, abdominohysterectomy, laparohysterectomy.

partielle/subtotale H. subtotal hysterectomy, supravaginal hysterectomy, partial hysterectomy.

totale H. total hysterectomy, complete hysterectomy, panhysterectomy.

transvaginale G. vaginal hysterectomy, vaginohysterectomy, Schauta's (vaginal) operation.

Hy·ste·re·se *f card.* hysteresis.

Hy·ste·rie *f psychia.* hysteria. **klassische H.** classical hysteria, hysteria.

hy·ste·ri·form *adj* hysteriform, hysteroid.

Hy·ste·ri·ker *m psychia.* hysteric.

Hy·ste·ri·ke·rin *f psychia.* hysteric.

hy·ste·risch *adj psychia.* hysteric, hysterical.

Hy·ste·ro·dy·nie *f* → *Hysteralgie.*

Hy·ste·ro·gramm *nt gyn., radiol.* hysterogram.

Hy·ste·ro·graph *m gyn.* hysterograph.

Hy·ste·ro·gra·phie *f* **1.** *radiol.* hysterography, metrography, uterography. **2.** *gyn.* hysterography, metrography, uterography.

hy·ste·ro·id *adj* → *hysteriform.*

Hy·ste·ro·klei·sis *f gyn.* hysterocleisis.

Hy·ste·ro·kolp·ek·to·mie *f gyn.* hysterocolpectomy.

Hy·ste·ro·kol·po·sko·pie *f gyn.* hysterocolposcopy.

Hy·ste·ro·kol·po·ze·le *f gyn.* metrocolpocele.

Hy·ste·ro·lith *m gyn.* uterine calculus, womb stone, uterolith, hysterolith.

Hy·ste·ro·ly·se *f gyn.* hysterolysis.

Hy·ste·ro·me·trie *f gyn.* hysterometry, uterometry.

Hy·ste·ro·my·om·ek·to·mie *f gyn.* hysteromyomectomy.

Hy·ste·ro·myo·to·mie *f gyn.* hysteromyotomy.

Hystero-oophorektomie *f gyn.* hystero-oophorectomy.

Hy·ste·ro·ova·ri·ek·to·mie *f gyn.* hystero-oophorectomy.

Hy·ste·ro·pa·thie *f gyn.* hysteropathy.

Hy·ste·ro·pe·xie *f gyn.* hysteropexy, hysterorrhaphy, uterofixation, uteropexy.

Hy·ster·op·to·se *f gyn.* hysteroptosis, hysteroptosia, metroptosis.

Hy·ste·ror·rha·phie *f gyn.* hysterorrhaphy.

Hy·ste·ror·rhe·xis *f gyn.* hysterorrhexis, metrorrhexis.

Hy·ste·ro·sal·ping·ek·to·mie *f gyn.* hysterosalpingectomy.

Hy·ste·ro·sal·pin·gi·tis *f gyn.* metrosalpingitis.

Hy·ste·ro·sal·pin·go·gra·phie *f abbr.* **HSG** *radiol., gyn.* hysterosalpingography, hysterotubography, metrosalpingography, metrotubography, uterosalpingography, uterotubography.

Hysterosalpingo-oophorektomie *f gyn.* hysterosalpingo-oophorectomy.

Hy·ste·ro·sal·pin·go·ova·ri·ek·to·mie *f gyn.* hysterosalpingo-oophorectomy.

Hy·ste·ro·sal·pin·go·sto·mie *f gyn.* hysterosalpingostomy.

Hy·ste·ro·sko·pie *f gyn.* hysteroscopy, uteroscopy.

Hy·ste·ro·spas·mus *m gyn.* hysterospasm.

Hy·ste·ro·sta·xis *f gyn.* metrostaxis.

Hy·ste·ro·to·mie *f gyn.* hysterotomy, uterotomy, metrotomy. **transabdominelle H.** abdominal hysterotomy, abdominouterotomy, laparouterotomy.

Hy·ste·ro·tu·bo·gra·phie *f* → *Hysterosalpingographie*.

Hy·ste·ro·ze·le *f gyn.* uterine hernia, hysterocele, metrocele.

Hy·ste·ro·zy·sto·klei·sis *f gyn.* Bozeman's operation, hysterocystocleisis.

Hy·ste·ro·zy·sto·pe·xie *f gyn.* hysterocystopexy.

H-Zone *f anat.* Hensen's line, Hensen's disk, H band, H disk, H zone.

I

ia·tro·gen *adj clin., patho.* iatrogenic.
I-Bande *f anat.* I disk, I band, isotropic band, isotropic disk, J disk.
Ibu·pro·fen *nt pharm.* ibuprofen.
Ich *nt psycho.* ego, self.
ich·be·zo·gen *adj* egocentric, self-centered, selfish.
Ich·be·zo·gen·heit *f* self-centeredness, egocentricity.
Ich-Ideal *nt psycho.* ego-ideal.
Ich·no·gramm *nt ortho.* ichnogram.
Ich·sucht *f psycho.* selfishness, self-seeking, egotism, egoism.
Ich·tham·mol *nt pharm.* ichthammol, sulfonated bitumen, ammonium ichthyosulfonate, ammonium sulfoichthyolate.
Ich·thy·ol·sul·fo·nat *nt pharm.* ichthyolsulfonate, sulfoichthyolate.
Ich·thy·ol·sul·fon·säu·re *f pharm.* ichthyolsulfonic acid.
Ich·thyo·se *f →* Ichthyosis.
ich·thyo·si·form *adj derm.* ichthyosiform.
Ich·thyo·sis *f derm.* ichthyosis, alligator skin, fish skin, sauriderma, sauriasis.
I. congenita gravis/universalis harlequin fetus.
I. hystrix epidermolytic hyperkeratosis.
I. palmaris et plantaris Unna-Thost disease, diffuse palmoplantar keratoderma.
I. simplex/vulgaris simple ichthyosis, vulgar ichthyosis.
Ich·thyo·to·xin *nt patho.* ichthyotoxin, ichthyotoxicon.
Ich·thyo·to·xis·mus *m patho.* ichthyotoxism, ichthyism, ichthyismus.
Ic·te·rus *m patho.* icterus, jaundice.
I. juvenilis intermittens familial nonhemolytic jaundice, Gilbert's syndrome, constitutional hyperbilirubinemia, familial cholemia.
I. neonatorum jaundice of the newborn.
I. neonatorum gravis erythroleukoblastosis.
Ic·tus *m patho.* ictus, seizure, stroke, attack.
Id *nt* 1. *psychia.* id. 2. *genet.* id.
Ide·al *nt psycho., psychia.* ideal.
Ide·al·ge·wicht *nt* ideal weight.
idea·li·sie·ren *vt, vi psychia.* idealize.
Idea·li·sie·rung *f psychia.* idealization.

Ide·al·vor·stel·lung *f psycho.* ideal.
Idea·ti·on *f physiol., neuro.* ideation.
idea·to·risch *adj* ideational, ideatory.
Idee *f* idea, intellection, brainstorm; (*Vorstellung*) idea, conception (*von* of). fixe I. *psychia.* fixed idea, fixation, idée fixe, obsession, monomania.
Ide·en·as·so·zia·ti·on *f psycho.* association of ideas.
Ide·en·bil·dung *f physiol.* ideation.
Ide·en·flucht *f psychia.* flight of ideas.
Ide·en·ver·knüp·fung *f psycho.* association of ideas.
Iden·ti·tät *f psycho.* identity.
Iden·ti·täts·kri·se *f psychia.* identity disorder, identity crisis.
Iden·ti·täts·re·ak·ti·on *f immun.* reaction of identity.
Iden·ti·täts·stö·rung *f psycho.* identity disorder.
Iden·ti·täts·ver·lust *m psychia.* loss of identity.
ideo·ki·ne·tisch *adj neuro.* ideomotor, ideokinetic, ideomuscular.
Ideo·mo·to·rik *f neuro.* ideomotion.
ideo·mo·to·risch *adj →* ideokinetisch.
Ideo·pla·sie *f psychia.* ideoplastia.
ideo·vas·ku·lär *adj neuro.* ideovascular.
Idio·ag·glu·ti·nin *nt immun.* idioagglutinin.
Idio·ge·ne·se *f patho.* idiogenesis.
Idio·glos·sie *f ped.* idioglossia.
Idio·gramm *nt genet.* idiogram, karyogram.
idio·gra·phisch *adj psycho.* idiographic.
Idio·he·te·ro·ag·glu·ti·nin *nt immun.* idioheteroagglutinin.
Idio·he·te·ro·ly·sin *nt immun.* idioheterolysin.
Idio·iso·ag·glu·ti·nin *nt immun.* idioisoagglutinin.
Idio·iso·ly·sin *nt immun.* idioisolysin.
Idio·kra·sie *f →* Idiosynkrasie.
Idio·la·lie *f ped., psychia.* idiolalia.
Idio·neu·ro·se *f patho.* idioneurosis.
idio·no·dal *adj card.* idionodal.
idio·pa·thisch *adj patho.* idiopathic, idiopathetic, protopathic, autopathic; essential, primary.
Idio·re·flex *m physiol., neuro.* idioreflex.

Idio·syn·kra·sie *f immun.*, *psychia.* idiosyncra-sy.
idio·syn·kra·tisch *adj immun.*, *psychia.* idio-syncratic.
Idio·tie *f neuro.*, *psychia.* profound mental retardation; *inf.* idiocy, idiotism.
amaurotische I. amaurotic idiocy, cerebral sphingolipidosis.
amaurotische I., Erwachsenenform Kufs' disease, adult type of amaurotic idiocy, adult type of cerebral sphingolipidosis.
amaurotische I., infantile Form Tay-Sachs disease, Sachs' disease, infantile amaurotic (familial) idiocy, GM_2-gangliosidosis.
amaurotische I., juvenile Form juvenile type of amaurotic idiocy, late juvenile type of cerebral sphingolipidosis.
amaurotische I., spätinfantile Form Jansky--Bielschowsky disease, Bielschowsky's dis-ease, Bielschowsky-Jansky disease, late infantile type of amaurotic idiocy.
Idio·tis·mus *m* → *Idiotie.*
Idio·top *nt genet.* idiotope, idiotypic determi-nant.
idio·trop *adj psychia.* idiotropic.
Idio·typ *m genet.* idiotype, idiotypic antigenic determinant.
Idio·ty·pie *f genet.* idiotypy.
idio·ty·pisch *adj genet.* idiotypic.
idio·ven·tri·ku·lär *adj card.* idioventricular.
Idox·uri·din *nt abbr.* **IDU** *od.* **IDUR** *pharm.* idoxuridine, 5-iododeoxyuridine.
Id-Reaktion *f immun.* id, id reaction.
Id-Typ *m immun.* id, id reaction.
Ifosf·amid *nt pharm.* ifosfamide.
IgA-Mangel *m immun.* IgA deficiency.
IgA-Nephropathie *f patho.* Berger's (focal) glomerulonephritis, IgA nephropathy, IgA glomerulonephritis, focal nephritis.
IgE-Antikörper *m immun.* IgE class antibody, reaginic antibody, reagin, atopic reagin.
Igni·punk·tur *f ophthal.* ignipuncture.
IHA-Test *m immun.* indirect hemagglutination antibody test, IHA test.
ik·te·risch *adj patho.* icteric, jaundiced.
ik·te·ro·gen *adj patho.* icterogenic.
Ik·te·rus *m patho.* icterus, jaundice.
antehepatischer I. prehepatic jaundice.
cholestatischer I. cholestatic jaundice.
extrahepatischer I. extrahepatic jaundice.
familiärer hämolytischer I. Minkowski--Chauffard syndrome, congenital familial icterus, congenital hemolytic icterus, congen-ital hemolytic jaundice, hereditary sphero-cytosis, globe cell anemia.
hämolytischer I. hemolytic icterus, hemolytic jaundice, hematogenous jaundice.
hepatischer/hepatogener I. hepatogenic jaun-dice, hepatogenous jaundice.
hepatozellulärer I. hepatocellular jaundice.

intrahepatischer I. intrahepatic jaundice.
latenter I. latent jaundice, occult jaundice.
mechanischer I. mechanical jaundice, obstructive jaundice.
nicht-hämolytischer I. nonhemolytic jaun-dice.
okkulter I. → *latenter I.*
posthepatischer I. posthepatic icterus.
prähepatischer I. prehepatic jaundice.
toxischer I. toxic jaundice, toxemic jaundice.
Ik·tus *m patho.* ictus, seizure, stroke, attack.
ile·al *adj* ileac, ileal.
Ile·ek·to·mie *f chir.* ileectomy.
Ilei·tis *f patho.* ileitis. **I. regionalis/terminalis** Crohn's disease, regional enteritis, regional ileitis, terminal enteritis, terminal ileitis, distal ileitis, granulomatous ileocolitis, seg-mental enteritis.
Ileo·co·li·tis *f patho.* ileocolitis. **I. regionalis/terminalis** → *Ileitis regionalis.*
Ileo·ileo·sto·mie *f chir.* ileoileostomy.
ileo·je·ju·nal *adj* jejunoileal.
Ileo·je·ju·ni·tis *f patho.* ileojejunitis.
Ileo·je·ju·no·sto·mie *f chir.* ileojejunostomy.
ileo·ko·lisch *adj* ileocolic, ileocolonic.
Ileo·ko·li·tis *f patho.* ileocolitis.
Ileo·ko·lo·sto·mie *f chir.* ileocolostomy.
Ileo·ko·lo·to·mie *f chir.* ileocolotomy.
Ileo·pe·xie *f chir.* ileopexy.
Ileo·prok·to·sto·mie *f chir.* ileorectostomy, ileoproctostomy.
ileo·rek·tal *adj* ileorectal.
Ileo·rek·to·sto·mie *f chir.* ileorectostomy, ileo-proctostomy.
Ileor·rha·phie *f chir.* ileorrhaphy.
Ileo·sig·mo·idal·fi·stel *f patho.* ileosigmoid fistula.
Ileo·sig·mo·ido·sto·mie *f chir.* ileosigmoidos-tomy.
Ileo·sto·ma *nt chir.* ileal stoma, ileostomy.
Ileo·sto·mie *f chir.* ileostomy.
Ileo·to·mie *f chir.* ileotomy.
Ileo·trans·ver·so·sto·mie *f chir.* ileotransvers-ostomy, ileotransverse colostomy.
ileo·zä·kal *adj* ileocecal.
Ileo·zä·kal·fi·stel *f patho.* ileocecal fistula.
Ileo·zä·kal·klap·pe *f anat.* Bauhin's valve, ileo-cecal valve, ileocolic valve, fallopian valve.
Ileo·zä·kal·ve·ne *f anat.* ileocolic vein.
Ileo·zä·ko·sto·mie *f chir.* ileocecostomy, ceco-ileostomy.
Ileo·zä·kum *nt anat.* ileocecum.
ileo·zö·kal *adj* → *ileozäkal.*
Ileo·zy·sto·pla·stik *f urol.* ileocystoplasty.
Ileo·zy·sto·sto·mie *f urol.* ileocystostomy.
Ile·um *nt anat.* ileum.
Ile·um·an·hef·tung *f chir.* ileopexy.
Ile·um·ar·te·ri·en *pl anat.* ileal arteries.
Ile·um·atre·sie *f patho.* ileal atresia.
Ile·um·aus·schal·tung *f chir.* ileal bypass, ileal

shunt, jejunoileal bypass.
Ile·um·bla·se *f chir., urol.* Bricker's operation, Bricker's ileal conduit, ileal conduit, ileourethrostomy.
Ileum-Blasen-Fistel *f urol.* ileocystostomy.
Ileumconduit *m/nt* → *Ileumblase.*
Ile·um·ent·zün·dung *f* → *Ileitis.*
Ile·um·er·öff·nung *f chir.* ileotomy.
Ile·um·fi·ste·lung *f chir.* ileostomy.
Ile·um·kar·zi·no·id *nt patho.* ileal carcinoid, carcinoid of the ileum.
Ile·um·naht *f chir.* ileorrhaphy.
Ileum-Rektum-Fistel *f* **1.** *chir.* ileorectostomy, ileoproctostomy. **2.** *patho.* ileorectal fistula.
Ile·um·re·sek·ti·on *f chir.* ileectomy.
Ile·um·schlin·ge *f chir., anat.* ileal loop.
Ile·um·schnitt *m chir.* ileotomy.
Ileum-Sigma-Fistel *f* **1.** *chir.* ileosigmoidostomy. **2.** *patho.* ileosigmoid fistula.
Ileum-Zäkum-Fistel *f chir.* ileocecostomy.
Ile·us *m chir.* ileus, intestinal obstruction, bowel obstruction.
  adynamischer I. → *paralytischer I.*
  mechanischer I. mechanical ileus.
  paralytischer I. adynamic ileus, paralytic ileus, enteroplegia.
  spastischer I. dynamic ileus, hyperdynamic ileus, spastic ileus.
ile·us·ar·tig *adj patho.* ileac.
Ilfeld: I.-Schiene *f ortho.* Ilfeld splint.
ilia·kal *adj* iliac.
ilio·fe·mo·ral *adj* iliofemoral.
Ilio·fe·mo·ral·drei·eck *nt ortho.* iliofemoral triangle, Bryant's triangle.
Ilio·pa·gus *m embryo.* iliopagus, iliadelphus, ileadelphus.
ilio·pek·ti·ne·al *adj* → *iliopubisch.*
ilio·pu·bisch *adj* iliopectineal, iliopubic.
ilio·sa·kral *adj* iliosacral, sacroiliac.
Ilio·sa·kral·ge·lenk *nt abbr.* **ISG** *anat.* iliosacral articulation, iliosacral joint, sacroiliac joint, sacroiliac articulation.
Ilio·tho·ra·ko·pa·gus *m embryo.* iliothoracopagus, ischiothoracopagus.
Ili·um *nt anat.* ilium, iliac bone, flank bone.
Il·la·quea·ti·on *f ophthal.* illaqueation.
Il·lu·si·on *f neuro., psychia.* illusion.
il·lu·sio·när *adj neuro., psychia.* illusional, illusionary.
ima·gi·när *adj psycho.* imaginary, phantasmal, phantasmatic, phantasmic.
Ima·gi·na·ti·on *f psycho.* imagination.
Ima·go *f psycho.* imago.
im·be·zil *adj psycho., psychia.* imbecile.
Im·be·zi·le *m/f psycho., psychia.* imbecile.
Im·be·zi·li·tät *f psycho., psychia.* imbecility, severe mental retardation.
Imerslund-Gräsbeck: I.-G.-Syndrom *nt hema.* Imerslund-Graesbeck syndrome, Imerslund syndrome, familial megaloblastic anemia.

Imi·no·azid·urie *f patho.* iminoglycinuria.
Imi·no·gly·cin·urie *f patho.* iminoglycinuria.
Imi·pra·min *nt pharm.* imipramine.
Im·ma·tu·ri·tät *f ped., gyn.* immaturity.
im·mo·bil *adj* immobile, immovable.
Im·mo·bi·li·sa·ti·on *f ortho.* immobilization.
Im·mo·bi·li·sa·ti·ons·atro·phie *f ortho.* plaster-of-Paris disease.
Im·mo·bi·li·sa·ti·ons·osteo·po·ro·se *f ortho.* immobilization osteoporosis.
Im·mo·bi·li·sa·ti·ons·ver·band *m ortho.* immobilizing bandage.
Im·mo·bi·li·sie·ren *nt ortho.* immobilization.
im·mo·bi·li·sie·ren *vt ortho.* immobilize.
im·mo·bi·li·sie·rend *adj ortho.* immobilizing.
Im·mo·bi·li·sie·rung *f ortho.* immobilization.
Immotile-Cilia-Syndrom *nt patho.* immotile-cilia syndrome.
im·mun *adj* immune (*vor, gegen* against, to), resistant (*gegen* to).
Im·mun·ad·hä·renz *f* immune adherence, adhesion phenomenon.
Im·mun·ad·ju·vans *nt* immunoadjuvant, adjuvant.
Im·mun·ad·sor·bens *nt* immunoadsorbent, immunosorbent.
Im·mun·ad·sorp·ti·on *f* immune adsorption, immunoadsorption.
Im·mun·ag·glu·ti·na·ti·on *f* immunoagglutination.
Im·mun·ag·glu·ti·nin *nt* immune agglutinin.
Im·mun·ant·wort *f* immune reaction, immune response, immunological reaction, immunoreaction.
Immunantwort-Gene *pl* immune response genes, Ir genes.
Im·mun·che·mo·the·ra·pie *f* immunochemotherapy.
Im·mun·de·fekt *m patho.* immunodeficiency, immune deficiency, immunodeficiency disorder, immunodeficiency disease, immunological deficiency.
  kombinierter I. combined immunodeficiency, combined immunodeficiency syndrome.
  schwerer kombinierter I. severe combined immunodeficiency, lymphopenic agammaglobulinemia, severe combined immunodeficiency disease.
  variabler nicht-klassifizierbarer I. common variable agammaglobulinemia, common variable immunodeficiency, common variable unclassifiable immunodeficiency.
Im·mun·de·fekt·krank·heit *f* → *Immundefekt.*
Im·mun·de·fi·zi·enz *f* → *Immundefekt.*
Im·mun·de·pres·si·on *f* immunosuppression, immunodepression.
im·mun·de·pres·siv *adj* immunosuppressive, immunodepressive.
Im·mun·de·pres·si·vum *nt immun., pharm.* immunodepressant, immunodepressive,

immunodepressor, immunosuppressant, immunosuppressive.

Im·mun·der·ma·to·lo·gie *f* immunodermatology.

Im·mun·de·via·ti·on *f* immunodeviation, immune deviation, split tolerance.

Im·mun·do·mi·nanz *f* immunodominance.

Im·mun·elek·tro·pho·re·se *f* immunoelectrophoresis.

Immune-response-Gene *pl* immune response genes, Ir genes.

Im·mun·fluo·res·zenz *f immun., micro.* immunofluorescence, fluorescent antibody test, FA test.

Im·mun·fluo·res·zenz·mi·kro·sko·pie *f* immunofluorescence microscopy.

Im·mun·ge·ne·tik *f* immunogenetics *pl.*

Im·mun·glo·bu·lin *nt abbr.* **Ig** immunoglobulin, immune globulin, γ-globulin, gamma globulin.

Immunglobulin A *abbr.* **IgA** immunoglobulin A.

Immunglobulin D *abbr.* **IgD** immunoglobulin D.

Immunglobulin E *abbr.* **IgE** immunoglobulin E, anaphylaxin.

Immunglobulin G *abbr.* **IgG** immunoglobulin G.

Immunglobulin M *abbr.* **IgM** immunoglobulin M.

membrangebundenes I. membrane-bound immunoglobulin.

monoklonales I. monoclonal immunoglobulin.

Thyroidea-stimulierendes I. *abbr.* **TSI** thyroid-stimulating immunoglobulin, thyroid-binding inhibitory immunoglobulin.

Im·mun·glo·bu·lin·ket·te *f* immune globulin chain.

Im·mun·hä·ma·to·lo·gie *f* immunohematology.

Im·mun·hä·mo·ly·se *f* immunohemolysis, immune hemolysis, conditioned hemolysis.

Im·mun·hä·mo·ly·sin *nt* immune hemolysin.

im·mun·in·kom·pe·tent *adj* immunoincompetent, immunologically incompetent.

Im·mun·in·kom·pe·tenz *f* immunoincompetence, immunologic incompetence.

Im·mun·in·ter·fe·ron *nt* immune interferon, interferon-γ.

Im·mu·ni·sa·ti·on *f* immunization.

im·mu·ni·sie·ren *vt* immunize (*gegen* to), render/make immune (*gegen* to, against).

Im·mu·ni·sie·rung *f* immunization.

Im·mu·ni·tät *f* immunity (*gegen* from, against, to); resistance.

aktive I. active immunity.

angeborene I. familial immunity, innate immunity, inherited immunity, natural immunity, natural resistance.

begleitende I. relative immunity, concomitant immunity, premunition.

erworbene I. acquired immunity, adaptive immunity.

humorale I. humoral immunity.

natürliche I. → *angeborene I.*

passive I. passive immunity.

zelluläre/zellvermittelte I. cellular immunity, cell-mediated immunity, T cell-mediated immunity.

im·mun·kom·pe·tent *adj* immunocompetent, immunologically competent.

Im·mun·kom·pe·tenz *f* immunocompetence, immunologic competence.

Im·mun·kom·plex *m abbr.* **IK** *od.* **IC** immunocomplex, immune complex.

Im·mun·kom·plex·glo·me·ru·lo·ne·phri·tis *f patho.* immune complex glomerulonephritis.

Im·mun·kom·plex·krank·heit *f patho.* immune-complex disorder, immune-complex disease.

Im·mun·kom·plex·ne·phri·tis *f patho.* immune complex nephritis.

Im·mun·kom·plex·pur·pu·ra *f* → *Immunkomplexvaskulitis.*

Im·mun·kom·plex·vas·ku·li·tis *f patho.* Henoch's purpura, Henoch's disease, Henoch-Schönlein purpura, Schönlein-Henoch disease, Schönlein's disease, acute vascular purpura, allergic purpura.

Im·mun·man·gel·krank·heit *f* → *Immundefekt.*

Im·mun·me·cha·nis·mus *m* immune mechanism.

Im·mun·mo·du·la·ti·on *f* immunomodulation.

Im·mun·mo·du·la·tor *m pharm.* immunomodulator.

Im·mu·no·blast *m hema.* immunoblast.

im·mu·no·bla·stisch *adj* immunoblastic.

Im·mu·no·che·mo·the·ra·pie *f immun., pharm.* immunochemotherapy.

Im·mu·no·de·pres·si·on *f* → *Immundepression.*

Im·mu·no·de·pres·si·vum *nt* → *Immundepressivum.*

Im·mu·no·dif·fu·si·on *f* immunodiffusion.

Im·mu·no·do·mi·nanz *f* immunodominance.

Im·mu·no·fluo·res·zenz *f* → *Immunfluoreszenz.*

Im·mu·no·gen *nt* immunogen; antigen.

im·mu·no·gen *adj* immunogenic.

Im·mu·no·glo·bu·lin *nt* → *Immunglobulin.*

Im·mu·no·glo·bu·lin·ge·ne *pl* immunoglobulin genes.

Im·mu·no·hä·mo·ly·se *f* immunohemolysis.

Im·mu·no·lo·gie *f* immunology.

im·mu·no·lo·gisch *adj* immunological, immunologic.

i. inkompetent immunoincompetent, immunologically incompetent.

i. kompetent immunocompetent, immunologically competent.

Im·mu·no·pa·tho·lo·gie *f* immunopathology.

im·mu·no·re·ak·tiv *adj* immunoreactive.

Im·mu·no·sor·bens *nt* immunosorbent.

Im·mu·no·sup·pres·si·on *f* → *Immunsuppression.*

Im·mu·no·sup·pres·si·vum *nt* → *Immundepressivum.*

im·mu·no·sup·pri·miert *adj* immunosuppressed.

Im·mu·no·trans·fu·si·on *f hema.* immunotransfusion.

Im·mu·no·zyt *m hema.* immunocyte.

Im·mu·no·zy·tom *nt hema.* plasmacytoid lymphocytic lymphoma, immunocytoma.

plasmozytisches I. plasma cell myeloma, plasmacytic immunocytoma, plasmocytoma, myelomatosis, multiple myeloma.

Im·mun·pa·ra·ly·se *f* immune paralysis, immunologic paralysis.

Im·mun·pa·tho·ge·ne·se *f* immunopathogenesis.

Im·mun·pa·tho·lo·gie *f* immunopathology.

Im·mun·phy·sio·lo·gie *f* immunophysiology.

Im·mun·pro·phy·la·xe *f clin.* immunoprophylaxis.

Im·mun·ra·dio·me·trie *f* immunoradiometry.

Im·mun·re·ak·ti·on *f* immune reaction, immune response, immunological reaction, immunoreaction.

I. vom Soforttyp immediate immune response.

I. vom verzögerten Typ delayed immune response.

im·mun·re·ak·tiv *adj* immunoreactive.

Im·mun·re·gu·la·ti·on *f* immunoregulation.

Im·mun·se·rum *nt* immune serum, antiserum.

Im·mun·sti·mu·lans *nt* immunostimulant, immunostimulatory agent.

Im·mun·sti·mu·la·ti·on *f* immunostimulation.

Im·mun·sup·pres·si·on *f* immunosuppression, immunosuppressive therapy.

Im·mun·sup·pres·si·ons·ge·ne *pl* immune suppressor genes, Is genes.

im·mun·sup·pres·siv *adj* immunosuppressive, immunodepressive.

Im·mun·sup·pres·si·vum *nt* → *Immundepressivum.*

Im·mun·sur·veil·lan·ce *f* immunosurveillance, immune surveillance.

Im·mun·sy·stem *nt* immune system.

Im·mun·szin·ti·gra·phie *f radiol.* immunoscintigraphy.

Im·mun·the·ra·pie *f clin.* immunotherapy.

Im·mun·thy·reo·idi·tis *f patho.* autoimmune thyroiditis.

Im·mun·to·le·ranz *f abbr. IT immun.* immunologic tolerance, immunotolerance, immune tolerance.

Im·mun·trans·fu·si·on *f hema.* immunotransfusion.

Imol·amin *nt pharm.* imolamine.

im·pak·tiert *adj ortho.* impacted.

Im·pak·ti·on *f ortho.* impaction.

Im·pe·danz *f physiol.* impedance, acoustic impedance, acoustic resistance.

Im·pe·danz·au·dio·me·trie *f HNO* impedance audiometry.

im·per·mea·bel *adj* impermeable, impervious (*für* to).

Im·per·mea·bi·li·tät *f* impermeability, imperviousness.

im·per·zep·ti·bel *adj physiol.* imperceptible.

Im·pe·ti·ge·ni·sie·rung *f derm.* impetiginization.

im·pe·ti·gi·nös *adj derm.* impetigo-like, impetiginous.

Im·pe·ti·go *f derm.* crusted tetter, impetigo.

I. bullosa bullous impetigo of the newborn, staphylococcal impetigo, pemphigus neonatorum.

I. contagiosa → *I. vulgaris.*

I. follicularis Bockhart's impetigo, follicular impetigo, superficial pustular perifolliculitis.

I. vulgaris crusted tetter, impetigo.

im·pe·ti·go·ar·tig *adj* → *impetiginös.*

Im·pe·tus *m phys., fig., psycho.* impetus; energy, vigor, verve.

Impf·arzt *m* vaccinator, vaccinist.

Impf·ärz·tin *f* vaccinator, vaccinist.

impf·bar *adj epidem.* inoculable.

imp·fen *vt epidem.* inoculate, vaccinate (*gegen* against).

Impf·en·ze·pha·li·tis *f epidem.* postvaccinal encephalitis, postvaccinal encephalomyelitis, acute disseminated encephalitis, acute disseminated encephalomyelitis.

Impf·fie·ber *nt epidem.* vaccinal fever.

Impf·geg·ner *m epidem.* antivaccinationist.

Impf·geg·ne·rin *f epidem.* antivaccinationist.

Impf·ling *m epidem.* vaccinee.

Impf·mes·ser *nt epidem.* vaccinator.

Impf·na·del *f epidem.* vaccinator.

Impf·pocken [k·k] *pl epidem.* vaccinia, vaccina.

Impf·stoff *m epidem.* vaccine, vaccinum.

inaktivierter I. inactivated vaccine, killed vaccine.

polyvalenter I. mixed vaccine, multivalent vaccine, polyvalent vaccine.

Imp·fung *f epidem.* inoculation, vaccination; *inf.* jab.

Impf·vi·rus *nt epidem.* vaccine virus.

Im·plan·tat *nt chir., ortho.* implant.

Im·plan·ta·ti·on *f* **1.** *chir., ortho.* implantation, grafting. **2.** *embryo., gyn.* implantation, nidation.

Im·plan·ta·ti·ons·me·ta·sta·se *f patho.* implantation metastasis.

Im·plan·ta·ti·ons·zy·ste *f patho.* implantation cyst.

im·plan·tie·ren *vt chir., ortho.* implant.

im·po·tent *adj gyn., andro.* impotent.

Im·po·ten·tia *f* → *Impotenz.*
I. coeundi inability to cohabit.
I. generandi inability to reproduce, infertility, infertilitas.
Im·po·tenz *f andro., gyn.* impotence, impotency, impotentia.
Im·prä·gna·ti·on *f embryo.* impregnation.
im·prä·gnie·ren *vt pharm.* medicate.
Im·prä·gnie·rung *f pharm.* medication.
Im·pres·sio *f anat.* impression. **Impressiones** *pl* **digitatae** digital impressions, gyrate impressions.
Im·pres·si·on *f* **1.** *anat.* impression. **2.** *physiol., fig.* impression.
Im·pres·si·ons·frak·tur *f* (*Schädel*) depressed fracture (of the skull).
Im·pres·si·ons·to·no·me·ter *nt ophthal.* impression tonometer, indentation tonometer.
Im·pres·si·ons·to·no·me·trie *f ophthal.* impression tonometry, indentation tonometry.
Im·puls *m fig., psycho.* impetus, impulse, momentum, stimulus; *phys.* impulse, momentum, pulse.
Im·puls·ge·ne·ra·tor *m physiol., card.* pulse generator.
in·ak·tiv *adj* inactive, anergic; *histol.* inactive, resting; *patho.* inactive, resting, healed; *immun.* inactive, uncomplemented.
in·ak·ti·vie·ren *vt immun.* inactivate, deactivate.
In·ak·ti·vie·rung *f immun.* inactivation, inactivity, deactivation.
In·ak·ti·vi·tät *f patho.* inactivity.
In·ak·ti·vi·täts·atro·phie *f patho.* disuse atrophy.
In·ak·ti·vi·täts·osteo·po·ro·se *f ortho.* disuse osteoporosis.
In·ani·ti·on *f patho.* inanition.
in·ap·pa·rent *adj patho.* inapparent, latent.
In·car·ce·ra·tio *f patho.* incarceration.
In·car·na·tio *f patho.* incarnatio, ingrowth.
In·ci·si·vus *m anat.* incisor tooth, incisive tooth, incisor, foretooth.
In·ci·su·ra *f anat.* incisure, notch, incision, sulcus, cleft, notch.
Inc. acetabularis/acetabuli acetabular notch, cotyloid notch.
Inc. angularis angular notch of stomach, angular sulcus, gastric notch.
Inc. apicis cordis notch of the apex of the heart, incisure of the apex of the heart.
Inc. cardiaca (gastris/ventriculi) cardiac notch of stomach.
Inc. cartilaginis meatus acustici Santorini's fissure, Santorini's cleft.
Inc. frontalis frontal notch, frontal foramen.
Inc. interaryt(a)enoidea interarytenoid incisure, interarytenoid notch.
Inc. ischiadica/ischialis major greater ischial notch, greater sciatic notch.

Inc. ischiadica/ischialis minor lesser ischial notch, lesser sciatic notch.
Inc. jugularis sterni jugular notch of sternum, sternal notch, suprasternal notch.
Inc. supraorbitalis supraorbital notch, supraorbital foramen.
Inc. tentorii incisure of tentorium, tentorial notch.
Inc. trochlearis (ulnae) trochlear notch (of ulna), humeral notch of ulna.
Inc. tympanica tympanic notch, incisure of Rivinus, Rivinius' foramen.
In·cli·na·tio *f anat.* inclination. **I. pelvis** angle of pelvis, pelvic incline, pelvic inclination, pelvivertebral angle.
In·con·ti·nen·tia *f patho.* incontinence, incontinency.
I. alvi incontinence of feces, rectal incontinence.
I. urinae incontinence of urine, urinary incontinence.
I. urinae paradoxa paradoxical incontinence, overflow incontinence.
In·cu·do·mal·leo·lar·ge·lenk *nt anat.* incudomalleolar joint, incudomalleolar articulation.
In·cu·do·sta·pe·di·al·ge·lenk *nt anat.* incudostapedial joint, incudostapedial articulation.
In·cus *m anat.* anvil, ambos, incus.
In·dan·dion *nt pharm.* indanedione.
In·dex *m* **1.** *anat.* index, index finger, second finger. **2.** *stat.* index, indicator. **3.** (*Verzeichnis*) index, register. **therapeutischer I.** *pharm.* therapeutic index, chemotherapeutic index, curative ratio.
In·dex·ame·tro·pie *f ophthal.* index ametropia.
In·di·ca·tio *f clin.* indication, indicant.
In·dif·fe·renz·typ *m physiol., card.* intermediate heart.
In·di·ge·sti·on *f patho.* indigestion.
In·di·gi·ta·ti·on *f patho.* indigitation, introsusception, intussusception, invagination.
In·di·go·stein *urol.* indigo calculus.
In·dig·urie *f* indigouria, indiguria.
In·di·kan *nt* indican, uroxanthin.
In·di·kan·ämie *f patho.* indicanemia.
In·di·kan·urie *f patho.* indicanuria.
In·di·ka·ti·on *f clin.* indication, indicant.
In·di·ka·tor *m chem.* indicator; *phys.* tracer; *stat.* indicator.
In·di·ka·tor·ver·dün·nungs·me·tho·de *f* indicator-dilution technique, indicator-dilution method.
in·di·rekt *adj* indirect, mediate.
Indische Rhinoplastik *f HNO* Carpoe's rhinoplasty.
In·di·vi·du·al·an·ti·ge·ne *pl immun.* private antigens.
in·di·vi·dua·li·sie·ren *vt* individualize.
In·di·vi·dua·li·sie·rung *f* individualization.
In·di·vi·dua·lis·mus *m* individualism.

In·di·vi·dua·li·tät *f psycho.* individualism, individuality, personality.

In·di·vi·du·al·po·tenz *f genet.* prepotence, prepotency.

In·di·vi·du·al·psy·cho·lo·gie *f psycho.* individual psychology, adlerian psychology, adlerian psychoanalysis.

In·di·vi·du·al·the·ra·pie *f psychia.* individual treatment.

In·di·vi·dua·ti·on *f psycho.* individuation.

in·di·vi·du·ell *adj* individual.

In·di·vi·du·um *nt* individual.

In·diz *nt* indication, sign.

in·di·zie·ren *vt (Therapie)* indicate.

in·di·ziert *adj (Therapie)* indicated.

In·dol *nt biochem.* indole, benzpyrrole.

In·dol·azet·urie *f patho.* indolaceturia.

in·do·lent *adj* painless, indolent.

In·do·lenz *f* indolence, painlessness.

In·dol·urie *f patho.* indoluria.

In·do·me·ta·cin *nt pharm.* indomethacin.

In·do·pro·fen *nt pharm.* indoprofen.

In·dor·amin *nt pharm.* indoramin.

Ind·oxyl *nt biochem.* indoxyl.

Ind·oxyl·ämie *f patho.* indoxylemia.

Ind·oxyl·urie *f patho.* indoxyluria.

In·du·cer *m genet.* inducer.

In·duk·ti·on *f genet., biochem.* induction.

In·duk·ti·ons·pha·se *f anes.* induction, inductive phase.

In·duk·tor *m biochem., genet.* inducer.

In·du·ra·tio *f → Induration.* **I. penis plastica** Peyronie's disease, van Buren's disease, fibrous cavernitis, plastic induration, penile induration.

In·du·ra·ti·on *f patho.* induration, hardening; *(Lunge)* consolidation.

in·du·ra·tiv *adj patho.* indurative.

In·du·ra·tiv·pneu·mo·nie *f,* **chronische** *pulmo.* indurative pneumonia.

in·du·riert *adj patho.* indurate, indurated.

In·du·si·um griseum *nt anat.* indusium griseum, supracallosal gyrus.

in·du·zier·bar *adj biochem.* inducible.

in·du·zie·ren *vt (Narkose, Schlaf)* induce; *biochem., genet.* induce.

In·du·zie·rung *f* induction.

In·er·tia *f patho., psychia.* inertia, inactivity, sluggishness. **I. uteri** *gyn.* uterine inertia.

in·fan·til *adj* infantile, childlike, immature; *psychia.* infantile.

In·fan·ti·lis·mus *m* **1.** *patho.* infantilism, infantile dwarfism. **2.** *psychia.* infantilism, childishness.

körperlicher/physischer I. *→ somatischer I.*

psychischer I. infantilism, childishness.

sexueller I. sexual infantilism.

somatischer I. infantilism, infantile dwarfism.

symptomatischer I. symptomatic infantilism.

In·fan·ti·li·tät *f ped.* infantility.

In·farkt *m* **1.** *patho.* infarct, infarction. **2.** *card.* heart attack, myocardial infarct, myocardial infarction, cardiac infarction.

anämischer I. anemic infarct, pale infarct, white infarct, ischemic infarct.

blander I. bland infarct.

blasser I. *→ anämischer I.*

embolischer I. embolic infarct.

hämorrhagischer I. hemorrhagic infarct, red infarct.

ischämischer I. *→ anämischer I.*

roter I. *→ hämorrhagischer I.*

septischer I. septic infarct.

thrombotischer I. thrombotic infarct.

weißer I. *→ anämischer I.*

In·farkt·bil·dung *f patho., card.* infarction.

In·farkt·re·zi·div *nt card.* recurrent infarction, recurrent myocardial infarction.

In·farkt·ul·kus *nt patho.* hypertensive ischemic ulcer.

In·far·zie·rung *f patho., card.* infarction.

in·faust *adj* infaust, unfavorable.

In·fekt *m epidem., patho.* **1.** infection. **2.** infection, infectious disease, infective disease.

nosokomialer I. hospital-acquired infection, nosocomial infection.

In·fekt·ar·thri·tis *f ortho.* infectious arthritis.

In·fekt·im·mu·ni·tät *f immun.* infection-immunity, concomitant immunity, premunition.

In·fek·ti·on *f epidem., patho.* **1.** infection. **2.** infection, infectious disease, infective disease.

aerogene I. airborne infection.

apparente I. apparent infection.

diaplazentare I. transplacental infection.

endogene I. endogenous infection.

exogene I. ectogenous infection, exogenous infection.

hämatogene I. blood-borne infection.

iatrogene I. iatrogenic infection.

inapparente I. inapparent infection, subclinical infection.

kryptogene I. cryptogenic infection.

latente I. latent infection.

nekrotisierende I. necrotizing infection.

nosokomiale I. hospital-acquired infection, nosocomial infection.

persistierende I. persistent infection.

spezifische L. specific disease.

transplazentare I. transplacental infection.

In·fek·ti·ons·do·sis *f abbr.* **ID** *micro.* infective dose. **mittlere I.** *abbr.* ID_{50} median infective dose.

In·fek·ti·ons·ge·fahr *f epidem.* danger of infection.

In·fek·ti·ons·im·mu·ni·tät *f → Infektimmunität.*

In·fek·ti·ons·ket·te *f epidem.* chain of infection.

In·fek·ti·ons·krank·heit *f epidem.* infectious disease, infective disease, infection.

In·fek·ti·ons·pro·phy·la·xe *f epidem.* prophylaxis. **medikamentöse I.** drug prophylaxis,

chemical prophylaxis, chemoprophylaxis.
In·fek·ti·ons·quel·le f epidem. source of infection.
In·fek·ti·ons·trä·ger m epidem. carrier.
In·fek·ti·ons·über·tra·gung f epidem. transmission of infection.
in·fek·ti·ös adj epidem. infectious, infective, virulent, contagious.
In·fek·tio·si·tät f epidem. infectiosity, infectiousness, infectiveness, infectivity.
In·fekt·stein m urol. secondary renal calculus.
in·fe·ri·or adj anat. inferior.
in·fer·til adj gyn., andro. infertile, unfertile, barren, sterile.
In·fer·ti·li·tät f gyn., andro. infertility, barrenness, sterility.
In·fe·sta·ti·on f epidem., derm. infestation.
In·fil·trat nt patho. infiltrate, infiltration.
entzündliches I. inflammatory infiltrate, inflammatory infiltration.
leukämisches I. leukemic infiltration.
In·fil·tra·ti·on f **1.** patho. infiltration; invasion. **2.** (Methode) infiltration.
In·fil·tra·ti·ons·an·äs·the·sie f anes. infiltration anesthesia, infiltration analgesia.
in·fil·trie·ren vt, vi patho. infiltrate.
in·fi·zier·bar adj epidem., patho. infectible.
in·fi·zie·ren I vt **1.** epidem. infect. **2.** patho., hyg. contaminate, poison. **II** vr **sich i.** get infected, be infected, catch an infection.
in·fi·ziert adj epidem. infected (mit with); (Parasit) infested; (Wunde) contaminated, dirty; hyg. contaminated, poisoned.
In·fi·zie·rung f infection, infestation, contamination.
In·flam·ma·tio f patho. inflammation.
In·flek·ti·on f ortho. inflection, inflexion.
In·flu·en·za f epidem. influenza, grip, grippe; inf. flu.
in·flu·en·za·ähn·lich adj influenza-like, flu-like, influenzal.
Influenza A-Virus nt micro. influenza virus A, influenza A virus.
Influenza B-Virus nt micro. influenza virus B, influenza B virus.
Influenza C-Virus nt micro. influenza virus C, influenza C virus.
In·flu·en·za·en·ze·pha·li·tis f influenzal encephalitis.
In·flu·en·za·impf·stoff m epidem. influenza virus vaccine.
In·flu·en·za·pneu·mo·nie f pulmo. influenza pneumonia, influenzal pneumonia.
In·flu·en·za·vak·zi·ne f epidem. influenza virus vaccine.
In·flu·en·za·vi·rus nt micro. influenza virus, influenzal virus, Influenzavirus.
informed consent nt clin., forens. informed consent.
In·for·mo·som nt genet. informosome.

in·fra·axil·lär adj anat. infra-axillary, subaxillary.
In·fra·duk·ti·on f ophthal. infraduction, deorsumduction.
in·fra·hyo·idal adj anat. infrahyoid, subhyoid, subhyoidean.
in·fra·kar·di·al adj anat. infracardiac.
in·fra·kla·vi·ku·lär adj anat. infraclavicular, subclavian.
In·frak·ti·on f ortho. infraction, infracture.
In·frak·tur f ortho. infraction, infracture.
in·fra·ma·mil·lär adj anat. inframamillary.
in·fra·mam·mär adj anat. inframammary, submammary.
in·fra·or·bi·tal adj anat. infraorbital, suborbital.
In·fra·or·bi·tal·fur·che f anat. infraorbital sulcus, infraorbital groove.
In·fra·or·bi·tal·ka·nal m anat. infraorbital canal.
In·fra·or·bi·tal·re·gi·on f anat. infraorbital region.
in·fra·pa·tel·lär adj anat. infrapatellar, subpatellar.
In·fra·rot nt abbr. **IR** phys. infrared, infrared light, ultrared, ultrared light.
in·fra·rot adj phys. ultrared, infrared.
In·fra·rot·ka·ta·rakt f ophthal. infrared cataract, heat cataract, glassblower's cataract, thermal cataract.
In·fra·rot·lam·pe f heat lamp, infrared lamp.
In·fra·rot·licht nt **1.** → Infrarot. **2.** → Infrarotlampe.
In·fra·rot·strah·len pl phys. infrared rays, heat rays.
In·fra·rot·wel·len pl phys. infrared waves.
In·fra·schall m phys. infrasonic sound, infrasonic waves pl.
in·fra·spi·nal adj anat. infraspinous, infraspinal, subspinous.
in·fra·ster·nal adj anat. infrasternal, substernal.
In·fra·struk·tur f (a. histol.) infrastructure.
in·fra·tem·po·ral adj anat. infratemporal.
in·fra·ten·to·ri·al adj anat. infratentorial.
in·fra·ton·sil·lär adj anat. infratonsillar.
in·fra·tra·che·al adj anat. infratracheal.
In·fra·ver·genz f ophthal. infravergence, deorsumvergence.
In·fra·ver·si·on f ophthal. deorsumversion, infraversion.
in·fun·di·bu·lär adj anat. infundibular.
In·fun·di·bul·ek·to·mie f HTG infundibulectomy. **transventrikuläre I.** Brock's infundibulotomy, Brock's operation.
In·fun·di·bu·lum nt **1.** anat. infundibulum. **2.** pulmonary cone, arterial cone, infundibulum of heart.
In·fun·di·bu·lum·re·sek·tion f HTG infundibulectomy.

In·fun·di·bu·lum·ste·no·se *f card.* infundibular pulmonary stenosis, infundibular stenosis.
in·fun·die·ren *vt clin.* infuse.
In·fu·si·on *f* 1. infusion. 2. infusion, infusum; clysis.
   intravenöse I. intravenous infusion, venoclysis, intravenous, phleboclysis.
   subkutane I. subcutaneous infusion, hypodermoclysis, hypodermatoclysis.
In·fu·si·ons·che·mo·the·ra·pie *f clin.* infusion chemotherapy.
In·fu·si·ons·chol·an·gio·gra·phie *f radiol.* infusion cholangiography.
In·fu·si·ons·fla·sche *f clin.* infusion bottle.
In·fu·si·ons·flüs·sig·keit *f pharm.* infusion fluid, clysis.
In·fu·si·ons·ka·nü·le *f clin.* infusion cannula.
In·fu·si·ons·lö·sung *f pharm.* infusion solution, infusion, infusum, clysis.
In·fu·si·ons·the·ra·pie *f clin.* infusion therapy.
In·fu·si·ons·uro·gra·phie *f radiol.* infusion urography.
In·fu·sum *nt pharm.* infusion, infusum.
In·guen *nt anat.* groin, inguinal region.
in·gui·nal *adj* inguinal.
In·gui·nal·ho·den *m urol.* inguinal testis, orchiocele.
In·gui·nal·lymph·kno·ten *pl anat.* inguinal lymph nodes. **tiefe I.** deep inguinal lymph nodes, Rosenmüller's (lymph) nodes.
in·gui·no·ab·do·mi·nal *adj anat.* inguinoabdominal.
in·gui·no·fe·mo·ral *adj anat.* inguinocrural.
in·gui·no·la·bi·al *adj anat.* inguinolabial.
in·gui·no·skro·tal *adj anat.* inguinoscrotal.
Ing·wer·läh·mung *f neuro.* jake paralysis, ginger paralysis, Jamaica ginger paralysis, Jamaica ginger polyneuritis.
In·ha·lat *nt* 1 *physiol.* inhalant, inspirate, inspired air. 2. *clin., pharm.* inhalant.
In·ha·la·ti·on *f* 1. *physiol.* inhalation, inspiration. 2. *clin., pharm.* inhalation.
In·ha·la·ti·ons·al·ler·gie *f pulmo.* inhalation allergy.
In·ha·la·ti·ons·ap·pa·rat *m clin.* inhalator, inhaler, inspirator.
In·ha·la·ti·ons·nar·ko·se *f anes.* inhalation anesthesia.
In·ha·la·ti·ons·nar·ko·ti·kum *nt anes.* inhalation anesthetic.
In·ha·la·ti·ons·prä·pa·rat *nt pharm.* inhalant, inhalation.
In·ha·la·ti·ons·the·ra·pie *f clin., pharm.* inhalation therapy, anapnotherapy.
In·ha·la·ti·ons·tu·ber·ku·lo·se *f pulmo.* inhalation tuberculosis, aerogenic tuberculosis.
In·ha·la·ti·ons·ver·let·zung *f pulmo.* inhalation injury, inhalation trauma.
in·ha·la·tiv *adj* inhalational.
In·ha·la·tor *m clin., pharm.* inhalator, inhaler,

inspirator.
in·ha·lie·ren *vt, vi physiol., pharm.* inhale, inspire.
in·hi·bie·ren *vt biochem., physiol.* inhibit.
In·hi·bi·ting·fak·tor *m abbr.* **IF** *endo.* inhibiting factor, release inhibiting factor.
In·hi·bi·ting·hor·mon *nt abbr.* **IH** *endo.* inhibiting hormone, release inhibiting hormone.
In·hi·bi·ti·on *f biochem., physiol.* inhibition; restraint, arrest; *psycho., psychia.* inhibition, restraining.
In·hi·bi·tor *m biochem., physiol.* inhibitor.
in·hi·bi·to·risch *adj biochem.* inhibitory, inhibitive, restraining, arresting.
INH-Polyneuropathie *f neuro.* isoniazid neuropathy.
in·hu·man *adj* inhuman, inhumane.
In·iti·al·do·sis *f pharm.* initial dose, loading dose.
In·iti·al·herd *m patho.* initial focus.
In·itia·ti·on *f patho.* initiation.
In·itia·tor *m patho.* initiator.
In·jek·ti·on *f* 1. *clin.* injection; *inf.* jab. 2. *pharm.* injection. 3. *patho.* injection; congestion, hyperemia.
   intravenöse I. intravenous injection, intravenous.
   subkutane I. hypodermic injection, hypodermic, subcutaneous injection.
In·jek·ti·ons·prä·pa·rat *nt pharm.* injection, injectio, injectable.
In·jek·ti·ons·sprit·ze *f clin.* injection syringe, syringe.
in·ji·zier·bar *adj pharm.* injectable.
in·ji·zie·ren *vt clin.* inject.
in·ji·ziert *adj clin.* injected; *patho.* injected; congested.
In·kar·na·ti·on *f patho.* incarnatio.
In·kar·ze·ra·ti·on *f chir., patho.* incarceration.
in·kar·ze·riert *adj patho.* incarcerated, trapped, confined.
In·kli·na·ti·on *f anat.* inclination.
In·kli·no·me·ter *nt ophthal.* inclinometer.
In·klu·si·on *f patho.* inclusion.
in·ko·hä·rent *adj* (a. neuro., phys.) incoherent, not coherent, confused.
In·ko·hä·renz *f* (a. neuro., phys.) incoherence, incoherency.
in·kom·pa·ti·bel *adj* (a. immun.) incompatible (*mit* with).
In·kom·pa·ti·bi·li·tät *f* (a. immun.) incompatibility, incompatibleness.
in·kom·pe·tent *adj patho.* incompetent, insufficient.
In·kom·pe·tenz *f patho.* incompetence, incompetency, insufficiency.
in·kon·ti·nent *adj patho., urol.* incontinent.
In·kon·ti·nenz *f patho., urol.* incontinence, incontinency, incontinentia.
In·ko·or·di·na·ti·on *f neuro.* incoordination;

ataxia.
In·kret *nt histol.* incretion.
In·kre·ti·on *f histol.* incretion, internal secretion.
in·kre·to·risch *adj histol.* incretory.
In·kru·sta·ti·on *f patho.* incrustation.
In·ku·ba·ti·on *f* **1.** *micro.* incubation. **2.** *ped.* incubation.
In·ku·ba·ti·ons·zeit *f* **1.** *patho.* incubative stage, incubation period, delitescence. **2.** *micro.* incubative stage, incubation period, latency period, latent period.
In·ku·ba·tor *m* **1.** *micro.* incubator. **2.** *ped.* incubator.
in·ku·bie·ren *vt micro.* incubate.
In·kud·ek·to·mie *f HNO* incudectomy.
in·ku·do·mal·leo·lar *adj anat.* malleoincudal, incudomalleal.
in·ku·do·sta·pe·di·al *adj anat.* incudostapedial.
in·ku·ra·bel *adj (Krankheit)* not curable, incurable, immedicable.
In·ku·ra·bi·li·tät *f (Krankheit)* incurability.
In·lay *nt chir., ortho.* inlay.
In·nen·band *nt anat.* (*Knie*) tibial collateral ligament, medial ligament (of knee).
In·nen·flä·che *f* (*Hand*) palm, inner surface, inside.
In·nen·kern *m micro.* (*Virus*) core.
In·nen·knö·chel *m anat.* medial malleolus, tibial malleolus, internal malleolus.
In·nen·knö·chel·band *nt anat.* deltoid ligament, medial ligament of ankle (joint).
In·nen·knö·chel·frak·tur *f ortho.* medial malleolar fracture.
In·nen·le·ben *nt* (*a. psycho.*) inner life, mind.
In·nen·me·nis·kus *m anat.* (*Kniegelenk*) medial meniscus (of knee), falciform cartilage, medial semilunar cartilage.
In·nen·ohr *nt anat.* inner ear, internal ear, labyrinth.
In·nen·ohr·schä·di·gung *f HNO* inner ear lesion.
In·nen·ohr·schnecke [k·k] *f anat.* cochlea.
In·nen·ohr·taub·heit *f HNO* inner ear deafness, inner ear hearing loss, labyrinthine hearing loss, labyrinthine deafness.
In·nen·ohr·ver·let·zung *f HNO* inner ear trauma, inner ear injury.
In·nen·pa·ra·sit *m micro.* internal parasite, endoparasite, endosite.
In·nen·ro·ta·ti·on *f anat.* internal rotation.
In·nen·sei·te *f* interior, inner side, inside.
In·nen·wand *f* (*a. anat.*) wall, inner wall.
Innere Medizin *f* internal medicine, medicine.
In·ner·va·ti·on *f anat.* innervation.
  motorische I. motor innervation.
  sensible I. sensory innervation.
  sensorische I. sensory innervation.
  vegetative I. autonomic innervation.
in·ner·vie·ren *vt anat., physiol.* innervate.

In·ni·da·ti·on *f patho.* innidiation, indenization; colonization.
In·no·va·ti·ons·stil·le *f physiol.* silent period.
In·oku·la·ti·on *f epidem.* inoculation.
In·oku·la·ti·ons·lym·pho·re·ti·ku·lo·se *f* (**benigne**) *epidem.* cat-scratch disease, benign inoculation reticulosis, nonbacterial regional lymphadenitis.
in·oku·lier·bar *adj epidem.* inoculable.
in·oku·lie·ren *vt epidem.* inoculate.
In·oku·lum *nt epidem.* inoculum.
in·ope·ra·bel *adj chir., patho.* inoperable.
Ino·sit *nt biochem.* inositol, inose, inosite.
Ino·sit·ämie *f patho.* inosemia.
Ino·si·tol *nt → Inosit.*
Ino·si·tol·ni·co·ti·nat *nt pharm.* inositol niacinate.
Ino·si·tol·urie *f patho.* inosituria, inositoluria, inosuria.
Ino·sit·tri·phos·phat *nt abbr.* **IP₃** *biochem.* inositol triphosphate, phosphoinositol.
Ino·sit·urie *f → Inositolurie.*
Ino·sko·pie *f histol., patho.* inoscopy.
ino·trop *adj physiol.* inotropic.
Ino·tro·pie *f physiol.* inotropism.
In·sa·li·va·ti·on *f physiol.* (*Nahrung*) insalivation.
In·sa·nia *f psychia.* insanity, insaneness.
In·sekt *nt bio., micro.* insect; *inf.* bug. **Insekten** *pl bio.* Insecta, Hexapoda.
In·sek·ten·be·kämp·fung *f* insect control.
In·sek·ten·biß *m → Insektenstich.*
In·sek·ten·der·ma·ti·tis *f derm.* insect dermatitis, moth dermatitis.
In·sek·ten·gift *nt* **1.** insecticide. **2.** insect poison.
In·sek·ten·schutz·mit·tel *nt derm.* insect-repellent, insectifuge.
In·sek·ten·stich *m* insect bite, bite, prick, insect sting.
in·sek·ten·tö·tend *adj* insecticidal.
In·sek·ti·zid *nt* insecticide.
in·sek·ti·zid *adj* insecticidal.
In·sel *f* **1.** *histol.* island, islet. **2.** *→ Inselrinde.*
In·sel·ar·te·ri·en *pl anat.* insular arteries.
In·sel·hy·per·pla·sie *f endo.* islet cell hyperplasia, islet hyperplasia.
In·sel·lap·pen *m chir.* island flap.
In·sel·or·gan *nt histol.* islands of Langerhans, islets of Langerhans, endocrine part of pancreas, islet tissue.
In·sel·re·gi·on *f* (*ZNS*) insular region.
In·sel·rin·de *f anat.* insular lobe, insular cortex.
In·sel·ve·nen *pl anat.* insular veins.
In·sel·zell·ade·nom *nt endo.* islet cell adenoma, islet adenoma.
In·sel·zel·le *f* (*Pankreas*) islet cell, nesidioblast.
In·sel·zell·hy·per·pla·sie *f patho.* islet cell hyperplasia, islet hyperplasia.
In·sel·zell·kar·zi·nom *nt patho.* islet carcinoma, islet cell carcinoma.

In·sel·zell·tu·mor *m patho.* islet cell tumor.
In·se·mi·na·ti·on *f embryo.* insemination.
artifizielle I. *abbr.* **A.I.** artificial insemination, artificial fecundation.
heterologe I. donor insemination, heterologous insemination.
homologe I. husband artifical insemination, homologous insemination.
in·se·rie·ren *vt anat.* (*Muskel*) insert.
In·ser·tio *f* → *Insertion.* **I. velamentosa** *gyn.* velamentous insertion, parasol insertion.
In·ser·ti·on *f* 1. *anat.* (*Muskel*) insertion. 2. *gyn.* insertion. 3. *genet.* insertion.
In·ser·ti·ons·apo·neu·ro·se *f* (*Muskel*) aponeurosis of insertion.
in situ *anat., histol.* in situ, in position.
In-situ-carcinoma *nt abbr.* **ISC** *patho.* cancer in situ, carcinoma in situ, intraepithelial carcinoma, preinvasive carcinoma. **duktales I.** *abbr.* **DISC** *gyn.* (*Brust*) ductal in situ-carcinoma.
In·so·la·ti·on *f derm.* insolation.
In·som·nie *f* sleeplessness, insomnia, vigilance, wakefulness, agrypnia.
In·spek·ti·on *f* inspection.
In·spi·rat *nt physiol.* inspirate, inspired air, inhaled air, inhaled gas.
In·spi·ra·ti·on *f* 1. *physiol.* inspiration, inhalation. 2. *fig., psycho.* inspiration.
In·spi·ra·ti·ons·ka·pa·zi·tät *f abbr.* **IK** *od.* **IC** *physiol.* inspiratory capacity.
in·spi·ra·to·risch *adj* inspiratory.
in·sta·bil *adj* (*a. fig.*) instable, unstable.
In·sta·bi·li·tät *f* (*a. fig.*) instability.
In·stil·la·ti·on *f clin.* instillation, instillment, instilment.
In·stil·la·tor *m clin.* instillator, dropper.
in·stil·lie·ren *vt* instill, instil (*in* into).
In·stinkt *m physiol., psycho.* instinct (*für* for).
in·stink·tiv **I** *adj* instinctive. **II** *adv* by/from instinct, instinctively.
In·stru·ment *nt* (*a. fig.*) instrument; implement, tool.
In·stru·men·ta·ri·um *nt chir.* instrumentarium, instruments *pl*; (*Praxis*) armamentarium, armarium.
in·stru·men·tell *adj* instrumental.
In·stru·men·ten·be·steck *nt* set.
in·stru·men·tie·ren *vt* instrument.
In·stru·men·tier·schwe·ster *f chir.* scrub nurse.
In·stru·men·tie·rung *f chir.* instrumentation.
In·su·dat *nt patho.* insudation.
In·su·da·ti·on *f patho.* insudation.
In·suf·fi·ci·en·tia *f* → *Insuffizienz.* **I. cordis** myocardial insufficiency, cardiac insufficiency, heart failure, heart insufficiency, cardiac failure.
in·suf·fi·zi·ent *adj patho.* insufficient; incompetent.

In·suf·fi·zi·enz *f patho.* insufficiency; incompetence, incompetency; failure.
akute respiratorische I. respiratory failure.
respiratorische I. pulmonary insufficiency, respiratory insufficiency.
vertebrobasiläre I. vertebrobasilar insufficiency.
zerebrovaskuläre I. cerebrovascular insufficiency.
In·suf·fla·ti·on *f* 1. *clin., pharm.* insufflation. 2. *gyn.* pertubation.
In·suf·fla·ti·ons·an·äs·the·sie *f anes.* insufflation anesthesia.
In·suf·fla·ti·ons·nar·ko·se *f anes.* insufflation anesthesia.
In·su·lin *nt endo.* insulin.
In·su·lin·ämie *f endo.* insulinemia, hyperinsulinemia, hyperinsulinism.
In·su·lin·ant·ago·nist *m endo* insulin antagonist.
In·su·lin·an·ti·kör·per *m endo.* anti-insulin antibody, insulin antibody.
in·su·lin·ar·tig *adj endo.* insulin-like, insulinoid.
in·su·lin·be·dingt *adj* insulin-induced.
in·su·lin·bil·dend *adj* insulinogenic, insulogenic.
In·su·lin·bil·dung *f* insulinogenesis.
In·su·lin·ein·heit *f endo.* insulin unit.
insulin-like growth factors *pl abbr.* **IGF** *endo.* nonsuppressible insulin-like activity *sing*, insulin-like activity *sing*, insulin-like growth factors.
In·su·lin·li·po·dys·tro·phie *f patho.* insulinlipodystrophy.
In·su·lin·man·gel *m* hypoinsulinemia.
In·su·lin·man·gel·dia·be·tes *m* insulin-dependent diabetes (mellitus), insulinopenic diabetes, growth-onset diabetes, juvenile-onset diabetes.
In·su·li·nom *nt patho.* insulinoma; (*Pankreas*) beta cell tumor, B cell tumor.
In·su·lin·re·si·stenz *f clin.* insulin resistance.
In·su·lin·re·zep·tor *m* insulin receptor.
In·su·lin·schock *m patho.* insulin shock, hyperinsulinism, wet shock.
In·su·lin·schock·the·ra·pie *f clin.* insulin coma treatment, insulin shock therapy, insulin coma therapy.
In·sult *m*, **apoplektischer** *neuro.* cerebral apoplexy, stroke syndrome, apoplectic stroke, cerebrovascular accident.
In·te·gral·do·sis *f radiol.* integral dose, integral absorbed dose, volume dose.
In·te·gra·ti·on *f physiol., psycho.* integration.
In·te·gu·men·tum commune *nt anat.* skin, common integument, integument.
In·tel·lekt *m* intellect, brains *pl.*
in·tel·lek·tua·li·sie·ren *vt psychia.* intellectualize.

In·tel·lek·tua·li·sie·rung *f psychia.* intellectualization.

in·tel·li·gent *adj* intelligent, intellective, intellectual; *fig.* bright, apt, brainy.

In·tel·li·genz *f* intelligence, understanding, aptitude, brains *pl*, brainpower.

In·tel·li·genz·al·ter *nt psycho.* mental age.

In·tel·li·genz·quo·ti·ent *m abbr.* **IQ** *psycho.* intelligence quotient, mental ratio.

In·tel·li·genz·test *m psycho.* intelligence test, completion test.

in·ten·diert *adj* (*Motorik*) intended.

In·ten·si·tät *f* intensity, intenseness; (*Schmerz*) acuteness.

in·ten·siv *adj* intensive, intense.

In·ten·siv·pfle·ge *f clin.* intensive care.

In·ten·siv·sta·ti·on *f clin.* intensive care unit, critical care unit. **kardiologische I.** coronary care unit.

In·ten·ti·ons·spas·mus *m neuro.* intention spasm.

In·ten·ti·ons·tre·mor *m neuro.* intention tremor, volitional tremor, action tremor.

in·ter·agie·ren *vi psycho.* interact.

in·ter·agie·rend *adj psycho.* interacting.

In·ter·al·veo·lar·po·ren *pl anat.* (*Lunge*) alveolar pores, interalveolar pores.

In·ter·al·veo·lar·sep·ten *pl anat., dent.* alveolar septa, interalveolar septa.

in·ter·ar·ti·ku·lär *adj anat.* interarticular.

in·ter·atri·al *adj anat.* interatrial, interauricular.

in·ter·di·gi·tal *adj anat.* interdigital.

In·ter·di·gi·tal·raum *m anat.* interdigit, web space.

In·ter·fe·renz *f psycho., card., micro.* interference.

In·ter·fe·renz·mi·kro·skop *nt* interference microscope.

In·ter·fe·ron *nt abbr.* **IFN** *immun.* interferon.

α-Interferon *abbr.* **IFN-α** interferon-α, leukocyte interferon.

β-Interferon *abbr.* **IFN-β** epithelial interferon, fibroblast interferon, interferon-β.

γ-Interferon *abbr.* **IFN-γ** interferon-γ, immune interferon.

in·ter·gan·glio·när *adj anat.* interganglionic.

in·ter·glu·te·al *adj anat.* intergluteal, internatal.

In·ter·gra·da·ti·on *f genet.* intergradation.

in·ter·he·mi·sphä·risch *adj anat.* interhemispheric, interhemicerebral.

in·ter·ka·liert *adj* intercalary, intercalated.

in·ter·kar·pal *adj anat.* intercarpal, carpocarpal.

In·ter·kar·pal·ge·len·ke *pl anat.* carpal joints, intercarpal joints.

in·ter·kon·dy·lär *adj anat.* intercondylar, intercondyloid, intercondylous.

in·ter·ko·stal *adj anat.* intercostal.

In·ter·ko·stal·an·äs·the·sie *f anes.* intercostal block, intercostal nerve block, intercostal anesthesia.

In·ter·ko·stal·ar·te·rie *f anat.* intercostal artery.

In·ter·ko·stal·mem·bran *f anat.* intercostal membrane.

In·ter·ko·stal·mus·keln *pl anat.* intercostal muscles.

In·ter·ko·stal·ner·ven *pl anat.* intercostal nerves, anterior branches of thoracic nerves.

In·ter·ko·stal·neur·al·gie *f neuro.* intercostal neuralgia.

In·ter·ko·stal·raum *m anat.* intercostal space.

In·ter·ko·stal·ve·nen *pl anat.* intercostal veins.

In·ter·kri·ko·thy·reo·to·mie *f HNO* coniotomy, intercricothyrotomy.

in·ter·kri·tisch *adj patho.* intercritical.

in·ter·kur·rent *adj patho.* intercurrent, intervening.

in·ter·kur·rie·rend *adj* → *interkurrent*.

In·ter·leu·kin *nt abbr.* **IL** *immun.* interleukin.

in·ter·lo·bär *adj anat.* interlobar.

In·ter·lo·bar·ar·te·ri·en *pl anat.* interlobar arteries of kidney, radiate arteries of kidney.

In·ter·lo·bär·pleu·ri·tis *f pulmo.* interlobular pleurisy, interlobitis.

In·ter·lo·bär·spalt *m anat.* fissure of lung.

In·ter·lo·bar·ve·nen *pl anat.* interlobar veins of kidney.

in·ter·lo·bu·lär *adj anat.* interlobular.

In·ter·lo·bu·lar·ar·te·ri·en *pl* (*Niere, Leber*) interlobular arteries.

In·ter·lo·bu·lar·ve·nen *pl* (*Niere, Leber*) interlobular veins.

in·ter·mam·mär *adj anat.* intermammary.

in·ter·me·di·är *adj* intermediary, intermediate, interposed, intervening.

In·ter·me·di·är·kal·lus *m ortho.* intermediate callus.

In·ter·me·di·är·si·nus *pl* (*Lymphknoten*) intermediate sinuses, cortical sinuses.

In·ter·me·di·är·stoff·wech·sel *m biochem.* intermediary metabolism.

intermediate-density lipoprotein *abbr.* **IDL** intermediate-density lipoprotein.

in·ter·men·stru·al *adj gyn.* intermenstrual.

In·ter·men·stru·al·pha·se *f* → *Intermenstruum*.

In·ter·men·stru·al·schmerz *m gyn.* midpain, intermenstrual pain, midcycle pain, middle pain.

in·ter·men·stru·ell *adj gyn.* intermenstrual.

In·ter·men·stru·um *nt gyn.* intermenstruum, intermenstrual stage.

in·ter·me·ta·kar·pal *adj anat.* intermetacarpal.

In·ter·me·ta·kar·pal·ge·len·ke *pl anat.* intermetacarpal articulations, intermetacarpal joints.

in·ter·me·ta·tar·sal *adj anat.* intermetatarsal.

In·ter·me·ta·tar·sal·ge·len·ke *pl anat.* intermetatarsal articulations, intermetatarsal joints.

In·ter·mis·si·on *f clin., patho.* intermission, intermittence, intermittency.

in·ter·mit·tent mandatory ventilation *abbr.* IMV *clin.* intermittent mandatory ventilation.

in·ter·mit·tie·rend *adj* intermittent.

in·tern *adj* interior, internal; implanted.

in·ter·na·li·sie·ren *vt psycho.* internalize.

In·ter·na·li·sie·rung *f psycho.* internalization.

in·ter·na·tal *adj anat.* internatal, intergluteal.

In·ter·na·tio·nal Nonproprietary Names *pl abbr.* INN *pharm.* International Nonproprietary Names.

In·ter·neu·ron *nt histol.* integrator cell, interneuron, intermediate neuron.

In·ter·nist *m* internist, physician.

In·ter·ni·stin *f* internist, physician.

in·ter·ni·stisch *adj* medical, medicinal.

In·ter·no·di·um *nt histol.* internode, internodal segment, Ranvier's segment.

In·ter·nus·apo·neu·ro·se *f anat.* internal oblique aponeurosis.

in·ter·oku·lar *adj anat.* interocular.

in·ter·or·bi·tal *adj anat.* interorbital.

In·te·ro·re·zep·ti·on *f physiol.* interoception, visceroception.

in·te·ro·re·zep·tiv *adj physiol.* interoceptive.

In·te·ro·re·zep·tor *m physiol.* interoceptor.

in·ter·os·sär *adj anat.* interosseous, interosseal.

In·ter·os·sär·mus·keln *pl anat.* interossei muscles, interosseous muscles.

In·te·ro·zep·ti·on *f physiol.* interoception, visceroception.

in·te·ro·zep·tiv *adj physiol.* interoceptive.

In·te·ro·zep·tor *m physiol.* interoceptor.

in·ter·par·oxys·mal *adj patho., clin.* interparoxysmal.

In·ter·pe·di·ku·lär·ab·stand *m radiol.* interpediculate distance.

in·ter·per·so·nell *adj psycho.* interpersonal.

in·ter·pha·lan·ge·al *adj anat.* interphalangeal.

In·ter·pha·lan·ge·al·ge·lenk *nt anat.* interphalangeal articulation, interphalangeal joint, digital joint, phalangeal joint.

distales I. distal interphalangeal joint, DIP joint.

proximales I. proximal interphalangeal joint, PIP joint.

In·ter·pha·se *f histol.* interphase, karyostasis.

In·ter·po·nat *nt chir.* interposition, interposition graft.

in·ter·po·nie·ren *vt chir.* interpose.

in·ter·po·niert *adj chir.* interpolated, interposed.

In·ter·po·si·tio *f chir., patho.* interposition. I. coli hepatoptosis, Chilaiditi's sign, Chilaiditi's syndrome.

In·ter·po·si·ti·ons·shunt *m chir.* interposition graft.

In·ter·po·si·ti·ons·trans·plan·tat *nt chir.* interposition graft.

in·ter·pu·pil·lar *adj anat.* interpupillary.

In·ter·pu·pil·lar·di·stanz *f ophthal.* interpupillary distance.

in·ter·seg·men·tal *adj anat.* intersegmental.

In·ter·seg·men·tal·fas·zi·kel *pl anat.* (*Rückenmark*) Flechsig's fasciculi, Flechsig's bundles, proper fasciculi, intersegmental fasciculi, ground bundles.

in·ter·sep·tal *adj anat.* interseptal.

In·ter·sex *nt embryo.* intersex, true hermaphrodite, true intersex.

in·ter·se·xu·al *adj embryo.* intersexual.

In·ter·se·xua·li·tät *f embryo.* intersexualism, intersex, intersexuality.

in·ter·spi·nal *adj anat.* interspinal, interspinous.

In·ter·spi·nal·mus·keln *pl* interspinales muscles, interspinal muscles.

in·ter·sti·ti·al *adj = interstitiell.*

interstitial cell stimulating hormone *nt abbr.* ICSH interstitial cell stimulating hormone, luteinizing hormone.

In·ter·sti·ti·al·ge·we·be *nt histol.* interstitial tissue, interstitium.

In·ter·sti·ti·al·zel·len *pl histol.* interstitial glands, interstitial cells.

in·ter·sti·ti·ell *adj histol.* interstitial.

In·ter·sti·ti·um *nt histol.* interstice, interstitium, interstitial space.

in·ter·tar·sal *adj anat.* intertarsal.

In·ter·tar·sal·ge·lenk *nt anat.* intertarsal articulation, intertarsal joint, tarsal joint.

In·ter·trans·ver·sal·mus·keln *pl anat.* intertransverse muscles, intertransversarii muscles.

in·ter·tri·gi·nös *adj derm.* intertriginous.

In·ter·tri·go *f derm.* intertrigo, eczema intertrigo.

in·ter·tro·chan·tär *adj anat.* intertrochanteric.

in·ter·ure·te·risch *adj anat.* interureteric, interureteral.

In·ter·vall *nt* interval; *card.* interval, period; conduction time.

in·ter·val·vu·lär *adj anat.* intervalvular.

in·ter·vas·ku·lär *adj histol.* intervascular.

in·ter·ven·tri·ku·lär *adj anat.* interventricular.

In·ter·ven·tri·ku·lar·ar·te·rie *f anat., card.* interventricular artery, interventricular branch of (left/right) coronary artery.

In·ter·ven·tri·ku·lar·fur·che *f anat.* interventricular sulcus, longitudinal sulcus of heart, interventricular groove.

In·ter·ven·tri·ku·lar·sep·tum *nt anat.* interventricular septum (of heart), ventricular septum.

in·ter·ver·te·bral *adj anat.* intervertebral.

325

In·ter·ver·te·bral·an·ky·lo·se *f ortho.* intervertebral ankylosis.

In·ter·ver·te·bral·fo·ra·men *nt anat.* intervertebral foramen.

In·ter·ver·te·bral·ge·lenk *nt anat.* facet articulation (of vertebrae).

In·ter·ver·te·bral·schei·be *f anat.* intervertebral disk, intervertebral cartilage, disk.

In·ter·ver·te·bral·ve·ne *f anat.* intervertebral vein.

in·ter·vil·lös *adj histol.* intervillous.

in·ter·zel·lu·lär *adj histol.* intercellular.

In·ter·zel·lu·lar·raum *m histol.* intercellular space.

In·ter·zel·lu·lar·sub·stanz *f histol.* ground substance, intercellular substance.

in·te·sti·nal *adj* enteral, intestinal.

In·te·sti·nal·can·di·do·se *f patho.* intestinal candidiasis.

In·te·sti·nal·gra·nu·lo·ma·to·se *f,* **lipophage** *patho.* Whipple's disease, intestinal lipodystrophy, lipophagic intestinal granulomatosis.

In·te·sti·nal·sen·der *m clin.* endoradiosonde.

In·te·sti·nal·tu·ber·ku·lo·se *f patho.* intestinal tuberculosis.

intestino-intestinal *adj* intestino-intestinal, enterointestinal.

In·te·sti·num *nt anat.* intestine, gut, bowel.

  I. caecum blind gut, blind intestine, cecum, typhlon.

  I. colon segmented intestine, colon.

  I. crassum large intestine, large bowel.

  I. duodenum duodenum.

  I. ileum twisted intestine, ileum.

  I. jejunum empty intestine, jejunum.

  I. rectum straight intestine, rectum.

  I. tenue small bowel, small intestine.

in·tim *adj* intimate, close; *(sexuell)* intimate.

In·ti·ma *f histol.* intima, endangium.

In·ti·ma·ent·zün·dung *f →* Intimitis.

In·ti·ma·nar·be *f patho.* intimal scar.

In·ti·ma·ödem *nt patho.* intimal edema.

In·ti·ma·riß *m patho.* intimal tear.

In·ti·ma·schä·di·gung *f patho.* intimal damage.

In·tim·ek·to·mie *f HTG* endarterectomy.

In·ti·mi·tät *f* intimacy, intimateness.

In·ti·mi·tis *f patho.* intimitis.

In·tor·si·on *f ophthal.* intorsion.

In·to·xi·ka·ti·on *f patho.* poisoning, intoxication.

in·tra·ab·do·mi·nell *adj anat.* endoabdominal, intra-abdominal.

in·tra·ar·te·ri·ell *adj anat.* intra-arterial, endarterial.

in·tra·ar·ti·ku·lär *adj anat.* intra-articular.

in·tra·atri·al *adj anat.* intra-atrial, intra-auricular.

in·tra·bron·chi·al *adj anat.* intrabronchial, endobronchial.

in·tra·der·mal *adj histol., derm.* intracuta-

neous, intradermal, intradermic.

In·tra·der·mal·test *m derm.* intracutaneous test, intradermal test.

in·tra·de·zi·du·al *adj gyn.* intradecidual.

in·tra·duk·tal *adj histol.* intraductal.

in·tra·duo·de·nal *adj anat.* intraduodenal.

in·tra·du·ral *adj anat.* intradural.

in·tra·epi·der·mal *adj histol., derm.* intraepidermal.

in·tra·epi·the·li·al *adj histol., derm.* intraepithelial.

in·tra·ery·thro·zy·tär *adj hema.* intraerythrocytic, intraglobular.

in·tra·fol·li·ku·lär *adj gyn.* intrafollicular.

in·tra·ga·stral *adj anat.* intragastric, endogastric.

in·tra·glan·du·lär *adj histol.* intraglandular.

in·tra·he·pa·tisch *adj histol.* intrahepatic.

in·tra·in·te·sti·nal *adj anat.* intraintestinal.

in·tra·kap·su·lär *adj anat.* intracapsular.

in·tra·kar·di·al *adj anat.* intracardiac, intracordial, endocardiac, endocardial.

in·tra·kar·pal *adj anat.* intracarpal, carpocarpal.

in·tra·kon·dy·lär *adj anat.* intracondylar.

in·tra·kra·ni·al *adj anat.* intracranial, endocranial, entocranial, encranial.

in·tra·ku·tan *adj histol., derm.* intracutaneous, intradermal, intradermic.

In·tra·ku·tan·naht *f chir.* subcuticular suture.

In·tra·ku·tan·re·ak·ti·on *f derm.* intradermal reaction, intracutaneous reaction.

In·tra·ku·tan·test *m derm.* intracutaneous test, intradermal test.

in·tra·mus·ku·lär *adj abbr.* **i.m.** intramuscular.

in·tra·myo·kar·di·al *adj* intramyocardial.

in·tra·myo·me·tri·al *adj gyn.* intramyometrial.

in·tra·na·sal *adj* intranasal, endonasal.

In·tra·na·sal·an·äs·the·sie *f anes.* intranasal block, intranasal anesthesia.

In-transit-Metastase *f patho.* in-transit metastasis.

in·tra·oku·lär *adj histol.* intraocular.

in·tra·ope·ra·tiv *adj chir.* intraoperative.

in·tra·or·bi·tal *adj anat.* intraorbital.

in·tra·os·sär *adj* intraosseous, intraosteal.

in·tra·ova·ri·al *adj gyn.* intraovarian.

in·tra·ovu·lär *adj gyn.* intraovular.

in·tra·par·tal *adj gyn.* intrapartum.

in·tra·pel·vin *adj anat.* intrapelvic, endopelvic.

in·tra·pe·ri·kar·di·al *adj card.* intrapericardial, intrapericardiac.

in·tra·pe·ri·to·ne·al *adj anat.* intraperitoneal, endoperitoneal.

in·tra·pla·zen·tar *adj gyn.* intraplacental.

in·tra·pleu·ral *adj anat.* intrapleural.

in·tra·psy·chisch *adj psycho.* intrapsychic, intrapersonal.

in·tra·pul·mo·nal *adj* intrapulmonary.

in·tra·rek·tal *adj anat.* intrarectal.

in·tra·re·nal *adj histol.* intrarenal.
in·tra·re·ti·nal *adj histol.* intraretinal.
in·tra·spi·nal *adj anat.* intraspinal, intravertebral.
in·tra·tar·sal *adj anat.* intratarsal.
in·tra·tho·ra·kal *adj* intrathoracic, endothoracic.
in·tra·ton·sil·lär *adj histol.* intratonsillar.
in·tra·tra·che·al *adj anat.* intratracheal, endotracheal.
in·tra·tu·bar *adj gyn.*, *HNO* intratubal.
in·tra·tym·pa·nal *adj HNO* intratympanic.
in·tra·ure·te·risch *adj* intraureteral.
in·tra·ure·thral *adj* intraurethral, endourethral.
in·tra·ute·rin *adj gyn.* endouterine, intrauterine, in utero.
In·tra·ute·rin·pe·ri·ode *f embryo.*, intrauterine life, uterine life.
In·tra·ute·rin·pes·sar *nt abbr.* **IUP** *gyn.* intrauterine contraceptive device, intrauterine device.
in·tra·va·sal *adj histol.* intravascular.
in·tra·vas·ku·lär *adj histol.* intravascular.
in·tra·ve·nös *adj abbr.* **i.v.** intravenous, endovenous.
in·tra·ven·tri·ku·lär *adj anat.* intraventricular.
in·tra·ve·si·kal *adj anat.* intravesical.
in·tra·vi·tal *adj* (*a. histol.*) intravital, in vivo, during life.
in·tra·zel·lu·lär *adj* intracellular, endocellular.
In·tra·zel·lu·lar·flüs·sig·keit *f abbr.* **IZF** *od.* **ICF** *physiol.* intracellular fluid.
In·tra·zel·lu·lar·raum *m abbr.* **IZR** *od.* **IZ** *physiol.* intracellular space.
in·tra·ze·re·bral *adj anat.* intracerebral.
in·tra·zer·vi·kal *adj gyn.* intracervical.
Intrinsic-Asthma *nt pulmo.* intrinsic asthma.
Intrinsic-Faktor *m biochem.* intrinsic factor, gastric intrinsic factor.
Intrinsic-System *nt hema.* intrinsic system, intrinsic pathway.
in·trin·sisch *adj* (*a. psycho.*) intrinsic.
In·tro·fle·xi·on *f ortho.* introflection, introflexion.
In·troi·tus *m anat.* introitus, entrance. **I.** vaginae vaginal introitus.
In·tro·jek·ti·on *f psychia.* introjection.
In·tro·spek·ti·on *f psycho.*, *psychia.* introspection, looking inward.
in·tro·spek·tiv *adj psycho.*, *psychia.* introspective.
In·tro·ver·si·on *f psycho.* introversion.
in·tro·ver·tiert *adj psycho.* introvert, introverted.
In·tro·ver·tiert·heit *f psycho.* introversion.
In·tu·ba·ti·on *f clin.*, *anes.* intubation.
endobronchiale I. endobronchial intubation.
endotracheale I. endotracheal intubation, intratracheal intubation.

nasale I. nasal intubation.
nasopharyngeale I. nasopharyngeal intubation.
nasotracheale I. nasotracheal intubation, nasal-tracheal intubation.
orale I. oral intubation.
oropharyngeale I. oropharyngeal intubation.
orotracheale I. orotracheal intubation.
In·tu·ba·tor *m anes.* introducer, intubator.
In·tu·bie·ren *nt anes.* intubation.
in·tu·bie·ren *vt anes.* intubate.
in·tu·mes·zent *adj* intumescent, swelling, enlarging.
In·tu·mes·zenz *f anat.* intumescence, swelling, enlargement, prominence, intumescentia.
In·tus·sus·zep·ti·on *f chir.* intussusception, indigitation, introsusception, invagination.
in·tus·sus·zep·tio·nell *adj chir.* intussusceptional.
In·tus·sus·zep·tum *nt chir.* intussusceptum.
In·tus·sus·zi·pi·ens *nt chir.* intussuscipiens.
Inu·lin·clea·ran·ce *f* inulin clearance.
In·unk·ti·on *f pharm.* inunction, entripsis.
in utero → *intrauterin*.
In·va·gi·nans *nt chir.* intussuscipiens.
In·va·gi·nat *nt chir.* intussusceptum.
In·va·gi·na·ti·on *f* **1.** *chir.* intussusception, indigitation, introsusception, invagination. **2.** *embryo.* invagination.
in·va·gi·niert *adj patho.* invaginate.
In·vak·zi·na·ti·on *f epidem.* invaccination.
in·va·lid *adj* invalid, disabled.
In·va·li·de *m/f* invalid, disabled person.
In·va·li·di·tät *f* invalidity, invalidism, disability, disablement.
In·va·si·on *f patho.*, *epidem.* invasion; (*Tumor*) invasion; *pharm.* invasion.
In·va·si·ons·test *m gyn.* Miller-Kurzrok test, Kurzrok-Miller test.
in·va·siv *adj patho.*, *chir.* invasive.
In·va·si·vi·tät *f patho.*, *chir.* invasiveness.
In·ven·tar *nt psycho.*, *psychia.* inventory.
In·ven·to·ry *nt psycho.*, *psychia.* inventory.
In·ver·sio *f patho.* inversion. **I. uteri** *gyn.* inversion of uterus.
In·ver·si·on *f patho.* inversion; *genet.* inversion; *psycho.* inversion.
in·ver·tiert *adj* inverse, invert, inverted; *psycho.* inverted.
in·ve·te·riert *adj patho.* (*Krankheit*) inveterate, chronic, long seated, firmly established.
in vitro *lab.*, *gyn.* in vitro.
In·vitro·Fertilisation *f abbr.* **IVF** *gyn.* in vitro fertilization.
in vivo within the living body, in vivo.
In·vo·lu·tio (**uteri**) *f gyn.* involution of uterus.
In·vo·lu·ti·on *f histol.* involution, catagenesis; *psychia.* involution.
In·vo·lu·ti·ons·osteo·po·ro·se *f* involutional osteoporosis. **präsenile I.** postmenopausal

osteoporosis.

In·vo·lu·ti·ons·psy·cho·se *f psychia.* climacteric melancholia, involutional psychosis.

In·vo·lu·ti·ons·zy·ste *f gyn.* involution cyst.

In·zest *m forens.* incest.

in·ze·stu·ös *adj forens.* incestuous.

In·zi·denz *f stat.* incidence.

In·zi·denz·ra·te *f epidem.* incidence rate.

in·zi·die·ren *vt chir.* incise, cut.

in·zi·pi·ent *adj* incipient, beginning (to exist).

In·zi·si·on *f chir.* incision, cut.

In·zi·si·ons·bi·op·sie *f clin.* incisional biopsy.

In·zi·sur *f* 1. *physiol.* incisura. 2. *anat.* incisure, notch, incision, sulcus, cleft.

In·zy·klo·pho·rie *f ophthal.* incyclophoria, minus cyclophoria, negative cyclophoria.

In·zy·klo·tro·pie *f ophthal.* incyclotropia, minus cyclotropia, negative cyclotropia.

In·zy·klo·ver·genz *f ophthal.* incycloduction, negative declination, conclination.

Io·benz·amin·säu·re *f radiol.* iobenzamic acid.

Io·car·min·säu·re *f radiol.* iocarmic acid.

Io·cet·amin·säu·re *f radiol.* iocetamic acid.

Iod *nt abbr.* I *chem.* iodine.

Iod·amid *nt radiol.* iodamide.

Iod·op·sin *nt biochem.* iodopsin, visual violet.

Iod·ox·amin·säu·re *f radiol.* iodoxamic acid.

Io·gli·cin·säu·re *f radiol.* ioglicic acid.

Io·glyc·amin·säu·re *f radiol.* ioglycamic acid.

Ion *nt chem., phys.* ion, ionized atom.

Io·nen·do·sis *f radiol.* exposure dose.

Io·nen·the·ra·pie *f clin.* iontophoresis, ionotherapy, iontherapy, iontotherapy.

Ionescu: I.-Klappe *f HTG* Ionescu valve.

Io·ni·sa·ti·on *f chem., phys.* ionization.

Io·ni·sa·ti·ons·kam·mer *f phys.* ionization chamber.

Io·no·me·trie *f radiol.* ionometry.

Ion·to·pho·re·se *f clin.* iontophoresis, ionotherapy, iontherapy, iontotherapy.

ion·to·pho·re·tisch *adj clin.* iontophoretic.

Iop·ami·dol *nt radiol.* iopamidol.

Io·pan·säu·re *f radiol.* iopanoic acid, iodopanoic acid.

Io·py·dol *nt radiol.* iopydol.

Io·py·don *nt radiol.* iopydone.

Io·ta·la·mat *nt radiol.* iothalamate.

Io·ta·la·mi·nat *nt radiol.* iothalamate.

Io·ta·la·min·säu·re *f radiol.* iothalamic acid.

Io·ta·zis·mus *m HNO* iotacism.

Io·tro·xin·säu·re *f radiol.* iotroxic acid.

Ipe·ca·cu·an·ha *f pharm.* ipecacuanha, ipecac.

IP-Gelenke *pl anat.* interphalangeal articulations, interphalangeal joints, digital joints, phalangeal joints.

Ipr·atro·pi·um·bro·mid *nt pharm.* ipratropium bromide.

ip·si·la·te·ral *adj* homolateral, ipsilateral.

Irid·al·gie *f ophthal.* iridalgia.

Irid·ek·to·mie *f ophthal.* iridectomy, corecto-

my, corotomy.

komplette I. sector iridectomy, complete iridectomy.

optische I. optic iridectomy.

periphere I. corectomedialysis, peripheral iridectomy, buttonhole iridectomy.

Irid·ek·to·mie·mes·ser *nt ophthal.* iridectome, corectome.

Irid·ek·to·mie·sche·re *f ophthal.* iridectomy scissors *pl.*

Irid·ek·tro·pi·um *nt ophthal.* iridectropium.

Irid·en·klei·sis *f ophthal.* iridencleisis, corenclisis, coreclisis, coreclisis.

Irid·en·tro·pi·um *nt ophthal.* iridentropium.

Irid·ere·mie *f ophthal.* iridermia.

Iri·de·sis *f ophthal.* iridesis, iridodesis.

Iri·do·cho·rio·idi·tis *f ophthal.* iridochoroiditis.

Iri·do·de·sis *f* → *Iridesis.*

Iri·do·dia·ly·se *f ophthal.* iridodialysis, coredialysis, detached iris.

Iri·do·dia·sta·se *f ophthal.* iridodiastasis.

Iri·do·do·ne·sis *f ophthal.* iridodonesis, tremulous iris.

Iri·do·kap·su·li·tis *f ophthal.* iridocapsulitis.

Iri·do·ke·ra·ti·tis *f ophthal.* iridokeratitis, keratoiritis.

Iri·do·ki·ne·se *f ophthal.* iridokinesis, iridokinesia.

iri·do·ki·ne·tisch *adj* iridokinetic, iridomotor.

Iri·do·kor·ne·al·win·kel *m anat.* iridocorneal angle, angle of chamber, filtration angle.

Iri·do·kor·neo·skler·ek·to·mie *f ophthal.* iridocorneosclerectomy.

Iri·do·ly·se *f ophthal.* corelysis.

Iri·do·ma·la·zie *f ophthal.* iridomalacia.

Iri·do·me·so·dia·ly·sis *f ophthal.* iridomesodialysis.

iri·do·mo·to·risch *adj* → *iridokinetisch.*

Iri·do·pa·re·se *f* → *Iridoplegie.*

Iri·do·pa·thia *f ophthal.* iridopathy.

Iri·do·pa·thie *f ophthal.* iridopathy.

Iri·do·pe·ri·pha·ki·tis *f ophthal.* iridoperiphakitis.

Iri·do·ple·gie *f ophthal.* iridoplegia, iridoparalysis.

Irid·op·sie *f ophthal.* irisopsia.

Irid·op·to·se *f ophthal.* prolapse of the iris, iridoptosis.

iri·do·pu·pil·lär *adj* iridopupillary.

Iri·do·pu·pil·lar·mem·bran *m histol.* iridopupillary membrane.

Iri·dor·rhe·xis *f ophthal.* iridorhexis.

Iri·do·schi·sis *f ophthal.* iridoschisis.

Iri·do·skle·ri·tis *f ophthal.* scleroiritis.

Iri·do·skle·ro·to·mie *f ophthal.* iridosclerotomy.

Iri·do·to·mie *f ophthal.* iridotomy, iritomy, irotomy, coretomy.

Iri·do·ze·le *f ophthal.* iridocele, myiocephalon, myiocephalum.

Iri·do·zy·klek·to·mie *f ophthal.* iridocyclectomy.

Iri·do·zy·kli·tis *f ophthal.* iridocyclitis.

Iri·do·zy·klo·cho·rio·idi·tis *f ophthal.* iridocyclochoroiditis.

Iri·do·zyst·ek·to·mie *f ophthal.* iridocystectomy.

Iris *f anat.* iris.

I. bombata/bombans *ophthal.* iris bombé, umbrella iris.

I. tremulans *ophthal.* tremulous iris, iridodonesis.

Iris·ab·lö·sung *f → Iridodialyse.*

Iris·ab·riß *m ophthal.* iridoavulsion, iridorhexis.

Iris·apla·sie *f ophthal.* iridermia.

Iris·atro·phie *f ophthal.* iridoleptynsis.

Iris·aus·dün·nung *f ophthal.* iridoleptynsis.

Iris·aus·schnei·dung *f → Iridektomie.*

Iris·blin·zeln *nt neuro.* hippus, pupillary athetosis.

Iris·blu·tung *f ophthal.* iridemia.

Iris·durch·tren·nung *f → Iridotomie.*

Iris·ein·klem·mung *f → Iridenkleisis.*

Iris·ent·fer·nung *f → Iridektomie.*

Iris·epi·thel *nt histol.* epithelium of iris.

Iris·er·wei·chung *f ophthal.* iridomalacia.

Iris·her·nie *f → Iridozele.*

Iris·ko·lo·bom *nt ophthal.* coloboma of iris, iridocoloboma.

Iris·kryp·ten *pl histol.* crypts of Fuchs, crypts of iris.

Iris·lö·sung *f ophthal.* corelysis.

Iris·pla·stik *f ophthal.* coreoplasty, corodiastasis.

Iris·pro·laps *m → Iridozele.*

Iris·rand *m histol.* margin of iris.

Iris·re·sek·ti·on *f → Iridektomie.*

Iris·riß *m ophthal.* iridorhexis.

Iris·schlot·tern *nt ophthal.* tremulous iris, iridodonesis.

Iris·schmerz *m ophthal.* iridalgia.

Iris·schnitt *m → Iridotomie.*

Iris·schwel·lung *f ophthal.* iridoncus.

Iris·ver·dickung [k·k] *f ophthal.* iridoncosis, iridauxesis.

Iris·wur·zel *f histol.* root of iris.

Iri·tis *f ophthal.* iritis.

diabetische I. diabetic iritis.

eitrige I. purulent iritis.

hämorrhagische I. hemorrhagic iritis.

sympathische I. sympathetic iritis.

iri·tisch *adj ophthal.* iritic.

Iri·to·mie *f → Iridotomie.*

Ir·ra·dia·ti·on *f (Schmerz)* irradiation; *radiol.* irradiation; *psycho.* irradiation.

ir·re·gu·lär *adj card.* not regular, irregular.

ir·re·po·ni·bel *adj chir., ortho.* not reducible, irreducible.

Ir·re·sein *nt psychia.* insanity, insaneness,

lunacy; psychosis; madness. **induziertes I.** induced psychotic disorder, simultaneous insanity, induced insanity, folie à deux, communicated insanity.

Ir·ri·gans *nt clin.* irrigation.

Ir·ri·ga·ti·on *f clin.* irrigation, lavage, washing out.

Ir·ri·ga·tor *m clin.* irrigator; douche.

ir·ri·ta·bel *adj physiol.* irritable.

Ir·ri·ta·bi·li·tät *f physiol.* irritability.

Ir·ri·tans *nt physiol., patho.* irritant, irritant agent.

Ir·ri·ta·ti·on *f physiol., patho.* irritation.

Ir·ri·ta·ti·ons·fi·brom *nt patho.* irritation fibroma, lobular fibroma.

ir·ri·ta·tiv *adj physiol., patho.* causing irritation, irritative.

Ir·ri·tier·bar·keit *f psycho.* irritability.

Irr·sinn *m psychia.* insanity, insaneness, lunacy.

irr·sin·nig *adj* lunatic, insane, mad, crazy.

Irr·tum *m* mistake, error; *(Ungenauigkeit)* inaccuracy.

Isch·ämie *f patho.* ischemia, hypoemia.

Isch·ämie·re·ak·ti·on *f patho.* ischemic reflex.

Isch·ämie·re·flex *f patho.* ischemic reflex.

Isch·ämie·to·le·ranz *f patho.* ischemic tolerance.

isch·ämisch *adj patho.* ischemic.

Is·chi·al·gie *f neuro.* ischialgia, ischiodynia, sciatica, sciatic neuralgia.

Is·chi·as *f/m/nt → Ischiassyndrom.*

Is·chi·as·be·schwer·den *pl → Ischialgie.*

Is·chi·as·nerv *m anat.* sciatic nerve, ischiadic nerve.

Is·chi·as·syn·drom *nt neuro.* sciatica, Cotunnius' disease, Cotugno's disease.

is·chia·tisch *adj* sciatic, ischial, ischiadic, ischiatic.

is·chio·fe·mo·ral *adj anat.* ischiofemoral.

is·chio·sa·kral *adj anat.* ischiosacral, sacrosciatic.

Is·chio·ze·le *f chir.* ischiatic hernia, gluteal hernia, sciatic hernia, ischiocele.

Is·chi·um *nt anat.* ischium, ischial bone.

Is·cho·chy·mie *f patho. (Magen)* ischochymia.

Isch·urie *f urol.* ischuria. **I. paradoxa** overflow incontinence, paradoxical incontinence.

Isch·urie *f urol.* ischuria.

isch·urisch *adj urol.* ischuretic.

Ishihara: I.-Test *m ophthal.* Ishihara's test.

Iso·ag·glu·ti·na·ti·on *f immun.* isoagglutination.

Iso·ag·glu·ti·nin *nt immun.* isoagglutinin.

Iso·amyl·amin *nt pharm.* isoamylamine.

Iso·an·dro·ste·ron *nt endo.* isoandrosterone, epiandrosterone.

Iso·an·ti·gen *nt immun.* isoantigen.

Iso·an·ti·kör·per *m immun.* isoantibody.

Iso·chi·no·lin *nt pharm.* isoquinoline.

iso·chor *adj physiol.* isovolumic, isochoric, isovolumetric.
Iso·chro·mo·som *nt genet.* isochromosome.
iso·chron *adj* isochronous, isochronic.
Iso·chron·axie *f physiol.* isochronia, isochronism.
Iso·co·na·zol *nt pharm.* isoconazole.
Iso·dak·ty·lie *f ortho.* isodactylism.
Iso·do·se *f radiol.* isodose.
Iso·do·sen·kur·ve *f radiol.* isodose curve.
Iso·dy·na·mie *f physiol.* isodynamic effect.
iso·dy·na·misch *adj physiol.* isodynamic.
iso·dy·na·mo·gen *adj physiol.* isodynamogenic.
iso·elek·trisch *adj phys.* isoelectric, isopotential.
Iso·en·zym *nt* isoenzyme, isozyme.
Iso·eta·rin *nt pharm.* isoetharine.
Iso·fluo·ran *nt anes.* isoflurane.
iso·gen *adj genet.* isogeneic, isogenic.
Iso·ge·ne·se *f embryo.* isogenesis.
iso·ge·ne·tisch *adj genet.* isogeneic, isogenic.
Iso·häm·ag·glu·ti·na·ti·on *f immun.* isohemagglutination.
Iso·häm·ag·glu·ti·nin *nt immun.* isohemagglutinin.
Iso·hä·mo·ly·se *f immun.* isohemolysis.
Iso·hä·mo·ly·sin *nt immun.* isohemolysin.
Iso·hy·drie *f physiol.* isohydria.
iso·hy·drisch *adj physiol.* isohydric.
Iso·iko·nie *f ophthal.* isoiconia, iseiconia.
iso·iko·nisch *adj ophthal.* isoiconic, iseiconic.
Iso·im·mu·ni·sie·rung *f immun.* isoimmunization.
iso·ka·lo·risch *adj physiol.* isocaloric, equicaloric.
Iso·ko·rie *f ophthal.* isochoria.
Iso·kor·tex *m histol.* isocortex, homotypical cortex, neocortex, neopallium.
Iso·la·ti·on *f epidem.* isolation, sequestration.
Iso·lie·ren *nt epidem.* isolation.
iso·lie·ren *vt* **1.** *epidem.* isolate, quarantine, separate. **2.** *techn., electr.* insulate.
Iso·lier·ma·te·ri·al *nt phys., electr.* insulant, insulation.
Iso·lier·sta·ti·on *f epidem.* isolation ward; quarantine, lazaret, lazaretto.
iso·liert *adj* **1.** *epidem.* isolated, separated. **2.** *techn., electr.* insulated.
iso·log *adj immun.* syngeneic, syngenetic, isologous.
Iso·ly·se *f immun.* isolysis.
Iso·ly·sin *nt immun.* isolysin.
Iso·met·hep·ten *nt pharm.* isometheptene.
Iso·me·tro·pie *f ophthal.* isometropia.
iso·morph *adj histol.* isomorphous, isomorphic.
Iso·nia·zid *nt pharm.* isoniazid, isonicotinic acid hydrazide, isonicotinylhydrazine.
Iso·nia·zid·neu·ro·pa·thie *f neuro.* isoniazid

neuropathy.
Iso·ni·co·tin·säu·re *f biochem.* isonicotinic acid.
Iso·ni·co·tin·säu·re·hy·dra·zid *nt abbr.* **INH** → *Isoniazid.*
iso·on·ko·tisch *adj physiol.* iso-oncotic, isoncotic.
iso·os·mo·tisch *adj physiol.* iso-osmotic, isosmotic.
Iso·pa·thie *f clin.* isopathy, isotherapy.
iso·pe·ri·stal·tisch *adj physiol.* isoperistaltic.
Iso·pho·rie *f ophthal.* isophoria.
Iso·pie *f ophthal.* isopia.
Iso·prä·zi·pi·tin *nt immun.* isoprecipitin.
Iso·pre·na·lin *nt pharm.* isoprenaline, isopropylarterenol, isoproterenol.
Iso·prop·amid *nt pharm.* isopropamide.
Iso·prop·amid·jo·did *nt pharm.* isopropamide iodide.
Iso·pro·pa·nol *nt* isopropanol, isopropyl alcohol.
Iso·pro·pyl·nor·adre·na·lin *nt* → *Isoprenalin.*
Iso·pro·te·re·nol *nt* → *Isoprenalin.*
Iso·pte·re *f ophthal.* isopter.
Isor·rhoe *f physiol.* isorrhea, water equilibrium.
Iso·sen·si·ti·vie·rung *f immun.* isosensitization, allosensitization.
Iso·se·rum·be·hand·lung *f immun.* isoserum treatment.
Iso·sor·bid *nt biochem., pharm.* isosorbide.
Iso·sor·bid·di·ni·trat *nt abbr.* **ISDN** *pharm.* isosorbide dinitrate.
Iso·sthen·urie *f urol.* isosthenuria.
Iso·therm *adj* isothermal, isothermic.
Iso·ther·me *f* isotherm, isothermal line.
Iso·thi·pen·dyl *nt pharm.* isothipendyl.
iso·ton *adj physiol.* isotonic; (*Blut*) hemisotonic.
Iso·to·nie *f physiol.* isotonia, isotonicity.
iso·to·nisch *adj* → *isoton.*
Iso·to·ni·zi·tät *f physiol.* isotonicity.
Iso·top *nt phys., chem.* isotope. **radioaktives I.** radioisotope, radioactive isotope.
iso·top *adj phys.* isotopic.
Iso·to·pen·in·di·ka·tor *m radiol.* tracer.
Iso·to·pen·mar·kie·rung *f radiol.* isotopic labeling.
Iso·trans·plan·tat *nt chir.* isograft, isotransplant, isogeneic graft, isologous graft.
Iso·trans·plan·ta·ti·on *f chir.* isotransplantation, isogeneic transplantation, isologous transplantation.
Iso·typ *m immun.* isotype.
Iso·ty·pie *f immun.* isotypy.
iso·ty·pisch *adj immun.* isotypic.
Iso·va·le·ri·an·azid·ämie *f patho.* isovaleric acid-CoA dehydrogenase deficiency, isovalericacidemia.
Iso·vol·ämie *f physiol.* isovolumia.

iso·vo·lu·me·trisch *adj physiol.* isovolumic, isochoric, isovolumetric.
Isoxazolyl-Penicilline *pl pharm.* isoxazolyl penicillins.
Isox·icam *nt pharm.* isoxicam.
Isox·su·prin *nt pharm.* isoxsuprine.
iso·zel·lu·lär *adj histol.* isocellular.
Iso·zya·nat·asth·ma *nt pulmo.* isocyanate asthma, diisocyanate asthma.
Iso·zym *nt biochem.* isozyme, isoenzyme.
Iso·zy·to·ly·sin *nt immun.* isocytolysin.
Iso·zy·to·se *f hema.* isocytosis.
Isthm·ek·to·mie *f chir.* isthmectomy.
Isth·mi·tis *f HNO* isthmitis.
Isth·mo·ple·gie *f HNO* isthmoplegia, isthmoparalysis, faucial paralysis.
Isth·mo·spas·mus *m patho.* isthmospasm.
Isth·mus *m anat.* isthmus.
  I. aortae isthmus of aorta, aortic isthmus.
  I. faucium isthmus of fauces, oropharyngeal isthmus, pharyngo-oral isthmus.
  I. tubae auditoriae isthmus of auditory tube, isthmus of eustachian tube.
  I. tubae uterinae isthmus of uterine tube, isthmus of fallopian tube.
  I. urethrae isthmus of urethra.
  I. uteri isthmus of uterus, lower uterine segment.

Isth·mus·re·sek·ti·on *f chir.* isthmectomy.
I-Streifen *m anat.* I disk, I band, isotropic band, isotropic disk, J disk.
Is·urie *f urol* isuria.
Ite·ra·ti·on *f psychia.* iteration, iterance.
ite·ra·tiv *adj psychia.* iterative.
Ithy·lor·do·se *f ortho.* ithylordosis.
Ithyo·ky·pho·se *f ortho.* ithyokyphosis, ithycyphos.
Ithyo·lor·do·se *f ortho.* ithylordosis.
Ito: Nävus *m* **I.** *derm.* Ito's nevus.
Ito-Reenstierna: I.-R.-Reaktion *f immun.* Ito-Reenstierna reaction, Ducrey test.
Ivemark: I.-Syndrom *nt patho.* Ivemark's syndrome, asplenia syndrome.
i.v.-Galle *f radiol. inf.* intravenous cholecystogram.
i.v.-Infusion *f* intravenous infusion.
i.v.-Pyelogramm *nt urol.* intravenous pyelogram.
Ix·odi·dae *pl micro.* hard ticks, hard-bodied ticks, Ixodidae.
I-Zellen *pl histol.* I cells, inclusion cells.
I-Zellen-Krankheit *f patho.* I-cell disease, inclusion cell disease, mucolipidosis II.
I-Zone *f* → *I-Streifen.*

J

Jaboulay: J.-Methode *f HTG* broad marginal confrontation method, Jaboulay's method.
J.-Operation *f ortho.* Jaboulay's operation, Jaboulay's amputation, interpelviabdominal amputation.
Pyloroplastik *f* **nach J.** *chir.* Jaboulay's pyloroplasty.
Jaboulay-Brian: J.-B.-Methode *f* → *Jaboulay-Methode.*
Jaccoud: J.-Zeichen *nt card.* Jaccoud's sign, Jaccoud's syndrome.
Jacket·kro·ne [k·k] *f dent.* jacket crown.
Jackknife-Lagerung *f chir.* jackknife position, Kraske position.
Jackson: J.-Epilepsie *f neuro.* jacksonian epilepsy, Bravais-jacksonian epilepsy.
J.-Gesetz *nt neuro.* Jackson's law.
J.-Lähmung *f neuro.* Jackson's syndrome, ambiguo-accessorius-hypoglossal paralysis.
Jacod: J.-Syndrom *nt neuro.* Jacod's syndrome.
Jacod-Negri: J.-N.-Syndrom *nt neuro.* Jacod's syndrome.
Jacquet: J.'-Syndrom *nt derm.* Christ-Siemens-Touraine syndrome, Christ-Siemens syndrome, anhidrotic ectodermal dysplasia.
Jadassohn: Talgdrüsennävus *m* **J.** *derm.* sebaceous nevus, nevus sebaceus of Jadassohn.
Jadassohn-Lewandowsky: J.-L.-Syndrom *nt derm.* Jadassohn-Lewandowsky syndrome.
Jadassohn-Tièche: J.-T.-Nävus *m derm.* blue nevus, Jadassohn-Tièche nevus.
Jaffé-Lichtenstein: J.-L.-Krankheit *f ortho.* Jaffé-Lichtenstein disease, cystic osteofibromatosis, fibrous dysplasia of bone.
Jaffé-Lichtenstein-Uehlinger: J.-L.-U.-Krankheit *f* → *Jaffé-Lichtenstein-Krankheit.*
Jahnke: J.-Syndrom *nt patho.* Jahnke's syndrome.
Jansen: J.-Operation *f HNO* Jansen's operation.
Jansky: J.-Klassifikation *f hema.* Jansky's classification.
Jakob-Creutzfeldt: J.-C.-Erkrankung *f neuro.* Creutzfeldt-Jakob disease, C-J disease,

Jakob-Creutzfeldt disease, corticostriato-spinal atrophy, spastic pseudoparalysis, spastic pseudosclerosis.
J.-C.-Virus *nt micro.* Jakob-Creutzfeldt virus, JC virus.
Jaksch-Hayem: J.-H.-Anämie *f hema.* Jaksch's anemia.
Jak·ta·ti·on *f neuro.* jactitation, jactation.
James: J.'-Bündel *nt card.* James fibers *pl.*
Ja·ni·ceps *m embryo.* janiceps, heteroprosopus.
Jansen: J.-Syndrom *nt ortho.* Jansen's disease, metaphyseal chondrodysplasia.
Jansky-Bielschowsky: J.-B.-Krankheit *f neuro.* Jansky-Bielschowsky disease, Bielschowsky-Jansky disease, late infantile type of amaurotic idiocy.
jap·sen *vi* pant, gasp, gasp for breath.
Jar·gon·apha·sie *f neuro.* jargon aphasia, jargonaphasia, gibberish aphasia.
Jarisch-Herxheimer: J.-H.-Reaktion *f immun.* Herxheimer's reaction, Jarisch-Herxheimer reaction.
JBE-Virus *nt micro.* Japanese B encephalitis virus, JBE virus.
je·ju·nal *adj anat.* jejunal.
Je·ju·nal·ul·kus *nt patho.* jejunal ulcer.
Je·jun·ek·to·mie *f chir.* jejunectomy.
Je·ju·ni·tis *f patho.* jejunitis.
je·ju·no·ile·al *adj anat.* jejunoileal.
Je·ju·no·ile·itis *f patho.* jejunoileitis.
Je·ju·no·ileo·sto·mie *f chir.* ileojejunostomy, jejunoileostomy.
Je·ju·no·je·ju·no·sto·mie *f chir.* jejunojejunostomy.
Je·ju·no·ko·lo·sto·mie *f chir.* jejunocolostomy.
Je·ju·nor·rha·phie *f chir.* jejunorrhaphy.
Je·ju·no·sto·mie *f chir.* jejunostomy.
Je·ju·no·to·mie *f chir.* jejunotomy.
Je·ju·no·zä·ko·sto·mie *f chir.* jejunocecostomy.
Je·ju·num *nt anat.* jejunum.
Je·ju·num·ar·te·ri·en *pl anat.* jejunal arteries.
Je·ju·num·atre·sie *f patho.* jejunal atresia.
Je·ju·num·ent·zün·dung *f* → *Jejunitis.*
Je·ju·num·er·öff·nung *f chir.* jejunotomy.

Je·ju·num·ex·zi·si·on *f chir.* jejunectomy.
Je·ju·num·fi·stel *f chir.* jejunostomy.
Je·ju·num·in·ter·po·si·ti·on *f chir.* jejunal interposition.
Je·ju·num·naht *f chir.* jejunorrhaphy.
Je·ju·num·pla·stik *f chir.* jejunoplasty.
Je·ju·num·re·sek·ti·on *f chir.* jejunectomy.
Je·ju·num·se·kret *nt physiol.* jejunal secretion.
Je·ju·num·ul·kus *nt patho.* jejunal ulcer.
Je·ju·num·ve·nen *pl anat.* jejunal veins.
Jellinek: J.-Zeichen *nt derm.* Jellinek's sign, Jellinek's symptom.
Jendrassik: J.-Zeichen *nt endo., neuro.* Jendrassik's sign.
Jerne: J.-Technik *f immun.* Jerne plaque assay, Jerne technique, hemolytic plaque assay.
Jervell-Lange-Nielsen: J.-L.-N.-Syndrom *nt patho.* Jervell and Lange-Nielsen syndrome, surdocardiac syndrome.
Jessner-Cole: J.-C.-Syndrom *nt derm.* Goltz' syndrome, Goltz-Gorlin syndrome, focal dermal hypoplasia.
Jet-lag *m* jet lag, jet lag syndrome, jet syndrome, time-zone syndrome.
Jeune: J.'-Krankheit *f patho.* Jeune's syndrome, asphyxiating thoracic dystrophy.
Joch·bein *nt anat.* cheek bone, zygomatic bone, jugal bone, malar bone.
Joch·bein·bo·gen *m* → *Jochbogen.*
Joch·bein·re·gi·on *f anat.* zygomatic region.
Joch·bo·gen *m anat.* zygomatic arch, malar arch, zygoma.
Jod *nt abbr.* **J** *chem.* iodine.
Jod·ak·ne *f derm.* iodide acne.
Jod·aus·schlag *m derm.* iododerma.
Jod·ba·se·dow *m endo.* iod-Basedow, jodbasedow.
Jod·man·gel *m patho.* iodine deficiency.
Jod·man·gel·stru·ma *f endo.* endemic goiter.
Jo·do·der·ma *nt derm.* iododerma.
Jo·do·des·oxy·uri·din *nt pharm.* idoxuridine, 5-iododeoxyuridine.
Jod·oph·tha·le·in *nt radiol.* iodophthalein.
Jod·op·sin *nt physiol.* iodopsin, visual violet.
Jod·stru·ma *f endo.* iodide goiter.
Jod·thy·ro·nin *nt endo.* iodothyronine.
Jod·ty·ro·sin *nt endo.* iodotyrosine.
Jolly: J.-Körperchen *pl hema.* Howell-Jolly bodies, Jolly's bodies, nuclear particles.
J.-Reaktion *f neuro.* Jolly's reaction, myas-

thenic reaction.
Jones: J.-Fraktur *f ortho.* Jones fracture.
Jo·ta·zis·mus *m HNO* iotacism.
Joule *nt abbr.* **J** *phys.* joule.
J-Punkt *m card.* J point.
Jucken [k·k] *nt* itchiness, itch, itching, pruritus.
juckend [k·k] *adj* itching, itchy, pruritic.
Juck·punkt *m physiol.* itch point.
Juck·reiz *m physiol.* pruritus, itch, itchiness, itching.
Judkins: J.-Technik *f radiol.* Judkins technique.
ju·gend·lich *adj* young, adolescent, juvenile.
Ju·gend·li·che *m/f* juvenile, adolescent, youth.
ju·gu·lar *adj anat.* jugular.
Ju·gu·la·ris·puls *m physiol.* jugular pulse.
Ju·gu·lar·ve·ne *f anat.* jugular, jugular vein.
Ju·gu·lar·ve·nen·stau·ung *f patho.* jugular venous distension.
Junc·tu·ra *f anat.* junction, union; joint, articulation.
Juncturae *pl* **cartilagineae** cartilaginous articulations, cartilaginous joints, fibrocartilaginous joints, movable joints, synarthrodial joints.
Juncturae *pl* **fibrosae** fibrous joints, immovable joints, synarthrodial joints, synarthrosis.
Juncturae *pl* **synoviales** aparthroses, diarthrodial joints, freely movable joints, synovial joints, movable joints, through joints, diarthroses.
Jun·ge *m* boy, male child.
Jung·fern·häut·chen *nt anat., gyn.* hymen, virginal membrane, hymenal membrane.
Jung·fern·schaft *f gyn.* maidenhood, virginity.
Jüngling: J.-Krankheit *f ortho.* Jüngling's disease.
Junk·ti·on *f histol.* junction, cell contact, cell attachment.
Junk·ti·ons·nä·vus *m derm.* junction nevus, epidermic-dermic nevus, junctional nevus.
Junk·ti·ons·zy·ste *f patho.* junctional cyst.
Juster: J.-Reflex *m neuro.* Juster reflex.
Ju·van·tia *pl clin., pharm.* juvantia.
ju·ve·nil *adj* juvenile, young, immature.
juvenile-onset diabetes of adult *nt abbr.* **JODA** *endo.* juvenile-onset diabetes of adult.
jux·ta·ar·ti·ku·lär *adj anat.* juxta-articular.
jux·ta·glo·me·ru·lär *adj histol.* juxtaglomerular.

K

Ka·bi·ne *f* (*Praxis, Krankenhaus*) cubicle.
kach·ek·tisch *adj patho.* cachectic.
Kach·exie *f patho.* cachexia, cachexy.
Ka·da·ver *m* dead body, corpse, cadaver.
Ka·da·ve·rin *nt patho.* cadaverine, penta-
  methylenediamine.
Ka·da·ver·nie·re *f chir.* cadaveric kidney
  transplant.
Ka·da·ver·nie·ren·trans·plan·tat *nt chir.* cadaveric kidney transplant.
Ka·da·ver·trans·plan·tat *nt chir.* cadaveric
  transplant.
Ka·da·ver·trans·plan·ta·ti·on *f chir.* cadaveric
  transplantation.
Kad·mi·um *nt chem.* cadmium.
Kaf·fee·satz·er·bre·chen *nt patho.* coffee-
  -ground vomit.
Kä·fig *m* (*a. techn., electr.*) cage.
kahl *adj derm.* bald, baldheaded, hairless,
  calvous.
Kahler: K.-Krankheit *f hema.* Kahler's disease,
  multiple myeloma, plasmocytoma, plasma
  cell myeloma, plasmacytic immunocytoma,
  plasmoma.
Kahl·heit *f derm.* baldness, baldheadedness,
  hairlessness, alopecia, calvities.
Kahl·kopf *m derm.* baldhead, bald head.
kahl·köp·fig *adj* → **kahl.**
Kahn·bauch *m anat.* scaphoid abdomen,
  boat-shaped abdomen, navicular abdomen.
Kahn·bein *nt anat.* **1.** (*Hand*) scaphoid bone (of
  hand), navicular, scaphoid. **2.** (*Fuß*) navicular
  bone, scaphoid bone of foot, navicular,
  scaphoid.
Kahn·bein·frak·tur *f ortho.* scaphoid fracture.
Kahn·bein·ne·kro·se *f ortho.* necrosis of the
  scaphoid.
Kahn·schä·del *m ortho.* sagittal synostosis,
  scaphocephaly, scaphocephalia.
Kain·kom·plex *m psychia.* brother complex,
  cain complex.
Kai·ser·schnitt *m gyn.* cesarean operation,
  cesarean section.
Ka·ko·cho·lie *f patho.* cacocholia.
Ka·ko·chy·lie *f patho.* cacochylia, cacochymia.
Ka·ko·ge·ne·se *f embryo.* cacogenesis.

Ka·ko·geu·sie *f neuro.* cacogeusia.
Ka·ko·me·lie *f embryo.* cacomelia.
ka·ko·rhyth·misch *adj cardio.* cacorhythmic.
Kak·os·mie *f neuro.* cacosmia, kakosmia.
Ka·ko·sto·mie *f HNO* bad breath, offensive
  breath, halitosis, ozostomia.
Kala-Azar *f epidem.* kala-azar, cachectic fever,
  visceral leishmaniasis.
Ka·li·ämie *f physiol.* kalemia, kaliemia.
Ka·li·ek·ta·sie *f* → *Kalikektasie.*
Ka·lik·ek·ta·sie *f urol.* calicectasis, caliectasis,
  calycectasis, calyectasis.
Ka·lik·ek·to·mie *f urol.* caliectomy, calycecto-
  my, calicectomy.
Ka·li·ko·pla·stik *f urol.* calicoplasty, calioplas-
  ty, calycoplasty, calyoplasty.
Ka·li·kor·rha·phie *f urol.* caliorrhaphy, calyor-
  rhaphy.
Ka·li·ko·to·mie *f urol.* calicotomy, caliotomy,
  calycotomy, calyotomy.
Ka·lio·pe·nie *f patho.* kaliopenia.
ka·lio·pe·nisch *adj patho.* kaliopenic.
Ka·li·or·rha·phie *f urol.* caliorrhaphy, calyor-
  rhaphy.
Ka·li·um *nt abbr.* **K** potassium, kalium.
Ka·li·um·haus·halt *m physiol.* potassium
  balance.
Ka·li·um·jo·did *nt pharm.* potassium iodide.
Ka·li·um·ka·nal *m physiol.* K channel, potassium channel.
Ka·li·um·kon·trak·tur *f physiol.* potassium
  contracture.
Ka·li·um·man·gel *m patho.* kaliopenia, potassium depletion.
Ka·li·um·ver·lust·nie·re *f urol.* potassium-losing nephritis, potassium-losing nephropathy.
Ka·li·ure·se *f patho., physiol.* kaliuresis, kalu-
  resis.
ka·li·ure·tisch *adj physiol., patho.* kaliuretic,
  kaluretic.
kal·ka·ne·al *adj anat.* calcaneal, calcanean.
Kal·ka·nei·tis *f ortho.* calcaneitis.
Kal·ka·neo·dy·nie *f ortho.* calcaneodynia,
  calcanodynia.
kal·ka·neo·fi·bu·lar *adj anat.* calcaneofibular.
kal·ka·neo·ku·boi·dal *adj anat.* calcaneo-

cuboid.
Kal·ka·neo·ku·bo·id·ge·lenk *nt anat.* calcaneocuboid joint, calcaneocuboid articulation.
kal·ka·neo·na·vi·ku·lar *adj anat.* calcaneona-
vicular, calcaneoscaphoid.
kal·ka·neo·plan·tar *adj anat.* calcaneoplantar.
kal·ka·neo·ti·bi·al *adj anat.* calcaneotibial,
tibiocalcanean, tibiocalcaneal.
Kal·ka·ne·us *m anat.* heel bone, calcaneal
bone, calcaneus, os calcis.
Kal·ka·ne·us·ent·zün·dung *f ortho.* inflammation of the calcaneus, calcaneitis.
Kal·ka·ne·us·frak·tur *f ortho.* calcaneal fracture, heel fracture, heel bone fracture, fractured heel bone.
Kal·ka·ne·us·sporn *m ortho.* calcaneal spur.
Kal·ka·ri·na *f anat.* calcarine fissure, calcarine
sulcus.
Kal·ka·ri·urie *f physiol.* calcariuria.
kalk·arm *adj* calcipenic; *ortho.* halisteretic.
Kalk·ein·la·ge·rung *f patho.* calcification.
Kalk·gal·le *f →* Kalkmilchgalle.
Kalk·gicht *f patho.* calcium gout, Profichet's
disease.
kalk·hal·tig *adj* calciferous; (*Wasser*) chalky,
limy.
Kalk·in·fil·tra·ti·on *f patho.* calcareous infiltra-
tion.
Kalk·milch·gal·le *f patho.* milk of calcium bile,
limy bile.
Kalk·star *m ophthal.* calcareous cataract.
Kalk·staub·lun·ge *f pulmo.* flint disease, chali-
cosis.
kal·ku·lös *adj patho.* calculary, calculous,
lithous.
Kal·ku·lus *m patho.* calculus, stone, concretion.
Kal·ku·lus·bil·dung *f patho.* calculogenesis.
Kal·li·din *nt endo.* lysyl-bradykinin, kallidin,
bradykininogen.
Kal·li·kre·in *nt endo.* callicrein, kallikrein.
Kallikrein-Kinin-System *nt endo.* kallikrein
system, kinin system, kallikrein-kinin system.
Kal·li·krei·no·gen *nt endo.* kallikreinogen.
Kallmann: K.-Syndrom *nt embryo.* Kallmann's
syndrome, olfactogenital dysplasia.
kal·lös *adj derm., patho.* hard, callous.
Kal·lus *m* **1.** *derm.* callus, callosity, keratoma,
tyloma, tyle. **2.** *ortho.* bony callus, callus,
fracture callus.
Kal·lus·bil·dung *f ortho.* callus formation,
porosis.
Kal·lus·schei·de *f ortho.* ensheathing callus.
Ka·lo·rie *f phys., physiol.* calorie, calory.
  kleine K. *abbr.* **cal** gram calorie, small calorie,
standard calorie.
  große K. *abbr.* **Kcal** *od.* **Cal** large calorie, kilogram calorie, kilocalorie.
ka·lo·ri·en·arm *adj* (*Diät*) low in calories, low-
-caloric, low-energy.

Ka·lo·ri·en·be·darf *m physiol.* caloric requirement.
ka·lo·ri·en·reich *adj* (*Diät*) caloric, rich in calories, high-calorie.
Ka·lo·ri·en·wert *m physiol.* caloric value.
ka·lo·ri·gen *adj physiol.* calorigenic, calorige-
netic.
Ka·lo·ri·me·trie *f phys.* calorimetry.
ka·lo·risch *adj physiol.* caloric.
Ka·lot·te *f anat.* calvarium, calvaria, cranial
vault, skull pan, skull cap,.
kalt *adj* **1.** cold; (*kühl*) chilly, frosty; (*eisig*) icy.
2. *psycho.* frigid. **3.** *patho.* cold.
Käl·te *f* cold, coldness, chill.
Käl·te·adap·ta·ti·on *f physiol.* cold adaptation.
Käl·te·ag·glu·ti·na·ti·on *f hema.* cold agglutination.
Käl·te·ag·glu·ti·nin *nt hema.* cold agglutinin.
Käl·te·ag·glu·ti·nin·krank·heit *nt hema.* cold
agglutinin disease, cold agglutinin syndrome.
Käl·te·al·ler·gie *f* cold allergy.
Käl·te·an·äs·the·sie *f anes.* regional hypother-
mia, cryogenic block, refrigeration anesthe-
sia, cryoanesthesia.
Käl·te·an·ti·kör·per *m immun.* cold antibody,
cold-reactive antibody.
Käl·te·be·hand·lung *f →* Kältetherapie.
Käl·te·chir·ur·gie *f chir.* cryosurgery.
käl·te·emp·find·lich *adj* sensitive to cold.
Käl·te·emp·find·lich·keit *f physiol., neuro.*
sensitiveness to cold, cryesthesia. **erhöhte K.**
hypercryesthesia, hypercryalgesia.
Käl·te·emp·fin·dung *f physiol.* cold sensation,
cryesthesia.
Käl·te·ge·fühl *nt* sensation of coldness, chill.
Käl·te·glo·bu·lin *nt immun.* cryoglobulin, cryo-
gammaglobulin.
Käl·te·häm·ag·glu·ti·na·ti·ons·krank·heit *f*
hema. Clough-Richter's syndrome, cold
hemagglutinin disease.
Käl·te·häm·ag·glu·ti·nin *nt hema.* cold
hemagglutinin.
Käl·te·hä·mo·glo·bin·urie *f,* **paroxysmale**
hema. paroxysmal cold hemoglobinuria.
Käl·te·hä·mo·ly·sin *nt hema.* cold hemolysin.
Käl·te·in·to·le·ranz *f neuro.* cold intolerance.
Käl·te·schmerz *m neuro.* cryalgesia, crymody-
nia.
Käl·te·schock *m patho.* cold shock.
Käl·te·son·de *f clin.* cryoprobe, cryode.
Käl·te·stress *m patho.* cold stress.
Käl·te·the·ra·pie *f clin.* frigotherapy, cryother-
apy, crymotherapeutics *pl,* crymotherapy,
psychotherapy.
Käl·te·über·emp·find·lich·keit *f neuro.* cold
allergy, cryesthesia.
Käl·te·ur·ti·ka·ria *f derm.* cold urticaria, con-
gelation urticaria.
Käl·te·va·so·di·la·ta·ti·on *f patho.* cold vaso-
dilation.

Kalt·kau·stik *f chir.* electrocoagulation, electric coagulation.

Kalt·licht *nt techn.* cold light.

Kalt·punkt *m physiol.* cold point, cold spot.

Kalt·re·zep·tor *m physiol.* cold receptor.

Kalt-Warm-Hämolysin *nt hema.* warm-cold hemolysin, hot-cold hemolysin.

Kal·zi·bi·lie *f patho.* calcibilia.

kal·zi·fi·ziert *adj histol., patho.* calcified.

Kal·zi·fi·zie·rung *nt patho., histol.* calcification, calcareous infiltration.

Kal·zi·ko·si·li·ko·se *f pulmo.* calcicosilicosis.

Kal·zi·ko·sis *f pulmo.* calcicosis, marble cutter's phthisis.

Kal·zi·no·se *f patho.* calcium thesaurismosis, calcium gout, calcinosis.

Kal·zi·pe·nie *f patho.* calcipenia.

Kal·zi·phy·la·xie *f patho.* calciphylaxis.

kal·zi·priv *adj patho.* calciprivic.

Kal·zi·to·nin *nt endo.* calcitonin, thyrocalcitonin.

Kal·zi·to·nin·ämie *f endo.* hypercalcitoninemia.

Kal·zi·um *nt chem.* calcium.

Kal·zi·um·ant·ago·nist *m* → *Kalziumblocker.*

Kal·zi·um·bi·li·ru·bi·nat·stein *m patho.* bilirubin-calcium calculus.

Kal·zi·um·blocker [k·k] *m pharm.* calcium antagonist, calcium-blocking agent, calcium channel blocker, Ca anatagonist.

Kal·zi·um·di·oc·tyl·sul·fo·suk·zi·nat *nt pharm.* docusate calcium.

Kal·zi·um·ein·la·ge·rung *f histol.* calcipexy, calcipexis.

Kal·zi·um·ent·zug *m patho.* deprivation of calcium, calciprivia.

Kal·zi·um·fi·xie·rung *f histol.* calcipexy, calcipexis.

Kal·zi·um·haus·halt *m physiol.* calcium balance.

Kal·zi·um·hun·ger *m patho.* bone hunger, calcium hunger, calcifames.

Kal·zi·um·ka·nal *m physiol.* calcium channel, Ca-channel.

Kal·zi·um·kar·bo·nat *nt* calcium carbonate, chalk.

Kal·zi·um·kar·bo·nat·stein *m patho.* calcium carbonate calculus, calcium carbonate stone.

Kal·zi·um·man·gel *m patho.* calcium deficiency, calcipenia, calciprivia, hypocalcia.

Kal·zi·um·mo·bi·li·sa·ti·on *f physiol.* calciokinesis.

Kal·zi·um·oxa·lat·stein *m patho.* calcium oxalate calculus, calcium oxalate stone.

Kal·zi·um·phos·phat·stein *m patho.* calcium phosphate calculus, calcium phosphate stone.

Kal·zi·um·pum·pe *f physiol.* calcium pump.

Kal·zi·um·urat·stein *m patho.* calcium urate calculus, calcium urate stone.

Kal·zi·urie *f physiol.* calciuria.

Ka·me·lo·zy·to·se *f hema.* Dresbach's anemia, elliptocytic anemia, elliptocytosis, ovalocytic anemia, ovalocytosis, cameloid anemia.

Ka·min·keh·rer·krebs *m patho.* chimney sweeps' cancer, soot cancer, soot wart.

Kamm *m* **1.** *anat.* pecten, crest, ridge. **2.** comb.

kamm·ar·tig *adj anat.* crest-like, pectinate, pectineal, pectinal, pectiniform.

Kam·mer *f* **1.** *anat.* chamber, cavity, ventricle, camera; cell. **2.** (*Herz*) chamber of (the) heart, ventricle.

Kam·mer·ar·rest *m card.* ventricular standstill.

Kam·mer·au·to·ma·tie *f card.* idioventricular rhythm.

Kam·mer·au·to·ma·tis·mus *m card.* idioventricular rhythm.

Kam·mer·bi·ge·mi·nie *f card.* ventricular bigeminy, paired ventricular beats.

Kam·mer·bra·dy·kar·die *f card.* ventricular bradycardia.

Kam·mer·dar·stel·lung *f card.* ventriculography.

Kam·mer·dia·sto·le *f card.* ventricular diastole.

Kam·mer·di·la·ta·ti·on *f card.* ventricular dilatation.

Kam·mer·druck *m card.* intraventricular pressure, ventricular pressure.

Kam·mer·er·re·gung *f card.* ventricular excitation.

Kam·mer·ex·tra·sy·sto·le *f card.* ventricular extrasystole, premature ventricular systole, premature ventricular contraction.

Kam·mer·flat·tern *nt card.* ventricular flutter.

Kam·mer·flim·mern *nt card.* ventricular fibrillation.

Kam·mer·kom·plex *m* (*EKG*) ventricular complex.

Kam·mer·mus·ku·la·tur *f* (*Herz*) ventricular musculature, ventricular myocardium.

Kam·mer·myo·kard *nt* → *Kammermuskulatur.*

Kam·mer·rhyth·mus *m card.* ventricular rhythm.

Kam·mer·sep·tum *nt anat.* interventricular septum (of heart), ventricular septum.

Kam·mer·sep·tum·de·fekt *m abbr.* **KSD** *card.* ventricular septal defect.

Kam·mer·still·stand *m card.* ventricular standstill.

Kam·mer·sy·sto·le *f physiol.* ventricular beat, ventricular systole, ventricular contraction.

Kam·mer·vor·hof *m anat.* atrium (of heart).

Kam·mer·wand·an·eu·rys·ma *nt card.* ventricular aneurysm, cardiac aneurysm, myocardial aneurysm, false aneurysm of heart.

Kam·mer·was·ser *nt anat.* (*Auge*) intraocular fluid, aqueous humor, hydatoid.

Kam·mer·win·kel *m anat.* iridocorneal angle,

angle of chamber, iridal angle, filtration angle.

Kam·mer·win·kel·punk·ti·on *f ophthal.* goniopuncture.

kamm·för·mig *adj anat.* comb-shaped, pectinate, pectineal, pectiniform.

Kampf·er *m pharm.* camphor, camphora.

Kampf·er·in·to·xi·ka·ti·on *f patho.* camphor poisoning, camphorism.

Kam·pi·me·trie *f ophthal.* campimetry.

Kamp·to·dak·ty·lie *f ortho.* camptodactyly, camptodactylism.

Kamp·to·kor·mie *f neuro.* campospasm, camptocormy, camptospasm.

Kamptomelie-Syndrom *nt ortho.* camptomelic syndrome.

Ka·nal *m* 1. *anat.* canal, channel, meatus, duct, tube. 2. *phys.* channel.

ka·na·li·ku·lär *adj histol.* canalicular.

Ka·na·li·ku·lo·rhi·no·sto·mie *f ophthal.* canaliculorhinostomy.

Ka·na·my·cin *nt pharm.* kanamycin.

Kanavel: K.-Zeichen *nt ortho.* Kanavel's sign.

Kan·di·da *f micro.* Candida, Monilia.

Kan·di·da·my·ko·se *f → Kandidose.*

Kan·di·dat *m* candidate (*für* for).

Kan·di·da·tin *f* candidate (*für* for).

Kan·di·do·se *f epidem.* moniliasis, moniliosis, candidiasis, candidosis. **K. der Vagina** *gyn.* vaginal candidiasis, vaginal thrush.

kan·diert *adj pharm.* candied.

Ka·ni·ko·la·fie·ber *nt epidem.* canine typhus, canicola fever, canine leptospirosis.

Kan·kro·id *nt patho.* cancroid.

kan·kro·id *adj patho.* cancriform, cancroid.

Kanner: K.-Syndrom *nt psychia.* Kanner's syndrome, autistic disorder, early infantile autism.

Ka·no·nen·schlag *m card.* cannon beat, cannon sound.

Kan·te *f* (*a. anat.*) edge, border, rim, margin, ridge.

Kan·tha·ri·din *nt pharm.* cantharidin.

Kanth·ek·to·mie *f ophthal.* canthectomy.

Kan·thi·tis *f ophthal.* canthitis.

Kan·tho·ly·se *f ophthal.* cantholysis, canthoplasty.

Kan·tho·pla·stik *f ophthal.* canthoplasty.

Kan·thor·rha·phie *f ophthal.* canthorrhaphy.

Kan·tho·to·mie *f ophthal.* canthotomy.

Kan·thus *m anat.* angle of the eye, canthus.

Kantor: K.'-Zeichen *nt radiol.* Kantor's sign, string sign.

Ka·nü·le *f clin.* cannula, canula, tube.

Ka·nü·len·ein·füh·rung *f → Kanülierung.*

Ka·nü·len·ent·fer·nung *f clin.* decannulation.

Ka·nü·len·le·gen *nt → Kanülierung.*

ka·nü·lie·ren *vt clin.* cannulate.

Ka·nü·lie·rung *f clin.* cannulation, cannulization.

Kan·zer·ämie *f patho.* canceremia.

Kan·ze·ri·sie·rung *f patho.* canceration, cancerization.

kan·ze·ro·gen *adj patho.* cancer-causing, cancerogenic, carcinogenic.

Kan·ze·ro·ge·ne·se *f patho.* carcinogenesis.

Kan·ze·ro·pho·bie *f psychia.* cancerphobia, cancerophobia, carcinophobia.

kan·ze·rös *adj patho.* cancerous.

Kao·lin·lun·ge *f → Kaolinose.*

Kao·li·no·se *f pulmo.* kaolinosis; aluminosis.

Ka·pa·zi·ta·ti·on *f embryo.* capacitation.

Ka·pa·zi·täts·ge·fäß *nt physiol.* capacitance vessel.

ka·pil·lar *adj* capillary.

Ka·pil·lar·bett *nt physiol.* capillary bed, capillary system.

Ka·pil·lar·blu·tung *f patho.* capillary hemorrhage.

Ka·pil·lar·druck *m physiol.* capillary pressure. **pulmonaler K.** pulmonary artery wedge pressure, pulmonary capillary wedge pressure.

Ka·pil·lar·durch·läs·sig·keit *f* capillary permeability.

Ka·pil·la·re *f histol.* capillary, capillary vessel. **diskontinuierliche K.** discontinuous capillary, type 3 capillary. **fenestrierte/gefensterte K.** fenestrated capillary, type 2 capillary. **geschlossene K.** continuous capillary, type 1 capillary. **venöse K.** venous capillary, postcapillary.

Ka·pil·lar·ein·spros·sung *f patho.* neovascularization, revascularization.

Ka·pil·lar·ek·ta·sie *f patho.* capillarectasia.

Ka·pil·lar·em·bo·lie *f patho.* capillary embolism.

Ka·pil·lar·em·bo·lus *m patho.* capillary embolus.

Ka·pil·lar·en·do·thel *nt histol.* capillary endothelium.

Ka·pil·la·ren·ent·zün·dung *f → Kapillaritis.*

Ka·pil·lar·er·kran·kung *f patho.* capillaropathy, microangiopathy.

Ka·pil·lar·fluß *m physiol.* capillary circulation, capillary flow.

Ka·pil·lar·fra·gi·li·tät *f patho.* capillary fragility.

Ka·pil·lar·ge·fäß *nt histol., phys.* capillary tube, capillary vessel, capillary.

Ka·pil·lar·häm·an·gi·om *nt patho.* capillary hemangioma, arterial hemangioma, simple hemangioma.

Ka·pil·la·ri·sie·rung *f histol.* capillary density.

Ka·pil·la·ri·tät *f phys.* capillarity, capillary action, capillary attraction.

Ka·pil·la·ri·tis *f patho.* capillaritis.

Ka·pil·lar·kreis·lauf *m physiol.* capillary circulation.

Ka·pil·lar·netz *nt physiol.* capillary bed.

Ka·pil·lar·per·mea·bi·li·tät *f physiol.* capillary permeability.
Ka·pil·lar·puls *m physiol.* Quincke's sign, Quincke's pulse, capillary pulse.
Ka·pil·lar·punk·ti·on *f clin.* micropuncture.
Ka·pil·lar·re·si·stenz·prü·fung *f clin.* tourniquet test, capillary fragility test, capillary resistance test.
Ka·pil·lar·strom·ge·biet *nt physiol.* capillary bed.
Ka·pil·lar·sy·stem *nt physiol.* capillary system.
kap·no·isch *adj physiol.* capneic.
Kaposi: K.-Dermatitis *f derm.* Kaposi's varicelliform eruption, eczema herpeticum.
Pseudosarcoma *nt* **K.** *derm* pseudo-Kaposi sarcoma.
K.-Sarkom *nt derm.* Kaposi's sarcoma, angioreticuloendothelioma, endotheliosarcoma, idiopathic multiple pigmented hemorrhagic sarcoma.
varizelliforme Eruption *f* **K.** → *K.-Dermatitis.*
Kap·pa·tis·mus *m HNO* kappacism.
Kappa-Winkel *ophthal.* kappa angle.
Kappeler: K.-Handgriff *m clin.* Kappeler's maneuver.
Kap·sel *f anat.* capsule, theca; *pharm.* cachet, capsule.
Kap·sel·an·ti·gen *nt immun.* capsular antigen, K antigen.
kap·sel·ar·tig *adj histol.* capsular.
Kap·sel·bän·der *pl anat.* capsular ligaments.
Kap·sel·ent·fer·nung *f chir.* decapsulation.
Kap·sel·ent·zün·dung *f patho.* capsulitis.
Kap·sel·er·öff·nung *f chir., ophthal.* capsulotomy, capsotomy.
Kap·sel·flie·te *f ophthal.* cystitome, cystotome.
Kap·sel·häut·chen·glau·kom *nt ophthal.* capsular glaucoma.
Kap·sel·hya·li·no·se *f patho.* (*Milz*) capsular hyalinosis, splenic capsular hyalinosis.
Kap·sel·in·zi·si·on *f ophthal.* cystitomy, capsulotomy.
Kap·sel·knie *nt anat.* knee of internal capsule, genu of internal capsule.
Kap·sel·mes·ser *nt ophthal.* capsulotome, cystotome.
Kap·sel·naht *f chir.* capsulorrhaphy.
Kap·sel·phleg·mo·ne *f ortho.* capsular abscess.
Kap·sel·pla·stik *f ortho.* capsuloplasty.
Kap·sel·sche·re *f chir.* capsulotomy scissors *pl.*
Kap·sel·spal·tung *f chir., ophthal.* capsulotomy, capsotomy.
Kap·sel·star *m ophthal.* capsular cataract.
Kap·sid *nt micro.* capsid.
Kap·si·tis *f ophthal.* capsitis, capsulitis.
kap·su·lär *adj* capsular.
Kap·sul·ek·to·mie *f chir.* capsulectomy.
Kap·su·li·tis *f patho.* capsulitis.

Kap·su·lor·rha·phie *f chir.* capsulorrhaphy.
Kap·su·lo·tom *nt ophthal.* capsulotome.
Kap·su·lo·to·mie *f chir., ophthal.* capsulotomy, capsotomy.
Karb·achol *nt pharm.* carbachol, carbamylcholine chloride, carbocholine.
Karb·amid *nt biochem.* urea, carbamide.
Kar·bo·hä·mie *f physiol, patho.* carbohemia, carbonemia.
Kar·bo·hy·drat·urie *f patho.* carbohydraturia.
Kar·bo·lis·mus *m patho.* phenol poisoning, carbolism.
Kar·bol·säu·re *f chem.* carbolic acid, phenic acid, phenol, phenylic acid.
Kar·bol·urie *f patho.* carboluria.
Kar·bon·urie *f physiol.* carbonuria.
Kar·bun·kel *m patho.* carbuncle.
kar·bun·ku·lär *adj patho.* carbuncular, carbunculoid.
kar·bun·ku·lös *adj patho.* carbuncular, carbunculoid, anthracoid.
Kar·bun·ku·lo·se *f patho.* carbunculosis.
Kar·dia *f anat.* cardiac part of stomach, cardia.
Kar·dia·di·la·ta·ti·on *f chir.* cardiodiosis.
Kar·dia·di·la·ta·tor *m chir.* cardiodilator.
Kar·dia·drü·sen *pl histol.* cardiac glands.
Kar·dia·krampf *m patho.* cardiospasm, esophageal achalasia, achalasia.
Kar·dia·kum *nt pharm.* cardiac.
kar·di·al *adj anat.* **1.** pertaining to the heart, cardiac. **2.** pertaining to the cardia, cardiac.
Kar·di·al·gie *f* **1.** → *Kardiodynie.* **2.** *patho.* heartburn, cardialgia.
Kar·dia·pla·stik *f chir.* esophagogastroplasty, cardioplasty.
Kar·dia·re·gi·on *f anat.* cardia region.
Kar·dia·re·sek·ti·on *f chir.* cardiectomy.
Kar·dia·ste·no·se *f patho.* cardiostenosis.
Kar·di·ek·ta·sie *f patho.* cardiectasis.
Kar·di·ek·to·mie *f chir.* cardiectomy.
Kar·di·nal·sym·ptom *nt clin.* cardinal symptom.
Kar·dio·an·gio·lo·gie *f card.* cardioangiology, cardiovasology.
kar·dio·aor·tal *adj anat.* cardioaortic.
Kar·dio·cha·la·sie *f chir.* achalasia of the cardia, cardiochalasia.
Kar·dio·dy·na·mik *f physiol.* cardiodynamics *pl.*
Kar·dio·dy·nie *f card.* pain in the heart, cardiodynia, cardialgia.
Kar·dio·ek·to·pie *f card.* cardiectopy.
kar·dio·gen *adj card.* of cardiac origin, cardiogenic.
Kar·dio·gramm *nt card.* cardiogram.
Kar·dio·graph *m card.* cardiograph.
Kar·dio·gra·phie *f card.* cardiography.
kar·dio·gra·phisch *adj card.* cardiographic.
kar·dio·he·pa·tisch *adj anat.* cardiohepatic.
Kar·dio·he·pa·to·me·ga·lie *f patho.* cardio-

hepatomegaly.
Kar·dio·hi·stio·zyt *m histol.* Anichkov's body, Anichkov's cell, Anichkov's myocyte.
kar·dio·in·hi·bi·to·risch *adj card., pharm.* cardioinhibitory.
kardio-kardial *adj* cardio-cardiac.
Kar·dio·ki·ne·ti·kum *nt card., pharm.* cardiokinetic, cardiocinetic.
kar·dio·ki·ne·tisch *adj card.* cardiokinetic, cardiocinetic.
Kar·dio·ky·mo·gra·phie *f card.* cardiokymography.
Kar·dio·lith *m card.* cardiac calculus, cardiolith.
Kar·dio·lo·ge *m* cardiologist.
Kar·dio·lo·gie *f* cardiology.
Kar·dio·lo·gin *f* cardiologist.
Kar·dio·ly·se *f HTG* cardiolysis.
Kar·dio·me·ga·lie *f card.* cardiomegaly, megalocardia.
kar·dio·mus·ku·lär *adj anat.* cardiomuscular.
Kar·dio·myo·pa·thie *f card.* myocardiopathy, cardiomyopathy.
  alkoholische/alkohol-toxische K. alcoholic cardiomyopathy.
  dilatative K. congestive cardiomyopathy.
  hypertrophische K. hypertrophic cardiomyopathy.
  hypertrophische nichtobstruktive K. hypertrophic non-obstructive cardiomyopathy.
  hypertrophische obstruktive K. hypertrophic obstructive cardiomyopathy.
  idiopathische K. → *primäre K.*
  kongestive K. congestive cardiomyopathy.
  obliterative K. restrictive cardiomyopathy.
  peripartale K. peripartal cardiomyopathy, peripartal myocardiopathy.
  postpartale K. postpartal cardiomyopathy, postpartal myocardiopathy.
  primäre K. idiopathic cardiomyopathy, primary cardiomyopathy.
  restriktive K. restrictive cardiomyopathy.
  sekundäre K. secondary cardiomyopathy, secondary myocardiopathy.
Kar·dio·myo·pe·xie *f HTG* cardiomyopexy.
Kar·dio·myo·to·mie *f chir.* cardiomyotomy, cardiotomy, esophagocardiomyotomy.
Kar·dio·pal·mus *m card.* cardiopalmus, palpitation of the heart.
Kar·dio·pa·thie *f card.* heart disease, heart disorder, cardiopathy.
  arteriosklerotische K. arteriosclerotic cardiopathy.
  hypertensive K. hypertensive cardiopathy.
  nephropathische K. nephropathic cardiopathy.
  thyreotoxische K. thyrotoxic cardiopathy, cardiothyrotoxicosis.
  valvuläre K. valvular cardiopathy.
kar·dio·pa·thisch *adj card.* cardiopathic.

Kar·dio·pe·ri·kar·dio·pe·xie *f HTG* cardiopericardiopexy.
Kar·dio·pe·ri·kar·di·tis *f card.* cardiopericarditis.
kar·dio·pleg *adj card.* cardioplegic.
Kar·dio·ple·gie *f card.* cardioplegia.
Kar·dio·pneu·mo·pe·xie *f HTG* cardiopneumonopexy.
Kar·dio·pto·se *f* Wenckebach's disease, drop heart, bathycardia, cardioptosis.
kar·dio·pul·mo·nal *adj* cardiopulmonary, pneumocardial.
kar·dio·re·nal *adj* nephrocardiac, cardionephric, cardiorenal.
kar·dio·re·spi·ra·to·risch *adj* cardiopneumatic.
Kar·di·or·rha·phie *f HTG* cardiorrhaphy.
Kar·di·or·rhe·xis *f card.* rupture of the heart (wall), cardiorrhexis.
kar·dio·se·lek·tiv *adj pharm.* cardioselective.
Kar·dio·skle·ro·se *f card.* cardiosclerosis.
Kar·dio·skop *nt card.* cardioscope, electrocardioscope.
Kar·dio·sko·pie *f card.* electrocardioscopy.
Kar·dio·spas·mus *m patho.* esophageal achalasia, achalasia, cardiospasm.
Kar·dio·sphyg·mo·graph *m card.* cardiosphygmograph.
Kar·dio·ta·cho·me·trie *f card.* cardiotachometry.
Kar·dio·to·ko·gramm *nt gyn.* cardiotocogram.
Kar·dio·to·ko·graph *m gyn.* tokograph, tocograph.
Kar·dio·to·ko·gra·phie *f gyn.* cardiotocography, cardiotokography.
Kar·dio·to·mie *f chir.* cardiotomy, esophagocardiomyotomy, esophagogastromyotomy.
Kar·dio·to·ni·kum *nt card.* cardiotonic.
kar·dio·to·nisch *adj card.* cardiotonic.
kar·dio·to·xisch *adj card.* cardiotoxic.
Kar·dio·val·vu·lo·to·mie *f HTG* cardiovalvotomy, cardiovalvulotomy.
kar·dio·vas·ku·lär *adj* vasculocardiac, cardiovascular.
Kar·dio·ver·si·on *f card.* cardioversion, electroversion.
Kar·dio·zen·te·se *f card.* cardiocentesis, cardiopuncture.
Kar·di·tis *f card.* carditis.
Ka·ri·es *f* 1. *ortho., patho.* caries. 2. *dent.* dental caries, tooth decay.
Ka·ri·es·bil·dung *f ortho.* cariogenesis.
Ka·ri·na *f anat.* carina of trachea.
ka·ri·ös *adj dent., ortho.* carious, decayed.
kar·mi·na·tiv *adj pharm.* carminative.
Kar·mi·na·ti·vum *nt pharm.* carminative.
Kar·ni·fi·ka·ti·on *f patho.* carnification.
Karnofsky: K.-Index *m clin.* Karnofsky performance index, Karnofsky performance scale.
Kar·no·sin *nt biochem.* carnosine, inhibitine.

Kar·no·sin·ämie·syn·drom *nt patho.* carnosi-
nase deficiency, hyper-beta carnosinemia,
carnosinemia.
Kar·no·sin·urie *f patho.* carnosinuria.
Ka·ro·ti·do·dy·nie *f card.* carotodynia, caroti-
dynia.
Ka·ro·tin *nt biochem.* carotene, carotin.
Ka·ro·tin·ämie *f patho.* carotenemia, caroteno-
sis, carotinemia, carotinosis, xanthemia.
Ka·ro·tin·gelb·sucht *f derm., patho.* aurantia-
sis, carotenoderma, carotenodermia.
Ka·ro·tin·ik·te·rus *m* → *Karotingelbsucht.*
Ka·ro·ti·no·der·mie *f* → *Karotingelbsucht.*
Ka·ro·tis *f anat.* carotid, carotid artery.
  K. communis common carotid artery, cephal-
  ic artery.
  K. externa external carotid artery.
  K. interna internal carotid artery.
Ka·ro·tis·an·gio·gra·phie *f card.* carotid angi-
ography.
Karotis-Anzapfsyndrom *nt card.* external
carotid steal syndrome.
Ka·ro·tis·drei·eck *nt anat.* carotid triangle,
Gerdy's hyoid fossa, Malgaigne's fossa.
Ka·ro·tis·drü·se *f anat.* intercarotid body,
carotid glomus, carotid body.
Ka·ro·tis·ga·bel *f anat.* carotid bifurcation.
Ka·ro·tis·gan·gli·on *nt anat.* carotid ganglion.
Ka·ro·tis·ka·nal *m anat.* carotid canal.
Karotis-Kavernosus-Fistel *f patho.* cavern-
ous-carotid aneurysm.
Ka·ro·tis·puls *m physiol.* carotid pulse.
Ka·ro·tis·schei·de *f anat.* carotid sheath.
Ka·ro·tis·si·nus *m anat.* carotid bulbus, carotid
sinus.
Ka·ro·tis·si·nus·druck·ver·such *m physiol.*
carotid sinus test.
Ka·ro·tis·si·nus·nerv *m anat.* Hering's sinus
nerve, carotid sinus nerve.
Ka·ro·tis·si·nus·re·flex *m,* **hyperaktiver** →
Karotissinussyndrom.
Ka·ro·tis·si·nus·syn·drom *nt card.* carotid
sinus reflex, carotid sinus syncope, carotid
sinus syndrome, Charcot-Weiss-Baker
syndrome.
Karotis-Steal-Syndrom *nt card.* external ca-
rotid steal syndrome.
Ka·ro·tis·ste·no·se *f card.* carotid occlusive
disease, carotid stenosis.
Ka·ro·tis·syn·drom *nt card.* external carotid
steal syndrome.
kar·pal *adj anat.* carpal.
Kar·pal·ka·nal *m* → *Karpaltunnel.*
Kar·pal·kno·chen *pl anat.* carpal bones, bones
of wrist, carpals, carpalia.
Kar·pal·kno·chen·re·sek·ti·on *f ortho.* carpectomy.
Kar·pal·tun·nel *m anat.* carpal canal, flexor
canal, carpal tunnel, carpal canal.
Kar·pal·tun·nel·syn·drom *nt neuro.* carpal

tunnel syndrome, tardy median palsy.
Karp·ek·to·mie *f ortho.* carpectomy.
Kar·pho·lo·gie *f neuro.* crocidismus, floccillation, floccilegium, carphology.
kar·po·kar·pal *adj anat.* carpocarpal, medio-
carpal.
kar·po·me·ta·kar·pal *adj anat.* carpometacarpal, metacarpocarpal.
Kar·po·me·ta·kar·pal·ge·lenk *nt anat.* carpometacarpal articulation, CMC joint, carpometacarpal joint, metacarpocarpal joint.
Kar·po·pe·dal·spas·mus *m neuro.* carpopedal
contraction, carpopedal spasm.
kar·po·pha·lan·ge·al *adj anat.* carpophalan-
geal.
Kar·pus *m anat.* wrist, carpus.
Kartagener-Syndrom *nt patho.* Kartagener's
syndrome, Kartagener's triad.
Kar·ten·herz·becken [k·k] *nt ortho.* cordiform
pelvis, heart-shaped pelvis.
kar·ti·la·gi·när *adj histol.* chondral, chondric,
cartilaginiform, cartilagineous.
Kar·tof·fel·le·ber *f patho.* hobnail liver.
Kar·tof·fel·na·se *f HNO* rhinophyma, rum
nose, bulbous nose, potato nose.
Ka·run·kel *f anat.* caruncle, caruncula.
Ka·ryo·ge·ne·se *f histol.* karyogenesis.
Ka·ryo·gramm *nt genet.* karyogram, idiogram,
karyotype.
Ka·ryo·ki·ne·se *f histol.* karyokinesis, mitosis,
mitoschisis.
Ka·ryo·lym·phe *f histol.* karyolymph, nucleo-
lymph, nuclear hyaloplasma.
Ka·ryo·ly·se *f patho.* karyolysis.
ka·ryo·ly·tisch *adj patho.* karyolytic.
Ka·ryo·me·ga·lie *f patho.* karyomegaly.
Ka·ryo·mi·to·se *f histol.* karyomitosis.
Ka·ry·on *nt histol.* nucleus, karyon.
Ka·ryo·plas·ma *nt histol.* karyoplasm, nucleo-
plasm.
Ka·ryo·pyk·no·se *f histol.* karyopyknosis,
pyknosis, pycnosis.
Ka·ryor·rhe·xis *f patho.* karyorrhexis.
Ka·ryo·som *nt histol.* karyosome, chromatin
nucleolus, false nucleolus.
Ka·ryo·thek *f histol.* nuclear envelope, nuclear
membrane, karyotheca.
Ka·ryo·typ *m genet.* karyotype.
Ka·ryo·zyt *m hema.* karyocyte.
Kar·zi·no·gen *nt* cancer-causing substance,
carcinogen.
kar·zi·no·gen *adj* cancer-causing, cancerogen-
ic, carcinogenic.
Kar·zi·no·ge·ne·se *f* carcinogenesis.
Kar·zi·no·ge·ni·tät *f* carcinogenicity.
Kar·zi·no·id *nt* carcinoid, carcinoid tumor.
Kar·zi·no·id·flush *m* carcinoid flush.
Kar·zi·no·id·syn·drom *nt* carcinoid syndrome,
malignant carcinoid syndrome.
Kar·zi·no·ly·se *f pharm., clin.* carcinolysis.

kar·zi·no·ly·tisch *adj pharm.*, *clin.* carcinolytic.
Kar·zi·nom *nt patho.* carcinoma, cancer; malignant epithelioma, epithelial cancer.
  adenoid-zystisches K. adenoid cystic carcinoma, cylindroadenoma, cylindromatous carcinoma, adenocystic carcinoma.
  basosquamöses K. basal squamous cell carcinoma, basosquamous carcinoma.
  chlorangiozelluläres K. cholangiocellular carcinoma, bile duct carcinoma, cholangiocarcinoma.
  duktales K. ductal cancer, ductal carcinoma.
  embryonales K. embryonal carcinoma.
  familiär gehäuft auftretendes K. familial cancer, familial carcinoma.
  hepatozelluläres K. hepatocellular carcinoma, liver cell carcinoma, hepatocarcinoma.
  hypernephroides K. Grawitz's tumor, clear cell carcinoma of kidney, renal cell carcinoma, hypernephroma, hypernephroid carcinoma.
  intraepitheliales K. cancer in situ, carcinoma in situ, intraepithelial carcinoma, preinvasive carcinoma.
  intrakanalikuläres K. intraductal carcinoma.
  invasives K. invasive carcinoma.
  kolorektales K. colorectal cancer, colorectal carcinoma.
  latentes K. latent carcinoma, latent cancer.
  lymphoepitheliales K. Schmincke tumor, lymphoepithelial carcinoma, lymphoepithelioma.
  medulläres K. medullary cancer, medullary carcinoma, cerebriform carcinoma, encephaloid carcinoma, soft cancer.
  metastatisches K. secondary cancer, metastatic carcinoma, metastatic cancer, secondary cancer.
  mikroinvasives K. microinvasive carcinoma.
  oberflächliches K. superficial carcinoma.
  okkultes K. occult carcinoma, occult cancer.
  onkozytäres K. oncocytic carcinoma.
  papilläres K. papillary carcinoma, papillocarcinoma, dendritic cancer.
  präinvasives K. → *intraepitheliales K.*
  primäres K. primary carcinoma.
  rezidivierendes K. recurrent carcinoma.
  sekundäres K. → *metastatisches K.*
  szirrhöses K. scirrhous carcinoma, scirrhous cancer, hard cancer, scirrhus..
Kar·zi·nom·ab·sied·lung *f* → *Karzinommetastase.*
kar·zi·no·ma·tös *adj patho.* cancerous, carcinomatous, carcinous.
Kar·zi·no·ma·to·se *f patho.* carcinomatosis, carcinosis.
Kar·zi·nom·me·ta·sta·se *f patho.* metastatic carcinoma, carcinomatous metastasis, metastatic cancer, secondary cancer, secondary cancer.

Kar·zi·nom·re·zi·div *nt patho.* recurrent carcinoma.
kar·zi·no·phil *adj pharm.* carcinophilic.
Kar·zi·no·pho·bie *f psychia.* cancerophobia, carcinomatophobia, carcinophobia.
Kar·zi·no·sar·kom *nt patho.* carcinosarcoma.
Kar·zi·no·se *f patho.* carcinomatosis, carcinosis.
kar·zi·no·sta·tisch *adj pharm.* carcinostatic.
Kasabach-Merritt: K.-M.-Syndrom *nt hema.* Kasabach-Merritt syndrome, hemangioma-thrombocytopenia syndrome.
Kaschin-Beck: K.-B.-Syndrom *nt ortho.* Kashin-Beck disease, Kaschin-Beck disease, endemic osteoarthritis.
kä·se·ar·tig *adj patho.* caseous, tyroid, cheesy.
Kä·se·mil·be *f micro.* cheese mite, Tyrophagus longior.
Kä·se·schmie·re *f gyn.* vernix caseosa.
Kä·se·ver·gif·tung *f patho.* cheese poisoning, tyrotoxicosis, tyrotoxism.
kä·sig *adj patho.* caseous, tyroid, cheesy.
Kas·ka·den·ma·gen *m radiol.* waterfall stomach, cascade stomach.
Ka·strat *m* castrate.
Ka·stra·ti·on *f* castration; asexualization.
Ka·stra·ti·ons·angst *f psychia.* castration complex, castration anxiety.
Ka·stra·ti·ons·zel·le *f patho.* castrate cell, castration cell.
Ka·strie·ren *nt* castration.
ka·strie·ren *vt* castrate.
Ka·sui·stik *f clin.* casuistry.
Ka·ta·ba·sis *f patho.* catabasis.
ka·ta·bol *adj biochem.* catabolic, catastatic.
Ka·ta·bo·lie *f biochem.* catabolism.
ka·ta·bo·lisch *adj* → *katabol.*
ka·ta·bo·li·sie·ren *vt*, *vi* catabolize.
Ka·ta·bo·lis·mus *m biochem.* catabolism.
Ka·ta·bo·lit *m biochem.* catabolite, catabolin, catastate.
Katabolit-Gen-Aktivatorprotein *nt biochem.* catabolite gene-activator protein, cyclic AMP receptor protein.
ka·ta·di·krot *adj card.* catadicrotic.
Ka·ta·di·kro·tie *f card.* catadicrotism, catadicrotic pulse.
ka·ta·di·op·trisch *adj phys.* catadioptric.
Ka·ta·gen *nt histol.*, *derm.* catagen.
ka·ta·krot *adj card.* catacrotic.
Ka·ta·kro·tie *f card.* catacrotism, catacrotic pulse.
Ka·tal *nt abbr.* **kat** *biochem.* katal.
Ka·ta·la·se *f biochem.* catalase.
ka·ta·la·se·ne·ga·tiv *adj histol.* catalase-negative.
ka·ta·la·se·po·si·tiv *adj histol.* catalase-positive.
Katalase-Test *m histol.* catalase test.
Ka·ta·lep·sie *f psychia.* catalepsy, catalepsis.

ka·ta·lep·ti·form *adj psychia.* cataleptiform, cataleptoid.
ka·ta·lep·tisch *adj psychia.* cataleptic.
ka·ta·lep·to·id *adj* → *kataleptiform.*
Ka·ta·ly·sa·tor *m (a. chem.)* catalyst, catalyzator, catalyzer, accelerator.
Ka·ta·ly·se *f (a. chem.)* catalysis.
ka·ta·ly·sie·ren *vt (a. chem.)* catalyze.
ka·ta·ly·siert *adj chem.* catalyzed; *physiol.* facilitated.
Ka·ta·mne·se *f clin.* catamnesis; follow-up history.
ka·ta·mne·stisch *adj clin.* catamnestic.
Ka·ta·pho·rie *f ophthal.* cataphoria, katophoria, katotropia.
Ka·ta·phy·la·xie *f immun.* cataphylaxis.
Ka·ta·pla·sie *f histol., patho.* cataplasia, cataplasis, retrogression.
Ka·ta·plas·ma *nt pharm.* cataplasm, cataplasma, poultice.
ka·ta·plek·tisch *adj psychia.* cataplectic.
Ka·ta·ple·xie *f psychia.* cataplexy, cataplexis.
Ka·ta·rakt *f ophthal.* cataract, cataracta.
  harte K. hard cataract.
  juvenile K. juvenile cataract.
  metabolische K. metabolic cataract.
  nutritive K. nutritional cataract, nutritional deficiency cataract.
  perinukleäre K. perinuclear cataract.
  postentzündliche K. postinflammatory cataract.
  präsenile K. presenile cataract.
  ringförmige K. life-belt cataract, umbilicated cataract, annular cataract.
  scheibenförmige K. → *ringförmige K.*
  sternförmige K. stellate cataract.
  subkapsuläre K. subcapsular cataract.
  toxische K. toxic cataract.
Ka·ta·rakt·ex·trak·ti·on *f ophthal.* cataract extraction.
Ka·ta·rakt·glas *nt ophthal.* cataract lens.
ka·ta·rak·to·gen *adj ophthal.* cataract-producing, cataractogenic.
Ka·tarrh *m patho.* catarrh, catarrhal inflammation.
ka·tar·rha·lisch *adj patho.* catarrhal.
Ka·ta·stal·tik *f physiol.* catastalsis.
Ka·ta·stro·phen·re·ak·ti·on *f psychia.* catastrophic reaction.
ka·ta·thym *adj psychia.* catathymic.
Ka·ta·thy·mie *f psychia.* catathymia.
ka·ta·ton *adj psychia.* catatonic, catatoniac.
Ka·ta·to·nie *f psychia.* catatonic schizophrenia, catatonia.
ka·ta·tri·krot *adj card.* catatricrotic.
Ka·ta·tri·kro·tie *f card.* catatricrotism, catatricrotic pulse.
Katayama: K.-Fieber *nt epidem.* Katayama syndrome, Katayama fever.
Ka·te·chin *nt pharm.* catechin, catechol.

Ka·te·chol *nt* → *Katechin.*
Ka·te·chol·amin *nt* catecholamine.
ka·te·chol·amin·erg *adj physiol.* catecholaminergic.
ka·te·chol·amin·er·gisch *adj physiol.* catecholaminergic.
Kat·gut *nt chir.* catgut, catgut suture.
Ka·thar·sis *f psychia.* catharsis.
Ka·thar·ti·kum *nt pharm.* evacuant, cathartic, eccoprotic.
ka·thar·tisch *adj* **1.** *psychia.* cathartic, cathartical. **2.** *pharm.* eccoprotic, cathartic, cathartical.
Ka·the·ter *m clin.* catheter. **doppelläufiger K.** double-lumen catheter, double-channel catheter.
Ka·the·ter·an·gio·gra·phie *f radiol.* catheter angiography.
Ka·the·ter·aspi·ra·ti·on *f clin.* catheter aspiration.
Ka·the·ter·blocka·de [k·k] *f clin.* catheter blockade.
Ka·the·ter·drai·na·ge *f* catheter drainage.
Ka·the·ter·em·bo·li·sa·ti·on *f clin.* catheter embolization, embolic therapy, therapeutic embolization.
Ka·the·ter·fie·ber *nt patho.* urinary fever, urethral fever, catheter fever.
ka·the·te·ri·sie·ren *vt* catheterize.
Ka·the·te·ri·sie·rung *f clin.* catheterism, catheterization.
Ka·the·te·ris·mus *m clin.* catheterism, catheterization.
Ka·the·ter·klem·me *f clin.* catheter clamp.
ka·the·tern *vt* catheterize.
Ka·the·ter·sep·sis *f patho.* catheter sepsis.
Ka·the·ter·spit·ze *f* catheter tip.
Ka·the·ter·stän·der *m* catheterostat.
Ka·the·xis *f psychia.* cathexis.
Kath·iso·pho·bie *f psychia.* kathisophobia.
Ka·tho·de *f abbr.* **K** *electr.* cathode, negative electrode.
Ka·tho·den·öff·nungs·zuckung [k·k] *f abbr.* **KÖZ** *od.* **KaÖZ** cathodal opening contraction.
Ka·tho·den·schlie·ßungs·zuckung [k·k] *f abbr.* **KSZ** *od.* **KaSZ** cathodal closure contraction.
Ka·tho·den·strah·len *pl phys.* cathode rays.
Ka·tho·den·strahl·os·zil·lo·skop *nt phys.* cathode ray oscilloscope.
Ka·tho·den·strahl·röh·re *f phys.* Leonard tube, cathode-ray tube.
Ka·tho·den·strah·lung *f phys.* cathode rays *pl.*
ka·tho·disch *adj electr.* cathodal, cathodic.
Kat·op·trik *f phys.* catoptrics *pl.*
kat·op·trisch *adj phys.* catoptric.
Kat·zen·au·ge *nt,* **amaurotisches** *ophthal.* amaurotic cat's eye, cat's eye amaurosis.
Kat·zen·biß·fie·ber *nt epidem.* cat-bite fever, cat-bite disease.
Kat·zen·kratz·krank·heit *f epidem.* cat-scratch

disease, nonbacterial regional lymphadenitis, benign inoculation reticulosis, benign lymphoreticulosis.

Kat·zen·schrei·syn·drom *nt embryo.* cri-du--chat syndrome, cat's cry syndrome.

Kau·ap·pa·rat *m physiol.* masticatory system, masticatory apparatus.

kau·bar *adj* masticable.

Kau·da *f anat.* cauda, cauda equina.

Kauda-equina-Syndrom *nt neuro.* cauda equina syndrome.

Kau·da·ka·nal *m anat.* caudal canal.

kau·dal *adj anat.* caudal.

Kau·dal·an·äs·the·sie *f anes.* caudal block, caudal anesthesia.

Kau·dal·ka·nal *m anat.* caudal canal.

Kau·da·tus·ve·nen *pl anat.* veins of caudate nucleus.

Kaud·ek·to·mie *f neurochir.* caudectomy.

Kau·en *nt* chew, chewing, mastication.

kau·en *vt, vi* chew, masticate.

Kauffmann-White: K.-W.-Schema *nt micro.* Kauffmann-White classification.

Kau·flä·che *f anat.* (*Zahn*) occlusal surface, chewing surface, grinding surface.

Kau·mus·kel *m anat.* masseter, masseter muscle.

Kau·mus·kel·krampf *m neuro.* masticatory spasm.

Kau·mus·keln *pl anat.* muscles of mastication, masticatory muscles.

kau·sal *adj* (*Ursache*) causal, etiogenic, causative (of); (*Therapie*) causal, etiotropic.

Kau·sal·be·hand·lung *f clin.* causal treatment.

Kaus·al·gie *f neuro.* causalgia.

Kau·sa·li·täts·prin·zip *nt* principle of causality.

Kau·stik *f chir.* cauterization, cautery.

Kau·sti·kum *nt chir., pharm.* caustic, caustic substance, cautery, escharotic.

kau·stisch *adj chir.* caustic, cauterant, cauterizing.

Kau·ter *m chir.* cautery.

Kau·te·ri·sa·ti·on *f chir.* cautery, cauterization.

kau·te·ri·sie·ren *vt chir.* cauterize.

Kau·vor·gang *m physiol.* chewing, mastication.

Ka·va *f anat.* cava, vena cava.

K. inferior inferior vena cava, postcava.

K. superior superior vena cava, precava.

Ka·va·ana·sto·mo·se *f patho., HTG* vena caval anastomosis.

Ka·va·in *nt pharm.* kavaine, methysticine.

Ka·va·kom·pres·si·ons·syn·drom *nt gyn.* Mengert's shock syndrome.

Kava-Pulmonalis-Anastomose *f HTG* Glenn's operation.

Ka·ver·ne *f anat., patho.* cavern, cavity.

Kavernen *pl* **des Harnröhrenschwellkörpers** caverns of spongy body, caverns of corpus spongiosum.

tuberkulöse K. tuberculous cavity.

Ka·ver·nen·at·men *nt clin.* cavernous respiration, Austin Flint respiration.

Ka·ver·nen·bil·dung *f* cavern formation.

Ka·ver·nen·blu·tung *f* cavity hemorrhage.

Ka·ver·nen·er·öff·nung *f chir.* cavernotomy.

Ka·ver·nen·ge·räusch *nt clin.* cavernous resonance, amphoric resonance.

Ka·ver·nen·jauch·zen *nt clin.* cavernous rhonchi *pl*, cavernous rales *pl*.

Ka·ver·nen·kar·zi·nom *nt patho.* (*Lunge*) cavity carcinoma.

Ka·ver·ni·tis *f urol.* cavernitis, cavernositis, serangitis.

Ka·ver·nom *nt derm.* cavernous angioma, erectile tumor, cavernoma.

ka·ver·nös *adj anat., patho.* cavernous, cavitary.

Ka·ver·no·skop *nt clin.* cavascope, celoscope, cavernoscope.

Ka·ver·no·sko·pie *f clin.* celoscopy, cavernoscopy.

Ka·ver·no·sto·mie *f chir.* cavernostomy, speleostomy.

Ka·ver·no·to·mie *f chir.* cavernotomy.

Ka·vo·gramm *nt radiol.* cavogram, cavagram.

Ka·vo·gra·phie *f radiol.* cavography, venacavography.

Kawasaki: K.-Syndrom *nt patho.* Kawasaki syndrome, mucocutaneous lymph node syndrome.

Kayser-Fleischer: K.-F.-Ring *m ophthal.* Kayser-Fleischer ring.

Kearns-Sayre: K.-S.-Syndrom *nt ophthal., patho.* Kearns' syndrome, Kearns-Sayre syndrome.

Ke·bu·zon *nt pharm.* kebuzone, ketophenylbutazone.

Keen: K.-Zeichen *nt ortho.* Keen's sign.

Kehl·deckel [k·k] *m anat.* epiglottis, epiglottic cartilage.

Kehl·deckel·ent·fer·nung [k·k] *f HNO* epiglottidectomy, epiglottectomy.

Kehl·deckel·ent·zün·dung [k·k] *f HNO* epiglottiditis, epiglottitis.

Kehl·deckel·re·sek·ti·on [k·k] *f HNO* epiglottidectomy, epiglottectomy.

Kehl·deckel·stiel [k·k] *m anat.* epiglottic petiole.

Keh·le *f anat.* throat, gullet.

keh·lig *adj* (*Stimme*) throaty, guttural, deep-voiced.

Kehl·kopf *m anat.* larynx, voice box.

Kehl·kopf·ar·te·rie *f anat.* laryngeal artery.

Kehl·kopf·atre·sie *f HNO* laryngeal atresia.

Kehl·kopf·blu·tung *f HNO* laryngorrhagia.

Kehl·kopf·diph·the·rie *f epidem.* laryngeal diphtheria, laryngotracheal diphtheria, pseudomembranous croup, diphtheritic laryngitis.

Kehl·kopf·di·ver·ti·kel *nt* *HNO* laryngeal diverticulum.
Kehl·kopf·drü·sen *pl* *anat.* laryngeal glands.
Kehl·kopf·ein·gang *m* *anat.* aperture of larynx.
Kehl·kopf·ent·fer·nung *f* *HNO* laryngectomy.
Kehl·kopf·ent·zün·dung *f* *HNO* laryngitis.
Kehl·kopf·er·kran·kung *f* *HNO* laryngopathy.
Kehl·kopf·er·öff·nung *f* *HNO* laryngotomy.
Kehl·kopf·er·wei·chung *f* *HNO* laryngomalacia.
Kehl·kopf·fehl·bil·dung *f* *HNO* laryngeal anomaly.
Kehl·kopf·fi·stel *f* *HNO* laryngostomy.
Kehl·kopf·frak·tur *f* *HNO* laryngeal fracture.
Kehl·kopf·knor·pel *pl* *anat.* laryngeal cartilages.
Kehl·kopf·krampf *m* *HNO* laryngismus.
Kehl·kopf·krebs *m* *HNO* laryngeal carcinoma.
Kehl·kopf·läh·mung *f* *neuro.* laryngoparalysis, laryngoplegia.
Kehl·kopf·miß·bil·dung *f* *HNO* laryngeal anomaly.
Kehl·kopf·mus·keln *pl* *anat.* muscles of larynx, musculature of larynx, laryngeal musculature *sing.*
äußere K. extrinsic musculature of larynx, extrinsic muscles of larynx.
innere K. intrinsic muscles of larynx, intrinsic musculature of larynx.
Kehl·kopf·naht *f* *HNO* laryngorrhaphy.
Kehl·kopf·nerv *m* *anat.* laryngeal nerve.
Kehl·kopf·ob·struk·ti·on *f* *HNO* laryngeal obstruction.
Kehl·kopf·ödem *nt* *HNO* laryngeal edema.
Kehl·kopf·pa·pil·lo·ma·to·se *f* laryngeal papillomatosis.
Kehl·kopf·pla·stik *f* *HNO* laryngoplasty.
Kehl·kopf·schlag *m* *neuro.* laryngeal epilepsy.
Kehl·kopf·schlag·ader *f* *anat.* laryngeal artery.
Kehl·kopf·schleim·haut *f* *histol.* laryngeal mucosa, mucosa of larynx.
Kehl·kopf·schwin·del *m* *neuro.* Charcot's vertigo.
Kehl·kopf·ske·lett *nt* *anat.* laryngeal skeleton.
Kehl·kopf·spal·tung *f* *HNO* laryngotomy.
Kehl·kopf·spie·ge·lung *f* *HNO* laryngoscopy.
indirekte K. mirror laryngoscopy, indirect laryngoscopy.
Kehl·kopf·ta·sche *f* *anat.* Morgagni's ventricle, laryngeal sinus, laryngeal ventricle.
Kehl·kopf·tu·ber·ku·lo·se *f* *epidem.* laryngeal tuberculosis, tuberculous laryngitis.
Kehl·kopf·ve·ne *f* *anat.* laryngeal vein.
Kehl·kopf·ven·tri·kel *m* → *Kehlkopftasche.*
Kehl·kopf·vor·hof *m* *anat.* laryngeal vestibule, atrium of glottis, atrium of larynx.
Kehr: K.-Zeichen *nt* *chir.* Kehr's sign.
Kehrer: K.-Zeichen *nt* *neuro.* Kehrer's sign, external auditory meatus reflex.
Keil *m* wedge; *anat.* cuneus, cuneate lobe.

Keil·bein *nt* *anat.* **1.** (*Schädel*) sphenoid, sphenoid bone, alar bone. **2.** (*Fuß*) cuneiform bone, cuneiform.
Keil·bein·flü·gel *m* *anat.* wing of sphenoid bone, ala of sphenoid bone.
großer K. great(er) wing of sphenoid bone, major wing of sphenoid bone.
kleiner K. Ingrassia's wing, lesser wing of sphenoid bone, minor wing of sphenoid bone.
Keil·bein·fon·ta·nel·le *f* *anat.* anterolateral fontanella, sphenoidal fontanella.
Keil·bein·höh·le *f* *anat.* sphenoidal sinus.
Keil·bein·höh·len·ent·zün·dung *f* *HNO* sphenoidal sinusitis, sphenoiditis.
Keil·bi·op·sie *f* *clin.* wedge biopsy.
keil·för·mig *adj* *anat.* wedge-shaped, cuneate, cuneiform, sphenoid.
Keil·osteo·to·mie *f* *ortho.* wedge osteotomy, wedge resection osteotomy.
Keil·re·sek·ti·on *f* *chir.* wedge resection.
Keil·wir·bel *m* *ortho.* wedge shaped vertebra.
Keim *m* **1.** *bio.*, *embryo.* bud, germ, embryo. **2.** *epidem.* germ, bug, bacillus.
Keim·bläs·chen *nt* *embryo.* germinal vesicle, Purkinje's vesicle, blastocyst.
Keim·bla·se *f* *embryo.* blastula, blastosphere.
Keim·blatt *nt* *embryo.* germ layer.
äußeres K. ectodermal germ layer, ectoderm, ectoblast, epiblast.
inneres K. entodermal germ layer, entoderm, entoblast, endoblast, endoderm.
mittleres K. mesodermal germ layer, mesoblast, mesoderm.
Keim·drü·se *f* *gyn.*, *andro.* gonad, genital gland.
kei·men *vi* *bio.*, *micro.* germinate, germ, pullulate, sprout, bud.
Keim·ent·wick·lung *f* *embryo.* blastogenesis.
keim·frei *adj* *hyg.* aseptic, germ-free; sterile, sterilized; (*Wunde*) clean.
Keim·frei·heit *f* *hyg.* asepsis; sterility.
Keim·ge·we·be *nt* *embryo.* blastema, germ tissue.
Keim·haut *f* *embryo.* germ membrane, germinal membrane, blastoderm.
Keim·höh·le *f* *embryo.* cleavage cavity, segmentation cavity, blastocele.
Keim·schei·be *f* *embryo.* embryonic area, embryonic disk, germ disk, blastodisk, blastoderm.
dreiblättrige K. trilaminar blastodisk, trilaminar germ disk.
zweiblättrige K. bilaminar blastodisk, bilaminar germ disk.
Keim·schicht *f* *embryo.* germinal layer, embryonic layer.
keim·tö·tend *adj* *hyg.* germicidal, germicide; disinfectant.
Keim·trä·ger *m* *hyg.* carrier, germ carrier.
Keim·zel·le *f* *embryo.* germ cell, germinocyte.

Keim·zell·tu·mor *m patho.* germinoma, germ
cell tumor.
Keim·zen·trum *nt immun.* germinal center,
Flemming center, reaction center.
Keith-Flack: K.-F.'-Bündel *nt anat.* Keith-
-Flack's bundle, Keith's bundle, sinoatrial
bundle.
K.-F.'-Knoten *m anat.* sinoatrial node, sinu-
atrial node, sinus node, Flack's node, Keith-
-Flack's node.
Kelch *m anat.* calix, calyx, chalice, cup.
Kelch·di·ver·ti·kel *nt urol.* (*Niere*) caliceal
diverticulum, calyceal diverticulum.
kelch·för·mig *adj anat.* cup-shaped, cupular,
cupulate, cupuliform, caliceal.
Kell: K.-Blutgruppe *f hema.* Kell blood group,
Kell blood group system.
Kell-Cellano: K.-C.-System *nt hema.* Kell
blood group, Kell blood group system.
Kelly: K.-Arytänoidopexie *f HNO* Kelly's oper-
ation, arytenoidopexy.
K.-Operation *f* 1. *gyn.* Kelly's operation. 2. →
K.-Arytänoidopexie.
Kelly-Paterson: K.-P.-Syndrom *nt patho.*
Vinson's syndrome, Plummer-Vinson
syndrome, Paterson-Brown-Kelly syndrome,
sideropenic dysphagia.
Ke·lo·id *nt derm.* keloid, cheloid, cheloma.
Ke·lo·id·bla·sto·my·ko·se *f derm.* keloidal
blastomycosis, Lobo's disease, lobomycosis.
Ke·lo·id·ent·fer·nung *f chir.* keloplasty.
Ke·lo·ido·se *f derm.* keloidosis, multiple
keloids *pl.*
Kel·vin *nt abbr.* **K** *phys.* kelvin.
Kennedy: K.-Syndrom *nt ophthal.* Foster
Kennedy syndrome, Kennedy's syndrome.
Kennt·nis *f* 1. knowledge. 2. **Kenntnisse** *pl*
(*Wissen*) knowledge (*in* of); experience (*in* in);
understanding, awareness (*in* of).
Kenn·zei·chen *nt* sign, mark, characteristic;
(*Indiz*) indication, sign, symptom.
kenn·zeich·nend *adj* characteristic, typical,
symptomatic, endeictic (*für* of).
Kenn·zeit *f physiol.* chronaxy, chronaxia.
Kent: K.'-Bündel *nt card.* Kent's bundle.
Ke·pha·laea *f* → *Kephalalgie.*
Ke·phal·al·gie *f neuro.* headache, cephalea,
cephalalgia, cephalgia, cephalodynia, en-
cephalodynia.
Ke·phal·gie *f* → *Kephalalgie.*
Ke·phal·hä·ma·tom *nt gyn.* cephalhematoma,
cephalohematoma.
Ke·phal·hä·ma·to·ze·le *f gyn.* cephalhemato-
cele, cephalohematocele.
Ke·pha·lin *nt biochem.* kephalin, cephalin.
Kephalin-Cholesterin-Test *m immun.*
Hanger's test, cephalin-cholesterol floccula-
tion test.
Ke·pha·li·sa·ti·on *f embryo.* cephalization.
ke·pha·lisch *adj anat.* cephalic; cranial.

Ke·phal·ödem *nt neuro.* cephaledema.
Ke·pha·lo·dy·mus *m embryo.* cephalodymus.
Ke·pha·lo·dy·nie *f* → *Kephalalgie.*
Ke·pha·lo·gramm *nt radiol.* cephalometric
radiograph, cephalogram.
Ke·pha·lo·me·lus *m embryo.* cephalomelus.
Ke·pha·lo·me·trie *f radiol.* cephalometry.
sonographische K. *gyn.* ultrasonographic
cephalometry.
Ke·pha·lo·pa·gus *m embryo.* cephalopagus.
Ke·pha·lo·pa·thie *f neuro.* cephalopathy; en-
cephalopathy.
Ke·pha·lo·ple·gie *f neuro.* cephaloplegia.
Ke·pha·lo·tho·ra·ko·ilio·pa·gus *m embryo.*
cephalothoracoiliopagus.
Ke·pha·lo·tho·ra·ko·pa·gus *m embryo.* cepha-
lothoracopagus.
Ke·pha·lo·tom *nt gyn.* cephalotome.
Ke·pha·lo·to·mie *f gyn.* cephalotomy.
Ke·pha·lo·trip·sie *f gyn.* cephalotripsy.
Ke·pha·lo·trip·ter *m gyn.* cephalotribe.
Ke·pha·lo·ze·le *f neuro.* cephalocele, encepha-
locele.
Ke·rat·al·gie *f ophthal.* keratalgia.
Ke·rat·ek·ta·sie *f ophthal.* corneal ectasia,
keratectasia, keratoectasia.
Ke·rat·ek·to·mie *f ophthal.* ceratectomy, kera-
tectomy, kerectomy.
Ke·ra·tin *nt histol.* keratin, ceratin, horn.
Ke·ra·ti·ni·sa·ti·on *f histol.* keratinization,
cornification, hornification.
Ke·ra·ti·tis *f ophthal.* keratitis, keratoiditis,
corneitis.
bandförmige K. band keratitis, band-shaped
keratitis, zonular keratitis.
K. dendrica dendriform keratitis, dendritic
keratitis, furrow keratitis.
K. eccematosa/eczematosa phlyctenular keratitis, phlyctenular conjunctivitis, phlyctenular ophthalmia, scrofular conjunctivitis,
scrofulous keratitis.
K. e lagophthalmo desiccation keratitis, exposure keratitis, lagophthalmic keratitis.
interstitielle K. parenchymatous keratitis,
interstitial keratitis.
K. neuroparalytica trophic keratitis, neuroparalytic keratitis.
K. nummularis Dimmer's keratitis.
parenchymatöse K. → *interstitielle K.*
K. phlyctaenulosa → *K. eccematosa.*
K. purulenta purulent keratitis, suppurative
keratitis.
K. scrofulosa → *K. eccematosa.*
K. superficialis punctata superficial punctate
keratitis, Thygeson's disease.
K. suppurativa → *K. purulenta.*
Ke·ra·to·akan·thom *nt derm.* keratoacantho-
ma, multiple self-healing squamous epithelio-
ma.
Ke·ra·to·atro·pho·der·mie *f derm.* porokerato-

sis of Mibelli, Mibelli's disease, keratoatrophoderma.

Ke·ra·to·con·junc·ti·vi·tis *f ophthal.* keratoconjunctivitis.

K. actinica → *K. photoelectrica.*

K. eccematosa → *Keratitis eccematosa.*

K. epidemica epidemic keratoconjunctivitis, shipyard eye, Sanders' disease.

K. phlyctaenulosa → *Keratitis eccematosa.*

K. photoelectrica actinic conjunctivitis, electric ophthalmia, flash keratoconjunctivitis, snow conjunctivitis, ultraviolet keratoconjunctivitis.

Ke·ra·to·der·ma·ti·tis *f derm.* keratodermatitis.

Ke·ra·to·der·ma·to·se *f* → *Keratodermia.*

Ke·ra·to·der·mia *f derm.* keratoderma, keratodermia. **K. excentrica** porokeratosis of Mibelli, keratoatrophoderma, Mibelli's disease.

Ke·ra·to·glo·bus *m ophthal.* keratoglobus, anterior megalophthalmus.

Ke·ra·to·iri·do·zy·kli·tis *f ophthal.* keratoiridocyclitis.

Ke·ra·to·iri·tis *f ophthal.* keratoiritis, iridokeratitis.

Ke·ra·to·kon·junk·ti·vi·tis *f* → *Keratoconjunctivitis.*

Ke·ra·to·ko·nus *m ophthal.* keratoconus, conical cornea.

Ke·ra·to·ly·se *f derm.* keratolysis.

Ke·ra·to·ly·ti·kum *nt derm.* keratolytic.

ke·ra·to·ly·tisch *adj derm.* keratolytic.

Ke·ra·to·ma *nt derm.* keratoma; keratoderma; callosity, callus.

K. giganteum cutaneous horn, warty horn.

K. hereditarium mutilans Vohwinkel's syndrome, mutilating keratoderma.

K. palmare et plantare hereditarium diffuse palmoplantar keratoderma, Unna-Thost disease.

K. plantaris sulcatum pitted keratolysis, plantar pitting.

Ke·ra·to·ma·la·zie *f ophthal.* xerotic keratitis, keratomalacia.

Ke·ra·to·me·trie *f ophthal.* keratometry, ophthalmometry.

Ke·ra·to·my·ko·se *f ophthal.* keratomycosis.

Ke·ra·to·no·se *f ophthal.* keratonosus.

Ke·ra·to·ny·xis *f ophthal.* keratonyxis, aqueous paracentesis.

Ke·ra·to·pa·thia *f ophthal.* keratopathy.

Ke·ra·to·pla·stik *f ophthal.* keratoplasty, corneal graft.

Ke·ra·to·pro·the·se *f ophthal.* keratoprosthesis.

Ke·ra·tor·rhe·xis *f ophthal.* keratorrhexis, keratorhexis.

Ke·ra·to·se *f derm.* keratosis, keratiasis.

aktinische K. senile keratosis, solar keratosis, actinic keratosis.

invertierte follikuläre K. inverted follicular keratosis.

seborrhoische K. seborrheic wart, seborrheic verruca, seborrheic keratosis, senile wart.

senile/solare K. → *aktinische K.*

Ke·ra·to·sis *f derm.* keratosis, keratiasis.

K. diffusa maligna *ped.* harlequin fetus.

K. follicularis contagiosa Brooke's disease, epidemic acne.

K. palmoplantaris diffusa circumscripta Unna-Thost disease, diffuse palmoplantar keratoderma.

K. palmoplantaris diffusa non circumscripta Papillon-Lefèvre syndrome.

K. palmoplantaris mutilans Vohwinkel's syndrome, mutilating keratoderma.

K. senile actinic keratosis, senile keratosis, solar keratosis.

K. vegetans Darier's disease, Darier-White disease.

Ke·ra·to·skle·ri·tis *f ophthal.* keratoscleritis.

Ke·ra·to·skop *nt ophthal.* keratoscope, Placido's disk.

Ke·ra·to·sko·pie *f ophthal.* keratoscopy.

ke·ra·to·tisch *adj derm.* keratotic, keratosic.

Ke·ra·to·to·mie *f ophthal.* keratotomy.

Ke·ra·to·ze·le *f ophthal.* keratocele, keratodermatocele, descemetocele.

Kerckring: K.'-Falten *pl anat.* Kerckring's folds, Kerckring's circular folds, circular folds.

Ker·ek·ta·sie *f ophthal.* keratectasia, keratoectasia, kerectasis.

Ker·ek·to·mie *f ophthal.* keratectomy.

Ke·ri·on *nt derm.* kerion.

Kerley: K.-B-Linien *pl radiol.* Kerley-B lines, costophrenic septal lines.

Ker·ma *f/nt radiol.* kerma.

Kern *m* **1.** *bio.,* *histol.* nucleus, karyon; *anat.* nucleus. **2.** *micro.* core; *phys.* nucleus; *electr.* core. **3.** *fig.* core, substance, heart, essence, body.

Kern·an·ti·gen *nt immun.* nuclear antigen. **extrahierbare Kernantigene** *pl* extractable nuclear antigens.

Kern·auf·lö·sung *f patho.* karyoklasis, karyoclasis, karyolysis.

Kern-DNA *f biochem.* nuclear deoxyribonucleic acid, nuclear DNA.

Kern·ener·gie *f phys.* nuclear energy, nuclear power, atomic energy.

Kern·fu·si·on *f* **1.** *phys.* fusion, nuclear fusion. **2.** *embryo.* karyogamy.

Kern·ge·biet *nt anat.* (*ZNS*) nucleus, nuclear zone.

Kern·ge·schlecht *nt genet.* nuclear sex.

Kern·hül·le *f histol.* nuclear envelope, nuclear membrane, karyotheca.

Kernig: K.'-Zeichen *nt neuro.* Kernig's sign.

Kern·ik·te·rus *m patho.* bilirubin encephalopa

thy, kernicterus, nuclear icterus, nuclear jaundice.

Kern·kör·per·chen nt histol. nucleolus.

kern·los adj histol. non-nucleated, anuclear, anucleate.

Kern·mem·bran f histol. nuclear envelope, nuclear membrane, karyotheca.

Kern·neu·ro·se f psycho. character neurosis.

Kern·phy·sik f phys. nucleonics pl, nuclear physics pl.

Kern·pro·li·fe·ra·ti·on f patho. nuclear proliferation, nucleosis.

Kern·pyk·no·se f histol. karyopyknosis, pyknosis, pycnosis.

Kern·re·so·nanz f phys. nuclear magnetic resonance.

Kern·re·so·nanz·spek·tro·sko·pie f phys. nuclear magnetic resonance spectroscopy, NMR spectroscopy.

Kern-RNA f abbr. **nRNA** biochem. nuclear ribonucleic acid, nuclear RNA. **heterogene K.** abbr. **hnRNA** heterogeneous nuclear RNA, heterogenous nuclear ribonucleic acid.

Kern·schrump·fung f patho. karyopyknosis, pyknosis, pycnosis.

Kern·schwel·lung f patho. nuclear swelling.

Kern·spin·del f histol. mitotic spindle, nuclear spindle.

Kern·spin·re·so·nanz f phys. nuclear magnetic resonance.

Kern·spin·re·so·nanz·spek·tro·sko·pie f phys. nuclear magnetic resonance spectroscopy, NMR spectroscopy.

Kern·spin·re·so·nanz·to·mo·gra·phie f radiol. nuclear resonance scanning, magnet resonance imaging.

Kern·star m ophthal. nuclear cataract.

Kern·strah·lung f phys. nuclear radiation

Kern·ver·grö·ße·rung f histol. karyomegaly.

Kern·zer·fall m 1. patho. karyorrhexis. 2. phys. nuclear decay, nuclear disintegration.

Kern-Zytoplasma-Relation f patho. karyoplasmic ratio, nucleocytoplasmic ratio.

Kessler: K.-Naht f ortho. Kessler grasping suture.

Ket·amin nt pharm., anes. ketamine.

Ke·ta·zo·lam nt pharm. ketazolam.

Ke·to·azid·ämie f patho. ketoacidemia.

Ke·to·azi·do·se f patho. ketoacidosis. **diabetische K.** diabetic ketoacidosis.

ke·to·azi·do·tisch adj patho. ketoacidotic.

Ke·to·azid·urie f patho. ketoaciduria.

Ke·to·co·na·zol nt pharm. ketoconazole.

ke·to·gen adj biochem. ketogenic, ketogenetic, ketoplastic.

Ke·to·ge·ne·se f biochem. ketogenesis.

Ke·to·kör·per pl → Ketonkörper.

Ke·to·kör·per·bil·dung f → Ketonkörperbildung.

Ke·ton nt chem. ketone.

Ke·ton·ämie f biochem. ketonemia, acetonemia; hyperketonemia; ketosis.

ke·ton·ämisch adj biochem. ketonemic, acetonemic.

Ke·ton·kör·per pl patho. ketone bodies, acetone bodies.

Ke·ton·kör·per·bil·dung f biochem. ketogenesis, ketoplasia. **übermäßige K.** hyperketosis.

Ke·ton·urie f biochem., patho. ketonuria, acetonuria.

ke·to·pla·stisch adj biochem. ketogenic, ketogenetic, ketoplastic.

Ke·to·pro·fen nt pharm. ketoprofen.

Ke·to·säu·re f chem. keto acid.

Ke·to·se f 1. biochem. ketose. 2. patho. ketosis.

Ke·to·sis f patho. ketosis.

17-Ke·to·ste·ro·id nt abbr. **17-KS** 17-ketosteroid.

Ke·tos·urie f patho. ketosuria.

ke·to·tisch adj patho. ketotic.

Ket·te f (a. fig.) chain.

elektronenübertragende K. biochem. electron--transport chain.

leichte K. biochem. light chain, L chain.

schwere K. biochem. H chain, heavy chain, minor chain.

Ket·ten·rau·cher m chain-smoker.

Ket·ten·rau·che·rin f chain-smoker.

Ket·ten·re·ak·ti·on f phys., fig. chain reaction. **eine K. durchlaufen** chain-react.

Keu·chen nt gasping, puffing, panting, pant, gasp, wheeze, heavy breathing.

keu·chen vi pant, puff, gasp, breathe heavily, wheeze, heave, whoop.

Keuch·hu·sten m epidem., ped. whooping cough, pertussis.

Keuch·hu·sten·bak·te·ri·um nt → Bordetella pertussis.

Keuchhusten-Immunglobulin nt immun. pertussis immune globulin.

Keuch·hu·sten·vak·zi·ne f epidem. pertussis vaccine, whooping-cough vaccine.

Khel·lin nt pharm. khellin.

Kidd: K.-Blutgruppe f hema. Kidd blood group, Kidd blood group system.

Kie·fer m anat. jaw, jawbone.

Kie·fer·ent·zün·dung f HNO gnathitis.

Kiefer-Gaumen-Spalte f embryo. gnathopalatoschisis.

Kie·fer·ge·lenk nt anat. mandibular joint, temporomandibular articulation, temporomandibular joint.

Kie·fer·höh·le f anat. antrum of Highmore, maxillary antrum, maxillary sinus.

Kie·fer·höh·len·ent·zün·dung f HNO siagonantritis, maxillary sinusitis.

Kie·fer·höh·len·fen·ste·rung f HNO antrostomy.

Kie·fer·höh·len·la·va·ge f HNO antral lavage.

Kie·fer·höh·len·spü·lung f HNO antral lavage.

Kie·fer·kno·chen *m anat.* jawbone, jaw.
Kiefer-Lid-Phänomen *nt neuro.* Marcus Gunn phenomenon, Gunn's syndrome, Gunn's crossing sign, jaw-winking phenomenon, jaw-working reflex.
Kie·fer·pla·stik *f HNO* gnathoplasty.
Kie·fer·schmer·zen *pl* gnathalgia *sing*, gnatodynia *sing*.
Kie·fer·spal·te *f embryo.* cleft jaw, gnathoschisis.
Kie·fer·sper·re *f patho.* trismus, lockjaw.
Kiel·brust *f ortho.* chicken breast, keeled chest, pigeon chest, pigeon breast.
Kie·men·bo·gen *m embryo.* pharyngeal arch, branchial arch.
Kie·men·spal·te *f embryo.* pharyngeal cleft, branchial cleft, branchial fissure.
Kienböck: K.'-Krankheit *f ortho.* Kienböck's disease (of the lunate), avascular necrosis of lunate, lunatomalacia.
K.-Zeichen *nt radiol.* Kienböck's phenomenon.
Kie·sel·lun·ge *f* → *Kieselstaublunge*.
Kie·sel·staub·lun·ge *f pulmo.* grinder's disease, silicosis, silicatosis.
Kiesselbach: K.'-Ort *m anat.* Kiesselbach's area, Little's area.
Kil·ler·zel·len *pl immun.* killer cells. **natürliche K.** natural killer cells, NK cells.
Ki·lo·cu·rie *nt abbr.* **kCi** *radiol.* kilocurie.
Ki·lo·elek·tro·nen·volt *nt abbr.* **keV** *phys.* kilo electron volt.
Ki·lo·gramm *nt abbr.* **kg** kilogram.
Ki·lo·hertz *nt abbr.* **kHz** kilohertz.
Ki·lo·ka·lo·rie *f abbr.* **Kcal** *od.* **Cal** kilocalorie, large calorie.
Ki·lo·volt *nt abbr.* **kV** *phys.* kilovolt.
Ki·lo·watt *nt abbr.* **kW** *phys.* kilowatt.
Kimmelstiel-Wilson: K.-W.-Syndrom *nt patho.* Kimmelstiel-Wilson syndrome, diabetic glomerulosclerosis, nodular glomerulosclerosis.
Kimura: K.-Syndrom *nt patho.* Kimura's disease, angiolymphoid hyperplasia (with eosinophilia).
Kin·an·äs·the·sie *f neuro.* kinanesthesia, cinanesthesia.
Kin·äs·the·sie *f physiol.* kinesthesia, kinesthesis.
kin·äs·the·tisch *adj physiol.* kinesthetic.
Kind *nt* child; small child, baby, infant.
Kind·bett *nt gyn.* lying-in, childbed, puerperium.
Kind·bett·fie·ber *nt gyn.* childbed fever, puerperal fever, puerperal sepsis, lochiopyra.
Kin·der·arzt *m* pediatrician, pediatrist.
Kin·der·ärzt·in *f* pediatrician, pediatrist.
Kin·der·chir·ur·gie *f* pediatric surgery.
Kin·der·für·sor·ge *f* child welfare, childcare.
Kin·der·heil·kun·de *f* pediatrics *pl*, pediatry.
Kin·der·heim *nt* children's home.

Kin·der·kli·nik *f* pediatric clinic, children's clinic.
Kin·der·kran·ken·haus *nt* children's hospital.
Kin·der·krank·heit *f* childhood disease, children's disease.
Kin·der·läh·mung *f neuro.* acute anterior poliomyelitis, anterior spinal paralysis, Heine-Medin disease, spinal paralytic poliomyelitis. **zerebrale K.** infantile spastic paralysis, infantile cerebral palsy.
kin·der·los *adj* childless; (*aus freier Entscheidung*) childfree.
Kin·der·lo·sig·keit *f* childlessness.
Kin·der·pfle·ge *f* child care.
Kin·der·pfle·ger *m* nurse, children's nurse.
Kin·der·pfle·ge·rin *f* nurse, children's nurse.
Kin·der·psy·chia·trie *f* child psychiatry.
Kin·der·psy·cho·lo·gie *f* child psychology.
Kin·der·schwe·ster *f* nurse, children's nurse.
kin·der·si·cher *adj* child-resistant, childproof.
Kin·der·sta·ti·on *f* children's ward.
Kin·der·sterb·lich·keit *f* infant mortality.
Kin·der·ta·ges·heim *nt* day-nursery, day (care) center, crèche.
Kin·des·al·ter *nt* childhood.
Kin·des·miß·hand·lung *f forens.* child abuse, maltreatment. **körperliche K.** child-battering.
Kin·des·tö·tung *f forens.* infanticide.
Kin·des·ver·nach·läs·si·gung *f ped.* child neglect.
Kind·heit *f* childhood, infancy.
kind·lich *adj* childlike, childish, puerile, infantile.
Kind·lich·keit *f* childishness, childlikeness, infantility; *psychia.* infantility.
Kinds·be·we·gun·gen *pl gyn.* fetal movements.
Kinds·la·ge *f gyn.* fetal presentation, presentation. **anomale K.** malpresentation.
Kinds·pech *nt gyn., ped.* meconium.
Kinds·tod *m, plötzlicher ped.* cot death, sudden infant death syndrome.
Kinds·tö·tung *f forens.* infanticide.
Ki·ne·an·gio·gra·phie *f radiol.* cineangiography.
Ki·ne·an·gio·kar·dio·gra·phie *f radiol.* cineangiocardiography.
Ki·ne·den·si·gra·phie *f radiol.* cinedensigraphy.
Ki·ne·ga·stro·sko·pie *f radiol.* cinegastroscopy.
Ki·ne·ma·tik *f physiol.* kinematics *pl.*
ki·ne·ma·tisch *adj physiol.* kinematic.
Ki·ne·ma·to·gra·phie *f radiol.* cineradiography, cinefluorography, cinematography, cinematoradiography.
Ki·ne·phle·bo·gra·phie *f radiol.* cinephlebography.
Ki·ne·pla·stik *f chir.* kineplasty, kineplastic amputation, kineplastics *pl*, cinematic amputation, cineplastics *pl*, cineplasty.

Ki·ne·ra·dio·gra·phie f → Kinematographie.
Ki·ne·si·al·gie f ortho. (Muskel) kinesalgia, kinesialgia, cinesalgia.
Ki·ne·sie f physiol. kinesis, motion.
Ki·ne·sik f physiol., psycho. kinesics pl.
Ki·ne·si·me·ter nt physiol. kinesimeter, kinesiometer, cinometer.
Ki·ne·sio·lo·gie f physiol. kinesiology, kinology, cinology.
Ki·ne·sio·me·ter nt physiol. cinometer, kinesimeter, kinesiometer.
Ki·ne·sio·neu·ro·se f neuro. kinesioneurosis.
Ki·ne·sio·the·ra·pie f clin. kinesitherapy, kinesiatrics pl, kinesiotherapy.
Ki·ne·sis f physiol. kinesis, motion.
Ki·ne·skop nt ophthal. kinescope.
Ki·ne·tik f kinetics pl.
ki·ne·tisch adj kinetic.
ki·ne·to·gen adj kinetogenic.
Ki·ne·to·plas·ma nt histol. kinetoplasm, kinoplasm.
Ki·ne·to·se f neuro. kinetosis, kinesia, motion sickness.
Ki·ne·to·sko·pie f physiol. kinetoscopy.
Ki·ne·to·som nt histol. kinetosome, basal body, basal corpuscle.
Ki·neu·ro·gra·phie f urol. cineurography.
Kinky hair disease nt derm. Menkes' syndrome, kinky hair disease, steely hair syndrome.
Kinn nt chin; anat. mentum.
Kinn·ar·te·rie f anat. mental artery.
Kinn·la·de f jaw, jawbone, lower jaw, mandible.
Kinn·mus·kel m anat. chin muscle, mentalis (muscle).
Kinn·pla·stik f chir. mentoplasty, genioplasty.
Kinn·re·gi·on f anat. mental region, chin region, chin area.
Kinn·schlag·ader f anat. mental artery.
Kinn·vor·sprung m chin, mental protuberance.
Ki·no·zen·trum nt histol. cell center, central body, kinocentrum, centrosome.
Ki·no·zi·lie f histol. kinocilium, cilium.
Kinsbourne: K.-Syndrom nt ped. Kinsbourne syndrome, myoclonic encephalopathy of childhood.
Kio·ni·tis f HNO cionitis, uvulitis.
Kipp·schei·ben·pro·the·se f HTG tilting-disk valve.
Kirchner: K.-Divertikel nt HNO Kirchner's diverticulum.
Kirk: K.-Amputation f ortho. Kirk's amputation, Kirk's technique.
Kirschner: K.-Draht m ortho. Kirschner's wire, Kirschner's wire splint, Kirschner's apparatus.
Kis·sen nt (Kopfkissen) pillow; (a. techn.) cushion; (Polster) pad, bolster.
Ki·ta·sa·my·cin nt pharm. kitasamycin, leuco-

mycin.
Kitt m chir. cement; allg., techn. filling compound.
Kit·tel m (Arzt) coat; (Chirurg) gown; (Arbeitskittel) overall.
kit·ten vt chir. cement; (zustopfen) fill, stop.
Kitt·li·nie f histol. cement line.
Kitt·nie·re f patho. putty kidney, mortar kidney.
Kitt·sub·stanz f histol. ground substance, interstitial substance, cement substance, intercellular substance.
Kit·zel m tickle, tickling; (Jucken) itch.
Kit·zeln nt tickle, tickling, titillation.
kit·zeln vt, vi tickle.
Kitz·ler m anat. clitoris, nympha of Krause.
K-Kanal m physiol. K channel, potassium channel.
K-Komplex m neuro. K complex.
klaf·fen vi (Wunde) dehisce, yawn, gape.
klaf·fend adj (Wunde) dehiscent, gaping, yawning.
Kla·ge f complaint (über about).
kla·gen vi complain (über about, of).
klamm adj (Haut) clammy.
Klam·mer f chir., techn. clamp, clip.
klam·mern vt chir., techn. clamp, clip, clasp.
Klapp: K.-Kriechübungen pl ortho. Klapp's method.
Klap·pe f anat., techn. valve.
Klap·pen·ap·pa·rat m anat. valve system.
klap·pen·ar·tig adj anat. valvelike, valviform.
Klap·pen·de·fekt m card. valvular defect.
Klap·pen·ent·zün·dung f card. valvulitis.
Klap·pen·er·kran·kung f card. valvular disease, valvular heart disease.
Klap·pen·feh·ler m card. valvular defect.
klap·pen·för·mig adj anat. valve-shaped, valviform.
Klap·pen·in·suf·fi·zi·enz f card. valvular regurgitation, valvular insufficiency.
klap·pen·los adj anat., techn. valveless, avalvular.
Klap·pen·pla·stik f HTG valvoplasty, valvuloplasty.
Klap·pen·se·gel nt anat. cusp, cuspis.
Klap·pen·skle·ro·se f card. valvular sclerosis.
Klap·pen·spal·tung f HTG valvotomy, valvulotomy.
Klap·pen·ste·no·se f card. stenotic valvular disease, valvular stenosis.
Klap·pen·ver·let·zung f card. valvular injury, valvular trauma.
Klapp·mes·ser·phä·no·men nt neuro. clasp-knife effect, clasp-knife phenomenon, clasp-knife rigidity.
Klapp·mes·ser·po·si·ti·on f chir. jackknife position, Kraske position.
klar I adj 1. clear, translucent, lucent; (Augen, Stimme) clear; (Haut) clear; (Flüssigkeit)

clear, pellucid, limpid. **2.** *fig.* apparent,
obvious, clear; (*Kopf*) clear, clear-headed;
(*Gedanke*) lucid; (*bei Bewußtsein*) conscious.
II *adv* clearly, distinctly.
Klar·heit *f* **1.** clearness, clarity, translucency,
translucence, lucency. **2.** *fig.* clearness, clarity; (*Gedanke*) lucidness, lucidity; (*Kopf*)
clear-headedness; (*Bewußtsein*) consciousness.
Klar·zel·len *pl histol.* clear cells.
Klar·zel·len·kar·zi·nom *nt patho.* clear cell
carcinoma, clear carcinoma.
Klas·se *f* class, category; *socio.* class.
Klas·si·fi·ka·ti·on *f* classification.
klas·si·fi·zie·ren *vt* classify (*in* into, *nach* by);
categorize, grade, group, range.
Klas·si·fi·zie·rung *f* classification; categorization.
Klau·en·fuß *m ortho.* claw foot, gampsodactyly.
Klau·en·hand *f ortho.* claw hand.
klau·stro·phob *adj psychia.* claustrophobic.
Klau·stro·pho·bie *f psychia.* claustrophobia.
Kla·vi·kel *f* → *Klavikula.*
Kla·vi·ku·la *f anat.* clavicle, collar bone, clavicula.
Kla·vi·ku·la·frak·tur *f ortho.* fracture of the
clavicle, fractured clavicle.
kla·vi·ku·lar *adj anat.* cleidal, clavicular.
Kla·vi·ku·lar·drü·se *f patho.* Virchow's node,
sentinel node, signal node.
Kla·vus *m derm.* clavus, corn.
kle·ben I *vt* paste, stick, glue (*an* to). **II** *vi*
adhere, stick, cling (*an* to).
kle·bend *adj* adherent (*an* to).
Kle·ber *m* glue, adhesive.
Kle·ber·ei·weiß *nt biochem.* gluten.
kleb·rig *adj* **1.** sticky; (*viskös*) viscous, viscid;
(*klebend*) adhesive, sticky, gluey. **2.** (*klamm*)
(*Haut, Hände*) clammy.
Kleb·si·el·la *f micro.* Klebsiella.
K. pneumoniae Friedländer's bacillus, Friedländer's pneumobacillus, pneumobacillus,
Klebsiella pneumoniae.
K. pneumoniae ozaenae Abel's bacillus,
Klebsiella (pneumoniae) ozaenae.
Kleb·si·el·len·pneu·mo·nie *f pulmo.* Friedländer's pneumonia, Friedländer's bacillus
pneumonia, Klebsiella pneumonia.
Klebs-Löffler: K.-L.-Bazillus *m micro.* Klebs-
-Löffler bacillus, diphtheria bacillus, Corynebacterium diphtheriae.
Kleid·agra *f patho.* cleidagra, cleisagra.
Klei·der *pl* clothes, clothing *sing.*
Klei·der·laus *f micro.* clothes louse, body
louse, Pediculus humanus corporis.
Klei·der·laus·be·fall *m epidem.* pediculosis
corporis, pediculosis vestimentorum.
klei·do·kra·ni·al *adj anat.* cleidocranial, clidocranial.

Klei·do·to·mie *f gyn.* cleidorrhexis, cleidotomy, clavicotomy.
Klei·dung *f* clothing, clothes *pl*, garments *pl.*
Klei·dungs·stück *nt* garment.
Kleie *f* bran.
Kleie·flech·te *f derm.* pityriasis.
kleie·för·mig *adj histol.* pityroid, branny,
furfuraceous.
kleie·hal·tig *adj* (*Nahrungsmittel*) branny.
Klei·en·flech·te *f* → *Kleienpilzflechte.*
Klei·en·pilz·flech·te *f derm.* pityriasis versicolor, tinea versicolor, tinea furfuracea.
klein *adj* small, little; (*Gestalt*) short, small;
(*Finger*) little; (*Kind*) small, young, little;
(*gering*) slight, little, small; (*unbedeutend*)
insignificant, trivial, petty.
Kleine-Levin: K.-L.-Syndrom *nt neuro.* Kleine-
-Levin syndrome, hypersomnia-bulimia
syndrome.
Klein·fin·ger *m* little finger, fifth finger.
Klein·fin·ger·bal·len *m anat.* hypothenar
eminence, hypothenar.
Klein·heit *f* smallness, littleness; (*Gestalt*)
shortness; (*Bedeutungslosigkeit*) insignificance, triviality, pettiness.
Klein·heits·wahn *m psychia.* micromania.
Klein·hirn *nt anat.* cerebellum.
Klein·hirn·ab·szeß *m patho.* cerebellar
abscess.
Klein·hirn·apo·ple·xie *f neuro.* cerebellar
apoplexy.
Klein·hirn·ar·te·rie *f anat.* cerebellar artery.
Klein·hirn·bah·nen *pl physiol.* cerebellar
tracts.
Klein·hirn·blu·tung *f neuro.* cerebellar apoplexy.
Kleinhirn-Brücken-Winkel *m anat.* cerebellopontine angle, pontine angle.
Kleinhirnbrückenwinkel-Syndrom *nt neuro.*
cerebellopontine angle syndrome, Cushing's
syndrome.
Klein·hirn·de·ge·ne·ra·ti·on *f neuro.* cerebellar
degeneration.
Klein·hirn·ein·blu·tung *f neuro.* cerebellar apoplexy.
Klein·hirn·ent·zün·dung *f neuro.* cerebellitis.
Klein·hirn·glio·se *f neuro.* cerebellar gliosis.
Klein·hirn·hälf·te *f anat.* cerebellar hemisphere.
Klein·hirn·he·mi·sphä·re *f anat.* cerebellar
hemisphere.
Klein·hirn·ker·ne *pl anat.* nuclei of cerebellum,
intracerebellar nuclei.
Klein·hirn·lap·pen *m* lobe of cerebellum.
Klein·hirn·man·del *f anat.* amygdala of cerebellum, cerebellar tonsil.
Klein·hirn·mark *nt anat.* medullary body of
cerebellum, central white matter of cerebellum, center of cerebellum.
Klein·hirn·rin·de *f histol.* cortical substance of

cerebellum, cerebellar cortex.
Klein·hirn·si·chel *f anat.* falx of cerebellum, falciform process of cerebellum.
Klein·hirn·stiel *m anat.* cerebellar peduncle, peduncle of cerebellum.
Klein·hirn·syn·drom *nt neuro.* cerebellar syndrome.
Kleinhirn-Thalamus-Trakt *m* dentatothalamic tract, cerebellothalamic tract.
Klein·hirn·ve·nen *pl anat.* cerebellar veins, veins of cerebellum.
Klein·hirn·win·dun·gen *pl anat.* gyri/convolutions of cerebellum, cerebellar folia.
Klein·hirn·wurm *m anat.* worm of cerebellum, vermis cerebelli.
Klein·hirn·zäpf·chen *nt anat.* uvula of cerebellum.
Klein·hirn·zelt *nt anat.* tentorium of cerebellum.
Klein·hirn·zy·ste *f patho.* cerebellar cyst.
klein·kno·tig *adj patho.* micronodular.
Klein-Waardenburg: **K.-W.-Syndrom** *nt embryo.* Klein-Waardenburg syndrome, Waardenburg's syndrome, acrocephalosyndactyly type IV.
Klein·wuchs *m patho.* nanocormia, microsoma, microsomia.
Klein·ze·he *f* little toe.
Klein·zel·ler *m patho.* oat cell carcinoma, small-cell carcinoma.
klein·zel·lig *adj histol.* parvocellular, parvicellular.
Klemm: K.'-Zeichen *nt radiol.* air-cushion sign.
Klem·me *f chir., techn.* clamp, clip, clasp.
atraumatische K. *chir.* atraumatic clamp, noncrushing clamp.
kleptoman *adj psychia.* cleptomaniac, kleptomaniac.
Klep·to·ma·nie *f psychia.* cleptomania, kleptomania.
Klick *m* (*a. card.*) click.
Klicken [k·k] *nt* (*a. card.*) click.
klicken [k·k] *vi* (*a. card.*) click.
Klick-Syndrom *nt card.* Barlow syndrome, mitral valve prolapse syndrome, floppy mitral valve syndrome, click syndrome.
Kli·ma *nt* (*a. fig.*) climate.
kli·mak·te·risch *adj physiol.* climacterial, climacteric.
Kli·mak·te·ri·um *nt physiol.* change of life, climacteric, climacterium.
Kli·ma·the·ra·pie *f clin.* climatotherapy, climatotherapeutics *pl.*
Kli·max *f* **1.** → *Klimakterium.* **2.** *physiol.* orgasm, climax. **3.** *patho.* climax, crisis, acme.
Klinefelter: K.-Syndrom *nt genet.* Klinefelter's syndrome, XXY syndrome, seminiferous tubule dysgenesis.
Klin·ge *f chir., techn.* blade.
Klin·gen·hal·ter *m chir.* blade holder.

Klin·gen·rücken [k·k] *m chir.* (*Skalpell*) blunt.
Kli·nik *f* **1.** hospital, clinic, infirmary. **2.** clinical picture, clinical signs *pl,* symptoms *pl.*
Kli·ni·ker *m* clinician.
kli·nisch *adj* clinic, clinical.
klinisch-anatomisch *adj* clinicoanatomical.
klinisch-pathologisch *adj* clinicopathologic.
Kli·no·dak·ty·lie *f ortho.* clinodactyly, clinodactylism.
Kli·no·ke·pha·lie *f ortho.* saddle head, clinocephaly, clinocephalism.
Kli·no·skop *nt ophthal.* clinometer, clinoscope.
Kli·no·the·ra·pie *f clin.* clinotherapy.
Klipp *m chir.* clip.
Klippel-Feil: K.-F.-Syndrom *nt patho.* Klippel-Feil syndrome, cervical fusion syndrome, hemiangiectatic hypertrophy.
Klippel-Trénaunay: K.-T.-Syndrom *nt patho.* Klippel-Trénaunay-Weber syndrome, Klippel-Trénaunay syndrome, angio-osteohypertrophy syndrome.
Klippel-Trénaunay-Weber: **K.-T.-W.-Syndrom** *nt* → *Klippel-Trénaunay-Syndrom.*
Kli·sio·me·ter *nt gyn., ortho.* cliseometer, kliseometer.
Kli·stier *nt clin.* clysma, clyster, enema.
Kli·to·rid·ek·to·mie *f gyn.* clitoridectomy, clitorectomy, female circumcision.
Kli·to·ri·do·to·mie *f gyn.* clitoridotomy.
Kli·to·ris *f anat.* nympha of Krause, clitoris.
Kli·to·ris·bänd·chen *nt anat.* frenulum of clitoris.
Kli·to·ris·ek·to·mie *f* → *Klitoridektomie.*
Kli·to·ris·ent·zün·dung *f* → *Klitoritis.*
Kli·to·ris·erek·ti·on *f,* **schmerzhafte** *gyn.* clitorism.
Kli·to·ris·fas·zie *f anat.* fascia of clitoris.
Kli·to·ris·hy·per·tro·phie *f gyn.* clitoridauxe, clitorism, macroclitoris.
Kli·to·ris·in·zi·si·on *f gyn.* clitoridotomy, clitorotomy.
Kli·to·ris·kri·se *f neuro.* clitoris crisis.
Kli·to·ris·mus *m gyn.* **1.** → schmerzhafte *Klitoriserektion.* **2.** → *Klitorishypertrophie.*
Kli·to·ris·pla·stik *f gyn.* clitoroplasty.
Kli·to·ris·re·sek·ti·on *f* → *Klitoridektomie.*
Kli·to·ris·schaft *m anat.* body of clitoris.
Kli·to·ris·schen·kel *m anat.* crus of clitoris.
Kli·to·ris·schwell·kör·per *m anat.* cavernous body of clitoris.
Kli·to·ris·schwel·lung *f,* **schmerzhafte** *gyn.* clitorism.
Kli·to·ris·spal·tung *f gyn.* clitoridotomy, clitorotomy.
Kli·to·ris·spit·ze *f anat.* glans of clitoris.
Kli·to·ris·ver·grö·ße·rung *f* → *Klitorishypertrophie.*
Kli·to·ris·vor·haut *f anat.* prepuce of clitoris.
Kli·to·ri·tis *f gyn.* clitoritis, clitoriditis.
Kli·to·ro·to·mie *f gyn.* clitoridotomy, clitoroto-

my.
Kli·vus *m anat.* clivus.
Kloa·ke *f* **1.** *embryo.* cloaca. **2.** *patho.* cloaca,
vent.
Kloa·ken·ex·stro·phie *f urol.* cloacal exstrophy, exstrophy of cloaca.
kloa·ko·gen *adj patho.* cloacogenic.
Klon *m histol., immun.* clone.
klo·nal *adj histol., immun.* clonal.
Klon·bil·dung *f histol., immun.* cloning.
klo·nen *vt histol., immun.* clone.
Klo·nie·rung *f histol., immun.* cloning.
klo·nisch *adj physiol.* clonic.
klonisch-tonisch *adj physiol.* clonicotonic.
klo·no·gen *adj histol., immun.* clonogenic.
Klo·no·typ *m immun.* clonotype.
Klo·nus *m physiol.* clonus, clonic spasm, clonospasm.
Klopf·blätt·chen *nt clin.* plessimeter, pleximeter, plexometer.
Klop·fen *nt* beat, throb, beating, throbbing.
klop·fen *vi* knock (*auf, an* at on); (*Puls, Herz*)
beat; (*stärker*) pound, throb, palpitate.
klop·fend *adj* (*Puls, Herz*) beating; (*stärker*)
throbbing, palmic, pounding, palpitating.
rhythmisch k. pulsatile, pulsative, pulsatory.
Klopf·mas·sa·ge *f* percussion, tapotement,
tapping.
Klopf·schall *m clin.* resonance.
gedämpfter K. hypophonesis.
hypersonorer K. bandbox resonance, vesiculotympanic resonance, wooden resonance,
box-note hyperresonance.
tympanischer/tympanitischer K. tympanic
resonance, tympanitic resonance.
Klopf·schmerz *m clin.* pain on percussion.
Klum·pen *m* clot, clump, lump; (*Knoten*) node.
klum·pen *vi, vr* form lumps; *patho.* cake; *hema.*
clot.
Klum·pen·bil·dung *f hema.* clotting.
Klum·pen·nie·re *f patho.* cake kidney, clump
kidney, lump kidney.
Klumpfuß *m ortho.* clubfoot, clump foot, equinovarus, talipes equinovarus. **posttraumatischer K.** post-traumatic clubfoot, traumatic
clubfoot.
klump·füßig *adj ortho.* clubbed, clubfooted,
taliped, talipedic.
Klump-Hackenfuß *m ortho.* talipes calcaneovarus.
Klump·hand *f ortho.* clubhand, talipomanus.
klum·pig *adj* (*a. patho.*) cakey, caky, lumpy,
grumous; (*Blut*) clotty, clotted,.
Klumpke: K.'-Lähmung *f neuro.* Klumpke's
palsy, Klumpke-Déjérine paralysis, Déjérine-Klumpke syndrome, lower radicular syndrome, lower brachial palsy.
Klumpke-Déjérine: K.-D.-Lähmung *f* →
Klumpke'-Lähmung.
Klüver-Bucy: K.-B.-Syndrom *nt neuro.* Klüver-

-Bucy syndrome.
Klys·ma *nt* clysma, clyster, enema.
Knall·trauma *nt HNO* (*Ohr*) blast trauma,
blast injury, explosion injury.
Knapp: K.-Operation *f ophthal.* Knapp's operation.
Knar·ren *nt* creaking; *patho.* grating, crepitation, crepitus.
knar·ren *vi* creak; *patho.* crepitate, grate.
knar·rend *adj* creaking, creaky; *patho.* crepitant.
Knäu·el·ana·sto·mo·se *f histol.* glomus, glomiform body, glomus organ.
Knäu·el·fi·la·rie *f* → *Onchocerca volvulus.*
Knaus-Ogino: K.-O.-Methode *f gyn.* (*Kontrazeption*) Ogino-Knaus rule, Ogino-Knaus
method, rhythm method.
Kne·ten *nt* → *Knetmassage.*
kne·ten *vt* (*a. Muskel*) knead, malaxate, massage.
Knet·mas·sa·ge *f* (*Muskel*) kneading, pétrissage, malaxation, massage.
Knick·fuß *m ortho.* talipes valgus, pes valgus,
pes abductus.
Knick·hacken·fuß [k·k] *m ortho.* talipes calcaneovalgus.
Knick·platt·fuß *m ortho.* talipes planovalgus,
pes planovalgus. **konvexer K.** rocker bottom
foot, rocker bottom flat foot.
Knie *nt* **1.** *anat.* knee, genu. **die K. beugen/**
anziehen bend/pull up one's knees. **2.** → *Kniegelenk.* **3.** *fig.* (*a. techn.*) elbow, knee, bend,
curve.
Knie·band *nt anat.* ligament of knee.
Knie·beu·ge *f* knee-bend.
Knie-Brust-Lage *f chir.* genupectoral position,
knee-chest position.
Knie-Ellenbogen-Lage *f chir.* genucubital
position, knee-elbow position.
Knie·ent·zün·dung *f ortho.* gonitis, goneitis,
gonarthritis.
knie·för·mig *adj anat.* geniculate, geniculated,
genual.
Knie·ge·lenk *nt anat.* knee joint, knee. **überstreckbares K.** *ortho.* backknee, genu recurvatum.
Knie·ge·lenk·an·ky·lo·se *f ortho.* gonycampsis.
Knie·ge·lenk·ar·thro·se *f ortho.* gonarthrosis.
Knie·ge·lenk·ent·zün·dung *f ortho.* gonarthritis, gonitis, goneitis.
Knie·ge·lenk·er·guß *m ortho.* water on the
knee.
Knie·ge·lenk·ex·ar·ti·ku·la·ti·on *f ortho.* disarticulation of the knee.
Knie·ge·lenk·lu·xa·ti·on *f ortho.* dislocation of
the knee joint. **angeborene K.** congenital dislocation of the knee joint.
Knie·ge·lenks·ar·te·rie *f anat.* genicular artery.

Knie·ge·lenks·er·guß *m ortho.* water on the knee.

Knie·ge·lenks·sy·no·vi·tis *f ortho.* gonarthro-meningitis, gonyocele.

Knie·ge·lenks·ve·nen *pl anat.* genicular veins.

Knie·ge·lenk·ver·stei·fung *f ortho.* gonycampsis.

Knie·gicht *f ortho.* gonagra.

Knie-Hacken-Versuch *m neuro.* heel-knee test.

Knie·keh·le *f anat.* popliteal cavity, popliteal fossa, popliteal space, poples.

Knie·keh·len·ar·te·rie *f anat.* popliteal artery.

Knie·keh·len·ve·ne *f anat.* popliteal vein.

Knie·la·ge *f gyn.* knee presentation.

kni·en I *vi* kneel, be on one's knees. **II** *vr* **sich k.** kneel down.

kni·end *adj* kneeling, on one's knees.

Knie·rück·sei·te *f anat.* back of the knee, posterior knee region.

Knie·schei·be *f anat.* knee cap, knee pan, cap, patella.

Knie·schei·ben·band *nt anat.* patellar tendon, patellar ligament.

Knie·schei·ben·bruch *m ortho.* fracture of the patella, fractured patella.

Knie·schei·ben·frak·tur *f ortho.* fracture of the patella, fractured patella.

Knie·schmerz *m ortho.* pain in the knee, gonalgia.

Knie·schüt·zer *m* knee cap, knee pad, pad.

Knie·schwel·lung *f ortho.* gonyoncus.

Knie·ve·nen *pl anat.* genicular veins.

Knie·ver·let·zung *f ortho.* knee injury, knee trauma.

Knips·re·flex *m neuro.* digital reflex, snapping reflex, Trömner's reflex, Hoffmann's reflex.

Knir·schen *nt ortho.* grating, crepitation, crepitus.

knir·schen *vi ortho.* grate, crepitate; (*mit den Zähnen*) grind, brux, gnash.

Kni·stern *nt* crackling, crepitation, crepitus; (*Lunge*) crepitation, crepitus.

kni·stern *vi* crackle, creak, crepitate.

kni·sternd *adj* crackling, creaking, crepitant; (*Lunge*) crepitant.

Kni·ster·ras·seln *nt pulmo.* crepitation, crepitus, crackling, crackling rales *pl.* **feinblasiges K.** crepitant rales, vesicular rales; subcrepitant rales.

Knö·chel *m* (*Fuß*) ankle, malleolus; (*Hand*) knuckle.

Knö·chel·ar·te·rie *f anat.* malleolar artery.

Knö·chel·bruch *m* → *Knöchelfraktur.*

Knö·chel·frak·tur *f ortho.* ankle fracture, malleolar fracture, first degree Pott's fracture.
  bimalleoläre K. bimalleolar fracture, second degree Pott's fracture.
  trimalleoläre K. trimalleolar fracture, third degree Pott's fracture.

Knö·chel·ödem *nt patho.* swollen ankle, pode-

dema.

Knö·chel·re·gi·on *f* talocrural region, malleolar region, ankle.

Kno·chen *m* bone; *anat.* os. **pagetoider K.** *ortho.* pagetoid bone.

Kno·chen·ab·szeß *m ortho.* bone abscess.

Kno·chen·al·ter *nt ped.* bone age.

Kno·chen·an·eu·rys·ma *nt patho.* osteoaneurysm. **benignes K.** aneurysmal giant cell tumor, aneurysmal bone cyst.

Kno·chen·atro·phie *f ortho.* bone atrophy.

kno·chen·auf·lö·send *adj ortho.* osteolytic.

Kno·chen·auf·lö·sung *f ortho.* osteolysis.

Kno·chen·bälk·chen *pl histol.* bone trabeculae.

Kno·chen·bank *f ortho.* bone bank.

Kno·chen·ba·sis·frak·tur *f ortho.* base fracture.

Kno·chen·bau *m histol.* bone structure.

kno·chen·bil·dend *adj histol.* bone-forming, ossiferous, ossific, osteogenetic, osteogenous, osteoplastic.

Kno·chen·bil·dung *f histol.* bone formation, osteogenesis, ostosis, ossification.

Kno·chen·bi·op·sie *f clin.* bone biopsy.

Kno·chen·blu·tung *f ortho.* intraosseous bleeding, osteorrhagia.

Kno·chen·bruch *m ortho.* bone fracture, fracture, break; crack, fissure.
  dislozierter K. displaced fracture.
  einfacher K. closed fracture, simple fracture, subcutaneous fracture.
  eingestauchter K. impacted fracture.
  geschlossener K. → *einfacher K.*
  komplizierter K. → *offener K.*
  nicht-dislozierter K. nondisplaced fracture, undisplaced fracture.
  offener K. compound fracture, open fracture.
  pathologischer K. pathologic fracture, secondary fracture, spontaneous fracture.

Kno·chen·cer·cla·ge *f ortho.* cerclage of fractured bone.

Kno·chen·chip *m ortho.* bone chip, chip.

Kno·chen·de·for·mi·tät *f* bone deformity, bony deformity, cyrtosis.

Kno·chen·dich·te *f radiol.* bone density.

Kno·chen·durch·bruch *m ortho.* complete fracture.

Kno·chen·durch·tren·nung *f ortho.* osteotomy.

Kno·chen·dys·pla·sie *f ortho.* bone dysplasia, dysplasia of bone. **fibröse K.** fibrous dysplasia of bone, Jaffé-Lichtenstein disease.

Kno·chen·dys·tro·phie *f ortho.* osteodystrophy, osteodystrophia.

Kno·chen·ein·blu·tung *f* → *Knochenblutung.*

Kno·chen·ek·to·pie *f embryo.* osteectopia, osteectopy.

Kno·chen·ent·wick·lung *f histol.* osteogenesis, osteogeny, ostosis, ossification. **fehlerhafte K.** dysosteogenesis, dysostosis, anostosis.

Kno·chen·ent·zün·dung *f ortho.* bone inflammation, osteitis, ostitis.

Kno·chen·epi·phy·se *f anat.* osteoepiphysis, epiphysis.

Kno·chen·er·kran·kung *f ortho.* osteopathology, osteopathy, osteonosus.

Kno·chen·er·wei·chung *f ortho.* osteomalacia, osteomalacosis, Miller's disease.

Kno·chen·ex·ten·si·on *f ortho.* bony extension, skeletal traction, bony traction.

Kno·chen·ex·zi·si·on *f ortho.* osteoectomy, ostectomy, osteectomy.

Kno·chen·faß·zan·ge *f ortho.* bone holder, bone-holding forceps.

Kno·chen·fei·le *f ortho.* bone file.

Kno·chen·fi·brom *nt ortho.* fibroma of bone, osteofibroma. **nicht-ossifizierendes/nicht-osteogenes K.** xanthogranuloma of bone, fibrous giant cell tumor of bone, non-ossifying fibroma of bone.

Kno·chen·fi·bro·se *f ortho.* fibrosis of bone, osteofibrosis.

Kno·chen·fis·sur *f ortho.* infraction, infracture, fissured fracture, hair-line fracture, capillary fracture, crack.

Kno·chen·frag·ment *nt ortho.* bone fragment, fracture fragment.

Kno·chen·fu·ge *f anat.* synchondrodial joint, synarthrosis, synarthrodial joint.

Kno·chen·ge·rüst *nt anat.* skeleton, bony skeleton, cage.

Kno·chen·ge·schwulst *f ortho.* osteoma, bone tumor.

Kno·chen·ge·we·be *nt histol.* bone tissue.

Kno·chen·gra·nu·lom *nt,* **eosinophiles** *ortho.* Langerhans' cell granulomatosis, eosinophilic granuloma.

Kno·chen·grund·sub·stanz *f histol.* bone ground substance, bone matrix.

Kno·chen·ha·ken *m ortho.* bone hook.

Kno·chen·haut *f anat.* bone skin, periosteum, periost. **innere K.** perimyelis, medullary membrane, endosteum, inner periosteum.

Kno·chen·haut·ent·zün·dung *f ortho.* cortical osteitis, periostitis, periosteitis.

Kno·chen·haut·ödem *nt ortho.* periosteoedema.

Kno·chen·herd *m patho.* bony focus.

Kno·chen·höh·le *f patho.* sinus.

Kno·chen·hy·per·tro·phie *f ortho.* hyperostosis, osteohypertrophy.

Kno·chen·in·farkt *m ortho.* bone infarct.

Kno·chen·in·fek·ti·on *f ortho.* bone infection.

Kno·chen·in·sel *f ortho.* solitary enostosis, bone island.

Kno·chen·kal·lus *m ortho.* bony callus, callus.

Kno·chen·kamm *m anat.* bony ridge, bone crest, crest.

Kno·chen·kern *m embryo.* ossification nucleus, ossification center.

primärer K. primary ossification center,

diaphysial center.

sekundärer K. secondary ossification center, epiphysial center.

Knochen-Knorpel-Entzündung *f ortho.* osteochondritis.

Knochen-Knorpel-Erkrankung *f ortho.* osteochondropathy.

Kno·chen·kopf *m anat.* caput.

Kno·chen·krebs *m patho.* bone cancer, osteocarcinoma.

Kno·chen·la·mel·le *f histol.* osseous lamina, osseous lamella.

Kno·chen·lä·si·on *f ortho.* bony lesion.

Kno·chen·lei·ste *f anat.* bone crest, bony ridge, crest.

Kno·chen·lei·tung *f physiol.* bone conduction, osteal conduction, osteotympanic conduction, osteophony, osteoacusis.

Kno·chen·man·schet·te *f histol.* bone cuff.

Kno·chen·mark *nt anat.* bone marrow, medulla (of bone), marrow, pith.

gelbes K. yellow bone marrow, fatty marrow.

rotes K. red bone marrow, red marrow.

weißes K. gelatinous bone marrow.

Kno·chen·mark·ab·szeß *m patho.* bone marrow abscess, marrow abscess.

Kno·chen·mark·apla·sie *f hema.* bone marrow aplasia.

Kno·chen·mark·aus·strich *m hema.* bone marrow smear.

Kno·chen·mark·bi·op·sie *f hema.* bone marrow biopsy.

Kno·chen·mark·ent·zün·dung *f hema.* myelitis, osteomyelitis, acute osteitis, central osteitis.

Kno·chen·mark·fi·bro·se *f hema.* myelofibrosis, myelosclerosis, osteomyelofibrosis, osteomyelosclerosis, osteomyelofibrotic syndrome, myofibrosis-osteosclerosis syndrome.

kno·chen·mark·hem·mend *adj hema.* myelosuppressive.

Kno·chen·mark·hem·mung *f hema.* myelosuppression.

Kno·chen·mark·ne·kro·se *f patho.* marrow necrosis, bone marrow necrosis.

Kno·chen·mark·punk·ti·on *f hema.* bone marrow puncture.

kno·chen·mark·schä·di·gend *adj hema.* myelotoxic.

Kno·chen·mark·schäd·lich·keit *f hema.* bone marrow toxicity, myelotoxicity.

Kno·chen·mark·schwund *m hema.* myelophthisis, panmyelophthisis.

Kno·chen·marks·de·pres·si·on *f hema.* myelosuppression.

Kno·chen·marks·höh·le *f anat.* marrow canal.

Kno·chen·marks·kul·tur *f hema.* bone marrow culture.

Kno·chen·marks·rie·sen·zel·le *f hema.* bone marrow giant cell, myeloplaque.

Kno·chen·marks·zel·le *f hema.* marrow cell, myeloid cell.

Kno·chen·mark·trans·plan·ta·ti·on *f hema.* bone marrow transplantation.

Kno·chen·mark·zel·le *f hema.* marrow cell, myeloid cell.

Kno·chen·ma·trix *f histol.* bone matrix.

Kno·chen·mei·ßel *m ortho.* bone chisel.

Kno·chen·me·ta·sta·se *f patho.* bone metastasis, bony metastasis.

Kno·chen·naht *f* 1. *anat.* bony suture, suture. 2. *ortho.* bone suture, osteorrhaphy, osteosuture.

Kno·chen·ne·kro·se *f ortho.* bone necrosis, osteonecrosis.

aseptische K. spontaneous osteonecrosis, aseptic bone necrosis; avascular bone necrosis.

post-traumatische K. traumatic bone necrosis, post-traumatic bone necrosis.

spontane K. → *aseptische K.*

Knochen-Periost-Entzündung *f ortho.* osteoperiostitis, periostosteitis.

Kno·chen·pla·stik *f ortho.* osteoplasty.

Kno·chen·plat·te *f ortho.* bone plate.

Kno·chen·rei·ben *nt ortho.* bony crepitus, crepitus, crepitation.

Kno·chen·re·sek·ti·on *f ortho.* osteoectomy, ostectomy, osteectomy.

Kno·chen·riß *m ortho.* fissure.

Kno·chen·sä·ge *f ortho.* bone saw.

Kno·chen·sar·kom *nt ortho.* osteogenic sarcoma, osteosarcoma, osteoid sarcoma.

Kno·chen·scan *m radiol.* bone scan, bone scanning.

Kno·chen·schä·di·gung *f ortho.* bony lesion.

Kno·chen·schaft *m anat.* shaft, diaphysis.

Kno·chen·schmerz *m ortho.* bone pain, ostealgia, ostalgia, osteodynia.

Kno·chen·schrau·be *f ortho.* bone screw.

Kno·chen·se·que·ster *nt ortho.* bony sequestrum, sequestrum.

Kno·chen·skle·ro·se *f ortho.* bone sclerosis, osteosclerosis.

Kno·chen·span *m ortho.* bone chip, chip.

Kno·chen·sporn *m ortho.* bone spur, bony spur.

Kno·chen·sy·phi·lis *f patho.* syphilis of bone.

Kno·chen·szin·ti·gramm *nt radiol.* bone scan.

Kno·chen·szin·ti·gra·phie *f radiol.* bone scan, bone scanning.

Kno·chen·trans·plan·tat *nt ortho.* bone graft, osseous graft.

Kno·chen·trans·plan·ta·ti·on *f ortho.* bone grafting, bone graft, osseous graft.

Kno·chen·tu·ber·ku·lo·se *f* bone tuberculosis, osseous tuberculosis.

Kno·chen·tu·mor *m* bone tumor.

Kno·chen·ver·krüm·mung *f ortho.* osteoectasia, osteocampsia, osteocampsis.

Kno·chen·vor·sprung *m patho.* bony excrescence, bony outgrowth.

Kno·chen·wachs·tum *nt histol.* bone growth.

Kno·chen·xan·tho·ma·to·se *f ortho.* Chester-Erdheim disease, Chester's disease (of bone), xanthomatosis of bone.

Kno·chen·zel·le *f histol.* bone cell, bone corpuscle, osseous cell, osteocyt.

Kno·chen·zell·höh·le *f histol.* bone lacuna, osseous lacuna.

Kno·chen·ze·ment *m ortho.* bone cement.

Kno·chen·zug *m ortho.* bony traction, skeletal traction, bony extension.

Kno·chen·zy·ste *f ortho.* bone cyst, osteocystoma.

aneurysmatische K. aneurysmal bone cyst, aneurysmal giant cell tumor, benign aneurysm of bone.

einfache/solitäre K. solitary bone cyst, simple bone cyst.

knö·chern *adj histol.* osseous, osteal, bony.

Knol·len·na·se *f HNO* rhinophyma, copper nose, bulbous nose, potato nose.

Knopf *m (a. techn.)* button.

Knopf·loch *m* buttonhole.

Knopf·loch·de·for·mi·tät *f ortho.* buttonhole deformity, boutonnière deformity.

Knopf·loch·schnitt *m chir.* buttonhole incision, buttonhole.

Knopf·loch·ste·no·se *f card.* (*Mitralis*) buttonhole mitral stenosis, buttonhole deformity, mitral buttonhole, fishmouth mitral stenosis.

Knopf·naht *f chir.* over-and-over suture.

Knor·pel *m histol., anat.* cartilaginous tissue, cartilage.

elastischer K. elastic cartilage, reticular cartilage, yellow cartilage.

fibröser K. fibrous cartilage, stratified cartilage, fibrocartilage.

hyaliner K. hyaline cartilage, glasslike cartilage.

knor·pel·ähn·lich *adj histol.* cartilaginiform, cartilaginoid, chondroid.

Knor·pel·auf·lö·sung *f patho.* chondrolysis.

Knor·pel·bil·dung *f histol.* chondrogenesis, chondrogeny; (*Verknorpelung*) chondrification, cartilaginification.

Knor·pel·bil·dungs·stö·rung *f patho.* chondrodysplasia, chondrodystrophy.

Knor·pel·chip *m ortho.* cartilage chip.

Knor·pel·durch·tren·nung *f ortho.* chondrotomy.

Knor·pel·ent·zün·dung *f ortho.* chondritis.

Knor·pel·er·wei·chung *f patho.* chondromalacia.

Knor·pel·faß·zan·ge *f ortho.* cartilage-holding forceps, cartilage forceps.

Knor·pel·fu·ge *f anat.* synchondrosis, symphysis.

Knor·pel·ge·schwulst *f patho.* chondroma,

cartilage neoplasia.

Knor·pel·ge·we·be *nt histol.* cartilage, cartilaginous tissue.

Knor·pel·haut *f histol.* perichondrium.

knor·pe·lig *adj histol.* cartilaginiform, cartilaginous, chondral, chondric.

Knor·pel·ne·kro·se *f patho.* cartilage necrosis, chondronecrosis.

Knor·pel·pla·stik *f chir.* chondroplasty.

Knor·pel·pro·li·fe·ra·ti·on *f patho.* cartilage proliferation.

Knor·pel·re·sek·ti·on *f ortho.* chondrectomy.

Knor·pel·schmerz *m patho.* chondrodynia, chondralgia.

Knor·pel·span *m ortho.* cartilage chip.

Knor·pel·tu·mor *m patho.* chondroma, cartilage neoplasia.

Knor·pel·zel·le *f histol.* chondrocyte, cartilage corpuscle, cartilage cell.

Knos·pe *f anat.* bud, gemma; *embryo.* bud.

Knos·pen·mu·ta·ti·on *f genet.* bud mutation, sport.

Knöt·chen *nt anat., patho.* nodosity, nodule, knobble, tubercle, node; *derm.* papule.

Knöt·chen·kopf·schmerz *m neuro.* nodular headache.

Kno·ten *m (a. chir., techn.)* knot; *anat.* node, nodosity, nodule, tubercle; *patho.* lump, nodosity, node.

chirurgischer K. *chir.* surgeon's knot, surgical knot.

doppelter K. *chir.* double knot, friction knot.

falscher K. *chir.* false knot, granny knot.

heißer K. *patho. (Schilddrüse)* hot nodule, hot thyroid nodule.

kalter K. *patho. (Schilddrüse)* cold nodule, cold thyroid nodule.

richtiger K. *chir.* square knot, reef knot.

kno·ten *vt* knot, tie in a knot, make a knot.

Kno·ten·bi·ge·mi·nie *f card.* nodal bigeminy, atrioventricular nodal bigeminy, A-V nodal bigeminy.

Kno·ten·bra·dy·kar·die *f card.* nodal bradycardia.

Kno·ten·fi·la·rio·se *f epidem.* Robles' disease, river blindness, blinding filarial disease, onchocerciasis, volvulosis.

Kno·ten·kropf *m* → Knotenstruma.

Kno·ten·rhyth·mus *m physiol.* atrioventricular rhythm, AV rhythm, nodal rhythm, nodal arrhythmia.

Kno·ten·ro·se *f derm.* nodal fever, nodular tuberculid, erythema nodosum.

Kno·ten·stru·ma *f endo.* nodular goiter.

hyperthyreote K. toxic nodular goiter, Parry's disease.

multinoduläre K. multinodular goiter.

Knowles: K.-Nagel *m ortho.* Knowles pin.

knüp·fen *vt* knot, tie in a knot, make a knot.

Knüpf·pin·zet·te *f chir.* suture forceps, suture-tying forceps.

Ko·agel *nt hema.* clot, curd, coagulum, coagulation.

ko·agu·la·bel *adj* coagulable.

Ko·agu·la·bi·li·tät *f* coagulability.

Ko·agu·lans *nt hema., pharm.* coagulant.

Ko·agu·la·ti·on *f hema.* blood clotting, clotting, coagulation. **disseminierte intravasale K.** *abbr.* **DIC** disseminated intravascular coagulation, diffuse intravascular coagulation, consumption coagulopathy.

Ko·agu·la·ti·ons·fak·tor *m hema.* blood clotting factor.

Ko·agu·la·ti·ons·ne·kro·se *f patho.* coagulation necrosis.

Ko·agu·la·tor *m chir.* coagulator.

ko·agu·lier·bar *adj* coagulable.

Ko·agu·lier·bar·keit *f* coagulability.

ko·agu·lie·ren *vi (Blut)* clot, coagulate, curdle.

Ko·agu·lo·pa·thie *f hema.* coagulopathy.

Ko·agu·lum *nt* → Koagel.

Ko·ark·ta·ti·on *f patho.* coarctation, constriction, stricture, stenosis.

Ko·ark·to·to·mie *f chir.* coarctotomy.

Ko·balt·be·strah·lung *f radiol.* cobalt irradiation, cobalt radiation.

Koch: K.'-Postulate *pl micro.* Koch's postulates, Koch's law.

Kocher: K.'-Duodenalmobilisierung *f chir.* kocherization, Kocher's maneuver.

K.-Klemme *f chir.* Kocher's clamp, Kocher's forceps.

K.-Rippenbogenrandschnitt *m chir.* Kocher's incision.

koch·le·ar *adj anat.* cochlear.

Koch·le·itis *f HNO* cochleitis, cochlitis.

koch·leo·neu·ral *adj* cochleoneural.

Koch·leo·pal·pe·bral·re·flex *m physiol.* cochleo-orbicular reflex, cochleopalpebral reflex.

Koch·leo·pu·pil·lar·re·flex *m physiol.* cochleopupillary reflex.

koch·leo·ve·sti·bu·lär *adj anat.* cochleovestibular.

Koch·salz *nt* common salt, table salt; *chem.* sodium chloride.

Koch·salz·lö·sung *f* salt solution, sodium chloride solution.

isotone K. isotonic saline solution, isotonic saline.

physiologische K. normal saline, saline, normal saline solution, physiologic saline.

Koch-Weeks: K.-W.-Bazillus *m micro.* Weeks' bacillus, Koch-Week's bacillus Haemophilus aegyptius.

K.-W.-Konjunktivitis *f ophthal.* Koch-Week conjunctivitis, pinkeye, acute contagious conjunctivitis.

Kode *m techn., genet.* code.

Ko·de·in *nt pharm.* codeine, methylmorphine,

monomethylmorphine.

ko·do·mi·nant *adj genet.* codominant.

Ko·do·mi·nanz *f genet.* codominance.

Ko·don *nt genet.* codon, triplet.

Koebner: K.-Phänomen *nt derm.* isomorphic effect, Koebner's phenomenon.

Koenen: K.-Tumor *m derm.* Koenen's tumor, periungual fibroma.

Ko·en·zym *nt* coenzyme, coferment.

Ko·fak·tor *m* cofactor.

Kof·fe·in *nt pharm.* caffeine, caffein, methyltheobromine.

Kof·fei·nis·mus *m patho.* chronic coffee poisoning, caffeinism.

Kog·ni·ti·on *f* cognition.

kog·ni·tiv *adj* cognitive.

Kogoj: K.-Pustel *f derm.* spongiform pustule of Kogoj.

Ko·ha·bi·ta·ti·on *f* sexual intercourse, sex act, coitus, copulation, cohabitation.

Koh·le·hy·drat *nt* → *Kohlenhydrat.*

Koh·len·di·oxid *nt abbr.* CO_2 carbonic anhydride, carbon dioxide.

Koh·len·di·oxid·bad *nt clin.* carbon dioxide bath.

Koh·len·di·oxid·la·ser *m* carbon dioxide laser.

Koh·len·di·oxid·par·ti·al·druck *m abbr.* Pco_2 *od.* pCO_2 *physiol.* carbon dioxide partial pressure.

Koh·len·di·oxid·schnee *m* dry ice, carbon dioxide snow.

Koh·len·di·oxid·span·nung *f physiol.* carbon dioxide tension.

Koh·len·di·oxid·über·schuß *m* (*Blut*) carbohemia, carbonemia.

Koh·len·hy·drat *nt abbr.* **KH** *chem.* carbohydrate, saccharide.

Koh·len·hy·drat·ab·bau *m biochem.* carbohydrate breakdown.

Koh·len·hy·drat·aus·schei·dung *f* (**im Harn**) *patho.* carbohydraturia.

Koh·len·hy·drat·mal·ab·sorp·ti·on *f patho.* carbohydrate malabsorption.

Koh·len·hy·drat·stoff·wech·sel *m biochem.* carbohydrate metabolism.

Koh·len·mon·oxid *nt abbr.* **CO** *chem.* carbon monoxide.

Koh·len·mon·oxid·hä·mo·glo·bin *nt patho.* carbon monoxide hemoglobin, carboxyhemoglobin.

Koh·len·mon·oxid·ver·gif·tung *f patho.* carbon monoxide poisoning.

Koh·len·oxid *nt* → *Kohlenmonoxid.*

Koh·len·pig·ment *nt histol.* coal pigment.

Koh·len·säu·re *f chem.* carbonic acid.

Koh·len·säu·re·an·hy·dra·se *f biochem.* carbonic anhydrase, carbonate dehydratase.

koh·len·säu·re·hal·tig *adj* carbonated, gassy.

Koh·len·säu·re·nar·ko·se *f patho.* carbon dioxide narcosis.

Koh·len·staub·lun·ge *f pulmo.* black lung, pulmonary anthracosis, collier's lung, miner's lung, anthracosis.

Koh·len·stoff *m chem.* carbon.

Koh·len·was·ser·stoff *m chem.* hydrocarbon.

Koh·le·pig·ment *nt histol.* coal pigment.

Kohler: K.'-Prinzip *nt* Kohler's principle.

Köhler: K.'-Krankheit *f ortho.* Köhler's disease, Köhler's bone disease, tarsal scaphoiditis.

Morbus *m* K. → *K.'-Krankheit.*

Morbus *m* K. II *ortho.* Köhler's second disease, juvenile deforming metatarsophalangeal osteochondritis.

Köhler-Müller-Weiss: K.-M.-W.-Syndrom *nt* → *Köhler'-Krankheit.*

Köhlmeier-Degos: K.-D.-Syndrom *nt derm.* Degos' disease, Köhlmeier-Degos disease, malignant atrophic papulosis.

Kohlrausch: K.'-Falte *f anat.* Kohlrausch's valve.

K.'-Venen *pl anat.* Kohlrausch veins.

Kohn: K.'-Poren *pl anat.* (*Lunge*) Kohn's pores, interalveolar pores.

Ko·hor·te *f socio., stat.* cohort.

Ko·hor·ten·stu·die *f stat.* cohort study.

Koil·ony·chie *f derm.* spoon nail, koilonychia, celonychia.

ko·ital *adj* coital.

ko·itie·ren *vi* copulate, have sex (with), have sexual intercourse (with).

Ko·itus *m* coitus, cohabitation, intercourse, sex, sexual intercourse, sex act.

K. interruptus coitus interruptus, withdrawal.

schmerzhafter K. *gyn.* dyspareunia.

Kojewnikow: K.-Epilepsie *f neuro.* Koshevnikoff's epilepsy, Koschewnikow's epilepsy, Kozhevnikov's epilepsy, chronic focal epilepsy.

Ko·ka·in *nt pharm.* cocaine.

Ko·ka·in·abu·sus *m* → *Kokainismus.*

ko·kai·ni·sie·ren *vt* cocainize.

Ko·kai·ni·sie·rung *f* (*a. anes.*) cocainization.

Ko·kai·nis·mus *m forens.* cocaine abusus, cocaine intoxication, cocainism.

Ko·kar·den·ery·them *nt derm.* Hebra's disease, Hebra's prurigo.

Ko·kar·den·zel·le *f hema.* target cell, target erythrocyte.

Ko·kar·zi·no·gen *nt patho.* cocarcinogen.

Ko·kar·zi·no·ge·ne·se *f patho.* cocarcinogenesis.

Kok·ke *f micro.* coccus.

kok·ken·be·dingt *adj epidem.* coccigenic, coccogenous, coccigenic.

Ko·kul·ti·vie·rung *f histol., micro.* cocultivation.

Kok·zi·die *f micro.* coccidium, coccidian.

Kok·zi·di·en·be·fall *m epidem.* coccidial disease, coccidiosis.

Kok·zi·dio·iden·me·nin·gi·tis *f neuro.* coccidioidal meningitis.
Kok·zi·dio·idin *nt immun.* coccidioidin.
Kokzidioidin-Hauttest *m immun.* coccidioidin test, coccidioidin skin test.
Kok·zi·dio·idom *nt pulmo.* coccidioidoma.
Kok·zi·dio·ido·my·ko·se *f epidem.* coccidioidomycosis, coccidioidosis, Posada-Wernicke disease, coccidioidal granuloma.
Kok·zi·dio·se *f epidem.* coccidiosis, coccidial disease.
kok·zy·ge·al *adj anat.* coccygeal.
Kok·zy·ge·al·mark *nt anat.* coccygeal segments *pl* of spinal cord, coccygeal part of spinal cord.
Kok·zy·ge·al·ple·xus *m anat.* coccygeal plexus.
Kok·zyg·ek·to·mie *f chir.* coccygectomy.
Kok·zy·go·dy·nie *f* coccygodynia, coccyodynia, coccydynia, coccyalgia.
Kok·zy·go·to·mie *f chir.* coccygotomy.
Kol·ben *m pharm.* ampul, ampoule, ampule; flask; (*Thermometer*) bulb.
Kol·ben·schim·mel *m* → *Aspergillus.*
Kol·chi·zin *nt pharm.* colchicine.
Kol·ek·ta·sie *f patho.* colectasia, ectacolia.
Kol·ek·to·mie *f chir.* colectomy, laparocolectomy.
Ko·li·bak·te·ri·en *pl micro.* coliform bacteria, coliforms.
Ko·li·ba·zill·ämie *f patho.* colibacillemia.
Ko·li·ba·zil·lo·se *f epidem.* colibacillosis.
Ko·li·ba·zill·urie *f patho.* colibacilluria, coliuria.
Ko·li·ba·zil·lus *m micro.* Escherich's bacillus, colon bacillus, colibacillus, Escherichia coli.
ko·li·form *adj* coliform.
Ko·lik *f patho.* colic; gripe, gripes *pl.*
ko·lik·ar·tig *adj* colicky, colic.
Ko·li·ko·ple·gie *f patho.* colicoplegia.
Ko·li·ne·phri·tis *f patho.* colinephritis.
ko·lisch *adj anat.* colic.
Ko·li·tis *f patho.* colonic inflammation, colonitis, colitis.
  aktinische K. radiation colitis.
  Antibiotika-assoziierte K. antibiotic-associated colitis, antibiotic-associated enterocolitis.
  pseudomembranöse K. necrotizing enterocolitis, pseudomembranous colitis, pseudomembranous enterocolitis.
Ko·li·tox·ämie *f patho.* colitoxemia.
Ko·li·to·xi·ko·se *f patho.* colitoxicosis.
Ko·li·to·xin *nt micro., patho.* colitoxin.
Ko·li·urie *f patho.* colibacilluria, coliuria.
Ko·li·zy·sti·tis *f urol.* colicystitis.
Ko·li·zy·sto·pye·li·tis *f urol.* colicystopyelitis.
kol·la·bie·ren *vi* (*psychisch, physisch*) collapse, break down; (*Organ*) collapse.
Kol·la·gen *nt biochem.* collagen, ossein, osseine, ostein, osteine.
Kol·la·gen·bil·dung *f histol.* collagenization, collagenation.
Kol·la·gen·fa·ser *f histol.* collagen fiber, collagenic fiber, collagenous fiber.
Kol·la·gen·krank·heit *f* → *Kollagenose.*
Kol·la·ge·no·pa·thie *f* → *Kollagenose.*
Kol·la·ge·no·se *f patho.* collagen disease, collagen-vascular disease, collagenosis.
Kol·laps *m patho., psychia.* collapse, breakdown. **kardiovaskulärer K.** cardiovascular collapse.
kol·la·te·ral *adj* collateral; side by side, parallel.
Kol·la·te·ral·ar·te·rie *f anat.* collateral artery.
Kol·la·te·ral·ge·fäß *nt anat.* collateral vessel.
Kol·la·te·ral·kreis·lauf *m card.* collateral circulation, compensatory circulation.
Kol·li·kul·ek·to·mie *f urol.* colliculectomy.
Kol·li·ku·li·tis *f urol.* colliculitis, verumontanitis.
Kol·li·qua·ti·on *f patho.* colliquation, softening.
Kol·li·qua·ti·ons·ne·kro·se *f patho.* liquefaction necrosis, colliquative necrosis.
Kol·li·si·ons·tu·mor *m patho.* collision tumor.
Kol·lo·di·um *nt pharm.* collodion, collodium.
Kol·lo·di·um·ba·by *nt ped.* collodion baby.
Kol·lo·id *nt chem.* colloid; *histol.* colloid.
Kol·lo·id·ade·nom *nt* (*Schilddrüse*) colloid adenoma, macrofollicular adenoma.
kol·loi·dal *adj histol.* colloidal, colloid.
Kol·lo·idin *nt patho.* colloidin, colloid.
Kol·lo·id·kar·zi·nom *nt patho.* mucinous cancer, gelatiniform cancer, mucous cancer, colloid cancer, colloid carcinoma.
Kol·lo·id·kno·ten *m patho.* colloid nodule.
Kol·lo·id·krebs *m* → *Kolloidkarzinom.*
Kol·lo·id·stru·ma *f patho.* colloid goiter.
Kol·lo·id·zy·ste *f* colloid cyst.
Kol·lum *nt anat.* neck, collum; cervix.
Kol·lum·kar·zi·nom *nt gyn.* cervical carcinoma, carcinoma of uterine cervix.
Kol·ly·ri·um *nt pharm.* collyrium, eyewash.
Kolmer: K.-Test *m immun.* Kolmer test.
Kölnisch-Wasser-Dermatitis *f derm.* perfume dermatitis, berloque dermatitis.
Ko·lo·bom *nt ophthal.* coloboma.
ko·lo·bo·ma·tös *adj ophthal.* colobomatous.
ko·lo·duo·de·nal *adj anat.* duodenocolic.
Ko·lo·fi·xa·ti·on *f chir.* colofixation.
Ko·lo·he·pa·to·pe·xie *f chir.* colohepatopexy.
Ko·lo·ko·lo·sto·mie *f chir.* colocolostomy.
ko·lo·ku·tan *adj* colocutaneous.
Ko·lo·ly·se *f chir.* cololysis.
Ko·lon *nt anat.* colon.
  absteigendes K. descending colon.
  aufsteigendes K. ascending colon.
  braunes K. *patho.* brown colon.
  glattes K. *radiol.* (*Colitis ulcerosa*) lead pipe colon.
  irritables/spastisches K. irritable bowel, irri-

table colon, spastic colon.
Ko·lon·ade·nom *nt patho.* adenoma of the colon.
Ko·lon·al·gie *f patho.* colonalgia.
Ko·lon·ana·sto·mo·se *f chir.* colonic anastomosis.
Ko·lon·an·hef·tung *f chir.* colopexy, colopexia, colofixation.
Ko·lon·ar·te·rie *f anat.* colic artery, colica.
Ko·lon·atre·sie *f patho.* colonic atresia.
Ko·lon·blu·tung *f patho.* colorrhagia, colonorrhagia.
Ko·lon·di·la·ta·ti·on *f patho.* colonic dilatation, ectocolon.
Ko·lon·di·ver·ti·kel *nt patho.* colonic diverticulum.
Ko·lon·di·ver·ti·ku·lo·se *f patho.* colonic diverticulosis, diverticulosis of the colon.
Ko·lon·durch·tren·nung *f chir.* colotomy, laparocolotomy.
Ko·lon·ein·lauf *m clin.* coloclyster.
Ko·lon·ek·ta·sie *f patho.* colectasia, ectacolia.
Ko·lon·en·do·sko·pie *f* colonoscopy, coloscopy.
Ko·lon·ent·fer·nung *f chir.* colonic resection, colon resection, colectomy.
Ko·lon·ent·zün·dung *f patho.* colonic inflammation, colonitis, colitis.
Ko·lon·er·kran·kung *f patho.* colonic disease, colonopathy, colopathy.
Ko·lon·er·öff·nung *f chir.* colotomy, laparocolotomy.
Ko·lon·er·wei·te·rung *f patho.* colectasia, ectacolia.
Ko·lon·fi·stel *f chir.* colostomy, colonic fistula.
Ko·lon·fi·xa·ti·on *f chir.* colofixation, colopexy, colopexia.
Ko·lon·fle·xur *f anat.* colic flexure, flexure of colon.
Ko·lon·hau·stren *pl anat.* haustra of colon, sacculations of colon.
Ko·lo·nie *f micro.* colony.
Kolon-Ileum-Fistel *f patho.* coloileal fistula.
Ko·lon·in·ter·po·nat *nt chir.* colonic interposition, colon interposition.
Ko·lon·in·ter·po·si·ti·on *f chir.* colonic interposition, colon interposition.
Ko·lon·in·va·gi·na·ti·on *f patho.* colic intussusception.
Ko·lon·isch·ämie *f patho.* colonic ischemia.
Ko·lon·kar·zi·nom *nt patho.* colon carcinoma.
Ko·lon·klys·ma *nt clin.* coloclyster.
Ko·lon·krebs *m patho.* colon carcinoma.
Ko·lon·kryp·te *f anat.* colonic crypt.
Ko·lon·lö·sung *f chir.* cololysis.
Ko·lon·mo·ti·li·tät *f physiol.* colon motility.
Ko·lon·naht *f chir.* colorrhaphy.
Ko·lon·ob·struk·ti·on *f chir.* colon obstruction, colonic obstruction.
Ko·lon·per·fo·ra·ti·on *f chir.* colonic perfora-

tion.
Ko·lon·po·lyp *m patho.* colonic polyp.
Ko·lon·punk·ti·on *f chir.* colipuncture, colocentesis, colopuncture.
Kolon-Rektum-Fistel *f chir.* coloproctostomy, colorectostomy.
Ko·lon·re·sek·ti·on *f chir.* colonic resection, colon resection, colectomy.
Ko·lon·rohr *nt clin.* colon tube.
Ko·lon·schleim·haut *f histol.* mucosa of colon, colonic mucosa.
Ko·lon·schmerz *m patho.* colonalgia.
Ko·lon·sen·kung *f patho.* coloptosis, coloptosia, coleoptosis.
Kolon-Sigma-Fistel *f chir.* colosigmoidostomy.
Ko·lon·son·de *f clin.* colon tube.
Ko·lon·spie·ge·lung *f clin.* colonoscopy, coloscopy.
Ko·lon·spü·lung *f clin.* coloclysis.
Ko·lon·strik·tur *f chir.* colonic stricture.
Ko·lon·tä·ni·en *pl* colic taeniae, longitudinal bands of colon.
Ko·lon·ve·ne *f anat.* colic vein.
Ko·lon·ver·let·zung *f patho.* colon trauma, colonic injury, colon injury.
Ko·lo·pe·xie *f chir.* colopexy, colopexia.
Ko·lo·pli·ka·ti·on *f chir.* coloplication, coliplication.
Ko·lo·prokt·ek·to·mie *f chir.* coloproctectomy.
Ko·lo·prok·ti·tis *f patho.* coloproctitis, colorectitis, proctocolitis, rectocolitis.
Ko·lo·pto·se *f patho.* coloptosis, coloptosia, coleoptosis.
ko·lo·rek·tal *adj anat.* colorectal.
Ko·lo·rek·to·sto·mie *f chir.* coloproctostomy, colorectostomy.
Ko·lo·rek·tum *nt anat.* colorectum.
Ko·lor·rha·gie *f patho.* colorrhagia, colonorrhagia.
Ko·lor·rha·phie *f chir.* colorrhaphy.
Ko·lo·sig·mo·ido·sto·mie *f chir.* colosigmoidostomy.
Ko·lo·skop *nt clin.* colonoscope, coloscope.
Ko·lo·sko·pie *f clin.* colonoscopy, coloscopy.
Ko·lo·sto·mie *f chir.* colostomy, laparocolostomy, colopractia.
Ko·lo·strum *nt gyn.* colostrum, foremilk.
Ko·lo·strum·kör·per·chen *pl histol.* colostrum bodies, colostrum corpuscles.
Ko·lo·to·mie *f chir.* colotomy.
ko·lo·va·gi·nal *adj* colovaginal.
Ko·lo·zä·ko·sto·mie *f chir.* colocecostomy, cecocolostomy.
Ko·lo·zen·te·se *f chir.* colipuncture, colocentesis, colopuncture.
Kolp·al·gie *f gyn.* vaginal pain, vaginodynia, colpalgia, colpodynia.
Kolp·ek·ta·sie *f gyn.* colpectasis, colpectasia.
Kolp·ek·to·mie *f gyn.* colpectomy, vaginecto-

my, vaginalectomy.

Kol·pi·tis *f gyn.* vaginitis, colpitis, coleitis.

Kol·po·fi·xa·ti·on *f gyn.* vaginofixation, vaginopexy, vaginapexy, colpopexy.

Kol·po·hy·ste·ro·pe·xie *f gyn.* colpohysteropexy.

Kol·po·klei·sis *f gyn.* colpocleisis.

Kol·po·my·ko·se *f gyn.* mycotic colpitis, colpomycosis, vaginomycosis.

Kol·po·my·om·ek·to·mie *f gyn.* vaginal myomectomy, colpomyomectomy.

Kol·po·pa·thie *f gyn.* vaginopathy, colpopathy.

Kol·po·pe·ri·neo·pla·stik *f gyn.* colpoperineoplasty, vaginoperineoplasty.

Kol·po·pe·ri·ne·or·rha·phie *f gyn.* colpoperineorrhaphy, vaginoperineorrhaphy.

Kol·po·pe·xie *f gyn.* colpopexy, vaginofixation, vaginopexy, vaginapexy.

Kol·po·pla·stik *f gyn.* colpoplasty, vaginoplasty.

Kol·po·poe·se *f gyn.* colpopoiesis, McIndoe's operation, Williams' operation.

Kol·po·pto·se *f gyn.* colpoptosis, colpoptosia, colpocele.

Kol·po·rek·to·pe·xie *f chir.* colporectopexy.

Kol·por·rha·gie *f gyn.* vaginal hemorrhage, colporrhagia.

Kol·por·rha·phie *f gyn.* colporrhaphy.

Kol·por·rhe·xis *f gyn.* vaginal laceration, colporrhexis.

Kol·po·skop *nt gyn.* colposcope.

Kol·po·sko·pie *f gyn.* colposcopy.

Kol·po·stat *m gyn., radiol.* colpostat.

Kol·po·ste·no·se *f gyn.* colpostenosis.

Kol·po·to·mie *f gyn.* colpotomy, vaginotomy, coleotomy.

Kol·po·ze·le *f gyn.* vaginal hernia, colpocele, vaginocele, coleocele.

Kol·po·zö·lio·to·mie *f gyn.* vaginal celiotomy, colpoceliotomy, celiocolpotomy.

Kol·po·zö·lio·zen·te·se *f gyn.* colpoceliocentesis.

Kol·po·zy·sti·tis *f gyn.* coleocystitis, colpocystitis.

Kol·po·zy·sto·pla·stik *f gyn.* colpocystoplasty.

Kol·po·zy·sto·to·mie *f gyn., urol.* colpocystotomy.

Kol·po·zy·sto·ze·le *f gyn.* colpocystocele, cystocele.

Kol·po·zy·to·gramm *nt gyn.* colpocytogram.

Kol·po·zy·to·lo·gie *f gyn.* colpocytology.

Ko·lum·no·to·mie *f neurochir.* rachiotomy, rachitomy, spondylotomy.

Ko·ma *nt* 1. *patho.* coma. 2. *phys., ophthal.* coma.

  arzneimittelinduziertes K. drug-induced coma.

  diabetisches K. Kussmaul's coma, diabetic coma.

hepatisches K. hepatic coma.

hyperglykämisches K. → *diabetisches K.*

hyperosmolares K. hyperosmolar nonketotic coma.

hypoglykämisches K. hypoglycemic coma, hypoglycemic shock.

thyreotoxisches K. thyrotoxic coma.

urämisches K. uremic coma.

ko·ma·tös *adj patho.* comatose.

Ko·ma·zy·lin·der *m patho.* (*Harn*) Külz's cast, Külz's cylinder, coma cast.

Kom·bi·na·ti·ons·nar·ko·se *f anes.* mixed anesthesia.

Kom·bi·na·ti·ons·nä·vus *m derm.* compound nevus.

Kom·bi·na·ti·ons·prä·pa·rat *nt pharm.* compound.

Kom·bi·na·ti·ons·stein *m urol.* alternating calculus, combination calculus.

Kom·bi·na·ti·ons·sy·sto·le *f card.* summation beat, fusion beat, combination beat.

Kom·bi·na·ti·ons·the·ra·pie *f clin.* combination therapy.

Kom·bi·na·ti·ons·tu·mor *m patho.* combination tumor.

kom·bi·nie·ren *vt pharm.* combine, compound.

kom·bi·niert *adj pharm.* combined.

Ko·me·do *m derm.* comedo, blackhead.

Ko·me·do·kar·zi·nom *nt gyn.* comedocarcinoma, comedo carcinoma.

Ko·me·do·ma·sti·tis *f gyn.* plasma cell mastitis, comedomastitis.

Komma-Bazillus *m* → *Vibrio cholerae.*

Kom·mis·sur *f anat.* commissure.

Kom·mis·su·ren·fa·sern *pl anat.* commissural fibers, commissural neurofibers.

Kom·mis·su·ren·raf·fung *f HTG* commissurorrhaphy.

Kom·mis·su·ren·schnitt *m HTG* commissurotomy.

Kom·mis·su·ror·rha·phie *f HTG* commissurorrhaphy.

Kom·mis·su·ro·to·mie *f HTG* commissurotomy.

Kom·mo·ti·ons·syn·drom *nt neuro.* cerebral concussion, brain concussion, concussion syndrome, commotion.

Kom·mu·ni·tiv·frak·tur *f ortho.* comminuted fracture.

kom·mu·ni·zie·ren *vi* (*a. phys., fig.*) communicate.

kom·pakt *adj* (*a. histol.*) compact, solid, concrete, dense, indiscrete.

Kom·pak·ta *f histol.* compacta, compact substance of bone, compact bone.

Kom·par·ti·men·tie·rung *f physiol.* compartment formation, compartmentation.

Kom·part·ment·syn·drom *nt ortho.* compartment syndrome.

kom·pa·ti·bel *adj* (*a. immun.*) compatible (*mit*

with).
Kom·pa·ti·bi·li·tät *f* (*a. immun.*) compatibility, compatibleness (*mit* with).
Kom·pen·sa·ti·on *f* (*a. techn., psycho.*) compensation.
Kom·pen·sa·ti·ons·me·cha·nis·mus *m psycho.* compensatory mechanism.
kom·pen·sa·to·risch *adj* compensative, compensatory.
Kom·pen·sie·ren *nt psycho.* compensation.
kom·pen·sie·ren *vt* (*a. psycho., techn.*) compensate (for); counteract, counterbalance, offset.
kom·pen·siert *adj* compensated.
Kom·ple·ment *nt abbr.* **C** *immun.* complement.
Kom·ple·ment·ak·ti·vie·rung *f immun.* complement activation.
kom·ple·men·tär *adj* complementary, complemental, completing.
Kom·ple·men·tär·far·be *f* complement, complementary color (*zu* to).
Kom·ple·men·tär·ge·ne *pl genet.* reciprocal genes, complementary genes.
kom·ple·ment·bin·dend *adj immun.* complement-fixing.
Kom·ple·ment·bin·dung *f immun.* complement fixation, Gengou phenomenon.
Kom·ple·ment·bin·dungs·re·ak·ti·on *f abbr.* **KBR** *immun.* complement binding reaction, complement fixation reaction.
Kom·ple·ment·bin·dungs·stel·le *f immun.* complement binding site.
Kom·ple·ment·ein·heit *f immun.* complement unit, hemolytic unit.
Kom·ple·ment·fak·to·ren *pl immun.* complement factors, complement components.
Kom·ple·ment·in·ak·ti·vie·rung *f immun.* complement inactivation.
Kom·ple·ment·sy·stem *nt immun.* complement system.
Kom·plex *m* complex; *psycho.* complex, fixed idea, fixation.
  abnormaler K. (*EKG*) anomalous complex.
  diphasischer K. (*EKG*) diphasic complex.
  monophasischer K. (*EKG*) monophasic complex.
  terminaler K. *immun.* (*Komplement*) membrane attack complex.
kom·plex *adj* complex, complicated.
Kom·ple·xi·tät *f* complexity.
Kom·pli·ka·ti·on *f* (*a. patho.*) complication, complicacy.
kom·pli·ziert *adj* complicated, complex, involute; (*Fraktur*) compound.
Kom·pli·ziert·heit *f* complexity, complication, complicacy.
Kom·po·si·ti·on *f* (*a. pharm.*) composition.
Kom·po·si·ti·ons·tu·mor *m patho.* composition tumor.
Kom·po·si·tum *nt pharm.* compound.

Kom·pres·se *f* compress; pad; splenium.
Kom·pres·si·ons·atel·ek·ta·se *f pulmo.* compression atelectasis.
Kom·pres·si·ons·at·men *nt pulmo.* egophony, tragophony, capriloquism.
Kom·pres·si·ons·frak·tur *f ortho.* compression fracture, crush fracture.
Kom·pres·si·ons·läh·mung *f neuro.* compression paralysis, pressure paralysis.
Kom·pres·si·ons·mye·lo·pa·thie *f neuro.* compression myelitis, compression myelopathy.
Kom·pres·si·ons·ver·band *m clin.* pressure bandage, pressure dressing, pressure pack, compression bandage.
Kom·pres·so·ri·um *nt chir.* compressor, compressorium.
kom·pul·siv *adj psychia.* compulsive.
Konch·ek·to·mie *f HNO* turbinectomy.
Kon·chi·tis *f HNO* conchitis.
Kon·cho·skop *nt HNO* conchscope.
Kon·cho·to·mie *f HNO* conchotomy.
Kon·den·sor·blen·de *f phys.* condenser diaphragm.
Kon·den·sor·lin·se *f phys.* condenser, condensing lens.
Kon·di·ti·on *f sport.* condition, fitness, shape, trim.
kon·di·tio·nie·ren *vt* (*a. psycho.*) condition (*auf* to, for).
kon·di·tio·niert *adj psycho.* conditioned.
Kon·di·tio·nie·rung *f physiol., psycho.* conditioning.
  instrumentelle K. → *operante K.*
  klassische K. classical conditioning.
  operante K. instrumental conditioning, operant conditioning.
Kon·dom *m/nt* condom, sheath, prophylactic.
Kon·duk·ti·vi·tät *f physiol.* conductivity, conductibility.
kon·dy·lär *adj anat.* condylar.
Kon·dy·le *f anat.* condyle, condylus.
Kon·dyl·ek·to·mie *f ortho.* condylectomy.
Kon·dy·len·ach·se *f anat.* condylar axis, condylar cord.
Kon·dy·len·bruch *m ortho.* condylar fracture.
Kon·dy·len·emis·sa·ri·um *nt anat.* condylar emissary, condylar emissary vein.
Kon·dy·len·frak·tur *f ortho.* condylar fracture.
Kon·dy·len·ka·nal *m anat.* condylar canal, condyloid canal.
Kon·dy·len·re·sek·ti·on *f ortho.* condylectomy.
Kon·dy·len·spal·tung *f ortho.* condylotomy.
Kon·dy·lom *nt derm.* condyloma.
  breites K. flat condyloma, broad condyloma, syphilitic condyloma.
  spitzes K. fig wart, genital wart, acuminate wart, venereal wart, pointed condyloma, pointed wart, acuminate condyloma.
kon·dy·lo·ma·tös *adj derm.* condylomatous.
Kon·dy·lo·ma·to·se *f derm.* condylomatosis.

Kon·dy·lo·to·mie *f ortho.* condylotomy.
Kon·fa·bu·la·ti·on *f neuro.* confabulation.
Kon·fi·gu·ra·ti·on *f clin., patho.* configuration.
Kon·flikt *m psycho.* conflict, inner conflict.
Kon·flikt·for·schung *f psycho.* conflict research.
Kon·flu·enz *f* **1.** *anat.* confluence. **2.** *patho.* confluence.
Kon·flu·ie·ren *nt patho.* confluence.
kon·flu·ie·rend *adj patho.* confluent.
Kon·flux *m anat.* confluence.
kon·fus *adj* (*Person, Gedanken*) confused, mixed-up, muddled; (*Verstand*) clouded.
Kon·ge·la·ti·on *f patho.* congelation, frostbite.
kon·ge·ni·tal *adj* congenital, innate.
Kon·ge·sti·on *f patho.* congestion.
kon·ge·stiv *adj patho.* congestive.
Kon·glu·ti·na·ti·on *f immun.* conglutination.
Kon·glu·ti·na·ti·ons·re·ak·ti·on *f immun.* conglutination reaction.
Kon·glu·ti·na·ti·ons·throm·bus *m patho.* conglutination-agglutination thrombus, pale thrombus, white clot.
König: K.-Syndrom *nt ortho.* König syndrome.
Königsbeck-Barber: Psoriasis *f* **pustulosa Typ K.-B.** *derma.* localized pustular psoriasis, Barber's psoriasis.
Ko·ni·in *nt pharm.* cicutine, coniine.
Ko·ni·ko·to·mie *f chir.* coniotomy, cricothyrotomy.
Ko·nio·fi·bro·se *f pulmo.* coniofibrosis.
Ko·nio·kor·tex *m histol.* koniocortex.
Ko·nio·pha·ge *m histol.* coniophage, dust cell.
Ko·nio·se *f patho.* coniosis.
Ko·nio·to·mie *f* **1.** *chir.* coniotomy, cricothyrotomy. **2.** *gyn.* Sturmdorf's operation.
Ko·nio·to·xi·ko·se *f pulmo.* coniotoxicosis.
Ko·ni·sa·ti·on *f chir., gyn.* conization.
Kon·ju·ga·ti·on *f genet.* conjugation.
Kon·ju·ga·ti·ons·läh·mung *f neuro.* conjugate paralysis.
Kon·junk·ti·va *f anat.* conjunctiva.
kon·junk·ti·val *adj anat.* conjunctival.
Kon·junk·ti·val·ab·strich *m ophthal.* conjunctival swab.
Kon·junk·ti·val·drü·sen *pl anat.* conjunctival glands, Terson's glands.
Kon·junk·ti·val·ödem *nt ophthal.* conjunctival edema.
Kon·junk·ti·val·pro·be *f derm.* ophthalmic test, conjunctival test, ophthalmic reaction, ophthalmoreaction.
Kon·junk·ti·val·tu·mor *m ophthal.* conjunctivoma.
Kon·junk·ti·val·va·ri·ze *f ophthal.* conjunctival varix, varicula.
Kon·junk·ti·vi·tis *f ophthal.* conjunctivitis, syndesmitis, blennophthalmia.
akute K. acute catarrhal conjunctivitis, simple conjunctivitis, mucopurulent conjunc-

tivitis.
akute kontagiöse K. Koch-Week conjunctivitis, acute contagious conjunctivitis, pinkeye, epidemic conjunctivitis.
allergische/atopische K. allergic conjunctivitis, anaphylactic conjunctivitis, atopic conjunctivitis.
eitrige K. purulent conjunctivitis, purulent ophthalmia.
kruppöse/pseudomembranöse K. croupous conjunctivitis, pseudomembranous conjunctivitis.
Kon·junk·ti·vo·da·kryo·zy·sto·sto·mie *f HNO* conjunctivodacryocystostomy.
Kon·junk·ti·vo·rhi·no·sto·mie *f HNO* conjunctivorhinostomy.
kon·kav *adj* concave.
Kon·kav·lin·se *f phys.* concave lens, diverging lens, minus lens.
Kon·ka·vo·kon·vex·lin·se *f phys.* concavoconvex lens, converging meniscus, positive meniscus.
Kon·kli·na·ti·on *f ophthal.* conclination, negative declination, incycloduction.
Kon·kre·ment *nt patho.* concrement, calculus, concretion.
kon·na·tal *adj* connatal, connate.
Kon·oph·thal·mus *m ophthal.* conophthalmus.
Kon·san·gui·ni·tät *f genet.* blood relationship, consanguinity.
kon·sen·su·ell *adj* consensual; reflex.
kon·ser·va·tiv *adj* conservative; (*Therapie*) conservative.
Kon·ser·ve *f* (*Blut*) banked blood.
kon·ser·vie·ren *vt* preserve; (*Blut, Gewebe*) bank.
kon·ser·vie·rend *adj* preservative, conservative.
Kon·ser·vie·rung *f* preservation.
Kon·ser·vie·rungs·mit·tel *nt* preservative.
Kon·si·lia·ri·us *m* consultant.
Kon·si·li·um *nt* consultation, council.
kon·so·li·die·rend *adj* (*Heilung*) consolidant.
Kon·so·li·die·rung *f patho.* consolidation; *ortho.* (*Fraktur*) bony union.
kon·stant *adj* constant, changeless, consistent, steady, stable, stable.
Kon·stanz *f* constancy, consistency, steadiness, stability, stableness.
Kon·sti·pa·ti·on *f* constipation, costiveness, obstipation.
kon·sti·pie·ren *vt* constipate, make costive.
kon·sti·piert *adj* constipated, costive.
Kon·sti·tu·ti·on *f* (*Körperbau*) physique, build, frame; *psycho.* constitution.
kon·sti·tu·tio·nell *adj* constitutional.
Kon·sti·tu·ti·ons·typ *m psycho.* body type, constitutional type.
Kon·strik·ti·on *f patho.* constriction.
kon·strik·tiv *adj patho.* constrictive.

Kon·sul·ta·ti·on f consultation.
kon·sul·tie·ren vt consult, call in.
Kon·sump·ti·on f patho. consumption.
kon·sump·tiv adj patho. consumptive.
Kon·ta·gi·on nt epidem. contagion, contagium.
kon·ta·gi·ös adj epidem. contagious, communicable.
Kon·ta·gio·si·tät f epidem. contagiosity, communicableness.
Kon·takt m touch, contact; electr. contact.
Kon·takt·ak·ne f derm. contact acne.
Kon·takt·al·ler·gen nt immun. contact allergen, contactant.
Kon·takt·al·ler·gie f immun. contact allergy, contact hypersensitivity.
Kon·takt·der·ma·ti·tis nt derm. contact dermatitis, contact eczema.
allergische K. allergic contact dermatitis.
berufsbedingte K. industrial dermatitis, occupational dermatitis.
nicht-allergische K. irritant dermatitis, primary irritant dermatitis.
photoallergische K. photoallergic contact dermatitis, photocontact dermatitis.
toxische K. irritant dermatitis, primary irritant dermatitis.
Kon·takt·ek·zem nt → Kontaktdermatitis.
Kon·takt·glas nt → Kontaktlinse.
Kon·takt·hem·mung f histol. contact inhibition, density inhibition.
Kon·takt·in·fek·ti·on f epidem. contact infection.
Kon·takt·lin·se f ophthal. contact lens, adherent lens.
Kon·takt·me·ta·sta·se f patho. contact metastasis.
Kon·takt·per·son f epidem. contact.
Kon·takt·re·zep·tor m physiol. contact receptor.
Kon·takt·scha·le f → Kontaktlinse.
Kon·takt·ur·ti·ka·ria f derm. contact urticaria.
Kon·ta·mi·na·ti·on f patho., psycho. contamination.
kon·ta·mi·nie·ren vt contaminate.
kon·ta·mi·niert adj contaminated.
kon·ti·nent adj physiol. continent.
Kon·ti·nenz f physiol. continence, continency.
Kon·ti·nua f patho. continued fever, continuous fever.
kon·ti·nu·ier·lich adj continued, continuous, uninterupted, steady.
kon·tra·hie·ren vt contract, shorten.
kon·tra·hiert adj contracted, shortened.
Kon·tra·in·di·ka·ti·on f pharm. contraindication.
kon·tra·in·di·ziert adj pharm. contraindicated.
Kon·tra·in·zi·si·on f chir. contraincision.
kon·trak·til adj physiol. contractile, contractible.
Kon·trak·ti·li·tät f physiol. contractility, contractibility.

Kon·trak·ti·on f 1. physiol., patho. contraction. 2. gyn. contraction.
isometrische K. isometric contraction.
isotonische K. isotonic contraction.
isovolumetrische K. isovolumetric contraction.
Kon·trak·ti·ons·ach·se f physiol. axis of contraction.
kon·trak·ti·ons·fä·hig adj physiol. contractile, contractible.
Kon·trak·ti·ons·ge·schwin·dig·keit f contraction velocity.
Kon·trak·ti·ons·ring m gyn. retraction ring.
Kon·trak·tur f patho. contracture, contraction.
angeborene K. → kongenitale K.
arthrogene K. → gelenkbedingte K.
dermatogene K. dermatogenic contracture.
erworbene K. acquired contracture.
fasziogene K. fasciogenic contracture.
gelenkbedingte K. arthrogenic contracture.
ischämische K. ischemic contracture.
kapsuläre K. capsular contracture.
kongenitale K. congenital contracture.
muskuläre/myogene K. muscular contracture, myogenic contracture.
neurogene K. neurogenic contracture.
organisch-bedingte K. organic contracture.
psychogene K. hysteric contracture, hysterical contracture.
kon·tra·la·te·ral adj neuro. contralateral, heterolateral.
Kon·trast m (a. radiol.) contrast (zwischen between; zu to, with).
kon·trast·arm adj radiol. flat, thin.
Kon·trast·auf·nah·me f radiol. contrast roentgenogram.
Kon·trast·far·be f phys. contrast color, contrasting color.
kon·tra·stie·ren vi contrast (mit, zu with), form a contrast (zu with).
kon·tra·sti·mu·lie·rend adj clin. contrastimulant.
Kon·trast·mit·tel nt abbr. KM radiol. contrast medium, contrast agent.
Kon·trast·mit·tel·al·ler·gie f immun. allergy to contrast medium.
kon·trast·reich adj radiol. contrasty.
Kon·tra·zep·ti·on f gyn. contraception.
kon·tra·zep·tiv adj gyn. anticonceptive, contraceptive.
Kon·tra·zep·ti·vum nt gyn. anticoncipiens, contraceptive device, contraceptive.
Kon·troll·auf·nah·me f radiol. check x-ray.
Kon·trol·le f 1. (Prüfung) control, check, checkup, check-over, test. 2. (Überwachung) control, monitoring, supervision. **außer K. (sein)** (be) out of control. **außer K. geraten** get out of control. **unter ärztlicher K.** under medical supervision.

Kon·troll·ge·rät *nt* monitor.
Kon·troll·grup·pe *f stat.* control, control group.
kon·trol·lie·ren *vt* **1.** (*prüfen*) control, check, check up, check over, test. **2.** (*überwachen*) control, supervise, monitor. **jdn./etw. k.** keep a check (up)on sth./s.o.
Kon·troll·ver·such *m* control, control experiment.
Kon·tu·si·on *f patho.* contusion, bruise.
Kon·tu·si·ons·ka·ta·rakt *f ophthal.* contusion cataract.
Kon·tu·si·ons·lun·ge *f pulmo.* lung contusion, pulmonary contusion.
Kon·tu·si·ons·star *m ophthal.* contusion cataract.
Ko·nus *m anat.* cone, conus.
Ko·nus·bi·op·sie *f clin., gyn.* cone biopsy.
ko·nus·för·mig *adj* cone-shaped, conular, piniform.
Ko·nus·syn·drom *nt neuro.* medullary conus syndrome.
kon·ver·gent *adj* (*a. phys., mathe.*) convergent, converging.
Kon·ver·genz *f* (*a. phys., mathe.*) convergence, convergency (*an* to, towards).
Kon·ver·genz·am·pli·tu·de *f ophthal.* range of convergence, amplitude of convergence.
Kon·ver·genz·be·we·gung *f ophthal.* convergence movement.
Kon·ver·genz·fern·punkt *m ophthal.* far point of convergence.
Kon·ver·genz·nah·punkt *m ophthal.* near point of convergence.
Kon·ver·genz·ny·stag·mus *m physiol.* convergence nystagmus.
Kon·ver·genz·punkt *m phys.* point of convergence.
Kon·ver·genz·re·ak·ti·on *f physiol.* convergence response, accommodation reflex, near--point reaction, near reflex.
Kon·ver·genz·win·kel *m ophthal.* angle of convergence.
Kon·ver·si·on *f* conversion, change, transmutation; *psycho.* conversion.
Kon·ver·si·ons·neu·ro·se *f →* *Konversionsreaktion.*
Kon·ver·si·ons·re·ak·ti·on *f psychia.* conversion reaction, hysterical neurosis, conversion disorder, conversion hysteria.
Kon·ver·si·ons·syn·drom *nt*, **klassisches** *→ Konversionsreaktion.*
kon·vex *adj phys.* convex; gibbous.
konvex-konkav *adj phys.* convexo-concave.
Kon·ve·xo·ba·sie *f patho.* convexobasia.
kon·ve·xo·kon·kav *adj phys.* convexo-concave.
Kon·ve·xo·kon·kav·lin·se *f phys.* convexo--concave lens, diverging meniscus, negative

meniscus.
kon·ve·xo·kon·vex *adj phys.* convexo-convex, biconvex.
Kon·ve·xo·kon·vex·lin·se *f* convexo-convex lens.
Kon·vex·spie·gel *m* convex mirror.
Kon·vo·lut *nt histol.* convolution; (*Niere*) convoluted renal tubules *pl.*
distales K. (*Niere*) distal convoluted renal tubules, distal convolution.
proximales K. (*Niere*) proximal convolution, proximal convoluted renal tubules.
Kon·vul·si·on *f neuro.* convulsion; spasm.
kon·vul·si·ons·aus·lö·send *adj neuro.* convulsant, convulsivant.
kon·vul·siv *adj neuro.* convulsive.
Kon·vul·si·vum *nt neuro., pharm.* convulsant, convulsivant.
Kon·zen·tra·ti·on *f* **1.** concentration. **2.** *chem., physiol.* concentration; (*Alkohol*) level.
maximal zulässige K. *abbr.* **MZK** maximal allowance concentration.
minimale bakterizide K. *abbr.* **MBK** minimal bactericidal concentration, minimal lethal concentration.
molare K. molar concentration, substance concentration.
Kon·zen·tra·ti·ons·fä·hig·keit *f physiol.* power of concentration.
Kon·zen·tra·ti·ons·ver·mö·gen *nt physiol.* (*Niere*) concentration ability.
kon·zen·trie·ren I *vt* **1.** concentrate, focus (*auf* on). **2.** *phys., mathe.* concentrate, center, focus, condense. **II** *vr* **sich k.** concentrate, focus (*auf* on), center (*auf* in, on).
kon·zen·triert *adj* (*a. chem.*) concentrate, concentrated, condensed.
Kon·zep·ti·on *f gyn.* conception.
kon·zep·ti·ons·fä·hig *adj gyn.* conceptive.
Kon·zep·ti·ons·ver·hü·tung *f gyn.* contraception.
Ko·or·di·na·ti·on *f* (*a. physiol.*) coordination.
binokuläre K. *neuro.* binocular coordination.
ko·or·di·niert *adj* coordinate, coordinated; in phase.
Ko·or·di·nie·rung *f* (*a. physiol.*) coordination.
Kopf *m* head; *anat.* caput.
Kopf·blut·ge·schwulst *f gyn.* cephalhematoma, cephalohematoma.
Kopf-Epiphysen-Winkel *m ortho.* (*Femur*) caput-epiphysis angle, CE angle.
Kopf·grind *m derm.* favus, scall, crusted ringworm, honeycomb ringworm, tinea favosa.
Kopf·haa·re *pl derm.* scalp hairs, hair(s) of the head.
Kopf·haut *f* scalp.
Kopf·haut·in·fek·ti·on *f derm.* scalp infection.
Kopf·kap·pe *f embryo.* (*Spermium*) head cap, acrosome, acrosomal cap.
Kopf·la·ge *f gyn.* cephalic presentation, head

presentation.

Kopf·laus *f micro.* head louse, Pediculus humanus capitis.

Kopf·laus·be·fall *m epidem.* head lice infestation, pediculosis capitis.

Kopf·mus·keln *pl anat.* muscles of head.

Kopf·müt·zen·ver·band *m ortho.* capline bandage.

Kopf·re·gio·nen *pl anat.* head regions, regions of the head.

Kopf·schlag·ader *f* → *Karotis.*

Kopf·schmer·zen *pl* headache, encephalodynia, cephalalgia, cephalgia.
halbseitige K. brow pang, hemicephalalgia, hemicrania.
klopfende K. throbbing headache.
organisch-bedingte K. organic headache.
psychogene K. functional headache, psychalgia, psychalgalia.
reflektorische/symptomatische K. symptomatic headache, reflex headache.
vasomotorische K. vasomotor headache.

Kopf·schup·pen *pl derm.* dandruff *sing,* branny tetter *sing.*

Kopf·schüt·tel·ny·stag·mus *m physiol.* head shaking nystagmus.

Kopf·schwar·te *f anat.* galea (aponeurotica).

Kopf·te·ta·nus *m epidem.* cephalic tetanus, cerebral tetanus, cephalotetanus.

Kopf·ve·nen *pl anat.* veins of head.

Kopf·ver·let·zung *f ortho.* head trauma, head injury.

Kopf·weh *nt* → *Kopfschmerzen.*

Ko·pho·sis *f HNO* deafness.

ko·pi·ös *adj* copious, abundant.

Koplik: K.-Flecken *pl epidem.* Koplik spots, Filatov's spots.

Ko·pra·go·gum *nt pharm.* copragogue, cathartic.

Kopr·eme·sis *f patho.* copremesis, fecal vomiting.

Ko·pro·an·ti·kör·per *m immun.* coproantibody.

Ko·pro·la·lie *f psychia.* coprolalia, coprophrasia.

Ko·pro·lith *m patho.* coprolith, fecalith, stercolith, stercorolith.

Ko·prom *nt patho.* fecal tumor, fecaloma, scatoma, coproma, stercoroma.

Ko·pro·phra·sie *f* → *Koprolalie.*

Ko·pro·por·phy·rie *f patho.* coproporphyria.

Ko·pro·por·phy·rin·urie *f patho.* coproporphyrinuria.

Ko·pro·sta·nol *nt* → *Koprosterin.*

Ko·pro·sta·se *f patho.* fecal impaction, coprostasis.

Ko·pro·ste·rin *nt biochem.* coprostanol, coprosterin, coprosterol, koprosterin.

Ko·pu·la·ti·on *f* copulation, sexual intercourse, sex act, sexual act, coitus.

ko·ra·ko·akro·mi·al *adj anat.* acromiocoracoid, coracoacromial.

ko·ra·ko·hu·me·ral *adj anat.* coracohumeral.

ko·ra·ko·id *adj anat.* coracoid.

Ko·ra·ko·idi·tis *f ortho.* coracoiditis.

ko·ra·ko·kla·vi·ku·lär *adj anat.* coracoclavicular.

Ko·ral·len·star *m ophthal.* coralliform cataract.

Ko·ral·len·stein *m urol.* coral calculus, staghorn calculus.

Korb·hen·kel·riß *m (Meniskus)* bucket-handle deformity, bucket-handle tear.

Korb·zel·le *f histol.* basket cell, inner stellate cell.

Korb·zel·len·hy·per·pla·sie *f derm.* sclerosing adenosis, blunt duct adenosis.

Ko·re·dia·sta·sis *f ophthal.* corediastasis, corodiastasis.

Kor·ek·ta·sie *f ophthal.* corectasis, corectasia.

Kor·ek·to·mie *f ophthal.* corectomy, corotomy.

Kor·ek·to·pie *f ophthal.* corectopia.

Ko·re·ly·se *f ophthal.* corelysis.

Ko·re·mor·pho·se *f ophthal.* coremorphosis.

Ko·ren·kli·sis *f ophthal.* corenclisis, coreclisis, corecleisis.

Ko·reo·pra·xie *f ophthal.* corepraxy, corepexy.

Ko·re·to·to·mie *f ophthal.* coretomy.

Ko·rio·me·trie *f ophthal.* coreometry.

Ko·ri·um *nt anat.* corium, dermis, derma.

Kor·ken·zie·her·öso·pha·gus *m radiol.* curling esophagus.

Korn *nt* corn; grain, granum.

Korn·äh·ren·ver·band *m ortho.* spica, spica bandage.

Körn·chen·bil·dung *f anat, patho.* granulation.

Körn·chen·zel·le *f histol.* dust cell, alveolar phagocyte.

Kor·nea *f anat.* cornea, keratoderma of eye.

Kor·nea·en·do·thel *nt anat.* corneal endothelium, posterior epithelium of cornea.

Kor·nea·epi·thel *nt anat.* corneal epithelium, anterior epithelium of cornea.

Kor·nea·hy·per·tro·phie *f ophthal.* hyperkeratosis.

Kor·ne·al·lin·se *f ophthal.* corneal lens, corneal contact lens.

Kor·ne·al·re·flex *m physiol.* blink reflex, corneal reflex.

Kor·nea·ver·bren·nung *f ophthal.* corneal burn.

Kor·neo·iri·tis *f ophthal.* corneoiritis.

Kor·neo·skle·ra *f histol.* corneosclera.

kor·neo·skle·ral *adj histol.* corneoscleral, sclerocorneal.

Kor·neo·skle·ri·tis *f ophthal.* sclerokeratitis, sclerokeratosis.

Kor·neo·to·mie *f ophthal.* keratotomy.

Kör·ner·krank·heit *f patho.* granulosis, granulosity. **ägyptische K.** *ophthal.* trachoma, trachomatous conjunctivitis, Arlt's trachoma, granular lids.

kör·nig *adj histol.* grainy, granulated, granular, granulose.

ko·ro·nar *adj anat.* coronary.

Ko·ro·nar·an·gi·itis *f* → *Koronaritis.*

Ko·ro·nar·an·gio·gra·phie *f card.* coronary angiography, coronary arteriography.

Ko·ro·nar·ar·te·rie *f anat.* coronary, coronary artery (of heart), coronaria.
  linke K. left coronary artery of heart, left auricular artery.
  rechte K. right coronary artery of heart, right auricular artery.

Ko·ro·nar·ar·te·ri·en·ent·zün·dung *f* → *Koronaritis.*

Ko·ro·nar·ar·te·ri·en·re·flex *m physiol.* coronary reflex.

Ko·ro·nar·ar·te·ri·en·skle·ro·se *f card.* coronary artery sclerosis, coronary arteriosclerosis, coronary sclerosis.

Ko·ro·nar·ar·te·ri·en·throm·bo·se *f card.* coronary thrombosis.

Ko·ro·nar·ar·te·ri·en·ver·let·zung *f card.* coronary artery injury, coronary artery trauma.

Ko·ro·nar·ar·te·ri·en·ver·schluß *m card.* coronary occlusion.

Ko·ro·nar·di·la·ta·tor *m pharm.* coronary dilatator, coronary dilator.

Ko·ro·nar·durch·blu·tung *f card.* coronary perfusion, coronary blood flow.

Ko·ro·nar·er·kran·kung *f,* **degenerative card.** coronary heart disease, coronary artery disease.

Ko·ro·na·rie *f* → *Koronararterie.*

Ko·ro·nar·in·suf·fi·zi·enz *f card.* coronarism, coronary insufficiency. **akute K.** acute coronary insufficiency, coronary failure.

Ko·ro·na·ri·tis *f card.* coronaritis, coronary arteritis.

Ko·ro·nar·kreis·lauf *m physiol.* coronary circulation.

Ko·ro·na·ro·gra·phie *f card.* coronary angiography, coronary arteriography.

Ko·ro·nar·per·fu·si·on *f physiol.* coronary perfusion, coronary blood flow.

Ko·ro·nar·re·flex *m physiol.* coronary reflex.

Ko·ro·nar·re·ser·ve *f physiol.* coronary reserve.

Ko·ro·nar·skle·ro·se *f card.* coronary arteriosclerosis, coronary artery sclerosis, coronary sclerosis.

Ko·ro·nar·throm·bo·se *f card.* coronary thrombosis.

Ko·ro·nar·ver·schluß *m card.* coronary occlusion.

Ko·ro·sko·pie *f ophthal.* koroscopy.

Korotkow: auskultatorische Blutdruckmessung *f* **nach K.** *clin.* auscultatory method, Korotkoff's method.

K.-Geräusche *pl* Korotkoff's sounds.

K.-Test *m card.* Korotkoff's test.

Kör·per *m allg., phys.* body; *anat.* body, corpus; soma; *histol.* corpuscle.

Kör·per·ach·se *f anat.* axis (of the body), body axis.

Kör·per·an·ti·gen *nt micro.* somatic antigen, O antigen.

Kör·per·bau *m* anatomy, bodily structure; frame, physique, build, mold.

Kör·per·be·hin·der·te *m/f* disabled person, handicapped.

Kör·per·be·hin·de·rung *f* physical handicap, disability, disablement.

Kör·per·be·we·gung *f* movement, body movement, motion.

Kör·per·ge·gend *f anat.* region, zone.

Kör·per·ge·ruch *m* body odor.

Kör·per·ge·wicht *nt abbr.* **KG** body weight, weight.

Kör·per·grö·ße *f* height, size.

Kör·per·hal·tung *f* posture, habitus, setup, control, bearing. **aufrechte K.** erect position, standing position, upright position.

Kör·per·höh·le *f anat.* body cavity.

Kör·per·kern·tem·pe·ra·tur *f physiol.* core temperature (of body).

Kör·per·kraft *f* physical strength, bodily strength, vigor.

Kör·per·kreis·lauf *m physiol.* systemic circulation, greater circulation.

Kör·per·laus *f micro.* clothes louse, body louse, Pediculus humanus corporis.

kör·per·lich I *adj* **1.** physical, bodily, somatic; (*Erkrankung*) somatopathic, somatic. **2.** *phys.* material, corporeal, physical. **II** *adv* physically.

Kör·per·mas·se·in·dex *m physiol.* body mass index, Quetelet index.

Kör·per·ober·flä·che *f physiol.* body surface, body surface area.

Kör·per·öff·nung *f* body orifice; *anat.* os.

Kör·per·pfle·ge *f* personal hygiene, toilet.

Kör·per·spra·che *f* body language.

Kör·per·teil *m* part (of the body).

Kör·per·tem·pe·ra·tur *f physiol.* temperature, body temperature.

Kör·per·ver·let·zung *f forens.* bodily injury, bodily harm, personal injury.

Kör·per·wär·me *f physiol.* body heat.

Kör·per·zel·le *f histol.* body cell, somatic cell.

Kör·per·zell·mas·se *f histol.* body cell mass.

kor·pu·lent *adj* corpulent, obese, fat, thick; (*Gestalt*) stout; (*Person*) large.

Kor·pu·lenz *f* obesity, corpulence; (*Person*) stoutness, bulkiness.

Kor·pus·kar·zi·nom *nt gyn.* corpus carcinoma, carcinoma of body of uterus.

Kor·pus·kel *nt* **1.** *anat., histol.* corpuscle, corpusculum, body. **2.** *phys.* corpuscle.

Kor·pus·kel·strah·lung *phys.* corpuscular radiation, particulate radiation.
kor·pus·ku·lar *adj* corpuscular.
Kor·pus·ver·wach·sun·gen *pl gyn.* corporeal adhesions, corporeal uterine adhesions.
Kor·rek·tiv *nt pharm.* corrective, corrigent.
Kor·rek·tur·osteo·to·mie *f ortho.* corrective osteotomy.
Kor·re·spon·denz *f (a. fig., physiol., ophthal.)* correspondence. **K. der Netzhaut** retinal correspondence.
Kor·ri·gens *nt pharm.* corrigent, corrective.
Korsakow: K.-Syndrom *nt psychia.* Korsakoff's psychosis, Korsakoff's syndrome, polyneuritic psychosis, amnestic syndrome, amnestic psychosis.
Kor·sett *nt ortho.* corset, brace.
Kor·tex *m anat.* **1.** cortex. **2.** *(Großhirn)* cerebral cortex.
  assoziativer K. associative cortex, association cortex.
  motorischer K. motor cortex, motor region, psychomotor area, Betz's cell area.
  präfrontaler K. prefrontal cortex, prefrontal area.
  prämotorischer K. premotor area, premotor cortex.
  präzentraler K. precentral cortex, precentral area.
  sensibler/sensorischer K. postcentral area, postrolandic area, sensory cortex.
  somatosensorischer K. somatosensory cortex, somatic sensory cortex, somatosensory area, somatic sensory area.
Kor·tex·au·dio·me·trie *f neuro.* cortical audiometry.
kor·ti·kal *adj anat.* cortical.
Kor·ti·ka·lis *f histol.* cortical bone, cortical substance of bone.
Kor·ti·ka·lis·de·fekt *m ortho.* cortical defect.
  fibröser K. nonosteogenic fibroma, metaphyseal fibrous cortical defect, fibroxanthoma of bone, fibrous cortical defect.
Kor·ti·ka·lis·schrau·be *f ortho.* corticalis screw.
Kor·tik·ek·to·mie *f neurochir.* corticectomy.
kor·ti·ko·bul·bär *adj anat.* corticobulbar.
Kor·ti·ko·id *nt endo.* corticoid.
Kor·ti·ko·li·be·rin *nt endo.* corticoliberin, corticotropin releasing factor, corticotropin releasing hormone.
kor·ti·ko·me·dul·lär *adj histol.* corticomedullary.
kor·ti·ko·nu·kle·är *adj anat.* corticonuclear.
kor·ti·ko·pon·tin *adj anat.* corticopontine.
kor·ti·ko·spi·nal *adj anat.* corticospinal, spinocortical.
Kor·ti·ko·ste·ro·id *nt endo.* corticosteroid.
Kor·ti·ko·ste·ron *nt endo.* corticosterone.
kor·ti·ko·tha·la·misch *adj anat.* corticothalamic.

kor·ti·ko·trop *adj endo.* corticotropic, corticotrophic.
Kor·ti·ko·tro·phin *nt →* Kortikotropin.
Kor·ti·ko·tro·pin *nt endo.* corticotropin, corticotrophin, adrenocorticotropic hormone, adrenocorticotrophin, adrenocorticotropin.
kor·ti·ko·ze·re·bel·lar *adj anat.* corticocerebellar.
Kor·ti·sol *nt endo.* 17-hydroxycorticosterone, hydrocortisone, cortisol.
Kor·ti·son *nt endo.* cortisone.
Kor·ti·son·glau·kom *nt ophthal.* corticosteroid-induced glaucoma.
Ko·ry·za *f HNO* coryza, acute rhinitis, acute catarrhal rhinitis.
Koshewnikoff *→ Kojewnikow.*
Kosmetika-Akne *f derm.* acne cosmetica.
kos·me·tisch *adj* cosmetic; *chir.* esthetic.
Kost *f* food, diet.
  ausgewogene/balancierte K. balanced diet.
  ballaststoffreiche K. high fiber diet.
  energiearme K. *→ kalorienarme K.*
  hochkalorische K. high-calorie diet.
  kalorienarme K. low-calorie diet, low-caloric diet, low-energy diet, low diet.
  vegetarische K. vegetarian diet.
ko·stal *adj anat.* costal.
Kost·al·gie *f neuro.* costalgia.
Kost·ek·to·mie *f chir.* costectomy, costatectomy.
Kostmann: K.-Syndrom *nt hema.* Kostmann's syndrome, infantile genetic agranulocytosis.
Ko·sto·bra·chi·al·syn·drom *nt ortho.* costoclavicular syndrome.
ko·sto·chon·dral *adj anat.* costochondral, chondrocostal.
Ko·sto·chon·dri·tis *f ortho.* costal chondritis, costochondritis.
ko·sto·dia·phrag·mal *adj anat.* costodiaphragmatic, phrenicocostal.
Ko·sto·dia·phrag·mal·si·nus *m anat.* costodiaphragmatic sinus, phrenicocostal recess, costodiaphragmatic recess.
Ko·sto·kla·vi·ku·lar·syn·drom *nt ortho.* costoclavicular syndrome.
Ko·sto·me·dia·sti·nal·si·nus *m anat.* costomediastinal sinus, costomediastinal recess.
ko·sto·phre·nisch *adj → kostodiaphragmal.*
ko·sto·pleu·ral *adj anat.* costopleural.
ko·sto·spi·nal *adj anat.* costispinal.
ko·sto·ster·nal *adj anat.* costosternal, sternocostal.
Ko·sto·ster·no·pla·stik *f ortho.* costosternoplasty.
ko·sto·to·mie *f chir.* costotomy.
Ko·sto·trans·ver·sal·ge·lenk *nt anat.* costotransverse joint, transverse articulation, transverse joint of rib.
Ko·sto·trans·vers·ek·to·mie *f ortho.* costo-

transversectomy.
ko·sto·ver·te·bral *adj anat.* costocentral, verte-brocostal, costovertebral.
Ko·sto·ver·te·bral·ge·len·ke *pl anat.* costovertebral articulations, costovertebral joints.
Ko·sto·ver·te·bral·win·kel *m anat.* costovertebral angle.
Ko·sub·strat *nt biochem.* cosubstrate.
Ko·syn·tro·pin *nt endo.* cosyntropin, tetracosactide, tetracosactin.
Kot *m* feces *pl,* fecal matter, excrement, stool, dejection, eccrisis.
Kot·ab·szeß *m patho.* fecal abscess, stercoral abscess, stercoraceous abscess.
Kot·aus·schei·dung *f* **im Harn** *patho.* fecaluria.
Kot·ein·klem·mung *f patho.* fecal impaction, coprostasis.
Kot·er·bre·chen *nt* fecal vomiting, copremesis.
Kot·fi·stel *f patho.* fecal fistula, stercoral fistula.
Kot·fres·sen *nt bio.* coprophagy, coprophagia.
Kot·ge·schwulst *f patho.* fecal tumor, coproma, fecaloma, stercoroma.
ko·tig *adj* fecal, feculent, excremental, stercoraceous, stercoral, stercorous.
Kot·in·kon·ti·nenz *f patho.* fecal incontinence, copracrasia.
Ko·trans·duk·ti·on *f genet.* cotransduction.
Ko·trans·mit·ter *m physiol.* cotransmitter.
Ko·trans·port *m physiol.* cotransport.
Kot·spra·che *f psychia.* coprolalia, coprophrasia.
Kot·stau·ung *f patho.* fecal impaction, coprostasis.
Kot·stein *m patho.* coprolith, fecalith, stercolith, stercorolith.
Kot·ver·hal·tung *f →* *Kotstauung.*
Ko·ty·le·do·ne *f gyn.* cotyledon.
Kox·al·gie *f ortho.* coxalgia, coxodynia, hip pain.
Kox·ar·thri·tis *f →* *Koxitis.*
Kox·ar·thro·pa·thie *f ortho.* coxarthopathy, hip-joint disease, coxalgia.
Kox·ar·thro·se *f ortho.* senile coxitis, coxarthrosis, coxalgia, degenerative osteoarthritis of hip joint.
Ko·xi·tis *f ortho.* coxitis, coxarthria, coxarthritis.
Ko·xi·tis·becken [k·k] *nt ortho.* coxalgic pelvis.
Krabbe: K.-Syndrom *nt patho.* Krabbe's disease, Krabbe's leukodystrophy, globoid cell leukodystrophy, oculoencephalic angiomatosis.
Kraft *f* (*a. fig.*) strength, power, vigor; energy; *phys., techn.* power; (*Wirksamkeit*) energy, potence, potency.
Kräf·te·schwund *m* loss of strength, marasmus, wasting.
Kräf·te·zer·fall *m →* *Kräfteschwund.*
kräf·tig *adj* **1.** strong, robust, sturdy; (*Körper-*

bau) husky, solid, muscular; (*gesund*) healthy. **2.** (*aktiv*) vigorous, energetic; (*Händedruck*) firm. **3.** (*Nahrung*) nourishing, rich. **4.** (*Stimme*) full, powerful.
kräf·ti·gen I *vt* strengthen; (*beleben*) invigorate, vitalize; (*erfrischen*) refresh; (*Muskeln*) tone up. **II** *vr* **sich k.** strengthen, gain strength, grow stronger.
kräf·ti·gend *adj* strengthening, invigorating, vitalizing, tonic; refreshing.
Kräf·ti·gung *f* strengthening, invigoration, vitalization.
Kräf·ti·gungs·mit·tel *nt pharm.* tonic, invigorant, roborant; reconstituent.
kraft·los *adj* weak, feeble, adynamic, asthenic, atonic.
Kraft·lo·sig·keit *f* weakness, feebleness, adynamia, asthenia.
kraft·voll *adj* (*Person*) strong, forceful, vigorous, vital.
Kra·gen *m* collar.
Kra·gen·knopf·ab·szeß *m patho.* collar-button abscess, shirt-stud abscess.
Kra·gen·knopf·re·li·ef *nt radiol.* collar-button ulcers.
Kra·gen·knopf·ul·ze·ra·tio·nen *pl radiol.* collar-button ulcers.
Kral·len·hand *f ortho.* claw hand, griffin claw.
Kral·len·hohl·fuß *m ortho.* claw foot.
Kral·len·na·gel *m derm.* onychogryposis, onychogryphosis.
Kral·len·zeh *m ortho.* claw toe.
Krampf *m neuro.* cramp; (painful) spasm, convulsion, gripe, gripes *pl.*
epileptiformer K. epileptiform convulsion.
epileptischer K. epileptic spasm.
funktioneller K. functional spasm.
tonischer K. tonic spasm, entasia, entasis.
tonisch-klonischer K. tonoclonic spasm, tetanic seizure.
Krampf·ader *f patho.* varicose vein, varix, varication, varicosity.
Krampf·ader·bil·dung *f patho.* varicose condition, varication; varicosis.
Krampf·ader·bruch *m patho.* varicocele, varicole, cirsocele, pampinocele.
Krampf·ader·ent·zün·dung *f patho.* varicophlebitis.
Krampf·ader·kno·ten *m patho.* varix, varication, varicosity.
Krampf·an·fall *m neuro.* seizure, convulsions *pl.* **epileptiformer K.** epileptiform convulsions *pl.*
krampf·ar·tig *adj neuro.* spastic, spasmodic, convulsive, cramping.
krampf·aus·lö·send *adj neuro.* convulsant, convulsivant, spasmogenic.
kramp·fend *adj neuro.* spastic, convulsive, cramping.
krampf·lö·send *adj neuro., pharm.* spasmolyt-

ic, anticonvulsant, anticonvulsive, antispas-modic, antispastic.

Krampf·lö·sung *f neuro.* spasmolysis.

Krampf·po·ten·ti·al *nt neuro.* seizure potential.

krampf·ver·hin·dernd *adj neuro., pharm.* anti-convulsant, anticonvulsive.

kra·ni·al *adj anat.* cranial, cephalic.

Kra·ni·ek·to·mie *f neurochir.* craniectomy, detached craniotomy.

Kra·nio·di·dy·mus *m embryo.* craniodidymus.

Kra·nio·ge·ne·se *f embryo.* cephalogenesis.

kra·nio·kau·dal *adj anat.* craniocaudal, cepha-locaudal.

Kra·nio·kla·sie *f gyn.* cranioclasis, cranioclas-ty, craniotomy.

Kra·nio·klast *m gyn.* cranioclast.

Kra·nio·ma·la·zie *f patho.* craniomalacia.

Kra·nio·me·nin·go·ze·le *f neuro.* craniomenin-gocele.

Kra·nio·me·trie *f* craniometry.

Kra·nio·pa·gus *m embryo.* cephalopagus, craniopagus.

Kra·nio·pa·thie *f ortho.* craniopathy.

Kra·nio·pha·ryn·ge·om *nt patho.* cranio-pharyngioma, craniopharyngeal duct tumor, Erdheim tumor, Rathke's pouch tumor, suprasellar cyst.

Kra·nio·pla·stik *f neurochir.* cranioplasty.

Kra·nior·rha·chi·schi·sis *f embryo.* cranior-rhachischisis.

kra·nio·sa·kral *adj anat.* craniosacral.

Kra·nio·schi·sis *f embryo.* cranioschisis.

Kra·nio·skle·ro·se *f ortho.* craniosclerosis.

kra·nio·spi·nal *adj anat.* craniospinal, cranior-rhachidian.

Kra·nio·ste·no·se *f ortho.* craniostenosis.

Kra·ni·osto·se *f ortho.* craniostosis.

Kra·nio·syn·osto·se *f ortho.* craniosynostosis.

Kra·nio·ta·bes *f ortho.* craniotabes.

Kra·nio·tom *nt gyn., neurochir.* craniotome.

Kra·nio·to·mie *f* **1.** *gyn.* cranioclasis, cranio-clasty, craniotomy, encephalotomy. **2.** *neuro-chir.* craniotomy.

kra·nio·tym·pa·nal *adj anat.* craniotympanic.

kra·nio·ver·te·bral *adj anat.* craniovertebral.

Kra·nio·ze·le *f neuro.* craniocele, encephalo-cele.

kra·nio·ze·re·bral *adj anat.* craniocerebral.

Kra·ni·um *nt anat.* skull, cranium.

krank *adj* sick, ill (*an* with, of); suffering (*an* from); not well, ailing, invalid; (*befallen*) diseased. **k. aussehen** to look ill. **s. k. fühlen** feel ill. **k. werden** come down (*an* with), fall sick, fall ill, become ill.

Kran·ke *m/f* sick person, patient; (*Fall*) case. **die Kranken** *pl* the sick.

krän·keln *vi* ail, be ill, be poorly, be unwell, be in poor health.

krän·kelnd *adj* ill, sick, unwell, ailing, poorly.

Kran·ken·ak·te *f* medical record(s *pl*), dossier.

Kran·ken·bett *nt* sick bed.

Kran·ken·blatt *nt* medical record, clinical record.

Kran·ken·ge·schich·te *f* case history, medical history, history; (*Patient*) anamnesis.

Kran·ken·gym·na·stik *f* physical therapy, physicotherapeutics *pl*, physiotherapy.

Kran·ken·haus *nt* hospital; (*kleinere Einheit*) infirmary; (*spezialisierte Einheit*) clinic. **all-gemeines K.** general hospital.

Kran·ken·haus·apo·the·ke *f* dispensary.

Kran·ken·haus·auf·ent·halt *m* hospitalization, stay in (a) hospital.

Kran·ken·haus·ein·wei·sung *f* hospitaliza-tion.

Kran·ken·haus·pfle·ge *f* hospital care.

Kran·ken·haus·schwe·ster *f* hospital nurse.

Kran·ken·haus·un·ter·brin·gung *f* hospitaliza-tion.

Kran·ken·kost *f* diet.

Kran·ken·pfle·ge *f* sick-nursing, nursing, care, nursing care.

Kran·ken·pfle·ger *m* orderly, male nurse.

Kran·ken·saal *m* ward.

Kran·ken·schwe·ster *f* nurse, hospital nurse. **examinierte K.** registered nurse.

Kran·ken·tra·ge *f* stretcher.

Kran·ken·ver·si·che·rung *f* sick insurance, health insurance.

Kran·ken·wa·gen *m* ambulance.

krank·haft *adj* pathologic, sickly, diseased, morbid; (*krankmachend*) unhealthy, peccant, morbid.

Krank·heit *f* illness, sickness, disorder, disease; (*Leiden*) maladie, malady, ailment, ill, complaint, trouble.

ansteckende K. communicable disease, con-tagious disease, contagion.

anzeigepflichtige K. notifiable disease, report-able disease.

endemische K. endemia, endemic disease.

epidemische K. epidemic, epidemic disease.

funktionelle K. functional disorder, function-al disease.

genetische/genetisch-bedingte K. genetic disorder, genetic disease.

interkurrente K. intercurrent disease.

konstitutionelle K. constitutional disease.

meldepflichtige K. notifiable disease, reporta-ble disease.

sexuell übertragene K. → *venerisch übertrage-ne K.*

übertragbare K. → *ansteckende K.*

venerische K. venereal disease.

venerisch übertragene K. sexually transmitted disease.

Krank·heits·bild *nt* (clinical) picture.

Krank·heits·ent·ste·hung *f* pathogenesis, pathogenesy, pathogeny.

krank·heits·er·re·gend *adj* pathogenetic,

pathogenic, morbigenous, morbific.

Krank·heits·er·re·ger *m patho.* agent, pathogen, pathogenic agent, germ.

Krank·heits·er·schei·nung *f* symptom.

Krank·heits·ge·winn *m psycho.*: **primärer K.** primary gain.

sekundärer K. secondary gain.

Krank·heits·häu·fig·keit *f stat.* morbidity rate, morbidity, sickness rate.

Krank·heits·pro·zeß *m* disease process.

Krank·heits·re·zi·div *nt* relapse, recurrence, palindromia.

Krank·heits·sym·ptom *nt* symptom.

Krank·heits·trä·ger *m* carrier.

Krank·heits·über·tra·gung *f* infection, communication (of a disease).

Krank·heits·ver·lauf *m* course of (a) disease, disease process.

kränk·lich *adj* sickly, in poor health, ailing, poorly, weak.

Kränk·lich·keit *f* sickliness, weakness, infirmity, malaise.

Krank·mel·dung *f* sick certificate.

Kranz·ar·te·rie *f anat.* **1.** coronary artery, circumflex artery. **2.** (*Herz*) coronary, coronary artery (of heart), coronaria.

linke K. left coronary artery of heart, left auricular artery.

rechte K. right coronary artery of heart, right auricular artery.

Kranz·fur·che *f anat.* coronary sulcus of heart, atrioventricular groove, atrioventricular sulcus.

Kranz·ge·fäß *nt → Kranzarterie.*

Kranz·naht *f anat.* arcuate suture, coronal suture.

Kranz·schlag·ader *f → Kranzarterie.*

Kranz·star *m ophthal.* coronary cataract.

Kraske: K.-Operation *f chir.* Kraske's operation.

Kra·ter *m patho.* (*Ulkus*) crater.

Kra·ter·bil·dung *f chir.* craterization, saucerization.

kra·ter·för·mig *adj anat.* crateriform.

Krät·ze *f derm.* scabies; *inf.* the itch.

krat·zen I *vt* scratch; scrape. **II** *vi* scratch; scrape; (*reiben, jucken*) scratch, itch. **III** *vr* **sich k.** scratch o.s.

Krat·zer *m → Kratzwunde.*

krät·zig *adj derm.* scabietic, scabious.

Krätz·mil·be *f micro.* itch mite, Acarus scabiei, Sarcoptes scabiei.

Kratz·test *m derm.* scratch test, scarification test.

Kratz·wun·de *f derm.* scratch, scratch mark, excoriation.

Krau·ro·sis *f derm.* kraurosis. **K. vulvae** *gyn.* kraurosis vulvae, Breisky's disease, leukokraurosis.

Krause: K.-Drüsen *pl anat.* Krause's glands,

conjunctival glands.

K.'-Endkolben *pl histol.* end bulbs of Krause, bulboid corpuscles.

K.'-Klappe *f anat.* Béraud's valve, Krause's valve, Arnold's fold.

Kräu·sel·haar·nä·vus *m derm.* woolly-hair nevus.

Krause-Reese: K.-R.-Syndrom *nt neuro.* Krause's syndrome, encephalo-ophthalmic dysplasia.

Krause-Wolfe: K.-W.-Lappen *m chir.* Krause-Wolfe graft, Wolfe-Krause graft.

Kraus·haar·syn·drom *nt derm.* Menkes' syndrome, steely hair syndrome, kinky-hair syndrome, kinky hair disease.

Kräu·ter·packung [k·k] *f clin.* poultice.

Kra·wat·ten·ver·band *m ortho.* cravat bandage, cravat.

Krea·tin *nt biochem.* creatine.

Krea·tin·ämie *f patho.* creatinemia.

Krea·ti·nin *nt biochem.* creatinine.

Krea·ti·nin·clea·ran·ce *f physiol.* creatinine clearance.

Krea·tin·urie *f patho.* creatinuria.

Krea·tor·rhö *f patho.* creatorrhea.

Krebs: K.-Zyklus *m biochem.* Krebs cycle, citric acid cycle, tricarboxylic acid cycle.

Krebs *m patho.* cancer, carcinoma, malignant epithelioma, malignant tumor.

Krebs·angst *f psychia.* cancerphobia, cancerophobia, carcinomatophobia, carcinophobia.

krebs·ar·tig *adj patho.* cancriform, cancroid; cancerous.

krebs·aus·lö·send *adj → krebserregend.*

Krebs·bil·dung *f patho.* canceration, cancerization.

Krebs·chir·ur·gie *f chir.* cancer surgery.

Krebs·ek·zem *nt gyn.* Paget's disease (of the breast), Paget's disease of the nipple.

Krebs·ent·ste·hung *f patho.* carcinogenesis.

krebs·er·re·gend *adj patho.* cancer-causing, cancerogenic, carcinogenic.

Krebs-Henseleit: K.-H.-Zyklus *m biochem.* Krebs cycle, Krebs-Henseleit cycle, urea cycle.

Krebs·kran·ke *m/f* cancer patient.

Krebs·me·ta·sta·se *f patho.* carcinomatous metastasis, metastasis.

Krebs·pa·ti·ent *m* cancer patient.

Krebs·pa·ti·en·tin *f* cancer patient.

Krebs·re·zi·div *nt* recurrent carcinoma.

Krebs·ri·si·ko *nt* cancer risk.

Krebs·zel·le *f patho.* cancer cell.

Kreis *m* circle, ring, halo; *anat.* gyrus.

Kreis·arzt *m* district medical officer.

Kreis·be·we·gung *f* circular motion, gyration, circuit, circumduction.

Krei·sel·ge·räusch *nt card.* jugular bruit, humming-top murmur, nun's murmur, venous hum.

krei·send *adj* rotary, rotatory; circulating, circulatory.

Kreis·kran·ken·haus *nt* district hospital.

Kreis·lauf *m (a. fig.)* circle, cycle, round; *techn.* circuit, circulation; *physiol.* circulation, circulatory system.

  enterohepatischer K. *(Gallensäuren)* biliary cycle, enterohepatic circulation.

  extrakorporaler K. extracorporeal circulation.

  fetaler K. fetal circulation.

  großer K. systemic circulation, greater circulation, major circulation.

  kindlicher K. fetal circulation.

  kleiner K. pulmonary circulation, lesser circulation, minor circulation.

  maternaler K. maternal circulation.

  uteroplazentarer K. uteroplacental circulation.

Kreis·lauf·kol·laps *m card.* circulatory collapse.

Kreis·lauf·schock *m card.* cardiac shock, cardiovascular shock, circulatory shock.

Kreis·lauf·still·stand *m card.* circulatory arrest, acyclia.

Kreis·lauf·stö·rung *f card.* circulatory disturbance, disturbance of circulation.

Kreis·lauf·sy·stem *nt physiol.* circulatory system.

Kreis·lauf·ver·sa·gen *nt → Kreislaufkollaps.*

Kreis·lauf·zen·trum *nt physiol.* cardiovascular center, circulatory center.

krei·ßen *vi gyn.* be in labor, labor, labour, travail.

Krei·ßen·de *f* parturient woman, woman in labor.

Kreiß·saal *m gyn.* delivery room.

Krem *f pharm.* cream, cremor.

Kre·ma·ster *m → Cremaster.*

Kre·pi·ta·ti·on *f pulmo.* crepitation, crepitus, crackling; *ortho.* *(Fraktur)* crepitation, (bony) crepitus.

Kre·tin *m patho.* cretin.

Kre·ti·nis·mus *m patho.* cretinism, myxedematous infantilism, infantile hypothyroidism, congenital myxedema.

kre·ti·no·id *adj patho.* cretinous, cretinistic.

Kreuz·ag·glu·ti·na·ti·on *f hema.* cross agglutination.

Kreuz·band *nt anat. (Knie)* cruciate ligament (of knee).

Kreuz·bein *nt anat.* sacrum, sacral bone, os sacrum.

Kreuz·bein·apla·sie *f embryo.* asacria.

Kreuz·bein·bruch *m ortho.* fracture of the sacrum, fractured sacrum.

Kreuz·bein·flü·gel *m anat.* sacral ala.

Kreuz·bein·frak·tur *f ortho.* fracture of the sacrum, fractured sacrum.

Kreuz·bein·ge·gend *f anat.* sacral region.

Kreuz·bein·ka·nal *m anat.* sacral canal.

Kreuz·bein·ner·ven *pl anat.* sacral nerves.

Kreuz·bein·ple·xus *m anat.* ischiadic plexus, sacral plexus.

Kreuz·bein·re·gi·on *f anat.* sacral region.

Kreuz·bein·re·sek·ti·on *f ortho.* sacrectomy.

Kreuz·bein·schmerz *m neuro.* sacralgia, sacrodynia.

Kreuz·bein·seg·men·te *pl anat.* sacral segments of spinal cord, sacral part *sing of* spinal cord.

Kreuz·bein·spit·ze *f anat.* apex of sacrum.

Kreuz·bein·ve·nen *pl anat.* sacral veins.

Kreuz·bein·wir·bel *pl anat.* sacral vertebrae.

Kreu·zen *nt genet.* crossing, hybridization, crossbreeding, bastardization.

kreu·zen I *vt* **1.** *anat.* cross, decussate, intersect. **2.** *genet.* hybridize, cross, crossbreed. **3.** *hema.* cross-match. **II** *vr sich k.* **4.** cross, intersect, interlace. **5.** *genet.* cross, mix, crossbreed, hybridize.

Kreuz·im·mu·ni·tät *f immun.* cross-immunity.

Kreuz·in·fek·ti·on *f epidem., patho.* cross infection.

Kreuz·ner·ven *pl anat.* sacral spinal nerves.

Kreuz·pro·be *f hema.* crossmatch, cross matching.

kreuz·rea·gie·ren *vt immun.* cross-react.

Kreuz·re·ak·ti·on *f immun.* cross-reaction, cross reaction.

kreuz·re·ak·tiv *adj immun.* cross-reacting, cross-reactive.

Kreuz·re·ak·ti·vi·tät *f immun.* cross-reactivity.

Kreuz·re·si·stenz *f pharm.* cross-resistance.

Kreuz·schmer·zen *pl* low(er) back pain.

kreuz·sen·si·bi·li·sie·rend *adj immun.* cross-sensitizing.

Kreuz·sen·si·bi·li·sie·rung *f immun.* cross-sensitization.

Kreuz·sen·si·bi·li·tät *f immun.* cross-sensitivity.

Kreuz·stich *m chir.* cross-stitch.

Kreu·zung *f* **1.** *anat.* junction, crossing, intersection, decussation, chiasma. **2.** *genet.* crossbreed, hybrid, cross.

Kreu·zungs·phä·no·men *nt ophthal.* Gunn's crossing sign, Marcus Gunn's sign.

Kreuz·wir·bel *pl anat.* sacral vertebrae.

krib·beln *vi* prickle, tingle; *(jucken)* itch, tickle.

Krie·chen *nt* creeping, crawling.

krie·chen *vi* creep, crawl.

kri·ko·ary·tä·no·id *adj anat.* cricoarytenoid.

Kri·ko·ary·tä·no·id·ge·lenk *nt anat.* cricoarytenoid articulation, cricoarytenoid joint.

kri·ko·id *adj anat.* ring-shaped, cricoid.

Kri·ko·id·ek·to·mie *f chir. HNO* cricoidectomy.

Kri·ko·id·knor·pel *m anat.* cricoid, cricoid cartilage, annular cartilage.

kri·ko·thy·reo·id *adj anat.* cricothyroid.

Kri·ko·thy·reo·to·mie *f chir.* cricothyrotomy, intercricothyrotomy, cricothyreotomy, coniotomy.
kri·ko·thy·ro·id *adj* → *krikothyreoid.*
Kri·ko·thy·ro·idal·ge·lenk *nt anat.* cricothyroid articulation, cricothyroid joint.
Kri·ko·thy·ro·ido·to·mie *f chir.* cricothyroidotomy, cricothyrotomy.
Kri·ko·to·mie *f chir.* cricotomy.
kri·ko·tra·che·al *adj anat.* cricotracheal.
Kri·ko·tra·cheo·to·mie *f chir.* cricotracheotomy.
Kri·no·zy·to·se *f* eccrine extrusion.
Krip·pen·tod *m ped.* cot death, sudden infant death syndrome.
Kri·se *f (a. allg.)* crisis; *patho.* critical stage, turning point, turn, climacteric, head.
aplastische K. *hema.* aplastic crisis.
cholinerge/cholinergische K. *neuro.* cholinergic crisis.
gastrische K. *neuro.* gastric crisis.
glaukomatozyklitische K. *ophthal.* glaucomatocyclitic crisis.
hämoklastische K. *hema.* hemoclastic crisis.
hämolytische K. *hema.* hemolytic crisis.
hepatische K. *neuro.* hepatic crisis.
hyperkalzämische/hyperparathyreoide K. *endo.* hypercalcemic crisis, hyperparathyroid crisis.
hyperthyreote K. *endo.* thyrotoxic crisis, thyrotoxic storm, thyroid crisis.
intestinale K. *neuro.* intestinal crisis.
myasthenische K. *neuro.* myasthenic crisis.
tabische K. *neuro.* tabetic crisis.
therapeutische K. *psychia.* therapeutic crisis.
thyreotoxische K. → *hyperthyreote K.*
viszerale K. *neuro.* visceral crisis.
Kri·sen·in·ter·ven·ti·on *f psycho.* crisis intervention.
Kri·stall·urie *f urol.* crystalluria.
Kristeller: K.-Handgriff *m gyn.* Kristeller's method, Kristeller's expression.
Kri·stel·lern *nt gyn.* Kristeller's method, Kristeller's expression.
Krit·zel·sucht *f psychia.* scribomania, graphorrhea.
Kro·ko·dil·haut *f derm.* alligator skin, fish skin, sauriderma, sauriasis, sauroderma.
Kro·ko·dils·trä·nen·phä·no·men *nt neuro.* crocodile tears syndrome.
Kromayer: K.-Lampe *f derm.* Kromayer's lamp.
Kro·ne *f* 1. *anat.* crown. 2. *dent.* dental crown, dental corona. 3. *dent.* (künstliche K.) crown, cap.
Krönig: K.-Schallfelder *pl pulmo., card.* Krönig fields.
Krönlein: K.-Hernie *f chir.* Krönlein's hernia, inguinoproperitoneal hernia.
Kropf *m endo.* goiter, goitre, struma.

kropf·ar·tig *adj endo.* goitrous.
Krö·ten·haut *f derm.* toad skin, follicular hyperkeratosis, phrynoderma.
Kro·zi·dis·mus *m neuro.* carphology, crocidismus, floccillation, floccilegium.
Krücke [k·k] *f ortho.* crutch. **an/auf K.n gehen** go/walk on crutches.
Krücken·läh·mung [k·k] *f neuro.* crutch paralysis, crutch palsy.
Krug·at·men *nt pulmo.* amphoric respiration.
Krukenberg: K.-Tumor *m gyn.* Krukenberg's tumor.
krumm *adj* crooked, bent; hooked; curved; *anat.* hamate, hamular, valgus; (Beine) bandy.
krumm·bei·nig *adj* bandy-legged, bow-legged.
krüm·men I *vt* bend, crook. **II** *vr* sich k. bend, get bent, get crooked. **s. vor Schmerzen k.** writhe with pain.
Krumm·na·gel *m derm.* onychogryposis, onychogryphosis.
Krüm·mung *f* curve, bend, turn; *mathe., phys.* curvature; (Linse) curve, curvature; *anat.* flexure, elbow; (Biegung) flexion, flection; (Windung) tortuosity.
Krüm·mungs·ame·tro·pie *f ophthal.* curvature ametropia.
Krüm·mungs·hy·per·opie *f ophthal.* curvature hyperopia.
Krüm·mungs·myo·pie *f ophthal.* curvature myopia.
Kru·or *m hema.* blood clot, coagulated blood, cruor.
Kru·or·ge·rinn·sel *nt patho.* currant jelly clot, quickly formed clot.
Krupp *m patho.* croup, exudative angina, angina trachealis, laryngostasis.
diphtherischer/echter K. croup, diphtheritic croup, pseudomembranous croup.
falscher K. pseudocroup, crowing convulsion, false croup, spasmodic croup.
krup·pös *adj patho.* croupy, croupous.
kru·ral *adj anat.* crural.
Kruse-Sonne: K.-S.-Ruhrbakterium *nt micro.* Sonne bacillus, Sonne-Duval bacillus, Shigella sonnei.
Kru·ste *f derm., patho.* scab, crust, crusta.
Kru·sten·ent·fer·nung *f chir.* decrustation.
Kru·sten·flech·te *f derm.* crusted tetter, streptococcal pyoderma, streptococcal impetigo.
kru·stig *adj derm., patho* crusted, scabby.
Kry·al·ge·sie *f neuro.* cryalgesia, crymodynia.
Kry·an·äs·the·sie *f neuro.* cryanesthesia.
Kry·äs·the·sie *f physiol.* cryesthesia.
Kryo·an·al·ge·sie *f neuro.* cryoanalgesia.
Kryo·an·äs·the·sie *f anes.* refrigeration anesthesia, crymoanesthesia, cryogenic block, regional hypothermia.
Kryo·chir·ur·gie *f chir.* cryosurgery.
Kryo·ex·trak·ti·on *f ophthal.* cryoextraction.

Kryo·ex·trak·tor *m ophthal.* cryoextractor, cryode, cryostylet.

Kryo·fi·bri·no·gen *nt hema.* cryofibrinogen.

Kryo·fi·bri·no·gen·ämie *f hema.* cryofibrinogenemia.

kryo·gen *adj* cryogenic.

Kryo·glo·bu·lin *nt immun.* cryoglobulin, cryogammaglobulin.

Kryo·glo·bu·lin·ämie *f immun.* cryoglobulinemia.

Kryo·hy·po·phys·ek·to·mie *f neurochir.* cryohypophysectomy.

Kryo·kar·dio·ple·gie *f HTG* cryocardioplegia.

Kryo·kau·ter *m clin.* cryocautery, cold cautery.

Kryo·ko·ni·sa·ti·on *f gyn.* cryoconization.

Kryo·pal·lid·ek·to·mie *f neurochir.* cryopallidectomy.

Kryo·pa·thie *f patho.* cryopathy.

Kryo·pe·xie *f ophthal.* cryopexy.

Kryo·prä·zi·pi·tat *nt hema.* cryoprecipitate.

Kryo·prä·zi·pi·ta·ti·on *f hema.* cryoprecipitation.

Kryo·pro·stat·ek·to·mie *f urol.* cryoprostatectomy.

Kryo·re·ti·no·pe·xie *f ophthal.* cryopexy.

Kryo·son·de *f clin.* cryoprobe, cryode.

Kryo·tha·la·mo·to·mie *f neurochir.* cryothalamotomy, cryothalamectomy.

Kryo·the·ra·pie *f clin.* cryotherapy, crymotherapeutics *pl,* crymotherapy, frigotherapy, psychrotherapy.

Kryp·te *f anat.* crypt, crypta.

Kryp·ten·ab·szeß *m patho.* crypt abscess.

Kryp·ten·ent·zün·dung *f → Kryptitis.*

Kryp·ten·ex·zi·si·on *f chir.* cryptectomy.

Kryp·ten·ton·sil·li·tis *f HNO* spotted sore throat, follicular tonsillitis.

kryp·tisch *adj clin.* cryptic, hidden, occult, larvate.

Kryp·ti·tis *f patho.* cryptitis.

kryp·to·gen *adj clin.* cryptogenic, cryptogenetic.

Kryp·to·kok·ken·gra·nu·lom *nt epidem.* cryptococcoma, toruloma.

Kryp·to·kok·ko·se *f epidem.* torulosis, cryptococcosis, Busse-Buschke disease, Buschke's disease.

Kryp·to·kok·kus *m micro.* Cryptococcus, Torula.

Kryp·to·lith *m patho.* cryptolith.

Kryp·to·me·nor·rhoe *f gyn.* cryptomenorrhea.

Kryp·to·mne·sie *f psycho.* subconscious memory, cryptomnesia, cryptanamnesia.

Krypt·oph·thal·mus *m ophthal.* cryptophthalmus, cryptophthalmia.

krypt·or·chid *adj urol.* cryptorchid.

Krypt·or·chis·mus *m* cryptorchidism, cryptorchidy, cryptorchism, retained testis, undescended testicle.

Kryp·to·ze·pha·lus *m embryo.* cryptocephalus.

ku·bi·tal *adj anat.* cubital.

Ku·bi·tal·tun·nel *m anat.* cubital tunnel.

Ku·bi·tal·tun·nel·syn·drom *nt neuro.* cubital tunnel syndrome.

Ku·chen·nie·re *f patho.* cake kidney, clump kidney, lump kidney.

Kufs: K.-Syndrom *nt patho.* Kufs' disease, adult type of amaurotic idiocy.

Kufs-Hallervorden: K.-H.-Krankheit *f → Kufs-Syndrom.*

Ku·gel *f* ball; *(Kügelchen)* pellet; *(Gewehr)* bullet; *(Thermometer)* bulb; *anat.* globe, globus; *(Gelenk)* head.

Kugelberg-Welander: K.-W.-Krankheit *f neuro.* Kugelberg-Welander disease, Wohlfahrt-Kugelberg-Welander disease, juvenile muscular atrophy.

Ku·gel·blu·tung *f patho.* ball bleeding, ball hemorrhage.

ku·gel·för·mig *adj* ball-shaped, globular, orbicular, globoid, globous, conglobate.

Ku·gel·ge·lenk *nt anat.* ball-and-socket joint, multiaxial joint, spheroidal articulation, polyaxial articulation.

Ku·gel·herz *nt card.* round heart.

Ku·gel·ven·til·pro·the·se *f HTG* ball valve, caged-ball valve.

Ku·gel·zell·an·ämie *f* (konstitutionelle hämolytische) *hema.* Minkowski-Chauffard syndrome, spherocytic anemia, hereditary spherocytosis, congenital familial icterus, congenital hemolytic jaundice, globe cell anemia, constitutional hemolytic anemia.

Ku·gel·zel·le *f hema.* microspherocyte, spherocyte.

Ku·gel·zell·ik·te·rus *m → Kugelzellanämie.*

Kuh·milch·an·ämie *f hema.* milk anemia, cow's milk anemia.

Kuhn: K.-Tubus *m anes.* Kuhn's tube.

Kuhnt-Junius: K.-J.-Krankheit *f ophthal.* Kuhnt-Junius degeneration, disciform retinitis, disciform macular degeneration, central disk-shaped retinopathy.

Kul·do·sko·pie *f gyn.* culdoscopy.

Kul·do·to·mie *f gyn.* culdotomy, posterior colpotomy.

Kul·do·zen·te·se *f gyn.* culdocentesis.

Kulenkampff: K.-Plexusanästhesie *f anes.* Kulenkampff's anesthesia.

Ku·lis·sen·schnitt *m chir.* pararectal incision, pararectus incision.

Kultschitzky: K.-Tumor *m patho.* Kulchitsky-cell carcinoma.

K.-Zellen *pl histol.* Kulchitsky cells, enteroendocrine cells, enterochromaffin cells.

Kul·tur *f psycho., socio., micro.* culture.

asynchrone K. *micro.* asynchronous culture.

attenuierte K. *micro.* attenuated culture.

gemischte K. *micro.* mixed culture.

K. im hängenden Block *micro.* hanging-block

culture.
K. im hängenden Tropfen *micro.* hanging-
-drop culture.
Kul·tur·me·di·um *nt micro.* culture medium.
Kul·tur·plat·te *f micro.* culture plate.
Kul·tur·röhr·chen *nt micro.* culture tube.
Kul·tur·schock *m socio.* cultural shock.
Kul·tur·sub·strat *nt micro.* medium, culture medium.
Ku·ma·rin *nt pharm.* cumarin, coumarin.
Kümmell-Verneuil: K.-V.-Krankheit *f ortho.* Kümmell-Verneuil disease, Kümmell's disease, traumatic spondylopathy.
Ku·neo·ku·bo·id·ge·lenk *nt anat.* cuneocuboid articulation, cuneocuboid joint.
Ku·neo·na·vi·ku·lar·ge·lenk *nt anat.* cuneonavicular articulation, cuneonavicular joint.
Kun·ni·lin·gus *m* cunnilingus, cunnilinction, cunnilinctus.
Kunst·af·ter *m chir.* preternatural anus, artificial anus.
Kunst·feh·ler *m forens.* malpractice, malpraxis.
Kunst·glied *nt ortho.* artificial limb, prosthesis.
Kunst·herz *nt HTG* artificial heart.
künst·lich I *adj* artifical, factitious; (*Zähne, Haare*) false. **II** *adv* artificially. **jdn. k. ernähren** feed s.o. artificially.
Kunst·stoff *m* plastic material, synthetic, synthetic material, plastics *pl.*
Kunst·stoff·gips *m ortho.* fiberglass cast.
Kunst·stoff·pro·the·se *f ortho.* plastic prosthesis.
Kunst·stoff·scha·le *f ortho.* brace.
Küntscher: K.-Marknagelung *f ortho.* Küntscher nailing.
K.-Nagel *m ortho.* Küntscher nail.
Kup·fer *nt* copper; *chem.* cuprum.
kup·fer·far·ben *adj* copper-colored, coppery.
Kup·fer·fin·ne *f derm.* rosacea.
kup·fer·hal·tig *adj* containing copper, coppery.
Kup·fer·saum *m patho.* copper line.
Kup·fer·star *m ophthal.* copper cataract.
Kupffer: K.'-Sternzellen *pl histol.* von Kupffer's cells.
ku·pie·ren *vt* (*Krankheitsverlauf*) check, suppress, jugulate, stop.
Kup·pel *f anat.* fornix, vault, dome.
Kup·pel·raum *m anat.* epitympanum, tympanic attic, epitympanic recess.
Kup·pel·raum·cho·le·stea·tom *nt HNO* attic cholesteatoma, epitympanic cholesteatoma.
Kup·pel·raum·ent·zün·dung *f HNO* atticitis.
Kupr·ämie *f patho.* cupremia, hypercupremia.
Kup·ri·urie *f physiol.* cupriuria, cupruresis.
Ku·pru·re·se *f patho.* cupruresis; hypercupriuria.
Kur *f clin.* cure, remedy (*gegen* against, for); course (of treatment), treatment.
ku·ra·bel *adj clin.* curable; treatable.

Ku·ra·bi·li·tät *f clin.* curability.
Ku·ra·re *nt pharm., anes.* curare.
Ku·ra·re·ant·ago·nist *m pharm.* anticurare.
ku·ra·ri·sie·ren *vt anes.* curarize.
Ku·ra·ri·sie·rung *f anes.* curarization.
ku·ra·tiv *adj clin.* curative, remediable, remedial, therapeutic, sanatory.
Kü·ret·ta·ge *f chir.* curettage, curettement, curetment.
Kü·ret·te *f chir.* curet, curette.
scharfe K. sharp curet.
stumpfe K. blunt curet.
Kü·ret·te·ment *nt chir.* curettage, curetment, curettement.
kü·ret·tie·ren *vt chir.* curette, curet.
ku·rie·ren *vt* cure, heal, remedy (*von* of).
Kur·ku·ma *f pharm.* turmeric, curcuma.
Kur·ku·min *nt pharm.* curcumin.
Kur·ort *m* spa, health resort, sanatorium.
Kuru-Kuru *nt epidem.* kuru, laughing disease.
Kur·va·tur *f anat.* curvature, bend, flexure.
große K. (*Magen*) greater gastric curvature, greater curvature of stomach.
kleine K. (*Magen*) lesser gastric curvature, lesser curvature of stomach.
Kur·ve *f* curve, bend, turn; *mathe.* graph, curve; *clin.* chart, profile.
Kur·ven·blatt *nt* graph, chart, curve.
Kur·ven·zacke [k·k] *f physiol.* (*EKG*) spike.
kurz I *adj* (*räumlich*) short; (*Gestalt*) short; (*zeitlich*) short, brief, transient. **II** *adv* (*räumlich*) short; (*zeitlich*) short, shortly, brief, briefly, for a short time.
kurz·at·mig *adj* short-winded, short of breath, puffy.
Kurz·at·mig·keit *f* shortness of breath, puffiness, breathlessness.
Kurz·darm·syn·drom *nt chir.* short-bowel syndrome, short-gut syndrome.
kurz·le·big *adj* short-lived, fugitive.
Kurzrok-Miller: K.-M.-Test *m gyn.* Miller--Kurzrok test, Kurzrok-Miller test.
kurz·sich·tig *adj ophthal.* shortsighted, nearsighted, myopic, blear-eyed.
Kurz·sich·ti·ge *m/f ophthal.* myope, shortsighted person, nearsighted person.
Kurz·sich·tig·keit *f ophthal.* myopia, short sight, shortsightedness, near sight, nearsightedness.
Kurz·wel·len·be·hand·lung *f clin.* radiotherapy, short wave therapy.
Kurz·wel·len·dia·ther·mie *f clin.* neodiathermy, radiathermy, short-wave diathermy.
kurz·wir·kend *adj pharm.* short-acting.
Kurz·zeit·be·hand·lung *f clin.* short-term treatment.
Kurz·zeit·ge·dächt·nis *nt neuro.* short-term memory.
Kurz·zeit·lei·stung *f physiol.* short-term performance.

Kuß·hand *f neuro.* drop hand, wristdrop, carpoptosis.

Kussmaul: K.-Aphasie *f neuro.* Kussmaul's aphasia.

K.-Atmung *f patho.* Kussmaul breathing, Kussmaul-Kien breathing, air hunger.

K.-Koma *nt patho.* Kussmaul's coma, diabetic coma.

Kussmaul-Kien: K.-K.-Atmung *f* → *Kussmaul-Atmung.*

Kußmaul-Maier: K.-M.-Krankheit *f patho.* Kussmaul-Meier disease, Kussmaul's disease, arteritis nodosa.

Küstner: K.-Zeichen *nt gyn.* Küstner's sign.

ku·tan *adj anat.* dermal, dermatic, dermic, cutaneous.

Ku·ti·ku·la *f anat.* cuticle, cuticula.

Ku·ti·ku·la·saum *m histol.* brush border, striated border.

Ku·ti·re·ak·ti·on *f immun.* cutireaction, cutaneous reaction.

Ku·tis *f anat.* skin, cutis, derma.

Ku·tis·lap·pen *m chir.* cutis graft.

Küttner: K.-Tumor *m patho.* Küttner's tumor.

Kü·vet·te *f lab.* cuvette, cuvet.

Kveim: K.-Antigen *nt immun.* Kveim antigen.

K.-Hauttest *m immun.* Nickerson-Kveim test, Kveim test.

Kveim-Nickerson: K.-N.-Test *m immun.* Kveim test, Nickerson-Kveim test.

Kwa·shi·or·kor *nt ped.* kwashiorkor, malignant malnutrition.

Ky·pho·se *f ortho.* kyphosis, gibbosity, cyrtosis, hunchback, hump back.

K. der Halswirbelsäule trachelocyrtosis, trachelokyphosis.

traumatische K. Kümmell-Verneuil disease, Kümmell's disease, traumatic spondylopathy.

Ky·pho·se·becken [k·k] *nt ortho.* kyphotic pelvis.

Ky·pho·se·win·kel *m ortho.* kyphotic angle.

Ky·pho·sko·lio·se *f ortho.* kyphoscoliosis.

Ky·pho·sko·lio·se·becken [k·k] *nt ortho.* kyphoscoliotic pelvis.

ky·pho·sko·lio·tisch *adj ortho.* kyphoscoliotic.

ky·pho·tisch *adj ortho.* kyphotic, cyphotic, gibbous.

Kyrle: K.-Krankheit *f derm.* Kyrle's disease.

Kyst·ade·nom *nt patho.* adenocystoma, cystadenoma, cystic adenoma.

Ky·stom *nt patho.* cystoma, cystic tumor.

L

Labbé: L.'-Dreieck *nt anat.* Labbé's triangle.
L.'-Vene *f anat.* inferior anastomotic vein, Labbé's vein.
La·be·ta·lol *nt pharm.* labetalol.
la·bi·al *adj anat.* labial.
La·bia·lis·mus *m neuro.* labialism.
la·bil *adj allg.* labile, unstable, unsteady; *psycho.* labile, unstable, weak.
La·bi·li·tät *f (a. fig., psycho.)* lability, instability.
la·bio·lin·gu·al *adj anat.* labiolingual.
la·bio·na·sal *adj anat.* labionasal.
La·bio·pla·stik *f HNO* labioplasty.
la·bio·ve·lar *adj anat.* plabiovelar, labiopalatine.
La·bi·um *nt anat.* labium, lip.
L. inferius inferior lip, lower lip.
L. majus greater lip of pudendum, large pudendal lip.
L. minus nympha, lesser lip of pudendum, small pudendal lip.
L. superius superior lip, upper lip.
La·bor *nt* laboratory; *inf.* lab.
La·bor·kul·tur *f histol., micro.* laboratory culture.
La·bor·me·di·um *nt micro.* laboratory medium.
La·bor·test *m lab.* laboratory experiment, laboratory test.
La·bor·wert *m* laboratory value.
La·brum *nt anat.* labrum, lip, edge, brim.
L. acetabulare acetabular lip, acetabular labrum.
L. glenoidale glenoid lip, glenoid labrum.
La·by·rinth *nt → Labyrinthus.*
la·by·rin·thär *adj anat.* labyrinthine, labyrinthian, labyrinthic.
La·by·rinth·dys·pla·sie *f HNO* labyrinthine dysplasia.
La·by·rinth·ek·to·mie *f HNO* labyrinthectomy.
La·by·rinth·ent·zün·dung *f → Labyrinthitis.*
La·by·rinth·er·öff·nung *f HNO* labyrinthotomy.
La·by·rinth·er·schüt·te·rung *f HNO* concussion of the labyrinth.
La·by·rinth·ex·zi·si·on *f HNO* labyrinthecto-my.
La·by·rinth·hy·po·pla·sie *f HNO* labyrinthine hypoplasia.
La·by·rin·thi·tis *f HNO* labyrinthitis, otitis interna. **eitrige/suppurative L.** pyolabyrinthitis.
La·by·rinth·ny·stag·mus *m physiol.* labyrinthine nystagmus.
La·by·rin·tho·to·mie *f HNO* labyrinthotomy.
La·by·rinth·prü·fung *f HNO* labyrinthine testing. **kalorische/thermische L.** caloric labyrinthine testing.
La·by·rinth·re·ak·ti·on *f HNO* labyrinthine reaction. **kalorische/thermale L.** thermal labyrinthine reaction.
La·by·rinth·re·flex *m physiol.* labyrinth reflex, labyrinthine reflex.
La·by·rinth·stell·re·flex *m physiol.* labyrinthine righting reflex.
La·by·rin·thus *m anat.* **1.** labyrinth, labyrinthus. **2.** inner ear, internal ear, labyrinth.
L. cochlearis labyrinth of cochlea, cochlear labyrinth.
L. ethmoidalis ethmoidal labyrinth, lateral mass of ethmoid bone.
L. membranaceus membranous labyrinth, endolymphatic labyrinth.
L. osseus bony labyrinth, osseous labyrinth.
L. vestibularis vestibular labyrinth.
La·by·rinth·ve·nen *pl anat.* labyrinthine vejns, internal auditory veins.
Lac *nt gyn.* milk. **L. neonatorum** hexenmilch, witch's milk.
La·chen *nt* laughing, laugh, laughter.
hysterisches L. *psychia.* gelasmus, hysterical laughter.
sardonisches L. *neuro.* sardonic laugh, canine laugh, canine spasm, cynic spasm.
zwanghaftes L. → hysterisches L.
Lach·gas *nt anes.* laughing gas, nitrous oxide.
Lach·krampf *m psychia.* fit of laughter, gelasmus.
Lach·krank·heit *f patho.* kuru, laughing disease.
Lach·re·flex *m* laughter reflex.
La Crosse-Enzephalitis *f neuro.* La Crosse encephalitis.

La Crosse-Virus *nt micro.* La Crosse virus.

Lac·tam *nt chem.* lactam.

β-Lactam-Antibiotikum *nt pharm.* β-lactam antibiotic, β-lactam drug.

β-Lac·ta·ma·se *f micro.* β-lactamase, beta-lactamase.

β-Lactamase-fest *adj pharm.* β-lactamase-resistant.

β-Lac·tam·ring *m chem.* β-lactam ring.

Lac·tat *nt* → *Laktat.*

Lac·to·ba·cil·lus *m micro.* Lactobacillus.

Lac·to·fla·vin *nt biochem.* lactoflavin, riboflavin, flavin, vitamin B$_2$.

Lac·to·se *f* → *Laktose.*

Lac·tu·lo·se *f pharm.* lactulose.

La·cu·na *f* 1. *anat.* lacune, pit, cavity, lake. 2. *patho.* gap, defect, lacuna.

L. **musculorum** muscular compartment, neuromuscular compartment, muscular lacuna.

Lacunae *pl* **urethrales urethrae masculinae** lacunae of urethra, urethral lacunae of Morgagni.

L. **vasorum** vascular compartment, vascular lacuna.

La·cus lacrimalis *m anat.* lacrimal bay, lacrimal lake, lacus lacrimalis.

Ladd: L.'-Band *nt chir.* Ladd's band.

L.**-Operation** *f chir.* Ladd's operation, Ladd's procedure.

L.**-Syndrom** *nt chir.* Ladd's syndrome.

Lae·vu·lo·se *f biochem.* fructose, fruit sugar, fructopyranose, levulose.

Lafora: L.-Körperchen *pl patho.* Lafora's bodies.

L.**-Syndrom** *nt neuro.* Lafora's disease, Unverricht's disease, myoclonus epilepsy.

La·ge *f* 1. (*Schicht*) layer, stratum; (*Farbe*) coat. 2. position; *anat.* situs; *chir.*, *gyn.* position; (*topografisch*) location, situation, position.

anatomische L. anatomical position.

mentoanteriore L. *gyn.* mentoanterior position.

mentoposteriore L. *gyn.* mentoposterior position.

mentotransverse L. *gyn.* mentotransverse position.

la·ge·ab·hän·gig *adj clin.* position-dependent.

La·ge·ano·ma·lie *f patho.* dystopia, malposition, dislocation.

La·ge·ny·stag·mus *m physiol.* positional nystagmus.

La·ge·rung *f* (*a. chir.*) position, lay; bedding.

La·ge·rungs·drai·na·ge *f chir.* postural drainage.

La·ge·rungs·ny·stag·mus *m physiol.* positional nystagmus.

La·ge·rungs·schwin·del *m neuro.* benign paroxysmal postural vertigo, benign paroxysmal positional vertigo.

La·ge·schwin·del *m* → *Lagerungsschwindel.*

La·ge·ver·än·de·rung *f* change of position.

Lag·oph·thal·mus *m ophthal.* lagophthalmos, lagophthalmia, lagophthalmus.

Lagrange: L.-Operation *f ophthal.* sclerectoiridectomy, Lagrange's operation.

lahm *adj ortho.* lame; crippled, disabled.

lah·men *vi* limp, walk with a limp, be lame.

läh·men *vt* 1. *neuro.* palsy, paralyze; *patho.* lame, cripple. 2. *fig.* paralyze, daze, benumb, numb.

läh·mend *adj neuro.* paralyzing, paralytic, paralyzant, paretic.

Läh·mung *f neuro.* palsy, paralysis, paralyzation.

familiäre paroxysmale hypokalämische L. familial periodic paralysis, hypokalemic periodic paralysis.

funktionelle L. functional paralysis.

geburtstraumatische L. birth palsy, birth paralysis, infantile diplegia, obstetrical paralysis, obstetric paralysis.

gemischte L. mixed paralysis.

hysterische L. hysterical paralysis.

ischämische L. ischemic palsy, ischemic paralysis.

motorische L. motor paralysis.

myogene/myopathische L. myopathic paralysis, myogenic paralysis.

neurogene L. organic paralysis, neuroparalysis.

normokalämische periodische L. normokalemic periodic paralysis, sodium-responsive periodic paralysis.

organische L. → *neurogene L.*

periphere L. peripheral paralysis.

psychogene L. hysterical paralysis.

reflektorische L. reflex paralysis.

schlaffe L. flaccid paralysis.

sensorische L. sensory paralysis.

spastische L. spastic paralysis.

vasomotorische L. vasomotor paralysis, angioparalysis, angioparesis, vasoparesis.

vollständige L. palsy, pamplegia, paralysis, paralyzation.

zentrale L. central paralysis.

Läh·mungs·schie·len *nt ophthal.* paralytic strabismus, muscular strabismus, incomitant strabismus, noncomitant strabismus.

Läh·mungs·sta·di·um *nt anes.* paralytic stage, paralytic phase.

Lai·en·me·di·zin *f* folk medicine.

Laki-Lorand: L.-L.-Faktor *m abbr.* **LLF** *hema.* factor XIII, fibrin stabilizing factor, Laki-Lorand factor.

la·kri·mal *adj anat.* lacrimal, lachrymal.

La·kri·ma·ti·on *f physiol.* lacrimation.

La·kri·mo·to·mie *f ophthal.* lacrimotomy.

Lakt·ago·gum *nt pharm.* galactagogue, galactic, galactogogue, lactagogue.

Lakt·al·bu·min *nt biochem.* lactalbumin.
Lak·tam *nt chem.* lactam.
β-Lak·ta·ma·se *f micro.* β-lactamase, beta--lactamase.
β-Laktamase-fest *adj pharm.* β-lactamase-resistant.
β-Lak·tam·ring *m chem.* β-lactam ring.
Lak·ta·se *f biochem.* lactase, β-galactosidase.
Lak·ta·se·hem·mer *m* antilactase.
Lak·ta·se·man·gel *m patho.* congenital lactose malabsorption, lactase deficiency.
Lak·tat *nt biochem.* lactate.
Lak·tat·azi·do·se *f patho.* lactic acidosis.
Lak·tat·azid·urie *f* lactaciduria, lactic aciduria.
Lak·ta·ti·on *f gyn.* lactation.
Lak·ta·ti·ons·ame·nor·rhoe *f gyn.* lactation amenorrhea.
Laktations-Amenorrhoe-Syndrom *nt gyn.* lactation-amenorrhea syndrome.
Lak·ta·ti·ons·atro·phie *f* **des Genitals** *gyn.* Chiari-Frommel syndrome, Frommel's disease, Frommel-Chiari syndrome.
Lak·ta·ti·ons·fie·ber *nt gyn.* milk fever, galactopyra.
Lak·ta·ti·ons·pe·ri·ode *f gyn.* lactation.
Lak·ta·ti·ons·zy·ste *f gyn.* lacteal cyst, milk cyst.
Lakt·azid·ämie *f* lactacidemia, lacticacidemia.
Lakt·azi·do·se *f patho.* lactic acidosis.
Lakt·azid·urie *f* lactaciduria, lactic aciduria.
lak·tie·ren *vi gyn.* lactate.
lak·tie·rend *adj gyn.* lactescent.
Lak·ti·fu·gum *nt pharm.* lactifuge, phygogalactic.
Lak·to·ba·cil·lus *m micro.* Lactobacillus.
Lak·to·bio·se *f* → *Laktose.*
Lak·to·fla·vin *nt biochem.* lactoflavin, riboflavin, flavin, vitamin B$_2$.
lak·to·gen *adj gyn.* lactogenic.
Lak·to·ge·ne·se *f gyn.* milk production, lactogenesis.
Lak·to·glo·bu·lin *nt* lactoglobulin.
Lak·to·krit *m lab.* lactocrit.
Lak·to·me·ter *nt lab.* lactometer, lactodensimeter, galactometer.
Lak·to·pro·te·in *nt* lactoprotein.
Lak·to·se *f* lactose, milk sugar, lactosum, galactosylglucose.
Lak·to·se·in·to·le·ranz *f patho.* lactose intolerance.
Lak·to·se·mal·ab·sorp·ti·on *f patho.* lactose intolerance.
Lak·to·si·do·se *f patho.* lactosidosis.
Lak·tos·urie *f patho.* lactosuria.
Lak·to·the·ra·pie *f clin.* lactotherapy, galactotherapy; milk diet.
lak·to·trop *adj gyn.* lactotropic.
Lak·to·ve·ge·ta·ri·er *m* lactovegetarian, lactarian.
lak·to·ve·ge·ta·risch *adj* lactovegetarian,

lactarian.
La·ku·ne *f* → *Lacuna.*
Lal·la·tio *f ped., psychia.* lallation, lalling.
Lal·len *nt* slur, slurring; *ped., psychia.* lallation, lalling.
La·lo·pa·thie *f HNO* speech pathology, lalopathy.
La·lo·ple·gie *f HNO* laloplegia.
lambda-Kette *f biochem.* lambda chain, λ chain.
Lamb·da·naht *f anat.* lambdoid suture.
Lamb·da·zis·mus *m HNO* lambdacism, lambdacismus.
Lambert-Eaton: **L.-E.-Syndrom** *nt* → *Lambert-Eaton-Rooke-Syndrom.*
Lambert-Eaton-Rooke: **L.-E.-R.-Syndrom** *nt patho.* Lambert-Eaton syndrome, Eaton--Lambert syndrome, carcinomatous myopathy.
Lam·blia *f micro.* Lamblia.
Lam·blia·sis *f epidem.* lambliasis, lambliosis, giardiasis.
Lambrinudi: **L.-Operation** *f ortho.* Lambrinudi's operation.
la·mel·lär *adj histol.* lamellar, lamellate, lamellose, laminated, laminous, scaly.
La·mel·le *f histol.* leaf, lamella, plate.
La·mel·len·kno·chen *m histol.* lamellated bone, lamellar bone.
la·mel·lös *adj histol.* laminated, laminate, laminous.
La·mi·na *f anat.* lamina, layer, plate, stratum.
L. arcus vertebrae/vertebralis lamina of vertebra, lamina of vertebral arch.
L. basalis 1. *gyn.* basal layer of endometrium. **2.** *embryo.* basal lamina, basal plate.
L. basalis choroideae basal complex of choroid, basal lamina of choroid, Henle's membrane, Bruch's membrane.
L. basilaris (ductus cochlearis) basilar lamina of cochlear duct, basilar membrane of cochlear duct.
L. choroidocapillaris choriocapillary lamina, Ruysch's membrane, choriocapillaris.
L. compacta *gyn.* compacta, compact layer of endometrium.
L. cribosa ossis ethmoidalis sieve plate, cribriform lamina of ethmoid bone, cribriform plate of ethmoid bone.
L. cribrosa sclerae cribrous lamina (of sclera).
L. elastica anterior → *L. limitans anterior.*
L. elastica posterior → *L. limitans posterior.*
L. episcleralis episclera, episcleral lamina.
L. externa outer table of skull, external layer of skull, external lamina of skull.
L. functionalis *gyn.* functionalis, functional layer of endometrium.
L. fusca sclerae brown layer, lamina fusca.
L. interna inner table of skull, internal lamina of skull, internal layer of skull.

L. limitans anterior Bowman's lamina, anterior limiting lamina.

L. limitans posterior Descemet's membrane, posterior limiting membrane, posterior limiting lamina.

L. modioli lamina of modiolus, plate of modiolus.

L. molecularis molecular layer of cerebral cortex, plexiform layer of cerebral cortex.

L. multiformis spindle-celled layer, fusiform--cell layer, multiform layer of cerebral cortex, polymorphic layer of cerebral cortex.

L. muscularis mucosae muscular layer of mucosa, muscularis mucosae.

L. parietalis pericardii parietal layer of serous pericardium, parietal pericardium.

L. plexiformis → *L. molecularis*.

L. pr(a)etrachealis pretracheal fascia, pretracheal layer of fascia, pretracheal lamina of fascia.

L. pr(a)evertebralis prevertebral fascia, prevertebral lamina of fascia, prevertebral layer of fascia.

L. propria *histol.* lamina propria, propria mucosae, proper mucous membrane.

L. pyramidalis externa external pyramidal layer of cerebral cortex.

L. pyramidalis ganglionaris internal pyramidal layer of cerebral cortex, ganglionic layer of cerebral cortex.

L. pyramidalis interna → *L. pyramidalis ganglionaris*.

L. quadrigemina → *L. tectalis*.

L. spiralis ossea spiral plate, bony spiral lamina.

L. spongiosa *gyn.* spongiosa, spongy layer of endometrium.

L. superficialis fasciae cervicalis superficial layer of cervical fascia, superficial lamina of cervical fascia.

L. tectalis tectal lamina of mesencephalon, quadrigeminal plate, tectal plate.

L. terminalis terminal lamina, terminal plate.

L. tragi lamina tragi, lamina of tragus.

L. vasculosa vascular lamina of choroid, Haller's membrane.

L. visceralis pericardii visceral layer of pericardium, visceral pericardium.

la·mi·nar *adj histol.* laminar, laminal, laminary, laminate, laminous.

La·min·ek·to·mie *f neurochir.* rachitomy, spondylotomy, laminectomy.

La·mi·no·to·mie *f neurochir.* laminotomy.

La·mox·ac·tam *nt pharm.* moxalactam.

Lam·pe *f* lamp, light.

Lam·pen·bür·sten·chro·mo·som *nt genet.* lampbrush chromosome.

La·na·to·sid *nt pharm.* lanatoside.

Lancisi: L.-Zeichen *nt card.* Lancisi's sign.

Landau: L.-Reflex *m ped.* Landau's reflex.

Land·kar·ten·schä·del *m radiol.* map-like skull.

Land·kar·ten·zun·ge *f HNO* geographic tongue, wandering rash, benign migratory glossitis.

Land·manns·haut *f derm.* farmer's skin, sailor's skin.

Landolt: L.'-Ring *m ophthal.* Landolt's ring.

Landouzy: L.-Sepsis *f pulmo.* septic tuberculosis, fulminating tuberculous sepsis.

Landouzy-Déjérine: L.-D.-Syndrom *nt neuro.* Landouzy atrophy, Landouzy-Déjérine atrophy, Déjérine-Landouzy atrophy, facioscapulohumeral (muscular) dystrophy, facioscapulohumeral (muscular) atrophy.

Landouzy-Grasset: L.-G.-Gesetz *nt neuro.* Grasset's law, Landouzy-Grasset law.

Landry: L.-Paralyse *f neuro.* Landry's palsy, Landry's disease, acute febrile polyneuritis, radiculoneuritis, acute ascending (spinal) paralysis.

Landsteiner: L.-Reaktion *f hema.* Landsteiner-Donath test.

Lane: L.-Platten *pl ortho.* Lane's plates.

lang *adj* (*zeitlich*) long, extended, for a long time; (*räumlich*) long.

lang·an·hal·tend *adj pharm.* long-acting, long-lasting.

lang·dau·ernd *adj* long-lasting.

Lange: L.-Syndrom *nt patho.* Brachmann--de Lange syndrome, Cornelia de Lange syndrome, de Lange syndrome.

Län·ge *f* (*zeitlich, räumlich*) length; (*Ausdehnung*) extent; (*Person*) height, length. **in die L. ziehen** stretch, protract, drag out. **der L. nach** lengthways, lengthwise.

Langenbeck: L.-Amputation *f ortho.* Langenbeck's amputation.

L.-Haken *m chir.* Langenbeck's retractor.

L.-Nadelhalter *m chir.* Langenbeck's needle holder.

L.-Operation *f chir.* Langenbeck's operation.

Län·gen·dif·fe·renz *f* difference in length.

Län·gen·un·ter·schied *m* difference in length.

Langer: L.'-Achselbogen *m anat.* Langer's arch, Langer's muscle, axillary arch.

L.'-Linien *pl derm.* Langer's lines.

Langerhans: L.'-Inseln *pl histol.* islands of Langerhans, endocrine part of pancreas, pancreatic islands, islet tissue.

lang·fri·stig I *adj* long-run, long-term. **II** *adv* in the long term, in the long run.

Langhans: L.-Struma *f endo.* Langhans' proliferating goiter, Langhans' struma, organoid thyroid carcinoma.

L.'-Zellschicht *f embryo.* Langhans' layer, cytotrophoblast, cytoblast.

lang·jäh·rig *adj* long-standing, long-time.

lang·le·big *adj* long-lived.

Lang·le·big·keit *f* longevity, macrobiosis.

Längs·ach·se *f anat.* long axis.
lang·sam I *adj* (*a. phys.*) slow; (*Puls*) slow; (*geistig*) slow, slow-witted, dull. II *adv* slowly, gradually.
Lang·sam·keit *f* slowness; (*geistige*) slowness, slow-wittedness, inertia.
langsam-progredient *adj patho.* ingravescent, insidious, stealthy, treacherous.
Längs·bruch *m ortho.* longitudinal fracture.
Längs·bün·del *nt anat.* longitudinal fasciculus.
 dorsales L. dorsal longitudinal fasciculus, Schütz' bundle.
 mediales L. medial longitudinal fasciculus, Collier's tract.
Längs·frak·tur *f ortho.* longitudinal fracture.
Längs·ge·wöl·be *nt ortho.* (*Fuß*) longitudinal arch of foot.
Längs·schnitt *m* (*a. stat.*) longitudinal section, lengthways cut, profile.
Längs·spal·te *f anat.* longitudinal fissure.
Längs·zug *m ortho.* longitudinal traction.
lang·wel·lig *adj phys.* long-wave, of long wave-length.
lang·wie·rig *adj clin.* lengthy, long-lasting, long, protracted; chronic, chronical.
lang·wir·kend *adj pharm.* long-acting, long-lasting.
Lang·zeit·ge·dächt·nis *nt neuro.* long-term memory.
Lang·zeit·lei·stung *f physiol.* long-term performance.
Lansing-Virus *nt micro.* Lansing virus.
la·nu·gi·nös *adj derm.* lanuginous.
La·nu·go *f ped.* lanugo, lanugo hair, down.
Lanz: L.'-Punkt *m chir.* Lanz's point.
lan·zen·för·mig *adj* lance-shaped, lanceolate.
Lan·zet·te *f chir.* lancet, lance.
lan·zi·nie·rend *adj* (*Schmerz*) lancinating.
La·par·ek·to·mie *f chir.* laparectomy.
La·pa·ro·en·te·ro·sto·mie *f chir.* laparoenterostomy.
La·pa·ro·en·te·ro·to·mie *f chir.* laparoenterotomy, celioenterotomy.
La·pa·ro·ga·stro·sko·pie *f chir.* laparogastroscopy.
La·pa·ro·ga·stro·sto·mie *f chir.* laparogastrostomy, celiogastrostomy.
La·pa·ro·he·pa·to·to·mie *f chir.* laparohepatotomy.
La·pa·ro·hy·ster·ek·to·mie *f gyn.* abdominal hysterectomy, laparohysterectomy, abdominohysterectomy.
Laparohystero-ovariektomie *f gyn.* laparohystero-oophorectomy.
La·pa·ro·hy·ste·ro·pe·xie *f gyn.* abdominal hysteropexy, laparohysteropexy.
Laparohysterosalpingo-ovariektomie *f gyn.* laparohysterosalpingo-oophorectomy.
La·pa·ro·hy·ste·ro·to·mie *f gyn.* abdominal hysterotomy, laparohysterotomy.

La·pa·ro·ko·lo·sto·mie *f chir.* laparocolostomy.
La·pa·ro·my·om·ek·to·mie *f chir.* abdominal myomectomy, laparomyomectomy.
La·pa·ro·myo·mo·to·mie *f chir.* laparomyomotomy, celiomyomotomy.
La·pa·ro·myo·si·tis *f patho.* laparomyositis, laparomyitis.
La·pa·ror·rha·phie *f chir.* laparorrhaphy, celiorrhaphy.
La·pa·ro·sal·ping·ek·to·mie *f gyn.* abdominal salpingectomy, laparosalpingectomy, celiosalpingectomy.
Laparosalpingo-ovariektomie *f gyn.* laparosalpingo-oophorectomy.
La·pa·ro·sal·pin·go·to·mie *f gyn.* abdominal salpingotomy, laparosalpingotomy.
La·pa·ro·skop *nt clin.* laparoscope, celioscope, celoscope.
La·pa·ro·sko·pie *f clin.* laparoscopy, celioscopy, celoscopy, abdominoscopy.
La·pa·ro·splen·ek·to·mie *f chir.* laparosplenectomy.
La·pa·ro·sple·no·to·mie *f chir.* laparosplenotomy, splenolaparotomy.
La·pa·ro·to·mie *f chir.* abdominal section, laparotomy, celiotomy.
La·pa·ro·ze·le *f chir.* abdominal hernia, ventral hernia, laparocele.
La·pa·ro·zyst·ek·to·mie *f chir.* laparocystectomy.
La·pa·ro·zy·sto·to·mie *f* 1. *gyn.* laparocystidotomy, laparocystotomy. 2. *urol.* suprapubic cystotomy, laparocystidotomy, laparocystotomy.
Lapidus: L.-Operation *f ortho.* Lapidus' operation.
Läpp·chen *nt* 1. *anat.* lobule, lobulus. 2. *chir.* patch. 3. (*Ohr*) lobe, lap.
Lap·pen *m* 1. *anat.* lobe, lobus. 2. *chir.* patch, flap; (*Haut*) flap, tag.
 freier L. *chir.* free flap.
 gestielter L. *chir.* gauntlet flap, pedicle graft, pedicle flap.
 kombinierter L. *chir.* composite flap, compound flap.
 zweigestielter L. *chir.* bipedicle flap, double pedicle flap.
Lap·pen·atel·ek·ta·se *f pulmo.* lobar atelectasis, lobar collaps.
Lap·pen·ele·phan·tia·sis *f derm.* pachydermatocele.
Lap·pen·ex·trak·ti·on *f ophthal.* flap extraction.
Lap·pen·fi·brom *nt derm.* lobular fibroma, irritation fibroma.
Lap·pen·le·ber *f patho.* lobular liver.
Lap·pen·pla·zen·ta *f gyn.* lobed placenta, furcate placenta.
Lap·pen·pneu·mo·nie *f pulmo.* croupous

pneumonia, lobar pneumonia.

Lap·pen·re·sek·ti·on *f chir.* lobectomy.

Lap·pen·zun·ge *f HNO* lobulated tongue.

Lärm *m* noise, loudness, loud noise.

lärm·emp·find·lich *adj* sensitive to noise.

Lärm·pe·gel *m* noise level.

Lärm·schwer·hö·rig·keit *f HNO* loud noise deafness, noise deafness, noise-induced hearing loss. **chronische L.** occupational deafness, occupational hearing loss, industrial hearing loss, industrial deafness.

Larrey: L.-Amputation *f ortho.* Larrey's amputation, Larrey's operation.

L.'-Spalten *pl patho.* Larrey's spaces.

Larsen: L.-Syndrom *nt patho.* Larsen's syndrome.

Larsen-Johansson: L.-J.-Krankheit *f ortho.* Larsen-Johansson disease, Larsen's disease.

Lar·va migrans *f derm.* larva migrans.

L. m. cutanea cutaneous larva migrans, creeping disease, creeping eruption.

L. m. visceralis visceral larva migrans.

Lar·ve *f bio., micro.* larva.

lar·viert *adj clin.* larvate, larvaceous, larval, larvated, masked, concealed.

La·ryng·al·gie *f HNO* laryngalgia.

la·ryn·ge·al *adj anat.* laryngeal.

La·ryng·ek·to·mie *f HNO* laryngectomy.

La·ryn·gi·tis *f HNO* laryngitis.

krup·pöse L. croupous laryngitis.

L. subglottica spasmodic croup, false croup, pseudocroup.

la·ryn·gi·tisch *adj HNO* laryngitic.

La·ryn·go·fis·sur *f HNO* laryngofissure, thyrofissure, thyrotomy, thyroidotomy.

La·ryn·go·gramm *nt radiol.* laryngogram.

La·ryn·go·gra·phie *f radiol.* laryngography.

La·ryn·go·hy·po·pha·rynx *m anat.* laryngo-hypopharynx.

La·ryn·go·lo·gie *f* laryngology.

La·ryn·go·ma·la·zie *f HNO* laryngomalacia.

La·ryn·go·pa·thie *f HNO* laryngopathy.

la·ryn·go·pha·ryn·ge·al *adj anat.* laryngopharyngeal, pharyngolaryngeal.

La·ryn·go·pha·ryng·ek·to·mie *f HNO* laryngopharyngectomy.

La·ryn·go·pha·ryn·gi·tis *f HNO* laryngopharyngitis.

La·ryn·go·pha·rynx *m anat.* laryngopharynx, laryngopharyngeal cavity, pharyngolaryngeal cavity, hypopharynx.

La·ryn·go·pho·nie *f clin.* laryngophony.

La·ryn·go·phthi·se *f epidem.* laryngophthisis, laryngeal tuberculosis.

La·ryn·go·ple·gie *f HNO* laryngoparalysis, laryngoplegia.

La·ryn·go·pto·sis *f ped.* laryngoptosis.

La·ryn·go·pyo·ze·le *f HNO* laryngopyocele.

La·ryn·go·rhi·no·lo·gie *f* laryngorhinology.

La·ryn·gor·rha·phie *f HNO* laryngorrhaphy.

La·ryn·go·sko·pie *f HNO* laryngoscopy. **indirekte L.** mirror laryngoscopy, indirect laryngoscopy.

la·ryn·go·sko·pisch *adj HNO* laryngoscopic.

La·ryn·go·spas·mus *m HNO* laryngospasm, laryngeal spasm, laryngospastic reflex.

La·ryn·go·sto·mie *f HNO* laryngostomy.

La·ryn·go·stro·bo·sko·pie *f HNO* laryngostroboscopy.

La·ryn·go·to·mie *f HNO* laryngotomy. **mediane L.** laryngofissure, thyrofissure, thyrotomy, thyroidotomy.

la·ryn·go·tra·che·al *adj anat.* laryngotracheal, tracheolaryngeal.

La·ryn·go·tra·che·itis *f HNO* laryngotracheitis.

La·ryn·go·tra·cheo·bron·chi·tis *f pulmo.* laryngotracheobronchitis.

La·ryn·go·tra·cheo·sko·pie *f pulmo.* laryngotracheoscopy.

La·ryn·go·tra·cheo·to·mie *f HNO* laryngotracheotomy.

La·ryn·go·ve·sti·bu·li·tis *f HNO* laryngovestibulitis.

La·ryn·go·xe·ro·se *f HNO* laryngoxerosis.

La·ryn·go·ze·le *f HNO* laryngocele.

La·ryn·go·zen·te·se *f HNO* laryngocentesis.

La·rynx *m anat.* larynx, voice box.

La·rynx·atre·sie *f HNO* laryngeal atresia. **partielle L.** laryngeal web.

La·rynx·blu·tung *f HNO* laryngorrhagia.

La·rynx·diph·the·rie *f HNO* laryngeal diphtheria, laryngotracheal diphtheria.

La·rynx·ent·zün·dung *f → Laryngitis.*

La·rynx·ex·stir·pa·ti·on *f HNO* laryngectomy.

La·rynx·fehl·bil·dung *f HNO* laryngeal anomaly.

La·rynx·frak·tur *f HNO* laryngeal fracture.

La·rynx·kar·zi·nom *nt HNO* laryngeal carcinoma.

La·rynx·knor·pel·frak·tur *f HNO* laryngeal fracture.

La·rynx·krampf *m → Laryngospasmus.*

La·rynx·kri·se *f neuro.* laryngeal crisis.

La·rynx·läh·mung *f HNO* laryngoparalysis, laryngoplegia.

La·rynx·miß·bil·dung *f HNO* laryngeal anomaly.

La·rynx·ob·struk·ti·on *f HNO* laryngeal obstruction.

La·rynx·ödem *nt HNO* laryngeal edema.

La·rynx·pa·pil·lo·ma·to·se *f HNO* laryngeal papillomatosis.

La·rynx·pla·stik *f HNO* laryngoplasty.

La·rynx·po·lyp *m HNO* laryngeal polyp.

La·rynx·schmerz *m → Laryngalgia.*

La·rynx·schwin·del *m neuro.* laryngeal vertigo, Charcot's vertigo.

La·rynx·ste·no·se *f HNO* laryngostenosis.

La·rynx·tu·ber·ku·lo·se *f HNO* laryngophthi-

sis, laryngeal tuberculosis.
Lasègue: L.-Zeichen *nt neuro.* Lasègue's sign.
la·sen *vi* lase.
La·ser *m phys.* laser, optical maser.
La·ser·fu·si·on *f* laser fusion.
Laser-Scan-Mikroskop *nt histol.* laser microscope.
La·ser·strahl *m phys.* laser beam.
Lä·si·on *f patho.* lesion; wound, injury, lesion.
    prämaligne L. precancerous lesion, precancerous condition, precancerosis.
Las·sa·fie·ber *nt epidem.* Lassa fever, Lassa hemorrhagic fever.
Las·sa·vi·rus *nt micro.* Lassa virus.
Last *f physiol.* load; (*Gewicht*) weight.
La·tam·oxef *nt pharm.* moxalactam.
la·tent *adj* (*Krankheit*) silent, latent, dormant, quiescent; *psycho.* latent.
La·tenz *f patho.* latency.
La·tenz·pe·ri·ode *f micro.* incubation period, latency stage, incubative stage.
La·tenz·pha·se *f* 1. → *Latenzperiode.* 2. *psycho.* latency period, latency phase.
La·tenz·sta·di·um *nt epidem.* (*Syphilis*) latent syphilis.
La·tenz·zeit *f physiol.* latency, latent period.
la·te·ral *adj anat.* lateral.
La·te·ral·in·farkt *m card.* lateral myocardial infarction.
La·te·ra·li·sa·ti·on *f neuro.* lateralization.
La·te·ra·li·tät *f physiol., psycho.* laterality.
La·te·ral·re·gi·on *f anat.* lateral region.
La·te·ral·seg·ment *nt anat.* (*Lunge*) lateral segment.
La·te·ral·skle·ro·se *f neuro.* lateral sclerosis, lateral spinal sclerosis.
    amyotrophe L. abbr. ALS Charcot's disease, Déjérine's type, Charcot's sclerosis, amyotrophic lateral sclerosis.
    myatrophische L. → *amyotrophe L.*
La·te·ro·duk·ti·on *f ophthal.* lateroduction.
la·te·ro·la·te·ral *adj chir.* side-to-side, laterolateral.
La·te·ro·pul·si·on *f neuro.* lateropulsion.
la·te·ro·ter·mi·nal *adj anat., chir.* lateroterminal, side-to-end.
La·te·ro·tor·si·on *f ophthal.* laterotorsion.
La·te·ro·ver·si·on *f gyn.* lateroversion.
La·tex *m* latex.
La·tex·ag·glu·ti·na·ti·ons·test *m immun.* latex agglutination test, latex fixation test, latex fixation assay.
Latex-Rheumafaktor-Test *m immun.* RF latex, rheumatoid factor latex agglutination test.
La·tex·test *m* → *Latexagglutinationstest.*
La·thy·ris·mus *m patho.* neurolathyrism, lathyrism.
Lauenstein: L.-Technik *f radiol.* Lauenstein technique.
Lauf·band·er·go·me·ter *nt physiol.* treadmill

ergometer.
lau·fen I *vt* run; (*gehen*) walk. **II** *vi* 1. run; (*gehen*) walk. **unsicher l.** be unsteady on one's feet. 2. (*auslaufen*) leak, drip; (*fließen*) run, flow; (*Wunde*) fester; (*Brust*) leak.
Lauf·schritt *m* run, running pace. **im L.** at/on the run.
Lauf·trieb *m psychia.* dromomania.
Lau·ge *f chem.* lye, alkaline solution, caustic, caustic solution.
Laugier: L.-Hernie *f chir.* Gimbernat's hernia, Laugier's hernia.
    L.-Zeichen *nt ortho.* Laugier's sign.
Launois: L.-Syndrom *nt patho.* Launois's syndrome.
Laurence-Moon: L.-M.-Syndrom *nt patho.* Laurence-Moon syndrome, Biedl's syndrome.
Laurence-Moon-Bardet-Biedl: L.-M.-B.-B.--Syndrom *nt patho.* Biedl's syndrome, Laurence-Moon-Bardet-Biedl syndrome, Laurence-Moon-Biedl syndrome.
Laurence-Moon-Biedl: L.-M.-B.-Syndrom *nt* → *Laurence-Moon-Bardet-Biedl-Syndrom.*
Laus *f micro.* louse, pediculus.
läu·se·ab·tö·tend *adj pharm.* pediculicide, lousicide.
Läu·se·be·fall *m epidem.* lousiness, pediculation, pediculosis.
Läu·se·ei *nt* nit.
Läu·se·fleck·fie·ber *nt epidem.* louse-borne typhus, fleckfieber, classic typhus, epidemic typhus, European typhus, exanthematous typhus.
Läu·se·mit·tel *nt pharm.* antipediculotic, pediculicide.
Läu·se·rück·fall·fie·ber *nt epidem.* louse-borne relapsing fever, epidemic relapsing fever, European relapsing fever.
läu·se·tö·tend *adj pharm.* lousicide, pediculicide.
Laut *m* noice, sound, tone.
laut *adj* loud, noisy.
Laut·bil·dung *f HNO* voice production, phonation.
Laut·heits·aus·gleich *m physiol., HNO* recruitment, recruiting response.
La·va·ge *f clin.* lavage, irrigation, washing out.
Lä·vo·duk·ti·on *f ophthal.* levoduction, levocycloduction.
Lä·vo·gramm *nt card.* levogram.
Lä·vo·kar·die *f patho.* levocardia, sinistrocardia.
Lä·vo·kar·dio·gramm *nt card.* levocardiogram.
Lä·vo·kli·na·ti·on *f ophthal.* levoclination, levotorsion.
Lä·vo·ver·si·on *f ophthal.* levoversion.
Lä·vu·lo·se *f biochem.* fructose, fruit sugar, fructopyranose, levulose.

Lawford: L.-Syndrom *nt patho.* Lawford's syndrome.

Lawrence: L.-Syndrom *nt patho.* Lawrence-Seip syndrome, congenital progressive lipodystrophy, lipoatrophic diabetes.

lax *adj* (*Gelenk, Band*) lax, loose.

La·xans *nt pharm.* laxative, fecal softener, cathartic, eccoprotic, physic.

La·xan·zi·en·miß·brauch *m clin.* laxative abuse.

La·xa·tiv *nt* → *Laxans.*

la·xa·tiv *adj pharm.* laxative, cathartic, aperient.

Lax·heit *f* (*Gelenk, Band*) laxity, laxness.

la·xie·ren *vt* purge, open the bowels.

La·ze·ra·ti·on *f derm.* laceration.

la·ze·riert *adj* lacerated, lacerate; torn, mangled.

Lazy-Leukocyte-Syndrom *nt hema.* lazy leukocyte syndrome.

LCAT-Mangel *m patho.* Norum-Gjone disease, familial lecithin-cholesterol acyltransferase deficiency, familial LCAT deficiency.

LCM-Virus *nt micro.* LCM virus, lymphocytic choriomeningitis virus.

LD-Antigene *pl immun.* LD antigens, lymphocyte-defined antigens.

LD-Heparin *nt abbr.* **LDH** *clin.* low-dose heparin.

LDL-Rezeptor *m biochem.* LDL receptor, low-density lipoprotein receptor.

LDL-Rezeptordefekt *m patho.* LDL-receptor disorder, familial hyperbetalipoproteinemia, familial hypercholesterolemia.

Lear-Komplex *m psychia.* Lear complex.

Le·ben *nt* life; (*Spanne*) lifetime, life span, life. **am L.** alive. **am L. bleiben** survive. **am L. erhalten** keep alive. **am L. sein** be alive. **ums L. kommen** be killed, lose one's life.

le·ben I *vt* live. **II** *vi* live, be alive; live, exist (*von* on, upon); (*wohnen*) live (*bei* with).

Le·bend·ge·burt *f gyn.* live birth.

le·ben·dig *adj* living, live, alive; (*Person*) lively, full of life, alert, active, vital.

Le·bend·impf·stoff *m immun.* live vaccine.

Le·bens·al·ter *nt* age, period of life.

le·bens·be·dro·hend *adj* life-threatening, menacing; vital.

Le·bens·dau·er *f* (*a. techn.*) lifetime, life span.

le·bens·er·hal·tend *adj clin.* life-sustaining.

Le·bens·er·schei·nun·gen *pl* vital phenomena.

Le·bens·er·war·tung *f stat.* life expectancy, expectancy of life.

le·bens·fä·hig *adj gyn.* viable.

Le·bens·fä·hig·keit *f gyn.* viability, vitality.

Le·bens·ge·fahr *f* danger to life, serious danger. **in L. schweben** be in danger of one's life.

le·bens·ge·fähr·lich *adj* dangerous to life, perilous; (*Zustand, Verletzung*) life-threatening,

critical, serious, grave.

Le·bens·ge·schich·te *f* life history.

Le·bens·ge·wohn·hei·ten *pl* habits of life, mode of life.

Le·bens·kraft *f* vital energy, vitality, vigor.

Le·bens·lauf *m* **1.** course of life, life. **2.** (*Bewerbung*) personal history, curriculum vitae.

Le·bens·mit·tel *nt* (*meist pl*) food, foodstuff, eatables *pl*, edibles *pl*.

Le·bens·mit·tel·farb·stoff *m* food coloring.

Le·bens·mit·tel·to·xin *nt patho.* bromatotoxin.

Le·bens·mit·tel·ver·gif·tung *f patho.* food poisoning, bromatoxism. **bakterielle L.** bacterial food poisoning.

Le·bens·mit·tel·zu·satz *m* food additive.

le·bens·mü·de *adj* weary of life.

le·bens·not·wen·dig *adj* vital, essential (*für* to).

Le·bens·qua·li·tät *f* quality of life.

Le·bens·raum *m* life space, living space.

le·bens·ret·tend *adj clin.* life-saving.

Le·bens·ret·tung *f clin.* life-saving.

Le·bens·stan·dard *m* standard of living.

Le·bens·stil *m* life style.

Le·bens·über·druß *m* weariness of life.

le·bens·über·drüs·sig *adj* weary of life.

le·bens·un·fä·hig *adj gyn.* nonviable.

Le·bens·ver·hält·nis·se *pl* circumstances, living conditions.

Le·bens·wei·se *f* (*a. bio.*) life, mode/way of life. **vegetarische L.** vegetarianism.

le·bens·wich·tig *adj* vital, essential (*für* to).

Le·bens·wil·le *m* will to live.

Le·bens·zei·chen *nt* sign of life.

Le·bens·zy·klus *m* life cycle.

Leber: kongenitale Amaurose *f* **L.** *ophthal.* Leber's congenital amaurosis.

L.'-Optikusatrophie *f ophthal.* Leber's optic atrophy, Leber's disease.

Le·ber *f* liver; *anat.* hepar.

Le·ber·ab·szeß *m patho.* liver abscess, hepatic abscess.

bakterieller L. bacterial liver abscess.

kryptogener L. cryptogenic liver abscess.

posttraumatischer L. traumatic liver abscess.

pyelophlebitischer L. pyelophlebitic liver abscess.

pyogener L. pyogenic liver abscess.

Le·ber·an·hef·tung *f chir.* hepatopexy.

Le·ber·ar·te·rie *f anat.* hepatic artery.

Le·ber·atro·phie *f patho.* liver atrophy, hepatatrophia, hepatatrophy.

akute gelbe L. acute yellow dystrophy of the liver, acute yellow liver atrophy, acute parenchymatous hepatitis.

braune L. brown liver atrophy, brown atrophy of liver.

rote L. red atrophy.

subakute L. submassive hepatic necrosis, subacute hepatic necrosis.

Le·ber·aus·falls·ko·ma *nt patho.* exogenous

hepatic coma.
Le·ber·bälk·chen *pl histol.* hepatic cords.
Le·ber·bän·der *pl anat.* hepatic ligaments, ligaments of liver.
Le·ber·bett *nt anat.* hepatic bed of gallbladder, gallbladder bed.
Le·ber·bi·op·sie *f clin.* liver biopsy. **perkutane L.** percutaneous liver biopsy.
Le·ber·blu·tung *f patho.* hepatorrhagia.
Le·ber·bruch *m patho.* hepatocele, hernia of liver.
Le·ber·chir·ur·gie *f chir.* liver surgery.
Le·ber·dys·tro·phie *f patho.* hepatic dystrophy.
akute gelbe L. acute yellow dystrophy of the liver, acute yellow liver atrophy, acute parenchymatous hepatitis.
subakute L. submassive hepatic necrosis, subacute hepatic necrosis.
Le·ber·egel *m micro.* liver fluke.
großer L. sheep liver fluke, Fasciola hepatica.
kleiner L. lancet fluke, Dicrocoelium lanceolatum.
Le·ber·egel·krank·heit *f epidem.* fascioliasis.
Le·ber·ein·blu·tung *f patho.* hepatorrhagia.
Le·ber·ent·fer·nung *f chir.* liver resection, hepatectomy.
Le·ber·ent·zün·dung *f →* *Hepatitis.*
Le·ber·epi·thel·zel·le *f histol.* parenchymal liver cell, hepatocyte.
Le·ber·er·kran·kung *f →* *Leberleiden.*
Le·ber·er·wei·chung *f patho.* hepatomalacia.
Le·ber·fi·bro·se *f patho.* hepatic fibrosis.
Le·ber·fi·xie·rung *f chir.* hepatopexy.
Le·ber·fleck *m derm.* lentigo; mole, spot; liver spot.
Le·ber·funk·ti·on *f physiol.* liver function.
Le·ber·funk·ti·ons·test *m clin.* hepatic function test, liver function test.
Le·ber·gal·le *f clin., chir.* liver bile.
Le·ber·gal·len·gang *m anat.* hepatic duct.
Le·ber·ge·fä·ße *pl anat.* hepatic vessels.
Le·ber·ge·schwulst *f patho.* hepatic tumor, liver tumor.
Le·ber·gift *nt patho.* hepatotoxin.
Le·ber·gif·tig·keit *f patho.* hepatotoxicity, hepatic toxicity.
Le·ber·ha·ken *m chir.* liver retractor.
Le·ber·in·suf·fi·zi·enz *f patho.* hepatic insufficiency, liver insufficiency, liver failure, hepatic failure.
perakute L. fulminant hepatic failure.
terminale L. end-stage liver disease.
Le·ber·ka·pil·la·re *f histol.* liver sinusoid.
Le·ber·kar·zi·nom *nt patho.* liver carcinoma, liver cancer. **periportales L.** periportal carcinoma.
Le·ber·ko·ma *nt patho.* hepatic coma.
Le·ber·kran·ke *m/f* hepatopath.
Le·ber·krebs *m patho.* liver carcinoma, liver cancer.

Le·ber·läpp·chen *pl histol.* lobules of liver, hepatic lobules.
Le·ber·lap·pen *m anat.* hepatic lobe, lobe of liver.
Le·ber·lap·pen·re·sek·ti·on *f chir.* hepatic lobectomy.
Le·ber·lei·den *nt patho.* hepatopathy, liver disease, liver complaint.
Le·ber·lymph·kno·ten *pl anat.* hepatic lymph nodes.
Le·ber·me·ta·sta·se *f patho.* hepatic metastasis, liver metastasis.
Le·ber·misch·tu·mor *m patho.* hepatoblastoma, mixed hepatic tumor.
Le·ber·naht *f chir.* hepatorrhaphy.
Le·ber·ne·kro·se *f patho.* liver necrosis, hepatic necrosis, hepatocellular necrosis, hepatonecrosis.
Le·ber·par·en·chym *nt histol.* liver parenchyma.
Le·ber·par·en·chym·zel·le *f histol.* parenchymal liver cell, hepatocyte.
Le·ber·pfor·te *f histol.* hepatic portal, portal fissure.
Le·ber·phle·bo·gra·phie *f radiol.* hepatophlebography.
Le·ber·phos·pho·ry·la·se·in·suf·fi·zi·enz *f patho.* Hers' disease, hepatic phosphorylase deficiency.
Le·ber·puls *m clin., patho.* hepatic pulse.
Le·ber·punk·ti·on *f clin.* liver biopsy.
Le·ber·re·sek·ti·on *f chir.* liver resection, hepatic resection, hepatectomy. **radikale L.** major liver resection, radical liver resection, right trisegmentectomy.
Le·ber·riß *m patho.* liver rupture, hepatic laceration, hepatorrhexis.
le·ber·schä·di·gend *adj patho.* hepatopathic, hepatotoxic, hepatoxic.
Le·ber·schäd·lich·keit *f patho.* hepatotoxicity, hepatic toxicity.
Le·ber·schmerz *m patho.* hepatalgia, hepatodynia.
Le·ber·schwel·lung *f patho.* hepatomegaly, hepatomegalia, megalohepatia.
Le·ber·seg·men·te *pl histol.* hepatic segments, segments of liver.
Le·ber·sen·kung *f patho.* wandering liver, floating liver, hepatoptosis.
Le·ber·si·de·ro·se *f patho* hepatic siderosis.
Le·ber·si·nu·so·id *nt histol.* liver sinusoid.
Le·ber·sphyg·mo·gra·phie *f* hepatography.
Le·ber·stau·ung *f patho.* congestion of liver, hepatohemia.
Le·ber·stein *m patho.* hepatolith.
Le·ber·szin·ti·gra·phie *f radiol.* liver scan.
Le·ber·teil·ent·fer·nung *f chir.* liver resection, hepatic resection, partial hepatectomy.
Le·ber·trans·plan·tat *nt chir.* hepatic trans-

plant, liver transplant, liver graft.

Le·ber·trans·plan·ta·ti·on f chir. hepatic transplantation, liver transplantation.

Le·ber·trau·ma nt patho. hepatic trauma, liver trauma, hepatic injury, liver injury.

Le·ber·tu·mor m patho. liver tumor, hepatic tumor, hepatoma.

Le·ber·ve·nen pl anat. hepatic veins.

Le·ber·ve·nen·ent·zün·dung f patho. hepatophlebitis.

Le·ber·ver·fet·tung f patho. fatty metamorphosis of liver, fatty degeneration of liver.

Le·ber·ver·grö·ße·rung f patho. hepatomegaly, hepatomegalia, megalohepatia.

Le·ber·ver·let·zung f patho. hepatic injury, liver injury, liver trauma, hepatic trauma.

Le·ber·ver·pflan·zung f → Lebertransplantation.

Le·ber·ver·sa·gen nt patho. hepatic insufficiency, liver insufficiency, liver failure, hepatic failure.

Le·ber·zell·ade·nom nt patho. hepatocellular adenoma, liver cell adenoma.

Le·ber·zell·bälk·chen pl histol. hepatic cords.

Le·ber·zel·le f histol. parenchymal liver cell, hepatocyte.

Le·ber·zell·kar·zi·nom nt (primäres) patho. hepatocellular carcinoma, liver cell carcinoma, primary carcinoma of liver cells, hepatocarcinoma.

Le·ber·zell·ne·kro·se f patho. hepatocellular necrosis, hepatonecrosis.

le·ber·zell·schä·di·gend adj patho. hepatotoxic, hepatoxic.

Le·ber·zell·zer·stö·rung f patho. hepatolysis.

Le·ber·zer·falls·ko·ma nt patho. endogenous hepatic coma.

Le·ber·zip·fel m anat. fibrous appendix of liver, fibrous appendage of liver.

Le·ber·zir·rho·se f patho. hepatic cirrhosis, liver cirrhosis, cirrhosis, hepatocirrhosis.

biliäre Z. Hanot's cirrhosis, Hanot's disease, biliary cirrhosis.

großknotige L. postnecrotic cirrhosis, multilobular cirrhosis, periportal cirrhosis, healed yellow atrophy (of liver).

kleinknotige L. micronodular cirrhosis, Laennec's cirrhosis, organized cirrhosis, portal cirrhosis, septal cirrhosis.

kryptogene L. cryptogenic cirrhosis.

metabolische L. metabolic cirrhosis.

organisierte L. → kleinknotige L.

nutritive L. nutritional cirrhosis.

postnekrotische L. → großknotige L.

primär biliäre L. primary biliary cirrhosis, hypertrophic cirrhosis, Hanot's disease.

toxische L. toxic cirrhosis.

Le·ber·zy·ste f patho. hepatic cyst, liver cyst.

leb·los adj lifeless, dead, cold, bloodless, exanimate; (Bewußtsein) unconscious.

Leb·lo·sig·keit f lifelessness, deadness, exanimation.

Lecat: L.-Bucht f urol. Lecat's gulf.

Le·ci·thin nt biochem. lecithin, choline phosphatidyl, phosphatidylcholine.

Le·ci·thin·ämie f lecithinemia.

Lecithin-Cholesterin-Acyltransferase f abbr. **LCAT** biochem. lecithin-cholesterol acyltransferase, phosphatidylcholine-cholesterol acyltransferase.

Ledderhose: L.-Syndrom nt Ledderhose's disease, plantar fibromatosis.

Lederer: L.-Anämie f hema. Lederer's disease, Lederer's anemia.

Le·der·haut f anat. 1. (Haut) corium, derma, dermis. 2. (Auge) sclera, sclerotic coat, sclerotica.

Le·der·haut·ent·zün·dung f ophthal. scleritis, scleratitis, sclerotitis, leucitis.

Le·der·knar·ren nt clin. pleural crackles pl.

le·dig adj single, unmarried, unattached.

Le·di·ge m/f single; single woman; single man.

Lee: L.-Spiegelhandgriff m gyn. DeLee's operation, key-in-lock maneuver.

leer adj empty; (Magen) empty; (Gesichtsausdruck) blank, vacant, empty.

Leer·auf·nah·me f radiol. plain film, plain x-ray, plain radiograph.

lee·ren vt empty, drain, clear; (Darm) evacuate.

Leer·mes·sung f lab. blank measurement.

Lee-White: L.-W.-Probe f hema. Lee-White method.

Le Fort: L.-Amputation f ortho. Le Fort's operation, Le Fort's amputation.

L. I-Fraktur f HNO Guérin's fracture, horizontal maxillary fracture, Le Fort I fracture.

L. II-Fraktur f HNO Le Fort II fracture, pyramidal fracture.

L. III-Fraktur f HNO Le Fort III fracture, craniofacial dysjunction fracture, transverse facial fracture.

L.-Sonde f urol. Le Fort sound.

Le Fort-Neugebauer: L.-N.-Operation f gyn. Le Fort-Neugebauer operation.

le·gal adj legal, lawful.

Leg·asthe·nie f neuro. dyslexia.

le·gen I v put, lay (down), place. **jdn. ins Bett l.** put s.o. to bed. **II** vr **1. sich l.** lie down (auf on). **sich ins Bett l.** go to bed. **s. auf die Seite l.** lie on one's side. **2.** (Fieber) drop, go down; (Schmerz) abate, ease up.

Legg-Calvé-Perthes-Waldenström: L.-C.-P.-W.-Krankheit f ortho. Perthes' disease, Legg-Calvé-Perthes disease, Legg-Calvé-Waldenström disease, quiet hip disease, osteochondrosis of capital femoral epiphysis.

Le·gio·närs·krank·heit f epidem. legionnaires' disease, legionellosis.

Le·gio·nel·la f micro. legionella, Legionella. **L.**

pneumophila legionnaire's bacillus, Legionella pneumophila.
Le·gio·nel·len·in·fek·ti·on *f epidem.* legionellosis.
Leib *m* body; (*Stamm*) truncus, trunk; (*Bauch*) belly, abdomen.
leib·lich *adj anat.* corporeal, corporal, bodily, physical, somatic.
Leib·schmer·zen *pl* abdominal pain, abdominalgia, celiodynia, celialgia.
Leich·dorn *m derm.* clavus, corn.
Lei·che *f* dead body, body, corpse, cadaver.
Lei·chen·be·schau·er *m* (**ärztlicher**) *forens.* medical examiner.
lei·chen·blaß *adj* deadly pale.
Lei·chen·bläs·se *f* deadly pallor.
Lei·chen·er·öff·nung *f patho.* autopsy, postmortem, postmortem examination, dissection.
Lei·chen·flecke [k·k] *pl patho.* cadaveric ecchymoses, suggillation.
Lei·chen·ge·rinn·sel *nt patho.* postmortem clot.
Lei·chen·gift *nt patho.* animal alkaloid, ptomaine, cadaveric alkaloid.
lei·chen·haft I *adj* cadaveric, cadaverous, deathly, deathlike. **II** *adv* deathly, deadly.
Lei·chen·hal·le *f* deadhouse, mortuary.
Lei·chen·nie·re *f chir.* cadaveric kidney transplant, cadaveric renal transplant.
Lei·chen·nie·ren·trans·plan·tat *nt chir.* cadaveric kidney transplant, cadaveric renal transplant.
Lei·chen·öff·nung *f* → *Leicheneröffnung.*
Lei·chen·spen·der *m chir.* cadaver donor.
Lei·chen·star·re *f patho.* death rigor, cadaveric rigidity, rigor mortis.
Lei·chen·trans·plan·tat *nt chir.* cadaveric transplant.
Lei·chen·tu·ber·kel *m derm.* necrogenic wart, tuberculous wart, warty tuberculosis, anatomical wart, postmortem wart, prosector's wart.
Leich·nam *m* → *Leiche.*
leicht *adj* **1.** (*Gewicht*) light, lightweight. **2.** (*Schlaf, Atmen*) light; (*Kost*) bland, light; (*Krankheit*) slight, mild; (*Fieber*) low-grade.
Leichte-Kettenkrankheit *f immun.* L-chain disease, Bence-Jones myeloma.
Leichtenstern: L.-Phänomen *nt neuro.* Leichtenstern's phenomenon, Leichtenstern's sign.
Leicht·ket·te *f biochem.* L-chain, light chain.
leicht·ver·dau·lich *adj* (*Essen*) light, easily digestible.
leicht·ver·letzt *adj* slightly injured, slighty wounded.
Leicht·ver·letz·te *m/f* slightly injured, light casualty, slightly wounded person.
leicht·ver·wun·det *adj* → *leichtverletzt.*
Leicht·ver·wun·de·te *m/f* → *Leichtverletzte.*

Lei·den *nt* complaint, ailment, condition, illness, trouble, disease, sickness;.
lei·den I *vt* suffer, endure, bear. **II** *vi* suffer (*an* from, *unter* from).
lei·dend *adj* suffering (*an* from); ailing, ill.
Leigh: L.-Enzephalomyelopathie *f neuro.* Leigh's disease, necrotizing encephalopathy, subacute necrotizing encephalomyelopathy.
Leiner: L.'-Erythrodermie *f derm.* Leiner's disease.
Leio·der·mie *f derm.* leiodermia.
Leio·myo·bla·stom *nt patho.* leiomyoblastoma, epithelioid leiomyoma.
Leio·myo·fi·brom *nt patho.* leiomyofibroma, fibroleiomyoma, fibroid.
Leio·my·om *nt patho.* leiomyoma. **epitheliales L.** → *Leiomyoblastom.*
Leio·myo·ma·to·se *f patho.* leiomyomatosis.
Leio·myo·sar·kom *nt patho.* leiomyosarcoma.
lei·se *adj* (*Geräusch*) soft, low, gentle, faint; (*Herztöne*) low.
Leish·ma·nia *f micro.* leishmania, Leishmania.
Leishmania brasiliensis-Gruppe *f micro.* Leishmania braziliensis/brasiliensis.
Leishmania donovani-Gruppe *f micro.* Leishmania donovani.
Leishmania-Form *f micro.* Leishman-Donovan body, amastigote (stage).
Leishmania mexicana-Gruppe *f micro.* Leishmania mexicana.
Leish·ma·nia·se *f epidem.* leishmaniasis, leishmaniosis.
amerikanische L. American leishmaniasis, nasopharyngeal leishmaniasis, mucocutaneous leishmaniasis.
kutane L. cutaneous leishmaniasis, Aleppo boil, Oriental boil, Bagdad boil.
kutane L. Südamerikas South American cutaneous leishmaniasis, chiclero ulcer, forest yaws, bush yaws.
leproide L. anergic cutaneous leishmaniasis, pseudolepramatous leishmaniasis
mukokutane L. → *amerikanische L.*
mukokutane L. Südamerikas naso-oral leishmaniasis, espundia.
Post-Kala-Azar dermale L. post-kala-azar dermal leishmaniasis, dermal leishmanoid.
viszerale L. visceral leishmaniasis, kala-azar, cachectic fever, Assam fever.
Leish·ma·nia·sis *f* → *Leishmaniase.*
L. cutis → kutane *Leishmaniase.*
L. cutis diffusa → leproide *Leishmaniase.*
Leishmania tropica-Gruppe *f micro.* Leishmania tropica.
Leish·ma·nid *nt immun.* leishmanid.
Leish·ma·nie *f micro.* leishmania.
Leish·ma·ni·en·in·fek·ti·on *f* → *Leishmaniase.*
Leish·ma·ni·en·mit·tel *nt pharm.* antileishmanial.
leish·ma·ni·en·tö·tend *adj pharm.* antileishma-

nial, leishmanicidal.

Leish·ma·nin *nt immun.* leishmanin.

Leishmanin-Test *m immun.* leishmanin test, Montenegro test.

Leish·ma·nio·se *f →* Leishmaniase.

Leish·ma·ni·zid *nt pharm.* antileishmanial, leishmanicide.

leish·ma·ni·zid *adj pharm.* antileishmanial, leishmanicidal.

Leish·ma·no·id *nt epidem.* leishmanoid.

Post-Kala-Azar dermale Leishmanoide *pl* post-kala-azar dermal leishmaniasis, dermal leishmanoid.

Lei·ste *f anat.* **1.** inguinal region, groin, inguen. **2.** ridge, crest, crista, border.

Lei·sten·band *nt anat.* inguinal ligament, inguinal arch, crural ligament, crural arch, superficial femoral arch.

Lei·sten·bu·bo *m patho.* inguinal bubo.

Lei·sten·bruch *m chir.* inguinal hernia.

angeborener L. congenital inguinal hernia.

äußerer L. *→* indirekter L.

direkter L. direct inguinal hernia, internal inguinal hernia, medial inguinal hernia.

erworbener L. acquired inguinal hernia.

indirekter L. external inguinal hernia, indirect inguinal hernia, oblique inguinal hernia.

innerer L. *→* direkter L.

seitlicher L. *→* indirekter L.

Lei·sten·ge·gend *f anat.* groin, inguen, inguinal region.

Lei·sten·gru·be *f anat.* inguinal fovea, inguinal fossa.

Lei·sten·her·nie *f →* Leistenbruch.

Lei·sten·ho·den *m andro.* inguinal testis, orchiocele.

Lei·sten·ka·nal *m anat.* inguinal canal, abdominal canal.

Lei·sten·lymph·kno·ten *pl* inguinal lymph nodes.

oberflächliche L. superficial inguinal lymph nodes.

tiefe L. deep inguinal lymph nodes, Rosenmüller's (lymph) nodes.

Lei·sten·ple·xus *m anat.* inguinal plexus.

Lei·sten·re·flex *m physiol.* Geigel's reflex, inguinal reflex.

Lei·sten·re·gi·on *f anat.* groin, inguen, inguinal region.

Lei·sten·ring *m anat.* inguinal ring.

äußerer L. superficial inguinal ring, superficial abdominal ring.

innerer L. deep inguinal ring, deep abdominal ring.

Lei·sten·schä·del *m ortho.* sagittal synostosis, scaphocephaly, scaphocephalism.

Lei·sten·schmerz *m patho.* inguinodynia, bubonalgia.

Lei·sten·si·chel *f anat.* Henle's ligament, conjoined tendon, inguinal falx.

Lei·stung *f* performance; *psycho., ped.* achievement; (*Ergebnis*) result(s *pl*); (*geleistete Arbeit*) work; *physiol., techn.* output, performance.

körperliche/physische L. physical performance.

psychische L. psychological performance.

Lei·stungs·ab·fall *m* decline/drop in one's performance.

Lei·stungs·dia·gramm *nt physiol.* performance chart, profile.

lei·stungs·fä·hig *adj* (*Person*) efficient, capable, able; fit, in good condition.

Lei·stungs·fä·hig·keit *f* (*Person*) efficiency, capability, ability; fitness

Lei·stungs·mes·ser *m phys.* wattmeter.

Lei·stungs·ni·veau *nt* achievement level, level of achievement/performance.

Lei·stungs·puls·in·dex *m abbr.* **LPI** performance pulse index.

Lei·stungs·sport *m* high-performance sport(s *pl*), competitive sport(s *pl*).

Lei·stungs·sport·ler *m* competitive athlet.

Lei·stungs·sport·le·rin *f* competitive athlet.

lei·stungs·stei·gernd *adj physiol.* ergotropic.

Lei·stungs·test *m* (*a. physiol.*) test, performance test; *psycho.* achievement test.

Lei·stungs·über·tra·gung *f physiol., techn.* power transmission.

lei·ten I *vt* **1.** (*lenken*) guide, conduct, lead. **2.** (*Schall*) carry; (*Wärme, Licht*) conduct. **II** *vi phys.* conduct.

lei·tend *adj phys.* conducting, conductive.

leit·fä·hig *adj phys.* conductible, conducting, conductive.

Leit·fä·hig·keit *f phys.* conductivity, conductibility.

Leit·ge·schwin·dig·keit *f physiol.* conduction velocity.

Leit·sym·ptom *nt clin.* cardinal symptom, chief complaint.

Lei·tungs·an·äs·the·sie *f anes.* conduction anesthesia, block anesthesia, nerve block, nerve block anesthesia, regional anesthesia, block.

paraneurale L. paraneural anesthesia, paraneural infiltration.

perineurale L. perineural block, perineural anesthesia.

Lei·tungs·apha·sie *f neuro.* conduction aphasia, associative aphasia.

Lei·tungs·bahn *f physiol.* path of conduction, pathway.

Lei·tungs·block *m* **1.** *card.* conduction block. **2.** *anes.* conduction anesthesia, block anesthesia.

Lei·tungs·ge·schwin·dig·keit *f physiol.* conduction velocity.

Lei·tungs·stö·rung *f card.* conduction disturbance.

Lei·tungs·sy·stem *nt physiol.* conducting

system, conduction system.
Lei·tungs·was·ser *nt* tap water.
Leit·ver·mö·gen *nt phys.* conduction, conductivity, conductibility.
L.e.-Körper *pl derm., patho.* LE bodies.
Lembert: L.-Naht *f chir.* Lembert's suture.
Lemming-Fieber *nt* → *Tularämie.*
Lem·nis·cus *m anat.* fillet, lemniscus, band, bundle.
Lem·nis·kus·sy·stem *nt anat.* dorsal-column system, lemniscal system.
Len·de *f anat.* lumbar region, loin, lumbus; flank.
Len·den·ar·te·ri·en *pl anat.* lumbar arteries.
Len·den·bruch *m chir.* dorsal hernia, lumbar hernia.
Len·den·drei·eck *nt anat.* lumbar triangle, lumbar trigone, Petit's triangle.
Len·den·lor·do·se *f anat.* lumbar lordosis.
Len·den·ner·ven *pl anat.* lumbar nerves, lumbar spinal nerves.
Len·den·ple·xus *m* lumbar plexus.
Len·den·re·gi·on *f anat.* lumbar region.
Len·den·rip·pe *f anat.* lumbar rib.
Len·den·schmerz *m* lumbar rheumatism, lumbar pain, lumbodynia, lumbago.
Len·den·schnitt *m chir.* flank incision.
Len·den·sko·lio·se *f ortho.* lumbar scoliosis.
Len·den·ve·nen *pl anat.* lumbar veins.
Len·den·wir·bel *pl anat.* lumbar vertebrae, abdominal vertebrae.
Len·den·wir·bel·säu·le *f abbr.* **LWS** *anat.* lumbar spine.
Lenègre: L.-Krankheit *f card.* Lenègre's disease.
Lennert: L.'-Lymphom *nt hema.* Lennert's lesion, Lennert's lymphoma.
Lennox: L.-Syndrom *nt neuro.* Lennox syndrome.
Lens *f* **(cristallina)** *anat.* lens, crystalline lens, lens of the eye.
Len·ti·cu·lus *m derm.* lenticulus.
len·ti·form *adj anat.* lens-shaped, lentiform.
len·ti·gi·nös *adj derm.* lentiginous.
Len·ti·gi·no·se *f derm.* lentiginosis, multiple lentigines.
Lentiginosis-Syndrom *nt derm.* multiple lentigines syndrome, leopard syndrome.
Len·ti·glo·bus *m ophthal.* lentiglobus.
Len·ti·go *f derm.* lentigo, lenticula.
L. aestiva freckles, ephelides.
L. maligna lentigo maligna, precancerous melanosis of Dubreuilh, malignant lentigo, melanotic freckle of Hutchinson.
Lentigo-maligna-Melanom *nt abbr.* **LMM** *derm.* lentigo maligna melanoma, malignant lentigo melanoma.
Len·ti·ko·nus *m ophthal.* lenticonus.
len·ti·ku·lär *adj anat.* lens-shaped, lenticular.
Len·ti·tis *f ophthal.* phakitis, phacitis, phacoi-

ditis.
Lenz: L.-Syndrom *nt ophthal.* Lenz's syndrome.
Le·on·tia·sis *f patho.* leonine facies, leontiasis.
Leon-Virus *nt micro.* Leon virus.
LEOPARD-Syndrom *nt derm.* multiple lentigines syndrome, leopard syndrome.
Leopold: L.'-Handgriffe *pl gyn.* Leopold's maneuvers.
L.'-Regel *f gyn.* Leopold's law.
LE-Phänomen *nt patho.* L.E. phenomenon, LE phenomenon.
Le·pi·do·sis *f derm.* lepidosis.
Le·pra *f epidem.* leprosy, lepra, Hansen's disease.
dimorphe L. borderline leprosy, dimorphous leprosy.
indeterminierte L. *abbr.* **IL** indeterminate leprosy, uncharacteristic leprosy.
lepromatöse L. *abbr.* **LL** lepromatous leprosy.
tuberkuloide L. *abbr.* **TL** tuberculoid leprosy, cutaneous leprosy, nodular leprosy, smooth leprosy.
Le·pra·ba·zil·lus *m micro.* Hansen's bacillus, Mycobacterium leprae.
Le·pra·glo·bi *pl patho.* globi.
Le·pra·hos·pi·tal *nt epidem.* leper hospital, leprosarium, leprosary, lazaret.
Le·pra·kno·ten *m patho.* leproma.
Le·pra·ko·lo·nie *f epidem.* leprosarium, leprosary, leprosery.
Le·pra·kran·ke *m/f epidem.* leper.
Le·pra·re·ak·ti·on *f immun.* lepra reaction.
Le·pra·sta·ti·on *f epidem.* lazaret, lazaretto, leprosarium, leprosary.
Le·pra·zel·len *pl patho.* lepra cells, Virchow's cells.
Le·pre·chau·nis·mus *m patho.* leprechaunism, Donohue's disease.
Le·prid *nt patho.* leprid, lepride.
le·pro·id *adj patho.* pseudolepromatous.
Le·prom *nt patho.* leproma.
le·pro·ma·tös *adj patho.* lepromatous.
Le·pro·min *nt immun.* lepromin, Mitsuda antigen.
Le·pro·min·re·ak·ti·on *f immun.* lepromin reaction, Mitsuda reaction.
le·prös *adj epidem.* leprous, leprose, leprotic.
Le·pro·so·ri·um *n* → *Leprahospital.*
Le·pro·sta·ti·kum *nt pharm.* leprostatic.
le·pro·sta·tisch *adj pharm.* leprostatic.
lep·to·me·nin·ge·al *adj anat.* leptomeningeal.
Lep·to·me·nin·gio·ma *nt neuro.* leptomeningioma.
Lep·to·me·nin·gi·tis *f neuro.* leptomeningitis, meninginitis, pia-arachnitis, piarachnitis.
Lep·to·me·nin·go·pa·thie *f neuro.* leptomeningopathy.
Lep·to·me·ninx *f anat.* leptomeninx, pia-

-arachnoid, piarachnoid.

lep·to·som *adj psycho.* leptosomatic, leptosomic.

Lep·to·so·me *m/f psycho.* leptosome, asthenic.

Lep·to·spi·re *f micro.* leptospira, leptospire.

Lep·to·spi·ro·se *f* → *Leptospirosis.* **anikterische L.** benign leptospirosis, seven-day fever.

Lep·to·spi·ro·sis *f epidem.* leptospiral disease, leptospirosis.

L. bataviae rice-field fever, field fever.

L. canicola canine typhus, Stuttgart disease, canine leptospirosis, canicola fever.

L. grippotyphosa seven-day fever, mud fever, marsh fever, autumn fever, field fever.

L. icterohaemorrhagica Weil's disease, Larrey-Weil disease, infectious spirochetal jaundice, leptospiral jaundice, icterogenic spirochetosis, infectious jaundice.

L. pomona swineherd's disease, Bouchet-Gsell disease.

Lep·to·spir·urie *f patho.* leptospiruria.

Lep·to·zyt *m hema.* leptocyte, planocyte; target cell, Mexican hat cell.

Lep·to·zy·to·se *f hema.* leptocytosis.

Léri: L.-Zeichen *nt physiol.* Léri's sign, forearm sign.

Leriche: L.-Operation *f neurochir.* Leriche's operation, periarterial sympathectomy.

L.-Syndrom *nt card.* Leriche's syndrome, aorticoiliac occlusive disease.

Léri-Weill: L.-W.-Syndrom *nt patho.* Léri-Weill syndrome, Léri's pleonosteosis, dyschondrosteosis.

Lermoyez: L.-Anfall *m HNO* Lermoyez's syndrome.

lern·be·hin·dert *adj* learning-disabled.

Lern·be·hin·de·rung *f* learning disability.

Ler·nen *nt* (*a. psycho., physiol.*) learning.

lern·fä·hig *adj* capable of learning, able to learn.

Lern·fä·hig·keit *f* trainability, capacity of learning.

Lern·pro·zeß *m* learning process.

Lern·psy·cho·lo·gie *f* psychology of learning.

Lern·schwie·rig·kei·ten *pl* learning difficulties.

Les·bia·nis·mus *m* female homosexuality, lesbian love, sapphism, lesbianism.

Les·bie·rin *f* lesbian.

les·bisch *adj* lesbian.

Lesch-Nyhan: L.-N.-Syndrom *nt patho.* Lesch-Nyhan syndrome, hypoxanthine guanine phosphoribosyltransferase deficiency.

Le·se·blind·heit *f* → *Leseunvermögen.*

Le·se·bril·le *f* reading glasses *pl.*

Le·se·pro·ben·ta·fel *f ophthal.* reading chart.

Le·se·schwä·che *f neuro.* dyslexia.

Le·se·stö·rung *f neuro.* dyslexia, paralexia.

Le·se·ta·fel *f ophthal.* reading chart.

Le·se·un·fä·hig·keit *f* → *Leseunvermögen.*

Le·se·un·ver·mö·gen *nt neuro.* alexia, text blindness, word blindness.

le·tal *adj* lethal, deadly, fatal.

Le·tal·do·sis *f abbr.* **LD** *pharm.* lethal dose.

Le·tal·fak·tor *m genet.* lethal gene, lethal factor.

Le·ta·li·tät *f* lethality.

Le·thar·gie *f* lethargy.

le·thar·gisch *adj* lethargical, lethargic.

Letterer-Siwe: L.-S.-Krankheit *f patho.* Letterer-Siwe disease, non-lipid histiocytosis.

Leucht·feld·blen·de *f* (*Mikroskop*) light diaphragm.

Leucht·schirm *m radiol.* fluorescent screen.

Leu·cin *nt abbr.* **L** *od.* **Leu** *biochem.* leucine.

Leucin-Enkephalin *nt biochem.* leucine enkephalin, leu-enkephalin.

Leu·ci·no·se *f patho.* leucinosis.

Leu·cin·urie *f* leucinuria.

Leu·co·der·ma *nt derm.* leukoderma, leukodermia, leukopathy. **L. centrifugum acquisitum** Sutton's disease, Sutton's nevus, halo nevus.

Leu·co·en·ce·pha·li·tis *f neuro.* leukoencephalitis, leukencephalitis. **L. periaxialis concentrica** Baló's disease, concentric periaxial leukoencephalitis.

Leu·co·ma *nt ophthal.* leukoma, albugo.

Leu·co·my·cin *nt pharm.* leucomycin.

Leu·co·ny·chia *f derm.* leukonychia.

Leu·co·vo·rin *nt biochem.* leucovorin, citrovorum factor, folinic acid.

Leu-Enkephalin *nt biochem.* leucine enkephalin, leu-enkephalin.

Leuk·ämid *nt hema.* leukemid.

Leuk·ämie *f hema.* leukemia, leucemia, leukocythemia, leukosis.

akute L. *abbr.* **AL** acute leukemia.

akute lymphatische L. *abbr.* **ALL** acute lymphocytic leukemia.

akute myeloische L. *abbr.* **AML** acute myelocytic leukemia, acute nonlymphocytic leukemia.

akute myelomonozytäre L. *abbr.* **AMML** myelomonocytic leukemia, Naegeli leukemia.

akute nicht-lymphatische L. *abbr.* **ANLL** → *akute myeloische L.*

akute promyelozytäre L. promyelocytic leukemia, acute promyelocytic leukemia.

akute undifferenzierte L. *abbr.* **AUL** stem cell leukemia, blast cell leukemia, undifferentiated cell leukemia.

aleukämische L. aleukemic leukemia, aleukocythemic leukemia, leukopenic leukemia, aleukemia.

chronische L. *abbr.* **CL** chronic leukemia.

chronische granulozytäre L. → *chronische myeloische L.*

chronische lymphatische L. *abbr.* **CLL** chronic lymphocytic leukemia.

chronische lymphozytische L. → *chronische*

lymphatische L.
chronische myeloische L. *abbr.* **CML** chronic myelocytic leukemia, chronic granulocytic leukemia, mature cell leukemia.
granulozytäre L. → *myeloische L.*
lymphatische L. lymphocytic leukemia, lymphatic leukemia, lymphoid leukemia.
lymphozytische L. → *lymphatische L.*
myeloische L. myelocytic leukemia, granulocytic leukemia, myelogenous leukemia, myeloid leukemia.
promyelozytäre L. promyelocytic leukemia, acute promyelocytic leukemia.
reifzellige L. → *chronische L.*
subleukämische L. subleukemic leukemia, leukopenic leukemia, hypoleukemia.
undifferenzierte L. hemoblastic leukemia, hemocytoblastic leukemia.
unreifzellige L. → *akute L.*
leuk·ämie·ar·tig *adj hema.* leukemoid.
leuk·ämie·aus·lö·send *adj hema.* leukemogen-ic.
leuk·ämisch *adj hema.* leukemic.
Leuk·ämo·gen *nt hema.* leukemogen.
leuk·ämo·gen *adj hema.* leukemogenic.
Leuk·ämo·ge·ne·se *f hema.* leukemogenesis.
Leuk·ämo·id *nt hema.* leukemoid, leukemoid reaction, leukemic reaction.
leuk·ämo·id *adj hema.* leukemoid.
Leuk·en·ze·pha·li·tis *f neuro.* leukoencephalitis, leukencephalitis. **subakute sklerosierende L.** van Bogaert's disease, Dawson's encephalitis, subacute inclusion body encephalitis, subacute sclerosing panencephalitis.
Leu·ko·ag·glu·ti·nin·re·ak·ti·on *f immun.* (*Transfusion*) leukoagglutinin reaction.
Leu·ko·blast *m hema.* leukoblast, leukocytoblast.
Leu·ko·bla·sto·se *f hema.* leukoblastosis.
Leuk·ödem *nt derm.* leukoedema.
Leu·ko·derm *nt derm.* leukoderma, leukodermia, leukopathy.
Leu·ko·dia·pe·de·se *f hema.* leukocytic diapedesis, leukopedesis.
Leu·ko·dys·tro·phia *f* → *Leukodystrophie. L.* **cerebri progressiva hereditaria** globoid cell leukodystrophy, Krabbe's disease, diffuse infantile familial sclerosis.
Leu·ko·dys·tro·phie *f neuro.* sclerosis of the white matter, leukodystrophy.
metachromatische L. sulfatidosis, sulfatide lipidosis, metachromatic leukodystrophy.
metachromatische L., spätinfantile Form Greenfield's disease.
orthochromatische L. Pelizaeus-Merzbacher disease, orthochromatic leukodystrophy.
Leu·ko·en·ze·pha·li·tis *f neuro.* leukoencephalitis, leukencephalitis.
Leu·ko·en·ze·pha·lo·pa·thie *f neuro.* leukoencephalopathy; leukodystrophy.

metachromatische L. metachromatic leukodystrophy, sulfatidosis, sulfatide lipidosis.
progressive multifokale L. *abbr.* **PML** multifocal progressive leukoencephalopathy, progressive multifocale leukoencephalopathy.
Leu·ko·ery·thro·bla·sto·se *f hema.* leukoerythroblastic anemia, leukoerythroblastosis, aleukemic myelosis, nonleukemic myelosis.
Leu·ko·gramm *nt hema.* leukogram.
Leu·ko·ko·rie *f ophthal.* leukokoria, leukocoria.
Leu·ko·krit *m hema., lab.* leukocrit.
Leu·ko·lym·pho·sar·kom *nt hema.* leukosarcoma, leukolymphosarcoma.
Leu·ko·ly·se *f hema.* leukocytolysis, leukolysis.
Leu·ko·ly·sin *nt immun.* leukocytolysin, leukolysin.
leu·ko·ly·tisch *adj hema.* leukocytolytic, leukolytic.
Leu·kom *nt ophthal.* leukoma, albugo.
Leu·ko·mye·li·tis *f neuro.* leukomyelitis.
Leu·ko·mye·lo·pa·thie *f neuro.* leukomyelopathy.
Leu·kon *nt hema.* leukon.
Leu·ko·ny·chie *f derm.* leukonychia.
Leu·ko·pa·thie *f* → *Leukoderm.*
Leu·ko·pe·de·se *f hema.* leukopedesis, leukocytic diapedesis.
Leu·ko·pe·nie *f hema.* leukopenia, leukocytopenia.
L. mit Linksverschiebung hyponeocytosis, hyposkeocytosis.
L. ohne Linksverschiebung hypo-orthocytosis.
leu·ko·pe·nisch *adj hema.* leukopenic.
Leu·ko·phleg·ma·sie *f patho.* milk leg, white leg, leukophlegmasia, thrombotic phlegmasia.
Leu·ko·pla·kie *f patho.* leukoplakia. **L. der Mundschleimhaut** oral leukoplakia, smoker's tongue, smoker's patches, leukokeratosis.
Leu·ko·poe·se *f hema.* leukopoiesis, leukocytopoiesis.
leu·ko·poe·tisch *adj hema.* leukopoietic.
Leuk·op·sin *nt biochem.* leukopsin, visual white.
Leu·kor·rha·gie *f gyn.* leukorrhagia, profuse leukorrhea.
Leu·kor·rhoe *f gyn.* leukorrhea.
Leu·ko·sar·kom *nt hema.* leukocytic sarcoma, leukosarcoma, leukolymphosarcoma.
Leu·ko·sar·ko·ma·to·se *f hema.* leukosarcomatosis.
Leu·ko·se *f hema.* leukosis.
Leu·ko·to·mie *f neurochir.* leukotomy, leucotomy, prefrontal lobotomy.
Leu·ko·to·xin *nt immun.* leukotoxin, leukocytotoxin.
leu·ko·to·xisch *adj hema.* leukotoxic.
Leu·ko·tri·cho·sis *f derm.* whiteness of the hair,

leukotrichia.
Leu·ko·vo·rin *nt biochem.* leucovorin, citrovorum factor, folinic acid.
Leu·ko·zyt *m hema.* leukocyte, leucocyte, white blood cell, white blood corpuscle.
agranulärer L. agranular leukocyte, nongranular leukocyte, agranulocyte.
basophiler L. basophile, basophilic leukocyte, basophilocyte, polymorphonuclear basophil leukocyte.
eosinophiler L. eosinophilic leukocyte, eosinophile, polymorphonuclear eosinophil leukocyte.
granulärer L. granulocyte, granular leukocyte, polynuclear leukocyte.
neutrophiler L. neutrocyte, neutrophile, neutrophilic leukocyte, polymorphonuclear neutrophil leukocyte.
polymorphkerniger L. polymorph, polymorphonuclear leukocyte, polynuclear leukocyte.
leu·ko·zy·tär *adj hema.* leukocytic, leukocytal.
Leu·ko·zy·ten·ag·glu·ti·nin *nt immun.* leuko-agglutinin, leukocyte agglutinin.
Leu·ko·zy·ten·an·ti·ge·ne *pl immun.* leukocyte antigens. **humane L.** *abbr.* **HLA** human leukocyte antigens, major histocompatibility antigens, HLA complex *sing.*
Leu·ko·zy·ten·auf·lö·sung *f hema.* leukocytolysis, leukolysis.
Leu·ko·zy·ten·bil·dung *f* → *Leukopoese.*
Leu·ko·zy·ten·dia·pe·de·se *f histol.* leukocyte diapedesis, leukocytic diapedesis, leukopedesis.
Leu·ko·zy·ten·in·ter·fe·ron *nt immun.* interferon-α, leukocyte interferon.
Leu·ko·zy·ten·man·schet·te *f hema.* leukocyte cream, buffy coat.
Leu·ko·zy·ten·mi·gra·ti·on *f histol.* migration of leukocytes, migration.
leu·ko·zy·ten·schä·di·gend *adj hema.* leukotoxic.
Leu·ko·zy·ten·to·xi·zi·tät *f hema.* leukocytotoxicity.
Leu·ko·zy·ten·vor·läu·fer *m hema.* leukocyte progenitor, proleukocyte.
Leu·ko·zy·ten·zahl *f hema.* white blood count, white cell count, leukocyte count.
Leu·ko·zy·ten·zy·lin·der *m urol.* leukocyte cast, pus cast.
leu·ko·zy·to·id *adj hema.* leukocytoid.
Leu·ko·zy·to·ly·se *f hema.* leukocytolysis, leukolysis.
Leu·ko·zy·to·lysin *nt immun.* leukocytolysin, leukolysin.
leu·ko·zy·to·ly·tisch *adj hema.* leukocytolytic, leukolytic.
Leu·ko·zy·tom *nt hema.* leukocytoma.
Leu·ko·zy·to·pe·nie *f* → *Leukopenie.*
Leu·ko·zy·to·poe·se *f* → *Leukopoese.*

Leu·ko·zy·to·se *f hema.* leukocytosis, leucocytosis, hypercytosis.
Leu·ko·zy·to·ta·xis *f hema.* leukotaxis, leukocytotaxia, leukocytotaxis.
Leu·ko·zy·to·the·ra·pie *f hema.* leukocytotherapy.
Leu·ko·zy·to·to·xin *nt hema.* leukocytotoxin, leukotoxin.
leu·ko·zy·to·to·xisch *adj hema.* leukotoxic.
Leu·ko·zy·to·to·xi·zi·tät *f hema.* leukotoxicity.
leu·ko·zy·to·trop *adj hema., pharm.* leukocytotropic.
Leu·ko·zyt·urie *f patho.* leukocyturia.
Leu·zin *nt biochem.* leucine.
Leu·zi·no·se *f patho.* leucinosis.
Leu·zin·urie *f* leucinuria.
Leu·zis·mus *m derm.* leucism.
Lev: L.'-Krankheit *f card.* Lev's disease.
Le·val·lor·phan *nt pharm.* levallorphan.
Lev·ar·te·re·nol *nt endo.* levarterenol, norepinephrine, noradrenalin, arterenol.
Le·va·tor *m anat.* levator muscle, levator.
Levator-ani-Syndrom *nt patho.* levator syndrome.
Le·va·tor·her·nie *f chir.* levator hernia, pudendal hernia.
Le·va·tor·schlin·ge *f anat.* levator loop.
LeVeen: L.-Shunt *m clin.* LeVeen shunt, LeVeen peritoneovenous shunt.
Levin: L.-Sonde *f clin.* Levin's tube.
Le·vi·ta·ti·on *f psycho., psychia.* levitation.
le·vi·tie·ren *vt, vi psycho., psychia.* levitate.
Le·vo·do·pa *nt pharm.* levodopa, L-dopa.
Le·vo·me·pro·ma·zin *nt pharm.* levomepromazine, methotrimeprazine.
Le·vo·pro·poxy·phen *nt pharm.* levopropoxyphene.
Levothyroxin-Natrium *nt pharm.* levothyroxine sodium.
Lewandowsky: Naevus *m* **elasticus L.** *derm.* nevus elasticus of Lewandowsky.
Lewandowsky-Lutz: L.-L.-Syndrom *nt derm.* Lewandowsky-Lutz disease, epidermodysplasia verruciformis.
Lewis: L.-Blutgruppe *f hema.* Lewis blood group, Lewis blood group system.
Lewy: L.-Korpuskel *nt neuro.* Lewy bodies.
Leyden-Möbius: L.-M.-Krankheit *f neuro.* Leyden-Möbius muscular dystrophy, Leyden-Möbius syndrome, pelvifemoral muscular dystrophy, limb-girdle muscular dystrophy.
Leydig: L.'-Zellen *pl histol.* Leydig cells, interstitial cells.
L.-Zelltumor *m urol.* Leydig cell tumor.
L.-Zylinder *pl urol.* Leydig's cylinders.
L.e.-Zellen *pl patho.* LE cells, lupus erythematosus cells.
L.e.-Zellphänomen *nt patho.* LE cell phenomenon.

Le·zi·thin *nt biochem.* lecithin, choline phosphatidyl, phosphatidylcholine.

Le·zi·thin·ämie *f* lecithinemia.

Lezithin-Cholesterin-Acyltransferase *f biochem.* lecithin-cholesterol acyltransferase, phosphatidylcholine-cholesterol acyltransferase.

Lezithin-Sphingomyelin-Quotient *m neuro.* L/S ratio, lecithin-sphingomyelin ratio.

LGL-Syndrom *nt card.* Lown-Ganong-Levine syndrome.

Lhermitte: L.-Zeichen *nt neuro.* Lhermitte's sign.

Lhermitte-McAlpine: L.-M.-Syndrom *nt neuro.* Lhermitte-McAlpine syndrome.

li·bi·di·nös *adj* libidinous, libidinal, erotic.

Li·bi·do *f psycho.* libido, sex drive, sexual desire; psychic energy.

Li·bi·do·ver·lust *m* loss of libido.

Libman-Sacks: L.-S.-Syndrom *nt card.* Libman-Sacks syndrome, Libman-Sacks endocarditis, atypical verrucous endocarditis, nonbacterial thrombotic endocarditis.

Li·chen *m derm.* lichen.
 L. sclerosus et atrophicus white-spot disease, Csillag's disease.
 L. simplex chronicus Vidal's disease, localized neurodermatitis.
 L. syphiliticus acuminate papular syphilid, follicular syphilid.
 L. variegatus retiform parapsoriasis, poikilodermic parapsoriasis.

li·chen·ar·tig *adj derm.* lichenoid.

Li·che·ni·fi·ka·ti·on *f derm.* lichenification, lichenization.

Li·che·no·id *nt derm.* lichenoid.

li·che·no·id *adj derm.* lichenoid.

Licht *nt (a. phys.)* light.
 monochromatisches L. monochromatic light.
 polarisiertes L. polarized light.
 sichtbares L. visual light.
 weißes L. white light.

licht·ab·hän·gig *adj* light-dependent.

Licht·al·ler·gie *f derm.* photoallergy.

Licht·aus·schlag *m*, **polymorpher** → *Lichtekzem.*

Licht·bad *nt clin., derm.* light bath.

Licht·der·ma·to·se *f derm.* photodermatosis.
 Lupus-erythematodes-artige L. → *Lichtekzem.*
 protoporphyrinämische L. erythrohepatic protoporphyria, erythropoietic protoporphyria.

licht·durch·läs·sig *adj* translucent, transparent.

Licht·durch·läs·sig·keit *f* transparency, translucence, translucency.

Licht·ek·zem *nt derm.* polymorphic light eruption, light sensitive eruption, summer eruption, summer prurigo of Hutchinson,

Hutchinson's syndrome.

licht·emp·find·lich *adj derm.* light-sensitive, photoesthetic, photosensitive; *radiol.* sensitive, photosensitive.

Licht·emp·find·lich·keit *f (a. radiol.)* light sensitivity, photosensitivity, sensitivity.

Licht·emp·fin·dung *f physiol.* perception of light.

Licht·ener·gie *f phys.* light energy.

Licht·ery·them *nt derm.* photoerythema.

Lichtheim: L.-Flecken *pl patho.* Lichtheim's plaques.
 L.-Syndrom *nt neuro.* Lichtheim's syndrome, Putnam-Dana syndrome, combined sclerosis, vitamin B_{12}-neuropathy.

Licht·hof *m phys., ophthal.* halo.

licht·in·du·ziert *adj* light-induced.

Licht·ko·agu·la·ti·on *f clin.* photocoagulation.

Licht·ko·agu·la·tor *m clin.* photocoagulator.

Licht·kor·pus·kel *nt phys.* light corpuscle.

Licht·mi·kro·skop *nt histol.* optical microscope, light microscope.

Licht·quel·le *f* light, light source.

Licht·re·ak·ti·on *f physiol.* light reflex, pupillary reflex, light response, iris contraction reflex. **konsensuelle L.** consensual light response, consensual light reaction.

Licht·re·flex *m* 1. → *Lichtreaktion.* 2. *HNO* light reflex, Politzer's cone.

Licht·re·zep·tor *m physiol.* light receptor.

Licht·scheu *f* 1. *patho.* photophobia. 2. *psychia.* photophobia, phengophobia.

licht·scheu *adj patho., psychia.* photophobic.

Licht·strahl *m* ray of light, beam of light.

Licht·the·ra·pie *f clin.* light therapy, light treatment, phototherapy, solarization.

licht·un·durch·läs·sig *adj phys.* opaque.

Licht·un·durch·läs·sig·keit *f phys.* opacity, opaqueness.

Licht·ur·ti·ka·ria *f derm.* light urticaria, solar urticaria.

Licht·wel·len *pl phys.* light waves.

Lid *nt* lid, eyelid; *anat.* palpebra, blepharon.

Lid·ar·te·ri·en *pl anat.* palpebral arteries.

Lid·band *nt anat.* palpebral ligament.

Lid·ent·zün·dung *f ophthal.* blepharitis, palpebritis.

Lid·ex·zi·si·on *f ophthal.* blepharectomy.

Lid·ha·ken *m ophthal.* lid hook.

Lid·hal·ter *m ophthal.* blepharostat, eye speculum.

Lid·knor·pel *m anat.* tarsus, tarsal cartilage, palpebral cartilage, tarsal plate.

Lid·knor·pel·durch·tren·nung *f ophthal.* tarsotomy.

Lid·knor·pel·ent·zün·dung *f ophthal.* tarsitis.

Lid·knor·pel·er·wei·chung *f ophthal.* tarsomalacia.

Lid·knor·pel·ex·zi·si·on *f ophthal.* blepharectomy.

Lid·knor·pel·plat·te *f* → *Lidknorpel.*
Lid·knor·pel·tu·mor *m ophthal.* tarsophyma.
Lid·ko·lo·bom *nt ophthal.* palpebral coloboma.
Lid·kom·mis·sur *f anat.* palpebral commissure.
Lid·krampf *m ophthal.* blepharospasm, blepharism.
  essentieller/idiopathischer L. essential blepharospasm.
  sympathischer L. sympathetic blepharospasm.
Lid·läh·mung *f ophthal.* blepharoplegia.
Li·do·ca·in *nt anes.* lidocaine, lignocaine.
Lid·ödem *nt ophthal.* lid edema, blepharedema, hydroblepharon.
Li·do·fla·zin *nt pharm.* lidoflazine.
Lid·pla·stik *f ophthal.* tarsoplasty, tarsoplasia, blepharoplasty.
Lid·plat·te *f* → *Lidknorpel.*
Lid·pto·se *f ophthal.* palpebral ptosis, blepharoptosia, blepharoptosis.
Lid-Pupillen-Reflex *m* Westphal's pupillary reflex, Westphal-Piltz reflex, Galassi's pupillary phenomenon, orbicularis phenomenon, orbicularis pupillary reflex.
Lid·rand·ent·zün·dung *f ophthal.* blear eye, lippitude, marginal blepharitis.
Lid·rand·pla·stik *f ophthal.* marginoplasty, tarsocheiloplasty, tarsochiloplasty.
Lid·re·flex *m* 1. *ophthal.* lid reflex, corneal reflex, Wilde's triangle. 2. *physiol.* blink reflex, corneal reflex, eyelid closure reflex, lid reflex.
Lid·schwel·lung *f ophthal.* eyelid swelling, lid swelling, blepharoncus.
Lid·spal·te *f anat.* palpebral fissure.
Lid·sper·rer *m ophthal.* lid retractor.
Lid·ste·no·se *f ophthal.* blepharophimosis, blepharostenosis.
Lid·tu·mor *m ophthal.* blepharoncus.
Lid·ve·nen *pl anat.* palpebral veins.
Lid·ver·wach·sung *f ophthal.* ankyloblepharon, blepharosynechia.
Lid·win·kel·ble·pha·ri·tis *f ophthal.* angular blepharitis.
Lid·xan·the·las·ma *nt derm.* xanthelasma.
Lieberkühn: L.'-Drüsen *pl anat.* Lieberkühn's crypts, Lieberkühn's glands, intestinal glands.
Liebermann-Cole: L.-C.-Syndrom *nt derm.* Goltz' syndrome, Goltz-Gorlin syndrome, focal dermal hypoplasia.
Lie·ge·kur *f* rest cure.
Lien *m anat.* spleen, lien.
  L. accessorius accessory spleen, splenculus, splenunculus, lienculus, lienunculus.
  L. migrans/mobilis floating spleen, movable spleen, wandering spleen.
lie·nal *adj anat.* lienal, splenic, splenetic.
Li·en·cu·lus *m* → *Lien accessorius.*
Lie·ni·tis *f patho.* lienitis, splenitis.

Li·en·te·rie *f patho.* lientery.
Lieutaud: L.'-Dreieck *nt anat.* Lieutaud's triangle, trigone of bladder, vesical triangle, vesical trigone.
Life-island *nt IC, clin.* life island.
Li·ga·ment *nt anat.* ligament, band.
  intraartikuläres L. interarticular ligament.
  intrakapsuläres L. intracapsular ligament.
li·ga·men·tär *adj anat.* ligamentous.
Li·ga·ment·durch·tren·nung *f ortho.* syndesmotomy, syndesmectomy.
Li·ga·ment·ent·zün·dung *f ortho.* syndesmitis.
Li·ga·ment·ex·zi·si·on *f ortho.* syndesmectomy.
Li·ga·men·to·pe·xie *f ortho., gyn.* ligamentopexy, ligamentopexis.
Li·ga·ment·re·sek·ti·on *f ortho.* syndesmotomy.
Li·ga·men·tum *nt anat.* ligament, band.
Lig. acromioclaviculare acromioclavicular ligament.
Ligg. alaria alar ligaments, Mauchart's ligaments, occipito-odontoid ligaments.
Lig. anococcygeum anococcygeal ligament, anococcygeal body.
Lig. anulare radii annular ligament of radius, annular radial ligament.
Ligg. anularia, trachealia annular ligaments of trachea, tracheal ligaments.
Lig. apicis dentis apical dental ligament, apical odontoid ligament.
Lig. arcuatum laterale lateral arcuate ligament, external diaphragmatic arch.
Lig. arcuatum mediale medial arcuate ligament, internal diaphragmatic arch.
Lig. arcuatum medianum median arcuate ligament, aortic arcade.
Lig. arcuatum pubis arcuate ligament of pubis, subpubic ligament.
Lig. arteriosum ligament of Botallo, ligamentum arteriosum.
Ligg. auricularia ligaments of auricle, ligaments of Valsalva.
Lig. capitis femoris ligament of head of femur, round ligament of femur.
Lig. cardinale uteri cardinal ligament, lateral cervical ligament.
Lig. carpi radiatum radiate carpal ligament, Mayer's ligament.
Lig. collaterale lateral ligament, collateral ligament.
Lig. collaterale fibulare fibular collateral ligament, lateral ligament of knee.
Lig. collaterale radiale radial collateral ligament, brachioradial ligament.
Lig. collaterale tibiale tibial collateral ligament, medial ligament of knee.
Lig. collaterale ulnare ulnar collateral ligament, medial ligament of elbow joint.
Lig. conoideum internal coracoclavicular liga-

ment, conoid ligament.

Lig. coraco-acromiale coracoacromial ligament, acromiocoracoid ligament.

Lig. coracoclaviculare coracoclavicular ligament, Caldani's ligament.

Lig. coracohumerale coracohumeral ligament, suspensory ligament of humerus.

Lig. coronarium coronary ligament of liver.

Lig. costoclaviculare costoclavicular ligament, Halsted's ligament.

Ligg. costoxiphoidea costoxiphoid ligaments, chondroxiphoid ligaments.

Lig. cricopharyngeum cricopharyngeal ligament, Santorini's ligament.

Lig. cricothyroideum cricothyroid ligament.

Lig. cricotracheale cricotracheal ligament.

Ligg. cruciata genus/genualia cruciate ligaments of knee, interosseous ligaments of knee.

Lig. cruciatum anterius anterior cruciate ligament (of knee).

Lig. cruciatum posterius posterior cruciate ligament (of knee).

Lig. deltoideum deltoid ligament of ankle (joint), medial ligament of ankle (joint).

Ligg. denticulata denticulate ligaments, dentate ligaments of spinal cord.

Lig. falciforme falciform ligament (of liver).

Ligg. flava yellow ligaments, arcuate ligaments, flaval ligaments.

Lig. fundiforme penis fundiform ligament of penis.

Lig. gastrocolicum gastrocolic ligament.

Lig. gastrolienale gastrosplenic omentum, gastrolienal ligament.

Lig. gastrophrenicum gastrophrenic ligament.

Lig. gastrosplenicum → *Lig. gastrolienale.*

Ligg. glenohumeralia glenohumeral ligaments.

Ligg. hepatis hepatic ligaments, ligaments of liver.

Lig. hepatocolicum hepatocolic ligament.

Lig. hepatoduodenale hepatoduodenal ligament, duodenohepatic ligament.

Lig. hepatogastricum hepatogastric ligament, gastrohepatic ligament.

Lig. hepatorenale hepatorenal ligament.

Lig. iliofemorale iliofemoral ligament, Bigelow's ligament, Y ligament.

Lig. iliolumbale iliolumbar ligament.

Lig. inguinale inguinal ligament, fallopian ligament, inguinal arch, superficial femoral arch.

Lig. interfoveolare interfoveolar ligament, Hesselbach's ligament.

Lig. lacunare lacunar ligament, Gimbernat's ligament.

Lig. laterale lateral ligament, collateral ligament.

Lig. latum uteri broad ligament of uterus.

Lig. lienorenale lienophrenic ligament, splenophrenic ligament, splenorenal ligament.

Lig. longitudinale longitudinal ligament, intervertebral ligament.

Lig. lumbocostale lumbocostal ligament, iliocostal ligament.

Lig. mediale artic. talocruralis deltoid ligament of ankle (joint), medial ligament of ankle (joint).

Ligg. metacarpalia metacarpal ligaments, intermetacarpal ligaments.

Ligg. metatarsalia metatarsal ligaments, intermetatarsal ligaments.

Lig. nuchae posterior cervical ligament, nuchal ligament, neck ligament.

Lig. ovarii proprium ovarian ligament, uteroovarian ligament.

Ligg. palmaria metacarpophalangeal ligaments, palmar ligaments.

Lig. patellae patellar tendon, patellar ligament.

Lig. pectinatum pectinate ligament of iridocorneal angle, Hueck's ligament, trabecular reticulum.

Lig. pectineale pectineal ligament, Cooper's ligament.

Lig. phrenicocolicum phrenicolic ligament, phrenicocolic ligament.

Lig. phrenicosplenicum → *Lig. lienorenale.*

Lig. popliteum obliquum oblique popliteal ligament, Winslow's ligament.

Lig. pterygospinale Civinini's ligament, pterygospinal ligament.

Lig. puboprostaticum Carcassonne's ligament, Denonvilliers' ligament, puboprostatic ligament.

Lig. pubovesicale pubovesical ligament, vesicopubic ligament.

Lig. quadratum quadrate ligament, Denucé's ligament.

Lig. reflexum reflected ligament, reflex ligament of Gimbernat.

Lig. sacrouterinum Petit's ligament, posterior uterosacral ligament.

Ligg. sternocostalia costosternal ligaments.

Ligg. sternopericardiaca sternopericardiac ligaments, Luschka's ligaments.

Ligg. supraspinalia supraspinal ligaments, supraspinous ligaments.

Ligg. suspensoria mammaria suspensory ligaments of breast, Cooper's suspensory ligaments.

Lig. suspensorium clitoridis suspensory ligament of clitoris.

Lig. suspensorium ovarii suspensory ligament of ovary.

Lig. suspensorium penis suspensory ligament of penis.

Ligg. tarsi intertarsal ligaments, ligaments of

tarsus.

Ligg. tarsometatarsalia tarsometatarsal ligaments.

Lig. teres hepatis round ligament of liver, hepatoumbilical ligament.

Lig. teres uteri round ligament of uterus, Hunter's ligament.

Lig. thyro-epiglotticum thyroepiglottic ligament.

Lig. transversum acetabuli transverse acetabular ligament, transverse ligament of acetabulum.

Lig. transversum atlantis Lauth's ligament, transverse ligament of atlas.

Lig. transversum perinei Carcassonne's perineal ligament, transverse ligament of pelvis

Lig. venosum venous ligament of liver, Arantius' ligament.

Lig. vesico-uterinum vesicouterine ligament.

Lig. vestibulare vestibular ligament, ventricular ligament (of larynx).

Lig. vocale vocal ligament.

Li·ga·tur *f chir.* ligation; ligature.

Lightwood-Albright: L.-A.-Syndrom *nt patho.* Lightwood's syndrome, Lightwood-Albright syndrome.

li·gie·ren *vt chir.* ligate, ligature, apply a ligature.

Lignac: L.-Syndrom *nt* → *Lignac-Fanconi--Krankheit.*

Lignac-Fanconi: L.-F.-Krankheit *f patho.* Lignac-Fanconi syndrome, Lignac's syndrome, cystine disease, cystine storage disease, cystinosis.

Li·la·krank·heit *f derm.* dermatomyositis.

Liliput-Halluzination *f neuro.* lilliputian hallucination.

lim·bisch *adj anat.* limbic, limbal.

Lim·bus *m anat.* limbus, edge, border, margin, fringe.

L. acetabuli margin of acetabulum, acetabular limbus, border of acetabulum.

L. corneae limbus of cornea, corneal margin, corneoscleral junction.

Li·men *nt anat.* limen; *physiol., psycho.* threshold, limen.

Li·mit *nt* limit, boundary.

li·mi·ta·tiv *adj* limitative.

li·mi·tie·ren *vt* limit.

Li·mi·tie·rung *f* limitation.

Lin·co·my·cin *nt pharm.* lincomycin.

Linc·tus *m pharm.* lincture, linctus, electuary.

Lindau: L.-Tumor *m patho.* Lindau's tumor, angioblastoma, hemangioblastoma, angioblastic meningioma.

lin·dern *vt (Schmerzen, Beschwerden)* relieve, allay, alleviate, soothe, palliate, ease, reduce.

lin·dernd *adj (Schmerzen, Beschwerden)* soothing, palliative, alleviative, balmy, balsamic, emollient, demulcent.

Lin·de·rung *f (Schmerzen, Beschwerden)* soothing, assuagement, alleviation, palliation, reduction.

Li·nea *f anat.* line, strip.

L. alba white line, Hunter's line, white line of abdomen.

L. anocutanea anocutaneous line, dentate line, pectinate line, dentate margin.

L. arcuata vaginae musculi recti abdominis arcuate line of Douglas, Douglas' fold, arcuate line of sheath of rectus abdominis muscle.

L. aspera femoral crest, rough ridge of femur.

L. axillaris anterior anterior axillary line, preaxillary line.

L. axillaris media median axillary line, midaxillary line.

L. axillaris posterior posterior axillary line, postaxillary line.

L. epiphysialis epiphyseal line, epiphysial line.

L. intercondylaris intercondylar line, intercondyloid line.

L. intertrochanterica intertrochanteric line, oblique line of femur.

L. mamillaris papillary line, mamillary line, nipple line, mammary ridge.

L. mediana median line of trunk.

L. medio-axillaris → *L. axillaris media.*

L. medioclavicularis medioclavicular line, midclavicular line.

L. nuchalis nuchal line.

L. pararectalis pararectal line.

L. parasternalis parasternal line, costoclavicular line.

L. paravertebralis paravertebral line.

L. pectinea pectineal crest of femur, pectineal line.

L. postaxillaris → *L. axillaris posterior.*

L. pr(a)eaxillaris → *L. axillaris anterior.*

L. scapularis scapular line.

L. semilunaris semilunar line, Spieghel's line, spiegelian line, Spigelius' line.

L. sternalis sternal line.

L. vertebralis vertebral line.

li·ne·ar *adj (a. mathe., phys.)* linear, straight--line.

Li·ne·ar·be·schleu·ni·gung *f phys.* linear acceleration.

Lin·gua *f anat.* tongue, lingua, glossa.

L. bifida bifid tongue, cleft tongue, double tongue, split tongue, diglossia.

L. geographica benign migratory glossitis, wandering rash, geographic tongue.

L. lobata lobulated tongue.

L. pilosa nigra black hairy tongue, glossotrichia, glossophytia, melanoglossia.

L. plicata/scrotalis fissured tongue, cerebriform tongue, crocodile tongue, plicated tongue, scrotal tongue.

lin·gu·al *adj anat.* glossal, glottic, lingual.

Lin·gu·la *f anat.* lingula.

L. cerebelli tongue of cerebellum, lingula of cerebellum.
L. pulmonis sinistri lingula of left lung.
Lin·gu·lar·seg·ment *nt anat.* (*Lunge*) lingular segment.
Lin·gul·ek·to·mie *f HTG* lingulectomy.
Lin·guo·pa·pil·li·tis *f HNO* linguopapillitis.
Li·nie *f* (*a. mathe.*) line; (*Haut*) line, furrow; (*Reihe*) line; *anat.* line.
Li·ni·ment *nt pharm.* liniment, linimentum.
Li·nin *nt biochem., pharm.* linin.
Li·ni·tis *f patho.* linitis. **L. plastica** leather bottle stomach, cirrhotic gastritis, Brinton's disease, gastric sclerosis, gastric cirrhosis.
Links·ap·pen·di·zi·tis *f patho.* left-sided appendicitis, L-sided appendicitis.
links·äu·gig *adj ophthal.* left-eyed, sinistrocular.
Links·äu·gig·keit *f ophthal.* sinistrocularity.
links·fü·ßig *adj* left-footed, sinistropedal.
links·hän·dig *adj* left-handed, sinistromanual, sinistral.
Links·hän·dig·keit *f* left-handedness, sinistrality.
Links·herz *nt card.* left heart, systemic heart.
Links·herz·di·la·ta·ti·on *f card.* left heart dilatation, left-ventricular dilatation.
Links·herz·er·wei·te·rung *f* → *Linksherzdilatation.*
Links·herz·hy·per·tro·phie *f card.* left heart hypertrophy, left-ventricular hypertrophy.
Links·herz·in·suf·fi·zi·enz *f* → *Linksinsuffizienz.*
Linkshypoplasie-Syndrom *nt card.* hypoplastic left-heart syndrome.
Links·in·suf·fi·zi·enz *f card.* left-sided heart failure, left-ventricular failure.
Links-Rechts-Shunt *m card.* left-to-right shunt.
Links·re·sek·ti·on *f chir.* (*Pankreas*) Whipple procedure, distal pancreatectomy, caudal pancreatectomy.
Links·schen·kel·block *m abbr.* **LSB** *card.* left bundle-branch (heart) block.
links·ven·tri·ku·lär *adj* (*Herz*) left-ventricular.
Links·ver·sa·gen *nt* → *Linksinsuffizienz.*
Links·ver·schie·bung *f hema., physiol.* leftward shift, shift to the left.
Lin·se *f* **1.** *phys.* lens, glass. **2.** *anat.* lens, crystalline lens. **intraokulare L.** *abbr.* **IOL** intraocular lens; lenticulus.
Lin·sen·ach·se *f anat.* axis of lens.
Lin·sen·astig·ma·tis·mus *m ophthal.* lenticular astigmatism.
Lin·sen·auf·lö·sung *f ophthal.* phacolysis.
Lin·sen·di·op·trie *f ophthal.* lens diopter.
Lin·sen·ent·zün·dung *f ophthal.* phakitis, phacitis, phacoiditis.
Lin·sen·epi·thel *nt histol.* epithelium of lens, subcapsular epithelium.

Lin·sen·er·wei·chung *f ophthal.* phacomalacia.
Lin·sen·ex·trak·ti·on *f ophthal.* phacoeresis.
Lin·sen·fa·sern *pl histol.* lens fibers.
Lin·sen·feh·ler *m phys., ophthal.* coma.
Lin·sen·fleck *m derm.* lentigo.
lin·sen·för·mig *adj histol.* lens-shaped, lenticular, lentiform, phacoid.
Lin·sen·kap·sel *f anat.* lens capsule, crystalline capsule, phacocyst.
Lin·sen·kap·sel·ent·zün·dung *f ophthal.* phacocystitis, phacohymenitis.
Lin·sen·kap·sel·in·zi·si·on *f ophthal.* cystitomy.
Lin·sen·kap·sel·re·sek·ti·on *f ophthal.* phacocystectomy.
Lin·sen·kern *m anat.* **1.** (*Auge*) nucleus of lens. **2.** (*ZNS*) lenticular nucleus, lenticula, lentiform nucleus.
Lin·sen·ko·lo·bom *nt ophthal.* coloboma of lens.
lin·sen·los *adj ophthal.* aphakic, aphacic.
Lin·sen·lu·xa·ti·on *f ophthal.* dislocation of the lens, luxation of lens.
Lin·sen·mal *nt derm.* lentigo.
Lin·sen·pol *m anat.* pole of lens.
Lin·sen·pro·the·se *f ophthal.* lenticulus.
Lin·sen·rin·de *f anat.* cortex of lens, cortical substance of lens.
Lin·sen·skle·ro·sie·rung *f ophthal.* nuclear sclerosis.
Lin·sen·star *m ophthal.* lenticular cataract.
Lin·sen·sy·stem *nt phys.* lens system.
Lin·sen·trü·bung *f ophthal.* clouding of the lense, phacoscotasmus.
Lin·sen·ver·här·tung *f ophthal.* phacosclerosis.
Lin·sen·vor·fall *m ophthal.* phacocele.
Linton-Nachlas: L.-N.-Sonde *f clin.* Linton-Nachlas tube.
Lio·thy·ro·nin *nt pharm.* liothyronine.
Lip·al·gie *f patho.* adiposalgia, Dercum's disease, panniculalgia.
Lip·ämie *f patho.* lipemia; hyperlipemia. **alimentäre L.** postprandial lipemia, alimentary lipemia.
Li·pa·ro·ze·le *f patho.* lipocele, liparocele.
Lip·atro·phie *f patho.* Lawrence-Seip syndrome, congenital progressive lipodystrophy, lipoatrophic diabetes.
Lip·ek·to·mie *f chir.* lipectomy, adipectomy.
Li·pid *nt biochem.* lipid, lipide; fat.
L. aus gesättigten Fettsäuren saturated lipid.
L. mit mehrfach ungesättigten Fettsäuren polyunsaturated lipid.
L. mit ungesättigten Fettsäuren unsaturated lipid.
Li·pid·ämie *f patho.* lipidemia, hyperlipidemia.
Li·pid·hor·mon *nt endo.* lipid hormone.
li·pid·lös·lich *adj* lipid-soluble.
Li·pid·ne·phro·se *f patho.* lipoid nephrosis,

lipid nephrosis, liponephrosis.
Li·pi·do·se *f patho.* lipid storage disease, lipidosis, lipoidosis.
Li·pid·pneu·mo·nie *f pulmo.* pneumolipoidosis, lipid pneumonia, lipoid pneumonia, oil-aspiration pneumonia.
Li·pid·sen·ker *m pharm.* antilipemic.
Li·pid·spal·tung *f biochem.* lipidolysis.
Li·pid·spei·cher·krank·heit *f* → *Lipidose.*
Li·pid·spei·cher·myo·pa·thie *f patho.* lipid storage myopathy.
Li·pid·stoff·wech·sel *m* lipid metabolism.
Li·pid·urie *f patho.* lipiduria, lipoiduria.
Li·po·ade·nom *nt patho.* adenolipoma, lipoadenoma.
Li·po·atro·phie *f* → *Lipatrophie.*
Li·po·chon·dro·dys·tro·phie *f patho.* lipochondrodystrophy, Hurler's syndrome, Pfaundler-Hurler syndrome, mucopolysaccharidosis I H.
Li·po·chon·drom *nt patho.* lipochondroma.
Li·po·chrom *nt histol.* lipochrome, lipochrome pigment, wear and tear pigment.
Lip·ödem *nt patho.* lipedema.
Li·po·dys·tro·phia *f patho.* lipodystrophy, lipodystrophia, lipoatrophy.
L. intestinalis Whipple's disease, lipophagic intestinal granulomatosis, intestinal lipodystrophy.
L. paradoxa/progressiva Simons' disease, progressive lipodystrophy, partial lipodystrophy.
Li·po·dys·tro·phie *f* → *Lipodystrophia.* **intestinale L.** → *Lipodystrophia intestinalis.*
Li·po·fi·brom *nt patho.* lipofibroma.
Li·po·fus·zin *nt histol.* lipofuscin, wear and tear pigment.
Li·po·fus·zi·no·se *f patho.* lipofuscinosis.
li·po·gen *adj biochem.* lipogenic, lipogenetic, adipogenic, adipogenous.
Li·po·ge·ne·se *f biochem.* adipogensis, lipogenesis.
Li·po·gra·nu·lom *nt patho.* lipophagic granuloma, oil tumor, lipogranuloma.
Li·po·gra·nu·lo·ma·to·se *f patho.* lipogranulomatosis. **disseminierte L.** Farber's lipogranulomatosis, ceramidase deficiency, disseminated lipogranulomatosis.
Li·po·gra·nu·lo·ma·to·sis subcutanea *f patho.* Rothmann-Makai syndrome.
Li·po·häm·ar·thro·se *f ortho.* lipohemarthrosis.
Li·po·id *nt biochem.* lipoid, adipoid.
li·po·id *adj biochem.* lipoid, lipoidic, adipoid.
Li·po·id·der·ma·to·ar·thri·tis *f patho.* lipid dermatoarthritis, lipoid dermatoarthritis, reticulohistiocytoma, reticulohistiocytic granulomata.
Li·po·id·gra·nu·lom *nt patho.* lipoid granuloma.

Li·po·id·hi·stio·zy·to·se *f* (vom **Kerasintyp**) *patho.* Gaucher's disease, glucosylceramide lipidosis, cerebroside lipidosis, kerasin histiocytosis.
Li·po·id·ne·phro·se *f patho.* minimal (change) glomerulonephritis, lipoid nephrosis, lipid nephrosis, liponephrosis.
Li·po·ido·se *f* → *Lipidose.*
Li·po·id·pig·ment *nt histol.* lipochrome, chromolipoid, lipochrome pigment.
Li·po·id·pro·tei·no·se *f patho.* Urbach-Wiethe disease, lipid proteinosis, lipoidproteinosis.
Li·po·id·si·de·ro·se *f patho.* lipoidsiderosis.
Li·po·kal·zi·no·gra·nu·lo·ma·to·se *f patho.* lipocalcigranulomatosis.
Li·po·li·po·ido·se *f patho.* lipolipoidosis.
Li·po·ly·se *f biochem.* lipolysis, adipolysis.
li·po·ly·tisch *adj biochem.* adipolytic, lipolytic.
Li·pom *nt patho.* lipoma, fatty tumor, adipose tumor, steatoma. **braunes L.** fetal lipoma, fetocellular lipoma, hibernoma.
li·po·ma·tös *adj patho.* lipomatoid, lipomatous.
Li·po·ma·to·sis *f patho.* lipomatosis, liposis, adiposis. **L. dolorosa** → *Lipalgie.*
Li·po·mi·kron *nt biochem.* lipomicron, chylomicron.
Li·po·mu·ko·po·ly·sac·cha·ri·do·se *f patho.* lipomucopolysaccharidosis, mucolipidosis I.
Li·po·my·om *nt patho.* lipomyoma, leukomyoma.
Li·po·pa·thie *f patho.* lipopathy.
Li·po·pha·ne·ro·se *f patho.* lipophanerosis.
li·po·phil *adj histol.* lipophilic, lipophile.
Li·po·po·ly·sac·cha·rid *nt abbr.* **LPS** *biochem.* lipopolysaccharide.
Li·po·pro·te·in *nt biochem.* lipoprotein.
L. mit geringer Dichte → β-*Lipoprotein.*
L. mit hoher Dichte → α-*Lipoprotein.*
L. mit mittlerer Dichte intermediate-density lipoprotein.
L. mit sehr geringer Dichte prebeta-lipoprotein, very low-density lipoprotein.
α-Lipoprotein *nt biochem.* alpha-lipoprotein, α-lipoprotein, high-density lipoprotein.
β-Lipoprotein *nt biochem.* beta-lipoprotein, β-lipoprotein, low-density lipoprotein.
Li·po·pro·te·in·ämie *f patho.* lipoproteinemia.
Li·po·pro·te·in·elek·tro·pho·re·se *f lab.* lipoprotein electrophoresis.
Li·po·sar·kom *nt patho.* adipose sarcoma, liposarcoma, lipoblastic lipoma.
li·po·trop *adj biochem.* lipotropic.
Li·po·tro·pie *f biochem.* lipotropism, lipotropy.
β-Li·po·tro·pin *nt endo.* β-lipotropin.
Li·po·ze·le *f chir.* liparocele, lipocele.
Li·po·zyt *m histol.* lipocyte, fat cell, adipocyte.
Lip·pe *f* **1.** lip; *anat.* labium (oris). **2.** *anat.* lip, labium, labrum.
Lip·pen·bänd·chen *nt anat.* labial frenulum.

Lip·pen·bei·ßen *nt psychia.* cheilophagia, chilophagia.

Lip·pen·drü·sen *pl anat.* labial glands.

Lip·pen·ent·zün·dung *f HNO* cheilitis, chilitis.

Lip·pen·ex·zi·si·on *f chir.* cheilectomy, chilectomy.

lip·pen·för·mig *adj* lipped, lip-shaped.

Lip·pen·im·pe·ti·go *f HNO* impetiginous cheilitis.

Lip·pen·in·zi·si·on *f chir.* cheilotomy, chilotomy.

Lip·pen·kar·zi·nom *nt HNO* cheilocarcinoma.

Lippen-Kiefer-Gaumen-Spalte *f embryo.* cheilognathopalatoschisis, chilognathopalatoschisis.

Lippen-Kiefer-Spalte *f embryo.* cheilognathoschisis, chilognathoschisis.

Lip·pen·kinn·fur·che *f anat.* mentolabial sulcus, mentolabial furrow.

Lippen-Kinn-Plastik *f chir.* geniocheiloplasty.

Lip·pen·krebs *m →* Lippenkarzinom.

Lip·pen·le·sen *nt HNO* speechreading, lipreading.

Lippen-Mund-Plastik *f chir.* cheilostomatoplasty, chilostomatoplasty.

Lip·pen·my·ko·se *f HNO* labiomycosis.

Lip·pen·naht *f chir.* cheilorrhaphy, chilorrhaphy.

Lippen-Nasen-Plastik *f chir.* rhinocheiloplasty, rhinochiloplasty.

Lip·pen·pla·stik *f chir.* cheiloplasty, chiloplasty, labioplasty.

Lip·pen·re·flex *m physiol., ped.* lip reflex.

Lip·pen·rha·ga·den *pl* cheilosis, chilosis.

Lip·pen·rot *nt* red margin (of lip).

Lip·pen·schmer·zen *pl* chilalgia, cheilalgia.

Lip·pen·spal·te *f embryo.* cleft lip, harelip, hare lip, cheiloschisis, chiloschisis.

Lip·pen·spei·chel·drü·sen *pl anat.* labial glands.

Lip·pi·tu·do *f ophthal.* blear eye, lippitude, lippa, lippitudo, marginal blepharitis.

Lipschütz: L.'-Körperchen *pl patho.* Lipschütz bodies.

Lip·urie *f patho.* adiposuria, lipuria.

Li·que·fak·ti·on *f patho.* liquefaction.

li·ques·zie·ren *vt, vi patho.* liquefy, liquify, liquesce.

li·quid *adj* liquid, flowing, fluid.

Li·quor *m* 1. *anat.* liquor, fluid. 2. fluid, liquid; *pharm.* liquor.

L. amnii *gyn.* amniotic fluid.

L. cerebrospinalis cerebrospinal fluid, neurolymph.

L. cotunnii labyrinthine fluid, Cotunnius's liquid, perilymph.

L. folliculi *gyn.* follicular fluid.

Li·quor·block *m neuro.* dynamic block, spinal subarachnoid block.

Li·quor·druck *m physiol.* cerebrospinal pres-

sure, CFS pressure.

Li·quor·man·gel *m neuro.* hypoliquorrhea.

Li·quor·rhoe *f patho.* liquorrhea.

Li·quor·xan·tho·chro·mie *f neuro.* xanthochromia, xanthopathy.

Lisfranc: L.'-Gelenklinie *f anat.* Lisfranc's articulation, Lisfranc's joint.

L.-Luxation *f ortho.* Lisfranc's dislocation.

L.'-Vorfußamputation *f ortho.* Lisfranc's operation, Lisfranc's amputation.

Lis·peln *nt* lisping, lisp, sigmatism.

lis·peln *vi* lisp, have a lisp.

Lissauer: L.'-Paralyse *f neuro.* Lissauer's paralysis.

L.'-Randbündel *nt anat.* Lissauer's marginal zone, Lissauer's tract, Spitzka-Lissauer tract, Spitzka's marginal tract, dorsolateral fasciculus, dorsolateral tract, dorsal marginal tract.

Lis·sen·ze·pha·lie *f patho.* lissencephaly.

Lis·so·sphink·ter *m anat.* lissosphincter.

Li·ste·ria *f micro.* Listeria, Listerella.

Li·ste·ri·en·in·fek·ti·on *f epidem.* listeriosis.

Li·ste·ri·en·me·nin·gi·tis *f neuro.* Listeria meningitis.

Li·ste·rio·se *f epidem.* listeriosis.

Liston: L.-Schiene *f ortho.* Liston's splint.

Li·ter *nt/m abbr.* l liter.

Lith·a·go·gum *nt pharm.* lithagogue.

Lith·ek·ta·sie *f urol.* lithectasy.

Li·thia·sis *f patho.* lithiasis, calculosis.

Li·thi·um *nt chem.* Li *chem.* lithium.

Li·tho·chol·säu·re *f biochem.* lithocholic acid.

Li·tho·dia·ly·se *f* lithodialysis.

Li·tho·frak·tor *m →* Lithotripter.

li·tho·gen *adj patho.* calculus-forming, lithogenic, lithogenous.

Li·tho·ge·ne·se *f patho.* lithogenesis, lithogeny.

Li·tho·kla·sie *f →* Lithotripsie.

Li·tho·klast *m →* Lithotripter.

Li·thol·apa·xie *f urol.* litholapaxy, lithocenosis.

Li·tho·ly·se *f urol.* litholysis.

Li·tho·ly·ti·kum *nt pharm.* litholytic.

li·tho·ly·tisch *adj urol.* litholytic.

Li·tho·me·ter *nt urol.* lithometer.

Li·tho·pä·di·on *nt embryo.* lithopedion, osteopedion, calcified fetus.

Li·tho·tom *nt chir.* lithotome.

Li·tho·to·mie *f chir.* lithotomy, lithectomy.

Li·tho·trip·sie *f urol.* lithotripsy, lithotrity.

Li·tho·trip·ter *m urol.* lithotriptor, lithoclast, lithotripter, lithotrite.

Li·tho·trip·to·sko·pie *f urol.* lithotriptoscopy.

Li·tho·zy·sto·to·mie *f urol.* lithocystotomy.

Litten: L.-Phänomen *nt card.* Litten's phenomenon, phrenic phenomenon.

Little: L.'-Krankheit *f neuro.* Little's disease, spastic diplegia.

L.-Syndrom *nt derm.* Graham Little syndrome.

Littre: L.'-Abszeß *m patho.* littritis.

L.'-Drüsen *pl anat.* Littre's glands, urethral glands of male urethra.

L.'-Hernie *f chir.* Littre's hernia, parietal hernia.

Lit·tri·tis *f urol.* littritis.

Li·ve·do *f patho.* livedo, suggillation. **L. reticularis** marble skin.

li·vid *adj patho.* livid.

Li·vi·di·tät *f patho.* lividity, livor.

Livingston: L.-Dreieck *nt clin.* Livingston's triangle.

Li·vor *m patho.* **1.** lividity, livor. **2.** (**L. mortis**) postmortem lividity, postmortem livedo, postmortem suggillation, livor mortis.

L-Ket·te *f biochem.* L chain, light chain.

L-Ket·ten·krank·heit *f immun.* L-chain disease, L-chain myeloma, Bence-Jones myeloma.

Loa loa *f micro.* eye worm, Loa loa.

Loa-loa-Infektion *f* → *Loaose.*

Loa·ose *f epidem.* loiasis, loaiasis.

lo·bär *adj anat.* lobar.

Lo·bar·bron·chus *m anat.* lobar bronchus.

Lo·bär·pneu·mo·nie *f pulmo.* lobar pneumonia, croupous pneumonia.

Lob·ek·to·mie *f chir.* lobectomy.

Lo·be·lin *nt pharm.* lobeline.

Lo·bi·tis *f patho.* lobitis.

Lobo: L.-Mykose *f epidem.* Lobo's disease, keloidal blastomycosis, lobomycosis.

Lo·bo·to·mie *f* **1.** *chir.* lobotomy. **2.** *neurochir.* lobotomy, leukotomy.

Lobstein: L.-Syndrom *nt ortho.* Lobstein's disease, early form osteogenesis imperfecta, osteogenesis imperfecta with blue sclerae.

L.-Typ *m* **der Osteogenesis imperfecta** → *L.-Syndrom.*

lo·bu·lär *adj anat.* lobular.

Lo·bu·lus *m anat.* lobule, lobulus.

L. auricularis ear lobule, tip of ear.

Lobuli *pl* **epididymidis** lobules of epididymis, Haller's cones, vascular cones.

Lobuli *pl* **glandulae mammariae** lobules of mammary glands.

Lobuli *pl* **glandulae thyroideae** lobules of thyroid (gland).

L. gracilis paramedian lobule, gracile lobe of cerebellum.

Lobuli *pl* **hepatis** hepatic lobules, lobules of liver.

Lobuli *pl* **testis** lobules of testis, testicular lobules.

Lobuli *pl* **thymi** lobules of thymus.

Lo·bus *m anat.* lobe, lobus.

L. anterior cerebelli anterior lobe of cerebellum, cranial lobe of cerebellum.

L. anterior hypophyseos anterior lobe of hypophysis, anterior lobe of pituitary (gland), adenohypophysis.

L. caudatus caudate lobe of liver, Spigelius'

lobe, spigelian lobe.

Lobi *pl* **cerebrales** cerebral lobes, lobes of cerebrum.

L. frontalis frontal lobe.

Lobi *pl* **glandulae mammariae** lobes of mammary gland.

L. glandulae thyroideae lobe of thyroid (gland), thyroid lobe.

L. hepatis lobe of liver, hepatic lobe.

L. inferior inferior pulmonary lobe, inferior lobe of lung.

L. insularis island of Reil, insula, insular lobe.

L. medius (prostatae) Morgagni's caruncle, middle lobe of prostate.

L. medius (pulmonis dextri) middle pulmonary lobe, middle lobe of right lung.

L. occipitalis occipital lobe.

L. parietalis parietal lobe.

L. posterior cerebelli middle lobe of cerebellum, posterior lobe of cerebellum.

L. posterior hypophyseos neurohypophysis, infundibular body, posterior lobe of hypophysis, posterior lobe of pituitary (gland).

L. pulmonis lobe of lung, pulmonary lobe.

L. pyramidalis Morgagni's appendix, Lalouette's pyramid, pyramid of thyroid.

L. quadratus quadrate lobe of liver.

Lobi *pl* **renales** renal lobes.

L. superior superior pulmonary lobe, superior lobe of lung.

L. temporalis temporal lobe.

Loch *nt* hole; *anat.* foramen, cavity, pit; (*Öffnung*) aperture, opening; (*Lücke*) hole, gap; (*undichte Stelle*) leak; (*Zahn*) cavity, cavum.

Lo·chi·en *pl gyn.* lochia.

Lo·chi·en·stau·ung *f gyn.* lochiostasis, lochioschesis.

Lo·chio·kol·pos *m gyn.* lochiocolpos.

Lo·chio·me·tra *f gyn.* lochiometra.

Lo·chior·rha·gie *f gyn.* lochiorrhea, lochiorrhagia.

Lo·chior·rhoe *f gyn.* lochiorrhea, lochiorrhagia.

Lo·chio·sta·se *f gyn.* lochiostasis, lochioschesis.

Locked-in-Syndrom *nt neuro.* locked-in syndrome.

locker [k·k] *adj* (*Gewebe*) loose; (*Band*) lax, loose.

Locker·heit [k·k] *f* (*Band*) laxity, laxness.

Lo·cus *m anat.* locus, place, area. **L. Kiesselbachi** Kiesselbach's area, Little's area.

Loeffler-Priesel: L.-P.-Tumor *m gyn.* Priesel tumor, thecoma, theca cell tumor.

Löf·fel *m* spoon; *chir.* spoon, scoop.

Löf·fel·fuß *m embryo.* spatula foot, spoon-shaped foot.

Löf·fel·hand *f embryo.* spoon-shaped hand.

Löf·fel·na·gel *m derm.* spoon nail, koilonychia, celonychia.

Löffler: L.**-Bazillus** *m micro.* Klebs-Löffler bacillus, Löffler's bacillus, diphtheria bacillus, Corynebacterium diphtheriae.

L.**-Endokarditis** *f* Löffler's endocarditis, Löffler's syndrome, eosinophilic endomyocardial disease, constrictive endocarditis.

L.**'-Pseudodiphtheriebazillus** *m micro.* Hofmann's bacillus, Corynebacterium pseudodiphtheriticum.

L.**-Syndrom** *nt* **1.** → *L.-Endokarditis.* **2.** Löffler's syndrome, Löffler's pneumonia, Löffler's eosinophilia, chronic eosinophilic pneumonia.

Log·agno·sie *f neuro.* logagnosia.

Log·agra·phie *f neuro.* logagraphia.

Log·asthe·nie *f neuro.* logasthenia.

Lo·go·gramm *nt clin.* logogram.

Lo·go·klo·nie *f neuro.* logoclonia, logoklony.

Lo·go·ma·nie *f neuro.* logomania.

Lo·go·pä·de *m* speech therapist, logopedist.

Lo·go·pä·die *f* speech therapy, logopedics *pl,* logopädia.

Lo·go·pä·din *f* speech therapist, logopedist.

Lo·go·pa·thie *f* speech disorder, logopathy.

Lo·go·ple·gie *f neuro.* logoplegia.

Lo·gor·rhö *f neuro.* logorrhea, lalorrhea.

Löhlein: L.**'-Herdnephritis** *f patho.* Löhlein--Baehr lesion, Löhlein's focal embolic nephritis, focal embolic glomerulonephritis.

Loia·sis *f epidem.* loiasis, Kamerun swelling, Calabar swelling.

lo·kal *adj* local, topical, regional.

Lo·kal·an·äs·the·sie *f anes.* local anesthesia, toponarcosis.

Lo·kal·an·äs·the·ti·kum *nt anes.* topic anesthetic, local anesthetic.

Lo·kal·be·hand·lung *f clin.* local treatment.

Lo·ka·li·sa·tor *m radiol.* localizer.

lo·ka·li·siert *adj (begrenzt)* limited, localized; *(a. anat.)* situated.

Lo·kal·re·ak·ti·on *f patho.* local reaction.

Lo·kal·re·zi·div *nt patho.* local recurrence, local relapse.

Lo·kal·sym·ptom *nt clin.* local symptom.

lo·ko·mo·ti·on *f physiol.* locomotion, movement.

lo·ko·mo·to·risch *adj physiol.* locomotive, locomotor, locomotory.

Lombard: L.**-Leseversuch** *m HNO* Lombard's voice-reflex test.

Lo·mu·sti·ne *nt pharm.* lomustine.

Longhi-Avellis: L.**-A.-Syndrom** *nt neuro.* Avellis' syndrome, ambiguo-spinothalamic paralysis.

lon·gi·tu·di·nal *adj* longitudinal, lenghtwise.

Lon·gi·tu·di·nal·sy·stem *nt histol.* L system, longitudinal system.

Longmire: L.**-Operation** *f chir.* Longmire's operation.

Looser: L.**-Syndrom** *nt patho.* Milkman's

syndrome, Looser-Milkman syndrome.

L.**'-Umbauzone** *f patho.* Looser's transformation zone, umbau zone.

Looser-Milkman: L.**-M.-Syndrom** *nt* → *Looser-Syndrom.*

Lo·per·amid *nt pharm.* loperamide.

Lorain: L.**-Syndrom** *nt patho.* Lorain's syndrome, Lorain's infantilism, Lorain-Lévi syndrome, pituitary infantilism, hypophysial infantilism.

Lor·aze·pam *nt pharm.* lorazepam.

Lor·cai·nid *nt pharm.* lorcainide.

Lor·do·se *f* **1.** *anat.* backward curvature, lordosis. **2.** *ortho.* hollow back, saddle back, lordosis.

Lor·do·se·becken [k·k] *nt ortho.* lordotic pelvis.

Lor·do·sko·lio·se *f ortho.* lordoscoliosis.

lor·do·tisch *adj anat., ortho.* lordotic.

Lorenz: L.**-Gips** *m ortho.* Lorenz's brace.

L.**-Stellung** *f chir.* Lorenz's position.

L.**'-Umstellungsosteotomie** *f ortho.* Lorenz's operation, Lorenz's osteotomy.

lö·sen I *vt* **1.** *(Muskeln, Körper)* loosen up; *(Krampf)* relax; *(Schleim)* loosen. **2.** *(Knoten)* open, undo, untie. **3.** free *(aus, von* from); *chir. (entfernen)* remove, separate, detach *(von* from), take off/out; *(herauslösen)* get out *(aus* of). **II** *vr* **sich l. 4.** *(Knoten)* come undone, come loose, get loose. **5.** *(s. ablösen)* detach itself *(von* from), come off; *(Haut)* peel, peel off. **6.** *(Husten)* ease, loosen; *(Schleim)* loosen; *(Muskeln)* loosen up.

Los·laß·schmerz *m chir.* Blumberg's sign, rebound tenderness.

Lostorfer: L.**-Körperchen** *pl patho.* Lostorfer's corpuscles, Lostorfer's bodies.

Lö·sung *f* **1.** *allg.* solution (of); key, answer (to). **2.** *pharm.* aqueous solution, aqua; *chem., pharm.* solution, irrigation. **3.** *patho.* detachment *(von* from); solution, resolution, lysis. **4.** *chir.* lysis, removal, mobilization.

L. der Femurepiphyse *ortho.* slipped capital femoral epiphysis, slipping of the upper femoral epiphysis, adolescent coxa vara.

gesättigte L. saturated solution.

hypertone L. hypertonic solution.

hypotone L. hypotonic solution.

manuelle L. *gyn. (Plazenta)* delivery.

Lö·sungs·mit·tel *nt chem., pharm.* solvent, resolvent, dissolvent, menstruum.

Lo·ti·on *f pharm.* lotion.

Louis-Bar: L.**-B.-Syndrom** *nt neuro.* Louis-Bar syndrome, ataxia-teleangiectasia syndrome.

Lovén: L.**-Reflex** *m physiol.* Lovén's reflex.

low-density lipoprotein *nt abbr.* **LDL** *biochem.* β-lipoprotein, beta-lipoprotein, low-density lipoprotein.

Low-dose-Heparin *nt clin.* low-dose heparin.

Lowe: L.**-Syndrom** *nt patho.* Lowe's syndrome,

Lowe-Terrey-MacLachlan syndrome, oculo-cerebrorenal syndrome.

Lö·wen·ge·sicht *nt patho.* leonine facies, leontiasis.

Lowe-Terrey-MacLachlan: L.-T.-M.-Syndrom *nt* → *Lowe-Syndrom.*

Lown-Ganong-Levine: L.-G.-L.-Syndrom *nt card.* Lown-Ganong-Levine syndrome.

low-output failure *nt card.* low-output failure, low-output heart failure.

L/S-Quotient *m embryo.* L/S ratio, lecithin--sphingomyelin ratio.

L-System *nt histol.* L system, longitudinal system.

Lucey-Driscoll: L.-D.-Syndrom *nt ped.* Lucey--Driscoll syndrome.

Lucio: L.-Phänomen *nt epidem.* Lucio's leprosy, Lucio's phenomenon, lazarine leprosy.

Lücke [k·k] *f* break, gap, interstice; (*a. anat.*) space, opening, hiatus; (*Spalte*) crack, gap, fissure; (*Zahn*) gap. **auskultatorische L.** *card.* silent gap, auscultatory gap.

Lücken·test [k·k] *m psycho.* completion test, fill-in test.

Ludloff: L.-Zeichen *nt ortho.* Ludloff's sign.

Ludloff-Hohmann: L.-H.-Zeichen *nt ortho.* Ludloff's sign.

Ludwig: L.-Angina *f HNO* Ludwig's angina.

Luer: L.-Knochenzange *f ortho.* Luer bone rongeur, Luer forceps, Luer rongeur.
L.-Spritze *f clin.* Luer syringe.

Lu·es *f* (**venerea**) *epidem.* syphilis, lues.
Lues II secondary syphilis, mesosyphilis.
Lues III late syphilis, tertiary syphilis.
Lues IV quaternary syphilis, parasyphilis.
L. congenita/connata congenital syphilis, heredolues, heredosyphilis.
L. latens latent syphilis.

lue·tisch *adj epidem.* luetic, syphilitic.

Luft *f* air; atmosphere; *physiol.* (*Atem*) breath. **die L. anhalten** hold one's breath. **tief L. holen** take a deep breath. **durch die L. übertragen** *epidem.* airborne.

Luft·bad *nt clin.* air bath.

Luft·be·feuch·ter *m* humidifier.

Luft·bläs·chen *nt* air bubble, bleb.

Luft·bla·se *f* air bubble, bubble.

luft·dicht *adj* airproof, air-sealed, airtight.

Luft·druck *m* air pressure, atmospheric pressure, barometric pressure.

luft·durch·läs·sig *adj* (*Material*) breatheable, porous, breathable.

Luft·du·sche *f HNO* air douche.

Luft·ein·schluß *m radiol.* air trapping.

Luft·em·bo·lie *f patho.* air embolism, gas embolism, aeremia, aeroembolism.

Luft·fahrt·me·di·zin *f* aeromedicine, aviation medicine.

Luft·feuch·tig·keit *f phys.* humidity.

Luft·ge·schwulst *f* **1.** *HNO* laryngocele. **2.**
patho. pneumatocele, pneumocele.

Luft·har·nen *nt urol.* pneumaturia, pneumatinuria, pneumouria.

Luft·hun·ger *m patho.* Kussmaul breathing, Kussmaul-Kien breathing, air hunger.

Luft·kis·sen·la·ge·rung *f IC* levitation.

Luft·lei·tung *f physiol.* (*Schall*) air conduction.

Luft·röh·re *f anat.* windpipe, trachea.

Luft·röh·ren·blu·tung *f patho.* tracheorrhagia.

Luft·röh·ren·bruch *m pulmo.* tracheal hernia, tracheocele, trachelocele.

Luft·röh·ren·di·ver·ti·kel *pl patho.* tracheal diverticula.

Luft·röh·ren·drü·sen *pl anat.* tracheal glands.

Luft·röh·ren·ent·zün·dung *f pulmo.* tracheal catarrh, tracheitis, trachitis.

Luft·röh·ren·er·wei·chung *f pulmo.* tracheomalacia.

Luft·röh·ren·er·wei·te·rung *f pulmo.* tracheaectasy.

Luft·röh·ren·fi·ste·lung *f chir.* tracheofistulization.

Luft·röh·ren·ga·be·lung *f anat.* bifurcation of trachea.

Luft·röh·ren·kom·pres·si·on *f pulmo.* compression of the trachea.

Luft·röh·ren·mus·ku·la·tur *f anat.* tracheal musculature.

Luft·röh·ren·naht *f HNO* tracheorrhaphy.

Luft·röh·ren·ob·struk·ti·on *f pulmo.* tracheal obstruction.

Luft·röh·ren·pla·stik *f HNO* tracheoplasty.

Luft·röh·ren·schmerz *m* trachealgia.

Luft·röh·ren·schnitt *m chir.* tracheotomy.

Luft·röh·ren·spal·te *f embryo.* tracheoschisis.

Luft·röh·ren·spie·ge·lung *f* tracheoscopy.

Luft·röh·ren·ver·let·zung *f* tracheal injury, tracheal trauma.

Luft·sack *m HNO* laryngocele.

Luft·schleu·se *f* air lock.

Luft·schlucken [k·k] *nt patho., psychia.* aerophagia, aerophagy, pneumophagia.

Luft·strom *m* airstream, air current, airflow.

Luft·tem·pe·ra·tur *f* air temperature.

Luft·ver·schmut·zung *f* air pollution.

Luft·we·ge *pl anat.* air passages, airways, respiratory passages. **die L. freimachen** clear the airways.
obere L. upper respiratory tract *sing*, upper respiratory passages.
untere L. lower respiratory tract *sing*, lower respiratory passages.

Luft·zu·fuhr *f* air supply.

Luft·zy·ste *f patho.* aerocele.

Luciani: L.-Syndrom *nt neuro.* Luciani's triad.

Lu·li·be·rin *nt endo.* luliberin, lutliberin, luteinizing hormone releasing hormone, luteinizing hormone releasing factor.

Lum·ba·go *f* lumbago, lumbar pain, lumbar

rheumatism, lumbodynia.
lum·bal *adj anat.* lumbar.
Lum·bal·an·äs·the·sie *f anes.* lumbar anesthesia, lumbar epidural anesthesia.
Lum·bal·ar·te·ri·en *pl anat.* lumbar arteries.
Lum·bal·drei·eck *nt anat.* lumbar triangle, lumbar trigone, Petit's triangle.
Lum·bal·gan·gli·en *pl anat.* lumbar ganglia.
Lumb·al·gie *f* → *Lumbago.*
Lum·ba·li·sa·ti·on *f embryo.* lumbarization.
Lum·bal·ner·ven *pl anat.* lumbar nerves.
Lum·bal·ple·xus *m anat.* lumbar plexus.
Lum·bal·punk·ti·on *f clin.* lumbar puncture, spinal puncture, rachiocentesis.
Lum·bal·schnitt *m chir.* flank incision.
Lum·bal·seg·men·te *pl anat.* lumbar segments of spinal cord, lumbar part of spinal cord, lumbaria.
Lum·bal·ve·nen *pl anat.* lumbar veins.
Lum·bal·wir·bel *pl anat.* lumbar vertebrae, abdominal vertebrae.
Lum·bar·ko·lo·sto·mie *f chir.* lumbocolostomy.
lum·bo·sa·kral *adj anat.* lumbosacral, sacrolumbar.
Lum·bo·sa·kral·ge·lenk *nt anat.* lumbosacral articulation, lumbosacral joint.
Lum·bo·sa·kral·win·kel *m anat.* lumbosacral angle, sacrovertebral angle.
Lum·bri·kal·mus·keln *pl anat.* lumbrical muscles.
Lum·bus *m anat.* loin, lumbus.
Lu·men *nt anat.* lumen.
Lump·ek·to·mie *f gyn.* (*Brust*) segmental mastectomy, segmental breast resection, lumpectomy, tylectomy.
Lum·pen·sor·tie·rer·krank·heit *f epidem.* anthrax pneumonia, pulmonary anthrax, woolsorter's pneumonia.
Lu·na·tum·lu·xa·ti·on *f ortho.* Kienböck's dislocation, dislocation of the lunate.
Lu·na·tum·ma·la·zie *f ortho.* Kienböck's disease (of the lunate), avascular necrosis of lunate, lunate malacia.
Lun·ge *f lung, anat.* pulmo.
eiserne L. iron lung.
künstliche L. artificial lung.
Lun·gen·ab·szeß *m pulmo.* lung abscess, pulmonary abscess.
Lun·gen·ade·no·ma·to·se *f pulmo.* alveolar cell carcinoma, pulmonary adenomatosis, bronchoalveolar carcinoma.
Lun·gen·al·ve·olen *pl anat.* air vesicles, pulmonary alveoli, pulmonary vesicles.
Lun·gen·amö·bia·sis *f epidem.* pulmonary amebiasis.
Lun·gen·an·thra·ko·se *f pulmo.* pulmonary anthracosis, black lung, coal miner's lung, miner's phthisis.
Lun·gen·apla·sie *f embryo.* apneumia.

Lun·gen·asper·gil·lo·se *f epidem.* pulmonary aspergilloma.
Lun·gen·atel·ek·ta·se *f pulmo.* atelectasis.
Lun·gen·at·mung *f physiol.* external respiration, pulmonary respiration.
Lun·gen·aus·kul·ta·ti·on *f clin.* pulmonary auscultation.
Lun·gen·azi·nus *m anat.* acinus.
Lun·gen·ba·sis *f anat.* base of lung.
Lun·gen·bil·har·zio·se *f epidem.* pulmonary schistosomiasis.
Lun·gen·bi·op·sie *f pulmo.* lung biopsy.
Lun·gen·blä·hung *f* → *Lungenemphysem.*
Lun·gen·bläs·chen *pl* → *Lungenalveolen.*
Lun·gen·blu·tung *f pulmo.* pulmonary bleeding, pulmonary hemorrhage, pneumorrhagia.
Lun·gen·de·ner·vie·rung *f HTG* pulmonary denervation.
Lun·gen·durch·blu·tung *f physiol.* lung perfusion, pulmonary perfusion.
Lun·gen·egel *m micro.* lung fluke, Paragonimus ringeri/westermani.
Lun·gen·egel·be·fall *m epidem.* lung fluke disease, paragonimiasis.
Lun·gen·em·bo·lie *f pulmo.* pulmonary embolism.
Lun·gen·em·bo·lus *m patho.* pulmonary embolus.
Lun·gen·em·phy·sem *nt pulmo.* pulmonary emphysema, emphysema, pneumonectasis, pneumonectasia.
alveoläres L. alveolar emphysema.
bullöses L. bullous emphysema.
chronisch-destruktives L. destructive emphysema.
diffuses L. → *panazinäres L.*
interlobuläres L. interlobular emphysema.
interstitielles L. interstitial emphysema.
kinetisches L. kinetic emphysema.
kompensatorisches L. compensatory emphysema, compensating emphysema.
konstitutionelles L. senile emphysema, constitutional emphysema.
lobäres L. lobar emphysema.
obstruktives L. obstructive emphysema.
panazinäres L. panacinar emphysema, diffuse emphysema, generalized emphysema, panlobular emphysema.
panlobuläres L. → *panazinäres L.*
paraseptales L. paraseptal emphysema.
perinoduläres L. perinodular emphysema.
seniles L. → *konstitutionelles L.*
subpleurales L. subpleural emphysema.
zentrilobuläres L. centrilobular emphysema.
zentroazinäres L. centriacinar emphysema, centroacinar emphysema.
zystisches L. cystic emphysema.
Lun·gen·ent·zün·dung *f pulmo.* pneumonia; pulmonitis, pneumonitis. **interstitielle L.**

pneumonitis, pulmonitis.

Lun·gen·er·kran·kung *f pulmo.* pulmonary disease, lung disease, pneumopathy.

chronisch-obstruktive L. chronic obstructive lung disease, chronic obstructive pulmonary disease.

obstruktive L. obstructive lung disease, obstructive pulmonary disease.

restriktive L. restrictive lung disease, restrictive pulmonary disease.

Lun·gen·er·wei·chung *f pulmo.* pneumomalacia.

Lun·gen·fell *nt anat.* pulmonary pleura, visceral pleura.

Lun·gen·fell·ent·zün·dung *f patho.* pulmonary pleurisy, visceral pleurisy.

Lun·gen·fi·bro·se *f pulmo.* pulmonary fibrosis, pneumonocirrhosis.

diffuse interstitielle L. pulmonary cirrhosis, pneumonocirrhosis, diffuse interstitial pulmonary fibrosis.

diffuse progressive interstitielle L. Hamman--Rich syndrome.

Lun·gen·fi·stel *f patho.* pulmonary fistula.

Lun·gen·flü·gel *m anat.* lung.

Lun·gen·funk·ti·ons·prü·fung *f pulmo.* pulmonary function test.

Lun·gen·gan·grän *f pulmo.* necropneumonia.

Lun·gen·ge·fä·ße *pl anat.* pulmonary vessels.

Lun·gen·hä·mo·si·de·ro·se *f pulmo.* pulmonary hemosiderosis. **idiopathische/primäre L.** Ceelen's disease, Ceelen-Gellerstedt syndrome, primary pulmonary hemosiderosis.

Lun·gen·heil·stät·te *f pulmo.* sanatorium.

Lun·gen·her·nie *f pulmo.* pneumatocele, pneumocele, pneumonocele, pleurocele.

Lun·gen·hi·lus *m anat.* pulmonary hilum, hilum of lung.

Lun·gen·hy·po·pla·sie *f embryo.* pulmonary hypoplasia.

Lun·gen·hy·po·sta·se *f patho.* pulmonary hypostasis.

Lun·gen·in·farkt *m pulmo.* pulmonary infarction.

Lun·gen·in·fek·ti·on *f pulmo.* pulmonary infection.

Lun·gen·in·fil·trat *nt pulmo.* pulmonary infiltration. **eosinophiles L.** Löffler's eosinophilia, Löffler's syndrome, Löffler's pneumonia, chronic eosinophilic pneumonia.

Lun·gen·kal·zi·no·se *f pulmo.* pulmonary calcinosis. **metastatische L.** pumice lung, tuffa lung, metastatic pulmonary calcinosis.

Lun·gen·kar·zi·nom *nt pulmo.* lung cancer, pulmonary carcinoma, lung carcinoma. **bronchiolo-alveoläres L.** bronchioloalveolar carcinoma, bronchoalveolar carcinoma, alveolar cell carcinoma, pulmonary adenomatosis.

Lun·gen·ka·ver·ne *f pulmo.* pulmonary cavity.

Lun·gen·kol·laps *m pulmo.* pulmonary collapse, atelectasis.

Lun·gen·kon·tu·si·on *f pulmo.* pulmonary contusion, lung contusion.

Lun·gen·krank·heit *f pulmo.* lung disease, pulmonal disease.

Lun·gen·krebs *m → Lungenkarzinom.*

Lun·gen·kreis·lauf *m physiol.* pulmonary circulation, lesser circulation, minor circulation.

Lun·gen·läpp·chen *pl anat.* lobules of lung.

Lun·gen·lap·pen *m anat.* lobe of lung, pulmonary lobe.

Lun·gen·lei·den *nt pulmo.* lung disease, pulmonary disease.

Lun·gen·lymph·kno·ten *pl anat.* pulmonary lymph nodes.

Lun·gen·me·ta·sta·se *f patho.* pulmonary metastasis.

Lun·gen·milz·brand *m epidem.* inhalational anthrax, pulmonary anthrax, anthrax pneumonia, woolsorter's pneumonia.

Lun·gen·my·ko·se *f pulmo.* pneumomycosis, pneumonomycosis.

Lun·gen·naht *f HTG* pneumonorrhaphy.

Lun·gen·ödem *nt patho.* wet lung, pulmonary edema, pneumonedema.

Lun·gen·per·fu·si·on *f physiol.* pulmonary perfusion, lung perfusion.

Lun·gen·pest *f epidem.* lung plague, pulmonic plague, plague pneumonia.

Lun·gen·punk·ti·on *f pulmo.* pneumonocentesis, pneumocentesis; lung biopsy.

Lun·gen·quet·schung *f pulmo.* lung contusion, pulmonary contusion.

Lun·gen·re·sek·ti·on *f HTG* pulmonary resection, pulmonectomy, pneumonectomy, pneumoresection.

Lun·gen·schlag·ader *f anat.* pulmonary artery.

Lun·gen·schwind·sucht *f pulmo.* phthisis, pulmonary phthisis. **galoppierende L.** galloping consumption.

Lun·gen·seg·men·te *pl anat.* bronchopulmonary segments.

Lun·gen·si·de·ro·se *f pulmo.* arcwelder lung, pulmonary siderosis.

Lun·gen·si·li·ko·se *f pulmo.* pneumosilicosis.

Lun·gen·skle·ro·se *f pulmo.* pulmonary sclerosis.

Lun·gen·spit·ze *f anat.* apex of lung.

Lun·gen·spit·zen·ab·szeß *m patho.* apical abscess.

Lun·gen·spit·zen·tu·ber·ku·lo·se *f pulmo.* apical tuberculosis.

Lun·gen·stau·ung *f card.* pulmonary congestion, pneumonemia.

Lun·gen·stein *m pulmo.* pneumolith, pulmolith.

Lun·gen·trans·plan·tat *nt HTG* lung transplant, pulmonary transplant.

Lun·gen·trans·plan·ta·ti·on *f HTG* lung transplantation, pulmonary transplantation.
Lun·gen·tu·ber·ku·lo·se *f pulmo.* pulmonary tuberculosis, pulmonary phthisis, pneumonophthisis.
　offene L. open tuberculosis.
　produktive L. productive tuberculosis.
Lun·gen·tu·mor *m pulmo.* lung tumor.
Lun·gen·übe·rblä·hung *f →* *Lungenemphysem.*
Lun·gen·ve·ne *f anat.* pulmonary vein.
Lun·gen·ver·let·zung *f pulmo.* lung injury, lung trauma.
Lun·gen·ver·pflan·zung *f HTG* lung transplantation, pulmonary transplantation.
Lun·gen·vo·lu·mi·na *pl physiol.* lung volumes.
Lun·gen·wur·zel *f anat.* root of lung.
Lun·gen·zip·fel *m anat.* lingula of (left) lung.
Lun·gen·zir·rho·se *f pulmo.* pulmonary cirrhosis, diffuse interstitial pulmonary fibrosis, pneumonocirrhosis.
Lu·nu·la *f anat.* lunula, lunule.
　L. unguis half-moon, lunula of nail.
Lunulae *pl* **valvularum semilunarium** lunulae of semilunar valves.
Lu·pe *f* loupe, lens, magnifier, magnifying glass.
lu·po·id *adj derm.* lupoid, lupiform, lupous.
Lu·pom *nt derm.* lupoma.
lu·pös *adj →* *lupoid.*
Lu·pus *m derm.* lupus.
　L. erythematodes *abbr.* **LE** *od.* **L.e.** *od.* **L.E.** lupus erythematosus, lupus erythematodes.
　L. erythematodes chronicus discoides chronic discoid lupus erythematosus.
　L. erythematodes hypertrophicus hypertrophic lupus erythematosus.
　L. erythematodes integumentalis cutaneous lupus erythematosus.
　L. erythematodes profundus lupus panniculitis, LE panniculitis.
　L. erythematodes, systemischer *abbr.* **SLE** systemic lupus erythematosus, disseminated lupus erythematosus, SLE-like syndrome.
　L. erythematosus → *L. erythematodes.*
　L. erythematosus pemphigoides Senear Usher syndrome, Senear Usher disease.
　L. pernio chilblain lupus, chilblain lupus erythematosus.
Lu·pus·an·ti·ko·agu·lans *nt immun.* lupus anticoagulant.
Lupus-erythematodes-Körper *pl patho.* LE bodies.
Lupus-erythematodes-Phänomen *nt patho.* LE phenomenon.
Lupus-erythematodes-Zellen *pl patho.* LE cells, lupus erythematosus cells.
Lu·pus·knöt·chen *nt derm.* lupoma.
Lu·pus·ne·phri·tis *f patho.* lupus nephritis.
Lu·pus·ne·phro·pa·thie *f patho.* lupus nephritis.

Lüscher: L.-Test *m HNO* Lüscher's test, tone intensity-difference threshold.
Luschka: L.-Foramen *nt anat.* foramen of Luschka, lateral aperture of fourth ventricle.
　L.-Knorpel *m anat.* Luschka's cartilage, sesamoid cartilage of vocal ligament.
Lust: L.-Phänomen *nt neuro.* Lust's phenomenon, Lust's sign, peroneal phenomenon, peroneal-nerve phenomenon.
lu·te·al *adj* luteal, luteinic.
Lu·te·al·in·suf·fi·zi·enz *f →* *Lutealphasedefekt.*
Lu·te·al·pha·se *f gyn.* luteal phase, progestional phase, secretory phase, gestagenic phase, beta phase.
Lu·te·al·pha·se·de·fekt *m gyn.* luteal phase deficiency, luteal phase defect.
Lu·tei·ni·sie·rung *f gyn.* luteinization.
Lu·tei·ni·sie·rungs·hor·mon *nt endo.* luteinizing hormone, interstitial cell stimulating hormone.
Luteinizing-hormone-releasing-Faktor *m* *abbr.* **LH-RF** → *Lutiliberin.*
Luteinizing-hormone-releasing-Hormon *nt* *abbr.* **LH-RH** → *Lutiliberin.*
Lu·tei·nom *nt →* *Luteom.*
Lu·te·in·zy·ste *f gyn.* lutein cyst.
Lutembacher: L.-Komplex *m card.* Lutembacher's disease, Lutembacher's complex, Lutembacher's syndrome.
Lu·teo·ly·se *f gyn.* luteolysis.
Lu·te·om *nt gyn.* luteinoma, luteoma, luteinized granulosa-theca cell tumor.
lu·teo·trop *adj endo.* luteotropic, luteotrophic.
Lutheran: L.-Blutgruppe *f hema.* Lutheran blood group (system).
Lu·ti·li·be·rin *nt endo.* luliberin, lutiliberin, luteinizing hormone releasing hormone, luteinizing hormone releasing factor.
Lutz-Splendore-Almeida: L.-S.-A.-Krankheit *f epidem.* Lutz-Splendore-Almeida disease, South American blastomycosis, paracoccidioidomycosis.
Lu·xa·tio *f ortho.* luxation, dislocation.
　L. congenita coxae congenital dislocation of the hip.
　L. coxae iliaca Monteggia's dislocation.
Lu·xa·ti·on *f ortho.* luxation, luxatio, dislocation.
　angeborene L. congenital dislocation.
　einfache L. closed dislocation, simple dislocation.
　habituelle L. habitual dislocation.
　intrauterine L. intrauterine dislocation.
　komplette L. complete dislocation.
　komplizierte L. complicated dislocation.
　offene L. compound dislocation, open dislocation.
　pathologische L. pathologic dislocation.
　traumatische L. traumatic dislocation.
Lu·xa·ti·ons·frak·tur *f ortho.* fracture-disloca-

tion, fractured dislocation.

lu·xie·ren *vt ortho.* put out of joint, luxate, dislocate.

Lyell: (medikamentöses) L.-Syndrom *nt derm.* Lyell's syndrome, non-staphylococcal scalded skin syndrome, toxic epidermal necrolysis.

staphylogenes L.-Syndrom *nt derm.* staphylococcal scalded skin syndrome.

Lyme-Borreliose *f* → *Lyme-Disease.*

Lyme-Disease *nt epidem.* Lyme disease, Lyme arthritis.

Lymph·ab·fluß *m* lymphatic drainage.

Lymph·aden·ek·ta·sie *f patho.* lymphadenectasis, lymphadenectasia.

Lymph·aden·ek·to·mie *f chir.* lymphadenectomy.

Lymph·ade·ni·tis *f patho.* lymphadenitis, lymphnoditis, adenolymphitis.

akute unspezifische L. acute nonspecific lymphadenitis, sinus catarrh.

dermatopathische L. lipomelanic reticulosis, dermatopathic lymphadenopathy.

L. mesenterialis → *L. mesenterica.*

L. mesenterialis acuta acute mesenteric lymphadenitis, Masshoff's lymphadenitis.

L. mesenterica mesenteric lymphadenitis, mesenteric adenitis.

L. tuberculosa lymph node tuberculosis, tuberculous lymphadenitis, tuberculous lymphadenopathy.

zervikonuchale L. Piringer's lymphadenitis.

Lymph·ade·no·gra·phie *f radiol.* lymphadenography.

Lymph·ade·nom *nt patho.* lymphadenoma.

Lymph·ade·no·pa·thie *f patho.* lymphadenopathy, lymphadenia, adenopathy.

angioimmunoblastische/immunoblastische L. immunoblastic lymphadenopathy, angioimmunoblastic lymphadenopathy with dysproteinemia.

progressive generalisierte L. *abbr.* **PGL** progressive generalized lymphadenopathy.

Lymph·ade·no·pa·thie·syn·drom *nt abbr.* **LAS** *patho.* lymphadenopathy syndrome. **akutes febriles mukokutanes L.** Kawasaki syndrome, mucocutaneous lymph node syndrome.

Lymph·ade·no·sis *f patho.* lymphadenosis. **L. benigna cutis** Bäfverstedt's syndrome, cutaneous lymphoplasia, Spiegler-Fendt pseudolymphoma.

Lymph·ade·no·to·mie *f chir.* lymphadenotomy.

Lymph·ade·no·ze·le *f patho.* lymphadenocele, adenolymphocele.

Lymph·an·gi·ek·ta·sie *f patho.* lymphangiectasis, lymphangiectasia. **L. des Knochens** lymphangiectasis of bone, skeletal lymphangiomatosis.

lymph·an·gi·ek·ta·tisch *adj patho.* lymphangiectatic.

Lymph·an·gi·ek·to·mie *f chir.* lymphangiectomy.

Lymph·an·gi·itis *f patho.* lymphangitis, lymphangeitis, lymphangiitis, lymphatitis, angiolymphitis. **L. dorsalis penis** bubonulus, Nisbet's chancre.

Lymph·an·gio·gramm *nt radiol.* lymphogram, lymphangiogram.

Lymph·an·gio·gra·phie *f radiol.* lymphography, lymphangiography.

Lymph·an·gi·om *nt patho.* lymphangioma.

einfaches/kapilläres L. capillary lymphangioma, simple lymphangioma.

kavernöses L. cavernous lymphangioma, cystic hygroma, cystic lymphangioma.

Lymph·an·gio·ma *nt patho.* lymphangioma.

L. cysticum cavernous lymphangioma, cystic hygroma, cystic lymphangioma.

L. cysticum colli cystic hygroma of the neck, cervical hygroma.

Lymph·an·gio·ma·to·se *f patho.* lymphangiomatosis. **skelettale L.** → *Lymphangiektasie des Knochens.*

Lymphangiomyomatosis-Syndrom *nt gyn.* lymphangiomyomatosis.

Lymph·an·gio·phle·bi·tis *f patho.* lymphangiophlebitis.

Lymph·an·gio·sar·kom *nt patho.* lymphangiosarcoma.

Lymph·an·gio·sis *f patho.* lymphangiosis. **L. carcinomatosa** lymphangitis carcinomatosa, carcinomatous lymphangiosis.

Lymph·an·gi·tis *f* → *Lymphangiitis.*

lym·pha·tisch *adj* lymphatic, lymphoid.

Lym·pha·tis·mus *m patho.* lymphatism.

Lym·pha·to·ly·se *f patho.* lymphatolysis.

Lymph·bil·dung *f biochem.* lymphization, lymphogenesis, lymphopoiesis.

Lymph·dia·ly·se *f* lymph dialysis.

Lymph·drai·na·ge *f* lymphatic drainage.

Lymph·drü·se *f* → *Lymphknoten.*

Lym·phe *f anat.* lymph, lympha.

Lymph·fi·stel *f patho.* lymphatic fistula.

Lymph·flüs·sig·keit *f histol.* lymph, lympha.

Lymph·fol·li·kel *m anat.* lymph follicle, lymphatic follicle, lymphonodulus.

Lymph·ge·fäß *nt histol.* lymphatic, lymph vessel, lymphatic vessel, lymphoduct.

Lymph·ge·fäß·ent·zün·dung *f* → *Lymphangiitis.*

Lymph·ge·fäß·er·wei·te·rung *f patho.* lymphangiectasis, lymphangiectasia.

Lymph·ge·fäß·klap·pe *f anat.* lymphatic valve.

Lymph·ge·fäß·netz *nt anat.* lymphatic plexus.

Lymph·ge·fäß·ple·xus *m anat.* lymphatic plexus.

Lymph·ge·fäß·re·sek·ti·on *f chir.* lymphangiectomy.

Lymph·ka·pil·la·re *f anat.* lymph vessel,

lymphatic vessel, lymphocapillary vessel, lymph capillary, lymphatic capillary.
Lymph·ka·pil·la·ren·netz *nt histol.* lymphocapillary network.
Lymph·klap·pe *f histol.* lymphatic valve.
Lymph·knöt·chen *nt histol.* lymph follicle, lymphatic follicle, lymphonodulus.
Lymph·kno·ten *m anat.* lymph node, lymph gland, lymphonodus, lymphaden.
abdominelle L. *pl* abdominal lymph nodes.
anorektale L. *pl* pararectal lymph nodes, anorectal lymph nodes.
infraaurikuläre L. *pl* infraauricular lymph nodes.
juxtaintestinale L. *pl* juxta-intestinal lymph nodes.
juxtaösophageale L. *pl* juxtaesophageal nodes.
kubitale L. *pl* cubital lymph nodes, supratrochlear lymph nodes, brachial glands.
mesokolische L. *pl* mesocolic lymph nodes.
okzipitale L. *pl* occipital lymph nodes.
parakolische L. *pl* paracolic lymph nodes.
pararektale L. *pl* pararectal lymph nodes, anorectal lymph nodes.
parasternale L. *pl* parasternal lymph nodes.
paratracheale L. *pl* paratracheal lymph nodes, tracheal lymph nodes.
parauterine L. *pl* parauterine lymph nodes.
paravaginale L. *pl* paravaginal lymph nodes.
paravesikale L. *pl* paravesicular lymph nodes.
perikardiale L. *pl* pericardial lymph nodes.
perivesikuläre L. *pl* perivesicular lymph nodes.
postvesikale L. *pl* postvesicular lymph nodes.
präaortale L. *pl* preaortic lymph nodes.
präaurikuläre L. *pl* preauricular lymph nodes.
präkavale L. *pl* precaval lymph nodes.
prälaryngeale L. *pl* prelaryngeal lymph nodes, prelaryngeal cervical lymph nodes.
präperikardiale L. *pl* prepericardial lymph nodes.
prätracheale L. *pl* pretracheal lymph nodes.
prävertebrale L. *pl* prevertebral lymph nodes.
prävesikale L. *pl* prevesicular lymph nodes.
präzäkale L. *pl* prececal lymph nodes.
regionale L. *pl* regional lymph nodes.
retroaortale L. *pl* postaortic lymph nodes, retroaortic lymph nodes.
retroaurikuläre L. *pl* mastoid lymph nodes, retroauricular lymph nodes.
retrocavale L. *pl* postcaval lymph nodes.
retropharyngeale L. *pl* retropharyngeal lymph nodes.
retropylorische L. *pl* retropyloric lymph nodes.
retrozäkale L. *pl* retrocecal lymph nodes.
sakrale L. *pl* sacral lymph nodes.
submandibuläre L. *pl* submandibular lymph nodes.

subpylorische L. *pl* subpyloric lymph nodes.
subskapuläre L. *pl* subscapular lymph nodes, subscapular axillary lymph nodes.
supraklavikuläre L. *pl* supraclavicular lymph nodes.
suprapylorische L. *pl* suprapyloric lymph nodes.
Lymph·kno·ten·be·fall *m patho.* (*Tumor*) lymph node disease, nodal disease.
Lymph·kno·ten·ent·fer·nung *f chir.* node dissection, nodal dissection, lymphadenectomy, lymph node dissection.
Lymph·kno·ten·ent·zün·dung *f patho.* lymphadenitis, lymphnoditis.
Lymph·kno·ten·er·kran·kung *f patho.* lymphadenopathy, lymphadenia.
Lymph·kno·ten·ge·schwulst *f* lymph node tumor.
Lymph·kno·ten·hi·lus *m anat.* hilum of lymph node, hilus of lymph node.
Lymph·kno·ten·hy·per·tro·phie *f patho.* lymphadenhypertrophy, lymphadenia.
Lymph·kno·ten·me·ta·sta·se *f patho.* lymph node disease, nodal disease.
Lymph·kno·ten·rin·de *f anat.* cortical substance of lymph node.
Lymph·kno·ten·schwel·lung *f patho.* lymphadenosis, lymphoma, lymphadenoma. **reaktive L.** reactive lymphadenopathy.
Lymph·kno·ten·syn·drom *nt,* **mukokutanes** *abbr.* **MCLS** *patho.* Kawasaki syndrome, mucocutaneous lymph node syndrome.
Lymph·kno·ten·tu·ber·ku·los·e *f epidem.* lymph node tuberculosis, tuberculous lymphadenitis, tuberculous lymphadenopathy.
Lymph·kno·ten·tu·mor *m hema.* lymph node tumor, lymphadenoma, lymphoma.
Lymph·kno·ten·ver·grö·ße·rung *f patho.* lymphadenectasis, adenopathy.
Lymph·kno·ten·zy·ste *f patho.* lymphadenocele, adenolymphocele.
Lymph·kreis·lauf *m physiol.* lymph circulation.
Lym·pho·blast *m hema.* lymphoblast, lymphocytoblast.
Lym·pho·bla·sten·leuk·ämie *f hema.* lymphoblastic leukemia.
lym·pho·bla·stisch *adj hema.* lymphoblastic.
Lym·pho·bla·stom *nt hema.* lymphoblastoma. **großfollikuläres L.** Brill-Symmers disease, Symmers' disease, giant follicular lymphoma, nodular poorly-differentiated lymphoma.
Lym·pho·bla·sto·se *f hema.* lymphoblastosis.
lymphocyte-determined membrane antigen *nt abbr.* **LYDMA** *immun.* lymphocyte-determined membrane antigen, lymphocyte-detected membrane antigen.
Lym·pho·cy·to·ma *nt patho.* lymphocytoma. **L. cutis** Spiegler-Fendt pseudolymphoma, cutaneous lymphoplasia.
Lymph·ödem *nt patho.* lymphedema, lymphat-

ic edema.
Lym·pho·dia·pe·de·se *f histol.* lymphodiapedesis.
Lym·pho·epi·the·li·om *nt patho.* lymphoepithelioma, lymphoepithelial tumor,
Schmincke tumor.
lym·pho·gen *adj hema.* lymphogenous,
lymphogenic.
Lym·pho·gramm *nt radiol.* lymphogram,
lymphangiogram.
Lym·pho·gra·nu·lo·ma *nt patho.* lympho-
granuloma.
L. inguinale → *L. venereum.*
L. venereum *abbr.* **LGV** Durand-Nicolas-
-Favre disease, Favre-Nicolas-Durand disease, lymphogranuloma venereum, lymphogranuloma inguinale, poradenitis venerea,
pudendal ulcer.
Lym·pho·gra·nu·lo·ma·to·sa **be·nig·na** *f*
patho. sarcoidosis, sarcoid, Boeck's disease,
Boeck's sarcoid, Schaumann's sarcoid,
Besnier-Boeck disease, Besnier-Boeck-
-Schaumann disease, benign lymphogranulomatosis.
Lym·pho·gra·nu·lo·ma·to·se *f hema.* lymphogranulomatosis. **maligne L.** Hodgkin's disease, Hodgkin's lymphoma, Reed-Hodgkin
disease, malignant lymphogranulomatosis,
lymphogranulomatosis, malignant lymphoma.
Lym·pho·gra·nu·lo·ma·to·sis *f hema.* lymphogranulomatosis.
L. maligna → maligne *Lymphogranulomato-
se.*
Lymphogranulomatosis X immunoblastic
lymphadenopathy, angioimmunoblastic
lymphadenopathy with dysproteinemia.
Lym·pho·gra·phie *f radiol.* lymphography,
lymphangiography.
lym·pho·id *adj histol.* lymphoid.
Lym·pho·id·ek·to·mie *f chir.* lymphoidectomy.
lym·pho·ka·pil·lär *adj histol.* lymphocapillary.
Lym·pho·kin *nt immun.* lymphokine.
Lym·pho·ly·se *f hema.* lympholysis.
lym·pho·ly·tisch *adj hema.* lympholytic.
Lym·phom *nt hema.* lymphoma, lymphadenoma, Billroth's disease.
B-lymphoblastisches L. → *epidemisches L.*
epidemisches L. Burkitt's lymphoma,
Burkitt's tumor, African lymphoma.
großfollikuläres L. Brill-Symmers disease,
Symmers' disease, giant follicular lymphoma,
nodular poorly-differentiated lymphoma.
immunoblastisches (malignes) L. immunoblastic (malignant) lymphoma, histiocytic
lymphoma.
lymphoblastisches L. lymphoblastic lymphoma.
lymphoepithelioides L. Lennert's lesion,
Lennert's lymphoma.

**lympho-plasmozytoides/lymphoplastozyti-
sches L.** immunocytoma, plasmacytoid
lymphocytic lymphoma.
plasmozytisches L. Kahler's disease, multiple
myeloma, plasmacytic immunocytoma,
plasma cell myeloma, plasma cell tumor,
plasmocytoma.
zentroblastisches L. centroblastic malignant
lymphoma, diffuse histiocytic lymphoma.
zentroblastisch-zentrozytisches L. → *großfollikuläres L.*
zentrozytisches (malignes) L. centrocytic
malignant lymphoma, diffuse histiocytic
lymphoma, diffuse well-differentiated
lymphoma.
lym·pho·ma·to·id *adj hema.* lymphomatoid.
lym·pho·mat·ös *adj hema.* lymphomatous.
Lym·pho·ma·to·se *f hema.* lymphomatosis.
Lym·pho·no·du·lus *m anat.* lymph follicle,
lymphonodulus, lymphatic follicle. **Lympho-
noduli** *pl* **splenici** malpighian bodies, malpighian corpuscles, splenic corpuscles.
Lym·pho·no·dus *m* → *Lymphknoten.*
Lym·pho·pa·thia venerea *f* → *Lymphogranuloma venereum.*
Lym·pho·pa·thie *f patho.* lymphopathy, lymphopathia. **dermatopathische L.** lipomelanic
reticulosis, dermatopathic lymphadenopathy.
Lym·pho·pe·nie *f hema.* lymphopenia, lymphocytic leukopenia, lymphocytopenia.
Lym·pho·pla·sie *f patho.* lymphoplasia. **benigne L. der Haut** → *Lymphozytom.*
lympho-plasmazellulär *adj* lymphoplasmacel-
lular.
Lym·pho·poe·se *f hema.* lymphocytopoiesis,
lymphopoiesis.
lym·pho·poe·tisch *adj hema.* lymphopoietic,
lymphocytopoietic.
lym·pho·pro·li·fe·ra·tiv *adj* lymphoproliferative.
Lym·pho·re·ti·ku·lo·se *f ortho.* lymphoreticulosis.
Lym·phor·rhö *f patho.* lymphorrhea, lymphor-
rhagia.
Lym·pho·sar·kom *nt patho.* lymphosarcoma,
diffuse lymphoma, lymphatic sarcoma.
Lym·pho·sar·ko·ma·to·se *f patho.* lymphosar-
comatosis.
Lym·pho·sar·kom·zel·len·leuk·ämie *f hema.*
lymphosarcoma cell leukemia, leukolymphosarcoma.
Lym·pho·sta·se *f patho.* lymphostasis.
Lym·pho·ze·le *f patho.* lymphocele.
Lym·pho·zyt *m hema.* lymph cell, lymphocyte,
lympholeukocyte. **antigen-reaktiver L.** anti-
gen-reactive cell, antigen-responsive cell.
lym·pho·zy·tär *adj hema.* lymphocytic.
Lym·pho·zy·ten·auf·lö·sung *f hema.* lympholysis.

Lym·pho·zy·ten·bil·dung *f hema.* lymphocytopoiesis, lymphopoiesis.

Lym·pho·zy·ten·dia·pe·de·se *f histol.* lymphodiapedesis.

Lym·pho·zy·ten·kul·tur *f hema.* lymphocyte culture. **gemischte L.** → *Lymphozytenmischkultur.*

Lym·pho·zy·ten·man·gel *m* → *Lymphopenie.*

Lym·pho·zy·ten·misch·kul·tur *f hema.* mixed lymphocyte culture, lymphocyte proliferation test, mixed lymphocyte reaction, MLC test.

Lym·pho·zy·ten·mi·to·gen *nt immun.* lymphocyte mitogenic factor, blastogenic factor, lymphocyte transforming factor.

Lym·pho·zy·ten·phe·re·se *f lab.* lymphocytapheresis, lymphapheresis.

Lym·pho·zy·ten·trans·for·ma·ti·on *f immun.* lymphocyte transformation.

Lym·pho·zy·ten·trans·for·ma·ti·ons·fak·tor *m abbr.* **LTF** → *Lymphozytenmitogen.*

Lym·pho·zy·ten·wall *m histol.* lymphocyte wall.

lym·pho·zy·ten·zer·stö·rend *adj hema.* lymphocytotoxic.

Lym·pho·zyt·hä·mie *f* → *Lymphozytose.*

Lym·pho·zy·to·blast *m hema.* lymphoblast, lymphocytoblast.

Lym·pho·zy·to·ly·se *f hema.* lympholysis. **zellvermittelte L.** cell-mediated lympholysis.

Lym·pho·zy·tom *nt patho.* Bäfverstedt's syndrome, Spiegler-Fendt pseudolymphoma, Spiegler-Fendt sarcoid, cutaneous lymphoplasia.

Lym·pho·zy·to·pe·nie *f* → *Lymphopenie.*

Lym·pho·zy·to·poe·se *f hema.* lymphopoiesis, lymphocytopoiesis.

lym·pho·zy·to·poe·tisch *adj hema.* lymphopoietic, lymphocytopoietic.

Lym·pho·zy·to·se *f hema.* lymphocytosis, lymphocythemia, lymphocytic leukocytosis.

Lymph·ple·xus *m anat.* lymphatic plexus.

Lymph·pum·pe *f physiol.* lymphatic pump.

Lymph·si·nus *m histol.* lymph sinus, lymphatic sinus.

Lymph·stäm·me *pl anat.* lymphatic trunks.

Lymph·stau·ung *f patho.* lymphostasis.

Lymph·sy·stem *nt anat.* lymphatics *pl,* lymphatic system, absorbent system.

Lymph·zir·ku·la·ti·on *f physiol.* lymphokinesis, lymph circulation.

Lyn·estre·nol *nt pharm.* lynestrenol.

Lyon: **L.-Hypothese** *f genet.* Lyon hypothesis.

lyo·ni·siert *adj genet.* lyonized.

Lyo·ni·sie·rung *f genet.* lyonization, heterochromatinization.

Lyo·phi·li·sa·ti·on *f* freeze-drying, lyophilization.

lyo·phi·li·sie·ren *vt* lyophilize.

Ly·pres·sin *nt pharm.* lypressin.

Ly·se *f* 1. *patho.* (*Fieber*) lysis. 2. *biochem.* lysis. 3. *chir.* lysis, mobilization.

Lys·er·gid *nt* → *Lysergsäurediäthylamid.*

Lys·erg·säu·re *f pharm.* lysergic acid.

Lys·erg·säu·re·amid *nt pharm.* lysergic acid amide, lysergamide.

Lys·erg·säu·re·di·äthyl·amid *nt abbr.* **LSD** *pharm.* lysergic acid diethylamide, lysergide.

Ly·sin *nt* 1. *abbr.* **Lys** *biochem.* lysine. 2. *immun.* lysin.

Ly·sin·ant·ago·nist *m pharm.* antilysin.

Ly·sin·in·to·le·ranz *f patho.* lysine dehydrogenase deficiency, lysine intolerance.

Ly·si·no·gen *nt immun.* lysogen, lysinogen.

ly·si·no·gen *adj immun.* lysinogenic.

Ly·sin·urie *f* lysinuria.

Ly·sis *f patho.* (*Fieber*) lysis.

Ly·so·ce·pha·lin *nt biochem.* lysocephalin.

ly·so·gen *adj immun., micro.* lysogenic.

Ly·so·ge·nie *f micro.* lysogeny; lysogenicity.

Ly·so·ge·ni·sa·ti·on *f micro.* lysogenization.

Ly·so·som *nt histol.* lysosome.

ly·so·so·mal *adj histol.* lysosomal.

Ly·so·typ *m micro.* lysotype, phagovar, phagotype, phage type.

Ly·so·ty·pie *f micro.* phage typing.

Lys·sa *f epidem.* lyssa, lytta, rabies.

Lys·sa·vi·rus *nt micro.* Lyssavirus; rabies virus.

ly·tisch *adj biochem., patho.* lytic.

M

Macewen: M.-Zeichen *nt neuro.* Macewen's sign, Macewen's symptom.

Machado: M.-Test *m immun.* Machado's test, Machado-Guerreiro test.

Machado-Guerreiro: M.-G.-Reaktion *f immun.* Machado's test, Machado-Guerreiro test.

Machado-Joseph: M.-J.-Syndrom *nt patho.* Machado-Joseph disease, Joseph disease, Azorean disease (of the nervous system).

MacKay-Marg: M.-M.-Tonometer *nt ophthal.* MacKay-Marg tonometer.

Mackenrodt: M.-Schnitt *m gyn.* Mackenrodt's incision.

Mackenzie: M.-Amputation *f ortho.* Mackenzie's amputation.

Ma·cro·ge·ni·to·so·mia praecox *f patho.* epiphyseal syndrome, pineal syndrome, Pellizzi's syndrome.

Ma·cu·la *f* 1. *anat.* macula, macule, spot. 2. → M. retinae. 3. *derm.* macula, macule, spot, patch; stain.
Maculae *pl* acusticae acoustic maculae.
M. adhaerens *histol.* macula adherens, desmosome.
Maculae *pl* cribrosae cribrous maculae.
M. densa *histol.* macula densa.
M. lutea → M. retinae.
M. pellucida *gyn.* follicular stigma.
M. retinae yellow spot, Soemmering's spot, macula lutea, macula.
M. sacculi macula of sacculus, saccular spot.
Maculae *pl* staticae acoustic maculae.
M. utriculi macula of utricle, utricular spot.

Ma·da·ro·sis *f derm.* madarosis.

Mäd·chen *nt* young girl, girl; female. kleines M. baby girl.

Ma·de *f bio.* maggot, grub, larva.

Madelung: M.'-Deformität *f ortho.* Madelung's disease, Madelung's deformity.
M.'-Fetthals *m patho.* Madelung's neck, Madelung's disease.

Ma·den·krank·heit *f derm., patho.* myiasis, myiosis, myasis.

Ma·den·wurm *m micro.* threadworm, seatworm, pinworm, Enterobius vermicularis, Oxyuris vermicularis.

Ma·den·wurm·be·fall *m epidem.* enterobiasis.

Madlener: M.-Operation *f gyn.* Madlener's operation.

Ma·don·nen·fin·ger *pl ortho.* Madonna fingers.

Ma·du·ra·fuß *m patho.* Madura foot, fungous foot, mycetoma, maduromycosis.

Ma·fe·nid *nt pharm.* mafenide.

Maffucci-Kast: M.-K.-Syndrom *nt patho.* Kast's syndrome, Maffucci's syndrome, dyschondroplasia with hemangiomas.

Ma·gal·drat *nt pharm.* magaldrate.

Ma·gen *m* stomach, belly, *inf.* tummy; *anat.* gaster, ventricle, ventriculus. auf nüchternen M. on an empty stomach. mit vollem M. on a full stomach. s. den M. verderben upset one's stomach.

Ma·gen·an·azi·di·tät *f* → Magensäuremangel.

Ma·gen·an·hef·tung *f chir.* gastropexy.

Ma·gen·ar·te·rie *f anat.* gastric artery.
linke M. left gastric artery, left coronary artery of stomach.
rechte M. right gastric artery, pyloric artery, right coronary artery of stomach.

Ma·gen·ato·nie *f* gastroatonia, gastric atonia, gastroparalysis.

Ma·gen·atre·sie *f* atretogastria.

Ma·gen·atro·phie *f* gastric atrophy.

Ma·gen·aus·gang *m anat.* gastric outlet, pylorus.

Ma·gen·aus·gangs·ste·no·se *f* gastric outlet obstruction, gastric outlet stenosis, pyloric stenosis, pylorostenosis.

Ma·gen·be·schwer·den *pl* stomach trouble.

Ma·gen·bi·op·sie *f clin.* gastric biopsy.

Ma·gen·blä·hung *f patho.* bloating.

Ma·gen·bla·se *f radiol.* gastric bubble, stomach bubble, magenblase.

Ma·gen·blu·tung *f patho.* gastric hemorrhage, gastrorrhagia.

Magen-Darm-Anastomose *f chir.* gastroenteric anastomosis, gastrointestinal anastomosis, gastroenterostomy.

Magen-Darm-Blutung *f patho.* gastrointestinal bleeding, gastrointestinal hemorrhage. obere

M. upper gastrointestinal hemorrhage, upper gastrointestinal bleeding.

Magen-Darm-Bypass *m chir.* gastrointestinal bypass.

Magen-Darm-Entzündung *f patho.* gastroenteritis, enterogastritis.

Magen-Darm-Erkrankung *f patho.* gastroenteropathy.

Magen-Darm-Fistel *f patho.* gastrointestinal fistula.

Magen-Darm-Kanal *m anat.* gastrointestinal canal, gastrointestinal tract.

Magen-Darm-Katarrh *m* → *Magen-Darm--Entzündung.*

Magen-Darm-Plastik *f chir.* gastroenteroplasty.

Magen-Darm-Senkung *f patho.* gastroenteroptosis.

Magen-Darm-Trakt *m anat.* gastrointestinal tract; digestive tract.

Ma·gen·deh·nung *f patho.* gastric dilatation, gastrectasia, gastrectasis. **myopathische M.** myopathic dilation of stomach, Bouchard's disease.

Magendie: M.'-Foramen *nt anat.* Magendie's foramen, median aperture of fourth ventricle. **M.-Schielstellung** *f ophthal.* Magendie's symptom, Magendie's sign, Magendie--Hertwig syndrome, Hertwig-Magendie phenomenon, skew deviation.

Magendie-Hertwig: M.-H.-Schielstellung *f* → *Magendie-Schielstellung.*

Ma·gen·di·ver·ti·kel *nt patho.* gastrocele.

Ma·gen·drü·sen *pl anat.* gastric glands, gastric follicles, acid glands, fundic glands, peptic glands.

Ma·gen·drü·sen·ent·zün·dung *f* gastroadenitis, gastradenitis.

Magen-Duodenum-Fistel *f patho.* gastroduodenal fistula.

Ma·gen·ein·gang *m anat.* cardia.

Ma·gen·ent·fer·nung *f chir.* gastrectomy; total gastrectomy.

Ma·gen·ent·lee·rung *f physiol.* gastric emptying, stomach emptying.

Ma·gen·ent·zün·dung *f patho.* gastritis.

Ma·gen·er·öff·nung *f chir.* gastrotomy.

Ma·gen·er·wei·chung *f patho.* gastromalacia.

Ma·gen·er·wei·te·rung *f patho.* gastrectasia, gastrectasis.

Ma·gen·fal·ten *pl anat.* rugae of stomach.

Ma·gen·fi·stel *f patho.*, *chir.* gastric fistula. **äußere M.** *patho.* gastrocutaneous fistula; *chir.* gastrostoma.

Ma·gen·früh·kar·zi·nom *nt patho.* early cancer of stomach, early gastric cancer.

Ma·gen·fun·dus *m anat.* fundus of stomach, gastric fundus,.

Ma·gen·fun·dus·lap·pen *m chir.* gastric fundic flap, gastric fundic patch.

Ma·gen·fun·dus·va·ri·zen *pl patho.* gastric varices.

Ma·gen·ge·schwulst *f patho.* gastric neoplasm, gastric tumor.

Ma·gen·ge·schwür *nt patho.* gastric ulcer, ventricular ulcer.

Ma·gen·grüb·chen *pl anat.* gastric foveolae, gastric pits.

Ma·gen·gru·be *f anat.* epigastric fossa, epigastric region, antecardium.

Ma·gen·her·nie *f patho.* gastric herniation, gastrocele.

Magen-Ileum-Anastomose *f chir.* gastroileostomy.

Magen-Jejunum-Anastomose *f chir.* gastrojejunal anastomosis, gastrojejunostomy.

Ma·gen·kar·zi·nom *nt* gastric cancer, carcinoma of the stomach, gastric carcinoma.

Ma·gen·ka·tarrh *m patho.* gastritis, catarrhal gastritis.

Ma·gen·ko·lik *f patho.* gastric colic, gastric spasm, gastralgia, gastrospasm.

Magen-Kolon-Fistel *f patho.* gastrocolic fistula.

Ma·gen·kör·per *m anat.* gastric body, body of stomach.

Ma·gen·krampf *m* → *Magenkolik.*

Ma·gen·kranz·ar·te·rie *f anat.* coronary artery of stomach. **linke M.** left gastric artery, left coronary artery of stomach. **rechte M.** right gastric artery, pyloric artery, right coronary artery of stomach.

Ma·gen·kranz·ve·ne *f anat.* gastric vein.

Ma·gen·krebs *m* → *Magenkarzinom.*

Ma·gen·kup·pel *f anat.* gastric fornix, fornix of stomach.

Ma·gen·kur·va·tur *f anat.* curvature (of stomach), gastric curvature.

Ma·gen·läh·mung *f patho.* gastroparesis, gastroparalysis, gastroplegia.

Ma·gen·lei·den *nt patho.* gastropathy.

Ma·gen·lö·sung *f chir.* gastrolysis.

Ma·gen·mo·bi·li·sie·rung *f chir.* gastrolysis.

Ma·gen·mund *m anat.* cardiac part of stomach, cardia.

Ma·gen·naht *f chir.* gastrorrhaphy.

Ma·gen·pfört·ner *m anat.* pylorus.

Ma·gen·pla·stik *f chir.* gastroplasty.

Ma·gen·ple·xus *pl anat.* gastric plexuses, gastric coronary plexuses.

Ma·gen·po·lyp *m patho.* gastric polyp.

Ma·gen·pum·pe *f* stomach pump.

Ma·gen·re·sek·tio·n *f chir.* gastric resection, partial gastrectomy.

Ma·gen·rup·tur *f patho.* gastrorrhexis.

Ma·gen·saft *m physiol.* gastric juice, stomach secrete.

Ma·gen·säu·re *f* gastric acid.

Ma·gen·säu·re·man·gel *m patho.* gastric an-

acidity, achlorhydria.
Ma·gen·schlag·ader *f anat.* gastric artery.
Ma·gen·schleim·haut *f anat.* mucosa of stomach, mucous membrane of stomach.
Ma·gen·schleim·haut·atro·phie *f patho.* gastric atrophy.
Ma·gen·schleim·haut·bar·rie·re *f* gastric mucosal barrier.
Ma·gen·schleim·haut·blu·tung *f patho.* gastric mucosal bleeding, gastric mucosal hemorrhage.
Ma·gen·schleim·haut·ent·zün·dung *f patho.* endogastritis, gastritis.
Ma·gen·schleim·haut·fal·ten *pl anat.* gastric plicae, gastric folds.
Ma·gen·schleim·haut·fel·der *pl anat.* gastric fields, gastric areas.
Ma·gen·schleim·haut·ge·schwür *nt patho.* gastric mucosal ulcer, gastric mucosal ulceration.
Ma·gen·schmerz *m patho.* gastralgia, gasteralgia, gastrodynia.
Ma·gen·schwin·del *m neuro.* gyrosa, gastric vertigo, stomachal vertigo.
Ma·gen·se·kret *nt* gastric secretion, gastric secrete, stomach secrete.
Ma·gen·se·kre·ti·on *nt* gastric secretion.
ma·gen·se·lek·tiv *adj* gastroselective.
Ma·gen·sen·kung *f patho.* gastroptosis, ventroptosis, bathygastry.
Ma·gen·son·de *f clin.* stomach tube.
Ma·gen·spei·chel *m* gastric juice.
Ma·gen·spie·ge·lung *f clin.* gastroscopy.
Ma·gen·spü·lung *f clin.* gastrolavage.
Ma·gen·stein *m patho.* gastrolith.
Ma·gen·ste·no·se *f patho.* gastrostenosis.
Ma·gen·stra·ße *f anat.* magenstrasse, gastric canal, ventricular canal.
Ma·gen·stumpf·kar·zi·nom *nt chir.* gastric stump cancer.
Ma·gen·szir·rhus *m patho.* cirrhotic gastritis, gastric cirrhosis, gastric sclerosis, leather bottle stomach.
Ma·gen·teil·ent·fer·nung *f chir.* gastric resection, partial gastrectomy.
Ma·gen·tu·mor *m patho.* gastric neoplasm, gastric tumor.
Ma·gen·über·blä·hung *f patho.* gastrotympanitis.
Ma·gen·über·deh·nung *f patho.* gastric dilatation, gastrectasia, gastrectasis.
Ma·gen·ul·kus *m patho.* gastric ulcer, ventricular ulcer.
Ma·gen·va·ri·zen *pl patho.* gastric varices.
Ma·gen·ver·dau·ung *f physiol.* gastric digestion, peptic digestion.
Ma·gen·ver·en·gung *f patho.* gastrostenosis.
Ma·gen·ver·grö·ße·rung *f patho.* gastromegaly.
Ma·gen·ver·stim·mung *f* upset stomach, indigestion.

Ma·gen·vol·vu·lus *m chir., embryo.* gastric volvulus.
Ma·gen·vor·fall *m* gastric herniation.
Ma·gen·wand *f anat.* stomach wall.
ma·ger *adj* 1. (*Person*) thin, skinny, lean; (*abgemagert*) emaciated. 2. (*Milch*) skimmed; (*Kost*) low-fat, low in fat; lean.
Ma·ger·kost *f* low-energy diet, low diet, low-calorie diet, low-caloric diet.
Ma·ger·sucht *f psychia.* anorexia nervosa.
Mag·ma *nt pharm.* magma.
Magnan: M.-Zeichen *nt neuro.* Magnan's movement, Magnan's sign, trombone tremor of tongue.
Mag·nes·ämie *f patho.* magnesemia.
Mag·ne·sia *nt pharm.* magnesia, magnesium oxide.
Mag·ne·si·um *nt abbr.* **Mg** *chem.* magnesium.
Magnesium-Ammonium-Phosphat-Stein *m patho.* magnesium ammonium phosphate calculus, struvite calculus.
Mag·ne·si·um·chlo·rid *nt pharm.* magnesium chloride.
Mag·ne·si·um·hy·dro·xid *nt pharm.* magnesium hydroxide.
Mag·ne·si·um·kar·bo·nat *nt pharm.* magnesium carbonate.
Mag·ne·si·um·oxid *nt → Magnesia.*
Mag·ne·si·um·tri·si·li·kat *nt pharm.* magnesium trisilicate.
Mag·ne·to·en·ze·pha·lo·gra·phie *f abbr.* **MEG** *neuro.* magnetoencephalography.
Mag·ne·to·kar·dio·graph *m card.* magnetocardiograph.
Mag·ne·to·the·ra·pie *f clin.* magnetotherapy.
Mahaim: M.'-Bündel *nt card.* Mahaim fibers.
Mahler: M.-Zeichen *nt clin.* Mahler's sign.
Mahl·flä·che *f anat.* (*Zahn*) occlusal surface, chewing surface, grinding surface.
Mahl·zahn *m anat.* molar tooth, molar, multicuspid tooth, cheek tooth.
Mahl·zeit *f* meal; *ped.* feed, feeding.
Maier: M.-Sinus *m anat.* Arlt's sinus, sinus of Maier, Arlt's recess.
Maissiat: M.'-Band *nt anat.* Maissiat's tract, Maissiat's band, iliotibial band, iliotibial tract.
Maissoneuve: M.-Amputation *f ortho.* Maissoneuve's amputation.
M.-Zeichen *nt ortho.* Maissoneuve's sign.
Majocchi: M.'-Krankheit *f derm.* Majocchi's purpura, Majocchi's disease.
Ma·jor·ag·glu·ti·nin *nt immun.* chief agglutinin, major agglutinin.
Ma·jor·gen *nt genet.* major gene.
Ma·jor·kur·ve *f* (*Skoliose*) major curve.
Ma·jor·test *m immun.* major test.
Makr·en·ze·pha·lie *f neuro.* macrencephaly, macroencephaly, megalencephaly.

Ma·kro·ade·nom *nt patho.* macroadenoma.
Ma·kro·ag·glu·ti·na·ti·on *f immun.* macroscopic agglutination.
Ma·kro·al·bu·min·ag·gre·gat *nt abbr.* **MAA** *biochem.* macroaggregated albumin.
Ma·kro·äs·the·sie *f neuro.* macroesthesia.
Ma·kro·blast *m hema.* macroblast, macroerythroblast, macronormoblast.
Ma·kro·ble·pha·rie *f ophthal.* macroblepharia.
Ma·kro·bra·chie *f embryo.* macrobrachia.
Ma·kro·chei·lie *f embryo.* macrocheilia, macrochilia, macrolabia.
Ma·kro·chei·rie *f embryo.* macrocheiria, macrochiria, megalochiria.
Ma·kro·chy·lo·mi·kron *nt biochem.* macrochylomicron.
Ma·kro·dak·ty·lie *f ortho.* macrodactyly, macrodactylism, dactylomegaly, megalodactyly, megadactyly.
Ma·kro·en·ze·pha·lie *f →* Makrenzephalie.
ma·kro·fol·li·ku·lär *adj histol.* macrofollicular.
Ma·kro·ga·met *m embryo.* macrogamete, megagamete, female anisogamete.
Ma·kro·ge·ni·ta·lis·mus *f patho.* macrogenitosomia.
Ma·kro·ge·ni·to·so·mie *f patho.* macrogenitosomia.
Ma·kro·glia *f histol.* macroglia, astroglia.
α₂-Ma·kro·glo·bu·lin *nt* alpha₂-macroglobulin, α₂-macroglobulin.
Ma·kro·glo·bu·lin·ämie *f patho.* macroglobulinemia.
Ma·kro·glos·sie *f patho.* macroglossia, megaloglossia, pachyglossia.
Ma·kro·gna·thie *f embryo.* macrognathia, megagnathia.
Ma·kro·gra·phie *f neuro.* macrography, macrographia, megalography.
Ma·kro·gy·rie *f neuro.* macrogyria, pachygyria.
Ma·kro·hä·mat·urie *f patho.* macroscopic hematuria, gross hematuria.
Ma·kro·ke·pha·lie *f neuro.* macrocephaly, macrocephalia, macrocephalus.
Ma·kro·kli·to·ris *f gyn.* macroclitoris.
Ma·kro·kra·nie *f embryo.* macrocrania.
Ma·kro·leu·ko·blast *m hema.* macroleukoblast.
Makrolid-Antibiotikum *nt pharm.* macrolide.
Ma·kro·lym·pho·zyt *m hema.* macrolymphocyte.
Ma·kro·ma·nie *f* 1. *neuro.* macromania. 2. *psychia.* megalomania, macromania.
Ma·kro·ma·stie *f gyn.* macromastia, macromazia, hypermastia.
Ma·kro·me·lie *f embryo.* macromelia, megalomelia.
Ma·kro·mo·no·zyt *m hema.* macromonocyte.
Ma·kro·mye·lo·blast *m hema.* macromyeloblast.

ma·kro·no·du·lär *adj histol., patho.* macronodular.
Ma·kro·nor·mo·blast *m hema.* macronormoblast.
Ma·kro·ny·chie *f derm.* macronychia, megalonychia.
Ma·kro·pa·tho·lo·gie *f* macropathology.
Ma·kro·pha·ge *m histol.* macrophage, mononuclear phagocyte.
Ma·kro·pha·gen·ak·ti·vie·rungs·fak·tor *m abbr.* **MAF** *immun.* macrophage-activating factor.
Makrophagen-Migrationshemmtest *m immun.* macrophage migration inhibition test.
Ma·kro·pha·gen·wachs·tums·fak·tor *m immun.* macrophage growth factor.
Ma·kro·phal·lus *m andro.* macrophallus, macropenis, megalopenis.
Makr·oph·thal·mus *m ophthal.* megalophthalmus, megophthalmos.
Ma·kro·po·die *f ortho.* macropodia, megalopodia.
Ma·kro·po·ly·zyt *m hema.* macropolycyte.
Ma·kro·pro·lak·ti·nom *nt endo.* macroprolactinoma.
Ma·kro·pro·mye·lo·zyt *m hema.* macropromyelocyte.
Ma·krop·sie *f neuro.* macropsia, megalopia, megalopsia.
Ma·kro·sko·pie *f* macroscopy.
ma·kro·sko·pisch *adj* macroscopic, macroscopical, gross.
Ma·kro·so·mie *f patho.* macrosomatia, macrosomia, megasomia.
Ma·kro·ste·reo·gno·sie *f neuro.* macrostereognosia, macrostereognosis.
Ma·kro·throm·bo·zyt *m hema.* macrothrombocyte.
ma·kro·zel·lu·lär *adj histol.* macrocellular.
Ma·kro·ze·pha·lie *f →* Makrokephalie.
Ma·kro·zy·ste *f patho.* macrocyst.
Ma·kro·zyt *m hema.* macrocyte, macroerythrocyte.
Ma·kro·zy·to·se *f hema.* macrocytosis, megalocythemia, megalocytosis.
Ma·ku·la *f* 1. *anat.* (*Auge*) yellow spot, Soemmering's spot, macula lutea. 2. *derm.* macule, macula, spot, patch; stain.
Ma·ku·la·ar·te·rie *f →* Makulaarteriole.
Ma·ku·la·ar·te·rio·le *f anat.* macular arteriole.
Ma·ku·la·de·ge·ne·ra·ti·on *f ophthal.* macular degeneration. **disziforme senile feuchte M.** Kuhnt-Junius degeneration, senile disciform degeneration, senile exudative disciform degeneration, disciform macular degeneration.
Ma·ku·la·ko·lo·bom *nt ophthal.* macular coloboma.
Ma·ku·la·ödem *nt ophthal.* macular edema.

Ma·ku·la·or·gan *nt physiol.* macula organ, statolithic organ.

ma·ku·lo·pa·pu·lös *adj derm.* maculopapular.

ma·ku·lös *adj derm.* macular.

ma·ku·lo·ve·si·ku·lär *adj derm.* maculovesicular.

MAK-Wert *m physiol.* MWC value.

Mal *nt derm.* mark, mole, stain, nevus, blotch, spot, patch, tache.

Ma·la *f anat.* cheek, mala, bucca.

Mal·ab·sorp·ti·on *f patho.* malabsorption.

Ma·la·ko·pla·kie *f patho.* malacoplakia, malakoplakia.

Ma·la·ria *f epidem.* malaria, malarial fever, jungle fever, marsh fever, swamp fever.

  M. cerebralis cerebral malaria.

  chronische M. chronic malaria, malarial cachexia, limnemia.

  M. quartana malariae malaria, quartan fever, quartan malaria.

  M. quotidiana quotidian fever, quotidian malaria, quotidian.

  M. tertiana tertian fever, tertian malaria, vivax malaria, benign tertian malaria.

  M. tropica falciparum malaria, falciparum fever, malignant tertian malaria, pernicious malaria.

Malariae-Malaria *f epidem.* malariae malaria, quartan fever, quartan malaria.

Ma·la·ria·er·re·ger *m micro.* malaria parasite, malarial parasite.

Ma·la·ria·mit·tel *nt pharm.* antimalaria, antimalarial agent, antimalarial drug.

Ma·la·ria·mücke [k·k] *f micro.* Anopheles, Cellia.

Ma·la·ria·the·ra·pie *f epidem.* malariatherapy, malariotherapy.

Ma·la·ria·über·trä·ger *m epidem.* malarial carrier, malaria vector.

Ma·la·ria·zy·klus *m epidem.* malaria cycle.

Mal·as·si·mi·la·ti·on *f patho.* malassimilation.

Malatesta: M.-Syndrom *nt neuro.* orbital apex syndrome, orbital syndrome, Malatesta's syndrome.

Ma·la·zie *f patho.* softening, malacia.

Mal·des·cen·sus tes·tis *m andro.* undescended testis, retained testicle, cryptorchidism, cryptorchidy, cryptorchism.

Mal·di·ge·sti·on *f patho.* maldigestion.

Malecot: M.-Katheter *m clin.* Malecot's catheter.

Mal·for·ma·ti·on *f embryo.* malformation.

Malgaigne: M.-Amputation *f ortho.* Malgaigne's amputation, subastragalar amputation.

Malherbe: Epithelioma *nt* **calcificans M.** *derm.* benign calcified epithelioma, calcifying epithelioma of Malherbe, pilomatrixoma, pilomatricoma.

ma·lig·ne *adj patho.* malignant, malign.

Ma·lig·ni·tät *f patho.* malignancy, malignity.

Ma·lig·ni·täts·kri·te·ri·um *nt patho.* criterion of malignancy.

Ma·lig·nom *nt patho.* malignancy, malignant neoplasm, malignant disease, malignant tumor.

mal·le·ar *adj anat.* mallear, malleal.

Mal·leo·ido·se *f epidem.* Whitmore's disease, melioidosis, pseudoglanders.

mal·leo·lar *adj anat.* malleolar.

Mal·leo·lar·frak·tur *f ortho.* ankle fracture, malleolar fracture.

Mal·leo·lus *m anat.* malleolus, ankle.

  M. lateralis lateral malleolus, outer malleolus, fibular malleolus.

  M. medialis medial malleolus, tibial malleolus.

Mal·leo·my·ces *m micro.* Malleomyces.

  M. mallei glanders bacillus, Pseudomonas mallei, Actinobacillus mallei.

  M. pseudomallei Whitmore's bacillus, Pseudomonas pseudomallei, Actinobacillus pseudomallei.

Mal·leo·to·mie *f HNO* malleotomy.

Mal·le·us *m* **1.** *anat.* (*Ohr*) hammer, malleus, plectrum. **2.** *micro.* glanders, malleus, maliasmus. **M. farciminosus** *derm.* farcy.

Mal·le·us·band *nt anat.* ligament of malleus.

Mallorca-Akne *f derm.* Mallorca acne.

Mallory: M.-Körperchen *pl patho.* Mallory's bodies, alcoholic hyaline bodies.

Mallory-Weiss: M.-W.-Risse *pl patho.* Mallory-Weiss lesion, Mallory-Weiss tears.

  M.-W.-Syndrom *nt patho.* Mallory-Weiss syndrome.

Mal·nu·tri·ti·on *f patho.* faulty nutrition, malnutrition.

Maloney: M.-Bougie *f chir.* Maloney bougie.

Malpighi: M.'-Körperchen *anat.* **1.** *pl* (*Milz*) splenic corpuscles, malpighian bodies (of spleen), malpighian corpuscles (of spleen). **2.** *nt* (*Niere*) renal corpuscle, malpighian corpuscle (of kidney), malpighian body (of kidney).

  M.-Zelle *f histol.* malpighian cell, keratinocyte.

Mal·ro·ta·ti·on *f embryo.* malrotation.

Mal·ta·fie·ber *nt epidem.* Malta fever, Mediterranean fever, brucellosis.

Malz·ar·bei·ter·lun·ge *f pulmo.* malt-worker's lung.

Ma·mil·la *f →* *Mamille.*

ma·mil·lär *adj anat.* mammillary, mamillary.

Ma·mil·lar·höcker [k·k] *m anat.* mamillary eminence.

Ma·mil·lar·li·nie *f anat.* mammary ridge, mamillary line, nipple line, papillary line.

Ma·mil·le *f anat.* nipple, mamilla (of the breast), mammary papilla.

Ma·mil·len·pla·stik *f gyn.* theleplasty, mamilli-

plasty, mammillaplasty.
Ma·mil·li·tis *f gyn.* mamillitis, mammillitis,
thelitis.
Mam·ma *f anat.* breast, mamma. **Mammae** *pl*
aberrantes/accessoriae accessory breasts,
supernumerary breasts, accessory mammae,
polymastia, polymasty.
Mam·ma·am·pu·ta·ti·on *f gyn.* mammectomy,
radical mastectomy, Meyer mastectomy,
Halsted's mastectomy.
Mam·ma·apla·sie *f embryo.* amastia, amazia.
Mam·ma·dys·pla·sie *f gyn.* fibrocystic disease
of the breast, mammary dysplasia, benign
mastopathia, cystic mastopathia.
Mam·ma·kar·zi·nom *nt gyn.* breast cancer,
mammary cancer, mammary (gland) carcinoma, breast carcinoma.
Mam·ma·pla·stik *f gyn.* mammaplasty,
mammoplasty, mastoplasty.
Mam·ma·re·gi·on *f anat.* mammary region.
Mam·mo·ge·ne·se *f embryo.* mammogenesis.
Mam·mo·gra·phie *f radiol.* mammography,
mastography.
mam·mo·trop *adj* mammotropic, mammo-
trophic.
Ma·na·ger·krank·heit *f patho.* stress disease.
Manchester-Operation *f gyn.* Manchester
operation, Fothergill's operation.
Man·del *f anat.* tonsil, tonsilla.
Man·del·ent·zün·dung *f HNO* tonsillitis.
man·del·för·mig *adj histol.* tonsillar, tonsillary,
amygdaline, amygdaloid.
Man·del·kap·sel *f anat.* tonsillar capsule.
Man·del·kern *m anat.* amygdala, amygdaloid
body, amygdaloid nucleus.
Man·del·kryp·ten *pl anat.* tonsillar pits, tonsillar crypts.
Man·di·bel *f* → *Mandibula.*
Man·di·bu·la *f anat.* mandible, mandibula,
lower jaw, jaw bone, lower jaw bone.
man·di·bu·lar *adj anat.* mandibular, inframaxillary, submaxillary.
Man·di·bul·ek·to·mie *f chir.* mandibulectomy.
man·di·bu·lo·pha·ryn·ge·al *adj anat.* mandib-
ulopharyngeal.
man·di·bu·lo·tem·po·ral *adj anat.* temporomandibular.
Man·drin *m clin.* mandrin, mandrel.
Man·ga·no·se *f patho.* manganese poisoning,
manganism.
Man·gel *m* 1. (*Fehlen*) absence, lack (*an* of);
(*Knappheit*) shortage, shortness (*an* of). 2.
patho. deficiency (*an* of), poverty (*an* of, in),
deficit (*an* in); *psychia.* deprivation, deprival.
3. (*Fehler*) fault, defect; shortcoming.
Man·gel·an·ämie *f hema.* nutritional anemia,
deficiency anemia.
Man·gel·durch·blu·tung *f patho.* hypoperfusion.
Man·gel·er·näh·rung *f patho.* malnutrition,

undernourishment, undernutrition.
Man·gel·er·schei·nung *f patho.* deficiency
symptom.
Man·gel·krank·heit *f patho.* insufficiency
disease, deficiency disease, deprivation disease.
Man·gel·ven·ti·la·ti·on *f patho.* underventilation, hypoventilation.
Ma·nie *f psychia.* mania.
Ma·nie·ris·mus *m psychia.* mannerism.
ma·ni·fest *adj* manifest, apparent.
Ma·ni·fe·sta·ti·on *f patho.* manifestation.
Ma·ni·ker *m psychia.* maniac, phrenetic.
Ma·ni·ke·rin *f psychia.* maniac, phrenetic.
Ma·ni·pu·la·ti·ons·the·ra·pie *f ortho.* chiro-
practic; manipulation.
ma·nisch *adj psychia.* phrenetic, manic, mania-
cal, maniac.
manisch-depressiv *adj psychia.* manic-depres-
sive; bipolar.
Mann: **M.-Zeichen** *nt neuro.* Mann's sign,
Dixon Mann's sign.
Mann *m* man, male; (*Ehemann*) husband.
Män·ner·heil·kun·de *f* andrology.
männ·lich *adj andro.* male, masculine, manly,
virile.
Männ·lich·keit *f andro.* manliness, masculinity;
virility.
Manns·toll·heit *f psychia.* nymphomania,
cytheromania.
Ma·no·me·ter *nt* manometer, pressometer,
pressure gage/gauge.
Ma·no·me·trie *f* manometry.
ma·no·me·trisch *adj* manometric, manometri-
cal.
Ma·nö·ver *nt clin., ortho.* maneuver.
Man·schet·te *f clin.* tourniquet, cuff. **pneumati-
sche M.** pneumatic cuff, pneumatic tourni-
quet, cuff.
Manson: **M.'-Bilharziose** *f epidem.* Manson's
disease, intestinal bilharziasis, intestinal
schistosomiasis.
Man·so·nel·la *f micro.* Mansonella. **M. ozzardi**
Ozzard's filaria, Mansonella ozzardi.
Mansonella-ozzardi-Infektion *f epidem.*
Ozzards filariasis, Ozzards mansonelliasis.
Man·so·nel·lia·sis *f epidem.* mansonellosis,
mansonelliasis, acanthocheilonemiasis, di-
petalonemiasis.
Man·tel·feld *nt radiol.* mantle field.
Man·tel·feld·be·strah·lung *f radiol.* mantle
field technique.
Man·tel·zel·le *f histol.* covering cell, encasing
cell, cover cell.
M-Antigen *nt immun.* M antigen.
Ma·nu·brio·ster·nal·ge·lenk *nt anat.* manu-
briosternal articulation, manubriosternal
joint.
Ma·nu·bri·um *nt anat.* manubrium.
  M. mallei manubrium of malleus, handle of

malleus.

M. sterni manubrium, manubrium of sternum.

ma·nu·ell *adj, adv* manual.

Ma·nus *f anat.* hand, manus.

M. valga *ortho.* radial clubhand.

M. vara *ortho.* ulnar clubhand.

MAO-Hemmer *m abbr.* **MAOH** *pharm.* monoamine oxidase inhibitor.

Map·ping *nt genet., card.* mapping.

Ma·pro·ti·lin *nt patho.* maprotiline.

ma·ran·tisch *adj patho.* marasmic, marantic, marasmatic.

Ma·ras·mus *m* **1.** *patho.* marasmus, marantic atrophy, athrepsy, atrepsy. **2.** *ped.* infantile atrophy, pedatrophy.

ma·ras·mus·ar·tig *adj patho.* marasmoid.

ma·ra·stisch *adj* → *marantisch.*

Mar·bo·ran *nt pharm.* marboran, methisazone.

Marburg-Fieber *nt epidem.* Marburg disease, Marburg virus disease.

Marburg-Virus *nt micro.* Marburg virus, green monkey virus.

Marchesani: M.-Syndrom *nt patho.* Weill--Marchesani syndrome, Marchesani's syndrome, spherophakia-brachymorphia syndrome.

Marchiafava-Bignami: M.-B.-Syndrom *nt neuro.* Marchiafava-Bignami syndrome, Marchiafava-Bignami disease.

Marchiafava-Micheli: M.-M.-Anämie *f patho.* Marchiafava-Micheli syndrome, Marchiafava-Micheli anemia, paroxysmal nocturnal hemoglobinuria.

Marfan: M.-Syndrom *nt patho.* Marfan's syndrome, arachnodactyly.

M.-Zeichen *nt ortho.* Marfan's sign.

mar·fa·no·id *adj patho.* marfanoid.

mar·gi·nal *adj anat.* marginal, limbic, limbal.

Mar·gi·nal·si·nus *m gyn.* marginal sinus, subcapsular sinus.

Mar·gi·na·ti·on *f patho.* margination.

Mar·go *m anat.* margin, border, edge, boundary.

M. acetabularis margin of acetabulum, acetabular edge, acetabular limbus.

M. ciliaris (iridis) ciliary margin of iris, outer margin of iris.

M. falciformis falciform margin of fascia lata, Burns' ligament, Hey's ligament.

M. lateralis pedis lateral margin of foot, lateral border of foot.

M. lateralis unguis lateral margin of nail.

M. liber ovarii free border of ovary, free margin of ovary.

M. liber unguis anterior margin of nail, free margin of nail, cutting edge of nail.

M. medialis pedis medial border of foot, medial margin of foot.

M. mesovaricus (ovarii) mesovarial margin of ovary.

M. occultus (unguis) hidden margin of nail, proximal margin of nail.

M. uteri border of uterus, margin of uterus.

Marie: M.-Krankheit *f* **1.** *neuro.* Marie's disease, Nonne's syndrome, Marie's ataxia, hereditary cerebellar ataxia, heredodegeneration. **2.** *ortho.* Marie's disease, acromegaly, acromegalia.

Marie-Bamberger: M.-B.-Syndrom *nt patho.* Bamberger-Marie disease, Marie-Bamberger disease, Marie's disease, hypertrophic pulmonary osteoarthropathy, acropachy.

Marie-Foix: M.-F.-Reflex *m neuro.* Marie--Foix sign.

Marie-Robinson: M.-R.-Syndrom *nt patho.* Marie-Robinson syndrome.

Marie-Strümpell: M.-S.-Krankheit *f ortho.* Bekhterev's disease, Bechterew's disease, Marie-Strümpell disease, rheumatoid spondylitis, ankylosing spondylitis, poker back.

Ma·ri·hua·na *nt pharm.* marihuana, mariahuana, mariajuana.

Marinesco-Sjögren: M.-S-Syndrom *nt patho.* Marinesco-Garland syndrome, Marinesco--Sjögren syndrome, cataract-oligophrenia syndrome.

Marion: M.-Syndrom *nt urol.* Marion's disease.

Marjolin: M.-Ulkus *nt patho.* Marjolin's ulcer, warty ulcer.

Mark *nt anat., histol.* marrow, medulla, *(Organ)* pulp.

gelbes M. *(Knochen)* yellow bone marrow, fatty bone marrow, fat marrow.

rotes M. *(Knochen)* red bone marrow, red marrow, myeloid tissue.

verlängertes M. medulla oblongata, myelencephalon.

mark·arm *adj histol.* poorly-myelinated.

Mark·blät·ter *pl anat.* white laminae of cerebellum.

Mar·ken·na·me *m pharm.* proprietary name, trade name, trade mark.

Mar·ker *m (a. phys.)* marker. **radioaktiver M.** radioactive tracer.

Mar·ker·atom *nt (radioaktives)* *phys.* tagged atom, labeled atom.

Mar·ker·sub·stanz *f phys.* marker.

Marker-X-Syndrom *nt genet.* fragile X syndrome.

Mark·ex·zi·si·on *f chir.* medullectomy.

mark·frei *adj* → *marklos.*

mark·hal·tig *adj histol.* myelinated; *anat.* medullary, medullated.

Mark·höh·le *f anat.* bone marrow cavity, marrow cavity, marrow canal, medullary cavity, medullary space.

Mark·höh·len·ein·blu·tung *f patho.* hematosteon.

Mark·höh·len·skle·ro·se *f ortho.* centrosclerosis, centro-osteosclerosis.

mar·kie·ren vt (a. phys.) mark, tag, label.

Mar·kie·rung f (a. phys.) mark, marker; marking, labeling, labelling.

Mark·kör·per m anat. (Kleinhirn) medullary body of vermis, arbor vitae of vermis.

Mark·la·mel·le f anat. (ZNS) obex.

mark·los adj histol. unmyelinated, nonmyelinated, nonmedullated.

Mark·na·gel m ortho. marrow nail, medullary nail, intramedullary nail.

Mark·na·ge·lung f ortho. intramedullary nailing, marrow nailing, medullary nailing. **gedeckte M.** blind medullary nailing, blind marrow nailing.

mark·nah adj histol. juxtamedullary.

Mark·raum m → Markhöhle.

mark·reich adj histol. richly-myelinated.

Mark-Rinden-Grenze f histol. corticomedullary border, corticomedullary junction.

Mark·scheid·e f histol. myelin sheath, medullary sheath.

Mark·schei·den·bil·dung f histol. myelogenesis, myelination, myelinization, myelinogenesis, medullation.

mark·schei·den·los adj → marklos.

Mark·se·gel nt anat. medullary velum.

Mark·seg·ment nt histol. medullary segment, Schmidt-Lanterman segment.

Mark·si·nus m histol. medullary sinus.

Mark·strah·len pl histol. (Niere) medullary rays (of kidney), pyramids of Ferrein.

Mark·strän·ge pl 1. embryo. medullary cords, sex cords, rete cords. 2. histol. (Lymphknoten) lymph cords, medullary cords.

Mark·zo·ne f histol. medullary zone.

mar·mo·riert adj (Haut) marmorated.

Mar·mo·rie·rung f (Haut) marmoration, marbleization.

Mar·mor·kno·chen·krank·heit f ortho. Albers-Schönberg disease, marble bone disease, osteopetrosis, marble bones.

Maroteaux-Lamy: M.-L.-Syndrom nt patho. Maroteaux-Lamy syndrome, arylsulfatase B deficiency, mucopolysaccharidosis VI.

Marsch·al·bu·min·urie f athletic proteinuria, effort proteinuria.

Marsch·frak·tur f ortho. Deutschländer's disease, march fracture, march foot.

Marsch·hä·mo·glo·bin·urie f march hemoglobinuria.

Marsch·pro·te·in·urie f athletic proteinuria, effort proteinuria.

Marshall-Marchetti-Krantz: M.-M.-K.-Operation f gyn. Marshall-Marchetti-Krantz operation.

Mar·su·pia·li·sa·ti·on f chir. marsupialization.

Martin-Albright: M.-A.-Syndrom nt ortho. Albright's syndrome, Albright-McCune-Sternberg syndrome, Albright's hereditary osteodystrophy.

Martin-Bell: M.-B.-Syndrom nt genet. fragile X syndrome.

Martorell: M.-Syndrom nt patho. Martorell's syndrome, Takayasu's arteritis, pulseless disease, reversed coarctation.

Ma·schen·draht·fi·bro·se f patho. network fibrosis.

Ma·schen·trans·plan·tat nt chir. mesh graft, accordion graft.

Ma·schi·nen·ge·räusch nt card. machinery murmur.

Ma·sern pl epidem. measles, morbilli, rubeola.

ma·sern·ähn·lich adj epidem. morbilliform.

Ma·sern·an·ti·gen nt immun. measels antigen.

Ma·sern·en·ze·pha·li·tis f neuro. measles encephalitis.

Ma·sern·ex·an·them nt epidem. measles exanthema, measles rash.

Ma·sern·le·bend·vak·zi·ne f epidem. live measles virus vaccine, measles virus live vaccine.

Masern-Mumps-Röteln-Lebendvakzine f epidem. live measles, mumps and rubella vaccine.

Ma·sern·oti·tis f HNO measles otitis.

Ma·sern·pneu·mo·nie f pulmo. giant cell pneumonia, Hecht's pneumonia.

Masern-Vakzine f epidem. measles vaccine.

Ma·sern·vi·rus nt micro. measles virus.

Mas·ke f 1. mask. 2. (Gesichtsmaske) face mask, mask.

Mas·ken·ge·sicht neuro. Parkinson's facies, parkinsonian facies, masklike face.

mas·kie·ren vt (a. patho., phys.) mask.

mas·kiert adj (a. fig.) masked; (Krankheit, Symptom) masked, larvate, larvated.

mas·ku·lin adj andro. masculine, male.

Mas·ku·li·nie·rung f andro. masculinization.

mas·ku·li·ni·sie·ren vt andro. masculinize.

Mas·ku·li·ni·sie·rung f andro. masculinization; patho. virilization, virilescence.

Ma·so·chis·mus m psychia. masochism, passive algolagnia.

ma·so·chi·stisch adj psychia. masochistic.

Maß nt 1. (Maßeinheit) measure (für of). 2. → Maßband. 3. (Meßgröße) measurement; (Abmessung) dimension, size.

Mas·sa f anat. mass, massa. **M. intermedia** interthalamic connexus, interthalamic adhesion, intermediate mass (of thalamus).

Mas·sa·ge f massage.

Mas·sa·ge·ge·rät nt massaging apparatus, masseur, massager.

Maß·band nt measuring tape, tape measure.

Mas·se f 1. mass, substance; (breiige M.) paste, pulp; anat. substance, mass, body. 2. socio. mass, population. 3. phys. mass; electr. ground, earth.

Maß·ein·heit f (a. phys., mathe.) unit of measure, unit, standard measure.

Mas·sen·blu·tung *f patho.* massive hemorrhage, massive bleeding, hematorrhea, hemorrhea.

Mas·sen·pro·laps *m* (*Bandscheiben*) mass prolapse.

Mas·sen·re·flex *m physiol.* mass reflex.

Mas·se·ter *m anat.* masseter, masseter muscle.

Mas·se·ter·re·flex *m physiol.* chin jerk, chin reflex, masseter reflex, mandibular reflex, jaw reflex.

Masshoff: M.'-Lymphadenitis *f patho.* Masshoff's lymphadenitis, acute mesenteric lymphadenitis.

Mas·sie·ren *nt* massaging, massage, tripsis.

mas·sie·ren *vt* massage, knead.

Mä·ßi·gung *f* moderation, self-control, restraint, continency.

mas·siv *adj* massive, compact, solid; *fig.* massive, severe, heavy.

Maß·lo·sig·keit *f* immoderateness, intemperateness.

Masson: M.-Glomus *nt histol.* glomus, glomiform body, glomus organ.

Mast·ade·ni·tis *f* → *Mastitis*.

Mast·al·gie *f gyn.* mastalgia, mastodynia, mazodynia, mammalgia.

Mast·atro·phie *f gyn.* mastatrophy, mastatrophia.

Mast·darm *m anat.* straight intestine, rectum.

Mast·darm·an·hef·tung *f chir.* rectopexy, proctopexy.

Mast·darm·ar·te·rie *f anat.* rectal artery, hemorrhoidal artery.

Mast·darm·atre·sie *f patho.* rectal atresia.

Mastdarm-Blasen-Fistel *f patho.* rectovesical fistula.

Mast·darm·blu·tung *f patho.* hemoproctia, rectal hemorrhage, proctorrhagia.

Mast·darm·bruch *m chir.* proctocele.

Mast·darm·deh·nung *f patho.* proctectasia.

Mast·darm·ent·zün·dung *f patho.* proctitis, rectitis.

Mast·darm·fi·stel *f patho.* rectal fistula.

Mast·darm·kri·se *f neuro.* rectal crisis.

Mast·darm·pro·laps *m* → *Mastdarmvorfall*.

Mastdarm-Scheiden-Fistel *f patho.* rectovaginal fistula.

Mast·darm·spie·ge·lung *f clin.* proctoscopy, rectoscopy.

Mast·darm·ste·no·se *f patho.* rectostenosis, proctencleisis, proctostenosis.

Mast·darm·ver·let·zung *f patho.* rectal injury, rectal trauma.

Mast·darm·vor·fall *m patho.* exania, rectal prolapse, prolapse of the rectum.

Mast·ek·to·mie *f gyn.* mastectomy, mammectomy.

einfache M. simple mastectomy, total mastectomy.

erweiterte radikale M. extended radical mastectomy.

modifizierte radikale M. modified radical mastectomy, Patey's operátion.

radikale M. Halsted's mastectomy, radical mastectomy, Meyer mastectomy.

Master: M.-Test *m card.* Master's test, Master's two-step exercise test, two-step exercise test.

Ma·sti·ka·ti·on *f physiol.* chewing, mastication.

ma·sti·ka·to·risch *adj physiol.* masticatory.

Ma·sti·ka·to·ri·um *nt pharm.* masticatory.

Ma·sti·tis *f gyn., andro.* mastitis, mastadenitis, mammitis.

eitrige M. suppurative mastitis.

M. neonatorum mastitis in the newborn, mastitis neonatorum.

parenchymatöse M. glandular mastitis, parenchymatous mastitis.

periduktale M. periductal mastitis.

phlegmonöse M. phlegmonous mastitis.

M. puerperalis puerperal mastitis.

Ma·sto·dy·nie *f gyn.* mastalgia, mastodynia, mazodynia, mammalgia.

Ma·sto·id *nt anat.* mastoid, mastoid process, mastoidea.

ma·sto·id *adj anat.* mastoid, mastoidal.

Ma·sto·id·ab·szeß *m HNO* mastoid abscess.

Ma·sto·id·al·gie *f HNO* mastoidalgia.

Ma·sto·id·ek·to·mie *f HNO* mastoid operation, mastoidectomy.

Ma·sto·idi·tis *f HNO* mastoiditis, mastoid empyema. **okkulte M.** silent mastoiditis.

Ma·sto·ido·to·mie *f HNO* mastoidotomy.

Ma·sto·me·nie *f gyn.* mastomenia.

Ma·sto·pa·thie *f gyn.* mastopathy, mastopathia, mazopathy, mazopathia.

einfache nicht-proliferative M. nonproliferative disease of the breast.

fibrös-zystische M. fibrocystic disease of the breast, cystic hyperplasia of the breast, cystic mastopathia, mammary dysplasia, benign mastopathia.

proliferative M. proliferative disease of the breast, Schimmelbusch's disease, proliferative fibrocystic disease of the breast.

Ma·sto·pe·xie *f gyn.* mastopexy, mazopexy.

Ma·sto·pla·sie *f gyn., andro.* mammoplasia, mammiplasia, mastoplasia.

Ma·sto·pto·se *f gyn.* ptosis of the breast, mastoptosis.

Ma·stor·rha·gie *f gyn.* mastorrhagia.

Ma·sto·sto·mie *f gyn.* mastostomy, mammotomy.

Ma·sto·to·mie *f gyn.* mastotomy, mammotomy.

Ma·sto·zyt *m histol.* mastocyte, mast cell, labrocyte.

Ma·sto·zy·tom *nt* mast cell tumor, mastocytoma.

Ma·sto·zy·to·se *f patho.* mastocytosis.
Mastozytose-Syndrom *nt derm.* Nettleship's disease, mastocytosis syndrome.
Ma·stur·ba·ti·on *f* onanism, masturbation.
ma·stur·bie·ren *vt* masturbate.
Mast·zel·le *f histol.* mastocyte, mast cell.
Mast·zell·tu·mor *m → Mastozytom.*
Masugi: M.-Nephritis *f patho.* Masugi's nephritis, nephrotoxic serum nephritis.
Matas-Moskowicz: M.-M.-Test *m chir.* tourniquet test.
ma·ter·nal *adj gyn.* maternal.
Ma·ter·ni·tät *f gyn.* maternity, motherhood.
Ma·trat·zen·naht *f chir.* mattress suture, quilted suture.
ma·tri·ar·cha·lisch *adj* matriarchal, matriarchic.
Ma·tri·ar·chat *nt* matriarchate, matriarchy.
ma·tri·mo·ni·ell *adj* matrimonial.
Ma·trix *f (a. anat., physiol.)* matrix. **M. unguis** nail bed, nail matrix, keratogenous membrane.
Ma·tri·ze *f biochem.* matrix, template, template system.
Matrizen-RNA *f abbr.* **mRNA** *biochem.* messenger ribonucleic acid, messenger RNA, template ribonucleic acid.
ma·tro·klin *adj genet.* matroclinous, matriclinous.
Ma·tro·kli·nie *f genet.* matrocliny.
matt *adj* **1.** *(schwach)* weary *(vor* with); tired, exhausted, weak; *(Stimme)* feeble, weak, faint. **2.** *(glanzlos)* matt, dull; *(Augen)* dull, dim; *(Farbe)* pale, flat, matt, dull.
Matt·heit *f* **1.** *(Schwäche)* weariness *(vor* with); tiredness, lassitude, exhaustion, weakness; *(Stimme)* feebleness, weakness. **2.** *(Glanzlosigkeit)* mattness, dullness; *(Augen)* dimness; *(Farbe)* paleness, flatness.
Ma·tu·ra·ti·on *f histol.* maturation, ripening.
Ma·tu·ri·tät *f (a. fig.)* ripeness, maturity, matureness.
Maul- und Klauenseuche *f (echte)* abbr. **MKS** *micro.* foot-and-mouth disease, hoof-and--mouth disease, malignant aphthae, aphthous fever, aphthobulbous stomatitis, epidemic stomatitis. **falsche M.** hand-foot--and-mouth disease, hand-foot-and-mouth syndrome.
Maurer: M.-Tüpfelung *f hema.* Maurer's dots *pl,* Maurer's spots *pl,* Maurer's stippling.
Mauriac: M.-Syndrom *nt patho.* Mauriac syndrome.
Mäuse-Mamma-Tumorvirus *nt abbr.* **MMTV** *micro.* mouse mammary tumor virus, milk agent, Bittner's milk factor.
Mauthner: M.-Test *m ophthal.* Mauthner's test.
Ma·xil·la *f anat.* maxilla, maxillary bone, upper jaw bone, upper jaw.

ma·xil·lär *adj anat.* maxillary.
Ma·xill·ek·to·mie *f HNO* maxillectomy.
Ma·xil·li·tis *f HNO* maxillitis.
Ma·xil·lo·to·mie *f HNO* maxillotomy.
ma·xi·mal *adj* maximal, maximum.
maximal acid output *nt abbr.* **MAO** *physiol.* (*Magen*) maximal acid output.
Ma·xi·mal·be·la·stung *f physiol.* maximum load.
Ma·xi·mal·do·sis *f abbr.* **MD 1.** *pharm.* maximum dose. **2.** *radiol.* maximal permissible dose.
Maydl: M.-Operation *f urol.* Maydl's operation.
Mayer: Aufnahme *f nach M. HNO* Mayer's view.
M.-Reflex *m physiol.* Mayer's reflex, basal joint reflex, finger-thumb reflex.
M.-Wellen *pl card.* Mayer's waves.
Mayer-Rokitansky-Küster: M.-R.-K.-Syndrom *nt gyn.* Mayer-Rokitansky-Küster--Hauser syndrome, Rokitansky-Küster--Hauser syndrome.
May-Hegglin: M.-H.-Anomalie *f hema.* May--Hegglin anomaly, Hegglin's syndrome.
Maylard: M.-Schnitt *m gyn.* Maylard incision.
Mayo: M.-Hernienoperation *f chir.* Mayo's operation.
M.-Magenresektion *f chir.* Mayo's operation.
M.-Venenexhärese *f chir.* Mayo's operation.
Mayo-Robson: M.-R.-Lagerung *f chir.* Mayo--Robson's position.
M.-R.-Punkt *m chir.* Mayo-Robson point.
Ma·ze·ra·ti·on *nt* maceration.
ma·ze·rie·ren *vt* macerate.
Ma·zin·dol *nt pharm.* mazindol.
McArdle: M.-Krankheit *f patho.* McArdle's disease, McArdle-Schmid-Pearson disease, muscle phosphorylase deficiency (glycogenosis), type V glycogen storage disease.
McBride: Operation *f* **nach M.** *ortho.* McBride's operation.
McBurney: M.-Operation *f chir.* McBurney's operation.
M.'-Punkt *m chir.* McBurney's point.
Schräginzision *f* **nach M.** *chir.* McBurney's incision, gridiron incision.
M.-Zeichen *nt chir.* McBurney's sign.
McCune: M.-Syndrom *nt → McCune-Albright--Syndrom.*
McCune-Albright: M.-A.-Syndrom *nt patho.* McCune-Albright syndrome, Albright--McCune-Sternberg syndrome, Albright's disease, polyostotic fibrous dysplasia.
McGinn-White: M.-W.-Syndrom *nt card.* McGinn-White sign.
McLaughlin: M.-Nagel *m ortho.* McLaughlin nail.
McMurray: M.-Zeichen *nt ortho.* McMurray's sign, McMurray's test.

mean corpuscular hemoglobin *nt abbr.* **MCH** *hema.* mean cell hemoglobin, mean corpuscular hemoglobin.

mean corpuscular hemoglobin concentration *f abbr.* **MCHC** *hema.* mean corpuscular hemoglobin concentration.

mean corpuscular volume *nt abbr.* **MCV** *hema.* mean corpuscular volume.

mea·tal *adj anat.* meatal.

Mea·to·me·ter *nt urol.* meatometer.

Mea·tor·rha·phie *f urol.* meatorrhaphy.

Mea·to·sko·pie *f urol.* meatoscopy.

Mea·to·tom *nt HNO, urol.* meatotome, meatome.

Mea·to·to·mie *f HNO, urol.* meatotomy, porotomy.

Mea·tus *m anat.* meatus, opening, passage.
  M. acusticus externus external auditory canal, external acoustic meatus, external auditory meatus.
  M. acusticus internus internal auditory canal, internal acoustic meatus, internal auditory meatus.
  M. nasi nasal meatus, meatus of nose.

Me·ben·da·zol *nt pharm.* mebendazole.

Me·be·ve·rin *nt pharm.* mebeverine.

Meb·hy·dro·lin *nt pharm.* mebhydroline.

Me·cha·no·kar·dio·gra·phie *f abbr.* **MKG** *card.* mechanocardiography.

Me·cha·no·the·ra·pie *f clin.* mechanotherapy, mechanicotherapeutics *pl.*

Meckel: M.'-Band *nt HNO* Meckel's ligament, Meckel's band.
  M.'-Divertikel *nt patho.* ileal diverticulum, Meckel's diverticulum.
  M.'-Ganglion *nt anat.* Meckel's ganglion, pterygopalatine ganglion, sphenopalatine ganglion.
  M.'-Raum *m anat.* Meckel's space, Meckel's cavity, trigeminal cavity.
  M.-Syndrom *nt ped.* Gruber's syndrome, Meckel's syndrome, Meckel-Gruber syndrome.

Me·clo·cy·clin *nt pharm.* meclocycline.

Me·clo·fen·oxat *nt pharm.* meclofenoxate.

Me·clo·zin *nt pharm.* meclozine, meclizine.

Me·co·ni·um *nt* **1.** *gyn.* meconium. **2.** *pharm.* opium.

Me·da·ze·pam *nt pharm.* medazepam.

Me·dia *f histol.* elastica, media, middle coat.

Me·dia·ent·zün·dung *f patho.* mesarteritis.

me·di·al *adj* medial, middle; central.

Me·di·al·seg·ment *nt anat.* (*Lunge*) medial segment.

me·di·an *adj* median, central, middle.

Me·dia·ne·kro·se *f patho.* medial necrosis, medionecrosis.

Me·dia·nus *m anat.* median nerve.

Me·dia·nus·wur·zel *f anat.* root of median nerve.

Me·dia·skle·ro·se *f patho.* medial arteriosclerosis, medial calcification.

me·dia·sti·nal *adj anat.* mediastinal.

Me·dia·sti·nal·ar·te·ri·en *pl anat.:* **hintere M.** posterior mediastinal arteries, mediastinal branches of thoracic aorta. **vordere M.** mediastinal branches of internal thoracic artery, anterior mediastinal arteries.

Me·dia·sti·nal·em·phy·sem *nt pulmo.* mediastinal emphysema, pneumomediastinum.
  spontanes M. Hamman's disease, Hamman's syndrome.

Me·dia·sti·nal·fi·bro·se *f patho.* mediastinal fibrosis, idiopathic fibrous mediastinitis.

Me·dia·sti·nal·flat·tern *nt pulmo.* mediastinal flutter.

Me·dia·sti·nal·lymph·kno·ten *pl anat.* mediastinal lymph nodes.

Me·dia·sti·nal·pleu·ra *f anat.* mediastinal pleura.

Me·dia·sti·nal·raum *m* → *Mediastinum* 2.

Me·dia·sti·nal·tu·mor *m pulmo.* mediastinal tumor.

Me·dia·sti·nal·ve·nen *pl anat.* mediastinal veins.

Me·dia·sti·nal·ver·schie·bung *f* mediastinal shift.

Me·dia·sti·ni·tis *f pulmo.* mediastinitis.

Me·dia·sti·no·gra·phie *f radiol.* mediastinography.

Me·dia·sti·no·pe·ri·kar·di·tis *f patho.* mediastinopericarditis, pericardiomediastinitis.

Me·dia·sti·no·sko·pie *f HTG* mediastinoscopy.

me·dia·sti·no·sko·pisch *adj HTG* mediastinoscopic.

Me·dia·sti·no·to·mie *f HTG* mediastinotomy.

Me·dia·sti·num *nt anat.* **1.** median septum, mediastinum. **2.** (*Thorax*) mediastinal cavity, mediastinal space, mediastinum.
  M. anterius anterior mediastinal cavity, anterior mediastinum.
  M. inferius inferior mediastinal cavity, inferior mediastinum.
  M. medium middle mediastinal cavity, middle mediastinum.
  M. posterius posterior mediastinal cavity, posterior mediastinum, postmediastinum.
  M. superius superior mediastinal cavity, superior mediastinum.
  M. testis septum of testis, body of Highmore.

Me·dia·sti·num·er·öff·nung *f chir.* mediastinotomy.

Me·dia·ver·kal·kung *f patho.* medial calcification, medial arteriosclerosis.

Me·di·ka·ment *nt* medicament, medicine, medicant, medication, remedy, drug.
  nicht-steroidale antiinflammatorisch-wirkende Medikamente *pl abbr.* **NSAIM** non-steroidal anti-inflammatory drugs, non-

steroidals.
rezeptpflichtiges M. prescription drug; *Brit.* prescription only medicine.
M. der Wahl drug of choice.
me·di·ka·men·ten·ab·hän·gig *adj pharm.* drug-dependent.
Me·di·ka·men·ten·ab·hän·gig·keit *f pharm.* drug dependence.
Me·di·ka·men·ten·miß·brauch *m pharm.* drug abuse.
Me·di·ka·men·ten·schrank *m* medicine chest, cabinet.
Me·di·ka·men·ten·sucht *f pharm.* drug addiction.
me·di·ka·men·ten·süch·tig *adj pharm.* drug--addicted.
Me·di·ka·men·ten·süch·ti·ge *m/f* drug addict.
me·di·ka·men·tös *adj pharm.* medicinal, medical, medicamentous.
Me·di·ka·ti·on *f pharm.* 1. medication, medicating. 2. medication, medicament, remedy, drug.
Me·di·na·wurm *m micro.* → *Dracunculus medinensis.*
Me·di·na·wurm·be·fall *m epidem.* Guinea worm disease, dracunculiasis, dracontiasis, dracunculosis.
Me·dio·kla·vi·ku·lar·li·nie *f anat.* midclavicular line, medioclavicular line.
Me·dio·ne·cro·sis *f patho.* medial necrosis, medionecrosis.
Me·di·um *nt allg., phys.* medium; *micro.* culture medium, medium.
Me·di·zin *f* 1. medicine, medical science. 2. → *Medikament.*
forensische M. forensic medicine, legal medicine, medical jurisprudence.
innere M. internal medicine.
klinische M. clinical medicine.
me·di·zi·nal *adj pharm.* medicative, medicinal, medicated, curative.
Me·di·zi·ner *m* doctor, physician, medic.
Me·di·zi·ne·rin *f* doctor, physician, medic.
me·di·zi·nisch *adj* 1. medical, iatric, medicinal. 2. → *medizinal.*
medizinisch-anatomisch *adj* anatomicomedical.
Medizinische Fakultät *f* (the) medical faculty.
Me·di·zin·stu·dent *m* medical student, medic.
Me·di·zin·stu·den·tin *f* medical student, medic.
Me·di·zin·stu·di·um *nt* medical studies *pl.*
klinischer Abschnitt clinical studies.
vorklinischer Abschnitt preclinical studies.
Me·dro·ge·ston *nt pharm.* medrogestone.
Me·droxy·pro·ge·ste·ron *nt pharm.* medroxyprogesterone.
Me·dryl·amin *nt pharm.* medrylamine.
Me·dry·son *nt pharm.* medrysone.
Me·dul·la *f anat.* 1. medulla, marrow. 2. → *M. glandulae suprarenalis.*

M. glandulae suprarenalis adrenal marrow, suprarenal marrow, suprarenal medulla.
M. oblongata medulla oblongata, bulbus, oblongata, myelencephalon.
M. ossium bone marrow, medulla.
M. ossium flava yellow bone marrow, fatty bone marrow, fat marrow.
M. ossium rubra red bone marrow, myeloid tissue.
M. ovarii ovarian medulla.
M. renalis renal medulla.
M. spinalis spinal medulla, spinal marrow, spinal cord.
me·dul·lär *adj anat.* medullary.
Me·dull·ek·to·mie *f chir.* medullectomy.
Me·dul·lo·bla·stom *nt neuro.* medulloblastoma.
Me·dul·lo·gra·phie *f radiol.* osteomyelography.
Me·dul·lo·myo·bla·stom *nt neuro.* medullomyoblastoma.
Me·du·sen·haupt *nt patho.* Medusa's head, Cruveilhier's sign, cirsomphalos.
Mees: M.-Streifen *pl patho.* Aldrich-Mees lines, Mees' lines, Mees' stripes.
Me·fen·amin·säu·re *f pharm.* mefenamic acid.
Me·fe·no·rex *nt pharm.* mefenorex.
Me·fru·sid *nt pharm.* mefruside.
Me·ga·bec·que·rel *nt abbr.* **MBq** *phys.* megabecquerel.
Me·ga·bul·bus *m radiol.* megalobulbus.
Me·ga·cho·le·do·chus *m patho.* megacholedochus.
Me·ga·hertz *nt abbr.* **MHz** *phys.* megahertz.
Me·ga·ka·ryo·blast *m hema.* megakaryoblast, megacaryoblast.
Me·ga·ka·ryo·zyt *m hema.* megakaryocyte, bone marrow giant cell, megalokaryocyte, thromboblast.
me·ga·ka·ryo·zy·tär *adj hema.* megakaryocytic.
Me·ga·ka·ryo·zy·ten·leuk·ämie *f hema.* megakaryocytic leukemia, hemorrhagic thrombocythemia, idiopathic thrombocythemia.
Me·ga·ka·ryo·zy·to·se *f hema.* megakaryocytosis.
Me·ga·ko·lon *nt patho.* giant colon, megacolon, macrocolon.
aganglionäres M. → *kongenitales M.*
akutes M. acute megacolon, toxic megacolon, toxic colonic dilatation.
erworbenes M. acquired megacolon.
idiopathisches M. idiopathic megacolon.
kongenitales M. Hirschsprung's disease, congenital megacolon, pelvirectal achalasia, aganglionic megacolon.
toxisches M. → *akutes M.*
Me·ga·kor·nea *f ophthal.* megalocornea, macrocornea.
Me·gal·en·ze·pha·lie *f neuro.* megalencephaly,

megaloencephaly.

Me·gal·ery·the·ma *nt derm.* megaloerythema, megalerythema. **M. epidemicum/infectiosum** Sticker's disease, fifth disease, erythema infectiosum.

Me·ga·lo·blast *m hema.* megaloblast.

me·ga·lo·bla·stisch *adj hema.* megaloblastic.

me·ga·lo·bla·sto·id *adj hema.* megaloblastoid.

Me·ga·lo·chei·rie *f ortho.* megalocheiria, macrocheiria, megalochiria.

Me·ga·lo·dak·ty·lie *f ortho.* megalodactyly, megalodactylism, megadactylism, megadactyly.

Me·ga·lo·gra·phie *f neuro.* macrography, megalography.

Me·ga·lo·kor·nea *f ophthal.* megalocornea, macrocornea.

me·ga·lo·man *adj psychia.* megalomaniac, megalomanic, megalomaniacal.

Me·ga·lo·ma·nie *f psychia.* megalomania, macromania, expansive delusion.

me·ga·lo·ma·nisch *adj* → *megaloman.*

Me·ga·lo·ny·chie *f derm.* megalonychia, macronychia.

Me·gal·oph·thal·mus *m ophthal.* megalophthalmus, megophthalmos.

Me·gal·op·sie *f neuro.* macropsia, megalopia, megalopsia.

me·ga·lo·ze·phal *adj patho.* megalocephalic, megacephalic, megacephalous.

Me·ga·lo·ze·pha·lie *f patho.* megalocephaly, megalocephalia, megacephaly.

Me·ga·lo·zyt *m hema.* megalocyte.

Me·ga·öso·pha·gus *m patho.* megaesophagus, megaloesophagus.

Me·ga·rek·tum *nt patho.* megarectum.

Me·ga·throm·bo·zyt *m hema.* megathrombocyte.

Me·ga·ure·ter *m urol.* megaureter, megaloureter.

Megaureter-Megazystis-Syndrom *nt urol.* megacystis-megaureter syndrome.

Me·ga·ve·si·ca *f urol.* enlarged bladder, overdistended bladder, megacystis.

Me·ga·volt *nt abbr.* **MV** *phys.* megavolt.

Me·ga·volt·strah·lung *f radiol.* megavoltage radiation.

Me·ga·volt·the·ra·pie *radiol.* megavoltage therapy, supervoltage radiotherapy.

Meg·estrol·ace·tat *nt pharm.* megestrol acetate.

Mehl·asth·ma *nt pulmo.* miller's asthma.

Mehl·mil·be *f micro.* flour mite, Tyroglyphus farinae, Tyrophagus farinae.

Mehr·eta·gen·frak·tur *f ortho.* multiple fracture.

mehr·fach *adj* multiple, multifold, multiplex; (*wiederholt*) repeated.

Mehr·fach·lei·den *nt patho.* polypathia.

Mehr·fach·se·hen *nt ophthal.* multiple vision,

polyopia, polyopsia, polyopy.

mehr·fin·grig *adj* polydactylous, polydactyl.

Mehr·ge·bä·ren·de *f gyn.* multipara, pluripara.

mehr·ker·nig *adj histol.* plurinuclear, plurinucleated, multinuclear, multinucleated.

Mehr·lings·ge·burt *f gyn.* multiple labor, multiple birth.

Mehr·lings·schwan·ger·schaft *f gyn.* multiple pregnancy, plural pregnancy, polycyesis, **eineiige M.** monovular multiple pregnancy. **mehreiige M.** polyovular multiple pregnancy.

Mehr·or·gan·trans·plan·tat *nt chir.* composite transplant, composite graft.

mehrzehig *adj* polydactylous, polydactyl.

Meibom: M.'-Drüsen *pl anat.* Meibom's glands, meibomian glands, tarsal glands, palpebral glands.

Mei·bo·mi·tis *f ophthal.* meibomianitis, meibomitis.

Meige: M.-Syndrom *nt patho.* Meige's disease, congenital trophedema.

Meigs: M.-Syndrom *nt gyn.* Meigs' syndrome.

Meinicke: M.-Klärungsreaktion *f abbr.* **MKR** *immun.* Meinicke reaction.

Meio·se *f histol.* meiotic cell division, meiosis, maturation division, reduction division.

meio·tisch *adj histol.* meiotic, miotic.

Mei·ßel·frak·tur *f ortho.* chisel fracture.

Meissner: M.'-Plexus *m histol.* Meissner's plexus, submucous intestinal plexus. **M.'-Tastkörperchen** *pl histol.* Meissner's tactile corpuscles, Meissner's touch corpuscles, tactile cells, touch bodies,.

Me·ko·nat *nt pharm.* meconate.

Me·ko·nis·mus *m pharm.* opium poisoning, meconism.

Me·ko·ni·um *nt gyn., ped.* meconium.

Me·ko·ni·um·as·pi·ra·ti·on *f ped.* meconium aspiration.

Me·ko·ni·um·ile·us *m ped.* meconium ileus.

Me·ko·ni·um·kör·per·chen *pl ped.* meconium corpuscles.

Me·ko·ni·um·pe·ri·to·ni·tis *f ped.* meconium peritonitis.

Me·ko·ni·um·pfropf·syn·drom *nt ped.* meconium blockage syndrome, meconium plug syndrome.

Me·ko·ni·um·zy·ste *f ped.* meconium cyst.

Me·kon·säu·re *f pharm.* meconic acid.

Me·lae·na *f patho.* melena, tarry stool, melanorrhagia, melanorrhea. **M. neonatorum vera** hemorrhagic disease of the newborn.

Mel·agra *f patho.* melagra.

Mel·al·gie *f neuro.* melalgia.

Me·lan·ämie *f hema.* melanemia.

Me·lan·cho·lie *f psychia.* melancholia, melancholy, dejection; *inf.* the blues.

me·lan·cho·lisch *adj psychia.* melancholiac, melancholic.

Me·lan·idro·sis *f derm.* melanidrosis, melanephidrosis.

Me·la·nin *nt histol.* melanotic pigment, melanin.

Me·la·no·akan·thom *nt derm.* melanoacanthoma.

Me·la·no·ame·lo·bla·stom *nt patho.* melanoameloblastoma, melanotic ameloblastoma, retinal anlage tumor, pigmented ameloblastoma, pigmented epulis.

Me·la·no·blast *m embryo.* melanoblast.

Me·la·no·bla·stom *nt derm.* melanoblastoma, malignant melanoma, melanocarcinoma, melanoma, melanotic cancer.

Me·la·no·bla·sto·se *f derm.* melanoblastosis.

Me·la·no·derm *nt derm.* melanoderma.

Me·la·no·der·ma·ti·tis *f derm.* melanodermatitis.

Me·la·no·der·mie *f derm.* melanoderma.

Me·la·no·der·mi·tis *f derm.* melanodermatitis.

Me·la·no·glos·sie *f HNO* melanoglossia, black hairy tongue, black tongue.

Me·la·no·kar·zi·nom *nt* → *Melanoblastom.*

Me·la·no·leu·ko·der·mie *f derm.* marbled skin, marmorated skin, melanoleukoderma.

Me·la·no·li·be·rin *nt endo.* melanocyte stimulating hormone releasing factor.

Me·la·nom *nt derm.* melanoma.

   akrolentiginöses M. *abbr.* **ALM** acral-lentiginous melanoma.

   amelanotisches M. *abbr.* **AMM** amelanotic (malignant) melanoma.

   benignes juveniles M. Spitz nevus, Spitz-Allen nevus, benign juvenile melanoma, epithelioid cell nevus, spindle cell nevus, compound melanocytoma.

   malignes M. *abbr.* **MM** → *Melanoblastom.*

   noduläres M. *abbr.* **NM** nodular melanoma.

   oberflächlich spreitendes M. → *superfiziell spreitendes M.*

   subunguales M. subungual melanoma.

   superfiziell spreitendes M. *abbr.* **SSM** superficial spreading melanoma.

Me·la·no·ma·lig·nom *nt* → *Melanoblastom.*

me·la·no·ma·tös *adj derm.* melanomatous.

Me·la·no·ma·to·se *f derm.* melanomatosis.

Me·la·no·ny·chie *f derm.* melanonychia.

Me·la·no·pho·ren·nae·vus *m derm.* chromatophore nevus of Naegeli, Naegeli syndrome, Franceschetti-Jadassohn syndrome.

Me·la·no·pla·kie *f HNO* melanoplakia.

Me·la·no·se *f patho.* melanism, melanosis.

   prämaligne M. Hutchinson's freckle, circumscribed precancerous melanosis of Dubreuilh, lentigo maligna, malignant lentigo.

Me·la·no·sis *f derm., patho.* melanosis, melanism.

   M. circumscripta praeblastomatosa/praecancerosa → prämaligne *Melanose.*

M. coli brown colon.

M. naeviformis Becker's nevus, pigmented hairy epidermal nevus.

M. neurocutanea neurocutaneous melanosis.

M. toxica lichenoides Riehl's melanosis.

me·la·no·tisch *adj histol., derm.* melanotic.

Me·la·no·tri·chie *f derm.* melanotrichia.

Me·la·no·tro·pin *nt endo.* intermedin, melanocyte stimulating hormone, melanophore stimulating hormone.

Melanotropin-inhibiting-Faktor *m abbr.* **MIF** *endo.* melanocyte stimulating hormone inhibiting factor, MSH inhibiting factor.

Melanotropin-releasing-Faktor *m abbr.* **MRF** *endo.* melanocyte stimulating hormone releasing factor.

Me·la·no·zyt *m histol.* melanocyte, melanodendrocyte.

me·la·no·zy·tär *adj histol.* melanocytic.

Me·la·no·zy·ten·nä·vus *m derm.* melanocytic nevus.

Me·la·no·zy·to·bla·stom *nt* → *Melanoblastom.*

Me·la·no·zy·tom *nt ophthal.* melanocytoma.

Me·la·no·zy·to·se *f derm.* melanocytosis.

   deltoido-akromiale M. Ito's nevus.

   okulodermale M. Ota's nevus, oculodermal melanocytosis.

Me·lan·urie *f patho.* melanuria, melanuresis.

Me·las·ma *nt gyn.* melasma, mask of pregnancy, moth patch.

Me·la·to·nin *nt endo.* melatonin.

mel·den *vt (Krankheit)* report, notify, give notice.

mel·de·pflich·tig *adj (Krankheit)* notifiable, reportable.

Meleney: M.-Geschwür *nt derm.* Meleney's ulcer, Meleney's gangrene, progressive synergistic gangrene, burrowing phagedenic ulcer.

Me·lio·ido·se *f epidem.* Whitmore's disease, Whitmore's fever, melioidosis, pseudoglanders.

Me·li·tra·cen *nt pharm.* melitracen.

Me·lit·urie *f patho.* melituria, mellituria.

Melkersson-Rosenthal: M.-R.-Syndrom *nt patho.* Melkersson's syndrome, Melkersson-Rosenthal syndrome.

Mel·lit·urie *f patho.* melituria, mellituria.

Me·lo·no·pla·stik *f* → *Meloplastik.*

Me·lo·ny·chie *f derm.* melanonychia.

Me·lo·pla·stik *f HNO* meloplasty, melonoplasty.

Me·lo·rhe·osto·se *f radiol.* flowing hyperostosis, melorheostosis, rheostosis.

Me·lo·schi·sis *f embryo.* oblique facial cleft, prosoponoschisis, meloschisis.

Mel·pha·lan *nt pharm.* melphalan.

Mem·bran *f* **1.** *anat.* membrane, layer, lamina, velum. **2.** *phys., chem.* membrane, diaphragm, film.

   alveolokapilläre M. *histol. (Lunge)* alveolo-

Membrana 422

capillary membrane.
gefensterte M. *histol.* fenestrated membrane.
hyaline M. *histol.* hyaline membrane.
pseudoseröse M. *histol.* pseudoserous membrane.
semipermeable M. semipermeable membrane, ultrafilter.
Mem·bra·na *f anat.* membrane, layer, lamina.
M. cricovocalis cricovocal membrane, cricothyroid membrane, elastic cone (of larynx).
M. deciduae *gyn.* decidual membrane, decidua, caduca.
M. elastica externa *histol.* external elastic membrane, external elastic lamina.
M. elastica interna *histol.* internal elastic lamina, internal elastic membrane; Henle's fenestrated (elastic) membrane.
M. limitans externa *histol.* external limiting membrane, outer limiting membrane.
M. limitans gliae *histol.* glial membrane, glial limiting membrane.
M. limitans interna *histol.* inner limiting membrane, internal limiting membrane.
M. obturatoria obturator membrane, obturator ligament of pubis.
M. pellucida *histol.* oolemma, pellucid zone, striated membrane.
M. perinei perineal membrane, membrane of perineum.
M. pupillaris pupillary membrane, Wachendorf's membrane.
M. quadrangularis quadrangular membrane, Tourtual's membrane.
M. reticularis reticular membrane of cochlear duct, Kölliker's membrane.
M. spiralis spiral membrane of cochlear duct.
M. suprapleuralis suprapleural membrane, Sibson's fascia.
M. synovialis synovial layer of articular capsule, synovium, synovial membrane.
M. tectoria tectorial membrane, occipito--axial ligament, anterior cervical ligament.
M. tectoria ductus cochlearis tectorial membrane of cochlear duct, Corti's membrane, tectorium.
M. thyrohyoidea thyrohyoid membrane, hyothyroid membrane.
M. tympanica tympanic membrane, eardrum, myrinx, tympanum, drum membrane
M. vestibularis Reissner's membrane, vestibular membrane of cochlear duct.
M. vitrea vitreous membrane, hyaloid, hyaloid membrane.
Mem·bran·an·griffs·kom·plex *m abbr.* **MAC** *immun.* membrane attack complex.
Mem·bran·an·ti·gen *nt immun.* membrane antigen.
Mem·bran·ek·to·mie *f chir.* membranectomy.
mem·bran·ge·bun·den *adj* membrane-bound.
Mem·bra·no·ly·se *f patho.* membranolysis.

mem·bra·no·pro·li·fe·ra·tiv *adj patho.* membranoproliferative.
mem·bra·nös *adj histol.* membranate, membranous, membraneous, membranaceous, hymenoid.
Mem·bran·oxy·ge·na·ti·on *f,* **extrakorporale** *abbr.* **ECMO** *HTG, IC* extracorporeal membrane oxygenation.
Mem·bran·oxy·ge·na·tor *m physiol.* membrane oxygenator.
Mem·bran·po·ten·ti·al *nt physiol.* membrane potential.
Mem·bran·pro·te·in *nt biochem.* membrane protein.
mem·bran·stän·dig *adj* membrane-bound.
Mem·bran·syn·drom *nt* (der Früh- u. Neugeborenen) *ped.* hyaline membrane syndrome, hyaline membrane disease.
Mem·brum *nt anat.* member, limb.
M. inferius lower extremity, lower limb, pelvic limb, inferior limb.
M. superius upper extremity, upper limb, thoracic limb, superior limb.
M. virile penis, virile member, thyrsus, priapus, member.
Memory-Zelle *f immun.* memory cell.
Me·na·chi·non *nt biochem.* menaquinone, vitamin K_2, farnoquinone.
Me·na·di·ol *nt biochem.* menadiol, vitamin K_4.
Me·na·di·on *nt biochem.* menadione, menaphthone, vitamin K_3.
Men·ak·me *f gyn.* menacme.
Men·ar·che *f gyn.* menarche.
Ménard-Shenton: **M.-S.-Linie** *f radiol.* Ménard-Shenton line, Shenton's line, Shenton's arc, Shenton's arch.
Mendel: **M.'-Genetik** *f genet.* mendelian genetics *pl.*
M.'-Gesetze *pl genet.* mendelian theory, Mendel's laws, mendelian laws.
Mendel-Bechterew: **M.-B.-Reflex** *m physiol.* Mendel's reflex, Mendel-Bechterew reflex, Mendel-Bekterev reflex, dorsum pedis reflex, metatarsal reflex, back-of-foot reflex.
Mendel-Mantoux: **M.-M.-Probe** *f epidem., ped.* Mantoux test, Mendel's test, Mendel's reaction.
Mendelson: **M.-Syndrom** *nt gyn.* Mendelson's syndrome, pulmonary acid aspiration syndrome.
Mendes da Costa: **M. d. C.-Syndrom** *nt derm.* erythrokeratodermia variabilis.
Ménétrier: **M.-Syndrom** *nt patho.* Ménétrier's syndrome, Ménétrier's disease, giant hypertrophic gastritis, giant hypertrophy of gastric mucosa.
Men·idro·sis *f gyn* menhidrosis, menidrosis.
Ménière: **M.-Anfall** *m neuro.* Ménière's attack.
M.'-Krankheit *f neuro.* Ménière's disease, Ménière's syndrome, endolymphatic

hydrops, labyrinthine hydrops, labyrinthine vertigo, aural vertigo.

M.'-Trias *f neuro.* Ménière's triad.

me·nin·ge·al *adj anat.* meningeal.

Me·nin·ge·al·apo·ple·xie *f,* **spinale** *neuro.* spinal apoplexy, hematorrhachis, hemorrhachis.

Me·nin·ge·al·blu·tung *f neuro.* meningeal hemorrhage, meningeal bleeding.

Me·nin·ge·al·kar·zi·no·se *f neuro.* carcinomatous meningitis.

Me·nin·gen *pl, sing* **Me·ninx** *anat.* meninges.

Me·nin·ge·om *nt* → *Meningiom.*

Me·nin·ges *pl, sing* **Me·ninx** *anat.* meninges.

Me·nin·gi·om *nt neuro.* meningioma, meningeoma, meningothelioma, dural endothelioma.

Me·nin·gio·ma·to·se *f neuro.* meningiomatosis.

Me·nin·gio·sis leu·cae·mi·ca *f* → *Meningitis leucaemica.*

Me·nin·gis·mus *m neuro.* meningism, Dupré's disease, pseudomeningitis.

Me·nin·gi·tis *f neuro.* meningitis, pachyleptomeningitis.

M. carcinomatosa carcinomatous meningitis, meningitis carcinomatosa.

M. cerebralis cerebral meningitis, cephalomeningitis.

M. cerebrospinalis cerebrospinal meningitis, tetanoid fever.

M. cerebrospinalis epidemica meningococcal meningitis, epidemic cerebrospinal meningitis, stiff-neck fever.

eosinophile M. eosinophilic meningitis, eosinophilic meningoencephalitis.

M. leucaemica leukemic meningitis, meningeal leukemia.

lymphozytäre M. lymphocytic meningitis, aseptic meningitis.

otogene M. otitic meningitis, otogenic meningitis.

M. serosa serous meningitis, hydromeningitis.

M. spinalis spinal meningitis, perimyelitis.

sterile M. sterile meningitis.

M. tuberculosa tuberculous meningitis, cerebral tuberculosis.

me·nin·gi·tisch *adj neuro.* meningitic.

Me·nin·go·en·ze·pha·li·tis *f neuro.* meningoencephalitis, meningocephalitis, encephalomeningitis, cerebromeningitis.

Me·nin·go·en·ze·pha·lo·mye·li·tis *f neuro.* meningoencephalomyelitis, meningomyeloencephalitis.

Me·nin·go·en·ze·pha·lo·mye·lo·pa·thie *f neuro.* meningoencephalomyelopathy.

Me·nin·go·en·ze·pha·lo·pat·hie *f neuro.* meningoencephalopathy, encephalomeningopathy.

Me·nin·go·en·ze·pha·lo·ze·le *f neuro.* encephalomeningocele, meningoencephalocele, hydrencephalomeningocele.

Me·nin·go·kokk·ämie *f* meningococcemia.

Me·nin·go·kok·ken·in·fek·ti·on *f epidem.* meningococcosis.

Me·nin·go·kok·ken·kon·junk·ti·vi·tis *f ophthal.* meningococcus conjunctivitis.

Me·nin·go·kok·ken·me·nin·gi·tis *f neuro.* epidemic cerebrospinal meningitis, meningococcal meningitis, stiff-neck fever.

Me·nin·go·kok·ken·sep·sis *f patho.* meningococcemia.

Me·nin·go·kok·kus *m micro.* meningococcus, Weichselbaum's diplococcus, Neisseria meningitidis.

me·nin·go·kor·ti·kal *adj* meningocortical, meningeocortical.

Me·nin·go·ma·la·zie *f patho.* meningomalacia.

Me·nin·go·mye·li·tis *f neuro.* meningomyelitis, myelomeningitis.

Me·nin·go·mye·lo·ra·di·ku·li·tis *f neuro.* meningomyeloradiculitis.

Me·nin·go·mye·lo·ze·le *f neuro.* meningomyelocele, myelomeningocele, hydromyelomeningocele.

Me·nin·go·pa·thie *f neuro.* meningopathy.

Me·nin·go·ra·di·ku·li·tis *f neuro.* meningoradiculitis.

Me·nin·gor·rha·gie *f neuro.* meningorrhagia.

Me·nin·go·ze·le *f neuro.* meningocele.

traumatische M. spurious meningocele, traumatic meningocele, Billroth's disease.

me·nin·go·ze·re·bral *adj anat.* cerebromeningeal.

Me·ninx *sing* → *Meninges.*

Me·nis·cus *m anat.* meniscus.

M. articularis meniscus, articular meniscus, joint meniscus, articular crescent.

M. lateralis lateral meniscus of knee, lateral semilunar cartilage of knee joint.

M. medialis medial meniscus (of knee), falciform cartilage, medial semilunar cartilage of knee joint.

M. tactus *histol.* Merkel's cell, Merkel's disk, Merkel's corpuscle, tactile disk, tactile meniscus.

Me·nisk·ek·to·mie *f ortho.* meniscectomy.

Me·nis·ki·tis *f ortho.* menisci tis.

Me·nis·ko·tom *nt ortho.* meniscotome.

Me·nis·kus *m* **1.** *anat.* meniscus. **2.** → *Meniscus articularis.* **3.** *phys.* meniscus; *ophthal.* meniscus lens, meniscus.

Me·nis·kus·ent·fer·nung *f ortho.* meniscectomy.

Me·nis·kus·ent·zün·dung *f* → *Meniskitis.*

Me·nis·kus·ex·zi·si·on *f ortho.* meniscectomy.

Me·nis·zi·tis *f* → *Meniskitis.*

Menkes: M.-Stahlhaarkrankheit *f derm.* Menkes' syndrome, steely hair syndrome, kinky hair disease.

Mennell: M.-Zeichen *nt ortho.* Mennell's sign.

Me·no·me·tror·rha·gie *f gyn.* menometrorrhagia.

me·no·pau·sal *adj gyn.* menopausal.

Me·no·pau·se *f gyn.* menopause, change of life, turn of life.

Me·no·pau·sen·go·na·do·tro·pin *nt* (humanes) *abbr.* **HMG** → *Menotropin.*

Me·no·pau·sen·syn·drom *nt gyn.* climacteric syndrome, menopausal syndrome.

Me·nor·rha·gie *f gyn.* menorrhagia, hypermenorrhagia, flooding.

Me·nor·rhal·gie *f gyn.* menorrhalgia, dysmenorrhea, difficult menstruation.

Me·nor·rhoe *f gyn.* menorrhea.

Me·no·tro·pin *nt endo.* menotropin, human follicle-stimulating hormone, human menopausal gonadotropin.

Mensch *m* man; *bio.* homo; (*einzelner Mensch*) man, human being, human; (*Person*) person, individual.

Men·schen·floh *m micro.* human flea, common flea, Pulex irritans.

Men·schen·laus *f micro.* human louse, Pediculus humanus.

Men·schen·le·ben *nt* life, human life.

Mensch·heit *f* mankind, the human race, the species.

mensch·lich *adj* human; (*human*) humane, humanitarian.

Mensch·lich·keit *f* humanity, humaneness.

Men·ses *pl* → *Menstruation.*

men·stru·al *adj gyn.* menstrual, emmenic, catamenial.

Men·stru·al·blu·tung *f gyn.* menstrual bleeding.

Men·stru·al·zy·klus *m* → *Menstruationszyklus.*

Men·strua·ti·on *f gyn.* period, menses *pl*, menstruation, flow, course, menstrual flow, emmenia, catamenia.

anovulatorische M. anovulational menstruation, anovular menstruation, anovulatory menstruation.

übermäßig starke M. menostaxis, hypermenorrhea.

verlängerte M. bradymenorrhea.

verzögerte M. delayed menstruation.

vikariierende M. xenomenia, vicarious menstruation.

men·strua·ti·ons·aus·lö·send *adj gyn.* catamenogenic.

Men·strua·ti·ons·blu·tung *f gyn.* menstrual bleeding.

Men·strua·ti·ons·stö·rung *f gyn.* paramenia.

Men·strua·ti·ons·zy·klus *m gyn.* menstrual cycle, genital cycle, sex cycle, sexual cycle, rhythm.

men·stru·ie·ren *vi* menstruate, flow, undergo menstruation.

men·su·al *adj physiol.* mensual, monthly.

men·tal *adj* **1.** *psycho.* mental, psychic. **2.** *anat.* mental, chin, genial, genian.

Men·thol *nt pharm.* peppermint camphor, menthol.

Men·to·pla·stik *f chir.* mentoplasty.

Men·tum *nt anat.* mentum, chin.

Mep·ac·rin *nt pharm.* mepacrine.

Me·phe·ne·sin *nt pharm.* mephenesin.

Me·pi·va·ca·in *nt anes.* mepivacaine.

Me·pro·ba·mat *nt pharm.* meprobamate.

Me·pyr·amin *nt pharm.* mepyramine, pyrilamine, pyranisamine.

Mer·al·gia *f ortho.* meralgia. **M. paraesthetica** Bernhardt-Roth disease, Roth's disease, Bernhardt's paresthesia.

Mer·bro·min *nt pharm.* merbromin.

β-Mer·cap·to·va·lin *nt pharm.* β,β-dimethylcysteine.

Mercier: M.-Katheter *m urol.* Mercier's sound.

Merendino: M.-Operation *f HTG* Merendino's technique.

Merkel: M.'-Tastzelle *f histol.* Merkel's tactile cell, Merkel's touch cell, Merkel's corpuscle, tactile disk, tactile meniscus.

M.-Zellen *pl histol.* Merkel's cells, Merkel-Ranvier cells, giant stellate cells.

Merk·mal *nt* **1.** sign, mark; feature, characteristic, trait. **2.** *patho.* symptom, sign.

Mer·ku·ria·lis·mus *m patho.* mercury poisoning, mercurial poisoning, mercurialism, hydrargyrism, hydrargyrosis.

me·ro·dia·sto·lisch *adj card.* merodiastolic, partially diastolic.

me·ro·di·plo·id *adj genet.* merodiploid.

Me·ro·go·nie *f embryo.* merogony.

Me·ro·kox·al·gie *f ortho.* merocoxalgia.

me·ro·krin *adj histol.* merocrine.

Me·ro·mi·kro·so·mie *f embryo.* meromicrosomia, local dwarfism.

Me·ror·rha·chi·schi·sis *f embryo.* merorachischisis, merorrhachischisis.

Mer·os·mie *f neuro.* merosmia.

me·ro·sy·sto·lisch *adj card.* merosystolic, partially systolic.

Me·ro·ze·le *f chir.* femoral hernia, crural hernia, merocele, femorocele.

Mer·sa·lyl *nt pharm.* mersalyl, mercuramide.

Mer·se·bur·ger Tri·as *f endo.* Merseburg triad, Basedow's triad.

mes·an·gi·al *adj histol.* mesangial.

mes·an·gio·ka·pil·lär *adj histol.* mesangiocapillary.

mes·an·gio·pro·li·fe·ra·tiv *adj patho.* mesangioproliferative.

Mes·an·gi·um *nt histol.* mesangium.

Mes·an·gi·um·zel·le *f histol.* mesangial cell, intercapillary cell.

Mes·aor·ti·tis *f patho.* mesaortitis, meso-aortitis. **M. luetica** Döhle's disease, Döhle-Heller disease, luetic mesaortitis, luetic aortitis, syphilitic aortitis.

Mes·ar·te·ri·tis *f patho.* mesarteritis.

Mes·axon *nt histol.* mesaxon.

Mes·ca·lin *nt pharm.* mescaline.

Mes·ca·lin·in·to·xi·ka·ti·on *f patho.* mescalism.

Mes·ek·to·derm *nt embryo.* mesectoderm.

Mes·en·ce·pha·lon *nt anat.* mesencephalon, mesocephalon, midbrain.

Mes·en·chym *nt embryo.* mesenchymal tissue, mesenchyma, mesenchyme.

mes·en·chy·mal *adj embryo.* mesenchymal.

Mes·en·chy·mom *nt patho.* mesenchymoma.

Mes·en·ter·ek·to·mie *f chir.* mesenterectomy.

mes·en·te·ri·al *adj anat.* mesenteric, mesaraic, mesareic.

Mes·en·te·ri·al·ar·te·rie *f anat.* mesenteric artery.

Mes·en·te·ri·al·ar·te·ri·en·throm·bo·se *f patho.* mesenteric arterial thrombosis.

Mes·en·te·ri·al·ge·fä·ße *pl anat.* mesenteric vessels.

Mes·en·te·ri·al·ge·fäß·em·bo·lus *m patho.* mesenteric vascular embolus.

Mes·en·te·ri·al·ge·fäß·throm·bo·se *f patho.* mesenteric vascular thrombosis.

Mes·en·te·ri·al·in·farkt *m patho.* acute mesenteric ischemia, mesenteric infarction.

Mes·en·te·ri·al·lymph·kno·ten *pl anat.* mesenteric lymph nodes.

Mes·en·te·ri·al·ve·ne *f anat.* mesenteric vein.

Mes·en·te·ri·al·wur·zel *f anat.* root of mesentery.

Mes·en·te·ri·al·zy·ste *f patho.* mesenteric cyst.

Mes·en·te·rio·lum *nt anat.* mesenteriolum, mesoenteriolum.

Mes·en·te·rio·pe·xie *f chir.* mesenteriopexy, mesopexy.

Mes·en·te·ri·or·rha·phie *f chir.* mesenteriorrhaphy, mesorrhaphy.

Mes·en·te·ri·pli·ka·ti·on *f chir.* mesenteriplication.

mes·en·te·risch *adj → mesenterial.*

Mes·en·te·ri·tis *f patho.* mesenteritis.

Mes·en·te·ri·um *nt anat.* mesentery, mesenterium, mesostenium.

Mes·en·te·ri·um·ent·zün·dung *f → Mesenteritis.*

Mes·en·te·ri·um·fi·xa·ti·on *f chir.* mesenteriopexy, mesopexy.

Mes·en·te·ri·um·naht *f chir.* mesenteriorrhaphy, mesentorrhaphy, mesorrhaphy.

Mes·en·te·ri·um·re·sek·ti·on *f chir.* mesenterectomy.

mes·en·ze·pha·lisch *adj* mesencephalic, mesocephalic, mesocephalous.

Mes·en·ze·pha·li·tis *f neuro.* mesencephalitis.

Mes·en·ze·pha·lon *nt anat.* mesencephalon, mesocephalon, midbrain.

Mes·en·ze·pha·lo·to·mie *f neurochir.* mesen-

cephalotomy.

Mesh-Graft *f|nt chir.* mesh graft, accordion graft.

Mes·ka·lin *nt pharm.* mescaline.

Meso *nt → Mesocolon.*

Me·so·ap·pen·dix *nt anat.* mesentery of vermiform appendix, mesoappendix.

Me·so·ap·pen·di·zi·tis *f patho.* mesoappendicitis.

Me·so·blast *m → Mesoderm.*

Me·so·bron·chi·tis *f patho.* mesobronchitis.

Me·so·ce·cum *nt anat.* mesocecum.

Me·so·co·lon *nt anat.* mesocolon.

  M. ascendens mesentery of ascending colon, ascending mesocolon, right mesocolon.

  M. descendens mesentery of descending colon, descending mesocolon, left mesocolon.

  M. sigmoideum mesentery of sigmoid colon, mesosigmoid, sigmoid mesocolon.

  M. transversum mesentery of transverse colon, transverse mesocolon.

Me·so·cor·tex *m anat.* mesocortex.

Me·so·derm *nt embryo.* mesoblast, mesoderm.

me·so·der·mal *adj embryo.* mesoblastic, mesodermal, mesodermic.

me·so·dia·sto·lisch *adj card.* mesodiastolic, middiastolic.

Me·so·duo·de·num *nt anat.* mesoduodenum.

Me·so·epi·di·dy·mis *f andro.* mesoepididymis.

Me·so·glia *f* mesoglial cells, mesoglia.

Me·so·ile·um *nt anat.* mesoileum.

Me·so·je·ju·num *nt anat.* mesojejunum.

Me·so·ko·lon *nt → Mesocolon.*

Me·so·ko·lon·fi·xa·ti·on *f chir.* mesocolopexy.

Me·so·ko·lo·pe·xie *f chir.* mesocolopexy.

Me·so·ko·lo·pli·ka·ti·on *f chir.* mesocoloplication.

Me·so·kor·nea *f histol.* mesocornea.

Me·so·kor·tex *m anat.* mesocortex.

Me·so·me·tri·um *nt gyn.* mesometrium.

Me·so·ne·phrom *nt patho.* mesonephroma, mesonephric adenocarcinoma, clear cell adenocarcinoma.

Me·so·ne·phron *nt embryo.* mesonephron, middle kidney, Oken's body, wolffian body.

Meso-omentum *nt anat.* meso-omentum.

Me·so·pha·rynx *m anat.* pharyngo-oral cavity, oropharynx.

Me·so·phle·bi·tis *f patho.* mesophlebitis.

Me·so·phrag·ma *nt histol.* mesophragma, M band, M disk.

Me·so·rek·tum *nt anat.* mesorectum, mesentery of rectum.

Me·sor·rha·phie *f chir.* mesenteriorrhaphy, mesentorrhaphy, mesorrhaphy.

Me·so·sal·pinx *f anat.* mesosalpinx.

Me·so·sig·ma *nt anat.* mesosigmoid, mesentery of sigmoid colon, sigmoid mesocolon.

Me·so·sig·mo·ido·pe·xie *f chir.* mesosigmoidopexy.

me·so·sy·sto·lisch *adj card.* mesosystolic, midsystolic.

Me·so·ten·di·ne·um *nt anat.* mesotendineum, mesotendon, mesotenon.

Me·so·thel *nt histol.* mesothelium, mesepithelium, celothel, celothelium.

Me·so·the·li·om *nt patho.* mesothelioma, mesohyloma, celothelioma.

Me·so·tym·pa·num *nt anat.* mesotympanum.

mes·ova·ri·al *adj anat.* mesovarial, mesovarian, mesoarial.

Mes·ova·r·ium *nt anat.* mesovarium, mesoarium.

Me·so·zä·kum *nt anat.* mesocecum.

Meß·band *nt* measuring tape, tape measure, tape.

meß·bar *adj* measurable, mensurable, quantifiable.

Meß·be·reich *m* range, measuring range, measuring scale.

Meß·da·ten *pl* data, measured data.

mes·sen *vt* measure; *techn.* gage, gauge, meter; *phys., chem.* assay; (*Zeit*) time. **jds. Fieber m.** take s.o.'s temperature. **jds. Blutdruck m.** take s.o.'s blood pressure.

Messenger-RNA *f abbr.* **mRNA** *biochem.* messenger ribonucleic acid, messenger RNA, template ribonucleic acid.

Mes·ser¹ *nt* knife; *chir.* knife, scalpel, surgical knife.

Mes·ser² *m* (*Gerät*) meter, measuring instrument.

Mes·ser·griff *m* knife handle.

Mes·ser·klin·ge *f* knife blade.

Mes·ser·schnei·de *f* knife-edge, edge.

Mes·ser·spit·ze *f* knife point, point.

Mes·ser·stich *m* stab, thrust; (*Wunde*) stab wound, knife wound.

Meß·ge·rät *nt* measuring instrument, instrument, measure; (*Meter*) meter.

Meß·me·tho·de *f* measurement method, measurement technique, measuring technique, measuring method.

Mes·sung *f* **1.** (*Messen*) measuring; (*Ablesen*) reading; (*Temperatur, Blutdruck*) taking; test, testing. **2.** (*Ergebnis*) measurement; reading.

Meß·ver·fah·ren *nt* → *Meßmethode*.

Meß·wert *m* measured value. **Meßwerte** *pl phys., techn.* data.

Me·ste·ro·lon *nt pharm.* mesterolone.

Me·stra·nol *nt pharm.* mestranol.

Me·sul·fen *nt pharm.* mesulphen.

Me·ta·ba·sis *f patho.* metabasis.

me·ta·bo·lisch *adj physiol.* metabolic.

me·ta·bo·li·sier·bar *adj physiol.* metabolizable.

me·ta·bo·li·sie·ren *vt, vi physiol.* metabolize.

Me·ta·bo·lis·mus *m physiol.* metabolism, metabolic activity.

Me·ta·bo·lit *m physiol.* metabolite, metabolin.

Me·ta·car·pa·lia *pl anat.* metacarpals, metacarpal bones, knucklebones.

Me·ta·car·pus *m anat.* metacarpus.

Me·ta·duo·de·num *nt anat.* metaduodenum.

Me·ta·fe·ma·le *f genet.* triple-X, metafemale.

Me·ta·go·ni·mia·sis *f epidem.* metagonimiasis.

Me·ta·go·ni·mus *m micro.* Metagonimus.

me·ta·ik·te·risch *adj patho.* metaicteric.

me·ta·in·fek·ti·ös *adj patho.* metainfective.

me·ta·kar·pal *adj anat.* metacarpal.

Me·ta·kar·pal·kno·chen *pl* → *Metacarpalia*.

Me·ta·kar·pal·kno·chen·re·sek·ti·on *f ortho.* metacarpectomy.

Me·ta·kar·pal·köpf·chen *nt anat.* metacarpal head, head of metacarpal bone.

me·ta·kar·po·pha·lan·ge·al *adj anat.* metacarpophalangeal.

Me·ta·kar·po·pha·lan·ge·al·ge·len·ke *pl anat.* knuckle joints, metacarpophalangeal joints, MCP joints.

Me·ta·kar·pus *m anat.* metacarpus.

Me·tall *nt* (*a. chem.*) metal.

Me·tall·dampf·fie·ber *nt pulmo.* metal fume fever, foundryman's fever.

me·tal·lisch *adj* metallic; (*Klang*) metallic.

Me·tall·klang *m* (*Auskultation*) metallic tinkles *pl.*

Metall-Metall-Prothese *f ortho.* metal-on--metal prosthesis.

Me·tall·pro·the·se *f ortho.* metal prosthesis.

Me·ta·lu·es *f patho.* metasyphilis, metalues.

Me·ta·me·rie *f embryo.* metamerism.

Me·ta·mor·phop·sie *f ophthal.* metamorphopsia.

Me·ta·mor·pho·se *f histol., patho.* metamorphosis, transformation, allaxis.
fettige M. fatty change, fatty metamorphosis.
retrograde M. retromorphosis, retrogressive metamorphosis, retrograde metamorphosis.
visköse M. viscous metamorphosis, platelet metamorphosis.

Me·ta·mye·lo·zyt *m hema.* metamyelocyte, juvenile cell, juvenile form, young form.

Me·ta·ne·phros *nt embryo.* metanephros, hind-kidney, definitive kidney.

Me·ta·pha·se *f histol.* metaphase.

Me·ta·pha·sen·spin·del *f histol.* metaphase spindle.

me·ta·phy·sär *adj anat.* metaphyseal, metaphysial.

Me·ta·phy·se *f anat.* metaphysis.

Me·ta·phy·sen·ent·zün·dung *f* → *Metaphysitis*.

Me·ta·phy·si·tis *f ortho.* metaphysitis.

Me·ta·pla·sie *f patho.* metaplasia, metaplasis.

Me·ta·plas·ma *nt histol.* metaplasm.

me·ta·plas·ma·tisch *adj histol.* metaplastic.

me·ta·pla·stisch *adj patho.* metaplastic.

me·ta·pneu·mo·nisch *adj pulmo.* metapneumonic, postpneumonic.

Me·ta·psy·cho·lo·gie *f psycho.* metapsychology.

Me·ta·ra·mi·nol *nt pharm.* metaraminol.

Met·ar·te·rio·le *f histol.* metarteriole, precapillary.

Me·ta·sta·se *f patho., epidem.* metastasis.
  direkte M. direct metastasis.
  gekreuzte M. crossed metastasis.
  hämatogene M. hematogenous metastasis.
  ossäre M. bone metastasis, osseous metastasis.
  osteolytische M. osteolytic metastasis.
  osteoplastische M. osteoblastic metastasis.
  osteoplastische-osteolytische M. osteoblastic--osteolytic metastasis.
  paradoxe/retrograde M. retrograde metastasis, paradoxical metastasis.

me·ta·sta·sie·ren *vi* metastasize.

me·ta·sta·sie·rend *adj* metastatic.

Me·ta·sta·sie·rung *f patho.* metastasis, metastatic disease, generalization.

me·ta·sta·tisch *adj patho.* metastatic.

Me·ta·sy·phi·lis *f patho.* metasyphilis, metalues.

me·ta·tar·sal *adj anat.* metatarsal.

Me·ta·tar·sal·frak·tur *f ortho.* metatarsal fracture.

Me·ta·tars·al·gie *f ortho.* metatarsalgia.

Me·ta·tar·sa·lia *pl anat.* metatarsals, metatarsal bones.

Me·ta·tar·sal·kno·chen *pl → Metatarsalia.*

Me·ta·tar·sal·kno·chen·re·sek·ti·on *f ortho.* metatarsectomy.

Me·ta·tar·sal·kno·chen·tu·mor *m ortho.* Deutschländer's disease.

Me·ta·tar·sal·köpf·chen *nt anat.* metatarsal head, head of metatarsal bone.

Me·ta·tars·ek·to·mie *f ortho.* metatarsectomy.

me·ta·tar·so·pha·lan·ge·al *adj anat.* metatarsophalangeal.

Me·ta·tar·so·pha·lan·ge·al·ge·len·ke *pl anat.* metatarsophalangeal joints, MTP joints.

Me·ta·tar·sus *m anat.* metatarsus. **M. varus** *ortho.* intoe, talipes varus, pes adductus, metatarsus varus.

me·ta·ty·pisch *adj patho.* metatypical, metatypic.

Met-Enkephalin *nt biochem.* methionine enkephalin, met-enkephalin.

Met·en·ze·pha·lon *nt anat., embryo.* metencephalon, afterbrain.

Me·teo·ris·mus *m patho.* meteorism, tympanites.

Me·teo·ro·pa·thie *f patho.* meteoropathy.

Me·teo·ro·pa·tho·lo·gie *f patho.* meteoropathology.

Me·teo·ro·tro·pis·mus *m clin.* meteorotropism.

Me·ter I *nt* meter. **II** *nt/m abbr.* **m** meter.

Met·for·min *nt pharm.* metformin.

Me·tha·don *nt pharm.* methadone.

Met·häm·al·bu·min *nt hema.* methemalbumin, pseudomethemoglobin.

Met·häm·al·bu·min·ämie *f hema.* methemalbuminemia.

Met·hä·mo·glo·bin *nt abbr.* **Met-Hb** *hema.* methemoglobin, metahemoglobin.

Met·hä·mo·glo·bin·ämie *f hema.* methemoglobinemia.

Met·hä·mo·glo·bin·urie *f patho.* methemoglobinuria.

Met·hä·mo·glo·bin·zya·nid *nt abbr.* **HbCN** *hema.* cyanide methemoglobin, cyanmethemoglobin.

Meth·am·phet·amin *nt pharm.* methamphetamine, desoxyephedrine.

Me·than *nt chem.* methane, marsh gas.

Me·tha·nol *nt chem.* methanol, methyl alcohol.

Me·than·sul·fo·nat *nt pharm.* methanesulfonate, mesylate.

Me·than·the·lin *nt pharm.* methantheline.

Meth·aqua·lon *nt pharm.* methaqualone.

Me·then·amin *nt pharm.* methenamine, hexamine, hexamethylenamine.

Me·thi·cil·lin *nt pharm.* dimethoxyphenyl penicillin, methicillin.

Me·thim·azol *nt pharm.* methimazole, thiamazole.

Me·thio·nin *nt abbr.* **M** *od.* **Met** *biochem.* methionine.

Methionin-Enkephalin *nt → Met-Enkephalin.*

Me·thio·nin·mal·ab·sorp·ti·ons·syn·drom *nt patho.* Smith-Strang disease, oasthouse urine disease, methionine malabsorption syndrome.

Me·this·azon *nt pharm.* methisazone, marboran.

Me·thi·zil·lin *nt pharm.* methicillin, dimethoxyphenyl penicillin.

Me·tho·carb·amol *n anes.* methocarbamol.

Me·tho·de *f* method, system, technique, maneuver, way, line.
  empirische M. trial and error.
  Indische M. *HNO* Indian operation, Indian rhinoplasty, Carpoe's rhinoplasty.
  italienische M. *HNO* Italian operation, Italian rhinoplasty, tagliacotian operation, tagliacotian rhinoplasty.

me·tho·disch *adj* methodic, methodical, systematic.

Me·tho·he·xi·tal *nt pharm.* methohexital.

Me·tho·tre·xat *nt pharm.* methotrexate, amethopterin.

Meth·oxi·flu·ran *nt anes.* methoxyflurane.

8-Meth·oxy·pso·ra·len *nt pharm., derm.* 8-methoxpsoralen, methoxsalen.

Me·thyl·al·ko·hol *m → Methanol.*

Me·thyl·benz·etho·ni·um·chlo·rid *nt pharm.* methylbenzethonium chloride.

Me·thyl·blau *nt histol., derm.* methyl blue.

Me·thyl·chlo·rid *nt anes.* chlormethyl, methyl chloride, chloromethane.

Me·thyl·do·pa *nt pharm.* methyldopa.

Me·thy·len·blau *nt histol.* methylene blue, methylthionine chloride.

5,10-Me·thy·len·te·tra·hy·dro·fo·lat·re·duk·ta·se-Defekt *m patho.* methylenetetrahydrofolate reductase deficiency.

5,10-Me·thy·len·te·tra·hy·dro·fol·säu·re *f biochem.* 5,10-methylenetetrahydrofolic acid.

Me·thyl·er·go·me·trin *nt pharm.* methylergonovine, methylergometrine.

Me·thyl·er·go·no·vin *nt pharm.* methylergonovine, methylergometrine.

Me·thyl·he·xan·amin *nt pharm.* methylhexaneamine, methylhexamine.

β-Me·thyl·kro·to·nyl·gly·cin·urie *f patho.* β-methylcrotonyl-CoA carboxylase deficiency, β-methylcrotonylglycinuria.

Me·thyl·ma·lon·azid·urie *f patho.* methylmalonic aciduria.

Me·thyl·ma·lon·säu·re *f biochem.* methylmalonic acid.

Me·thyl·mor·phin *nt pharm.* methylmorphine, codeine, monomethylmorphine.

Me·thyl·phe·ni·dat *nt pharm.* methylphenidate.

Me·thyl·phe·nyl·hy·dra·zin *nt chem.* methylphenylhydrazine.

Me·thyl·pred·ni·so·lon *nt pharm.* methylprednisolone.

Me·thyl·te·sto·ste·ron *nt pharm.* methyltestosterone.

Me·thyl·te·tra·hy·dro·fo·lat *nt biochem.* methyltetrahydrofolate.

Me·thyl·te·tra·hy·dro·fol·säu·re *f biochem.* methyltetrahydrofolic acid.

Me·thyl·theo·bro·min *nt* methyltheobromine, trimethylxanthine, caffeine.

Me·thyl·thio·ura·cil *nt abbr.* **MTU** *pharm.* methylthiouracil.

Me·thy·pry·lon *nt pharm.* methyprylon, methyprylone.

Me·thys·er·gid *nt pharm.* methysergide.

Me·ti·amid *nt pharm.* metiamide.

Me·to·clo·pra·mid *nt pharm.* metoclopramide.

Me·to·la·zon *nt pharm.* metolazone.

Me·to·ny·mie *f psychia.* metonymy.

Met·opo·dy·nie *f neuro.* frontal headache, metopodynia.

Me·to·pro·lol *nt pharm.* metoprolol.

Me·tra *f anat.* uterus, womb, metra.

Metr·al·gie *f gyn.* uterine pain, metralgia, metrodynia, uterodynia, hysteralgia.

Me·tri·tis *f gyn.* metritis, uteritis.

M. dissecans dissecting metritis.

M. puerperalis puerperal metritis, lochiometritis.

septische M. septimetritis.

suppurative M. pyometritis.

Me·triz·amid *nt radiol.* metrizamide.

Me·tro·dy·nie *f → Metralgie.*

Me·tro·en·do·me·trit·is *f gyn.* metroendometritis.

Me·tro·ma·la·zie *f gyn.* metromalacia, metromalacoma, metromalacosis.

Me·tro·me·nor·rha·gie *f gyn.* metromenorrhagia.

Me·tro·ni·da·zol *nt pharm.* metronidazole.

Me·tro·pa·thie *f gyn.* hysteropathy, metropathy, metropathia. **hämorrhagische M.** hemorrhagic metropathy, essential uterine hemorrhage.

me·tro·pe·ri·to·ne·al *adj anat.* metroperitoneal, uteroperitoneal.

Me·tro·pe·ri·to·ni·tis *f gyn.* metroperitonitis, permetritis.

Me·tro·phle·bi·tis *f gyn.* metrophlebitis.

Me·tro·pto·se *f gyn.* prolapse of the uterus, metroptosis, hysteroptosis.

Me·tror·rha·gie *f gyn.* metrorrhagia.

Me·tror·rhe·xis *f gyn.* metrorrhexis, hysterorrhexis.

Me·tror·rhoe *f gyn.* metrorrhea.

Me·tro·sal·pin·gi·tis *f gyn.* metrosalpingitis.

Me·tro·sal·pin·go·gra·phie *f gyn.* metrosalpingography, metrotubography, uterosalpingography, hysterosalpingography.

Me·tro·sta·xis *f gyn.* metrostaxis.

Me·tro·ste·no·se *f gyn.* metrostenosis.

Me·tro·tu·bo·gra·phie *f → Metrosalpingographie.*

Me·ty·ra·pon *nt pharm.* metyrapone, metapyrone, methylpyrapone, mepyrapone.

Metz·ger·pem·phi·gus *m derm.* bullous fever.

Meulengracht: M.-Krankheit *f patho.* Gilbert's disease, familial nonhemolytic jaundice, constitutional hepatic dysfunction, constitutional hyperbilirubinemia.

Meulengracht-Gilbert: M.-G.-Krankheit *f → Meulengracht-Krankheit.*

Meyenburg: M.'-Komplexe *pl patho.* Meyenburg's complexes, bile duct hamartomas.

Meyenburg-Altherr-Uehlinger: M.-A.-U.-Syndrom *nt patho.* (von) Meyenburg's disease, Meyenburg-Altherr-Uehlinger syndrome, systemic chondromalacia, relapsing polychondritis, polychondropathy.

Meyer-Schwickerath-Weyers: M.-S.-W.-Syndrom *nt patho.* Meyer-Schwickerath and Weyers syndrome, oculodentodigital syndrome, oculodentodigital dysplasia, ODD syndrome.

Meynert: M.'-Bündel *nt anat.* Meynert's bundle, Meynert's fasciculus, habenulopeduncular tract.

M.'-Haubenkreuzung *f anat.* Meynert's decussation, dorsal tegmental decussation.

M.'-Kommissuren *pl anat.* Meynert's commissures.

Meynet: M.-Knötchen *pl patho.* Meynet's nodes, Meynet's nodosities.
Mez·lo·cil·lin *nt pharm.* mezlocillin.
M-Gradient *m immun.* M component.
MHC-Antigene *pl immun.* major histocompatibility antigens.
Mi·an·se·rin *nt pharm.* mianserin.
Mibelli: Angiokeratoma *nt* **M.** *derm.* Mibelli's angiokeratoma.
M.'-Krankheit *f derm.* Mibelli's disease, keratoatrophoderma, porokeratosis of Mibelli.
Michaelis-Gutmann: M.-G.-Körperchen *pl patho.* Michaelis-Gutmann bodies.
Michel: M.-Schwerhörigkeit *f HNO* Michel's deafness.
Mi·con·azol *nt pharm.* miconazole.
Mi·cro·spo·rum *nt micro.* Microsporum, Microsporon.
Mic·tio *f* → *Miktion.*
Midlife-crisis *f* midlife crisis.
MIF-Test *m immun.* migration inhibiting factor test, MIF test.
Mi·grai·ne *f neuro.* vascular headache, blind headache, migraine, migraine headache.
ophthalmoplegische M. ophthalmoplegic migraine, Möbius' disease.
Mi·grä·ne *f* → *Migraine.*
mi·grä·ne·ar·tig *adj neuro.* migranoid, migrainous.
Mi·grä·ne·phos·phen *nt neuro.* migraine phosphene.
Mi·gra·ti·on *f histol., immun.* migration.
Mi·gra·ti·ons·in·hi·bi·ti·ons·fak·tor *m abbr.* **MIF** *immun.* migration inhibiting factor, macrophage inhibitory factor.
Mi·gra·ti·ons·in·hi·bi·ti·ons·fak·tor·test *m* → *MIF-Test.*
Mikr·en·ze·pha·lie *f embryo.* microencephaly, microencephalon, micrencephalon, micrencephaly.
Mi·kro·ab·zeß *m patho.* microabscess.
Mi·kro·ade·nom *nt patho.* microadenoma.
Mi·kro·ag·glu·ti·na·ti·on *f immun.* microscopic agglutination.
Mi·kro·ag·gre·gat *nt immun.* microaggregate.
Mi·kro·ana·sto·mo·se *f patho., chir.* microanastomosis.
Mi·kro·ana·to·mie *f* microanatomy, microscopic anatomy, histologic anatomy.
Mi·kro·an·eu·rys·ma *nt patho.* microaneurysm.
Mi·kro·an·gio·pa·thie *f patho.* microangiopathy, micrangiopathy. **thrombotische M.** → *Moschcowitz-Syndrom.*
Mi·kro·be *f micro.* microbe.
mi·kro·ben·ab·tö·tend *adj pharm.* microbicidal, microbicide.
Mi·kro·ben·ge·ne·tik *f micro.* microbial genetics *pl.*
Mi·kro·bid *nt derm.* microbid.

mi·kro·bi·ell *adj micro.* microbial, microbian, microbic, microbiotic.
Mi·kro·bio·lo·gie *f* microbiology. **medizinische M.** medical microbiology.
mi·kro·bio·lo·gisch *adj* microbiologic, microbiological.
Mi·kro·bi·on *nt micro.* microbe.
Mi·kro·bi·zid *nt pharm.* microbicide.
mi·kro·bi·zid *adj pharm.* microbicidal, microbicide.
Mi·kro·blast *m hema.* microblast, microerythroblast.
Mi·kro·ble·pha·ron *nt ophthal.* microblepharism, microblepharon, microblephary.
Mi·kro·blu·tung *f patho.* microhemorrhage.
Mi·kro·chei·lie *f embryo.* microcheilia, microchilia.
Mi·kro·chei·rie *f embryo.* microcheiria, microchiria.
Mi·kro·chir·ur·gie *f chir.* microsurgery.
Mi·kro·der·ma·tom *nt chir.* microdermatome.
Mi·kro·dre·pa·no·zy·ten·krank·heit *f hema.* microdrepanocytic anemia, microdrepanocytosis, thalassemia-sickle cell disease, sickle--cell thalassemia.
Mi·kro·em·bo·lus *m patho.* microembolus.
Mi·kro·en·ze·pha·lie *f* → *Mikrenzephalie.*
Mi·kro·frak·tur *f ortho.* microfracture.
Mi·kro·glia *f histol.* microglial cells, microglia cells, microglia.
Mi·kro·gli·om *nt patho.* microglioma.
β₂-Mi·kro·glo·bu·lin *nt biochem.* β_2-microglobulin, beta₂-microglobulin.
Mi·kro·glos·sie *f HNO* microglossia.
Mi·kro·gna·thie *f HNO* micrognathia.
Mi·kro·gy·rie *f neuro.* microgyria.
Mi·kro·ha·mar·tom *nt patho.* microhamartoma.
Mi·kro·hä·mat·urie *f urol.* microscopic hematuria.
Mi·kro·in·farkt *m patho.* microinfarct.
Mi·kro·in·jek·ti·on *f clin.* microinjection.
Mi·kro·in·va·si·on *f patho.* microinvasion.
mi·kro·in·va·siv *adj patho.* microinvasive.
Mi·kro·kal·lus *m ortho.* microcallus.
Mi·kro·kal·zi·fi·ka·ti·on *f patho.* microcalcification.
Mi·kro·kar·die *f card.* microcardia.
Mi·kro·kar·zi·nom *nt patho.* microcarcinoma.
Mi·kro·kok·kus *m micro.* micrococcus, Micrococcus.
Mi·kro·ko·lon *nt embryo.* microcolon.
Mi·kro·ko·rie *f ophthal.* microcoria.
Mi·kro·kor·nea *f ophthal.* microcornea.
Mi·kro·kra·nie *f embryo.* microcrania.
Mi·kro·la·ryn·go·sko·pie *f HNO* microlaryngoscopy.
Mi·kro·lä·si·on *f patho.* microlesion.
Mi·kro·lith *m patho.* microlith.
Mi·kro·li·thia·sis *f patho.* microlithiasis.

Mi·kro·ma·nie *f psychia.* micromania.
Mi·kro·ma·ni·pu·la·ti·on *f chir.* micromanipulation.
Mi·kro·ma·stie *f gyn.* micromastia, micromazia.
Mi·kro·me·lie *f embryo.* nanomelia, micromelia.
Mi·kro·me·ta·bo·lis·mus *m physiol.* micrometabolism.
Mi·kro·me·ta·sta·se *f patho.* micrometastasis.
Mi·kro·me·ta·sta·sie·rung *f patho.* micrometastatic disease.
Mi·kro·mye·lie *f neuro.* micromyelia.
Mi·kro·mye·lo·blast *m hema.* micromyeloblast, micromyelolymphocyte.
Mi·kro·neu·ro·chir·ur·gie *f neurochir.* microneurosurgery.
mi·kro·no·du·lär *adj patho.* micronodular.
Mi·kro·ny·chie *f derm.* micronychia.
Mi·kro·or·ga·nis·mus *m micro.* microorganism. **pathogener M.** pathogen, pathogenic microorganism.
Mi·kro·pa·ra·sit *m micro.* microparasite.
Mi·kro·pa·tho·lo·gie *f patho.* micropathology.
Mi·kro·per·fo·ra·ti·on *f chir.* microperforation.
Mi·kro·per·fu·si·on *f physiol.* microperfusion.
Mi·kro·pha·ge *m histol.* microphage, microphagocyte.
Mi·kro·pha·kie *f ophthal.* microphakia.
Mi·kro·phal·lus *m andro.* microphallus, micropenis.
Mi·kro·phon·po·ten·tia·le *pl,* **kochleäre** *HNO* microphonic potentials, Wever-Bray phenomenon, cochlear microphonics.
Mikr·oph·thal·mus *m ophthal.* nanophthalmia, nanophthalmus, microphthalmia, microphthalmus.
Mi·kro·pie *f neuro.* micropsia.
Mi·kro·po·die *f embryo.* micropodia.
Mi·kro·pro·lak·ti·nom *nt patho.* microprolactinoma.
Mi·krop·sie *f neuro.* micropsia.
Mi·kro·punk·ti·on *f clin.* micropuncture.
Mi·kro·ra·dio·gra·phie *f radiol.* microradiography.
Mikr·or·chi·die *f andro.* micro-orchidism, micro-orchidia, microrchidia.
Mi·kro·skop *nt* microscope.
Mi·kro·sko·pie *f* microscopy.
mi·kro·sko·pisch *adj* microscopic, microscopical.
Mi·kro·som *nt histol.* microsome.
mi·kro·so·mal *adj histol.* microsomal.
Mi·kro·so·mie *f patho.* microsoma, microsomia, nanocormia.
Mi·kro·son·de *f chir.* microprobe.
Mi·kro·sphyg·mie *f card.* microsphygmia, microsphygmy, microsphyxia.
Mi·kro·sple·nie *f embryo.* microsplenia.
Mi·kro·sto·mie *f embryo.* microstomia.

Mi·kro·the·lie *f embryo.* microthelia.
Mi·kro·throm·bo·se *f patho.* microthrombosis.
Mi·kro·throm·bus *m patho.* microthrombus.
Mi·kro·tie *f embryo.* microtia.
Mi·kro·trans·fu·si·on *f gyn.* microtransfusion.
Mi·kro·trau·ma *nt patho.* microtrauma.
Mi·kro·ver·kal·kung *f patho.* microcalcification.
Mi·kro·zen·trum *nt histol.* microcentrum, centrosome, microsphere.
Mi·kro·ze·pha·lie *f embryo.* microcephaly, microcephalism, nanocephaly, nanocephalia.
Mi·kro·ze·pha·lus *m embryo.* microcephalus, nanocephalus.
Mi·kro·zir·ku·la·ti·on *f physiol.* microcirculation.
Mi·kro·zy·ste *f patho.* microcyst.
Mi·kro·zyt *m hema.* microcyte, microerythrocyte.
mi·kro·zy·tär *adj hema.* microcytic.
Mi·kro·zy·to·se *f hema.* microcytosis, microcythemia.
Mik·ti·on *f* urinating, urination, uresis, miction, micturition, emiction. **schmerzhafte M.** dysuria, dysury.
Mik·ti·ons·zy·sto·gra·phie *f urol.* voiding cystography.
Mik·ti·ons·zy·sto·ure·thro·gra·phie *f abbr.* **MZU** *urol.* voiding cystourethrography.
Mikulicz: M.-Aphthen *pl patho.* Mikulicz's aphthae, recurrent benign aphthosis.
M.-Klemme *f chir.* Mikulicz's (peritoneal) clamp, Mikulicz's (peritoneal) forceps.
M.-Krankheit *f ortho.* Mikulicz's disease.
M.-Operation *f chir.* Mikulicz's colostomy, Mikulicz's operation.
M.-Tampon *nt chir.* Mikulicz's drain.
M.-Zellen *pl patho.* Mikulicz's cells, foam cells.
Mil·be *f micro.* mite, acarus.
mil·ben·ab·tö·tend *adj pharm.* acarotoxic, miticidal.
Mil·ben·der·ma·ti·tis *f derm.* acarodermatitis.
Mil·ben·fleck·fie·ber *nt epidem.* mite typhus, mite-borne typhus, scrub typhus, tsutsugamushi disease, akamushi disease.
Mil·ben·gang *m derm.* (*Skabies*) cuniculus.
Milch *f* milk; *pharm., chem.* milk. **adaptierte M.** adapted milk.
Milch-Alkali-Syndrom *nt patho.* milk-alkali syndrome, Burnett's syndrome, hypercalcemia syndrome.
Milch·bank *f ped., gyn.* milk bank.
Milch·bein *nt patho.* whiteleg, milkleg, thrombotic phlegmasia, leukophlegmasia.
Milch·bil·dung *f gyn.* milk production, galactopoiesis, galactosis, lactogenesis.
Milch·di·ät *f* milk cure, milk diet, lactotherapy, galactotherapy.
Milch·ejek·ti·ons·re·flex *m gyn.* milk let-down

reflex, milk-ejection reflex.
Milch·fie·ber *nt gyn.* milk fever, galactopyra.
Milch·fi·stel *f patho.* lacteal fistula, mammary fistula.
Milch·fluß *m gyn.* galactorrhea, lactorrhea.
Milch·gän·ge *pl anat.* mammary ducts, milk ducts, galactophorous canals, lactiferous tubules, lactiferous ducts.
Milch·gangs·fi·stel *f gyn.* lacteal fistula, mammary fistula.
Milch·gangs·kar·zi·nom *nt gyn.* ductal breast carcinoma.
Milch·gangs·pa·pil·lom *nt gyn.* ductal breast papilloma.
Milch·gangs·stein *m gyn.* mammary calculus, lacteal calculus.
Milch·ge·biß *nt dent.* primary dentition, deciduous dentition, milk teeth *pl*, baby teeth *pl*.
Milch·glas·he·pa·to·zyt *m patho.* ground-glass hepatocyte.
Milch·glas·zel·le *f histol.* milk-glass cell.
Milch·grind *m* → *Milchschorf.*
Milch·kur *f* → *Milchdiät.*
Milch·lymph·gang *m anat.* thoracic duct, alimentary duct, chyliferous duct.
Milch·pocken [k·k] *pl* → *Alastrim.*
Milch·pul·ver *nt* dry milk, dried milk, milk powder, powdered milk.
Milch·säu·re *f biochem.* lactic acid.
Milch·säu·re·bak·te·ri·en *pl micro.* lactic bacteria, Lactobacillaceae.
Milch·schorf *m derm.* milk crust, milk scall, milk tetter, milky tetter.
Milch·se·kre·ti·on *f physiol.* lactation.
Milch·stau·ung *f gyn.* galactostasis, galactostasia.
milch·trei·bend *adj gyn.* lactagogue, galactagogue.
Milch·ver·gif·tung *f patho.* galactotoxism, galactoxism, galactoxismus.
Milch·zahn *m* deciduous tooth, baby tooth, milk tooth. **Milchzähne** *pl* → *Milchgebiß.*
Milch·zucker [k·k] *m* → *Laktose.*
Milch·zy·ste *f gyn.* lacteal cyst, milk cyst, lactocele, galactocele, galactoma.
mil·dern I *vt (Schmerzen)* ease, relieve, alleviate, allay, palliate, assuage, soothe; *(Wirkung)* tone down. **II** *vr* **sich m.** *(Schmerzen)* ease, ease off.
mil·dernd *adj (Schmerzen)* mitigant, mitigative, mitigatory, palliative, alleviative, assuaging, soothing, lenitive.
Mil·de·rung *f (Schmerz)* relief, mitigation, palliation, alleviation, assuagement.
Miles: M.-Operation *f chir.* Miles' resection, abdominoperineal rectal resection.
mi·li·ar *adj histol., patho.* miliary.
Mi·li·ar·ab·szeß *m patho.* miliary abscess.
Mi·li·ar·an·eu·rys·ma *nt patho.* miliary aneurysm.

Mi·lia·ria *pl derm.* miliaria, miliary fever; heat spots.
apokrine M. apocrine miliaria, Fox-Fordyce disease, Fox's disease.
M. cristallina sudamina, crystal rash.
M. rubra tropical lichen, prickly heat, heat rash, wildfire rash, summer rash.
Mi·li·ar·kar·zi·no·se *f patho.* miliary carcinosis.
Mi·li·ar·tu·ber·kel *m patho.* miliary tubercle.
Mi·li·ar·tu·ber·ku·lo·se *f epidem., patho.* disseminated tuberculosis, miliary tuberculosis, general tuberculosis.
Mi·lie *f derm.* whitehead, pearly tubercle, sebaceous tubercle, milium.
Mi·li·eu *nt (a. micro., physiol.)* environment, milieu, medium.
Mi·li·um *nt* → *Milie.*
Milkman: M.-Syndrom *nt patho.* Milkman's syndrome, Looser-Milkman syndrome.
Millard-Gubler: M.-G.-Syndrom *nt neuro.* Millard-Gubler syndrome, Gubler's syndrome, Gubler's paralysis.
Miller-Abbott: M.-A.-Sonde *f clin.* Miller-Abbott tube, Abbott-Miller tube.
Milles: M.-Syndrom *nt patho.* Milles' syndrome.
Mil·li·am·pere *nt abbr.* **mA** milliampere.
Mil·li·bar *nt abbr.* **mbar** millibar.
Mil·li·cu·rie *nt abbr.* **mCi** *radiol.* millicurie.
Mil·li·gramm *nt abbr.* **mg** milligram.
Mil·li·li·ter *nt/m abbr.* **ml** millilite.
Mil·li·rad *nt abbr.* **mrad** *radiol.* millirad.
Mil·li·rem *nt abbr.* **mrem** *radiol.* millirem.
Mil·li·se·kun·de *f abbr.* **ms** millisecond.
Mil·li·volt *nt abbr.* **mV** millivolt.
Mills: M.-Lähmung *f neuro.* Mills' disease. **M.-Syndrom** *nt neuro.* Mills' disease.
Milroy: M.-Syndrom *nt patho.* Milroy's edema, Nonne-Milroy-Meige syndrome, congenital trophedema.
Milwaukee-Korsett *nt ortho.* Milwaukee brace.
Milz *f anat.* spleen, lien.
Milz·ab·szeß *m patho.* splenic abscess.
Milz·an·hef·tung *f chir.* splenopexy.
Milz·ar·te·rie *f anat.* splenic artery, lienal artery.
Milz·ar·te·ri·en·an·eu·rys·ma *nt patho.* splenic aneurysm, splenic artery aneurysm.
Milz·atro·phie *f patho.* splenatrophy, splenic atrophy.
Milz·bälk·chen *pl anat.* splenic trabeculae.
Milz·blu·tung *f patho.* splenic hemorrhage, splenic bleeding, splenorrhagia.
Milz·brand *m epidem.* anthrax, milzbrand.
Milz·brand·ba·zil·lus *m micro.* anthrax bacillus, Bacillus anthracis.
Milz·brand·sep·sis *f patho.* anthrax sepsis.
Milz·brand·se·rum *nt immun.* anthrax anti-

serum.

Milz·brand·spo·re *f micro.* anthrax spore.

Milz·brand·to·xin *nt epidem.* anthrax toxin, bacillus anthracis toxin.

Milz·ent·fer·nung *f chir.* lienectomy, splenectomy.

Milz·ent·zün·dung *f patho.* lienitis, splenitis.

Milz·er·wei·chung *f patho.* lienomalacia, splenomalacia.

Milz·fol·li·kel *pl anat.* splenic follicles, splenic nodules.

Milz·ge·fä·ße *pl anat.* splenic vessels.

Milz·ge·schwulst *f patho.* spleen tumor, splenic tumor.

Milz·hi·lus *m anat.* hilum of spleen.

Milz·in·farkt *m patho.* splenic infarct, splenic infarction.

Milz·kap·sel *f anat.* capsule of spleen, splenic capsule.

Milz·kap·sel·hya·li·no·se *f patho.* splenic capsular hyalinosis, capsular hyalinosis.

Milz·knöt·chen *pl anat.* splenic corpuscles, malpighian bodies (of spleen), malpighian corpuscles (of spleen).

Milz·lymph·kno·ten *pl anat.* splenic lymph nodes, lienal lymph nodes.

Milz·naht *f chir.* splenorrhaphy.

Milz·pul·pa *f anat.* red pulp, red substance of spleen, splenic pulp, splenic tissue.

Milz·punk·ti·on *f clin.* splenic puncture.

Milz·rand *m anat.* border of spleen.

Milz·riß *m patho.* splenic rupture.

Milz·rup·tur *f patho.* splenic rupture.

Milz·schä·di·gung *f patho.* splenic injury, splenic trauma.

Milz·schlag·ader *f anat.* splenic artery, lienal artery.

Milz·schmer·zen *pl patho.* splenodynia, splenalgia.

Milz·schwel·lung *f patho.* enlarged spleen, spleen tumor, splenic tumor, splenomegaly, splenomegalia, splenoncus.

Milz·sen·kung *f patho.* splenoptosis.

Milz·si·nus *m histol.* sinus of spleen, splenic sinus.

Milz·stau·ung *f patho.* splenemphraxis, splenemia.

Milz·strän·ge *pl histol.* red pulp cords, Billroth's cords, splenic cords.

Milz·trau·ma *nt patho.* splenic injury, splenic trauma.

Milz·tu·mor *m patho.* **1.** spleen tumor, splenic tumor. **2.** → *Milzschwellung.*

Milz·ve·ne *f anat.* splenic vein, lienal vein.

Milz·ve·nen·throm·bo·se *f patho.* splenic vein thrombosis.

Milz·ver·grö·ße·rung *f* → *Milzschwellung.*

Milz·ver·här·tung *f patho.* splenoceratosis, splenokeratosis.

Milz·ver·la·ge·rung *f patho.* splenectopy.

Milz·ver·let·zung *f patho.* splenic trauma, splenic injury.

Milz·zy·ste *f patho.* splenic cyst.

Mi·me·se *f physiol.* mimesis, mimosis.

mi·me·tisch *adj physiol.* mimetic, mimic.

Min·der·be·lüf·tung *f pulmo.* hypoventilation, underventilation.

min·der·durch·blu·tet *adj patho.* underperfused, hypoperfused.

Min·der·durch·blu·tung *f patho.* hypoperfusion.

min·der·jäh·rig *adj forens.* under age, minor, infant.

Min·der·jäh·rig·keit *f forens.* infancy, nonage, minority.

Min·der·ven·ti·la·ti·on *f pulmo.* underventilation, hypoventilation.

Min·der·wer·tig·keits·ge·fühl *nt psycho.* inferiority feeling.

Min·der·wer·tig·keits·kom·plex *m psycho.* inferiority complex.

Min·der·wuchs *m patho.* microplasia, nanism, nanosomia.

hypophysärer M. pituitary dwarfism, hypophysial dwarfism, Lorain's disease, Lorain-Lévi syndrome, Lévi-Lorain infantilism.

proportionierter M. universal infantilism, proportionate infantilism.

Mi·ne·ra·lo·kor·ti·ko·id *nt endo.* mineralocorticoid, mineralocoid.

mi·ni·mal *adj* minimal, minimum.

Minimal-change-Glomerulonephritis *f patho.* lipoid nephrosis, liponephrosis, minimal change glomerulonephritis.

Mi·ni·mal·do·sis *f pharm.* minimal dose, minimum dose.

Mi·ni·mal·he·pa·ti·tis *f patho.* minimal hepatitis, reactive hepatitis.

Mi·ni·mal·kar·zi·nom *nt gyn.* minimal breast carcinoma, minimal mammary carcinoma.

Mi·ni·mal·krebs *m* → *Minimalkarzinom.*

mi·ni·mie·ren *vt* minimize.

Mi·ni·mum *nt (a. mathe.)* minimum. **M. separabile** *ophthal.* minimum separable angle, minimum visible angle.

Mi·ni·pil·le *f gyn.* minipill.

Minkowski-Chauffard: M.-C.-Syndrom *nt hema.* Minkowski-Chauffard syndrome, hereditary spherocytosis, congenital hemolytic jaundice, congenital hyperbilirubinemia, spherocytic anemia.

Minkowski-Chauffard-Gänsslen: M.-C.-G.-Syndrom *nt* → *Minkowski-Chauffard-Syndrom.*

Mi·no·cy·clin *nt pharm.* minocycline.

Minor: M.-Zeichen *nt neuro.* Minor's sign.

Mi·nor·ag·glu·ti·nin *nt immun.* minor agglutinin, partial agglutinin.

Mi·nor·kur·ve *f (Skoliose)* minor curve.

Mi·nor·test *m immun.* minor test.
Min·oxi·dil *nt pharm.* minoxidil.
Minus-Strang-RNA *f genet.* negative-sense
RNA, negative-strand RNA.
Mi·nu·te *f* minute; *fig.* minute, moment. **alle
fünf M.n** at five-minutes intervals. **eine M.
(lang)** for a minute.
Mi·nu·ten·vo·lu·men *nt* 1. *card.* minute output,
minute volume. 2. *pulmo.* minute ventilation,
minute volume.
Mi·nu·ten·vo·lu·men·hoch·druck *m card.*
cardiac-output hypertension.
Mio·sis *f ophthal.* miosis, myosis.
Mio·ti·kum *nt pharm.* miotic.
mio·tisch *adj ophthal.* miotic.
Mirizzi: M.-Syndrom *nt patho.* Mirizzi's syn-
drome.
Misch·drüse *f histol.* mixed gland, seromucous
gland, heterocrine gland.
Misch·ehe *f* intermarriage, mixed marriage.
Misch·in·fek·ti·on *f epidem.* mixed infection.
Misch·kol·la·ge·no·se *f patho.* mixed connec-
tive tissue disease.
Misch·ling *m* mixed blood, half-breed, half-
-blood, half-caste.
Misch·tu·mor *m patho.* mixed tumor.
Mi·schung *f* mixture, mix (*aus* of); *pharm.*
mixture, compound.
Misch·zell·ag·glu·ti·na·ti·on *f immun.* mixed
agglutination, mixed agglutination reaction.
Miß·bil·dung *f embryo.* malformation, deformity, anomaly.
Miß·brauch *m forens.* abuse; (*falsche Anwendung*) misuse, improper use. **mit etw. M.
treiben** misuse sth.; abuse sth. **sexueller M.**
abuse, sex abuse, sexual abuse, assault.
miß·brau·chen *vt* 1. *forens.* abuse. **sexuell m.**
abuse, assault. 2. (*falsch anwenden*) misuse.
missed abortion *f gyn.* missed abortion.
miß·han·deln *vt forens.* (*Person*) abuse, batter,
mal-treat, ill-treat.
Miß·hand·lung *f forens.* abuse, battering,
maltreatment, ill-treatment.
Mitchell: M.-Operation *f ortho.* Mitchell's
operation.
Mitchell-Gerhardt: M.-G.-Syndrom *nt derm.*
Gerhardt's disease, Mitchell's disease, red
neuralgia, acromelalgia, erythromelalgia.
Mi·tel·la *f ortho.* arm sling, mitella.
Mit·es·ser *m derm.* comedo, blackhead.
Mi·thra·my·cin *nt pharm.* mithramycin.
mi·ti·gie·ren *vt* mitigate, palliate.
mi·ti·giert *adj* mitigated.
Mi·ti·zid *nt pharm.* miticide.
mi·ti·zid *adj pharm.* miticidal, acarotoxic.
mi·to·chon·dri·al *adj histol.* mitochondrial.
Mi·to·chon·drie *f histol.* mitochondrion,
chondriosome, plasmosome.
Mi·to·chon·dri·en·an·ti·kör·per *pl immun.* antimitochondrial antibodies, mitochondrial

antibodies.
Mi·to·chon·dri·en·chro·mo·som *nt genet.*
mitochondrial chromosome.
Mitochondrien-DNA *f abbr.* **mtDNA** *biochem.*
mitochondrial deoxyribonucleic acid,
mitochondrial DNA.
Mi·to·my·cin *nt pharm.* mitomycin.
Mi·to·se *f* mitosis, mitotic cell division, mitotic
nuclear division, karyomitosis.
Mi·to·se·gift *nt patho.* mitotic poison.
mi·to·se·hem·mend *adj patho.* karyoklastic,
karyoclastic, antimitotic.
Mi·to·se·hem·mer *m patho.* antimitotic.
Mi·to·se·in·dex *m histol.* mitotic index.
Mi·to·se·pha·sen *pl histol.* phases of mitosis.
Mi·to·se·spin·del *f histol.* mitotic spindle,
nuclear spindle.
mi·to·tisch *adj histol.* mitotic, karyokinetic.
mi·tral *adj anat.* mitral.
Mi·tral·atre·sie *f card.* mitral atresia.
Mi·tral·ge·räusch *nt card.* mitral murmur.
Mi·tral·ge·sicht *nt card.* mitral facies, mitrotri-
cuspid facies.
Mi·tral·in·suf·fi·zi·enz *f card.* mitral insuffi-
ciency, mitral incompetence, mitral regurgi-
tation.
Mi·tra·lis *f* → *Mitralklappe.*
Mi·tra·li·sa·ti·on *f card.* mitralization.
Mi·tra·lis·aus·kul·ta·ti·ons·punkt *m card.*
mitral area.
Mi·tral·klap·pe *f anat.* left atrioventricular
valve, bicuspid valve, mitral valve.
Mi·tral·klap·pen·atre·sie *f card.* mitral atresia.
Mi·tral·klap·pen·ge·räusch *nt card.* mitral
murmur.
Mi·tral·klap·pen·in·suf·fi·zi·enz *f* → *Mitral-
insuffizienz.*
Mi·tral·klap·pen·pro·laps·syn·drom *nt card.*
mitral valve prolapse syndrome, floppy
mitral valve syndrome, Barlow syndrome.
Mi·tral·klap·pen·ste·no·se *f card.* mitral steno-
sis. **angeborene M.** Duroziez's disease, con-
genital mitral stenosis.
Mi·tral·ste·nose *f* → *Mitralklappenstenose.*
Mi·tral·zel·le *f histol.* mitral cell.
Mitsuda: M.-Antigen *nt immun.* lepromin,
Mitsuda antigen.
M.-Reaktion *f immun.* lepromin reaction,
Mitsuda reaction.
Mit·tel *nt* 1. (*Hilfsmittel*) means. **als letztes M.**
as a last resort. 2. (*Heilmittel*) medicine, drug;
cure, remedy (*gegen* for); *pharm.* preparation;
pharm. agent; *phys.* medium, agent. 3.
(*Methode, Maßnahme*) method, way,
measure. 4. *mathe.* (*Durchschnitt*) average,
mean. **im M.** on average.
Mit·tel·druck *m physiol.* mean pressure. **arte-
rieller M.** mean arterial pressure, mean blood
pressure.
Mit·tel·fell *nt* → *Mediastinum.*

Mit·tel·fin·ger *m* middle finger, third finger.
Mit·tel·fuß *m anat.* metatarsus, midfoot.
Mit·tel·fuß·ar·te·ri·en *pl anat.* metatarsal arteries.
Mit·tel·fuß·bruch *m ortho.* metatarsal fracture.
Mit·tel·fuß·kno·chen *pl anat.* metatarsals, metatarsal bones.
Mit·tel·fuß·ve·nen *pl anat.* metatarsal veins.
Mit·tel·ge·lenk *nt anat.* proximal interphalangeal joint, PIP joint.
Mit·tel·glied *nt anat.* middle phalanx.
mit·tel·groß *adj* (*Person*) of medium height; (*Gegenstand*) medium-sized.
Mit·tel·hand *f anat.* metacarpus.
Mit·tel·hand·ar·te·ri·en *pl anat.* metacarpal arteries.
Mit·tel·hand·bruch *m ortho.* metacarpal fracture.
Mit·tel·hand·kno·chen *pl anat.* metacarpals, metacarpal bones, knucklebones.
Mit·tel·hand·ve·nen *pl anat.* metacarpal veins.
Mit·tel·hirn *nt anat., embryo.* mesencephalon, mesocephalon, midbrain.
Mit·tel·hirn·ar·te·ri·en *pl anat.* mesencephalic arteries.
Mit·tel·hirn·bläs·chen *nt embryo.* midbrain vesicle, mesencephalon vesicle.
Mit·tel·hirn·hau·be *f anat.* mesencephalic tegmentum, midbrain tegmentum.
Mit·tel·hirn·ve·nen *pl anat.* veins of midbrain, mesencephalic veins.
Mit·tel·lap·pen *m anat.* **1.** (*Lunge*) right middle pulmonary lobe, middle lobe of right lung. **2.** (*Prostata*) median lobe of prostate, middle lobe of prostate.
Mit·tel·lap·pen·syn·drom *nt pulmo.* Brock's syndrome, middle lobe syndrome.
Mit·tel·li·ni·en·gra·nu·lom *nt*, **letales** *patho.* lethal midline granuloma, malignant granuloma, midline granuloma.
Mit·tel·meer·an·ämie *f hema.* thalassemia, thalassanemia.
Mit·tel·meer·fie·ber *nt epidem.* Malta fever, Mediterranean fever, brucellosis. **familiäres M.** familial Mediterranean fever, periodic polyserositis, periodic peritonitis, familial recurrent polyserositis.
Mit·tel·ohr *nt* middle ear.
Mit·tel·ohr·cho·le·stea·tom *nt HNO* middle ear cholesteatoma.
Mit·tel·ohr·drai·na·ge *f HNO* drainage of the middle ear.
Mit·tel·ohr·ei·te·rung *f HNO* purulent otitis media.
Mit·tel·ohr·ent·zün·dung *f HNO* otitis media, tympanitis.
Mit·tel·ohr·kar·zi·nom *nt HNO* middle ear carcinoma.
Mit·tel·ohr·ka·tarrh *m*, **akuter** *HNO* acute otitis media.

Mit·tel·ohr·kno·chen *pl anat.* middle ear bones, ear bones.
Mit·tel·ohr·schä·di·gung *f HNO* middle ear lesion.
Mit·tel·ohr·schwer·hö·rig·keit *f HNO* middle ear deafness, conduction hearing loss, conductive hearing loss, conduction deafness, conductive deafness.
Mit·tel·ohr·taub·heit *f →* *Mittelohrschwerhörigkeit.*
Mit·tel·ohr·ver·let·zung *f HNO* middle ear injury, middle ear trauma.
Mit·tel·pha·lanx *f anat.* middle phalanx.
Mit·tel·punkt *m* (*a. phys., mathe.*) center, central point; *fig.* center, focus, focal point.
Mit·tel·schmerz *m gyn.* midpain, midcycle pain, intermenstrual pain, middle pain.
Mit·tel·schnitt *m chir.* epigastric incision.
Mit·tel·strei·fen *m histol.* mesophragma, M band, M disk.
Mit·tel·stück *nt* middle, middle part, middle section, midpiece, midsection; (*a. anat.*) body; (*Knochen*) shaft.
Mit·tel·wert *m mathe.* mean, average, median.
Mix·tur *f pharm.* mixture.
Mi·ya·ga·wa·nel·lo·se *f epidem.* nonbacterial regional lymphadenitis, cat-scratch disease, cat-scratch fever.
M-Linie *f histol.* mesophragma, M band, M disk.
MMN-Syndrom *nt patho.* mucosal neuroma syndrome, multiple endocrine neoplasia III.
M-Mode *m radiol.* time-motion, TM-mode, M-mode.
MMR-Lebendvakzine *f immun.* live measles mumps and rubella vaccine.
MNSs-Blutgruppe *f hema.* MN blood group (system), MNSs blood group (system).
Moberg: Spanbolzung *f* **nach M.** *ortho.* Moberg arthrodesis.
Mo·bi·li·sa·ti·on *f chir.* mobilization.
mo·bi·li·sie·ren *vt chir.* mobilize.
Mo·bi·li·tät *f physiol., ortho.* mobility; *socio.* mobility.
Mobitz: M.-Block *m → M.-Typ.*
M.-Typ *m card.* Mobitz block, Mobitz heart block.
Mo·dell *nt* model (*für* of); (*Vorlage*) model, pattern, matrix, template; *anat.* phantom.
Mo·dio·lus *f anat.* **1.** modiolus, central pillar of cochlea. **2.** modiolus.
Mo·du·la·ti·on *f physiol.* modulation; (*Stimme*) cadence, cadency.
Mo·du·la·tor *m genet.* modulator.
Mo·dus *m* method, way, mode; *stat.* mode.
Moe: Skoliosekorrektur *f* **nach M.** *ortho.* Moe's operation.
Moebius: M.'-Krankheit *f ophthal.* Möbius' disease, ophthalmoplegic migraine, periodic ocular paralysis.

M.-Syndrom *nt neuro.* Möbius' syndrome, nuclear agenesis, nuclear aplasia, congenital abducens-facial paralysis, congenital facial diplegia.
M.-Zeichen *nt ophthal.* Möbius' sign.
Moeller: M.-Glossitis *f patho.* Moeller's glossitis, Hunter's glossitis, atrophic glossitis, bald tongue.
Moeller-Barlow: M.-B.-Krankheit *f patho.* Barlow's disease, scurvy rickets, infantile scurvy, hemorrhagic rickets.
Moeller-Hunter: M.-H.'-Glossitis *f → Moeller-Glossitis.*
Mo·fe·bu·ta·zon *nt pharm.* mofebutazone.
Mo·gi·ar·thrie *f HNO* mogiarthria.
Mo·gi·gra·phie *f neuro.* mogigraphia, writer's cramp, writer's spasm.
Mo·gi·la·lie *f HNO* stuttering, stammering, mogilalia, molilalia.
Mo·gi·pho·nie *f HNO* mogiphonia.
Mohr-Claussen: M.-C.-Syndrom *nt patho.* Mohr syndrome, type II orofaciodigital syndrome.
Mohrenheim: M.'-Grube *f anat.* Mohrenheim's space, Mohrenheim's fossa, infraclavicular triangle, infraclavicular fossa.
Mo·la *f patho., gyn.* mole.
M. bothryoides grape mole.
M. carnosa blood mole, carneous mole, fleshy mole.
M. hydatidosa hydatid mole, hydatidiform mole, vesicular mole, cystic mole.
M. sanguinolenta → *M. carnosa.*
M. vera true mole.
Mo·lar *m anat.* molar tooth, molar, multicuspid tooth, cheek tooth. **dritter M.** wisdom tooth, third molar.
Mo·le *f → Mola.*
Mo·le·ku·lar·di·ure·se *f physiol.* osmotic diuresis.
Mo·le·ku·lar·ge·ne·tik *f genet.* molecular genetics.
Mo·le·ku·lar·krank·heit *f patho.* molecular disease.
Mo·le·ku·lar·pa·tho·lo·gie *f patho.* molecular pathology.
Mo·le·ku·lar·schicht *f histol.* molecular layer of cerebral cortex, plexiform layer of cerebral cortex.
Mo·li·mi·na *pl patho., gyn.* molimina.
Moll: M.'-Drüsen *pl anat.* Moll's glands, ciliary glands (of conjunctiva).
Mol·lus·cum *nt derm.* molluscum.
M. contagiosum molluscum contagiosum, molluscum.
M. pseudocarcinomatosum/sebaceum multiple self-healing squamous epithelioma, keratoacanthoma.
Molluscum contagiosum-Virus *nt micro.* molluscum contagiosum virus.

Mol·lus·kum·kör·per·chen *pl patho.* molluscum bodies, molluscum corpuscles.
Moloney: M.-Test *m immun.* Moloney test.
Moloney-Underwood: M.-U.-Test *m immun.* Moloney reaction.
Monakow: M.'-Bündel *nt anat.* Monakow's tract, Monakow's bundle, Monakow's fasciculus, rubrospinal tract.
M.'-Kern *m anat.* Monakow's nucleus, accessory cuneate nucleus.
M.-Syndrom *nt neuro.* Monakow syndrome.
Mon·ar·thri·tis *f ortho.* monarthritis.
mon·ar·ti·ku·lär *adj ortho.* monarthritic, monoarticular, uniarticular.
Mon·athe·to·se *f neuro.* monathetosis.
mo·nat·lich I *adj* mensual, monthly. **II** *adv* monthly, once a month, every month.
Mo·nats·blu·tung *f → Menstruation.*
Mo·nats·zy·klus *m → Menstruationszyklus.*
mon·au·ral *adj HNO* monaural, monotic, uniaural.
Mönckeberg: M.-Mediasklerose *f patho.* Mönckeberg's sclerosis, Mönckeberg's arteriosclerosis, Mönckeberg's medial calcification.
Mond·ge·sicht *nt clin.* moon facies, moon-shaped face, moon face.
Mondini: M.-Schwerhörigkeit *f HNO* Mondini's deafness.
M.-Syndrom *nt neuro.* Mondini's syndrome.
Mondonesi: M.-Reflex *m physiol.* Mondonesi's reflex, bulbomimic reflex, facial reflex.
Mondor: M.'-Krankheit *f patho.* Mondor's disease, sclerosing periphlebitis.
Monge: M.'-Krankheit *f patho.* Monge's disease, Andes' disease, chronic mountain sickness, chronic stroke.
Mon·go·len·fal·te *f anat.* palpebronasal fold, epicanthal fold, mongolian fold, epicanthus.
Mon·go·len·fleck *m derm.* mongolian spot, sacral spot, blue spot.
Mon·go·lis·mus *m genet.* Down's disease, Down's syndrome, trisomy 21 syndrome.
mon·go·lo·id *adj genet.* mongoloid, mongolian.
Mon·go·loi·dis·mus *m → Mongolismus.*
Mo·ni·le·thri·chie *f derm.* beaded hair, moniliform hair, monilethrix.
Mo·ni·lia *f micro.* Monilia, Candida.
Mo·ni·lia·sis *f epidem.* moniliasis, moniliosis, candidiasis, candidosis.
Mo·ni·tor *m* monitor; screen.
Mo·ni·to·ring *nt clin.* monitoring.
Mo·no·ami·no·oxi·da·se *f abbr.* **MAO** *biochem.* monoamine oxidase, tyramine oxidase.
Monoaminooxidase-Hemmer *m abbr.* **MAOH** *pharm.* monoamine oxidase inhibitor.
Mo·no·amin·oxi·da·se *f → Monoaminooxidase.*
Mo·no·amin·urie *f patho.* monoaminuria.

Mo·no·an·äs·the·sie *f neuro.* monoanesthesia.
mo·no·ar·ti·ku·lär *adj* → *monartikulär.*
Mo·no·athe·to·se *f neuro.* monathetosis.
mo·no·au·ral *adj* → *monaural.*
Mo·no·ben·zon *nt pharm.* monobenzone.
Mo·no·blast *m hema.* monoblast.
Mo·no·cho·rea *f neuro.* monochorea.
mo·no·cho·ri·al *adj embryo.* monochorial, monochorionic.
mo·no·chrom *adj phys.* monochromatic, monochroic, monochromic.
Mo·no·chro·ma·sie *f ophthal.* color blindness, monochromasy, monochromatism, achromatic vision, achromatism, achromatopsy.
mo·no·chro·ma·tisch *adj* 1. *ophthal.* monochromatic, monochroic. 2. → *monochrom.*
Mo·no·dak·ty·lie *f embryo.* monodactyly, monodactylia, monodactylism.
Mo·no·di·plo·pie *f ophthal.* monodiplopia, monocular diplopia.
mo·no·fil *adj chir.* monofilament.
Mo·no·in·fek·ti·on *f epidem.* monoinfection.
Mo·no·iod·ty·ro·sin *nt abbr.* **MIT** *biochem.* monoiodotyrosine.
mo·no·klo·nal *adj immun.* monoclonal.
mo·no·kon·dy·lär *adj ortho.* unicondylar.
mo·no·krot *adj card.* monocrotic.
Mo·no·kro·tie *f card.* monocrotism, monocrotic pulse.
mon·oku·lar *adj ophthal.* monocular, uniocular; (*Mikroskop*) monocular.
Mo·no·ma·nie *f psychia.* monomania.
mo·no·neu·ral *adj anat.* mononeural, mononeuric.
Mo·no·neur·al·gie *f neuro.* mononeuralgia.
Mo·no·neu·ri·tis *f neuro.* mononeuritis.
Mo·no·neu·ro·pa·thie *f neuro.* mononeuropathy.
Mo·no·nu·cleo·sis *f epidem.* 1. mononuclear leukocytosis, mononucleosis. 2. **M. infectiosa** glandular fever, Pfeiffer's disease, kissing disease, infectious mononucleosis.
Mo·no·nu·kleo·se *f* → *Mononucleosis.*
Mo·no·pa·ra·ly·se *f neuro.* monoplegia.
Mo·no·par·äs·the·sie *f neuro.* monoparesthesia.
Mo·no·pa·re·se *f neuro.* monoparesis.
Mo·no·pa·thie *f patho.* monopathy.
Mo·no·pha·sie *f neuro.* monophasia.
Mo·no·phe·nyl·oxi·da·se *f biochem.* monophenol monooxygenase, monophenyl oxidase.
Mo·no·phy·lie *f hema.* monophyletic theory, monophyletism.
Mo·no·ple·gie *f neuro.* monoplegia.
mon·or·chid *adj andro.* monorchidic, monorchid.
Mon·or·chi·die *f andro.* monorchism, monorchia, monorchidism.
Mon·or·chis·mus *m* → *Monorchidie.*

Mo·no·sac·cha·rid *nt chem.* simple sugar, monosaccharide, monosaccharose.
Mo·no·som *nt genet.* monosome, unpaired chromosome, accessory chromosome.
mo·no·som *adj genet.* monosomic.
Mo·no·so·mie *f genet.* monosomy.
Mo·no·spas·mus *m neuro.* monospasm.
mo·no·spe·zi·fisch *adj immun.* monospecific.
mon·osto·tisch *adj ortho.* monostotic.
Mo·no·sym·ptom *nt clin.* monosymptom.
mo·no·sym·pto·ma·tisch *adj clin.* monosymptomatic.
Mo·no·ther·mie *f patho.* monothermia.
mo·no·va·lent *adj immun.* monovalent, univalent.
Mo·no·va·lenz *f immun.* monovalency, univalency, monovalence, univalence.
mon·ovu·lär *adj embryo.* monovular, uniovular, unioval.
mo·no·zy·got *adj embryo.* monozygotic, monozygous, enzygotic.
Mo·no·zyt *m hema.* monocyte, blood macrophage.
mo·no·zy·tär *adj hema.* monocytic.
Mo·no·zy·ten·an·gi·na *f* → *Mononucleosis* 2.
Mo·no·zy·ten·bil·dung *f hema.* monocytopoiesis, monopoiesis.
Mo·no·zy·ten·leuk·ämie *f*, **akute** *abbr.* **AMOL** *hema.* medium-cell histiocytosis, monocytic leukemia, histiocytic leukemia, leukemic reticulosis.
mo·no·zy·to·id *adj hema.* monocytoid.
Mo·no·zy·to·pe·nie *f hema.* monocytic leukopenia, monocytopenia, monopenia.
Mo·no·zy·to·poe·se *f hema.* monocytopoiesis, monopoiesis.
Mo·no·zy·to·se *f hema.* monocytosis, monocytic leukocytosis.
Monro: M.'-Foramen *nt anat.* Monro's foramen, interventricular foramen.
M.'-Linie *f chir.* Monro's line, Monro--Richter line, Richter-Monro line.
Monro-Richter: M.-R.-Linie *f* → *Monro'--Linie.*
Mons pubis/veneris *m anat.* pubic mount, mons pubis, mons veneris.
Monteggia: M.-Fraktur *f ortho.* Monteggia's fracture, Monteggia's fracture-dislocation, parry fracture.
M.-Hüftluxation *f ortho.* Monteggia's dislocation.
Montenegro-Test *m immun.* Montenegro test, leishmanin test.
Montezumas Rache *f epidem.* traveler's diarrhea, turista.
Montgomery: M.-Knötchen *pl anat.* Montgomery's tubercles, Montgomery's glands, areolar glands.
Moor·bad *nt clin.* moor bath, mud bath.
Moore: M.-Hüftprothese *f ortho.* Austin

Moore prosthesis.
M.-Nagel *m ortho.* Moore's pin.
Mooren: M.-Ulkus *nt ophthal.* Mooren's ulcer.
Morax-Axenfeld: Diplobakterium *nt* **M.-A.** →
Moraxella lacunata.
Mo·ra·xel·la *f micro.* Moraxella. **M. lacunata**
Morax-Axenfeld bacillus, diplococcus of
Morax-Axenfeld, Moraxella lacunata.
mor·bid *adj patho.* morbid, diseased, patho-
logic; *psycho.* morbid, abnormal, deviant.
Mor·bi·di·tät *f stat.* morbidity, morbility,
morbidity rate, sickness rate.
Mor·bil·li *pl epidem.* rubeola, morbilli, measles.
mor·bil·li·form *adj epidem.* morbilliform.
Mor·bil·li·vi·rus *nt micro.* Morbillivirus.
Mor·bus *m* morbus, disease, illness, sickness.
M. haemolyticus neonatorum *abbr.* **MHN**
fetal erythroblastosis, hemolytic disease of
the newborn.
M. haemorrhagicus neonatorum hemorrhagic
disease of the newborn.
Mor·cel·le·ment *nt chir.* morcellement,
morcellation.
Morgagni: M.-Hernie *f chir.* Morgagni's
hernia.
M.-Katarakt *f ophthal.* Morgagni's cataract,
sedimentary cataract.
M.'-Knorpel *m anat.* Morgagni's cartilage,
cuneiform cartilage.
M.'-Krypten *pl anat.* rectal sinuses, crypts of
Morgagni, anal crypts, anal sinuses.
M.-Kügelchen *pl ophthal.* Morgagni's glob-
ules, Morgagni's spheres.
M.'-Lakunen *pl anat.* urethral lacunae of
Morgagni.
M.'-Papillen *pl anat.* columns of Morgagni,
rectal columns, anal columns.
M.-Syndrom *nt ortho.* Morgagni's hyperosto-
sis, Morgagni's syndrome, Morgagni-
-Stewart-Morel syndrome.
M.-Ventrikel *m* sinus of Morgagni, Mor-
gagni's ventricle, laryngeal ventricle.
Morgagni-Morel-Stewart: M.-M.-S.-Syndrom
nt → *Morgagni-Syndrom.*
mo·ri·bund *adj* moribund, dying, at the point
of death.
Moro: M.-Probe *f immun.* Moro's test.
M.-Reflex *m neuro.* Moro's reflex, embrace
reflex, startle reflex, startle reaction.
Mor·phaea *f derm.* morphea, localized scleroderma, circumscribed scleroderma. **M. gutta-
ta** white-spot disease, guttate morphea.
Mor·phin *nt pharm.* morphine, morphinium,
morphium.
Mor·phi·nis·mus *m* → *Morphinsucht.*
Mor·phin·re·zep·tor *m physiol.* morphine
receptor.
Mor·phin·sucht *f pharm.* morphinism, mor-
phine addiction.
Mor·phi·um *nt* → *Morphin.*

Mor·phoea *f* → *Morphaea.*
Morquio: M.-Syndrom *nt patho.* Morquio's
disease, Morquio-Ullrich syndrome,
Morquio-Brailsford disease, mucopolysac-
charidosis IV, keratansulfaturia.
M.-Syndrom *nt* **Typ A** type A Morquio's syn-
drome, *N*-acetylgalactosamine-6-sulfatase
deficiency.
M.-Syndrom *nt* **Typ B** type B Morquio's
syndrome, β-galactosidase deficiency.
Morquio-Brailsford: M.-B.-Syndrom *nt* →
Morquio-Syndrom.
Morquio-Ullrich: M.-U.-Syndrom *nt* →
Morquio-Syndrom.
Mors *f* mors, death. **M. subita infantum** *ped.* cot
death, crib death, sudden infant death
syndrome.
Mor·sus *m patho.* morsus, bite, sting.
Mor·ta·li·tät *f stat.* mortality, death rate, fatality rate, mortality rate.
chirurgische M. surgical mortality.
maternale M. maternal mortality rate, puerperal mortality rate.
M. unter der Narkose anesthesia-related
mortality, anesthetic-related mortality.
neonatale M. neonatal mortality rate.
operative M. operative mortality.
perinatale M. perinatal mortality rate.
postoperative M. postoperative mortality.
Mor·ta·li·täts·zif·fer *f* → *Mortalität.*
Mör·tel·nie·re *f patho.* putty kidney, mortar
kidney.
Morton: M.'-Neuralgie *f neuro.* Morton's
disease, Morton's toe, Morton's neuralgia,
Morton's neuroma.
Mo·ru·la *f embryo.* morula, segmentation
sphere.
Mo·ru·la·zel·le *f hema.* morula cell, berry cell.
Morvan: M.-Syndrom *nt patho.* Morvan's
syndrome, analgesic panaris.
Mo·sa·ik *nt genet.,* *embryo.* mosaic.
Mo·sai·zis·mus *m genet.* mosaicism.
Moschcowitz: M.-Kollateralzeichen *nt chir.*
Moschcowitz sign, Moszkowicz's sign.
M.-Operation *f chir.* Moschcowitz operation,
Moszkowicz's operation.
M.-Syndrom *nt derm.* Moschcowitz disease,
Moszkowicz's disease, microangiopathic
hemolytic anemia, thrombotic thrombocyto-
penic purpura, thrombotic microangiopathy.
**Moschcowitz-Singer-Symmers: M.-S.-S.-
-Syndrom** *nt* → *Moschcowitz-Syndrom.*
Mos·ki·to *m bio.* mosquito.
Mos·ki·to·fie·ber *nt epidem.* phlebotomus
fever, pappataci fever, sandfly fever.
Mos·ki·to·klem·me *f chir.* mosquito clamp,
mosquito forceps.
Mosse: M.-Syndrom *nt hema.* Mosse's syn-
drome.
Moszkowicz → *Moschcowitz.*

Motais: M.-Operation *f ophthal.* Motais' operation.

Mo·ti·li·tät *f physiol.* motility.

Mo·ti·li·täts·neu·ro·se *f neuro.* kinesioneurosis.

Mo·tiv *nt psycho.* motive (*zu* for).

Mo·ti·va·ti·on *f* motivation.

mo·ti·vie·ren *vt* motivate.

Mo·to·kor·tex *m anat.* motor cortex, motor area, rolandic area, Betz's cell area, excitable area, excitomotor area.

Mo·to·neu·ron *nt histol.* motoneuron, motor neuron, motor cell.

Mo·to·neu·ron·er·kran·kung *f neuro.* motor neuron disease.

Mo·to·rik *f physiol.* motoricity, motor system.

mo·to·risch *adj physiol.* motor, motorial, motoric.

Mott: M.-Körperchen *pl hema.* Mott bodies.

M.-Zelle *f hema.* Mott cell.

Mot·ten·fraß·ne·kro·se *f patho.* piecemeal necrosis.

Mou·ches vo·lan·tes *pl* → *Mückensehen.*

Mounier-Kuhn: M.-K.-Syndrom *nt embryo.* Mounier-Kuhn syndrome, tracheobronchomegaly.

MP-Gelenke *pl anat.* knuckle joints, metacarpophalangeal joints, MCP joints.

MRK-Syndrom *nt embryo.* Rokitansky--Küster-Hauser syndrome, Mayer-Rokitansky-Küster-Hauser syndrome.

MR-Lebendvakzine *f immun.* live mumps and rubella vaccine.

MR-Tomographie *f abbr.* **MRT** *radiol.* nuclear resonance scanning, magnet resonance imaging.

M-Scan *m radiol.* time-motion, TM-mode.

MSH-inhibiting-Faktor *m endo.* melanocyte stimulating hormone inhibiting factor, MSH inhibiting factor.

MSH-releasing-Faktor *m abbr.* **MSH-RF** *endo.* melanocyte stimulating hormone releasing factor.

MSH-Zellen *pl histol.* MSH cells.

M-Streifen *m histol.* M disk, M band, mesophragma.

MT-Gelenke *pl anat.* metatarsophalangeal joints, MTP joints.

Mucha-Habermann: M.-H.-Syndrom *nt derm.* Mucha-Habermann disease, Habermann's disease, acute lichenoid pityriasis, acute parapsoriasis.

Mu·ci·la·go *f pharm.* mucilago, mucilage.

Mu·ci·no·sis *f derm., patho.* mucinosis. **M. lichenoides/papulosa** papular mucinosis, papular myxedema, scleromyxedema.

Mücke [k·k] *f* gnat, mosquito, midge.

Mücken·se·hen [k·k] *nt ophthal.* vitreous floaters, myiodesopsia, myodesopsia, myopsis.

Muckle-Wells: M.-W.-Syndrom *nt patho.*

Muckle-Wells syndrome.

Mu·co·ly·ti·cum *nt pharm.* mucolytic, mucolytic agent.

Mu·co·pep·tid *nt biochem.* mucopeptide.

Mu·cor·my·ko·se *f epidem.* mucormycosis.

Mu·cus *m histol.* mucus.

mü·de *adj* tired; (*schläfrig*) sleepy, drowsy; (*erschöpft*) exhausted, worn out.

Mü·dig·keit *f* tiredness; (*Schläfrigkeit*) sleepiness, drowsiness; (*Erschöpfung*) exhaustion, weariness.

Mühl·rad·ge·räusch *nt card.* water-wheel sound.

Mu·ko·epi·der·mo·id·tu·mor *m patho.* mucoepidermoid tumor.

mu·ko·id *adj histol.* mucous, muciform, mucinoid, mucinous, mucoid, blennoid.

Mu·ko·kol·pos *m gyn.* mucocolpos.

mu·ko·ku·tan *adj* mucocutaneous, mucosocutaneous.

Mu·ko·li·pid *nt biochem.* mucolipid.

Mu·ko·li·pi·do·se *f patho.* mucolipidosis.

Mu·ko·ly·se *f histol., patho.* mucolysis.

Mu·ko·ly·ti·kum *nt pharm.* mucolytic, mucolytic agent.

mu·ko·ly·tisch *adj histol., pharm.* mucolytic.

Mu·ko·po·ly·sac·cha·rid *nt abbr.* **MPS** *biochem.* mucopolysaccharide.

Mu·ko·po·ly·sac·cha·ri·do·se *f abbr.* **MPS** *patho.* mucopolysaccharidosis.

Mukopolysaccharidose I-H *abbr.* MPS I-H Hurler's disease, Pfaundler-Hurler syndrome, mucopolysaccharidosis I H, lipochondrodystrophy.

Mukopolysaccharidose I-H/S *abbr.* MPS I-H/S Hurler-Scheie syndrome, mucopolysaccharidosis I H/S.

Mukopolysaccharidose I-S *abbr.* MPS I-S Scheie's syndrome, mucopolysaccharidosis I S.

Mukopolysaccharidose II *abbr.* MPS II Hunter-Hurler syndrome, Hunter's syndrome, mucopolysaccharidosis.

Mukopolysaccharidose III *abbr.* MPS III Sanfilippo's syndrome, mucopolysaccharidosis III.

Mukopolysaccharidose IV *abbr.* MPS IV Morquio-Ullrich syndrome, Morquio's syndrome, Morquio-Brailsford disease, mucopolysaccharidosis IV, keratansulfaturia, arylsulfatase B deficiency.

Mukopolysaccharidose VI *abbr.* MPS VI Maroteaux-Lamy syndrome, mucopolysaccharidosis VI.

Mukopolysaccharidose VII *abbr.* MPS VII Sly syndrome, mucopolysaccharidosis VII.

Mukopolysaccharidose VIII *abbr.* MPS VIII β-glucuronidase deficiency.

Mukopolysaccharid-Speicherkrankheit *f* → *Mukopolysaccharidose.*

Mu·ko·po·ly·sac·cha·rid·urie *f patho.* muco-polysacchariduria.

Mu·ko·pro·te·in *nt biochem.* mucoprotein.

submaxilläres M. submaxillary mucoprotein.

mu·ko·pu·ru·lent *adj patho.* mucopurulent, purumucous.

Mu·kor·my·ko·se *f epidem.* mucormycosis.

mu·kös *adj histol.* mucinous, mucoid, mucous, muciform, mucinoid.

Mu·ko·sa *f histol.* mucous coat, mucous tunic, mucosa.

Mu·ko·sa·ent·zün·dung *f* → *Mukositis.*

Mu·ko·sa·pro·laps *m patho.* mucosal prolapse, mucous membrane prolapse.

Mu·ko·sa·vor·fall *m* → *Mukosaprolaps.*

mu·ko·se·rös *adj histol.* mucoserous, sero-mucous, seromucoid.

Mu·ko·si·tis *f patho.* mucosal inflammation, mucositis, mucitis.

Mu·ko·sul·fa·ti·do·se *f patho.* multiple sulfa-tase deficiency, mucosulfatidosis.

Mu·ko·vis·zi·do·se *f patho.* cystic fibrosis (of the pancreas), fibrocystic disease of the pancreas, mucoviscidosis.

Mu·ko·ze·le *f patho.* mucocele, mucous cyst.

Mul·de *f anat.* depression, hollow, trough, fossa.

Mules: M.-Operation *f ophthal.* Mules' opera-tion.

Mull *m* gauze, dressing gauze, dressing mull.

Mull·bin·de *f* gauze bandage, mull bandage.

Müller: M.'-Gang *m anat.* Müller's canal, paramesonephric duct, müllerian duct.

M.'-Muskel *m anat.* Müller's muscle, circular fibers of ciliary muscle, orbitalis muscle, orbital muscle.

M.'-Stützfasern *pl histol.* supporting cells of Müller, Müller's fibers, retinal gliocytes, sustentacular fibers.

M.-Zeichen *nt card.* Müller's sign.

Mül·ler·asth·ma *nt pulmo.* miller's asthma.

Müller-Ehrenritter: M.-E.'-Ganglion *nt anat.* Ehrenritter's ganglion, ganglion of Müller, superior ganglion of glossopharyngeal nerve, upper ganglion.

mul·ti·ar·ti·ku·lär *adj ortho.* multiarticular, polyarticular, polyarthric.

mul·ti·axi·al *adj* multiaxial.

mul·ti·fo·kal *adj (a. patho.)* multifocal.

mul·ti·glan·du·lär *adj* pluriglandular, multi-glandular.

Mul·ti·gra·vi·da *f gyn.* multigravida, pluri-gravida, multigesta.

Mul·ti·in·farkt·de·menz *f neuro.* multi-infarct dementia.

Mul·ti·in·farkt·en·ze·pha·lo·pa·thie *f neuro.* multi-infarct dementia.

mul·ti·lo·ku·lär *adj patho.* multilocular, pluri-locular.

Mul·ti·mor·bi·di·tät *f patho.* polypathia.

Mul·ti·or·gan·spen·de *f chir.* multiorgan dona-tion.

mul·ti·par *adj gyn.* multiparous.

Mul·ti·pa·ra *f gyn.* multipara, pluripara.

mul·ti·pel *adj* multiple, multiplex, manifold.

Mul·ti·punk·tur·test *m immun.* tine test, tine tuberculin test.

mul·ti·va·lent *adj immun.* polyvalent, multiva-lent.

Mul·ti·va·lenz *f immun.* multivalence.

Mul·ti·va·ri·anz·ana·ly·se *f stat.* multivariate analysis.

mu·mi·fi·zie·ren *patho.* I *vt* mummify. II *vi* mummify, become mummified.

mu·mi·fi·ziert *adj patho.* mummified.

Mu·mi·fi·zie·rung *f patho.* mummification necrosis, mummification.

Mumps *m/f epidem.* mumps, epidemic parot-iditis, epidemic parotitis.

Mumps-Meningitis *f neuro.* mumps meningi-tis.

Mumps-Meningoenzephalitis *f neuro.* mumps meningoencephalitis.

Mumps-Orchitis *f andro.* mumps orchitis.

Mumps-Röteln-Lebendvakzine *f immun.* live mumps and rubella vaccine.

Mumps·vak·zi·ne *f immun.* mumps virus vac-cine.

Mumps·vi·rus *nt micro.* mumps virus.

Mumps·vi·rus·le·bend·vak·zi·ne *f immun.* live mumps virus vaccine.

Münchhausen-Syndrom *nt psychia.* Mun-chausen syndrome.

Münchmeyer: M.-Syndrom *nt patho.* Münch-meyer's disease.

Mund *m* mouth; *anat.* os.

Mund·at·mer *m ped.* mouth breather.

Mund·at·mung *f* mouth respiration, mouth breathing.

Mund·fäu·le *f HNO* aphthous stomatitis.

Mund·ge·gend *f anat.* oral region.

Mund·ge·ruch *m* offensive breath, bad breath, bromopnea, halitosis.

Mund·höh·le *f anat.* oral cavity, proper oral cavity.

Mund·höh·len·tem·pe·ra·tur *f clin.* oral tem-perature, sublingual temperature.

Mund-Magensonde *f clin.* orogastric tube.

Mund·pfle·ge *f HNO* oral hygiene.

Mund·pla·stik *f HNO* stomatoplasty.

Mund·re·gi·on *f anat.* oral region.

Mund·schleim·haut *f anat.* oral mucosa, mucous membrane of mouth.

Mund·schleim·haut·ent·zün·dung *f HNO* stomatitis.

Mund·schutz *m chir.* face mask.

Mund·soor *m HNO* oral candidiasis, mycotic stomatitis, thrush.

Mund·spa·tel *m clin.* tongue depressor.

Mund·sper·rer *m HNO* mouth gag, gag.

Mund·spie·gel *m HNO* mouth mirror, dental mirror.

Mund·sprei·zer *m HNO* mouth gag, gag.

Mün·dung *f anat.* mouth, opening, os, orifice, aperture.

Mund·vor·hof *m anat.* external oral cavity, oral vestibule, vestibulum of mouth.

Mund·was·ser *nt pharm.* mouth wash, collutory, collutorium, gargle.

Mund·win·kel *m anat.* angle of mouth.

Mund·win·kel·chei·li·tis *f HNO* angular stomatitis, angular cheilitis, perlèche, migrating cheilitis, migrating cheilosis.

Mund·win·kel·rha·ga·den *pl* → *Mundwinkelcheilitis.*

Mund-zu-Mund-Beatmung *f* mouth-to-mouth resuscitation, mouth-to-mouth respiration.

Munro: M.'-Mikroabszeß *m patho.* Munro abscess, Munro microabscess.

M.'-Punkt *m clin.* Munro's point.

Mün·zen·klir·ren *nt clin.* anvil sound, bellmetal resonance, bell sound, coin test.

Mün·zen·zäh·len *nt neuro.* pill-rolling, coin-counting.

Murphy: M.-Zeichen *nt clin.* Murphy's sign, Murphy's test.

Murray-Valley-Enzephalitis *f abbr.* **MVE** *epidem.* Murray Valley encephalitis, Australian X encephalitis.

Mus·ca·rin *nt biochem.* oxycholine, muscarine.

Mus·ca·rin·ver·gif·tung *f patho.* muscarinism.

Mu·schel *f* shell, conch; *anat.* concha.

Mu·schel·re·sek·ti·on *f HNO* conchotomy.

Mus·cu·la·ris *f histol.* muscularis, muscular coat, muscular tunic. **M. mucosae** lamina muscularis mucosae, muscularis mucosae.

Mus·cu·li *pl* → *Musculus.*

Mus·cu·lus *m anat.* muscle, musculus.

Mm. *pl* **abdominis** muscles of abdomen.

M. abductor abductor muscle, abductor.

M. adductor adductor muscle, adductor muscle.

M. aryepiglotticus aryepiglotticus (muscle), aryepiglottic muscle, Hilton's muscle.

M. biceps brachii biceps brachii (muscle), biceps muscle of arm.

M. biceps femoris biceps femoris (muscle), biceps muscle of thigh.

M. brachialis brachialis (muscle), brachial muscle.

M. brachioradialis brachioradialis (muscle), brachioradial muscle.

Mm. *pl* **bulbi** eye muscles, (extrinsic) ocular muscles, extraocular muscles.

M. bulbocavernosus/bulbospongiosus bulbospongiosus (muscle), bulbocavernosus (muscle), bulbocavernous muscle.

M. ciliaris ciliaris (muscle), Bowman's muscle, ciliary muscle.

M. cremaster cremaster (muscle), Riolan's muscle.

M. cricothyroideus cricothyroideus (muscle), cricothyroid muscle.

M. dartos dartos, dartos muscle.

M. deltoideus deltoideus (muscle), deltoid muscle.

M. detrusor vesicae detrusor vesicae (muscle), bladder wall muscle, detrusor muscle of bladder.

M. digastricus digastricus (muscle), digastric muscle.

M. dilatator/dilator dilatator, dilator, dilatator muscle, dilator muscle.

M. dilator pupillae dilatator pupillae (muscle), dilator muscle of pupil.

M. erector spinae erector spinae (muscle), erector muscle of spine, sacrospinal muscle.

Mm. *pl* **faciales** facial muscles, muscles of (facial) expression.

M. flexor digitorum profundus flexor digitorum profundus (muscle).

M. flexor digitorum superficialis flexor digitorum superficialis (muscle).

M. flexor pollicis brevis flexor pollicis brevis (muscle), short flexor muscle of thumb.

M. flexor pollicis longus flexor pollicis longus (muscle), long flexor muscle of thumb.

M. gastrocnemius gastrocnemius (muscle).

M. glut(a)eus maximus gluteus maximus (muscle), greatest gluteus muscle.

M. glut(a)eus medius gluteus medius (muscle), middle gluteus muscle.

M. glut(a)eus minimus gluteus minimus (muscle), least gluteus muscle.

M. iliopsoas iliopsoas (muscle).

Mm. *pl* **intercostales** intercostal muscles.

Mm. *pl* **interossei** interossei muscles, interosseous muscles.

Mm. *pl* **interspinales** interspinal muscles, interspinales, interspinales muscles.

Mm. *pl* **intertransversarii** intertransverse muscles, intertransversarii muscles.

M. ischiocavernosus ischiocavernosus (muscle), erector muscle of penis, ischiocavernous muscle.

Mm. *pl* **laryngis** muscles of larynx, musculature of larynx, laryngeal musculature.

M. levator ani levator ani (muscle).

M. levator veli palatini levator veli palatini (muscle), levator muscle of palatine velum, petrosalpingostaphylinus, petrostaphylinus.

M. longissimus longissimus, longissimus muscle.

Mm. *pl* **lubricales** lumbrical muscles, lumbricales muscles.

M. masseter masseter, masseter muscle.

M. obliquus externus abdominis obliquus externus abdominis (muscle), external oblique muscle of abdomen.

M. obliquus internus abdominis obliquus internus abdominis (muscle), internal oblique muscle of abdomen.

M. orbicularis oculi orbicularis oculi (muscle), orbicular muscle of eye.

M. orbicularis oris orbicularis oris (muscle), orbicular muscle of mouth.

M. orbitalis orbitalis (muscle), Müller's muscle, orbital muscle.

M. pectoralis major pectoralis major (muscle), greater pectoral muscle.

M. pectoralis minor pectoralis minor (muscle), smaller pectoral muscle.

Mm. *pl* **perinei/perineales** perineal muscles, muscles of perineum.

M. psoas major psoas major (muscle), greater psoas muscle.

M. psoas minor psoas minor (muscle), smaller psoas muscle.

M. pubococcygeus pubococcygeus (muscle), pubococcygeal muscle.

M. puboprostaticus puboprostaticus (muscle), puboprostatic muscle.

M. puborectalis puborectalis (muscle), puborectal muscle, Braune's muscle.

M. pubovaginalis pubovaginalis (muscle), pubovaginal muscle.

M. pubovesicalis pubovesicalis (muscle), pubovesical muscle.

M. quadratus femoris quadratus femoris (muscle), quadrate muscle of thigh.

M. quadriceps femoris quadriceps femoris (muscle), quadriceps muscle (of thigh), quadriceps.

M. rectococcygeus rectococcygeus (muscle), rectococcygeal muscle.

M. recto-urethralis rectourethralis (muscle), rectourethral muscle.

M. recto-uterinus rectouterinus (muscle), rectouterine muscle.

M. rectovesicalis rectovesicalis (muscle), rectovesical muscle.

M. rectus abdominis rectus abdominis (muscle), straight abdominal muscle.

M. rectus femoris rectus femoris (muscle).

Mm. *pl* **rotatores** rotator muscles.

M. sartorius sartorius (muscle), tailor's muscle.

M. scalenus anterior scalenus anterior (muscle), anterior scalene muscle.

M. scalenus medius scalenus medius (muscle), middle scalene muscle, Albinus' muscle.

M. scalenus minimus scalenus minimus (muscle), smallest scalene muscle, Sibson's muscle.

M. scalenus posterior scalenus posterior (muscle), posterior scalene muscle.

M. soleus soleus (muscle).

M. sphincter sphincter, sphincter muscle.

M. sphincter ampullae hepatopancreaticae sphincter ampullae hepatopancreaticae (muscle), Oddi's sphincter, sphincter muscle of hepatopancreatic ampulla.

M. sphincter ani externus sphincter ani externus (muscle), external sphincter muscle of anus.

M. sphincter ani internus sphincter ani internus (muscle), internal sphincter muscle of anus.

M. sphincter ductus choledochi sphincter ductus choledochi (muscle), sphincter muscle of bile duct.

M. sphincter ductus pancreatici sphincter ductus pancreatici (muscle), sphincter muscle of pancreatic duct.

M. sphincter pupillae sphincter pupillae (muscle), sphincter muscle of pupil.

M. sphincter pyloricus sphincter pylori (muscle), sphincter muscle of pylorus.

M. sphincter urethrae sphincter urethrae (muscle), sphincter muscle of urethra, voluntary urethral sphincter.

M. sphincter urethrovaginalis urethrovaginal sphincter (muscle).

M. sternocleidomastoideus sternocleidomastoideus (muscle), sternocleidomastoid muscle.

Mm. *pl* **subcostales** subcostal muscles, subcostales muscles.

M. supinator supinator (muscle), supinator.

M. suspensorius duodeni suspensorius duodeni (muscle), suspensory muscle of duodenum, Treitz's muscle.

M. tensor tympani tensor tympani (muscle), tensor muscle of tympanum, eustachian muscle.

M. tensor veli palatini tensor veli palatini (muscle), tensor muscle of palatine velum.

M. transversus abdominis transversus abdominis (muscle), transverse muscle of abdomen.

M. transversus perinei profundus transversus perinei profundus (muscle), deep transverse muscle of perineum.

M. transversus perinei superficialis transversus perinei superficialis (muscle), Theile's muscle.

M. trapezius trapezius (muscle).

M. triceps brachii triceps brachii (muscle), triceps (muscle) of arm.

M. triceps surae triceps surae (muscle), triceps (muscle) of calf.

M. vastus intermedius vastus intermedius (muscle).

M. vastus lateralis vastus lateralis (muscle).

M. vastus medialis vastus medialis (muscle).

M. vocalis vocalis (muscle), vocal muscle.

Mu·sik·the·ra·pie *f* musicotherapy.

Mus·ka·rin *nt biochem.* oxycholine, muscarine.

mus·ka·rin·ar·tig *adj physiol.* muscarinic.

Mus·kat·nuß·le·ber *f patho.* nutmeg liver.

Mus·kel *m anat.* muscle, musculus.

asynchroner M. asynchronous muscle.
autochthone Muskeln *pl* autochthonous muscles.
Muskeln *pl* **der oberen Gliedmaße** muscles of upper limb.
oberflächliche Muskeln *pl* superficial muscles.
quergestreifte Muskeln *pl* → *willkürliche Muskeln.*
synchroner M. synchronous muscle.
tiefe Muskeln *pl* deep muscles.
Muskeln *pl* **der unteren Gliedmaße** muscles of lower limb.
unwillkürliche Muskeln *pl* nonstriated muscles.
willkürliche Muskeln *pl* striated muscles, striped muscles, voluntary muscles.
Mus·kel·an·satz *m anat.* muscle insertion.
Mus·kel·an·span·nung *f* muscle tension.
Mus·kel·ast *m anat.* muscular branch.
Mus·kel·atro·phie *f neuro.* muscular atrophy, muscle wasting, amyotrophy, myatrophy, myoatrophy.
infantile spinale M. → *spinale M., infantile Form.*
myelopathische M. myelopathic muscular atrophy.
myogene M. myopathic atrophy.
myopathische M. myopathic atrophy.
neurogene M. neuropathic atrophy, neural atrophy.
spinale M. spinal muscular atrophy, progressive muscular atrophy, wasting paralysis, muscular trophoneurosis.
spinale M., adult-distale Form → *spinale progressive M.*
spinale M., adult-proximale Form → *spinale M., skapulohumerale Form.*
spinale M., adult-skapulohumerale Form → *spinale M., skapulohumerale Form.*
spinale M., infantile Form Hoffmann's muscular atrophy, Hoffmann-Werdnig syndrome, Werdnig-Hoffmann paralysis, familial spinal muscular atrophy.
spinale M., juvenile Form juvenile muscular atrophy, Kugelberg-Welander disease, Wohlfahrt-Kugelberg-Welander disease.
spinale M., skapulohumerale Form Vulpian's atrophy, scapulohumeral atrophy, scapulohumeral type.
spinale progressive M. Cruveilhier's atrophy, Duchenne-Aran disease, Duchenne's disease, Aran-Duchenne muscular atrophy, progressive spinal muscular atrophy.
Mus·kel·auf·lö·sung *f patho.* myolysis.
Mus·kel·bälk·chen *pl anat.* (*Herz*) muscular trabeculae of heart, fleshy trabeculae of heart.
Mus·kel·bauch *m anat.* belly, muscle belly.
Mus·kel·bün·del *nt anat.* fasciculus, muscle bundle.

Mus·kel·de·ge·ne·ra·ti·on *f patho.* myolysis, myodegeneration.
Mus·kel·deh·nung *f physiol.* stretching of a muscle, myotasis.
Mus·kel·deh·nungs·re·flex *m physiol.* muscular reflex, myotatic reflex, stretch reflex, Liddel and Sherrington reflex.
Mus·kel·durch·blu·tung *f physiol.* muscle perfusion.
Mus·kel·durch·tren·nung *f ortho.* myotomy.
Mus·kel·dys·to·nie *f* myodystony, dysmyotonia.
Mus·kel·dys·tro·phie *f neuro.* muscular dystrophy, myodystrophy.
fazio-skapulo-humerale M. Déjérine-Landouzy dystrophy, Landouzy's dystrophy, Landouzy-Déjérine dystrophy, facioscapulohumeral muscular atrophy, facioscapulohumeral dystrophy.
progressive M. *abbr.* **PMD** progressive muscular dystrophy, idiopathic muscular atrophy.
progressive M., Gliedgürtelform Leyden-Möbius muscular dystrophy, Leyden-Möbius syndrome, limb-girdle muscular dystrophy.
Mus·kel·ent·span·nung *f* muscle relaxation.
Mus·kel·ent·zün·dung *f neuro.* myositis, myitis, initis.
Mus·kel·er·kran·kung *f neuro.* myopathy, myonosus, myopathia.
Mus·kel·er·mü·dung *f patho.* muscular fatigue.
Mus·kel·er·schlaf·fung *f* muscle relaxation.
Mus·kel·er·wei·chung *f patho.* myomalacia.
Mus·kel·fa·ser *f histol.* muscle fibril, muscle cell, muscle fiber, myofibril.
Mus·kel·fa·ser·auf·lö·sung *f patho.* myolysis, myocytolysis.
Mus·kel·fa·ser·bün·del *nt histol.* muscle fascicle.
Mus·kel·fa·ser·ne·kro·se *f patho.* myolysis.
Mus·kel·ge·we·be *nt histol.* muscle tissue, muscular tissue, muscle.
Mus·kel·her·nie *f ortho.* myocele.
Mus·kel·hüll·ge·we·be *nt histol.* perimysium, exomysium.
Mus·kel·hy·per·äs·the·sie *f neuro.* hypermyesthesia.
Mus·kel·hy·per·pla·sie *f patho.* myohyperplasia.
Mus·kel·hy·per·tro·phie *f patho.* myohypertrophia, hypermyotrophy.
Mus·kel·hy·po·to·nie *f neuro.* muscular hypotonia, hypotonicity, hypotonus.
Mus·kel·isch·ämie *f patho.* myoischemia.
Mus·kel·ka·ter *m inf.* charley horse, muscle ache.
Muskel-Knochen-Transplantat *nt chir.* musculoskeletal graft.
Mus·kel·kon·trak·ti·li·tät *f physiol.* muscular

contractility, myotility.
Mus·kel·kon·trak·ti·on *f physiol.* muscle contraction, contraction.
Mus·kel·kopf *m anat.* head of muscle.
Mus·kel·kraft *f* muscular force, muscular strength.
Mus·kel·krampf *m neuro.* muscular spasm, muscle spasm, myospasm, spasm, cramp.
Mus·kel·läh·mung *f neuro.* muscular paralysis, myoparalysis.
Mus·kel·mas·sa·ge *f* muscle massage.
Mus·kel·me·cha·nik *f physiol.* muscle mechanics *pl*.
Mus·kel·me·ta·bo·lis·mus *m* muscle metabolism.
Mus·kel·naht *f chir.* myorrhaphy, myosuture.
Mus·kel·ne·kro·se *f patho.* myolysis, myonecrosis.
Mus·kel·neur·al·gie *f neuro.* muscular pain, myoneuralgia, myalgia, myodynia.
Mus·kel·ödem *nt patho.* myoedema, myoidema.
Mus·kel·phos·pho·fruk·to·ki·na·se·in·suf·fi·zi·enz *f patho.* Tarui disease, muscle phosphofructokinase deficiency, type VII glycogen storage disease.
Mus·kel·phos·pho·ry·la·se·man·gel *m patho.* McArdle's disease, McArdle-Schmid--Pearson disease, muscle phosphorylase deficiency (glycogenosis), myophosphorylase deficiency (glycogenosis), type V glycogen storage disease.
Mus·kel·phy·sio·lo·gie *f physiol.* muscle physiology.
Mus·kel·pla·stik *f chir.* myoplasty.
Mus·kel·re·la·xans *nt anes.* muscle relaxant, neuromuscular blocking agent.
depolarisierendes M. depolarizing muscle relaxant, depolarizer.
nicht-depolarisierendes M. nondepolarizing muscle relaxant, nondepolarizer.
Mus·kel·re·la·xa·ti·on *f* muscle relaxation.
Mus·kel·re·zep·tor *m* muscle receptor, myoreceptor.
Mus·kel·rheu·ma·tis·mus *m patho.* muscular rheumatism, fibrositis.
Mus·kel·riß *m ortho.* myorrhexis.
Mus·kel·schei·de *f histol.* epimysium, perimysium.
Mus·kel·schicht *f anat.* muscular coat, muscular tunic.
Mus·kel·schmer·zen *pl neuro.* muscular pain, myoneuralgia, myalgia, myodynia.
Mus·kel·schwä·che *f neuro.* muscle weakness, myoasthenia, adynamia.
Mus·kel·schwund *m* → *Muskelatrophie*.
Mus·kel·seh·ne *f anat.* muscle tendon, sinew.
Muskel-Sehnen-Manschette *f anat.* musculotendinous cuff.
Mus·kel·sinn *m physiol.* muscle sense, muscular sense, muscle sensibility, kinesthetic sense, kinesthesia, myesthesia.
Mus·kel·span·nung *f* → *Muskeltonus*.
Mus·kel·spas·mus *m* → *Muskelkrampf*.
Mus·kel·spin·del *f histol.* neuromuscular spindle, muscle spindle, Kühne's spindle.
Mus·kel·steif·heit *f patho.* muscle stiffness.
Mus·kel·stoff·wech·sel *m physiol.* muscle metabolism.
Mus·kel·to·nus *m* muscular tension, muscular tone, myotony, myotonia.
Mus·kel·tri·chi·no·se *f epidem.* muscular trichinosis.
Mus·kel·ve·nen·pum·pe *f physiol.* muscle pump.
Mus·kel·ver·här·tung *f patho.* myosclerosis.
Mus·kel·zel·le *f histol.* muscle cell, myocyte.
Mus·kel·zer·falls·syn·drom *nt patho.* crush syndrome, compression syndrome.
Mus·kel·zer·rung *f* pulled muscle.
Mus·kel·zucken [k·k] *nt neuro.* twitch, muscular twitching.
Mus·kel·zuckung [k·k] *f* muscle twitching, twitch contraction, myopalmus.
mus·ku·lär *adj anat.* muscular.
Mus·ku·la·tur *f anat.* muscular system, muscles *pl*, musculature.
ischiokrurale M. hamstrings *pl*, hamstring muscles *pl*.
mimische M. facial muscles *pl*, muscles *pl* of (facial) expression.
mus·ku·lös *adj* muscular; *inf.* beefy, brawny.
Musset: M.-Zeichen *nt card.* de Musset's sign, Musset's sign.
Mustard: M.-Operation *f HTG* Mustard's operation.
Mu·ster *nt* **1.** pattern, model; (*Schablone*) template; design; (*Probe*) sample, specimen. **2.** *fig.* model, example (*an* of; *für* of); type; *psycho.* (*Verhaltensmuster*) pattern.
Mu·ta·gen *nt genet.* mutagen, mutagenic agent.
mu·ta·gen *adj* mutagenic.
Mu·ta·ge·ne·se *f* mutagenesis.
Mu·ta·ge·ni·tät *f* mutagenicity.
mu·tant *adj genet.* mutant.
Mu·tan·te *f genet.* mutant.
Mu·ta·tio *f HNO* change of voice, breaking of the voice, puberty vocal change.
Mu·ta·ti·on *f* **1.** *genet.* mutation; *bio.* idiovariation, saltation. **2.** → *Mutatio*.
Mu·ta·ti·ons·ra·te *f genet.* mutation rate.
mu·tie·ren *vi* **1.** *genet.* mutate (*zu* to). **2.** *HNO* (*Stimme*) break.
mu·tiert *adj* mutant.
Mu·ti·la·ti·on *f chir., forens.* mutilation.
Mu·tis·mus *m psychia.* mutism. **elektiver M.** elective mutism, voluntary mutism.
Mu·ti·sur·di·tas *f HNO* deaf-muteness, deaf--muteness.
Mu·ton *nt genet.* Muton.

Mut·ter *f* (*a. fig.*) mother.
leibliche M. biological mother, biological parent.
werdende M. mother-to-be, expectant mother.
Mut·ter·band *nt anat.* broad ligament of uterus. **rundes M.** round ligament of uterus, Hunter's ligament.
Mut·ter·bin·dung *f psycho.* mother fixation.
Mut·ter·ef·flo·res·zenz *f* mother yaw, frambesioma, framboesioma.
Mut·ter·fi·xie·rung *f psycho.* mother-tie, mother fixation.
Mut·ter·ge·we·be *nt histol.* parent tissue.
Mut·ter·in·stinkt *m psycho.* motherly instinct, maternal instinct.
Mut·ter·ku·chen *m gyn.* placenta.
müt·ter·lich *adj* motherly, maternal.
Mut·ter·mal *nt derm.* mole, birthmark.
Mut·ter·milch *f gyn.* mother's milk, breast milk.
Mut·ter·milch·ik·te·rus *m ped.* Lucey-Driscoll syndrome.
Mut·ter·mund *m anat.* opening of uterus, mouth of uterus.
Mut·ter·mund·auf·deh·nung *f gyn.* hystereurysis.
Mut·ter·schaft *f* maternity, motherhood.
Mut·ter·schafts·ur·laub *m* maternity leave.
Mut·ter·zel·le *f histol.* mother cell, parent cell, metrocyte.
Müt·ze *f,* **phrygische** *radiol.* phrygian cap, folded fundus gallbladder.
Mu·zin *nt biochem.* mucin.
Mu·zin·ge·rinn·sel *nt patho.* mucin clot.
mu·zi·nös *adj histol.* mucinous, mucoid.
Mu·zi·no·se *f derm., patho.* mucinosis.
Mu·zin·urie *f patho.* mucinuria.
My·al·gia *f neuro.* muscular pain, myoneuralgia, myalgia, myodynia.
M. epidemica Bornholm disease, devil's grip, epidemic pleurodynia, epidemic myalgia, benign dry pleurisy.
M. paraesthetica Roth-Bernhardt syndrome, Roth's syndrome.
My·as·the·nia *f neuro.* muscular weakness, myasthenia, myoasthenia, amyosthenia. **M. gravis pseudoparalytica** Erb-Goldflam disease, Goldflam's disease, Goldflam-Erb disease, myasthenia gravis (syndrome), asthenic bulbar paralysis.
my·as·the·nisch *adj neuro.* myasthenic, amyosthenic.
My·äs·the·sie *f physiol.* muscle sense, muscular sense, muscle sensibility, kinesthetic sense, kinesthesia, myesthesia.
My·ato·nie *f neuro.* myatonia, myatony, amyotonia.
My·atro·phie *f neuro.* muscle wasting, muscular atrophy, myoatrophy.

My·ce·tes *pl micro.* mycetes, mycota, fungi, Mycophyta, Fungi.
My·ce·to·ma *nt derm.* mycetoma, maduromycosis.
My·co·bac·te·ri·um *nt micro.* mycobacterium, Mycobacterium.
M. avium Battey's bacillus, Mycobacterium avium.
M. leprae lepra bacillus, leprosy bacillus, Hansen's bacillus, Mycobacterium leprae.
M. paratuberculosis Johne's bacillus, Mycobacterium paratuberculosis.
M. phlei Moeller's grass bacillus, timothy hay bacillus, Mycobacterium phlei.
M. smegmatis smegma bacillus, Mycobacterium smegmatis.
M. tuberculosis tubercle bacillus, Koch's bacillus, Mycobacterium tuberculosis.
Mycoplasma-pneumoniae-Pneumonie *f pulmo.* Mycoplasma pneumoniae pneumonia, Eaton agent pneumonia.
My·co·sis *f epidem.* mycosis, fungal infection, mycotic infection, nosomycosis. **M. fungoides** Alibert's disease, mycosis fungoides.
Mycosis-fungoides-Zelle *f patho.* mycosis fungoides cell, mycosis cell.
My·dria·sis *f physiol.* mydriasis, corediastasis, corodiastasis.
M. alternans leaping mydriasis, springing mydriasis, alternating mydriasis.
amaurotische M. amaurotic mydriasis.
paralytische M. paralytic mydriasis.
M. spastica spastic mydriasis, spasmodic mydriasis.
My·dria·ti·kum *nt pharm.* mydriatic.
my·dria·tisch *adj physiol.* mydriatic.
My·ek·to·mie *f chir.* myectomy, myomectomy.
Myel·en·ze·pha·lon *nt anat.* medulla oblongata, bulbus, myelencephalon.
Mye·lin *nt histol.* myelin.
mye·lin·arm *adj histol.* poorly-myelinated.
Mye·lin·auf·lö·sung *f patho.* myelinolysis, myelolysis.
mye·lin·frei *adj histol.* unmyelinated, nonmyelinated, nonmedullated, amyelinic.
Mye·li·ni·sa·ti·on *f histol.* myelination, myelinization, medullation.
mye·li·ni·siert *adj histol.* medullated, myelinated.
Mye·li·no·ly·se *f patho.* myelinolysis, myelolysis.
Mye·li·no·pa·thie *f patho.* myelinopathy.
mye·lin·reich *adj histol.* richly-myelinated.
mye·lin·schä·di·gend *adj patho.* myelinotoxic.
Mye·lin·schei·de *f histol.* myelin sheath, medullary sheath.
Mye·lin·ver·lust *m patho.* demyelination, demyelinization.
Mye·lin·zer·stö·rung *f patho.* myelinoclasis.
Mye·li·tis *f* **1.** *neuro.* myelitis, medullitis. **2.** →

445   **Myiasis**

Osteomyelitis.
apoplektiforme M. apoplectiform myelitis.
aszendierende M. ascending myelitis.
deszendierende M. descending myelitis.
disseminierte M. disseminated myelitis.
hämorrhagische M. hemorrhagic myelitis.
subakute nekrotisierende M. subacute necrotizing myelitis, Foix-Alajouanine myelitis.
systemische M. systemic myelitis.
zentrale M. central myelitis.
Mye·lo·blast *m hema.* myeloblast, granuloblast.
Mye·lo·bla·sten·leuk·ämie *f hema.* myeloblastic leukemia.
Mye·lo·bla·stom *nt hema.* myeloblastoma.
Mye·lo·bla·sto·ma·to·se *f hema.* myeloblastomatosis.
Mye·lo·bla·sto·se *f hema.* myeloblastosis.
mye·lo·de·pres·siv *adj hema.* myelosuppressive.
Mye·lo·en·ze·pha·li·tis *f neuro.* encephalomyelitis, myeloencephalitis.
Mye·lo·fi·bro·se *f hema.* myelofibrosis, myelosclerosis, osteomyelofibrosis, osteomyelosclerosis.
Mye·lo·gramm *nt* 1. *radiol.* myelogram. 2. *hema.* myelogram.
Mye·lo·gra·phie *f radiol.* myelography.
mye·lo·id *adj* 1. *anat.* myeloid. 2. → *myeloisch.*
mye·lo·isch *adj hema.* myeloid.
Mye·lom *nt hema.* myeloma.
endotheliales M. Ewing's sarcoma, reticular sarcoma of bone, endothelial myeloma.
multiples M. Kahler's disease, multiple myeloma, myelomatosis, plasma cell tumor, plasmacytic immunocytoma, plasmocytoma.
solitäres M. localized myeloma, solitary myeloma.
Mye·lo·ma·la·zie *f patho.* myelomalacia.
Mye·lo·me·nin·gi·tis *f neuro.* myelomeningitis.
Mye·lo·me·nin·go·ze·le *f embryo.* myelomeningocele, meningomyelocele.
Mye·lom·gra·di·ent *m immun.* M component.
Mye·lom·nie·re *f patho.* myeloma kidney.
mye·lo·mo·no·zy·tär *adj hema.* myelomonocytic.
Mye·lo·mo·no·zy·ten·leuk·ämie *f* (akute) *hema.* myelomonocytic leukemia, Naegeli leukemia.
Mye·lo·op·ti·ko·neu·ro·pa·thie *f neuro., ophthal.* myelo-opticoneuropathy. **subakute M.** *abbr.* SMON subacute myelo-opticoneuropathy.
Mye·lo·pa·thie *f* 1. *neuro.* myelopathy. 2. *hema.* myelopathy.
apoplektiforme M. *neuro.* apoplectiform myelopathy.
aszendierende M. *neuro.* ascending myelitis.
deszendierende M. *neuro.* descending myelopathy.

funikuläre M. *neuro.* funicular myelopathy.
hämorrhagische M. *neuro.* hemorrhagic myelitis, hemorrhagic myelopathy.
paraneoplastische M. *neuro.* paracarcinomatous myelopathy, carcinomatous myelopathy.
systemische M. *neuro.* systemic myelopathy.
traumatische M. *neuro.* traumatic myelopathy, concussion myelopathy.
mye·lo·pa·thisch *adj neuro., hema.* myelopathic.
Mye·lo·phthi·se *f neuro.* myelophthisis.
Mye·lo·plast *m hema.* myeloplast.
Mye·lo·poe·se *f hema.* myelopoiesis.
mye·lo·poe·tisch *adj hema.* myelopoietic.
mye·lo·pro·li·fe·ra·tiv *adj hema.* myeloproliferative.
Mye·lo·ra·di·ku·li·tis *f neuro.* myeloradiculitis.
Mye·lo·ra·di·ku·lo·pa·thie *f neuro.* myeloradiculopathy.
Mye·lo·schi·sis *f embryo.* myeloschisis.
Mye·lo·se *f* 1. *neuro.* myelosis. 2. *hema.* myelosis, myelocytosis, myelemia.
akute erythrämische M. *hema.* Di Guglielmo syndrome, acute erythremia, acute erythremic myelosis.
chronische M. *hema.* chronic myelocytic leukemia, chronic granulocytic leukemia, mature cell leukemia.
funikuläre M. *neuro.* Putnam-Dana syndrome, Putnam's disease, Lichtheim's syndrome, funicular myelosis, combined system disease.
megakaryozytäre M. *hema.* primary thrombocythemia, hemorrhagic thrombocythemia, megakaryocytic leukemia.
Mye·lo·skle·ro·se *f* → *Myelofibrose.*
Mye·lo·szin·ti·gra·phie *f radiol.* myeloscintigraphy.
Mye·lo·to·mie *f neurochir.* myelotomy.
Mye·lo·to·mo·gra·phie *f radiol.* myelotomography, tomography.
mye·lo·to·xisch *adj hema.* myelotoxic.
Mye·lo·to·xi·zi·tät *f hema.* myelotoxicity.
Mye·lo·ze·le *f embryo.* myelocele.
Mye·lo·zy·sto·me·nin·go·ze·le *f embryo.* myelocystomeningocele.
Mye·lo·zy·sto·ze·le *f embryo.* myelocystocele.
Mye·lo·zyt *m hema.* myelocyte, myelomonocyte.
Mye·lo·zyt·ämie *f hema.* myelocythemia.
Mye·lo·zy·ten·kri·se *f hema.* myelocytic crisis.
Mye·lo·zy·tom *nt hema.* myelocytoma.
Mye·lo·zy·to·se *f hema.* myelocytosis, myelemia, myelosis.
Myia·sis *f patho.* myiasis, myiosis, myasis.
furunkuloide M. *derm.* dermatobiasis, dermatobial myiasis.
M. linearis migrans *derm.* water dermatitis, creeping disease, creeping myiasis, larva

migrans.

Myio·des·op·sia *f ophthal.* muscae volitantes, vitreous floaters, myiodesopsia, myodesopsia, myopsis.

Myk·ämie *f patho.* mycethemia, fungemia.

My·kid *nt immun.* mycid.

My·ko·bak·te·ri·en *pl micro.* mycobacteria.

atypische M. mycobacteria other than tubercle bacilli, atypical mycobacteria.

My·ko·bak·te·rio·se *f epidem.* mycobacteriosis, atypical tuberculosis.

My·ko·bak·te·ri·um *sing →* Mykobakterien.

My·ko·plas·ma·in·fek·ti·on *f epidem.* mycoplasmosis.

My·ko·plas·ma·pneu·mo·nie *f pulmo.* mycoplasmal pneumonia, Mycoplasma pneumoniae pneumonia, Eaton agent pneumonia.

My·ko·se *f* **1.** *epidem.* mycotic infection, fungal infection, mycosis. **2.** *biochem.* mycose, trehalose.

oberflächliche M. superficial mycosis.

tiefe M. deep mycosis, systemic mycosis.

my·ko·tisch *adj epidem.* mycotic.

My·ko·to·xi·ko·se *f patho.* mycotoxicosis.

My·ko·to·xin *nt micro.* mycotoxin.

Myo·bla·sten·my·om *nt →* Myoblastom.

Myo·bla·stom *nt patho.* Abrikosov's tumor, Abrikossoff's tumor, granular-cell myoblastoma, myoblastoma, myoblastomyoma.

Myocardial-Depressant-Faktor *m abbr.* **MDF** *physiol.* myocardial depressant factor.

Myo·car·di·tis *f →* Myokarditis.

Myo·car·di·um *nt →* Myokard.

Myo·chor·di·tis *f HNO* myochorditis.

Myo·de·se *f ortho.* myodesis.

Myo·dy·nie *f neuro.* muscular pain, myodynia, myalgia, myoneuralgia.

Myo·dys·to·nie *f neuro.* myodystonia, myodystony.

Myo·dys·tro·phie *f neuro.* muscular dystrophy, myodystrophy.

Myo·en·do·kar·di·tis *f card.* myoendocarditis.

Myo·epi·thel *nt histol.* muscle epithelium, myoepithelium.

Myo·epi·the·li·om *nt patho.* myoepithelioma.

Myo·epi·thel·zel·le *f histol.* myoepithelial cell, basket cell.

Myo·fi·bril·le *f histol.* muscle fibril, muscular fibril, myofibril.

Myo·fi·brom *nt patho.* myofibroma.

Myo·fi·bro·se *f patho.* myofibrosis.

Myo·fi·bro·si·tis *f patho.* myofibrositis.

Myo·ge·lo·se *f patho.* myogelosis, gelosis.

myo·gen *adj neuro.* myogenic, myogenous.

Myo·glo·bin *nt abbr.* **Mb** *biochem.* myoglobin, muscle hemoglobin.

Myo·glo·bin·prä·zi·pi·tat *nt urol.* myoglobin precipitate, myoglobin cast.

Myo·glo·bin·urie *f patho.* myoglobinuria.

familiäre/idiopathische M. idiopathic myoglobinuria, familial myoglobinuria, Meyer-Betz disease.

Myo·glo·bin·zy·lin·der *m urol.* myoglobin precipitate, myoglobin cast.

Myo·glo·bu·lin·ämie *f patho.* myoglobulinemia.

Myo·glo·bu·lin·urie *f patho.* myoglobulinuria.

Myo·gramm *nt physiol.* myogram, muscle curve.

Myo·gra·phie *f physiol., radiol.* myography.

Myo·kard *nt anat.* myocardium, cardiac muscle.

Myo·kard·ab·szeß *m patho.* myocardial abscess, cardiac muscle abscess.

Myo·kard·amy·loi·do·se *f patho.* myocardial amyloidosis.

Myo·kard·an·oxie *f card.* myocardial anoxia.

Myo·kard·atro·phie *f card.* myocardial atrophy.

Myo·kard·de·ge·ne·ra·ti·on *f card.* myocardial degeneration.

Myo·kard·ent·zün·dung *f →* Myokarditis.

Myo·kard·hy·per·tro·phie *f card.* myocardial hypertrophy.

Myo·kard·hyp·oxie *f card.* myocardial hypoxia.

myo·kar·di·al *adj anat.* myocardial, myocardiac.

Myo·kard·in·farkt *m card.* myocardial infarction, cardiac infarction.

Myo·kard·in·suf·fi·zi·enz *f card.* heart failure, cardiac failure, myocardial insufficiency, heart insufficiency.

Myo·kar·dio·pa·thie *f abbr.* **MKP** myocardiopathy, cardiomyopathy.

alkoholische/alkohol-toxische M. alcoholic cardiomyopathy.

dilatative M. congestive cardiomyopathy.

hypertrophische M. hypertrophic cardiomyopathy.

hypertrophische nichtobstruktive M. hypertrophic non-obstructive cardiomyopathy.

hypertrophische obstruktive M. hypertrophic obstructive cardiomyopathy.

idiopathische M. idiopathic cardiomyopathy, primary cardiomyopathy.

kongestive M. congestive cardiomyopathy.

obliterative M. restrictive cardiomyopathy.

peripartale M. peripartal cardiomyopathy, peripartum cardiomyopathy.

postpartale M. postpartum cardiomyopathy, postpartal cardiomyopathy.

primäre M. → idiopathische M.

restriktive M. restrictive cardiomyopathy.

sekundäre M. secondary cardiomyopathy, secondary myocardiopathy.

Myo·kar·di·tis *f card.* myocardial inflammation, myocarditis.

granulomatöse M. granulomatous myocarditis.

idiopathische M. idiopathic myocarditis, Fiedler's myocarditis, acute isolated myocarditis.
infektallergische/infektiös-allergische M. infectious-allergic myocarditis.
interstitielle M. interstitial myocarditis.
nekrotisierende M. necrotizing myocarditis.
rheumatische M. rheumatic myocarditis.
seröse M. serous myocarditis.
Myo·kard·me·ta·sta·se *f patho.* myocardial metastasis.
Myo·kard·naht *f HTG* myocardiorrhaphy.
Myo·kard·nar·be *f card.* myocardial scar.
Myo·kard·ne·kro·se *f card.* cardiac muscle necrosis, myocardial necrosis.
Myo·kar·do·se *f card.* myocardosis, myocardiosis.
Myo·kard·prel·lung *f card.* myocardial contusion.
Myo·kard·rup·tur *f card.* myocardial rupture, cardiac rupture.
Myo·kard·schwie·le *f card.* myocardial scar.
Myo·kard·si·de·ro·se *f card.* myocardial siderosis.
Myo·kard·ver·kal·kung *f card.* myocardial calcification.
Myo·kard·ver·let·zung *f card.* myocardial injury, myocardial trauma.
Myo·kard·zel·le *f histol.* myocardial cell.
Myo·klo·nie *f neuro.* myoclonia.
Myo·klo·nus *m neuro.* myoclonus.
Myo·klo·nus·epi·lep·sie *f neuro.* Lafora's disease, Unverricht's syndrome, myoclonus epilepsy.
Myo·kol·pi·tis *f gyn.* myocolpitis.
My·oku·la·tor *m ophthal.* myoculator.
Myo·li·pom *nt patho.* myolipoma.
Myo·ly·se *f patho.* myolysis.
My·om *nt patho.* muscular tumor, myoma.
Myo·ma·la·zie *f patho.* myomalacia.
myo·ma·tös *adj patho.* myomatous.
Myo·ma·to·se *f patho.* myomatosis.
My·om·ek·to·mie *f chir.* myomectomy, myomatectomy.
transabdominelle M. *gyn.* abdominal myomectomy, celiomyomectomy, laparomyomectomy.
transvaginale M. *gyn.* vaginal myomectomy, colpomyomectomy.
Myo·me·la·no·se *f patho.* myomelanosis.
My·om·ent·fer·nung *f →* *Myomektomie.*
Myo·me·tri·tis *f gyn.* mesometritis, myometritis.
Myo·me·tri·um *nt anat.* mesometrium, myometrium.
Myo·me·tri·um·ent·zün·dung *f →* *Myometritis.*
Myo·mo·to·mie *f gyn.* myomotomy. **transabdominelle M.** celiomyomotomy, laparomyomotomy.

Myo·ne·kro·se *f patho.* myonecrosis.
myo·neu·ral *adj anat.* myoneural.
my·op *adj ophthal.* myopic, shortsighted, nearsighted.
Myo·pa·ra·ly·se *f neuro.* muscular paralysis, myoparalysis.
Myo·pa·re·se *f neuro.* myoparesis, muscle weakness.
Myo·pa·thie *f neuro.* myopathy, myonosus, myopathia.
Myo·pe·ri·kar·di·tis *f card.* myopericarditis, perimyocarditis.
Myo·phos·pho·ry·la·se·in·suf·fi·zi·enz *f →* *Muskelphosphorylasemangel.*
Myo·pie *f ophthal.* myopia, shortsightedness, short sight, nearsightedness, near sight.
bösartige M. pathologic myopia, pernicious myopia, malignant myopia.
progressive M. progressive myopia.
transiente M. transient myopia.
Myo·pla·stik *f chir.* myoplasty.
myo·pla·stisch *adj chir.* myoplastic.
Myor·rha·phie *f chir.* myorrhaphy, myosuture.
Myor·rhe·xis *f patho.* myorrhexis.
Myo·sal·pin·gi·tis *f gyn.* myosalpingitis.
Myo·sal·pinx *f histol.* myosalpinx.
Myo·sar·kom *nt patho.* myosarcoma.
Myo·sin *nt biochem.* myosin.
Myosin-ATPase *f biochem.* myosin ATPase.
Myo·sin·fi·la·ment *nt histol.* thick myofilament, myosin filament.
Myo·sin·urie *f patho.* myosinuria, myosuria.
Myo·si·tis *f patho.* myositis, myitis, initis.
M. fibrosa interstitial myositis, myofascitis.
M. ossificans progressiva progressive ossifying myositis.
M. trichinosa trichinous myositis.
Myo·skle·ro·se *f patho.* myosclerosis.
Myo·spas·mus *m neuro.* muscular spasm, muscle spasm, myospasm, cramp.
Myo·ten·di·ni·tis *f patho.* myotenositis.
Myo·te·no·to·mie *f ortho.* myotenotomy.
Myo·tom *nt* 1. *embryo.* myotome, muscle plate. 2. *chir.* myotome.
Myo·to·mie *f chir.* myotomy.
Myo·to·nia *f neuro.* myotonia.
M. acquisita Talma's disease.
M. congenita Thomsen's disease, congenital atonic pseudoparalysis, congenital myotonia.
M. congenita (Oppenheim) Oppenheim's disease, Oppenheim's syndrome.
myo·to·nisch *adj neuro.* myotonic.
Myo·ze·le *f ortho.* myocele.
Myo·zyt *m histol.* myocyte, muscle cell.
Myo·zy·to·ly·se *f patho.* myocytolysis.
Myo·zy·tom *nt patho.* myocytoma.
My·ring·ek·to·mie *f HNO* myringectomy, myringodectomy.
My·rin·gi·tis *f HNO* myringitis, tympanitis.
My·rin·go·der·ma·ti·tis *f HNO* myringoderma-

titis.

My·rin·go·my·ko·se *f HNO* myringomycosis, mycomyringitis.

My·rin·go·pla·stik *f HNO* myringoplasty.

My·rin·go·sta·pe·dio·pexie *f HNO* myringo-stapediopexy.

My·rin·go·to·mie *f HNO* myringotomy, tym-panocentesis, tympanotomy, paracentesis.

Myx·ade·ni·tis *f patho.* myxadenitis. **M. labia-lis** *HNO* Baelz's disease, superficial suppura-tive type cheilitis glandularis.

Myx·ade·nom *nt patho.* myxadenoma, myxo-adenoma.

Myx·ödem *nt patho.* solid edema, mucous edema, myxedema.

prätibiales M. nodular myxedema, pretibial myxedema, circumscribed myxedema, in-filtrative dermopathia.

sekundäres M. secondary myxedema, pitui-tary myxedema.

myx·öde·ma·tös *adj patho.* myxedematous.

My·xo·der·mie *f derm., patho.* myxedema; mucinosis.

Myx·oede·ma *nt derm., patho.* myxedema, sol-id edema, mucous edema. **M. circumscriptum tuberosum** infiltrative dermopathia, nodular

myxedema, pretibial myxedema, circum-scribed myxedema.

My·xo·fi·brom *nt patho.* myxofibroma, myxo-inoma.

My·xo·ky·stom *nt patho.* myxoid cystoma, myxocystoma.

My·xo·li·pom *nt patho.* myxolipoma.

My·xo·ma *nt patho.* myxoma, mucous tumor, colloid tumor, gelatinous polyp.

my·xo·ma·tös *adj patho.* myxomatous.

My·xo·ma·to·se *f patho.* multiple myxomas, myxomatosis.

My·xo·my·ze·ten *pl micro.* slime fungi, slime molds, Myxomycetes.

My·xor·rhoe *f patho.* myxorrhea, blennorrhea.

My·xo·sar·kom *nt patho.* myxosarcoma.

My·zel *nt micro.* mycelium.

My·zet·ämie *f patho.* mycethemia, fungemia.

My·ze·ten *pl micro.* mycetes, mycota, fungi, Mycophyta, Fungi.

My·zet·hä·mie *f* → *Myzetämie.*

My·ze·tis·mus *m patho.* mycetismus, myce-tism, mushroom poisoning.

My·ze·tom *nt epidem.* mycetoma, maduro-mycosis.

M-Zellen *pl histol.* M cells.

N

Na·bel *m* bellybutton, navel; *anat.* umbilicus, omphalus.

Na·bel·ar·te·rie *f anat.* umbilical artery.

Na·bel·blu·tung *f patho.* omphalorrhagia.

Na·bel·bruch *m* → *Nabelhernie.*

Na·bel·diph·the·rie *f ped.* umbilical diphtheria.

Na·bel·ent·zün·dung *f ped.* omphalitis.

Na·bel·ex·zi·si·on *f chir.* omphalectomy.

Na·bel·fi·stel *f patho.* umbilical sinus, umbilical fistula.

Na·bel·ge·fä·ße *pl anat.* umbilical vessels.

Na·bel·ge·gend *f anat.* umbilical region.

Na·bel·gra·nu·lom *nt patho.* umbilical granuloma.

Na·bel·her·nie *f embryo.* umbilical hernia, exomphalos, omphalocele.

Na·bel·re·gi·on *f anat.* umbilical region.

Na·bel·ring *m anat.* umbilical ring.

Na·bel·schnur *f anat.* umbilical cord, navel string, umbilical, funis.

Na·bel·schnur·blut *nt ped.* cord blood.

Na·bel·schnur·bruch *m ped.* congenital umbilical hernia, amniocele.

Na·bel·schnur·ge·fä·ße *pl embryo.* umbilical vessels.

Na·bel·schnur·ka·the·ter *m ped.* umbilical vessel catheter.

Na·bel·schnur·kno·ten *m gyn.* knot of umbilical cord.

echter N. true knot.

falscher N. false knot.

Na·bel·schnur·kreis·lauf *m embryo.* allantoic circulation, umbilical circulation.

Na·bel·schnur·riß *m gyn.* omphalorrhexis.

Na·bel·schnur·vor·fall *m gyn.* funis presentation.

Na·bel·schwel·lung *f patho.* omphaloncus, omphaloma.

Na·bel·strang *m* → *Nabelschnur.*

Na·bel·tu·mor *m patho.* omphaloncus, omphaloma.

Na·bel·ul·ze·ra·ti·on *f patho.* omphalelcosis.

Na·bel·ve·ne *f embryo.* umbilical vein.

Na·bel·ve·nen·ent·zün·dung *f ped.* omphalophlebitis.

Na·bel·ve·nen·ka·the·ter *m ped.* umbilical vessel catheter.

Na·bel·zy·ste *f patho.* umbilical cyst, vitellointestinal cyst.

Naboth: N.'-Eier *pl gyn.* Naboth's vesicles, Naboth's ovules, Naboth's follicles, nabothian follicles, nabothian ovules.

Nach·be·hand·lung *f clin.* aftercare, aftertreatment, follow-up.

Nach·be·strah·lung *f radiol.* postoperative radiation, postoperative irradiation.

Nach·be·treu·ung *f clin.* follow-up, aftercare.

Nach·bild *nt* **1.** *ophthal.* afterimage, photogene. **2.** *psycho.* afterimage.

Nach·blu·tung *f patho.* secondary hemorrhage, secondary bleeding.

Nach·emp·fin·dung *f physiol., psycho.* aftersensation, afterimpression.

nach·for·schen *vi* investigate, inquire (into), check (up), do research.

Nach·for·schung *f* investigation, inquiry, enquiry, check-up, research.

Nach·ge·burt *f gyn.* afterbirth, secundina.

nach·ge·burt·lich *adj* postnatal.

Nach·ge·burts·pe·rio·de *f gyn.* **1.** placental stage, third stage of labor. **2.** postnatal period.

Nach·hirn *nt embryo.* metencephalon, epencephalon, afterbrain.

Nach·in·nen·schla·gen *nt* (*Ausschlag*) retrocession, retrocedence.

Nach·kom·me *m* child, descendant, offspring.

Nach·kom·men·schaft *f* progeny, descendants *pl*, offspring (*sing, pl*).

nach·las·sen *vi* decrease, diminish, deteriorate; (*Gesundheit*) become weaker, fail, break; (*Schmerz*) ease, go off; (*Wirkung*) wear off; (*Fieber*) go down; (*Funktion*) fail; (*Sehvermögen, Gehör*) deteriorate; (*Kraft*) decline, go, degrade, weaken.

nach·las·send *adj* decreasing, waning, diminishing, deteriorating, failing; (*Krankheit*) catabatic, abating; (*Funktion*) failing.

Nach·last *f physiol.* afterload.

Nach·na·me *m* surname, family name.

Nach·po·ten·ti·al *nt physiol.* afterpotential.

nach·prü·fen *vt* check, check out, check over,

verify.

Nach·prü·fung *f* check, verification, re-examination.

Nach·re·ak·ti·on *f physiol.* afteraction.

Nach·sor·ge *f clin.* aftercare, aftertreatment, follow-up.

Nach·star *m ophthal.* secondary cataract.

Nacht *f* night; night-time. **bei N.** at night/by night. **die ganze N. (dauernd)** all night (long), nightlong. **jede N.** night after night, nightly. **über N.** overnight, over night.

Nacht·angst *f ped.* sleep terror disorder, night terror(s *pl*), pavor nocturnus.

Nacht·ar·beit *f* night work.

nacht·blind *adj ophthal.* night-blind.

Nacht·blind·heit *f ophthal.* night blindness, day sight, nyctalopia, nyctanopia.

Nacht·dienst *m* night duty.

Nacht·kli·nik *f* night hospital.

nächt·lich *adj* nocturnal, nightly, nycterin.

Nacht·per·so·nal *nt (Klinik)* night staff.

Nacht·ru·he *f* rest, night's rest, night's sleep.

nachts *adv* at night-time, in the night-time, at night, by night.

Nacht·schicht *f* night shift.

Nacht·schie·ne *f ortho.* night splint.

Nacht·schweiß *m* night sweat.

Nacht·schwe·ster *f* night nurse.

Nacht·se·hen *nt physiol.* scotopic vision, night vision, twilight vision, scotopia.

Nacht·wan·deln *nt neuro.* sleepwalking (disorder), noctambulism, somnambulism.

nach·un·ter·su·chen *vt clin.* reexamine.

Nach·un·ter·su·chung *f clin.* follow-up examination; reexamination.

Nach·we·hen *pl gyn.* afterpains.

Nach·weis *m* proof *(für, über* of); evidence; *(Zeugnis)* certificate.

nach·weis·bar *adj* provable, detectable, demonstrable, identifiable, verifiable.

nach·wei·sen *vt* prove, show, identify, verify.

nach·wir·ken *vi* have an after-effect, have after-effects.

Nach·wir·kung *f* after-effect, result.

Nacken [k·k] *m* nape, back of the neck, neck; *anat.* nucha.

Nacken·mus·ku·la·tur [k·k] *f anat.* neck muscles *pl.*

Nacken·re·flex [k·k] *m physiol.* neck reflex. **asymmetrisch-tonischer N.** *abbr.* **ATNR** asymmetric tonic neck reflex.

Nacken·re·gi·on [k·k] *f anat.* neck region, nuchal region, posterior cervical region.

Nacken·schmerz [k·k] *m* neck pain, cervicodynia, trachelodynia.

Nacken·stei·fig·keit [k·k] *f* neck stiffness.

nackt *adj* naked, nude; *(bloß)* bare. **mit n.em Oberkörper** bare to the waist. **sich n. ausziehen** take off one's clothes.

Nackt·heit *f* nakedness, nudity; *(Blöße)* bareness.

Na·del *f allg., chir.* needle; *(Spritze)* needle; *(Stecknadel)* pin. **atraumatische N.** *chir.* swaged needle, atraumatic needle.

Na·del·aspi·ra·ti·on *f clin.* needle aspiration.

Na·del·aspi·ra·ti·ons·zy·to·lo·gie *f histol.* needle aspiration cytology.

Na·del·bi·op·sie *f clin.* needle biopsy.

Na·del·hal·ter *m chir.* needle holder.

Na·del·öhr *nt* eye (of a needle).

Na·del·spit·ze *f* point, pinpoint.

Na·del·stich *m* prick, pinprick; *chir.* stitch.

Na·did *nt pharm.* nadide.

Na·do·lol *nt pharm.* nadolol.

Naegele: N.-Becken *nt ortho.* Naegele's pelvis. **N.-Regel** *f gyn.* delivery date rule, Naegele's rule.

Naegeli: N.-Syndrom *nt derm.* Naegeli's incontinentia pigmenti, Naegeli syndrome, Franceschetti-Jadassohn syndrome. **N.-Typ** *m* **der Monozytenleukämie** *hema.* myelomonocytic leukemia, Naegeli leukemia.

Naegeli-Bloch-Sulzberger: N.-B.-S.-Syndrom *nt → Naegeli-Syndrom.*

Nae·vus *m derm.* mole, nevus.
N. acromiodeltoideus Ito's nevus.
N. araneus spider nevus, vascular spider, spider angioma, spider telangiectasia.
N. caeruleus blue nevus, Jadassohn-Tièche nevus.
N. cerebriformus gyrate scalp.
N. deltoideoacromialis Ito's nevus.
N. flammeus flammeous nevus, port-wine nevus, port-wine mark, salmon patch.
N. fuscocoeruleus Ito's nevus.
N. fuscocoeruleus ophthalmomaxillaris Ota's nevus, oculodermal melanocytosis, oculocutaneous melanosis.
N. lipomatosus lipomatous nevus, fatty nevus, nevolipoma.
N. naevocellularis nevus cell nevus, nevocellular nevus, nevocytic nevus.
N. pigmentosis pigmented nevus, pigmented mole, mole.
N. pilosus hairy mole, hairy nevus.
N. sebaceus sebaceous nevus, nevus sebaceus of Jadassohn.
N. spongiosus albus mucosae white sponge nevus, oral epithelial nevus.
N. vasculosus vascular nevus, strawberry nevus, capillary angioma, superficial angioma.
N. verrucosus verrucous nevus.

Naffziger: N.-Operation *f ophthal.* Naffziger's operation.
N.-Syndrom *nt ortho.* Naffziger's syndrome, scalenus anticus syndrome, cervical rib syndrome, cervicobrachial syndrome.
N.-Test *m neuro.* Naffziger's test.

Nagel: N.-Test *m ophthal.* Nagel's test.

Na·gel *m* 1. *anat.* nail, nail plate, unguis; onyx. 2. *allg., ortho.* nail; (*Stift*) pin. **eingewachsener N.** *derm.* ingrown nail, onyxis.
Na·gel·atro·phie *f derm.* onychatrophia, onychatrophy.
Na·gel·bett *nt histol.* nail bed; nail matrix.
Na·gel·bett·ent·zün·dung *f derm.* onychia, onychitis, onyxitis.
Na·gel·bett·epi·thel *nt histol.* hyponychium; nail matrix.
Na·gel·bett·ge·schwulst *f derm.* onychoma.
Na·gel·bett·lei·sten *pl histol.* crests of nail matrix.
Na·gel·bettu·mor [tt·t] *m derm.* onychoma.
Na·gel·dys·tro·phie *f derm.* onychodystrophy.
Na·gel·er·kran·kung *f derm.* onychopathy, onychonosus, onychosis.
Na·gel·er·wei·chung *f derm.* onychomalacia.
Na·gel·ex·ten·si·on *f ortho.* nail extension.
Na·gel·ex·zi·si·on *f chir.* onychectomy.
Na·ge·lfalz *m histol.* nail fold, sulcus of nail matrix.
Na·gel·falz·ent·zün·dung *f derm.* perionychia, perionyxis, paronychia.
Na·gel·glied *nt anat.* distal phalanx.
Na·gel·halb·mond *m histol.* half-moon, lunule, lunula of nail.
Na·gel·haut *f histol.* nail skin, perionychium; eponychium.
Na·gel·häut·chen *nt histol.* quick, cuticle, eponychium.
Na·gel·hy·per·tro·phie *f derm.* onychophyma, onychauxis, hyperonychia.
Na·gel·in·fek·ti·on *f derm.* nail infection.
Nä·gel·kau·en *nt* nailbiting, onychophagy.
Na·gel·my·ko·se *f derm.* ringworm of the nail, onychomycosis.
Na·geln *nt ortho.* nailing.
na·geln *vt* nail (*an* to); *ortho.* nail, pin.
Nagel-Patella-Syndrom *nt patho.* onycho-osteodysplasia, nail-patella syndrome, arthro-onychodysplasia.
Na·gel·plat·te *f histol.* nail plate.
Na·gel·puls *m clin.* nail pulse.
Na·gel·rand *m anat.* margin of nail, edge of nail.
hinterer N. hidden margin of nail, proximal margin of nail.
vorderer N. anterior edge of nail, cutting edge of nail, free edge of nail.
Na·gel·schmer·zen *pl* onychalgia.
Na·gel·ta·sche *f histol.* nail sinus.
Na·ge·lung *f ortho.* nailing, pinning.
Na·gel·ver·dickung [k·k] *f derm.* onychauxis.
Na·gel·wall *m histol.* nail wall.
Na·gel·wur·zel *f histol.* nail root.
Na·gel·zer·split·te·rung *f derm.* onychoschizia, schizonychia.
Na·ger·pest *f* → *Tularämie.*
Nager-Reynier: N.-R.-Syndrom *nt patho.*

Nager's acrofacial dysostosis.
Nah·ak·kom·mo·da·ti·on *f physiol.* positive accommodation.
Nah·ein·stel·lungs·re·ak·ti·on *f physiol.* near-point reaction, near-vision response, near reaction, near reflex, convergence response, accommodation reflex.
nä·hen *vt chir.* suture, stitch (up), sew (up).
Nah·punkt *m ophthal.* near point.
Nähr·lö·sung *f clin.* clysis, nutrient solution.
Nähr·stof·fe *pl* foodstuff, food.
Nähr·stoff·auf·nah·me *f* ingestion, food intake.
Nähr·stoff·be·darf *m* nutritive needs *pl*, nutritive requirement(s *pl*).
Nähr·stoff·ge·halt *m* nutrient content.
Nähr·stoff·man·gel *m patho.* nutrient deficiency, nutritional deficiency.
Nah·rung *f* food, nutriment, nutrition, nourishment; (*Kost*) diet. **N. zu s. nehmen** eat, take food. **die N. verweigern** refuse food.
Nah·rungs·auf·nah·me *f* food ingestion, food intake, food consumption.
Nah·rungs·be·darf *m* food requirements *pl*.
Nah·rungs·ka·the·ter *m* feeding catheter.
Nah·rungs·man·gel *m* lack of food, food shortage, innutrition.
Nah·rungs·mit·tel *nt* food, foodstuff, nutrition, edibles *pl*, eatables *pl*.
Nah·rungs·mit·tel·al·ler·gie *f* food allergy, gastrointestinal allergy.
Nah·rungs·mit·tel·ver·gif·tung *f* food poisoning.
Nah·rungs·mit·tel·zu·satz *m* food additive.
Nah·rungs·ver·brauch *m* food consumption.
Nah·rungs·ver·wei·ge·rung *f* refusal of food, refusal to eat; hunger strike.
Nähr·wert *m* nutritive value, nutritional value.
Nah·se·hen *nt ophthal.* close vision.
Nah·sicht *f ophthal.* close vision.
Naht *f* 1. *anat.* suture; raphe, rhaphe. 2. *chir.* suture, stitch; suture, stitching (up), suture repair, repair; (*Nahtmaterial*) suture, suture material.
absorbierbare N. *chir.* absorbable suture.
atraumatische N. *chir.* atraumatic suture.
fortlaufende N. *chir.* continuous suture, uninterupted suture.
kontinuierliche N. → *fortlaufende N.*
monofile N. *chir.* monofilament suture.
nicht-absorbierbare N. *chir.* non-absorbable suture.
nicht-geflochtene N. *chir.* monofilament suture.
perkutane N. *chir.* percutaneous suture.
primäre N. *chir.* primary suture.
resorbierbare N. *chir.* absorbable suture.
sekundäre N. *chir.* secondary suture.
synthetische N. *chir.* synthetic suture.
Naht·ab·szeß *m chir.* suture abscess, stitch

abscess.

Naht·in·suf·fi·zi·enz *f chir.* breakdown of suture.

Naht·kno·chen *pl anat.* sutural bones, epactal bones.

Naht·ma·te·ri·al *nt chir.* suture, suture material.

Naht·ver·schluß *m chir.* suture, stitching (up), suture repair, repair.

Na·li·di·xin·säu·re *f pharm.* nalidixic acid.

Nal·or·phin *nt pharm.* nalorphine, allorphine, antorphine.

Nal·oxon *nt pharm.* naloxone.

Nan·dro·lon *nt pharm.* nandrolone.

Na·nis·mus *m* → *Nanosomie.*.

Na·no·me·lie *f embryo.* nanomelia.

Na·no·so·mie *f* nanism, nanosoma, nanosomia, dwarfism.

Nanukayami-Krankheit *f epidem.* nanukayami disease, nanukayami, autumn fever, seven-day fever.

Napf·ku·chen·iris *f ophthal.* umbrella iris, iris bombé.

Naph·azo·lin *nt pharm.* naphazoline.

Na·pro·xen *nt pharm.* naproxen.

Narath: N.-Hernie *f chir.* Narath's hernia.

Nar·be *f patho.* scar, cicatrix; mark, pit. **voller N.n** scarred, full of scars.

Nar·ben·aus·schnei·dung *f chir.* cicatrectomy.

Nar·ben·bil·dung *f patho.* scar formation, scarring, cicatrization, epulosis.

Nar·ben·bruch *m chir.* incisional hernia.

Nar·ben·durch·tren·nung *f chir.* cicatricotomy, cicatrisotomy.

Nar·ben·em·phy·sem *nt pulmo.* scar emphysema, paracicatricial emphysema.

Nar·ben·ex·zi·si·on *f chir.* cicatrectomy.

Nar·ben·ge·we·be *nt patho.* scar tissue, cicatrix.

Nar·ben·her·nie *f chir.* incisional hernia.

Nar·ben·kar·zi·nom *nt patho.* scar carcinoma.

Nar·ben·ke·lo·id *nt patho.* cicatricial keloid, keloid, cheloid.

Nar·ben·kon·trak·tur *f ortho.* cicatricial contracture.

Nar·ben·nie·re *f patho.* cicatricial kidney, scarred kidney.

Nar·ben·re·vi·si·on *f chir.* cicatricotomy, cicatrisotomy.

Nar·ben·sko·lio·se *f ortho.* cicatricial scoliosis.

Nar·ben·sta·di·um *nt patho.* scar stage.

Nar·ben·strik·tur *f* scar stricture, cicatricial stricture.

Nar·ben·zug *m chir.* cicatricial pull.

nar·big *adj* cicatricial, scarred, epulotic.

Na·res *pl anat.* nostrils, nares.

Nar·ko·lep·sie *f neuro.* paroxysmal sleep, sleeping disease, Gélineau's syndrome, hypnolepsy, narcolepsy.

nar·ko·lep·tisch *adj neuro.* narcoleptic.

Nar·ko·ma·nie *f neuro.* narcomania.

Nar·ko·se *f anes.* anesthesia, general anesthesia, narcosis, narcotism.

geschlossene N. closed anesthesia.

halbgeschlossene N. semiclosed anesthesia.

halboffene N. semiopen anesthesia.

offene N. open anesthesia.

Nar·ko·se·arzt *m anes.* anesthesiologist, anesthetist.

Nar·ko·se·ärz·tin *f anes.* anesthesiologist, anesthetist.

Nar·ko·se·gas *nt anes.* gaseous anesthetic.

Nar·ko·se·mit·tel *nt anes.* anesthetic, anesthetic agent.

Nar·ko·se·ver·fah·ren *nt anes.* anesthetic procedure, anesthesia.

Nar·ko·ti·kum *nt* **1.** *pharm.* opiate, narcotic, narcotic agent. **2.** → *Narkosemittel.*

nar·ko·tisch *adj anes.* anesthetic, narcotic.

nar·ko·ti·sie·ren *vt anes.* anesthetize, narcotize.

Nar·ziß·mus *m psychia.* self-love, narcissism, narcism, autoeroticism.

nar·ziß·tisch *adj psychia.* narcissistic.

na·sal *adj anat.* nasal, rhinal.

Na·se *f* nose; *anat.* nasus. **s. die N. zuhalten** hold one's nose.

Nä·seln *nt HNO* nasalization, rhinolalia, rhinophonia.

geschlossenes N. closed rhinolalia, rhinolalia clausa.

offenes N. open rhinolalia, rhinolalia aperta.

nä·seln *vi* nasalize, speak through one's nose, twang.

Na·sen·ab·strich *m HNO* nasal swab.

Na·sen·at·mung *f* nasal breathing, nasal respiration.

Na·sen·atre·sie *f HNO* atretorrhinia.

Na·sen·aus·fluß *m HNO* nasal hydrorrhea, rhinorrhea.

Na·sen·bein *nt anat.* nasal bone.

Na·sen·blu·ten *nt HNO* nasal bleeding, nosebleed, epistaxis, rhinorrhagia. **starkes N.** rhinorrhagia.

Na·sen·blu·tung *f* → *Nasenbluten.*

Na·sen·brücke [k·k] *f anat.* nasal bridge.

Na·sen·diph·the·rie *f HNO* nasal diphtheria.

Na·sen·drü·sen *pl anat.* nasal glands.

Na·sen·du·sche *f HNO* nasal douche, rhinenchysis, collunarium.

Na·sen·ein·gang *m anat.* nasal vestibule.

Nasen·ein·gangs·ste·nose *f* stenosis of the nostrils.

Na·sen·ek·zem *nt derm.* nasal eczema.

Na·sen·flü·gel *m* nasal wing, wing of nose.

Na·sen·flü·gel·knor·pel *m anat.* alar cartilage (of nose).

Na·sen·fluß *m HNO* nasal hydrorrhea, rhinorrhea.

Na·sen·fu·run·kel *m/nt HNO* nasal furuncle.

Na·sen·gang *m anat.* nasal meatus, meatus of nose.

Na·sen·gangs·atre·sie *f HNO* atretorrhinia.

Na·sen·ge·gend *f anat.* nasal region.

Na·sen·haa·re *pl anat.* hairs of nose, vibrissae.

Na·sen·heil·kun·de *f HNO* rhinology.

Na·sen·höh·le *f anat.* nasal chamber, nasal cavity.

Na·sen·höh·len·spie·ge·lung *f HNO* rhinoscopy.

Na·sen·ka·tarrh *m HNO* nasal catarrh, acute rhinitis, rhinitis. **akuter N.** cold in the head, acute catarrhal rhinitis, coryza.

Na·sen·knor·pel *pl anat.* nasal cartilages. **akzessorische N.** accessory nasal cartilages, epactal cartilages.

Nasen-Lid-Falte *f anat.* palpebronasal fold, epicanthal fold, mongolian fold.

Na·sen·loch *nt anat.* nostril, naris.

Nasen-Magen-Sonde *f clin.* NG tube, nasogastric tube.

Na·sen·mu·schel *f anat.* nasal concha, turbinate bone, turbinate.

Na·sen·mu·schel·re·sek·ti·on *f HNO* turbinectomy.

Na·sen·ne·ben·höh·len *pl → Nebenhöhlen.*

Na·sen·ne·ben·höh·len·ent·zün·dung *f → Nebenhöhlenentzündung.*

Nasen-Ohren-Heilkunde *f HNO* otorhinology.

Na·sen·pla·stik *f HNO* rhinoplasty.

Na·sen·po·lyp *m HNO* rhinopolypus, nasal polyp.

Na·sen·ra·chen *m anat.* nasal pharynx, rhinopharynx, nasopharyngeal space, epipharynx, nasopharynx.

Na·sen·ra·chen·diph·the·rie *f HNO* nasopharyngeal diphtheria.

Na·sen·ra·chen·fi·brom *nt* (**juveniles**) *HNO* nasopharyngeal angiofibroma, juvenile nasopharyngeal fibroma.

Nasen-Rachen-Katarrh *m HNO* rhinolaryngitis.

Na·sen·ra·chen·raum *m → Nasenrachèn.*

Na·sen·re·gi·on *f anat.* nasal region.

Na·sen·rücken [k·k] *m anat.* dorsum of nose.

Na·sen·rücken·ar·te·rie [k·k] *f anat.* dorsal nasal artery, external nasal artery.

Na·sen·sal·be *f HNO* nasal ointment.

Na·sen·schei·de·wand *f anat.* nasal septum, septum of nose.

Na·sen·schleim *m* mucus, nasal mucus.

Na·sen·schleim·haut *f histol.* nasal mucosa, schneiderian membrane.

Na·sen·schleim·haut·drü·sen *pl anat.* nasal glands.

Na·sen·schleim·haut·ent·zün·dung *f HNO* rhinitis.

Na·sen·schleim·haut·ödem *nt HNO* rhinedema.

Na·sen·schmer·zen *pl HNO* rhinodynia, rhinalgia.

Na·sen·sep·tum *nt → Nasenscheidewand.*

Na·sen·sep·tum·knor·pel *m anat.* cartilage of nasal septum, quadrangular cartilage.

Na·sen·son·de *f clin.* NG tube, nasogastric tube, nasal probe.

Na·sen·spe·ku·lum *nt HNO → Nasenspiegel.*

Na·sen·spie·gel `*m HNO* nasal speculum, rhinoscope, nasoscope.

Na·sen·spie·ge·lung *f HNO* rhinoscopy.

Na·sen·spit·ze *f* nasal tip, tip of nose.

Na·sen·spray *m/nt pharm.* nasal spray, nose spray.

Na·sen·spü·lung *f HNO* nasal douche, rhinenchysis, collunarium.

Na·sen·stein *m HNO* nasal concrement, nasal stone, rhinolith.

Na·sen·tam·pon *m HNO* nasal tampon, nasal plug, rhinobyon.

Na·sen·trop·fen *pl pharm.* nose drops, nasal drops. **abschwellende N.** decongestant nose drops.

Na·sen·vor·hof *m anat.* nasal vestibule, vestibule of nose.

Na·sen·wall *m anat.* ridge of nose.

Na·sen·wur·zel *f anat.* nasal root, root of nose.

Na·so·an·tri·tis *f HNO* nasoantritis.

na·so·la·bi·al *adj anat.* nasolabial.

Na·so·la·bi·al·fur·che *f anat.* nasolabial sulcus.

Na·so·la·bi·al·re·flex *m ped.* nasolabial reflex.

Na·so·men·tal·re·flex *m physiol.* nasomental reflex.

na·so·pha·ryn·ge·al *adj anat.* rhinopharyngeal, epipharyngeal, nasopharyngeal, pharyngonasal.

Na·so·pha·ryn·ge·al·kar·zi·nom *nt HNO* nasopharyngeal carcinoma.

Na·so·pha·ryn·ge·al·ka·the·ter *m clin.* nasopharyngeal airway, nasopharyngeal tubus.

Na·so·pha·ryn·gi·tis *f HNO* nasopharyngitis, epipharyngitis, rhinopharyngitis.

Na·so·pha·rynx *m anat.* nasal pharynx, rhinopharynx, nasopharyngeal space, epipharynx, nasopharynx.

Na·so·pha·rynx·ent·zün·dung *f → Nasopharyngitis.*

na·so·tra·che·al *adj anat.* nasotracheal.

Na·so·tra·che·al·ka·the·ter *m clin.* nasotracheal airway, nasotracheal tubus.

Na·so·zi·lia·ris·neur·al·gie *f neuro.* nasociliary neuralgia.

naß *adj* wet (*von* with); (*feucht*) damp, moist, humid; (*durchnäßt*) soaking, soaked, drenched.

Näs·se *f* wet, wetness; (*Feuchtigkeit*) dampness, moisture, humidity.

näs·sen I *vt* wet. **II** *vi* (*Wunde*) discharge, ooze, weep.

Na·sus *m* (**externus**) *anat.* external nose, nose,

nasus.

na·tal *adj gyn.* natal.

Na·ta·li·tät *f gyn.* natality, birth rate.

Na·ta·my·cin *nt pharm.* natamycin, pimaricin.

Na·tes *pl anat.* breech *sing*, buttocks, nates, clunes.

Na·tri·um *nt abbr.* **Na** *chem.* sodium, natrium.

Na·tri·um·al·gi·nat *nt pharm.* sodium alginate, algin.

Na·tri·um·chlo·rid *nt abbr.* **NaCl** *chem.* sodium chloride, table salt, common salt.

Na·tri·um·fluo·rid *nt pharm.* sodium fluoride.

Na·tri·um·haus·halt *m physiol.* sodium balance.

Na·tri·um·hy·po·chlo·rit·lö·sung *f pharm.* sodium hypochlorite solution. **verdünnte N.** diluted sodium hypochlorite solution, Dakin's fluid, Dakin's antiseptic, Carrel--Dakin fluid.

Natrium-Kalium-Pumpe *f physiol.* sodium--potassium pump.

Na·tri·um·ka·nal *m physiol* Na channel, sodium channel.

Na·tri·um·mo·no·fluor·phos·phat *nt pharm.* sodium monofluorophosphate.

Na·tri·um·pum·pe *f physiol.* sodium pump.

Na·tri·um·re·ten·ti·on *f patho.* sodium retention.

Na·tri·um·schleu·se *f phys.* sodium gate.

Na·tri·ure·se *f → Natriurie.*

Na·tri·ure·ti·kum *nt pharm.* natriuretic, natruretic.

na·tri·ure·tisch *adj physiol.* natriuretic, natruretic.

Na·tri·urie *f physiol.* natriuresis, natruresis.

Na·tur *f* **1.** nature. **2.** nature, character; (*Wesensart*) nature, make, disposition, character.

Natural-Killer-Zellen *pl immun.* natural killer cells, NK cells.

Na·tur·heil·kun·de *f* naturopathy, physical medicine, physiatry, physiatrics *pl.*

Na·tur·heil·ver·fah·ren *nt* nature cure, naturopathy.

na·tür·lich *adj* **1.** natural. **2.** (*physiologisch*) normal, natural, physiologic. **eines n.en Todes sterben** die of a natural cause, die a natural death. **3.** (*kongenital*) inborn, congenital, natural, innate.

Na·tur·wis·sen·schaft *f* (*meist* **N.en** *pl*) science, natural science, physical science.

Na·tur·wis·sen·schaft·ler *m* (natural) scientist, naturalist, physical scientist.

Na·tur·wis·sen·schaft·le·rin *f* (natural) scientist, naturalist, physical scientist.

na·tur·wis·sen·schaft·lich *adj* scientific.

Nau·sea *f patho.* sickness (in the stomach), nausea.

N. gravidarum morning sickness (of pregnancy).

N. marina sea sickness, naupathia.

Na·vi·ku·la·re *nt anat.* navicular bone, scaphoid bone of foot, navicular, scaphoid.

Na·vi·ku·la·re·frak·tur *f ortho.* scaphoid fracture.

Na·vi·ku·la·re·gips *m ortho.* scaphoid cast.

Nä·vo·bla·stom *nt,* **malignes** *→ Nävokarzinom.*

nä·vo·id *adj derm.* nevoid, nevose, nevous.

Nä·vo·kar·zi·nom *nt derm.* malignant melanoma, melanoblastoma, melanocarcinoma, melanotic cancer.

Nä·vo·li·pom *nt derm.* lipomatous nevus, fatty nevus, nevolipoma.

Nä·vo·zyt *m derm.* nevus cell, nevocyte.

nä·vo·zy·tisch *adj derm.* nevocytic.

Nä·vus *m derm.* nevus, mole.

amelanotischer N. amelanotic nevus.

blauer N. blue nevus, Jadassohn-Tièche nevus.

dermaler N. dermal nevus, intradermal nevus.

dysplastischer N. dysplastic nevus.

epidermaler N. epidermal nevus, epithelial nevus.

hyperkeratotischer N. verrucous nevus.

intradermaler N. *→ dermaler N.*

junktionaler N. junction nevus, junctional nevus, epidermic-dermic nevus.

korialer N. *→ dermaler N.*

melanozytärer N. melanocytic nevus.

organoider N. organoid nevus.

vaskulärer N. vascular nevus, strawberry nevus, capillary angioma.

nä·vus·ar·tig *adj → nävoid.*

Nä·vus·zel·le *f derm.* nevus cell, nevocyte.

Nä·vus·zell·nä·vus *m abbr.* **NZN** *derm.* nevus cell nevus, cellular nevus, nevocellular nevus, nevocytic nevus.

Nä·vus·zell·nä·vus·syn·drom *nt,* **hereditäres dysplastisches** *derm.* B-K mole syndrome.

Ne·ar·thro·se *f ortho.* new joint, nearthrosis, neoarthrosis.

Ne·ben·ag·glu·ti·nin *nt immun.* minor agglutinin, partial agglutinin.

Ne·ben·bauch·spei·chel·drü·se *f → Nebenpankreas.*

Ne·ben·ei·er·stock *m gyn.* epoophoron, ovarian appendage, Rosenmüller's body, pampiniform body, parovarium.

Ne·ben·ho·den *m anat.* epididymis, parorchis.

Ne·ben·ho·den·ent·fer·nung *f urol.* epididymectomy, epididymidectomy.

Ne·ben·ho·den·ent·zün·dung *f urol.* epididymitis.

Ne·ben·ho·den·gang *m anat.* duct of epididymis, canal of epididymis.

Ne·ben·ho·den·hy·da·ti·de *f anat.* appendage of epididymis, appendix of epididymis.

Ne·ben·ho·den·kopf *m anat.* head of epididymis.

Ne·ben·ho·den·kör·per *m anat.* body of epididymis.

Ne·ben·ho·den·pla·stik *f urol.* epididymoplasty, epididymisoplasty.
Ne·ben·ho·den·schwanz *m anat.* tail of epididymis.
Ne·ben·ho·den·si·nus *m anat.* sinus of epididy-
mis.
Ne·ben·ho·den·spalt *m anat.* sinus of epididymis.
Ne·ben·höh·len *pl anat.* (*Nase*) paranasal si-
nuses, accessory sinuses of nose, air sinuses.
Ne·ben·höh·len·blocka·de [k·k] *f HNO* sinus
block.
Ne·ben·höh·len·ent·zün·dung *f HNO* sinusitis, nasosinusitis, paranasal sinusitis.
Ne·ben·höh·len·la·va·ge *f HNO* lavage of the
sinuses, sinus lavage.
Ne·ben·höh·len·spü·lung *f →* *Nebenhöhlen-
lavage.*
Ne·ben·krüm·mung *f* (*Skoliose*) minor curve.
Ne·ben·milz *f anat.* accessory spleen, splenule,
splenunculus, lienculus.
Ne·ben·nie·re *f anat.* adrenal, adrenal gland,
suprarenal, suprarenal gland.
Ne·ben·nie·ren·ade·nom *nt patho.* adrenal
adenoma.
Ne·ben·nie·ren·apo·ple·xie *f patho.* adrenal
apoplexy.
Ne·ben·nie·ren·ar·te·rie *f anat.* suprarenal
artery.
Ne·ben·nie·ren·blu·tung *f patho.* adrenal
bleeding, adrenal hemorrhage.
Ne·ben·nie·ren·ent·fer·nung *f chir.* adrenalectomy, suprarenalectomy.
Ne·ben·nie·ren·er·kran·kung *f patho.* adrenal-
opathy, adrenopathy.
Ne·ben·nie·ren·ge·schwulst *f patho.* paranephroma.
Ne·ben·nie·ren·hi·lus *m anat.* hilum of suprarenal gland.
Ne·ben·nie·ren·hy·per·pla·sie *f patho.* adrenal
hyperplasia.
Ne·ben·nie·ren·in·suf·fi·zi·enz *f endo.* hypoadrenalism, adrenal insufficiency.
akute N. addisonian crisis, adrenal crisis,
acute adrenocortical insufficiency.
primäre chronische N. Addison's disease,
chronic adrenocortical insufficiency, bronzed
disease.
Ne·ben·nie·ren·kar·zi·nom *nt patho.* adrenal
carcinoma.
Ne·ben·nie·ren·mark *nt abbr.* NNM *anat.*
adrenal medulla, adrenal marrow, suprarenal
marrow, suprarenal medulla.
Ne·ben·nie·ren·mark·hor·mon *nt endo.*
adrenomedullary hormone, AM hormone.
Ne·ben·nie·ren·me·ta·sta·se *f patho.* adrenal
metastasis.
Ne·ben·nie·ren·ple·xus *m anat.* suprarenal
plexus.
Ne·ben·nie·ren·re·sek·ti·on *f chir.* adrenalec-

tomy, suprarenalectomy.
Ne·ben·nie·ren·rin·de *f abbr.* NNR *anat.*
adrenal cortex, suprarenal cortex.
Ne·ben·nie·ren·rin·den·ade·nom *nt patho.*
adrenocortical adenoma, adrenal cortical
adenoma.
Ne·ben·nie·ren·rin·den·atro·phie *f patho.*
adrenocortical atrophy.
Ne·ben·nie·ren·rin·den·hor·mon *nt endo.*
adrenocortical hormone, cortical hormone.
Ne·ben·nie·ren·rin·den·hy·per·pla·sie *f patho.*
adrenocortical hyperplasia, adrenal hyperplasia. **kongenitale N.** congenital adrenal
hyperplasia, congenital virilizing adrenal
hyperplasia, adrenogenital syndrome.
Ne·ben·nie·ren·rin·den·in·suf·fi·zi·enz *f endo.*
adrenocortical insufficiency, adrenal cortical
insufficiency, hypoadrenocorticism, hypocorticalism. **primäre chronische N.** Addison's
disease, chronic adrenocortical insufficiency,
bronzed disease.
Ne·ben·nie·ren·rin·den·kar·zi·nom *nt patho.*
adrenal cortical carcinoma, adrenocortical
carcinoma.
Ne·ben·nie·ren·schlag·ader *f anat.* suprarenal
artery.
Ne·ben·nie·ren·tu·ber·ku·lo·se *f patho.* adrenal tuberculosis.
Ne·ben·nie·ren·tu·mor *m patho.* adrenal
tumor, paranephroma.
Ne·ben·nie·ren·ve·ne *f anat.* suprarenal vein,
adrenal vein.
Ne·ben·nie·ren·ver·grö·ße·rung *f patho.*
adrenomegaly.
Ne·ben·pan·kre·as *nt anat.* accessory pancreas.
Ne·ben·pla·zen·ta *f gyn.* succenturiate placenta, supernumerary placenta.
Ne·ben·pocken [k·k] *pl epidem.* pseudocow-
pox, paravaccinia, milker's node.
Ne·ben·schild·drü·se *f anat.* parathyroid,
parathyroid gland, epithelial body,
Sandström's body.
Ne·ben·schild·drü·sen·ade·nom *nt patho.*
parathyroid adenoma.
Ne·ben·schild·drü·sen·ent·fer·nung *f chir.*
parathyroidectomy.
Ne·ben·schild·drü·sen·hy·per·pla·sie *f patho.*
parathyroid hyperplasia.
Ne·ben·schild·drü·sen·in·suf·fi·zi·enz *f endo.*
hypoparathyroidism.
Ne·ben·schild·drü·sen·kar·zi·nom *nt patho.*
parathyroid carcinoma.
Ne·ben·schild·drü·sen·tu·mor *m patho.* para-
thyroid tumor.
Ne·ben·schluß *m physiol., chir.* shunt, bypass.
Ne·ben·sym·ptom *nt clin.* concomitant
symptom, asident symptom, accessory sign,
accessory symptom.
Ne·ben·trä·nen·drü·sen *pl anat.* accessory

lacrimal glands, Ciaccio's glands.

Ne·ben·ur·sache *f clin.* secondary cause.

Ne·ben·wir·kung *f abbr.* **NW** side effect, side--effect, by-effect; (*negativ*) untoward effect, undesirable effect.

Ne·bu·la *f ophthal.* nubecula, nebula.

Neck-Odelberg: N.-O.-Syndrom *nt ortho.* Neck's disease, van Neck's disease.

Ne·cro·bio·sis *f patho.* necrobiosis, bionecrosis.

Ne·cro·ly·sis *f patho.* necrolysis.

Ne·cro·sis *f patho.* necrosis, sphacelation.

Ne·fo·pam *nt anes., pharm.* nefopam.

Ne·ga·tiv *nt radiol.* negative.

ne·ga·tiv *adj* **1.** *clin.* negative, without results, not affirmative, refutative. **2.** *allg., mathe.* negativ; minus.

Ne·ga·ti·vis·mus *m psycho.* negativism.

Ne·gie·ren *nt psycho.* negation, denial.

ne·gie·ren *vt psycho.* negate, negative, deny.

Negri: N.-Körperchen *pl patho.* Negri bodies, Negri corpuscles.

Neid *m* envy, enviousness, jealousy.

nei·disch *adj* envious, jealous (*auf* of).

nei·gen I *vt* (*Körper*) incline, bend; (*kippen*) tip, tilt. **II** *vi* **neigen zu** (*tendieren zu*) tend to, have a tendency towards, be inclined to; (*anfällig*) be prone to, be susceptible to. **III** *vr* **sich n.** (*Person*) bend; bend down. **sich nach vorne/hinten n.** lean/bend forward/backwards. **sich über jdn. n.** bend over s.o.

Nei·gung *f* **1.** (*Körper*) inclination, bow; (*Gefälle*) inclination, slant, slope; *anat.* inclination; (*a. ophthal.*) declination. **2.** (*Schräglage*) tilt. **3.** *fig.* tendency, inclination, aptitude (*zu* to). **4.** (*Anfälligkeit*) proneness, susceptibility, predisposition (*zu* to).

Neis·se·ria *f micro.* neisseria, Neisseria.

N. gonorrhoeae Neisser's coccus, diplococcus of Neisser, gonococcus, Neisseria gonorrhoeae.

N. meningitidis Weichselbaum's coccus, Weichselbaum's diplococcus, meningococcus, Neisseria meningitidis.

Neisser-Wechsberg: N.-W.-Phänomen *nt immun.* Neisser-Wechsberg phenomenon, complement deviation.

Ne·kro·bio·se *f patho.* necrobiosis, bionecrosis.

Ne·kro·ly·se *f patho.* necrolysis.

Ne·krop·sie *f forens.* postmortem, postmortem examination, necropsy, autopsy.

Ne·kro·se *f patho.* necrosis, sphacelation.

aseptische N. aseptic necrosis, avascular necrosis.

feuchte N. moist necrosis.

gangränöse N. gangrenous necrosis.

ischämische N. ischemic necrosis.

septische N. septic necrosis.

trockene N. dry necrosis.

verkäsende N. caseation necrosis, caseous necrosis, cheesy necrosis, cheesy degeneration.

Ne·kro·se·ex·zi·si·on *f chir.* necrectomy, necronectomy.

Ne·kro·sper·mie *f andro.* necrospermia, necrozoospermia.

ne·kro·tisch *adj patho.* necrotic, sphacelated, dead.

ne·kro·ti·sie·ren *vt, vi patho.* necrose, necrotize.

ne·kro·ti·sie·rend *adj patho.* necrotic, necrotizing.

Ne·kro·to·mie *f chir.* necrotomy.

Ne·kro·to·xin *nt patho.* necrotizing factor, necrotoxin.

Ne·kro·zoo·sper·mie *f andro.* necrospermia, necrozoospermia.

Nélaton: N.-Fasern *pl histol.* Nélaton's sphincter.

N.-Katheter *m clin.* Nélaton's catheter.

N.'-Linie *f ortho.* Nélaton's line, Roser's line.

N.'-Luxation *f ortho.* Nélaton's dislocation.

Nelson: N.-Syndrom *nt endo.* Nelson's syndrome.

N.-Test *m immun.* TPI test, Treponema pallidum immobilization test.

N.-Tumor *m endo.* Nelson's tumor.

Ne·ma·thel·minth *m micro.* nemathelminth, aschelminth.

Ne·ma·to·de *f micro.* nematode, roundworm.

Nematoden *pl* roundworms, Nematoda.

ne·ma·to·den·ab·tö·tent *adj* → nematozid.

Ne·ma·to·den·in·fek·ti·on *f* → Nematodiasis.

Ne·ma·to·dia·sis *f epidem.* nematodiasis, nematization, nematosis.

Ne·ma·to·zid *nt pharm.* nematocide, nematicide.

ne·ma·to·zid *adj pharm.* nematocide, nematicide.

Neo·an·ti·gen *nt immun.* neoantigen.

Neo·ge·ne·se *f histol., patho.* neogenesis, new formation, regeneration.

Neo·kor·tex *m histol.* neocortex.

neo·kor·ti·kal *adj histol.* neocortical.

Neo·la·lie *f psychia.* neolalia, neolalism.

Neo·my·cin *nt pharm.* neomycin, neomin.

neo·na·tal *adj ped.* neonatal, newborn.

Neo·na·to·lo·gie *f* neonatology.

Neo·pa·thie *f* neopathy.

Neo·pla·sie *f patho.* neoplasia, neoformation.

cervicale intraepitheliale N. *abbr.* **CIN** *gyn.* cervical dysplasia, cervical intraepithelial neoplasia.

multiple endokrine N. *abbr.* **MEN** multiple endocrine neoplasia, multiple endocrine adenomatosis, pluriglandular adenomatosis, multiple endocrinopathy, endocrine polyglandular syndrome.

Neo·plas·ma *nt patho.* neoplasm, new growth,

tumor, neoformation. **malignes N.** malignant neoplasm, cancer.

neo·pla·stisch *adj patho.* neoplastic.

Neo·stig·min *nt pharm., anes.* neostigmine.

Neo·ze·re·bel·lum *nt anat.* neocerebellum, corticocerebellum.

Neo·zy·to·se *f hema.* neocytosis.

Ne·phral·gie *f patho.* nephralgia.

Ne·phrek·ta·sie *f patho.* sacciform kidney, nephrectasis, nephrectasy.

Ne·phrek·to·mie *f urol.* nephrectomy.

hintere N. posterior nephrectomy, lumbar nephrectomy.

transabdominelle N. anterior nephrectomy, abdominal nephrectomy.

Ne·phri·tis *f urol.* nephritis.

arteriosklerotische N. arteriosclerotic nephritis.

chronische N. Bright's disease.

chronisch interstitielle destruierende N. chronic pyelonephritis, chronic destructive interstitial nephritis.

N. gravidarum nephritis of pregnancy.

interstitielle N. interstitial nephritis, fibrous nephritis.

verkäsende N. cheesy nephritis, caseous nephritis.

ne·phri·tisch *adj urol.* nephritic.

Ne·phro·an·gio·pa·thie *f patho.* nephroangiopathy.

Ne·phro·an·gio·skle·ro·se *f patho.* nephroangiosclerosis.

Ne·phro·bla·stom *nt patho.* Wilms' tumor, nephroblastoma, renal carcinosarcoma, adenomyosarcoma of kidney.

ne·phro·gen *adj patho.* nephrogenous.

Ne·phro·gra·phie *f radiol.* nephrography, renography.

Ne·phro·kal·zi·no·se *f patho.* nephrocalcinosis.

Ne·phro·kap·sul·ek·to·mie *f urol.* nephrocapsectomy.

Ne·phro·lith *m urol.* kidney stone, renal calculus, renal stone, nephrolith.

Ne·phro·li·thia·sis *f urol.* nephrolithiasis.

Ne·phro·li·tho·to·mie *f urol.* nephrolithotomy, lithonephrotomy.

Ne·phro·lo·gie *f* nephrology.

Ne·phro·ly·se *f* 1. *urol.* nephrolysis. 2. *patho.* nephrolysis.

Ne·phrom *nt urol.* nephroma, nephroncus.

Ne·phro·ma·la·zie *f urol.* nephromalacia.

Ne·phro·me·ga·lie *f urol.* nephromegaly, nephrauxe.

Ne·phron *nt physiol.* nephron, nephrone.

Ne·phro·no·phthi·se *f patho., urol.* 1. nephronophthisis, nephrophthisis. 2. nephrotuberculosis, nephronophthisis, nephrphthisis.

Ne·phro·pa·thia *f* → *Nephropathie.* **N. epidemica** hemorrhagic fever with renal syndrome, epidemic hemorrhagic fever.

Ne·phro·pa·thie *f urol.* kidney disease, nephropathy, nephrosis, renopathy.

chronische endemische N. Balkan nephritis, Danubian endemic familial nephropathy.

hypokaliämische N. hypokalemic nephrosis, hydropic nephrosis, osmotic nephrosis, hypokalemic nephropathy.

kaliumverlierende N. potassium-losing nephritis, potassium-losing nephropathy.

salzverlierende N. salt-losing nephropathy.

ne·phro·pa·thisch *adj urol.* nephropathic.

Ne·phro·pe·xie *f urol.* nephropexy.

Ne·phro·phthi·sis *f* → *Nephronophthise.*

ne·phro·priv *adj urol.* renoprival.

Ne·phro·pto·se *f patho.* nephroptosis, nephroptosia.

Ne·phro·pye·lo·gra·phie *f urol.* nephropyelography.

Ne·phro·pye·lo·li·tho·to·mie *f urol.* nephropyelolithotomy.

Ne·phro·pyo·se *f urol.* nephropyosis.

Ne·phror·rha·gie *f urol.* nephrorrhagia, nephremorrhagia.

Ne·phror·rha·phie *f urol.* nephrorrhaphy.

Ne·phros *m anat.* kidney, ren.

Ne·phro·se *f patho.* nephrosis, nephrotic syndrome, hydremic nephritis, hydropigenous nephritis, Epstein's nephrosis.

cholämische N. cholemic nephrosis.

chromoproteinurische N. chromoproteinuric nephrosis.

hämoglobinurische N. hemoglobinuric nephrosis.

larvierte N. larval nephrosis.

myoglobinurische N. myoglobinuric nephrosis.

Ne·phro·skle·ro·se *f patho.* nephrosclerosis. **maligne N.** hyperplastic arteriolar nephrosclerosis, malignant nephrosclerosis, Fahr--Volhard disease.

Ne·phro·so·ne·phri·tis *f patho.* nephrosonephritis. **akute hämorrhagische N.** hemorrhagic fever with renal syndrome, epidemic hemorrhagic fever.

Ne·phro·sto·mie *f urol.* nephrostomy.

ne·phro·tisch *adj patho.* nephrotic.

Ne·phro·to·mie *f urol.* nephrotomy.

Ne·phro·to·mo·gra·phie *f radiol.* nephrotomography.

Ne·phro·to·xin *nt patho.* nephrotoxin.

ne·phro·to·xisch *adj patho.* nephrotoxic.

Ne·phro·to·xi·zi·tät *f patho.* nephrotoxicity, renal toxicity.

ne·phro·trop *adj* nephrotropic, renotropic.

Ne·phro·ze·le *f patho.* nephrocele.

Neri: N.-Zeichen *nt neuro.* Neri's sign.

Nerv *m anat.* nerve, nervus.

afferenter N. afferent nerve, centripetal nerve.

efferenter N. efferent nerve, centrifugal nerve.

gemischter N. mixed nerve.
motorischer N. motor nerve.
parasympathischer N. parasympathetic nerve.
peripherer N. peripheral nerve.
sensibler N. sensory nerve.
sympathischer N. sympathetic nerve.
ner·val *adj anat.* neural, nervous.
Ner·ven·ana·sto·mo·se *f neurochir.* neuroanastomosis.
Ner·ven·ast *m* nerve branch, ramus.
Ner·ven·auf·lö·sung *f neuro.* neurolysis.
Ner·ven·block *m* → *Nervenblockade.*
Ner·ven·blocka·de [k·k] *f anes.* nerve block, neural blockade, nerve block anesthesia.
Ner·ven·bün·del *nt anat.* nerve bundle, nerve fascicle, fasciculus.
Ner·ven·deh·nung *f neuro.* neuragmia. **therapeutische N.** nerve stretching, neurectasy, neurotony, neurotension.
Ner·ven·de·kom·pres·si·on *f neurochir.* nerve decompression, neurolysis.
Ner·ven·durch·tren·nung *f neurochir.* neurotomy.
Ner·ven·en·di·gung *f histol.* nerve ending. **freie N.** free nerve ending, non-corpuscular nerve ending.
Ner·ven·end·kör·per·chen *pl histol.* encapsulated nerve endings, terminal nerve corpuscles, nerve end corpuscles.
Ner·ven·end·po·ten·ti·al *nt physiol.* nerve-terminal potential. **erregendes N.** *abbr.* **ENTP** excitatory nerve-terminal potential. **inhibitorisches N.** *abbr.* **INTP** inhibitory nerve-terminal potential.
Ner·ven·ent·zün·dung *f* → *Neuritis.*
Ner·ven·er·kran·kung *f neuro.* neuropathy.
Ner·ven·er·reg·bar·keits·test *m neuro.* nerve excitability test.
Ner·ven·fa·ser *f anat.* neurofiber, nerve fiber, fiber.
afferente Nervenfasern *pl* afferent fibers, afferent neurofibers.
efferente Nervenfasern *pl* efferent fibers, efferent neurofibers.
markhaltige N. myelinated fiber, medullated fiber.
marklose Nervenfasern *pl* nonmedullated fibers, nonmyelinated fibers, unmyelinated fibers, Remak's fibers, gray fibers.
motorische Nervenfasern *pl* motor fibers, motor nerve fibers.
postganglionäre Nervenfasern *pl* postganglionic fibers, postganglionic neurofibers.
präganglionäre Nervenfasern *pl* preganglionic neurofibers, preganglionic fibers.
somatische Nervenfasern *pl* somatic fibers, somatic neurofibers.
viszerale Nervenfasern *pl* visceral fibers, visceral neurofibers.
Ner·ven·ge·flecht *nt* → *Nervenplexus.*
Ner·ven·ge·we·be *nt histol.* nerve tissue, nervous tissue.
Ner·ven·gift *nt patho.* neurotoxin, nerve poison.
Ner·ven·ha·ken *m neurochir.* nerve hook.
Ner·ven·heil·an·stalt *f* mental hospital, mental institution, psychiatric hospital.
Ner·ven·heil·kun·de *f* neurology.
Ner·ven·kom·pres·si·ons·syn·drom *nt neuro.* entrapment neuropathy.
Ner·ven·kri·se *f psycho.* fit of nerves, attack of nerves.
Ner·ven·lei·den *nt neuro.* neuropathy.
Ner·ven·naht *f neurochir.* nerve suture, neurorrhaphy, neurosuture.
interfaszikuläre N. bundle repair, group fascicular repair.
perineuriale N. fascicular repair.
primäre N. epineurial repair.
sekundäre N. interfascicular nerve grafting.
Ner·ven·pla·stik *f neurochir.* neuroplasty.
Ner·ven·ple·xus *m anat.* neuroplexus, nerve plexus. **autonomer/vegetativer N.** autonomic plexus, visceral plexus.
Ner·ven·po·ten·ti·al *nt physiol.* nerve potential, neuropotential.
Ner·ven·re·ge·ne·ra·ti·on *f neuro.* nerve regeneration, neuranagenesis.
Ner·ven·re·sek·ti·on *f neurochir.* neurectomy, neuroectomy.
Ner·ven·riß *m neuro.* neuragmia.
Ner·ven·schä·di·gung *f neuro.* nerve damage, nerve injury, nerve lesion. **N. durch Einklemmung** entrapment neuropathy.
Ner·ven·schmerz *m neuro.* nerve pain, neuralgia, neurodynia.
Ner·ven·schnitt *m neurochir.* neurotomy.
Ner·ven·stamm *m anat.* nerve trunk.
Ner·ven·sti·mu·la·ti·on *f neuro.* nerve stimulation. **transkutane elektrische N.** *abbr.* **TENS** transcutaneous electrical nerve stimulation.
Ner·ven·sy·stem *nt anat.* nervous system.
autonomes N. *abbr.* **ANS** autonomic nervous system, vegetative nervous system, involuntary nervous system.
parasympathisches N. parasympathetic nervous system, craniosacral system.
peripheres N. *abbr.* **PNS** peripheral nervous system.
sympathisches N. sympathetic nervous system, thoracolumbar system.
vegetatives N. → *autonomes N.*
zentrales N. *abbr.* **ZNS** central nervous system.
Ner·ven·trans·plan·tat *nt neurochir.* nerve graft.
Ner·ven·trans·plan·ta·ti·on *f neurochir.* nerve graft, nerve grafting.

Ner·ven·wachs·tums·fak·tor *m abbr.* **NGF** nerve growth factor.
Ner·ven·wur·zel *f anat.* nerve root, radix.
Ner·ven·zel·le *f* → *Neuron.*
Ner·ven·zen·trum *nt physiol.* nerve center.
Ner·ven·zer·rung *f neuro.* neuragmia.
Ner·ven·zu·sam·men·bruch *m psycho., neuro.* nervous breakdown, nervous collapse, mental breakdown.
nerv·lich *adj* nervous, neural.
ner·vös *adj* **1.** *anat.* nervous, neural. **2.** *allg., psycho.* nervous, tense; restless.
Ner·vo·si·tät *f* nervosity, nervousness, restlessness, irritability, tenseness.
Ner·vus *m anat.* nerve, nervus.
N. abducens [VI] abducent nerve, abducens, sixth nerve.
N. accessorius [XI] accessory nerve, eleventh nerve, nerve of Willis.
N. acusticus → *N. vestibulocochlearis.*
N. autonomicus autonomic nerve, visceral nerve.
N. axillaris axillary nerve.
Nn. *pl* **craniales** cerebral nerves, cranial nerves, encephalic nerves.
N. cutaneus cutaneous nerve.
Nn. *pl* **digitales** digital nerves.
Nn. *pl* **erigentes** pelvic splanchnic nerves.
N. facialis [VII] facial nerve, intermediofacial nerve, seventh nerve.
N. femoralis femoral nerve.
N. fibularis communis common fibular nerve, common peroneal nerve.
N. fibularis profundus deep fibular nerve, deep peroneal nerve.
N. fibularis superficialis superficial fibular nerve, superficial peroneal nerve.
N. frontalis frontal nerve.
N. genitofemoralis genitofemoral nerve.
N. glossopharyngeus [IX] glossopharyngeal nerve, ninth nerve.
N. hypogastricus hypogastric nerve.
N. hypoglossus [XII] hypoglossal nerve, hypoglossus, twelfth nerve.
N. iliohypogastricus iliohypogastric nerve.
N. ilio-inguinalis ilioinguinal nerve.
N. infraorbitalis infraorbital nerve.
N. infratrochlearis infratrochlear nerve.
Nn. *pl* **intercostales** intercostal nerves, anterior branches of thoracic nerves.
N. intermediofacialis → *N. facialis.*
N. intermedius intermediate nerve, intermediary nerve, Wrisberg's nerve.
N. ischiadicus sciatic nerve, ischiadic nerve.
N. jugularis jugular nerve.
N. laryngealis inferior inferior laryngeal nerve.
N. laryngealis recurrens recurrent laryngeal nerve, recurrent nerve.
N. laryngealis superior superior laryngeal

nerve.
N. lingualis lingual nerve.
Nn. *pl* **lumbales/lumbares** lumbar nerves, lumbar spinal nerves.
N. mandibularis mandibular nerve.
N. maxillaris maxillary nerve.
N. medianus median nerve.
N. mixtus mixed nerve.
N. motorius motor nerve.
N. musculocutaneus musculocutaneous nerve.
N. oculomotorius [III] oculomotor nerve, third nerve, oculomotorius.
Nn. *pl* **olfactorii [I]** olfactory nerves, olfactory fibers, nerves of smell.
N. ophthalmicus ophthalmic nerve.
N. opticus [II] optic nerve, second nerve.
Nn. *pl* **pelvici splanchnici** pelvic splanchnic nerves.
Nn. *pl* **perineales** perineal nerves.
N. phrenicus phrenic nerve, diaphragmatic nerve.
N. pr(a)esacralis presacral nerve, Latarjet's nerve, superior hypogastric plexus.
N. pudendus pudendal nerve, pudic nerve.
N. radialis radial nerve.
Nn. *pl* **sacrales** sacral nerves, sacral spinal nerves.
N. sensorius sensory nerve.
Nn. *pl* **spinales** spinal nerves.
Nn. *pl* **splanchnici** splanchnic nerves.
N. splanchnicus imus lowest splanchnic nerve.
N. splanchnicus major greater splanchnic nerve, major splanchnic nerve.
N. splanchnicus minor lesser splanchnic nerve, inferior splanchnic nerve.
Nn. *pl* **supraclaviculares** supraclavicular nerves.
N. supraorbitalis supraorbital nerve.
N. supratrochlearis supratrochlear nerve.
N. suralis sural nerve.
N. sympathicus sympathicus, sympathetic nervous system, thoracolumbar system.
N. terminalis terminal nerve.
Nn. *pl* **thoracici** thoracic nerves, thoracic spinal nerves.
N. thoracicus longus long thoracic nerve, Bell's nerve.
N. tibialis tibial nerve.
N. transversus colli transverse cervical nerve, transverse nerve of neck.
N. trigeminus [V] trigeminal nerve, fifth nerve.
N. trochlearis [IV] trochlear nerve fourth nerve.
N. tympanicus tympanic nerve, Andersch's nerve, Jacobson's nerve.
N. ulnaris ulnar nerve, cubital nerve.
Nn. *pl* **vaginales** vaginal nerves.
N. vagus [X] vagus nerve, tenth nerve, vagus.
Nn. *pl* **vasorum** nerves of vessels.

N. vestibulocochlearis [VIII] vestibulo-cochlear nerve, acoustic nerve, auditory nerve, eighth nerve.

N. visceralis autonomic nerve, visceral nerve.

Ne·si·dio·bla·stom *nt patho.* nesidioblastoma, islet cell adenoma.

Ne·si·di·om *nt* → *Nesidioblastom.*

Nes·sel·bil·dung *f derm.* urtication.

Nes·sel·fie·ber *nt* → *Nesselsucht.*

Nes·sel·sucht *f patho.* nettle rash, urticaria, hives (*pl, sing*).

Netherton: N.-Syndrom *nt patho.* Netherton's syndrome.

Ne·til·mi·cin *nt pharm.* netilmicin.

Nettleship: N.-Syndrom *nt derm.* Nettleship's disease.

Netz *nt anat.* epiploon, omentum; network, net, rete, web, plexus.

großes N. greater epiploon, greater omentum, gastrocolic omentum.

kleines N. lesser epiploon, lesser omentum, gastrohepatic omentum.

Netz·beu·tel *m anat.* omental bursa, omental sac, epiploic sac.

Netz·bruch *m chir.* epiplocele.

Netz·deckung [k·k] *f chir.* omental patch closure.

Netz·ent·zün·dung *f patho.* epiploitis.

Netz·haut *f anat.* retina, nervous tunic of eyeball.

Netz·haut·ab·lö·sung *f ophthal.* detached retina, retinal detachment.

Netz·haut·adap·ta·ti·on *f ophthal.* retinal adaptation.

Netz·haut·an·gio·ma·to·se *f patho.* Hippel--Lindau disease, Hippel's disease, Lindau's disease, cerebroretinal angiomatosis, retino-cerebral angiomatosis.

Netz·haut·an·pas·sung *f ophthal.* retinal adaptation.

Netz·haut·apla·sie *f ophthal.* retinal aplasia.

Netz·haut·ar·te·rie *f* → *Netzhautarteriole.*

Netz·haut·ar·te·rio·le *f anat.* arteriole of retina.

Netz·haut·atro·phie *f ophthal.* neurodeatrophia.

Netz·haut·bild *nt physiol.* retinal image.

Netz·haut·dys·pla·sie *f ophthal.* retinal dysplasia.

Netz·haut·ent·zün·dung *f ophthal.* retinitis.

Netz·haut·er·kran·kung *f ophthal.* retinopathy, retinosis.

Netz·haut·er·wei·chung *f ophthal.* retinomalacia.

Netz·haut·ge·fä·ße *pl anat.* blood vessels of retina.

Netz·haut·in·fil·tra·ti·on *f,* **leukämische** *ophthal.* leukemic retinopathy, leukemic retinitis.

Netz·haut·ko·lo·bom *nt ophthal.* coloboma of retina.

Netz·haut·ri·va·li·tät *f ophthal.* retinal rivalry, binocular rivalry.

netz·haut·schä·di·gend *adj ophthal.* retinotoxic.

Netz·haut·schlag·ader *f,* **zentrale** *anat.* central artery of retina, Zinn's artery.

Netz·haut·spal·te *f ophthal.* retinoschisis.

Netz·haut·ve·ne *f anat.* venule of retina.

Netz·läpp·chen *nt chir.* omental patch.

Netz·lap·pen *m chir.* omental graft.

Netz·naht *f chir.* epiplorrhaphy, omentorrhaphy.

Netz·pla·stik *f chir.* omentoplasty, epiploplasty.

Netz·zip·fel *m chir.* omental patch.

Netz·zy·ste *f patho.* omental cyst.

Neu·bil·dung *f* **1.** formation; (*a. histol.*) regeneration. **2.** *patho.* neoplasm, new growth, tumor, neoformation.

Neufeld: N.-Reaktion *f immun.* Neufeld's test, Neufeld capsular swelling, capsule swelling reaction, quellung phenomenon.

neu·ge·bo·ren *adj* newborn, neonate.

Neu·ge·bo·re·ne *nt* newborn, newly born baby, newborn infant, neonate.

Neu·ge·bo·re·nen·ak·ne *f ped.* neonatal acne.

Neu·ge·bo·re·nen·apo·ple·xie *f ped.* neonatal apoplexy, apoplexy of the newborn.

Neu·ge·bo·re·nen·asphy·xie *f ped.* asphyxia of the newborn, neonatal asphyxia, respiratory failure in the newborn.

Neu·ge·bo·re·nen·hy·per·bi·li·ru·bin·ämie *f ped.* neonatal hyperbilirubinemia.

Neu·ge·bo·re·nen·ik·te·rus *m ped.* jaundice of the newborn.

Neu·ge·bo·re·nen·li·ste·rio·se *f ped.* perinatal listeriose.

Neu·ge·bo·re·nen·ma·sti·tis *f ped.* mastitis neonatorum.

Neu·ge·bo·re·nen·sterb·lich·keit *f ped.* neonatal mortality.

Neu·ge·bo·re·nen·stru·ma *f ped.* congenital goiter.

Neu·ge·bo·re·nen·te·ta·nie *f ped.* neonatal tetany.

Neu·ge·bo·re·nen·te·ta·nus *m ped.* neonatal tetanus.

Neu·ge·bo·re·nen·tod *m ped.* neonatal death.

Neumann: N.'-Krankheit *f derm.* Neumann's disease.

N.-Zellen *pl hema.* Neumann's cells.

neu·ral *adj anat.* nervous, neural; *embryo.* neural.

Neur·al·gia *f neuro.* nerve pain, neuralgia, neurodynia.

N. geniculata geniculate neuralgia, Ramsey Hunt syndrome, Hunt's neuralgia, Hunt's syndrome, herpes zoster auricularis, herpes zoster oticus, otic neuralgia.

N. glossopharyngealis glossopharyngeal

neuralgia, glossopharyngeal tic.
N. mammalis Cooper's irritable breast.
N. sphenopalatina Sluder's syndrome, sphenopalatine neuralgia.
N. trigeminalis trigeminal neuralgia, trifacial neuralgia, facial neuralgia, Fothergill's disease.
Neur·al·gie *f* → *Neuralgia.*
neur·al·gi·form *adj neuro.* neuralgiform.
neur·al·gisch *adj neuro.* neuralgic.
Neu·ral·lap·pen *m anat.* neural lobe of hypophysis, neural lobe of pituitary (gland).
Neu·ral·lei·ste *f embryo.* neural crest, ganglionic crest.
Neu·ral·rohr *nt embryo.* neural tube, cerebromedullary tube, medullary tube.
Neu·ral·zy·ste *f patho.* neural cyst.
Neur·apra·xie *f neuro.* neurapraxia, axonapraxia.
Neur·asthe·nie *f neuro., psycho.* neurasthenia, nervous exhaustion, nervous prostration, neurasthenic neurosis.
Neur·axon *nt histol.* nerve fibril, neurite, axon, axone, neuraxon, neuraxis.
Neur·ek·to·mie *f neurochir.* neurectomy, neuroectomy.
Neur·ek·to·pie *f patho.* neurectopia, neurectopy.
Neur·ex·hai·re·se *f neurochir.* neurexeresis.
Neu·ri·lemm *nt histol.* Schwann's sheath, neurilemma, neurolemma, neurilemmal sheath, endoneural membrane.
Neu·ri·lem·mi·tis *f neuro.* neurilemmitis, neurolemmitis.
Neu·ri·lem·mom *nt* → *Neurinom.*
Neu·ri·nom *nt neuro.* Schwann-cell tumor, schwannoma, schwannoglioma, neurilemmoma, neurinoma.
Neu·rit *m* → *Neuraxon.*
Neu·ri·tis *f neuro.* neuritis.
interstitielle N. Eichhorst's neuritis, interstitial neuritis.
N. nervi optici optic neuritis, neuropapillitis, papillitis.
N. optica retrobulbaris retrobulbar neuritis, orbital optic neuritis, postocular neuritis.
parenchymatöse N. central neuritis, parenchymatous neuritis, axial neuritis.
neu·ri·tisch *adj neuro.* neuritic.
Neu·ro·al·ler·gie *f immun.* neuroallergy.
Neu·ro·ana·to·mie *f anat.* neuroanatomy.
Neu·ro·an·gio·ma·to·sis en·ce·pha·lo·fa·cia·lis *f patho.* Sturge-Weber disease, Sturge's disease, Weber's disease, encephalofacial angiomatosis, encephalotrigeminal angiomatosis.
Neu·ro·ar·thro·pa·thie *f ortho.* neuroarthropathy, neurarthropathy.
Neu·ro·blast *m embryo.* neuroblast, primitive nerve cell.

Neu·ro·bla·stom *nt patho.* neuroblastoma.
Neu·ro·chir·urg *m* neurosurgeon.
Neu·ro·chir·ur·gie *f* neurosurgery.
Neu·ro·chir·ur·gin *f* neurosurgeon.
neu·ro·chir·ur·gisch *adj* neurosurgical.
Neu·ro·cho·rio·idi·tis *f ophthal.* neurochoroiditis.
Neu·ro·cho·rio·re·ti·ni·tis *f ophthal.* neurochorioretinitis.
Neu·ro·cra·ni·um *nt anat.* neurocranium, braincase, cerebral cranium.
neu·ro·de·ge·ne·ra·tiv *adj patho.* neurodegenerative.
Neu·ro·derm *nt embryo.* neural ectoderm, neuroderm.
Neu·ro·der·ma·to·se *f derm.* neurodermatitis, neurodermatosis.
Neu·ro·der·mi·tis *f derm.* neurodermatitis, neurodermatosis.
N. circumscriptus Vidal's disease, localized neurodermatitis, circumscribed neurodermatitis.
N. disseminata atopic dermatitis, atopic eczema, allergic dermatitis, endogenous eczema, disseminated neurodermatitis.
Neu·ro·dia·gno·se *f neuro.* neurodiagnosis.
Neu·ro·ek·to·derm *nt embryo.* neuroectoderm.
Neu·ro·en·do·kri·ni·um *nt endo.* neuroendocrine system.
Neu·ro·en·ze·pha·lo·mye·lo·pa·thie *f neuro.* neuroencephalomyelopathy.
Neu·ro·epi·thel *nt histol.* neuroepithelial cells, neuroepithelium.
Neu·ro·epi·the·li·om *nt neuro.* neuroepithelioma, neurocytoma.
Neu·ro·fi·bra *f anat.* neurofiber, nerve fiber, fiber.
neu·ro·fi·bril·lär *adj anat.* neurofibrillar, neurofibrillary.
Neu·ro·fi·bril·le *f histol.* neurofibril.
Neu·ro·fi·brom *nt neuro.* neurofibroma, fibroneuroma.
Neu·ro·fi·bro·ma·to·sis ge·ne·ra·li·sa·ta *f neuro.* (von) Recklinghausen's disease, multiple neurofibroma, neurofibromatosis, neuromatosis.
Neu·ro·fi·bro·sar·kom *nt neuro.* neurofibrosarcoma.
Neu·ro·fi·la·ment *nt histol.* neurofilament.
neu·ro·gen *adj neuro.* neurogenic, neurogenous.
Neu·ro·glia *f histol.* neuroglia, glia.
Neu·ro·glia·zel·le *f histol.* neuroglia cell, neuroglial cell, gliacyte, neurogliocyte.
Neu·ro·gli·om *nt neuro.* neuroglioma, neurogliocytoma.
Neu·ro·glio·zyt *m* → *Neurogliazelle.*
Neu·ro·hor·mon *nt neuro.* neurohormone.
neu·ro·hor·mo·nal *adj neuro.* neurohormonal.
neu·ro·hu·mo·ral *adj neuro.* neurohumoral.

neu·ro·hy·po·phy·sär *adj anat.* neurohypophyseal, neurohypophysial.

Neu·ro·hy·po·phy·se *f anat.* neurohypophysis, posterior pituitary, posterior lobe of hypophysis, posterior lobe of pituitary (gland).

Neu·ro·hy·po·phys·ek·to·mie *f neurochir.* neurohypophysectomy.

Neu·ro·hy·po·phy·sen·hor·mon *nt endo.* posterior pituitary hormone, neurohypophysial hormone.

Neu·ro·hy·po·phy·sis *f* → *Neurohypophyse.*

Neu·ro·im·mu·no·lo·gie *f immun.* neuroimmunology.

neu·ro·kar·di·al *adj* neurocardiac.

Neu·ro·kra·ni·um *nt anat.* neurocranium, braincase, cerebral cranium.

neu·ro·krin *adj endo.* neuroendocrine, neurocrine.

neu·ro·ku·tan *adj anat.* neurocutaneous.

Neu·ro·la·by·rin·thi·tis *f neuro.* neurolabyrinthitis.

Neu·ro·lemm *nt* → *Neurilemm.*

Neu·ro·lem·mi·tis *f* → *Neurilemmitis.*

Neu·ro·lept·an·al·ge·sie *f abbr.* **NL** *anes.* neuroleptanalgesia.

Neu·ro·lept·an·äs·the·sie *f anes.* neuroleptanesthesia, balanced anesthesia, balanced anesthetic technique.

Neu·ro·lep·ti·kum *nt pharm.* neuroleptic (drug), major tranquilizer, antipsychotic drug.

neu·ro·lep·tisch *adj pharm.* neuroleptic.

Neu·ro·lept·nar·ko·se *f* → *Neuroleptanästhesie.*

Neu·ro·li·po·ma·to·se *f neuro.* neurolipomatosis.

Neu·ro·lo·ge *m* neurologist.

Neu·ro·lo·gie *f* neurology.

Neu·ro·lo·gin *f* neurologist.

neu·ro·lo·gisch *adj* neurological, neurologic.

Neu·ro·lu·es *f neuro.* neurosyphilis, neurolues.

Neu·ro·ly·se *f* **1.** *neurochir.* neurolysis. **2.** *neuro., patho.* neurolysis.

Neu·ro·ly·sin *nt immun.* neurolysin.

Neu·rom *nt neuro.* neuroma.

Neu·ro·ma·la·zie *f neuro.* neuromalacia, neuromalakia.

Neu·ro·mi·me·ti·kum *nt pharm.* neuromimetic.

Neu·ro·mo·du·la·tor *m neuro.* neuromodulator.

neu·ro·mus·ku·lär *adj* neuromuscular, neuromyal, myoneural.

Neu·ro·my·asthe·nie *f neuro.* neuromyasthenia. **epidemische N.** benign myalgic encephalomyelitis, epidemic neuromyasthenia.

Neu·ro·mye·li·tis *f neuro.* myeloneuritis, neuromyelitis. **N. optica** Devic's disease, optic neuromyelitis, neuro-optic myelitis, ophthalmoneuromyelitis.

neu·ro·myo·pa·thisch *adj neuro.* neuromyopathic.

Neu·ro·myo·si·tis *f neuro.* neuromyositis.

Neu·ron *nt histol.* neuron, neurone, nerve cell, neurocyte.

adrenerges N. adrenergic neuron.

afferentes N. afferent neuron.

bipolares N. bipolar neuron, bipolar cell.

cholinerges N. cholinergic neuron.

dopaminerges N. dopaminergic neuron.

efferentes N. efferent neuron.

katecholaminerges N. catecholaminergic neuron.

multipolares N. multipolar neuron, multiform neuron, multipolar cell.

multirezeptives N. multireceptive neuron.

neurosekretorisches N. neurosecretory cell.

noradrenerges N. noradrenergic neuron.

parasympathisches N. parasympathetic neuron.

peptiderges N. peptidergic neuron.

postganglionäres N. postganglionic neuron.

präganglionäres N. preganglionic neuron.

pseudounipolares N. pseudounipolar neuron, pseudounipolar cell.

sensibles N. sensory neuron.

serotoninerges N. serotoninergic neuron.

sympathisches N. sympathetic neuron.

unipolares N. unipolar neuron, unipolar cell.

α-Neuron *nt physiol.* α neuron, alpha neuron, alpha motor neuron.

γ-Neuron *nt physiol.* γ neuron, gamma neuron, gamma motor neuron.

neu·ro·nal *adj histol.* neuronal.

Neu·ron·ent·zün·dung *f* → *Neuronitis* 1.

Neu·ro·ni·tis *f neuro.* **1.** neuronitis, celluloneuritis. **2.** Guillain-Barré syndrome, Barré--Guillain syndrome, neuronitis, idiopathic polyneuritis, acute postinfectious polyneuropathy, polyradiculoneuropathy, postinfectious polyneuritis.

Neu·ro·no·gra·phie *f neuro.* neuronography.

neu·ro·no·trop *adj neuro.* neuronotropic.

Neu·ro·oph·thal·mo·lo·gie *f* neuro-ophthalmology, neurophthalmology.

Neu·ro·oto·lo·gie *f HNO* neuro-otology, neurotology.

Neu·ro·pa·ra·ly·se *f neuro.* neuroparalysis.

neu·ro·pa·ra·ly·tisch *adj neuro.* neuroparalytic.

Neu·ro·pa·thie *f neuro.* neuropathy.

alkoholische/alkoholtoxische N. alcoholic neuropathy, alcoholic neuritis.

aszendierende N. ascending neuropathy, ascending neuritis.

deszendierende N. descending neuritis, descending neuropathy.

diabetische N. diabetic neuropathy.

hypertrophische N. Déjérine-Sottas disease, Déjérine-Sottas atrophy, Déjérine's disease, hereditary hypertrophic neuropathy.

ischämische N. ischemic neuropathy.
subakute myelooptische N. subacute myelo-opticoneuropathy.
neu·ro·pa·thisch *adj neuro.* neuropathic.
Neu·ro·pa·tho·ge·ne·se *f neuro.* neuropathogenesis.
Neu·ro·pa·tho·ge·ni·tät *f neuro.* neuropathogenicity.
Neu·ro·pa·tho·lo·gie *f* neuropathology.
neu·ro·pa·tho·lo·gisch *adj* neuropathological.
Neu·ro·phar·ma·ko·lo·gie *f pharm.* neuropharmacology.
Neu·ro·phy·sio·lo·gie *f* neurophysiology.
Neu·ro·pil *nt histol.* neuropil, neuropile.
Neu·ro·pla·stik *f neurochir.* neuroplasty.
neu·ro·ple·gisch *adj neuro.* neuroplegic.
Neu·ro·pra·xie *f neuro.* 1. axonapraxia, neurapraxia. 2. neuropraxia.
Neu·ro·psy·chia·trie *f* neuropsychiatry.
Neu·ro·psy·cho·lo·gie *f* neuropsychology.
Neu·ro·ra·dio·lo·gie *f* neuroradiology, neuroroentgenography.
Neu·ro·re·ti·ni·tis *f ophthal.* neuroretinitis.
Neu·ro·re·ti·no·pa·thie *f ophthal.* neuroretinopathy.
Neu·ror·rha·phie *f neurochir.* nerve suture, neurorrhaphy, neurosuture.
Neu·ro·sar·kom *nt neuro.* neurosarcoma.
Neu·ro·se *f psycho.* neurosis, psychoneurosis.
depressive N. depressive neurosis, neurotic depression, dysthymia.
hysterische N. conversion disorder, hysterical neurosis, conversion hysteria.
posttraumatische N. posttraumatic neurosis, accident neurosis.
vegetative N. der Kleinkinder Feer's disease, Swift's disease, Swift-Feer disease, trophodermatoneurosis, acrodynia.
Neu·ro·se·kret *nt histol.* neurosecretion.
Neu·ro·se·kre·ti·on *f histol.* neurosecretion.
neu·ro·se·kre·to·risch *adj histol.* neurosecretory.
Neu·ro·skle·ro·se *f neuro.* neurosclerosis.
Neu·ro·sta·tus *m clin.* neurostatus.
Neu·ro·sy·phi·lis *f neuro.* neurosyphilis, neurolues.
Neu·ro·the·ra·pie *f* neurotherapeutics *pl*, neurotherapy.
neu·ro·tisch *adj psycho.* neurotic.
Neu·ro·ti·zis·mus *m psycho.* neuroticism.
Neu·ro·tme·sis *f patho.* neurotmesis.
Neu·ro·tom *nt neurochir.* neurotome.
Neu·ro·to·mie *f neurochir.* neurotomy. **retroganglionäre N.** Frazier-Spiller operation, trigeminal rhizotomy, retrogasserian neurotomy, retrogasserian rhizotomy.
Neu·ro·to·mo·gra·phie *f radiol.* neurotomography.
Neu·ro·to·nie *f neurochir.* nerve stretching, neurotony, neurectasy, neurotension.

Neu·ro·to·xin *nt patho.* neurotoxin.
neu·ro·to·xisch *adj neuro.* neurotoxic.
Neu·ro·to·xi·zi·tät *f neuro.* neurotoxicity.
Neu·ro·trans·mit·ter *m biochem.* neurotransmitter.
Neu·ro·trip·sie *f neurochir.* neurotripsy.
neu·ro·trop *adj* neurotropic, neurophilic.
Neu·ro·tro·pie *f* neurotropism, neurotropy, neutropism.
Neu·ro·vak·zi·ne *f immun.* neurovaccine, neurovariola.
Neu·ro·va·ri·ko·se *f neuro.* neurovaricosis, neurovaricosity.
neu·ro·vas·ku·lär *adj* neurovascular.
neu·ro·ve·ge·ta·tiv *adj physiol.* neurovegetative.
neu·ro·vis·ze·ral *adj physiol.* neurovisceral, neurosplanchnic.
Neu·ro·zyt *m → Neuron.*
Neu·ro·zy·to·lo·gie *f histol.* neurocytology.
Neu·ro·zy·to·ly·se *f neuro.* neurocytolysis.
Neu·ro·zy·to·ly·sin *nt immun.* neurocytolysin.
Neu·ro·zy·tom *nt neuro.* neurocytoma.
neu·tral *adj* neutral; *chem., phys.* neutral, indifferent.
Neu·tra·li·sa·ti·on *f immun.* neutralization.
Neu·tra·li·sa·ti·ons·test *m abbr.* **NT** *micro.* neutralization test, serum neutralization test.
neu·tra·li·sie·ren *vt chem.* neutralize, render neutral; (*Säure*) deacidify, disacidify; (*Wirkung*) kill, neutralize.
Neu·tro·pe·nie *f hema.* neutropenia, neutrocytopenia, neutrophilic leukopenia, granulocytopenia, granulopenia.
maligne N. agranulocytosis, agranulocytic angina, Schultz's disease, malignant neutropenia, pernicious leukopenia.
perniziöse N. → *maligne N.*
zyklische N. periodic neutropenia, cyclic neutropenia.
neu·tro·phil *adj histol.* neutrophil, neutrophile, neutrophilic.
Neu·tro·phi·lie *f hema.* neutrophilic leukocytosis, neutrophilia, neutrocytosis.
Neu·tro·zy·to·pe·nie *f → Neutropenie.*
Neu·tro·zy·to·se *f hema.* neutrophilic leukocytosis, neutrophilia, neutrocytosis.
Neu·zu·gang *m (Patient)* new admission. **Neuzugänge** *pl* intake.
Newcastle disease *nt epidem.* Newcastle disease, pneumoencephalitis.
Newcastle-disease-Virus *nt abbr.* **NDV** *micro.* Newcastle disease virus.
Ne·xus *m histol.* nexus, gap junction.
Nézelof: N.-Syndrom *nt immun.* Nezelof syndrome.
Nia·cin *nt biochem.* nicotinic acid, niacin, pellagramin, antipellagra (factor).
Nia·cin·man·gel·syn·drom *nt patho.* pellagra, maidism, Alpine scurvy.

Nic·er·go·lin *nt pharm.* nicergoline.
nicht-allergen *adj* anallergic, nonallergic.
nicht-allergisch *adj* anallergic, nonallergic.
nicht-antigen *adj immun.* nonantigenic.
nicht-ärzt·lich *adj* (*Personal*) paramedical.
nicht-assoziativ *adj psycho.* nonassociative.
Nicht·aus·schei·der *m immun.* nonsecretor.
Nicht-beta-Inselzelltumor *m patho.* non-beta islet cell tumor.
nicht-disloziert *adj ortho.* nondisplaced, undisplaced.
nicht-einrenkbar *adj ortho.* irreducible.
nicht-eitrig *adj patho.* apyetous, nonpurulent, nonsuppurative, apyetous, apyous.
nicht·ent·zünd·lich *adj patho.* noninflammatory.
nicht-essentiell *adj physiol.* nonessential.
nicht-gerinnbar *adj hema.* nonclottable.
nicht-hämolytisch *adj micro.* γ-hemolytic, gamma-hemolytic, nonhemolytic.
nicht·ho·mo·gen *adj* inhomogeneous.
Nicht·iden·ti·täts·re·ak·ti·on *f immun.* reaction of nonidentity.
nicht-infektiös *adj patho.* noninfectious.
nicht-invasiv *adj patho.* noninvasive.
nicht-onkogen *adj patho.* nononcogenic.
nicht-osmotisch *adj physiol.* non-osmotic.
nicht-ossifizierend *adj ortho.* non-ossifying, nonosteogenic.
nicht-palpierbar *adj clin.* non-palpable, hidden, concealed.
nicht-perforiert *adj patho.* imperforate.
nicht·prä·zi·pi·tie·rend *adj immun.* nonprecipitable, nonprecipitating.
nicht·pro·duk·tiv *adj* nonproductive.
nicht-proliferativ *adj patho.* nonproliferative.
nicht-reduzierbar *adj chir.* irreducible.
nicht-renal *adj patho.* nonrenal.
nicht-reponierbar *adj chir.* irreducible.
nicht-reserzierbar *adj chir.* unresectable.
nicht-selbst *adj immun.* nonself.
nicht-selektiv *adj patho.* nonselective.
nicht·über·trag·bar *adj* nontransferable.
nicht-vital *adj physiol.* nonvital.
Nick·krampf *m neuro.* nodding spasm, salaam attack, salaam spasm.
Ni·clos·amid *nt pharm.* niclosamide.
Nicoladoni: N.-Sehnennaht *f chir.* Nicoladoni's technique, Nicoladoni's suture.
Nicoladoni-Branham: N.-B.-Zeichen *nt* → *Nicoladoni-Isreal-Branham-Phänomen.*
Nicoladoni-Isreal: N.-I.-Phänomen *nt* → *Nicoladoni-Isreal-Branham-Phänomen.*
Nicoladoni-Isreal-Branham: N.-I.-B.-Phänomen *nt card.* Branham's bradycardia, Branham's sign, Nicoladoni's sign.
Nicole: Pseudoembolie *f N. patho.* blue phlebitis.
Ni·co·tin *nt biochem.* nicotine.
Ni·co·tin·amid *nt biochem.* nicotinamide, niacinamide.

Nicotinamid-adenin-dinucleotid *nt abbr.* **NAD** *biochem.* nicotinamide-adenine dinucleotide.
reduziertes N. *abbr.* **NADH** reduced nicotinamide-adenine dinucleotide.
Nicotinamid-adenin-dinucleotid-phosphat *nt abbr.* **NADP** *biochem.* nicotinamide-adenine dinucleotide phosphate, triphosphopyridine nucleotide.
oxidiertes N. *abbr.* **NADP⁺** oxidized nicotinamide-adenine dinucleotide phosphate.
reduziertes N. *abbr.* **NADPH** reduced nicotinamide-adenine dinucleotide phosphate.
ni·co·tin·ar·tig *adj* nicotinic.
ni·co·tin·erg *adj* nicotinic.
Ni·co·ti·nis·mus *m patho.* nicotine poisoning, nicotinism, tobaccoism.
Ni·co·tin·säure *f* → *Niacin.*
Ni·co·tin·säu·re·amid *nt* → *Nicotinamid.*
Ni·co·tin·ver·gif·tung *f* → *Nicotinismus.*
Ni·da·ti·on *f embryo.* nidation, implantation, embedding.
Ni·dus *m patho.* nidus, nest.
Nie·der·druck·glau·kom *nt ophthal.* low-tension glaucoma.
Nie·der·druck·sy·stem *nt physiol.* low-pressure system.
nie·der·kom·men *vi gyn.* give birth (*mit* to), have a child, deliver.
Nie·der·kunft *f gyn.* birth, childbirth, lying-in.
Niemann-Pick: N.-P.-Krankheit *f patho.* Niemann-Pick disease, sphingomyelinase deficiency, sphingolipidosis, sphingomyelin lipidosis.
N.-P.-Zellen *pl patho.* Niemann-Pick cells, Pick's cells.
Nie·re *f* kidney; *anat.* ren.
arteriosklerotische N. *patho.* arteriosclerotic kidney.
atrophische N. *patho.* atrophic kidney.
chromoproteinurische N. *patho.* crush kidney, lower nephron nephrosis.
künstliche N. artificial kidney, kidney machine, hemodialyzer.
polyzystische Nieren *pl patho.* polycystic kidney disease, polycystic renal disease, polycystic kidneys.
Nie·ren·ab·szeß *m patho.* kidney abscess, renal abscess.
Nie·ren·ade·nom *nt patho.* nephradenoma.
Nie·ren·an·gio·gra·phie *f urol.* renal angiography, renal artery angiography.
Nie·ren·an·hef·tung *f urol.* nephropexy.
Nie·ren·ano·ma·lie *f urol.* renal anomaly.
Nie·ren·apla·sie *f embryo.* renal aplasia.
Nie·ren·apo·ple·xie *f patho.* renal apoplexy.
Nie·ren·ar·te·rie *f anat.* renal artery.
Nie·ren·ar·te·ri·en·em·bo·lie *f patho.* renal artery embolism.
Nie·ren·ar·te·ri·en·ste·no·se *f patho.* renal

artery stenosis.
Nie·ren·ar·te·ri·en·throm·bo·se *f patho.* renal artery thrombosis.
Nie·ren·ar·te·ri·en·ver·let·zung *f patho.* renal artery injury, renal artery trauma.
Nie·ren·ato·nie *f urol.* nephratony.
Nie·ren·atro·phie *f urol.* renal atrophy.
Nie·ren·becken [k·k] *nt anat.* renal pelvis.
Nie·ren·becken·aus·guß·stein [k·k] *m urol.* pelvic cast calculus.
Nie·ren·becken·ent·zün·dung [k·k] *f urol.* pyelonephritis, pyelitis, nephropyelitis.
Nie·ren·becken·er·kran·kung [k·k] *f urol.* pyelopathy.
Nie·ren·becken·er·wei·te·rung [k·k] *f urol.* pyelectasis, pyelocaliectasis.
Nierenbecken-Harnleiter-Plastik *f urol.* ureteropelvioplasty, pyeloureteroplasty.
Nie·ren·becken·pa·pil·lom [k·k] *nt* renal pelvic papilloma.
Nie·ren·becken·pla·stik [k·k] *f urol.* pyeloplasty, pelvioplasty.
Nierenbecken-Ureter-Plastik *f urol.* ureteropelvioplasty, pyeloureteroplasty.
nie·ren·be·dingt *adj* nephrogenous, renogenic.
Nie·ren·bi·op·sie *f clin.* kidney biopsy, renal biopsy.
Nieren-Blasen-Fistel *f urol.* nephrocystanastomosis.
Nie·ren·blu·tung *f urol.* renal hemorrhage, nephrorrhagia.
Nie·ren·de·kap·su·la·ti·on *f urol.* renal capsulectomy, decapsulation.
Nie·ren·dia·ly·se *f clin.* renal dialysis.
Nie·ren·di·la·ta·ti·on *f urol.* nephrectasis, nephrectasy.
Nie·ren·durch·blu·tung *f physiol.* renal perfusion.
Nie·ren·dys·pla·sie *f patho.* dysplastic kidney.
Nie·ren·ek·to·pie *f embryo.* renal ectopia.
Nie·ren·ent·fer·nung *f urol.* nephrectomy.
Nie·ren·ent·zün·dung *f* → *Nephritis.*
Nie·ren·er·kran·kung *f urol.* kidney disease, renal disease, nephropathy, nephrosis, renopathy, Bright's disease.
Nie·ren·er·wei·chung *f urol.* nephromalacia.
Nie·ren·fehl·bil·dung *f urol.* renal anomaly.
Nie·ren·fett·kap·sel *f anat.* perinephric fat, perirenal fat, fatty capsule of kidney.
nie·ren·för·mig *adj* kidney-shaped, nephroid, reniform.
Nie·ren·funk·ti·ons·prü·fung *f clin.* renal function test, kidney function test.
Nie·ren·ge·fä·ße *pl anat.* renal vessels.
Nie·ren·ge·fäß·ver·let·zung *f urol.* renal vascular trauma, renal vascular injury.
Nie·ren·gift *nt patho.* nephrotoxin.
Nie·ren·gif·tig·keit *f patho.* nephrotoxicity, renal toxicity.
Nie·ren·glo·me·ru·lus *m anat.* renal tuft, renal

glomerulus, glomerulus, malpighian tuft.
Nie·ren·hi·lus *m anat.* hilum of kidney, hilus of kidney.
Nie·ren·hy·per·tro·phie *f urol.* nephrohypertrophy.
Nie·ren·hy·po·pla·sie *f urol.* renal hypoplasia.
Nie·ren·in·farkt *m patho.* renal infarct.
Nie·ren·in·suf·fi·zi·enz *f urol.* kidney insufficiency, renal insufficiency. **terminale N.** end--stage renal disease.
Nie·ren·isch·ämie *f patho.* renal ischemia.
Nie·ren·ka·näl·chen *pl anat.* renal tubules, uriniferous tubules, uriniparous tubules.
Nie·ren·kap·sel *f anat.* renicapsule, capsule of kidney.
Nie·ren·kap·sel·ent·fer·nung *f urol.* renal capsulectomy, decapsulation.
Nie·ren·kar·zi·nom *nt urol.* carcinoma of kidney. **hypernephroides N.** hypernephroid carcinoma, hypernephroid renal carcinoma, Grawitz's tumor, adenocarcinoma of kidney, clear cell adenocarcinoma.
Nie·ren·kelch·di·la·ta·ti·on *f urol.* calicectasis, caliectasis, calycectasis, calyectasis.
Nie·ren·kel·che *pl anat.* infundibula of kidney, renal calices.
Nie·ren·kelch·ent·fer·nung *f urol.* calicectomy, caliectomy, calycectomy.
Nie·ren·ko·lik *f urol.* nephric colic, renal colic, nephrocolic.
Nie·ren·kon·vo·lut *nt histol.* convoluted renal tubules.
Nie·ren·kör·per·chen *nt histol.* renal corpuscle, malpighian corpuscle of kidney.
Nie·ren·kri·se *f neuro.* renal crisis.
Nie·ren·lei·den *nt urol.* kidney disease, renal disease, kidney condition.
Nie·ren·lö·sung *f urol.* nephrolysis.
Nie·ren·mark *nt anat.* medulla of kidney, renal medulla.
Nie·ren·mark·ab·szeß *m urol.* renal medullary abscess.
Nie·ren·miß·bil·dung *f urol.* renal malformation.
Nie·ren·naht *f urol.* nephrorrhaphy.
Nie·ren·pa·pil·len *pl anat.* renal papillae.
Nie·ren·par·en·chym *nt histol.* renal parenchyma.
Nie·ren·per·fu·si·on *f physiol.* renal perfusion.
Nie·ren·plas·ma·fluß *m physiol.* renal plasma flow.
Nie·ren·pol *m anat.* extremity of kidney, pole of kidney.
Nie·ren·punk·ti·on *f clin.* kidney biopsy, renal biopsy.
Nie·ren·py·ra·mi·den *pl histol.* pyramids of Malpighi, renal pyramids.
Nie·ren·rand *m anat.* margin of kidney.
Nie·ren·rin·de *f anat.* renal cortex.
Nie·ren·rin·den·ab·szeß *m urol.* renal cortical

abscess.

Nie·ren·rin·den·ade·nom *nt urol.* renal cortical adenoma.

Nie·ren·rin·den·ne·kro·se *f urol.* renal cortical necrosis.

Nie·ren·rin·den·riß *m urol.* renal cortical laceration.

Nie·ren·rin·den·ver·fet·tung *f patho.* fatty degeneration of the renal cortex.

nie·ren·schä·di·gend *adj patho.* nephrotoxic.

Nie·ren·schä·di·gung *f patho.* nephropathy, renal injury, renal trauma.

Nie·ren·schäd·lich·keit *f patho.* renal toxicity, nephrotoxicity.

Nie·ren·schlag·ader *f anat.* renal artery.

Nie·ren·schmer·zen *pl urol.* nephralgia, renal pain.

Nie·ren·schwel·le *f physiol.* renal threshold.

Nie·ren·sen·kung *f patho.* nephroptosis, nephroptosia.

Nie·ren·so·no·gra·phie *f radiol.* nephrosonography.

Nie·ren·stau·ung *f urol.* renal congestion, nephrohemia, nephredema, nephremia.

Nie·ren·stein *m urol.* renal calculus, kidney stone, nephrolith.

Nie·ren·stein·ent·fer·nung *f urol.* lithonephrotomy, nephrolithotomy.

Nie·ren·stein·krank·heit *f urol.* nephrolithiasis.

Nie·ren·stein·lei·den *nt urol.* nephrolithiasis.

Nie·ren·stiel *m anat.* renal pedicle, kidney pedicle.

Nie·ren·szin·ti·gra·phie *f radiol.* renal scintigraphy.

Nie·ren·to·xi·zi·tät *f patho.* nephrotoxicity.

Nie·ren·trans·plan·tat *nt urol.* kidney transplant, renal transplant, kidney graft, renal graft.

Nie·ren·trans·plan·ta·ti·on *f urol.* kidney transplantation, renal transplantation.

Nie·ren·trau·ma *nt urol.* renal trauma, renal injury.

Nie·ren·tu·ber·ku·lo·se *f urol.* renal tuberculosis, nephrotuberculosis, nephrophthisis.

Nie·ren·tu·bu·li *pl anat.* renal tubules, uriniferous tubules, uriniparous tubules.

Nie·ren·tu·mor *m urol.* renal tumor, nephroma, nephroncus.

Nie·ren·ul·ze·ra·ti·on *f patho.* nephrelcosis.

Nie·ren·ve·ne *f anat.* renal vein.

Nie·ren·ve·nen·throm·bo·se *f patho.* renal vein thrombosis.

Nie·ren·ve·nen·ver·let·zung *f urol.* renal vein injury, renal vein trauma.

Nie·ren·ver·grö·ße·rung *f urol.* nephromegaly, nephrauxe.

Nie·ren·ver·let·zung *f urol.* renal trauma, renal injury.

Nie·ren·ver·pflan·zung *f urol.* kidney trans-

plantation, renal transplantation.

Nie·ren·ver·sa·gen *nt urol.* kidney failure, renal failure.

akutes N. acute renal failure, acute kidney failure.

nicht-oligurisches N. non-oliguric kidney failure, non-oliguric renal failure.

oligurisches N. oliguric renal failure, oliguric kidney failure.

polyurisches N. polyuric kidney failure, high-output kidney failure, polyuric renal failure, high-output renal failure.

Nie·ren·zy·ste *f urol.* renal cyst.

Nies·krampf *m HNO* spasmodic sneezing, ptarmus.

Nies·re·flex *m physiol.* sneezing reflex.

Nies·schmerz *m patho.* pain on sneezing.

Ni·fe·di·pin *nt pharm.* nifedipine.

Ni·fu·ra·tel *nt pharm.* nifuratel.

Ni·fur·pra·zin *nt pharm.* nifurprazine.

Ni·fur·ti·mox *nt pharm.* nifurtimox.

Ni·gri·ties *f patho.* black pigmentation, nigrities.

Ni·hi·lis·mus *m (a. psychia.)* nihilism. **therapeutischer N.** therapeutic nihilism.

Nikolski: N.-Phänomen *nt derm.* Nikolsky's sign.

Ni·ko·tin *nt* → *Nicotin.*

Ni·ko·tin·säu·re *f* → *Niacin.*

Nik·ta·ti·on *f ophthal.* nictitation, nictation, winking.

Ni·sche *f (a. radiol.)* niche; *anat.* fossa, recess.

Ni·schen·zel·le *f histol.* type II alveolar cell, great alveolar cell, niche cell.

Nis·se *f micro.* nit.

Nissen: Fundoplikation *f nach N. chir.* Nissen total fundoplication, Nissen operation, fundoplication.

Nissl: N.-Degeneration *f patho.* Nissl degeneration.

N.-Schollen *pl histol.* Nissl granules, Nissl substance, tigroid bodies, tigroid substance.

Ni·tra·ze·pam *nt pharm.* nitrazepam.

Ni·tro·fu·ran *nt pharm.* nitrofuran.

Ni·tro·fu·ran·to·in *nt pharm.* nitrofurantoin.

Ni·tro·fu·ra·zon *nt pharm.* nitrofurazone.

Ni·tro·gen *nt* → *Nitrogenium.*

Ni·tro·ge·ni·um *nt abbr.* **N** *chem.* nitrogen, azote.

Ni·tro·gly·ze·rin *nt pharm.* nitroglycerin, glyceryl trinitrate, trinitroglycerin, trinitrin, trinitroglycerol.

Ni·tro·prus·sid·na·tri·um *nt pharm.* sodium nitroprusside, sodium nitroferricyanide.

Ni·tro·so·harn·stoff *m pharm.* nitrosourea.

Ni·tro·xo·lin *nt pharm.* nitroxoline.

Ni·tro·zucker [k·k] *pl pharm.* nitrosugars.

NK-Zellen *pl immun.* natural killer cells, NK cells.

NMR-Tomographie *f radiol.* nuclear resonance

scanning, magnet resonance imaging.
Noack: N.-Syndrom *nt* acrocephalopolysyndactyly I, Noack's syndrome.
No·car·dia *f micro.* Nocardia.
No·car·di·en·in·fek·ti·on *f epidem.* nocardiosis,
nocardiasis, actinophytosis.
no·dal *adj physiol.* nodal.
No·do·si·tas *f histol.* nodosity, node. **N.
crinium** *derm.* knotted hair, trichonodosis,
trichorrhexis nodosa.
no·du·lär *adj histol.* nodular, nodulate, nodu-
lated, nodulous, nodous, nodose.
**nodular poorly-differentiated lymphocytic
lymphoma** *nt abbr.* **NPDL** *hema.* nodular
poorly-differentiated lymphocytic lymphoma.
**nodular well-differentiated lymphocytic lym-
phoma** *nt abbr.* **NWDL** *hema.* nodular
well-differentiated lymphocytic lymphoma.
No·du·lus *m anat.* **1.** node, nodus, nodule,
nodulus. **2.** → *N. cerebelli.*
N. cerebelli nodule of cerebellum, nodule of
vermis.
N. lymphaticus lymph follicle, lymphatic follicle, lymphonodulus.
N. rheumaticus *patho.* rheumatic nodule,
rheumatoid nodule.
N. valvularum semilunarium nodules of
Arantius, nodules of aortic valve, nodules of
semilunar valves.
N. vermis → *N. cerebelli.*
N. vocalis vocal nodule, singer's node.
No·dus *m* **1.** *anat.* node, nodus. **2.** *histol., patho.*
node, nodosity, knot.
N. atrioventricularis Aschoff-Tawara's node,
Aschoff's node, atrioventricular node, AV-
-node, av-node.
Nodi *pl* **lymphatici abdominis** abdominal
lymph nodes.
Nodi *pl* **lymphatici axillares** axillary lymph
nodes, axillary glands.
Nodi *pl* **lymphatici brachiales** brachial lymph
nodes, brachial axillary lymph nodes.
Nodi *pl* **lymphatici bronchopulmonales** →
Nodi lymphatici hilares.
Nodi *pl* **lymphatici cervicales** cervical lymph
nodes.
Nodi *pl* **lymphatici cubitales** cubital lymph
nodes, brachial glands.
Nodi *pl* **lymphatici faciales** facial lymph
nodes.
Nodi *pl* **lymphatici hilares** bronchopulmonary
lymph nodes, hilar lymph nodes.
Nodi *pl* **lymphatici inguinales** inguinal lymph
nodes.
Nodi *pl* **lymphatici mastoidei** mastoid lymph
nodes, retroauricular lymph nodes.
Nodi *pl* **lymphatici mesenterici** mesenteric
lymph nodes.
Nodi *pl* **lymphatici mesocolici** mesocolic

lymph nodes.
Nodi *pl* **lymphatici occipitales** occipital lymph
nodes.
Nodi *pl* **lymphatici paramammarii** para-
mammary lymph nodes.
Nodi *pl* **lymphatici parasternales** parasternal
lymph nodes.
Nodi *pl* **lymphatici paratracheales** para-
tracheal lymph nodes, tracheal lymph nodes.
Nodi *pl* **lymphatici pelvis** pelvic lymph nodes.
Nodi *pl* **lymphatici pericardiales** pericardial
lymph nodes.
Nodi *pl* **lymphatici perivesiculares** perivesicu-
lar lymph nodes.
Nodi *pl* **lymphatici postaortici** postaortic
lymph nodes, retroaortic lymph nodes.
Nodi *pl* **lymphatici postcavales** postcaval
lymph nodes.
Nodi *pl* **lymphatici postvesiculares** postvesicular lymph nodes.
Nodi *pl* **lymphatici pr(a)e-aortici** preaortic
lymph nodes.
Nodi *pl* **lymphatici pr(a)ecavales** precaval
lymph nodes.
Nodi *pl* **lymphatici pr(a)etracheales** pretracheal lymph nodes.
Nodi *pl* **lymphatici pulmonales** pulmonary
lymph nodes.
Nodi *pl* **lymphatici regionales** regional lymph
nodes.
Nodi *pl* **lymphatici retro-auriculares** mastoid
lymph nodes, retroauricular lymph nodes.
Nodi *pl* **lymphatici retrocaecales** retrocecal
lymph nodes.
Nodi *pl* **lymphatici retropharyngeales** retro-
pharyngeal lymph nodes.
Nodi *pl* **lymphatici submandibulares** sub-
mandibular lymph nodes.
Nodi *pl* **lymphatici supraclaviculares** supra-
clavicular lymph nodes.
N. lymphaticus lymph node, lymphatic gland,
lymphonodus, lymphaden.
N. lymphaticus jugulodigastricus jugulodi-
gastric lymph node, Küttner's ganglion.
Nodi *pl* **regionales** regional lymph nodes.
N. sinu-atrialis sinoatrial node, sinuatrial
node, sinus node, Flack's node, Keith-
-Flack's node.
No·kar·dio·se *f epidem.* nocardiosis, nocardia-
sis, actinophytosis.
Nokt·am·bu·lis·mus *m neuro.* sleepwalking,
sleepwalking disorder, noctambulation,
noctambulism, somnambulism.
No·ma *f HNO* gangrenous stomatitis, corro-
sive ulcer, water canker, noma.
No·mi·fen·sin *nt pharm.* nomifensine.
No·mi·na Ana·to·mi·ca *f abbr.* **NA** Nomina
Anatomica
Non-A-Non-B-Hepatitis *f abbr.* **NANB** *od.*
NANBH *epidem.* non-A,non-B hepatitis.

Non-A-Non-B-Hepatitis-Virus *nt micro.* non-A,non-B hepatitis virus.

Non-Cholera-Vibrionen *pl abbr.* **NCV** *micro.* noncholera vibrios, paracholera vibrios.

Non-Disjunction *f genet.* nondisjunction.

Non-Hodgkin-Lymphom *nt abbr.* **NHL** *hema.* non-Hodgkin's lymphoma, malignant lymphoma.

non-insulin-dependent diabetes mellitus *m abbr.* **NIDDM** *patho.* non-insulin-dependent diabetes (mellitus), adult-onset diabetes, maturity-onset diabetes.

Nonne-Apelt: N.-A.-Reaktion *f neuro.* Nonne--Apelt reaction.

Nonne-Apelt-Schumm: N.-A.-S.-Reaktion *f neuro.* Nonne-Apelt reaction.

Nonne-Marie: N.-M.-Krankheit *f neuro.* Marie's disease, Nonne's syndrome, Marie's ataxia, hereditary cerebellar ataxia, heredodegeneration.

Nonne-Milroy-Meige: N.-M.-M.-Syndrom *nt patho.* Milroy's edema, Nonne-Milroy-Meige syndrome, congenital trophedema.

Non·nen·ge·räusch *nt* → *Nonnensausen.*

Non·nen·sau·sen *nt card.* jugular bruit, venous hum, humming-top murmur, nun's murmur, bruit de diable.

Non·oxi·nol *nt pharm.* nonoxynol.

Non-REM-Schlaf *m physiol.* non-REM sleep, non-rapid eye movement sleep, orthodox sleep.

Non-Responder *m* non-responder.

Non·se·kre·tor *m immun.* nonsecretor.

non·self *adj immun.* nonself.

non·ver·bal *adj* nonverbal.

Noon: N.-Einheit *f immun.* Noon pollen unit.

Noonan: N.-Syndrom *nt genet.* Noonan's syndrome, male Turner syndrome, Ullrich--Turner syndrome.

Nor·adre·na·lin *nt endo.* norepinephrine, noradrenalin, noradrenaline.

nor·adren·erg *adj physiol.* noradrenergic.

Nor·epi·ne·phrin *nt* → *Noradrenalin.*

Nor·ethi·ste·ron *nt pharm.* norethindrone, norethisterone.

Nor·flo·xa·cin *nt pharm.* norfloxacin.

Nor·ge·strel *nt pharm.* norgestrel.

nor·mal *adj physiol.* normal, physiologic; (*a. mathe.*) normal, standard; common, ordinary, regular; (*geistig*) sane, sound.

Nor·mal·be·reich *m lab., stat.* normal range, range of normal.

Nor·mal·ge·wicht *nt* standard weight, normal weight.

Nor·mal·grö·ße *f* normal size; average height. **unter N.** undersize, undersized.

nor·ma·li·sie·ren I *vt* normalize. **II** *vr* **sich n.** return to normal.

Nor·ma·li·sie·rung *f* normalization.

Nor·mal·kost *f* full diet.

nor·mal·sich·tig *adj ophthal.* orthoscopic; emmetropic; (*Farbensehen*) trichromic, trichromatic.

Nor·mal·sich·tig·keit *f ophthal.* orthoscopy, emmetropia.

Nor·mal·to·nus *m physiol.* normotension, normotonia.

Nor·mal·typ *m physiol.* intermediate heart.

Nor·mal·wert *m* **1.** *physiol.* normal value, normal. **2.** *lab.* standard, standard value.

Nor·mal·zu·stand *m* normalcy, normality, normal condition, normal state.

Nor·mo·blast *m hema.* normoblast; karyocyte.

Nor·mo·bla·sto·se *f hema.* normoblastosis.

Nor·mo·cho·le·ste·rin·ämie *f physiol.* normocholesterolemia.

nor·mo·chrom *adj hema.* normochromic.

Nor·mo·chro·mie *f hema.* normal color, normochromasia, normochromia.

Nor·mo·glyk·ämie *f physiol.* normoglycemia.

nor·mo·glyk·ämisch *adj physiol.* normoglycemic, orthoglycemic, euglycemic.

Nor·mo·kal·ämie *f physiol.* normokalemia, normokaliemia.

nor·mo·kal·ämisch *adj physiol.* normokalemic.

Nor·mo·kalz·ämie *f physiol.* normocalcemia.

nor·mo·kalz·ämisch *adj physiol.* normocalcemic.

Nor·mo·kap·nie *f physiol.* normocapnia.

Nor·mo·kar·bie *f physiol.* normocapnia.

Nor·mo·phos·phat·ämie *f physiol.* normophosphatemia.

nor·mo·sperm *adj andro.* normospermic.

Nor·mo·sper·mie *f andro.* normospermia.

Nor·mo·sthen·urie *f physiol.* normosthenuria.

nor·mo·ten·siv *adj physiol.* normotensive, normotonic.

nor·mo·therm *adj physiol.* normothermic.

Nor·mo·ther·mie *f physiol.* normothermia.

nor·mo·ton *adj* **1.** *physiol.* normotonic, eutonic. **2.** → *normotensiv.*

Nor·mo·to·nie *f physiol.* normotonia, orthoarteriotomy.

Nor·mo·ven·ti·la·ti·on *f physiol.* normoventilation.

Nor·mo·vol·ämie *f physiol.* normovolemia.

nor·mo·vol·ämisch *adj physiol.* normovolemic.

Nor·mo·zyt *m hema.* normocyte, normoerythrocyte.

nor·mo·zy·tär *adj hema.* normocytic.

Nor·pseu·do·ephe·drin *nt pharm.* norpseudoephedrine.

Norrie-Warburg: N.-W.-Syndrom *nt patho.* Norrie's disease.

Nor·trip·ty·lin *nt pharm.* nortriptyline.

Norum: N.-Krankheit *f patho.* Norum-Gjone disease, familial LCAT deficiency.

Nos·ca·pin *nt pharm.* noscapine, narcosine,

narcotine.

no·so·ko·mi·al *adj* nosocomial; hospital-
-acquired.

No·so·ko·mi·al·in·fek·ti·on *f epidem.* nosocomial infection, hospital-acquired infection.

No·so·lo·gie *f* nosology, nosonomy.

No·so·to·xi·ko·se *f patho.* nosotoxicosis.

No·so·to·xin *nt patho.* nosotoxin.

Not·auf·nah·me *f clin.* **1.** emergency ward,
emergency room. **2.** emergency admission.

Not·aus·gang *m* emergency door, emergency
exit.

Not·be·hand·lung *f* emergency treatment.

Not·fall *m* emergency, emergency case. **im N.** in
case of emergency.

Not·fall·be·hand·lung *f* emergency treatment.

Not·fall·me·di·zin *f* emergency medicine.

Not·fall·ope·ra·ti·on *f* emergency operation.

Not·fall·re·ak·ti·on *f physiol.* emergency reaction.

Not·fall·si·tua·ti·on *f* emergency situation.

Not·fall·wa·gen *m* resuscitation cart, crash
cart.

Nothnagel: N.-Syndrom *nt neuro.* Nothnagel's
syndrome.

No·to·chor·dom *nt patho.* chordoma, chordo-
carcinoma, notochordoma.

Not·ope·ra·ti·on *f* emergency operation.

No-touch-Technik *f chir.* no-touch technique.

Not·ruf *m* emergency call, distress call.

Not·si·tua·ti·on *f* emergency situation.

Not·stands·ame·nor·rhoe *f gyn.* dietary amenorrhea, nutritional amenorrhea.

Not·zucht *f forens.* rape, violation.

No·vo·bio·cen *nt pharm.* novobiocen.

No·xe *f patho.* noxious substance, noxa.

No·zi·per·zep·ti·on *f physiol.* nociperception.

No·zi·re·zep·tor *m physiol.* nociceptor, noci-
receptor, nocisensor.

NREM-Schlaf *m →* *Non-REM-Schlaf.*

Nu·be·ku·la *f* **1.** *ophthal.* nubecula, nebula. **2.**
urol. nubecula.

Nu·cha *f anat.* nape, back of the neck, nucha.

nu·chal *adj anat.* nuchal.

nüch·tern *adj* **1.** (*Magen*) empty; (*Patient*) with
an empty stomach. **etw. auf n. Magen einneh-
men** take sth. on an empty stomach. **2.** (*nicht
betrunken*) sober, dry.

Nüch·tern·heit *f* **1.** (*Magen*) emptiness. **2.** (*nicht
betrunken*) soberness, sobriety.

Nuck: N.-Zyste *f urol.* Nuck's hydrocele.

Nu·cle·in·säu·re *f biochem.* nucleic acid,
nucleinic acid.

Nu·cleo·sid *nt biochem.* nucleoside.

Nu·cleo·tid *nt biochem.* nucleotide, mononucleotide.

5'-Nucleotidase *f biochem.* purine-5'-nucleo-
tidase, 5'-nucleotidase.

Nu·cle·us *m* **1.** *anat.* nucleus. **2.** *histol.* nucleus,
cell nucleus, karyon, karyoplast.

Nc. abducens abducens nucleus, nucleus of
abducens nerve.

Nc. accessorius nucleus of accessory nerve.

Nc. ambiguus ambiguous nucleus, vago-
glossopharyngeal nucleus.

Nc. amygdalae amygdaloid nucleus, amygdaloid body, amygdala.

Ncc. *pl* **basales** basal nuclei, basal ganglia.

Nc. caudatus caudate nucleus, caudatum.

Ncc. *pl* **cerebellaris** nuclei of cerebellum,
intracerebellar nuclei, roof nuclei.

Ncc. *pl* **cochleares** cochlear nuclei, nuclei of
cochlear nerve.

Nc. cuneatus cuneate nucleus, Burdach's
nucleus, nucleus of Burdach's tract.

Nc. cuneatus accessorius accessory cuneate
nucleus, Monakow's nucleus.

Nc. cuneiformis cuneiform nucleus, mesencephalic nucleus.

Nc. dentatus dentate nucleus, dentatum.

Nc. facialis nucleus of facial nerve.

Nc. gracilis Goll's nucleus, nucleus of Goll's
tract.

Ncc. *pl* **hypothalamici** hypothalamic nuclei,
nuclei of hypothalamus.

Nc. inferior nervi trigeminalis inferior nucleus
of trigeminal nerve, spinal nucleus of trigeminal nerve.

Nc. intercalatus Staderini's nucleus, intercalated nucleus.

Nc. interpeduncularis interpeduncular nucleus, Ganser's ganglion, Gudden's ganglion.

Nc. interstitialis interstitial nucleus, interstitial nucleus of Cajal.

Nc. lentis (*Auge*) nucleus of lens.

Ncc. *pl* **metathalami** metathalamic nuclei.

Nc. motorius nervi trigeminalis motor nucleus
of trigeminal nerve.

Nc. nervi abducentis abducens nucleus, nucleus of abducens nerve.

Nc. nervi accessorii nucleus of accessory
nerve, accessory nucleus of ventral column of
spinal cord.

Nc. nervi facialis nucleus of facial nerve.

Nc. nervi hypoglossi hypoglossal nucleus,
nucleus of hypoglossal nerve.

Nc. nervi phrenici nucleus of phrenic nerve,
phrenic nucleus.

Nc. nervi trochlearis nucleus of trochlear
nerve, trochlear nucleus

Ncc. *pl* **nervorum cranialium/encephalicorum**
cranial nerve nuclei, nuclei of cranial nerves.

Nc. oculomotorius oculomotor nucleus,
nucleus of oculomotor nerve.

Nc. oculomotorius accessorius Edinger-Westphal nucleus, Edinger's nucleus, autonomic
nucleus, accessory nucleus.

Ncc. *pl* **originis** nuclei of origin.

Nc. phrenicus nucleus of phrenic nerve,
phrenic nucleus.

Nc. pontinus nervi trigeminalis pontine nucleus of trigeminal nerve, principal sensory nucleus of trigeminal nerve.

Ncc. pl pontis nuclei of pons, pontine nuclei.

Nc. pulposus gelatinous nucleus, vertebral pulp.

Nc. ruber red nucleus, Sappey's nucleus.

Nc. solitarius nucleus of solitary tract, solitary nucleus, gustatory nucleus.

Nc. spinalis nervi accessorii spinal nucleus of accessory nerve.

Nc. spinalis nervi trigeminalis inferior nucleus of trigeminal nerve, spinal nucleus of trigeminal nerve.

Nc. subthalamicus Luys' body, subthalamic nucleus, nucleus of Luys.

Ncc. pl terminationis terminal nuclei, end-nuclei, nuclei of termination.

Nc. thoracicus Clarke's nucleus, thoracic nucleus, dorsal nucleus (of Clarke), Stilling's nucleus, thoracic column, Clarke's column, Stilling column.

Nc. trochlearis nucleus of trochlear nerve, trochlear (nerve) nucleus.

Nc. vagalis dorsalis dorsal vagal nucleus, dorsal nucleus of vagus nerve.

Ncc. pl vestibulares vestibular nuclei, nuclei of acoustic nerve.

Nc. vestibularis inferior inferior vestibular nucleus, Roller's nucleus.

Nc. vestibularis lateralis lateral vestibular nucleus, Deiters' nucleus.

Nc. vestibularis medialis medial vestibular nucleus, Schwalbe's nucleus.

Nc. vestibularis superior superior vestibular nucleus, Bechterew's nucleus, Bekhterev's nucleus.

Nucleus-pulposus-Vorfall *m neuro.* herniation of nucleus pulposus.

Nucleus ruber-Syndrom *nt neuro.*: **oberes N.** Nothnagel's syndrome.

unteres N. Benedikt's syndrome.

Nuel: N.'-Raum *m histol.* Nuel's space, outer tunnel.

Nuhn: N.'-Drüse *f anat.* Blandin-Nuhn's gland, Nuhn's gland, anterior lingual gland, apical gland of tongue.

nu·kle·ar *adj phys.* nuclear.

nu·kle·är *adj histol.* nuclear.

Nu·kle·ar·me·di·zin *f* nuclear medicine.

Nu·kle·in·säu·re *f biochem.* nucleic acid, nucleinic acid.

Nu·kleo·lus *m histol.* nucleolus, micronucleus.

Nu·kleo·ly·se *f neurochir.* chemonucleolysis.

Nu·kleo·sid *nt biochem.* nucleoside.

Nu·kleo·tid *nt biochem.* nucleotide, mononucleotide.

5'-Nukleotidase *f* 5'-nucleotidase, nucleophosphatase.

Nu·kleo·to·mie *f neurochir.* diskectomy, disk

removal, discectomy.

Nu·kle·us *m* → *Nucleus.*

Nu·klid *nt phys.* nuclide. **radioaktives N.** radionuclide, radioactive nuclide.

Null·di·ät *f* starvation diet.

Null·hy·po·the·se *f abbr.* H_0 *stat.* null hypothesis.

Nul·li·gra·vi·da *f gyn.* nulligravida.

nul·li·par *adj gyn.* nulliparous, nonparous.

Nul·li·pa·ra *f gyn.* nullipara, nulliparous woman.

Null-Linien-EEG *nt neuro.* isoelectroencephalogram, isoelectric electroencephalogram, flat electroencephalogram, electrocerebral silence.

Null·punkt *m phys., mathe.* zero, zero point; (*Gefrierpunkt*) freezing point.

num·mu·lär *adj histol.* nummular, nummiform, discoid, coin-shaped.

Nunn: **N.-Körperchen** *pl gyn.* Nunn's gorged corpuscles, Bennett's large corpuscles.

Nuß·ge·lenk *nt anat.* cotyloid joint, ball-and-socket joint, enarthrodial articulation, enarthrodial joint, spheroidal joint, socket joint, enarthrosis.

Nu·ta·ti·on *f physiol.* nodding, nutation.

Nu·tri·ment *nt* food, nutritious material, nourishment, nutriment, nutrition.

Nu·tri·ti·on *f* nutrition, alimentation.

nu·tri·tiv *adj* nutritive, nutritious, nutrimental.

NYHA-Einteilung *f card.* NYHA classification.

Nykt·al·gie *f patho.* night pain, nyctalgia.

Nykt·al·opie *f ophthal.* night sight, day blindness, hemeralopia, hemeranopia.

Nyk·ter·al·opie *f* → *Nyktalopie.*

Nykt·urie *f patho.* nycturia, nocturia.

Nymph·ek·to·mie *f gyn.* nymphectomy.

Nym·pho·ma·nie *f psychia.* nymphomania, cytheromania.

Nym·pho·to·mie *f gyn.* nymphotomy.

Ny·stag·mo·gramm *nt physiol.* nystagmogram.

ny·stag·mo·id *adj physiol.* nystagmiform, nystagmoid.

Ny·stag·mus *m physiol.* nystagmus, nystaxis, ocular ataxia.

ataxischer N. ataxic nystagmus.

dissoziierter N. dissociated nystagmus, incongruent nystagmus.

elektrischer N. electrical nystagmus, galvanic nystagmus.

horizontaler N. lateral nystagmus, horizontal nystagmus.

hysterischer N. hysterical nystagmus.

kalorischer N. caloric nystagmus.

kongenitaler N. congenital nystagmus.

konjugierter N. conjugate nystagmus.

konvergierender N. convergence nystagmus.

latenter N. latent nystagmus.

okulärer N. ocular nystagmus, amaurotic nystagmus.

optokinetischer N. *abbr.* **OKN** optokinetic nystagmus, railroad nystagmus.
paretischer N. paretic nystagmus.
persistierender N. persistent nystagmus.
postrotatorischer N. postrotatory nystagmus.
N. retractorius Koerber-Salus-Elschnig syndrome, sylvian aqueduct syndrome, retraction nystagmus.
rotatorischer N. rotatory nystagmus.
thermischer N. caloric nystagmus.
transitorischer N. transitory nystagmus.
unilateraler N. unilateral nystagmus.

vertikaler N. vertical nystagmus.
vestibulärer N. vestibular nystagmus, vestibular-induced nystagmus, labyrinthine nystagmus.
zentraler N. central nystagmus.
ny·stag·mus·ar·tig *adj physiol.* nystagmiform, nystagmoid.
Nystagmus-Myoklonie *f neuro.* nystagmus-myoclonus.
ny·stag·tisch *adj physiol.* nystagmic.
Ny·sta·tin *nt pharm.* nystatin, fungicidin.
Nysten: N.-Regel *f forens.* Nysten's law.

O

O-Agglutination *f immun.* O agglutination, somatic agglutination.

O-Agglutinin *nt immun.* O agglutinin, somatic agglutinin.

Oakley-Fulthorpe: O.-F.-Technik *f immun.* Oakley-Fulthorpe technique, double-diffusion in one dimension.

O-Antigen *nt immun.* somatic antigen, O antigen.

Oat-cell-Karzinom *nt patho.* oat cell carcinoma, small cell carcinoma.

Oat-cells *pl patho.* oat cells, oat-shaped cells.

Ob·duk·ti·on *f forens.* postmortem (examination), dissection, autopsy.

ob·du·zie·ren *vt forens.* autopsy, perform a postmortem/an autopsy (*jdn.* on s.o.).

O-Bein *nt ortho.* bowleg, bandy-leg, out knee, genu varum.

O-beinig *adj* bandy, bandy-legged, bowlegged.

Ober·arm *m* upper arm, arm; *anat.* brachium.

Ober·arm·am·pu·ta·ti·on *f ortho.* above-elbow amputation, AE amputation, amputation of/through the upper arm.

Ober·arm·ar·te·rie *f anat.* brachial artery.

Ober·arm·bruch *m* → *Oberarmfraktur.*

Ober·arm·fas·zie *f anat.* brachial fascia, deep fascia of arm.

Ober·arm·frak·tur *f ortho.* fracture of the humerus, fractured humerus.

Ober·arm·gips *m ortho.* above-elbow cast, AE cast, long arm cast.

Ober·arm·kno·chen *m anat.* humerus.

Ober·arm·kopf *m anat.* head of humerus.

Ober·arm·re·gi·on *f anat.* brachial surface.

Ober·arm·schaft *m anat.* humeral shaft.

Ober·arm·schaft·bruch *m ortho.* humeral shaft fracture.

Ober·arm·schlag·ader *f anat.* brachial artery.

Ober·arm·ve·nen *pl anat.* brachial veins.

Ober·bauch *m* → *Oberbauchgegend.*

Ober·bauch·ge·gend *f anat.* epigastric region, epigastric zone, epigastrium.

Ober·bauch·schmer·zen *pl clin.* epigastric pain, upper abdominal pain.

Ober·flä·che *f* surface; outer surface; (*Fläche*) area, surface.

Ober·flä·chen·an·äs·the·sie *f anes.* surface anesthesia, permeation analgesia, permeation anesthesia.

Ober·flä·chen·ana·to·mie *f anat.* surface anatomy.

Ober·flä·chen·an·ti·gen *nt immun.* cell-surface antigen, surface antigen.

Ober·flä·chen·an·ti·kör·per *m immun.* cell--surface antibody.

Ober·flä·chen·bi·op·sie *f clin.* surface biopsy.

Ober·flä·chen·ga·stri·tis *f patho.* superficial gastritis.

Ober·flä·chen·kar·zi·nom *nt patho.* carcinoma in situ, superficial carcinoma, preinvasive carcinoma.

Ober·flä·chen·schmerz *m clin.* superficial pain.

ober·fläch·lich *adj* superficial, external; (*Prozeß*) acrotic.

Ober·haut *f histol.* outer skin, epidermis.

Ober·kie·fer *m anat.* upper jaw, maxilla, maxillary bone, upper jawbone.

Ober·kie·fer·ar·te·rie *f anat.* maxillary artery, deep facial artery.

Ober·kie·fer·ent·zün·dung *f HNO* maxillitis.

Ober·kie·fer·höh·le *f anat.* maxillary sinus.

Ober·kie·fer·kno·chen *m* → *Oberkiefer.*

Ober·kie·fer·re·sek·ti·on *f HNO* maxillectomy.

Ober·kie·fer·schlag·ader *f* → *Oberkieferarterie.*

Ober·kie·fer·ve·nen *pl anat.* maxillary veins.

Ober·kör·per *m* upper part of the body; chest. **mit nacktem O.** bare to the waist.

Ober·lap·pen *m anat* superior pulmonary lobe, superior lobe of lung.

Ober·lid *nt anat.* upper eyelid, upper palpebra.

Ober·lid·plat·te *f anat.* superior tarsus.

Ober·lid·pto·se *f ophthal.* ptosis (of the upper eyelid).

Ober·lid·re·gi·on *f anat.* superior palpebral region.

Ober·lid·ve·nen *pl anat.* superior palpebral veins.

Ober·lid·zit·tern *nt neuro.* cillosis, cillo.

Ober·lip·pe *f anat.* upper lip, superior lip.

Ober·lip·pen·ar·te·rie f anat. superior labial artery.

Ober·lip·pen·bänd·chen nt anat. superior labial frenulum, frenulum of upper lip.

Ober·lip·pen·re·gi·on f anat. superior labial region.

Ober·lip·pen·rin·ne f anat. philtrum.

Ober·lip·pen·schlag·ader f anat. superior labial artery.

Ober·lip·pen·ve·ne f anat. superior labial vein.

Ober·schen·kel m anat. thigh, upper leg, femur.

Ober·schen·kel·am·pu·ta·ti·on f ortho. above- -knee amputation, AK amputation, amputation of/through the thigh.

Ober·schen·kel·ar·te·rie f anat. femoral artery.

Ober·schen·kel·bruch m → Oberschenkelfraktur.

Ober·schen·kel·fas·zie f anat. deep fascia of thigh, femoral fascia.

Ober·schen·kel·frak·tur f ortho. femoral fracture, fracture of the femur, fractured femur.
  distale O. distal femoral fracture.
  hüftgelenksnahe O. → proximale O.
  interkondyläre O. intercondylar femoral fracture.
  intertrochantäre O. intertrochanteric femoral fracture, basal fracture of femoral neck.
  intrakondyläre O. intracondylar fracture of femur.
  monokondyläre O. unicondylar femoral fracture.
  perkondyläre O. percondylar femoral fracture.
  pertrochantäre O. pertrochanteric femoral fracture.
  proximale O. proximal femoral fracture, hip fracture.
  subtrochantäre O. subtrochanteric femoral fracture.
  suprakondyläre O. supracondylar femoral fracture.

Ober·schen·kel·gips m ortho. long leg cast.

Ober·schen·kel·hals m anat. neck of femur, femoral neck.

Ober·schen·kel·kno·chen m anat. femur, thigh bone, femoral bone.

Ober·schen·kel·kon·dy·le f anat. condyle of femur, femoral condyle.

Ober·schen·kel·kopf m anat. head of femur, femoral head.

Ober·schen·kel·kranz·ar·te·rie f anat. circumflex femoral artery, femoral circumflex artery.

Ober·schen·kel·pro·the·se f ortho. above- -knee prosthesis.

Ober·schen·kel·re·gi·on f anat. femoral region, femoral surface, thigh.

Ober·schen·kel·schaft m anat. femoral shaft,

shaft of femur.

Ober·schen·kel·schaft·frak·tur f ortho. femoral shaft fracture.

Ober·schen·kel·schlag·ader f → Oberschenkelarterie.

Ober·schen·kel·schmer·zen pl patho. pain in the thigh, meralgia.

Ober·schen·kel·stumpf m ortho. above-knee stump.

Ober·schen·kel·ve·ne f anat. femoral vein.

Ober·sei·te f upper side, top side, top.

Oberst: O.-Anästhesie f anes. Oberst's method.

Obe·si·tät f patho. obesity, obeseness, fatness, adiposity, adiposis.

Obid·oxim·chlo·rid nt pharm. obidoxime chloride.

Ob·jekt·agno·sie f neuro. object agnosia.

Ob·jekt·glas nt (Mikroskop) object slide.

Ob·jek·tiv nt opt. object glass, object lens, objective lens, objective.

ob·jek·tiv adj objective; factual, clinic.

ob·jek·ti·vie·ren vt objectivize, objectify; psycho. exteriorize, externalize.

Ob·jek·ti·vie·rung f objectivation, objectification; psycho. exteriorization, externalization.

Ob·jek·ti·vi·tät f objectivity, objectiveness; detachment, impartiality.

Ob·jek·tiv·lin·se f → Objektiv.

Ob·jekt·tisch m (Mikroskop) microscope stage, stage.

Ob·jekt·trä·ger m (Mikroskop) slide, object slide, mount, microslide.

Ob·li·te·ra·ti·on f patho., clin. obliteration.

ob·li·te·rie·rend adj patho. obliterating.

Ob·ses·si·on f psychia. obsession.

ob·ses·siv adj psychia. obsessive, obsessional.

obsessiv-kompulsiv adj psychia. obsessive- -compulsive, anancastic.

Ob·ste·trik f gyn. tocology, obstetrics pl.

Ob·sti·pa·ti·on f clin. obstipation, severe constipation, costiveness.

ob·sti·pie·ren vt constipate, make costive.

ob·sti·piert adj constipated, costive.

Ob·struk·ti·on f patho. obstruction, blockage, clogging.

Ob·struk·ti·ons·an·urie f urol. obstructive anuria.

Ob·struk·ti·ons·atel·ek·ta·se f pulmo. (Lunge) obstructive atelectasis, reabsorption atelectasis, absorption atelectasis.

Ob·struk·ti·ons·ik·te·rus m patho. obstructive icterus.

Ob·struk·ti·ons·ile·us m chir. obstructive ileus.

ob·struk·tiv adj patho. obstructive, obstructing, blocking, clogging, obstruent.

Ob·tu·ra·ti·on f patho. obturation, occlusion, obstruction.

Ob·tu·ra·tor·fas·zie m anat. obtuator fascia.

Ob·tu·ra·tor·her·nie f chir. obturator hernia.

Ob·tu·ra·tor·ka·nal m anat. obturator canal.

Ob·tu·ra·tor·ve·nen *pl anat.* obturator veins.
Ob·tu·ra·tor·zei·chen *nt chir.* (*Appendizitis*) obturator sign.
Ob·tu·si·on *f psychia.*, *neuro.* obtusion.
Oc·ci·put *nt anat.* back of the head, occiput.
Ochro·no·se *f derm.* ochronosis, ochronosus.
Och·sen·au·ge *nt ophthal.* infantile glaucoma, hydrophthalmus, buphthalmia, buphthalmus.
Och·sen·herz *nt card.* ox heart, bovine heart, bucardia.
Ocker·far·ben·krank·heit [k·k] *f* → *Ochronose.*
Oc·ta·myl·amin *nt pharm.* octamylamine.
Oc·to·drin *nt pharm.* octodrine.
Oc·top·amin *nt pharm.* octopamine.
Ocu·len·tum *nt pharm.* ophthalmic ointment, oculentum.
Ocu·lus *nt anat.* eye, oculus.
Ödem *nt patho.* edema, water thesaurismosis; (*Haut*) cutaneous dropsy.
   angioneurotisches Ö. angioneurotic edema, Quincke's disease, Quincke's edema, giant edema, giant urticaria.
   entzündliches Ö. inflammatory edema.
   hydrämisches Ö. hydremic edema.
   interstitielles Ö. interstitial edema.
   kardiales Ö. cardiac edema.
   malignes Ö. malignant edema, gas gangrene, gaseous gangrene, emphysematous gangrene, gangrenous emphysema.
   nephrogenes Ö. nephredema, nephremia.
   nephrotisches Ö. nephrotic edema.
   renales Ö. renal edema.
Öde·ma·ti·sie·rung *f patho.* edematization.
öde·ma·to·gen *adj patho.* edematogenic, edematigenous.
öde·ma·tös *adj patho.* edematous, tumid.
Ödi·pus·kom·plex *m psycho.* Oedipus complex.
Odor *m* odor, scent, smell.
Ody·no·pha·gie *f patho.* odynophagia, odynphagia, dysphagia.
Oede·ma *nt* → *Ödem.*
Oeso·pha·gus *m anat.* gullet, esophagus.
OFD-Syndrom *nt patho.* Papillon-Léage and Psaume syndrome, orodigitofacial syndrome, orodigitofacial dysostosis.
Of·fen·win·kel·glau·kom *nt ophthal.* Donders' glaucoma.
of·fi·zi·nal *adj pharm.* officinal; official.
öff·nen *vt allg.*, *chir.* open, open up; (*Knoten*) undo, untie.
Öff·nung *f* (*Lücke*) gap, slit; (*Spalte*) gap, aperture, hiatus; (*Austritt*) outlet; (*Eingang*) inlet; (*Durchgang*) passage; *anat.* opening, orifice, mouth, meatus, os, foramen, trema, pore.
O-Gen *nt genet.* operator locus, operator gene, O-locus.
Ogilvie: O.-Syndrom *nt patho.* Ogilvie's

syndrome.
Oguchi: O.-Syndrom *nt ophthal.* Oguchi's disease.
Ohara: O.-Krankheit *f epidem.* Ohara's disease, tularemia, Francis disease, deer-fly disease, deer-fly fever.
Ohn·macht *f neuro.* unconsciousness, faint, swoon; (*kurze*) blackout. **aus der O. erwachen** regain consciousness, come round.
ohnmächtig *adj* unconscious. **o. werden** faint (*vor* with, from), go out, go off, lose consciousness, pass out.
Ohnmachtsanfall *m* faint, swoon, syncope.
Ohr *nt* ear; *anat.* auris.
Öhr *nt* eye, eyelet.
Ohr·ar·te·rie *f anat.* auricular artery.
Ohr·asper·gil·lo·se *f HNO* aural aspergillomycosis, aural aspergillosis.
Ohr-Augen-Ebene *f radiol.* auriculo-infraorbital plane, Frankfort horizontal plane, ear plane.
Ohr·bläs·chen *nt embryo.* acoustic vesicle, otocyst, auditory vesicle, otic vesicle.
Ohr·blu·tung *f HNO* otorrhagia.
Oh·ren·arzt *m* otologist.
Oh·ren·ärz·tin *f* otologist.
Oh·ren·aus·fluß *m HNO* aural discharge, otorrhea.
Oh·ren·heil·kun·de *f* otology.
Oh·ren·klap·pe *f* earpiece, earflap.
Oh·ren·klin·gen *nt* → *Ohrensausen.*
Oh·ren·lei·den *nt HNO* ear complaint, ear diease, otopathy.
Oh·ren·sau·sen *nt HNO* ringing/buzzing/whistling in the ears, tinnitus (aurium), tympanophony.
Oh·ren·schmalz *m* → *Ohrschmalz.*
Oh·ren·schmer·zen *pl* earache, otalgia.
Oh·ren·spe·ku·lum *nt HNO* ear speculum, otoscope.
Oh·ren·spie·gel *m* → *Ohrenspekulum.*
Oh·ren·trop·fen *pl HNO* ear drops.
Ohr·ent·zün·dung *f* → *Otitis.*
Ohr·fi·stel *f HNO* aural fistula.
Ohr·fluß *m HNO* aural discharge, otorrhea.
Ohr·fu·run·kel *nt/m HNO* circumscribed otitis externa, furuncular otitis.
Ohr·ge·räu·sche *pl* → *Ohrensausen.*
Ohr·kri·stal·le *pl histol.* ear crystals, otoconia, otoconites, otolites, otoliths.
Ohr·läpp·chen *nt anat.* ear lobe, ear lobule, tip of ear, earlap.
Ohr·mu·schel *f* ear concha, flap of the ear, auricle, pinna (of ear); *anat.* auricula.
Ohr·mu·schel·bän·der *pl* ligaments of auricle, ligaments of Valsalva.
Ohr·mu·schel·höh·lung *f anat.* concha of auricle.
Ohr·mu·schel·knor·pel *m anat.* auricular cartilage, cartilage of auricle.

Ohr·mu·schel·rand *m anat.* helix.
Ohr·mus·keln *pl anat.* ear muscles, auricular muscles.
Ohr·my·ko·se *f HNO* otomycosis.
Ohr·pla·stik *f HNO* otoplasty.
Ohr·po·lyp *m HNO* aural polyp.
Ohr·schlag·ader *f → Ohrarterie.*
Ohr·schmalz *nt histol.* earwax, wax, cerumen.
Ohr·schmalz·drü·sen *pl histol.* ceruminous glands.
Ohr·schmalz·pfropf *m HNO* impacted cerumen, impacted earwax, ceruminal impaction, ceruminal plug.
Ohr·schmer·zen *pl → Ohrenschmerzen.*
Ohr·spei·chel·drü·se *f anat.* parotic, parotid, parotid gland.
Ohr·spe·ku·lum *nt HNO* ear speculum, otoscope.
Ohr·spie·gel *m → Ohrspekulum.*
Ohr·spie·ge·lung *f HNO* otoscopy.
Ohr·stück *nt (Stethoskop)* earpiece.
Ohr·trich·ter *m → Ohrspekulum.*
Ohr·trom·pe·te *f anat.* auditory tube, eustachian tube, otopharyngeal tube, pharyngotympanic tube, salpinx, syrinx.
Ohr·trom·pe·ten·knor·pel *m anat.* cartilage of auditory tube, eustachian cartilage, tubal cartilage.
Ohr·tu·ber·ku·lo·se *f patho.* aural tuberculosis.
Ohr·ve·ne *f anat.* auricular vein.
oid-oid-disease *nt derm.* exudative discoid and lichenoid dermatitis, oid-oid disease, Sulzberger-Garbe disease.
Oi·ko·ta·xis *f hema.* ecotaxis.
Ok·klu·si·on *f patho.* occlusion.
Ok·klu·si·ons·ile·us *m patho.* occlusive ileus.
ok·klu·siv *adj* occlusive.
ok·kult *adj clin.* occult, hiden, concealed; silent.
Öko·ge·ne·tik *f* ecogenetics *pl.*
Öko·ka·ta·stro·phe *f* ecocatastrophe.
Öko·kli·ma *nt* ecoclimate.
Öko·lo·gie *f* ecology, bioecology.
öko·lo·gisch *adj* ecologic, ecological.
Öko·phy·sio·lo·gie *f* ecophysiology.
Öko·sphä·re *f* ecosphere.
Öko·sy·stem *nt* ecological system, ecosystem.
Öko·ta·xis *f hema.* ecotaxis.
Oku·lar *nt phys.* ocular, eyepiece, eyeglass, ocular lens, eye lens.
oku·lär *adj* ocular, ophthalmic.
oku·lo·au·ri·ku·lär *adj* oculoauricular.
oku·lo·fa·zi·al *adj* oculofacial.
Oku·lo·gra·phie *f ophthal.* oculography.
oku·lo·mo·to·risch *adj physiol.* oculomotor.
Oku·lo·mo·to·ri·us *m anat.* oculomotorius, oculomotor nerve, third nerve.
Oku·lo·mo·to·ri·us·kern *m anat.* oculomotor nucleus, oculomotor nerve nucleus.
Oku·lo·mo·to·ri·us·läh·mung *f neuro., ophthal.* oculomotor paralysis. **periodische O. mit**

Neuralgie periodic ocular paralysis, Möbius' disease.
oku·lo·na·sal *adj* oculonasal.
oku·lo·pu·pil·lär *adj* oculopupillary.
Oku·lo·ure·thro·syn·ovi·tis *f patho.* Reiter's syndrome, Fiessinger-Leroy-Reiter syndrome, venereal arthritis.
oku·lo·ze·phal *adj* oculocephalic.
oku·lo·ze·re·bral *adj* oculocerebral.
ok·zi·pi·tal *adj anat.* occipital.
Ok·zi·pi·tal·ar·te·rie *f anat.* occipital artery.
Ok·zi·pi·ta·li·sa·ti·on *f embryo.* occipitalization.
Ok·zi·pi·tal·lap·pen *m anat.* occipital lobe.
Ok·zi·pi·tal·lap·pen·ve·nen *pl anat.* occipital veins.
Ok·zi·pi·tal·pol *m anat.* occipital pole of cerebral hemisphere.
Ok·zi·pi·tal·re·gi·on *f anat.* occipital region.
ok·zi·pi·to·an·te·ri·or *adj gyn.* occipitoanterior.
ok·zi·pi·to·fa·zi·al *adj* occipitofacial.
ok·zi·pi·to·fron·tal *adj* occipitofrontal, fronto-occipital.
ok·zi·pi·to·po·ste·ri·or *adj gyn.* occipitoposterior.
ok·zi·pi·to·zer·vi·kal *adj* occipitocervical.
Ok·zi·put *nt anat.* back of the head, occiput.
Öl *nt* oil; *chem., pharm.* oleum.
pflanzliches Ö. vegetable oil.
tierisches Ö. animal oil.
Öl·aspi·ra·ti·ons·pneu·mo·nie *f pulmo.* oil-aspiration pneumonia, lipid pneumonia, pneumonolipoidosis, pneumolipoidosis.
Oldfield: O.-Krankheit *f patho.* Oldfield's syndrome.
Ole·an·do·my·cin *nt pharm.* oleandomycin.
Ole·an·drin *nt pharm.* oleandrin.
Ole·kra·non *nt anat.* olecranon process of ulna, olecranon.
Ole·kra·non·frak·tur *f ortho.* fractured olecranon, fracture of the olecranon.
Oleo·gra·nu·lom *nt patho.* oil tumor, lipogranuloma, oleogranuloma, oleoma.
Ole·om *nt → Oleogranulom.*
Ole·um *nt chem., pharm.* oil, oleum.
Ol·fac·tus *m physiol.* sense of smell, smell, olfaction, osphresis, osmesis.
ol·fak·to·risch *adj physiol.* osmatic, olfactory, osphretic.
Ol·fak·to·ri·us *m anat.* olfactory nerves *pl,* olfactory fibers *pl,* first nerves *pl,* nerves *pl* of smell.
Olig·akis·urie *f urol.* oligakisuria.
Olig·ämie *f hema.* oligemia, oligohemia.
Olig·am·ni·on *nt → Oligoamnion.*
Oli·go·am·ni·on *nt gyn.* oligoamnios, oligamnios, oligohydramnios.
oli·go·ar·ti·ku·lär *adj ortho.* pauciarticular.
Oli·go·cho·lie *f patho.* oligocholia, hypocholia.
Oli·go·chy·lie *f patho.* oligochylia, hypochylia.

Oli·go·dak·ty·lie *f embryo.* oligodactyly.
Oli·go·den·dro·glia *f histol.* oligoglia, oligodendroglia, oligodendria.
Oli·go·den·dro·glia·zel·le *f* oligodendrocyte, oligodendroglia cell.
Oli·go·den·dro·gli·om *nt neuro.* oligodendroblastoma, oligodendroglioma.
Oli·go·den·dro·zyt *m → Oligodendrogliazelle.*
Oli·go·dip·sie *f patho.* oligodipsia.
Oli·go·ga·lak·tie *f gyn.* oligogalactia.
Oli·go·hi·dro·sis *f derm.* scanty perspiration, olighidria, oligidria.
Oli·go·hydr·am·nie *f → Oligoamnion.*
Oli·go·hy·per·me·nor·rhoe *f gyn.* oligohypermenorrhea.
Oli·go·hy·po·me·nor·rhoe *f gyn.* oligohypomenorrhea.
Oli·go·me·nor·rhoe *f gyn.* oligomenorrhea, infrequent menstruation.
Oli·go·pep·sie *f patho.* oligopepsia, hypopepsia.
Oli·go·pnoe *f patho.* oligopnea; hypoventilation.
Oli·go·sia·lie *f HNO* oligosialia, oligoptyalism.
oli·go·sperm *adj andro.* oligospermic, oligozoospermic.
Oli·go·sper·mie *f andro.* oligospermia, oligospermatism, oligozoospermatism.
oli·go·sym·pto·ma·tisch *adj* oligosymptomatic.
oli·go·zy·stisch *adj patho.* oligocystic.
Oli·go·zyt·hä·mie *f hema.* oligocythemia, oligocytosis.
Olig·urie *f urol.* oliguria, oliguresia, oliguresis, hypouresis.
olig·urisch *adj urol.* oliguric.
Oli·va *f anat.* olive, olivary body, oliva.
Oli·ven·kern *m anat.* olivary nucleus, basal nucleus.
Oliver-Cardarelli: O.-C.-Zeichen *nt clin.* Oliver's sign, Porter's sign, tracheal tugging.
oli·vo·pon·to·ze·re·bel·lär *adj physiol.* olivopontocerebellar.
Ollier: O.'-Schicht *f histol. (Periost)* Ollier's layer, osteogenetic layer.
O.'-Syndrom *nt patho.* Ollier's disease, skeletal enchondromatosis, multiple congenital enchondroma, dyschondroplasia.
Öl·pneu·mo·nie *f pulmo.* oil pneumonia.
Öl·re·ten·tions·zy·ste *f* steatocystoma, steatoma.
Olym·pi·er·stirn *f patho.* Olympian brow, olympic brow.
Öl·zy·ste *f patho.* oil cyst.
Om·agra *f ortho.* omagra.
Om·al·gie *f ortho.* omalgia, omodynia.
Om·ar·thri·tis *f ortho.* omarthritis, omitis.
Ombrédanne: O.-Operation *f urol.* transscrotal orchiopexy, Ombrédanne's operation.

omen·tal *adj anat.* omental, epiploic.
Omen·tal·zy·ste *f patho.* omental cyst.
Oment·ek·to·mie *f chir.* epiploectomy, omentectomy, omentomectomy.
Omen·ti·tis *f patho.* epiploitis, omentitis.
Omen·to·en·te·ro·ze·le *f chir.* epiploenterocele.
Omen·to·pe·xie *f chir.* epiplopexy, omentopexy, omentofixation.
Omen·to·pla·stik *f chir.* omentoplasty, epiploplasty.
Omen·tor·rha·phie *f chir.* epiplorrhaphy, omentorrhaphy.
Omen·to·to·mie *f chir.* omentotomy.
Omen·tum *nt anat.* omentum, epiploon.
O. majus greater omentum, greater epiploon, gastrocolic omentum.
O. minus lesser omentum, gastrohepatic omentum, lesser epiploon, Willis' pouch.
Omen·tum·lap·pen *m chir.* omental graft.
Omen·tum·naht *f chir.* omentorrhaphy.
Omen·tum·pla·stik *f chir.* omentoplasty, epiploplasty.
Omen·tum·re·sek·ti·on *f chir.* epiploectomy, omentectomy, omentomectomy.
Omi·tis *f → Omarthritis.*
Ommaya: O.-Reservoir *nt neurochir.* Ommaya reservoir.
Omo·ze·pha·lus *m embryo.* omocephalus.
Om·phal·ek·to·mie *f chir.* omphalectomy.
Om·pha·li·tis *f patho.* omphalitis.
Om·pha·lo·an·gio·pa·gus *m embryo.* omphaloangiopagus, allantoidoangiopagus.
om·pha·lo·en·te·risch *adj* omphaloenteric.
om·pha·lo·mes·en·te·risch *adj* omphalomesenteric, omphalomesaraic.
Om·pha·lo·pa·gus *m embryo.* omphalopagus, monomphalus.
Om·pha·lo·phle·bi·tis *f patho.* omphalophlebitis.
Om·pha·lor·rha·gie *f patho.* omphalorrhagia.
Om·pha·lor·rhe·xis *f ped.* omphalorrhexis.
Om·pha·lor·rhoe *f ped.* omphalorrhea.
Om·pha·los *m anat.* omphalos, omphalus, umbilicus, umbo.
Om·pha·lo·to·mie *f gyn.* omphalotomy.
Om·pha·lo·ze·le *f embryo.* omphalocele, exomphalos, amniocele.
Omsk hämorrhagisches Fieber *nt abbr.* **OHF** *epidem.* Omsk hemorrhagic fever.
Ona·nie *f* masturbation, onanism.
ona·nie·ren *vi* masturbate.
On·cho·cer·ca *m micro.* Onchocerca, Oncocerca. **O. volvulus** blinding worm, nodular worm, Onchocerca volvulus.
On·cho·zer·ko·se *f* river blindness, blinding filarial disease, onchocerciasis, onchocercosis, volvulosis.
On·co·vi·ren *pl micro.* Oncovirinae.
Onei·ro·dy·nia *f neuro.* oneirodynia.

on·ko·fe·tal *adj* oncofetal.
on·ko·fö·tal *adj* oncofetal.
On·ko·gen *nt genet.* oncogene, transforming gene.
on·ko·gen *adj patho.* oncogenous, oncogenic; cancer-causing, cancerogenic.
On·ko·ge·ne·se *f patho.* oncogenesis. **virale/virusinduzierte O.** viral oncogenesis.
on·ko·ge·ne·tisch *adj patho.* oncogenetic.
On·ko·ge·ni·tät *f patho.* oncogenicity.
On·ko·lo·gie *f* oncology.
on·ko·lo·gisch *adj* oncologic.
On·ko·ly·se *f chir., pharm.* oncolysis.
on·ko·ly·tisch *adj* oncolytic.
On·ko·se *f patho.* oncosis.
On·ko·the·ra·pie *f clin.* oncotherapy.
on·ko·tisch *adj* oncotic.
on·ko·trop *adj clin.* oncotropic, tumoraffin.
On·ko·vi·rus *nt micro.* oncovirus.
On·ko·zyt *m* oncocyte.
On·ko·zy·tom *nt patho.* Hürthle cell adenoma, Hürthle cell tumor, oncocytoma, oxyphil cell tumor. **malignes O.** malignant Hürthle cell tumor, Hürthle cell carcinoma.
Onlay-Span *m ortho.* onlay.
On-Off-Effekt *m neuro.* on-off phenomenon.
On·to·ge·ne·se *f* ontogeny, ontogenesis.
on·to·ge·ne·tisch *adj* ontogenic, ontogenetic, ontogenetical.
Onych·al·gie *f derm.* onychalgia.
Onych·atro·phie *f derm.* onychatrophia, onychatrophy.
Onych·au·xis *f derm.* onychauxis; hyperonychia; pachyonychia.
Onych·ek·to·mie *f chir.* onychectomy.
Ony·chie *f derm.* onychia, onychitis, onyxitis.
Ony·chi·tis *f →* Onychie.
Ony·cho·dys·tro·phie *f derm.* onychodystrophy.
Ony·cho·gry·po·se *f derm.* onychogryposis, onychogryphosis.
Ony·cho·he·te·ro·to·pie *f derm.* onychoheterotopia.
Ony·cho·kla·sie *f derm.* onychoclasis.
Ony·cho·kryp·to·sis *f derm.* ingrown nail, onychocryptosis, onyxis.
Ony·cho·ly·se *f derm.* onycholysis.
Ony·cho·ma·de·sis *f derm.* onychomadesis, onychoptosis.
Ony·cho·ma·la·zie *f derm.* onychomalacia.
Ony·cho·my·ko·se *f derm.* onychomycosis, ringworm of the nail.
Onycho-osteodysplasie *f patho.* onycho--osteodysplasia, nail-patella syndrome, arthro-onychodysplasia.
Ony·cho·pa·thie *f derm.* onychopathy, onychonosus, onychosis.
Ony·cho·pha·gie *f psychia.* nailbiting, onychophagy, onychophagia.
Ony·cho·phym *nt derm.* onychophyma.

Ony·chor·rhe·xis *f derm.* onychorrhexis.
Ony·cho·schi·sis *f derm.* onychoschizia.
Ony·cho·se *f →* Onychopathie.
Ony·cho·til·lo·ma·nie *f psychia.* onychotillomania.
Ony·cho·to·mie *f chir.* onychotomy.
Onyx *m* **1.** *derm., anat.* nail, nail plate, unguis, onyx. **2.** *ophthal.* onyx.
Ony·xi·tis *f →* Onychie.
Oo·ge·ne·se *f embryo.* oogenesis, ovigenesis, ovogenesis.
oo·ge·ne·tisch *adj embryo.* oogenetic, oogenic, ovigenetic, ovigenous, ovigenic.
Oo·ge·nie *f →* Oogenese.
Oo·go·nie *f embryo.* oogonium, ovogonium.
Oo·ki·ne·se *f* ookinesis, oocinesia.
Oo·lem·ma *nt embryo.* oolemma, pellucid zone, striated membrane.
Oo·phor·ek·to·mie *f gyn.* oophorectomy, ovariectomy. **beidseitige O.** female castration, bilateral oophorectomy.
Oo·pho·ri·tis *f gyn.* oophoritis, oaritis, ovaritis.
Oo·pho·ro·hy·ster·ek·to·mie *f gyn.* oophorohysterectomy, ovariohysterectomy.
Oo·pho·rom *nt gyn.* oophoroma, ovarioncus.
Oo·pho·ron *nt* ovary, ovarium, oophoron, ootheca.
Oo·pho·ro·pa·thie *f gyn.* oophoropathy, ovariopathy.
Oo·pho·ro·sal·ping·ek·to·mie *f gyn.* ovariosalpingectomy, oophorosalpingectomy.
Oo·pho·ro·sal·pin·gi·tis *f gyn.* ovariosalpingitis, oophorosalpingitis, salpingo-oophoritis.
Oo·pho·ro·sto·mie *f gyn.* oophorostomy, ovariostomy.
Oo·pho·ro·zyst·ek·to·mie *f gyn.* oophorocystectomy.
Oo·plas·ma *nt histol.* ooplasm, ovoplasm.
Oo·zen·trum *nt embryo.* oocenter, ovocenter.
Oo·ze·pha·lus *m embryo.* oocephalus.
Oo·zy·te *f embryo.* oocyte, ovocyte, egg cell, egg.
Opa·ki·fi·ka·ti·on *f ophthal.* opacification.
Opa·les·zenz *f* opalescence.
opa·les·zie·rend *adj* opalescent.
ope·ra·bel *adj chir.* operable.
Ope·ra·bi·li·tät *f chir.* (Tumor) operability; (Patient) operability.
ope·rant *adj psycho.* operant.
Ope·ra·teur *m chir.* operator, operating surgeon.
Ope·ra·teu·rin *f chir.* operator, operating surgeon.
Ope·ra·ti·on *f abbr.* **OP** *chir.* operation, surgery; surgical procedure, operation, technique. **eine O. vornehmen** perform/carry out an operation. **s. einer O. unterziehen** undergo an operation.
Ope·ra·ti·ons·as·si·stent *m* surgical assistant, assisting surgeon.

Ope·ra·ti·ons·as·si·sten·tin *f* surgical assistant, assisting surgeon.

Ope·ra·ti·ons·be·steck *nt chir.* surgical kit, set, instruments *pl.*

ope·ra·ti·ons·fä·hig *adj* operable.

Ope·ra·ti·ons·fä·hig·keit *f chir.* (*Tumor*) operability; (*Patient*) operability.

Ope·ra·ti·ons·hand·schuh *m* surgical glove.

Ope·ra·ti·ons·mes·ser *nt* scalpel, operating knife, surgical knife.

Ope·ra·ti·ons·me·tho·de *f* → *Operationstechnik.*

Ope·ra·ti·ons·mi·kro·skop *nt* operating microscope.

Ope·ra·ti·ons·raum *m* → *Operationssaal.*

Ope·ra·ti·ons·ri·si·ko *nt* operative risk.

Ope·ra·ti·ons·saal *m abbr.* **OP** operating room, theater.

Ope·ra·ti·ons·schwe·ster *m* theater nurse.

Ope·ra·ti·ons·team *nt* operating team.

Ope·ra·ti·ons·tech·nik *f chir.* surgical procedure, operation, technique.

Ope·ra·ti·ons·tisch *m* operating table, table.

Ope·ra·ti·ons·wun·de *f chir.* wound.

ope·ra·tiv *adj* surgical, operative.

Ope·ra·tor·gen *nt genet.* operator locus, operator gene, O-locus, operator.

Oper·cu·lum *nt anat.* operculum.

ope·rier·bar *adj chir.* operable.

ope·rie·ren *vt chir.* operate, perform an operation (*jdn.* upon/on s.o.).

Ope·ron *nt genet.* operon.

Op·fer *nt forens.* victim; (*Todesopfer*) casualty, fatality.

Ophia·sis *f derm.* ophiasis.

Ophi·dis·mus *m patho.* ophidism, ophidiasis.

Oph·thalm·agra *f ophthal.* ophthalmagra.

Oph·thalm·al·gie *f* → *Ophthalmodynie.*

Oph·thal·mia *f* → *Ophthalmie.*

   O. nodosa nodular conjunctivitis, pseudotuberculous ophthalmia, caterpillar ophthalmia.

   O. photoelectrica actinic conjunctivitis, electric ophthalmia, flash ophthalmia, ultraviolet ray ophthalmia.

   O. sympathica transferred ophthalmia, sympathetic ophthalmia, metastatic ophthalmia, migratory ophthalmia.

Oph·thal·mie *f ophthal.* ophthalmia; ophthalmitis.

   katarrhalische O. mucous ophthalmia, catarrhal ophthalmia.

   metastatische O. → *sympathische O.*

   sympathische O. sympathetic ophthalmia, transferred ophthalmia, metastatic ophthalmia, migratory ophthalmia.

oph·thal·misch *adj anat.* ophthalmic, ocular.

Oph·thal·mi·tis *f* → *Ophthalmie.*

Oph·thal·mo·blen·nor·rhoe *f ophthal.* ophthalmoblennorrhea.

Oph·thal·mo·dia·pha·no·skop *nt ophthal.* ophthalmodiaphanoscope.

Oph·thal·mo·dy·na·mo·me·trie *f ophthal.* ophthalmodynamometry.

Oph·thal·mo·dy·nie *f ophthal.* ophthalmalgia, ophthalmodynia.

Oph·thal·mo·gramm *nt ophthal.* ophthalmogram.

Oph·thal·mo·gra·phie *f ophthal.* ophthalmography.

Oph·thal·mo·lo·ge *f* ophthalmologist, eye doctor.

Oph·thal·mo·lo·gie *f* ophthalmology.

Oph·thal·mo·lo·gin *f* ophthalmologist, eye doctor.

oph·thal·mo·lo·gisch *adj* ophthalmologic, ophthalmological.

Oph·thal·mo·ma·la·zie *f ophthal.* ophthalmomalacia; ocular phthisis.

Oph·thal·mo·me·la·no·se *f ophthal.* ophthalmomelanosis.

Oph·thal·mo·me·ter *nt ophthal.* keratometer, ophthalmometer.

Oph·thal·mo·me·trie *f ophthal.* ophthalmometry, keratometry.

Oph·thal·mo·myia·sis *f ophthal.* ocular myiasis, ophthalmomyiasis.

Oph·thal·mo·my·itis *f ophthal.* ophthalmomyitis.

Oph·thal·mo·my·ko·se *f ophthal.* ophthalmomycosis.

Oph·thal·mo·myo·to·mie *f ophthal.* ophthalmomyotomy.

Oph·thal·mo·pa·thie *f ophthal.* ophthalmopathy, oculopathy.

Oph·thal·mo·phthi·sis *f ophthal.* ophthalmophthisis, ocular phthisis.

Oph·thal·mo·ple·gia *f ophthal.* ophthalmoplegia.

   O. chronica progressiva Graefe's disease.

   O. externa Ballet's disease, external ophthalmoplegia.

Oph·thal·mo·ple·gie *f ophthal.* ophthalmoplegia. **exophthalmische O.** exophthalmic ophthalmoplegia.

oph·thal·mo·ple·gisch *adj ophthal.* ophthalmoplegic.

Oph·thal·mo·pto·se *f ophthal.* protrusion of the eyeball, exophthalmus, ophthalmoptosis, proptosis, exorbitism.

Oph·thal·mo·re·ak·ti·on *f immun.* ophthalmic test, conjunctival test, ophthalmic reaction, ophthalmoreaction.

Oph·thal·mor·rha·gie *f ophthal.* ophthalmorrhagia.

Oph·thal·mor·rhe·xis *f ophthal.* ophthalmorrhexis.

Oph·thal·mor·rhoe *f ophthal.* ophthalmorrhea.

Oph·thal·mo·skop *nt ophthal.* ophthalmoscope, funduscope.

Oph·thal·mo·sko·pie *f ophthal.* ophthalmoscopy, funduscopy.

Oph·thal·mo·spek·tro·sko·pie *f ophthal.* ophthalmospectroscopy.

Oph·thal·mo·stat *m ophthal.* ophthalmostat.

Oph·thal·mo·test *m* → *Ophthalmoreaktion.*

Oph·thal·mo·to·mie *f ophthal.* ophthalmotomy.

Oph·thal·mo·to·no·me·ter *nt ophthal.* tonometer, ophthalmotonometer.

Oph·thal·mo·to·no·me·trie *f ophthal.* ophthalmotonometry, tonometry.

Opi·at *nt pharm.* opiate.

Opi·at·an·al·ge·sie *f anes.* opiate analgesia.

Opi·at·an·al·ge·ti·ka *pl pharm.* opiate analgesics, opiate analgetics.

Opi·at·emp·find·lich·keit *f* opiate sensitivity.

Opi·at·re·zep·tor *m* opiate receptor.

Opi·at·ver·gif·tung *f patho.* opium poisoning, meconism.

Opio·id *nt pharm.* opioid.

Opi·pra·mol *nt pharm.* opipramol.

Opi·stho·to·nus *m neuro., psychia.* opisthotonus, opisthotonos.

Opitz: **O.'-Krankheit** *f patho.* Opitz's disease, thrombophlebitic splenomegaly.

Opi·um *nt pharm.* opium, laudanum, meconium.

Opi·um·sucht *f* addiction to opium, opiomania.

Opi·um·ver·gif·tung *f patho.* opium poisoning, meconism.

Oppenheim: **O.-Syndrom** *nt ped.* Oppenheim's syndrome, Oppenheim's disease, congenital atonic pseudoparalysis.

O.-Zeichen *nt neuro.* Oppenheim's reflex, Oppenheim's sign.

Op·so·gen *nt immun.* opsogen, opsinogen.

Op·so·klo·nus *m neuro.* opsoclonus, opsoclonia.

Op·so·nin *nt immun.* opsonin, tropin.

Op·so·nin·hem·mer *m immun.* antiopsonin.

op·so·nisch *adj* opsonic.

Op·so·ni·sie·rung *f immun.* opsonization.

Op·so·no·me·trie *f immun.* opsonometry.

Op·so·no·phi·lie *f immun.* opsonophilia.

Op·tik *f* optics *pl.*

Op·ti·kus *m anat.* optic nerve, second nerve.

Op·ti·kus·atro·phie *f ophthal.* Behr's disease, optic atrophy.

Op·ti·kus·fa·sern *pl anat.* optic nerve fibers.

Op·ti·kus·gli·om *nt ophthal.* optic glioma.

Op·ti·kus·ka·nal *m anat.* optic canal.

Op·ti·kus·neu·ri·tis *f ophthal.* optic neuritis, neuropapillitis, papillitis.

Op·ti·mal·do·sis *f pharm., radiol.* optimal dose, optimum dose.

op·tisch *adj* optical, optic.

Op·to·gramm *nt physiol.* optogram.

op·to·ki·ne·tisch *adj physiol.* opticokinetic, optokinetic.

Op·to·me·ter *nt ophthal.* optometer, optimeter.

Op·to·me·trie *f ophthal.* optometry.

op·to·mo·to·risch *adj physiol.* optomotor.

Op·to·ty·pe *f ophthal.* test type, test letter, optotype.

Ora *f anat.* ora, edge, margin.

oral *adj* oral.

Oral·pe·ni·cil·lin *nt pharm.* oral penicillin.

Oral·vak·zi·ne *f immun.* oral vaccine.

Oral·ver·kehr *m* oral coitus, oral intercourse.

Oran·gen·haut *f derm.* peau d'orange, orange skin.

Or·bi·cu·la·ris *m anat.* orbicular muscle.

  O. oculi orbicularis oculi muscle, orbicular muscle of eye.

  O. oris orbicularis oris muscle, orbicular muscle of mouth.

Orbicularis-oculi-Reflex *m physiol.* nose-bridge-lid reflex, nose-eye reflex, orbicularis oculi reflex.

Orbicularis-oris-Reflex *m physiol.* snout reflex, orbicularis oris reflex.

Or·bi·ku·la·ris *m* → *Orbicularis.*

Or·bi·ku·la·ris·phä·no·men *nt physiol.* orbicularis phenomenon, orbicularis pupillary reflex, tonic pupil, Westphal's pupillary reflex, Westphal-Piltz pupil, Piltz-Westphal phenomenon.

Or·bi·ta *f anat.* orbital cavity, eye socket, eyehole, eyepit, orbit, orbita.

Or·bi·ta·ab·szeß *m patho.* orbital abscess.

Or·bi·ta·bo·den *m anat.* orbital floor.

Or·bi·ta·dach *nt anat.* roof of orbit.

Or·bi·ta·ein·gang *m anat.* orbital aperture.

Or·bi·ta·fas·zi·en *pl anat.* orbital fasciae.

or·bi·tal *adj anat.* orbital.

Or·bi·tal·phleg·mo·ne *f patho.* orbital phlegmone.

Or·bi·ta·ödem *nt ophthal.* orbital edema.

Or·bi·ta·pe·ri·ost *nt histol.* periorbital membrane, periorbita, periorbit.

Or·bi·ta·phleg·mo·ne *f* orbital phlegmone.

Or·bi·ta·rand *m anat.* orbital margin.

Or·bi·ta·re·gi·on *f anat.* orbital area, orbital region, ocular region.

Or·bi·ta·sep·tum *nt anat.* orbital septum, tarsal membrane.

Or·bi·ta·spal·te *f anat.* orbital fissure.

Or·bi·ta·spit·zen·frak·tur *f ophthal.* orbital apex fracture.

Or·bi·ta·spit·zen·syn·drom *nt ophthal.* orbital apex syndrome, orbital syndrome, Malatesta's syndrome.

Or·bi·ta·ver·let·zung *f ophthal.* orbital injury, orbital trauma.

Or·bi·ta·wand *f anat.* orbital wall.

Or·bi·ta·wand·frak·tur *f ophthal.* orbital wall fracture.

or·bi·to·fron·tal *adj anat.* orbitofrontal, fronto-

-orbital.

Or·bi·to·gra·phie *f radiol.* orbitography.

or·bi·to·na·sal *adj anat.* orbitonasal.

Or·bi·to·to·mie *f ophthal.* orbitotomy.

Or·chi·al·gie *f andro.* orchialgia, orchidalgia, orchiodynia, testalgia.

Or·chi·bla·stom *nt andro.* orchiencephaloma.

Or·chid·ek·to·mie *f urol.* orchiectomy, orchectomy, orchidectomy, testectomy. **bilaterale O.** male castration.

Or·chi·do·epi·di·dym·ek·to·mie *f urol.* orchidoepididymectomy.

Or·chi·do·pa·thie *f urol.* orchiopathy, orchidopathy, testopathy.

Or·chi·do·pe·xie *f urol.* cryptorchidopexy, orchiopexy, orchidopexy. **transskrotale O.** Ombrédanne's operation, transscrotal orchiopexy.

Or·chi·do·pto·se *f urol.* orchidoptosis.

Or·chi·ek·to·mie *f → Orchidektomie.*

Or·chi·epi·di·dy·mi·tis *f urol.* orchiepididymitis.

Or·chio·bla·stom *nt andro.* orchiencephaloma.

Or·chio·pa·thie *f → Orchidopathie.*

Or·chio·pe·xie *f → Orchidopexie.*

Or·chio·to·mie *f urol.* orchiotomy, orchidotomy, orchotomy.

Or·chis *m andro.* testis, testicle, orchis.

Or·chi·tis *f urol.* orchitis, orchiditis, didymitis, testitis.

Or·ci·nol *nt pharm.* 5-methylresorcinol, orcinol, orcin.

Orf *f derm.* orf, contagious ecthyma, contagious pustular dermatitis, sore mouth.

Orf·vi·rus *nt micro.* orf virus.

Or·gan *nt* 1. organ; *anat.* organum, organon. 2. *(Stimme)* organ, voice.

blutbildende Organe *pl* blood-forming organs.

harnproduzierende Organe *pl* urinary organs, uropoietic organs.

innere Organe *pl* internals, internal organs; viscera.

Or·gan·ach·se *f anat.* axis.

Or·gan·atro·phie *f patho.* organ atrophy.

Or·gan·be·hand·lung *f clin.* organotherapy.

Or·gan·durch·blu·tung *f physiol.* organ perfusion.

Or·gan·ein·blu·tung *f patho.* apoplexy, apoplexia.

Or·ga·nel·le *f histol.* organelle, organoid.

Or·gan·emp·fän·ger *m chir.* organ recipient.

Or·gan·ent·fer·nung *f chir.* exenteration.

Or·gan·ent·wick·lung *f embryo.* organogenesis, organogeny.

or·ga·nisch *adj (a. fig.)* organic, structural; *anat., patho.* organic; *(Erkrankung)* somatopathic.

Or·ga·nis·mus *m bio.* organism; organization.

pathogener O. pathogen, pathogenic microorganism.

Or·ga·ni·zis·mus *m patho., socio.* organicism.

Or·gan·kap·sel *f anat.* capsule, organ capsule.

Or·gan·kon·ser·vie·rung *f chir.* organ preservation.

Or·gan·kul·tur *f histol.* organ culture.

Or·ga·no·ge·ne·se *f embryo.* organogenesis, organogeny.

or·ga·no·ge·ne·tisch *adj embryo.* organogenetic.

Or·ga·no·gra·phie *f radiol.* organography.

Or·ga·no·lo·gie *f* organology.

Or·ga·non *nt → Organum.*

Or·ga·no·pe·xie *f chir.* organopexy, organopexia.

Or·ga·no·the·ra·pie *f clin.* organotherapy.

or·ga·no·trop *adj* organotropic, organophilic.

Or·ga·no·tro·pie *f* organotropism, organophilism, organotropy.

Or·gan·per·fu·si·on *f physiol.* organ perfusion.

Or·gan·rück·bil·dung *f histol., patho.* involution.

Or·gan·schä·di·gung *f patho.* organ trauma, organ injury.

Or·gan·spen·de *f chir.* organ donation.

Or·gan·spen·der *m* organ donor, donor, donator.

Or·gan·spen·der·aus·weis *m* donor card.

Or·gan·spen·de·rin *f* organ donor, donor, donator.

or·gan·spe·zi·fisch *adj* tissue-specific, organ-specific.

Or·gan·spe·zi·fi·tät *f biochem.* organ specifity.

Or·gan·sy·stem *nt physiol.* system, apparatus.

Or·gan·to·le·ranz·do·sis *f abbr.* **OTD** *radiol.* organ tolerance dose.

Or·gan·trans·plan·ta·ti·on *f chir.* organ transplantation, transplantation.

Or·gan·tu·ber·ku·lo·se *f patho.* organ tuberculosis.

Or·gan·über·tra·gung *f → Organtransplantation.*

Or·ga·num *nt anat.* organ, organum, organon.

Organa *pl* **genitalia** genital organs, reproductive organs, genitalia, genitals.

Organa *pl* **genitalia externa** externalia, external genitalia, external genital organs.

Organa *pl* **genitalia feminia** female genitalia, female genital organs.

Organa *pl* **genitalia interna** internal genitalia, internal genital organs.

Organa *pl* **genitalia masculina** male genital organs, male genitalia, virilia.

O. gustatorium/gustus gustatory organ, organ of taste.

O. olfactorium/olfactus olfactory organ, organ of smell.

Organa *pl* **sensoria/sensuum** sense organs, sensory organs.

O. spirale Corti's organ, spiral organ.

481 **Os¹**

O. statoacusticus → *O. vestibulocochleare*.
Organa *pl* **urinaria** urinary organs, urinary system, uropoietic system.
O. vestibulocochleare vestibulocochlear organ, organ of hearing and equilibrium.
O. visuale/visus organ of sight, visual organ.
O. vomeronasale vomeronasal organ, Jacobson's organ.
Or·gan·über·tra·gung *f* → *Organtransplantation*.
Or·gan·ver·let·zung *f patho.* organ trauma, organ injury.
Or·gan·ver·pflan·zung *f* → *Organtransplantation*.
Or·gan·ver·sa·gen *nt patho.* organ failure.
multiples O. multiorgan failure (syndrome), multiple organ failure.
Or·gas·mus *m physiol.* climax, orgasm, acme.
or·ga·stisch *adj* orgastic, orgasmic.
Ori·ent·beu·le *f epidem.* cutaneous leishmaniasis, Old World leishmaniasis, Bagdad boil.
Ori·en·tie·rung *f neuro., psycho.* orientation.
Ori·en·tie·rungs·re·ak·ti·on *f physiol.* investigatory reflex, orienting reflex.
Ori·en·tie·rungs·sinn *m physiol.* sense of direction.
Ori·en·tie·rungs·stö·rung *f neuro.* disturbance of orientation.
Ori·fi·ci·um *nt anat.* ostium, opening, orifice.
Ormond: O.-Syndrom *nt patho.* Ormond's syndrome, retroperitoneal fibrosis.
Or·ni·da·zol *nt pharm.* ornidazole.
Or·ni·thin *nt biochem.* ornithine.
Or·ni·thin·ämie *f patho.* ornithinemia.
Or·ni·thin·trans·karb·amy·la·se·de·fekt *m patho.* ornithine-transcarbamoylase deficiency, OTC deficiency.
Or·ni·thin·urie *f patho.* ornithinuria.
Or·ni·tho·se *f epidem.* parrot fever, ornithosis, psittacosis.
oro·fa·zi·al *adj* orofacial.
oro·lin·gu·al *adj* orolingual.
oro·na·sal *adj* oronasal, naso-oral.
oro·pha·ryn·ge·al *adj* oropharyngeal, pharyngooral.
Oro·pha·ryn·ge·al·tu·bus *m clin.* oropharyngeal tube, oropharyngeal airway.
Oro·pha·rynx *m anat.* oral pharynx, oropharynx, pharyngo-oral cavity.
Orotazidurie-Syndrom *nt patho.* orotic aciduria.
oro·tra·che·al *adj* orotracheal.
Oro·ya·fie·ber *nt epidem.* Oroya fever.
Or·phen·adrin *nt pharm.* mephenamine, orphenadrine.
Or·the·se *f ortho.* orthesis, orthosis, brace.
Or·tho·cho·rea *f neuro.* orthochorea.
Or·tho·chro·mie *f hema.* orthochromia.
or·tho·drom *adj physiol.* orthodromic.
Or·tho·ge·ne·se *f* orthogenesis.

or·tho·grad *adj* standing erect, walking erect, orthograde.
Or·tho·ke·ra·to·lo·gie *f ophthal.* orthokeratology.
or·tho·ke·ra·to·tisch *adj ophthal.* orthokeratotic.
Or·tho·my·xo·vi·ren *pl micro.* Orthomyxoviridae.
Or·tho·pä·de *m* orthopedist, orthopod, orthopedic surgeon.
Or·tho·pä·die *f* orthopedic surgery, orthopedics *pl.*
Or·tho·pä·die·tech·ni·ker *m* prosthetist.
Or·tho·pä·die·tech·ni·ke·rin *f* prosthetist.
Or·tho·pä·din *f* orthopedist, orthopod, orthopedic surgeon.
or·tho·pä·disch *adj* orthopedic.
Or·tho·pan·to·mo·gra·phie *f radiol.* orthopantography.
or·tho·phor *adj ophthal.* orthophoric.
Or·tho·pho·rie *f ophthal.* orthophoria.
Or·tho·pnoe *f card.* orthopnea.
or·tho·pno·isch *adj card.* orthopneic.
Orth·op·tik *f ophthal.* orthoptics *pl.*
orth·op·tisch *adj ophthal.* orthoptic.
Or·tho·sko·pie *f ophthal.* orthoscopy.
or·tho·sko·pisch *adj ophthal.* orthoscopic.
Or·tho·sta·se *f* orthostatism, erect position, standing position, upright position.
or·tho·sta·tisch *adj* orthostatic.
Or·tho·sym·pa·thi·kus *m physiol.* sympathicus, sympathetic nervous system, thoracolumbar system.
or·tho·sym·pa·thisch *adj* orthosympathetic, sympathetic.
or·tho·top *adj* orthotopic, homotopic.
Or·tho·volt·the·ra·pie *f radiol.* orthovoltage therapy.
or·tho·ze·phal *adj* orthocephalic, orthocephalous.
Or·tho·zy·to·se *f hema.* orthocytosis.
Orth·urie *f urol.* orthuria.
ört·lich *adj* local, topical, topic.
Ortner: O.-Syndrom *nt card.* Ortner's disease, abdominal angina, intestinal angina.
Ortolani: O.'-Click *m ortho.* Ortolani's sign, Ortolani's click.
ory·zo·id *adj histol.* oryzoid.
Or·ze·in *nt pharm.* orcein.
Os¹ *nt anat.* bone, os.
O. capitatum capitate bone, capitatum.
Ossa *pl* **carpi** carpal bones, carpals, carpalia.
O. centrale central bone, central carpal bone.
O. coccygis coccygeal bone, coccyx.
O. costale costal bone, costa.
O. coxae hip bone, coxal bone, pelvic bone, coxa.
Ossa *pl* **cranii** cranial bones, cranialia.
O. cuboideum cuboid bone, cuboid.
O. cuneiforme cuneiform bone.

O. ethmoidale ethmoid bone, cribriform bone, ethmoid.

Ossa *pl* **faciei** facial bones.

O. femoris thigh bone, femoral bone, femur.

O. frontale frontal bone, frontal.

O. hamatum hamate bone, hooked bone, unciform bone, hamatum.

O. hyoideum hyoid, hyoid bone.

O. iliacum/ilii iliac bone, flank bone, ilium.

O. ischii ischial bone, ischium.

O. lacrimale lacrimal bone.

O. lunatum lunate bone, lunate.

Ossa *pl* **metacarpi** metacarpal bones, metacarpals, metacarpalia.

Ossa *pl* **metatarsi** metatarsal bones, metatarsal, metatarsalia.

O. nasale nasal bone.

O. naviculare navicular bone, scaphoid bone of foot.

O. occipitale occipital bone, occipital.

O. palatinum palate bone, palatine bone.

O. pisiforme pisiform bone, pisiform.

O. pubis pubic bone, pubis.

O. sacrale/sacrum sacral bone, sacrum.

O. scaphoideum scaphoid, scaphoid bone (of hand).

Ossa *pl* **sesamoidea** sesamoid bones, sesamoids.

O. sphenoidale sphenoid bone, sphenoid.

Ossa *pl* **suturalia** sutural bones, epactal bones, wormian bones.

Ossa *pl* **tarsi** tarsal bones, tarsalia.

O. temporale temporal bone.

O. trapezium trapezium bone, greater multangular bone.

O. trapezoideum trapezoid bone, trapezoid, lesser multangular bone.

O. trigonum triangular bone.

O. triquetrum triquetrum, triquetral bone.

O. zygomaticum cheekbone, zygomatic bone, malar.

Os² *nt anat.* mouth, os.

Öse *f* ear, eye, eyelet, loop, ring.

Osgood-Schlatter: O.-S.-Syndrom *nt ortho.* Osgood-Schlatter disease, Schlatter's disease, Schlatter-Osgood disease, rugby knee, apophyseopathy.

Osler: O.-Knötchen *pl chir.* Osler's nodes, Osler's sign.

O.-Krankheit *f hema.* Osler-Vaquez disease, Osler's disease, Vaquez-Osler disease, erythremia, leukemic erythrocytosis, primary polycythemia.

Osler-Rendu-Weber: O.-R.-W.-Krankheit *f patho.* Rendu-Osler-Weber disease, Osler--Weber-Rendu disease, hereditary hemorrhagic telangiectasia.

Osler-Vaquez: O.-V.-Krankheit *f* → *Osler-Krankheit.*

Os·mo·la·ri·tät *f phys., physiol.* osmolarity.

Os·mo·re·gu·la·ti·on *f physiol.* osmoregulation.

Os·mo·re·zep·tor *m* (*Geruch, Druck*) osmoreceptor, osmoceptor, osmoreceptive sensor.

Os·mo·se *f physiol.* osmosis.

Os·mo·the·ra·pie *f clin.* osmotherapy.

öso·pha·ge·al *adj anat.* esophageal.

Öso·pha·ge·al·kar·dio·gramm *nt card.* esophageal cardiogram.

Öso·phag·ek·to·mie *f chir.* esophagectomy.

Öso·pha·gi·tis *f patho.* esophagitis.

chronisch peptische Ö. reflux esophagitis, chronic peptic esophagitis.

peptische Ö. peptic esophagitis.

ulzerierende Ö. ulcerative esophagitis.

Öso·pha·go·an·tro·sto·mie *f chir.* esophagoantrostomy.

Öso·pha·go·duo·de·no·sto·mie *f chir.* esophagoduodenostomy.

Öso·pha·go·dy·nie *f patho.* esophagodynia, esophagalgia.

Öso·pha·go·en·te·ro·sto·mie *f chir.* esophagoenterostomy.

Öso·pha·go·fun·do·pe·xie *f chir.* esophagofundopexy.

öso·pha·go·ga·stral *adj* esophagogastric, gastroesophageal.

Öso·pha·go·ga·strek·to·mie *f chir.* esophagogastrectomy.

Öso·pha·go·ga·stro·pla·stik *f chir.* esophagogastroplasty, cardioplasty.

Öso·pha·go·ga·stro·sto·mie *f chir.* esophagogastrostomy, esophagogastroanastomosis.

Öso·pha·go·gramm *nt radiol.* esophagogram, esophagram.

Öso·pha·go·gra·phie *f radiol.* esophagography.

Öso·pha·go·je·ju·no·sto·mie *f chir.* esophagojejunostomy.

öso·pha·go·kar·di·al *adj* cardioesophageal.

Öso·pha·go·kar·dio·myo·to·mie *f chir.* esophagocardiomyotomy, cardiomyotomy, cardiotomy, esophagomyotomy.

Öso·pha·go·kar·dio·pla·stik *f chir.* esophagocardioplasty.

Öso·pha·go·la·ryng·ek·to·mie *f chir.* esophagolaryngectomy.

Öso·pha·go·ma·la·zie *f patho.* esophagomalacia.

Öso·pha·go·myo·to·mie *f* → *Ösophagokardiomyotomie.*

Öso·pha·go·öso·pha·go·sto·mie *f chir.* esophagoesophagostomy.

öso·pha·go·pha·ryn·ge·al *adj* pharyngoesophageal, pharyngooesophageal.

Öso·pha·go·pli·ca·tio *f chir.* esophagoplication.

Öso·pha·go·pto·se *f patho.* esophagoptosis, esophagoptosia.

Öso·pha·go·sko·pie *f clin.* esophagoscopy.

Öso·pha·go·spas·mus *m patho.* esophageal spasm, esophagospasm, esophagism.

Öso·pha·go·ste·no·se *f patho.* esophageal stenosis, esophagostenosis.

Öso·pha·go·sto·ma *nt chir.* esophageal fistula, esophagostoma.

Öso·pha·go·sto·mie *f chir.* esophagostomy.

Öso·pha·go·to·mie *f chir.* esophagotomy.

öso·pha·go·tra·che·al *adj* esophagotracheal, tracheoesophageal.

Öso·pha·go·tra·che·al·fi·stel *f patho.* esophagotracheal fistula, tracheoesophageal fistula.

Öso·pha·go·ze·le *f chir.* esophagocele.

Öso·pha·gus *m anat.* esophagus, gullet.

Öso·pha·gus·acha·la·sie *f patho.* achalasia, esophageal achalasia, cardiospasm.

Öso·pha·gus·ano·ma·lie *f embryo.* esophageal anomaly.

Öso·pha·gus·apla·sie *f embryo.* esophagus aplasia, esophageal aplasia.

Öso·pha·gus·atre·sie *f patho.* esophageal atresia, esophagus atresia.

Ösophagus-Darm-Fistel *f chir.* esophagoenterostomy.

Öso·pha·gus·deh·nung *f* **1.** *chir.* esophageal dilatation. **2.** *patho.* esophagectasia, esophagectasis.

Öso·pha·gus·di·la·ta·ti·on *f* → *Ösophagusdehnung.*

Öso·pha·gus·di·ver·ti·kel *nt patho.* esophageal diverticulum. **epiphrenisches Ö.** supradiaphragmatic diverticulum.

Öso·pha·gus·druck·mes·sung *f clin.* esophageal manometry.

Ösophagus-Duodenum-Fistel *f chir.* esophagoduodenostomy.

Öso·pha·gus·ein·mün·dung *f anat.* cardiac opening, cardia, esophagogastric orifice.

Öso·pha·gus·ek·ta·sie *f patho.* esophagectasia, esophagectasis.

Öso·pha·gus·ero·si·on *f patho.* esophageal erosion.

Öso·pha·gus·er·satz·stim·me *f HNO* alaryngeal speech, esophageal speech.

Öso·pha·gus·fehl·bil·dung *f embryo.* esophageal anomaly.

Öso·pha·gus·kar·dio·gramm *nt card.* esophageal cardiogram.

Öso·pha·gus·kar·zi·nom *nt patho.* esophageal carcinoma, esophageal cancer.

Ösophagus-Jejunum-Fistel *f chir.* esophagojejunogastrostomy, esophagojejunogastrostomosis, esophagojejunostomy.

Ösophagus-Jejunum-Plastik *f chir.* esophagojejunoplasty.

Öso·pha·gus·ma·lig·nom *nt patho.* esophageal malignancy; esophageal carcinoma, esophageal cancer.

Öso·pha·gus·ma·no·me·trie *f clin.* esophageal manometry.

Öso·pha·gus·miß·bil·dung *f embryo.* esophagus malformation.

Öso·pha·gus·mo·ti·li·tät *f physiol.* esophageal motility.

Öso·pha·gus·mund *m anat.* upper esophageal sphincter.

Öso·pha·gus·mün·dung *f anat.* cardiac opening, cardia, esophagogastric orifice.

Öso·pha·gus·my·ko·se *f patho.* esophagomycosis.

Öso·pha·gus·ne·kro·se *f patho.* esophageal necrosis.

Öso·pha·gus·ob·struk·ti·on *f patho.* esophageal obstruction.

Öso·pha·gus·per·fo·ra·ti·on *f patho.* esophageal perforation.

Öso·pha·gus·pla·stik *f chir.* esophagoplasty.

Öso·pha·gus·pli·ka·ti·on *f chir.* esophagoplication.

Öso·pha·gus·re·flux *m patho.* esophageal reflux.

Öso·pha·gus·re·sek·ti·on *f chir.* esophageal resection, esophagectomy.

Öso·pha·gus·rup·tur *f* esophageal rupture. **emetogene/spontane Ö.** Boerhaave's syndrome, postemetic esophageal rupture, spontaneous esophageal rupture.

Öso·pha·gus·schleim·haut *f anat.* esophageal mucosa, mucous membrane of esophagus.

Öso·pha·gus·schmerz *m* → *Ösophagodynie.*

Öso·pha·gus·sen·kung *f patho.* esophagoptosis, esophagoptosia.

Öso·pha·gus·son·de *f clin.* esophageal sound.

Öso·pha·gus·spas·mus *m patho.* esophageal spasm. **idiopathischer diffuser O.** symptomatic idiopathic diffuse esophageal spasm.

Öso·pha·gus·sphink·ter *m physiol.* esophageal sphincter. **oberer Ö.** *abbr.* **oÖS** upper esophageal sphincter. **unterer Ö.** *abbr.* **uÖS** lower esophageal sphincter, esophagogastric sphincter.

Öso·pha·gus·spra·che *f HNO* esophageal speech, alaryngeal speech.

Öso·pha·gus·ste·no·se *f patho.* esophageal stenosis, esophagostenosis.

Öso·pha·gus·stim·me *f* → *Ösophagussprache.*

Öso·pha·gus·strik·tur *f patho.* esophageal stricture.

Öso·pha·gus·tem·pe·ra·tur *f clin.* esophageal temperature.

Ösophagus-Trachea-Fistel *f* → *Ösophagotrachealfistel.*

Öso·pha·gus·ul·kus *nt patho.* esophageal ulcer.

Öso·pha·gus·va·ri·zen *pl patho.* esophageal varices.

Öso·pha·gus·va·ri·zen·blu·tung *f patho.* esophageal variceal bleeding.

Öso·pha·gus·ve·nen *pl anat.* esophageal veins.

Öso·pha·gus·ver·let·zung *f patho.* esophageal trauma, esophageal injury.

os·sär *adj* bone-like, osseous, osteal, bony.

Os·si·cu·lum *nt anat.* ossicle, bonelet, ossiculum. **Ossicula** *pl* **auditus/auditoria** auditory ossicles, ear ossicles, middle ear bones.

Os·si·fi·ka·ti·on *f* **1.** *histol.* bone formation, ossification. **2.** *patho.* ossification.

os·si·fi·zie·rend *adj histol., patho.* ossifying.

Os·si·kul·ek·to·mie *f HNO* ossiculectomy.

Os·si·ku·lo·to·mie *f HNO* ossiculotomy.

Oste·al·gie *f ortho.* bone pain, ostealgia, ostalgia, osteodynia.

Oste·itis *f* → *Ostitis.*

Osteo·aku·sis *f physiol.* osteoacusis, bone conduction, osteotympanic conduction.

Osteoangiohypertrophie-Syndrom *nt patho.* Klippel-Trénaunay syndrome, Klippel--Trénaunay-Weber syndrome, angio-osteohypertrophy syndrome.

Osteo·ar·thri·tis *f* → *Osteoarthrose.*

Osteo·ar·thro·pa·thie *f patho.* osteoarthropathy.

hypertrophische pulmonale O. Marie--Bamberger syndrome, Marie's syndrome, Bamberger-Marie syndrome, hypertrophic pulmonary osteoarthropathy, acropachy.

idiopathische hypertrophische O. idiopathic hypertrophic osteoarthropathy, Touraine--Solente-Golé syndrome, pachydermoperiostosis syndrome.

Osteo·ar·thro·se *f ortho.* osteoarthritis, degenerative joint disease, degenerative arthritis, hypertrophic arthritis.

osteo·ar·ti·ku·lär *adj* osteoarticular.

Osteo·blast *m histol.* Gegenbaur's cell, osteoblast.

osteo·bla·stisch *adj histol.* osteoblastic.

Osteo·bla·stom *nt patho.* osteoblastoma, giant osteoid osteoma.

osteo·chon·dral *adj* osteocartilaginous, osteochondral, osseocartilaginous.

Osteo·chon·dri·tis *f ortho.* osteochondritis.

O. deformans juveniles Scheuermann's disease, juvenile kyphosis.

O. syphilitica Wegner's disease, syphilitic osteochondritis.

Osteo·chon·dro·dys·tro·phie *f ortho.* chondro--osteodystrophy, osteochondrodystrophy.

Osteo·chon·drom *nt patho.* osteocartilaginous exostosis, osteochondroma, osteochondrophyte, osteoenchondroma. **multiple Osteochondrome** *pl* diaphyseal aclasis, hereditary multiple exostoses, osteochondromatosis.

Osteo·chon·dro·myo·sar·kom *nt patho.* osteochondromyosarcoma.

Osteo·chon·dro·pa·thia *f ortho.* osteochondropathy, osteochondropathia. **O. deformans coxae juvenilis** Perthes' disease, Legg-Calvé--Perthe disease, quiet hip disease, pseudo-

coxalgia, coxa plana.

Osteo·chon·dro·sar·kom *nt patho.* osteochondrosarcoma.

Osteo·chon·dro·sis *f ortho.* osteochondrosis.

O. deformans juveniles Scheuermann's disease, juvenile kyphosis.

O. deformans tibiae Blount's disease, Blount--Barber disease, nonrachitic bowleg.

O. dissecans osteochondritis dissecans, osteochondrosis dissecans.

O. ischiopubica Neck's disease, van Neck's disease.

Osteo·dy·nie *f ortho.* bone pain, ostealgia, ostalgia, osteodynia.

Osteo·dys·tro·phia *f ortho.* osteodystrophy, osteodystrophia.

O. deformans Paget's disease of bone, Paget's disease.

O. fibrosa cystica generalisata Engel-Recklinghausen disease, (von) Recklinghausen's disease of bone.

O. fibrosa unilateralis Jaffé-Lichtenstein syndrome, fibrous dysplasia of bone.

Osteo·dys·tro·phie *f ortho.* osteodystrophy, osteodystrophia. **renale O.** renal osteodystrophy.

Osteo·epi·phy·se *f anat.* bony epiphysis, osteoepiphysis.

Osteo·fi·brom *nt ortho.* osteofibroma. **nicht-ossifizierendes juveniles O.** Jaffé-Lichtenstein syndrome, fibrous dysplasia of bone.

Osteo·fi·bro·ma·to·se *f ortho.* osteofibromatosis.

osteo·fi·brös *adj patho.* osseofibrous, osteofibrous.

Osteo·fi·bro·sar·kom *nt patho.* osteofibrosarcoma.

Osteo·fi·bro·se *f patho.* osteofibrosis.

osteo·gen *adj* → *osteogenetisch.*

Osteo·ge·ne·se *f* → *Osteogenesis.*

Osteo·ge·ne·sis *f anat.* osteogenesis, osteogeny, ossification.

O. imperfecta brittle bones, brittle bone syndrome, osteogenesis imperfecta.

O. imperfecta congenita osteogenesis imperfecta congenita, Vrolik's disease.

O. imperfecta tarda osteogenesis imperfecta tarda, Lobstein's syndrome, osteogenesis imperfecta with blue sclerae.

osteo·ge·ne·tisch *adj anat.* osteogenetic, osteogenic, osteogenous, osteoplastic.

Osteo·id *nt histol.* osteoid, osteoid tissue, bone matrix.

Osteo·id·oste·om *nt patho.* osteoid osteoma.

osteo·kar·ti·la·gi·när *adj* → *osteochondral.*

Osteo·kla·se *f* **1.** *ortho.* osteoclasis, osteoclasty. **2.** *patho.* osteoclasis, osteoclasia, diaclasia, diaclasis.

Osteo·klast *m* **1.** *histol.* osteoclast, osteophage. **2.** *ortho.* osteoclast.

osteo·kla·stisch *adj histol.* osteoclastic.
Osteo·kla·stom *nt patho.* osteoclastoma, giant cell tumor of bone.
Osteo·kra·ni·um *nt embryo.* osteocranium.
Osteo·ly·se *f patho.* osteolysis.
osteo·ly·tisch *adj patho.* osteolytic.
Oste·om *nt patho.* osteoma.
Osteo·ma·la·zie *f patho.* Miller's disease, adult rickets, osteomalacia. **renal-tubuläre O.** renal tubular osteomalacia.
Osteo·ma·to·se *f ortho.* osteomatosis.
Osteo·me·dul·lo·gra·phie *f radiol.* osteomyelography.
Osteo·mye·li·tis *f ortho.* osteomyelitis, myelitis, medullitis, acute osteitis, bone abscess. **O. sicca** Garré's disease, Garré's osteomyelitis, sclerosing nonsuppurative osteomyelitis, chronic nonsuppurative osteomyelitis.
osteo·mye·li·tisch *adj* osteomyelitic.
Osteo·mye·lo·dys·pla·sie *f patho.* osteomyelodysplasia.
Osteo·mye·lo·fi·bro·se *f abbr.* **OMF** *hema.* osteomyelofibrosis, osteomyelosclerosis, osteomyelofibrotic syndrome, myofibrosis-osteosclerosis syndrome.
osteo·mye·lo·gen *adj* myelogenous, myelogenic.
Osteo·mye·lo·gra·phie *f radiol.* osteomyelography.
Osteo·mye·lo·re·ti·ku·lo·se *f patho.* osteomyeloreticulosis.
Osteo·mye·lo·skle·ro·se *f* → *Osteomyelofibrose.*
Osteon *nt histol.* osteon, osteone, haversian system.
Osteo·ne·kro·se *f patho.* bone necrosis, osteonecrosis, necrosteosis.
Osteo·neur·al·gie *f ortho.* osteoneuralgia.
Osteo·ony·cho·dys·osto·se *f* → *Osteoonychodysplasie.*
Osteo·ony·cho·dys·pla·sie *f patho.* nail-patella syndrome, onycho-osteodysplasia, arthro-onychodysplasia.
Osteo·path *m* osteopath.
Osteo·pa·thia *f ortho.* osteopathology, osteopathy.
O. condensans disseminata disseminated condensing osteopathy, osteopoikilosis.
O. hyperostotica multiplex infantilis diaphyseal dysplasia, Camurati-Engelmann disease, Engelmann's disease.
O. patellae juvenilis Larsen-Johansson disease, Larsen's disease.
O. striata Voorhoeve's disease.
Osteo·pa·thie *f* **1.** *ortho.* osteopathology, osteopathy. **2.** (*Therapie*) osteopathy. **alimentäre/nutritive O.** hunger osteopathy, alimentary osteopathy.
osteo·pa·thisch *adj* osteopathic.
Osteo·pe·nie *f ortho.* osteopenia.

Osteo·pe·ri·osti·tis *f ortho.* osteoperiostitis, periostosteitis.
Osteo·pe·tro·sis *f ortho.* osteopetrosis, Albers--Schönberg disease, marble bone disease, marble bones *pl.*
Osteo·pha·ge *m histol.* osteophage, osteoclast.
Osteo·pho·nie *f physiol.* bone conduction, osteophony, osteotympanic conduction.
Osteo·phyt *m ortho.* osteophyte, osteophyma.
Osteo·plast *m histol.* osteoblast, osteoplast.
Osteo·pla·stik *f ortho.* osteoplasty.
osteo·pla·stisch *adj ortho.* osteoplastic; *histol.* osteoblastic.
Osteo·poi·ki·lo·se *f ortho.* disseminated condensing osteopathy, osteopoikilosis.
Osteo·po·ro·se *f ortho.* osteoporosis, brittle bones *pl,* brittle bone syndrome.
endokrine O. endocrine osteoporosis.
idiopathische O. idiopathic osteoporosis.
klimakterische O. → *postmenopausale O.*
pathologische O. pathologic osteoporosis.
postmenopausale O. postmenopausal osteoporosis.
präsenile O. presenile osteoporosis.
senile O. senile osteoporosis.
osteo·po·ro·tisch *adj ortho.* osteoporotic.
Osteo·psa·thy·ro·sis *f* osteogenesis imperfecta, osteopsathyrosis, brittle bone syndrome.
Osteo·ra·dio·ne·kro·se *f radiol.* osteoradionecrosis, radiation osteonecrosis, radiation bone necrosis.
Osteor·rha·gie *f ortho.* osteorrhagia.
Osteo·sar·kom *nt patho.* osteogenic sarcoma, osteoid sarcoma, osteosarcoma.
osteoblastisches O. osteoblastic osteosarcoma.
osteolytisches O. osteolytic osteosarcoma.
osteoplastisches O. osteoblast osteosarcoma.
periostales O. periosteal osteogenic sarcoma, periosteal osteosarcoma.
teleangiektatisches O. osteotelangiectasia, telangiectatic osteosarcoma.
Osteo·skle·ro·se *f ortho.* bone sclerosis, osteosclerosis, eburnation.
osteo·skle·ro·tisch *adj ortho.* osteosclerotic.
Osteo·sy·no·vi·tis *f ortho.* osteosynovitis.
Osteo·syn·the·se *f ortho.* osteosynthesis; intraosseous fixation, internal fixation.
Osteo·throm·bo·phle·bi·tis *f ortho.* osteothrombophlebitis.
Osteo·throm·bo·se *f ortho.* osteothrombosis.
Osteo·tom *nt ortho.* osteotom.
Osteo·to·mie *f ortho.* osteotomy.
Osteo·zyt *m histol.* osseous cell, bone cell, bone corpuscle, osteocyte.
Öste·trol *nt* estetrol.
Osti·tis *f* bone inflammation, osteitis, ostitis.
O. deformans Paget's disease of bone, Paget's disease.

ostitisch

O. fibrosa cystica (generalisata) Engel-Recklinghausen disease, (von) Recklinghausen's disease of bone.

O. multiplex cystoides Jüngling's disease.

osti·tisch *adj ortho.* osteitic.

Os·ti·um *nt anat.* ostium, opening, mouth, orifice.

O. abdominale tubae uterinae abdominal opening of uterine tube, ovarian opening of uterine tube.

O. aortae aortic opening, aortic ostium.

O. atrioventriculare dextrum tricuspid orifice, right atrioventricular opening.

O. atrioventriculare sinistrum mitral orifice, left atrioventricular opening.

O. cardiacum cardiac opening, cardia, esophagogastric orifice.

O. pyloricum pyloric opening, pylorus, gastroduodenal orifice.

O. sinus coronarii orifice of coronary sinus, opening of coronary sinus.

O. trunci pulmonalis opening of pulmonary trunk.

O. ureteris ureteric orifice, ureterostoma.

O. urethrae externum external urethral opening, external urethral orifice.

O. urethrae internum internal urethral orifice, internal urethral opening.

O. uteri opening of uterus, external mouth of uterus.

O. uterinum tubae uterine ostium of uterine tube, uterine opening of uterine tube.

O. vaginae vaginal introitus, vaginal opening.

Ostium-primum-Defekt *m card.* ostium primum defect.

Ostium-secundum-Defekt *m card.* ostium secundum defect.

Östra·di·ol *nt endo.* estradiol, dihydrofolliculin, dihydrotheelin.

Östra·di·ol·ben·zo·at *nt pharm.* benzestrofol, estradiol benzoate.

Östra·di·ol·di·pro·pio·nat *nt pharm.* estradiol dipropionate.

Östra·di·ol·un·de·cy·lat *nt pharm.* estradiol undecylate.

Östra·di·ol·va·le·rat *nt pharm.* estradiol valerate.

Östri·ol *nt* estriol, trihydroxyesterin.

Östro·gen *nt endo.* estrogen, estrin.

östro·gen *adj* estrogenic, estrogenous.

Östro·gen·ant·ago·nist *m pharm.* antiestrogen.

östro·gen·ar·tig *adj endo.* estrogenic, estrogenous.

Östro·gen·er·satz·the·ra·pie *f pharm.* estrogen (replacement) therapy.

Östro·gen·hem·mer *m pharm.* antiestrogen.

Östro·gen·re·zep·tor *m endo.* estrogen receptor.

Östro·gen·re·zep·tor·ana·ly·se *f lab.* estrogen-receptor analysis.

Östro·gen·re·zep·tor·bin·dungs·ka·pa·zi·tät *f lab.* estrogen-receptor activity.

Östro·gen·the·ra·pie *f pharm.* estrogen (replacement) therapy.

Östron *nt endo.* estrone, ketohydroxyestrin.

Ostrum-Furst: O.-F.-Syndrom *nt patho.* Ostrum-Furst syndrome.

Os·zil·la·ti·on *f phys.* oscillation, vibration.

os·zil·lie·rend *adj* oscillating, oscillatory, vibratile.

Os·zil·lo·kar·dio·sko·pie *f card.* electrocardioscopy.

Os·zil·lop·sie *f ophthal.* oscillopsia, oscillating vision.

Ota: Nävus *m* **O.** *derm.* Ota's nevus.

Ota·gra *f* → *Otalgie.*

Ot·al·gie *f HNO* earache, otalgia, otagra, otodynia.

ot·al·gisch *adj HNO* otalgic.

Ot·hä·ma·tom *nt HNO* auricular hematoma, othematoma.

Oti·tis *f HNO* otitis.

O. barotraumatica otitic barotrauma, barotitis, aero-otitis, baro-otitis.

O. externa otitis externa, swimmer's ear.

O. externa furunculosa furuncular otitis, circumscribed otitis externa, meatal furuncle.

O. interna otitis interna, labyrinthitis.

O. media otitis media, tympanitis.

oti·tisch *adj HNO* otitic.

Oto·blen·nor·rhoe *f HNO* otoblennorrhea.

Oto·co·nia *pl* → *Otolithen.*

Oto·dy·nie *f* → *Otalgie.*

oto·gen *adj* otogenic, otogenous.

Oto·klei·sis *f HNO* otocleisis.

Oto·ko·ni·en *pl* → *Otolithen.*

Oto·la·ryn·go·lo·gie *f HNO* otolaryngology.

Oto·li·quor·rhoe *f neuro.* cerebrospinal fluid otorrhea, otorrhea.

Oto·li·then *pl physiol.* ear crystals, otoliths, otolites, otoconia, otoconites.

Oto·li·then·ap·pa·rat *m physiol.* otolith apparatus, otolith organ.

Oto·li·thia·sis *f HNO* otolithiasis.

Oto·lo·gie *f* otology.

Oto·ma·sto·idi·tis *f HNO* otomastoiditis.

Oto·myia·sis *f HNO* otomyiasis.

Oto·my·ko·se *f HNO* otomycosis.

Oto·pa·thie *f HNO* otopathy.

oto·pha·ryn·ge·al *adj* otopharyngeal.

Oto·pyor·rhoe *f HNO* otopyorrhea.

Oto·rhi·no·la·ryn·go·lo·gie *f HNO* ear nose and throat, otorhinolaryngology.

Oto·rhi·no·lo·gie *f HNO* otorhinology.

Otor·rha·gie *f HNO* otorrhagia.

Otor·rhoe *f HNO* aural discharge, otorrhea.

Oto·skle·ro·se *f HNO* otosclerosis.

Oto·skop *nt HNO* ear speculum, otoscope, auriscope.

Oto·sko·pie *f HNO* otoscopy.

oto·to·xisch *adj patho.* ototoxic.
Oto·to·xi·zi·tät *f patho.* ototoxicity.
Otto-Chrobak: O.-C.-Becken *nt ortho.* Otto's pelvis, Otto's disease.
Oua·ba·in *nt pharm.* ouabain, G-Strophanthin, acocantherin.
Ouchterlony: O.-Technik *f immun.* double-diffusion in two dimensions, Ouchterlony technique.
Oudin: O.-Methode *f immun.* Oudin technique, Oudin test.
Ova·lär·schnitt *m chir.* oblique incision, oval incision.
Ov·al·bu·min *nt biochem.* ovalbumin, egg albumin.
Ovale-Malaria *f epidem.* ovale malaria, ovale tertian malaria.
Ova·lo·zyt *m hema.* ovalocyte, elliptocyte, cameloid cell.
Ova·lo·zy·to·se *f hema.* Dresbach's anemia, elliptocytosis, elliptocytic anemia, ovalocytic anemia, ovalocytosis.
Ovar *nt gyn.* ovary, oarium, ovarium, oophoron, ootheca. **polyzystisches O.** polycystic ovary.
Ovar·ek·to·mie *f gyn.* ovariectomy, oophorectomy.
ova·ri·al *adj gyn.* ovarian.
Ova·ri·al·age·ne·sie *f embryo.* ovarian agenesis.
Ova·ri·al·blu·tung *f gyn.* ovarian hemorrhage, ovarian bleeding, oophorrhagia.
Ova·ri·al·en·do·me·trio·se *f gyn.* ovarian endometriosis, endosalpingosis.
Ova·ri·al·fi·brom *nt gyn.* ovarian fibroma.
Ova·ri·al·fim·brie *f anat.* ovarian fimbria.
Ova·ri·al·fol·li·kel *m histol.* ovarian follicle.
Ova·ri·al·gie *f gyn.* ovarian pain, oophoralgia, oarialgia, ovarialgia.
Ova·ri·al·gra·vi·di·tät *f gyn.* ovarian pregnancy, oocyesis, ovariocyesis.
Ova·ri·al·kar·zi·nom *nt gyn.* ovarian carcinoma.
Ova·ri·al·ko·lik *f gyn.* ovarian colic.
Ova·ri·al·ky·stom *nt gyn.* ovarian cystadenoma, ovarian cystoma.
Ova·ri·al·mark *nt embryo.* ovarian medulla, medulla of ovary.
Ova·ri·al·schwan·ger·schaft *f* → *Ovarialgravidität.*
Ova·ri·al·stro·ma *nt histol.* ovarian stroma.
Ova·ri·al·tu·mor *m gyn.* ovarian tumor, oophoroma, ovarioncus.
Ova·ri·al·zy·ste *f gyn.* ovarian cyst, oophoritic cyst.
Ova·ri·ek·to·mie *f gyn.* oophorectomy, ovariectomy. **beidseitige O.** bilateral oophorectomy, female castration.
ova·ri·ell *adj* → *ovarial.*
Ovarika-Syndrom *nt gyn.* ovarian vein syndrome.

ova·rio·gen *adj gyn.* ovariogenic.
Ova·rio·hy·ster·ek·to·mie *f gyn.* ovariohysterectomy, oophorohysterectomy.
Ova·rio·pa·thie *f gyn.* ovariopathy, oophoropathy.
Ova·rio·pe·xie *f gyn.* ovariopexy, oophoropeliopexy, oophoropexy.
Ova·rior·rhe·xis *f gyn.* ovariorrhexis.
Ova·rio·sal·ping·ek·to·mie *f gyn.* ovariosalpingectomy, oophorosalpingectomy.
Ova·rio·sal·pin·gi·tis *f gyn.* ovariosalpingitis, oophorosalpingitis.
Ova·rio·sto·mie *f gyn.* oophorostomy, ovariostomy.
Ova·rio·to·mie *f gyn.* ovariotomy, oariotomy, oophorotomy.
Ova·rio·ze·le *f gyn.* ovariocele, ovarian hernia.
Ova·rio·zen·te·se *f gyn.* ovariocentesis.
Ova·ri·um *nt* → *Ovar.*
Overhead-Traction *f ortho.* overhead traction, gallows traction, Bryant's traction.
Overhold: O.-Klemme *f chir.* Overhold forceps.
overwhelming post-splenectomy infection *f abbr.* **OPSI** *patho.* overwhelming post-splenectomy sepsis syndrome, overwhelming post-splenectomy infection.
overwhelming post-splenectomy sepsis syndrome *abbr.* **OPSS** → *overwhelming post-splenectomy infection.*
Ovi·dukt *m anat.* tube, uterine tube, fallopian tube, ovarian canal, oviduct.
Ovi·zid *nt patho.* ovicide.
Ovo·ge·ne·se *f embryo.* oogenesis, ovigenesis, ovogenesis.
Ovo·te·stis *m patho.* ovotestis, ovariotestis.
Ovo·zyt *m embryo.* egg cell, oocyte, ovocyte, egg.
Ovu·la·ti·on *f gyn.* ovulation, follicular rupture.
ovu·la·ti·ons·hem·mend *adj pharm.* antiovulatory.
Ovu·la·ti·ons·hem·mer *m pharm.* ovulation inhibitor.
ovu·la·to·risch *adj gyn.* ovulatory.
Ov·um *nt embryo.* ovum, female sex cell, egg, egg cell.
Owren: O.-Syndrom *nt hema.* Owren's disease, factor V deficiency, parahemophilia, hypoproaccelerinemia.
Oxa·cil·lin *nt pharm.* oxacillin.
Oxal·ämie *f patho.* oxalemia.
Oxa·lat *nt chem.* oxalate.
Oxa·lat·plas·ma *nt hema.* oxalate plasma.
Oxa·lo·se *f patho.* oxalosis, primary hyperoxaluria.
Oxal·säu·re *f biochem.* oxalic acid.
Oxal·säu·re·ver·gif·tung *f patho.* oxalism, oxalic gout.

Oxal·urie *f patho.* oxaluria, hyperoxaluria.
Ox-Antigen *nt immun.* Ox antigen.
Oxa·to·mid *nt pharm.* oxatomide.
Ox·aze·pam *nt pharm.* oxazepam.
Ox·ela·din *nt pharm.* oxeladin.
Ox·eta·ca·in *nt pharm., anes.* oxethazaine.
Ox·eta·zin *nt pharm., anes.* oxethazaine.
Oxi·da·se *f biochem.* oxidase.
Oxi·da·se·hem·mer *m pharm.* antioxidase.
Oxi·da·ti·on *f chem.* oxidation, oxidization.
Oxidation-Reduktion *f chem.* redox, oxidation-reduction, oxidoreduction.
Oxi·da·ti·ons·mit·tel *nt chem.* oxidant, oxidizer, oxidizing agent.
Oxo·lin·säu·re *f pharm.* oxolinic acid.
Ox·pre·no·lol *nt pharm.* oxprenolol.
Oxy·co·don *nt pharm.* oxycodone.
Oxy·gen *nt* → *Oxygenium.*
Oxy·ge·na·ti·on *f physiol.* oxygenation. **hyperbare O.** hyperbaric oxygen (therapy), high-pressure oxygen.
Oxy·ge·na·tor *m clin.* oxygenator, artificial lung.
oxy·ge·nie·ren *vt physiol.* oxygenate.
Oxy·ge·nie·rung *f physiol.* oxygenation.
Oxy·ge·ni·sa·ti·on *f physiol.* oxygenation.
Oxy·ge·ni·um *nt abbr.* **O** *chem.* oxygen.
Oxy·hä·min *nt hema.* oxyheme, oxyhemochromogen, phenodin.
Oxy·hä·mo·glo·bin *nt abbr.* **Oxy-Hb** *od.* **O₂-Hb** *physiol.* oxyhemoglobin, oxidized hemoglobin, oxygenated hemoglobin.

Oxy·me·ta·zo·lin *nt pharm.* oxymetazoline.
Oxy·me·tho·lon *nt pharm.* oxymetholone.
Oxy·myo·glo·bin *nt physiol.* oxymyoglobin.
Oxy·opie *f ophthal.* oxyopia.
Oxy·per·tin *nt pharm.* oxypertine.
Oxy·phen·bu·ta·zon *nt pharm.* oxyphenbutazone.
Oxy·phen·cy·cli·min *nt pharm.* oxyphencyclimine.
oxy·phil *adj histol.* oxyphil, oxyphilic, oxyphilous, acidophil, acidophilic.
Oxy·te·tra·cy·clin *nt pharm.* oxytetracycline.
Oxy·thi·amin *nt biochem.* oxythiamine.
Oxy·to·ci·cum *nt gyn., pharm.* oxytocic.
Oxy·to·cin *nt endo.* oxytocin, ocytocin, α-hypophamine.
Oxy·uria·sis *f epidem.* oxyuriasis, oxyuria, enterobiasis.
Oxy·uris *f micro.* Oxyuris. **O. vermicularis** pinworm, threadworm, Oxyuris vermicularis, Enterobius vermicularis.
Oxy·uri·zid *nt pharm.* oxyuricide.
Oxy·ze·pha·lie *f embryo.* tower skull, steeple head, oxycephaly, hypsicephaly, hypsocephaly, turricephaly.
Oz-Allotypen *pl immun.* Oz allotypes.
Ozä·na *f HNO* ozena.
Oz-Antigene *pl immun.* Oz antigens.
Ozon *nt abbr.* **O₃** ozone.
ozo·ni·sie·ren *vt* ozonize.
Ozon·schicht *f* ozone layer.
Ozo·sto·mia *f HNO* ozostomia, halitosis.

P

Pacchioni: P.'-Granulationen *pl anat.* pacchionian bodies, pacchionian granulations, arachnoidal granulations.

Pace·ma·ker *m physiol.* pacemaker; *card.* cardiac pacemaker.

Pa·chy·akrie *f derm.* acropachyderma.

Pa·chy·ble·pha·ron *nt ophthal.* pachyblepharon, pachyblepharosis.

Pa·chy·chei·lie *f patho.* pachycheilia, pachychilia.

pa·chy·derm *adj derm.* pachydermatous, pachydermic.

Pa·chy·der·mia *f derm.* pachyderma, pachydermatosis, pachydermia. **P. verticis gyrata** gyrate scalp.

Pa·chy·der·mo·pe·ri·osto·se *f* **(familiäre)** *patho.* pachydermoperiostosis (syndrome), Touraine-Solente-Golé syndrome, primary hypertrophic osteoarthropathy, acropachyderma with pachyperiostitis.

Pa·chy·lep·to·me·nin·gi·tis *f neuro.* pachyleptomeningitis.

Pa·chy·me·nie *f derm.* pachymenia, pachyhymenia.

Pa·chy·me·nin·gi·tis *f neuro.* pachymeningitis, perimeningitis.

Pa·chy·me·nin·go·pa·thie *f neuro.* pachymeningopathy.

Pa·chy·me·ninx *f anat.* dura mater, dura, pachymeninx.

Pa·chy·ony·chia *f derm.* pachyonychia. **P. congenita** Jadassohn-Lewandowsky syndrome.

Pachyonychie-Syndrom *nt derm.* Jadassohn--Lewandowsky syndrome.

Pa·chy·ony·xie *f* → *Pachyonychia*.

Pa·chy·pe·ri·osti·tis *f ortho.* pachyperiostitis.

Pa·chy·pe·ri·to·ni·tis *f patho.* productive peritonitis, pachyperitonitis.

Pa·chy·ze·pha·lie *f embryo.* pachycephaly, pachycephalia.

Packing [k·k] *nt radiol.* packing.

Pack·me·tho·de *f radiol.* packing.

Packung [k·k] *f* **1.** pack, package, packet. **2.** *clin., pharm.* pack, packing.

feuchte P. wet pack, wet sheet pack.

heiße P. hot pack.

trockene P. dry pack.

Päd·era·stie *f forens.* pederasty.

Padgett: P.-Dermatom *nt chir.* Padgett's dermatome.

Päd·ia·ter *m* pediatrician, pediatrist.

Päd·ia·trie *f* pediatrics *pl*, pediatry.

pä·do·phil *adj psychia.* pedophilic.

Pä·do·phi·lie *f psychia.* love of children, pedophilia.

Paget: P.-Krankheit *f ortho.* Paget's disease of bone, Paget's disease.

P.-Krebs *m gyn.* Paget's disease (of the breast), Paget's disease of the nipple.

P.-Sarkom *nt patho.* Paget's sarcoma.

P.-Syndrom *nt* → *P.-Krankheit.*

P.-Zelle *f patho.* Paget's cell.

pa·ge·to·id *adj patho.* pagetoid.

PAH-Clearance *f physiol.* PAH clearance, *p*-aminohippurate clearence.

painful bruising syndrome *nt immun.* Gardner-Diamond syndrome, painful bruising syndrome, erythrocyte autosensitization syndrome.

PA-Intervall *nt card.* P-A interval, P-A conduction time.

pa·la·tal *adj anat.* palatal, palatine.

Pa·la·to·gramm *nt HNO* palatogram.

Pa·la·to·gra·phie *f HNO* palatography.

pa·la·to·lin·gu·al *adj* palatoglossal.

Pa·la·to·myo·graph *m HNO* palatomyograph.

Pa·la·to·myo·gra·phie *f HNO* palatomyography.

pa·la·to·na·sal *adj* palatonasal.

Pa·la·to·pa·gus *m embryo.* palatopagus.

pa·la·to·pha·ryn·ge·al *adj* palatopharyngeal, pharyngopalatine.

Pa·la·to·pla·stik *f HNO* palatoplasty, staphyloplasty, uranoplasty.

Pa·la·to·schi·sis *f embryo.* cleft palate, palatoschisis, uranoschisis, uranoschism.

Pa·la·tum *nt anat.* roof of mouth, palate, palatum, uraniscus.

P. durum hard palate.

P. molle soft palate.

P. osseum bony palate, osseous palate, bony

hard palate.
Pa·li·ki·ne·sie *f neuro.* palikinesia, palicinesia.
Pa·li·la·lie *f neuro.* palilalia.
Pa·lin·äs·the·sie *f anes.* palinesthesia.
Pa·lin·drom *nt genet.* palindrome.
pa·lin·dro·misch *adj clin.* palindromic, recurring, relapsing.
Pa·lin·gra·phie *f psychia.* palingraphia.
Pa·lin·mne·se *f neuro.* palinmnesis.
Pa·lin·op·sie *f ophthal.* palinopsia, visual perseveration.
Pa·lin·phra·sie *f neuro.* palinphrasia, paliphrasia.
Pall·an·äs·the·sie *f neuro.* pallanesthesia, palmanesthesia, apallesthesia.
Pall·äs·the·sie *f physiol.* vibratory sensibility, pallesthetic sensibility, palmesthetic sensibility, pallesthesia, palmesthesia.
Pall·hyp·äs·the·sie *f neuro.* pallhypesthesia.
Pal·lia·ti·on *f clin.* palliation.
Pal·lia·tiv *nt pharm.* palliative, alleviation medicine.
pal·lia·tiv *adj clin* palliative, alleviative, alleviatory, mitigating.
Pal·lia·tiv·be·hand·lung *f clin.* palliative therapy, palliative treatment.
Pal·lia·ti·vum *nt → Palliativ.*
pal·li·dal *adj anat.* pallidal.
Pal·lid·ek·to·mie *f neurochir.* pallidectomy.
Pal·li·do·to·mie *f neurochir.* pallidotomy.
Pal·li·dum *nt anat.* pallidum, globus pallidus.
Pal·li·dum·atro·phie *f neuro.* pallidal degeneration.
Pal·li·dum·ex·zi·si·on *f neurochir.* pallidectomy.
Pal·li·dum·syn·drom *nt neuro.* Ramsey Hunt paralysis, Hunt's syndrome, pallidal syndrome, pallidal atrophy.
Pal·lio·tha·la·mus *m anat.* palliothalamus, palliothalamic nuclei.
Pal·li·um *nt anat.* brain mantle, pallium, cerebral cortex.
Pal·lor *m (a. derm.)* paleness, pallor, pallescence.
Pal·ma *f anat.* palm, flat of hand, palma (manus), vola manus.
pal·mar *adj anat.* palmar, volar.
Pal·mar·apo·neu·ro·se *f anat.* palmar aponeurosis, Dupuytren's fascia.
Pal·mar·ery·them *nt patho.* palmar erythema.
Pal·mar·fi·bro·ma·to·se *f patho.* palmar fibromatosis.
Pal·mar·re·flex *m physiol.* palmar reflex.
Pal·mo·men·tal·re·flex *m abbr.* **PMR** *physiol.* palmomental reflex, palm-chin reflex.
Pal·mo·plan·tar·ke·ra·to·se *f derm.* hyperkeratosis of palms and soles.
pal·pa·bel *adj* perceptible by/to touch, palpable.
Pal·pa·ti·on *f clin.* palpation; touching.

pal·pa·to·risch *adj clin.* palpatory.
Pal·pe·bra *f anat.* eyelid, lid, palpebra, blepharon.
P. inferior lower lid, lower eyelid.
P. superior upper lid, upper eyelid.
pal·pe·bral *adj anat.* palpebral.
pal·pier·bar *adj → palpabel.*
pal·pie·ren *vt clin.* palpate.
Pal·pi·ta·ti·on *f card.* palpitation; palmus.
Paltauf-Steinberg: P.-S.-Krankheit *f hema.* Hodgkin's lymphoma, Hodgkin's disease, malignant lymphoma, Reed-Hodgkin disease, Sternberg's disease, lymphogranulomatosis.
Pan·ag·glu·ti·na·ti·on *f immun.* panagglutination.
Pan·ag·glu·ti·nin *nt immun.* panagglutinin.
Pan·an·gi·itis *f patho.* panangiitis.
Pa·na·ri·ti·um *nt derm.* panaris. **P. analgicum** Morvan's syndrome, analgesic panaris.
Pan·ar·te·ri·itis *f patho.* diffuse arterial disease, panarteritis, polyarteritis. **P. nodosa** Kussmaul-Meier disease, Kussmaul's disease, arteritis nodosa.
Pan·ar·thri·tis *f ortho.* panarthritis.
Pan·äs·the·sie *f physiol.* panesthesia.
Pan·car·di·tis *f card.* pancarditis.
Pancoast: P.-Naht *f chir.* Pancoast's suture.
P.-Syndrom *nt patho.* Pancoast's syndrome, superior sulcus tumor syndrome.
P.-Tumor *m patho.* Pancoast's tumor, superior sulcus tumor, pulmonary sulcus tumor.
Pan·cre·as *nt → Pankreas.*
Pan·cu·ro·ni·um *nt anes.* pancuronium.
Pan·cu·ro·ni·um·bro·mid *nt anes.* pancuronium bromide.
Pan·de·mie *f epidem.* pandemia, pandemic disease.
pan·de·misch *adj epidem.* pandemic.
pan·dia·sto·lisch *adj card.* holodiastolic.
Pandy: P.-Test *m neuro.* Pándy's test.
Pan·en·do·skop *nt urol.* panendoscope.
Pan·en·ze·pha·li·tis *f neuro.* panencephalitis.
einheimische P. Pette-Döring panencephalitis, nodular panencephalitis.
subakute sklerosierende P. *abbr.* **SSPE** van Bogaert's sclerosing leukoencephalitis, van Bogaert's encephalitis, inclusion body encephalitis, Dawson's encephalitis, subacute sclerosing panencephalitis.
Paneth: P.'-Körnerzelle *f histol.* Paneth's cell, Paneth's granular cell.
Pan·ge·rie *f patho.* Werner syndrome.
Pan·hy·per·ämie *f patho.* panhyperemia.
Pan·hy·po·go·na·dis·mus *m endo.* panhypogonadism.
Pan·hy·po·pi·tui·ta·ris·mus *m endo.* panhypopituitarism.
Pa·nik *f* panic; scare.
Pa·nik·at·tacke [k·k] *f clin., psychia.* anxiety

attack, panic attack.
Pan·im·mu·ni·tät *f immun.* panimmunity.
Pan·kar·di·tis *f card.* pancarditis.
pan·koch·le·är *adj* pancochlear.
Pan·kol·ek·to·mie *f chir.* pancolectomy.
Pan·ko·li·tis *f patho.* pancolitis.
Pan·kre·al·gie *f patho.* pancreatalgia, pancrealgia.
Pan·kre·as *nt anat.* pancreas, salivary gland of the abdomen.
  ausgebranntes P. *patho.* burned-out pancreas.
  ektopes P. → *Pankreasektopie.*
  endokrines P. → *Pankreasinseln.*
  exokrines P. *histol.* exocrine part of pancreas.
  heterotopes P. → *Pankreasektopie.*
Pan·kre·as·ab·szeß *m* pancreatic abscess.
Pan·kre·as·ade·nom *nt* pancreatic adenoma.
Pan·kre·as·apla·sie *f embryo.* apancrea.
Pan·kre·as·apo·ple·xie *f patho.* pancreatic apoplexy.
Pan·kre·as·ar·te·rie *f anat.* pancreatic artery.
Pan·kre·as·auf·lö·sung *f patho.* pancreolysis, pancreatolysis.
Pan·kre·as·drai·na·ge *f chir.* pancreatic drainage.
Pan·kre·as·dys·funk·ti·on *f patho.* pancreatic dysfunction.
Pan·kre·as·ek·to·pie *f embryo.* ectopic pancreas, abberrant pancreas, heterotopic pancreas.
Pan·kre·as·ent·fer·nung *f chir.* pancreatectomy, pancreectomy.
Pan·kre·as·ent·zün·dung *f* → *Pankreatitis.*
Pan·kre·as·er·kran·kung *f patho.* pancreatopathy, pancreopathy.
Pan·kre·as·fi·bro·se *f patho.* pancreatic fibrosis, pancreatic cirrhosis. **zystische P.** cystic fibrosis, mucoviscidosis, fibrocystic disease of the pancreas.
Pan·kre·as·fi·stel *f patho.* pancreatic fistula. **äußere P.** pancreatic-cutaneous fistula.
Pan·kre·as·funk·ti·ons·dia·gno·stik *f lab.* pancreatic function tests.
Pan·kre·as·gang *m anat.* Wirsung's duct, hepatopancreatic duct, pancreatic duct.
Pan·kre·as·gang·ana·sto·mo·se *f chir.* pancreatic ductal anastomosis.
Pan·kre·as·gang·ver·let·zung *f patho.* pancreatic duct injury, pancreatic duct trauma.
Pan·kre·as·ge·fä·ße *pl anat.* pancreatic vessels.
Pan·kre·as·he·ter·opie *f* → *Pankreasektopie.*
Pan·kre·as·hor·mo·ne *pl endo.* pancreatic hormones.
Pan·kre·as·in·seln *pl histol.* endocrine part *sing* of pancreas, islets of Langerhans, islands of Langerhans, pancreatic islands, pancreatic islets.
Pan·kre·as·in·suf·fi·zi·enz *f patho.* pancreatic insufficiency.
Pan·kre·as·kap·sel *f anat.* capsule of pancreas,

pancreatic capsule.
Pan·kre·as·kar·zi·nom *nt patho.* pancreatic carcinoma.
Pan·kre·as·ko·lik *f patho.* pancreatic colic.
Pan·kre·as·kon·tu·si·on *f patho.* pancreatic contusion.
Pan·kre·as·kopf *m anat.* head of pancreas.
Pan·kre·as·kopf·kar·zi·nom *nt patho.* carcinoma of head of pancreas.
Pan·kre·as·kör·per *m anat.* body of pancreas.
Pan·kre·as·links·re·sek·ti·on *f chir.* Whipple procedure, distal pancreatectomy, caudal pancreatectomy. **subtotale P.** Child's procedure, subtotal distal pancreatectomy.
Pan·kre·as·li·pa·se *f biochem.* pancreatic lipase.
Pan·kre·as·lymph·kno·ten *pl anat.* pancreatic lymph nodes.
Pan·kre·as·ne·kro·se *f patho.* pancreatic necrosis, enzymatic pancreatitis.
Pan·kre·as·ödem *nt patho.* edematous pancreatitis, pancreatic edema.
Pan·kre·as·phleg·mo·ne *f patho.* phlegmonous cellulitis, pancreatic phlegmon.
Pan·kre·as·pseu·do·zy·ste *f patho.* pancreatic pseudocyst.
Pan·kre·as·re·sek·ti·on *f chir.* pancreatectomy, pancreectomy. **distale P.** → *Pankreaslinksresektion.*
Pan·kre·as·schmerz *m* → *Pankreatalgie.*
Pan·kre·as·schwanz *m anat.* tail of pancreas.
Pan·kre·as·schwanz·ar·te·rie *f anat.* artery of tail of pancreas.
Pan·kre·as·schwanz·kar·zi·nom *nt* carcinoma of tail of pancreas.
Pan·kre·as·se·kret *nt physiol.* pancreatic secretion.
Pan·kre·as·se·kre·ti·on *f physiol.* pancreatic secretion.
Pan·kre·as·selbst·ver·dau·ung *f patho.* pancreolysis, pancreatolysis.
Pan·kre·as·spei·chel *m physiol.* pancreatic juice.
Pan·kre·as·stein *m patho.* pancreatic stone, pancreatic calculus, pancreatolith.
Pan·kre·as·stumpf *m chir.* pancreatic stump.
Pan·kre·as·trans·plan·ta·ti·on *f chir.* pancreas transplantation, pancreatic transplantation.
Pan·kre·as·trau·ma *nt patho.* pancreatic trauma, pancreatic injury.
Pan·kre·as·ve·nen *pl anat.* pancreatic veins.
Pan·kre·as·ver·let·zung *f patho.* pancreatic injury, pancreatic trauma.
Pan·kre·as·zir·rho·se *f patho.* pancreatic cirrhosis.
Pan·kre·as·zy·ste *f patho.* pancreatic cyst.
Pan·kre·at·al·gie *f patho.* pancreatalgia, pancrealgia.
Pan·kre·at·ek·to·mie *f chir.* pancreatectomy, pancreectomy.

distale/linksseitige P. → *Pankreaslinksresektion.*

subtotale distale/linksseitige P. Child's procedure, subtotal distal pancreatectomy.

pan·krea·ti·ko·duo·de·nal *adj* pancreaticoduodenal.

Pan·krea·ti·ko·duo·den·ek·to·mie *f chir.* pancreatoduodenectomy, Whipple operation, Whipple's resection.

Pan·krea·ti·ko·duo·de·no·sto·mie *f chir.* pancreaticoduodenostomy, pancreatoduodenostomy.

Pan·krea·ti·ko·en·te·ro·sto·mie *f chir.* pancreaticoenterostomy, pancreatoenterostomy.

Pan·krea·ti·ko·ga·stro·sto·mie *f chir.* pancreaticogastrostomy, pancreatogastrostomy.

Pan·krea·ti·ko·gra·phie *f radiol.* pancreatography.

Pan·krea·ti·ko·je·ju·no·sto·mie *f chir.* pancreaticojejunostomy.

pan·krea·tisch *adj anat.* pancreatic.

Pan·krea·ti·tis *f patho.* pancreatitis.

akut-hämorrhagische P. acute hemorrhagic pancreatitis.

alkoholische P. alcoholic pancreatitis.

biliäre P. biliary pancreatitis.

chronisch-rezidivierende P. chronic recurrent pancreatitis.

hämorrhagisch-nekrotisierende P. hemorrhagic necrotizing pancreatitis.

tryptische P. enzymatic pancreatitis.

Pan·krea·to·duo·den·ek·to·mie *f* → *Pankreatikoduodenektomie.*

Pan·krea·to·duo·de·no·sto·mie *f chir.* pancreaticoduodenostomy, pancreatoduodenostomy.

Pan·krea·to·en·te·ro·sto·mie *f chir.* pancreaticoenterostomy, pancreatoenterostomy.

Pan·krea·to·ga·stro·sto·mie *f chir.* pancreaticogastrostomy, pancreatogastrostomy.

pan·krea·to·gen *adj* pancreatogenous, pancreatogenic.

Pan·krea·to·gra·phie *f chir., radiol.* pancreatography. **endoskopische retrograde P.** *abbr.* **ERP** endoscopic retrograde pancreatography.

Pan·krea·to·je·ju·no·sto·mie *f* → *Pankreatikojejunostomie.*

Pan·krea·to·lith *m patho.* pancreatic stone, pancreatic calculus, pancreatolith.

Pan·krea·to·lith·ek·to·mie *f chir.* pancreatolithectomy.

Pan·krea·to·li·thia·sis *f patho.* pancreatolithiasis.

Pan·krea·to·li·tho·to·mie *f chir.* pancreatolithotomy, pancreolithotomy.

Pan·krea·to·ly·se *f patho.* pancreolysis, pancreatolysis.

Pan·krea·to·pa·thie *f patho.* pancreatopathy, pancreopathy.

Pan·krea·to·to·mie *f chir.* pancreatotomy, pancreatomy.

Pan·kreo·ly·se *f* → *Pankreatolyse.*

Pan·kreo·pa·thie *f* → *Pankreatopathie.*

pan·kreo·trop *adj* pancreatotropic, pancreatropic, pancreotropic.

Pan·kreo·zy·min *nt abbr.* **PZ** *biochem.* pancreozymin, cholecystokinin.

pan·lo·bu·lär *adj pulmo.* panlobular.

pan·mye·lo·id *adj hema.* panmyeloid.

Pan·mye·lo·pa·thie *f hema.* panmyelopathy, panmyelopathia. **konstitutionelle infantile P.** Fanconi's pancytopenia, Fanconi's anemia, constitutional infantile panmyelopathy, congenital aplastic anemia.

Pan·mye·lo·phthi·se *f hema.* panmyelophthisis, myelophthisis.

Pan·mye·lo·se *f hema.* panmyelosis.

Panner: P.'-Krankheit *f ortho.* Panner's disease, osteochondritis of the capitellum.

Pan·ni·cu·li·tis *f patho.* panniculitis. **P. nodularis nonsuppurativa febrilis et recidivans** Weber-Christian panniculitis, Christian-Weber disease, Christian's disease, relapsing febrile nodular nonsuppurative panniculitis.

Pan·ni·cu·lus *m anat.* panniculus.

Pan·ni·kul·ek·to·mie *f chir.* panniculectomy.

Pan·ni·ku·li·tis *f* → *Panniculitis.*

Pan·nus *m anat., ophthal.* pannus.

P. corneae *ophthal.* corneal pannus.

P. crassus *ophthal.* thick pannus.

P. sicca *ophthal.* dry pannus.

P. tenuis *ophthal.* thin pannus.

Pan·oph·thal·mie *f* → *Panophthalmitis.*

Pan·oph·thal·mi·tis *f ophthal.* panophthalmitis, panophthalmia.

Pan·ora·ma·auf·nah·me *f radiol.* panoramic radiograph, pantomogram.

Pan·ora·ma·tech·nik *f radiol.* pantomography, panoramic radiography.

Pan·osti·tis *f ortho.* panostitis, panosteitis.

Pan·oti·tis *f HNO* panotitis.

Pan·ple·gie *f neuro.* panplegia, pamplegia.

Pan·prok·to·kol·ek·to·mie *f chir.* panproctocolectomy.

Pan·si·nu·si·tis *f HNO* pansinusitis, pansinuitis.

pan·sy·sto·lisch *adj card.* pansystolic, holosystolic.

Pant·al·gie *f patho.* pantalgia.

Pan·to·mo·gramm *nt radiol.* panoramic radiograph, pantomogram.

Pan·to·mo·gra·phie *f radiol.* pantomography, panoramic radiography.

Pant·oph·thal·mie *f ophthal.* panophthalmitis, panophthalmia.

Pan·to·then·säu·re *f biochem.* pantothenic acid, pantothen.

Panum: P.'-Felder *pl physiol.* Panum's areas.

Pan·uve·itis *f ophthal.* panuveitis.

Pan·zer·herz *nt card.* panzerherz, armored heart, armour heart.

Pan·zer·krebs *m patho.* cancer en cuirasse, corset cancer, jacket cancer.

Pan·zy·sti·tis *f urol.* pancystitis.

Pan·zy·to·pe·nie *f hema.* pancytopenia, panhematopenia, hematocytopenia.

Pa·pa·gei·en·krank·heit *f →* *Psittakose.*

Papanicolaou: **P.-Abstrich** *m gyn.* Papanicolaou's smear.

P.-Färbung *f histol.* Papanicolaou's stain, Pap stain.

P.-Test *m gyn.* Papanicolaou's test, Pap test.

Pa·pa·ve·rin *nt pharm.* papaverine.

Pa·pel *f derm.* papule, papula.

Pa·pel·bil·dung *f derm.* papulation.

Pa·pil·la *f anat.* papilla.

Papillae *pl* **concicae** conical papillae (of Soemmering).

Papillae *pl* **corii/dermatis** dermal papillae, skin papillae.

P. ductus parotidei parotid papilla.

P. duodeni major Vater's papilla, Santorini's major caruncle, major duodenal papilla, bile papilla.

P. duodeni minor Santorini's minor caruncle, minor duodenal papilla.

Papillae *pl* **filiformis** filiform papillae, lingual villi, villous papillae.

Papillae *pl* **foliatae** foliate papillae.

Papillae *pl* **fungiformes** fungiform papillae, clavate papillae.

P. lacrimalis lacrimal papilla.

Papillae *pl* **lentiformes** lentiform papillae.

Papillae *pl* **linguales** lingual papillae, gustatory papillae.

P. mammaria mammary papilla, nipple, mamilla, mammilla, thelium.

P. nervi optici optic nerve papilla, optic papilla, optic disk, optic nerve head.

Papillae *pl* **renales** renal papillae.

Papillae *pl* **vallatae** vallate papillae, caliciform papillae, circumvallate papillae.

pa·pil·lär *adj anat.* papillary, papillate, papillated, papilliform.

Pa·pil·lar·mus·kel *m anat.* papillary muscle.

Pa·pil·lar·mus·kel·ab·riß *m card.* rupture of the papillary muscles.

Pa·pil·lar·mus·kel·rup·tur *f card.* rupture of the papillary muscles.

Pa·pil·lar·schicht *f histol.* papillary layer of dermis/corium.

Pa·pil·lar·syn·drom *nt card.* papillary muscle dysfunction, papillary muscle syndrome.

Pa·pil·le *f anat.* **1.** papilla. **2.** optic nerve papilla, optic papilla, optic disk, optic nerve head.

blattförmige Papillen *pl* foliate papillae.

fadenförmige Papillen *pl* filiform papillae, villous papillae, lingual villi.

konische Papillen *pl* conical papillae (of

Soemmering).

linsenförmige Papillen *pl* lentiform papillae.

pilzförmige Papillen *pl* fungiform papillae, clavate papillae.

Pa·pill·ek·to·mie *f chir.* papillectomy.

Pa·pil·len·ent·zün·dung *f →* *Papillitis.*

Pa·pil·len·ex·zi·si·on *f chir.* papillectomy.

pa·pil·len·för·mig *adj* papillary, papillose, papilliform.

Pa·pil·len·kar·zi·nom *nt patho.* carcinoma of the papilla of Vater.

Pa·pil·len·ne·kro·se *f patho.* (*Niere*) necrotizing renal papillitis, renal papillary necrosis.

Pa·pil·len·ödem *nt ophthal.* choked disk, edema of optic disk, papilledema.

Pa·pil·len·ste·nose *f patho.* stenosis of the papilla of Vater.

Pa·pil·li·tis *f* **1.** *patho.* (*Niere*) inflammation of the renal papilla, papillitis. **2.** *ophthal.* inflammation of the optic papilla, papillitis.

P. necroticans (*Niere*) necrotizing renal papillitis, renal papillary necrosis.

P. stenosans stenosis of the papilla of Vater.

Pa·pil·lo·ma *nt patho.* papilloma, papillary tumor, villoma, villous papilloma. **P. acuminatum/venereum** acuminate wart, fig wart, venereal wart, acuminate condyloma, pointed condyloma, pointed wart.

pa·pil·lo·ma·ku·lär *adj* (*Auge*) papillomacular.

Pa·pil·lo·ma·to·sis *f derm.* papillomatosis. **P. confluens et reticularis** Gougerot-Carteaud syndrome, confluent and reticulate papillomatosis.

Pa·pil·lo·ma·vi·rus *nt micro.* papilloma virus, Papillomavirus.

Papillon-Léage-Psaume: **P.-L.-P.-Syndrom** *nt* Papillon-Léage and Psaume syndrome, orodigitofacial dysostosis, orodigitofacial syndrome.

Papillon-Lefèvre: **P.-L.-Syndrom** *nt* Papillon-Lefèvre syndrome.

Pa·pil·lo·re·ti·ni·tis *f ophthal.* papilloretinitis, retinopapillitis.

Pa·pil·lo·sphink·te·ro·to·mie *f →* *Papillotomie.*

Pa·pil·lo·tom *nt chir.* papillotome.

Pa·pil·lo·to·mie *f chir.* papillosphincterotomy, papillotomy.

Pa·po·va·vi·ren *pl micro.* Papovaviridae.

Pap·pa·ta·ci·fie·ber *nt epidem.* phlebotomus fever, pappataci fever, three-day fever.

Pap-Test *m inf. →* *Papanicolaou-Test.*

Pa·pu·la *f derm.* papule, papula.

pa·pu·lo·ery·the·ma·tös *adj derm.* papuloerythematous.

pa·pu·lo·id *adj derm.* papuloid; papular.

Pa·pu·lo·sis *f derm.* papulosis. **P. maligna atrophicans** Degos' syndrome, Köhlmeier-Degos disease, malignant atrophic papulosis.

pa·pu·lo·squa·mös *adj derm.* papulosquamous.

pa·pu·lo·ve·si·ku·lär *adj derm.* papulovesicular.

Pa·ra·ami·no·ben·zoe·säu·re *f abbr.* **PAB** *od.* **PABA** *biochem.* p-aminobenzoic acid, para-aminobenzoic acid.

Pa·ra·ami·no·hip·pur·säu·re *f abbr.* **PAH** *biochem.* p-aminohippuric acid, para-aminohippuric acid.

Pa·ra·ami·no·sa·li·zy·lat *nt pharm.* p-aminosalicylate.

Pa·ra·ami·no·sa·li·zyl·säu·re *f abbr.* **PAS** *pharm.* p-aminosalicylic acid, para-aminosalicylic acid.

Pa·ra·amy·lo·ido·se *f patho.* paramyloidosis, primary amyloidosis.

Pa·ra·an·al·ge·sie *f neuro.* paranalgesia, para-analgesia.

Pa·ra·an·äs·the·sie *f neuro.* para-anesthesia, paranesthesia, paracervical block anesthesia.

Pa·ra·ap·pen·di·zi·tis *f patho.* para-appendicitis, periappendicitis.

Pa·ra·äqui·li·bri·um *nt neuro.* paraequilibrium.

Pa·ra·bal·lis·mus *m neuro.* paraballism.

Pa·ra·bio·se *f* **1.** *embryo.* parabiosis. **2.** *psycho.* parabiosis. **3.** *neuro.* parabiosis.

Pa·ra·blep·sie *f ophthal.* false vision, perverted vision, parablepsia.

Pa·ra·bu·lie *f neuro., psychia.* parabulia.

Pa·ra·cer·vix *f anat., gyn.* paracervix.

Par·acet·amol *nt pharm.* paracetamol, acetaminophen.

Pa·ra·cho·le·ra *f epidem.* paracholera.

Pa·ra·col·pi·um *nt histol.* paracolpium.

Par·acu·sis *f HNO* impaired hearing, paracusis, paracusia.

Pa·ra·cy·sti·um *nt histol.* paracystium.

Pa·ra·di·dy·mis *f anat.* paradidymis, parepididymis.

Pa·ra·dys·en·te·rie *f patho.* paradysentery.

Par·raf·fin·krebs *m patho.* paraffin cancer.

Par·raf·fi·nom *nt patho.* paraffin tumor, paraffinoma.

Par·raf·fi·num *nt* paraffin, paraffine.

Pa·ra·floc·cu·lus *m anat.* paraflocculus, accessory floccule, accessory flocculus.

pa·ra·fol·li·ku·lär *adj histol.* parafollicular.

pa·ra·fo·ve·al *adj ophthal.* parafoveal.

Pa·ra·funk·ti·on *f patho.* perverted function, parafunction.

Pa·ra·gam·ma·zis·mus *m HNO* paragammacism.

Pa·ra·gan·gli·om *nt patho.* paraganglioma, chromaffin tumor.

Pa·ra·gan·gli·on *nt histol.* paraganglion, chromaffin body, pheochrome body.

parasympathische Paraganglien *pl* parasympathetic paraganglia.

sympathische Paraganglien *pl* sympathetic paraganglia, chromaffine paraganglia.

Pa·ra·go·ni·mia·sis *f epidem.* paragonimiasis, pulmonary distomiasis, lung fluke disease.

Pa·ra·go·ni·mus *m micro.* Paragonimus.

Pa·ra·gram·ma·tis·mus *m psychia.* paragrammatism.

Pa·ra·gra·nu·lom *nt hema.* paragranuloma.

Pa·ra·gra·phie *f neuro.* paragraphia.

Pa·ra·hä·mo·phi·lie *f hema.* Owren's disease, parahemophilia, hypoproaccelerinemia, factor V deficiency. **Parahämophilie B** hypoproconvertinemia, factor VII deficiency.

Pa·ra·hi·dro·sis *f derm.* paridrosis, parahidrosis.

Pa·ra·hor·mon *nt physiol.* parahormone.

Pa·ra·hyp·no·se *f neuro.* disordered sleep, abnormal sleep, parahypnosis.

Pa·ra·in·flu·en·za·vi·rus *nt micro.* parainfluenza virus.

Pa·ra·ke·ra·to·sis *f derm.* parakeratosis. **P. variegata** poikilodermic parapsoriasis, retiform parapsoriasis.

pa·ra·ke·ra·to·tisch *adj derm.* parakeratotic.

Pa·ra·ki·ne·se *f neuro.* parakinesia.

pa·ra·kli·nisch *adj clin.* paraclinical.

Pa·ra·kok·zi·dio·idin *nt immun.* paracoccidioidin.

Parakokzidioidin-Test *m immun.* paracoccidioidin test, paracoccidioidin skin test.

Pa·ra·kok·zi·dio·ido·my·ko·se *f epidem.* paracoccidioidomycosis, paracoccidioidal granuloma, Lutz-Splendore-Almeida disease, Almeida's disease, South American blastomycosis.

Pa·ra·ko·li·tis *f patho.* paracolitis.

Pa·ra·kol·pi·tis *f gyn.* paracolpitis, paravaginitis, Maher's disease.

Par·aku·sis *f HNO* impaired hearing, paracusis, paracusia.

Pa·ra·kye·se *f gyn.* paracyesis.

Pa·ra·la·lie *f neuro., HNO* paralalia.

Pa·ra·lamb·da·zis·mus *m HNO* paralambdacism.

Pa·ra·le·xie *f neuro.* paralexia.

Par·al·ge·sie *f neuro.* painful paresthesia, paralgesia, paralgia.

par·al·ge·tisch *adj neuro.* paralgesic.

Par·al·lel·ra·ster *nt radiol.* parallel grid.

Par·al·lel·strah·len *pl phys.* parallel rays.

Par·al·ler·gie *f immun.* parallergy.

par·al·ler·gisch *adj immun.* parallergic.

Pa·ra·lo·gie *f psychia.* paralogia, paralogism, paralogy, evasion.

Pa·ra·ly·se *f neuro.* paralysis, paralyzation, palsy, pamplegia.

ischämische P. ischemic palsy, ischemic paralysis.

leichte P. incomplete paralysis, paresis.

postanästhetische P. anesthesia paralysis.

progressive P. *abbr.* **PP** general paresis, general paralysis of the insane, paralytic demen-

tia, Bayle's disease.
unvollständige P. incomplete paralysis, paresis.
pa·ra·ly·sie·ren *vt (a. fig.)* paralyze, palsy.
Pa·ra·ly·sis *f neuro.* paralysis, paralyzation, palsy, pamplegia.
P. agitans shaking palsy, trembling palsy, parkinsonism, Parkinson's disease.
P. agitans juvenilis Hunt's syndrome, juvenile paralysis agitans of Hunt, pallidal syndrome, pallidal atrophy.
P. progressiva → progressive *Paralyse.*
P. spinalis ascendens acuta Landry's paralysis, Landry's syndrome, acute ascending spinal paralysis, acute febrile polyneuritis.
pa·ra·ly·tisch *adj neuro.* paralytic, paralyzed.
pa·ra·ly·to·gen *adj* paralytogenic, paralyzant.
Pa·ra·ma·sti·tis *f gyn.* submammary mastitis, retromammary mastitis, paramastitis.
Pa·ra·ma·sto·idi·tis *f HNO* paramastoiditis.
Pa·ra·me·di·an·schnitt *m chir.* paramedian incision.
Pa·ra·me·nie *f gyn.* paramenia.
Pa·ra·me·ter *m stat., mathe.* parameter.
Pa·ra·me·tha·son *nt pharm.* paramethasone.
pa·ra·me·tran *adj gyn.* parametrial, parametric.
pa·ra·me·trisch *adj* **1.** *gyn.* → *parametran.* **2.** *stat., mathe.* parametric.
Pa·ra·me·tri·tis *f gyn.* parametritis, pelvic cellulitis, pelvicellulitis.
Pa·ra·me·tri·um *nt gyn.* parametrium.
Pa·ra·me·tri·um·ent·zün·dung *f* → *Parametritis.*
Pa·ra·me·tro·pa·thia spa·sti·ca *f gyn.* parametrismus.
Pa·ra·mi·mie *f psychia.* paramimia.
Pa·ra·mne·sie *f neuro., psychia.* false recollection, paramnesia.
Par·am·phi·sto·mia·sis *f epidem.* paramphistomiasis.
Par·am·phi·sto·mum *nt micro.* rumen fluke, Paramphistomum.
Pa·ra·mu·sie *f neuro.* paramusia.
Pa·ra·mye·lo·blast *m hema.* paramyeloblast.
Par·amy·lo·ido·se *f patho.* paramyloidosis, primary amyloidosis, idiopathic amyloidosis.
Pa·ra·myo·clo·nus *m neuro.* paramyoclonus.
P. multiplex Friedreich's disease.
Pa·ra·myo·to·nia *f neuro.* paramyotonia, paramyotonus. **P. congenita** congenital paramyotonia, Eulenburg's disease.
Pa·ra·my·xo·vi·ren *pl micro.* Paramyxoviridae.
Par·an·al·ge·sie *f neuro.* para-analgesia, paranalgesia.
Par·an·äs·the·sie *f neuro.* para-anesthesia, paranesthesia.
pa·ra·neo·pla·stisch *adj patho.* paraneoplastic, paracarcinomatous.
Pa·ra·ne·phri·tis *f patho.* paranephritis.

Pa·ran·gi *f epidem.* parangi, frambesia, pian, Breda's disease, yaws.
Pa·ra·noia *f psychia.* delusional paranoid disorders *pl*, delusional disorders *pl*, paranoia.
pa·ra·no·id *adj psychia.* paranoid.
pa·ra·no·isch *adj psychia.* paranoiac.
Pa·ra·no·mie *f neuro.* paranomia.
pa·ra·oral *adj anat.* paraoral.
pa·ra·öso·pha·ge·al *adj anat.* paraesophageal.
Pa·ra·pa·re·se *f neuro.* paraparesis.
Pa·ra·pe·de·se *f patho.* parapedesis.
Pa·ra·pem·phi·gus *m derm.* pemphigoid, bullous pemphigoid.
pa·ra·pe·ri·to·ne·al *adj anat.* paraperitoneal.
Pa·ra·per·tus·sis *f epidem.* parapertussis.
pa·ra·pha·ryn·ge·al *adj anat.* parapharyngeal.
Pa·ra·pha·sie *f neuro.* paraphasia, jargon.
Pa·ra·phe·mie *f neuro.* paraphemia.
Pa·ra·phi·lie *f psychia.* paraphilia, sexual deviation.
Pa·ra·phi·mo·se *f urol.* paraphimosis, capistration, Spanish collar.
Pa·ra·pho·bie *f psychia.* paraphobia.
Pa·ra·pho·nie *f HNO* paraphonia.
Pa·ra·phra·sie *f neuro.* paraphrasia, partial aphrasia.
Pa·ra·phre·nie *f psychia.* paraphrenia.
Pa·ra·phre·ni·tis *f patho.* paraphrenitis.
Pa·ra·plas·ma *nt patho.* paraplasm.
Pa·ra·ple·gie *f neuro.* paraplegia.
alkohol-toxische P. alcoholic paraplegia.
ataktische P. ataxic paraplegia.
periphere P. peripheral paraplegia.
reflektorische P. reflex paraplegia.
spastische P. spastic paraplegia.
zerebrale P. cerebral paraplegia.
pa·ra·ple·gi·form *adj neuro.* paraplegiform.
Pa·ra·ple·gi·ker *m neuro.* paraplegic, paraplectic.
Pa·ra·ple·gi·ke·rin *f neuro.* paraplegic, paraplectic.
pa·ra·ple·gisch *adj neuro.* paraplegic, paraplectic.
Pa·ra·pleu·ri·tis *f patho.* parapleuritis.
Pa·ra·pneu·mo·nie *f patho.* parapneumonia.
Pa·ra·pra·xie *f neuro.* parapraxia, parapraxis.
Pa·ra·proc·ti·um *nt histol.* paraproctium.
Pa·ra·prok·ti·tis *f patho.* paraproctitis.
Pa·ra·pro·sta·ti·tis *f urol.* paraprostatitis, extraprostatitis.
Pa·ra·pro·te·in *nt immun.* paraprotein.
Pa·ra·pro·te·in·ämie *f immun.* paraproteinemia.
Par·ap·sis *f neuro.* paraphia, parapsis, pseudesthesia, pseudaphia.
Pa·ra·pso·ria·sis *f derm.* parapsoriasis.
P. digitiformis small plaque parapsoriasis.
P. en plaques Brocq's disease, chronic superficial dermatitis, parapsoriasis en plaques.
P. en plaques simples poikilodermic parapso-

riasis, large plaque parapsoriasis, atrophic parapsoriasis.

Pa·ra·psy·cho·lo·gie *f* parapsychology.

pa·ra·psy·cho·lo·gisch *adj* parapsychological.

Par·äqui·li·bri·um *nt neuro.* paraequilibrium.

Pa·ra·rausch·brand·ba·zil·lus *m micro.* Ghon--Sachs bacillus, Sachs' bacillus, Clostridium septicum.

Pa·ra·re·fle·xie *f neuro.* parareflexia.

pa·ra·rek·tal *adj anat.* pararectal.

Pa·ra·rek·tal·schnitt *m chir.* pararectal incision, pararectus incision.

pa·ra·re·nal *adj anat.* pararenal, paranephric.

Pa·ra·rho·ta·zis·mus *m neuro.* pararhotacism.

Pa·ra·rhyth·mie *f card.* pararrhythmia.

Par·ar·thrie *f HNO, neuro.* pararthria.

Pa·ra·sa·kral·an·äs·the·sie *f anes.* parasacral block.

Pa·ra·sal·pin·gi·tis *f gyn.* parasalpingitis.

Pa·ra·scar·la·ti·na *f epidem.* Dukes' disease, Filatov-Dukes disease, parascarlatina, parascarlet, scarlatinoid.

pa·ra·sep·tal *adj anat.* paraseptal.

Pa·ra·se·xua·li·tät *f psychia.* abnormal sexuality, parasexuality.

Pa·ra·sig·ma·tis·mus *m HNO* parasigmatism, lisp, lisping.

pa·ra·si·nu·idal *adj anat.* parasinoidal.

Pa·ra·sit *m* **1.** *micro., patho.* parasite. **2.** *embryo.* parasite.

Pa·ra·sit·ämie *f patho.* parasitemia.

Pa·ra·si·ten·be·fall *m →* Parasitose.

pa·ra·si·ten·be·fal·len *adj* infested, parasitized.

Pa·ra·si·ten·er·kran·kung *f →* Parasitose.

Pa·ra·si·ten·zy·ste *f patho.* parasitic cyst.

Pa·ra·si·tie *f* parasitism.

pa·ra·si·tie·ren *vt* parasitize.

pa·ra·si·tisch *adj* parasitic, parasital, parasitary, parasitical.

Pa·ra·si·ti·zid *nt pharm.* parasiticide.

pa·ra·si·ti·zid *adj pharm.* parasiticidal, parasiticide, parasiticidic.

pa·ra·si·to·gen *adj epidem.* parasitogenic.

Pa·ra·si·to·lo·gie *f* parasitology.

Pa·ra·si·to·se *f epidem.* parasitosis, parasitism, parasitic disease.

Pa·ra·si·to·tro·pie *f pharm.* parasitotropy, parasitotropism.

Pa·ra·som·nie *f neuro* parasomnia.

Pa·ra·spa·die *f urol.* paraspadias, paraspadia.

Pa·ra·spa·stik *f neuro.* paraspasm, paraspasmus.

Par·äs·the·sie *f neuro.* paresthesia, paraesthesia.

Pa·ra·stru·ma *f endo.* parastruma.

Pa·ra·sym·pa·thi·ko·mi·me·ti·kum *nt → Parasympathomimetikum.*

pa·ra·sym·pa·thi·ko·mi·me·tisch *adj → parasympathomimetisch.*

Pa·ra·sym·pa·thi·ko·to·nie *f → Parasympathotonie.*

Pa·ra·sym·pa·thi·kus *m anat.* parasympathetic nervous system, craniosacral system.

Pa·ra·sym·pa·thi·kus·gan·gli·on *nt anat.* parasympathetic ganglion.

pa·ra·sym·pa·thisch *adj anat.* parasympathetic.

Pa·ra·sym·pa·tho·ly·ti·kum *nt pharm.* parasympatholytic, anticholinergic.

pa·ra·sym·pa·tho·ly·tisch *adj pharm.* parasympatholytic, anticholinergic.

Pa·ra·sym·pa·tho·mi·me·ti·kum *nt pharm.* parasympathomimetic, cholinergic.

pa·ra·sym·pa·tho·mi·me·tisch *adj pharm.* parasympathomimetic, cholinomimetic.

Pa·ra·sym·pa·tho·to·nie *f neuro.* sympathetic imbalance, parasympathicotonia, parasympathotonia, vagotony.

Pa·ra·sy·no·vi·tis *f ortho.* parasynovitis.

Pa·ra·sy·phi·lis *f patho.* parasyphilis, parasyphilosis.

Pa·ra·sy·sto·lie *f card.* parasystole, parasystolic rhythm, parasystolic beat.

pa·ra·sy·sto·lisch *adj card.* parasystolic.

Pa·ra·ta·xie *f psycho.* parataxis, parataxia.

Pa·ra·ten·di·ne·um *nt histol.* paratenon.

Pa·rat·hor·mon *nt abbr.* **PTH** *endo.* parathormone, parathyroid hormone.

pa·ra·thy·reo·idal *adj → parathyroidal.*

Pa·ra·thy·reo·idea *f → Parathyroidea.*

Pa·ra·thy·reo·id·ek·to·mie *f chir.* parathyroidectomy.

Pa·ra·thy·reo·idom *nt patho.* parathyroid adenoma, parathyroidoma.

Pa·ra·thy·reo·pa·thie *f patho.* parathyropathy.

pa·ra·thy·reo·priv *adj endo.* parathyroprival, parathyroprivic, parathyroprivous.

pa·ra·thy·reo·trop *adj* parathyrotropic, parathyrotrophic.

Pa·ra·thy·rin *nt → Parathormon.*

pa·ra·thy·ro·idal *adj* parathyroid, parathyroidal.

Pa·ra·thy·ro·idea *f anat.* parathyroid, parathyroid gland, epithelial body, Sandström's body, Sandström's gland.

Pa·ra·thy·ro·id·ek·to·mie *f chir.* parathyroidectomy.

Pa·ra·to·nie *f neuro.* paratonia.

Pa·ra·top *nt immun.* paratope.

pa·ra·tra·che·al *adj anat.* paratracheal.

Pa·ra·tra·chom *nt ophthal.* paratrachoma.

Pa·ra·ty·phli·tis *f patho.* paratyphlitis, epityphlitis.

Pa·ra·ty·phus *m patho.* Schottmüller's disease, Brion-Kayser disease, paratyphoid, paratyphoid fever.

pa·ra·um·bi·li·kal *adj anat.* paraumbilical, paraomphalic, parumbilical.

pa·ra·ure·thral *adj anat.* paraurethral.

Pa·ra·ure·thri·tis *f urol.* paraurethritis.
pa·ra·ute·rin *adj anat.* parauterine.
Pa·ra·vac·ci·nia *f epidem.* paravaccinia, pseudocowpox, milker's node.
Pa·ra·vac·ci·nia·vi·rus *nt micro.* milker's node virus, paravaccinia virus.
pa·ra·va·gi·nal *adj anat.* paravaginal.
Pa·ra·va·gi·nal·schnitt *m gyn.* vaginiperineotomy, vaginoperineotomy.
Pa·ra·va·gi·ni·tis *f gyn.* paravaginitis, paracolpitis, Maher's disease.
pa·ra·ve·nös *adj anat.* paravenous.
pa·ra·ven·tri·ku·lär *adj anat.* paraventricular.
pa·ra·ver·te·bral *adj anat.* paravertebral.
Pa·ra·ver·te·bral·an·äs·the·sie *f → Paravertebralblock.*
Pa·ra·ver·te·bral·block *m anes.* paravertebral anesthesia, paravertebral block.
pa·ra·ve·si·kal *adj anat.* paravesical, paravesicular, paracystic.
par·axi·al *adj anat.* par
Pa·ra·zen·äs·the·sie *f neuro.* paracenesthesia.
Pa·ra·zen·te·se *f* 1. *clin.* paracentesis, tapping. 2. *HNO* paracentesis, tympanocentesis, tympanotomy, myringotomy.
Pa·ra·zer·vi·kal·an·äs·the·sie *f → Parazervikalblock.*
Pa·ra·zer·vi·kal·block *m anes.* paracervical block, uterosacral block, paracervical block anesthesia.
Pa·ra·zer·vix *f anat., gyn.* paracervix.
pa·ra·zy·stisch *adj patho., urol.* paracystic.
Pa·ra·zy·sti·tis *f urol.* paracystitis.
Pär·chen·egel *m → Bilharzia.*
Paré: P.-Naht *f chir.* Paré's suture.
Par·en·chym *nt anat., histol.* parenchymatous tissue, parenchyma.
par·en·chy·ma·tös *adj anat., histol.* parenchymal, parenchymatous.
Par·en·chym·ent·zün·dung *f patho.* parenchymatitis.
Par·en·chym·ik·te·rus *m patho.* hepatocellular jaundice.
Par·en·chym·ne·kro·se *f patho.* parenchymal necrosis.
Par·en·chym·scha·den *m patho.* parenchymal damage, parenchymal injury.
Par·en·chym·schwund *m patho.* phthisis.
Par·en·chym·zel·le *f histol.* (*ZNS*) parenchymal cell.
par·en·te·ral *adj clin.* parenteral.
Pa·re·se *f neuro.* incomplete paralysis, partial paralysis, paresis.
Pa·re·ti·ker *m neuro.* paretic.
Pa·re·ti·ke·rin *f neuro.* paretic.
pa·re·tisch *adj neuro.* paretic.
Pa·ri·es *m anat.* paries, wall.
pa·rie·tal *adj anat.* parietal.
Pa·rie·tal·lap·pen *m anat.* parietal lobe.
Pa·rie·tal·lap·pen·ve·nen *pl anat.* parietal

veins.
Pa·rie·tal·pleu·ra *f anat.* parietal pleura.
Pa·rie·tal·re·gi·on *f anat.* parietal region.
Pa·rie·tal·throm·bus *m patho.* mural thrombus, parietal thrombus.
Pa·rie·tal·zel·len *pl histol.* (*Magen*) border cells, parietal cells, oxyntic cells.
pa·rie·to·vis·ze·ral *adj anat.* parietovisceral, parietosplanchnic.
Parinaud: P.-Konjunktivitis *f ophthal.* Parinaud's oculoglandular syndrome, Parinaud's conjunctivitis.
P.-Syndrom *nt ophthal.* 1. Parinaud's syndrome. 2. Parinaud's ophthalmoplegia.
Park: P.-Aneurysma *nt patho.* Park's aneurysm.
Parkinson: P.'-Krankheit *f neuro.* Parkinson's disease, shaking palsy, trembling palsy, parkinsonism.
P.-Syndrom *nt neuro.* postencephalitic parkinsonism, parkinsonian syndrome.
Par·kin·so·no·id *nt neuro.* parkinsonism.
Par·odont *nt anat.* alveolar periosteum, parodontium, paradentium, peridentium.
Par·omo·my·cin *nt pharm.* paromomycin.
Par·om·pha·lo·ze·le *f embryo.* paromphalocele.
Parona: P.'-Raum *m anat.* Parona's space.
par·ony·chi·al *adj derm.* paronychial.
Par·ony·chie *f derm.* paronychia, perionychia, perionyxis.
Pa·ro·opho·ri·tis *f gyn.* paroophoritis.
Pa·ro·opho·ron *nt anat* paroophoron.
Par·opho·ri·tis *f gyn.* paroophoritis.
Par·oph·thal·mie *f ophthal.* parophthalmia.
Par·op·sie *f ophthal.* paropsis, paropsia.
Par·or·chis *m anat.* epididymis, parorchis.
Par·ore·xie *f gyn., psychia.* perverted appetite, parorexia.
Par·os·mie *f neuro.* parosmia, parosphresia, parosphresis, paraosmia.
Par·os·phre·sie *f → Parosmie.*
Par·osti·tis *f ortho.* parosteitis, parostitis.
Par·osto·sis *f ortho.* parosteosis, parostosis.
Par·otid·ek·to·mie *f HNO* parotidectomy.
Par·otis *f anat.* parotid gland, parotic, parotid.
Par·otis·ab·szeß *m HNO* parotid abscess.
Par·otis·ent·fer·nung *f HNO* parotidectomy.
Par·otis·ent·zün·dung *f → Parotitis.*
Par·otis·fas·zie *f anat.* parotid fascia.
Par·otis·gang *m anat.* Stensen's duct, canal of Stenon, parotid duct.
Par·otis·lo·ge *f anat.* parotid space.
Par·otis·lymph·kno·ten *pl anat.* parotid lymph nodes.
Par·otis·ple·xus *m anat.* (*N. facialis*) parotid plexus of facial nerve, anserine plexus.
Par·otis·spei·chel *m physiol.* parotid saliva.
Par·otis·ve·nen *pl anat.* parotid veins.
Par·oti·tis *f HNO* parotitis, parotiditis. **P.**

epidemica mumps, epidemic parotitis.

par·ova·ri·al *adj anat.*, *gyn.* parovarian, para-ovarian.

Par·ova·ri·um *nt anat.*, *gyn.* **1.** parovarium, paroophoron. **2.** Rosenmüller's organ, pampiniform body, parovarium, epoophoron, ovarian appendage.

par·oxys·mal *adj patho.* paroxysmal.

Par·oxys·mus *m patho.* paroxysm.

Parrot: P.-Knoten *m patho.* Parrot's node, Parrot's sign.

P.-Krankheit *f patho.* Parrot's disease, achondroplasia, achondroplasty.

P.'-Lähmung *f neuro.* syphilitic pseudoparalysis, Parrot's pseudoparalysis.

P.-Zeichen *nt neuro.* Parrot's sign.

Parrot-Kauffmann: P.-K.-Syndrom *nt →* *Parrot-Krankheit.*

Pars *f anat.* pars, part, portion.

P. abdominalis aortae abdominal aorta, abdominal part of aorta.

P. ascendens aortae ascending part of aorta, ascending aorta.

P. ascendens duodeni ascending part of duodenum.

P. autonomica systematis nervosi autonomic nervous system, sympathetic nervous system, vegetative nervous system, involuntary nervous system.

P. cardiaca cardiac part of stomach, cardia.

P. centralis systematis nervosi central nervous system, cerebrospinal system, neural axis, neuraxis.

P. cervicalis medullae spinalis cervical part of spinal cord, cervical segments *pl* of spinal cord, cervicalia *pl.*

P. descendens aortae descending aorta, descending part of aorta.

P. descendens duodeni descending part of duodenum.

P. endocrina (pancreatis) endocrine part of pancreas, islands *pl* of Langerhans, islets *pl* of Langerhans, pancreatic islands *pl*, pancreatic islets *pl.*

P. exocrina (pancreatis) exocrine part of pancreas.

P. fetalis placentae *gyn.* fetal component of placenta, fetal placenta.

P. flaccida flaccida, pars flaccida, Shrapnell's membrane.

P. horizontalis (duodeni) horizontal part of duodenum, inferior part of duodenum.

P. intermedia adenohypophyseos intermediate part of adenohypophysis, intermediate lobe

P. lumbaris (medullae spinalis) lumbar part of spinal cord, lumbar segments *pl* of spinal cord, lumbaria *pl.*

P. materna placentae *gyn.* maternal placenta, maternal component of placenta.

P. parasympath(et)ica systematis nervosi

autonomici parasympathetic nervous system, craniosacral system, parasympathetic part of autonomic nervous system.

P. pelvica autonomica pelvic part of autonomic nervous system.

P. pelvica ureteris pelvic part of ureter.

P. peripherica systematis nervosi peripheral nervous system.

P. sacralis (medullae spinalis) sacral part of spinal cord, sacral segments *pl* of spinal cord, sacral cord, sacralia *pl.*

P. sympath(et)ica systematis nervosi autonomici sympathetic nervous system, thoracolumbar system, sympathicus, thoracolumbar division of autonomic nervous system.

P. tensa pars tensa.

P. thoracica aortae thoracic part of aorta, thoracic aorta.

P. thoracica autonomica thoracic part of autonomic nervous system.

P. thoracica medullae spinalis thoracic segments *pl* of spinal cord, thoracic part of spinal cord, thoracica *pl.*

P. uterina placentae *gyn.* maternal placenta, maternal component of placenta.

Par·ti·al·an·ti·gen *nt immun.* partial antigen.

Par·ti·kel *nt* (*a. phys.*) particle. **kontagiöses P.** contagion, contagium.

Par·tus *m gyn.* delivery, childbirth, birth, partus, parturition.

Par·ulis *f HNO* gumboil, parulis, gingival abscess.

par·um·bi·li·kal *adj anat.* paraumbilical, paraomphalic, parumbilical.

Pas·cal *nt abbr.* **Pa** *phys.* pascal.

Pascheff: P.-Konjunktivitis *f ophthal.* Pascheff's conjunctivitis, necrotic infectious conjunctivitis.

Pasini: P.-Syndrom *nt derm.* Pasini's syndrome, albopapuloid epidermolysis bullosa dystrophica.

Pasini-Pierini: Atrophodermia *f idiopathica* **P.-P.** *derm.* idiopathic atrophoderma of Pasini and Pierini, atrophoderma of Pasini and Pierini.

P.-P.-Syndrom *nt → Pasini-Syndrom.*

Pasqualini: P.-Syndrom *nt andro.* Pasqualini's syndrome, fertile eunuch syndrome.

pas·siv *adj* passive, not active, submissive; *psycho.* passive.

Pas·si·vi·smus *m psychia.* passive algolagnia, passivism, masochism.

Pas·si·vi·tät *f psycho.* passiveness, passivity.

Pas·siv·rau·chen *nt* passive smoking.

Pa·ste *f pharm.* pasta, paste.

pa·steu·ri·siert *adj* pasteurized.

Pa·steu·ri·sie·rung *f* pasteurization.

Pa·stil·le *f pharm.* pastille, pastil, lozenge, troche.

pa·stös *adj* (*Haut*) pasty, puffed, puffy,

swollen.

Patau: P.-Syndrom *nt genet.* Patau's syndrome, trisomy D syndrome, trisomy 13 syndrome.

Patch·graft *f/nt chir.* patch graft.

Patch-Test *m derm* patch test.

Pa·tel·la *f anat.* knee cap, cap, patella.

gleitende P. *ortho.* slipping patella.

tanzende P. *ortho.* floating patella, patellar tap.

Pa·tel·la·frak·tur *f ortho.* fracture of the patella, fractured patella.

Pa·tel·la·klo·nus *m → Patellarklonus.*

Pa·tel·la·lu·xa·ti·on *f ortho.* dislocation of the patella.

Pa·tel·la·pol *m anat.* apex of patella.

pa·tel·lar *adj anat.* patellar.

Pa·tel·la·re·sek·ti·on *f ortho.* patellectomy.

Pa·tel·lar·klo·nus *m neuro.* patellar clonus, trepidation sign.

Pa·tel·lar·re·flex *m → Patellarsehnenreflex.*

Pa·tel·lar·seh·nen·re·flex *m abbr.* **PSR** *physiol.* patellar tendon reflex, patellar reflex, knee jerk, knee reflex, quadriceps reflex, quadriceps jerk.

Pa·tel·la·spit·ze *f anat.* apex of patella.

Pa·tel·lek·to·mie *f ortho.* patellectomy.

Paterson-Brown: P.-B.-Syndrom *nt patho.* Plummer-Vinson syndrome, Paterson--Brown-Kelly syndrome, Paterson-Kelly syndrome, sideropenic dysphagia.

Patey: P.-Operation *f gyn.* Patey's operation, modified radical mastectomy.

path·erg *adj patho.* pathergic.

Path·er·gie *f patho.* pathergy, pathergia.

path·er·gisch *adj patho.* pathergic.

Pa·tho·bio·lo·gie *f patho.* pathobiology.

pa·tho·gen *adj patho.* pathogenic, pathogenetic, nosogenic, morbigenous, morbific.

Pa·tho·ge·ne·se *f patho.* pathogenesis, pathogenesy, pathogeny, nosogeny, nosogenesis, etiopathology.

pa·tho·ge·ne·tisch *adj patho.* pathogenetic.

Pa·tho·ge·ni·tät *f patho.* pathogenicity.

pa·tho·gno·mo·nisch *adj* characteristic, pathognomonic, pathognostic.

pa·tho·gno·stisch *adj → pathognomonisch.*

Pa·tho·lo·ge *m* pathologist.

Pa·tho·lo·gie *f* pathology. **klinische P.** clinical pathology, clinicopathology.

Pa·tho·lo·gin *f* pathologist.

pa·tho·lo·gisch *adj* pathological, pathologic, morbid, diseased; hypernormal.

pathologisch-anatomisch *adj* pathoanatomical, anatomicopathological.

Pa·tho·phy·sio·lo·gie *f* pathologic physiology, pathophysiology.

Pa·tho·psy·cho·lo·gie *f* pathopsychology.

Pa·ti·ent *m* patient; *stat.* case.

ambulanter P. outpatient.

bettlägriger P. bedcase.

gehfähiger P. ambulatory patient.

stationärer P. inpatient.

Pa·ti·en·ten·an·zahl *f* caseload.

Pa·ti·en·ten·füh·rung *f* patient management.

Pa·ti·en·ten·ma·na·ge·ment *nt* patient management.

Pa·ti·en·ten·ver·sor·gung *f* patient management.

Pa·ti·en·tin *f → Patient.*

Patrick: P.-Phänomen *nt ortho.* Patrick's sign, Patrick's test, fabere sign.

Pat·tern *nt genet.* pattern.

Pau·ken·drai·na·ge *f HNO* drainage of the middle ear.

Pau·ken·fi·bro·se *f HNO* adhesive otitis media, middle ear fibrosis.

Pau·ken·höh·le *f anat.* tympanic cavity, eardrum, drum, tympanum.

Pau·ken·höh·len·ar·te·ri·en *pl anat.* caroticotympanic arteries.

Pau·ken·höh·len·dach *nt anat.* superior wall of tympanic cavity, roof of tympanic cavity, roof of tympanum.

Pau·ken·höh·len·fi·bro·se *f → Paukenfibrose.*

Pau·ken·höh·len·nerv *m anat.* tympanic nerve, Jacobson's nerve.

Pau·ken·höh·len·pla·stik *f HNO* tympanoplasty.

Pau·ken·höh·len·punk·ti·on *f HNO* paracentesis, myringotomy, tympanotomy.

Pau·ken·höh·len·schlag·ader *f anat.* tympanic artery.

Pau·ken·höh·len·schleim·haut *f histol.* mucosa of tympanic cavity.

Pau·ken·höh·len·skle·ro·se *f HNO* tympanosclerosis.

Pau·ken·höh·len·ve·nen *pl anat.* tympanic veins.

Pau·ken·punk·ti·on *f HNO* paracentesis, myringotomy, tympanotomy.

Pau·ken·röhr·chen *nt HNO* grommet, grommet tube, myringotomy tube.

Pau·ken·skle·ro·se *f HNO* tympanosclerosis.

Paul-Bunnell: P.-B.-Reaktion *f immun.* Paul--Bunnell reaction.

P.-B.-Test *m immun.* Paul-Bunnell test, heterophil antibody test.

Paul-Mixter: P.-M.-Rohr *nt chir.* Paul-Mixter tube.

Pau·se *f* break, pause, interval; (*Arbeitspause*) recess, break; (*Ruhepause*) rest.

kompensatorische P. *card.* compensatory pause.

postextrasystolische P. *card.* postextrasystolic pause.

Pautrier: P.'-Mikroabszeß *m patho.* Pautrier's abscess, Pautrier's microabscess.

Pautrier-Woringer: P.-W.-Syndrom *nt derm.* dermatopathic lymphadenopathy, lipomelanotic reticulosis.

Pavlik: P.-Zügel *m ortho.* Pavlik harness.

Pav·or *m neuro.* pavor, fear, terror.

P. diurnus *ped.* pavor diurnus, day terror(s *pl*).

P. nocturnus *ped.* sleep terror disorder, pavor nocturnus, night terror(s *pl*).

Payr: P.-Syndrom *nt patho.* Payr's disease, splenic flexure syndrome.

P.-Zeichen *nt patho.* Payr's sign.

P biatriale *nt* → *P cardiale.*

P-Blutgruppe *f hema.* P blood group, P blood group system.

P cardiale *nt card.* P cardiale, P biatriale, P congenitale.

P congenitale *nt* → *P cardiale.*

P dextroatriale *nt* → *P pulmonale.*

P dextrocardiale *nt* → *P pulmonale.*

Péan: P.-Klemme *f chir.* Péan's clamp, Péan's forceps.

Pech·war·zen *pl derm.* tar keratosis.

Pec·ten *m anat.* pecten.

P. analis pecten of anus, anal pecten.

P. ossis pubis pecten of pubis, pectineal line.

Pectoralis-major-Lappen *m chir.* pectoralis major flap.

Pec·tus *nt anat.* breast, chest, pectus, thorax.

P. carinatum *ortho.* pigeon chest, pigeon breast, keeled chest, chicken breast.

P. excavatum *ortho.* funnel breast, funnel chest, foveated chest, trichterbrust.

Pe·di·cu·lo·sis *f epidem.* lice infestation, pediculation, pediculosis, lousiness.

P. capitis head lice, head lice infestation.

P. corporis body lice infestation, clothes lice infestation.

P. pubis crab lice infestation, pubic lice infestation, phthiriasis.

P. vestimentorum → *P. corporis.*

Pe·di·cu·lus¹ *m anat.* pedicle, stalk. **P. arcus vertebrae/vertebralis** pedicle of vertebral arch.

Pe·di·cu·lus² *m micro.* pediculus, Pediculus.

P. capitis head louse, Pediculus humanus capitis.

P. corporis body louse, clothes louse, Pediculus humanus corporis.

P. humanus human louse, Pediculus humanus.

P. pubis crab louse, pubic louse, Pediculus pubis, Phthirus pubis.

P. vestimenti → *P. corporis.*

Pe·di·gramm *nt physiol.* pedogram.

Pe·di·gra·phie *f physiol.* pedography.

Pe·di·ku·li·zid *nt pharm.* pediculicide, lousicide.

pe·di·ku·li·zid *adj pharm.* pediculicide, lousicide.

Pe·di·ku·lo·se *f* → *Pediculosis.*

Pe·dun·cu·lus *m anat.* peduncle, stalk, stem.

Pedunculi *pl* **cerebellares** cerebellar peduncles, peduncles of cerebellum.

P. cerebralis/cerebri peduncle of cerebrum, cerebral peduncle.

Pe·dun·ku·lo·to·mie *f neurochir.* pedunculotomy.

Pein *f* pain, suffering, agony, anguish; (*physisch, psychisch*) distress.

pei·ni·gen *vt* torment, distress, afflict.

pei·ni·gend *adj* (*Schmerz*) excruciating.

Peit·schen·wurm *m* → *Trichuris trichiura.*

Pek·te·ni·tis *f patho.* pectenitis.

Pek·te·no·se *f patho.* pectenosis.

Pek·te·no·to·mie *f chir.* pectenotomy.

pek·ti·ne·al *adj anat.* pectineal, pectinal.

pek·to·ral *adj anat.* pectoral.

Pek·to·ra·lis·fas·zie *m anat.* pectoral fascia, pectoralis major fascia.

Pek·to·ra·lis·lymph·kno·ten *m anat.* interpectoral lymph node, pectoral lymph node.

Pek·to·ra·lis major *m anat.* pectoralis major muscle, greater pectoral muscle.

Pektoralis-major-Lappen *m chir.* pectoralis major flap.

Pektoralis-major-Reflex *m physiol.* costopectoral reflex, pectoral reflex.

Pek·to·ra·lis minor *m anat.* pectoralis minor muscle, smaller pectoral muscle.

Pek·to·ra·lis·re·gi·on *f anat.* pectoral region.

Pek·to·ra·lis·ve·nen *pl anat.* pectoral veins.

Pel: P.'-Krisen *pl neuro.* Pel's crises.

Pe·la·de *f derm.* pelade, Celsus' alopecia, Celsus' area, Jonston's area.

Pel-Ebstein: P.-E.-Fieber *nt hema.* Pel-Ebstein pyrexia, Pel-Ebstein symptom, Pel-Ebstein fever.

P.-E.-Krankheit *f hema.* Pel-Ebstein disease.

Pelger-Huët: P.-H.-Kernanomalie *f hema.* Pelger's nuclear anomaly, Pelger-Huët nuclear anomaly.

Pe·lio·ma *nt derm.* pelidnoma, pelioma.

Pelizaeus-Merzbacher: P.-M.-Krankheit *f patho.* Pelizaeus-Merzbacher sclerosis, Merzbacher-Pelizaeus disease, hereditary cerebral leukodystrophy.

Pell·agra *f patho.* Alpine scurvy, maidism, pellagra.

Pell·agro·id *nt patho.* pellagroid.

pell·agro·id *adj patho.* pellagroid.

Pellegrini: P.-Schatten *pl ortho.* Pellegrini--Stieda disease, Pellegrini's disease, Köhler--Pellegrini-Stieda disease.

Pel·let *nt pharm.* pellet, pilule, minute pill.

Pellizzi: P.-Syndrom *nt ortho.* Pellizzi's syndrome, epiphyseal syndrome, pineal syndrome.

Pe·lo·id *nt clin.* peloid.

pel·vi·fe·mo·ral *adj* pelvifemoral.

Pel·vi·gra·phie *f radiol.* pelviradiography, pelviography.

Penisraphe

Pel·vi·me·ter *nt gyn.* pelvimeter.
Pel·vi·me·trie *f gyn.* pelvimetry.
pel·vin *adj anat.* pelvic.
Pel·vio·pe·ri·to·ni·tis *f patho.* pelvic peritonitis, pelvioperitonitis, pelviperitonitis.
Pel·vio·to·mie *f gyn., ortho.* pelviotomy, pelvitomy; pubiotomy.
pel·vi·rek·tal *adj anat.* pelvirectal.
Pel·vis *f anat.* pelvis.
  P. major greater pelvis, false pelvis, large pelvis.
  P. minor lesser pelvis, true pelvis, small pelvis.
  P. plana *ortho.* flat pelvis.
  P. renalis renal pelvis, pelvis of ureter.
  P. spondylolisthetica *ortho.* spondylolisthetic pelvis, Prague pelvis, Rokitansky's pelvis.
pel·vi·sa·kral *adj anat.* pelvisacral.
Pel·vi·skop *nt clin.* pelviscope.
Pel·vi·to·mie *f* → *Pelviotomie.*
Pe·mo·lin *nt pharm.* pemoline.
Pem·phi·go·id *nt derm.* pemphigoid.
  P. der Neugeborenen pemphigus neonatorum, impetigo, staphylococcal impetigo.
  P. der Säuglinge Ritter's disease, staphylococcal scalded skin syndrome.
  vernarbendes P. → okulärer *Pemphigus.*
pem·phi·go·id *adj derm.* pemphigoid.
Pem·phi·gus *m derm.* pemphigus.
  P. acutus neonatorum impetigo, pemphigus neonatorum, staphylococcal impetigo.
  P. brasiliensis South American pemphigus, wildfire pemphigus, Brazilian pemphigus.
  P. chronicus benignus familiaris → *familiärer gutartiger P.*
  P. erythematosus Senear Usher disease, Senear Usher syndrome.
  familiärer gutartiger P. Hailey-Hailey disease, familial benign chronic pemphigus, benign familial pemphigus.
  kongenitaler nicht-syphilitischer P. Herlitz's disease, junctional epidermolysis bullosa.
  okulärer P. ocular pemphigoid, benign mucosal pemphigoid, cicatricial pemphigoid.
  P. seborrhoicus → *P. erythematosus.*
  P. vegetans Neumann's disease.
  P. vulgaris pemphigus, pemphigus vulgaris.
pem·phi·gus·ar·tig *adj derm.* pemphigoid.
Pen·bu·to·lol *nt pharm.* penbutolol.
Pen·del·be·we·gung *f* pendular movement.
Pen·del·gips *m ortho.* hanging cast, hanging arm cast.
Pen·del·luft *f physiol.* pendelluft.
pen·deln *vi phys.* swing, oscillate.
Pen·del·ny·stag·mus *m neuro.* oscillating nystagmus, pendular nystagmus, undulatory nystagmus, vibratory nystagmus.
Pen·del·osteo·to·mie *f ortho.* pendular osteotomy.
Pen·del·rhyth·mus *m card.* tic-tac rhythm, tic-tac sounds *pl,* fetal rhythm, pendulum

rhythm, embryocardia.
Pendred: P.-Syndrom *nt patho.* Pendred's syndrome.
Pen·ek·to·mie *f urol.* penectomy, peotomy, phallectomy.
Pe·ne·tranz *f genet.* penetrance.
Pe·ne·tra·ti·on *f patho.* (*Tumor*) penetration.
Pe·ni·cill·amin *nt pharm.* penicillamine, β,β-dimethylcysteine.
Pe·ni·cil·li *pl anat.* (*Milz*) penicilli of spleen, penicillar arteries.
Pe·ni·cil·lin *nt pharm.* penicillin.
  Penicillin AT → *Penicillin O.*
  Penicillin F penicillin F, 2-pentenylpenicillin.
  Penicillin G penicillin G, benzylpenicillin.
  Penicillin K penicillin K, heptylpenicillin.
  Penicillin N penicillin N, adicillin.
  Penicillin O allylmercaptomethylpenicillin, penicillin O.
  oralverabreichbares P. oral penicillin.
  Penicillin I → *Penicillin F.*
  Penicillin II → *Penicillin G.*
  Penicillin III → *Penicillin X.*
  Penicillin IV → *Penicillin K.*
  Penicillin V penicillin V, phenoxymethyl penicillin.
  Penicillin X penicillin X, *p*-hydroxybenzylpenicillin.
Pe·ni·cil·li·na·se *f micro.* penicillinase, penicillin amide-β-lactamhydrolase.
pe·ni·cil·li·na·se·fest *adj pharm.* penicillinase-resistent.
Penicilloyl-Beta-Lactamase *f* → *Penicillinase.*
pe·ni·cil·lin·fest *adj pharm.* penicillin-fast.
pe·ni·cil·lin·re·si·stent *adj pharm.* penicillin-resistant.
Pe·ni·cil·lin·säu·re *f pharm.* penicillic acid.
Pe·ni·cil·li·um *nt micro.* Penicillium.
Pe·ni·cil·lo·in·säu·re *f pharm.* penicilloic acid.
Penicilloyl-Polylysin-Test *nt pharm.* penicilloyl-polylysine test, PPL test.
Pe·ni·cil·lus *m micro.* penicillus.
pe·nil *adj andro.* penile, penial.
Pe·nis *m* penis, virile member, priapus; (*erigiert*) phallus.
Pe·nis·blu·tung *f urol.* phallorrhagia.
Pe·nis·dia·phy·se *f anat.* shaft of penis.
Pe·nis·ent·fer·nung *f urol.* penectomy, peotomy, phallectomy.
Pe·nis·ent·zün·dung *f* → *Penitis.*
Pe·nis·fas·zie *f anat.* fascia of penis. **tiefe P.** deep fascia of penis, Buck's fascia.
Pe·nis·fi·bro·ma·to·se *f andro.* Peyronie's disease, van Buren's disease, penile fibromatosis, penile induration.
Pe·nis·ko·ro·na *f anat.* corona of glans (penis).
Pe·nis·neid *m psychia.* penis envy.
Pe·nis·pla·stik *f urol.* phalloplasty.
Pe·nis·ra·phe *f anat.* raphe penis, raphe of penis.

Pe·nis·rücken [k·k] *m anat.* dorsum of penis.
Pe·nis·rücken·ve·ne [k·k]*f anat.* dorsal vein of penis.
Pe·nis·schaft *m anat.* shaft of penis.
Pe·nis·schmerz *m urol.* phallodynia, phallalgia.
Pe·nis·schwell·kör·per *m anat.* cavernous body of penis, spongy body of penis.
Pe·nis·schwell·lung *f urol.* phalloncus.
Pe·nis·sep·tum *nt anat.* septum of penis.
Pe·nis·spal·te *f embryo.* penischisis.
Pe·nis·tu·mor *m urol.* phalloncus.
Pe·nis·ve·nen *pl,* **tiefe** *anat.* deep veins of penis.
Pe·nis·wur·zel *f anat.* root of penis.
Pe·ni·tis *f andro.* priapitis, penitis, phallitis.
Pe·ni·zill·amin *nt* → *Penicillamin.*
Pe·ni·zil·lin *nt* → *Penicillin.*
Pe·ni·zil·li·na·se *f* → *Penicillinase.*
pe·no·skro·tal *adj anat.* penoscrotal.
Penrose: P.-Drain *m chir.* Penrose drain.
pen·ta·dak·tyl *adj ortho.* pentadactyl.
Pen·ta·de *f patho.* pentad.
Pen·ta·ery·thri·tyl *nt pharm.* pentaerythritol, pentaerythrityl.
Pentaerythrityl-Tetranitrat *nt pharm.* pentaerythritol tetranitrate, pentaerythrityl tetranitrate, penthrit, pentrinitrol.
Pen·ta·lo·gie *f patho.* pentalogy.
Pen·ta·me·tho·ni·um *nt pharm.* pentamethonium.
Pen·ta·mi·din *nt pharm.* pentamidine.
Pen·ta·so·mie *f genet.* pentasomy.
Pen·ta·sto·mia·sis *f epidem.* pentastomiasis.
Pen·ta·sto·mum *nt micro.* Pentastoma.
Pen·ta·zo·cin *nt anes.* pentazocine.
Pent·dyo·pent *nt hema.* pentdyopent.
2-Pen·te·nyl·pe·ni·cil·lin *nt pharm.* penicillin F, 2-pentenylpenicillin.
Pen·to·bar·bi·tal *nt pharm.* pentobarbital, pentobarbitone.
Pen·tos·ämie *f patho.* pentosemia.
Pen·to·se·phos·phat·zy·klus *m biochem.* pentose phosphate pathway, phosphogluconate pathway, pentose shunt.
Pen·tos·urie *f patho.* pentosuria.
Pent·oxi·fyl·lin *nt pharm.* pentoxifylline, oxpentifylline.
Pepper: P.-Syndrom *nt patho.* Pepper's type, Pepper's syndrome.
Pep·sin *nt biochem.* pepsin, pepsase.
Pep·sin·urie *f physiol.* pepsinuria.
Pep·tid *nt biochem.* peptide, peptid. **vasoaktives intestinales P.** *abbr.* **VIP** vasoactive intestinal peptide, vasoactive intestinal polypeptide.
Pep·tid·an·ti·bio·ti·kum *nt pharm.* peptide antibiotic.
pep·tid·erg *adj physiol.* peptidergic.
Pep·tid·hor·mon *nt endo.* peptide hormone.
pep·tisch *adj biochem.* peptic, pepsic.

per·akut *adj* (*Verlauf*) peracute, superacute, hyperacute, fulminating, fulminant.
Per·chlor·naph·tha·lin·krank·heit *f derm.* perna acne, perna disease.
Per·fo·rans·ve·nen *pl anat.* perforating veins, communicating veins.
Per·fo·ra·ti·on *f patho.,* *chir.* perforation; *gyn.* perforation.
freie P. *chir.* free perforation.
gedeckte P. *chir.* covered perforation, walled-of perforation.
Per·fo·ra·to·ri·um *nt gyn.* perforator.
per·fo·rie·rend *adj* perforating, perforative, piercing; (*Geschwür*) penetrating, penetrative.
per·fo·riert *adj* perforate, perforated, pierced.
per·fun·die·ren *vt* perfuse, pour through.
Per·fu·si·on *f physiol.* perfusion; flow, blood flow.
Per·fu·si·ons·che·mo·the·ra·pie *f clin.* perfusion chemotherapy.
Per·he·xi·lin *nt pharm.* perhexiline.
Pe·ri·ade·ni·tis *f patho.* periadenitis. **P. mucosa necrotica recurrens** Mikulicz's aphthae, Sutton's disease, recurrent benign aphthosis.
pe·ri·am·pul·lär *adj anat.* periampullary.
pe·ri·anal *adj anat.* perianal, periproctic, circumanal.
Pe·ri·anal·fi·stel *f patho.* perianal fistula.
pe·ri·ana·sto·mo·tisch *adj* perianastomotic.
Pe·ri·an·gi·tis *f patho.* periangiitis, periangitis, perivasculitis.
pe·ri·aor·tal *adj anat.* periaortic.
Pe·ri·aor·ti·tis *f patho.* periaortitis.
pe·ri·ap·pen·di·ze·al *adj anat.* periappendiceal, periappendicular.
Pe·ri·ap·pen·di·zi·tis *f patho.* periappendicitis, para-appendicitis, perityphlitis.
pe·ri·areo·lar *adj anat.* periareolar, circumareolar.
pe·ri·ar·te·ri·ell *adj histol.* periarterial.
Pe·ri·ar·te·ri·itis *f patho.* periarteritis, exarteritis. **P. nodosa** Kussmaul-Meier disease, Kussmaul's disease, arteritis nodosa.
Pe·ri·ar·thri·tis *f ortho.* periarthritis, exarthritis. **P. humeroscapularis** *abbr.* **PHS** frozen shoulder, adhesive peritendinitis, adhesive bursitis, adhesive capsulitis.
pe·ri·ar·ti·ku·lär *adj ortho.* periarticular, periarthric, circumarticular.
pe·ri·atri·al *adj* periatrial, periauricular.
pe·ri·au·ri·ku·lär *adj* 1. (*Ohr*) periauricular. 2. → *periatrial.*
pe·ri·axil·lär *adj anat.* periaxillary, circumaxillary.
pe·ri·azi·nös *adj histol.* periacinal, periacinous.
pe·ri·bron·chi·al *adj histol.* peribronchial.
Pe·ri·bron·chio·li·tis *f pulmo.* peribronchiolitis.

Perikarditis

Pe·ri·bron·chi·tis *f pulmo.* peribronchitis.
pe·ri·bul·bär *adj anat.* peribulbar, circumbulbar.
Pe·ri·car·di·tis *f card.* pericarditis.
P. adhaesiva adhesive pericarditis, adherent pericardium.
P. calcarea panzerherz, armored heart, armour heart.
P. constrictiva constrictive pericarditis.
P. purulenta empyema of pericardium, purulent pericarditis, suppurative pericarditis.
P. rheumatica rheumatic pericarditis.
Pe·ri·car·di·um *nt* → Perikard.
Pe·ri·chol·an·gi·tis *f patho.* pericholangitis, periangiocholitis.
Pe·ri·cho·le·zy·sti·tis *f patho.* pericholecystitis.
Pe·ri·chon·dri·tis *f ortho.* perichondritis.
Pe·ri·chon·dri·um *nt anat.* perichondrium.
Pe·ri·chon·drom *nt patho.* perichondroma.
Pe·ri·ci·azin *nt pharm.* pericyazine.
Pe·ri·co·xi·tis *f ortho.* pericoxitis.
Pe·ri·cra·ni·um *nt anat.* pericranium, periosteum of skull.
Pe·ri·de·fe·ren·ti·tis *f urol.* perideferentitis.
Pe·rid·ek·to·mie *f ophthal.* peridectomy.
Pe·ri·des·mi·tis *f ortho.* peridesmitis.
Pe·ri·des·mi·um *nt histol.* peridesmium.
Pe·ri·des·mi·um·ent·zün·dung *f ortho.* peridesmitis.
Pe·ri·di·dy·mis *f andro.* perididymis.
Pe·ri·di·dy·mi·tis *f urol.* perididymitis.
Pe·ri·di·ver·ti·ku·li·tis *f patho.* peridiverticulitis.
pe·ri·duk·tal *adj histol.* periductal, periductile.
Pe·ri·duo·de·ni·tis *f patho.* periduodenitis.
pe·ri·du·ral *adj* peridural, epidural.
Pe·ri·du·ral·an·äs·the·sie *f anes.* epidural block, epidural anesthesia, peridural anesthesia, epidural.
Pe·ri·ek·to·mie *f ophthal.* peridectomy, peritectomy, peritomy.
pe·ri·en·te·ral *adj* perienteric, circumintestinal.
Pe·ri·en·te·ri·tis *f patho.* perienteritis, seroenteritis.
Pe·ri·en·ze·pha·li·tis *f neuro.* periencephalitis.
Pe·ri·fol·li·cu·li·tis *f derm.* perifolliculitis. P. capitis abscedens et suffodiens dissecting cellulitis of scalp.
pe·ri·fol·li·ku·lär *adj histol., derm.* perifollicular.
Pe·ri·fo·vea *f anat.* perifovea.
pe·ri·gan·glio·när *adj histol.* periganglionic.
Pe·ri·ga·stri·tis *f patho.* perigastritis.
pe·ri·glan·du·lär *adj histol.* periglandular.
Pe·ri·glan·du·li·tis *f patho.* periglandulitis.
pe·ri·glo·me·ru·lär *adj histol.* periglomerular.
Pe·ri·glos·si·tis *f HNO* periglossitis.
Pe·ri·glot·tis *f histol.* periglottis.
pe·ri·glot·tisch *adj anat.* periglottic.

pe·ri·he·pa·tisch *adj anat.* perihepatic, parahepatic.
Pe·ri·he·pa·ti·tis *f patho.* parahepatitis, perihepatitis, hepatic capsulitis.
P. acuta gonorrhoica Fitz-Hugh and Curtis syndrome.
P. chronica hyperplastica Curschmann's disease, zuckergussleber, frosted liver, icing liver, sugar-icing liver.
pe·ri·her·ni·al *adj chir.* perihernial.
pe·ri·hi·lär *adj anat.* perihilar.
pe·ri·in·te·sti·nal *adj anat.* perienteric, circumintestinal.
Pe·ri·je·ju·ni·tis *f patho.* perijejunitis.
pe·ri·ka·pil·lär *adj histol.* pericapillary.
pe·ri·kap·su·lär *adj anat.* pericapsular.
Pe·ri·kard *nt anat.* pericardium, pericardial sac, heart sac.
Pe·ri·kard·ek·to·mie *f HTG* pericardiectomy, pericardectomy.
Pe·ri·kard·ent·zün·dung *f* → Perikarditis.
Pe·ri·kard·er·guß *m card.* pericardial effusion.
Pe·ri·kard·er·kran·kung *f card.* pericardial disease.
Pe·ri·kard·er·öff·nung *f HTG* pericardiotomy, pericardotomy.
Pe·ri·kard·ex·zi·si·on *f HTG* pericardiectomy, pericardectomy.
Pe·ri·kard·fen·ste·rung *f HTG* pericardiostomy.
Pe·ri·kard·höh·le *f anat.* pericardial cavity.
pe·ri·kar·di·al *adj anat.* pericardial, pericardiac.
Pe·ri·kar·dio·ly·se *f HTG* pericardiolysis.
pe·ri·kar·dio·pleu·ral *adj anat.* pericardiopleural.
Pe·ri·kar·di·or·rha·phie *f HTG* pericardiorrhaphy.
Pe·ri·kar·dio·sto·mie *f HTG* pericardiostomy.
Pe·ri·kar·dio·to·mie *f HTG* pericardiotomy, pericardotomy.
Pe·ri·kar·di·tis *f card.* pericarditis.
adhäsive P. adherent pericardium, adhesive pericarditis.
bakterielle P. bacterial pericarditis.
eitrige P. purulent pericarditis, suppurative pericarditis, pyopericarditis, empyema of pericardium.
exsudative P. serous pericarditis.
fibrinöse P. fibrinous pericarditis, fibrous pericarditis.
hämorrhagische P. hemorrhagic pericarditis.
idiopathische P. acute benign pericarditis, idiopathic pericarditis.
konstriktive P. constrictive pericarditis.
rheumatische P. rheumatic pericarditis.
serofibrinöse P. serofibrinous pericarditis.
seröse P. serous pericarditis, hydropericarditis.
trockene P. dry pericarditis.

urämische P. uremic pericarditis.
pe·ri·kar·di·tisch *adj* pericarditic.
Pe·ri·kard·kar·zi·no·se *f patho.* pericardial carcinomatosis, carcinous pericarditis.
Pe·ri·kard·naht *f HTG* pericardiorrhaphy.
Pe·ri·kard·pleu·ra *f anat.* pericardial pleura.
Pe·ri·kard·punk·ti·on *f card.* pericardiocentesis, pericardicentesis.
Pe·ri·kard·rei·ben *nt card.* pericardial fremitus, pericardial rub, pericardial murmur.
Pe·ri·kard·si·nus *m anat.* sinus of pericardium.
Pe·ri·kard·tam·po·na·de *f card.* pericardial tamponade, cardiac tamponade.
Pe·ri·kard·ve·nen *pl anat.* pericardiac veins.
Pe·ri·kard·ver·wach·sung *f card.* pericardial adhesion.
Pe·ri·kard·zot·ten *pl card.* pericardial villi.
Pe·ri·ka·ry·on *nt histol.* cell body, perikaryon, pericaryon.
pe·ri·ko·lisch *adj anat.* pericolic.
Pe·ri·ko·li·tis *f patho.* pericolitis, pericolonitis, serocolitis.
Pe·ri·kol·pi·tis *f gyn.* perivaginitis, pericolpitis.
pe·ri·kor·ne·al *adj histol.* circumcorneal, pericorneal.
Pe·ri·ko·xi·tis *f ortho.* pericoxitis.
Pe·ri·kra·ni·tis *f neuro.* pericranitis.
Pe·ri·kra·ni·um *nt anat.* pericranium, periosteum of skull.
Pe·ri·la·by·rin·thi·tis *f HNO* perilabyrinthitis.
Pe·ri·la·ryn·gi·tis *f patho.* perilaryngitis.
pe·ri·len·tal *adj ophthal.* perilenticular.
Pe·ri·lo·bu·li·tis *f patho.* perilobulitis.
pe·ri·lu·när *adj ortho.* perilunar.
Pe·ri·lym·pha *f anat.* perilymph, labyrinthine fluid, Cotunnius's liquid.
Pe·ri·lymph·ade·ni·tis *f patho.* perilymphadenitis.
Pe·ri·lymph·an·gi·tis *f patho.* perilymphangitis.
Pe·ri·ma·sti·tis *f gyn.* perimastitis.
Pe·ri·me·ter *nt ophthal.* perimeter, tangent plane.
pe·ri·me·tral *adj gyn.* periuterine, perimetric.
Pe·ri·me·trie *f ophthal.* perimetry, perioptometry.
pe·ri·me·trisch *adj ophthal.* perimetric.
Pe·ri·me·tri·tis *f gyn.* perimetritis.
Pe·ri·me·tri·um *nt gyn.* perimetrium, serous coat of uterus.
Pe·ri·me·tri·um·ent·zün·dung *f* → *Perimetritis.*
Pe·ri·me·tro·sal·pin·gi·tis *f gyn.* perimetrosalpingitis.
Pe·ri·my·si·tis *f ortho.* perimysitis, myofibrositis.
Pe·ri·my·si·um *nt* (**internum**) *anat.* perimysium, internal perimysium, exomysium. **P. externum** epimysium, external perimysium.
Pe·ri·my·si·um·ent·zün·dung *f* → *Perimysitis.*

pe·ri·na·tal *adj ped.* perinatal.
Pe·ri·na·tal·pe·ri·ode *f ped.* perinatal period.
Pe·ri·na·to·lo·gie *f ped.* perinatology.
pe·ri·ne·al *adj anat.* perineal.
Pe·ri·ne·al·ra·phe *f anat.* raphe of perineum, perineal raphe.
Pe·ri·neo·pla·stik *f gyn.* perineoplasty.
Pe·ri·ne·or·rha·phie *f gyn.* perineorrhaphy.
Pe·ri·neo·to·mie *f chir., gyn.* perineotomy.
Pe·ri·neo·ze·le *f chir.* perineal hernia, ischiorectal hernia, perineocele.
Pe·ri·ne·phri·tis *f patho.* perinephritis.
Pe·ri·ne·phri·um *nt histol.* perinephrium.
Pe·ri·ne·um *nt anat.* perineum.
pe·ri·neu·ral *adj histol.* perineural.
Pe·ri·neu·ral·naht *f neurochir.* fascicular repair.
Pe·ri·neu·ral·schei·de *f histol.* perineural sheath.
Pe·ri·neu·ral·zy·ste *f patho.* perineurial cyst.
Pe·ri·neu·ri·tis *f neuro.* perineuritis.
Pe·ri·neu·ri·um *nt histol.* perineurium.
pe·ri·no·du·lär *adj anat., physiol.* perinodular.
pe·ri·nu·kle·är *adj histol.* perinuclear, circumnuclear.
Pe·ri·ode *f* 1. *allg.* period, phase, stage. 2. *gyn.* period, menstruation, menses, menstrual flow, menstrual phase, emmenia, course.
pe·ri·odisch I *adj* periodic, periodical, cyclic, intermittent, (*a. mathe.*) recurrent. II *adv* periodically, at regular intervals, in cycles.
Pe·ri·odi·zi·tät *f* periodicity.
Pe·ri·odon·ti·um *nt anat.* alveolodental membrane, peridental membrane, pericementum, periodontium, paradentium.
pe·ri·oku·lar *adj ophthal.* periocular, periophthalmic, circumocular.
Pe·ri·ony·chi·um *nt derm.* eponychium, perionychium, quick.
Pe·ri·oo·pho·ri·tis *f gyn.* perioophoritis, periovaritis.
Pe·ri·oo·pho·ro·sal·pin·gi·tis *f gyn.* perioophorosalpingitis, perisalpingo-ovaritis.
pe·ri·ope·ra·tiv *adj chir.* perioperative.
pe·ri·oph·thal·misch *adj* → *periokular.*
Pe·ri·oph·thal·mi·tis *f ophthal.* periophthalmitis, periophthalmia.
pe·ri·oral *adj anat.* perioral, peristomal, peristomatous, circumoral.
Pe·ri·or·bi·ta *f anat.* periorbit, periorbital membrane, orbital fascia, periorbita.
pe·ri·or·bi·tal *adj anat.* periorbital, circumorbital.
Pe·ri·or·bi·ti·tis *f ophthal.* periorbititis.
Pe·ri·or·chi·tis *f urol.* periorchitis.
Pe·ri·or·chi·um *nt histol.* periorchium.
pe·ri·öso·pha·ge·al *adj anat.* periesophageal.
Pe·ri·öso·pha·gi·tis *f patho.* periesophagitis.
Pe·ri·ost *nt anat.* bone skin, periosteum, periost.

pe·ri·ostal *adj anat.* periosteal, periosteous, parosteal.

Pe·ri·ost·ele·va·to·ri·um *nt ortho.* periosteal elevator, periosteum elevator.

Pe·ri·ost·ent·zün·dung *f* → *Periostitis.*

Pe·ri·oste·om *nt* periosteoma, periostoma.

Pe·ri·osteo·mye·li·tis *f ortho.* periosteomyelitis, periosteomedullitis.

Pe·ri·osteo·tom *nt ortho.* periosteotome, periostotome.

Pe·ri·osteo·to·mie *f ortho.* periosteotomy, periostotomy.

Pe·ri·oste·um *nt* → *Periost.*

Pe·ri·osti·tis *f ortho.* periostitis, periosteitis, cortical osteitis.

Pe·ri·ost·ödem *nt ortho.* periosteoedema, periosteodema.

Pe·ri·osto·pa·thie *f patho.* periosteopathy.

Pe·ri·osto·se *f ortho.* periostosis, periosteosis.

pe·ri·ovu·lär *adj histol.* periovular.

pe·ri·pan·krea·tisch *adj histol.* peripancreatic.

Pe·ri·pan·krea·ti·tis *f patho.* peripancreatitis.

pe·ri·pa·pil·lär *adj histol.* peripapillary.

pe·ri·par·tal *adj gyn.* peripartal, peripartum.

pe·ri·pa·tel·lär *adj anat.* peripatellar.

Pe·ri·pha·ki·tis *f ophthal.* periphakitis.

pe·ri·pha·ryn·ge·al *adj anat.* peripharyngeal.

pe·ri·pher *adj (a. anat.)* peripheral, peripheric; circumferential.

Pe·ri·phle·bi·tis *f patho.* periphlebitis. **P.** retinae *ophthal.* Eales' disease.

Pe·ri·phre·ni·tis *f patho.* periphrenitis.

pe·ri·pleu·ral *adj anat.* peripleural.

Pe·ri·pleu·ri·tis *f pulmo.* peripleuritis.

Pe·ri·po·ri·tis *f derm., ped.* periporitis.

pe·ri·por·tal *adj histol.* periportal.

Pe·ri·por·tal·feld *nt histol.* (*Leber*) portal tract, portal triad.

Pe·ri·prok·ti·tis *f patho.* periproctitis, perirectitis.

pe·ri·pro·sta·tisch *adj anat.* periprostatic.

Pe·ri·pro·sta·ti·tis *f urol.* periprostatitis.

pe·ri·rek·tal *adj anat.* perirectal.

Pe·ri·rek·tal·ab·szeß *m patho.* perirectal abscess.

Pe·ri·rek·tal·fi·stel *f patho.* perirectal fistula.

pe·ri·re·nal *adj histol.* perirenal, perinephric, circumrenal.

Pe·ri·sal·pin·gi·tis *f gyn.* perisalpingitis.

Pe·ri·sal·pinx *f histol., gyn.* perisalpinx.

Pe·ri·sig·mo·idi·tis *f patho.* perisigmoiditis.

pe·ri·si·nu·ös *adj histol.* perisinuous.

Pe·ri·si·nu·si·tis *f patho.* perisinusitis, perisinuitis.

pe·ri·si·nu·soi·dal *adj histol.* perisinusoidal.

Pe·ri·sper·ma·ti·tis *f urol.* perispermatitis.

Pe·ri·splanch·ni·tis *f patho.* perisplanchnitis, perivisceritis.

pe·ri·sple·nisch *adj anat.* perisplenic.

Pe·ri·sple·ni·tis *f patho.* perisplenitis.

Pe·ri·spon·dy·li·tis *f ortho.* perispondylitis.

Pe·ri·stal·tik *f physiol.* peristaltic movement, peristalsis, enterokinesia. **retrograde/rückläufige P.** reversed peristalsis, retrograde peristalsis, antiperistalsis.

Pe·ri·stal·tik·schwä·che *f patho.* aperistalsis.

pe·ri·stal·tisch *adj physiol.* peristaltic, enterokinetic, peristatic.

Pe·ri·sta·phy·li·tis *f HNO* peristaphylitis.

Pe·ri·sta·se *f* **1.** *genet.* peristasis. **2.** *patho.* peristasis, peristatic hyperemia.

Pe·ri·sto·le *f physiol.* peristole.

pe·ri·sto·lisch *adj physiol.* peristolic.

pe·ri·sto·mal *adj chir.* peristomal, peristomatous.

pe·ri·syn·ovi·al *adj ortho.* perisynovial.

Pe·ri·sy·rin·gi·tis *f derm.* perisyringitis.

Pe·ri·tek·to·mie *f ophthal.* peritectomy, peritomy, peridectomy.

Pe·ri·ten·di·ne·um *nt anat.* peritendineum, peritenon.

pe·ri·ten·di·nös *adj histol.* peritendinous.

Pe·ri·the·li·om *nt patho.* perithelioma.

Pe·ri·the·li·um *nt histol.* perithelium.

Pe·ri·thy·reo·idi·tis *f patho.* perithyroiditis, perithyreoiditis, peristrumitis.

Pe·ri·to·mie *f ophthal.* peritectomy, peritomy, peridectomy.

pe·ri·to·ne·al *adj anat.* peritoneal.

Pe·ri·to·ne·al·ab·szeß *m patho.* peritoneal abscess, encysted peritonitis.

Pe·ri·to·ne·al·dia·ly·se *f clin.* peritoneal dialysis. **kontinuierliche ambulante P.** continuous ambulatory peritoneal dialysi.

Pe·ri·to·ne·al·drai·na·ge *f chir.* peritoneal drainage.

Pe·ri·to·ne·al·höh·le *f anat.* peritoneal cavity, greater peritoneal cavity.

Pe·ri·to·ne·al·kar·zi·no·se *f patho.* peritoneal carcinomatosis, peritoneal carcinosis.

Pe·ri·to·ne·al·la·va·ge *f clin.* peritoneal lavage.

Pe·ri·to·ne·al·me·ta·sta·se *f patho.* peritoneal metastasis.

Pe·ri·to·ne·al·rei·zung *f patho.* peritoneal irritation.

Pe·ri·to·ne·al·sep·sis *f patho.* peritoneal sepsis.

Pe·ri·to·ne·al·spü·lung *f clin.* peritoneal lavage.

Pe·ri·to·ne·al·tu·ber·ku·lo·se *f patho.* peritoneal tuberculosis, tuberculous peritonitis.

Pe·ri·to·neo·pa·thie *f patho.* peritoneopathy.

Pe·ri·to·neo·pe·xie *f chir., gyn.* peritoneopexy.

Pe·ri·to·neo·pla·stik *f chir.* peritoneoplasty, peritonization.

Pe·ri·to·neo·sko·pie *f clin.* peritoneoscopy.

Pe·ri·to·neo·to·mie *f chir.* peritoneotomy.

Pe·ri·to·neo·zen·te·se *f clin.* peritoneocentesis, celiocentesis, abdominocentesis, celioparacentesis.

Pe·ri·to·ne·um *nt anat.* peritoneum, abdominal membrane.
P. parietale abdominal peritoneum, parietal peritoneum.
P. urogenitale urogenital peritoneum.
P. viscerale visceral peritoneum, intestinal peritoneum.
Pe·ri·to·nis·mus *m patho.* pseudoperitonitis, peritonism.
Pe·ri·to·ni·tis *f patho.* peritonitis.
adhäsive P. adhesive peritonitis.
asymptomatische P. silent peritonitis, asymptomatic peritonitis.
P. carcinomatosa peritoneal carcinomatosis, peritoneal carcinosis.
P. circumscripta localized peritonitis, circumscribed peritonitis.
P. diffusa diffuse peritonitis, general peritonitis.
eitrige P. pyoperitonitis, purulent peritonitis.
fäkulente P. fecal peritonitis.
fibrinöse P. fibrinous peritonitis.
gallige P. bile peritonitis, biliary peritonitis, choleperitonitis.
hämorrhagische P. hemorrhagic peritonitis.
P. productiva productive peritonitis, pachyperitonitis.
septische P. septic peritonitis.
seröse P. serous peritonitis.
Pe·ri·ton·sil·lar·ab·szeß *m HNO* circumtonsillar abscess, peritonsillar abscess.
Pe·ri·ton·sil·li·tis *f HNO* peritonsillitis.
pe·ri·tra·che·al *adj anat.* peritracheal.
pe·ri·tro·chan·tär *adj anat.* peritrochanteric.
Pe·ri·ty·phli·tis *f patho.* perityphlitis.
pe·ri·um·bi·li·kal *adj anat.* periomphalic, periumbilical.
pe·ri·un·gu·al *adj derm.* periungual.
pe·ri·ure·te·ral *adj urol.* periureteral, periureteric.
Pe·ri·ure·te·ri·tis *f urol.* periureteritis.
pe·ri·ure·thral *adj urol.* periurethral.
Pe·ri·ure·thri·tis *f urol.* periurethritis.
pe·ri·ute·rin *adj gyn.* periuterine, perimetric.
pe·ri·uvu·lär *adj HNO* peristaphyline, periuvular.
pe·ri·va·gi·nal *adj gyn.* perivaginal.
Pe·ri·va·gi·ni·tis *f gyn.* perivaginitis, pericolpitis.
pe·ri·va·sal *adj histol.* perivascular, circumvascular.
pe·ri·vas·ku·lär *adj histol.* perivascular, circumvascular.
Pe·ri·vas·ku·li·tis *f patho.* perivasculitis, periangiitis, periangiitis.
pe·ri·ve·nös *adj histol.* perivenous.
pe·ri·ven·tri·ku·lär *adj histol.* periventricular.
pe·ri·ver·te·bral *adj ortho.* perispondylic, perivertebral.
pe·ri·ve·si·kal *adj histol.* perivesical, pericystic.

Pe·ri·ve·si·ku·li·tis *f urol.* perivesiculitis.
pe·ri·vis·ze·ral *adj anat.* perivisceral, perisplanchnic.
Pe·ri·zyst·ek·to·mie *f urol.* pericystectomy.
pe·ri·zy·stisch *adj* → *perivesikal.*
Pe·ri·zy·sti·tis *f urol.* pericystitis.
Pe·ri·zyt *m histol.* hemangiopericyte, pericapillary cell, pericyte.
per·kon·dy·lär *adj anat.* percondylar.
Per·kus·si·on *f clin.* percussion.
auskultatorische P. auscultatory percussion.
direkte P. direct percussion, immediate percussion.
indirekte P. mediate percussion.
instrumentelle P. instrumental percussion.
palpatorische P. palpatory percussion, plessesthesia.
vergleichende P. comparative percussion.
Per·kus·si·ons·ge·räusch *nt clin.* percussion sound.
Per·kus·si·ons·ham·mer *m clin.* plexor, plessor, percussor.
per·kus·siv *adj clin.* percussive.
per·ku·tan *adj* percutaneous, transcutaneous, transdermal, transdermic.
per·ku·tie·ren *vt clin.* percuss.
Per·le *f (Tropfen)* bead, drop; *(Schweiß)* bead.
Per·lèche *f derm.* perlèche, bridou, angular stomatitis, angular cheilitis.
per·ma·nent *adj* permanent, perpetual, constant.
per·mea·bel *adj (a. tech., phys.)* permeable, pervious *(für to).*
Per·mea·bi·li·täts·schran·ke *f physiol.* permeability barrier.
Perna-Akne *f derm.* perna disease, perna acne.
per·na·sal *adj* pernasal.
Per·ni·cio·sa *f* → *Perniziosa.*
Per·nio *m patho.* pernio, chilblain, perniosis.
Per·nio·nes *pl* → *Pernio.*
per·ni·zi·ös *adj patho.* pernicious; destructive; malignant.
Per·ni·zio·sa *f hema.* Addison's anemia, Addison-Biermer anemia, Biermer's anemia, malignant anemia, pernicious anemia.
Pe·ro·bra·chi·us *m embryo.* perobrachius.
Pe·ro·chei·rus *m embryo.* perochirus.
Pe·ro·dak·ty·lie *f embryo.* perodactyly, perodactylia, stub fingers.
Pe·ro·me·lie *f embryo.* peromelia, peromely.
pe·ro·nä·al *adj anat.* fibular, peroneal.
Pe·ro·nä·us·läh·mung *f neuro.* peroneal paralysis.
pe·ro·ne·al *adj* → *peronäal.*
pe·ro·neo·ti·bi·al *adj anat.* peroneotibial, tibiofibular.
per·oral *adj* peroral, per os.
Per·oxid *nt chem.* peroxide; superoxide, hyperoxide.
Per·oxi·da·se *f biochem.* indirect oxidase,

peroxidase.
Pe·ro·ze·pha·lus *m embryo.* perocephalus.
Per·phen·azin *nt pharm.* perphenazine.
per·se·ku·to·risch *adj* persecutional, persecutory.
Per·se·ve·ra·ti·on *f psychia.* perseveration.
per·se·ve·rie·ren *vi psychia.* perseverate.
Per·si·ster *m micro.* persister.
per·si·stie·rend *adj* persistent.
Per·son *f* person, individual.
Per·so·nal *nt* personnel, staff. **ärztliches P.** medical staff.
Per·so·na·li·en *pl* personal data, particulars.
Per·sön·lich·keit *f* **1.** personality, identity, character. **2.** → *Persönlichkeitsstörung.*
autoritäre P. authoritarian personality.
gespaltene P. → *multiple P.*
multiple P. multiple personality, split personality.
zyklothyme P. cyclothymic personality, cyclothymic personality disorder, cyclothymia, affective personality, affective personality disorder.
Per·sön·lich·keits·ana·ly·se *f psycho.* personal audit.
Per·sön·lich·keits·bil·dung *f* character formation.
Per·sön·lich·keits·dia·gramm *nt psycho.* profile.
Per·sön·lich·keits·ent·fal·tung *f psycho.* personality development.
Per·sön·lich·keits·ent·wick·lung *f psycho.* personality development.
Per·sön·lich·keits·merk·mal *nt psycho.* personality trait.
Per·sön·lich·keits·stö·rung *f psycho., psychia.* character disorder, personality disorder, personality.
anankastische P. → *zwanghafte P.*
antisoziale P. antisocial personality, antisocial personality disorder, sociopathic personality.
histrionische/hysterische P. histrionic personality, hysterical personality, histrionic personality disorder, hysteria.
narzißtische P. narcissistic personality, narcissistic personality disorder.
paranoide P. paranoid personality disorder, paranoid personality.
passiv-aggressive P. passive-aggressive personality, passive-aggressive personality disorder.
sadistische P. sadistic personality disorder, sadistic personality.
schizoide P. shut-in personality, schizoid personality, schizoid personality disorder.
schizotypische P. schizotypal personality, schizotypal personality disorder.
zwanghafte P. compulsive personality, obsessive-compulsive personality, obsessive-compulsive personality disorder.
Per·sön·lich·keits·struk·tur *f psycho.* personality structure.
Per·sön·lich·keits·test *m psycho.* personal audit, personality test, battery.
Per·sön·lich·keits·typ *m psycho.* personality type.
Per·sön·lich·keits·ver·än·de·rung *f neuro.* personality change, change of personality.
Per·spi·ra·tio *f* sudation, perspiration, sweating; sweat, sudor.
P. insensibilis insensible perspiration, extraglandular water loss, extraglandular perspiration.
P. sensibilis sensible perspiration, glandular perspiration, glandular water loss.
per·spi·ra·to·risch *adj* perspiratory.
per·spi·rie·ren *vi* perspire, sweat.
Per·suf·fla·ti·on *f* → *Pertubation.*
Perthes: P.-Krankheit *f ortho.* Perthes' disease, Legg-Calvé-Perthes disease, quiet hip disease, pseudocoxalgia, coxa plana.
P.-Versuch *m clin.* tourniquet test, Perthes' test.
Perthes-Jüngling: P.-J.-Krankheit *f ortho.* Jüngling's disease.
Perthes-Legg-Calvé: P.-L.-C.-Krankheit *f* → *Perthes-Krankheit.*
per·tro·chan·tär *adj anat.* pertrochanteric.
Per·tu·ba·ti·on *f gyn.* pertubation, perflation, insufflation.
Per·tus·sis *f epidem.* pertussis, whooping cough.
Per·tus·sis·to·xin *nt abbr.* **PT** *epidem.* whooping cough toxin, pertussis toxin.
Per·tus·sis·vak·zi·ne *f immun.* pertussis vaccine, whooping-cough vaccine.
Per·tus·so·id *nt epidem.* pertussoid.
per·tus·so·id *adj epidem.* pertussoid.
Pe·ru·bal·sam *m pharm.* Peruvian balsam, balsam of Peru.
Pe·ru·war·ze *f derm.* Peruvian wart, hemorrhagic pian, verruca peruana.
Per·ver·si·on *f psychia.* perversion, sexual deviation, sexual perversion, paraphilia.
Per·ver·si·tät *f psychia.* perversity, perverseness.
Per·vi·gi·li·um *nt neuro.* wakefulness, sleeplessness, mild insomnia, pervigilium.
per·zep·ti·bel *adj physiol.* perceptible.
Per·zep·ti·bi·li·tät *f physiol.* perceptibility, perception, perceptiveness.
Per·zep·ti·on *f physiol.* perception, percipience.
per·zep·tiv *adj physiol.* perceptive, perceivable, percipient.
Per·zep·ti·vi·tät *f* → *Perzeptibilität.*
per·zep·to·risch *adj physiol.* perceptive, perceivable, percipient.
Pes *m anat.* foot, pes.

P. abductus *ortho.* pes abductus, talipes valgus.

P. adductus *ortho.* pes adductus, talipes varus.

P. calcaneus *ortho.* talipes calcaneus, pes calcaneus, calcaneus, calcaneum.

P. cavus *ortho.* talipes cavus, pes cavus, cavus.

P. equinovalgus *ortho.* pes equinovalgus; talipes equinovalgus, equinovalgus.

P. equinovarus (excavatus et adductus) *ortho.* equinovarus, clump foot, clubfoot, reel foot, talipes equinovarus, pes equinovarus.

P. equinus *ortho.* talipes equinus, pes equinus, equinus.

P. hippocampi *anat.* horn of Ammon, Ammon's horn, pes hippocampi (major).

P. metatarsus *ortho.* pes metatarsus.

P. planus *ortho.* flat-foot, vertical talus, talipes planus, pes planus.

P. transversus *ortho.* spread foot, broad foot, pes transversus.

P. valgus *ortho.* pes valgus, pes abductus, talipes valgus.

Pes·sar *nt gyn.* diaphragm, diaphragm pessary, contraceptive diaphragm, vaginal diaphragm.

Pes·sar·form *f hema.* (*Erythrozyt*) pessary corpuscle, pessary cell.

Pest *f epidem.* plague, pest, pestilence, pestis.

Pest·bak·te·ri·um *nt micro.* plague bacillus, Kitasato's bacillus, Yersinia pestis.

Pest·floh *m micro.* Pulex cheopsis, Xenopsylla cheopis.

Pe·sti·lenz *f epidem.* plague, pestilence.

Pe·sti·zid *nt chem., pharm.* pesticide.

pe·sti·zid *adj chem., pharm.* pesticidal.

Pest·me·nin·gi·tis *f epidem.* meningeal plague.

Pest·pneu·mo·nie *f epidem.* pulmonic plague, plague pneumonia, pneumonic plague, lung plague.

Pest·sep·sis *f epidem.* plague septicemia, pesticemia, septicemic plague, septic plague.

pe·te·chi·al *adj derm.* petechial.

Pe·te·chie *f derm.* petechial bleeding, petechial hemorrhage, petechia.

pe·te·chi·en·ar·tig *adj derm.* petechial.

Peters: P.-Anomalie *f ophthal.* anterior chamber cleavage syndrome, Peters' anomaly.

Pe·thi·din *nt pharm., anes.* pethidine.

Pe·tio·lus *m anat.* petiole, stem, pedicle. **P. epiglottidis** epiglottic petiole.

Petit: P.'-Dreieck *nt anat.* Petit's trigone, lumbar trigone, lumbar triangle.

P.'-Hernie *f chir.* Petit's hernia.

Petit-mal *nt abbr.* **PM** *neuro.* petit mal, petit mal epilepsy, absence, absence seizure, minor epilepsy.

Petit-mal-Epilepsie *f* → *Petit-mal.*

Pe·tri·fi·ka·ti·on *f patho.* petrifaction.

Pe·tro·si·tis *f HNO* petrositis, petrousitis.

Pette-Döring: Enzephalitis *f* **P.-D.** *neuro.*

Pette-Döring panencephalitis, nodular panencephalitis.

Peutz-Jeghers: P.-J.-Syndrom *nt patho.* Peutz-Jeghers intestinal polyposis, Peutz--Jeghers syndrome.

Peyer: P.'-Plaques *pl anat.* Peyer's plaques, Peyer's glands, Peyer's patches, aggregated follicles, intestinal tonsil.

Peyronie: P.-Krankheit *f urol.* Peyronie's disease, van Buren's disease, penile induration, fibrous cavernitis.

PE-Zange *f clin.* biopsy forceps, biopsy specimen forceps.

Pezzer: P.-Katheter *m urol.* de Pezzer's catheter, Pezzer's catheter.

Pfan·ne *f inf.* acetabulum, acetabular cavity, cotyloid cavity, socket of hip (joint).

Pfan·nen·dach·win·kel *m ortho.* acetabular index.

Pfan·nen·dys·pla·sie *f ortho.* acetabular dysplasia.

Pfan·nen·lip·pe *f anat.* acetabular labrum, acetabular lip.

Pfan·nen·rand *m anat.* acetabular edge, acetabular limbus.

Pfannenstiel: P.-Schnitt *m gyn.* Pfannenstiel's incision.

Pfaundler-Hurler: P.-H.-Syndrom *nt patho.* Hurler's disease, Pfaundler-Hurler syndrome, mucopolysaccharidosis I H, gargoylism, lipochondrodystrophy.

Pfeffer-und-Salzfundus *m ophthal.* pepper and salt fundus, salt and pepper fundus, stippling.

Pfei·fen *nt clin.* (*Geräusch*) wheeze, sibilant rhonchi *pl.*

pfei·fend *adj clin.* (*Geräusch*) wheezing, sibilant.

Pfei·fen·rau·cher·krebs *m patho.* claypipe cancer, pipe-smoker's cancer.

Pfeiffer: P.'-Bazillus *m micro.* Pfeiffer's bacillus, influenza bacillus, Haemophilus influenzae.

P.'-Drüsenfieber *nt epidem.* glandular fever, Pfeiffer's disease, kissing disease, infectious mononucleosis.

P.'-Drüsenfieberzellen *pl hema.* Downey's cells.

P.-Phänomen *nt immun.* Pfeiffer's phenomenon.

P.-Syndrom *nt patho.* Pfeiffer's syndrome, acrocephalosyndactyly type V.

P.-Versuch *m immun.* Pfeiffer's reaction.

Pfeiffer-Weber-Christian: P.-W.-C.-Syndrom *nt patho.* Weber-Christian disease, Christian--Weber disease, Christian's syndrome, relapsing febrile nodular nonsuppurative panniculitis.

Pfei·ler *m* (*a. anat.*) pillar, column.

Pfei·ler·zel·len *pl histol.* (*Ohr*) Corti's pillars, pillar cells of Corti, pillar cells, tunnel cells.

509   **phallisch**

Pfei·ler·zell·gli·om *nt neuro.* ependymoma, ependymocytoma.

Pfeil·naht *f anat.* sagittal suture, jugal suture, longitudinal suture.

Pflan·zen·der·ma·ti·tis *f derm.* grass dermatitis, meadow-grass dermatitis, phytophototoxic dermatitis.

Pfla·ster *nt* tape, plaster, adhesive tape, adhesive plaster, patch; *pharm.* emplastrum, splenium.

Pfla·ster·pro·be *f derm* patch test.

Pfla·ster·stein·re·li·ef *nt patho.* (*Schleimhaut*) cobblestone mucosa.

Pfla·ster·ver·band *m* strapping.

Pflau·men·bauch·syn·drom *nt embryo.* abdominal muscle deficiency syndrome, prune--belly syndrome.

Pfle·ge *f* care; (*Krankenpflege*) nursing, care, nursing treatment; (*Körperpflege*) toilet. **jdn. in P. nehmen** look after s.o.

pfle·ge·be·dür·ftig *adj* in need of care.

Pfle·ge·dienst *m* nursing service, hospital service.

Pfle·ge·el·tern *f* foster parents.

Pfle·ge·heim *nt* nursing home; rest home.

Pfle·ge·kind *nt* nurse child, nursling, nurseling, foster child.

Pfle·ge·mut·ter *f* nursing mother; foster mother.

pfle·gen I *vt* care for, attend to, look after, tend; (*Patient*) nurse; (*Kind*) nurse, dry-nurse. **II** *vr* **sich p.** look after o.s.

Pfle·ge·per·so·nal *nt* nursing personal, nursing staff.

Pfle·ger *m* (male) nurse.

Pfle·ge·rin *f* nurse, sick nurse.

Pfle·ge·va·ter *m* nursing father; foster father.

Pfort·ader *f anat.* portal vein (of liver), portal.

Pfort·ader·blut *nt clin.* portal blood.

Pfort·ader·di·la·ta·ti·on *f patho.* pylephlebectasia, pylephlebectasis.

Pfort·ader·druck *m clin.* portal pressure, portal vein pressure.

Pfort·ader·ek·ta·sie *f patho.* pylephlebectasia, pylephlebectasis.

Pfort·ader·ent·zün·dung *f patho.* pylephlebitis.

Pfort·ader·kreis·lauf *m* → *Pfortadersystem.*

Pfort·ader·sy·stem *nt physiol.* portal circulation, portal system.

Pfort·ader·throm·bo·se *f patho.* portal vein thrombosis, pylethrombosis.

Pfrop·fen *m* plug, stopper; (*Gefäß*) embolus, clot, thrombus; (*Furunkel*) core.

Pfund·na·se *f* → *Rhinophym.*

pH *m chem.* pH.

pH-Abhängigkeit *f* pH-dependence.

Pha·ci·tis *f* → *Phakitis.*

Pha·ge *m micro.* bacteriophage, bacterial virus, phage, lysogenic factor.

Pha·ge·dae·na *f patho., derm.* phagedena.

pha·ge·dä·nisch *adj derm., patho.* phagedenic.

Pha·gen·kon·ver·si·on *f micro.* lysogenic conversion, conversion.

Pha·gen·re·si·stenz *f micro.* bacteriophage resistance.

Pha·go·ly·se *f histol.* phagocytolysis, phagolysis.

Pha·go·ly·so·som *nt histol.* phagolysosome.

Pha·go·som *nt histol.* phagosome, phagocytotic vesicle.

Pha·go·var *m micro.* phagovar, phagotype; lysotype, phage type.

Pha·go·zyt *m histol.* phagocyte, carrier cell.

pha·go·zy·tär *adj histol.* phagocytic.

Pha·go·zy·ten·sy·stem *nt*, **mononukleäres** *abbr.* **MPS** *histol.* mononuclear phagocytic system.

pha·go·zy·tisch *adj histol.* phagocytic, phagocytotic.

Pha·go·zy·to·ly·se *f histol.* phagocytolysis, phagolysis.

pha·go·zy·to·ly·tisch *adj histol.* phagocytolytic, phagolytic.

Pha·go·zy·to·se *f histol.* phagocytosis.

Pha·go·zy·to·se·fak·tor *m immun.* phagocytosis factor.

Pha·ki·tis *f ophthal.* phakitis, phacitis, phacoiditis.

pha·ko·an·ti·gen *adj immun.* phacoantigenic.

Pha·ko·emul·si·fi·ka·ti·on *f ophthal.* phacoemulsification.

Pha·ko·ere·sis *f ophthal.* phacoerysis.

Pha·ko·ly·se *f ophthal.* phacolysis.

Pha·kom *nt derm.* phakoma, phacoma.

Pha·ko·ma·la·zie *f ophthal.* phacomalacia.

Pha·ko·ma·to·se *f patho.* phakomatosis, phacomatosis, neurocutaneous syndrome.

Pha·ko·skop *nt ophthal.* phacoscope, phacoidoscope.

Pha·ko·sko·pie *f ophthal.* phacoscopy.

pha·ko·to·xisch *adj ophthal.* phacotoxic.

Pha·ko·ze·le *f ophthal.* phacocele.

Pha·ko·zyst·ek·to·mie *f ophthal.* phacocystectomy.

Pha·ko·zy·sti·tis *f ophthal.* phacocystitis, phacohymenitis.

pha·lan·ge·al *adj anat.* phalangeal.

Pha·lang·ek·to·mie *f ortho.* phalangectomy.

Pha·lan·gen·apla·sie *f embryo.* aphalangia.

Pha·lan·gen·ent·zün·dung *f* → *Phalangitis.*

Pha·lan·gen·ex·zi·si·on *f ortho.* phalangectomy.

Pha·lan·gen·frak·tur *f ortho.* phalangeal fracture.

Pha·lan·gi·tis *f ortho.* phalangitis.

Pha·lanx *f anat.* phalanx, phalange.

Phall·ek·to·mie *f urol.* penectomy, peotomy, phallectomy.

phal·lisch *adj anat., psycho.* penile, penial, phallic, phalloid, phalliform.

Phal·li·tis *f urol.* penitis, phallitis.
Phal·lo·dy·nie *f urol.* phallodynia, phallalgia.
Phal·lo·pla·stik *f urol.* phalloplasty.
Phal·los *m* → *Phallus.*
Phal·lo·to·mie *f urol.* phallotomy, penotomy.
Phal·lus *m andro.* penis, virile member, priapus, member, thyrsus, phallus.
Phal·lus·blu·tung *f urol.* phallorrhagia.
phal·lus·för·mig *adj* phalloid, phalliform.
Phal·lus·sym·bol *nt psycho.* phallic symbol.
Pha·ne·ro·sko·pie *f derm.* phaneroscopy.
Phä·no·ge·ne·tik *f genet.* phenogenetics *pl.*
Phä·no·ko·pie *f genet.* phenocopy.
Phä·no·men *nt clin.* phenomenon; (*Krankheitsverlauf*) pattern. **P. der komplementären Opposition** *neuro.* complementary opposition sign, Grasset-Gaussel phenomenon, Grasset--Gaussel-Hoover sign.
Phä·no·me·no·lo·gie *f clin.* phenomenology.
phä·no·me·no·lo·gisch *adj clin.* phenomenologic, phenomenological.
Phä·no·typ *m genet.* phenotype.
phä·no·ty·pisch *adj genet.* phenotypic, endocrinologic.
Phan·ta·sie *f (a. psychia.)* phantasy, fantasy, imaginativeness, imagination.
phan·ta·sie·ren *vi* **1.** fantasize, fantasy, phantasy, dream up, daydream, imagine. **2.** have delusions, be delirious.
Phan·ta·sie·vor·stel·lung *f (a. psychia.)* fantasy, phantasy.
Phan·tas·ma *nt (a. psychia.)* fantasm, phantasm, phantom, illusion.
Phan·tom *nt* **1.** → *Phantasma.* **2.** *anat.* phantom, manikin, model.
Phan·tom·emp·fin·den *nt* **1.** → *Phantomgefühl.* **2.** → *Phantomschmerz.*
Phan·tom·ge·fühl *nt neuro.* autosomatognosis.
Phan·tom·glied *nt neuro.* pseudomelia, phantom limb.
Phan·tom·hand *f neuro.* phantom hand.
Phan·tom·schmerz *m neuro.* pseudesthesia, pseudoesthesia, phantom limb pain.
Phan·tom·tu·mor *m radiol.* phantom tumor.
pH-Antwort *f physiol.* pH response.
phäo·chrom *adj histol.* pheochrome, chromaffin, chromaphil.
Phäo·chro·mo·zyt *m histol.* pheochromocyte, pheochrome cell.
Phäo·chro·mo·zy·tom *nt patho.* pheochromocytoma, medullary chromaffinoma, chromaffin-cell tumor.
Phar·ma·ko·dia·gno·stik *f clin.* pharmacodiagnosis.
Phar·ma·ko·dy·na·mik *f pharm.* pharmacodynamics *pl.*
phar·ma·ko·dy·na·misch *adj pharm.* pharmacodynamic.
Phar·ma·ko·en·do·kri·no·lo·gie *f pharm.* pharmacoendocrinology.

Phar·ma·ko·ki·ne·tik *f pharm.* pharmacokinetics *pl.*
phar·ma·ko·ki·ne·tisch *adj pharm.* pharmacokinetic.
Phar·ma·ko·lo·gie *f* pharmacology.
phar·ma·ko·lo·gisch *adj* pharmacological, pharmacologic.
Phar·ma·kon *nt pharm.* pharmacon, drug.
Phar·ma·ko·phi·lie *f pharm.* pharmacophilia.
Phar·ma·ko·psy·cho·se *f psychia.* pharmacopsychosis.
Phar·ma·ko·ra·dio·gra·phie *f radiol.* pharmacoradiography, pharmacoroentgenography.
Phar·ma·ko·the·ra·pie *f pharm.* pharmacotherapy.
Phar·ma·zeu·ti·kum *nt* pharmaceutical, pharmaceutic, drug.
phar·ma·zeu·tisch *adj* pharmaceutical, pharmaceutic.
Phar·ma·zie *f* pharmaceutics *pl*, pharmacy.
Pha·ryng·al·gie *f* → *Pharyngodynie.*
pha·ryn·ge·al *adj anat.* pharyngeal.
Pha·ryng·ek·to·mie *f HNO* pharyngectomy.
Pha·ryn·gis·mus *m HNO* pharyngismus, pharyngism, pharyngospasm.
Pha·ryn·gi·tis *f HNO* pharyngitis. **kruppöse/ pseudomembranöse P.** membranous pharyngitis, croupous pharyngitis.
Pha·ryn·go·dy·nie *f HNO* pharyngalgia, pharyngodynia.
Pha·ryn·go·kon·junk·ti·val·fie·ber *nt* pharyngoconjunctival fever.
Pha·ryn·go·kon·junk·ti·vi·tis *f* pharyngoconjunctivitis.
pha·ryn·go·la·ryn·ge·al *adj anat.* pharyngolaryngeal.
Pha·ryn·go·la·ryn·gi·tis *f HNO* pharyngolaryngitis.
Pha·ryn·go·lith *m HNO* pharyngeal calculus, pharyngolith.
Pha·ryn·go·my·ko·se *f HNO* pharyngomycosis.
pha·ryn·go·na·sal *adj anat.* pharyngonasal.
pha·ryn·go·öso·pha·ge·al *adj anat.* pharyngoesophageal, pharyngooesophageal.
Pha·ryn·go·pa·thie *f HNO* pharyngopathy, pharyngopathia.
Pha·ryn·go·pla·stik *f HNO* pharyngoplasty.
Pha·ryn·go·ple·gie *f neuro.* pharyngoparalysis, pharyngoplegia.
Pha·ryn·go·rhi·ni·tis *f HNO* pharyngorhinitis.
Pha·ryn·go·rhi·no·sko·pie *f HNO* pharyngorhinoscopy.
Pha·ryn·gor·rha·gie *f HNO* pharyngorrhagia.
Pha·ryn·go·sal·pin·gi·tis *f HNO* pharyngosalpingitis.
Pha·ryn·go·skle·rom *nt HNO* pharyngoscleroma.
Pha·ryn·go·sko·pie *f HNO* pharyngoscopy.
Pha·ryn·go·spas·mus *m HNO* pharyngismus,

pharyngism, pharyngospasm.

Pha·ryn·go·ste·no·se *f HNO* pharyngostenosis.

Pha·ryn·go·sto·mie *f chir.* pharyngostomy.

Pha·ryn·go·to·mie *f HNO* pharyngotomy.

Pha·ryn·go·ton·sil·li·tis *f HNO* pharyngotonsillitis.

pha·ryn·go·tra·che·al *adj anat.* tracheopharyngeal.

Pha·rynx *m anat.* pharynx, throat.

Pha·rynx·blu·tung *f HNO* pharyngorrhagia.

Pha·rynx·diph·the·rie *f epidem.* pharyngeal diphtheria.

Pha·rynx·di·ver·ti·kel *nt HNO* pharyngocele, pharyngectasia.

Pha·rynx·drü·sen *pl anat.* pharyngeal glands.

Pha·rynx·er·kran·kung *f HNO* pharyngopathy.

Pha·rynx·fi·stel *f HNO* pharyngeal fistula.

Pha·rynx·ke·ra·to·se *f HNO* pharyngoceratosis, pharyngokeratosis.

Pha·rynx·kup·pel *f anat.* fornix of pharynx.

Pha·rynx·mus·ku·la·tur *f anat.* pharyngeal muscles *pl*, pharyngeal musculature.

Pha·rynx·my·ko·se *f HNO* pharyngomycosis.

Pha·rynx·ob·struk·ti·on *f HNO* pharyngeal obstruction, pharyngemphraxis.

Pha·rynx·ödem *nt HNO* pharyngeal edema.

Pharynx-Ösophagus-Plastik *f chir.* pharyngoesophagoplasty.

Pha·rynx·phleg·mo·ne *f HNO* phlegmonous pharyngitis.

Pha·rynx·pla·stik *f HNO* pharyngoplasty.

Pha·rynx·schleim·haut *f histol.* mucous membrane of pharynx.

Pha·rynx·schmerz *m* → *Pharyngodynie*.

Pha·rynx·skle·rom *nt HNO* pharyngoscleroma.

Pha·rynx·ste·no·se *f HNO* pharyngostenosis.

Pha·rynx·ve·nen *pl anat.* pharyngeal veins.

Pha·se *f* phase, stadium, stage; phase, period; *phys.* phase.

anale **P.** *psycho.* anal stage, anal phase.

erythrozytäre **P.** *micro.* erythrocytic phase, erythrocytic cycle.

exoerythrozytäre **P.** *micro.* exoerythrocytic cycle, exoerythrocytic phase.

exponentielle **P.** *micro.* (*Wachstum*) exponential phase, log phase, exponential period, logarithmic period.

genitale **P.** *psycho.* genital stage/phase.

gestagene **P.** *gyn.* (*Uterus*) gestagenic phase, beta phase, luteal phase, progestional phase, secretory phase, secretory stage.

P. der isometrischen Anspannung *card.* period of isometric contraction, isometric period, presphygmic period.

P. der isometrischen Entspannung *card.* postsphygmic period, period of isometric relaxation.

ödipale **P.** *psycho.* oedipal phase, oedipal period.

orale **P.** *psycho.* oral period, oral phase, oral stage.

östrogene **P.** *gyn.* (*Uterus*) proliferative phase, alpha phase, estrogenic phase, follicular phase, follicle-maturation phase.

phallische **P.** *psycho.* phallic phase, phallic stage.

präerythrozytäre **P.** *micro.* preerythrocytic cycle, preerythrocytic phase.

prägenitale **P.** *psycho.* pregenital phase.

präödipale **P.** *psycho.* pre-oedipal phase.

proliferative **P.** → *östrogene P.*

sekretorische **P.** → *gestagene P.*

pha·sen·haft *adj* (*Verlauf*) periodic, periodical.

Pha·sen·kon·trast·mi·kro·sko·pie *f histol.* phase-contrast microscopy, phase microscopy.

pha·sisch *adj* phasic, phaseal.

PHC-Syndrom *nt patho.* PHC syndrome, Böök's syndrome.

Phen·ace·mid *nt pharm.* phenacemide, phenylacetylurea.

Phen·ace·tin *nt pharm.* phenacetin, acetophenetidin, acetphenetidin.

Phen·ace·tin·ne·phro·pa·thie *f patho.* analgesic kidney, phenacetin kidney, analgesic nephropathy.

Phen·ace·tin·nie·re *f* → *Phenacetinnephropathie*.

Phe·na·zon *nt pharm.* phenazone, phenyldimethylpyrazolon.

Phen·azo·py·ri·din *nt pharm.* phenazopyridine.

Phen·eti·cil·lin *nt pharm.* phenethicillin.

Phen·for·min *nt pharm.* phenformin.

Phe·nind·amin *nt pharm.* phenindamine.

Phe·nir·amin *nt pharm.* pheniramine, prophenpyridamine.

Phen·me·tra·zin *nt pharm.* phenmetrazine.

Phe·no·bar·bi·tal *nt pharm.* phenobarbital, phenobarbitone.

Phe·nol *nt pharm.* phenol, phenylic acid, hydroxybenzene, carbolic acid.

Phe·nol·in·to·xi·ka·ti·on *f patho.* carbolism, phenol poisoning.

Phe·no·li·sie·ren *nt clin.* phenolization, carbolization.

Phe·nol·urie *f patho.* phenoluria, carboluria.

Phe·nol·ver·gif·tung *f patho.* carbolism, phenol poisoning.

Phe·no·thia·zin *nt pharm.* phenothiazine, thiodiphenylamine, dibenzothiazine.

Phenotypic-mixing *nt genet.* phenotypic mixing.

Phen·oxy·benz·amin *nt pharm.* phenoxybenzamine.

Phen·oxy·me·thyl·pe·ni·cil·lin *nt pharm.* penicillin V, phenoxymethylpenicillin.

Phen·oxy·pro·pyl·pe·ni·cil·lin *nt pharm.* propicillin.
Phen·pro·ba·mat *nt pharm.* phenprobamate.
Phen·pro·cou·mon *nt pharm.* phenprocoumon.
Phen·tol·amin *nt pharm.* phentolamine.
Phentolamin-Test *m clin.* phentolamine test.
Phe·nyl·acet·amid *nt* acetanilide, acetaniline, antifebrin, acetylaminobenzene.
Phe·nyl·ala·nin *nt abbr.* **Phe** phenylalanine.
Phe·nyl·ala·nin·ämie *f patho.* phenylalaninemia, hyperphenylalaninemia.
Phe·nyl·bu·ta·zon *nt pharm.* phenylbutazone, diphebuzol.
Phe·nyl·di·me·thyl·py·ra·zo·lon *nt pharm.* phenazone, phenyldimethylpyrazolon.
Phe·nyl·ephrin *nt pharm.* phenylephrine.
Phe·nyl·hy·dra·zin *nt pharm.* phenylhydrazine.
Phe·nyl·ke·ton·urie *f abbr.* **PKU** *patho.* phenylketonuria, Folling's disease, phenylalanine hydroxylase deficiency, type I hyperphenylalaninemia. **atypische P.** atypical phenylketonuria, type V hyperphenylalaninemia, dihydrobiopterin reductase deficiency.
Phe·nyl·sa·li·cy·lat *nt pharm.* salol, phenyl salicylate.
Phe·nyl·to·lox·amin *nt pharm.* phenyltoloxamine.
Phe·ny·to·in *nt pharm.* phenytoin, diphenylhydantoin.
Phe·re·se *f lab., hema.* pheresis.
Phe·ro·gramm *nt lab.* electropherogram, electrophoretogram.
Philadelphia-Chromosom *nt abbr.* **Ph₁** *genet.* Ph¹ chromosome, Philadelphia chromosome.
Philippe-Gombault: P.-G.'-Triangel *f anat.* Philippe-Gombault triangle, Gombault-Philippe triangle.
Phil·trum *nt anat.* infranasal depression, philtrum.
Phi·mo·se *f urol.* phimosis; capistration.
PH-Intervall *nt card.* P-H conduction time.
Phleb·al·gie *f patho.* phlebalgia.
Phleb·ar·te·ri·ek·ta·sie *f patho.* phlebarteriectasia, vasodilation.
Phleb·as·the·nie *f patho.* phlebasthenia.
Phleb·ek·ta·sie *f patho.* phlebectasia, phlebectasis, venectasia.
Phleb·ek·to·mie *f chir.* phlebectomy, venectomy.
Phleb·ex·hai·re·se *f chir.* phlebexairesis.
Phle·bi·tis *f patho.* phlebitis.
phle·bi·tisch *adj patho.* phlebitic.
phle·bo·gen *adj patho.* phlebogenous.
Phle·bo·gramm *nt radiol.* phlebogram, venogram; *card.* phlebogram, venogram.
Phle·bo·gra·phie *f radiol.* phlebography, venography; *card.* phlebography, venography.
Phle·bo·lith *m patho.* vein stone, phlebolith, phlebolite, calcified thrombus.

Phle·bo·li·thia·sis *f patho.* phlebolithiasis.
Phle·bo·me·tri·tis *f gyn.* phlebometritis.
Phle·bo·myo·ma·to·se *f patho.* phlebomyomatosis.
Phle·bo·phle·bo·sto·mie *f HTG* phlebophlebostomy, venovenostomy.
Phle·bo·pla·stik *f HTG* phleboplasty.
Phle·bor·rha·phie *f HTG* phleborrhaphy, venesuture, venisuture.
Phle·bor·rhe·xis *f patho.* phleborrhexis.
Phle·bo·skle·ro·se *f patho.* phlebosclerosis, productive phlebitis, venosclerosis.
Phle·bo·throm·bo·se *f patho.* venous thrombosis, phlebothrombosis.
Phle·bo·tom *nt HTG* phlebotome.
Phle·bo·to·mie *f HTG, clin.* phlebotomy, venesection, venotomy.
Phle·bo·to·mus *m micro.* sandfly, Phlebotomus.
Phle·bo·to·mus·fie·ber *nt epidem.* phlebotomus fever, pappataci fever, sandfly fever, three-day fever.
Phleg·ma *nt psycho.* phlegm, sluggishness, apathy, indifference, lethargy.
Phleg·ma·sia *f patho.* phlegmasia, phlegmonosis, inflammation, fever.
P. alba dolens whiteleg, milkleg, thrombotic phlegmasia, leukophlegmasia.
P. coerulea dolens blue phlebitis.
P. puerperalis puerperal phlebitis.
phleg·ma·tisch *adj psycho.* phlegmatic, sluggish, apathetic, indifferent, lethargic.
Phleg·mo·ne *f patho.* phlegmon, diffuse abscess, phlegmonous abscess.
phleg·mo·nös *adj patho.* phlegmonous.
phlo·gi·stisch *adj patho.* phlogistic, phlogotic, inflammatory.
phlo·go·gen *adj patho.* phlogogenic, phlogogenous.
Phlo·ri·zin *nt pharm., patho.* phlorhizin, phloridzin, phlorizin, phlorrhizin.
Phlo·ri·zin·dia·be·tes *m patho.* phloridzin diabetes, phlorizin diabetes.
Phlo·ri·zin·gly·kos·urie *f patho.* phloridzin glycosuria, phlorhizin glycosuria.
Phlor·rhid·zin *nt → Phlorizin.*
Phlyk·tae·na *f ophthal.* phlyctena, phlycten.
phlyktän-ähnlich *adj ophthal.* phlyctenoid.
Phlyk·tä·ne *f ophthal.* phlyctena, phlycten.
Pho·bie *f psychia.* phobia, phobic neurosis, irrational fear, morbid fear.
pho·bisch *adj psychia.* phobic.
Pho·ko·me·lie *f embryo.* phocomelia, phocomely, phokomelia.
Phol·co·din *nt pharm.* pholcodine.
Phol·edrin *nt pharm.* pholedrine.
Phon·as·the·nie *f HNO* vocal fatigue, phonasthenia, hypophonia.
Pho·na·ti·on *f* phonation, voice production.
Phon·au·to·graph *m* phonautograph.

Phon·en·do·skop *nt clin.* phonendoscope.
Pho·nis·mus *m neuro.* auditory synesthesia, phonism.
Pho·no·an·gio·gra·phie *f card.* phonoangiography.
Pho·no·aus·kul·ta·ti·on *f clin.* phonoauscultation.
Pho·no·gramm *nt* phonogram.
Pho·no·kar·dio·gramm *nt card.* phonocardiogram.
Pho·no·kar·dio·gra·phie *f abbr.* **PKG** *card.* phonocardiography.
Pho·no·ka·the·ter *m card.* phonocatheter.
Pho·no·lo·gie *f* phonology; phonetics *pl.*
Pho·no·me·ter *nt* phonometer.
Pho·no·myo·gramm *nt physiol.* phonomyogram.
Pho·no·myo·gra·phie *f physiol.* phonomyography.
Pho·no·myo·klo·nus *m neuro.* phonomyoclonus.
Phon·op·sie *f neuro.* phonopsia.
Pho·no·skop *nt card.* phonoscope.
Pho·no·sko·pie *f card.* phonoscopy.
Pho·ro·me·ter *nt ophthal.* phorometer.
Pho·ro·me·trie *f ophthal.* phorometry.
Phor·op·ter *nt ophthal.* phoropter.
Pho·se *f ophthal., physiol.* phose.
Phos·phat *nt chem.* phosphate; orthophosphate.
Phos·phat·ämie *f patho.* phosphatemia.
Phos·pha·ta·se *f biochem.* phosphatase.
   alkalische P. *abbr.* **AP** phosphomonoesterase, alkaline phosphatase.
   saure P. *abbr.* **SP** acid phosphatase, acid phosphomonoesterase.
Phos·phat·dia·be·tes *m patho.* phosphate diabetes.
Phos·phat·haus·halt *m biochem.* phosphate balance.
Phos·pha·ti·do·se *f patho.* phosphatidosis.
Phos·phat·puf·fer *m physiol.* phosphate buffer.
Phos·phat·stein *m urol.* phosphate calculus, phosphatic calculus.
Phos·phat·urie *f patho.* phosphaturia, phosphoruria, phosphuria.
Phos·phat·urie·test *m lab.* Ellsworth-Howard test.
Phos·phen *nt ophthal., neuro.* phosphene.
Phos·pho·enol·py·ru·vat *nt abbr.* **PEP** *biochem.* phosphoenolpyruvate
Phos·pho·krea·tin *nt biochem.* phosphocreatine, creatine phosphate.
Phos·pho·li·pa·se *f biochem.* phospholipase, lecithinase.
Phos·pho·li·pid *nt biochem.* glycerol phosphatide, phospholipid, phospholipin.
Phos·phor *m abbr.* **P** *chem.* phosphorus.
Phos·pho·res·zenz *f chem., phys.* phosphorescence.

phos·pho·res·zie·rend *adj chem., phys.* phosphorescent.
Phos·phor·man·gel *m patho.* phosphopenia, phosphorpenia.
Phos·phor·ne·kro·se *f patho.* phosphonecrosis.
Phos·phor·ver·bren·nung *f patho.* phosphorus burn.
Phos·phor·ver·gif·tung *f patho.* phosphorus poisoning.
Phos·pho·ry·la·se b *f biochem.* β-phosphorylase, phosphorylase b.
Phosphorylase-b-kinase-Insuffizienz *f biochem.* type VIII glycogen storage disease, hepatic phosphorylase kinase deficiency.
Phos·phu·re·se *f* phosphuresis.
Phot·äs·the·sie *f physiol.* photesthesia.
Pho·tis·mus *m neuro.* photism, pseudophotesthesia.
Pho·to *nt* photo, photograph.
pho·to·ak·ti·nisch *adj* photoactinic.
Pho·to·al·ler·gie *f immun.* photoallergy.
pho·to·al·ler·gisch *adj immun.* photoallergic.
Pho·to·äs·the·sie *f physiol.* photesthesia.
Pho·to·che·mo·the·ra·pie *f clin.* photochemotherapy.
Pho·to·der·ma·ti·tis *f derm.* photodermatitis.
   P. phytogenica grass dermatitis, meadow-grass dermatitis, phytophototoxic dermatitis, phytophotodermatitis.
Pho·to·der·ma·to·se *f derm.* photodermatosis.
Pho·to·dy·nie *f neuro.* photodynia, photalgia.
Pho·to·elek·tro·ny·stag·mo·gramm *nt neuro.* photoelectronystagmogram.
Pho·to·elek·tro·ny·stag·mo·gra·phie *f abbr.* **PENG** *neuro.* photoelectronystagmography.
Pho·to·ery·them *nt derm.* photoerythema.
pho·to·gen *adj* **1.** *derm., neuro.* photogenic. **2.** *phys.* light-producing, photogenous, photogenic; phosphorescent.
Pho·to·graph *m* photographer.
Pho·to·gra·phie *f* photo, photograph, picture; photography.
pho·to·gra·phie·ren *vt, vi* photograph, take a photograph/picture (*von* of).
Pho·to·gra·phin *f* photographer.
pho·to·gra·phisch *adj* photographic.
Pho·to·koa·gu·la·ti·on *f clin.* photocoagulation.
Pho·to·koa·gu·la·tor *m clin.* photocoagulator.
Pho·to·kon·takt·al·ler·gie *f derm.* photoallergic contact dermatitis, photocontact dermatitis.
Pho·to·ky·mo·graph *m clin.* photokymograph.
Pho·tom *nt ophthal.* photoma.
Pho·to·pa·thie *f patho.* photopathy, photonosus.
Pho·to·per·zep·ti·on *f physiol.* photoperception.
Pho·top·sie *f ophthal.* photopsia, photopsy.

Pho·top·to·me·ter *nt ophthal.* photoptometer, Förster's photoptometer.
Pho·top·to·me·trie *f ophthal.* photoptometry.
Pho·to·re·zep·ti·on *f physiol.* photoreception.
pho·to·re·zep·tiv *adj physiol.* photoreceptive.
Pho·to·re·zep·tor *m physiol.* photoreceptor, photoceptor.
Pho·to·re·zep·tor·zel·le *f physiol.* photoreceptor cell, visual cell.
pho·to·sen·si·bel *adj physiol.* photosensory.
Pho·to·sen·si·bi·li·sie·rung *f derm.* photosensitization.
Pho·to·the·ra·pie *f clin.* phototherapy, light therapy, light treatment.
pho·to·to·xisch *adj patho.* phototoxic.
Phren *f* 1. *anat.* diaphragm, diaphragma, phren. 2. mind.
Phren·al·gie *f patho.* phrenalgia, phrenodynia.
Phren·ek·to·mie *f chir.* phrenectomy.
Phre·nik·ek·to·mie *f → Phrenikusexhärese.*
Phre·ni·ko·dy·nie *f → Phrenalgie.*
Phre·ni·ko·kar·die *f card.* phrenocardia, DaCosta's syndrome, effort syndrome, neurocirculatory asthenia, cardiophrenia, irritable heart.
Phre·ni·ko·me·dia·sti·nal·si·nus *m anat.* phrenicomediastinal sinus, phrenicomediastinal recess.
Phre·ni·ko·to·mie *f neurochir.* phrenicotomy.
Phre·ni·ko·trip·sie *f neurochir.* phrenicotripsy, phrenemphraxis, phreniclasis.
Phre·ni·kus *m anat.* phrenic nerve, diaphragmatic nerve.
Phre·ni·kus·druck·punkt *m anat.* phrenic--pressure point.
Phre·ni·kus·durch·tren·nung *f neurochir.* phrenicotomy.
Phre·ni·kus·ex·hä·re·se *f HTG* phrenicectomy, phrenicoexairesis, phrenicoexeresis, phreniconeurectomy.
Phre·ni·kus·kern *m anat.* nucleus of phrenic nerve, phrenic nucleus.
Phre·ni·kus·quet·schung *f → Phrenikotripsie.*
Phre·ni·kus·re·sek·ti·on *f → Phrenikusexhärese.*
Phre·no·graph *m* phrenograph.
phre·no·kar·di·al *adj* cardiodiaphragmatic.
Phre·no·pe·ri·kar·di·tis *f patho.* phrenopericarditis.
Phry·no·derm *nt derm.* toad skin, follicular hyperkeratosis, phrynoderma.
Phtha·lyl·sul·fa·thia·zol *nt pharm.* phthalylsulfathiazole.
Phthi·ria·sis *f epidem.* crab lice infestation, pubic lice infestation, phthiriasis, pediculosis pubis.
Phthi·rus *m micro.* Phthirus, Pthirus. **P. pubis** crab louse, pubic louse, Phthirus pubis.
Phthi·sis *f patho.* 1. phthisis, wasting atrophy. 2. (**P. pulmonum**) phthisis, pulmonary phthisis, consumption. 3. tuberculosis.
Phy·ko·my·ko·se *f epidem.* phycomycosis.
Phy·ko·my·ze·ten *pl micro.* algal fungi, Phycomycetes, Phycomycetae.
Phy·ko·my·ze·to·se *f epidem.* phycomycetosis.
phy·lak·tisch *adj physiol.* phylactic.
Phy·la·xis *f physiol.* phylaxis.
Phyl·lo·chi·non *nt* antihemorrhagic factor, phylloquinone, vitamin K.
Phy·lo·ge·ne·se *f* phylogeny, phylogenesis.
phy·lo·ge·ne·tisch *adj* phylogenic, phylogenetic.
Phy·ma *nt derm.* phyma.
Phy·sa·li·pho·re *f patho.* physaliphore.
Phy·sa·lis *f patho.* physalis.
Phys·ia·ter *m* physiatrist, physiatrician.
Phys·ia·te·rin *f* physiatrist, physiatrician.
Phys·ia·trie *f* physiatrics *pl*, naturopathy, physical medicine, physiatry.
Phy·sik *f* physics *pl*.
phy·si·ka·lisch *adj* physical.
Phy·sio·gno·mie *f* physiognomy.
Phy·sio·gno·mik *f* physiognosis, physiognomy.
Phy·sio·lo·ge *m* physiologist.
Phy·sio·lo·gie *f* physiology. **P. des Menschen** human physiology, hominal physiology.
Phy·sio·lo·gin *f* physiologist.
phy·sio·lo·gisch *adj* physiologic, physiological; normal.
physiologisch-anatomisch *adj* physiologicoanatomical, anatomicophysiological.
Phy·sio·the·ra·peut *m* physical therapist, physiotherapeutist, physiotherapist.
Phy·sio·the·ra·peu·tin *f* physical therapist, physiotherapeutist, physiotherapist.
Phy·sio·the·ra·pie *f* physicotherapy, iatrophysics *pl*, physical therapy, physiatry.
Phy·sis *f* physique.
phy·sisch *adj* physical, bodily, body, corporeal, material, natural.
Phy·so·hä·ma·to·me·tra *f gyn.* physohematometra.
Phy·so·hy·dro·me·tra *f gyn.* physohydrometra, hydrophysometra.
Phy·so·me·tra *f gyn.* physometra, uterine tympanitis.
Phy·so·pyo·sal·pinx *f gyn.* physopyosalpinx.
Phy·so·stig·min *nt pharm.* physostigmine, eserine.
Phy·so·stig·mi·nis·mus *m patho.* physostigminism.
Phy·so·ze·le *f patho., chir.* physocele.
Phyt·ag·glu·ti·nin *nt immun.* phytagglutinin.
Phy·tin *nt pharm.* phytin.
Phy·to·be·zo·ar *m patho.* phytobezoar, hortobezoar, food ball.
Phy·to·der·ma·ti·tis *f derm.* phytophotodermatitis, grass dermatitis, meadow-grass dermatitis, phytophototoxic dermatitis.

Phy·to·häm·ag·glu·ti·nin *nt abbr.* **PHA** *immun.* phytohemagglutinin.
Phy·to·me·na·di·on *nt biochem.* phytomenadione, vitamin K₁.
Phy·to·mi·to·gen *nt immun.* phytomitogen.
Phy·to·na·di·on *nt biochem.* phytonadione.
Phy·to·no·se *f patho.* phytonosis.
Phy·to·pho·to·der·ma·ti·tis *f →* *Phytodermatitis.*
Phy·to·the·ra·pie *f clin.* phytotherapy.
Phy·to·to·xin *nt patho.* phytotoxin, plant toxin.
Phy·to·tri·cho·be·zo·ar *m patho.* phytotrichobezoar, trichophytobezoar.
Pia *f →* *Pia mater.*
Pia·ent·zün·dung *f neuro.* piitis.
Pia-Glia-Schranke *f physiol.* pia-glial barrier.
pial *adj anat.* pial, piamatral.
Pia ma·ter *f anat.* pia, pia mater.
  P. cranialis/encephali cranial pia mater.
  P. spinalis spinal pia mater.
Pian *f epidem.* pian, frambesia, parangi, Breda's disease, yaws, granula tropicum.
Pia·nom *nt epidem.* yaw.
Pica-Syndrom *nt gyn., psychia.* parorexia, pica.
Pick: P.'-Einschlußkörper *pl patho.* Pick's bodies, Pick's inclusion bodies.
  P.'-Hirnatrophie *f neuro.* Pick's disease, Pick's syndrome, circumscribed cerebral atrophy, lobar atrophy.
  P.'-Syndrom *nt →* *P.'-Hirnatrophie.*
  P.'-Zirrhose *f patho.* Pick's cirrhosis, Pick's disease.
Pickel [k·k] *m derm.* spot, pimple, pustule.
picke·lig [k·k] *adj derm.* spotty, pimpled, pimply.
Pickwick-Syndrom *nt patho.* pickwickian syndrome.
Pi·cor·na·vi·ren *pl micro.* Picornaviridae.
Pie·bal·dis·mus *m derm.* localized albinism, circumscribed albinism, piebaldism, piebaldness.
Pie·dra *f derm.* piedra, Beigel's disease.
  P. alba white piedra, trichosporosis.
  P. nigra black piedra.
Pierre Marie: P. M.-Krankheit *f neuro.* Marie's ataxia, Marie's sclerosis, Nonne's syndrome, hereditary cerebellar ataxia, heredodegeneration.
Pierre Robin: P. R.-Syndrom *nt patho.* Pierre-Robin syndrome, Robin's anomalad, Robin's syndrome.
Pie·zo·kar·dio·gramm *nt card.* piezocardiogram.
Pie·zo·me·ter *nt phys.* piesimeter, piesometer, piezometer.
Pig·ment *nt bio., histol.* pigment. **hämoglobinogenes P.** blood pigment, hematogenous pigment.
Pig·ment·ano·ma·lie *f derm.* chromopathy,

chromatopathy, chromatodermatosis.
pig·men·tär *adj* pigmentary, pigmental.
Pig·ment·auf·lö·sung *f patho.* pigmentolysis.
Pig·ment·de·ge·ne·ra·ti·on *f patho.* pigmentary degeneration, pigmental degeneration.
Pig·ment·der·ma·to·se *f,* **retikuläre** *derm.* Naegeli's incontinentia pigmenti, chromatophore nevus of Naegeli, Franceschetti--Jadassohn syndrome.
Pig·ment·epi·thel *nt histol.:* **P. der Netzhaut** pigmented layer of retina, pigmented stratum of retina.
  P. des Ziliarkörpers pigmented stratum of ciliary body, pigmented layer of ciliary body.
Pig·ment·fleck *m derm.* mole.
Pig·ment·glau·kom *nt ophthal.* pigmentary glaucoma.
pig·men·tiert *adj histol.* pigmented; colored.
Pig·men·tie·rung *f histol.* pigmentation, chromatosis, coloration.
Pig·ment·man·gel *m patho.* achromia, achromatosis, depigmentation.
Pig·ment·me·ta·sta·se *f patho.* pigment metastasis.
Pig·ment·nä·vus *m* pigmented mole, pigmented nevus.
Pig·men·to·ly·se *f patho.* pigmentolysis.
Pig·men·to·ly·sin *nt immun.* pigmentolysin.
Pig·ment·pur·pu·ra *f,* **progressive** *derm.* Schamberg's dermatitis, Schamberg's progressive pigmented purpuric dermatosis, progressive pigmentary dermatosis.
Pig·ment·schwund *m patho.* depigmentation.
Pig·ment·stein *m patho.* pigment calculus.
Pig·ment·tu·mor *m patho.* pigmented tumor.
Pig·ment·ver·lust *m patho.* depigmentation.
Pig·ment·zer·stö·rung *f patho.* pigmentolysis.
Pig·ment·zir·rho·se *f patho.* pigment cirrhosis, pigmentary cirrhosis.
Pi·ka·zis·mus *m gyn., psychia.* parorexia, pica.
Pi·kro·geu·sie *f neuro.* picrogeusia.
Pi·kro·to·xin *nt pharm.* picrotoxin, cocculin.
Pi·kro·to·xin·ver·gif·tung *f patho.* picrotoxinism.
pi·lär *adj* pilar, pilary, hairy.
Pi·li *pl →* *Pilus.*
Pil·le *f pharm.* **1.** pill, pilula. **2.** *inf.* oral contraceptive, birth-control pill, pill. **die P. nehmen** be/go on the pill.
pil·len·ar·tig *adj pharm.* pilular.
Pil·len·dre·hen *nt neuro.* pill-rolling, coin--counting.
Pi·lo·ar·rek·ti·on *f physiol.* piloerection.
Pi·lo·car·pin *nt pharm.* pilocarpine.
Pi·lo·erek·ti·on *f physiol.* piloerection.
Pi·lo·ma·tri·kom *nt derm.* Malherbe's disease, Malherbe's calcifying epithelioma, pilomatrixoma, pilomatricoma.
Pi·lo·mo·to·ren·re·ak·ti·on *f physiol.* pilomotor reflex, piloerection.

Pi·lon·frak·tur *f ortho.* intra-articular fracture of distal tibia.

Pi·lo·ni·dal·fi·stel *f* → *Pilonidalsinus.*

Pi·lo·ni·dal·si·nus *m patho.* pilonidal sinus, sacrococcygeal sinus, pilonidal fistula.

Pi·lo·ni·dal·zy·ste *f patho.* piliferous cyst, pilonidal cyst.

Pi·lo·re·ak·ti·on *f physiol.* piloerection.

Pi·lus *m* 1. *anat.* hair, pilus, crinis. 2. *micro.* pilus, fimbria.

Pili *pl* **anulati** ringed hairs.

Pili *pl* **incarnati/recurvati** ingrown hairs; pseudofolliculitis.

Pili *pl* **torti** twisted hairs.

Pilz *m* 1. *micro.* fungus. **Pilze** *pl* fungi, mycetes, mycota, Fungi, Mycophyta. 2. *(eßbar)* mushroom.

echte Pilze *pl* true fungi, proper fungi, Eumycetes, Eumycophyta.

niedere Pilze *pl* algal fungi, Phycomycetes, Phycomycetae.

unvollständige Pilze *pl* imperfect fungi, deuteromycetes, Deuteromycetes, Deuteromyces.

pilz·ar·tig *adj patho.* fungoid, fungous.

Pilz·en·do·kar·di·tis *f card.* fungal endocarditis, mycotic endocarditis.

Pilz·er·kran·kung *f patho.* fungal infection, mycotic infection, mycosis, nosomycosis.

pilz·för·mig *adj histol.* fungiform, fungilliform; mushroom-shaped.

Pilz·grind *m derm.* honeycomb ringworm, crusted ringworm, favus, tinea favosa.

Pilz·in·fek·ti·on *f* → *Pilzerkrankung.*

Pilz·me·nin·gi·tis *f neuro.* fungal meningitis.

Pilz·pneu·mo·nie *f pulmo.* fungal pneumonia.

Pilz·sep·sis *f patho.* mycethemia, fungemia.

Pilz·to·xin *nt patho.* mycotoxin.

Pilz·ver·gif·tung *f patho.* mushroom poisoning, mycetismus, mycetism.

Pi·ma·ri·cin *nt pharm.* pimaricin.

Pi·me·li·tis *f patho.* pimelitis.

Pi·me·lo·pte·ry·gi·um *nt ophthal.* pimelopterygium.

Pi·mo·zid *nt pharm.* pimozide.

Pinard: P.'-Handgriff *m gyn.* Pinard's maneuver.

Pincer-nail-Syndrom *nt derm.* pincer nail syndrome.

Pin·do·lol *nt pharm.* pindolol.

Pi·nea *f anat.* pineal body, cerebral apophysis, pineal, pinus.

Pi·ne·al·drü·se *f* → *Pinea.*

Pi·ne·al·ek·to·mie *f neurochir.* pinealectomy.

Pi·nea·lo·bla·stom *nt neuro.* pinealoblastoma, pineoblastoma.

Pi·nea·lom *nt neuro.* pinealoma, pinealocytoma, pineocytoma.

Pi·nea·lo·pa·thie *f neuro.* pinealopathy.

Pi·nea·lo·zyt *m histol.* pinealocyte, chief cell,

epithelioid cell, pineal cell.

Pi·nea·lo·zy·tom *nt* → *Pinealom.*

Pin·gue·cu·la *f ophthal.* pinguecula, pinguicula.

Pink puffer *m pulmo.* pink puffer.

Pinkus: P.-Alopezie *f* follicular mucinosis.

P.-Tumor *m patho.* Pinkus tumor, premalignant fibroepithelioma.

Pins: P.-Zeichen *nt card.* Ewart's sign, Pins' sign.

Pin·sel·ar·te·ri·en *pl anat.* (*Milz*) penicilli of spleen, penicillar arteries.

pin·seln *vt derm.* paint.

Pin·ta *f epidem.* pinta, mal del pinto, carate, spotted sickness.

Pin·tid *nt derm.* pintid.

Pin·zet·te *f pincers pl,* forceps, tweezers *pl,* pair of tweezers, thumb forceps.

Pip·am·pe·ron *nt pharm.* pipamperone.

Pip·aze·tat *nt pharm.* pipazethate.

Pi·pen·zo·lat·bro·mid *nt pharm.* pipenzolate bromide.

Pi·pe·ra·cil·lin *nt pharm.* piperacillin.

Pi·pe·ra·zin *nt pharm.* piperazone, piperazidine, diethylenediamine.

PIP-Gelenk *nt anat.* proximal interphalangeal joint, PIP joint.

Pi·po·xo·lan *nt pharm., anes.* pipoxolan.

Pi·pra·drol *nt pharm.* pipradrol.

Pi·prin·hy·dri·nat *nt pharm.* piprinhydrinate.

Pi·pro·zo·lin *nt pharm.* piprozolin.

Pi·qûre *f French chir.* piqûre, puncture.

Piringer-Kuchinka: P.-K.-Syndrom *nt patho.* Piringer's lymphadenitis.

Pi·ri·tramid *nt pharm.* piritramide, pirinitramide.

Pirogoff: Amputation *f* **nach P.** *ortho.* Pirogoff operation, Pirogoff amputation.

P.'-Dreieck *nt anat.* Pirogoff's triangle, hypoglossohyoid triangle.

Pi·ro·plas·mo·se *f epidem.* piroplasmosis, babesiosis, babesiasis.

Pi·ro·xi·cam *nt pharm.* piroxicam.

Pir·pro·fen *nt pharm.* pirprofen.

Pirquet: P.'-Tuberkulinprobe *f immun.* Pirquet's test, Pirquet's reaction, Pirquet's cutireaction, dermotuberculin reaction.

Pitres: P.'-Zeichen *nt pulmo.* Pitres's sign.

Pittsburgh pneumonia agent *nt abbr.* **PPA** *micro.* Legionella pittsburgensis, Pittsburgh pneumonia agent.

Pittsburgh-Pneumonie *f pulmo.* Pittsburgh pneumonia.

Pi·tui·ta *f patho.* glairy mucus, pituita.

pi·tui·tär *adj anat.* pituitary, hypophysial, hypophyseal.

Pi·tui·ta·ria *f anat.* pituitary body, pituitary gland, pituitary, hypophysis.

Pi·tui·ta·ris·mus *m endo.* pituitarism, pituitary dysfunction.

pi·tui·tös *adj patho.* pituitous.
Pi·tui·zyt *m histol.* pituicyte.
Pi·tui·zy·tom *nt neuro.* pituicytoma.
Pi·ty·ria·sis *f derm.* pityriasis.
  P. amiantacea asbestos-like tinea, tinea amiantacea.
  P. folliculorum demodicidosis, demodicosis.
  P. lichenoides guttate parapsoriasis.
  P. lichenoides chronica chronic parapsoriasis, chronic lichenoid pityriasis.
  P. lichenoides et varioliformis acuta acute lichenoid pityriasis, acute parapsoriasis, Mucha-Habermann disease, Habermann's disease, Mucha's disease.
  P. simplex capitis dandruff, dandriff, seborrhoic dermatitis of the scalp.
  P. versicolor tinea versicolor, tinea furfuracea, pityriasis versicolor.
Pi·ty·ro·spo·ron *nt micro.* Pityrosporum, Pityrosporon, Malassezia.
Piv·am·pi·cil·lin *nt pharm.* pivampicillin.
Pi·xel *nt radiol.* pixel.
PK-Antikörper *pl immun.* P-K antibodies, Prausnitz-Küstner antibodies.
Pla·ce·bo *nt clin., pharm.* placebo, dummy.
Pla·ce·bo·ef·fekt *m* placebo effect.
Pla·cen·ta *f anat., gyn.* placenta.
  P. accessoria accessory placenta, supernumerary placenta.
  P. adhaerens adherent placenta.
  P. anularis annular placenta, zonary placenta, zonular placenta.
  P. bidiscoidea bidiscoidal placenta.
  P. bilobata/bipartita bilobate placenta, bilobed placenta, bipartite placenta.
  P. deciduata deciduate placenta, deciduous placenta.
  P. discoidea discoplacenta, discoid placenta, disk-shaped placenta.
  P. duplex dimediate placenta, duplex placenta.
  P. f(o)etalis fetal component of placenta, fetal placenta.
  P. fundalis fundal placenta.
  P. incarcerata incarcerated placenta.
  P. lobata lobed placenta, furcate placenta.
  P. multilobata multilobate placenta, multilobed placenta.
  P. panduraformis panduriform placenta.
  P. pr(a)evia placental presentation, placenta previa.
  P. pr(a)evia centralis central placenta previa, complete placenta previa, total placenta previa.
  P. pr(a)evia marginalis marginal placenta previa, lateral placenta previa.
  P. pr(a)evia partialis partial placenta previa, incomplete placenta previa.
  P. reniformis kidney-shaped placenta.
  P. succenturiata succenturiate placenta,

supernumerary placenta.
  P. trilobata trilobate placenta, tripartite placenta.
  P. velamentosa velamentous placenta.
  P. villosa villous placenta.
  P. zonaria → *P. anularis.*
Placido: P.-Scheibe *f ophthal.* Placido's disk, keratoscope.
Pla·gio·ze·pha·lie *f embryo.* plagiocephaly, plagiocephalism.
Pla·ni·gra·phie *f radiol.* planigraphy, planography, tomography.
Plant·al·gie *f ortho.* plantalgia.
Plan·ta pe·dis *f anat.* sole (of the foot), planta pedis, pelma.
plan·tar *adj anat.* plantar.
Plan·tar·apo·neu·ro·se *f anat.* plantar fascia, plantar aponeurosis.
Plan·tar·apo·neu·ro·sen·kon·trak·tur *f ortho.* plantar fibromatosis, Ledderhose's disease.
Plan·tar·fle·xo·ren *pl anat.* plantar flexors.
Plan·tar·mus·kel·re·flex *m neuro.* plantar muscle reflex, Rossolimo's reflex.
Plan·tar·re·flex *m physiol.* sole reflex, plantar reflex.
Pla·que *f* 1. *derm., patho.* plaque. 2. *micro., immun.* plaque, bacteriophage plaque.
  atherosklerotische P. *patho. (Gefäß)* atheromatous degeneration, atheroma.
Pla·que·tech·nik *f immun.* Jerne plaque assay, plaque test, hemolytic plaque assay.
Plas·ma *nt* 1. *histol.* plasma, plasm. 2. blood plasma, plasma. 3. *phys.* plasma, plasm. **antihämophiles P.** *abbr.* **AHP** antihemophilic human plasma.
Plas·ma·al·bu·min *nt* plasma albumin.
Plas·ma·aus·tausch *m hema.* plasma exchange.
Plas·ma·bi·kar·bo·nat *nt* plasma bicarbonate, blood bicarbonate.
Plas·ma·elek·tro·lyt *m* plasma electrolyte.
Plas·ma·er·satz *m hema.* plasma substitute, blood substitute.
Plas·ma·ex·pan·der *m hema.* plasma expander, plasma volume expander.
Plas·ma·fluß *m physiol.* plasma flow.
  effektiver renaler P. *abbr.* **ERPF** effective renal plasma flow.
  renaler P. *abbr.* **RPF** renal plasma flow.
Plas·ma·glo·bu·li·ne *pl* plasma globulines.
Plas·ma·lemm *nt histol.* plasma membrane, cytoplasmic membrane, plasmalemma.
Plas·ma·li·po·pro·tei·ne *pl* plasma lipoproteins.
Plas·ma·phe·re·se *f hema.* plasmapheresis.
Plas·ma·pro·te·in *nt* plasma protein.
Plasma-Skimming *nt hema.* plasma skimming.
Plas·ma·the·ra·pie *f hema.* plasmatherapy.
Plas·ma·throm·bin·zeit *f hema.* thrombin time, thrombin clotting time.

Plas·ma·throm·bo·pla·stin·an·te·ce·dent *m*
abbr. **PTA** *hema.* plasma thromboplastin
antecedent, factor XI, PTA factor.

plas·ma·tisch *adj histol., phys.* plasmatic,
plasmic.

Plas·ma·vo·lu·men *nt abbr.* **PV** *physiol.* plasma
volume.

Plas·ma·zel·le *f hema.* plasma cell, plasmocyte, plasmacyte.

Plas·ma·zel·len·leuk·ämie *f hema.* plasma cell
leukemia, plasmacytic leukemia.

Plas·ma·zell·gra·nu·lom *nt hema.* plasma cell
granuloma.

Plas·ma·zell·ma·sti·tis *f gyn.* mammary duct
ectasia, plasma cell mastitis.

Plas·ma·zell·pneu·mo·nie *f,* **interstitielle**
pulmo. interstitial plasma cell pneumonia,
pneumocystosis.

Plas·ma·zell·tu·mor *m* (**solitärer**) *hema.*
plasma cell tumor, plasmacytoma, plasmocytoma, plasmoma.

plas·ma·zel·lu·lär *adj hema.* plasmacellular,
plasmacytic.

Plas·mid *nt genet.* plasmid.

Plas·min *nt hema.* plasmin, fibrinolysin, fibrinase.

Plas·min·ak·ti·va·tor *m hema.* plasminogen
activator.

α₂-Plas·min·in·hi·bi·tor *m hema.* α₂-plasmin
inhibitor.

Plas·mi·no·gen *nt hema.* plasminogen,
proplasmin, profibrinolysin.

Plas·mi·no·gen·pro·ak·ti·va·tor *m hema.*
plasminogen proactivator.

Plas·mo·di·um¹ *nt micro.* plasmodium, malaria parasite, Plasmodium.

P. falciparum malignant tertian parasite,
Plasmodium falciparum.

P. malariae quartan parasite, Plasmodium
malariae.

P. ovale ovale parasite, Plasmodium ovale.

P. vivax vivax parasite, Plasmodium vivax.

Plas·mo·di·um² *nt histol.* plasmodium.

Plas·mo·di·zid *nt pharm.* plasmodicide.

plas·mo·di·zid *adj pharm.* plasmodicidal,
malariacidal.

Plas·mo·typ *m genet.* plasmon, plasmotype.

Plas·mo·zyt *m hema.* plasmocyte, plasmacyte,
plasma cell.

plas·mo·zy·tisch *adj hema.* plasmacellular,
plasmacytic.

plas·mo·zy·to·id *adj hema.* plasmacytoid.

Plas·mo·zy·tom *nt hema.* Kahler's disease,
plasma cell tumor, multiple myeloma,
plasmacytic immunocytoma, plasmocytoma,
plasmoma.

Plas·mo·zy·tom·ne·phro·se *f patho.* plasmocyte nephrosis.

Plas·mo·zy·to·se *f hema.* plasmacytosis.

Pla·stik *f chir.* plastic operation, plastic

surgery, plasty; repair.

pla·stisch *adj chir.* plastic; *histol.* plastic.

Pla·teau *nt physiol.* plateau.

Pla·teau·pha·se *f physiol.* plateau, plateau
phase.

Pla·teau·puls *m card.* plateau pulse.

Pla·thel·minth *m micro.* flat worm, platyhelminth.

Platner: P.-Kristalle *pl lab.* Platner's crystals.

Plät·scher·ge·räusch *nt clin.* shaking sound,
succussion sound.

Plätt·chen *nt* **1.** *hema.* platelet, blood platelet,
blood disk, thrombocyte. **2.** *histol.* platelet,
lamella, lamina.

Plätt·chen·ad·hä·si·on *f hema.* platelet adhesion.

Plätt·chen·ag·glu·ti·na·ti·on *f hema.* platelet
agglutination.

Plätt·chen·ag·glu·ti·nin *nt immun.* platelet
agglutinin, thromboagglutinin.

Plätt·chen·ag·gre·gat *nt hema.* platelet aggregate.

Plätt·chen·ag·gre·ga·ti·on *f hema.* platelet
aggregation.

Plätt·chen·ag·gre·ga·ti·ons·hem·mer *m*
pharm. platelet inhibitor.

Plätt·chen·ag·gre·ga·ti·ons·test *m hema.*
platelet aggregation test.

Plätt·chen·an·ti·kör·per *m immun.* antiplatelet
antibody.

Plätt·chen·auf·lö·sung *f immun.* thrombocytolysis.

Plätt·chen·au·to·ag·glu·ti·nin *nt immun.* auto-
thromboagglutinin, platelet autoagglutinin.

Plätt·chen·fak·tor *m hema.* platelet factor.

Plätt·chen·man·gel *m hema.* thrombocytopenia, thrombopenia, thrombopeny.

Plätt·chen·sturz *m hema.* platelet drop.

Plätt·chen·throm·bus *m hema.* plate
thrombus, platelet thrombus.

Plätt·chen·wachs·tums·fak·tor *m hema.*
platelet-derived growth factor.

Plat·te *f* plate; *anat.* plate; *ortho.* bone plate.

Plat·ten·dif·fu·si·ons·test *m micro., pharm.*
disk diffusion test.

Plat·ten·epi·thel *nt histol.* squamous epithelium.

einschichtiges P. simple squamous epithelium, pavement epithelium.

mehrschichtiges P. stratified squamous
epithelium.

unverhorntes P. nonkeratinized squamous
epithelium.

verhorntes P. keratinized squamous epithelium.

Plat·ten·epi·thel·dys·pla·sie *f,* **zervikale** *gyn.*
dysplasia of cervix, cervical dysplasia, cervical intraepithelial neoplasia.

Plat·ten·epi·thel·kar·zi·nom *nt patho.* squamous cell carcinoma, squamous epithelial

carcinoma.
Platˑtenˑepiˑthelˑmeˑtaˑplaˑsie *f patho.* squamatization, squamous metaplasia.
Platˑtenˑepiˑthelˑpaˑpilˑlom *nt patho.* squamous cell papilloma.
Platˑtenˑepiˑthelˑzelˑle *f histol.* squamous cell, pavement cell.
Plattˑfuß *m ortho.* flat-foot, vertical talus, splay foot, pes planus, talipes planus.
plattˑfüˑßig *adj ortho.* flat-footed.
Plattˑhand *f ortho.* flat hand.
Plattˑwirˑbel *m* → *Platyspondylie.*
Plattˑwurm *m micro.* flatworm, platyhelminth.
Plaˑtyˑkraˑnie *f* platycephaly, platycrania.
Plaˑtyˑmorˑphie *f ophthal.* platymorphia.
Plaˑtyˑpnoe *f pulmo.* platypnea.
Plaˑtysˑma *nt anat.* platysma, tetragonus.
Plaˑtyˑsponˑdyˑlie *f ortho.* flat vertebra, platyspondylisis, platyspondylia.
Plaˑtyˑzeˑphaˑlie *f* platycephaly, platycrania.
Plaˑtyˑzyt *m patho.* platycyte.
Platzˑangst *f psychia.* agoraphobia, claustrophobia.
platˑzen *vi* burst; *(aufspringen)* split, crack, break; *(Appendix)* rupture.
Platzˑwunˑde *f ortho.* laceration.
Plaut-Vincent: P.-V.-Angina *f HNO* Vincent's angina, Vincent's disease, Plaut's angina, acute necrotizing ulcerative gingivitis, ulceromembranous gingivitis, fusospirochetal gingivitis, fusospirochetal stomatitis.
Plaˑzeˑbo *nt clin., pharm.* placebo, dummy.
Plaˑzeˑboˑefˑfekt *m* placebo effect.
Plaˑzenˑta *f* placenta.
 akzessorische P. accessory placenta, supernumerary placenta.
 diskoide P. discoplacenta, discoid placenta, disk-shaped placenta.
 dreigeteilte P. trilobate placenta, tripartite placenta.
 eingeklemmte P. incarcerated placenta.
 fötale P. fetal component of placenta, fetal placenta.
 gelappte P. lobed placenta, furcate placenta.
 maternale P. maternal placenta, maternal component of placenta.
 nierenförmige P. kidney-shaped placenta.
 scheibenförmige P. → *diskoide P.*
 zweigeteilte P. bilobate placenta, bilobed placenta, bipartite placenta.
Plaˑzenˑtaˑbarˑrieˑre *f gyn.* placental barrier.
Plaˑzenˑtaˑentˑzünˑdung *f* → *Plazentitis.*
Plaˑzenˑtaˑhorˑmon *nt gyn.* placental hormone.
Plaˑzenˑtaˑinˑsufˑfiˑziˑenzˑsynˑdrom *nt gyn.* yellow vernix syndrome, placental dysfunction syndrome.
Plaˑzenˑtaˑkreisˑlauf *m gyn.* placental circulation.
plaˑzenˑtal *adj* → *plazentar.*

Plaˑzenˑtaˑlakˑtoˑgen *nt,* **humanes** *abbr.* **HPL** *gyn., endo.* placental growth hormone, choriomammotropin, human placental lactogen, chorionic somatomammotropin, somatomammotropine.
Plaˑzenˑtaˑlapˑpen *m gyn.* cotyledon.
Plaˑzenˑtaˑlöˑsung *f gyn.* detachment of the placenta, mazolysis. **vorzeitige P.** premature detachment of the placenta.
Plaˑzenˑtaˑödem *nt gyn.* placental edema.
Plaˑzenˑtaˑpoˑlyp *m gyn.* placental polyp.
plaˑzenˑtar *adj gyn.* placental, placentary.
Plaˑzenˑtaˑreˑtenˑtiˑon *f gyn.* retained placenta.
Plaˑzenˑtaˑscan *m gyn.* placentascan.
Plaˑzenˑtaˑschranˑke *f gyn.* placental barrier.
Plaˑzenˑtaˑszinˑtiˑgraˑphie *f gyn.* placentascan.
Plaˑzenˑtaˑtiˑon *f gyn.* placentation.
Plaˑzenˑtaˑzotˑte *f gyn.* placental villus.
Plaˑzenˑtaˑzysˑte *f gyn.* placental cyst.
Plaˑzenˑtiˑtis *f gyn.* placentitis.
Plaˑzenˑtoˑgramm *nt gyn.* placentogram.
Plaˑzenˑtoˑgraˑphie *f gyn.* placentography.
Plaˑzenˑtom *nt gyn.* placentoma.
Plaˑzenˑtoˑpaˑthie *f gyn.* placentopathy.
Pleˑgie *f neuro.* paralysis, palsy, paresis.
Pleoˑkaˑryoˑzyt *m patho.* pleokaryocyte, pleocaryocyte.
pleoˑmorph *adj histol.* pleomorphic, pleomorphous, polymorphic.
Pleoˑmorˑphisˑmus *m histol.* pleomorphism, polymorphism.
Pleˑonˑostoˑse *f ortho.* pleonosteosis.
Pleˑoptik *f ophthal.* Bangerter's method, pleoptics *pl.*
Pleoˑzyˑtoˑse *f hema.* pleocytosis.
Plesˑsiˑmeˑter *nt clin.* plessimeter, pleximeter, plexometer.
Plesˑsiˑmeˑtrie *f clin.* pleximetry.
Pleˑthoˑra *f patho.* plethora; repletion, hypervolemia.
Pleˑthysˑmoˑgramm *nt physiol.* plethysmogram.
Pleˑthysˑmoˑgraˑphie *f physiol.* plethysmography.
Pleuˑra *f anat.* pleura.
 P. costalis costal pleura.
 P. diaphragmatica diaphragmatic pleura.
 P. mediastinalis mediastinal pleura.
 P. parietale parietal pleura.
 P. pericardiaca pericardial pleura.
 P. pulmonalis/visceralis pulmonary pleura, visceral pleura.
Pleuˑraˑbuchˑten *pl anat.* pleural sinuses, pleural recesses.
Pleuˑraˑemˑpyˑem *nt pulmo.* pleural empyema, thoracic empyema.
Pleuˑraˑerˑguß *m pulmo.* pleural effusion, pleurorrhea, hydrothorax.
Pleuˑraˑfiˑbrom *nt patho.* pleural fibroma.

Pleu·ra·ge·räu·sche *pl* → *Pleurareiben.*
Pleu·ra·höh·le *f anat.* pleural sac, pleural cavity, pleural space.
Pleu·ra·hya·li·no·se *f patho.* pleural hyalinose.
Pleu·ra·kar·zi·no·ma·to·se *f* → *Pleurakarzinose.*
Pleu·ra·kar·zi·no·se *f patho.* pleural carcinomatosis, pleural carcinosis.
Pleu·ra·kup·pel *f anat.* cupula of pleura, dome of pleura.
pleu·ral *adj anat.* pleural.
Pleu·ra·lap·pen *m chir.* pleural flap.
Pleu·ral·fre·mi·tus *m clin.* pleural fremitus.
Pleur·al·gie *f* → *Pleurodynie.*
Pleu·ra·lö·sung *f HTG* pleurolysis.
Pleu·ra·me·so·the·li·om *nt patho.* pleural mesothelioma.
Pleu·ra·punk·ti·on *f clin.* pleuracentesis, pleurocentesis, thoracocentesis.
Pleu·ra·raum *m* → *Pleurahöhle.*
Pleu·ra·rei·ben *nt clin.* pleural rales, pleural rub, pleuritic rub.
Pleu·ra·re·sek·ti·on *f HTG* pleurectomy.
Pleu·ra·schmerz *m* → *Pleurodynie.*
Pleu·ra·schwar·te *f patho.* pleural fibrosis, pleural peel.
Pleu·ra·schwie·le *f* → *Pleuraschwarte.*
Pleu·ra·si·nus *pl anat.* pleural recesses, pleural sinuses.
Pleu·ra·spalt *m* **1.** → *Pleurahöhle.* **2.** → *Pleurasinus.*
Pleu·ra·stein *m patho.* pleural calculus, pleurolith.
Pleu·ra·tu·ber·ku·lo·se *f pulmo.* pleural tuberculosis.
Pleu·ra·tu·mor *m patho.* pleural tumor.
Pleu·ra·ver·nar·bung *f patho.* pleural scarring.
Pleu·ra·ver·wach·sung *f patho.* pleural adhesion.
Pleu·ra·zot·ten *pl patho.* pleural villi.
Pleur·ek·to·mie *f HTG* pleurectomy.
Pleu·ri·tis *f pulmo.* pleurisy, pleuritis.
adhäsive **P.** adhesive pleurisy, adhesive pleuritis.
basale **P.** diaphragmatic pleurisy.
eitrige **P.** purulent pleurisy, suppurative pleurisy.
exsudative **P.** exudative pleurisy/pleuritis, wet pleurisy.
fibrinöse **P.** fibrinous pleurisy, fibrinous pleuritis.
indurative **P.** indurative pleurisy.
postpneumonische **P.** metapneumonic pleurisy.
proliferative **P.** plastic pleurisy.
seröse **P.** serous pleurisy.
P. sicca dry pleurisy.
pleu·ri·tisch *adj pulmo.* pleuritic.
Pleu·ro·bron·chi·tis *f pulmo.* pleurobronchitis.
Pleu·ro·de·se *f HTG* pleurodesis.

Pleu·ro·dy·nie *f patho.* pleuralgia, pleurodynia. **epidemische P.** Bornholm disease, Daae's disease, epidemic benign dry pleurisy, epidemic pleurodynia, epidemic myalgia.
pleu·ro·gen *adj* pleurogenous, pleurogenic.
Pleu·ro·gra·phie *f radiol.* pleurography.
Pleu·ro·lith *m pulmo.* pleural calculus, pleurolith.
Pleu·ro·ly·se *f HTG* pleurolysis, pneumonolysis, pneumolysis.
Pleu·ro·pa·rie·to·pe·xie *f HTG* pleuroparietopexy.
pleu·ro·pe·ri·kar·di·al *adj* pleuropericardial.
Pleu·ro·pe·ri·kar·di·tis *f card.* pleuropericarditis.
Pleu·ro·pe·ri·to·ne·al·fi·stel *f patho.* pleuroperitoneal fistula.
Pleu·ro·pneu·mo·nie *f pulmo.* pleuropneumonia, pleuritic pneumonia.
Pleu·ro·pneu·mo·no·ly·se *f HTG* pleuropneumonolysis.
pleu·ro·pul·mo·nal *adj* pleuropulmonary.
Pleu·ro·sko·pie *f clin.* pleuroscopy.
Pleu·ro·tho·to·nus *m neuro., psychia.* pleurothotonos, pleurothotonus.
Pleu·ro·to·mie *f HTG* pleurotomy, pleuracotomy.
pleu·ro·vis·ze·ral *adj* pleurovisceral, visceropleural.
Plex·ek·to·mie *f chir., neurochir.* plexectomy.
Ple·xi·glas·lin·se *f ophthal.* acrylic lens.
Ple·xo·pa·thie *f neuro.* plexopathy.
Ple·xus *m anat.* plexus; network, net.
P. aorticus aortic plexus.
P. autonomicus autonomic plexus, visceral plexus.
P. brachialis brachial plexus.
P. cardiacus cardiac plexus.
P. cavernosus clitoridis cavernous plexus of clitoris.
P. cavernosus penis cavernous plexus of penis.
P. cervicalis cervical plexus.
P. choroideus choroid plexus.
P. coccygeus coccygeal plexus.
P. coeliacus celiac plexus, epigastric plexus, solar plexus.
P. coronarius coronary plexus of heart.
P. deferentialis deferential plexus.
P. entericus enteric plexus.
P. femoralis femoral plexus, crural plexus.
P. *pl* **gastrici** gastric plexuses, gastric coronary plexuses.
P. haemorrhoidalis → *P. venosus rectalis.*
P. hepaticus hepatic plexus.
P. hypogastricus inferior pelvic plexus, inferior hypogastric plexus.
P. hypogastricus superior presacral nerve, Latarjet's nerve, superior hypogastric plexus.
P. intraparotideus parotid plexus of facial nerve, anserine plexus.

P. lumbalis/lumbaris lumbar plexus.

P. lymphaticus lymphatic plexus.

P. mesentericus mesenteric plexus.

P. myentericus Auerbach's plexus, myenteric plexus.

P. nervorum spinalium plexus of spinal nerves.

P. nervosus nerve plexus.

P. pampiniformis pampiniform plexus, spermatic plexus.

P. pelvicus inferior hypogastric plexus, pelvic plexus.

P. prostaticus prostatic plexus, Santorini's plexus.

P. sacralis sacral plexus, ischiadic plexus.

P. submucosus Meissner's plexus, submucosal plexus.

P. vascularis vascular plexus.

P. venosus venous plexus.

P. venosus areolaris areolar venous plexus, areolar plexus.

P. venosus rectalis rectal venous plexus, hemorrhoidal plexus.

P. vertebralis vertebral plexus.

P. vesicalis vesical plexus.

P. visceralis → *P. autonomicus.*

Ple·xus·an·äs·the·sie *f anes.* plexus anesthesia.

Ple·xus·bil·dung *f anat.* plexus formation.

Ple·xus·blu·tung *f neuro.* (*ZNS*) chorioid plexus bleeding, chorioid plexus hemorrhage, plexus hemorrhage.

Ple·xus·ent·zün·dung *f neuro.* plexitis.

Ple·xus·epi·thel *nt histol.* plexus epithelium.

Ple·xus·pa·pil·lom *nt neuro.* (*ZNS*) plexus papilloma.

Ple·xus·re·sek·ti·on *f chir., neurochir.* plexectomy.

Pli·ca *f anat.* plica, fold, ridge.

  Plicae *pl* **alares** alar ligaments of knee, alar folds.

  P. ary-epiglottica aryepiglottic fold, arytenoepiglottidean fold.

  P. axillaris axillary fold, fold of armpit.

  Plicae *pl* **caecales** cecal folds.

  Plicae *pl* **ciliares** ciliary folds.

  Plicae *pl* **circulares** circular folds, Kerckring's folds, Kerckring's valve.

  P. duodenojejunalis superior duodenal fold, duodenojejunal fold.

  P. duodenomesocolica inferior duodenal fold, duodenomesocolic fold.

  Plicae *pl* **gastricae** gastric plicae, gastric folds.

  P. gastropancreatica gastropancreatic fold, Huschke's ligament.

  P. glutaealis gluteal fold.

  P. ileocaecalis Treves' fold, ileocecal fold.

  P. interaryt(a)enoidea interarytenoid fold.

  P. interureterica interureteric fold, interureteric ridge, Mercier's valve.

  Plicae *pl* **iridis** iridial folds.

P. lacrimalis lacrimal fold, Hasner's valve.

P. **palpebronasalis** palpebronasal fold, epicanthal fold, epicanthus.

P. paraduodenalis paraduodenal fold.

P. recto-uterina rectouterine fold, rectovesical fold, Douglas' fold.

Plicae *pl* **semilunares coli** semilunar folds of colon.

P. semilunaris conjunctivae semilunar fold of conjunctiva.

P. spiralis Heister's fold, Heister's valve, spiral fold.

P. sublingualis sublingual plica, sublingual fold.

P. synovialis synovial fold.

Plicae *pl* **transversae recti** horizontal folds of rectum, Kohlrausch's folds, Houston's folds, transverse rectal folds.

P. triangularis aryepiglottic fold of Collier, triangular fold.

Plicae *pl* **tubales/tubariae** tubal folds (of uterine tube), folds of uterine tube.

P. umbilicalis lateralis lateral umbilical fold, epigastric fold.

P. umbilicalis medialis medial umbilical fold.

P. umbilicalis mediana median umbilical fold, suspensory ligament of bladder.

P. ventricularis/vestibularis ventricular fold, vestibular fold, false vocal cord.

Plicae *pl* **villosae** villous folds of stomach.

P. vocalis vocal fold, vocal cord.

Pli·ka·ti·on *f chir.* plication, plicature.

Pli·ko·to·mie *f HNO* plicotomy.

Plimmer: P.-Körperchen *pl patho.* Plimmer's bodies, cancer bodies.

Plummer: **P.'-Jodbehandlung** *f endo.* Plummer's iodine therapy.

  P.-Krankheit *f endo.* Plummer's disease.

Plum·mern *nt endo.* Plummer's iodine therapy.

Plummer-Vinson: P.-V.-Syndrom *nt patho.* Plummer-Vinson syndrome, Vinson's syndrome, Paterson-Brown-Kelly syndrome, sideropenic dysphagia.

plu·ri·glan·du·lär *adj* pluriglandular, polyglandular, multiglandular.

Plu·ri·gra·vi·da *f gyn.* multigravida, multigesta, plurigravida.

plu·ri·kau·sal *adj patho.* pluricausal.

Plu·ri·pa·ra *f gyn.* pluripara, multipara.

P mitrale *nt card.* P mitrale, P sinistroatriale, P sinistrocardiale.

Pneu *m inf.* → *Pneumothorax.*

Pneum·ar·thro·gra·phie *f radiol.* air arthrography, arthropneumography, pneumarthrography.

Pneum·ar·thro·se *f ortho.* pneumarthrosis.

Pneu·ma·ti·sa·ti·on *f histol.* pneumatization.

Pneu·ma·ti·sa·ti·ons·hem·mung *f HNO* hypopneumatization.

pneu·ma·tisch *adj* **1.** *phys.* pneumatic, air. **2.**

physiol. pneumatic, respiratory.

Pneu·ma·to·hä·mie *f patho.* pneumatohemia, pneumathemia, pneumohemia.

Pneu·ma·to·kar·die *f card.* pneumatocardia.

Pneu·ma·to·me·trie *f physiol.* pneumatometry; spirometry.

Pneu·ma·to·sis *f patho.* pneumatosis. **P. cystoides intestini** intestinal emphysema, intestinal pneumatosis.

Pneu·ma·to·ze·le *f pulmo.* pneumatocele, pneumocele, pneumonocele.

Pneu·ma·to·ze·pha·lus *m neuro.* pneumocephalus, pneumatocephalus, intracranial pneumatocele.

Pneu·mat·urie *f patho.* pneumaturia, pneumatinuria, pneumouria.

Pneum·ek·to·mie *f HTG* pulmonary resection, pneumonectomy, pulmonectomy.

Pneum·en·ze·pha·lo·gra·phie *f radiol.* pneumoencephalography, pneumencephalography.

Pneum·en·ze·pha·lo·mye·lo·gra·phie *f radiol.* pneumoencephalomyelography.

Pneu·mo·ar·thro·gra·phie *f →* *Pneumarthrographie.*

Pneu·mo·bi·lie *f patho.* pneumobilia.

Pneu·mo·ci·ster·no·gra·phie *f radiol.* pneumocisternography.

Pneu·mo·coc·cus *m* pneumococcus, Diplococcus pneumoniae, Streptococcus pneumoniae.

Pneu·mo·cy·stis *f micro.* Pneumocystis. **P. carinii** Pneumocystis carinii.

Pneumocystis-Pneumonie *f pulmo.* interstitial plasma cell pneumonia, pneumocystis carinii pneumonitis, pneumocystosis, plasma cell pneumonia, Pneumocystis pneumonia, white lung.

Pneu·mo·cy·sto·se *f →* *Pneumocystis--Pneumonie.*

Pneu·mo·cyt *m histol.* pneumonocyte, pneumocyte, alveolar cell.

Pneu·mo·en·te·ri·tis *f patho.* pneumonoenteritis, pneumoenteritis.

Pneu·mo·en·ze·pha·lo·gra·phie *f radiol.* pneumoencephalography, pneumencephalography.

Pneu·mo·en·ze·pha·lo·mye·lo·gra·phie *f radiol.* pneumoencephalomyelography.

Pneu·mo·fas·zio·gramm *nt radiol.* pneumofasciogram.

Pneu·mo·ga·lak·to·ze·le *f gyn.* pneumogalactocele.

Pneu·mo·ga·stro·gra·phie *f radiol.* pneumogastrography.

Pneu·mo·gramm *nt radiol.* pneumogram, aerogram.

Pneu·mo·gra·phie *f radiol.* pneumography, pneumoradiography.

Pneu·mo·hä·mie *f patho.* pneumatohemia, pneumathemia, pneumohemia.

Pneu·mo·hä·mo·pe·ri·kard *nt card.* pneumohemopericardium, hemopneumopericardium.

Pneu·mo·hä·mo·tho·rax *m patho.* pneumohemothorax, hemopneumothorax.

Pneu·mo·hy·dro·me·tra *f gyn.* pneumohydrometra.

Pneu·mo·hy·dro·pe·ri·kard *nt card.* pneumohydropericardium, hydropneumopericardium.

Pneu·mo·hy·dro·pe·ri·to·ne·um *nt patho.* pneumohydroperitoneum, hydropneumoperitoneum.

Pneu·mo·hy·dro·tho·rax *m patho.* pneumohydrothorax, hydropneumothorax.

pneu·mo·kar·di·al *adj* pneumocardial, cardiopulmonary.

Pneu·mo·kok·kämie *f patho.* pneumococcemia.

Pneu·mo·kok·ken *pl →* *Pneumokokkus.*

Pneu·mo·kok·ken·an·gi·na *f HNO* pneumococcal angina.

Pneu·mo·kok·ken·in·fek·ti·on *f epidem.* pneumococcosis, pneumococcal infection.

Pneu·mo·kok·ken·me·nin·gi·tis *f neuro.* pneumococcal meningitis.

Pneu·mo·kok·ken·ne·phri·tis *f patho.* pneumococcus nephritis.

Pneu·mo·kok·ken·pneu·mo·nie *f pulmo.* pneumococcal pneumonia.

Pneu·mo·kok·ken·sep·sis *f patho.* pneumococcemia.

Pneu·mo·kok·ken·vak·zi·ne *f immun.* pneumococcal vaccine.

Pneu·mo·kok·kos·urie *f patho.* pneumococcosuria.

Pneu·mo·kok·kus *m micro.* pneumococcus, Diplococcus pneumoniae, Streptococcus pneumoniae.

Pneu·mo·ko·lon *nt patho.* pneumocolon.

Pneu·mo·ko·nio·se *f pulmo.* pneumoconiosis, pneumokoniosis.

Pneu·mo·lith *m pulmo.* pulmonary calculus, lung stone, pneumolith, pulmolith.

Pneu·mo·li·thia·sis *f pulmo.* pneumolithiasis.

Pneu·mo·lo·gie *f* pneumology, pulmonology.

Pneu·mo·ly·se *f HTG* pneumonolysis, pneumolysis.

Pneu·mo·ma·la·zie *f patho.* pneumomalacia.

Pneu·mo·me·dia·sti·no·gra·phie *f radiol.* pneumomediastinography.

Pneu·mo·me·dia·sti·num *nt pulmo.* pneumomediastinum, Hamman's syndrome, mediastinal emphysema.

Pneu·mo·me·la·no·se *f pulmo.* pneumomelanosis, pneumonomelanosis.

Pneu·mo·mye·lo·gra·phie *f radiol.* pneumomyelography.

Pneu·mo·my·ko·se *f pulmo.* pneumomycosis,

pneumonomycosis.
Pneu·mon·ek·to·mie *f HTG* pulmonary resection, pneumonectomy, pulmonectomy.
Pneu·mo·nia *f* → *Pneumonie.*
P. alba white lung, white pneumonia.
P. migrans migratory pneumonia, wandering pneumonia.
Pneu·mo·nie *f pulmo.* pneumonia; pulmonitis, pneumonitis.
abakterielle P. nonbacterial pneumonia, nonbacterial pneumonitis.
abszedierende P. abscess-forming pneumonia.
atypische P. → *primär-atypische P.*
bakterielle P. bacterial pneumonia.
chronisch verfettende P. chronic fatty degeneration pneumonia.
eitrige P. purulent pneumonia, suppurative pneumonia.
embolische P. embolic pneumonia.
fibrös-organisierte P. organizing pneumonia, fibrous pneumonia.
gangränöse P. gangrenous pneumonia.
hämorrhagische P. hemorrhagic pneumonia.
hypostatische P. hypostatic pneumonia.
indurative P. indurative pneumonia.
interstitielle P. interstitial pneumonia, pneumonitis, pulmonitis.
interstitielle plasmazelluläre P. → *Pneumocystis-Pneumonie.*
käsige P. Buhl's desquamative pneumonia, caseating pneumonia, desquamative pneumonia.
lobuläre P. lobular pneumonia, bronchial pneumonia, bronchopneumonia, bronchopneumonitis, bronchiolitis.
metastatische P. metastatic pneumonia.
postembolische P. embolic pneumonia.
postoperative P. postoperative pneumonia.
posttraumatische P. traumatic pneumonia, contusion pneumonia.
primär-atypische P. primary atypical pneumonia, atypical pneumonia, acute interstitial pneumonitis.
tuberkulöse P. tuberculous pneumonia.
urämische P. uremic pneumonia, uremic pneumonitis.
verkäsende P. → *käsige P.*
pneu·mo·nisch *adj pulmo.* pneumonic.
Pneu·mo·ni·tis *f pulmo.* interstitial pneumonia, pneumonitis, pulmonitis.
Pneu·mo·no·lo·gie *f* pneumology, pulmonology.
Pneu·mo·no·me·la·no·se *f pulmo.* pneumomelanosis, pneumonomelanosis.
Pneu·mo·no·my·ko·se *f pulmo.* pneumomycosis, pneumonomycosis.
Pneu·mo·no·pe·xie *f HTG* pneumonopexy, pneumopexy.
Pneu·mo·pa·thie *f pulmo.* pneumonopathy,

pneumopathy.
Pneu·mo·pe·ri·kard *nt card.* pneumopericardium.
Pneu·mo·pe·ri·to·ne·um *nt patho.* pneumoperitoneum, aeroperitoneum.
Pneu·mo·pe·ri·to·ni·tis *f patho.* pneumoperitonitis.
Pneu·mo·pe·xie *f HTG* pneumonopexy, pneumopexy.
Pneu·mo·pleu·ri·tis *f pulmo.* pleuritic pneumonia, pneumopleuritis.
Pneu·mo·pye·lo·gra·phie *f urol.* pneumopyelography, air pyelography.
Pneu·mo·pyo·pe·ri·kard *nt card.* pneumopyopericardium.
Pneu·mo·pyo·tho·rax *m patho.* pneumopyothorax, pyopneumothorax.
Pneu·mo·ra·dio·gra·phie *f radiol.* pneumoradiography, pneumography.
Pneu·mo·re·tro·pe·ri·to·ne·um *nt patho.* pneumoretroperitoneum.
Pneu·mor·rha·chis *f neuro.* pneumorrhachis, pneumatorrhachis.
Pneu·mor·rha·gie *f pulmo.* severe hemoptysis, pneumorrhagia.
Pneu·mor·rha·phie *f HTG* pneumonorrhaphy.
Pneu·mo·se·ro·tho·rax *m patho.* pneumoserothorax; hydropneumothorax.
Pneu·mo·tho·rax *m patho.* pneumothorax, pneumatothorax.
künstlicher P. induced pneumothorax, artificial pneumothorax.
offener P. blowing wound, open pneumothorax.
Pneu·mo·to·mie *f HTG* pneumonotomy, pneumotomy.
Pneu·mo·tro·pie *f pulmo.* pneumotropism.
Pneu·mo·tym·pa·num *nt HNO* pneumotympanum.
Pneu·mo·ure·thro·sko·pie *f urol.* aerourethroscopy.
Pneu·mo·ven·tri·kel *m neuro.* pneumoventricle.
Pneu·mo·ven·tri·ku·lo·gra·phie *f radiol.* pneumoventriculography.
Pneu·mo·ze·le *f patho.* pneumonocele, pneumatocele, pneumocele.
Pneu·mo·zen·te·se *f pulmo.* pneumonocentesis, pneumocentesis.
Pneu·mo·ze·pha·lus *m neuro.* pneumocephalus, pneumatocephalus, intracranial pneumatocele.
Pneu·mo·zi·ster·no·gra·phie *f radiol.* pneumocisternography.
Pneu·mo·zy·sto·gra·phie *f urol.* pneumocystography, aerocystography.
Pneu·mo·zy·sto·sko·pie *f urol.* aerocystoscopy.
Pneu·mo·zyt *m histol.* pneumocyte,

pneumocyte, alveolar cell.
po·chen vi (*Herz*) beat; (*rhythmisch*) pulsate; (*heftig*) thump, pound; (*Schmerzen*) throb.
po·chend adj pulsatile, pulsating, throbbing, beating.
Pocke [k·k] f derm. pock.
pocken·ar·tig [k·k] adj epidem. varioliform, varioloid.
Pocken·fleck·fie·ber [k·k] nt epidem. rickettsial pox, Kew Gardens fever.
Pocken·nar·be [k·k] f derm. pit, pockmark.
pocken·nar·big [k·k] adj pockmarked.
Pod·agra f patho. podagra; gout.
Pod·al·gie f ortho. podalgia, pododynia.
Pod·ar·thri·tis f ortho. podarthritis.
Pod·en·ze·pha·lus m embryo. podencephalus.
Po·do·dy·nie f → *Podalgie*.
Po·do·gramm nt ortho. podogram.
Po·do·phyl·lin nt pharm. podophyllin, podophyllum resin.
Po·do·phyl·lo·to·xin nt pharm. podophyllotoxin.
Po·do·phyl·lum nt pharm. podophyllum.
Po·do·spas·mus m neuro. podospasm, podismus, podospasmus.
Po·do·zyt m histol. podocyte; epicyte.
Poi·ki·lo·blast nt hema. poikiloblast.
Poi·ki·lo·der·mie f derm. poikiloderma.
Poi·ki·lo·throm·bo·zyt m hema. poikilothrombocyte.
Poi·ki·lo·zyt m hema. poikilocyte.
Poi·ki·lo·zyt·hä·mie f → *Poikilozytose*.
Poi·ki·lo·zy·to·se f hema. poikilocytosis, poikilocythemia.
Pol m allg., phys. pole; anat. pole, extremity.
Poland: **P.-Anomalie** f ortho. Poland's anomaly, Poland's syndrome.
Po·la·ri·sa·ti·on f phys. polarization.
Po·la·ri·sa·ti·ons·mi·kro·skop nt histol. polarizing microscope.
Po·la·ri·sa·ti·ons·win·kel m opt. angle of polarization, Brewster's law.
Po·lar·zo·ne f physiol., clin. polar zone, anelectrotonic zone.
Pol·fil·ter m (*Mikroskop*) polarizing filter.
Po·li·kli·nik f clinic, policlinic, dispensary, polyclinic, city hospital, city infirmary, city clinic.
Po·lio f inf. → *Poliomyelitis*.
Po·lio·dys·tro·phia f neuro. poliodystrophy, poliodystrophia. **P. cerebri progressiva infantilis** Alpers' syndrome, progressive cerebral poliodystrophy.
Po·lio·en·ce·pha·li·tis f neuro. polioencephalitis, cerebral poliomyelitis. **P. haemorrhagica superior** Wernicke's encephalopathy, superior hemorrhagic polioencephalitis.
Po·lio·en·ze·pha·li·tis f → *Polioencephalitis*.
Po·lio·en·ze·pha·lo·me·nin·go·mye·li·tis f neuro. polioencephalomeningomyelitis.

Po·lio·en·ze·pha·lo·mye·li·tis f neuro. polioencephalomyelitis, poliencephalomyelitis.
Po·lio·en·ze·pha·lo·pa·thie f neuro. polioencephalopathy.
Po·lio·impf·stoff m → *Poliovakzine*.
po·lio·kla·stisch adj neuro., patho. polioclastic.
Po·lio·mye·li·tis f neuro. poliomyelitis, polio. **P. anterior acuta** Heine-Medin disease, anterior spinal paralysis, acute anterior poliomyelitis, infantile paralysis.
aparalytische P. nonparalytic poliomyelitis.
endemische P. endemic poliomyelitis.
epidemische P. acute infectious paralysis, epidemic infantile paralysis, epidemic poliomyelitis.
Po·lio·mye·li·tis·vak·zi·ne f → *Poliovakzine*.
Poliomyelitis-Virus nt → *Poliovirus*.
Po·lio·mye·lo·en·ze·pha·li·tis f neuro. poliomyelencephalitis, poliomyeloencephalitis.
Po·lio·mye·lo·pa·thie f neuro. poliomyelopathy.
Po·lio·se f derm. poliosis.
Po·lio·vak·zi·ne f immun. poliomyelitis vaccine, poliovirus vaccine. **trivalente orale P.** trivalent oral poliovirus vaccine.
Po·lio·vi·rus nt micro. poliovirus, poliomyelitis virus.
P. Typ I Brunhilde virus.
P. Typ II Lansing virus.
P. Typ III Leon virus.
Politzer: **P.-Ballon** m HNO Politzer's bag, Politzer's air bag.
P.-Luftdusche f HNO politzerization, Politzer's method.
P.-Ohrtrichter m HNO Politzer's ear speculum, Politzer's otoscope
P.-Verfahren nt → *P.-Luftdusche*.
P.-Versuch m HNO Politzer's test.
Pol·la·kis·urie f urol. pollakiuria, pollakisuria, sychnuria.
Pol·la·ki·urie f → *Pollakisurie*.
Pol·len m bio., immun. pollen.
Pol·len·al·ler·gen nt immun. pollen allergen, pollen antigen.
Pol·len·al·ler·gie f immun. pollinosis, pollenosis.
Pol·len·an·ti·gen nt → *Pollenallergen*.
Pol·lex m anat. thumb, pollex.
Pol·li·no·se f → *Pollenallergie*.
Pol·li·zi·sa·ti·on f ortho. pollicization.
Pol·lu·ti·on f emission, nocturnal emission, wet dream.
Po·lox·amer nt pharm. poloxamer.
Pol·star m ophthal. polar cataract.
pol·stern vt (a. techn., ortho.) pad, pad out, cushion, wad.
Pol·ste·rung f (a. techn., ortho.) padding, wadding.
Po·lus m anat. pole, extremity.
P. bulbi oculi pole of the eyeball.

P. lentis pole of the lens.
Polya: P.-Gastrektomie *f chir.* Pólya gastrectomy, Pólya operation.
Po·ly·ade·nie *f patho.* polyadenia.
Po·ly·ade·ni·tis *f patho.* polyadenitis.
Po·ly·ade·no·ma·to·se *f patho.* polyadenomatosis.
Po·ly·ade·no·pa·thie *f patho.* polyadenopathy.
Po·ly·ade·no·se *f patho.* polyadenosis.
Po·ly·an·drie *f socio.* polyandry.
Po·ly·an·gi·itis *f patho.* polyangiitis.
Po·ly·ar·te·ri·itis *f patho.* polyarteritis. **P. nodosa** Kussmaul-Meier disease, Kussmaul's disease, arteritis nodosa.
Po·ly·ar·thri·tis *f ortho.* polyarthritis; amarthritis, holarthritis.
juvenile Form der chronischen P. Still's disease, Chauffard-Still syndrome, Still--Chauffard syndrome.
primär chronische P. *abbr.* **PCP** *od.* **PcP** rheumatoid arthritis, chronic articular rheumatism, proliferative arthritis.
P. rheumatica acuta rheumatic fever, acute rheumatic polyarthritis, acute articular rheumatism, inflammatory rheumatism.
po·ly·ar·thri·tisch *adj ortho.* holarthritic.
po·ly·ar·ti·ku·lär *adj* multiarticular, polyarticular, polyarthric.
Po·ly·äs·the·sie *f neuro.* polyesthesia; Remak's symptom.
Po·ly·avit·ami·no·se *f patho.* polyavitaminosis.
Po·ly·chei·rie *f embryo.* polycheiria.
Po·ly·che·mo·the·ra·pie *f clin.* polychemotherapy.
Po·ly·chon·dri·tis *f patho.* polychondritis. **rezidivierende P.** (von) Meyenburg's disease, Meyenburg-Altherr-Uehlinger syndrome, polychondropathy, systemic chondromalacia, relapsing polychondritis.
Po·ly·chro·ma·sie *f hema.* polychromasia.
Po·ly·cyt·hae·mia *f hema.* polycythemia, erythrocythemia.
P. (rubra) hypertonica Gaisböck's syndrome, benign polycythemia.
P. (rubra) vera Osler-Vaquez disease, Osler's disease, Vaquez-Osler disease, erythremia, leukemic erythrocytosis.
po·ly·dak·tyl *adj embryo.* polydactylous.
Po·ly·dak·ty·lie *f embryo.* polydactyly, polydactylism, hyperdactyly.
Po·ly·dip·sie *f patho.* polydipsia. **psychogene P.** *psychia.* hysterical polydipsia, psychogenic polydipsia.
Po·ly·dys·pla·sie *f patho.* polydysplasia.
Po·ly·dys·tro·phie *f patho.* polydystrophy, polydystrophia.
Po·ly·en·an·ti·bio·ti·kum *nt pharm.* polyene antibiotic.
po·ly·en·do·krin *adj endo.* polyendocrine.

Po·ly·en·do·kri·no·pa·thie *f endo.* polyendocrinopathy.
Po·ly·estra·di·ol·phos·phat *nt pharm.* polyestradiol phosphate.
Po·ly·ga·lak·tie *f gyn.* polygalactia.
po·ly·gam *adj socio.* polygamous.
Po·ly·ga·mie *f socio.* polygamy.
Po·ly·gen *nt genet.* polygene, cumulative gene.
po·ly·gen *adj genet.* polygenic.
Po·ly·ge·nie *f genet.* polygenia, polygeny.
po·ly·glan·du·lär *adj* polyadenous, polyglandular, pluriglandular.
Po·ly·glo·bu·lie *f hema.* hyperglobulia, hyperglobulism. **relative P.** pseudopolycythemia.
Po·ly·gramm *nt physiol.* polygram.
Po·ly·graph *m physiol.* polygraph.
po·ly·gyn *adj socio.* polygynous.
Po·ly·gy·nie *f socio.* polygyny.
Po·ly·gy·rie *f neuro.* polygyria.
Po·ly·hi·dro·se *f derm.* polyhidrosis, polyidrosis, hyperhidrosis, sudorrhea.
Po·ly·hydr·am·ni·on *nt gyn.* polyhydramnios.
Po·ly·hy·per·me·nor·rhoe *f gyn.* polyhypermenorrhea.
Po·ly·hy·po·me·nor·rhoe *f gyn.* polyhypomenorrhea.
Po·ly·idro·sis *f →* *Polyhidrose.*
po·ly·klo·nal *adj immun.* polyclonal.
Po·ly·ko·rie *f ophthal.* polycoria.
po·ly·krot *adj card.* polycrotic.
Po·ly·kro·tie *f card.* polycrotism, polycrotic pulse.
Po·ly·ma·stie *f gyn.* polymastia, polymasty, pleomastia, pleomazia.
Po·ly·me·lie *f embryo.* polymelia, polymely.
Po·ly·me·nor·rhoe *f gyn.* polymenorrhea, polymenia, plurimenorrhea.
Po·ly·me·ren·fie·ber *nt patho.* teflon shakes, polymer fume fever.
Po·ly·me·rie *f embryo.* polymeria.
Po·ly·my·al·gie *f neuro.* polymyalgia.
Po·ly·myo·pa·thie *f neuro.* polymyopathy.
Po·ly·myo·si·tis *f neuro.* polymyositis, multiple myositis.
Po·ly·my·xin *nt pharm.* polymyxin. **Polymyxin E** polymyxin E, colistin, colimycin.
Po·ly·neur·al·gie *f neuro.* polyneuralgia.
Po·ly·neu·ri·tis *f neuro.* multiple neuritis, polyneuritis, disseminated neuritis.
Po·ly·neu·ro·myo·si·tis *f neuro.* polyneuromyositis.
Po·ly·neu·ro·ni·tis *f neuro.* polyneuronitis.
Po·ly·neu·ro·pa·thie *f neuro.* polyneuropathy.
Po·ly·neu·ro·ra·di·ku·li·tis *f neuro.* polyneuroradiculitis.
po·ly·nu·kle·är *adj histol.* multinuclear, polynuclear, polynucleate.
Po·ly·nu·kleo·tid *nt biochem.* polynucleotide.
Po·ly·ony·chie *f derm.* polyonychia, polyunguia.

Po·ly·opie *f ophthal.* multiple vision, polyopia, polyopsia, polyopy.

Po·ly·op·sie *f* → *Polyopie.*

Po·ly·or·chi·die *f* → *Polyorchie.*

Po·ly·or·chie *f andro.* polyorchidism, polyorchism.

po·ly·osto·tisch *adj ortho.* polyostotic.

po·ly·ovu·lär *adj embryo.* polyovular, polyzygotic.

Po·ly·ovu·la·ti·on *f embryo.* polyovulation.

po·ly·ovu·la·to·risch *adj embryo.* polyovulatory, polyzygotic.

Po·lyp *m patho.* polyp.

adenomatöser P. adenomatous polyp, cellular polyp, polypoid adenoma.

entzündlicher P. inflammatory polyp, pseudopolyp.

gestielter P. pedunculated polyp.

hyperplastischer P. hyperplastic polyp.

sessiler P. sessile polyp.

zystischer P. hydatid polyp, cystic polyp.

Po·ly·pa·thie *f patho.* polypathia.

Po·lyp·ek·to·mie *f chir.* polypectomy. **endoskopische P.** endoscopic polypectomy.

Po·ly·pen·ab·tra·gung *f chir.* polypectomy.

po·ly·pen·ähn·lich *adj* polypoid, polypiform.

Po·ly·pep·tid *nt biochem.* polypeptide.

gastrisches inhibitorisches P. *abbr.* **GIP** glucose dependent insulinotropic peptide, gastric inhibitory polypeptide.

pankreatisches P. *abbr.* **PP** pancreatic polypeptide.

vasoaktives intestinales P. *abbr.* **VIP** vasoactive intestinal polypeptide, vasoactive intestinal peptide.

Po·ly·pep·tid·hor·mon *nt endo.* polypeptide hormone, proteohormone.

Po·ly·pe·ri·osti·tis *f ortho.* polyperiostitis.

Po·ly·pha·gie *f psychia.* excessive eating, polyphagia.

Po·ly·pha·lan·gie *f embryo.* polyphalangia, polyphalangism.

Po·ly·phä·nie *f genet.* pleiotropy, pleiotropia, pleiotropism.

Po·ly·phra·sie *f neuro., psychia.* polyphrasia, extreme talkativeness.

Po·ly·ple·gie *f neuro.* polyplegia.

po·ly·plo·id *adj genet.* polyploid, polypiform.

Po·ly·ploi·die *f genet.* polyploidy.

po·ly·pös *adj* polypoid, polypous, polypiform.

Po·ly·po·se *f patho.* polyposis. **familiäre P.** adenomatosis of the colon, multiple familial polyposis, familial intestinal polyposis, familial polyposis.

Po·ly·po·sis *f patho.* polyposis.

P. familiaris → familiäre *Polypose.*

P. intestinalis intestinal polyposis, small bowel polyposis.

Po·ly·po·tom *nt chir.* polypotome.

Po·ly·prag·ma·sie *f clin., pharm.* polypharma-

cy, polypragmasy.

Po·ly·ra·di·ku·li·tis *f neuro.* polyradiculitis.

Po·ly·ra·di·ku·lo·myo·pa·thie *f neuro.* polyradiculomyopathy.

Po·ly·ra·di·ku·lo·neu·ri·tis *f neuro.* Guillain--Barré syndrome, polyradiculoneuritis, polyradiculoneuropathy, postinfectious polyneuritis, neuronitis, acute postinfectious polyneuropathy, acute febrile polyneuritis.

Po·lyr·rhoe *f patho.* polyrrhea.

Po·ly·sac·cha·rid *nt chem.* polysaccharide, polysaccharose, glycan.

Po·ly·se·mie *f andro.* polyspermia, polyspermism.

Po·ly·se·ro·si·tis *f patho.* polyserositis, multiple serositis.

familiäre rekurrente P. familial recurrent polyserositis, familial Mediterranean fever, recurrent polyserositis, familial paroxysmal polyserositis.

progressive maligne P. Bamberger's disease, progressive multiple hyaloserositis.

Po·ly·sia·lie *f HNO* ptyalism, ptyalorrhea, polysialia, sialism, sialismus, sialorrhea.

Po·ly·si·nus·ek·to·mie *f HNO* polysinusectomy.

Po·ly·si·nu·si·tis *f HNO* polysinusitis, polysinuitis.

Po·ly·skle·ro·se *f patho.* multiple sclerosis, disseminated sclerosis, focal sclerosis.

Po·ly·so·mie *f genet.* polysomy.

Po·ly·sper·mie *f andro.* polyspermia, polyspermism, polyspermy.

Po·ly·sple·nie *f embryo.* polysplenia.

Po·ly·syn·dak·ty·lie *f embryo.* polysyndactyly.

Po·ly·syn·ovi·tis *f ortho.* polysynovitis.

Po·ly·tä·nie *f genet.* polyteny.

Po·ly·ten·di·ni·tis *f ortho.* polytendinitis.

Po·ly·ten·di·no·bur·si·tis *f ortho.* polytendinobursitis.

Po·ly·te·no·syn·ovi·tis *f ortho.* polytenosynovitis.

Po·ly·the·lie *f embryo.* polythelism, accessory nipples *pl*, supernumerary nipples *pl*.

Po·ly·thi·azid *nt pharm.* polythiazide.

Po·ly·to·mo·gramm *nt radiol.* polytomogram.

Po·ly·to·mo·gra·phie *f radiol.* polytomography.

Po·ly·tri·chie *f derm.* excessive hairness, polytrichia, polytrichosis.

Po·ly·urie *f urol.* polyuria, hydruria, hydrouria.

po·ly·urisch *adj urol.* hydruric, polyuric.

po·ly·va·lent *adj immun.* polyvalent, multivalent.

Po·ly·va·lenz *f immun.* polyvalence.

Po·ly·vas·ku·li·tis *f patho.* polyangiitis.

Po·ly·vi·don *nt pharm.* polyvinylpyrrolidone, povidone.

Polyvidon-Iod *nt pharm.* polyvinylpyrroli-

done-iodine, povidone-iodine.
Po·ly·vi·nyl·pyr·ro·li·don *nt abbr.* **PVP** → *Poly-vidon.*
Po·ly·zoo·sper·mie *f andro.* polyspermia, polyspermism.
po·ly·zy·got *adj embryo.* polyovulatory, polyzygotic.
po·ly·zy·stisch *adj patho.* polycystic, multicystic.
Po·ly·zyt·hä·mie *f* → *Polycythaemia.*
Po·ma·den·ak·ne *f derm.* pomade acne.
Pomeroy: P.-Methode *f gyn.* Pomeroy's operation.
Pomona-Fieber *nt epidem.* Pomona fever.
Pompe: P.-Krankheit *f patho.* Pompe's disease, generalized glycogenosis, type II glycogen storage disease.
Pom·pho·lyx *f derm.* dyshidrosis, dyshydrosis, dysidrosis, pompholyx.
Poncet: P.-Krankheit *f patho.* Poncet's disease, tuberculous rheumatism.
Pons *m anat.* pons, bridge of Varolius.
pon·tin *adj anat.* pontine, pontil, pontile.
pon·to·bul·bär *adj* pontobulbar.
pon·to·ze·re·bel·lär *adj* pontocerebellar.
Pool: P.-Armphänomen *nt neuro.* Pool's phenomenon.
 P.-Beinphänomen *nt neuro.* Pool's phenomenon, Pool-Schlesinger sign, leg phenomenon.
Pool *m biochem.,* hema. pool.
poo·len *vt hema.* pool.
Poo·ling *nt physiol.,* hema. pooling.
Pool-Schlesinger: P.-S.-Phänomen *nt* → *Pool-Beinphänomen.*
poorly-differentiated lymphocytic lymphoma *nt abbr.* **PDLL** *od.* **PDL** *hema.* poorly-differentiated lymphocytic lymphoma.
pop·li·te·al *adj anat.* popliteal.
Pop·li·te·al·lymph·kno·ten *pl anat.* popliteal lymph nodes.
Pop·li·tea·riß *m patho.* popliteal artery disruption.
Po·pu·la·ti·on *f stat.* population.
Po·pu·la·ti·ons·ge·ne·tik *f genet.* population genetics *pl.*
Por·ade·ni·tis *f patho.* poradenitis, poradenia.
 P. inguinalis lymphogranuloma venereum/inguinale, lymphopathia venereum, Durand--Nicolas-Favre disease, Favre-Durand--Nicolas disease, poradenolymphitis, poradenitis venerea, pudendal ulcer, donovanosis.
Po·re *f anat.,* histol. pore, porosity, hole, foramen, peforation.
Por·en·ze·pha·lie *f neuro.* cerebral porosis, porencephaly, porencephalia.
Por·en·ze·pha·li·tis *f neuro.* porencephalitis.
Po·ro·akan·thom *nt derm.* eccrine poroma.
po·ro·ke·ra·to·tisch *adj derm.* porokeratotic.
Po·rom *nt derm.* 1. poroma. 2. poroma, callus, callosity.

po·rös *adj histol.* porous; spongy, sponge-like; *patho.* cavernous, cavitary.
Po·ro·se *f patho.* porosis, porosity.
Po·ro·si·tät *f histol.* porosity, porousness, sponginess.
Po·ro·ze·pha·lo·se *f epidem.* porocephaliasis, porocephalosis.
Por·phin *nt chem.* porphin, porphine.
Por·pho·bi·li·no·gen *nt abbr.* **PBG** *biochem.* porphobilinogen.
Por·pho·bi·li·no·gen·urie *f* porphobilinogenuria.
Por·phy·ria *f patho.* porphyria, porphyrism, hematoporphyria.
 P. acuta intermittens Swedish genetic porphyria, acute intermittent porphyria.
 P. cutanea tarda symptomatica symptomatic porphyria, hepatic-cutaneous porphyria.
 P. erythropo(i)etica congenita Günther's disease, congenital erythropoietic porphyria.
 P. variegata *abbr.* **PV** mixed porphyria, variegate porphyria, South African genetic porphyria.
Por·phy·rie *f patho.* porphyria, porphyrism, hematoporphyria.
 akute intermittierende P. → *Porphyria acuta intermittens.*
 erythropoetische P. erythropoietic porphyria.
 gemischte (hepatische) P. → *Porphyria variegata.*
 hepatische P. hepatic porphyria.
 kongenitale erythropoetische P. *abbr.* **CEP** → *Porphyria erythropo(i)etica congenita.*
 Schwedischer Typ der P. → *Porphyria acuta intermittens.*
 südafrikanische genetische P. → *Porphyria variegata.*
Por·phy·rin *nt biochem.* porphyrin.
Por·phy·rin·ämie *f patho.* porphyrinemia.
Por·phy·ri·no·gen *nt biochem.* porphyrinogen.
Por·phy·ri·no·pa·thie *f patho.* porphyrinopathy.
Por·phy·rin·urie *f patho.* porphyrinuria, porphyruria.
Por·phy·ris·mus *m patho.* porphyrismus.
Por·phyr·milz *f patho.* porphyry spleen.
Por·ri·go *m derm.* porrigo.
Por·ta *f anat.* 1. portal, entrance, porta. 2. *inf.* portal vein (of liver). **P. hepatis** hepatic portal, portal fissure.
por·tal *adj anat.* portal.
Por·tal·ge·fä·ße *pl histol.* portal vessels.
Por·tal·kreis·lauf *m* → *Portalsystem.*
Por·tal·sy·stem *nt physiol.* portal circulation, portal system.
Por·tio *f* 1. *anat.* part, portion. 2. (**P. vaginalis cervicis**) vaginal part of cervix uteri, ectocervix.
Por·tio·ek·to·pie *f gyn.* cervical ectropion.
Por·tio·ek·tro·pi·um *nt gyn.* cervical ectropion.

Por·tio·faß·zan·ge *f gyn.* cervix forceps, cervix-
-holding forceps, cervical forceps.
Por·tio·kap·pe *f gyn.* cup pessary.
Por·tio·kar·zi·nom *nt gyn.* exocervical carcino-
ma.
Por·tio·ko·ni·sa·ti·on *f gyn.* conization.
Por·to·gramm *nt radiol.* portogram, porto-
venogram.
Por·to·gra·phie *f radiol.* portography, portal
venography, portovenography.
por·to·ka·val *adj* portosystemic, portocaval.
Port·wein·fleck *m derm.* port-wine mark, port-
-wine nevus, flammeous nevus, salmon patch.
Po·rus *m anat.* pore, meatus, foramen.
  P. acusticus acoustic pore, auditory pore.
  P. gustatorius gustatory pore, taste pore.
  P. sudoriferus sweat pore, sudoriferous pore,
  pore of sweat duct.
Por·zel·lan·gal·len·bla·se *f patho.* porcelain
gallbladder.
Posada: P.-Mykose *f epidem.* Posada's mycosis, Posada-Wernicke disease, coccidioido-
mycosis, coccidioidal granuloma, coccidioidosis, desert fever.
Po·si·ti·on *f* 1. position, posture; *fig.* position,
attitude (*zu, gegenüber* to, towards). 2. *chir.*
position, posture. 3. *gyn.* position.
Po·si·ti·ons·agno·sie *f neuro.* position agnosia.
Po·si·ti·ons·ame·tro·pie *f ophthal.* position
ametropia.
positive end-expiratory pressure *nt abbr.*
  PEEP *IC* positive end-expiratory pressure.
positive-negative pressure breathing *nt abbr.*
  PNPB *IC* positive-negative pressure ventilation, positive-negative pressure breathing.
positive-negative pressure ventilation *nt*
  abbr. **PNPV** → *positive-negative pressure*
  breathing.
Po·si·tron·emis·si·ons·to·mo·gra·phie *f abbr.*
  PET *radiol.* positron-emission tomography.
Posner-Schlossmann: P.-S.-Syndrom *nt*
ophthal. glaucomatocyclitic crisis.
Pospischill-Feyrter: Aphthoid *nt P.-F. patho.*
aphthoid.
Post·ado·les·zenz *f* postadolescence.
Post·ag·gres·si·ons·stoff·wech·sel *m physiol.*
postaggression metabolism.
post·an·äs·the·tisch *adj anes.* postanesthetic.
post·apo·plek·tisch *adj neuro.* postapoplectic.
Postcholezystektomie-Syndrom *nt abbr.*
  PCHES *chir.* postcholecystectomy syndrome.
post·dia·sto·lisch *adj physiol.* postdiastolic.
post·en·ze·pha·li·tisch *adj neuro.* postencephalitic.
post·epi·lep·tisch *adj neuro.* postepileptic.
po·ste·ri·or *adj anat.* posterior, dorsal.
posterior-anterior *adj abbr.* **PA** *od.* **p.a.**
posteroanterior.
po·ste·ro·an·te·ri·or *adj* → *posterior-anterior.*
post·ex·po·si·tio·nell *adj epidem.* postexpo-

sure.
Post·ex·po·si·ti·ons·pro·phy·la·xe *f epidem.*
postexposure prophylaxis.
post·ex·tra·sy·sto·lisch *adj card.* postextrasystolic.
Post·ga·strek·to·mie·syn·drom *nt chir.* postgastrectomy syndrome.
post·he·pa·tisch *adj physiol.* posthepatic.
Post-Herpes-Neuralgie *f neuro.* postherpetic
neuralgia.
Pos·thi·tis *f urol.* posthitis, acrobystitis, acroposthitis.
Pos·tho·lith *m urol.* preputial concretion,
preputial calculus, postholith.
Po·sti·kus·läh·mung *f HNO* posticus palsy,
posticus paralysis.
post·in·fek·ti·ös *adj patho.* postinfectious,
postinfective.
Post-Kala-Azar-Dermatose *f derm.* dermal
leishmanoid, post-kala-azar dermal leishmaniasis.
post·ka·pil·lär *adj physiol.* postcapillary.
Postkardiotomie-Syndrom *nt HTG* postcardiotomy syndrome, postcardiotomy
psychosis syndrome.
Postkommissurotomie-Syndrom *nt neurochir.*
postcommissurotomy syndrome.
post·kon·vul·siv *adj neuro.* postconvulsive.
post·me·nin·gi·tisch *adj neuro.* postmeningitic.
post·me·no·pau·sal *adj gyn.* postmenopausal.
Post·me·no·pau·sen·atro·phie *f gyn.* postmenopausal atrophy.
post·men·stru·al *adj gyn.* postmenstrual.
Post·men·stru·al·pha·se *f* → *Postmenstruum.*
post·men·stru·ell *adj gyn.* postmenstrual.
Post·men·stru·um *nt gyn.* postmenstrual stage,
postmenstruum.
post·mor·tal *adj* postmortem, after death,
postmortal.
post mortem → *postmortal.*
Post-mortem-Thrombus *m patho.* postmortem
thrombus.
Post·myo·kard·in·farkt·syn·drom *nt abbr.* **PMI**
card. postmyocardial infarction syndrome,
Dressler's syndrome.
post·na·tal *adj ped.* postnatal.
Post·na·tal·pe·ri·ode *f ped.* postnatal life.
post·ne·kro·tisch *adj patho.* postnecrotic.
post·ob·struk·tiv *adj patho.* postobstructive.
post·ope·ra·tiv *adj chir.* postoperative, post-
surgical.
post·par·tal *adj gyn.* postpartal, postpartum.
Post·per·fu·si·ons·syn·drom *nt epidem.* post-
-transfusion mononucleosis, postperfusion
syndrome, post-transfusion syndrome.
Postperikardiotomie-Syndrom *nt card.* post-
pericardiotomy syndrome.
Post·pneu·mon·ek·to·mie·em·py·em *nt HTG*
postpneumonectomy empyema.
post·pneu·mo·nisch *adj pulmo.* postpneu-

monic, metapneumonic.
post·pran·di·al *adj physiol.* postprandial, post-
cibal.
Post·pri·mär·sta·di·um *nt epidem.* (*Tuberkulose*) postprimary stage.
post·pu·ber·tär *adj* postpubertal, postpuberal,
postpubescent.
Post·pu·ber·tät *f* postadolescence, postpuber-
ty, postpubescence.
Post·rhi·no·sko·pie *f HNO* posterior rhinoscopy.
Post-Splenektomiesepsis *f chir.* overwhelming post-splenectomy sepsis, overwhelming
post-splenectomy sepsis syndrome,
overwhelming post-splenectomy infection.
post·ste·no·tisch *adj patho.* poststenotic.
Post·strep·to·kok·ken·er·kran·kun·gen   *pl*
patho. poststreptococcal diseases.
Post·strep·to·kok·ken·glo·me·ru·lo·ne·phri·tis
f patho. poststreptococcal glomerulonephritis.
post·throm·bo·tisch *adj patho.* post-thrombotic.
Post·trans·fu·si·ons·he·pa·ti·tis *f epidem.* post-
-transfusion hepatitis, transfusion hepatitis.
Post·trans·fu·si·ons·syn·drom *nt epidem.* post-
-transfusion mononucleosis, postperfusion
syndrome, post-transfusion syndrome.
post·trau·ma·tisch *adj patho.* post-traumatic,
traumatic.
po·stu·ral *adj* postural.
Post·va·go·to·mie·syn·drom *nt chir.* post-
vagotomy diarrhea.
post·vak·zi·nal *adj immun.* postvaccinal.
post·val·vu·lär *adj anat., card.* postvalvular,
postvalvar.
post·ve·si·kal *adj urol.* postvesicular.
Post·zo·ne *f immun.* postzone, zone of antigen
excess.
po·tent *adj physiol.* potent; virile.
Po·ten·tia *f* → *Potenz.*
Po·ten·ti·al *nt physiol., allg.* potential.
  akustisch evoziertes P. *abbr.* **AEP** auditory
  evoked potential.
  ereigniskorreliertes P. *abbr.* **EKP** event-
  -related potential.
  erregendes postsynaptisches P. *abbr.* **EPSP**
  excitatory postsynaptic potential.
  evoziertes P. *abbr.* **EP** evoked potential.
  inhibitorisches postsynaptisches P. *abbr.* **IPSP**
  inhibitory postsynaptic potential.
  somatisch evoziertes P. *abbr.* **SEP** somatic
  evoked potential.
  visuell evoziertes P. *abbr.* **VEP** visual evoked
  potential.
po·ten·ti·ell *adj (a. phys.)* potential.
Po·tenz *f physiol.* potence, potency; sexual
potency, virile power, virility.
po·ten·zie·ren *vt (a. pharm.)* potentiate, potentialize.

Po·ten·zie·rung *f pharm., phys.* potentiation,
potentialization. **postextrasystolische P.** post-
extrasystolic potentiation.
Pott: P.'-Abszeß *m ortho.* Pott's abscess.
  P.-Buckel *m ortho.* Pott's curvature, angular
  curvature.
  P.-Lähmung *f neuro.* Pott's paraplegia, Pott's
  paralysis.
  P.-Paraplegie *f* → *P.-Lähmung.*
  P.-Trias *f ortho.* Pott's trias.
Pott-David: P.-D.-Syndrom *nt ortho.* Pott's
curvature, angular curvature.
Potter: P.-Syndrom I *nt patho.* Potter's disease,
Potter's facies.
  P.-Syndrom II *nt patho.* Potter's syndrome.
Potts: P.-Anastomose *f HTG* Potts' anastomo-
sis, Potts' operation.
PPD-Tuberkulin *nt immun.* purified protein
derivate tuberculin, P.P.D. tuberculin.
p.p.-Heilung *f ortho.* primary healing, primary
adhesion, healing by first intention.
PP-Intervall *nt card.* P-P interval.
PP-Typ *m patho.* pink puffer.
P pulmonale *nt card.* P pulmonale, P dextro-
atriale, P dextrocardiale.
PQ-Intervall *nt card.* (*EKG*) P-Q interval,
atrioventricular interval, A-V interval.
PQ-Strecke *f card.* (*EKG*) PQ segment.
prä·ado·les·zent *adj* preadolescent.
Prä·ado·les·zenz *f* preadolescence.
Prä·al·bu·min *nt biochem.* prealbumin. **thyro-
xinbindendes P.** *abbr.* **TBPA** thyroxine-
-binding prealbumin.
prä·aor·tal *adj anat.* preaortic.
prä·ar·thro·tisch *adj ortho.* prearthritic.
Prä·be·ta·li·po·pro·te·in *nt biochem.* prebeta-
-lipoprotein, very low-density lipoprotein.
Prä-B-Lymphozyten *pl hema.* pre-B cells.
Prac·to·lol *nt pharm.* practolol.
Prader-Labhart-Willi: P.-L.-W.-Syndrom *nt*
patho. Prader-Willi syndrome.
Prader-Willi: P.-W.-Syndrom *nt patho.* Prader-
-Willi syndrome.
Prä·dia·be·tes *m patho.* prediabetes, preclini-
cal diabetes.
Prä·dia·sto·le *f physiol.* prediastole, peri-
diastole, late systole.
prä·dia·sto·lisch *adj physiol.* prediastolic, peri-
diastolic.
prä·di·krot *adj card.* predicrotic.
prä·di·spo·nie·ren *vt* predispose (*für* to).
Prä·dis·po·si·ti·on *f* predisposition.
Prä·ek·lamp·sie *f gyn.* preeclampsia, preeclamptic toxemia.
Prae·pu·ti·um *nt anat.* prepuce, preputium.
  P. clitoridis prepuce of clitoris.
  P. penis prepuce of penis, foreskin, prepuce,
  preputium.
prä·erup·tiv *adj patho.* preeruptive.
Prae·sen·ta·tio *f* (**fetus**) *gyn.* presentation.

prä·ex·po·si·tio·nell *adj* epidem. preexposure.
Prä·ex·po·si·ti·ons·pro·phy·la·xe *f* epidem. preexposure prophylaxis.
Prä·ex·zi·ta·ti·on *f* card. preexcitation.
prä·gan·glio·när *adj* physiol. preganglionic.
prä·ge·ni·tal *adj* psycho. pregenital.
Prager-Handgriff *m* gyn. Prague maneuver.
Prag·ma·ta·gno·sie *f* neuro. pragmatagnosia.
Prag·ma·ta·mne·sie *f* neuro. pragmatamnesia.
Prä·gung *f* physiol. imprinting.
prä·he·pa·tisch *adj* physiol. prehepatic.
Prä·im·mu·ni·tät *f* immun. premunition, concomitant immunity, relative immunity.
Präinfarkt-Syndrom *nt* card. preinfarction syndrome.
prä·in·va·siv *adj* patho. preinvasive.
Prä·kal·li·kre·in *nt* biochem. prekallikrein, prokallikrein, kallikreinogen.
prä·kan·ze·rös *adj* patho. precancerous, precarcinomatous, premalignant.
Prä·kan·ze·ro·se *f* patho. precancer, precancerosis, precancerous lesion. **melanotische P.** Hutchinson's freckle, circumscribed precancerous melanosis of Dubreuilh, malignant lentigo, lentigo maligna.
prä·ka·pil·lär *adj* physiol. precapillary.
prä·kar·di·al *adj* anat. precardiac, precordial.
prä·kli·mak·te·risch *adj* gyn. premenopausal.
prä·kli·nisch *adj* preclinical.
Prä·ko·ma *nt* neuro. precoma.
prä·kon·vul·siv *adj* neuro. preconvulsive.
prä·kor·di·al *adj* anat. precardiac, precordial.
Prä·kor·di·al·re·gi·on *f* anat. precordium, precardium.
Prä·kor·di·al·schmerz *m* card. precordialgia.
prak·ti·zie·ren *vi* (Arzt) practice, be in practice.
Prä·leuk·ämie *f* hema. preleukemia.
prä·leuk·ämisch *adj* hema. preleukemic.
Pra·li·do·xim *nt* pharm. pralidoxime.
prä-β-Lipoprotein *nt* biochem. very low-density lipoprotein, prebeta-lipoprotein.
prä·ma·lig·ne *adj* patho. precancerous, precarcinomatous, premalignant.
prä·ma·tur *adj* psycho., patho. premature.
Prä·ma·tu·ri·tät *f* psycho., patho. prematurity, prematureness.
Prä·me·di·ka·ti·on *f* anes. premedication, preanesthetic medication.
prä·me·no·pau·sal *adj* gyn. premenopausal.
prä·men·stru·al *adj* gyn. premenstrual.
Prä·men·stru·al·pha·se *f* → Prämenstruum.
prä·men·stru·ell *adj* gyn. premenstrual.
Prä·men·stru·um *nt* gyn. premenstrual stage, premenstruum.
Prä·mo·lar *m* anat. premolar, premolar tooth, bicuspid tooth.
prä·mo·ni·to·risch *adj* clin. premonitory.
prä·mor·bid *adj* patho. premorbid.
prä·mor·tal *adj* premortal, before death.
Prä·mu·ni·ti·on *f* immun. premunition, con-

comitant immunity, relative immunity.
Prä·mye·lo·blast *m* hema. premyeloblast.
Prä·nar·ko·se *f* anes. prenarcosis.
prä·nar·ko·tisch *adj* anes. prenarcotic.
prä·na·tal *adj* embryo. prenatal, antenatal.
Prä·na·tal·pe·ri·ode *f* embryo. prenatal life.
prä·ope·ra·tiv *adj* chir. preoperative, presurgical.
prä·ovu·la·to·risch *adj* gyn. preovulatory.
prä·pa·ra·ly·tisch *adj* anes. preparalytic.
Prä·pa·rat *nt* pharm. preparation; clin., patho. preparation, specimen.
Prä·pa·rie·ren *nt* chir., anat. preparation, dissection.
prä·pa·rie·ren *vt* prepare; patho., chir. dissect, prepare.
prä·par·tal *adj* gyn. prepartal, antepartal.
prä·pe·ri·kar·di·al *adj* anat. prepericardial.
prä·pe·ri·to·ne·al *adj* anat. preperitoneal.
Prä·pon·de·ranz *f* (a. genet.) preponderance, preponderancy.
prä·pran·di·al *adj* physiol. preprandial.
Prä·pro·hor·mon *nt* endo. preprohormone.
prä·pu·ber·tär *adj* prepubertal, prepuberal, prepubescent.
Prä·pu·ber·tät *f* prepuberty, prepubescence.
prä·pu·ti·al *adj* anat. preputial.
Prä·pu·ti·al·drü·sen *pl* anat. preputial glands, crypts of Littre, glands of Tyson.
Prä·pu·ti·al·stein *m* urol. preputial concretion, preputial calculus, postholith.
Prä·pu·ti·um *nt* anat. 1. prepuce, preputium. 2. prepuce of penis, foreskin, prepuce, preputium.
prä·py·lo·risch *adj* anat. prepyloric.
prä·re·nal *adj* physiol. prerenal.
Prä·sa·kral·an·äs·the·sie *f* → Präsakralblock.
Prä·sa·kral·block *m* anes. presacral anesthesia, presacral block.
prä·se·kre·to·risch *adj* gyn. presecretory.
prä·se·nil *adj* presenile.
Prä·se·ni·li·tät *f* neuro. premature old age, presenility.
Prä·se·ni·um *nt* presenium.
Prä·sen·ta·ti·on *f* immun. presentation.
Prä·ser·va·tiv *nt* condom, sheath.
Prä·skle·ro·se *f* patho. Huchard's disease, continued arterial hypertension.
prä·skle·ro·tisch *adj* patho. presclerotic.
Pras·seln *nt* clin. crackle.
pras·seln *vi* clin. crackle.
Prä·sy·sto·le *f* physiol. presystole, perisystole.
prä·sy·sto·lisch *adj* physiol. presystolic, perisystolic, late diastolic.
prä·ti·bi·al *adj* anat. pretibial.
prä-T-Lymphozyten *pl* hema. pre-T cells.
prä·tra·che·al *adj* anat. pretracheal.
Prausnitz-Küstner: **P.-K.-Antikörper** *pl* immun. P-K antibodies, Prausnitz-Küstner antibodies, atopic reagin.

P.-K.-Reaktion *f abbr.* **PKR** *immun.*
Prausnitz-Küstner reaction, Prausnitz-
-Küstner test, passive transfer test.
Prä·va·lenz *f epidem.* prevalence.
Prä·va·lenz·ra·te *f epidem.* prevalence rate.
Prä·ven·ti·on *f clin.* prevention.
prä·ven·tiv *adj clin.* preventive, preventative,
prophylactic.
Prä·ven·tiv·be·hand·lung *f clin.* preventive
treatment; prophylaxis.
prä·ver·te·bral *adj anat.* prevertebral.
prä·ve·si·kal *adj urol.* prevesical.
Pra·xis *f* 1. (*Ausübung*) practice; (*Erfahrung*)
practice, experience; (*Praktik*) use, custom. **in
der P.** in practice. **in die P. umsetzen** put into
practice. **2.** (*Sprechstunde*) surgery. **3.**
(*Sprechzimmer*) practice, consulting room,
surgery. **ärztliche P.** medical practice.
Pra·ze·pam *nt pharm.* prazepam.
Prä·zi·pi·tat *nt immun.* precipitate.
Prä·zi·pi·ta·ti·on *f immun.* precipitation.
Prä·zi·pi·ta·ti·ons·test *m immun.* precipitin
test.
Prä·zi·pi·tin *nt immun.* precipitin, precipitating
antibody.
Pra·zi·quan·tel *nt pharm.* praziquantel.
prä·zi·se *adj* precise, exact, definite; (*Test,
Diagnose*) accurate.
Prä·zi·si·on *f* precision, preciseness, exactness;
(*Test, Diagnose*) accuracy.
Prä·zo·ne *f immun.* prezone, zone of antibody
excess.
Pra·zo·sin *nt pharm.* prazosin.
Pre·di·ger·hand *f neuro.* benediction hand,
preacher's hand.
Pred·ni·mu·stin *nt pharm.* prednimustine.
Pred·ni·so·lon *nt pharm.* prednisolone.
Pred·ni·son *nt pharm.* prednisone, deltacorti-
sone.
Pred·ny·li·den *nt pharm.* prednylidene.
Pre·gnan *nt endo.* pregnane.
Pre·gnan·di·ol *nt endo.* pregnanediol.
Pre·gnan·tri·ol *nt endo.* pregnanetriol.
Pre·gne·no·lon *nt endo.* pregnenolone.
Prehn: P.-Zeichen *nt urol.* Prehn's sign.
Preiser: P.'-Krankheit *f ortho.* Preiser's dis-
ease.
pre·kär *adj* precarious, critical, delicate.
prel·len *vt* bruise, contuse, hit.
Prel·lung *f patho.* contusion, bruise.
Pres·by·aku·sis *f HNO* (physiologic) presby-
cusis, presbyacousia, presbyacusis.
Pres·by·atrie *f* presbyatrics *pl,* geriatrics *pl,*
geriatric medicine.
Pres·by·kar·die *f card.* presbycardia.
pres·by·op *adj ophthal.* presbyopic.
Pres·byo·phre·nie *f* presbyophrenia, presbyphrenia, Wernicke's dementia.
Pres·by·opie *f ophthal.* old sight, presbyopia,
presbytia, presbytism.

Pres·by·öso·pha·gus *m* presbyesophagus.
Pres·sen *nt gyn.* bearing-down.
pres·sen *vi* (*bei der Geburt*) bear down, push.
Pres·so·re·zep·tor *m physiol.* pressoreceptor,
pressosensor.
Pria·pis·mus *m andro.* priapism.
Price-Jones: P.-J.-Kurve *f hema.* Price-Jones
method, Price-Jones curve.
prickeln *vi* tingle; (*kitzeln*) tickle; (*jucken*) itch.
Prick·test *m derm* prick test.
Priesel: P.-Tumor *m gyn.* Priesel tumor, theco-
ma, theca tumor, theca cell tumor.
Pri·lo·ca·in *nt anes.* prilocaine.
Pri·ma·quin *nt pharm.* primaquine.
pri·mär *adj* primary, first; main, principal; *clin.*
primary, protopathic, essential, idiopathic,
autopathic.
Pri·mär·af·fekt *m abbr.* **PA** *patho.* primary
lesion.
Pri·mär·ant·wort *f immun.* primary reaction,
primary immune response.
Pri·mär·bron·chus *m anat.* primary bronchus,
main bronchus, stem bronchus.
Pri·mär·er·kran·kung *f clin.* primary disease.
Pri·mär·fol·li·kel *m* 1. *gyn.* primary ovarian
follicle, primary follicle. **2.** *immun.* primary
lymph follicle, primary follicle.
Pri·mär·ge·schwulst *f patho.* primary tumor.
Pri·mär·hei·lung *f ortho.* primary healing,
primary adhesion, healing by first intention.
Pri·mär·kon·takt *m immun.* primary contact.
Pri·mär·naht *f chir.* primary suture.
Pri·mär·re·ak·ti·on *f* → *Primärantwort.*
Pri·mär·sym·ptom *nt clin.* cardinal symptom,
chief complaint.
Pri·mär·the·ra·pie *f clin.* primary therapy.
Pri·mär·tu·ber·ku·lo·se *f epidem.* childhood
tuberculosis, childhood type tuberculosis,
primary tuberculosis.
Pri·mär·tu·mor *m patho.* primary tumor.
Pri·mär·ver·sor·gung *f ortho.* primary wound
closure. **aufgeschobene P.** *abbr.* **APV** delayed
primary wound closure.
Primed-lymphocyte-Typing *nt abbr.* **PLT**
immun. primed lymphocyte typing.
Pri·mi·don *nt pharm.* primidone, desoxy-
phenobarbital.
Pri·mi·gra·vi·da *f gyn.* primigravida, unigravi-
da.
pri·mi·par *adj gyn.* primiparous, uniparous.
Pri·mi·pa·ra *f gyn.* primipara, primiparous
woman, unipara.
pri·mi·tiv *adj allg.,* embryo. primitive, low.
pri·mor·di·al *adj* (*a.* embryo.) primordial;
primitive, primal.
Pri·mor·di·al·fol·li·kel *m gyn.* primordial follicle, unilaminar follicle.
Primum-Defekt *m card.* ostium primum defect.
Pringle: Naevus m P. *derm.* Pringle's sebaceous
adenoma, Pringle's disease, sebaceous adeno-

ma.
Pringle-Bourneville: P.-B.-Syndrom *nt*
Pringle-Bourneville disease, Bourneville-
-Pringle syndrome.
PR-Intervall *nt card.* P-R interval.
Prin·zip *nt (a. pharm.)* principle.
Prinzmetal: P.-Angina *f card.* Prinzmetal's
angina, variant angina pectoris.
Pris·ma *nt phys., opt.* prism.
pris·ma·tisch *adj* prismatic.
Pri·vat·kli·nik *f* private clinic, private hospital.
Pri·vat·pa·ti·ent *m* private patient.
Pri·vat·pa·ti·en·tin *f* private patient.
Pri·vat·pra·xis *f* private practice.
Pro·ac·ce·le·rin *nt hema.* proaccelerin, factor
V, accelerator globulin, plasma labile factor.
Pro·ak·ze·le·rin *nt* → *Proaccelerin.*
Pro·band *m* candidate, proband.
Pro·ban·din *f* candidate, proband.
Pro·be *f* **1.** experiment; trial, test, try-out. **2.**
histol., lab. specimen, sample, assay sample;
pattern, example; *stat.* sampling, sample. **3.**
lab. test, assay.
Pro·be·be·la·stung *f clin.* test load.
Pro·be·bi·op·sie *f clin.* diagnostic biopsy.
Pro·be·ex·zi·si·on *f abbr.* **PE** *clin.* excisional
biopsy.
Pro·be·in·zi·si·on *f clin.* incisional biopsy.
Pro·be·la·pa·ro·to·mie *f clin.* explorative lapa-
rotomy.
Pro·be·lin·se *f ophthal.* trial lens.
Pro·be·mahl *nt clin.* test meal.
Pro·be·ma·te·ri·al *nt lab.* assay sample,
sample, specimen.
Pro·be·ne·cid *nt pharm.* probenecide.
Pro·ben·ent·nah·me *f* sampling; (*Punktion*)
withdrawal of a specimen.
Pro·be·tho·ra·ko·to·mie *f HTG* exploratory
thoracotomy.
Pro·bu·col *nt pharm.* probucol.
Pro·ca·in *nt pharm., anes.* procaine.
Pro·ca·in·amid *nt pharm.* procainamide,
procaine amide.
Procain-Benzylpenicillin *nt pharm.* penicillin
G procaine.
Procain-Hydrochlorid *nt anes.* procaine
hydrochloride, ethocaine, syncaine.
Procain-Penicillin G *nt pharm.* penicillin G
procaine.
Pro·carb·azin *nt pharm.* procarbazine.
Pro·ces·sus *m anat.* process, prominence,
projection, outgrowth.
Proc. alveolaris alveolar process of maxilla,
alveolar ridge, alveolar border.
Proc. articularis articular process.
Proc. axillaris glandulae mammariae axillary
process of mammary gland, axillary tail of
mammary gland.
Proc. calcaneus calcanean process of cuboid,
calcaneal process of cuboid.

Proc. caudatus caudate eminence (of liver),
caudate process (of liver).
Proc. condylaris condyle of mandible, man-
dibular condyle.
Proc. coracoideus coracoid process, coracoid,
scapular tuberosity of Henle.
Proc. coronoideus mandibulae corone, coro-
noid process of mandible.
Proc. coronoideus ulnae coronoid process of
ulna.
Proc. costalis costal process.
Proc. mastoideus mastoid process, mastoid
bone, mastoid.
Proc. posterior tali posterior process of talus,
Stieda's process.
Proc. pterygoideus pterygoid process, ptery-
goid bone.
Proc. spinosus spinous process, spine of verte-
bra.
Proc. transversus transverse process.
Proc. uncinatus pancreatis uncinate process of
pancreas, lesser pancreas, small pancreas,
uncinate pancreas.
Proc. vaginalis (peritonei) vaginal process of
peritoneum, canal of Nuck.
Proc. xiphoideus xiphoid process, ensiform
appendix, xiphoid, xyphoid.
Pro·con·ver·tin *nt hema.* proconvertin, factor
VII, stable factor, serum prothrombin
conversion accelerator.
Proct·al·gia *f patho.* rectalgia, proctalgia,
proctagra. **P. fugax** anorectal spasm.
Proc·ti·tis *f patho.* proctitis, rectitis.
Pro·cy·cli·din *nt pharm.* procyclidine.
Pro·di·gio·sin *nt pharm.* prodigiosin.
Pro·drom *nt clin.* early symptom, premonitory
symptom, prodrome, precursor, antecedent
sign.
pro·dro·mal *adj clin.* premonitory, prodromal,
prodromic, prodromous.
Pro·dro·mal·er·schei·nung *f* → *Prodrom.*
Pro·dro·mal·pha·se *f clin.* prodromal period,
prodromal phase, prodromal stage.
pro·duk·tiv *adj (a. patho.)* productive.
Pro·ery·thro·blast *m hema.* proerythroblast,
pronormoblast, rubriblast.
Pro·fi·bri·no·ly·sin *nt hema.* plasminogen, proplasmin, profibrinolysin.
Profichet: P.-Krankheit *f patho.* Profichet's
disease, calcium gout.
Pro·fla·vin *nt pharm.* proflavine, diamino-
-acridine.
Pro·fun·da·pla·stik *f HTG* profundaplasty,
profundoplasty.
pro·fus *adj patho.* profuse, abundant.
Pro·ge·nie *f embryo.* prognatism, progenia,
prognathia, exognathia.
Pro·ge·ni·tur *f* progeny, offspring, descendents
pl.
Pro·ge·ria *f patho.* **1.** progeria. **2.** → *P. infanti-*

lis.
P. adultorum Werner syndrome.
P. infantilis Hutchinson-Gilford syndrome, progeria syndrome, premature senility syndrome.
Pro·ge·sta·gen *nt endo.* progestogen, progestagen.
Pro·ge·ste·ro·id *nt endo.* progesteroid.
Pro·ge·ste·ron *nt endo.* progestational hormone, progesterone, corpus luteum hormone, luteohormone.
Pro·ge·ste·ron·re·zep·tor *m endo.* progesterone receptor.
Pro·ge·ste·ron·re·zep·tor·bin·dungs·ka·pa·zi·tät *f endo.* progesterone receptor activity.
Pro·ge·sto·gen *nt → Progestagen.*
Pro·glu·mid *nt pharm.* proglumide.
Pro·gna·thie *f → Progenie.*
Pro·gno·se *f* prognosis, prognostication.
Pro·gno·sti·kum *nt clin.* prognostic.
pro·gno·stisch *adj clin.* prognostic.
pro·gno·sti·zie·ren *clin. vt, vi* prognosticate, prognose.
pro·gres·siv *adj* progressive, advancing.
Pro·gua·nil *nt pharm.* proguanil, chlorguanide, chloroguanide.
Pro·hor·mon *nt biochem.* prohormone, hormonogen, hormone preprotein.
Pro·in·su·lin *nt biochem.* proinsulin.
Pro·jek·ti·on *f mathe., psycho.* projection; *radiol.* view.
Pro·jek·ti·ons·test *m psycho.* projective test.
pro·ji·zie·ren *vt psycho., mathe.* project.
pro·ji·zie·rend *adj (a. psycho.)* projective.
Pro·ka·in *nt pharm., anes.* procaine.
Pro·kal·lus *m ortho.* procallus.
Pro·kar·zi·no·gen *nt patho.* procarcinogen.
Pro·kon·ver·tin *nt → Proconvertin.*
Prokt·al·gie *f patho.* proctalgia, proctagra, rectalgia, proctodynia.
Prokt·ek·ta·sie *f patho.* proctectasia.
Prokt·ek·to·mie *f chir.* proctectomy, rectectomy.
Prok·ti·tis *f patho.* proctitis, rectitis. **aktinische P.** radiation proctitis, radiation rectitis.
Prok·to·dy·nie *f → Proktalgie.*
Prok·to·kol·ek·to·mie *f chir.* proctocolectomy, coloproctectomy.
Prok·to·ko·li·tis *f patho.* proctocolitis, coloproctitis, colorectitis, rectocolitis.
Prok·to·ko·lo·sko·pie *f clin.* proctocolonoscopy.
Prok·to·pe·xie *f chir.* proctopexy, rectopexy.
Prok·to·pla·stik *f chir.* rectoplasty, proctoplasty.
Prok·to·sig·mo·id·ek·to·mie *f chir.* proctosigmoidectomy.
Prok·to·sig·mo·idi·tis *f patho.* proctosigmoiditis.
Prok·to·sig·mo·ido·skop *nt clin.* proctosig-

moidoscope.
Prok·to·sig·mo·ido·sko·pie *f clin.* proctosigmoidoscopy.
Prok·to·skop *nt clin.* rectal speculum, rectoscope, proctoscope.
Prok·to·sko·pie *f clin.* rectoscopy, proctoscopy.
Prok·to·spas·mus *m patho.* proctospasm.
Prok·to·ste·no·se *f patho.* proctencleisis, proctenclisis, proctostenosis.
Prok·to·sto·mie *f chir.* proctostomy, rectostomy.
Prok·to·to·mie *f chir.* proctotomy, rectotomy.
Prok·to·ze·le *f chir.* rectocele, proctocele.
pro·kur·siv *adj neuro.* procursive.
pro·la·bie·ren *vi patho.* prolapse, slip down, slip out of place.
Pro·lac·tin *nt abbr.* **PRL** *endo.* prolactin, galactopoietic factor, lactation hormone, lactogen, lactotrophin, lactotropin.
Prolactin-inhibiting-Faktor *m abbr.* **PIF** *endo.* prolactin inhibiting hormone, prolactin inhibiting factor, prolactostatin.
Prolactin-inhibiting-Hormon *nt abbr.* **PIH** → *Prolactin-inhibiting-Faktor.*
Pro·lac·ti·no·ma *nt endo.* prolactinoma, prolactin-producing tumor.
Prolactin-releasing-Faktor *m abbr.* **PRF** *endo.* prolactin releasing hormone, prolactin-releasing factor.
Prolactin-releasing-Hormon *nt abbr.* **PRH** → *Prolactin-releasing-Faktor.*
Pro·lak·tin *n → Prolactin.*
Pro·lak·ti·nom *nt → Prolactinoma.*
Pro·laps *m → Prolapsus.*
Pro·lap·sus *m patho.* prolapse, falling down, sinking.
P. ani prolapse of the anus, anal prolaps.
P. recti prolapse of the rectum, rectal prolapse.
P. uteri prolapse of the uterus.
Pro·li·fe·ra·ti·on *f histol., patho.* proliferation.
Pro·li·fe·ra·ti·ons·pha·se *f gyn. (Uterus)* proliferative phase, estrogenic phase, follicular phase, follicle-maturation phase.
pro·li·fe·ra·tiv *adj histol., patho.* proliferative, proliferous.
pro·li·fe·rie·ren *vi* proliferate.
pro·li·fe·rie·rend *adj → proliferativ.*
Pro·lin·tan *nt pharm.* prolintane.
Pro·lym·pho·zyt *m hema.* prolymphocyte.
Pro·ma·zin *nt pharm.* promazine.
Pro·me·ga·ka·ryo·zyt *m hema.* promegakaryocyte.
Pro·me·ga·lo·blast *m hema.* promegaloblast, erythrogone.
Pro·me·tha·zin *nt pharm.* promethazine, proazamine.
Pro·mi·nen·tia *f anat.* prominence, projection, protrusion.

P. laryngea laryngeal prominence, Adam's apple, thyroid eminence.

P. mallearis mallear prominence of tympanic membrane.

Pro·mis·kui·tät *f* promiscuity, sexual promiscuity.

pro·mis·ku·ös *adj* promiscuous.

Pro·mi·to·se *f patho.* promitosis.

Pro·mo·no·zyt *m hema.* promonocyte, premonocyte.

Pro·mon·to·ri·um *nt anat.* promontory.

P. ossis sacri pelvic promomtory, promontory of sacral bone.

P. tympany tympanic promontory, promontory of tympanic cavity.

Pro·mo·tor *m genet., biochem.* promoter.

Pro·mye·lo·zyt *m hema.* promyelocyte, progranulocyte, granular leukoblast.

pro·mye·lo·zy·tär *adj hema.* promyelocytic.

Pro·mye·lo·zy·ten·leuk·ämie *f,* akute *abbr.* **APL** *hema.* acute promyelocytic leukemia.

Pro·na·tio do·lo·ro·sa *f ortho.* pulled elbow, nursemaid's elbow, Malgaigne's luxation.

Pro·na·ti·on *f* pronation.

Pro·na·tor *m anat.* pronator, pronator muscle.

Pronator-teres-Syndrom *nt ortho.* pronator teres syndrome.

pro·nie·ren *vt* pronate.

pro·niert *adj* prone; lying face downward.

Pro·nor·mo·blast *m hema.* proerythroblast, pronormoblast.

Pro·opio·me·la·no·cor·tin *nt abbr.* **POMC** *biochem.* proopiomelanocortin.

Pro·östro·gen *nt pharm.* proestrogen.

Pro·pa·ni·did *nt anes.* propanidid.

Pro·pa·no·lol *nt pharm.* propanolol.

Pro·per·din *nt immun.* properdin, factor P.

Properdin-System *nt immun.* properdin system.

Pro·phy·lak·ti·kum *nt clin., pharm.* prophylactic.

pro·phy·lak·tisch *adj clin.* prophylactic, preventive, preventative, synteretic.

Pro·phy·la·xe *f clin., epidem.* prophylaxis, prevention, preventive treatment, synteresis.

postexpositionelle P. postexposure prophylaxis.

präexpositionelle P. preexposure prophylaxis.

Pro·pi·cil·lin *nt pharm.* propicillin.

Pro·pio·ni·bac·te·ri·um *nt micro.* Propionibacterium. **P. acnes** acne bacillus, Propionibacterium acnes, Corynebacterium acnes.

Pro·prio·re·zep·ti·on *f* → *Propriozeption.*

Pro·prio·zep·ti·on *f physiol.* proprioception, proprioceptive sensibility, deep sensibility, kinesthetic sensibility.

pro·prio·zep·tiv *adj physiol.* proprioreceptive.

Pro·pto·sis bul·bi *f ophthal.* exophthalmus, exorbitism, protrusion of the bulb, ophthalmoptosis, proptosis.

Pro·pul·si·on *f* **1.** *neuro.* propulsion, festination. **2.** *phys.* propulsion.

pro·pul·siv *adj (a fig.)* propulsive.

Pro·pyl·io·don *nt radiol.* propyliodone.

Pro·pyl·thio·ura·cil *nt endo., pharm.* propylthiouracil.

Pro·qua·zon *nt pharm.* proquazone.

Pro·scil·la·ri·din *nt pharm.* proscillaridin.

Pros·en·ze·pha·lon *nt embryo.* forebrain, prosencephalon, proencephalon.

Pro·sop·agno·sie *f neuro.* prosopagnosia, prosophenosia.

Pro·sop·al·gie *f neuro.* facial neuralgia, prosopalgia, prosoponeuralgia.

Pro·so·po·di·ple·gie *f neuro.* prosopodiplegia.

Pro·so·po·pa·gus *m embryo.* prosopopagus, prosopagus.

Pro·so·po·ple·gie *f neuro.* facial paralysis, facial nerve palsy, facial palsy, facioplegia, prosopoplegia.

Pro·so·po·schi·sis *f embryo.* facial cleft, prosoposchisis.

Pro·so·po·ster·no·dy·mus *m embryo.* prosoposternodymus.

Pro·so·po·tho·ra·ko·pha·gus *m embryo.* prosopothoracopagus.

Pro·spek·tiv·stu·die *f stat.* prospective study, prospective trial.

Pro·sta·cy·clin *nt physiol.* prostacyclin, prostaglandin I_2, epoprostenol.

Pro·sta·glan·din *nt abbr.* **PG** *physiol.* prostaglandin, epoprostenol.

Prostaglandin D_2 *abbr.* **PGD$_2$** prostaglandin D_2.

Prostaglandin E_1 *abbr.* **PGE$_1$** prostaglandin PGE_1, alprostadil.

Prostaglandin E_2 *abbr.* **PGE$_2$** prostaglandin E_2, dinoprostone.

Prostaglandin $F_{2\alpha}$ *abbr.* **PGF$_{2\alpha}$** prostaglandin $F_{2\alpha}$, dinoprost.

Prostaglandin H_2 *abbr.* **PGH$_2$** prostaglandin H_2.

Prostaglandin I_2 *abbr.* **PGI$_2$** → *Prostacyclin.*

Pro·sta·glan·din·en·do·per·oxid·syn·tha·se *f* → *Prostaglandinsynthase.*

Pro·sta·glan·din·syn·tha·se *f biochem.* prostaglandin endoperoxide synthase, prostaglandin synthase.

Pro·sta·ta *f anat.* postate, prostate gland.

Pro·sta·ta·ade·nom *nt urol.* prostatic adenoma, adenomatous prostatic hypertrophy, benign prostatic hypertrophy.

Pro·sta·ta·ba·sis *f anat.* base of prostate.

Pro·sta·ta·ent·fer·nung *f urol.* prostatectomy.

Pro·sta·ta·ent·zün·dung *f* → *Prostatitis.*

Pro·sta·ta·fas·zie *f anat.* prostatic fascia, pelviprostatic fascia.

Pro·sta·ta·hy·per·tro·phie *f* → *Prostataadenom.*

Pro·sta·ta·isth·mus *m anat.* isthmus of prostate (gland).

Pro·sta·ta·kap·sel *f anat.* capsule of prostate, prostatic capsule. **chirurgische P.** surgical prostatic capsule, pseudocapsule of prostate.

Pro·sta·ta·kar·zi·nom *nt urol.* prostatic carcinoma.

Pro·sta·ta·kon·kre·ment *nt → Prostatolith.*

Pro·sta·ta·krebs *m urol.* prostatic carcinoma.

Pro·sta·ta·ple·xus *m anat.* prostatic plexus, Santorini's plexus.

Pro·sta·ta·rin·ne *f anat.* prostatic sinus.

Pro·sta·ta·schmerz *m → Prostatodynie.*

Pro·sta·ta·se·kret *nt* prostatic secretion.

Pro·sta·ta·si·nus *m* prostatic sinus.

Pro·sta·ta·spit·ze *f* apex of prostate.

Pro·sta·ta·stein *m → Prostatolith.*

Pro·sta·ta·ver·grö·ße·rung *f* prostatauxe, prostatomegaly.

Pro·stat·ek·to·mie *f urol.* prostatectomy. **perineale P.** perineal prostatectomy. **retropubische prävesikale P.** retropubic prevesical prostatectomy. **suprapubische transvesikale P.** suprapubic transvesical prostatectomy. **transurethrale P.** transurethral prostatectomy.

pro·sta·tisch *adj anat.* prostatic, prostate.

Pro·sta·ti·tis *f urol.* prostatitis.

Pro·sta·to·dy·nie *f urol.* prostatodynia, prostatalgia.

Pro·sta·to·lith *m urol.* prostatic calculus, prostatic concrement, prostatolith.

Pro·sta·to·li·tho·to·mie *f urol.* prostatolithotomy.

Pro·sta·tor·rhoe *f urol.* prostatorrhea.

Pro·sta·to·to·mie *f urol.* prostatotomy, prostatomy.

Pro·sta·to·zy·sti·tis *f urol.* prostatocystitis.

Pro·sta·to·zy·sto·to·mie *f urol.* prostatocystotomy.

Pro·sta·zy·klin *nt → Prostacyclin.*

Pro·stra·ti·on *f* prostration, extreme exhaustion.

Prot·amin·chlo·rid *nt hema.* protamine chloride.

Prot·amin·sul·fat *nt hema.* protamine sulfate.

prot·ano·mal *adj ophthal.* protan, protanomalous.

Prot·ano·ma·lie *f ophthal.* protanomaly.

prot·an·op *adj ophthal.* protan, protanopic.

Prot·an·opie *f ophthal.* protanopia, protanopsia, red blindness.

Prot·an·op·sie *f → Protanopie.*

Pro·te·in *nt biochem.* protein, proteid, protide. **androgenbindendes P.** *abbr.* **ABP** androgen-binding protein. **C-reaktives P.** *abbr.* **CRP** C-reactive protein. **penicillinbindendes P.** *abbr.* **PBP** penicillin-binding protein.

Pro·te·in·ämie *f patho.* proteinemia.

Pro·tei·nat·puf·fer *m → Proteinpuffer.*

Pro·te·in·bi·lanz *f physiol.* protein balance.

Protein-Energie-Mangelsyndrom *nt abbr.* **PEM** *patho.* protein-caloric malnutrition.

Pro·te·in·haus·halt *m physiol.* protein balance.

Pro·te·in·hor·mon *nt endo* protein hormone.

Pro·te·in·mal·ab·sorp·ti·on *f patho.* protein malabsorption.

Pro·te·in·man·gel *m patho.* hypoproteinia.

Pro·te·in·man·gel·er·kran·kung *f patho.* hypoproteinosis.

Pro·te·in·me·ta·bo·lis·mus *m biochem.* proteometabolism, protein metabolism.

Pro·tei·no·se *f patho.* proteinosis.

Pro·te·in·puf·fer *m physiol.* proteinate buffer (system), protein buffer (system).

Pro·te·in·stoff·wech·sel *m biochem.* proteometabolism, protein metabolism.

Pro·te·in·urie *f patho.* proteinuria, albuminuria. **akzidentelle P.** accidental proteinuria, false proteinuria. **diätetische P.** dietetic proteinuria. **echte P.** → *intrinsische P.* **essentielle P.** essential proteinuria, benign proteinuria. **febrile P.** febrile albuminuria, febrile proteinuria. **funktionelle/intermittierende P.** functional proteinuria, physiologic proteinuria, intermittent proteinuria. **intrinsische P.** intrinsic proteinuria, true proteinuria, renal proteinuria. **kardial-bedingte P.** cardiac proteinuria, cardiac albuminuria. **lordotische/orthostatische P.** lordotic proteinuria, postural proteinuria, orthostatic proteinuria. **palpatorische P.** palpatory albuminuria, palpatory proteinuria. **paroxysmale P.** paroxysmal proteinuria, transitory functional proteinuria. **physiologische P.** → *funktionelle P.* **postrenale P.** postrenal proteinuria, postrenal albuminuria. **renale P.** → *intrinsische P.* **transiente P.** → *funktionelle P.*

pro·te·in·urisch *adj patho.* albuminuric, proteinuric.

Pro·te·in·zy·lin·der *m urol.* protein cast.

Pro·teo·hor·mon *nt endo.* polypeptide hormone, proteohormone.

Pro·teo·ly·se *f biochem.* protein hydrolysis, proteolysis, albuminolysis.

pro·teo·ly·tisch *adj biochem.* proteolytic.

Pro·the·se *f* 1. *ortho., chir.* replacement, prosthesis, artificial limb. 2. *dent.* denture, dentures *pl*, false teeth *pl*.

Pro·the·tik *f ortho.* prosthetics *pl*.

pro·the·tisch *adj ortho.* prosthetic.

Pro·thi·on·amid *nt pharm.* prothionamide, protionamide.

Pro·thi·pen·dyl *nt pharm.* prothipendyl.

Pro·throm·bin *nt hema.* prothrombin, plasmozyme, factor II, thrombogen.

Pro·throm·bin·ak·ti·va·tor *m hema.* thrombokinase, thromboplastin, platelet tissue factor.

Prothrombin-Konsumptionstest *m hema.* prothrombin-consumption test.

Pro·throm·bin·zeit *f abbr.* **PTZ** *hema.* prothrombin test, prothrombin time, thromboplastin time, Quick's time, Quick test, Quick's value.

Pro·ti·re·lin *nt pharm* protirelin.

pro·to·dia·sto·lisch *adj card.* protodiastolic, early diastolic.

Pro·to·häm *nt hema.* protoheme, reduced hematin.

Pro·to·ko·pro·por·phy·rie *f patho.* protocoproporphyria. **hereditäre P.** South African genetic porphyria, mixed porphyria, variegate porphyria.

Pro·ton *nt phys.* proton.

Pro·to·nen·strahl·the·ra·pie *f radiol.* proton beam radiotherapy.

Pro·to·on·ko·gen *nt patho.* proto-oncogene.

pro·to·pa·thisch *adj physiol.* protopathic.

Pro·to·plas·ma *nt histol.* plasma, protoplasm, cytoplasm.

pro·to·plas·ma·tisch *adj histol.* protoplasmic, protoplasmal, protoplasmatic.

Pro·to·por·phy·ria *f patho.* protoporphyria. **P. erythropoetica** erythrohepatic protoporphyria, erythropoietic protoporphyria.

Pro·to·por·phy·rie *f patho.* protoporphyria.

Pro·to·por·phy·rin·urie *f* protoporphyrinuria.

Pro·to·spas·mus *m neurol.* protospasm.

Pro·to·zo·en·dys·en·te·rie *f epidem.* protozoal dysentery.

Pro·to·zo·en·in·fek·ti·on *f epidem.* protozoiasis, protozoosis.

Pro·tra·hie·ren *nt* protraction.

pro·tra·hie·ren *vt* protract, draw out, prolong.

pro·tra·hiert *adj* protracted, prolonged.

Pro·trip·ty·lin *nt pharm.* protriptyline.

Pro·tru·sio *f anat., patho.* protrusion, projection.

P. acetabuli → *Protrusionsbecken.*

P. bulbi *ophthal.* exophthalmus, exorbitism, protrusion of the bulb, proptosis, ophthalmoptosis.

Pro·tru·si·ons·becken [k·k] *nt ortho.* intrapelvic protrusion, protusion of the acetabulum, Otto's pelvis, Otto's disease.

Pro·tu·be·ran·tia *f anat.* protuberance, prominence, eminence, projection.

P. mentalis protuberance of chin, mental process, mental protuberance.

P. occipitalis occipital protuberance.

Pro·tu·be·ranz *f anat., patho.* protuberance, prominence, eminence, projection, outgrowth, swelling.

Proust: P.-Raum *m anat.* Proust's space, rectovesical pouch, rectovesical excavation.

Pro·vo·ka·ti·on *f* → *Provokationstest.*

Pro·vo·ka·ti·ons·ny·stag·mus *m neuro.* provoked nystagmus.

Pro·vo·ka·ti·ons·test *m endo.* provocative test.

Prowazek: P.-Einschlußkörperchen *pl patho.* trachoma bodies, Halberstaedter-Prowazek bodies, Prowazek's bodies.

pro·xi·mal *adj anat.* proximal.

Pro·ze·dur *f* procedure, process, maneuver.

pro·ze·du·ral *adj* procedural.

Pro·zeß *m* process.

Pro·zo·ne *f immun.* prozone, prezone.

Pro·zo·nen·phä·no·men *nt immun.* prozone reaction.

prü·fen *vt* **1.** (*überprüfen*) test, check (*auf* for); check out/over, check up on, verify, look at, look over, give sth. a look-over; (*untersuchen*) examine (*auf* for), inquire into, investigate, look into. **2.** (*erproben*) test, assay, control; *phys., chem.* assay.

Prü·fung *f* **1.** (*Überprüfung*) test, check (*auf* for); check-over, check-up on, verification, look-over; (*Untersuchung*) examination (*auf* for); inquiry into, investigation, analysis. **2.** (*Erprobung*) test, trial, assay, control; *phys., chem.* assay.

Prü·fungs·angst *f psycho.* examination phobia.

Prüf·ver·fah·ren *nt* testing method, testing procedure.

prune-belly syndrome *nt patho.* abdominal muscle deficiency syndrome, prune-belly syndrome.

pru·ri·gi·nös *adj derm.* pruriginous.

Pru·ri·go *f derm.* prurigo.

P. aestivalis summer prurigo of Hutchinson, Hutchinson's disease, light sensitive eruption, polymorphic light eruption.

P. gestationis/gravidarum Besnier prurigo of pregnancy, prurigo gestationis of Besnier.

P. melanotica melanotic prurigo.

P. nodularis Hyde's disease, nodular prurigo.

pru·ri·go·ar·tig *adj derm.* pruriginous.

Pru·ri·tus *m patho.* pruritus, itch, itchiness, itching.

P. ani anal pruritus.

P. genitalis genital pruritus.

P. hiemalis winter itch, frost itch.

P. scroti scrotal pruritus.

P. senilis senile pruritus.

Psam·mo·kar·zi·nom *nt patho.* psammocarcinoma.

Psam·mom *nt patho.* psammoma, sand tumor, Virchow's psammoma.

Psam·mom·kör·per·chen *pl patho.* psammoma bodies.

Psam·mo·sar·kom *nt patho.* psammosarcoma.
Psam·mo·the·ra·pie *f clin.* psammotherapy.
Psel·lis·mus *m HNO* psellism.
Pseud·aku·sie *f HNO* pseudacousma, pseud-acousis.
Pseud·an·ky·lo·se *f ortho.* fibrous ankylosis, pseudankylosis.
Pseud·ar·thro·se *f ortho.* false joint, pseud-arthrosis, pseudoarthrosis, nearthrosis.
Pseud·ar·thro·sen·bil·dung *f ortho.* fracture non-union, nonunion.
Pseu·do·ag·glu·ti·na·ti·on *f hema.* pseudo-agglutination, pseudohemagglutination, rouleaux formation.
Pseu·do·agra·phie *f neuro.* pseudoagraphia, pseudagraphia.
Pseu·do·akan·tho·se *f derm.* pseudoacanthosis.
Pseu·do·akro·me·ga·lie *f ortho.* pseudacromegaly.
Pseu·do·al·ler·gie *f immun.* pseudoallergic reaction.
Pseu·do·alo·pe·zie *f derm.* pseudo-alopecia areata.
Pseu·do·an·ämie *f hema.* false anemia, pseudoanemia.
Pseu·do·an·eu·rys·ma *nt patho.* false aneurysm, pseudoaneurysm.
Pseu·do·an·gi·na *f card.* pseudoangina, pseudangina.
Pseu·do·apo·ple·xie *f neuro.* pseudoapoplexy, pseudoplegia.
Pseu·do·ap·pen·di·zi·tis *f chir.* pseudoappendicitis.
Pseu·do·ar·thro·se *f* → *Pseudarthrose.*
Pseu·do·athe·to·se *f neuro.* pseudoathetosis.
Pseu·do·bul·bär·pa·ra·ly·se *f neuro.* pseudo-bulbar palsy, pseudobulbar paralysis.
Pseu·do·cho·le·stea·tom *nt HNO* pseudo-cholesteatoma.
Pseu·do·cho·le·zy·sti·tis *f chir.* pseudocholecystitis.
Pseu·do·cho·lin·este·ra·se *f biochem.* pseudo-cholinesterase, nonspecific cholinesterase, unspecific cholinesterase.
Pseu·do·cho·lin·este·ra·se·man·gel *m patho.* pseudocholinesterase deficiency.
Pseu·do·cho·rea *f neuro.* pseudochorea.
Pseu·do·chrom·äs·the·sie *f neuro.* color hearing, pseudochromesthesia.
Pseu·do·co·arc·ta·tio aor·tae *f radiol.* pseudo-coarctation (of the aorta), kinked aorta, buckled aorta.
Pseu·do·de·menz *f neuro., psychia.* **1.** pseudo-dementia. **2.** Ganser's syndrome, pseudo-dementia, syndrome of approximate relevant answers, syndrome of deviously relevant answers.
Pseu·do·dex·tro·kar·die *f card.* pseudodextro-cardia.

pseu·do·dia·sto·lisch *adj card.* pseudodiastolic.
Pseu·do·di·ver·ti·kel *nt patho.* pseudodiverticulum.
Pseu·do·dys·en·te·rie *f epidem.* pseudodysentery.
Pseu·do·em·phy·sem *nt pulmo.* pseudo-emphysema.
Pseu·do·en·do·kri·no·pa·thie *f endo.* pseudo-endocrinopathy.
Pseu·do·ero·si·on *f gyn.* pseudoerosion.
Pseu·do·ery·si·pel *nt derm.* pseudoerysipelas, erysipeloid, rose disease, swine rotlauf, swine erysipelas.
Pseu·do·exo·pho·rie *f ophthal.* pseudo-exophoria.
Pseu·do·fi·stel·sym·ptom *nt HNO* pseudo-fistula symptom.
Pseu·do·fol·li·ku·li·tis *f derm.* pseudofolliculitis, barber's itch, barber's rash.
Pseu·do·frak·tur *f radiol.* pseudofracture.
Pseu·do·ge·lenk *nt* → *Pseudarthrose.*
Pseu·do·gicht *f patho.* pseudogout, chondro-calcinosis, calcium pyrophosphate dihydrate (crystal deposition) disease.
Pseu·do·gli·om *nt ophthal.* pseudoglioma.
pseu·do·glo·me·ru·lär *adj patho.* pseudo-glomerular.
Pseu·do·gra·phie *f neuro.* pseudographia.
Pseu·do·gra·vi·di·tät *f gyn.* false pregnancy, phantom pregnancy, pseudocyesis, pseudo-pregnancy, pseudogestation.
Pseu·do·gy·nä·ko·ma·stie *f patho.* pseudo-gynectomasia.
Pseu·do·häm·ag·glu·ti·na·ti·on *f* → *Pseudo-agglutination.*
Pseu·do·hä·mat·urie *f urol.* false hematuria, pseudohematuria.
Pseu·do·hä·mo·phi·lie *f hema.* false hemophilia, pseudohemophilia, hemophilioid. **hereditäre/vaskuläre P.** von Willebrand's disease, Minot-von Willebrand syndrome, vascular hemophilia, angiohemophilia, hereditary pseudohemophilia.
Pseu·do·hä·mo·ptoe *f patho.* pseudohemoptysis.
Pseu·do·hau·strie·rung *f radiol.* pseudohaustration.
Pseu·do·herm·aphro·dis·mus *m* → *Pseudo-hermaphroditismus.*
Pseu·do·herm·aphro·di·tis·mus *m patho.* false hermaphroditism, pseudohermaphroditism, pseudohermaphrodism.
P. femininus female pseudohermaphroditism, gynandria, gynandry, gynandrism.
P. masculinus male pseudohermaphroditism, androgynism, androgyny.
Pseu·do·her·nie *f chir.* pseudohernia.
Pseu·do·he·te·ro·to·pie *f patho.* pseudohetero-topia.

Pseudo-Hurler-Dystrophie *f patho.* pseudo-
-Hurler polydystrophy, mucolipidosis III.

Pseu·do·hy·dro·ne·phro·se *f urol.* pseudo-
hydronephrosis.

Pseu·do·hy·dro·ze·pha·lus *m neuro.* pseudo-
hydrocephalus.

Pseu·do·hy·per·kal·ämie *f lab.* pseudohyper-
kalemia.

Pseu·do·hy·per·pa·ra·thy·reo·idis·mus *m*
endo. paraneoplastic hyperparathyroidism,
ectopic hyperparathyroidism, pseudohyper-
parathyroidism.

Pseu·do·hy·per·tro·phie *f patho.* false hypertrophy, pseudohypertrophy.

Pseu·do·hy·po·al·do·ste·ro·nis·mus *m endo.*
pseudohypoaldosteronism.

Pseu·do·hy·po·natr·ämie *f patho.* pseudo-
hyponatremia.

Pseu·do·hy·po·pa·ra·thy·reo·idis·mus *m endo.*
pseudohypoparathyroidism, Seabright
bantam syndrome.

Pseu·do·hy·po·thy·reo·idis·mus *m endo.*
pseudohypothyroidism.

Pseu·do·ik·te·rus *m patho.* pseudoicterus,
pseudojaundice.

Pseu·do·ile·us *m chir.* pseudoileus.

Pseu·do·in·farkt *m card.* pseudoinfarction.

Pseudo-Kaposi-Syndrom *nt patho.* pseudo-
-Kaposi sarcoma.

Pseu·do·kap·sel *f anat.* pseudocapsule.

Pseu·do·klap·pe *f card.* pseudovalve.

Pseu·do·klo·nus *m neuro.* pseudoclonus.

Pseu·do·ko·lo·bom *nt ophthal.* pseudocolobo-
ma.

Pseu·do·kri·se *f patho.* (*Fieber*) pseudocrisis,
false crisis.

Pseu·do·krupp *m patho.* pseudocroup, false
croup, spasmodic croup, croup.

Pseu·do·kye·sis *f* → *Pseudogravidität.*

Pseu·do·le·ber·zir·rho·se *f,* **perikarditische**
patho. Pick's cirrhosis, pericardial pseudocirrhosis of the liver.

Pseu·do·leuk·ämie *f hema.* pseudoleukemia,
hyperleukocytosis.

Pseu·do·lu·xa·ti·on *f ortho.* pseudoluxation,
incomplete dislocation.

Pseu·do·lym·phom *nt hema.* pseudolymphoma, lymphocytoma.

Pseu·do·lys·sa *f epidem.* pseudorabies,
Aujeszky's disease, infectious bulbar paralysis.

Pseu·do·mal·le·us *m epidem.* Whitmore's
fever, melioidosis, pseudoglanders.

Pseu·do·ma·sto·idi·tis *f HNO* pseudomastoi-
ditis.

Pseu·do·me·la·nom *nt derm.* pseudomelano-
ma.

Pseu·do·me·la·no·se *f patho.* pseudomelano-
sis.

Pseu·do·mem·bran *f patho.* false membrane,
croupous membrane, accidental membrane,
pseudomembrane.

pseu·do·mem·bra·nös *adj patho.* pseudomembranous, croupous.

Pseu·do·me·nin·gi·tis *f neuro.* pseudomeningitis, meningism.

Pseu·do·men·strua·ti·on *f gyn.* pseudo-
menstruation.

Pseu·do·mne·sie *f neuro.* pseudomnesia.

Pseu·do·mo·nas *f micro.* Pseudomonas.

P. aeruginosa blue pus bacillus, Pseudomonas
aeruginosa.

P. mallei glanders bacillus, Pseudomonas
mallei.

Pseu·do·mor·phin *nt pharm.* pseudomorphine,
dehydromorphine.

Pseu·do·mu·zin *nt patho.* pseudomucin, metal-
bumin.

Pseu·do·myia·sis *f patho.* pseudomyiasis.

Pseu·do·my·ko·se *f patho.* pseudomycosis,
pseudomycotic infection.

Pseu·do·my·opie *f ophthal.* pseudomyopia.

Pseu·do·my·xo·ma *nt patho.* pseudomyxoma.

P. peritonei peritoneal pseudomyxoma, gelatinous ascites.

pseu·do·nar·ko·tisch *adj pharm.* pseudonar-
cotic.

Pseu·do·neu·ri·tis *f* (**optica**) *ophthal.* pseudo-
neuritis.

Pseu·do·neu·rom *nt neuro.* traumatic neuroma, pseudoneuroma.

Pseu·do·ny·stag·mus *m neuro.* pseudonystagmus, deviational nystagmus, end-point
nystagmus.

Pseu·do·ob·struk·ti·on *f chir.* pseudo-obstruc-
tion.

Pseu·do·ob·struk·ti·ons·ile·us *m chir.*
Ogilvie's syndrome.

Pseu·do·ödem *nt patho.* pseudoedema.

Pseu·do·pa·pil·li·tis vas·cu·la·ris *f ophthal.*
pseudopapilledema.

Pseu·do·pa·ra·ly·se *f neuro.* false paralysis,
pseudoparalysis, pseudoparesis.

Pseu·do·pa·ra·ple·gie *f neuro.* pseudopara-
plegia.

Pseu·do·pa·re·se *f* → *Pseudoparalyse.*

Pseu·do·pe·la·de *f derm.* pseudopelade.

Pseudo-Pelgeranomalie *f hema.* Pelger-Huët
nuclear anomaly.

Pseu·do·pe·ri·to·ni·tis *f patho.* pseudoperitonitis, peritonism.

Pseud·opie *f* → *Pseudopsie.*

Pseu·do·po·ly·glo·bu·lie *f hema.* pseudopolycythemia.

Pseu·do·po·lyp *m patho.* inflammatory polyp,
pseudopolyp.

Pseu·do·po·ly·po·sis *f patho.* pseudopolypo-
sis.

Pseudo-Pseudohypoparathyreoidismus *m*
endo. pseudopseudohypoparathyreoidismus.

Pseud·op·sie f *ophthal.* pseudopsia, pseudoblepsia, pseudoblepsis.

Pseu·do·pte·ry·gi·um nt *ophthal.* scar pterygium, pseudopterygium.

Pseu·do·pto·se f *ophthal.* false ptosis, pseudoptosis.

Pseu·do·pu·ber·tas f *patho.* pseudopuberty. **P. praecox** precocious pseudopuberty.

Pseu·do·ra·bi·es f → *Pseudolyssa.*

Pseu·do·re·ak·ti·on f *derm.* pseudoreaction, false reaction.

Pseu·do·rheu·ma·tis·mus m *ortho.* pseudorheumatism.

Pseu·do·ro·set·te f *immun.* pseudorosette.

Pseu·do·rotz m → *Pseudomalleus.*

Pseu·do·ru·bel·la f *epidem.* pseudorubella, roseola infantum, exanthema subitum.

Pseu·do·ru·beo·lae pl *derm.* Boston exanthem.

Pseu·do·sar·kom nt *patho.* pseudosarcoma.

Pseu·do·sar·ko·ma·to·se f *patho.* pseudosarcomatosis.

pseu·do·se·rös adj *patho.* pseudoserous.

Pseu·do·skle·ro·se f *patho.* pseudosclerosis.

Pseud·os·mie f *neuro.* pseudosmia.

Pseu·do·stau·ungs·pa·pil·le f *ophthal.* pseudopapilledema.

Pseu·do·stra·bis·mus m *ophthal.* pseudostrabismus.

Pseu·do·ta·bes f *neuro.* pseudotabes, peripheral tabes, pseudoataxia.

Pseu·do·te·ta·nus m *neuro.* pseudotetanus.

Pseu·do·tu·ber·kel nt *patho.* pseudotubercle.

Pseu·do·tu·ber·ku·lom nt *patho.* pseudotuberculoma.

Pseu·do·tu·ber·ku·lo·se f *epidem.* pseudotuberculosis, paratuberculous lymphadenitis, caseous lymphadenitis.

Pseu·do·tu·mor m *patho.* pseudotumor, false tumor. **P. orbitae** orbital myositis, orbital pseudotumor.

Pseudo-Ullrich-Turner-Syndrom nt *genet.* Noonan's syndrome, male Turner syndrome, Ullrich-Turner syndrome.

pseu·do·uni·po·lar adj (*Neuron*) pseudounipolar.

Pseu·do·ur·ämie f *patho.* pseudouremia.

Pseu·do·vit·amin nt pseudovitamin.

Pseu·do·wut f → *Pseudolyssa.*

Pseu·do·xan·tho·ma ela·sti·cum nt *derm.* Grönblad-Strandberg syndrome, pseudoxanthoma elasticum.

Pseu·do·xan·thom·zel·le f *patho.* pseudoxanthoma cell.

Pseu·do·ze·pha·lo·ze·le f *neuro.* pseudocephalocele.

Pseu·do·zya·no·se f *patho.* false cyanosis.

Pseu·do·zy·lin·der m *patho.* (*Harn*) false cast, mucous cast, spurious cast, pseudocast, cylindroid.

Pseu·do·zy·ste f *patho.* pseudocyst, adventitious cyst, false cyst, cystoid.

p.s.-Heilung f *ortho.* healing by second intention, healing by granulation, secondary adhesion, second intention.

Psi·lo·cy·bin nt *pharm.* psilocybin.

Psi·lo·sis f psilosis, alopecia, calvities, hair loss, pelade, acomia.

P sinistroatriale nt *card.* P mitrale, P sinistroatriale, P sinistrocardiale.

P sinistrocardiale nt → *P sinistroatriale.*

Psit·ta·ko·se f *epidem.* parrot disease, parrot fever, psittacosis, ornithosis.

Pso·as m *anat.* psoas, psoas muscle.

Pso·as·ab·szeß m *patho.* psoas abscess.

Pso·as·ar·ka·de f *anat.* Haller's arch, medial arcuate ligament.

Pso·as·schat·ten m *radiol.* psoas shadow.

Pso·as·zei·chen nt *chir.* Cope's sign, iliopsoas sign, psoas sign, obturator test.

Pso·itis f *patho.* psoitis.

Pso·ra·len nt *pharm.* psoralen.

pso·ria·si·form adj *derm.* psoriasiform.

Pso·ria·sis f *derm.* psoriasis, psora.
   P. erythrodermica exfoliative psoriasis, erythrodermic psoriasis.
   P. inversa flexural psoriasis, inverse psoriasis, volar psoriasis, seborrheic psoriasis, seborrhiasis.
   P. pustulosa generalisata von Zumbusch's psoriasis, generalized pustular psoriasis.
   P. pustulosa palmaris et plantaris Barber's psoriasis, localized pustular psoriasis, palmoplantar pustulosis.

pso·ria·tisch adj *derm.* psoriatic, psoriasic.

P-Staging nt *patho.* pathologic staging.

Psych·al·gie f *neuro., psychia.* psychogenic pain, psychalgia, psychalgalia.

Psy·che f psyche, psychology, mind, soul.

Psy·che·de·li·kum nt *pharm.* psychedelic, psychodelic.

psy·che·de·lisch adj *pharm.* psychedelic, psychodelic.

Psych·ia·ter m psychiatrist.

Psych·ia·te·rin f psychiatrist.

Psych·ia·trie f psychiatry, psychiatrics pl, psychiatric medicine.
   forensische/gerichtliche P. forensic psychiatry, legal psychiatry.
   psychoanalytische P. psychoanalytic psychiatry, analytic psychiatry, dynamic psychiatry.

psych·ia·trisch adj psychiatric.

psy·chisch adj psychic, psychogenic, mental.

Psy·cho·ana·lep·ti·kum nt *pharm.* psychoanaleptic.

psy·cho·ana·lep·tisch adj *pharm.* psychoanaleptic.

Psy·cho·ana·ly·se f *psychia.* psychoanalysis, psychanalysis, analysis.

psy·cho·ana·ly·sie·ren vt psychoanalyze.

Psy·cho·ana·ly·ti·ker *m* psychoanalyst, analyst, analyzer, analysor.
Psy·cho·ana·ly·ti·ke·rin *f* psychoanalyst, analyst, analyzer, analysor.
psy·cho·ana·ly·tisch *adj* psychoanalytic, psychoanalytical, analytic, analytical.
Psy·cho·chir·ur·gie *f neurochir.* psychosurgery.
Psy·cho·dia·gno·stik *f psychia.* psychodiagnosis, psychodiagnostics *pl.*
Psy·cho·dy·na·mik *f* psychodynamics *pl.*
Psy·cho·dys·lep·ti·kum *nt pharm.* psychodysleptic, psychotomimetic.
psy·cho·dys·lep·tisch *adj pharm.* psychodysleptic, psychotomimetic.
Psy·cho·en·do·kri·no·lo·gie *f* psychoendocrinology.
psy·cho·gen *adj* psychic, psychical, psychogenic, mental.
Psy·cho·ge·ria·trie *f* psychogeriatrics *pl.*
Psy·cho·gramm *nt* psychogram, psychograph.
Psy·cho·gra·phie *f* psychography.
Psy·cho·hy·gie·ne *f* mental hygiene.
psy·cho·kar·di·al *adj* psychocardiac.
Psy·cho·lo·ge *m psycho.* psychologist.
Psy·cho·lo·gie *f psycho.* psychology.
analytische P. jungian psychoanalysis, analytic psychology.
behavioristische P. behavioristic psychology, behavioral psychology.
klinische P. clinical psychology.
medizinische P. medicopsychology, medical psychology.
Psy·cho·lo·gin *f psycho.* psychologist.
psy·cho·lo·gisch *adj* psychologic, psychological.
Psy·cho·mi·me·ti·kum *nt pharm.* psychodysleptic, psychotomimetic.
psy·cho·mi·me·tisch *adj pharm.* psychodysleptic, psychotomimetic.
psy·cho·mo·to·risch *adj* ideomotor, ideokinetic, ideomuscular, psychomotor.
Psy·cho·neu·ro·se *f* psychoneurosis.
Psy·cho·pa·thie *f psychia.* psychopathy.
psy·cho·pa·thisch *adj psychia.* psychopathic.
Psy·cho·pa·tho·lo·gie *f* psychopathology.
Psy·cho·phar·ma·ka *pl pharm.* psychoactive drugs, psychotropic drugs.
Psy·cho·phar·ma·ko·lo·gie *f pharm.* psychopharmacology, neuropsychopharmacology.
Psy·cho·phy·sio·lo·gie *f* physiologic psychology, psychophysiology.
Psy·cho·ple·gi·kum *nt pharm.* psychoplegic.
Psy·cho·se *f psychia.* psychosis; folie.
affektive P. affective psychosis, mood disorder, affective disorder.
manisch-depressive P. bipolar disorder, bipolar psychosis, manic-depressive disorder, cyclophrenia, circular psychosis.
organische P. organic psychosis, organic

mental disorder, pathopsychosis.
paranoide P. paranoid disorder.
postoperative P. postoperative psychosis.
posttraumatische P. post-traumatic psychosis, traumatic psychosis.
schizoaffektive P. schizoaffective psychosis, schizoaffective disorder.
senile P. senile psychosis.
symbiotische P. symbiotic psychosis, symbiotic infantile psychosis.
symptomatische P. → organische P.
Psy·cho·se·da·ti·vum *nt pharm.* psychosedative.
psy·cho·se·xu·ell *adj* psychosexual.
psy·cho·so·ma·tisch *adj* psychosomatic, psychophysiologic, psychophysical.
Psy·cho·sti·mu·lans *nt pharm.* psychostimulant.
Psy·cho·syn·drom *nt psychia.* neuropsychologic disorder, mental syndrome, brain syndrome.
chronisch-organisches P. chronic neuropsychologic disorder, chronic brain syndrome.
hirnorganisches P. organic brain syndrome, organic mental syndrome.
Psy·cho·the·ra·peut *m psychia.* psychotherapist.
Psy·cho·the·ra·peu·tik *f* → Psychotherapie.
Psy·cho·the·ra·peu·tin *f psychia.* psychotherapist.
psy·cho·the·ra·peu·tisch *adj psychia.* psychotherapeutic.
Psy·cho·the·ra·pie *f psychia.* psychotherapy, psychotherapeutics *pl.*
psy·cho·tisch *adj psychia.* psychotic.
Psy·cho·to·ni·kum *nt pharm.* psychostimulant.
Psy·chro·al·gie *f neuro.* psychroalgia.
Psy·chro·äs·the·sie *f physiol.* psychroesthesia; *neuro.* psychroesthesia.
Psy·chro·hy·per·äs·the·sie *f neuro.* psychroalgia.
PTA-Mangel *m hema.* hemophilia C, factor XI deficiency, PTA deficiency.
Ptar·mus *m neuro.* ptarmus, spasmodic sneezing.
Pte·ry·gi·um *nt ophthal.* pterygium, web eye.
angeborenes P. *ophthal.* epitarsus, congenital pterygium.
P. colli *ortho.* webbed neck, cervical pterygium.
Pterygium-Syndrom *nt genet.* Bonnevie-Ullrich syndrome, pseudo-Turner's syndrome, pterygium colli syndrome.
Pti·lo·sis *f ophthal.* ptilosis.
Pto·ma·in *nt patho.* ptomaine, cadaveric alkaloid, animal alkaloid.
Ptom·atro·pin *nt patho.* ptomatropine.
Pto·se *f* **1.** *patho.* ptosis, sinking down, prolapse, lapse. **2.** (**P. palpebrae**) *ophthal.* ptosis, palpebral ptosis, blepharoptosis.

pto·tisch *adj* ptosed, ptotic.
PTT-Bestimmung *f hema.* PTT test, partial thromboplastin time test.
Ptya·lis·mus *m patho.* ptyalism, ptyalorrhea, polysialia, sialism, sialorrhea, hyperptyalism, hypersalivation.
Pub·ar·che *f gyn., andro.* pubarche.
Pu·beo·pla·stik *f chir., gyn.* pubioplasty.
Pu·beo·to·mie *f gyn., chir.* pubiotomy; *ortho.* pelviotomy.
pu·ber·tär *adj* puberal, pubertal.
Pu·ber·tas *f psycho., physiol.* puberty, pubertas. **P. praecox** precocious puberty.
Pu·ber·tät *f psycho., physiol.* puberty, pubertas.
Pu·ber·täts·al·bu·min·urie *f physiol.* adolescent albuminuria, adolescent proteinuria.
Pu·ber·täts·in·vo·lu·ti·on *f physiol.* puberty involution, juvenile involution.
Pu·ber·täts·kri·se *f psycho.* adolescent crisis.
Pu·ber·täts·ma·ger·sucht *f psychia.* anorexia nervosa.
Pu·ber·täts·pro·te·in·urie *f physiol.* adolescent albuminuria, adolescent proteinuria.
pu·ber·tie·rend *adj* puberal, pubertal.
Pu·bes *f anat.* **1.** pubic hair(s *pl*), pubes. **2.** pubic region, pubes.
pu·bes·zent *adj psycho., physiol.* pubescent.
Pu·bes·zenz *f psycho., physiol.* pubescence.
Pu·bio·pla·stik *f chir., gyn.* pubioplasty.
Pu·bio·to·mie *f gyn., chir.* pubiotomy.
Pu·bis *f anat.* pubic bone, pubis, os pubis.
pu·bisch *adj anat.* pubic, pectineal.
pu·bo·pro·sta·tisch *adj* puboprostatic.
pu·bo·rek·tal *adj* puborectal.
Pu·bo·rek·ta·lis·schlin·ge *f anat.* puborectalis sling.
pu·bo·va·gi·nal *adj* pubovaginal.
pu·den·dal *adj* pudendal, pudic.
Pu·den·dum *nt anat.* external genitalia *pl*, pudendum. **P. femininum** female pudendum, vulva, cunnus.
Pu·den·dus *m anat.* pudendal nerve, pudic nerve.
Pu·den·dus·an·äs·the·sie *f → Pudendusblock.*
Pu·den·dus·block *m anes.* pudendal block, pudendal anesthesia.
Pu·der *m* powder; *pharm.* pulvis.
pue·ril *adj ped., psychia.* puerile, childish.
Pue·ri·lis·mus *m psychia.* puerilism, childishness.
Pu·er·pe·ra *f gyn.* puerpera, puerperant.
pu·er·pe·ral *adj gyn.* puerperal, puerperant.
Pu·er·pe·ral·fie·ber *nt → Puerperalsepsis.*
Pu·er·pe·ral·psy·cho·se *f gyn.* puerperal psychosis, postpartum psychosis.
Pu·er·pe·ral·sep·sis *f gyn.* puerperal septicemia, puerperal fever, childbed fever, lochiopyra, lechopyra.
Pu·er·pe·ri·um *nt gyn.* puerperium, childbed,

lying-in.
Puestow-Mercadier: P.-M. I-Operation *f chir.* Puestow's procedure I, longitudinal laterolateral pancreaticojejunostomy.
P.-M. II-Operation *f chir.* Puestow's procedure II, longitudinal lateroterminal pancreaticojejunostomy.
Puff *m genet.* puff, chromosome puff.
Puf·fer *m chem., fig.* buffer.
Pu·lex *m micro.* flea, pulex, Pulex. **P. irritans** human flea, common flea, Pulex irritans.
Pu·li·zid *nt pharm.* pulicide, pulicicide.
Pul·mo *m anat.* lung.
Pul·mo·lith *m pulmo.* pulmonary calculus, lung stone, pneumolith, pulmolith.
Pul·mo·lo·gie *f* pneumology, pulmonology.
pul·mo·nal *adj* pulmonary, pulmonal, pulmonic, pneumal, pneumonic.
Pul·mo·nal·ar·te·ri·en·druck *m → Pulmonalisdruck.*
Pul·mo·nal·ar·te·ri·en·ka·the·ter *m clin.* pulmonary artery catheter.
Pul·mo·nal·atre·sie *f pulmo.* pulmonary atresia.
Pul·mo·nal·ge·räusch *nt clin.* pulmonary murmur, pulmonic murmur.
Pul·mo·nal·in·suf·fi·zi·enz *f → Pulmonalisinsuffizienz.*
Pul·mo·na·lis *f anat.* pulmonary artery. **überreitende P.** *embryo.* overriding pulmonary artery.
Pul·mo·na·lis·aus·kul·ta·ti·ons·punkt *m card.* pulmonary area.
Pul·mo·na·lis·druck *m card.* pulmonary artery pressure, pulmonary pressure.
Pul·mo·na·lis·in·suf·fi·zi·enz *f card.* pulmonary regurgitation, pulmonary incompetence, pulmonary insufficiency.
Pul·mo·na·lis·klap·pe *f → Pulmonalklappe.*
Pul·mo·na·lis·ste·nose *f → Pulmonalstenose.*
Pul·mo·nal·klap·pe *f anat.* pulmonary valve, pulmonary trunk valve.
Pul·mo·nal·klap·pen·ge·räusch *nt card.* pulmonary murmur, pulmonic murmur.
Pul·mo·nal·klap·pen·in·suf·fi·zi·enz *f → Pulmonalisinsuffizienz.*
Pul·mo·nal·klap·pen·ste·nose *f → Pulmonalstenose.*
Pul·mo·nal·skle·ro·se *f card.* sclerosis of the pulmonary artery. **primäre P.** Ayerza's disease, plexogenic pulmonary arteriopathy.
Pul·mo·nal·ste·no·se *f card.* pulmonary stenosis. **infundibuläre/subvalvuläre P.** Dittrich's stenosis, infundibular pulmonary stenosis.
Pul·mo·no·lo·gie *f* pneumology, pulmonology.
Pul·pa *f* **1.** *anat.* (*Organ*) pulp, pulpa. **2.** (**P. dentis**) dental pulp, tooth pulp.
rote P. (*Milz*) red pulp, splenic pulp, splenic tissue.
weiße P. (*Milz*) white pulp, malpighian bodies

(of spleen), splenic corpuscles.

Pul·pa·amy·loi·do·se *f patho.* (*Milz*) pulp amyloidosis.

Pul·pa·ar·te·ri·en *pl anat.* pulp arteries.

Pul·pa·höh·le *f anat.* dental cavity, pulp cavity.

Pul·pa·hy·per·pla·sie *f patho.* (*Milz*) splenadenoma.

Pul·pa·ve·nen *pl anat.* (*Milz*) pulp veins.

Pul·pa·zel·len *pl histol.* (*Milz*) pulpal cells.

Puls *m physiol., card.* pulse; *phys.* pulse, impulse.

  anadikroter P. anadicrotic pulse.

  anakroter P. anacrotic pulse.

  anatrikroter P. anatricrotic pulse.

  dikroter P. dicrotic pulse.

  dünner P. → *fadenförmiger P.*

  elastischer P. elastic pulse.

  fadenförmiger P. filiform pulse, thready pulse.

  frequenter P. frequent pulse.

  gespannter P. tense pulse.

  harter P. hard pulse.

  hoher P. strong pulse.

  intermittierender P. intermittent pulse, dropped-beat pulse.

  katadikroter P. catadicrotic pulse.

  katakroter P. catacrotic pulse.

  katatrikroter P. catatricrotic pulse.

  kleiner P. weak pulse, microsphygmy, microsphyxia.

  kurzer P. quick pulse, short pulse.

  labiler P. labile pulse.

  langsamer P. infrequent pulse, rare pulse, slow pulse.

  monokroter P. monocrotic pulse.

  paradoxer P. paradoxical pulse, Kussmaul's (paradoxical) pulse.

  polykroter P. polycrotic pulse.

  regelmäßiger P. regular pulse, eurhythmia.

  schleichender P. long pulse.

  schneller P. frequent pulse, quick pulse.

  starker P. strong pulse.

  trikroter P. tricrotic pulse.

  undulierender P. undulating pulse.

  unregelmäßiger P. irregular pulse.

  weicher P. soft pulse.

Puls·ader *f* artery.

pul·sa·til *adj* pulsatile, pulsative, pulsatory, throbbing, beating, sphygmoid.

Pul·sa·ti·on *f* pulsation, throb, throbbing, rhythmical beating.

Puls·de·fi·zit *nt card.* pulse deficit.

Puls·druck *m card.* pulse pressure.

pulseless disease *nt* → *Pulslos-Krankheit.*

Puls·fre·quenz *f card.* pulse rate.

pul·sie·ren *vi* pulsate, pulse, throb, beat.

pul·sie·rend *adj* → *pulsatil.*

Pul·si·ons·di·ver·ti·kel *nt patho.* pulsion diverticulum, pressure diverticulum.

Pul·si·ons·her·nie *f patho.* pulsion hernia.

Puls·kur·ve *f physiol.* pulse curve, sphygmogram.

Puls·lo·sig·keit *f card.* pulselessness, acrotism.

Pulslos-Krankheit *f card.* Takayasu's disease, reversed coarctation, pulseless disease.

Puls·mes·ser *m physiol.* pulsimeter, pulsometer.

Puls·pal·pa·ti·on *f clin.* sphygmopalpation.

Puls·qua·li·tät *f card.* pulse quality.

Puls·schlag *m physiol.* pulse, pulse beat, pulsation, rhythm.

Puls·schrei·ber *m card.* sphygmograph.

Pul·sus *m physiol., card.* pulse, pulsus.

  P. abdominalis abdominal pulse, epigastric pulse.

  P. bigeminus bigeminal pulse, coupled pulse, bigemina, coupled rhythm.

  P. bisferiens bisferious pulse, biferious pulse.

  P. celer short pulse.

  P. celer et altus Corrigan's pulse, cannonball pulse, collapsing pulse, piston pulse.

  P. durus hard pulse.

  P. filiformis filiform pulse, thready pulse.

  P. frequens frequent pulse.

  P. inaequalis unequal pulse.

  P. intermittens intermittent pulse, dropped-beat pulse.

  P. irregularis irregular pulse.

  P. magnus strong pulse.

  P. mollis soft pulse.

  P. myurus mousetail pulse.

  P. paradoxus paradoxical pulse, Kussmaul's (paradoxical) pulse.

  P. parvus weak pulse.

  P. quadrigeminus quadrigeminal pulse.

  P. rarus infrequent pulse, rare pulse, slow pulse.

  P. regularis regular pulse.

  P. tardus long pulse.

  P. undulosus undulating pulse.

  P. venosus venous pulse.

puls·ver·lang·sa·mend *adj card.* bradycrotic.

Puls·ver·lang·sa·mung *f card.* bradysphygmia.

Puls·wel·le *f physiol.* pulse wave.

Puls·wel·len·ge·schwin·dig·keit *f abbr.* **PWG** *physiol.* pulse wave velocity.

Pul·ver *nt* powder; *pharm.* pulvis; (*Staub, Mehl*) meal, dust.

pul·ve·ri·sie·ren *vt pharm.* pulverize, powder, comminute.

Pul·ver·schmauch *m forens.* powder burn.

Pul·vi·nar *nt* (**thalami**) *anat.* pulvinar, posterior segment of thalamus.

Pul·vis *m pharm.* pulvis, powder.

pulv·rig *adj* pulverulent, powdery.

Punc·tum *nt anat.* punctum, point.

  P. lacrimale lacrimal point, lacrimal opening.

  P. proximum *ophthal.* near point.

  P. remotum *ophthal.* far point.

Punkt *m* 1. (*Fleck*) dot, speck, spot. 2. (*Stelle*) point, spot, place.

Punk·tat *nt clin.* aspirate.

Punkt·blu·tung *f patho.* punctate bleeding, petechial bleeding, petechia.

punkt·för·mig *adj* point-like, dot-like, punctate, punctated; (*Blutung*) petechial.

punk·tie·ren *vt* puncture, tap; (*Gelenk*) aspirate.

Punk·ti·on *f clin.* puncture, tap, piqûre; (*Gelenk*) aspiration.

Punk·ti·ons·bi·op·sie *f clin.* puncture biopsy.

Punk·ti·ons·ka·nü·le *f clin.* aspiration cannula.

Punk·ti·ons·na·del *f clin.* aspiration needle.

Punk·ti·ons·sprit·ze *f clin.* aspiration syringe.

Punkt·schmerz *m patho.* point tenderness.

Punk·tur *f* → *Punktion.*

Pu·pil·la *f* → *Pupille.*

pu·pil·lär *adj anat.* pupillary, oculopupillary.

Pu·pil·lar·di·stanz *f ophthal.* interpupillary distance.

Pu·pil·le *f anat.* pupil (of the eye). **fixierte/ starre P.** *ophthal.* fixed pupil.

Pu·pil·len·atre·sie *f ophthal.* atretopsia.

Pu·pil·len·dif·fe·renz *f ophthal.* anisocoria.

Pu·pil·len·di·la·ta·ti·on *f ophthal.* pupil dilation, mydriasis, corediastasis, corectasis.

Pu·pil·len·ek·to·pie *f ophthal.* corectopia.

Pu·pil·len·eng·stel·lung *f physiol., ophthal.* myosis, miosis.

Pu·pil·len·er·wei·te·rung *f* → *Pupillendilatation.*

Pu·pil·len·ex·ka·va·ti·on *f ophthal.* optic cup, physiologic cup, physiological cup.

Pu·pil·len·kon·strik·ti·on *f ophthal.* corestenoma.

Pu·pil·len·mes·ser *m ophthal.* coreometer.

Pu·pil·len·mes·sung *f ophthal.* coreometry.

Pu·pil·len·öff·ner *m anat.* dilator muscle of pupil, dilatator pupillae (muscle).

Pu·pil·len·ok·klu·si·on *f ophthal.* coreclisis, corecleisis.

Pu·pil·len·pla·stik *f ophthal.* coreoplasty, corodiastasis.

Pu·pil·len·re·flex *m physiol.* 1. iris contraction reflex, light reflex, pupillary reflex, pupillary reaction, pupillary phenomenon. 2. pupillary reflex. **paradoxer P.** paradoxical pupillary phenomenon, paradoxical pupillary reflex, Bekhterev's reflex, Bechterew's reflex.

Pu·pil·len·star·re *f ophthal.* fixed pupil.

Pu·pil·len·ver·en·gung *f ophthal.* myosis, miosis; corestenoma.

Pu·pil·len·ver·grö·ße·rung *f* → *Pupillendilatation.*

Pu·pil·len·ver·la·ge·rung *f ophthal.* corectopia.

Pu·pil·len·ver·schluß *m ophthal.* coreclisis, corecleisis.

Pu·pil·len·zit·tern *nt neuro.* pupillary athetosis,

hippus.

Pu·pil·lo·gra·phie *f ophthal.* pupillography.

Pu·pil·lo·me·ter *nt ophthal.* pupillometer, coreometer.

Pu·pil·lo·me·trie *f ophthal.* pupillometry, coreometry.

pu·pil·lo·mo·to·risch *adj physiol.* pupillomotor.

Pu·pil·lo·to·nie *f ophthal.* pupilloplegia, pupillotonia, tonic pupil, Adie's pupil.

Pup·pen·au·gen·phä·no·men *nt ped.* doll's eye reflex, doll's head phenomenon, Cantelli's sign.

pur *adj* pure; *radiol.* carrier-free; *pharm.* fine, unadulterated, unblended, undiluted, unmixed.

Pur·gans *nt* → *Purgativum.*

pur·ga·tiv *adj* → *purgierend.*

Pur·ga·ti·vum *nt pharm.* purgative, cathartic, eccoprotic, laxative.

pur·gie·rend *adj pharm.* eccoprotic, cathartic, purgative, cathartical, laxative.

pu·ri·form *adj patho.* puriform, puruloid.

Purkinje: P.-Fasern *pl histol.* Purkinje's fibers, impulse-conducting fibers.

P.'-Nachbilder *pl neuro.* Purkinje's afterimages, Purkinje's shadows.

P.-Phänomen *nt ophthal.* Purkinje's phenomenon, Purkinje's shift.

P.-Schicht *f histol.* Purkinje's cell layer, piriform neuronal layer, ganglionic layer of cerebellum.

P.-Zelle *f histol.* Purkinje's corpuscle, Purkinje's cell, prop cell.

P.-Zellschicht *f* → *P.-Schicht.*

Pur·pu·ra *f derm.* purpura, peliosis.

P. allergica allergic purpura, anaphylactoid purpura.

anaphylaktoide P. 1. → *P. allergica.* 2. Schönlein-Henoch disease, Henoch-Schönlein purpura, Henoch's disease, anaphylactoid purpura, allergic purpura, allergic vascular purpura.

P. anularis teleangiectodes (atrophicans) Majocchi's disease, Majocchi's purpura.

athrombopenische P. → *anaphylaktoide P.* 2.

P. cerebri brain purpura, cerebral toxic pericapillary bleeding, cerebral purpura.

ekzematidartige P. disseminated pruritic angiodermatitis, itching purpura.

P. hyperglobulinaemica Waldenström's purpura, hyperglobulinemic purpura.

idiopathische thrombozytopenische P. *abbr.* ITP idiopathic thrombocytopenic purpura, Werlhof's disease, thrombocytopenic purpura, thrombopenic purpura.

lichenoide P. Gougerot-Blum disease, pigmented purpuric lichenoid dermatitis.

P. pigmentosa progressiva Schamberg's disease, Schamberg's progressive pigmented

purpurisch

purpuric dermatosis, progressive pigmentary dermatosis.

P. rheumatica (Schoenlein-Henoch) → *anaphylaktoide P. 2.*

rheumatoide P. → *anaphylaktoide P. 2.*

P. thrombotica (thrombocytopenica) Moschcowitz disease, Moszkowicz's disease, thrombotic thrombocytopenic purpura, thrombotic microangiopathy.

thrombozytopenische P. thrombocytopenic purpura, thrombopenic purpura.

pur·pu·risch *adj derm.* purpuric.

Purtscher: P.-Netzhautschädigung *f ophthal.* Purtscher's disease, Purtscher's angiopathic retinopathy.

pu·ru·lent *adj patho.* purulent, suppurative, ichorous.

Push-back-Operation *f HNO* push-back technique.

Pu·stel *f derm.* pustule, pustula.

Pu·stel·flech·te *f derm.* crusted tetter, streptococcal impetigo, streptococcal pyoderma.

pu·ste·lig *adj derm.* pustular; pimpled, pimply.

pu·sten *vi* pant, puff, blow.

Pu·stu·la *f derm.* pustule. **P. maligna** malignant pustule, cutaneous anthrax.

pu·stu·li·form *adj derm.* pustuliform.

pu·stu·lös *adj derm.* pustular.

Pu·stu·lo·se *f derm.* pustulosis. **subkorneale P.** Sneddon-Wilkinson disease, subcorneal pustular dermatosis.

Pu·stu·lo·sis *f derm.* pustulosis.

P. acuta varicelliformis eczema herpeticum, Kaposi's varicelliform eruption.

P. subcornealis Sneddon-Wilkinson disease, subcorneal pustular dermatosis.

Pu·ta·men *nt anat.* putamen.

Put·re·fak·ti·on *f patho.* putrefaction, decay.

Pu·tres·zenz *f patho.* putrescence, putrescency.

pu·tres·zie·ren *vi* putrefy, become putrid, decompose.

pu·trid *adj patho.* putrid, rotten.

Putti-Platt: P.-P.-Operation *f ortho.* Putti-Platt operation, Putti-Platt arthroplasty, Putti-Platt procedure.

Puusepp: P.-Reflex *m neuro.* Puusepp's reflex.

P-Welle *f physiol. (EKG)* P wave, atrial complex, auricular complex.

Py·ämie *f patho.* pyemia, pyohemia, pyogenic fever, metastatic infection.

py·ämisch *adj patho.* pyemic.

Py·arthro·se *f ortho.* purulent synovitis, suppurative arthritis, bacterial arthritis, suppurative synovitis, pyarthrosis.

Pyel·ek·ta·sie *f urol.* pyelectasis, pyelectasia, pyelocaliectasis.

Pye·li·tis *f urol.* pyelitis.

pye·li·tisch *adj urol.* pyelitic.

Pye·lo·gramm *nt urol.* pyelogram, pyelograph.

Pye·lo·gra·phie *f urol.* pyelography, pyeliureterography, pyeloureterography. **intravenöse P.** pyelography by elimination, excretion pyelography, intravenous pyelography.

Pye·lo·ka·li·ek·ta·sie *f urol.* calicectasis, calyectasis, pyelocaliectasis.

Pye·lo·li·tho·tom·ie *f urol.* pyelolithotomy, pelvilithotomy.

Pye·lon *nt anat.* renal pelvis, pelvis of ureter.

Pye·lo·ne·phri·tis *f abbr.* **PN** *urol.* pyelonephritis, nephropyelitis.

pye·lo·ne·phri·tisch *adj urol.* pyelonephritic.

Pye·lo·ne·phro·se *f urol.* pyelonephrosis.

Pye·lo·pa·thie *f urol.* pyelopathy.

Pye·lo·phle·bi·tis *f urol.* pyelophlebitis.

pye·lo·phle·bi·tisch *adj urol.* pyelophlebitic.

Pye·lo·pla·stik *f urol.* pyeloplasty, pelvioplasty.

Pye·lo·sko·pie *f urol.* pyeloscopy, pelvioscopy.

Pye·lo·sto·mie *f urol.* pyelostomy, pelviostomy.

Pye·lo·to·mie *f urol.* pyelotomy, pelviotomy.

Pye·lo·ure·ter·ek·ta·sie *f urol.* pyeloureterectasis.

Pye·lo·ure·te·ro·ly·se *f urol.* pyeloureterolysis.

Pye·lo·ure·te·ro·pla·stik *f urol.* pyeloureteroplasty.

Pye·lo·zy·sti·tis *f urol.* pyelocystitis.

Pyk·no·dys·osto·se *f ortho.* pyknodysostosis.

Pyk·no·epi·lep·sie *f neuro.* pyknoepilepsy.

Pyk·no·se *f histol.* pyknosis, pycnosis, karyopyknosis, condensation, thickening.

pyk·no·tisch *adj histol.* pyknotic, pycnotic, condensed.

Pyk·no·zyt *m hema.* pyknocyte.

Pyk·no·zy·to·se *f hema.* pyknocytosis.

Pyle: P.'-Krankheit *f ortho.* Pyle's disease, familial metaphyseal dysplasia.

Py·le·phle·bi·tis *f patho.* pylephlebitis.

Py·le·throm·bo·phle·bi·tis *f patho.* pylethrombophlebitis.

Py·lor·ek·to·mie *f chir.* pylorectomy, pylorogastrectomy.

py·lo·risch *adj anat.* pyloric.

Py·lo·ri·tis *f patho.* pyloritis.

Py·lo·ro·duo·de·ni·tis *f patho.* pyloroduodenitis.

Py·lo·ro·myo·to·mie *f chir.* Fredet-Ramstedt operation, Ramstedt's operation, Weber-Ramstedt operation, pyloromyotomy.

Py·lo·ro·pla·stik *f chir.* pyloroplasty.

Py·lo·ro·spas·mus *m patho.* pylorospasm.

Py·lo·ro·sto·mie *f chir.* pylorostomy.

Py·lo·ro·to·mie *f chir.* **1.** pylorotomy. **2.** → *Pyloromyotomie.*

Py·lo·rus *m anat.* pylorus.

Py·lo·rus·drü·sen *pl histol.* pyloric glands.

Py·lo·rus·ent·zün·dung *f* → *Pyloritis.*

Py·lo·rus·hy·per·tro·phie *f patho.* pyloric hypertrophy, hypertrophy of pylorus. **idio-**

pathische benigne P. Billroth hypertrophy, idiopathic benign hypertrophy of pylorus.

Py·lo·rus·ka·nal *m anat.* pylorus, pyloric canal.

Py·lo·rus·kar·zi·nom *nt patho.* pyloric carcinoma.

Py·lo·rus·lymph·kno·ten *pl anat.* pyloric lymph nodes.

Py·lo·rus·ob·struk·ti·on *f patho.* pyloric obstruction.

Py·lo·rus·re·gi·on *f (Magen)* pyloric region.

Py·lo·rus·re·sek·ti·on *f →* *Pylorektomie.*

Py·lo·rus·ste·no·se *f patho.* pyloric stenosis, pyloristenosis, pylorostenosis. **hypertrophe P.** hypertrophic pyloristenosis, hypertrophic pylorostenosis.

Py·lo·rus·ve·ne *f anat.* prepyloric vein, Mayo's vein.

Pyo·der·ma *nt →* *Pyodermia.* **P. gangraenosum** Meleney's ulcer, burrowing phagedenic ulcer, Meleney's chronic undermining ulcer, undermining burrowing ulcer.

Pyo·der·mia *f derm.* pyoderma, pyodermatitis, pyodermatosis, pyodermia. **P. ulcerosa serpiginosa** *→* *Pyoderma gangraenosum.*

Pyo·der·mie *f →* *Pyodermia.* **maligne P.** malignant pyoderma, malignant pyodermia.

pyo·gen *adj patho.* pus-forming, pyogenic, pyogenous, pyopoietic.

Pyo·ge·ne·se *f patho.* pus formation, pyogenesis, pyopoiesis, suppuration.

pyo·ge·ne·tisch *adj →* *pyogen.*

Pyo·hä·mie *f patho.* pyemia, pyohemia, pyogenic fever, metastatic infection.

Pyo·hä·mo·tho·rax *m patho.* pyohemothorax.

Pyo·hy·dro·ne·phro·se *f urol.* pyohydronephrosis.

Pyo·kol·pos *m gyn.* pyocolpos.

Pyo·kol·po·ze·le *f gyn.* pyocolpocele.

Pyo·me·tra *f gyn.* pyometra, pyometrium.

Pyo·me·tri·tis *f gyn.* pyometritis.

Pyo·ne·phri·tis *f urol.* pyonephritis.

Pyo·ne·phro·li·thia·sis *f urol.* pyonephrolithiasis.

Pyo·ne·phro·se *f urol.* pyonephrosis.

Pyo·ovar *nt →* *Pyovar.*

Pyo·pe·ri·kard *nt card.* pyopericardium.

Pyo·pe·ri·kar·di·tis *f card.* pyopericarditis.

Pyo·pe·ri·to·ne·um *nt patho.* pyocelia, pyoperitoneum.

Pyo·pe·ri·to·ni·tis *f patho.* pyoperitonitis.

Py·oph·thal·mie *f ophthal.* pyopthalmia, pyophthalmitis.

Pyo·pneu·mo·cho·le·zy·sti·tis *f patho.* pyopneumocholecystitis.

Pyo·pneu·mo·me·tra *f gyn.* pyophysometra.

Pyo·pneu·mo·pe·ri·kard *nt card.* pyopneumopericardium.

Pyo·pneu·mo·pe·ri·to·ne·um *nt patho.* pyopneumoperitoneum.

Pyo·pneu·mo·tho·rax *m pulmo.* pyopneumo-

thorax, pneumoempyema.

Pyo·pneu·mo·zy·ste *f patho.* pyopneumocyst.

Pyo·pty·se *f patho.* purulent expectoration, pyoptysis.

Py·or·rhoe *f patho.* pyorrhea.

Pyo·sal·pin·gi·tis *f gyn.* purulent salpingitis, pyosalpingitis.

Pyo·sal·pinx *f gyn.* pyosalpinx, pus tube.

Pyo·sep·sis *f patho.* pyosepticemia.

Pyo·sis *f patho.* pyosis, suppuration.

Pyo·sper·mie *f andro.* pyospermia.

Pyo·sto·ma·ti·tis *f HNO* pyostomatitis. **P. vegetans** Neumann's disease.

Pyo·tho·rax *m pulmo.* pyothorax, thoracic empyema.

Pyo·to·xin·ämie *f patho.* pyotoxinemia.

Pyo·ure·ter *m urol.* pyoureter.

Py·ovar *nt gyn.* pyo-ovarium, ovarian abscess.

Pyo·ze·le *f urol.* pyocele.

Pyo·ze·pha·lus *m neuro.* pyencephalus, pyocephalus.

Pyo·zya·ne·us *m micro.* blue pus bacillus, Pseudomonas aeruginosa.

Pyozyaneus-Infektion *f epidem.* pyocyanosis.

Pyo·zya·nin *nt micro.* pyocyanin.

Pyo·zy·ste *f patho.* pyocyst.

Py-Py *nt ped. →* *Pudendum femininum.*

Py·ra·mi·de *f →* *Pyramis.*

Py·ra·mi·den·bahn *f anat.* corticospinal tract, pyramidal tract.
direkte P. Türck's column, anterior corticospinal tract, direct corticospinal tract.
gekreuzte P. crossed corticospinal tract, lateral corticospinal tract.

Py·ra·mi·den·bahn·durch·tren·nung *f neurochir.* pyramidotomy.

Py·ra·mi·den·bahn·kreu·zung *f anat.* pyramidal decussation, motor decussation, decussation of pyramids.

Py·ra·mi·den·bahn·lä·si·on *f neuro.* pyramidal-tract lesion.

Py·ra·mi·den·bahn·schä·di·gung *f neuro.* pyramidal-tract lesion.

Py·ra·mi·den·bahn·zei·chen *pl neuro.* pyramidal signs, pyramid signs.

Py·ra·mi·den·kreu·zung *f →* *Pyramidenbahnkreuzung.*

Py·ra·mi·den·längs·frak·tur *f HNO* longitudinal pyramidal fracture.

Py·ra·mi·den·quer·frak·tur *f HNO* transverse pyramidal fracture.

Py·ra·mi·den·star *m ophthal.* pyramidal cataract.

Py·ra·mi·den·vor·der·strang·bahn *f anat.* Türck's column, anterior corticospinal tract, direct corticospinal tract.

Py·ra·mi·den·zei·chen *pl neuro.* pyramidal signs, pyramid signs.

Py·ra·mi·den·zel·le *f histol.* pyramidal neuron, pyramidal cell.

Py·ra·mi·den·zell·schicht *f histol.* Meynert's layer, pyramidal cell layer. **äußere P.** external pyramidal layer of cerebral cortex.

Py·ra·mi·do·to·mie *f neurochir.* pyramidotomy.

Py·ra·mis *f anat.* **1.** pyramid, pyramis. **2. (P. medullae oblongatae)** pyramid of medulla oblongata.

P. ossis temporalis petrosal bone, petrous bone, petrous pyramid.

Pyramides *pl* **renales** pyramids of Malpighi, renal pyramids, medullary pyramids.

Py·ran·tel *nt pharm.* pyrantel.

Py·ra·zin·amid *nt pharm.* pyrazinamide.

Py·ra·zo·lon *nt pharm.* pyrazolone.

Py·re·ti·kum *nt pharm.* pyretic, pyrectic, pyretogen, febrifacient, febricant.

py·re·tisch *adj pharm.* pyretic, pyrectic, febrifacient, febricant, febrific.

py·re·to·gen *adj patho.* pyretogenic, pyretogenetic, pyretogenous, pyrexiogenic, pyrogenetic, pyrogenic, pyrogenous.

Py·re·to·ge·ne·se *f patho.* pyretogenesis.

Pyr·exie *f patho.* fever, pyrexia, pyrexy.

Pyridin-4-carbonsäurehydrazid *nt → Isoniazid.*

Py·ri·do·stig·min *nt pharm.* pyridostigmine.

Py·ri·do·xin *nt biochem.* pyridoxine, yeast eluate factor, eluate factor.

Py·ri·meth·amin *nt pharm.* pyrimethamine.

Py·ri·mi·din *nt biochem.* pyrimidine.

Py·ri·mi·din·ant·ago·nist *m biochem., pharm.* pyrimidine antagonist.

Py·ri·thi·amin *nt biochem., pharm.* pyrithiamine.

Py·ro·gal·lol *nt pharm.* pyrogallol, pyrogallic acid, 1,2,3-trihydroxybenzene.

Py·ro·gen *nt patho.* pyrogen, febrifacient, febricant. **endogenes P. EP** endogenous pyrogen, leukocytic pyrogen.

py·ro·gen *adj patho.* febrifacient, febricant, febrific, pyretogenic, pyretogenetic, pyretogenous, pyrexiogenic, pyrogenetic, pyrogenic, pyrogenous.

Py·ro·glo·bu·lin *nt immun.* pyroglobulin.

Py·ro·glut·amin·azid·urie *f patho.* pyroglutamic aciduria, 5-oxoprolinuria.

Py·ro·glut·amin·säu·re *f biochem.* pyroglutamic acid, 5-oxoproline.

Py·ro·sis *f patho.* pyrosis, heartburn, brash, water brash.

Py·ru·vat·carb·oxy·la·se·man·gel *m patho.* pyruvate carboxylase deficiency, PC deficiency.

Py·ru·vat·de·hy·dro·ge·na·se·de·fekt *m patho.* pyruvate dehydrogenase complex deficiency, PDHC deficiency.

Py·ru·vat·ki·na·se·man·gel *m patho.* pyruvate kinase deficiency, PK deficiency, erythrocyte pyruvate kinase deficiency.

Pyrvinium-Pamoat *nt pharm.* pyrvinium pamoate.

Py·urie *f urol.* pyuria.

P-Zacke *f physiol. (EKG)* P wave, atrial complex, auricular complex.

Q

Q-Bande *f genet.* (*Chromosom*) Q band.
Q-Banding *nt genet.* quinacrine banding, Q banding.
Q-Fieber *nt epidem.* Q fever, nine-mile fever, query fever, Australian Q fever.
QR-Intervall *nt physiol.* Q-R interval.
QRS-Intervall *nt physiol.* QRS interval.
QRS-Komplex *m physiol.* QRS complex.
QT-Intervall *nt physiol.* QRST interval, Q-T interval.
QT-Syndrom *nt card.* QT syndrome.
Quack·sal·ber *m* quack, quack doctor, quacksalver, charlatan.
Quack·sal·be·rei *f* quackery, charlatanry, charlatanism.
Quad·del *f derm.* nettle, wheal, hive, urtica.
Quad·del·bil·dung *f derm.* urtication.
Qua·dran·ten·an·opie *f* → *Quadrantenanopsie.*
Qua·dran·ten·an·op·sie *f ophthal.* quadrantanopia, quadrant hemianopia, quadrantanopsia, quadrant hemianopsia, tetranopsia.
Qua·dran·ten·he·mi·an·opie *f* → *Quadrantenanopsie.*
Qua·dran·ten·he·mi·an·op·sie *f* → *Quadrantenanopsie.*
Qua·dran·ten·re·sek·ti·on *f gyn.* (*Brust*) partial mastectomy, segmental mastectomy, tylectomy, lumpectomy.
Qua·dran·ten·sko·tom *nt ophthal.* quadrantic scotoma.
Qua·dra·tus·ar·ka·de *f anat.* lateral arcuate ligament, Haller's arch.
Qua·dri·ge·mi·nus *m card.* quadrigeminy, quadrigeminal rhythm.
Qua·dri·ge·mi·nus·puls *m card.* quadrigeminal pulse.
Qua·dri·ge·mi·nus·rhyth·mus *m* → *Quadrigeminus.*
Qua·dri·ple·gie *f neuro.* tetraplegia, quadriplegia.
Qua·dri·ple·gi·ker *m neuro.* quadriplegic, tetraplegic.
Qua·dri·ple·gi·ke·rin *f neuro.* quadriplegic, tetraplegic.
qua·dri·ple·gisch *adj neuro.* quadriplegic, tetraplegic.

Qua·dri·zeps *m* (**femoris**) *anat.* quadriceps (of thigh), quadriceps muscle (of thigh), quadriceps femoris muscle.
Qua·dri·zeps·naht *f ortho.* quadricepsplasty.
Qua·dri·zeps·seh·nen·re·flex *m abbr.* **QSR** *physiol.* knee-jerk reflex, knee reflex, knee jerk, patellar reflex, patellar tendon reflex, quadriceps jerk.
Qual *f* pain, agony, torture, discomfort; (*seelisch*) anguish, agony, distress, worry. **unter Q.en** in great pain, in agony. **Q.en erdulden** suffer agony/great pain.
quä·lend *adj* painful, tantalizing; (*Hunger*) gnawing; (*Durst*) raging; (*Schmerz*) excruciating.
qual·voll *adj* (*Schmerz*) painful, excruciating; (*a. seelisch*) agonizing.
Qua·ran·tä·ne *f epidem.* quarantine. **unter Q.** (**sein/stehen**) (be) in quarantine. **unter Q. stellen** quarantine, put in quarantine.
Qua·ran·tä·ne·sta·ti·on *f epidem.* quarantine, lazaret, lazaretto.
Quar·tal·sau·fen *nt inf.* spree-drinking, dipsomania, epsilon alcoholism.
Quarz·lun·ge *f pulmo.* grinder's disease, silicosis.
Quarz·staub·lun·ge *f* → *Quarzlunge.*
qua·si·do·mi·nant *adj genet.* quasidominant, pseudodominant.
Queckenstedt: Q.-Zeichen *nt neuro.* Queckenstedt's phenomenon, Queckenstedt's sign, jugular sign.
Queck·sil·ber *nt* quicksilver, mercury; *chem.* hydrargyrum.
Queck·sil·ber·li·nie *f patho.* mercurial line.
Queck·sil·ber·ma·no·me·ter *nt* mercury manometer, mercury pressure gauge.
Queck·sil·ber·prä·pa·rat *nt pharm.* mercurial, mercury.
Queck·sil·ber·saum *m patho.* mercurial line.
Queck·sil·ber·ther·mo·me·ter *nt phys.* mercurial thermometer.
Queck·sil·ber·ver·gif·tung *f patho.* mercury poisoning, mercurialism, hydrargyrism, hydrargyrosis. **chronische Q.** mercurial cachexia.

Queens·land·zecken·biß·fie·ber [k·k] *nt* →
Queenslandzeckenfieber.
Queens·land·zecken·fie·ber [k·k] *nt epidem.*
Queensland tick typhus, Queensland fever,
Australian tick typhus.
Quel·lungs·ne·kro·se *f patho.* edematous
necrosis, swelling necrosis.
Quer·bruch *m ortho.* transverse fracture.
Quer·dis·pa·ra·ti·on *f ophthal.* horizontal
disparity.
Quer·durch·mes·ser *m* transverse diameter.
Q. des Beckenausgangs *gyn.* biischial diameter.
Quer·fort·satz *m anat.* (*Wirbel*) transverse
process.
Quer·fort·satz·re·sek·ti·on *f ortho.* transversectomy.
Quer·frak·tur *f ortho.* transverse fracture.
Quer·ge·wöl·be *nt* (*Fuß*) transverse arch of
foot.
Quer·ko·lon *nt anat.* transverse colon.
Quer·la·ge *f gyn.* (*Fetus*) oblique presentation,
transverse presentation, trunk presentation,
crossbirth. **Q. des Herzens** *card.* horizontal
heart, horizocardia.
quer·schnitt·ge·lähmt *adj* → *querschnittsgelähmt*.
Quer·schnitt·ge·lähm·te *m/f* → *Querschnittsgelähmte*.
Quer·schnitt·läh·mung *f* → *Querschnittslähmung*.
quer·schnitts·ge·lähmt *adj neuro.* paraplegic,
paraplectic.
Quer·schnitts·ge·lähm·te *m/f neuro.* paraplegic, paraplectic.
Quer·schnitts·läh·mung *f neuro.* paraplegia.
hohe Q. tetraplegia, quadriplegia.
tiefe Q. paraplegia.
Quer·schnitts·mye·li·tis *f neuro.* transverse
myelitis.
Quer·schnitts·mye·lo·pa·thie *f neuro.* transverse myelopathy.
Quer·schnitts·puls *m physiol.* cross-sectional
pulse, volume pulse.
Quer·strei·fung *f histol.* transverse striation,
cross-striation.
Quetelet: Q.-Index *m physiol.* Quetelet index,
body mass index.
quet·schen I *vt* squash, crush; bruise, contuse.
II *vr* sich q. bruise o.s.
Quet·schung *f patho.* bruise, crush injury,
crush trauma, contusion.
Quet·schungs·syn·drom *nt patho.* crush
syndrome, compression syndrome.
Quet·schungs·ver·let·zung *f ortho.* crush
injury, crush trauma.
Quetsch·wun·de *f ortho.* contused wound,
bruise, contusion.
Queyrat: Q.-Syndrom *nt patho.* erythroplasia
of Queyrat.
Quick *m* → *Quickwert*.
Quick·wert *m hema.* Quick's method, Quick's
value, Quick's time, prothrombin test,
prothrombin time, thromboplastin time.
Qui·na·crin *nt pharm.* quinacrine, chinacrine.
Qui·na·crin·ban·ding *nt genet.* quinacrine
banding, Q banding.
Quincke: hereditäres Q.-Ödem *nt immun.*
hereditary angioedema, hereditary angioneurotic edema, C1 inhibitor deficiency.
Q.-Ödem *nt immun.* Quincke's disease,
Quincke's edema, angioedema, angioneurotic edema, giant edema, giant urticaria.
Q.'-Zeichen *nt clin.* Quincke's sign, Quincke's
pulse, capillary pulse.
Quin·estrol *nt pharm.* quinestrol.
Qui·ni·di·ne *nt pharm.* quinidine, betaquinine,
conquinine.
Qui·ni·ne *nt pharm.* quinine.
Qui·no·lon *nt pharm.* quinolone.
Quinquaud: Q.'-Krankheit *f derm.*
Quinquaud's disease.
Quinton-Scribner: Q.-S.-Shunt *m chir.*
Scribner shunt, Quinton and Scribner shunt.
Quo·ti·ent *m* quotient, ratio. **respiratorischer
Q.** *abbr.* **RQ** respiratory quotient, expiratory
exchange ratio, respiratory coefficient.
Q-Welle *f physiol.* (*EKG*) Q wave.
Q-Zacke *f physiol.* (*EKG*) Q wave.

R

Ra·bi·es *f epidem.* rabies, lyssa, lytta.
Ra·bi·es·an·ti·gen *nt immun.* rabies antigen.
Ra·bi·es·im·mun·glo·bu·lin *nt abbr.* **RIG**
immun. human rabies immune globulin.
Ra·bi·es·vak·zi·ne *f immun.* rabies vaccine.
Ra·bi·es·vi·rus *nt micro.* rabies virus.
ra·bi·form *adj epidem.* rabiform.
Ra·chen *m anat.* throat, pharynx.
Ra·chen·ab·strich *m HNO* throat swab.
Ra·chen·blu·tung *f HNO* pharyngorrhagia.
Ra·chen·diph·the·rie *f HNO* pharyngeal
diphtheria, diphtheritic pharyngitis.
Ra·chen·en·ge *f anat.* oropharyngeal isthmus,
pharyngo-oral isthmus.
Ra·chen·fi·stel *f patho.* pharyngeal fistula.
Ra·chen·höh·le *f anat.* pharyngeal cavity,
faucial cavity.
Ra·chen·man·del *f anat.* pharyngeal tonsil,
adenoid tonsil, Luschka's tonsil.
Ra·chen·man·del·hy·per·pla·sie *f HNO*
adenoid disease, adenoid vegetation.
Ra·chen·my·ko·se *f HNO* pharyngomycosis.
Ra·chen·pla·stik *f HNO* pharyngoplasty.
Ra·chen·ring *m,* **lymphatischer** *anat.*
Waldeyer's tonsillar ring, tonsillar ring,
lymphoid ring.
Ra·chen·schleim·haut·ent·zün·dung *f HNO*
pharyngitis.
Ra·chen·schmerz *m HNO* pharyngalgia,
pharyngodynia.
Ra·chen·spei·chel·drü·sen *pl anat.* pharyngeal glands.
Ra·chen·ste·no·se *f HNO* pharyngostenosis.
Ra·chen·wand *m anat.* pharyngeal wall.
Ra·chi·schi·sis *f embryo.* rachischisis, schistorachis.
Ra·chi·tis *f patho.* rickets *pl,* English disease,
rachitis,
  refraktäre R. refractory rickets, vitamin D
  resistant rickets, pseudodeficiency rickets.
  renale R. pseudorickets, renal rickets.
  renale glykosurische R. renal glycosuric
  rickets, Fanconi's syndrome.
  Vitamin D-refraktäre R. → *refraktäre R.*
ra·chi·tisch *adj patho.* rickety, rachitic.
Racket·schnitt [k·k] *m chir., ortho.* racket cut,

racket incision.
Rad *nt abbr.* **rad** *od.* **rd** *radiol.* radiation absorbed dose.
Rad·ge·lenk *nt anat.* trochoidal joint, pivot
joint, rotary joint, trochoid articulation,
trochoid joint, trochoid.
ra·di·al *adj* **1.** *anat.* radial. **2.** *mathe.* radial. **3.**
(*Strahlen*) radial, radiate, radiating.
Ra·di·al·ab·duk·ti·on *f anat.* radial abduction,
radial deviation.
Ra·di·al·ar·te·ri·en *pl anat.* interlobular
arteries of kidney, radiate arteries of kidney.
Ra·di·al·be·schleu·ni·gung *f phys.* angular
acceleration.
Ra·di·al·de·via·ti·on *f ortho.* radial deviation.
Ra·di·al·dif·fu·si·on *f immun.* radial diffusion.
Ra·di·al·dif·fu·si·ons·me·tho·de *f immun.* radial diffusion method.
Ra·dia·lis·läh·mung *f neuro.* radial palsy, radial paralysis.
Ra·dia·lis·pa·re·se *f* → *Radialislähmung.*
Ra·dia·lis·phä·no·men *nt physiol.* radial
phenomenon.
Ra·dia·lis·puls *m physiol.* radial pulse.
Ra·dia·lis·rin·ne *f anat.* radial sulcus, spiral
sulcus, musculospiral groove, radial groove.
Ra·dia·tio *f anat.* radiation.
  R. acustica acoustic radiation, auditory
  radiation, thalamotemporal radiation.
  R. optica radiation of Gratiolet, optic radiation, visual radiation, occipitothalamic radiation, thalamooccipital tract.
Ra·di·kal *nt chem.* radical.
ra·di·kal *adj* radical, fundamental, complete;
clin., chir. radical, drastic.
Ra·di·kal·kur *f clin.* radical cure, drastic cure.
Ra·di·kal·ope·ra·ti·on *f chir.* radical operation.
ra·di·ku·lär *adj anat.* radicular.
Ra·di·kul·ek·to·mie *f* → *Radikulotomie.*
Ra·di·ku·li·tis *f neuro.* radiculitis, radicular
neuritis, radiculoneuritis.
Ra·di·ku·lo·gan·glio·ni·tis *f neuro.* radiculoganglionitis.
Ra·di·ku·lo·me·nin·go·mye·li·tis *f neuro.*
radiculomeningomyelitis, rhizomeningomyelitis.

Ra·di·ku·lo·mye·lo·pa·thie *f neuro.* radiculomyelopathy, myeloradiculopathy.

Radikuloneuritis *f neuro.* Guillain-Barré syndrome, Barré-Guillain syndrome, neuronitis, radiculoneuritis, acute ascending spinal paralysis, acute postinfectious polyneuropathy.

Ra·di·ku·lo·neu·ro·pa·thie *f neuro.* radiculoneuropathy.

Ra·di·ku·lo·pa·thie *f neuro.* radiculopathy.

Ra·di·ku·lo·to·mie *f neurochir.* rhizotomy, radicotomy, radiculectomy.

ra·dio·ak·tiv *adj phys.* radioactive; (*künstlich*) labeled.

Ra·dio·ak·ti·vi·tät *f psychia.* radioactivity, radioaction, nuclear radiation. **künstliche R.** induced radioactivity, artificial radioactivity.

radioaktiv-markiert *adj phys.* labeled.

Radio-Allergen-Sorbent-Test *m abbr.* **RAST** *immun.* radioallergosorbent test.

Ra·dio·der·ma·ti·tis *f radiol.* radiodermatitis, radiation dermatitis, x-ray dermatitis, radioepidermitis.

Ra·dio·dia·gno·se *f clin.* radiodiagnosis.

Ra·dio·dia·gno·stik *f clin.* radiodiagnostics *pl.*

Ra·dio·elek·tro·kar·dio·gramm *nt card.* radioelectrocardiogram.

Ra·dio·elek·tro·kar·dio·gra·phie *f card.* radioelectrocardiography.

Ra·dio·ele·ment *nt chem.* radioelement.

Ra·dio·en·ze·pha·lo·gramm *nt neuro.* radioencephalogram.

Ra·dio·en·ze·pha·lo·gra·phie *f neuro.* radioencephalography.

Ra·dio·gold *nt radiol.* radiogold.

Ra·dio·gramm *nt radiol.* radiogram, radiograph.

Ra·dio·gra·phie *f radiol.* radiography.

ra·dio·gra·phisch *adj radiol.* radiographic, roentgenographic.

ra·dio·hu·me·ral *adj anat.* radiohumeral.

Ra·dio·im·mun·dif·fu·si·on *f immun.* radioimmunodiffusion, radial diffusion method, radial immunodiffusion.

Ra·dio·im·mun·lo·ka·li·sa·ti·on *f immun.* radioimmunolocalization.

Ra·dio·im·mu·no·as·say *m abbr.* **RIA** *immun.* radioimmunoassay.

Ra·dio·im·mu·no·dif·fu·si·on *f immun.* radioimmunodiffusion.

Ra·dio·im·mu·no·elek·tro·pho·re·se *f immun.* radioimmunoelectrophoresis.

Ra·dio·im·mu·no·sor·bent·test *m abbr.* **RIST** *immun.* radioimmunosorbent test.

Ra·dio·iod *nt →* *Radiojod.*

Ra·dio·iso·top *nt chem.* radioisotope, radioactive isotope.

Ra·dio·iso·to·pen·clea·ran·ce *f radiol.* isotope clearance.

Ra·dio·jod *nt radiol.* radioiodine, radioactive iodine.

Ra·dio·jod·test *m endo.* radioactive iodide uptake test, RAI test.

Ra·dio·jod·the·ra·pie *f endo.* radioiodine therapy, radioactive iodine therapy.

Ra·dio·kar·dio·gramm *nt card.* radiocardiogram.

Ra·dio·kar·dio·gra·phie *f card.* radiocardiography.

ra·dio·kar·pal *adj anat.* radiocarpal.

Ra·dio·kar·pal·ge·lenk *nt anat.* radiocarpal joint, wrist joint, brachiocarpal joint.

Ra·dio·lo·ge *m* radiologist.

Ra·dio·lo·gie *f* radiology.

Ra·dio·lo·gin *f* radiologist.

ra·dio·lo·gisch *adj* radiologic, radiological.

Ra·dio·me·ter *nt radiol.* radiometer, roentgenometer.

Ra·dio·ne·kro·se *f radiol., patho.* radionecrosis.

Ra·dio·neu·ri·tis *f neuro., radiol.* radioneuritis, radiation neuritis.

Ra·dio·nu·klid *nt radiol.* radionuclide, radioactive nuclide.

Ra·dio·nu·klid·an·gio·gra·phie *f radiol.* radionuclide angiography.

Ra·dio·nu·klid·ge·ne·ra·tor *m radiol.* radionuclide generator.

Radionuklid-Scan *m radiol.* radionuclide scan, isotopic scan.

Radionuklid-Scanning *nt radiol.* radionuclide scanning.

Ra·dio·osteo·ne·kro·se *f radiol.* radiation osteonecrosis, osteoradionecrosis.

Ra·dio·phar·ma·ka *pl radiol.* radiopharmaceuticals.

Ra·dio·te·le·me·trie *f radiol.* radiotelemetry.

Ra·dio·the·ra·pie *f radiol.* radiotherapy, radiotherapeutics *pl,* radiation therapy, radiation treatment.

Ra·dio·tra·cer *m radiol.* radiotracer.

ra·dio·ul·nar *adj anat.* cubitoradial, radioulnar, ulnoradial.

Ra·dio·ul·nar·ge·lenk *nt anat.* radioulnar articulation.

Ra·dio·wel·len *pl techn.* hertzian waves, hertzian rays.

Ra·dio·zy·sti·tis *f urol.* radiocystitis.

Ra·di·um·der·ma·ti·tis *f →* *Radiodermatitis.*

Ra·di·us *m* **1.** *anat.* radial bone, radius. **2.** *mathe.* radius.

Radii *pl* **lentis** *anat.* radii of lens, lens sutures, lens stars.

Radii *pl* **medullares** *anat.* (*Niere*) pyramids of Ferrein, medullary rays (of kidney).

Ra·di·us·apla·sie *f embryo.* radial aplasia, radius aplasia.

Radiusaplasie-Thrombozytopenie-Syndrom *nt embryo.* radial aplasia-thrombocytopenia syndrome, thrombocytopenia-absent radius syndrome.

Ra·di·us·dia·phy·se *f anat*. shaft of radius, body of radius.
Ra·di·us·frak·tur *f ortho*. radial fracture, fractured radius.
Ra·di·us·hals *m anat*. neck of radius.
Ra·di·us·hin·ter·kan·te *f anat*. dorsal margin of radius, dorsal border of radius.
Ra·di·us·hy·po·pla·sie *f embryo*. radius hypoplasia.
Ra·di·us·köpf·chen *nt anat*. head of radius.
Ra·di·us·köpf·chen·frak·tur *f ortho*. radial head fracture.
Ra·di·us·köpf·chen·pro·the·se *f ortho*. radial head prosthesis.
Ra·di·us·köpf·chen·re·sek·ti·on *f ortho*. excision of the radial head.
Ra·di·us·pe·ri·ost·re·flex *m abbr*. **RPR** *physiol*. radial reflex, radioperiostal reflex, brachioradial reflex. **dissoziierter R.** inverted radial reflex.
Ra·di·us·re·flex *m* → *Radiusperiostreflex*.
Ra·di·us·schaft *m anat*. shaft of radius, body of radius.
Ra·di·us·vor·der·kan·te *f anat*. anterior border of radius, ventral border of radius.
Ra·dix *f anat., mathe*. root, radix.
  R. anatomica → *R. dentis*.
  R. anterior nervorum spinalium anterior root (of spinal nerves), motor root (of spinal nerves).
  R. clinica clinical root (of tooth).
  R. dentis dental root, anatomical root (of tooth).
  R. linguae root of tongue.
  R. mesenterii root of mesentery.
  R. motoria nervorum spinalium → *R. anterior nervorum spinalium*.
  R. nasalis/nasi nasal root, root of nose.
  R. penis root of penis.
  R. posterior nervorum spinalium dorsal root (of spinal nerves), posterior root (of spinal nerves), sensory root (of spinal nerves).
  R. pulmonis root of lung, pedicle of lung.
  R. sensoria nervorum spinalium → *R. posterior nervorum spinalium*.
  R. ventralis nervorum spinalium → *R. anterior nervorum spinalium*.
Rad·spei·chen·struk·tur *f histol*. cartwheel structure.
Ra·ge *f psychia*. rage, violent anger, fury.
Ra·go·zyt *m hema*. ragocyte, RA cell.
Raji: R.-Zellen *pl immun*. Raji cells.
Raman: R.-Effekt *m radiol*. Raman effect.
Ra·mi·ko·to·mie *f neurochir*. ramisection, ramicotomy, ramisectomy.
Ra·mi·sek·ti·on *f* → *Ramikotomie*.
Ramsey Hunt: R.H.-Syndrom *nt neuro*. Ramsey Hunt syndrome, Hunt's neuralgia, herpes zoster auricularis, herpes zoster oticus, otic neuralgia, geniculate neuralgia, opsialgia.
Ramstedt: R.-Operation *f chir*. Fredet-Ramstedt operation, Ramstedt's operation, Weber-Ramstedt operation, pyloromyotomy.
Ra·mus *m anat*. ramus, branch; division.
  R. anterior nervorum spinalium anterior branch of spinal nerves, ventral branch of spinal nerves.
  Rami *pl* **articulares** articular branches.
  Rami *pl* **atriales arteriae coronariae** atrial branches of coronary artery.
  Rami *pl* **atrioventriculares arteriae coronariae** atrioventricular branches of coronary artery.
  Rami *pl* **autonomici** autonomic branches.
  Rami *pl* **brochiales** bronchial branches.
  Rami *pl* **capsularis** capsular branches of renal artery.
  R. cochlearis cochlear artery, cochlear branch of labyrinthine artery.
  R. communicans communicating branch.
  R. communicans albus white communicating branch, communicans white ramus.
  R. communicans griseus grey communicating branch, communicans gray ramus.
  R. coni arteriosi arteriae coronariae conus branch of coronary artery, conus artery, conal artery.
  R. cutaneus cutaneous branch.
  R. dorsalis nervorum spinalium dorsal branch of spinal nerves, posterior branch of spinal nerves.
  R. femoralis lumboinguinal nerve, femoral branch of genitofemoral nerve.
  R. genitalis external spermatic nerve, genital branch of genitofemoral nerve.
  R. glandularis glandular branch.
  R. inferior ossis pubis descending ramus of pubis, lower ramus of pubis, inferior pubic ramus, inferior ramus of pubis.
  Rami *pl* **inguinales (arteriae femoralis)** inguinal branches of femoral artery, inguinal arteries.
  Rami *pl* **interventriculares septales** interventricular septal branches, interventricular septal arteries.
  R. interventricularis anterior *abbr*. **RIVA** anterior interventricular branch of left coronary artery, anterior interventricular artery, anterior descending (coronary) artery.
  R. interventricularis posterior posterior interventricular branch of right coronary artery, posterior descending (coronary) artery, posterior interventricular artery.
  R. mandibulae ramus of mandible.
  Rami *pl* **meningei (arteriae vertebralis)** meningeal branches of vertebral artery.
  R. meningeus meningeal branch.
  R. meningeus (medius) middle meningeal branch of maxillary nerve, meningeal nerve,

Luschka's nerve.

R. meningeus nervorum spinalium meningeal branch of spinal nerves, sinu-vertebral nerve.

R. muscularis muscular branch.

R. ossis ischii ischial ramus, ramus of ischium.

R. ossis pubis pubic ramus, ramus of pubis.

R. posterior posterior branch.

R. posterior nervorum spinalium dorsal branch of spinal nerves, posterior branch of spinal nerves.

Rami *pl* **radiculares (arteriae vertebralis)** spinal branches of vertebral artery, radicular branches of vertebral artery, radicular arteries, spinal arteries.

R. sinus carotici carotid sinus branch of glossopharyngeal nerve, Hering's sinus nerve, sinus nerve, carotid sinus nerve.

R. spinalis spinal branch.

R. superficialis superficial branch.

R. superior ossis pubis ascending ramus of pubis, superior ramus of pubis, upper **R. ventralis** ventral branch.

R. ventralis nervorum spinalium → *R. anterior nervorum spinalium.*

Rami *pl* **viscerales** autonomic branches.

Rand *m* edge, border, margin, side; (*Brille*) rim; (*um die Augen*) ring, circle; *anat.* margin, edge, fringe, rim, brim, lip.

Rand·em·phy·sem *nt pulmo.* marginal pulmonary emphysema.

Rand·ke·ra·ti·tis *f ophthal.* annular keratitis, marginal keratitis.

Rand·lei·ste *f anat.* marginal ridge, marginal crest, labrum.

rand·los *adj* (*Brille*) rimless.

Ran·do·mi·sie·ren *nt stat.* randomization.

ran·do·mi·sie·ren *vt stat.* randomize.

Rand·si·nus *m anat.* marginal sinus, subcapsular sinus.

rand·stän·dig *adj anat.* parietal; limbal, marginal.

Rand·ul·kus *nt chir.* marginal ulcer, stomal ulcer, stoma ulcer.

Rand·zy·ste *f ortho.* (*Gelenk*) marginal bone cyst, marginal cyst.

Rang *m stat.* rank.

Rang·kor·re·la·ti·on *f stat.* rank correlation.

Rang·sum·men·test *m stat.* Mann-Whitney--Wilcoxon test, Wilcoxon's test, Wilcoxon's rank sum test, rank sum test.

Ra·ni·ti·din *nt pharm.* ranitidine.

Ranke: R'-Formel *f clin.* Ranke's formula.

Ran·ken·an·eu·rys·ma *nt patho.* serpentine aneurysm.

Ran·ken·ar·te·ri·en *pl anat.* helicine arteries, spiral arteries.

R-Antigen *nt immun.* R antigen.

Ra·nu·la *f HNO* ranula, sublingual ptyalocele, sublingual cyst.

Ranvier: R'-Schnürringe *pl histol.* nodes of Ranvier.

Ra·phe *f anat.* raphe, rhaphe, seam.

R. palati raphe of palate, palatine raphe.

R. palpebralis lateralis lateral palpebral raphe.

R. penis raphe of penis, raphe penis.

R. perinealis perineal raphe, raphe of perineum.

R. pharyngis pharyngeal raphe, raphe of pharynx.

R. scrotalis/scroti raphe of scrotum, scrotal raphe.

rapid eye movements *pl abbr.* **REM** *physiol.* rapid eye movements.

Rapoport: R.-Test *m urol.* Rapoport test.

Rap·port *m psycho.* rapport.

Ra·re·fi·zie·rung *f patho.* rarefaction.

Rash *nt derm.* rash.

Rasmussen: R.-Aneurysma *nt patho.* Rasmussen's aneurysm.

Ras·pa·to·ri·um *nt ortho.* raspatory, rugine; periosteal elevator.

Ras·pel *f ortho.* reamer, rasp.

Ras·sel·ge·räu·sche *pl abbr.* **RG** *clin., pulmo.* rales, rhonchi.

amphorische R. amphoric rales.

brummende R. sonorous rhonchi.

feuchte R. moist rales.

giemende R. sibilant rhonchi.

großblasige R. gurgling rales.

metallische R. consonating rales, metallic rales.

pfeifende R. sibilant rhonchi, whistling rales, sibilant rales, wheezing.

trockene R. dry rales.

Ras·seln *nt* → *Rasselgeräusche.*

Rastelli: R.-Operation *f HTG* Rastelli's operation, Rastelli's procedure.

Ra·ster·blen·de *f radiol.* grid.

Ra·ster·elek·tro·nen·mi·kro·skop *nt* scanning electron microscope, scanning microscope.

Ra·ster·punkt *m radiol.* pixel.

rast·los *adj neuro.* restless.

Rast·lo·sig·keit *f neuro.* restlessness.

Rathke: R.'-Tasche *f embryo.* Rathke's diverticulum, Rathke's pouch, pituitary diverticulum, craniopharyngeal pouch.

R.'-Zyste *f patho.* Rathke's cyst, intrapituitary cyst.

ra·tio·nal *adj* rational.

ra·tio·na·li·sie·ren *vt* rationalize.

Ra·tio·na·li·sie·rung *f psycho.* rationalization.

Ra·ti·zid *nt hyg.* ratizide.

Rat·te *f bio.* rat, Rattus.

Rat·ten·be·kämp·fung *f* deratization.

Rat·ten·biß·fie·ber *nt epidem.* rat-bite fever, rat-bite disease.

Rat·ten·biß·krank·heit *f* → *Rattenbißfieber.*

Rat·ten·fleck·fie·ber *nt epidem.* endemic typhus, flea-borne typhus, murine typhus,

Congo red fever.
Rat·ten·floh *m micro.* rat flea, Nosopsyllus fasciatus.
Rat·ten·gift *nt* rat poison, ratsbane.
Rauch *m* smoke; *chem., techn.* fume.
Rau·chen *nt* smoking. **passives R.** passive smoking.
rau·chen I *vt* smoke. **II** *vi* smoke; *chem., techn.* fume.
Rau·cher·hu·sten *m* smoker's cough.
räu·chern *vt hyg.* fumigate.
Rau·cher·re·spi·ra·ti·ons·syn·drom *nt pulmo.* smoker's respiratory syndrome.
Räu·che·rung *f hyg.* fumigation.
R-auf-T-Phänomen *nt card.* R-on-T phenomenon.
rauh *adj* rough; (*uneben*) uneven; (*Hände*) chapped; (*Haut*) rough, scabrous; (*Stimme*) coarse, husky, hoarse, throaty; (*Hals*) sore.
Rau·heit *f* roughness; (*Unebenheit*) unevenness; (*Haut*) roughness, scabrities; (*Hals*) soreness.
Raum *m* **1.** room; area, zone, region; *anat.* space, cavity, cavum, chamber. **2.** (*Zimmer*) room; (*Kammer*) chamber. **3.** *fig.* space, room; *phys.* space; (*Rauminhalt*) capacity, volume.
  dritter R. *physiol.* third space.
  extrazellulärer R. *physiol.* extracellular space.
  intrazellulärer R. *physiol.* intracellular space.
  transzellulärer R. *physiol.* third space.
Raum·fahrt·me·di·zin *f* space medicine.
räum·lich *adj* spatial, three-dimensional.
Raum·sinn *m physiol.* space sense.
Raum·tem·pe·ra·tur *f* room temperature.
Rau·pen·der·ma·ti·tis *f derm.* caterpillar dermatitis.
Rau·pen·haar·der·ma·ti·tis *f derm.* caterpillar dermatitis.
Rau·pen·haar·kon·junk·ti·vi·tis *f ophthal.* caterpillar-hair ophthalmia, nodular conjunctivitis, pseudotuberculous ophthalmia.
Rau·pen·kon·junk·ti·vi·tis *f* → *Raupenhaarkonjunktivitis.*
Rausch *m patho.* intoxication, drunkenness, inebriation.
Rau·schen *nt clin.* murmur; *techn.* noise.
Rauscher: R.-Leukämievirus *nt hema.* Rauscher's virus, Rauscher's leukemia virus.
Rausch·gift *nt* narcotic, drug, intoxicant.
rausch·gift·ab·hän·gig *adj* drug-dependent, drug-addicted.
Rausch·gift·ab·hän·gi·ge *m/f* narcotic addict, drug addict; *sl.* junkie.
Rausch·gift·ab·hän·gig·keit *f* drug dependence, narcotic addiction, drug addiction.
Rausch·gift·sucht *f* → *Rauschgiftabhängigkeit.*
rausch·süch·tig *adj* → *rauschgiftabhängig.*
Rausch·gift·süch·ti·ge *m/f* → *Rauschgiftabhängige.*

Rausch·mit·tel *nt* → *Rauschgift.*
Rau·ten·gru·be *f anat.* rhomboid fossa, ventricle of Arantius.
Rau·ten·hirn *nt* → *Rhombenzephalon.*
Rau·ten·lip·pe *f embryo.* rhombic lip.
Rau·wol·fia *f pharm.* Rauwolfia.
Rayleigh: R.-Test *m ophthal.* Rayleigh test.
Raymond: R.'-Apoplexie *f patho.* Raymond's apoplexy, Raymond's type of apoplexy.
Raymond-Cestan: R.-C.-Syndrom *nt neuro.* Raymond-Cestan syndrome, Cestan--Raymond syndrome.
Raynaud: R.-Krankheit *f,* **echte/essentielle** → *R.-Phänomen.*
  R.-Krankheit *f,* **sekundäre** → *R.-Syndrom.*
  R.-Phänomen *nt patho.* Raynaud's disease, Raynaud's phenomenon.
  R.-Syndrom *nt patho.* Raynaud's syndrome, Raynaud's disease, secondary Raynaud's disease.
RA-Zelle *f hema.* ragocyte, RA cell.
R-Bande *f genet.* R-band.
R-Banding *nt genet.* R banding, reverse banding.
re·ab·sor·bie·ren *vt* resorb, reabsorb.
Re·ab·sorp·ti·on *f* resorption, resorbence, reabsorption.
Rea·genz *nt* reagent; agent.
Rea·genz·glas *nt* test tube.
Rea·genz·röhr·chen *nt* test tube.
rea·gie·ren *vi* (*a. physiol.*) respond, react, answer (*auf* to); *chem.* react (*mit* with; *auf* on).
Re·ak·ti·on *f* **1.** *physiol., psycho., immun.* response, reaction, answer (*auf* to; *gegen* against). **2.** *chem., lab.* reaction, test.
  allergische R. *immun.* allergic reaction.
  anamnestische R. *immun.* anamnestic reaction, anamnestic response.
  anaphylaktoide R. *immun.* anaphylactoid reaction, anaphylactoid crisis, anaphylactoid shock, pseudoanaphylaxis.
  automatische R. telergy, automatism, automatic behavior.
  falsch-negative R. false-negative reaction, false-negative.
  falsch-positive R. false-positive reaction, false-positive.
  hysterische R. *psychia.* conversion disorder, conversion hysteria, conversion reaction, hysterical neurosis.
  immunologische R. *immun.* immunoreaction, immune reaction, immune response, immunological reaction, immunological response.
  kardiovaskuläre R. *physiol.* cardiovascular response.
  konditionierte R. *psycho.* conditioned response.
  konsensuelle R. *physiol.* consensual reaction.
  leukämische/leukämoide R. leukemoid, leukemoid reaction, leukemic reaction.

obsessiv-kompulsive R. *psychia.* obsessive-
-compulsive neurosis, obsessional neurosis,
compulsion neurosis.
parallergische R. *immun.* parallergy.
pseudoallergische R. *immun.* pseudoallergic
reaction.
schizophrene R. *psychia.* reactive schizophrenia.
R. vom Serumkrankheittyp *immun.* serum
sickness-like reaction, serum sickness-like
syndrome.
unbedingte R. *physiol.* unconditioned response.
unwillkürliche R. telergy, automatism, automatic behavior.
zwiebelschalenartige R. *radiol.* (*Periost*)
onion-peel appearance, onion-peel reaction,
onion-skin appearance, onion-skin reaction.
zytotoxische R. *immun.* cytotoxic reaction.
Re·ak·ti·ons·bil·dung *f psycho.* reaction-
-formation.
re·ak·ti·ons·fä·hig *adj immun., physiol.* respon-
sive, sensitive.
Re·ak·ti·ons·fä·hig·keit *f immun., physiol.*
responsiveness (*für* to).
re·ak·ti·ons·los *adj* reactionless, without reaction.
Re·ak·ti·ons·zen·trum *nt immun.* germinal
center, Flemming center, reaction center.
re·ak·tiv *adj physiol.* reactive.
re·ak·ti·vi·eren *vt immun.* reactivate, make
active again.
Re·ak·ti·vie·rung *f immun.* reactivation.
Real-time-Technik *f radiol.* real-time sonographic examination.
Re·ani·ma·ti·on *f clin.* resuscitation, restoration to life. **kardiopulmonale R.** cardiopulmonary resuscitation.
Re·ani·ma·ti·ons·the·ra·pie *f* resuscitation.
Re·ani·ma·ti·ons·wa·gen *m clin.* resuscitation
cart, crash cart.
Re·ani·ma·tor *m clin.* resuscitator.
re·ani·mie·ren *vt clin.* resuscitate, revive.
re·ani·mie·rend *adj* resuscitative.
Re·bound *nt pharm., neuro.* rebound.
Re·bound·phä·no·men *nt neuro.* rebound phe-
nomenon, Holmes' phenomenon, Holmes-
-Stewart phenomenon, Stewart-Holmes sign.
Re·ces·sus *m anat.* recess, space, hollow,
pouch, cavity, sinus.
Rec. anterior anterior recess of tympanic
membrane, anterior pouch of Tröltsch.
Rec. anterior fossae interpeduncularis Tarini's
recess.
Rec. cochlearis (vestibuli) cochlear recess (of
vestibule), Reichert's recess.
Rec. costodiaphragmaticus phrenicocostal
recess, costodiaphragmatic recess.
Rec. costomediastinalis costomediastinal
recess, costomediastinal sinus.

Rec. duodenalis inferior inferior duodenal
recess, paraduodenal fossa, Landzert's fossa,
Gruber-Landzert fossa.
Rec. duodenalis superior Treitz's fossa, superior duodenal recess, duodenojejunal recess,
duodenojejunal fossa.
Rec. epitympanicus Hyrtl's recess, epitym-
panic recess, tympanic attic, epitympanum,
attic of middle ear.
Rec. hepatorenalis hepatorenal recess, hepa-
torenal pouch, Morison's pouch.
Rec. ileocaecalis superior Luschka's fossa,
superior ileocecal recess.
Rec. pharyngeus Rosenmüller's recess,
Rosenmüller's cavity, pharyngeal recess.
Rec. phrenicomediastinalis phrenicomediastinal recess, phrenicomediastinal sinus.
Rec. piriformis laryngopharyngeal recess,
piriform recess.
Recc. pl pleurales pleural sinuses, pleural
recesses.
Rec. posterior posterior pouch of Tröltsch,
posterior recess of tympanic membrane.
Rec. superior superior recess of tympanic
membrane, Prussak's space, Prussak's
pouch.
recht·mä·ßig *adj* lawful; legitimate, legal.
Recht·mä·ßig·keit *f* lawfulness; legitimacy,
legality.
Rechts·by·pass *m HTG* right heart bypass.
rechts·fü·ßig *adj* fight-footed, dextropedal.
rechts·gül·tig *adj* valid, lawful.
Rechts·gül·tig·keit *f* validity, lawfulness.
Rechts·hän·der *m* right-handed person,
right-hander.
Rechts·hän·de·rin *f* right-handed person,
right-hander.
rechts·hän·dig *adj* right-handed, dextral,
dextromanual, dexterous, dextrous.
Rechts·hän·dig·keit *f* right-handedness,
dextrality, dexterity.
Rechts·herz *nt physiol.* pulmonary heart, right
heart, right ventricle.
Rechts·herz·di·la·ta·ti·on *f card.* right heart
dilatation, right ventricular dilatation.
Rechts·herz·er·wei·te·rung *f* → *Rechtsherz-
dilatation.*
Rechts·herz·hy·per·tro·phie *f card.* right heart
hypertrophy, right ventricular hypertrophy.
Rechts·herz·in·suf·fi·zi·enz *f card.* right-sided
heart failure, right-ventricular failure, right-
-ventricular heart failure.
Rechts·hy·per·tro·phie *f* → *Rechtsherzhyper-
trophie.*
Rechts·in·suf·fi·zi·enz *f* → *Rechtsherzinsuffi-
zienz.*
Rechts-Links-Shunt *m card.* reversed shunt,
right-to-left shunt.
Rechts·me·di·zin *f* forensic medicine, medical
jurisprudence, legal medicine.

rechts·me·di·zi·nisch *adj* medicolegal, forensic.

Rechts·schen·kel·block *m abbr.* **RSB** right bundle-branch heart block, right bundle--branch block.

Rechts·ver·la·ge·rung *f embryo.* dextroposition.

R. der Aorta dextroposition of aorta.

R. des Herzens dextrocardia, dexiocardia.

R. des Magens dextrogastria.

Rechts·ver·schie·bung *f physiol., hema.* rightward shift, shift to the right.

Recklinghausen: halbseitige R.-Krankheit *f* Jaffé-Lichtenstein syndrome.

R.-Krankheit *f* **1.** *derm.* (von) Recklinghausen's disease, multiple neurofibroma, neurofibromatosis, neuromatosis. **2.** *ortho.* (von) Recklinghausen's disease of bone, Engel--Recklinghausen disease.

Recklinghausen-Appelbaum: R.-A.-Krankheit *f patho.* (von) Recklinghausen-Applebaum disease.

Reclus: R.'-Krankheit *f gyn.* Reclus' disease.

Re·cruit·ment *nt physiol.* recruitment, recruiting response.

Rec·tum *nt anat.* straight intestine, rectum.

Re·de·sucht *f neuro., psychia.* logorrhea, lalorrhea.

Redlich-Obersteiner: R.-O.'-Zone *f anat.* Redlich-Obersteiner zone, Obersteiner--Redlich zone.

Re·don·drain *m chir.* redon drain.

Red·ox·re·ak·ti·on *f chem.* redox, redox reaction, oxidation-reduction reaction.

Re·dres·se·ment *nt ortho.* redressement.

Re·dres·si·on *f ortho.* redressement.

Re·duk·ti·on *f* **1.** *chir., ortho.* reduction, repositioning. **2.** *allg.* reduction (*in* to); (*Leistung*) vitiation, diminution.

Red·un·danz *f phys., genet.* redundancy, redundance.

Re·edu·ka·ti·on *f psycho.* reeducation.

Re·en·try *nt → Reentry-Mechanismus.*

Reentry-Mechanismus *m card.* reentry, reentry phenomenon, re-entrant mechanism.

Re·epi·the·lia·li·sa·ti·on *f patho.* reepithelialization.

Rees: R.-Dermatom *nt chir.* Rees dermatome.

Reese: R.-Syndrom *nt patho.* Krause's syndrome, encephalo-ophthalmic dysplasia.

Re·fe·renz *f lab., stat.* reference.

Re·fe·renz·wert *m* reference value.

re·flek·tie·ren *vt* (*Strahlen, Licht*) reflect, cast back, throw back, mirror.

re·flek·tiert *adj* (*Licht*) reflex.

Re·flek·tor *m phys.* reflector; mirror.

re·flek·to·risch *adj physiol.* reflex.

Re·flek·tor·spie·gel *m phys.* reflector; mirror.

Re·flex *m* **1.** *physiol.* reflex, jerk, response. **2.** *opt.* reflex, reflection, reflexion.

abdominokardialer R. abdominocardiac reflex.

akustikofazialer R. acousticofacial reflex.

angeborener R. *→ unbedingter R.*

auropalpebraler R. cochleopalpebral reflex, auropalpebral reflex.

bedingter R. *→ erworbener R.*

bulbomimischer R. bulbomimic reflex, facial reflex, Mondonesi's reflex.

diagonaler R. *→ gekreuzter R.*

einfacher R. simple reflex.

epigastrischer R. epigastric reflex, supraumbilical reflex.

erlernter R. *→ erworbener R.*

erworbener R. conditioned reflex, acquired reflex, trained reflex, learned reflex.

femoroabdominaler R. femoroabdominal reflex, hypogastric reflex, Bechterew's reflex, Bekhterev's reflex.

gekreuzter R. indirect reflex, consensual reflex, consensual reaction, crossed jerk.

kardio-kardialer R. cardio-cardiac reflex.

konsensueller R. *→ gekreuzter R.*

motorischer R. motor reflex.

okulokardialer R. eyeball compression reflex, eyeball-heart reflex, oculocardiac reflex, Ashley's reflex, Aschner's sign.

okulopharyngealer R. oculopharyngeal reflex.

okulovestibulärer R. oculovestibular reflex.

okulozephaler R. oculocephalic reflex.

paradoxer R. inverted reflex, paradoxical reflex.

pathologischer R. pathologic reflex.

phasischer R. phasic reflex.

propriozeptiver R. proprioceptive reflex.

psychogalvanischer R. galvanic skin response, psychogalvanic response, psychogalvanic reflex.

psychokardialer R. psychocardial reflex.

somatointestinaler R. somatointestinal reflex.

spinaler R. spinal reflex.

statischer R. static reflex.

statokinetischer R. statokinetic reflex.

tonischer R. tonic reflex.

unbedingter R. *abbr.* **UR** unconditioned reflex, innate reflex, inborn reflex.

vagovagaler R. vagovagal reflex.

vasomotorischer R. vasomotor reflex.

vegetativer R. autonomic reflex.

vestibulookulärer R. *abbr.* **VOR** vestibulo--ocular reflex.

viszeraler R. visceral reflex.

viszerogener R. viscerogenic reflex.

viszerokardialer R. viscerocardiac reflex.

viszeromotorischer R. visceromotor reflex.

viszerosensorischer R. viscerosensory reflex.

viszero-viszeraler R. viscero-visceral reflex.

ziliospinaler R. ciliospinal reflex, skin-pupillary reflex, pupillary-skin reflex.

Re·flex·ab·schwä·chung *f neuro.* hyporeflexia.
Re·flex·bahn *f physiol.* reflex path, reflex tract.
Re·flex·be·we·gung *f physiol.* reflex movement.
Re·flex·bla·se *f neuro.* automatic bladder, reflex bladder, spastic bladder.
Re·flex·bo·gen *m physiol.* reflex arc, reflex circuit, reflex arch.
Re·flex·epi·lep·sie *f neuro.* reflex epilepsy.
Re·flex·hand·lung *f physiol.* reflex act, reflex action.
Re·flex·hu·sten *m HNO* reflex cough.
Re·fle·xi·on *f opt.* reflex, reflection, reflexion.
Re·flex·krampf *m,* **saltatorischer** *neuro.* Bamberger's disease, dancing spasm, palmus, saltatory spasm, saltatory tic.
Re·flex·lo·sig·keit *f neuro.* areflexia.
re·fle·xo·gen *adj physiol.* reflexogenic, reflexogenous.
Re·flex·stei·ge·rung *f neuro.* hyperreflexia.
Re·flex·stö·rung *f neuro.* dysreflexia, parareflexia.
Re·flex·the·ra·pie *f clin.* reflex therapy, reflexotherapy.
Re·flex·zen·trum *nt neuro.* reflex center.
Re·flux *m phys., patho.* reflux, backward flow, return flow; *card.* regurgitation.
  gastroösophagealer R. *patho.* gastroesophageal reflux, chalasia, esophageal reflux.
  hepatojugulärer R. *card.* hepatojugular reflux, abdominojugular reflux.
  vesiko-ureteraler R. *urol.* vesicoureteral regurgitation, vesicoureteric reflux.
Re·flux·ga·stri·tis *f patho.* reflux gastritis.
Re·flux·öso·pha·gi·tis *f patho.* reflux esophagitis, chronic peptic esophagitis.
Re·flux·ul·kus *nt patho.* reflux ulcer.
re·frak·tär *adj clin., patho.* refractory, intractable, obstinate; *physiol.* refractory.
Re·frak·tä·ri·tät *f physiol.* refractory state, refractoriness.
Re·frak·tär·pe·ri·ode *f physiol.* refractory period, refractory state.
Re·frak·ti·on *f phys.* refraction.
Re·frak·ti·ons·ano·ma·li·en *pl ophthal.* refractive anomalies.
Re·frak·ti·ons·kraft *f phys., physiol.* refringence, refractive power, refractivity.
Re·frak·ti·ons·leh·re *f phys.* dioptrics *pl.*
Re·frak·ti·ons·mes·ser *m ophthal.* refractometer.
Re·frak·ti·ons·mes·sung *f ophthal.* refractometry.
Re·frak·ti·ons·oph·thal·mo·skop *nt* refractometer.
re·frak·tiv *adj phys.* refractive, refringent.
Re·frak·to·me·ter *nt ophthal.* refractometer.
Re·frak·to·me·trie *f ophthal.* refractometry.
Re·frak·tu·ie·rung *f ortho.* refracture.
Re·frak·tur *f ortho.* refracture.

Re·fri·ge·rans *nt pharm.* refrigerant.
Re·fri·ge·ra·ti·on *f (Therapie)* refrigeration.
Refsum: R.-Syndrom *nt patho.* Refsum syndrome, phytanic acid storage disease.
Re·fu·si·on *f chir.* refusion.
Re·gel *f* **1.** rule, norm, principle, law. **in der R.** usually; as a rule. **2.** → *Regelblutung.*
Re·gel·blu·tung *f gyn.* period, course, menses, menstrual flow, menstruation, emmenia.
re·gel·mä·ßig *adj* regular; *(häufig)* frequent; rhythmic; *(wiederkehrend)* periodic; *(Atmung, Puls)* regular.
Re·gen·bo·gen·far·ben·se·hen *nt ophthal.* irisopsia.
Re·gen·bo·gen·haut *f anat.* iris.
Re·gen·bo·gen·haut·de·fekt *m ophthal.* iridocoloboma.
Re·gen·bo·gen·haut·ent·zün·dung *f ophthal.* iritis.
Re·ge·ne·ra·ti·on *f (a. patho.)* regeneration, reconstitution, reproduction.
re·ge·ne·ra·ti·ons·fä·hig *adj* regenerative.
Re·ge·ne·ra·ti·ons·fä·hig·keit *f histol.* regenerative capacity.
Re·ge·ne·ra·ti·ons·pha·se *f histol.* regenerative phase.
Re·ge·ne·ra·ti·ons·pro·zeß *m histol.* regeneration process.
Re·ge·ne·ra·ti·ons·schicht *f histol.* regenerative layer of epidermis, germinative layer of epidermis, malpighian layer.
re·ge·ne·ra·tiv *adj* regenerative.
Re·ge·ne·rat·kno·ten *m patho.* regenerative node.
re·ge·ne·rie·ren **I** *vt (a. patho.)* regenerate. **II** *vr* **sich r.** regenerate; *(gesundheitlich)* recover, revitalize o.s.
Re·gio *f anat.* region, area, zone, field, space.
Regiones *pl* **abdominales** abdominal regions, abdominal zones.
  R. analis anal triangle, anal region.
  R. calcanea heel, calcaneal region, calx.
  R. cervicalis anterior anterior cervical region, anterior cervical triangle.
  R. cervicalis lateralis occipital triangle, posterior cervical triangle, lateral cervical region, lateral neck region.
  R. cervicalis posterior posterior cervical region, neck region, nuchal region.
  R. cruralis crural region, crural surface.
  R. dorsalis pedis dorsum of foot.
  R. epigastrica epigastric region, epigastric zone, epigastrium, antecardium.
  R. glut(a)ealis gluteal region.
  R. hypochondriaca hypochondriac region, hypochondrium.
  R. inguinalis inguinal region, inguen, iliac region, groin.
  R. lumbalis/lumbaris lumbar region.
  R. mammaria mammary region.

R. oralis oral region.
R. pubica pubic region, hypogastric region, hypogastrium, pubes.
R. sacralis sacral region.
R. umbilicalis umbilical region.
R. urogenitalis urogenital region, genitourinary region.
Re·gi·on f **1.** *anat.* region, area, zone, field, space. **2.** region, area, district.
re·gio·nal *adj* regional; local.
Re·gio·nal·an·äs·the·sie f *anes.* conduction anesthesia, block anesthesia, nerve block (anesthesia), regional anesthesia, local nerve block. **intravenöse R.** *abbr.* **IVRA** intravenous regional anesthesia, Bier's block.
reg·los *adj* motionless, still, stockstill.
Reg·lo·sig·keit f motionlessness, stillness.
Re·gres·si·on f **1.** *patho.* regress, regression; retrogression, cataplasia. **2.** *histol.* regression, catagenesis, involution. **3.** *psycho.* regression.
re·gres·siv *adj* *patho., psycho.* regressive; retrogressive.
reg·sam *adj* alert, agile, active, quick.
Reg·sam·keit f alertness, agility, activity, quickness.
Regulator-DNA f *biochem.* regulatory DNA, spacer DNA, regulatory deoxyribonucleic acid.
Re·gu·la·tor·gen nt *genet.* regulatory gene, regulator gene, repressor gene.
re·gu·la·to·risch *adj* regulatory.
Re·gung f movement, motion; (*Gefühl*) emotion, feeling.
re·gungs·los *adj* motionless, still, stockstill.
Re·gungs·lo·sig·keit f motionlessness, stillness.
Re·gur·gi·ta·ti·on f *card.* backward flow, regurgitation; *chir.* regurgitation.
Re·ha·bi·li·ta·ti·on f rehabilitation, restoration.
Re·ha·bi·li·ta·ti·ons·zen·trum nt halfway house, rehabilitation center.
re·ha·bi·li·tie·ren vt rehabilitate, restore.
Re·ha·bi·li·tie·rung f rehabilitation, restoration.
Rehfuss: R.-Sonde f *clin.* Rehfuss' stomach tube, Rehfuss' tube.
R.-Test m *clin.* Rehfuss' method, Rehfuss' test.
Re·hy·dra·ta·ti·on f rehydration.
Re·hy·drie·rung f rehydration.
Rei·be·ge·räusch nt **1.** (*Fraktur*) crepitation, crepitus. **2.** *card., pulmo.* friction murmur, friction sound, friction rub.
Rei·ben nt → *Reibegeräusch.*
rei·ben I vt **1.** rub, give sth. a rub; massage. **s. die Augen r.** rub one's eyes. **2.** (*zerreiben*) grate, grind; (*fein reiben*) pulverize. **II** vi (*wund reiben*) rub, chafe, scratch. **III** vr **sich an etw. wund r.** scrape o.s. on, gall.

Rei·bung f (*a. phys.*) friction.
Rei·bungs·wär·me f frictional heat.
Rei·bungs·wi·der·stand m *phys.* frictional force, frictional resistance.
Reichel: R.-Syndrom nt *ortho.* Henderson--Jones syndrome/disease.
Reichmann: R.-Syndrom nt *patho.* Reichmann's syndrome, gastrosuccorrhea.
reif *adj* *allg., fig.* mature, matured, ripe; (*voll ausgeprägt*) full-blown.
Rei·fe f *allg., fig.* maturity, maturateness, ripeness.
rei·fen vi *allg., fig.* mature, ripen; (*Abzeß*) point, maturate; develop (*zu* into).
Reifenstein: R.-Syndrom nt *andro.* Reifenstein's syndrome.
Rei·fe·stö·rung f *patho.* dysmaturity.
Rei·fe·tei·lung f *histol.* meiotic cell division, meiosis, miosis, maturation division.
Rei·fe·zei·chen pl *ped.* signs of maturity.
Reif·ge·bo·re·ne nt *ped.* mature infant.
Rei·fung f *embryo., physiol.* maturation; (*Abzeß*) maturation.
Rei·fungs·hem·mung f *patho., hema.* anakmesis, anacmesis.
Rei·fungs·pha·se f *embryo.* maturation phase.
Reihe f **1.** line, row. **2.** (*Reihenfolge*) turn. **der R. nach** in turns. **3.** (*Anzahl*) number, series, array, battery. **4.** *hema.* series.
basophile R. *hema.* basophil series, basophilic series.
eosinophile R. *hema.* eosinophilic series, eosinophil series.
erythrozytäre R. *hema.* erythrocyte series, erythrocytic series.
granulozytäre R. *hema.* leukocytic series, granulocyte series, granulocytic series.
lymphozytäre R. *hema.* lymphocyte series, lymphocytic series.
monozytäre R. *hema.* monocyte series, monocytic series.
myeloide R. *hema.* myeloid series, myelocytic series.
myelozytäre R. → *myeloide R.*
neutrophile R. *hema.* neutrophil series, neutrophilic series.
plasmazytäre R. *hema.* plasmacyte series, plasmacytic series.
rote R. *hema.* red cell series.
thrombozytäre R. *hema.* thrombocyte series, thrombocytic series.
Rei·hen·un·ter·su·chung f serial examination, mass examination.
Reilly: R.-Granulationsanomalie f *hema.* Reilly granulations.
Re·im·plan·tat nt *chir.* reimplant, replant.
Re·im·plan·ta·ti·on f *chir.* reimplantation, replantation.
re·im·plan·tie·ren vt reimplant, replant.
rein *adj* **1.** clean; (*Haut*) clear; (*Wunde*) clean;

(Flüssigkeit) clear. **r. halten** keep clean. **2.** *pharm.* pure, unadulterated, unblended; *radiol.* (*Radioisotop*) carrier-free.

rein·er·big *adj genet.* homozygous, homogenic, homozygotic.

Rein·er·big·keit *f genet.* homozygosis, homozygosity.

Re·in·fekt *m patho.* reinfection. **apikaler R.** (*Tuberkulose*) apical reinfection.

Re·in·fek·ti·on *f patho.* reinfection. **autogene R.** autoreinfection. **endogene R.** endogenous reinfection. **exogene R.** exogenous reinfection.

Rein·heit *f* **1.** (*a. Wunde*) cleanness, cleanliness; *(Flüssigkeit)* clearness. **2.** *pharm.* purity.

rei·ni·gen *vt* clean; *(abspülen)* rinse; *(Haut)* cleanse (*von* of, from; *mit* with); *(Darm)* purge, cleanse; *(Wunde)* deterge, débride.

Rei·ni·gung *vt* cleaning; rinse; ablution; *(Haut)* cleansing; *(Darm)* purge, purgation; *(Wunde)* detergency, débridement.

Reinke: R.-Kristalle *pl histol.* Reinke's crystalloids, Reinke's crystals.

Re·in·ner·va·ti·on *f →* *Reinnervierung.*

Re·in·ner·vie·rung *f physiol., neuro.* reinnervation.

Re·in·oku·la·ti·on *f epidem.* reinoculation.

Rein·ton·au·dio·me·trie *f abbr.* **RTA** *HNO* pure tone audiometry.

Re·in·tu·ba·ti·on *f clin.* reintubation.

Rei·se·di·ar·rhö *f epidem.* traveler's diarrhea, turista.

Rei·se·krank·heit *f neuro.* motion sickness, kinetosis, riders' vertigo.

Reis·feld·fie·ber *nt epidem.* rice-field fever, field fever.

Reis·kör·per·chen *pl* rice bodies, oryzoid bodies.

rei·ßen I *vt (zerreißen)* tear, tear up. **II** *vi* break, come apart, split, crack; *(platzen)* burst, rupture; *(Haut)* chap; *(Wunde)* break.

Reissner: R.'-Faden *m histol.* Reissner's fiber. **R.'-Membran** *f anat.* Reissner's membrane, vestibular membrane of cochlear duct.

Reis·was·ser·stüh·le *pl patho.* rice-water stools.

Reiter: R.-Komplementbindungsreaktion *f immun.* Reiter test. **R.'-Krankheit** *f ortho.* Reiter's syndrome, venereal arthritis, Fiessinger-Leroy-Reiter syndrome. **R.-Spirochäte** *f micro.* Reiter's spirochete, Treponema forans.

Rei·ter·sporn *m ortho.* rider's spur.

Reit·ho·sen·an·äs·the·sie *f neuro.* saddle anesthesia.

Reit·kno·chen *m ortho.* rider's bone.

Reiz *m* **1.** *physiol., psycho.* stimulation, stimulus. **2.** (*Reizung*) irritation. **3.** (*Anreiz*) stimulus, incentive.

äußere Reize *pl* environmental stimuli. **bedingter R.** conditioned stimulus. **mechanischer R.** mechanical stimulation, mechanical stimulus. **pathologischer R.** pathologic stimulus. **unbedingter R.** unconditioned stimulus. **unterschwelliger R.** subthreshold stimulus, subliminal stimulus.

Reiz·ant·wort *f physiol., psycho.* response (*auf* to). **kardiovaskuläre R.** cardiovascular response.

reiz·bar *adj physiol.* irritable, irritative, excitable; *psycho., psychia.* erethistic, erethitic, excitable; *fig.* touchy, edgy, short-tempered, quick-tempered, bilious.

Reiz·bar·keit *f physiol.* irritability, excitability, excitableness; *psycho., psychia.* erethism, hypererethism; *fig.* touchiness, edginess, short-temperedness, biliousness.

Reiz·bla·se *f urol.* irritable bladder.

Reiz·ef·fekt *m,* **isomorpher** *derm.* Koebner's phenomenon, isomorphic effect, isomorphic response.

Reiz·elek·tro·de *f clin.* stimulating electrode.

reiz·emp·find·lich *adj* sensible (*für* to).

Reiz·emp·find·lich·keit *f physiol.* susceptibility, sensitivity, sensitiveness (*für* to)..

rei·zen *vt* (*Nerv*) stimulate, excite; (*Haut*) irritate.

Reiz·hu·sten *m* dry cough.

Reiz·ko·lon *nt patho.* irritable bowel (syndrome), irritable colon (syndrome).

Reiz·lei·tungs·sy·stem *nt* conduction system, conducting system.

reiz·lin·dernd *adj pharm.* soothing, demulcent, abirritant, abirritative.

Reiz·mit·tel *nt pharm.* stimulant, stimulator, excitor, excitant.

Reiz·pe·ri·to·ni·tis *f patho.* chemical peritonitis.

Reiz·schwel·le *f physiol.* sensitivity threshold, stimulus threshold.

Reiz·the·ra·pie *f clin.* irritation therapy, stimulation therapy.

Reiz·über·emp·find·lich·keit *f patho.* hypersensibility, hypersensitivity, hypersensitiveness.

Reiz·über·flu·tung *f psychia.* flooding, overstimulation.

Rei·zung *f physiol.* stimulation, irritation; *patho.* irritation; *fig.* irritation, excitement, excitation, stimulus.

Re·kal·zi·fi·zie·rung *f histol., hema.* recalcification.

Re·kal·zi·fi·zie·rungs·zeit *f hema.* recalcification time.

Re·ka·na·li·sa·ti·on *f patho., chir.* recanalization.

Re·kli·na·ti·ons·kor·sett *nt ortho.* reclining brace.

Re·kom·bi·nan·te *f genet.* recombinant.
Re·kom·bi·na·ti·on *f genet.* recombination.
Re·kon·sti·tu·ti·on *f* reconstitution, restitution.
Re·kon·sti·tu·ti·ons·hya·lin *nt histol.* reconstituted hyalin.
re·kon·stru·ie·ren *vt* (*a. chir.*) reconstruct, reconstitute, restore.
Re·kon·struk·ti·on *f* restoration, reconstruction; *chir.* reconstructive surgery. **extraanatomische R.** *chir.* extra-anatomic reconstruction.
re·kon·struk·tiv *adj* reconstructive.
Re·kon·va·les·zent *m* convalescent.
re·kon·va·les·zent *adj* convalescent.
Re·kon·va·les·zen·ten·se·rum *nt hema.* convalescent serum, convalescence serum, convalescents' serum.
Re·kon·va·les·zen·tin *f* convalescent.
Re·kon·va·les·zenz *f* recovery, convalescence.
Re·kon·va·les·zenz·aus·schei·der *m epidem.* convalescent carrier.
re·kru·des·zent *adj patho.* recrudescent.
Re·kru·des·zenz *f patho.* recrudescence.
Re·kru·tie·rungs·phä·no·men *nt physiol., HNO* recruiting response, recruitment.
rek·tal *adj anat.* rectal.
Rek·tal·ab·strich *m clin.* rectal swab, rectal smear.
Rek·tal·drai·na·ge *f clin.* rectal drainage.
Rek·tal·fi·stel *f patho.* rectal fistula.
Rek·tal·tem·pe·ra·tur *f clin.* rectal temperature.
Rek·ti·tis *f patho.* rectitis, proctitis.
rek·to·ab·do·mi·nal *adj* rectoabdominal.
Rek·to·ko·li·tis *f patho.* rectocolitis, proctocolitis, coloproctitis.
rek·to·pe·ri·ne·al *adj* rectoperineal.
Rek·to·sig·ma *nt anat.* rectosigmoid.
rek·to·sig·moi·dal *adj* rectosigmoid.
Rek·to·sig·mo·id·ek·to·mie *f chir.* rectosigmoidectomy.
Rek·to·sig·moi·deo·sko·pie *f clin.* rectoromanoscopy, proctosigmoidoscopy.
Rek·to·skop *nt clin.* proctoscope, rectoscope.
Rek·to·sko·pie *f clin.* proctoscopy, rectoscopy.
Rek·to·sto·mie *f chir.* proctostomy, rectostomy.
Rek·to·to·mie *f chir.* proctotomy, rectotomy.
Rek·to·ure·thral·fi·stel *f patho.* rectourethral fistula.
rek·to·ute·rin *adj* rectouterine, uterorectal.
rek·to·va·gi·nal *adj* rectovaginal.
Rek·to·va·gi·nal·fi·stel *f patho.* rectovaginal fistula.
rek·to·ve·si·kal *adj* rectovesical.
Rek·to·ve·si·kal·fi·stel *f patho.* rectovesical fistula.
Rek·to·ve·sti·bu·lär·fi·stel *f patho.* rectovestibular fistula, rectofourchette fistula.
rek·to·vul·vär *adj* rectovulvar.

Rek·to·ze·le *f gyn.* rectocele, rectovaginal hernia, proctocele.
Rek·tum *nt anat.* rectum, straight intestine.
Rek·tum·ab·strich *m clin.* rectal swab, rectal smear.
Rek·tum·ade·nom *nt patho.* rectal adenoma.
Rek·tum·am·pul·le *f anat.* rectal ampulla.
Rek·tum·am·pu·ta·ti·on *f chir.* rectal resection, rectectomy, proctectomy. **abdominoperineale R.** Miles' resection, abdominoperineal rectal resection, anteroposterior rectal resection.
Rek·tum·ar·te·rie *f anat.* rectal artery, hemorrhoidal artery.
Rek·tum·atre·sie *f patho.* rectal atresia.
Rek·tum·bi·op·sie *f clin.* rectal biopsy.
Rektum-Blasen-Plastik *f chir.* proctocystoplasty.
Rek·tum·blu·tung *f patho.* rectal hemorrhage, proctorrhagia, hemoproctia.
Rektum-Damm-Naht *f chir.* rectoperineorrhaphy, proctoperineorrhaphy.
Rektum-Damm-Plastik *f chir.* proctoperineoplasty.
Rek·tum·deh·nung *f patho.* proctectasia.
Rek·tum·drai·na·ge *f clin.* rectal drainage.
Rek·tum·ent·zün·dung *f →* *Rektitis.*
Rek·tum·kri·se *f neuro.* rectal crisis.
Rek·tum·naht *f chir.* rectorrhaphy, proctorrhaphy.
Rek·tum·pla·stik *f chir.* proctoplasty, rectoplasty.
Rek·tum·po·lyp *m patho.* proctopolypus.
Rek·tum·pro·laps *m patho.* rectal prolapse, exania. **inkompletter R.** rectal intussusception.
Rek·tum·re·sek·ti·on *f →* *Rektumamputation.*
Rektum-Scheiden-Plastik *f chir.* proctocolpoplasty, proctoelytroplasty.
Rek·tum·schleim·haut *f anat.* mucosa of rectum, mucous membrane of rectum.
Rek·tum·son·de *f clin.* rectal tube.
Rek·tum·ste·no·se *f patho.* rectostenosis, proctencleisis, proctostenosis.
Rek·tum·ve·ne *f anat.* rectal vein, hemorrhoidal vein.
Rek·tum·ver·let·zung *f patho.* rectal injury, rectal trauma.
Rek·tum·vor·fall *m →* *Rektumprolaps.*
Rektum-Vulva-Fistel *f patho.* rectovulvar fistula.
Rek·tus·schei·de *f anat.* rectus sheath, sheath of rectus abdominis muscle.
Re·kur·rens *m anat.* recurrent laryngeal nerve, recurrent nerve.
Re·kur·rens·läh·mung *f →* *Rekurrensparese.*
Re·kur·rens·pa·re·se *f neuro.* recurrent laryngeal nerve palsy, recurrent nerve palsy.
re·kur·rent *adj* recurrent.
Re·laps *m patho.* relapse, recurrence.
Re·la·xans *nt pharm.* relaxant.

Relaxation 560

Re·la·xa·ti·on *f* relaxation, loosening.
re·la·xie·rend *adj* relaxant, relaxing.
Re·lea·sing·fak·tor *m abbr.* **RF** *endo.* releasing factor.
Re·lea·sing·hor·mon *nt abbr.* **RH** *endo.* releasing hormone.
Rem *nt abbr.* **rem** *radiol.* rem, roentgen equivalent man.
Remak: R.-Haufen *pl histol.* Bidder's ganglia, Remak's ganglia, sinoatrial ganglia.
R.-Symptom *nt neuro.* Remak's symptom.
R.-Zeichen *nt physiol.* Remak's reflex, Remak's sign, femoral reflex.
Re·me·di·um *nt clin., pharm.* remedy (*gegen* for, against).
Re·mi·ne·ra·li·sa·ti·on *f ortho., clin.* remineralization.
Re·mi·nis·zenz *f psycho.* reminiscence.
Re·mis·si·on *f clin., patho.* remission.
komplette R. *abbr.* **CR** complete remission.
partielle R. *abbr.* **PR** partial remission.
re·mit·tie·rend *adj* remittent.
Re·mo·del·lie·ren *nt* (*Knochen*) remodelling, reconstruction, contouring.
re·mo·del·lie·ren *vt* (*Knochen*) remodel, reconstruct, contour.
REM-Schlaf *m neuro.* REM sleep, active sleep, dreaming sleep, paradoxical sleep, rapid eye movement sleep.
Ren *m anat.* kidney, ren, nephros.
R. arcuatus horseshoe kidney.
R. migrans/mobilis floating kidney, movable kidney, wandering kidney.
re·nal *adj* renal, renogenic, nephric.
Rendu-Osler-Weber: R.-O.-W.-Krankheit *f patho.* Rendu-Osler-Weber disease, Osler--Weber-Rendu disease, Osler's disease, hereditary hemorrhagic telangiectasia.
re·ni·form *adj* kidney-shaped, nephroid, reniform.
Re·nin *nt biochem.* renin.
Renin-Angiotensin-Aldosteron-System *nt abbr.* **RAAS** *endo.* renin-angiotensin-aldosterone system.
Renin-Angiotensin-System *nt abbr.* **RAS** *endo.* renin-angiotensin system.
Re·no·gramm *nt radiol.* renogram.
Re·no·gra·phie *f radiol.* renography.
re·no·in·te·sti·nal *adj* renointestinal.
re·no·kar·di·al *adj* nephrocardiac, cardionephric, cardiorenal.
re·no·par·en·chy·mal *adj* renoparenchymal.
Re·no·pa·thie *f urol.* renopathy.
re·no·priv *adj urol.* renoprival.
Re·no·szin·ti·gra·phie *f radiol.* renal scintigraphy.
re·no·trop *adj urol.* renotropic.
re·no·vas·ku·lär *adj* renovascular.
Re·no·va·so·gra·phie *f radiol.* renal angiography, renal artery angiography.

Ren·ten·be·geh·ren *nt* → *Rentenneurose.*
Ren·ten·neu·ro·se *f psycho.* pension neurosis, compensation neurosis.
Re·ope·ra·ti·on *f chir.* reoperation.
Re·pel·lent *m pharm.* repellent, insect-repellent, insectifuge.
Re·per·fu·si·on *f chir.* refusion.
Re·pe·ti·ti·on *f psycho., biochem.* repetition.
re·pe·ti·tiv *adj genet.* repetitive.
Re·plan·tat *nt chir.* replant, reimplantat.
Re·plan·ta·ti·on *f chir.* replantation, reimplantation.
re·plan·tie·ren *vt chir.* replant, reimplant.
Re·pli·ka·ti·on *f genet.* replication; reproduction.
re·pli·zie·ren *vt, vi genet.* replicate.
Re·po·la·ri·sa·ti·on *f physiol.* repolarization.
re·po·ni·bel *adj chir., ortho.* reducible.
re·po·nier·bar *adj chir., ortho.* reducible.
re·po·nie·ren *vt chir., ortho.* reduce; (*Bruch*) set.
Re·po·si·ti·on *f chir., ortho.* reduction, repositioning.
Re·pres·si·on *f genet.* repression, gene repression; *psychia.* repression.
Re·pres·si·ons·me·cha·nis·mus *m psycho.* repression mechanism.
re·pres·siv *adj genet.* repressive; suppressive.
Re·pres·sor *m genet.* repressor.
Re·pro·duk·ti·on *f* **1.** *embryo.* reproduction, procreation, generation. **2.** *psycho., neuro.* reproduction.
Re·pro·duk·ti·ons·or·ga·ne *pl anat.* genital organs, generative organs, reproductive organs.
Re·pro·te·rol *nt pharm.* reproterol.
Rep·ti·la·se *f biochem.* reptilase.
Rep·ti·la·se·test *m hema.* reptilase test.
Rep·ti·la·se·zeit *f hema.* reptilase clotting time.
Re·rou·ting *nt chir.* rerouting.
Res·cinn·amin *nt pharm.* rescinnamine.
Re·sek·ti·on *f chir.* resection, partial excision, excision, exeresis.
Re·sek·to·skop *nt urol.* resectoscope.
Re·ser·pin *nt pharm.* reserpine.
Re·ser·ve *f* (*a. physiol.*) reserve(s *pl*), bank (*an* of).
Re·ser·ve·vo·lu·men *nt abbr.* **RV** *physiol.* **1.** (*Herz*) reserve volume. **2.** (*Lunge*) reserve volume, residual volume.
exspiratorisches R. *abbr.* **ERV** expiratory reserve volume.
inspiratorisches R. *abbr.* **IRV** inspiratory reserve volume.
Re·ser·voir *nt techn., fig.* reservoir; *epidem.* reservoir (of infection).
re·se·zier·bar *adj chir.* resectable.
Re·se·zier·bar·keit *f chir.* resectability.
re·se·zie·ren *vt chir.* resect, remove, excise, cut off.

Re·si·du·al·ab·szeß *m patho.* residual abscess.
Re·si·du·al·ka·pa·zi·tät *f,* **funktionelle** *abbr.*
FRC *physiol.* functional residual capacity.
Re·si·du·al·luft *f* → *Residualvolumen.*
Re·si·du·al·vo·lu·men *nt abbr.* **RV** *physiol.*
(*Lunge*) reserve volume, residual volume.
Re·si·na *f pharm.* resin. **R. podophylli** podo-
phyllin, podophyllum resin.
Re·si·stan·ce *f physiol.* resistance, airway
resistance.
re·si·stent *adj immun., pharm.* resistant (*gegen*
to).
Re·si·stenz *f immun.* resistance; *micro., pharm.*
resistance.
Re·si·stenz·fak·tor *m* → *Resistenzplasmid.*
Re·si·stenz·plas·mid *nt micro.* resistance
factor, resistance plasmid, R plasmid.
Re·si·stenz·trans·fer·fak·tor *m abbr.* **RTF**
micro. resistance transfer factor.
Re·so·lu·ti·on *f phys.* optical resolution, resolution; *patho.* resolution.
Re·sol·ven·ti·um *nt pharm.* resolvent.
re·so·nant *adj* resonant, echoing, resounding;
clin. sonorous.
Re·so·nanz *f phys., clin.* resonance.
re·sor·bier·bar *adj* (*a. chir.*) absorbable.
re·sor·bie·ren *vt physiol.* resorb, reabsorb.
re·sor·bie·rend *adj physiol., chir.* resorbent,
reabsorbing.
Re·sor·cin *nt pharm.* resorcinol, resorcin,
resorcinum.
Re·sorp·ti·on *f physiol.* resorption, resorbence,
reabsorption, absorption.
Re·sorp·ti·ons·atel·ek·ta·se *f pulmo.* absorption atelectasis.
re·spi·ra·bel *adj physiol.* respirable.
Re·spi·ra·ti·on *f physiol.* respiration,
breathing, external respiration, pulmonary
respiration.
Re·spi·ra·ti·ons·sy·stem *nt* → *Respirations-
trakt.*
Re·spi·ra·ti·ons·trakt *m anat.* respiratory tract,
respiratory system, respiratory apparatus,
respiratory passages.
Re·spi·ra·tor *m anes., IC* respirator.
Re·spi·ra·tor·hirn *nt patho.* respiratory brain.
re·spi·ra·to·risch *adj* respiratory; ventilatory.
Respiratory-distress-Syndrom *nt* **des Neugeborenen** *abbr.* **RDS** *ped.* respiratory distress
syndrome (of the newborn), congenital alveolar dysplasia.
re·spi·rie·ren *vt, vi* respire, breathe.
Re·spi·ro·me·ter *nt physiol.* respirometer.
Re·sponse *f physiol., psycho.* response, re-
action, answer (*auf* to).
Re·ste·no·se *f patho.* restenosis.
Rest·harn *m urol.* residual urine.
Re·sti·tu·tio *f patho.* restitution, restoration.
R. ad integrum full recovery, complete
recovery.

Re·sti·tu·ti·on *f* (*a. patho.*) restitution, restoration.
Re·strik·ti·on *f* restriction; *patho., pulmo.*
restriction; *genet.* restriction.
re·strik·tiv *adj* (*a. patho.*) restrictive.
Rest·vo·lu·men *nt abbr.* **RV** *physiol.* (*Herz*) reserve volume. **endsystolisches R.** end-systolic
volume.
Re·tar·da·ti·on *f patho., psychia.* delayed
development, retardation, delay.
re·tar·diert *adj* retarded.
Re·tar·die·rung *f* → *Retardation.*
Re·te *nt anat.* rete, network, net.
R. acromiale acromial rete, acromial
network.
R. arteriosum arterial network, arterial rete,
arterial rete mirabile.
R. carpale dorsale dorsal carpal network,
dorsal carpal rete.
R. lymphocapillare lymphocapillary rete,
lymphocapillary network.
R. mirabile rete mirabile.
R. ovarii rete ovarii.
R. testis rete of Haller, rete testis.
R. venosum venous rete, venous rete mirabile,
venous network.
R. venosum dorsale manus dorsal network of
hand, dorsal (venous) rete of hand.
R. venosum dorsale pedis dorsal (venous) rete
of foot, dorsal network of foot.
Re·ten·tio *f patho.* retention.
R. placentae retained placenta.
R. testis retained testis, undescended testicle,
cryptorchidism, cryptorchism.
Re·ten·ti·on *f patho., psycho.* retention.
Re·ten·ti·ons·to·xi·ko·se *f patho.* retention
toxicosis.
Re·ten·ti·ons·zy·ste *f patho.* distention cyst,
retention cyst, secretory cyst.
Re·ti·cu·lum *nt anat., histol.* reticulum,
network; reticular tissue. **R. trabeculare**
trabecular reticulum, pectinal ligament of
iris, Hueck's ligament, pectinate ligament of
iridocorneal angle.
re·ti·ku·lär *adj anat., histol.* reticular, reticulate, reticulated.
Re·ti·ku·lo·an·gio·ma·to·se *f patho.* angioreticuloendothelioma, Kaposi's sarcoma,
multiple idiopathic hemorrhagic sarcoma,
endotheliosarcoma.
re·ti·ku·lo·en·do·the·li·al *adj histol.* reticuloendothelial, retothel.
Re·ti·ku·lo·en·do·the·lio·se *f patho.* reticuloendotheliosis, hemohistioblastic syndrome.
leukämische R. *hema.* hairy cell leukemia,
leukemic reticuloendotheliosis.
re·ti·ku·lo·hi·stio·zy·tär *adj histol.* reticulohistiocytic.
Re·ti·ku·lo·hi·stio·zy·tom *nt patho.* reticulohistiocytoma, reticulohistiocytic granuloma.

Re·ti·ku·lo·hi·stio·zy·to·se *f patho.* reticulohistiocytosis.

Re·ti·ku·lo·id *nt patho.* reticuloid. **aktinisches R.** *derm.* actinic reticuloid.

re·ti·ku·lo·id *adj patho.* reticuloid.

Re·ti·ku·lo·pe·nie *f hema.* reticulocytopenia, reticulopenia.

Re·ti·ku·lo·sar·kom *nt* → *Retikulumzellsarkom.*

Re·ti·ku·lo·se *f patho., hema.* reticulosis.

histiozytäre medulläre R. familial histiocytic reticulosis, histiocytic medullary reticulosis.

lipomelanotische R. dermatopathic lymphadenopathy, lipomelanic reticulosis.

pagetoide R. pagetoid reticulosis, Woringer--Kolopp syndrome.

Re·ti·ku·lo·zyt *m hema.* reticulocyte, skein cell.

Re·ti·ku·lo·zy·to·pe·nie *f hema.* reticulopenia, reticulocytopenia.

Re·ti·ku·lo·zy·to·se *f hema.* reticulocytosis.

Re·ti·ku·lum *nt anat., histol.* reticulum, network; reticular tissue.

agranuläres endoplasmatisches R. → *glattes endoplasmatisches R.*

endoplasmatisches R. *abbr.* ER endoplasmic reticulum.

glattes endoplasmatisches R. *abbr.* S-ER smooth endoplasmic reticulum, agranular endoplasmic reticulum.

granuläres endoplasmatisches R. → *rauhes endoplasmatisches R.*

rauhes endoplasmatisches R. *abbr.* R-ER rough endoplasmic reticulum, granular endoplasmic reticulum, ergastoplasm.

sarkoplasmatisches R. *abbr.* SR sarcoplasmic reticulum.

Re·ti·ku·lum·fa·ser *f histol.* reticular fiber, lattice fiber, argentaffin fiber.

Re·ti·ku·lum·zel·le *f histol.* reticular cell, reticulum cell.

Re·ti·ku·lum·zell·sar·kom *nt hema.* reticulum cell sarcoma, reticulocytic sarcoma, reticuloendothelial sarcoma, retothelial sarcoma, immunoblastic lymphoma.

Re·ti·na *f anat.* retina, nervous tunic of eyeball.

Re·ti·na·cu·lum *nt anat.* retinaculum, frenum, band, ligament.

Retinacula *pl* **cutis** retinacula of skin.

R. extensorum (manus) extensor retinaculum of hand.

R. flexorum (manus) carpal retinaculum, flexor retinaculum of hand.

Re·ti·nal *nt* retinal, retinal$_1$, retinene. **Retinal$_2$** retinal$_2$, dehydroretinal.

re·ti·nal *adj anat.* retinal.

Re·ti·ni·tis *f ophthal.* retinitis.

aktinische R. actinic retinitis.

R. arteriosclerotica arteriosclerotic retinopathy.

R. centralis serosa central serous retinopathy,

central angiospastic retinopathy.

R. circinata circinate retinitis, circinate retinopathy.

R. exsudativa (externa) Coats' disease, exudative retinitis.

R. pigmentosa pigmentary retinopathy.

R. proliferans proliferating retinitis.

septische R. metastatic retinitis, septic retinitis.

R. serosa serous retinitis, simple retinitis.

Re·ti·no·bla·stom *nt ophthal.* retinoblastoma.

Re·ti·no·cho·rio·idi·tis *f ophthal.* retinochorioiditis, chorioretinitis, choroidoretinitis.

Re·ti·no·graph *m ophthal.* retinograph.

Re·ti·no·gra·phie *f ophthal.* retinography.

re·ti·no·id *adj ophthal.* retinoid.

Re·ti·nol *nt* retinol, retinol$_1$, vitamin A. **Retinol$_2$** dihydroretinol.

Re·ti·no·ma·la·zie *f ophthal.* retinomalacia.

Re·ti·no·pa·pil·li·tis *f ophthal.* retinopapillitis, papilloretinitis.

Re·ti·no·pa·thia *f ophthal.* retinopathy, retinosis.

R. diabetica diabetic retinitis, diabetic retinopathy.

R. diabetica exsudativa exudative diabetic retinitis, exudative diabetic retinopathy.

R. diabetica haemorrhagica proliferans hemorrhagic proliferating diabetic retinitis, hemorrhagic proliferating diabetic retinopathy.

R. diabetica hypertensiva (angiospastica) hypertensive angiospastic diabetic retinitis, hypertensive angiospastic diabetic retinopathy.

R. diabetica simplex simple diabetic retinitis, simple diabetic retinopathy.

R. eclamptica gravidarum eclamptic retinopathy, toxemic retinopathy of pregnancy, gravidic retinopathy.

R. hypertensiva (maligna) hypertensive retinopathy, hypertensive retinitis.

R. praematurorum Terry's syndrome, retinopathy of prematurity, retrolental fibroplasia.

Re·ti·no·pa·thie *f ophthal.* retinopathy, retinosis.

aktinische R. actinic retinitis, photoretinitis, photoretinopathy.

angiospastische R. angiospastic retinopathy.

arteriosklerotische R. arteriosclerotic retinopathy.

diabetische R. diabetic retinitis, diabetic retinopathy.

Re·ti·no·schi·sis *f ophthal.* retinoschisis.

Re·ti·no·se *f ophthal.* retinopathy, retinosis.

Re·ti·no·skop *nt ophthal.* retinoscope, skiascope.

Re·ti·no·sko·pie *f ophthal.* retinoscopy, shadow test, skiascopy, scotoscopy.

re·ti·no·to·xisch *adj ophthal.* retinotoxic.
Re·tor·ten·ba·by *nt embryo.* test-tube baby.
Re·to·thel·sar·kom *nt* → *Retikulumzellsarkom.*
re·trak·til *adj histol., hema.* retractable, retractible, retractile.
Re·trak·ti·on *f hema., patho.* retraction, retractation.
Re·trak·ti·ons·ny·stag·mus *m neuro.* retraction nystagmus, sylvian aqueduct syndrome, sylvian syndrome.
Re·trak·ti·ons·ta·sche *f HNO (Ohr)* retraction pocket.
Re·trans·plan·ta·ti·on *f chir.* retransplantation.
re·tro·au·ri·ku·lär *adj* retroauricular.
re·tro·bul·bär *adj anat.* retrobulbar, retro-ocular; *(ZNS)* retrobulbar.
Re·tro·bul·bär·neu·ri·tis *f neuro.* retrobulbar neuritis, orbital optic neuritis.
Re·tro·bul·bär·raum *m anat.* retrobulbar space, retro-ocular space.
Re·tro·duo·de·nal·ar·te·ri·en *pl anat.* retroduodenal arteries.
re·tro·flek·tiert *adj* retroflected, retroflex, retroflexed.
Re·tro·fle·xio *f* → *Retroflexion.* **R. uteri** *gyn.* retroflexion, retroflection.
Re·tro·fle·xi·on *f* backward bending, retroflexion, retroflection.
re·tro·grad *adj* retrograde; *patho.* degenerating.
Re·tro·gres·si·on *f histol., patho.* retrogression, catagenesis, involution.
re·tro·gres·siv *adj histol., patho.* retrogressive.
Re·tro·in·fek·ti·on *f gyn.* retroinfection.
Re·tro·in·gui·nal·raum *m anat.* retroinguinal space, Bogros's space.
Re·tro·jek·ti·on *f clin.* retrojection.
re·tro·kar·di·al *adj* retrocardiac.
Re·tro·kar·di·al·raum *m anat.* retrocardiac space, Holzknecht's space, prevertebral space.
re·tro·ka·val *adj* postcaval.
re·tro·ko·lisch *adj* retrocolic.
re·tro·mam·mär *adj gyn.* retromammary.
re·tro·pe·ri·to·ne·al *adj anat.* retroperitoneal.
Re·tro·pe·ri·to·ne·al·raum *m anat.* retroperitoneal space, retroperitoneum.
Re·tro·pe·ri·to·ni·tis *f patho.* retroperitonitis.
re·tro·pha·ryn·ge·al *adj HNO* retropharyngeal.
Re·tro·pha·ryn·ge·al·ab·szeß *m HNO* hippocratic angina, retropharyngeal abscess.
Re·tro·pha·ryn·gi·tis *f HNO* retropharyngitis.
Re·tro·pla·sie *f patho.* retrograde metaplasia, retroplasia.
re·tro·pla·zen·tar *adj gyn.* retroplacental.
Re·tro·pneu·mo·pe·ri·to·ne·um *nt patho.* pneumoretroperitoneum.
Re·tro·po·si·tio *f* → *Retroposition.* **R. uteri** *gyn.*

retroposition of uterus.
Re·tro·po·si·ti·on *f anat., patho.* retroposition.
re·tro·pu·bisch *adj anat.* retropubic.
Re·tro·pul·si·on *f neuro.* retropulsion.
Re·tro·spek·ti·on *f psycho., clin.* retrospection.
re·tro·spek·tiv *adj psycho., clin.* retrospective.
Re·tro·spon·dyl·oli·sthe·se *f ortho.* retrospondylolisthesis.
re·tro·ster·nal *adj* retrosternal, substernal.
re·tro·ton·sil·lär *adj HNO* retrotonsillar.
Re·tro·ton·sil·lar·ab·szeß *m HNO* retrotonsillar abscess.
re·tro·ute·rin *adj anat.* retrouterine.
Re·tro·ver·sio *f anat.* retroversion. **R. uteri** retroversion (of uterus).
Re·tro·ver·sio·fle·xi·on *f gyn.* retroversioflexion.
Re·tro·ver·si·on *f anat.* retroversion.
re·tro·ver·tiert *adj anat., gyn.* retroverted, retroverse.
re·tro·zä·kal *adj* retrocecal.
Re·tro·zä·kal·gru·be *f anat.* retrocecal recess, cecal recess.
re·tro·zer·vi·kal *adj gyn.* retrocervical.
Re·tro·zes·si·on *f epidem.* retrocession, retrocedence.
re·tro·zö·kal *adj* → *retrozäkal.*
Re·tru·si·on *f HNO* retrusion.
Rett: R.-Syndrom *nt patho.* Rett syndrome, cerebroatrophic hyperammonemia.
ret·ten *vt* save, rescue *(vor, aus* from).
Ret·tung *f* rescue *(vor, aus* from).
Ret·tungs·ak·ti·on *f* rescue operation(s *pl*).
Ret·tungs·dienst *m* ambulance service.
Ret·tungs·ver·such *m* rescue attempt.
Ret·tungs·wa·gen *m* ambulance.
Retzius: R.'-Raum *m anat.* prevesical space, retropubic space, Retzius' space.
R.'-Venen *pl anat.* Retzius veins.
Re·vak·zi·na·ti·on *f immun.* revaccination.
Re·vas·ku·la·ri·sa·ti·on *f patho.* revascularization; *chir.* revascularization.
Re·vas·ku·la·ri·sie·rung *f patho.* revascularization; *chir.* revascularization.
Reverdin: R.-Läppchen *nt chir.* Reverdin graft, pinch graft, epidermic graft.
re·ver·si·bel *adj* reversible.
Re·ver·si·bi·li·tät *f* reversibility.
Re·ver·si·on *f genet., immun.* reversion.
Re·ver·tan·te *f genet.* revertant.
Re·vul·si·on *f clin.* revulsion.
re·vul·siv *adj clin.* revulsive, revulsant.
Reye: R.-Syndrom *nt ped.* Reye's syndrome.
Reynier-Nager: R.-N.-Syndrom *nt patho.* Nager's acrofacial dysostosis.
Reynold: R.'-Zahl *f phys.* Reyno
Re·zept *nt* **1.** *clin., pharm.* prescription. **ein R. ausstellen** write out a prescription. **2.** *pharm.* recipe, formula. **3.** *fig.* recipe, cure *(gegen* against).

Re·zept·block *m* prescription pad.
re·zept·frei *adj* available without prescription, over-the-counter.
Re·zept·ge·bühr *f* prescription charge.
re·zep·tie·ren *vt clin., pharm.* prescribe.
re·zep·tiv *adj* receptive.
Re·zep·ti·vi·tät *f physiol.* receptivity, receptiveness.
Re·zep·tor *m physiol.* receptor; sensor.
  adrenerger R. adrenergic receptor, adrenoceptor, adrenoreceptor.
  alpha R. → α-*Rezeptor.*
  beta R. → β-*Rezeptor.*
α-Rezeptor *m physiol.* alpha receptor, α receptor, α-adrenergic receptor.
β-Rezeptor *m physiol.* β receptor, β-adrenergic receptor, beta-adrenergic receptor.
Re·zep·tor·block *m pharm.* receptor blockade.
Re·zep·tor·blocka·de [k·k] *f pharm.* receptor blockade.
Re·zep·tor·po·ten·ti·al *nt physiol.* receptor potential.
  frühes R. early receptor potential, primary receptor potential.
  spätes R. late receptor potential, secondary receptor potential.
re·zept·pflich·tig *adj pharm.* available on prescription only.
Re·zep·tur *f pharm.* recipe, formula.
re·zes·siv *adj genet.* recessive.
Re·zes·si·vi·tät *f genet.* recessiveness.
Re·zi·div *nt patho.* relapse, recidivation; recrudescence, recurrence, palindromia.
re·zi·di·vie·ren *vi patho.* relapse, recur.
re·zi·di·vie·rend *adj patho.* relapsing, recrudescent, recurrent, palindromic.
Re·zi·div·ul·kus *nt patho.* recurrent ulcer disease, recurrent ulcer.
Re·zi·pi·ent *m immun.* receiver.
Re·zir·ku·la·ti·on *f patho., chir.* recirculation.
R-Faktor *m genet.* resistance plasmid, resistance factor, R factor.
Rhab·do·myo·ly·se *f patho.* rhabdomyolysis.
Rhab·do·my·om *nt patho.* rhabdomyoma.
Rhab·do·myo·sar·kom *nt* → *Rhabdosarkom.*
Rhab·do·sar·kom *nt patho.* rhabdomyosarcoma, rhabdosarcoma.
Rha·chi·al·gie *f neuro.* rachialgia, rachiodynia.
Rha·chi·ly·se *f ortho.* rachilysis.
Rha·chio·al·gie *f* → *Rhachialgie.*
Rha·chio·dy·nie *f* → *Rhachialgie.*
Rha·chio·ly·se *f ortho.* rachilysis.
Rha·chio·pa·gus *m embryo.* rachiopagus.
Rha·chio·tom *nt neurochir.* rachiotome.
Rha·chio·to·mie *f neurochir.* rachiotomy, rachitomy, spondylotomy.
Rha·chi·pa·gus *m embryo.* rachipagus.
Rha·chis·agra *f ortho.* rachisagra.
Rha·chi·schi·sis *f embryo.* rachischisis, schistorachis.

Rha·chi·tom *nt neurochir.* rachiotome, rachitome.
Rha·chi·to·mie *f neurochir.* rachiotomy, rachitomy, spondylotomy.
Rha·ga·de *f* (*Haut*) fissure, chap, crack, fissure.
Rh-Agglutinin *nt immun.* anti-Rh agglutinin.
Rha·go·zyt *m hema.* ragocyte, RA cell.
Rh-Antigen *nt immun.* Rh antigen, rhesus antigen.
Rh-Antikörper *pl immun.* Rh antibodies, rhesus antibodies.
Rha·phe *f* → *Raphe.*
Rheo·en·ze·pha·lo·gramm *nt neuro.* rheoencephalogram.
Rheo·en·ze·pha·lo·gra·phie *f abbr.* **REG** *neuro.* rheoencephalography.
Rheo·kar·dio·gra·phie *f card.* rheocardiography.
Rheo·sto·se *f ortho., radiol.* rheostosis.
Rhe·sus·af·fe *m bio.* rhesus monkey, Macaca mulatta.
Rhesus-Agglutinin *nt immun.* anti-Rh agglutinin.
Rhesus-Antigen *nt immun.* Rh antigen, rhesus antigen.
Rhesus-Antikörper *pl immun.* Rh antibodies, rhesus antibodies.
Rhe·sus·fak·tor *m abbr.* **Rh** *hema.* rhesus factor, Rh factor.
Rhesus-Inkompatibilität *f hema.* Rh incompatibility.
Rhesus-System *nt hema.* rhesus system, Rh system.
Rheu·ma *nt* → *Rheumatismus.*
rheu·ma·ähn·lich *adj patho.* rheumatoid.
Rheu·ma·fak·to·ren *pl abbr.* **RF** *immun.* rheumatoid factors.
Rheu·ma·knöt·chen *nt patho.* rheumatic nodule, rheumatoid nodule.
Rheu·ma·mit·tel *nt pharm.* antirheumatic, antirheumatic agent.
Rheu·ma·schmer·zen *pl patho.* rheumatic pain, rheumatalgia.
Rheu·ma·test *m immun.* rheumatoid arthritis test.
Rheu·ma·tid *nt derm., patho.* rheumatid.
rheuma·tisch *adj patho.* rheumatic, rheumatismal, rheumatoid.
Rheu·ma·tis·mus *m patho.* rheumatic disease, rheumatism.
rheu·ma·to·gen *adj patho.* rheumatogenic.
Rheu·ma·to·id *nt patho.* rheumatoid disease.
rheu·ma·to·id *adj patho.* rheumatoid.
Rheu·ma·to·lo·gie *f* rheumatology.
Rhe·xis *f patho.* rhexis, bursting, rupture.
Rhin·al·gie *f* → *Rhinodynie.*
Rhin·al·ler·go·se *f* → *Rhinitis allergica.*
Rhin·en·ze·pha·lon *nt anat.* rhinencephalon, olfactory brain, smell brain, olfactory cortex.

Rhin·en·ze·pha·lus *m embryo.* rhinocephalus, rhinencephalus.
Rhi·ni·tis *f HNO* rhinitis, nasal catarrh.
R. acuta cold in the head, coryza.
R. allergica rhinallergosis, pollen coryza, allergic rhinitis, allergic rhinopathy.
allergische R. → *R. allergica.*
allergische saisongebundene R. seasonal allergic rhinitis.
fibrinöse R. → *R. pseudomembranacea.*
perenniale R. perennial rhinitis, nonseasonal allergic rhinititis, atopic rhinitis, nonseasonal hay fever.
R. pseudomembranacea pseudomembranous rhinitis, croupous rhinitis, membranous rhinitis.
R. vasomotorica vasomotor rhinitis.
Rh-Inkompatibilität *f hema.* Rh incompatibility.
Rhi·no·da·kryo·lith *m HNO* rhinodacryolith.
Rhi·no·dy·nie *f HNO* rhinalgia, rhinodynia.
rhi·no·gen *adj HNO* rhinogenous, rhinogenic.
Rhi·no·la·lia *f HNO* nasalized speech, rhinolalia.
R. aperta open rhinolalia, rhinolalia aperta, rhinophonia.
R. clausa closed rhinolalia, rhinolalia clausa.
Rhi·no·la·ryn·gi·tis *f HNO* rhinolaryngitis.
Rhi·no·la·ryn·go·lo·gie *f HNO* rhinolaryngology.
Rhi·no·lith *m HNO* nasal calculus, nasal concrement, nasal stone, rhinolith.
Rhi·no·li·thia·sis *f HNO* rhinolithiasis.
Rhi·no·lo·gie *f HNO* rhinology.
Rhi·no·ma·no·me·trie *f HNO* rhinomanometry.
Rhi·no·my·ko·se *f HNO* rhinomycosis.
Rhi·no·pa·thia *f HNO* rhinopathy, rhinopathia.
R. allergica rhinallergosis, pollen coryza, allergic rhinitis, allergic rhinopathy.
R. chronica hyperplastica hypertrophic rhinitis, chronic hyperplastic rhinitis.
Rhi·no·pa·thie *f HNO* rhinopathy, rhinopathia.
Rhi·no·pha·ryn·gi·tis *f HNO* rhinopharyngitis, nasopharyngitis.
Rhi·no·pha·ryn·go·lith *m HNO* rhinopharyngolith.
Rhi·no·pha·ryn·go·ze·le *f HNO* rhinopharyngocele.
Rhi·no·pha·rynx *m anat.* rhinopharynx, nasopharyngeal space, pharyngonasal cavity, epipharynx, nasopharynx.
Rhi·no·pha·sie *f HNO* open rhinolalia, rhinolalia aperta, rhinophonia.
Rhi·no·pho·nie *f* → *Rhinophasie.*
Rhi·no·phy·ko·my·ko·se *f HNO* rhinophycomycosis, rhinomucormycosis.
Rhi·no·phym *nt HNO* rhinophyma, hammer

nose, rum nose, rum-blossom
Rhi·no·pla·stik *f HNO* rhinoplasty.
indische R. Indian rhinoplasty, Carpue's rhinoplasty.
italienische R. tagliacotian rhinoplasty, Italian rhinoplasty.
Rhi·nor·rha·gie *f HNO* nosebleed, epistaxis, rhinorrhagia.
Rhi·nor·rha·phie *f HNO* rhinorrhaphy.
Rhi·nor·rhoe *f HNO* rhinorrhea, nasal hydrorrhea.
Rhi·no·sal·pin·gi·tis *f HNO* irhinosalpingitis.
Rhi·no·skle·rom *nt HNO* rhinoscleroma.
Rhi·no·skop *nt HNO* nasal speculum, rhinoscope, nasoscope.
Rhi·no·sko·pie *f HNO* rhinoscopy.
rhi·no·sko·pisch *adj HNO* rhinoscopic.
Rhi·no·ste·no·se *f HNO* nasal obstruction, rhinostenosis, rhinocleisis.
Rhi·no·to·mie *f HNO* rhinotomy.
Rhi·no·tra·chei·tis *f HNO* rhinotracheitis.
Rhi·no·vi·rus *nt micro.* coryza virus, rhinovirus.
Rhi·no·ze·pha·lus *m embryo.* rhinocephalus, rhinencephalus.
Rhi·zo·ly·se *f neurochir.* rhizolysis.
Rhi·zo·to·mia *f neurochir.* rhizotomy, radicotomy, radiculectomy. **R. posterior** Dana's operation, posterior rhizotomy, dorsal rhizotomy.
Rho·dop·sin *nt biochem.* rhodopsin, visual purple, erythropsin.
Rhodopsin-Retininzyklus *m biochem.* rhodopsin-retinin cycle.
Rhomb·en·ze·pha·lon *nt embryo., anat.* rhombencephalon, hindbrain, hindbrain vesicle, rhombencephalon vesicle.
Rhon·chus *m clin., pulmo.* rhonchus, rale.
Rho·ta·zis·mus *m HNO* rhotacism.
Rh-System *nt hema.* rhesus system, Rh system.
Rhus·der·ma·ti·tis *f derm.* rhus dermatitis.
Rhy·pia *f derm.* rupia.
rhyth·misch *adj physiol.* rhythmic, rhythmical, regular.
Rhyth·mo·ge·ne·se *f physiol.* rhythmogenesis.
Rhyth·mus *m physiol.* rhythm.
biologischer R. *physiol.* biorhythm, biological rhythm, body rhythm.
parasystolischer R. *card.* parasystole, parasystolic rhythm, parasystolic beat.
tagesperiodischer R. diurnal rhythm.
tageszyklischer R. diurnal rhythm.
zirkadianer R. circadian rhythm.
α-Rhythmus *m neuro.* alpha rhythm, Berger's rhythm, alpha wave.
β-Rhythmus *m neuro.* beta rhythm, beta wave.
δ-Rhythmus *m neuro.* delta rhythm, delta wave.
θ-Rhythmus *m neuro.* theta rhythm, theta wave.

rhyth·mus·bil·dend *adj physiol.* rhythm-generating.

Rhyth·mus·bil·dung *f physiol.* rhythmogenesis.

rhyth·mus·hem·mend *adj card., neuro.* rhythm-inhibiting.

Rhyth·mus·stö·rung *f card.* dysrhythmia.

Rhy·tid·ek·to·mie *f chir.* face-lift, rhytidectomy, rhytidoplasty.

Ri·ba·vi·rin *nt pharm.* ribavirin, virazole.

Ribbing-Müller: R.-M.-Krankheit *f ortho.* multiple epiphyseal dysplasia.

Ri·bo·fla·vin *nt biochem.* riboflavin, lactochrome, lactoflavin, vitamin B_2.

Ri·bo·fla·vin·man·gel *m patho.* hyporiboflavinosis, ariboflavinosis.

Ri·bo·nu·klea·se *f abbr.* **RNase** *biochem.* ribonuclease.

Ri·bo·nu·kle·in·säu·re *f abbr.* **RNA** *od.* **RNS** *biochem.* ribonucleic acid, ribose nucleic acid, pentose nucleic acid.

ribosomale R. *abbr.* **rRNA** ribosomal ribonucleic acid, ribosomal RNA.

virale R. viral ribonucleic acid, viral RNA.

Ri·bo·nu·kleo·pro·te·in *nt biochem.* ribonucleoprotein.

Ri·bo·nu·kleo·sid *nt biochem.* ribonucleoside.

Ri·bo·nu·kleo·tid *nt biochem.* ribonucleotide.

Ri·bo·som *nt histol.* ribosome.

ri·bo·so·mal *adj histol.* ribosomal.

Ri·bo·so·men·ap·pa·rat *m histol.* ribosomal apparatus.

Ribosomen-RNA *f biochem.* ribosomal ribonucleic acid, ribosomal RNA.

Ri·bos·urie *f patho.* ribosuria.

Ricard: R.-Amputation *f ortho.* Ricard's amputation.

Richner-Hanhart: R.-H.-Syndrom *nt patho.* Richner-Hanhart syndrome, tyrosine aminotransferase deficiency.

Richter: R.-Syndrom *nt hema.* Richter's syndrome.

Rich·tungs·hö·ren *nt physiol.* directional hearing.

Rickett·sia [k·k] *f micro.* rickettsia, Rickettsia.

rickett·si·en·ab·tö·tend [k·k] *adj pharm.* rickettsicidal.

Rickett·si·en·en·do·kar·di·tis [k·k] *f card.* rickettsial endocarditis.

Rickett·si·en·in·fek·ti·on [k·k] *f →* *Rickettsiose.*

Rickett·si·en·mit·tel [k·k] *nt pharm.* anti-rickettsial.

Rickett·si·en·pocken [k·k] *pl epidem.* vesicular rickettsiosis, rickettsialpox, Kew Gardens spotted fever.

Rickett·si·en·sep·sis [k·k] *f patho.* rickettsemia.

Rickett·si·en·to·xin [k·k] *nt patho.* rickettsial toxin.

Rickett·sio·se [k·k] *f epidem.* rickettsiosis, rickettsial infection, rickettsial disease.

Rickett·sio·sta·ti·kum [k·k] *nt pharm.* rickettsiostatic.

rickett·sio·sta·tisch [k·k] *adj pharm.* rickettsiostatic.

rickett·si·zid [k·k] *adj pharm.* rickettsicidal.

Rideal-Walker: R.-W.-Methode *f hyg.* Rideal-Walker method.

R.-W.-Test *m hyg.* Rideal-Walker test.

Riech·bahn *f physiol.* olfactory tract.

Rie·chen *nt physiol.* smell, olfaction, osmesis.

rie·chen I *vt* smell. **II** *vi* **1.** smell, take a small (*an* at). **2.** smell, have a smell, have a scent (*nach* of).

Riech·epi·thel *nt histol.* olfactory epithelium.

Riech·fä·den *pl anat.* olfactory fibers, olfactory nerves, nerves of smell.

Riech·feld *nt* (*Nase*) olfactory region, olfactory field.

Riech·häar·chen *pl histol.* olfactory hairs, olfactory cilia.

Riech·hirn *nt anat.* rhinencephalon, olfactory brain, smell brain.

Riech·kol·ben *m anat.* olfactory knob, olfactory vesicle, olfactory bulb.

Riech·lap·pen *m anat.* olfactory lobe.

Riech·ner·ven *pl →* *Riechfäden.*

Riech·or·gan *nt physiol.* olfactory organ.

Riech·schleim·haut *f anat.* olfactory mucosa.

Riech·zel·len *pl histol.* olfactory cells, Schultze's cells.

Riedel: R.'-Lappen *m anat.* (*Leber*) Riedel's lobe, appendicular lobe, linguiform lobe.

R.-Struma *f patho.* Riedel's disease, Riedel's struma, ligneous thyroiditis, ligneous struma, invasive thyroiditis, iron-hard thyroiditis, woody thyroiditis.

Rieder: R.-Form *f hema.* Rieder's cell.

Rieger: R.-Anomalie *f ophthal.* iridocorneal mesodermal dysgenesis, Rieger's anomaly.

R.-Syndrom *nt ophthal.* Rieger's syndrome.

Riehl: R.-Melanose *f derm.* Riehl's melanosis.

Rie·se *m* giant.

Rie·sen·chro·mo·som *nt genet.* giant chromosome, polytene chromosome.

Rie·sen·fal·ten·ga·stri·tis *f patho.* Ménétrier's disease, giant hypertrophic gastritis.

Rie·sen·fi·bro·ade·nom *nt gyn.* (*Brustdrüse*) giant breast fibroadenoma, giant fibroadenoma of breast.

Rie·sen·pig·ment·nä·vus *m,* **kongenitaler** *derm.* giant congenital pigmented nevus, giant hairy nevus.

Rie·sen·stern·zel·len *pl histol.* Meynert's cells.

Rie·sen·throm·bo·zyt *m hema.* macrothrombocyte.

Rie·sen·wuchs *m patho.* gigantism, giantism, gigantosoma, somatomegaly.

akromegaler R. acromegalic gigantism.

echter/einfacher R. simple gigantism, true gigantism.

endokriner/endokrinbedingter R. endocrine gigantism.

eunuchoider R. eunuchoid gigantism.

hypophysärer R. hyperpituitary gigantism, pituitary gigantism, Launois's syndrome.

partieller R. partial gigantism.

proportionierter R. normal gingantism.

Rie·sen·zell·aor·ti·tis *f patho.* giant cell aortitis.

Rie·sen·zell·ar·te·ri·itis *f patho.* Horton's arteritis, Horton's syndrome, temporal arteritis, cranial arteritis, granulomatous arteritis, giant-cell arteritis.

Rie·sen·zell·bil·dung *f histol., patho.* giant cell formation.

Rie·sen·zell·gra·nu·lom *nt patho.* giant cell granuloma.

Rie·sen·zell·he·pa·ti·tis *f* (neonatale) *patho.* neonatal giant cell hepatitis, giant cell hepatitis, neonatal hepatitis.

Rie·sen·zell·hi·stio·zy·tom *nt patho.* reticulohistiocytic granuloma, reticulohistiocytoma.

Rie·sen·zell·kar·zi·nom *nt patho.* giant cell carcinoma.

Rie·sen·zell·myo·kar·di·tis *f card.* tuberculoid myocarditis, giant cell myocarditis.

Rie·sen·zell·pneu·mo·nie *f pulmo.* giant cell pneumonia, Hecht's pneumonia.

Rie·sen·zell·sar·kom *nt patho.* giant cell sarcoma.

Rie·sen·zell·thyreo·idi·tis *f patho.* de Quervain's thyroiditis, pseudotuberculous thyroiditis, giant cell thyroiditis, giant follicular thyroiditis, granulomatous thyroiditis.

Rie·sen·zell·tu·mor *m patho.* giant cell tumor.

aneurysmatischer R. aneurysmal bone cyst, hemangiomatous bone cyst, aneurysmal giant cell tumor.

R. des Knochens giant cell tumor of bone, giant cell myeloma, osteoclastoma.

R. der Sehnenscheide giant cell tumor of tendon sheath, nodular tenosynovitis, pigmented villonodula synovitis.

Rieux: R.'-Hernie *f chir.* retrocecal hernia, Rieux's hernia.

Rif·am·pi·cin *nt pharm.* rifampicin, rifampin.

Ri·fa·my·cin *nt pharm.* rifamycin, rifomycin.

Rift-Valley-Fieber *nt epidem.* Rift Valley fever, enzootic hepatitis.

Rift-Valley-Fieber-Virus *nt micro.* Rift Valley fever virus.

Riga: R.-Geschwür *nt patho.* Riga-Fede disease.

Ri·gi·di·tät *f* 1. → *Rigor.* 2. *psychia., psycho.* rigidity, inflexibility.

Rigler: R.'-Zeichen *nt radiol.* Rigler's sign.

Ri·gor *m patho.* rigidity, stiffness, rigor.

R. mortis postmortem rigidity, cadaveric rigidity, death rigor.

plastischer R. lead-pipe rigidity.

Riley-Day: R.-D.-Syndrom *nt neuro.* Riley-Day syndrome, familial autonomic dysfunction.

Ri·ma *f anat.* rima, slit, fissure, cleft.

R. ani gluteal cleft, natal cleft, anal cleft.

R. glottidis fissure of glottis, true glottis.

R. oris oral fissure, orifice of mouth.

R. palpebrarum palpebral fissure.

R. pudendi vulval cleft, vulvar slit, pudendal cleavage, pudendal slit.

R. vestibuli fissure of laryngeal vestibule, fissure of vestibule.

Ri·man·ta·din *nt pharm.* rimantadine.

Rin·de *f* 1. *anat.* cortex. 2. skin, shell, rind, crust, peel, peeling, cortex.

agranuläre R. agranular cortex, agranular isocortex.

granuläre R. granular cortex, granular isocortex.

motorische R. Betz's cell area, excitable area, excitomotor area, motor cortex, motor area, motor region.

prämotorische R. premotor area, premotor cortex.

sensible R. sensory cortex, postcentral area, postrolandic area.

sensorische R. → *sensible R.*

somatosensorische R. somatosensory area, somatosensory cortex, somatic sensory cortex, somesthetic cortex.

Rin·den·are·al *nt* → *Rindenfeld.*

Rin·den·atro·phie *f patho.* cortical atrophy.

Rin·den·blind·heit *f ophthal.* cortical blindness.

Rin·den·ent·fer·nung *f chir.* decortication.

Rin·den·epi·lep·sie *f neuro.* cortical epilepsy.

Rin·den·feld *nt physiol.* (ZNS) cortical area, cortical field.

Rin·den·fol·li·kel *m histol.* (Lymphfollikel) marginal follicle.

Rin·den·la·by·rinth *nt* (Niere) convoluted part of renal cortex, cortical labyrinth.

Rin·den·po·ten·ti·al *nt neuro.* cortical potential.

Rin·den·re·flex *m physiol.* (Pupille) cerebral cortex reflex, cerebropupillary reflex, corticopupillary reflex, Haab's reflex.

Rin·den·re·gi·on *f* (ZNS) cortical region.

Rin·den·star *m ophthal.* cortical cataract.

Rin·der·band·wurm *m* → *Taenia saginata.*

Rin·der·ery·thro·zy·ten *pl hema.* beef erythrocytes.

Rin·der·fin·nen·band·wurm *m* → *Taenia saginata.*

Rin·der·wahn·sinn *m epidem.* mad cow disease, bovine spongiform encephalopathy.

Ring *m anat.* ring, circle, halo, anulus.

Ring·blu·tung *f patho.* ring bleeding.

Ring·chro·mo·som *nt genet.* ring chromosome.

Rin·gel·haa·re *pl derm.* ringed hairs.

Ringelröteln 568

Rin·gel·rö·teln *pl ped.* Sticker's disease, fifth disease, erythema infectiosum.

Ringer: R.-Bikarbonat *nt* Ringer's bicarbonate, Ringer's bicarbonate solution.

R.-Glukose *f* Ringer's glucose, Ringer's glucose solution.

R.-Laktat *nt* Ringer's lactate, Ringer's lactate solution.

R.-Lösung *f* Ringer's mixture, Ringer's solution, Ringer's irrigation.

Ring·fin·ger *m* ring finger, fourth finger.

Ring·form *f hema.* (*Erythrozyt*) pessary corpuscle, pessary cell.

ring·för·mig *adj anat.* ringlike, annular, round, circinate, circular, orbicular.

Ring·knor·pel *m anat.* cricoid cartilage, cricoid, annular cartilage.

Ring·knor·pel·ex·zi·si·on *f HNO* cricoidectomy.

Ring·knor·pel·spal·tung *f HNO* cricotomy.

Ring·mus·kel *m anat.* orbicular muscle.

R. des Auges orbicular muscle of eye, orbicularis oculi (muscle).

R. des Mundes orbicular muscle of mouth, orbicularis oris (muscle).

Ring·nie·re *f patho.* doughnut kidney.

Ring·pes·sar *nt gyn.* ring pessary.

Ring·pla·zen·ta *f gyn.* annular placenta, zonary placenta, zonular placenta.

Ring·sko·tom *nt ophthal.* annular scotoma, ring scotoma.

Ring·sta·phy·lom *nt ophthal.* annular staphyloma.

Ring·strik·tur *f patho.* annular stricture.

Ring·test *m immun.* ring precipitin test, ring test.

Rinne: R.-Test *m HNO, physiol.* Rinne's test.

Rin·ne *f anat.* furrow, groove, sulcus, canal, crena, fissure.

Rip·pe *f* rib; *anat.* costa.

echte Rippen *pl* true ribs, sternal ribs, vertebrosternal ribs.

falsche Rippen *pl* false ribs, abdominal ribs, asternal ribs, spurious ribs.

Rip·pen·apla·sie *f embryo.* apleuria.

Rip·pen·bo·gen *m anat.* costal arch.

Rip·pen·bo·gen·rand·schnitt *m chir.* subcostal incision.

Rip·pen·bo·gen·re·flex *m physiol.* costal arch reflex.

Rip·pen·bo·gen·win·kel *m anat.* infrasternal angle.

Rip·pen·bruch *m ortho.* rib fracture, fractured rib.

Rip·pen·buckel [k·k] *m ortho.* rib hump, rib prominence.

Rip·pen·durch·tren·nung *f chir.* costotomy.

Rip·pen·ex·zi·si·on *f chir.* costectomy, costatectomy.

Rip·pen·fell *nt anat.* costal pleura.

Rip·pen·fell·ent·zün·dung *f pulmo.* costal pleurisy, pleurisy, pleuritis.

fibrinöse R. fibrinous pleurisy, fibrinous pleuritis.

serofibrinöse R. serofibrinous pleurisy, serofibrinous pleuritis.

trockene R. dry pleurisy, dry pleuritis.

Rip·pen·fell·re·sek·ti·on *f HTG* pleurectomy.

Rip·pen·fell·tu·mor *m pulmo.* pleural tumor.

rip·pen·för·mig *adj* rib-shaped, rib-like, costiform.

Rip·pen·frak·tur *f ortho.* rib fracture, fractured rib.

Rip·pen·fur·che *f anat.* costal sulcus, costal groove.

Rip·pen·hals *m anat.* neck of rib.

Rip·pen·höcker [k·k] *m anat.* tubercle of rib.

Rip·pen·kno·chen *m anat.* bony rib, costal bone.

Rip·pen·knor·pel *m anat.* rib cartilage, costal cartilage, costicartilage.

Rip·pen·knor·pel·ent·zündung *f patho.* costal chondritis, costochondritis.

Rip·pen·köpf·chen *nt anat.* head of rib.

Rip·pen·kopf·ge·lenk *nt anat.* capitular articulation (of rib), capitular joint (of rib), costocentral joint.

Rip·pen·kör·per *m anat.* body of rib.

Rip·pen·mes·ser *nt chir.* costotome.

Rip·pen·re·sek·ti·on *f chir.* costectomy, costatectomy.

Rip·pen·schmerz *m pulmo.* costalgia.

Rip·pen·se·ri·en·frak·tur *f ortho.* multiple rib fractures.

Rip·pen·sper·rer *m chir.* rib spreader.

Rip·pen·sprei·zer *m chir.* rib spreader.

Rippen-Sternum-Plastik *f ortho.* costosternoplasty.

Rippen-Wirbel-Gelenke *pl anat.* costovertebral joints, costovertebral articulations.

Rippen-Zwerchfell-Winkel *nt anat.* costophrenic angle.

Ri·si·ko *nt* risk; danger.

erhöhtes R. aggravated risk.

kalkuliertes R. calculated risk.

Ri·si·ko·fak·tor *m* risk factor.

Ri·si·ko·pa·ti·ent *m* high-risk patient.

Ri·si·ko·pa·ti·en·tin *f* high-risk patient.

Riß *m* tear, crack, cleft, fissure; (*Haut*) chap, scratch; (*Knochen*) crack, fracture, break; (*Gefäß*) rupture, rhexis, rhegma.

Risser: R.-Gipskorsett *nt ortho.* Risser's jacket, Risser's wedging jacket.

R.-Operation *f ortho.* Risser's technique, Risser's operation.

ris·sig *adj* fissured, chapped, cracked.

Riß·wun·de *f ortho.* laceration.

Rist *m anat.* (*Fuß*) instep.

Ri·sus sar·do·ni·cus *m neuro.* sardonic laugh, canine laugh, cynic spasm.

Ritgen: R.-Handgriff *m gyn.* Ritgen's maneuver, Ritgen's method.

Ri·to·drin *nt pharm., gyn.* ritodrine.

Ritter: R.-Dermatitis *f derm.* Ritter's disease, staphylococcal scalded skin syndrome.

Ri·tu·al *nt psycho., psychia.* ritual.

Rit·ze *f* slit; *anat.* rima, hiatus, fissure; *(Spalte)* gap, cleft; *(Schramme)* scratch.

rit·zen *vt (Haut)* scratch, excoriate; *immun.* scarify.

Riva-Rocci: R.-R.-Methode *f clin.* Riva-Rocci method.

rob·ben·glied·rig *adj embryo.* phocomelic.

Rob·ben·glied·rig·keit *f embryo.* phocomelia, phocomely, phokomelia.

Robert: R.-Becken *nt ortho.* Robert's pelvis.

R.-Syndrom *nt patho.* Robert's syndrome.

Robertson: R.-Translokation *f genet.* centric fusion, robertsonian translocation.

R.-Zeichen *nt neuro.* Robertson's pupil, Robertson's sign.

Robin: R.-Syndrom *nt patho.* Pierre Robin anomalad, Pierre Robin syndrome, Robin's anomalad, Robin's syndrome.

Robinow: R.-Syndrom *nt patho.* Robinow's syndrome, fetal face syndrome.

Ro·bo·ran·ti·um *nt pharm.* roborant, reconstituent.

Rocky-Davis: Bauchdeckenschnitt *m* **nach R.-D.** *chir.* Rocky-Davis incision.

Rocky Mountain spotted fever *nt abbr.* **RMSF** *epidem.* Rocky Mountain spotted fever, tick fever, mountain fever.

rodent-borne viruses *pl micro.* roboviruses, rodent-borne viruses.

Ro·den·tia *pl bio.* rodents, Rodentia.

Ro·den·ti·zid *nt bio.* rodenticide.

ro·den·ti·zid *adj bio.* rodenticide.

Roederer: R.-Selbstentwicklung *f gyn.* Roederer's spontaneous evolution.

Roemheld: R.-Symptomenkomplex *m patho.* gastrocardiac syndrome.

Roger: R.'-Geräusch *nt card.* Roger's murmur, Roger's bruit.

R.-Reflex *m physiol.* Roger's reflex, esophagosalivary reflex.

R.-Syndrom *nt card.* Roger's disease, maladie de Roger.

Roh·kost *f* vegetarian food; uncooked/raw food.

Roh·köst·ler *m* vegetarian.

Rohr *nt anat., chir.* tube, duct, canal.

Röhr·chen *nt anat.* tube, tubule; *forens.* breathalyzer.

Röh·ren·kno·chen *m anat.* tubular bone.

Rokitansky: R.-Divertikel *nt patho.* Rokitansky's diverticulum.

Rokitansky-Küster: R.-K.-Syndrom *nt gyn.* Mayer-Rokitansky-Küster-Hauser syndrome, Rokitansky-Küster-Hauser syn-

Rolando: R.'-Fissur *f anat.* fissure of Rolando, central fissure.

R.-Zellen *pl histol.* Rolando's cells.

Ro·li·te·tra·cy·clin *nt pharm.* rolitetracycline.

Rol·le *f* role, part; *psycho.* role.

Rol·len·kon·flikt *m psycho.* role conflict.

Rol·len·spiel *nt psycho.* role-playing.

Roller: R.'-Kern *m anat.* Roller's nucleus, inferior vestibular nucleus.

Rolleston: R.-Regel *f card.* Rolleston's rule.

Roll·stuhl *m* wheelchair. **an den R. gefesselt** confined to a wheelchair.

Romana: R.-Zeichen *nt epidem.* Romana's sign.

Romano-Ward: R.-W.-Syndrom *nt card.* Romano-Ward syndrome, Ward-Romano syndrome.

Romanowsky: R.-Färbung *f hema.* Romanovsky's stain, Romanowsky's stain.

Romberg: R.-Phänomen *nt → R.-Zeichen.*

R.-Syndrom *nt neuro.* Parry-Romberg syndrome, Romberg's syndrome, Romberg's trophoneurosis, facial hemiatrophy, facial trophoneurosis.

R.-Trophoneurose *f → R.-Syndrom.*

R.-Versuch *m clin.* Romberg's test, station test.

R.-Zeichen *nt neuro.* Howship-Romberg sign, Romberg's symptom.

Romberg-Parry: R.-P.-Syndrom *nt → Romberg-Syndrom.*

Rönt·gen *nt radiol.* **1.** *abbr.* **R** roentgen. **2.** roentgenography, radiography.

rönt·gen *vt radiol.* radiograph, take an x-ray, x-ray.

Rönt·gen·ap·pa·rat *m* x-ray apparatus.

Rönt·gen·arzt *m → Röntgenologe.*

Rönt·gen·ärz·tin *f → Röntgenologin.*

Rönt·gen·auf·nah·me *f radiol.* roentgenogram, roentgenograph, x-ray, x-ray picture, radiogram, radiograph.

Rönt·gen·be·hand·lung *f radiol.* x-ray therapy, roentgenotherapy.

Rönt·gen·be·strah·lung *f → Röntgenbehandlung.*

Rönt·gen·bild *nt → Röntgenaufnahme.*

rönt·gen·dicht *adj radiol.* radiopaque, roentgenopaque.

Rönt·gen·dia·gno·se *f* radiodiagnosis.

Rönt·gen·durch·leuch·tung *f radiol.* fluoroscopy, radioscopy, x-ray fluoroscopy.

Rönt·gen·film *m radiol.* roentgenographic film, x-ray film.

Rönt·gen·ki·ne·ma·to·gra·phie *f radiol.* cinematography, cinematoradiography, cineroentgenography.

Rönt·gen·kon·trast·dar·stel·lung *f radiol.* contrast radiography, contrast roentgenography.

Rönt·gen·kon·trast·mit·tel *nt abbr.* **RKM** *radiol.* contrast medium.

Rönt·gen·ky·mo·graph *m card.* roentgenkymograph, roentgenokymograph.

Rönt·gen·ky·mo·gra·phie *f card.* roentgenkymography, radiokymography.

Rönt·ge·no·gramm *nt radiol.* radiogram, radiograph, roentgenogram.

Rönt·ge·no·gra·phie *f radiol.* radiography, roentgenography.

Rönt·ge·no·lo·ge *m* roentgenologist.

Rönt·ge·no·lo·gie *f* roentgenology.

Rönt·ge·no·lo·gin *f* roentgenologist.

rönt·ge·no·lo·gisch *adj* roentgenological, roentgenologic.

Rönt·ge·no·sko·pie *f radiol.* fluoroscopy, roentgenoscopy, radioscopy, x-ray fluoroscopy.

Rönt·gen·röh·re *f radiol.* x-ray tube.

Rönt·gen·ste·reo·gra·phie *f radiol.* stereoradiography, stereoskiagraphy, stereoroentgenography.

Rönt·gen·strahl *m radiol.* x-ray, roentgen ray, x-ray beam.

Rönt·gen·strah·lung *f radiol.* roentgen rays *pl*, x-rays *pl*, x-radiation.

energiearme R. → *weiche R.*

energiereiche R. → *harte R.*

harte R. hard x-rays, hard rays.

weiche R. soft rays.

Rönt·gen·the·ra·pie *f radiol.* x-ray therapy, roentgenotherapy, roentgen therapy.

Rönt·gen·un·ter·su·chung *f radiol.* roentgenography, radiography, x-ray examination.

Rooming-in *nt gyn.* rooming-in.

Rorschach: R.-Test *m psycho.* Rorschach test.

Ro·sa·cea *f derm.* rosacea, acne rosacea. **R. granulomatosa** rosacea-like tuberculid, lupoid rosacea, granulomatous rosacea, papular rosacea.

Ro·sa·krank·heit *f derm.* Feer's disease, Selter's disease, Swift-Feer disease, acrodynia, erythredema polyneuropathy, dermatopolyneuritis.

Ro·sa·zea *f derm.* rosacea, acne rosacea. **lupoide R.** rosacea-like tuberculid, lupoid rosacea, granulomatous rosacea, papular rosacea.

Rosazea-Keratitis *f ophthal.* rosacea keratitis, acne rosacea keratitis.

Rosenbach: R.'-Krankheit *f derm.* Rosenbach's disease, erysipeloid, pseudoerysipelas, swine rotlauf, swine erysipelas.

R.-Syndrom *nt card.* Rosenbach's syndrome.

Rosenbach-Semon: R.-S.-Gesetz *nt clin.* Rosenbach-Semon law, Semon-Rosenbach law, Semon's law.

Ro·sen·kranz *m,* **rachitischer** *patho.* rachitic beads, rachitic rosary.

Rosenmüller: R.-Drüse *f anat.* Rosenmüller's node, Rosenmüller's lymph node.

R.'-Grube *f anat.* Rosenmüller's recess, Rosenmüller's cavity, pharyngeal recess, infundibuliform recess.

R.'-Organ *nt anat.* Rosenmüller's organ, epoophoron, ovarian appendage, parovarium.

Rosenmüller-Cloquet: R.-C.-Drüse *f anat.* Rosenmüller's node, Rosenmüller's lymph node.

Rosenthal: R.-Faktor *m hema.* factor XI, antihemophilic factor C, plasma thromboplastin antecedent.

R.-Fasern *pl patho.* Rosenthal fibers.

R.'-Kanal *m histol.* Rosenthal's canal, spiral canal of modiolus.

R.-Krankheit *f hema.* Rosenthal syndrome.

R.'-Vene *f anat.* Rosenthal's vein, basal vein.

Rosenthal-Ferré: R.-F.'-Ganglion *nt anat.* vestibular ganglion, Scarpa's ganglion.

Ro·seo·la *f derm.* macular erythema, roseola. **R. infantum** exanthema subitum, Zahorsky's disease, pseudorubella, roseola infantum.

Ro·set·te *f immun., hema.* roset, rosette.

Ro·set·ten·test *m immun., hema.* rosette assay.

Rose-Waaler: R.-W.-Test *m immun.* Rose-Waaler test, Waaler-Rose test.

Roß·kur *f* radical cure, drastic cure.

Rossolimo: R.-Reflex *m neuro.* Rossolimo's sign, Rossolimo's reflex, plantar muscle reflex.

rost·far·ben *adj* rusty, rust-brown; (*Sputum*) rubiginous, rubiginose.

ro·stral *adj anat.* rostral.

Ro·strum *nt anat.* rostrum.

R. corporis callosi rostrum of corpus callosum, beak of corpus callosum.

R. sphenoidale sphenoidal rostrum.

Ro·ta·ti·ons·fehl·stel·lung *f ortho.* (*Fraktur*) rotatory deformity.

Ro·ta·ti·ons·lap·pen *m chir.* rotation flap.

Ro·ta·tor *m anat.* rotator, rotator muscle.

Ro·ta·to·ren·man·schet·te *f* (*Schulter*) musculotendinous cuff, rotator cuff.

Ro·ta·vi·rus *nt micro.* duovirus, Rotavirus.

rot·bäckig [k·k] *adj* rosy-cheeked, red-cheeked, ruddy.

rot·blind *adj ophthal.* red-blind, protan, protanopic.

Rot·blind·heit *f ophthal.* red blindness, protanopia, protanopsia.

Rö·te *f* red, red color, redness; (*Gesicht*) blush; (*Wangen*) ruddiness.

Rö·teln *pl epidem.* German measles, three-day measles, rubella, roeteln. **kongenitale R.** congenital rubella syndrome, rubella syndrome.

Rö·teln·em·bryo·pa·thie *f embryo.* rubella embryopathy.

Rö·teln·imp·fung *f immun.* rubella vaccination.

Röteln-Lebendimpfstoff *m immun.* live rubella virus vaccine, rubella virus live vaccine.

Rö·teln·pan·en·ze·pha·li·tis *f*, **progressive** *abbr.* **PRP** *neuro.* progressive rubella panencephalitis.
Rö·teln·schutz·imp·fung *f immun.* rubella vaccination.
Rötelnsyndrom *nt,* **kongenitales** *embryo.* congenital rubella syndrome, rubella syndrome.
Rö·teln·vi·rus *nt micro.* rubella virus, German measles virus.
Rötelnvirus-Lebendimpfstoff *m* → *Röteln--Lebendimpfstoff.*
Roter Hund *m derm.* tropical lichen, prickly heat, heat rash, summer rash.
Rot·fin·ne *f* → *Rosacea.*
Rot·grün·ano·ma·lie *f ophthal.* deuteranomaly, daltonism.
Rot·grün·blind·heit *f ophthal.* red-green blindness, deuteranopia, deuteranopsia.
rot·haa·rig *adj* red-haired, erythristic.
Rot·haa·rig·keit *f derm.* erythrism.
Rothmann-Makai: R.-M.-Syndrom *nt patho.* Rothmann-Makai syndrome.
Rothmund: R.-Syndrom *nt patho.* Rothmund's syndrome, Rothmund-Thomson syndrome.
Rothmund-Thomson: R.-T.-Syndrom *nt patho.* Rothmund's syndrome, Rothmund-Thomson syndrome.
Rot·lauf *m derm.* rotlauf, erysipeloid, rose disease, Rosenbach's disease.
Rotor: R.-Syndrom *nt* Rotor's syndrome.
Rot·schwä·che *f ophthal.* red blindness, protanomaly.
Rot·se·hen *nt ophthal.* red vision, erythropsia, erythropia.
Rö·tung *f patho.* reddening, redness, rubeosis.
rot·wan·gig *adj* → *rotbäckig.*
Rotz *m epidem., micro.* glanders, malleus, maliasmus.
Rouleau-Bildung *f hema.* impilation, rouleaux formation.
Rous: R.-assoziiertes Virus *nt abbr.* **RAV** *micro.* Rous-associated virus.
R.-Sarkom *nt patho.* Rous tumor, Rous sarcoma, avian sarcoma.
R.-Sarkom-Virus *nt abbr.* **RSV** *micro.* Rous sarcoma virus.
Roussy-Lévy: R.-L.-Syndrom *nt neuro.* Roussy-Lévy disease, Lévy-Roussy syndrome, hereditary areflexic dystasia, hereditary ataxic dystasia.
Roux: R.-Haken *m chir.* Roux retractor.
R.-Y-Anastomose *f chir.* Roux's anastomosis, Roux-en-Y anastomosis.
Rovsing: R.-Symptom *nt chir.* Rovsing's sign.
R.-Syndrom *nt patho.* Rovsing's syndrome.
R-Plasmid *nt genet.* R plasmid, resistance plasmid, resistance factor, R factor.
RPR-Test *m immun.* rapid plasma reagin test, RPR test.
RR-Intervall *nt card.* R-R interval.

RS-Virus *nt micro.* respiratory syncytial virus, RS virus, CCA virus.
RS-Virus-Infektion *f epidem.* RS virus infection.
Ru·be·fa·ci·ens *nt pharm.* rubefacient.
Ru·bel·la *f* → *Rubeola.*
Rü·ben·zucker [k·k] *m* saccharose, saccharum, sucrose, beet sugar.
Ru·beo·la *f epidem.* rubella, German measles, roeteln, three-day measles. **R. scarlatinosa** Dukes' disease, Filatov-Dukes disease, parascarlatina, scarlatinella, scarlatinoid.
Ru·beo·la·em·bryo·pa·thie *f embryo.* rubella embryopathy.
Ru·beo·se *f derm.* redness, reddening, rubeosis.
Ruber-Syndrom *nt neuro.:* **oberes R.** Benedikt's syndrome.
unteres R. rubrospinal cerebellar peduncle syndrome, inferior syndrome of red nucleus, Claude's syndrome.
Ru·bi·do·my·cin *nt pharm.* rubidomycin, daunorubicin, daunomycin.
ru·bi·gi·nös *adj* (*Sputum*) rusty, rubiginous, rubiginose.
Rubinstein-Taybi: R.-T.-Syndrom *nt patho.* Rubinstein's syndrome, Rubinstein-Taybi syndrome.
Rück·at·mungs·me·tho·de *f anes.* rebreathing technique, rebreathing, rehalation.
Rück·bil·dung *f physiol., psycho.* involution, catagenesis; *patho.* retrogression, catagenesis, involution.
Rücken [k·k] *m* **1.** *anat.* back, dorsum. **2.** (*Skalpell*) blunt; (*Messer*) back.
Rücken·la·ge [k·k] *f clin.* dorsal decubitus, supine position, dorsal position.
Rücken·mark [k·k] *nt anat.* spinal marrow, spinal medulla, spinal cord, pith.
Rücken·mark·de·kom·pres·si·on [k·k] *f neurochir.* spinal decompression, decompression of spinal cord.
Rücken·mark·durch·tren·nung [k·k] *f neurochir.* spinal cord transection.
Rücken·mark·kom·pres·si·on [k·k] *f neuro.* spinal compression, spinal cord compression.
Rücken·mark·ner·ven [k·k] *pl anat.* spinal nerves.
Rücken·mark·quet·schung [k·k] *f* → *Rückenmarkkompression.*
Rücken·marks·apla·sie [k·k] *f embryo.* amyelia.
Rücken·marks·apo·ple·xie [k·k] *f neuro.* spinal apoplexy, intramedullary hemorrhage, myelapoplexy, myelorrhagia.
Rücken·marks·ar·te·rie [k·k] *f anat.* spinal artery.
Rücken·marks·ast [k·k] *m anat.* spinal branch.
Rücken·marks·atro·phie [k·k] *f neuro.* amyelotrophy, myelatrophy.

Rücken·marks·au·to·ma·tis·mus [k·k] *m*
physiol., *patho.* spinal cord automatism.

Rücken·marks·blu·tung [k·k] *f* → *Rücken-
marksapoplexie.*

Rücken·mark·schwel·lung [k·k] *f neuro.* spinal
cord swelling, cord swelling.

Rücken·mark·schwind·sucht [k·k] *f neuro.*
Duchenne's disease, posterior spinal sclerosis, tabes dorsalis.

Rücken·mark·schwund [k·k] *m neuro.* myelophthisis.

Rücken·marks·de·kom·pres·si·on [k·k] *f neurochir.* spinal decompression, decompression
of spinal cord.

Rücken·marks·durch·tren·nung [k·k] *f neurochir.* spinal cord transection.

Rücken·marks·ein·blu·tung [k·k] *f* → *Rücken-
marksapoplexie.*

Rücken·marks·ent·zün·dung [k·k] *f neuro.*
myelitis, rachiomyelitis, medullitis.

Rücken·marks·er·kran·kung [k·k] *f neuro.*
myelopathy.

Rücken·marks·er·schüt·te·rung [k·k] *f neuro.*
spinal concussion, concussion of the spinal
cord.

Rücken·marks·er·wei·chung [k·k] *f patho.*
myelomalacia.

Rücken·marks·fehl·bil·dung [k·k] *f embryo.*
myelodysplasia.

Rücken·marks·fur·che [k·k] *f anat.* sulcus of
spinal cord, fissure of spinal cord.

Rücken·marks·haut [k·k] *f anat.* spinal
meninx.
harte R. dura mater of spinal cord, pachymeninx.
weiche R. pia mater of spinal cord, leptomeninx.

Rücken·marks·haut·bruch [k·k] *m embryo.*
spinal meningocele, meningomyelocele,
myelomeningocele.

Rücken·marks·haut·ent·zün·dung [k·k] *f neuro.* spinal meningitis, perimyelitis, meningitis.

Rücken·marks·ker·ne [k·k] *pl anat.* spinal
nuclei, nuclei of spinal cord.

Rücken·marks·kom·pres·si·on [k·k] *f neuro.*
spinal compression, spinal cord compression.

Rücken·marks·ner·ven [k·k] *pl anat.* spinal
nerves.

Rücken·marks·quet·schung [k·k] *f* → *Rücken-
markskompression.*

Rücken·marks·schnitt [k·k] *m neurochir.*
myelotomy.

Rücken·marks·schwel·lung [k·k] *f neuro.*
spinal cord swelling, cord swelling.

Rücken·marks·schwind·sucht [k·k] *f* →
Rückenmarkschwindsucht.

Rücken·marks·schwund [k·k] *m neuro.* myelophthisis.

Rücken·marks·seg·men·te [k·k] *pl anat.*
segments of spinal cord.

Rücken·marks·sy·phi·lis [k·k] *f neuro.* myelo-
syphilis.

Rücken·marks·trau·ma [k·k] *nt neuro.* spinal
injury, spinal cord injury, spinal cord trauma.

Rücken·marks·ve·nen [k·k] *pl anat.* veins of
spinal cord, spinal veins.

Rücken·marks·ver·let·zung [k·k] *f* → *Rücken-
markstrauma.*

Rücken·mus·ku·la·tur [k·k] *f anat.* back
muscles *pl.*

Rücken·re·gio·nen [k·k] *pl anat.* dorsal
regions.

Rücken·schmer·zen [k·k] *pl* dorsalgia, dorsodynia, backalgia, backache, back pain.

Rück·ent·wick·lung *f physiol.*, *psycho.* involution, catagenesis; *patho.*, *psychia.* regress,
regression.

Rück·fall *m clin.*, *patho.* recurrence, relapse,
recrudescence, recidivism.

Rück·fall·fie·ber *nt epidem.* recurrent fever,
relapsing fever, spirillum fever.
endemisches R. endemic relapsing fever, tick
fever, tick-borne relapsing fever.
epidemisches (europäisches) R. epidemic
relapsing fever, European relapsing fever,
louse-borne relapsing fever.

Rück·fluß *m patho.* backflow, backward flow,
reflux.

Rück·gang *m* drop, decrease, decline, fall;
(*Entwicklung*) retrogression, downward
movement, retrogradation.

Rück·grat *nt anat.* spine, spinal column, vertebral column, backbone, dorsal spine, back.

Rück·kopp·lung *f physiol.*, *psycho.* feedback.
positive R. positive feedback.

Rück·kopp·lungs·hem·mung *f physiol.* feedback inhibition, feedback mechanism, retro-
inhibition.

rück·läu·fig *adj* declining, receding, dropping;
physiol. reverse, retrograde.

Rück·mu·ta·ti·on *f genet.* reversion.

Ruck·ny·stag·mus *m neuro.* jerk nystagmus,
rhythmical nystagmus, resilient nystagmus.

Ruck·sack·läh·mung *f neuro.* rucksack paralysis.

Rück·schlag·phä·no·men *nt neuro.* rebound
phenomenon, Holmes' phenomenon,
Holmes-Stewart phenomenon.

Rück·schritt *m* change for the worse, regression, retrogression.

Rück·sei·te *f* (*a. anat.*) back, reverse, backside;
anat. dorsum.

Rück·stoß·phä·no·men *nt* → *Rückschlag-
phänomen.*

Rück·strö·men *nt card.* regurgitation.

Rück·wärts·beu·gung *f* backward bending,
retroflexion, retroflection.

Rück·wärts·be·we·gung *f* backward movement, backward motion.

Rück·wärts·bie·gung *f* → *Rückwärtsbeugung.*

Rück·wärts·hem·mung *f physiol.* feedback inhibition, feedback mechanism.

Rück·wärts·ver·la·ge·rung *f anat., patho.* retroposition.

Rück·wärts·ver·sa·gen *nt card.* backward failure, backward heart failure.

Rück·wir·kung *f* reaction (*auf* on); retroaction.

Ruc·tus *m* ructus, eructation, belch, burp.

Rud: R.-Syndrom *nt patho.* Rud's syndrome.

Ru·di·ment *nt embryo., anat.* rudiment, vestige.

ru·di·men·tär *adj embryo., anat.* vestigial, elementary, rudimentary, rudimental.

Ruffini: R.'-Endorgane *pl histol.* brushes of Ruffini, Ruffini's end-organs, terminal cylinders.

R.'-Körperchen *pl histol.* Ruffini's cylinders, Ruffini's corpuscle.

Ru·ga *f anat.* ruga, fold, ridge, crease.

Rugae *pl* **gastricae** rugae of stomach.

Rugae *pl* **vaginales** rugae of vagina, vaginal rugae.

Ru·he *f* 1. rest; (*Bettruhe*) rest, bed rest. **in R.** at rest. **zur R. kommen** come to rest. 2. calm, calmness, tranquility; (*Gelassenheit*) composure, composedness, calmness. **R. bewahren** keep cool, keep calm. **seine R. verlieren** lose one's composure.

ru·he·be·dürf·tig *adj* in need of rest.

Ru·he·blut·druck *m physiol.* basal blood pressure, resting blood pressure.

Ruhe-Dehnungs-Kurve *f physiol.* passive--tension curve, resting tension curve.

Ru·he·druck *m physiol.* resting pressure.

Ru·he·fol·li·kel *m gyn.* resting follicle.

Ru·he·kur *f* rest cure.

Ru·he·la·ge *f* recumbency, rest, resting position, reclining position.

ru·he·los *adj* (*a. neuro.*) restless, wakeful, unrestful.

Ru·he·lo·sig·keit *f* (*a. neuro.*) wakefulness, unrest, restlessness.

Ru·hen *nt* rest, resting; *patho.* inactivity.

ru·hen *vi* rest, have/take a rest (*von* from); (*schlafen*) sleep; (*liegen*) lie.

ru·hend *adj* resting, at rest; asleep.

Ru·he·pau·se *f* pause, break.

Ru·he·sta·di·um *nt embryo., histol.* resting phase, vegetative stage, resting stage.

Ru·he·stel·lung *f → Ruhelage.*

Ru·he·to·nus *m physiol.* resting tone.

Ru·he·tre·mor *m neuro.* rest tremor, passive tremor.

Ru·he·um·satz *m physiol.* metabolic rate at rest.

ru·hig·stel·len *vt ortho.* (*Glied*) immobilize, fix.

Ru·hig·stel·lung *f ortho.* (*Glied*) immobilization, fixation.

Ruhr *f epidem.* dysentery. **bakterielle R.** bacillary dysentery, Flexner's dysentery, Japanese dysentery.

Ruiter-Pompen-Weyers: R.-P.-W.-Syndrom *nt patho.* Fabry's disease, glycolipid lipidosis, glycosphingolipidosis, hereditary dystopic lipidosis.

Ruk·ta·ti·on *f → Ructus.*

Rülps *m* belch, burp.

rül·psen *vi* belch, burp, eructate, eruct.

Ru·mi·na·ti·on *f psycho., psychia.* rumination; *ped.* rumination.

ru·mi·nie·ren *vt, vi psycho., psychia.* ruminate; *ped.* ruminate.

Rumpel-Leede: R.-L.-Phänomen *nt clin.* Rumpel-Leede phenomenon, bandage sign, Leede-Rumpel phenomenon.

R.-L.-Test *m clin.* Rumpel-Leede test.

Rumpf *m* (*a. anat.*) body, truncus, trunk.

Rumpf·ata·xie *f neuro.* truncal ataxia, trunk ataxia.

Rumpf·mus·ku·la·tur *f anat.* trunk musculature.

Rumpf·ske·lett *nt anat.* axial skeleton.

rund *adj* round, rounded; (*Gesicht*) round.

rund·lich *adj* rounded, rounding, roundish; (*Person*) plump, podgy, stout.

Rund·rücken [k·k] *m ortho.* round back.

Rund·stiel·lap·pen *m chir.* rope flap, roped flap, tubed flap, tube flap, tunnel flap, tube graft, tunnel graft.

Rund·wurm *m micro.* roundworm, nemathelminth, nematode, aschelminth. **Rundwürmer** *pl* Nemathelminthes, Nematoda, Aschelminthes.

Rund·zel·len *pl histol., patho.* round cells.

Rund·zel·len·sar·kom *nt patho.* round cell sarcoma.

Runt-Krankheit *f immun.* runt disease.

Run·zel *f anat.* ruga, fold, ridge, crease; (*Haut*) wrinkle.

run·ze·lig *adj anat.* wrinkled, wrinkly, furrowed, rugose, rugate; (*Haut*) wrinkled, wrinkly.

run·zeln I *vt* (*Gesicht*) wrinkle, furrow; (*Stirn*) frown. II *vr* **sich r.** wrinkle, get wrinkled.

Ru·pia *f derm.* rupia.

ru·pia·ähn·lich *adj derm.* rupioid.

Rup·tur *f patho.* rupture, tear, break.

rup·tu·rie·ren *vi* rupture, tear, break, burst.

Rush: R.-Nagel *m ortho.* Rush pin.

Russell: R.'-Körperchen *pl patho.* Russell's bodies, cancer bodies, fuchsin bodies.

Russell-Silver: R.-S.-Syndrom *nt patho.* Silver's syndrome, Russell's syndrome.

Ruß·zel·le *f histol.* dust cell, alveolar phagocyte.

Rust: R.-Krankheit *f ortho.* Rust's disease. **R.-Syndrom** *nt patho.* Rust's syndrome.

Ru·ti·lis·mus *m derm.* erythrism.

Ryle: R.-Sonde *f clin.* Ryle's tube.

R-Zacke *f physiol.* (*EKG*) R wave.

S

Sä·bel·schei·den·ti·bia *f ortho.* saber shin.
Sä·bel·schei·den·tra·chea *f patho.* scabbard trachea.
Sabin: S.-Vakzine *f immun.* Sabin's vaccine, live trivalent oral poliovirus vaccine.
Sabin-Feldman: S.-F.-Test *m immun.* Sabin-Feldman dye test.
Sa·bi·nis·mus *m patho.* sabinism.
SA-Block *m card.* sinuatrial block, sinus block, S-A block, sinoatrial block.
Sa·bur·ra *f patho.* saburra.
sa·bur·rös *adj patho.* saburral.
Saccharase-Isomaltase-Mangel *m patho.* congenital sucrose-isomaltose malabsorption, congenital sucrase-isomaltase deficiency.
Sac·cha·rid *nt chem.* saccharide, carbohydrate.
Sac·cha·ro·ga·lak·tor·rhoe *f gyn.* saccharogalactorrhea.
Sac·cha·ros·ämie *f patho.* sucrosemia.
Sac·cha·ro·se *f chem.* sucrose, cane sugar, saccharose, saccharum.
Sac·cha·ros·urie *f patho.* sucrosuria, saccharosuria.
Sac·cha·rum *nt pharm.* saccharum.
Sac·cu·la·tio *f anat.* sacculation. **Sacculationes** *pl coli* sacculations of colon, haustra of colon.
sac·cu·lo·koch·le·ar *adj anat.* sacculocochlear.
Sac·cu·lus *m anat.* 1. saccule, sac, pouch. 2. → *S. vestibuli.*
  Sacculi *pl* **alveolares** alveolar sacs, air sacs, alveolar saccules.
  S. laryngis Hilton's sac, laryngeal sacculus.
  S. vestibuli saccule (of the vestibule), sacculus.
Sac·cus *m anat.* sac, bag, pouch, bursa.
  S. conjunctivalis conjunctival sac.
  S. endolymphaticus endolymphatic sac, Böttcher's space, Cotunnius' space.
  S. lacrimalis lacrimal sac, tear sac, dacryocyst, dacryocystis.
Sachs-Georgi: S.-G.-Reaktion *f immun.* Sachs-Georgi reaction, lentochol reaction.
Sack *m anat.* sac, bag, pouch, pocket.
Sack·lun·ge *f pulmo.* saccular lung.

Sack·nie·re *f patho.* sacciform kidney, saccular kidney, nephrectasis, nephrectasy.
Sa·cra·lia *pl anat.* sacral cord *sing,* sacral segments of spinal cord, sacralia.
Sa·cro·coc·cyx *f anat.* sacrococcyx.
Sa·cro·co·xi·tis *f ortho.* sacrocoxitis, sacroiliitis.
Sa·crum *nt anat.* sacrum, os sacrum.
Sac·to·sal·pinx *f gyn.* sactosalpinx. **S. serosa** salpingian dropsy, hydrosalpinx.
Sa·dis·mus *m psychia.* active algolagnia, sadism.
sa·di·stisch *adj psychia.* sadistic.
Sa·do·ma·so·chis·mus *m psychia.* sadomasochism.
sa·do·ma·so·chi·stisch *adj psychia.* sadomasochistic.
Saenger: S.-Methode *f gyn.* Saenger's operation.
Sa·fran·le·ber *f patho.* saffron liver.
Saft *m* juice; *histol.* succus, juice.
Saft·hand *f neuro.* Marinesco's succulent hand, Marinesco's sign.
Sä·ge *f ortho., techn.* saw. **oszillierende S.** oscillating saw, oscillatory saw.
sä·gen *vt, vi* saw.
sa·git·tal *adj anat.* sagittal.
Sa·git·tal·ebe·ne *f anat.* sagittal plane.
Sa·go·le·ber *f patho.* sago liver.
Sa·go·milz *f patho.* sago spleen.
Saint: S.'-Trias *f chir.* Saint's triad.
Sakati-Nyhan: S.-N.-Syndrom *nt ortho.* Sakati-Nyhan syndrome, acrocephalopolysyndactyly III.
Sak·ka·de *f physiol.* saccade.
sak·ka·disch *adj physiol.* saccadic.
Sak·ku·lus *m (Ohr)* saccule (of the vestibule), sacculus.
SA-Knoten *m anat.* sinoatrial node, sinuatrial node, sinus node, Flack's node, Keith--Flack's node, Keith's node.
sa·kral *adj anat.* sacral.
Sa·kral·an·äs·the·sie *f anes.* sacral block, sacral anesthesia.
Sa·kral·blocka·de [k·k] *f anes.* sacral block, sacral anesthesia.

Sa·kral·der·mo·id *nt patho.* sacral dermoid.
Sa·kral·gan·gli·en *pl anat.* sacral ganglia.
Sakr·al·gie *f* → *Sakrodynie.*
Sa·kra·li·sa·ti·on *f embryo.* sacralization.
Sa·kral·mark *nt* → *Sacralia.*
Sa·kral·ner·ven *pl anat.* sacral nerves, sacral spinal nerves.
Sa·kral·pa·ra·sit *m embryo.* sacral parasite.
Sa·kral·ple·xus *m anat.* ischiadic plexus, sacral plexus.
Sa·kral·seg·men·te *pl* → *Sacralia.*
Sa·kral·te·ra·tom *nt patho.* sacrococcygeal teratoma.
Sa·kral·wir·bel *pl anat.* sacral vertebrae.
Sakr·ek·to·mie *f chir.* sacrectomy.
Sa·kro·dy·nie *f ortho.* sacralgia, sacrodynia.
sa·kro·ilia·kal *adj anat.* sacroiliac.
sa·kro·kok·zy·ge·al *adj anat.* sacrococcygeal.
Sa·kro·kok·zy·ge·al·ge·lenk *nt anat.* sacrococcygeal joint, sacrococcygeal symphysis.
Sa·kro·kox·al·gie *f ortho.* sacrocoxalgia.
Sa·kro·ko·xi·tis *f ortho.* sacrocoxitis, sacroiliitis.
sa·kro·spi·nal *adj anat.* sacrospinal, sacrospinous, spinosacral.
Sa·kro·to·mie *f ortho.* sacrotomy.
sa·kro·ver·te·bral *adj* sacrovertebral, vertebrosacral.
Sa·kro·ver·te·bral·win·kel *m anat.* lumbosacral angle, sacrovertebral angle.
Sa·krum *nt anat.* sacrum, os sacrum.
Sak·to·sal·pinx *f gyn.* sactosalpinx.
Sakushu-Fieber *nt epidem.* sakushu fever, hasamiyami, akiyami, seven-day fever.
Sal *nt pharm.* salt, sal.
Sa·laam·krampf *m neuro.* nodding spasm, salaam attack, salaam convulsion.
Sa·la·zo·sul·fa·py·ri·din *nt pharm.* salicylazosulfapyridine, salazosulfapyridine.
Sal·be *f pharm.* ointment, salve, unction, unguent, unguentum.
Sal·bu·ta·mol *nt pharm.* salbutamol.
Sa·li·cyl·al·de·hyd *nt pharm.* salicylic aldehyde, salicylaldehyde.
Sa·li·cyl·amid *nt pharm.* salicylamide, 2-hydroxybenzamide.
Sa·li·cyl·ämie *f* salicylemia.
Sa·li·cy·lat *nt pharm.* salicylate.
Sa·li·cy·lis·mus *m patho.* salicylism.
Sa·li·cyl·säu·re *f pharm.* salicylic acid, 2-hydroxybenzoic acid.
Sa·li·cyl·säu·re·amid *nt pharm.* 2-hydroxybenzamide, salicylamide.
Sa·li·cyl·säu·re·ver·gif·tung *f patho.* salicylism.
Sa·li·cyl·ver·gif·tung *f patho.* salicylism.
Sa·li·di·ure·se *f physiol.* saluresis.
Salinem-Fieber *nt epidem.* Salinem infection, Salinem fever.
sa·li·nisch *adj* salt-containing, saline, salty.

Sa·li·va *f anat.* saliva, spittle.
Sa·li·va·ti·on *f* **1.** *physiol.* salivation. **2.** *patho.* ptyalism, ptyalorrhea, polysialia, sialism, sialismus, sialorrhea, sialosis.
Salk: **S.-Vakzine** *f immun.* Salk vaccine, poliovirus vaccine inactivated.
Sal·mo·nel·la *f micro.* salmonella, Salmonella.
S. enteritidis Gärtner's bacillus, Salmonella enteritidis, Bacillus enteritidis.
S. enteritidis serovar schottmuelleri Schottmüller bacillus, Salmonella enteritidis (serotype schottmuelleri).
S. typhi Eberth's bacillus, typhoid bacillus, typhoid bacterium, Salmonella typhi, Salmonella typhosa.
Sal·mo·nel·le *f micro.* salmonella.
Sal·mo·nel·len·en·te·ri·tis *f epidem.* enteric fever, paratyphoid.
Sal·mo·nel·len·er·kran·kung *f* → *Salmonellose.*
Sal·mo·nel·len·in·fek·ti·on *f epidem.* salmonellal infection.
Sal·mo·nel·lo·se *f epidem.* salmonellosis; salmonellal infection. **enterische S.** enteric fever, paratyphoid.
Sal·ping·ek·to·mie *f gyn.* salpingectomy, tubectomy. **transabdominelle S.** abdominal salpingectomy, laparosalpingectomy.
Sal·pin·gi·tis *f* **1.** *gyn.* salpingitis. **2.** *HNO* syringitis, salpingitis, eustachian salpingitis.
sal·pin·gi·tisch *adj* salpingitic.
Sal·pin·go·gra·phie *f gyn.* salpingography.
Sal·pin·go·li·thia·sis *f gyn.* salpingolithiasis.
Sal·pin·go·ly·se *f gyn.* salpingolysis.
Salpingo-Oophorektomie *f gyn.* salpingo-oophorectomy, salpingo-ovariectomy.
Salpingo-Oophoritis *f gyn.* salpingo-oophoritis, salpingo-oothecitis.
Salpingo-Oophorozele *f gyn.* salpingo-oophorocele, salpingo-oothecocele.
Salpingo-Ovariektomie *f* → *Salpingo-Oophorektomie.*
Sal·pin·go·pe·ri·to·ni·tis *f gyn.* salpingoperitonitis.
Sal·pin·go·pe·xie *f gyn.* salpingopexy.
Sal·pin·go·pla·stik *f gyn.* salpingoplasty, tuboplasty.
Sal·pin·gor·rha·gie *f gyn.* salpingorrhagia.
Sal·pin·gor·rha·phie *f gyn.* salpingorrhaphy.
Sal·pin·go·sko·pie *f* **1.** *gyn.* salpingoscopy. **2.** *HNO* salpingoscopy.
Sal·pin·go·sto·ma·to·mie *f gyn.* salpingostomatomy, salpingostomatoplasty.
Sal·pin·go·sto·ma·to·to·mie *f* → *Salpingostomatomie.*
Sal·pin·go·sto·mie *f* → *Salpingostomatomie.*
Sal·pin·go·to·mie *f gyn.* salpingotomy. **transabdominelle S.** abdominal salpingotomy, laparosalpingotomy.
Sal·pin·go·ze·le *f gyn.* salpingocele.

Sal·pinx *f anat.* **1.** *gyn.* salpinx, tube, uterine tube, fallopian tube, oviduct. **2.** *HNO* eustachian tube, eustachium, otosalpinx, auditory tube, pharyngotympanic tube, otopharyngeal tube.

sal·ta·to·risch *adj physiol.* saltatory, saltatorial, saltatoric.

Salter: Beckenosteotomie *f* **nach S.** *ortho.* Salter operation, Salter osteotomy.

sa·lu·ber *adj* salubrious, healthful.

Sa·lu·bri·tät *f* salubrity, healthfulness.

Sal·ure·se *f physiol.* saluresis.

Sal·ure·ti·kum *nt pharm.* saluretic.

sal·ure·tisch *adj physiol.* saluretic.

Salz *nt chem.* salt; *pharm.* sal.

Salz·ag·glu·ti·na·ti·on *f immun.* salt agglutination.

salz·arm *adj* (*Diät*) salt-free, low-salt.

Salz·be·darf *m* salt requirement(s *pl*).

Salz·ein·la·ge·rung *f patho.* salt retention.

sal·zen *vt* salt.

Salz·es·sen *nt psychia.* haliphagia.

Salz·fie·ber *nt ped., patho.* salt fever.

salz·frei *adj* (*Diät*) salt-free, saltless.

Salz·ge·halt *m physiol.* salt content, salinity, saltiness, saltness.

Salz·hun·ger *m patho., gyn.* salt-craving.

sal·zig *adj* salt, saline, salty, briny.

Salz·in·to·xi·ka·ti·on *f patho.* salt intoxication.

Salz·lö·sung *f clin., pharm.* salt solution, saline, saline solution. **isotone S.** isotonic saline, isotonic saline solution.

Salz·man·gel *m patho.* salt depletion.

Salz·man·gel·syn·drom *nt patho.* salt-depletion syndrome, low salt syndrome, low sodium syndrome.

Salz·re·ten·ti·on *f patho.* salt retention.

Salz·ver·gif·tung *f patho.* salt intoxication.

salz·ver·lie·rend *adj patho.* salt-losing.

Salz·ver·lust *m patho.* salt depletion, salt loss, salt wasting.

Salz·ver·lust·ne·phri·tis *f patho.* salt-losing nephritis, Thorn's syndrome.

Salz·ver·lust·syn·drom *nt patho.* salt-losing syndrome, salt-losing crisis. **renales S.** salt-losing nephropathy.

Salz·was·ser *nt* sea water, salt water, brine.

Sa·men *m andro.* semen, seminal fluid, sperm.

Sa·men·bank *f* sperm bank.

Sa·men·bil·dung *f andro.* spermatogenesis, spermatocytogenesis, spermatogeny.

Sa·men·bla·se *f anat.* seminal vesicle, seminal gland, vesicular gland, gonecyst, spermatocyst.

Sa·men·bla·sen·ent·fer·nung *f urol.* spermatocystectomy, vesiculectomy.

Sa·men·bla·sen·ent·zün·dung *f urol.* seminal vesiculitis, spermatocystitis, gonecystitis.

Sa·men·bla·sen·ex·zi·si·on *f* → *Samenblasenentfernung.*

Sa·men·bla·sen·stein *m urol.* gonecystolith.

Sa·men·bruch *m urol.* spermatocele, spermatocyst.

Sa·men·er·guß *m physiol.* ejaculation.

Sa·men·fa·den *m andro.* sperm, spermatozoon, spermatosome, spermium.

Sa·men·fluß *m andro.* gonacratia, spermatorrhea.

Sa·men·flüs·sig·keit *f* sperma, spermatic fluid, seminal fluid. **ausgespritzte S.** ejaculate, ejaculum.

Sa·men·gän·ge *pl anat.* seminal ducts.

Sa·men·gra·nu·lom *nt urol.* sperm granuloma.

Sa·men·hü·gel *m anat.* seminal colliculus, seminal crest, seminal hillock.

Sa·men·hü·gel·ent·zün·dung *f urol.* colliculitis, verumontanitis.

Sa·men·lei·ter *m anat.* deferent duct, excretory duct of testis, spermatic duct.

Sa·men·lei·ter·ab·szeß *m urol.* spermatic abscess.

Sa·men·lei·ter·am·pul·le *f anat.* ampulla of deferent duct, Henle's ampulla.

Sa·men·lei·ter·ar·te·rie *f anat.* deferential artery, artery of deferent duct.

Sa·men·lei·ter·durch·tren·nung *f urol.* vasotomy, vasosection.

Sa·men·lei·ter·ent·zün·dung *f urol.* spermatitis, vasitis, deferentitis.

Sa·men·lei·ter·er·öff·nung *f urol.* vasotomy, vasosection.

Sa·men·lei·ter·schnitt *m urol.* vasotomy, vasosection.

Sa·men·strang *m anat.* spermatic cord, testicular cord.

Sa·men·strang·ent·zün·dung *f urol.* funiculitis, corditis, spermatitis.

sa·men·tö·tend *adj* → *spermizid.*

Sam·mel·lin·se *f phys.* focusing lens, collecting lens, condensing lens, convex lens, converging lens.

Sam·mel·lymph·kno·ten *pl anat.* collecting lymph nodes.

Sample *nt stat.* sample.

Sanarelli-Shwartzman: S.-S.-Phänomen *nt immun.* Sanarelli's phenomenon, Sanarelli--Shwartzman phenomenon, generalized Shwartzman phenomenon.

Sa·na·to·ri·um *nt* sanitarium, health resort, sanatorium.

Sand·bad *nt clin.* sand bath.

Sand·floh *m* → *Tunga.*

Sand·floh·be·fall *m epidem.* tungiasis.

Sand·ge·schwulst *f patho.* Virchow's psammoma, sand tumor, psammoma.

Sandhoff-Jatzekewitz: S.-J.-Syndrom *nt patho.* Sandhoff's disease.

Sand·kör·per·chen *pl patho.* psammoma bodies.

Sand·uhr·gal·len·bla·se *f patho.* hour-glass

gallbladder.

Sand·uhr·ma·gen *m patho.* hourglass stomach, bilocular stomach.

Sand·wich·packung [k·k] *f histol.* sandwich arrangement.

Sandwich-Technik *f immun.* indirect fluorescence antibody test, IFA test, indirect fluorescent antibody reaction.

Sanfilippo: S.-Syndrom *nt patho.* Sanfilippo's syndrome, polydystrophic oligophrenia, mucopolysaccharidosis.

Sän·ger·knöt·chen *nt HNO* singer's node, vocal nodule.

san·gui·no·lent *adj* sanguinolent, bloody.

San·guis *m* blood, sanguis.

sa·ni·tär *adj* sanitary, hygienic, healthful.

Sa·ni·ta·ti·on *f hyg.* sanitization.

Sa·ni·täts·dienst *m* ambulance service.

Sa·ni·täts·ta·sche *f* first-aid kit.

Sa·ni·ti·zing *nt hyg.* sanitization.

San-Joaquin-Valley-Fieber *nt epidem.* San Joaquin Valley fever, primary coccidioidomycosis, desert fever.

Santorini: S.'-Band *nt anat.* Santorini's ligament, cricopharyngeal ligament.

S.'-Gang *m anat.* Santorini's duct, accessory pancreatic duct, minor pancreatic duct.

S.-Knorpel *m anat.* Santorini's cartilage, corniculate cartilage.

Sa·phe·na *f anat.* saphenous vein, saphena.

Sa·phe·na·re·sek·ti·on *f → Saphenektomie.*

Sa·phen·ek·to·mie *f chir.* saphenectomy.

Sa·po *m pharm.* soap, sapo.

Sappey: S.-Fasern *pl histol.* Sappey's fibers.

S.-Plexus *m anat.* Sappey's plexus, Sappey's subareolar plexus.

S.'-Venen *pl anat.* paraumbilical veins, parumbilical veins, veins of Sappey.

Sap·phis·mus *m* lesbianism, sapphism, female homosexuality.

Sa·pro·no·se *f patho.* sapronosis.

Sa·ra·la·sin *nt pharm.* saralasin.

Sar·co·car·ci·no·ma *nt patho.* sarcocarcinoma.

Sar·co·cy·stis *f micro.* sarcocyst, Sarcocystis.

Sar·co·cy·sto·sis *f epidem.* sarcocystosis, sarcosporidiasis, sarcosporidiosis.

Sar·co·glia *f histol.* sarcoglia.

Sar·co·ly·sis *f patho.* sarcolysis.

Sar·co·ma *nt abbr.* **Sa** *patho.* sarcoma.

S. gigantocellulare giant cell sarcoma.

S. idiopathicum multiplex haemorrhagicum Kaposi's sarcoma, angioreticuloendothelioma, idiopathic multiple pigmented hemorrhagic sarcoma.

Sar·co·ma·to·sis *f patho.* sarcomatosis.

Sarc·op·tes *f micro.* Sarcoptes. **S. scabiei** itch mite, Sarcoptes scabiei.

Sarc·op·tes·be·fall *m epidem.* sarcoptidosis.

Sar·co·zy·stin *nt micro.* sarcocystin.

Sarg·deckel·kri·stal·le [k·k] *pl urol.* knife rest

crystals, coffin lid crystals.

Sar·ko·blast *m embryo.* sarcoblast.

sar·ko·gen *adj embryo., histol.* sarcogenic.

Sar·ko·glia *f histol.* sarcoglia.

Sar·ko·hy·dro·ze·le *f urol.* sarcohydrocele.

Sar·ko·id *nt patho.* sarcoid. **multiples S.** Spiegler-Fendt sarcoid, Bäfverstedt's syndrome, cutaneous lymphoplasia.

sar·ko·id *adj patho.* sarcoma-like, sarcoid.

Sar·koi·do·se *f patho.* sarcoidosis, Boeck's disease, Besnier-Boeck disease, Besnier-Boeck-Schaumann disease, benign lymphogranulomatosis.

Sar·ko·lemm *nt histol.* sarcolemma, myolemma.

sar·ko·lem·mal *adj histol.* sarcolemmal, sarcolemmic, sarcolemmous.

Sar·ko·ly·se *f patho.* sarcolysis.

Sar·kom *nt patho.* sarcoma.

osteogenes S. osteoid sarcoma, osteogenic sarcoma, osteosarcoma.

perossales S. periosteal sarcoma, periosteal osteosarcoma.

sar·ko·ma·tös *adj patho.* sarcomatoid, sarcoma-like, sarcomatous

Sar·ko·ma·to·se *f patho.* sarcomatosis.

Sar·ko·mer *nt histol.* sarcomere.

Sark·om·pha·lo·ze·le *f patho.* sarcomphalocele.

Sar·ko·plas·ma *nt histol.* sarcoplasm.

Sar·ko·plas·ma·mem·bran *f histol.* sarcoplasmic membrane.

sar·ko·plas·ma·tisch *adj histol.* sarcoplasmic.

Sar·ko·plast *m histol.* sarcoplast, satellite cell.

Sar·ko·sin·ämie *f patho.* sarcosinemia, hypersarcosinemia.

Sar·ko·som *nt histol.* sarcosome.

Sar·ko·spo·ri·dio·se *f epidem.* sarcocystosis, sarcosporidiasis, sarcosporidiosis.

Sar·ko·ze·le *f urol.* sarcocele.

Sar·ko·zy·sto·se *f epidem.* sarcocystosis, sarcosporidiasis, sarcosporidiosis.

Sa·tel·lit *m genet., patho.* satellite.

Sa·tel·li·ten·chro·mo·som *nt genet.* satellite chromosome, SAT-chromosome.

Satelliten-DNA *f genet.* satellite deoxyribonucleic acid, satellite DNA.

Sa·tel·li·ten·zel·le *f histol.* (*Muskel*) satellite cell, sarcoplast.

Sa·tel·li·to·se *f neuro.* satellitosis.

Sat·tel·block *m anes.* saddle block, saddle block anesthesia.

Sat·tel·block·an·äs·the·sie *f → Sattelblock.*

Sat·tel·em·bo·lie *f patho.* saddle embolism, pantaloon embolism.

Sat·tel·em·bo·lus *m patho.* saddle embolus, pantaloon embolus, riding embolus.

Sat·tel·ge·lenk *nt anat.* saddle joint, ovoid articulation, ovoid joint, sellar joint.

Sat·tel·na·se *f HNO* swayback nose, saddle-

-back nose, saddle nose.

Sät·ti·gung f repletion, satiety, fullness.

Sät·ti·gungs·in·dex m hema. mean corpuscular hemoglobin concentration.

Sät·ti·gungs·punkt m physiol. saturation point.

Sa·tur·nis·mus m patho. lead poisoning, saturnine poisoning, saturnism.

Sa·ty·ris·mus m psychia. satyriasis, satyromania, gynecomania.

sau·ber adj cleanly, clean; hygienic; (Wunde) clean; (Wasser, Luft) clean, pure.

Sau·ber·keit f cleanliness, cleanness; (Wasser, Luft) cleanness, purity.

säu·bern vt (Wunde) clean, cleanse (von of, from; mit with).

Säu·be·rung f cleaning, cleansing.

Sau·er·stoff m chem. oxygen.

flüssiger S. liquid oxygen.

molekularer S. abbr. **O₂** molecular oxygen, diatomic oxygen, dioxygen.

Sau·er·stoff·ap·pa·rat m → Sauerstoffgerät.

sau·er·stoff·arm adj poor in oxygen, lacking in oxygen; (Blut) anoxemic.

Sau·er·stoff·aus·nut·zung f physiol. oxygen utilization.

Sau·er·stoff·aus·nut·zungs·ko·ef·fi·zi·ent m physiol. oxygen utilization coefficient.

Sau·er·stoff·bad nt clin. oxygen bath.

Sau·er·stoff·bin·dungs·ka·pa·zi·tät f physiol. oxygen capacity.

Sau·er·stoff·bin·dungs·kur·ve f physiol. oxygen dissociation curve, oxygen-hemoglobin dissociation curve.

Sau·er·stoff·de·fi·zit nt physiol. oxygen deficit.

Sau·er·stoff·dis·so·zia·ti·ons·kur·ve f → Sauerstoffbindungskurve.

Sau·er·stoff·ge·rät nt breathing apparatus, oxygen apparatus.

Sauerstoff-Kohlendioxid-Austausch m oxygen-carbon dioxide-exchange.

Sau·er·stoff·man·gel m patho. lack of oxygen, oxygen deficit, oxygen deficiency.

Sau·er·stoff·man·gel·atro·phie f patho. cyanotic atrophy.

Sau·er·stoff·mas·ke f oxygen mask.

Sau·er·stoff·not f → Sauerstoffmangel.

Sau·er·stoff·par·ti·al·druck m abbr. **Po₂** od. **pO₂** physiol. oxygen partial pressure.

Sau·er·stoff·sät·ti·gung f physiol. oxygen saturation.

Sau·er·stoff·schuld f physiol. oxygen debt.

Sau·er·stoff·span·nung f physiol. oxygen tension.

Sau·er·stoff·the·ra·pie f clin. oxygen therapy.

hyperbare S. → Sauerstoffüberdrucktherapie.

Sau·er·stoff·über·druck·the·ra·pie f clin. hyperbaric oxygen therapy, high-pressure oxygen, hybaroxia.

Sau·er·stoff·uti·li·sa·t·ion f physiol. oxygen utilization.

Sau·er·stoff·uti·li·sa·ti·ons·ko·ef·fi·zi·ent m physiol. oxygen utilization coefficient.

Sau·er·stoff·ver·brauch m physiol. oxygen consumption. **S. in Ruhe** basal oxygen consumption, resting oxygen consumption.

Sau·er·stoff·ver·brauchs·in·dex m physiol. oxygen consumption index.

Sau·er·stoff·ver·gif·tung f patho. oxygen poisoning.

Sau·er·stoff·zelt nt oxygen tent.

Säu·fer·na·se f inf. → Rhinophym.

Saug·bi·op·sie f clin. aspiration biopsy.

Saug·drai·na·ge f chir. suction drainage.

Säu·gen nt gyn., ped. nursing.

sau·gen I vt suck (an from, out of); suck up. **II** vi suck (an at); (an der Brust) suck.

säu·gen vt (Säugling) suckle, nurse, breast-feed; (als Amme) wet-nurse.

Sau·ger m 1. chir. sucker. 2. ped. (Saugflasche) nipple, teat.

Saug·ka·the·ter m suction catheter.

Saug·kü·ret·ta·ge f gyn. suction curettage, vacuum aspiration, vacuum curettage.

Säug·ling m ped. suckling, newborn, nursling, nurseling, baby.

reifer S. mature infant.

übertragener S. postmature infant, post-term infant.

zyanotischer S. blue baby.

Säug·lings·al·ter nt infancy, babyhood.

Säug·lings·bo·tu·lis·mus m ped. infant botulism.

Säug·lings·dys·pep·sie f, **infektiöse** ped. epidemic diarrhea of newborn, neonatal diarrhea.

Säug·lings·dys·tro·phie f ped. infantile atrophy, marantic atrophy, pedatrophy.

Säug·lings·ek·zem nt, **konstitutionelles** ped. milk crust, milk scall, milk tetter.

Säug·lings·en·te·ri·tis f, **infektiöse** ped. epidemic diarrhea of newborn, neonatal diarrhea.

Säug·lings·glat·ze f ped. infantile pressure alopecia.

Säug·lings·ko·xi·tis f ortho. infantile coxitis.

Säug·lings·nah·rung f ped. baby food. **industrielle/künstliche S.** formula, commercial formula.

Säug·lings·pfle·ge f ped. baby care, infant care.

Säug·lings·re·ti·ku·lo·se f, **akute** ped. Letterer--Siwe disease, acute histiocytosis of the newborn, acute disseminated histiocytosis X, non-lipid histiocytosis.

Säug·lings·schwe·ster f baby nurse, dry nurse, nurse.

Säug·lings·sko·lio·se f ped. infantile scoliosis.

Säug·lings·sterb·lich·keit f ped. infant mortality, infant mortality rate.

Säug·lings·tod m ped. infant death.

Saug·re·flex *m physiol.* sucking reflex.
Säul·chen·fel·de·rung *f histol.* Cohnheim's areas, Cohnheim's fields.
Säu·le *f anat.* column, pillar.
Saum *m anat.* border, edge, margin, limbus; (*a. fig.*) verge.
Saum·zel·len *pl hema.* absorbing epithelium, enterocytes.
Säu·re *f* **1.** *chem., pharm.* acid, acidum. **2.** sourness, acidity, acidness, acor.
Säu·re·ag·glu·ti·na·ti·on *f immun.* acid agglutination.
Säure-Basen-Haushalt *m physiol.* acid-base balance.
Säure-Basen-Status *m physiol.* acid-base status.
Säu·re·elu·ti·ons·test *m hema.* acid elution test.
säu·re·fest *adj histol., micro.* acid-fast, acid-proof, acid-resisting.
Säu·re·fe·stig·keit *f histol., micro.* acid-fastness.
Säu·re·man·gel *m patho.* hypoacidity.
säu·re·neu·tra·li·sie·rend *adj pharm.* antacid.
Säu·re·re·flux *m patho.* acid reflux.
Säu·re·schä·di·gung *f → Säureverätzung.*
Säu·re·se·kre·ti·on *f physiol.* (*Magen*) acid secretion, acid output.
 basale S. basal acid output.
 maximale S. maximal acid output.
säu·re·sta·bil *adj* acid-stable.
Säu·re·sta·bi·li·tät *f* acid stability.
Säu·re·ver·ät·zung *f patho.* acid injury, acid--induced injury, acid-induced trauma.
Säu·re·ver·let·zung *f → Säureverätzung.*
Sau·ria·sis *f derm.* sauriderma, sauriasis, sauroderma, alligator skin, fish skin.
Sau·ri·er·haut *f → Sauriasis.*
Savary: S.-Bougie *f* Savary bougie.
Sca·bi·es *f epidem., derm.* scabies, itch. **S. crustosa/norvegica** norwegian scabies, norwegian itch, crusted scabies.
Sca·bri·ti·es *f derm.* (*Haut*) scabrities.
Sca·la *f anat.* scala.
 S. tympani tympanic scala.
 S. vestibuli vestibular scala, vestibular canal.
Sca·le·nus *m anat.* scalene, scalene muscle, scalenus (muscle).
Scalenus-anterior-Syndrom *nt neuro.* Naffziger's syndrome, scalenus anticus syndrome, scalenus syndrome.
Scalenus-Syndrom *nt neuro.* cervical rib syndrome, cervicobrachial syndrome.
Scan *m radiol.* scan, scintiscan, scintigram.
scan·nen *vt radiol.* scan.
Scan·ner *m radiol.* scanner, scintiscanner.
Scan·ning *nt radiol.* scan, scintiscanning, scintillation scanning, scanning.
Scanzoni: S.-Manöver *nt gyn.* Scanzoni's maneuver, Scanzoni's operation.

Sca·pha *f anat.* scapha, scaphoid fossa.
Sca·pu·la *f anat.* scapula, shoulder blade. **S. alata** alar scapula, winged scapula.
Sca·pus pi·li *m anat.* hair shaft.
Scar·la·ti·na *f epidem.* scarlatina, scarlet fever. **S. anginosa** Fothergill's disease, Fothergill's sore throat, anginose scarlatina.
Scarpa: S.'-Dreieck *nt anat.* Scarpa's triangle, femoral trigone, femoral triangle.
 S.'-Ganglion *nt anat.* Scarpa's ganglion, vestibular ganglion.
Sca·tula *f pharm.* scatula.
Schä·del *m anat.* cranium, skull.
Schä·del·ba·sis *f anat.* base of skull, cranial base.
Schä·del·ba·sis·ar·te·rie *f anat.* basilar artery, basal artery.
Schä·del·ba·sis·bruch *m ortho.* basal skull fracture, basilar skull fracture.
Schä·del·ba·sis·fi·brom *nt neuro.* juvenile angiofibroma, juvenile nasopharyngeal fibroma, nasopharyngeal angiofibroma.
Schä·del·ba·sis·frak·tur *f → Schädelbasisbruch.*
Schä·del·bruch *m → Schädelfraktur.*
Schä·del·dach *nt* (**knöchernes**) *anat.* roof of skull, skullcap, calvarium, calvaria.
Schä·del·de·kom·pres·si·on *f neurochir.* cerebral decompression.
Schä·del·durch·mes·ser *m* cranial diameter.
Schä·del·er·öff·nung *f neurochir.* craniotomy.
Schä·del·er·wei·chung *f ortho.* craniomalacia.
Schä·del·fon·ta·nel·len *pl anat.* cranial fontanelles.
Schä·del·frak·tur *f ortho.* skull fracture, fractured skull.
 geschlossene S. closed skull fracture, simple skull fracture.
 offene S. compound skull fracture, open skull fracture.
Schä·del·gru·be *f anat.* cranial fossa.
Schä·del·höh·le *f anat.* intracranial cavity, cranial cavity.
Schä·del·im·pres·si·ons·frak·tur *f ortho.* depressed skull fracture, depressed fracture.
Schä·del·in·dex *m* cranial index.
Schä·del·kno·chen *pl anat.* cranial bones, cranialia.
Schä·del·la·ge *f gyn.* head presentation, cephalic presentation.
Schä·del·mes·sung *f anat.* cephalometry, craniometry.
Schä·del·näh·te *pl anat.* cranial sutures, skull sutures.
Schä·del·pla·stik *f ortho.* cranioplasty.
Schä·del·punk·tur *f neurochir.* craniopuncture.
Schä·del·schet·tern *nt ortho.* Macewen's sign, Macewen's symptom.
Schä·del·spal·te *f embryo.* craniorrhachischisis, cranioschisis.

Schä·del·trau·ma *nt ortho.* head injury, skull injury, head trauma, skull trauma.

geschlossenes S. closed skull injury, closed skull trauma.

offenes S. open skull injury, open head injury, open head trauma.

Schä·del·tre·pa·na·ti·on *f neurochir.* craniotrypesis.

Schä·del·trüm·mer·frak·tur *f ortho.* comminuted skull fracture.

Schä·del·ver·let·zung *f* → *Schädeltrauma.*

Schä·del·wand·fur·chen *pl anat.* arterial grooves, arterial sulci, meningeal sulci.

Scha·den *m patho.* damage, injury, traumatic injury (*an* to); (*Gebrechen*) defect.

scha·den *vi* damage, do damage (to), cause damage (to), injure, hurt, harm.

schä·di·gen *vt* injure, damage, do damage (to), cause damage (to), injure, hurt, harm; (*Gesundheit*) impair, damage; (*a. psycho.*) traumatize.

Schä·di·gung *f* damage, harm; traumatic injury, injury, trauma, lesion (*an* to); (*Gesundheit*) impairment, injury.

schäd·lich *adj* harmful, damaging (*für* to); (*gesundheitsschädlich*) noxious, injurious, damaging; (*nachteilig*) deleterious, detrimental (*für* to); bad (*für* for).

Schäd·ling *m* parasite, pest.

Schäd·lings·be·fall *m* pest infestation.

Schäd·lings·be·kämp·fung *f* pest control.

Schäd·lings·be·kämp·fungs·mit·tel *nt* pesticide, biocide.

Schad·stoff *m patho.* noxious substance, noxa; *chem.* pollutant.

Schaf·ery·thro·zy·ten·ag·glu·ti·na·ti·ons·test *m immun.* sheep cell agglutination test.

Schaf·haut *f gyn.* amnion.

Schaft *m* shaft; *anat.* shaft, scapus; (*Knochen*) diaphysis; (*Griff*) handle.

Schaft·bruch *m ortho.* diaphyseal fracture.

Schäl·bla·sen·aus·schlag *m derm.* pemphigus neonatorum, staphylococcal impetigo.

Scha·le¹ *f* **1.** *anat.* skin, peel; capsule, cortex. **2.** *ortho.* brace.

Scha·le² *f clin.* basin, bowl, dish.

schä·len **I** *vt derm., chir.* (*Haut*) excuviate, peel, skin, scale. **II** *vr* **sich s.** (*Haut*) excuviate, scale, peel, peel off, come off.

Schall *m* resonance, reverberation, echo; *phys.* sound.

schall·dämp·fend *adj* sound-absorbing.

Schall·dämp·fung *f* sound absorption; *clin.* hypophonesis.

schall·dicht *adj* sound-proof.

Schall·druck *m phys.* sound pressure.

Schall·druck·pe·gel *m phys.* sound pressure level.

schall·durch·läs·sig *adj phys.* transaudient; *radiol.* sonolucent, echolucent.

Schall·durch·läs·sig·keit *f radiol.* sonolucency.

schallei·tend [ll·l] *adj phys.* sound-conducting.

Schallei·tung [ll·l] *f phys.* sound conduction.

Schallei·tungs·ap·pa·rat [ll·l] *m physiol.* sound conducting apparatus.

Schallei·tungs·schwer·hö·rig·keit [ll·l] *f HNO* transmission deafness, conduction deafness, middle ear hearing loss, middle ear deafness.

Schallei·tungs·stö·rung [ll·l] *f HNO* **1.** disturbance of sound conduction. **2.** → *Schalleitungsschwerhörigkeit.*

Schall·emp·fin·dungs·schwer·hö·rig·keit *f HNO* sensorineural deafness, sensory hearing loss, perceptive hearing loss.

Schall·emp·fin·dungs·stö·rung *f* → *Schallempfindungsschwerhörigkeit.*

schal·len *vi clin.* sound; reverberate, resound.

Schall·ener·gie *f phys.* sound energy.

Schall·fre·quenz *f phys.* sound frequency.

Schall·schat·ten *m radiol.* (*Ultraschall*) acoustic shadow.

Schall·trich·ter *m* (*Stethoskop*) bell.

Schall·wahr·neh·mungs·stö·rung *f HNO* disorder of sound perception.

Schall·wel·le *f phys.* sonic wave, sound wave.

Schalt·kno·chen *pl anat.* sutural bones, epactal bones, wormian bones.

Schalt·la·mel·len *pl histol.* (*Knochen*) intermediate lamellae, interstitial lamellae, ground lamellae.

Schalt·neu·ron *nt physiol.* interneuron, relay neuron, synaptic neuron, intermediate neuron, intercalary neuron.

Schalt·stück *nt histol.* acinar duct.

Scham *f* **1.** *anat.* external genitalia *pl*, pudendum. **2.** shame. **weibliche S.** *anat.* female pudendum, pudendum, vulva, cunnus, trema.

Scham·ar·te·rie *f anat.* pudendal artery.

Scham·bein *nt anat.* pubic bone, pubis, os pubis.

Scham·bein·ast *m anat.* pubic ramus, ramus of pubis.

oberer S. ascending ramus of pubis, superior pubic ramus.

unterer S. descending ramus of pubis, inferior pubic ramus.

Scham·bein·frak·tur *f ortho.* fracture of the pubic ramus.

Scham·bein·fu·ge *f anat.* pubic symphysis, pubic synchondrosis.

Scham·bein·kör·per *m anat.* body of pubis, pubic body.

Scham·bein·re·gi·on *f anat.* pubic region, hypogastric region, hypogastrium, pubes.

Scham·bein·win·kel *m anat.* subpubic angle, pubic angle, subpubic arch.

Schamberg: Morbus S. *m derm.* Schamberg's dermatosis, Schamberg's dermatitis, progressive pigmentary dermatosis.

Purpura *f S.* → *Morbus S.*

Scham·berg *m anat.* mons pubis, mons veneris.

Scham·bo·gen *m anat.* pubic arch.

Scham·bo·gen·frak·tur *f* fracture of the pubic arch.

Scham·fu·ge *f anat.* pubic symphysis, pubic synchondrosis.

Scham·ge·fühl *nt* sense of shame.

Scham·ge·gend *f* → *Schambeinregion.*

Scham·haa·re *pl* pubic hair(s *pl*), pubes.

Scham·hü·gel *m anat.* mons pubis, mons veneris.

Scham·lip·pe *f anat.* lip of pudendum, pudendal lip, labium.

Scham·lip·pen·naht *f gyn.* episiorrhaphy.

Scham·lip·pen·ner·ven *pl anat.* labial nerves.

Scham·lip·pen·ödem *nt gyn.* labial edema.

Scham·lip·pen·ve·nen *pl anat.* labial veins.

Scham·rö·te *f* blush, blushing.

Scham·spal·te *f anat.* vulval cleft, urogenital cleft, pudendal cleavage, pudendal slit.

Scham·ve·nen *f anat.* pudendal vein.

Schan·ker *m patho.* chancre, primary lesion.
  harter S. hard chancre, hard sore, treponemiasis, lues, syphilis.
  weicher S. soft chancre, soft sore, venereal sore, venereal ulcer, chancroid.

schan·krös *adj patho.* chancriform, chancrous.

scharf *adj* (*Messer*) sharp; (*Augen, Gehör*) sharp, quick; (*Verstand*) keen, sharp; (*Kälte*) sharp, biting; (*Schmerz*) acute; *radiol.* (*Kontrast*) sharp, sharply defined; (*Geschmack, Geruch*) sharp, acrid, pungent; (*Essen*) hot.

Schär·fe *f* sharpness; acuteness; (*Schmerz*) acuteness; (*Geschmack, Geruch*) sharpness, pungency; (*Essen*) hotness.

Scharf·ein·stel·lung *f* (*Optik*) focalization, focus, focusing, focussing.

schär·fen *vt* sharpen, put an edge to.

Schär·fen·tie·fe *f photo.* depth of focus, depth of field, focal depth.

scharf·sich·tig *adj* sharp-eyed, sharp-sighted.

Schar·lach *m epidem.* scarlatina, scarlet fever.

Schar·lach·ex·an·them *nt epidem.* scarlet fever rash.

Schar·lach·fie·ber *nt epidem.* scarlet fever, scarlatina.

Schar·lach·myo·kar·di·tis *f card.* scarlet fever myocarditis.

Schar·lach·ne·phri·tis *f patho.* scarlatinal nephritis.

Schar·lach·to·xin *nt epidem.* erythrogenic toxin, Dick toxin, streptococcal erythrogenic toxin.

Schar·nier *nt ortho., techn.* hinge.

Schar·nier·ge·lenk *nt anat.* ginglymus, ginglymoid joint, hinge joint.

Schat·ten *m* (*a. radiol.*) shadow; shade.

Schat·ten·bild *nt* (*a. psycho.*) shadow, silhouette.

Schat·ten·zel·le *f hema.* shadow, shadow cell, ghost, ghost cell, red cell ghost.

Schatzki: S.-Ring *m HNO* Schatzki's ring, esophageal ring, esophageal web.

Schau·kel·fuß *m ortho.* rocker bottom flat foot, rocker bottom foot.

Schaumann: S.'-Körperchen *pl patho.* Schaumann's bodies, conchoidal bodies.

Schaum·bil·dung *f lab.* (*Urin*) epistasis, epistasy.

Schaum·zel·le *f histol.* foam cell.

Schauta: S.-Operation *f gyn.* Schauta's operation, Schauta's vaginal operation.

Schauta-Stoeckel: S.-S.-Operation *f* → *Schauta-Operation.*

Scheck·haut *f derm.* vitiligo, piebald skin.

Scheibe: S.-Schwerhörigkeit *f HNO* Scheibe's deafness.

Schei·be *f allg., anat.* disk, disc.

schei·ben·för·mig *adj* disc-shaped, disciform, diskiform, discoid.

Schei·ben·me·nis·kus *m ortho.* discoid meniscus.

Schei·ben·nie·re *f patho.* disk kidney.

Schei·ben·oxy·ge·na·tor *m clin.* disk oxygenator, rotating disk oxygenator.

Schei·de *f* 1. *anat.* vagina, sheath. 2. *gyn.* vagina.

Schei·den·ab·strich *m gyn.* vaginal smear, vaginal swab.

Schei·den·an·hef·tung *f gyn.* colpopexy, vaginofixation, vaginopexy, vaginapexy.

Schei·den·ar·te·rie *f anat.* vaginal artery.

Schei·den·atre·sie *f gyn.* vaginal atresia, colpatresia, ankylocolpos.

Scheiden-Blasen-Fistel *f patho.* vaginovesical fistula.

Scheiden-Blasen-Schnitt *m gyn.* colpocystotomy.

Schei·den·blu·tung *f gyn.* vaginal hemorrhage, colporrhagia.

Schei·den·bruch *m gyn.* vaginal hernia, colpocele, vaginocele, coleocele.

Scheiden-Damm-Fistel *f patho.* perineovaginal fistula.

Schei·den·damm·naht *f gyn.* vaginoperineorrhaphy, colpoperineorrhaphy.

Schei·den·damm·pla·stik *f gyn.* vaginoperineoplasty, colpoperineoplasty.

Schei·den·damm·schnitt *m gyn.* episiotomy.

Schei·den·dia·phrag·ma *nt gyn.* diaphragm, diaphragm pessary, contraceptive diaphragm, vaginal diaphragm.

Schei·den·ein·gang *m gyn.* vaginal introitus, vaginal orifice, vaginal opening.

Schei·den·ent·zün·dung *f gyn.* coleitis, vaginitis, colpitis.

Schei·den·er·kran·kung *f gyn.* vaginopathy,

vaginosis, colpopathy.

Schei·den·fi·stel *f gyn.* vaginal fistula. **äußere S.** vaginocutaneous fistula.

Schei·den·flo·ra *f gyn.* vaginal flora.

Schei·den·ge·wöl·be *nt anat.* fornix of vagina, fundus of vagina.

Schei·den·hy·per·pla·sie *f gyn.* colpohyperplasia.

Schei·den·ka·nal *m gyn.* vaginal canal, vulvouterine canal.

Schei·den·krampf *m gyn.* vaginal spasm, colpospasm, vaginismus, vaginism.

Schei·den·ku·ti·ku·la *f histol.* (*Haar*) sheath cuticle.

Schei·den·my·ko·se *f gyn.* colpomycosis, vaginomycosis.

Schei·den·naht *f gyn.* colporrhaphy.

Schei·den·pla·stik *f gyn.* colpoplasty, vaginoplasty.

Schei·den·raf·fung *f gyn.* colporrhaphy.

Schei·den·re·ten·ti·ons·zy·ste *f gyn.* hydrocolpos, hydrocolpocele.

Schei·den·ring *m* → *Scheidendiaphragma.*

Schei·den·riß *m gyn.* vaginal laceration, colporrhexis.

Schei·den·schleim·haut·hy·per·pla·sie *f gyn.* colpohyperplasia.

Schei·den·schmerz *m gyn.* vaginal pain, colpalgia, colpodynia, vaginodynia.

Schei·den·schnitt *m gyn.* coleotomy, vaginotomy, colpotomy.

Schei·den·spe·ku·lum *nt gyn.* vaginal speculum, vaginoscope.

Schei·den·spie·ge·lung *f gyn.* vaginoscopy.

Schei·den·ver·en·ge·rung *f gyn.* colpostenosis.

Schei·den·vor·fall *m gyn.* colpoptosis, colpocele.

Schei·den·vor·hof *m anat.* vestibule of vagina.

Schei·den·vor·hof·drü·sen *pl anat., gyn.* vestibular glands.

Schei·den·xe·ro·se *f gyn.* colpoxerosis.

Schei·de·wand *f anat.* septum, diaphragm; *allg.* partition.

Scheie: S.-Syndrom *nt patho.* Scheie's syndrome, mucopolysaccharidosis I S.

Schein·blöd·sinn *m psychia.* Ganser's syndrome, pseudopsychosis, syndrome of approximate relevant answers, syndrome of deviously relevant answers.

Schein·bruch *m chir.* pseudohernia.

Schein·emp·fin·dung *f neuro.* pseudesthesia, pseudoesthesia.

Schein·er·bre·chen *nt patho.* pseudovomiting.

Schein·frak·tur *f radiol.* pseudofracture.

Schein·ge·lenk *nt ortho.* pseudarthrosis, pseudoarthrosis, false joint.

Schein·ge·schwulst *f radiol.* phantom tumor, pseudotumor.

Schein·kap·sel *f anat.* pseudocapsule.

Schein·läh·mung *f neuro.* pseudoparalysis, pseudoparesis, pseudoplegia.

Schein·schie·len *nt ophthal.* pseudostrabismus.

Schein·schwan·ger·schaft *f gyn.* false pregnancy, phantom pregnancy, pseudocyesis, pseudopregnancy.

Schein·tod *m patho.* suspended animation, apparent death.

schein·tod *adj patho.* apparently dead, seemingly dead.

Schein·zwit·ter *m* pseudohermaphrodite.

Schein·zwit·ter·tum *nt patho.* false hermaphroditism, pseudohermaphroditism, pseudohermaphrodism.

Schei·tel *m anat.* vertex, crown of the head; (*Haar*) parting.

Schei·tel·bein *nt anat.* parietal bone.

Scheitel-Fersen-Länge *f abbr.* **SFL** *gyn.* crown-heel length, C.H. length.

Schei·tel·lap·pen *m anat.* parietal lobe.

Schei·tel·lap·pen·ar·te·rie *f anat.* parietal artery.

Schei·tel·lap·pen·win·dun·gen *pl anat.* parietal gyri.

Scheitel-Steiß-Länge *f abbr.* **SSL** *gyn.* crown-rump length, C.R. length.

Schellong: S.-Phänomen *nt physiol.* Schellong-Strisower phenomenon.

S.-Test *m physiol.* Schellong test.

Schen·kel *m anat.* limb, leg, crus; (*Oberschenkel*) thigh, femur; (*Unterschenkel*) lower leg, leg.

Schen·kel·block *m card.* bundle-branch block, bundle-branch heart block, interventricular block.

Schen·kel·bruch *m* **1.** → *Schenkelhernie.* **2.** → *Schenkelhalsfraktur.*

Schen·kel·drei·eck *nt anat.* femoral triangle, femoral trigone, Scarpa's triangle.

Schen·kel·hals *m anat.* neck of femur, neck of thigh bone, femoral neck.

Schen·kel·hals·bruch *m* → *Schenkelhalsfraktur.*

Schen·kel·hals·frak·tur *f ortho.* femoral neck fracture, fractured neck of femur.

intermediäre S. → *mediale S.*

laterale S. lateral femoral neck fracture, transcervical femoral neck fracture.

mediale S. medial femoral neck fracture, subcapital femoral neck fracture, midcervical fracture of neck of femur.

subkapitale S. → *mediale S.*

Schen·kel·her·nie *f chir.* crural hernia, femoral hernia, merocele, femorocele. **retrovaskuläre S.** Serafini's hernia, retrovascular hernia.

Schen·kel·ka·nal *m anat.* adductor canal, crural canal of Henle, Hunter's canal.

Schen·kel·schaft *m anat.* femoral shaft, shaft of femur.

Schen·kel·sporn *m anat.* femoral calcar, Bigelow's septum.

Sche·re *f* (*a. chir.*) scissors *pl*, pair of scissors, shears *pl*.

gebogene S. *chir.* curved scissors.

gerade S. *chir.* straight scissors.

stumpfe S. *chir.* blunt scissors.

Sche·ren·gang *m neuro.* scissor gait.

Scheuermann: S.'-Krankheit *f ortho.* Scheuermann's disease, Scheuermann's kyphosis, juvenile kyphosis.

Scheuthauer-Marie: S.-M.-Syndrom *nt embryo.* craniocleidodysostosis, cleidocranial dysostosis, cleidocranial dysplasia.

Schicht *f* **1.** *anat.*, *histol.* layer, lamina, coat, stratum; (*dünn*) membrane, film. **2.** layer; *techn.* skin, coat, film; *socio.* class. **3.** (*Arbeit*) shift. **S. der Stäbchen u. Zapfen** *histol.* (*Auge*) layer of rods and cones, neuroepithelial layer, photosensory layer of retina.

Schicht·ar·beit *f* shift work, shift.

Schicht·ar·bei·ter *m* shift worker.

Schicht·ar·bei·te·rin *f* shift worker.

Schicht·auf·nah·me *f radiol.* tomogram, laminagram, laminogram, planogram.

Schicht·auf·nah·me·tech·nik *f radiol.* tomography, laminography, laminagraphy, planigraphy, planography.

Schicht·rönt·gen *nt* → *Schichtaufnahmetechnik.*

Schicht·star *m ophthal.* lamellar cataract, zonular cataract.

Schick: S.-Test *m immun.* Schick's method, Schick's test.

S.-Testtoxin *nt immun.* Schick test toxin, diagnostic diphtheria toxin.

Schief·hals *m ortho.* wryneck, torticollis.

Schie·len *nt ophthal.* cast, squint, strabismus, manifest deviation, heterotropy.

alternierendes S. alternating strabismus, bilateral strabismus.

einseitiges S. monolateral strabismus, unilateral strabismus.

intermittierendes S. intermittent strabismus.

latentes S. latent strabismus, latent deviation.

schie·len *vi ophthal.* squint, have a squint, be cross-eyed, have a cast (in one eye).

Schiel·ope·ra·ti·on *f ophthal.* strabotomy.

Schiel·win·kel *m ophthal.* squint angle, squint deviation, angle of strabismus.

Schien·bein *nt anat.* shin, shinbone, shank bone, tibia, cnemis.

Schien·bein·ar·te·rie *f anat.* tibial artery.

Schien·bein·bruch *m ortho.* tibial fracture, fractured tibia.

Schien·bein·ent·zün·dung *f ortho.* cnemitis.

Schien·bein·frak·tur *f ortho.* tibial fracture, fractured tibia.

Schien·bein·in·nen·kan·te *f anat.* medial margin of tibia, medial border of tibia.

Schien·bein·kopf *m anat.* tibial plateau.

Schien·bein·kopf·frak·tur *f ortho.* fracture of tibial plateau.

Schien·bein·re·gi·on *f anat.* shin, cnemis.

Schien·bein·schaft·frak·tur *f ortho.* tibial shaft fracture.

Schien·bein·schlag·ader *f* → *Schienbeinarterie.*

Schien·bein·schmerz *m ortho.* tibialgia.

Schien·bein·ve·nen *pl anat.* tibial veins.

Schien·bein·vor·der·kan·te *f anat.* anterior margin of tibia, anterior border of tibia, anterior crest of tibia.

Schie·ne *f ortho.* splint; brace.

Schie·nen *nt ortho.* splinting.

schie·nen *vt ortho.* splint, put on/in a splint.

Schie·nung *f ortho.* splinting.

Schieß·schei·ben·zel·le *f hema.* target erythrocyte, target cell, Mexican hat cell.

Schif·fer·kno·ten *m chir.* square knot, reef knot.

Schild *m anat.* shield, plate; *radiol.* shield, screen.

Schild·drü·se *f anat.* thyroid, thyroid gland.

akzessorische S. accessory thyroid, accessory thyroid glands *pl.*

Schild·drü·sen·ade·nom *nt patho.* thyroid adenoma.

metastasierendes S. follicular cancer of thyroid, malignant thyroid adenoma, metastasizing thyroid adenoma.

oxyphiles S. oxyphil cell tumor, Hürthle cell adenoma, oncocytoma.

Schild·drü·sen·an·ti·kör·per *m immun.* antithyroid antibody, thyroid antibody.

Schild·drü·sen·apla·sie *f embryo.* thyroaplasia.

Schild·drü·sen·ar·te·rie *f anat.* thyroid artery.

Schild·drü·sen·bi·op·sie *f clin.* thyrotomy, thyroidotomy.

Schild·drü·sen·ent·fer·nung *f chir.* thyroidectomy.

Schild·drü·sen·ent·zün·dung *f patho.* thyroiditis, thyroadenitis, strumitis.

Schild·drü·sen·er·kran·kung *f patho.* thyroid disease, thyropathy.

Schild·drü·sen·fol·li·kel *pl histol.* thyroid follicles, follicles of thyroid gland.

Schild·drü·sen·funk·ti·ons·ana·ly·se *f endo.* thyroid function test.

Schild·drü·sen·hor·mon *nt endo.* thyroid hormone.

Schild·drü·sen·isth·mus *m anat.* isthmus of thyroid (gland).

Schild·drü·sen·kap·sel *f anat.* fibrous capsule of thyroid (gland).

Schild·drü·sen·kar·zi·nom *nt patho.* thyroid malignant disease, malignant goiter, thyroid carcinoma. **follikuläres/metastasierendes S.** follicular thyroid carcinoma, metastasizing thyroid adenoma, follicular carcinoma of thyroid.

Schild·drü·sen·kno·ten *m endo.* thyroid nodule.

heißer S. hot thyroid nodule.

kalter S. cold thyroid nodule.

Schild·drü·sen·kol·lo·id *nt histol.* thyrocolloid, thyroid colloid.

Schild·drü·sen·krebs *m* → *Schilddrüsenkarzinom.*

Schild·drü·sen·läpp·chen *pl histol.* lobules of thyroid (gland).

Schild·drü·sen·lap·pen *m anat.* lobe of thyroid (gland), thyroid lobe.

Schild·drü·sen·lymph·kno·ten *pl anat.* thyroid lymph nodes.

Schild·drü·sen·pa·pil·lom *nt patho.* papillary thyroid carcinoma.

Schild·drü·sen·re·sek·ti·on *f chir.* thyroidectomy.

Schild·drü·sen·schlag·ader *f* → *Schilddrüsenarterie.*

Schild·drü·sen·sen·kung *f patho.* thyroptosis.

Schild·drü·sen·stro·ma *nt anat.* stroma of thyroid (gland).

Schild·drü·sen·szin·ti·gramm *nt radiol.* thyroid scan.

Schild·drü·sen·szin·ti·gra·phie *f radiol.* thyroid scan.

Schild·drü·sen·tu·mor *m patho.* thyrocele, thyroid tumor.

Schild·drü·sen·über·funk·ti·on *f endo.* thyroid overactivity, thyrotoxicosis, thyrotoxemia, hyperthyroidism, hyperthyreosis.

Schild·drü·sen·un·ter·funk·ti·on *f endo.* hypothyroidism, hypothyrea, hypothyreosis, hypothyrosis.

Schild·drü·sen·ve·nen *pl anat.* thyroid veins.

Schild·drü·sen·ver·grö·ße·rung *f patho.* thyroid enlargement, thyromegaly.

Schilder: S.'-Krankheit *f neuro.* Schilder's disease, Flatau-Schilder disease, Schilder's encephalitis, diffuse periaxial encephalitis.

Schild·knor·pel *m anat.* thyroid cartilage, scutiform cartilage.

Schild·knor·pel·spal·tung *f chir.* thyrotomy, thyroidotomy.

Schild·krö·ten·ver·band *m ortho.* figure-of-eight bandage.

Schild·zecken [k·k] *pl micro.* hard ticks, hard-bodied ticks, Ixodidae.

schil·fern *vi* (*Haut*) peel, peel off, exfoliate.

Schilling: S.-Halbmond *m hema.* achromocyte, Ponfick's shadow, crescent body.

S.-Test *m lab.* Schilling test.

S.-Typ *m* **der Monozytenleukämie** *hema.* Schilling's leukemia.

Schimmelbusch: S.-Krankheit *f gyn.* Schimmelbusch's disease, proliferative disease (of the breast).

Schim·mel·pilz *m micro.* mold, mold fungus.

Schin·ken·milz *f patho.* bacon spleen.

Schiötz: S.-Tonometer *nt ophthal.* Schiötz tonometer.

Schirm *m radiol., techn.* screen; shield.

Schirm·bild·ver·fah·ren *nt radiol.* photofluorography, fluororoentgenography, fluorography.

schir·men *vt* screen, shield, protect (*vor* from); guard, safeguard (*vor* against).

Schirmer: S.-Syndrom *nt patho.* Schirmer's syndrome.

S.-Test *m ophthal.* Schirmer's test.

Schi·sto·so·ma *nt micro.* blood fluke, schistosome, bilharzia worm, Schistosoma, Schistosomum, Bilharzia.

S. haematobium vesicular blood fluke, Schistosoma haematobium.

S. japonicum Japanese blood fluke, oriental blood fluke, Schistosoma japonicum.

S. mansoni Manson's blood fluke, Schistosoma mansoni.

schi·sto·so·men·ab·tö·tend *adj pharm.* schistosomicidal, schistosomacidal.

Schi·sto·so·men·der·ma·ti·tis *f derm.* cutaneous schistosomiasis, swimmer's itch, cercarial dermatitis, schistosome dermatitis.

Schi·sto·so·men·gra·nu·lom *nt patho.* schistosome granuloma, bilharzial granuloma.

Schi·sto·so·men·mit·tel *nt pharm.* antischistosomal.

Schi·sto·so·mia·sis *f epidem.* snail fever, bilharziasis, schistosomiasis.

S. japonica Japanese schistosomiasis, Oriental schistosomiasis, urticarial fever.

S. mansoni Manson's disease, intestinal bilharziasis, intestinal schistosomiasis.

S. pulmonalis pulmonary schistosomiasis.

S. urogenitalis endemic hematuria, urinary schistosomiasis, genitourinary schistosomiasis, vesical schistosomiasis.

Schi·sto·so·mie *f embryo.* schistocormia, schistosomia.

Schi·sto·so·mi·zid *nt pharm.* schistosomicide, schistosomacide.

schi·sto·so·mi·zid *adj pharm.* schistosomicidal, schistosomacidal.

Schi·sto·zyt *m hema.* helmet cell, schistocyte, schizocyte.

Schi·sto·zy·to·se *f hema.* schistocytosis, schizocytosis.

Schiz·aku·sis *f HNO* schizacusis.

Schiz·am·ni·on *nt embryo.* schizamnion.

schi·zo·af·fek·tiv *adj psychia.* schizoaffective.

Schi·zo·gy·rie *f embryo.* schizogyria.

schi·zo·id *adj psychia.* schizophrenia-like, schizoid, schizophreniform.

Schi·zont *m micro.* schizont.

Schi·zon·ti·zid *nt pharm.* schizonticide.

Schiz·ony·chie *f derm.* schizonychia.

Schi·zo·pha·sie *f psychia.* schizophasia.
schi·zo·phren *adj psychia.* schizophrenic.
Schi·zo·phre·ne *m/f psychia.* schizophrenic.
Schi·zo·phre·nie *f psychia.* schizophrenia, parergasia.
 akute S. acute schizophrenia.
 ambulatorische S. ambulatory schizophrenia.
 hebephrene S. disorganized schizophrenia, hebephrenic schizophrenia, hebephrenia.
 katatone S. catatonic schizophrenia, catatonia.
 latente S. latent schizophrenia, borderline schizophrenia, prepsychotic schizophrenia.
Schi·zo·pros·opie *f embryo.* schistoprosopia, schizoprosopia.
Schi·zo·ster·nia *f embryo.* schistosternia, schistothorax.
Schi·zo·tho·rax *m embryo.* schistosternia, schistothorax.
Schi·zo·thy·mie *f psychia.* schizothymia.
Schi·zo·tri·chie *f derm.* schizotrichia.
Schi·zo·ze·pha·lus *m embryo.* schistocephalus.
Schlach·ter·tu·ber·ku·lo·se *f derm.* necrogenic wart, tuberculous wart, prosector's wart, anatomical tubercle.
Schlaf *m (a. physiol.)* sleep.
 desynchronisierter S. → *paradoxer S.*
 orthodoxer S. non-REM sleep, non-rapid eye movement sleep, NREM sleep, orthodox sleep, synchronized sleep.
 paradoxer S. REM sleep, active sleep, desynchronized sleep, paradoxical sleep, rapid eye movement sleep.
 synchronisierter S. → *orthodoxer S.*
Schlaf·apnoe *f patho.* sleep apnea syndrome, sleep apnea, sleep-induced apnea.
Schlä·fe *f anat.* temple.
schla·fen *vi* sleep, be asleep. **fest/tief s.** be fast/sound asleep. **sich gesund s.** sleep off, sleep o.s. back to health.
Schlä·fen·bein *nt anat.* temporal bone, temporal.
Schlä·fen·bein·bruch *m ortho.* temporal bone fracture.
Schlä·fen·bein·osteo·mye·li·tis *f ortho.* osteomyelitis of temporal bone.
Schlä·fen·bein·schup·pe *f anat.* temporal squama, squamous bone.
schla·fend *adj* sleeping, asleep; *clin.* dormant.
Schlä·fen·gru·be *f anat.* temporal fossa.
Schlä·fen·hirn *nt anat.* temporal brain.
Schlä·fen·lap·pen *m anat.* temporal lobe.
Schlä·fen·lap·pen·ab·szeß *m neuro.* temporal lobe abscess.
Schlä·fen·lap·pen·ar·te·rie *f anat.* temporal artery.
Schlä·fen·lap·pen·epi·lep·sie *f neuro.* temporal lobe epilepsy.
Schlä·fen·lap·pen·win·dun·gen *pl anat.*

temporal gyri.
Schlä·fen·re·gi·on *f anat.* temple, temporal region.
Schlä·fen·schlag·ader *f anat.* temporal artery.
Schlä·fen·ve·nen *pl anat.* temporal veins.
Schlä·fen·win·dung *f anat.* temporal gyrus, temporal convolution.
Schlaf·epi·lep·sie *f neuro.* sleep epilepsy.
schlaf·er·re·gend *adj* → *schlaferzeugend.*
schlaf·er·zeu·gend *adj* sleep-inducing, hypnogenic, hypnogenetic, hypnagogic, hypnotic.
schlaff *adj (Haut)* loose; *(Muskel)* flabby; *(kraftlos)* limp; *(erschöpft)* exhausted, worn out, tired; *(energielos)* listless.
Schlaff·haut *f derm.* lax skin, loose skin, chalazodermia, cutis laxa, dermatochalasis, dermatomegaly, generalized elastolysis.
Schlaf·krank·heit *f epidem.* sleeping sickness.
 afrikanische S. African trypanosomiasis, African sleeping sickness.
 europäische S. (von) Economo's disease, (von) Economo's encephalitis, epidemic encephalitis, lethargic encephalitis.
 ostafrikanische S. acute sleeping sickness, East African sleeping sickness, East African trypanosomiasis.
 westafrikanische S. chronic sleeping sickness, West African sleeping sickness, West African trypanosomiasis.
Schlaf·kur *f* sleeping cure, hypnotherapy.
schlaf·los *adj* sleepless, wakeful, insomniac.
Schlaf·lo·sig·keit *f* sleeplessness, wakefulness, insomnia, vigilance, ahypnia.
Schlaf·man·gel *m* lack of sleep.
Schlaf·mit·tel *nt* hypnagogue, hypnotic, somnifacient; *inf.* sleeping medicine.
schläf·rig *adj* sleepy, drowsy, somnolent, somnolescent, heavy.
Schläf·rig·keit *f* sleepiness, drowsiness, somnolence.
Schlaf·schmerz *m neuro.* hypnalgia, dream pain.
Schlaf·spin·deln *pl physiol.* sleep spindles, β-spindles.
Schlaf·stö·rung *f neuro.* sleep disturbance, disturbed sleep, hyposomnia, dyssomnia.
Schlaf·ta·blet·te *f pharm.* sleeping pill, sleeping tablet.
Schlaf·the·ra·pie *f clin.* hypnotherapy.
Schlaf·trunk *m pharm.* sleeping draught.
Schlaf·trun·ken·heit *f neuro.* sleep drunkenness, somnolentia.
Schlaf-Wach-Rhythmus *m physiol.* sleeping-waking rhythm.
Schlaf·wan·deln *nt neuro.* sleepwalking, noctambulation, noctambulism, somnambulism, somnambulation.
schlaf·wan·deln *vi* walk in one's sleep, sleepwalk, somnambulate.
Schlag *m* **1.** blow, knock; *(mit der Hand)*

smack, slap; (*leichter*) tap; (*mit der Faust*) punch, blow. **2.** → *Schlaganfall.* **3.** (*Puls, Herz*) beat.

Schlag·ader *f anat.* artery.

Schlag·an·fall *m neuro.* cerebrovascular accident, apoplexy, cerebral apoplexy, stroke syndrome, apoplectic stroke.

schlag·ar·tig *adj patho.* foudroyant, fulminant.

schla·gen I *vt* knock, hit, batter, beat; (*mit der Hand*) smack, slap; (*mit der Faust*) punch. **II** *vi* **1.** knock, hit, strike, beat. **2.** knock, bump (*gegen* against, into; *auf* on). **3.** (*Puls, Herz*) beat; (*fest*) pound, throb; (*rhythmisch*) pulsate, palpitate.

Schlag·fre·quenz *f physiol.* beat frequency.

Schlag·vo·lu·men *nt abbr.* **SV** *card.* (*Herz*) stroke volume, systolic discharge.

Schlamm·bad *nt clin.* mud bath.

Schlamm·fie·ber *nt epidem.* mud fever, marsh fever, swamp fever, seven-day fever.

Schlan·gen·biß *m patho.* snakebite.

Schlan·gen·gang *m ortho.* spiral bandage.

Schlan·gen·gift *nt patho.* snake venom, snake poison.

schlank *adj* slim, slender.

Schlatter-Osgood: S.-O.-Syndrom *nt ortho.* Schlatter-Osgood disease, Osgood-Schlatter disease, rugby knee, apophyseopathy.

Schlauch *m* tube; *anat.* utricle, tube.

Schlauch·bin·de *f ortho.* stockinette.

schlauch·för·mig *adj* tubuliform, tubular.

schle·gel·för·mig *adj* (*Finger*) clubbed.

schlei·chend *adj* (*Wirkung*) slow, slow-acting; *patho.* insidious.

Schlei·er *m* (*vor den Augen*) blur, haze, film.

Schlei·er·zel·len *pl immun.* veil cells, veiled cells.

Schlei·fe *f anat.* loop, ansa, fillet; *techn.* loop.

Schlei·fen·di·ure·ti·kum *nt pharm.* loop diuretic, high-ceiling diuretic.

Schleim *m histol.* mucus, phlegm.

schleim·ab·son·dernd *adj histol.* mucous, mucigenous, muciparous.

schleim·ar·tig *adj histol.* muciform, mucinous, mucoid, mucous, blennoid.

Schleim·auf·lö·sung *f histol.* mucolysis.

Schleim·beu·tel *m anat.* bursa, mucous bursa, synovial bursa.

Schleim·beu·tel·ent·fer·nung *f ortho.* bursectomy.

Schleim·beu·tel·ent·zün·dung *f ortho.* bursitis, bursal synovitis.

Schleim·beu·tel·er·öff·nung *f ortho.* bursotomy.

Schleim·beu·tel·re·sek·ti·on *f ortho.* bursectomy.

Schleim·beu·tel·re·ten·ti·ons·zy·ste *f ortho.* bursal cyst.

Schleim·beu·tel·zy·ste *f ortho.* bursal cyst.

schleim·bil·dend *adj histol.* blennogenic, blennogenous, muciparous, mucigenous.

Schleim·bil·dung *f histol.* mucus production, myxopoiesis.

Schleim·drü·se *f histol.* mucous gland, muciparous gland.

Schleim·er·bre·chen *nt patho.* blennemesis.

schleim·för·mig *adj* → schleimartig.

Schleim·haut *f anat.* mucous membrane, mucous tunic, mucous coat, mucosa.

Schleim·haut·atro·phie *f patho.* mucosal atrophy.

Schleim·haut·aus·schlag *m patho.* enanthema, enanthem.

Schleim·haut·bar·rie·re *f histol.* mucous membrane barrier, mucosal barrier.

Schleim·haut·de·fekt *m patho.* mucous membrane defect.

Schleim·haut·drü·sen *pl histol.* glands of mucous membranes.

Schleim·haut·ent·fer·nung *f chir.* demucosation.

Schleim·haut·ent·zün·dung *f patho.* mucositis, mucitis, mucosal inflammation.

Schleim·haut·ery·them *nt patho.* mucosal erythema.

Schleim·haut·ex·zi·si·on *f chir.* demucosation.

Schleim·haut·fal·te *f anat.* mucosal fold, mucous fold.

Schleim·haut·fi·stel *f patho.* mucosal fistula.

Schleim·haut·ge·schwür *nt patho.* mucosal ulcer.

Schleim·haut·in·farkt *m patho.* mucous membrane infarct.

Schleim·haut·in·vo·lu·ti·on *f patho.* (*Magen*) mucosal involution.

Schleim·haut·isch·ämie *f patho.* mucosal ischemia.

Schleim·haut·kar·zi·nom *nt patho.* mucous membrane carcinoma.

Schleim·haut·ka·tarrh *m patho.* mucous catarrh.

Schleim·haut·nä·vus *m, weißer derm.* white sponge nevus, congenital leukokeratosis, oral epithelial nevus.

Schleim·haut·ödem *nt patho.* mucosal edema.

Schleim·haut·pa·ra·sit *m micro.* mucosal parasite.

Schleim·haut·pem·phi·go·id *nt, benignes patho.* cicatricial pemphigoid, benign mucosal pemphigoid.

Schleim·haut·pro·laps *m patho.* mucosal prolapse, mucous membrane prolapse.

Schleim·haut·riß *m patho.* mucosal tear.

Schleim·haut·rö·tung *f patho.* mucosal erythema.

Schleim·haut·ul·kus *nt patho.* mucosal ulcer.

Schleim·haut·ver·dickung [k·k] *f patho.* pachymenia, pachyhymenia.

Schleim·haut·vo·rfall *m patho.* mucosal

prolapse, mucous membrane prolapse.

Schleim·haut·war·ze f patho. mucous membrane wart.

Schleim·krebs m patho. mucinous cancer, mucous cancer, gelatiniform cancer, gelatinous cancer, colloid cancer.

schleim·lö·send adj pharm. mucolytic, expectorant.

Schleim·pfropf m patho. mucous plug.

Schleim·pil·ze pl micro. slime fungi, slime molds, Myxomycetes.

Schleim·re·ten·ti·ons·zy·ste f patho. mucous cyst, mucous retention cyst.

Schleim·se·kre·ti·on f histol. secretion of mucus.

schleim·se·zer·nie·rend adj histol. muciparous, muciferous, mucigenous.

Schleim·ver·flüs·si·gung f pharm. mucolysis.

Schleim·zy·ste f patho. mucocele, mucous cyst.

Schlemm: S.'-Kanal m anat. Schlemm's canal, Lauth's sinus, venous sinus of sclera.

Schleu·der·trau·ma nt ortho. whiplash, whiplash trauma, whiplash injury.

Schließ·mus·kel m anat. sphincter, sphincter muscle.

schlimm adj bad, severe; (Schmerz) severe; (Wunde) nasty; (Krankheit) serious, severe.

Schlin·ge f loop; (a. chir.) snare; ortho. sling; anat. loop.

Schlin·gen·ob·struk·ti·on f chir. (Darm) loop obstruction.

Schlitz m slit, aperture, rift, cleft; (Riß) crack, fissure.

Schlitz·po·re f histol. filtration slit.

Schlot·ter·ge·lenk nt ortho. flail joint.

schlot·te·rig adj ortho. (Gelenk) floppy, wobbly.

schlot·tern vi shake, tremble; ortho. (Gelenk) wobble.

Schluck·auf m hiccup, hic-cough, singultus, singultation. **krampfartiger S.** spasmodic hiccup, spasmolygmus.

Schlucken [k·k] nt deglutition, swallow, swallowing.

schlucken [k·k] **I** vt swallow, swallow down; (Arznei) take down. **II** vi swallow.

Schluck·imp·fung f immun. oral vaccination, endovaccination.

Schluck·re·flex m pharyngeal reflex, swallowing reflex, deglutition reflex.

Schluck·stö·rung f HNO dysphagia, dysphagy.

Schluck·un·fä·hig·keit f HNO aglutition.

Schluck·zen·trum nt physiol. deglutition center, swallowing center.

Schlund m anat. pharynx, throat, gullet.

Schlund·en·ge f anat. isthmus of fauces, oropharyngeal isthmus.

Schlund·höh·le f anat. pharyngeal cavity, faucial cavity.

Schlund·krampf m HNO pharyngismus, pharyngism, pharyngospasm.

Schlund·läh·mung f HNO faucial paralysis, pharyngoplegia, isthmoplegia.

Schlund·mus·kel·läh·mung f → Schlundlähmung.

Schlund·mus·ku·la·tur f anat. pharyngeal musculature, pharyngeal muscles pl.

Schlund·ta·schen·syn·drom nt immun. DiGeorge syndrome, pharyngeal pouch syndrome, thymic hypoplasia.

Schlupf·war·ze f gyn. inverted nipple, retracted nipple.

Schluß·be·ur·tei·lung f clin. epicrisis.

Schlüs·sel·bein nt anat. collar bone, clavicle, clavicula.

Schlüs·sel·bein·bruch m ortho. fracture of the clavicle, fractured clavicle.

Schlüs·sel·bein·durch·tren·nung f ortho. cleidorrhexis, cleidotomy, clavicotomy.

Schlüs·sel·bein·frak·tur f ortho. fracture of the clavicle, fractured clavicle.

Schlüs·sel·bein·ge·lenk nt anat.: **äußeres S.** acromioclavicular joint, AC joint.
inneres S. sternoclavicular articulation, sternoclavicular joint.

Schlüs·sel·bein·gru·be f anat. supraclavicula fossa.

Schlüs·sel·bein·hy·po·pla·sie f embryo., ortho. clavicle hypoplasia.

Schlüs·sel·bein·re·sek·ti·on f ortho. cleidorrhexis, cleidotomy, clavicotomy.

Schlüs·sel·loch·pu·pil·le f ophthal. keyhole pupil.

schmäch·tig adj (Körper) thin, small; frail.

schmal adj narrow; (Person) thin, slender; (Becken) narrow; (Lippen) thin.

schma·rot·zen vi micro. parasitize, be parasitic.

schma·rot·zend adj micro. parasitic, parasital, parasitary, parasitical.

Schma·rot·zer m micro. parasite.

Schma·rot·zer·tum nt (a. fig.) parasitism.

Schmatz·au·to·ma·tis·men pl neuro. lip-smacking automatisms.

Schmecken [k·k] nt taste, degustation, gustation.

schmecken [k·k] **I** vt taste. **II** vi taste (nach of).

Schmeck·reiz m physiol. taste stimulus.

Schmeck·stoff m physiol. tastant, taste substance.

Schmeck·zel·len pl physiol. taste cells.

Schmelz·punkt m phys. melting poin.

Schmer·bauch m potbelly, paunch.

schmer·bäu·chig adj potbellied, paunchy.

Schmerz m **1.** neuro., patho. pain, ache, dolor; (leichter) tenderness. **2.** (psychischer) distress, grief, pain, anguish. **S.en haben** be in pain. **S.en beim Husten** pain on coughing. **S.en beim**

Niesen pain on sneezing.

anhaltender S. persistent pain, ache.

bohrender S. boring pain, terebrant

dumpfer S. dull pain, obtuse pain.

gürtelförmiger S. girdle pain.

heftiger S. severe pain, throe.

heller S. bright pain.

intermittierender S. intermittent pain.

klopfender S. pounding pain, throbbing pain, thumping pain.

kolikartiger S. colicky pain, gripe(s *pl*).

krampfartiger S. cramping pain.

lanzinierender S. → *stechender S.*

neuralgischer S. neuralgic pain.

pochender S. → *klopfender S.*

postprandialer S. postprandial pain.

projizierter S. projected pain.

psychogener S. psychic pain, psychogenic pain, psychalgia.

pulsierender S. pulsating pain.

retrosternaler S. substernal pain.

schießender S. shooting pain, fulgurant pain, lightning pain.

schneidender S. incisional pain.

somatischer S. somatalgia, somatic pain.

starker S. severe pain.

stechender S. lancinating pain, piercing pain, stabbing pain, twinge, prick, stab.

übertragener S. referred pain.

unerträglich starker S. excruciating pain.

S. mit Vernichtungsgefühl excruciating pain.

viszeraler S. visceral pain.

wiederkehrender S. recurrent pain.

zentraler S. central pain.

ziehender S. drawing pain, tearing pain.

schmerz·aus·lö·send *adj* pain-producing, algogenic, dolorific, dolorogenic.

Schmerz·aus·strah·lung *f* radiation of pain.

Schmerz·emp·fin·den *nt* → *Schmerzempfindung.*

schmerz·emp·find·lich *adj* sensitive to pain.

Schmerz·emp·find·lich·keit *f physiol.* pain sensitivity, algesia, algesthesia.

gesteigerte S. hyperalgesia, hyperalgia.

verminderte S. hypalgesia, hypalgia, hypoalgesia.

Schmerz·emp·fin·dung *f (Gefühl)* pain sensation, sense of pain, pain, algesthesis.

schmer·zen I *vt* hurt, pain, ache, ail. **II** *vi* hurt, cause pain, give pain, pain, ache.

schmer·zend *adj* aching, algetic, painful.

schmerz·er·füllt *adj (Gesichtsausdruck)* pained.

schmerz·er·re·gend *adj* → *schmerzauslösend.*

Schmerz·fa·sern *pl physiol.* pain fibers.

schmerz·frei *adj* free from pain, pain-free.

Schmerz·ge·fühl *nt* sensation of pain, feeling of pain.

Schmerz·gren·ze *f* pain threshold.

schmerz·haft *adj* painful, algetic, sore, tender.

Schmerz·haf·tig·keit *f* painfulness, algesia, soreness, tenderness.

Schmerz·in·ten·si·tät *f* pain intensity.

schmerz·lin·dernd *adj* antalgic, antalgesic, anodyne, acesodyne.

Schmerz·lin·de·rung *f* pain relief, relief from pain.

schmerz·los *adj* painless, indolent.

Schmerz·lo·sig·keit *f* painlessness, analgesia, analgia, indolence.

Schmerz·mit·tel *nt pharm.* painkiller, antalgic, antalgesic, analgesic, analgetic.

Schmerz·punkt *m physiol.* pain point, pain spot.

Schmerz·qua·li·tät *f* pain quality.

Schmerz·reiz *m* pain stimulus.

Schmerz·re·zep·tor *m physiol.* pain receptor.

Schmerz·schwel·le *f physiol.* pain threshold.

schmerz·stil·lend *adj* painkilling, analgesic, analgetic, anodyne.

Schmerz·stil·lung *f* pain relief, relief from pain.

Schmerz·ta·blet·te *f* → *Schmerzmittel.*

Schmerz·the·ra·pie *f clin.* pain therapy.

Schmerz·to·le·ranz·schwel·le *f* pain-tolerance threshold.

Schmerz·über·emp·find·sam·keit *f neuro.* hyperalgesia, hyperalgia.

schmerz·un·emp·find·lich *adj* indolent, analgesic, analgetic, analgic.

Schmerz·un·emp·find·lich·keit *f* indolence, anaesthesia, analgesia, alganesthesia, anesthesia.

schmerz·ver·ur·sa·chend *adj* algogenic, algesiogenic, dolorific, dolorogenic.

Schmerz·wol·lust *f psychia.* algolagnia.

Schmerz·zen·trum *nt physiol.* pain center.

Schmet·ter·lings·frak·tur *f ortho. (Becken)* butterfly fracture, quadrilateral fracture.

Schmet·ter·lings·wir·bel *m radiol.* butterfly-shaped vertebra.

Schmidt: S.-Syndrom *nt* **1.** *neuro.* ambiguo-accessorius paralysis, vagoaccessory syndrome, Schmidt's syndrome. **2.** *endo.* Schmidt's syndrome.

Schmidt-Lanterman: S.-L.'-Inzisuren *pl histol.* Lanterman-Schmidt's clefts, Schmidt-Lantermann incisures, Lantermann's incisures.

Schmiedel: S.'-Ganglion *nt anat.* Schmiedel's ganglion, inferior carotid ganglion.

Schmier·blu·tung *f gyn.* spotting.

Schmincke: S.-Tumor *m patho.* Schmincke tumor, lymphoepithelial tumor, lymphoepithelioma.

Schmorl: S.'-Knötchen *nt patho.* Schmorl's node, Schmorl's body.

Schmutz *m* dirt; *(Verunreinigung)* impurity, impureness.

schmut·zig *adj (a. fig.)* dirty; *(verunreinigt)*

impure.

Schna·bel *m techn.* nose; (*Gefäß*) lip, spout, nozzle.

Schna·bel·form *f ortho.* (*Becken*) beaked pelvis.

Schna·bel·tas·se *f* feeding cup, spout cup.

Schnapp·at·mung *f patho.* gasp, gasping.

Schnar·chen *nt* snore, sonorous breathing, stertorous breathing, stertor.

schnar·chen *vi* snore.

schnau·fen *vi* pant, puff, gasp, breathe heavily, wheeze.

Schnau·zen·re·flex *m neuro.* snout reflex.

Schnecke [k·k] *f anat.* cochlea.

Schnecken·ach·se [k·k] *f anat.* modiolus, central columella of cochlea.

Schnecken·ba·sis [k·k] *f anat.* base of cochlea.

Schnecken·dys·pla·sie [k·k] *f,* **isolierte** *HNO* Mondini's syndrome.

Schnecken·fen·ster [k·k] *nt anat.* cochlear window, round window.

Schnecken·gang [k·k] *m anat.* cochlear canal, scala of Löwenberg, spiral duct.

Schnecken·la·by·rinth [k·k] *nt anat.* labyrinth of cochlea, cochlear labyrinth.

Schnecken·loch [k·k] *nt anat.* helicotrema, Breschet's hiatus, Scarpa's hiatus.

Schnecken·spin·del [k·k] *f anat.* modiolus, central columella of cochlea.

Schnecken·spit·ze [k·k] *f anat.* apex of cochlea, cupula of cochlea.

schnee·blind *adj* snow-blind.

Schnee·blind·heit *f ophthal.* snow blindness, chionablepsia.

Schnee·flocken·ka·ta·rakt [k·k] *f ophthal.* snowflake cataract, snowstorm cataract.

Schnei·de *f* (*Messer*) edge, cutting edge; (*Schere*) bill.

schneiden **I** *vt* cut; (*mit der Schere*) scissor. **jdn. s.** cut s.o. **II** *vi* cut, operate. **III** *vr* **sich s.** cut o.s.

schnei·dend *adj* sharp, cutting, edged; (*Schmerz*) cutting, sharp; (*Kälte*) bitter, piercing, biting.

Schnei·de·zahn *m anat.* incisor, incisor tooth, incisive tooth, foretooth.

schnel·lend *adj* (*Puls*) caprizant, bounding, leaping.

schnell·wir·kend *adj clin., pharm.* quick--acting, fast-acting.

Schnitt *m* **1.** *chir.* cut, incision, section. **2.** → *Schnittwunde.*

Schnitt·ent·bin·dung *f gyn.* cesarean operation, cesarean section. **klassische S.** classic cesarean section, corporeal cesarean section.

Schnitt·kan·te *f derm.* (*Nagel*) anterior edge of nail, cutting edge of nail, free edge of nail.

Schnitt·ver·let·zung *f* → *Schnittwunde.*

Schnitt·wun·de *f ortho.* cut, incision, incised wound, laceration; (*tiefe*) gash.

Schnup·fen *m* common cold, cold, acute rhinitis. **(einen) S. haben** have a cold.

Schnup·fen·vi·ren *pl micro.* cold viruses, common cold viruses.

Schnür·fur·che *f embryo.* ligature groove, strangulation mark.

Schnur·ren *nt card.* (*Auskultation*) purr.

Schock *m patho., psycho.* shock; trauma, traumatism, traumatosis. **unter S. stehen** be in (a state of) shock, be shocked.

allergischer/anaphylaktischer S. allergic shock, anaphylactic shock, systemic anaphylaxis, generalized anaphylaxis.

elektrischer S. electric shock, electroshock.

hämorrhagischer S. hemorrhagic shock.

hypoglykämischer S. hypoglycemic shock; insulin shock.

hypovolämischer S. hematogenic shock, hypovolemic shock, oligemic shock.

irreversibler S. → *refraktärer S.*

kalter S. cold shock.

kardialer S. → *kardiogener S.*

kardiogener S. cardiac shock, cardiogenic shock, cardiovascular shock.

kardiovaskulärer S. → *kardiogener S.*

neurogener S. neurogenic shock.

osmotischer S. osmotic shock.

refraktärer S. irreversible shock, refractory shock.

roter S. red shock, warm shock.

septischer S. septic shock.

spinaler S. spinal shock.

traumatischer S. traumatic shock.

vasogener S. vasogenic shock.

verzögerter S. delayed shock, deferred shock.

warmer S. → *roter S.*

Schock·be·hand·lung *f clin.* shock therapy, shock treatment.

schocken [k·k] *vt clin.* shock, give s.o. shock treatment.

Schock·lun·ge *f patho.* shock lung, adult respiratory distress syndrome, post-traumatic respiratory insufficiency syndrome.

Schock·nie·re *f patho.* shock kidney; trauma-shock kidney.

Schock·re·ak·ti·on *f patho., psycho.* shock.

Schock·syn·drom *nt,* **toxisches** *abbr.* **TSS** *patho.* toxic shock syndrome.

Schock·the·ra·pie *f clin.* shock therapy, shock treatment.

Schock·zu·stand *m patho., psycho.* shock, state of shock.

Schoenlein-Henoch: anaphylaktoide Purpura *f* **S-H.** *immun.* Schönlein-Henoch disease, Henoch-Schönlein purpura, Henoch's disease, acute vascular purpura, anaphylactoid purpura.

S.-H.-Syndrom *nt* → *anaphylaktoide Purpura S.-H.*

Scho·ko·la·den·zy·ste *f gyn.* chocolate cyst.

Scholz: S.-Syndrom *nt neuro.* Scholz's disease, juvenile form of metachromatic leukodystrophy.

Scholz-Bielschowsky-Henneberg: S.-B.-H.- -Sklerosetyp *m* → *Scholz-Syndrom.*

scho·nen *vr* **sich s.** take care of o.s., look after o.s.; (*s. ausruhen*) rest, take a rest.

scho·nend *adj* careful, gentle, considerate.

Schön·heits·chir·ur·gie *f* esthetic surgery, cosmetic surgery.

Schön·heits·feh·ler *m* blemish.

Schön·heits·fleck *m* beauty mark.

Schön·heits·ope·ra·ti·on *f* cosmetic operation.

Schon·kost *f* diet, bland diet, light diet.

Scho·nung *f* care; rest, relaxation.

Schorf *m patho.* scab, slough, crust, incrustation, scall; (*Verbrennung*) eschar.

schor·fig *adj* scabby, scurfy.

Schorn·stein·fe·ger·krebs *m patho.* chimney sweep's cancer, soot cancer.

Schräg·bruch *m ortho.* oblique fracture.

Schramm: S.-Sphinkterphänomen *nt urol.* Schramm's phenomenon.

Schram·me *f* scratch; abrasion.

schram·men I *vt* scratch, graze. **II** *vr* **sich s.** scratch o.s., graze o.s.

Schrau·be *f ortho.* screw; (*mit Mutter*) bolt. **selbstschneidende S.** self-tapping screw.

schrau·ben *vt* screw.

Schrau·ben·gang *m ortho.* spiral bandage.

Schrau·ben·ge·win·de *nt ortho.* screw thread, thread.

Schrau·ben·kopf *m ortho.* bolthead, screw head.

Schrau·ben·osteo·syn·the·se *f ortho.* screw fixation.

Schreck·läh·mung *f psychia.* cataplexy, cataplexis.

Schrei *m* cry (*nach* for); scream, yell; shout.

Schreib·krampf *m neuro.* writer's cramp, writer's spasm, cheirospasm, mogigraphia, graphospasm.

Schreib·stö·rung *f neuro.* dysgraphia.

Schreib·un·fä·hig·keit *f neuro.* agraphia.

schrei·en *vt, vi* cry, cry out; scream, yell; shout.

Schreit·re·flex *m physiol.* stepping reflex.

Schritt *m* step, pace; *fig.* move, measure.

Schritt·ma·cher *m physiol., card.* pacemaker. **ektoper/ektopischer S.** ectopic pacemaker. **künstlicher S.** artificial pacemaker. **ventrikulärer S.** ventricular pacemaker. **wandernder S.** wandering pacemaker, shifting pacemaker.

Schritt·ma·cher·po·ten·ti·al *nt physiol.* pacemaker potential.

Schritt·ma·cher·sy·stem *nt physiol.* pacemaker system.

schrump·fen *vi patho.* shrink, contract; atrophy.

Schrumpf·ma·gen *m,* **entzündlicher** *patho.*

cirrhotic gastritis, gastric sclerosis, Brinton's disease, sclerotic stomach.

Schrumpf·ne·kro·se *f patho.* shrinkage necrosis.

Schrumpf·nie·re *f patho.* shrunken kidney, contracted kidney. **vaskuläre S.** Goldblatt's kidney.

Schrump·fung *f patho.* shrinkage, atrophy; retraction, retractation.

Schrun·de *f* (*Haut*) fissure, crack, chap.

schrun·dig *adj* (*Haut*) fissured, cracked, chapped.

Schub *m patho., clin.* episode, incident; (*Anfall*) attack, fit, paroxysm; (*leicht*) bout; *psychia.* episode. **in mehreren Schüben (verlaufend)** (*Krankheit*) polyleptic, periodical, in waves, intermittent.

Schub·la·den·phä·no·men *nt ortho.* drawer sign, Rocher's sign, drawer phenomenon.

Schub·la·den·zei·chen *nt* → *Schubladenphänomen.*

schub·wei·se *adv* in batches, batchwise; in waves, periodical.

Schuchardt: S.-Operation *f gyn.* Schuchardt's operation.

S.-Schnitt *m gyn.* Schuchardt's incision, paravaginal incision.

Schüffner: S.-Tüpfelung *f* Schüffner's dots *pl,* Schüffner's stippling.

Schuh *m* shoe. **orthopädischer S.** orthopedic shoe, surgical shoe.

Schuh·form *f card.* boat shaped heart.

Schuh·ma·cher·brust *f ortho.* shoe-maker's breast.

Schuh·zwecken·le·ber [k·k] *f patho.* hobnail liver.

Schüller: Aufnahme *f* **nach S.** *HNO* Schüller's view, Schüller's x-ray view.

S.-Krankheit *f* → *Schüller-Hand-Christian- -Krankheit.*

Schüller-Hand-Christian: S.-H.-C.-Krankheit *f patho.* Schüller's disease, Hand-Schüller- -Christian syndrome, cholesterol lipoidosis.

Schul·ter *f anat.* shoulder.

Schul·ter·am·pu·ta·ti·on *f,* **interskapulothorakale** *ortho.* interscapulothoracic amputation, forequarter amputation.

Schulter-Arm-Syndrom *nt neuro.* Steinbrocker's syndrome, shoulder-hand syndrome.

Schul·ter·blatt *nt anat.* scapula, shoulder blade.

Schul·ter·blatt·ent·fer·nung *f ortho.* scapulectomy.

Schul·ter·blatt·fi·xie·rung *f ortho.* scapulopexy.

Schul·ter·blatt·grä·te *f anat.* spine of scapula, scapular spine.

Schul·ter·blatt·hals *m anat.* neck of scapula.

Schul·ter·blatt·hoch·stand *m ortho.* elevation

of the scapula. **kongenitaler S.** Sprengel's deformity, congenital elevation of the scapula.

Schul·ter·blatt·re·gi·on *f anat.* scapular region.

Schul·ter·eck·ge·lenk *nt anat.* acromioclavicular joint, AC joint.

Schul·ter·ent·zün·dung *f ortho.* omitis.

Schul·ter·ge·lenk *nt anat.* shoulder, shoulder joint, glenohumeral joint.

Schul·ter·ge·lenk·ent·zün·dung *f ortho.* omarthritis, omitis.

Schul·ter·ge·lenk·ex·ar·ti·ku·la·ti·on *f ortho.* shoulder disarticulation.

Schul·ter·ge·lenk·lu·xa·ti·on *f ortho.* shoulder dislocation.

Schul·ter·gür·tel *m anat.* thoracic girdle, shoulder girdle, pectoral girdle.

Schul·ter·gür·tel·mus·ku·la·tur *f* shoulder girdle muscles *pl.*

Schul·ter·la·ge *f gyn.* acromion presentation, shoulder presentation.

Schul·ter·lu·xa·ti·on *f ortho.* shoulder dislocation. **habituelle S.** recurrent shoulder dislocation.

Schul·ter·schmer·zen *pl ortho.* shoulder pain, omodynia, omalgia.

Schul·ter·stei·fe *f ortho.* shoulder stiffness. **schmerzhafte S.** adhesive peritendinitis, adhesive capsulitis, frozen shoulder.

Schultz-Charlton: S.-C.-Auslöschphänomen *nt immun.* Schultz-Charlton phenomenon, Schultz-Charlton reaction.

Schultz-Dale: S.-D.-Versuch *m immun.* Schultz-Dale reaction.

Schultze: S.'-Komma *nt anat.* comma tract of Schultze, Schultze's bundle, semilunar tract, interfascicular fasciculus.

S.-Mechanismus *m gyn.* Schultze's mechanism.

S.-Modus *m gyn.* Schultze's mechanism.

S.-Plazenta *f gyn.* Schultze placenta.

Schup·pe *f* **1.** *derm.* dandruff, dandriff; scale, squama, squame. **2.** *anat.* squama, squame, scale.

Schup·pen *pl derm.* (*Kopf*) scurf, branny tetter, dandruff, dandriff.

schup·pen *vr* **sich s.** (*Haut*) scale, desquamate, peel, peel off.

schup·pen·ar·tig *adj derm.* scale-like, scaly, squamous, squamosa.

Schup·pen·flech·te *f derm.* psoriasis, psora, alphos.

schup·pen·för·mig *adj* → *schuppenartig.*

Schup·pen·naht *f anat.* squamosal suture, squamous suture.

schuppig *adj derm.* squamous, squamosal, squamose, squamate, scaly.

Schup·pung *f* (*Haut*) peeling, scaling, desquamation.

Schuß·ver·let·zung *f* gunshot, gunshot wound, bullet wound.

Schuß·wun·de *f* → *Schußverletzung.*

Schu·ster·brust *f ortho.* cobbler's chest.

Schüt·tel·frost *m* chill(s *pl*), chills and fever, shaking chill(s *pl*), shakes *pl.*

Schutz *m* protection (*vor* from; *gegen* against); (*Obhut*) care; (*Abwehr*) defense; (*Abschirmung*) screen, shield.

Schütz: S.'-Bündel *nt anat.* Schütz' bundle, dorsal longitudinal fasciculus.

Schutz·bril·le *f* protective goggles *pl*, goggles *pl*, safety glasses *pl*, safety spectacles *pl.*

schüt·zen **I** *vt* protect (*vor* from); (*behüten*) guard, secure; (*abschirmen*) screen, shield; (*abdecken*) cover; (*abwehren*) defend. **II** *vi* give protection (*vor* against). **III** *vr* **sich s. vor** protect o.s. from/against.

schüt·zend *adj* protective, preservative, phylactic.

Schutz·hand·schuh *m* protective glove.

schutz·imp·fen *vt* immunize, inoculate, vaccinate.

Schutz·imp·fung *f immun.* vaccination.

Schutz·klei·dung *f* protective clothing.

schutz·los *adj* unprotected, defenseless.

Schutz·mas·ke *f* mask, protecting mask, face mask.

Schutz·maß·nah·me *f* protective measure, safety measure, preventive, precaution.

Schutz·re·flex *m physiol.* protective reflex.

Schutz·schild *m* → *Schutzschirm.*

Schutz·schirm *m techn., radiol.* protective shield, shield, screen.

Schwabach: S.-Versuch *m HNO* Schwabach's test.

schwach *adj* weak, feeble; (*gebrechlich*) infirm, frail; (*matt*) weary; (*Gesundheit*) weak, frail, delicate; (*Stimme*) faint, thin; (*Augen, Gehör*) poor; (*Puls*) thready, low.

Schwä·che *f* weakness, feebleness; (*Gebrechlichkeit*) infirmity, infirmness, frailty; (*Mattheit*) weariness, adynamia; (*Augen, Gehör*) poorness.

schwä·chen *vt* weaken, debilitate; (*abschwächen*) reduce, soften; (*beeinträchtigen*) impair; (*vermindern*) lessen, diminish; *micro.*, *immun.* attenuate.

Schwä·che·zu·stand *m* weak condition, weakness, asthenia, adynamia.

schwäch·lich *adj* weakly, feebly, puny; (*kränklich*) sickly, infirm, ailing.

Schwäch·lich·keit *f* weakness, weakliness, frailty; sickliness, infirmity.

schwach·sich·tig *adj ophthal.* weak-sighted.

Schwach·sich·tig·keit *f ophthal.* weak-sightedness.

Schwach·sinn *m psychia.* mental retardation, hypophrenia, feeble-mindedness. **hochgradiger S.** idiocy, idiotism. **mittelgradiger S.** imbecility.

schwach·sin·nig *adj* retarded, weak-minded,

hypophrenic, defective.

hochgradig s. idiotic.

mittelgradig s. imbecile.

Schwä·chung *f* weakening, debilitation; (*Beeinträchtigung*) impairment; (*Abschwächung*) reduction, degradation.

Schwalbe: S.'-Kern *m anat.* Schwalbe's nucleus, medial vestibular nucleus.

schwamm·ar·tig *adj histol.* spongiform, spongy, sponge-like, spongiose, porous.

schwam·mig *adj* 1. → *schwammartig.* 2. (*aufgedunsen*) puffy, bloated.

Schwam·mig·keit *f* 1. *histol.* sponginess, porousness. 2. puffiness, bloatedness.

Schwamm·nie·re *f patho.* Cacchi-Ricci disease, medullary sponge kidney.

Schwa·nen·hals·de·for·mi·tät *f ortho.* swan neck deformity.

schwan·ger *adj gyn.* pregnant, with child, expectant, expecting, gravid.

Schwan·ge·re *f gyn.* gravida, pregnant woman.

Schwan·ge·ren·be·treu·ung *f gyn.* maternity care.

Schwan·ge·ren·sprech·stun·de *f gyn.* prenatal clinic, antenatal clinic.

schwän·gern *vt* impregnate, make pregnant.

Schwan·ger·schaft *f gyn.* pregnancy, fetation, gestation, gravidity, gravidism, cyesis.

abdominale S. abdominal pregnancy, intraperitoneal pregnancy, abdominocyesis.

ektope/ektopische S. extrauterine pregnancy, ectopic pregnancy, eccyesis.

eutopische S. intrauterine pregnancy, eutopic pregnancy, uterine pregnancy.

extrauterine S. → *ektope S.*

interstitielle S. parietal pregnancy, interstitial pregnancy, intramural pregnancy.

intramurale S. → *interstitielle S.*

intrauterine S. → *eutopische S.*

ovarioabdominale S. ovarioabdominal pregnancy.

tuboabdominale/tuboabdominelle S. tuboabdominal pregnancy.

uterine S. → *eutopische S.*

Schwan·ger·schafts·ab·bruch *f gyn.* termination of pregnancy, abortion, artificial abortion, voluntary abortion. **illegaler/krimineller S.** criminal abortion.

Schwan·ger·schafts·al·bu·min·urie *f gyn.* gestational proteinuria.

Schwan·ger·schafts·ame·nor·rhoe *f gyn.* amenorrhea of pregnancy.

Schwan·ger·schafts·be·treu·ung *f gyn.* maternity care.

Schwan·ger·schafts·cho·rea *f gyn.* chorea in pregnancy.

Schwan·ger·schafts·dau·er *f gyn.* gestation period, gestation time.

Schwan·ger·schafts·en·do·me·tri·um *nt gyn.*

decidua, caduca, decidual membrane.

Schwan·ger·schafts·er·bre·chen *nt gyn.* vomiting of pregnancy.

Schwan·ger·schafts·gin·gi·vi·tis *f gyn.* pregnancy gingivitis.

Schwan·ger·schafts·gym·na·stik *f gyn.* prenatal exercises, antenatal exercises.

Schwan·ger·schafts·nach·weis *m gyn.* pregnancy test.

Schwan·ger·schafts·ne·phri·tis *f gyn.* nephritis of pregnancy.

Schwan·ger·schafts·ne·phro·pa·thie *f gyn.* nephritis of pregnancy.

Schwan·ger·schafts·ödem *nt gyn.* gestational edema.

Schwan·ger·schafts·osteo·ma·la·zie *f gyn.* pregnancy osteomalacia.

Schwan·ger·schafts·pro·tein·urie *f gyn.* gestational proteinuria.

Schwan·ger·schafts·psy·cho·se *f gyn.* gestational psychosis.

Schwan·ger·schafts·pye·li·tis *f gyn.* encyopyelitis.

Schwan·ger·schafts·rhi·no·pa·thie *f gyn.* pregnancy rhinitis.

Schwan·ger·schafts·strei·fen *pl gyn.* stretch marks.

Schwan·ger·schafts·test *m gyn.* pregnancy test.

Schwan·ger·schafts·to·xi·ko·se *f gyn.* eclamptogenic toxemia, gestational toxicosis, gestosis, eclamptic toxemia,.

Schwan·ger·schafts·un·ter·bre·chung *f* → *Schwangerschaftsabbruch.*

Schwan·ger·schafts·ute·rus *m gyn.* gravid uterus.

Schwan·ger·schafts·ver·hü·tung *f* contraception.

Schwan·ger·schafts·vor·sor·ge *f gyn.* prenatal care.

Schwan·ger·schafts·zel·len *pl histol.* (*Hypophyse*) pregnancy cells.

Schwan·ken *nt* (*Person*) staggering, tottering, swaying; *patho.* titubation.

schwan·ken *vi* (*Person*) stagger, sway, totter, wobble; *patho.* titubate.

schwan·kend *adj* (*Person*) staggering, swaying, tottering; *patho.* titubant; *fig.* (*veränderlich*) unsteady, unstable, changeable; (*unentschlossen*) hesitant, faltering, undecided, indecisive.

Schwann: S.'-Scheide *f histol.* Schwann's membrane, Schwann's sheath, neurilemma, neurolemma, neurilemmal sheath.

S.'-Zelle *f histol.* Schwann cell, neurilemma cell, neurolemma cell.

Schwan·nom *nt neuro.* Schwann-cell tumor, schwannoma, neurilemoma, neurinoma, neuroschwannoma.

Schwanz *m anat.* tail, cauda.

Schwanz·kar·zi·nom *nt patho.* (*Pankreas*) carcinoma of tail of pancreas.

Schwanz·throm·bus *m patho.* coagulation thrombus, red thrombus.

Schwar·te *f patho.* thickening.

schwar·tig *adj patho.* thickened.

Schwartz-Bartter: S.-B.-Syndrom *nt endo.* syndrome of inappropriate antidiuretic hormone.

Schwarz·fär·bung *f derm.* black pigmentation, nigrities.

schwarz·haa·rig *adj derm.* black-haired, melanotrichous.

Schwarz·was·ser·fie·ber *nt epidem.* hemolytic malaria, malarial hemoglobinuria, blackwater fever.

Schwe·fel *m chem.* sulfur. **radioaktiver S.** radiosulfur, radioactive sulfur.

Schwe·fel·man·gel·krank·heit *f patho.* asulfurosis.

Schweigger-Seidel: S.-S.'-Hülse *f* (*Milz*) Schweigger-Seidel sheath, ellipsoid.

Schwei·ne·band·wurm *m* → *Taenia solium.*

Schwei·ne·fin·nen·band·wurm *m* → *Taenia solium.*

Schwei·ne·hü·ter·krank·heit *f epidem.* swineherd's disease, Bouchet-Gsell disease.

Schwei·ne·rot·lauf *m derm.* erysipeloid, swine rotlauf, swine erysipelas, rose disease, Rosenbach's disease.

Schweinerotlauf-Bakterium *nt micro.* swine rotlauf bacillus, Erysipelothrix insidiosa/rhusiopathiae.

Schweiß *m* sweat, perspiration, sudor, transpiration. **in S. ausbrechen** come out in a sweat. **in S. gebadet** → *schweißbedeckt.*

Schweiß·aus·bruch *m* sweat, fit of perspiration.

schweiß·be·deckt *adj* sweating profusely, bathed in perspiration.

Schweiß·bläs·chen *pl derm.* heat spots, miliaria, sudamina.

Schweiß·drü·sen *pl anat.* sweat glands, sudoriferous glands.

Schweiß·drü·sen·ab·szeß *m derm.* sweat gland abscess, sudoriparous abscess.

Schweiß·drü·sen·ade·nom *nt derm.* sweat gland adenoma, spiradenoma, spiroma, syringoma, hidradenoma.

Schweiß·drü·sen·aus·füh·rungs·gang *m histol.* sudoriferous duct, sweat duct.

Schweiß·drü·sen·ent·zün·dung *f derm.* hidradenitis, hidrosadenitis, hydradenitis.

Schweiß·drü·sen·ge·schwulst *f derm.* sweat gland tumor.

Schweiß·drü·sen·kar·zi·nom *nt derm.* syringocarcinoma.

Schweiß·drü·sen·kör·per *m histol.* acinus of sweat gland, body of sweat gland.

Schweiß·drü·sen·me·ta·pla·sie *f derm.* sweat gland metaplasia.

Schweiß·drü·sen·po·re *f histol.* sweat pore, sudoriferous pore.

Schweiß·drü·sen·tu·mor *m derm.* sweat gland tumor.

Schweiß·drü·sen·zy·lin·drom *nt derm.* sweat gland cylindroma.

Schweiß·drü·sen·zy·ste *f derm.* hidrocystoma, syringocystoma.

Schweiß·frie·seln *pl* → *Schweißbläschen.*

schweiß·ge·ba·det *adj* → *schweißbedeckt.*

Schweiß·ge·ruch *m* smell of perspiration.

schweiß·hem·mend *adj* antiperspirant, antisudorific, antisudoral, antihidrotic.

Schweiß·po·re *f* sweat pore, skin pore.

Schweiß·pro·be *f derm.* sweat test.

Schweiß·re·ten·ti·ons·syn·drom *nt derm.* sweat retention syndrome.

Schweiß·se·kre·ti·on *f derm.* secretion of sweat, sweating, hidrosis, idrosis.

schweiß·trei·bend *adj* diaphoretic, hidrotic, sudorific, sweaty.

schweiß·trie·fend *adj* → *schweißbedeckt.*

Schweizer-Typ *m* **der Agammaglobulinämie** *immun.* Swiss type agammaglobulinemia, leukopenic agammaglobulinemia, severe combined immunodeficiency (disease), thymic alymphoplasia.

Schwel·le *f physiol., psycho.* threshold, limen.

schwel·len *vt, vi* swell, belly, belly out, tumefy.

Schwel·len·ab·wan·de·rung *f HNO* threshold shift.

Schwel·len·au·dio·me·trie *f HNO* threshold audiometry.

Schwel·len·cha·rak·te·ri·stik *f physiol.* threshold characteristics *pl.*

schwel·lend *adj patho.* swelling, tumescent, intumescent, turgescent.

Schwel·len·do·sis *f radiol.* threshold dose.

Schwel·len·kon·zen·tra·ti·on *f physiol.* threshold concentration

schwel·len·nah *adj physiol.* near-threshold.

Schwel·lenreiz *m physiol.* threshold stimulus, liminal stimulus.

Schwel·len·schwund·test *m HNO* tone decay test, Carhart's test.

Schwel·len·sub·stanz *f physiol.* threshold substance, threshold body.

Schwel·len·wert·per·kus·si·on *f clin.* threshold percussion.

schwell·fä·hig *adj histol.* erectile.

Schwell·ge·we·be *nt histol.* erectile tissue.

Schwell·kör·per *m anat.* (*Penis*) cavernous body of penis, spongy body of penis.

Schwell·kör·per·ka·ver·nen *pl anat.* caverns of cavernous bodies.

Schwell·kör·per·ner·ven *pl anat.* cavernous nerves.

Schwell·kör·per·schen·kel *m anat.* crus of penis.

Schwell·kör·per·ve·nen *pl anat.* cavernous veins (of penis).

Schwel·lung *f patho.* swelling, lump, tumor, enlargement; turgescence, tumefaction, tumescence.

Schwenk·lap·pen·pla·stik *f chir.* interpolated flap, Indian flap.

Schwer·ar·beit *f* hard work, heavy work.

Schwe·re·ket·ten·krank·heit *f immun.* heavy--chain disease, Franklin's disease.

Schwer·har·nen *nt urol.* dysuria, dysuresia, dysury.

schwer·hö·rig *adj HNO* hard of hearing, deaf.

Schwer·hö·rig·keit *f HNO* hearing loss, hearing difficulty, deafness.

angeborene S. congenital deafness.

beidseitige S. bilateral deafness, bilateral hearing loss.

einseitige S. unilateral hearing loss, unilateral deafness.

erworbene S. acquired hearing loss.

fluktuierende S. fluctuation hearing loss, fluctuation deafness.

geringgradige S. slight deafness.

hochgradige S. severe deafness, severe hearing loss.

S. für hohe Frequenzen high-frequency deafness.

kongenitale S. → *angeborene S.*

mittelgradige S. moderate deafness.

S. für niedrige Frequenzen bass deafness.

organisch-bedingte S. organic deafness.

psychogene S. functional hearing loss, psychogenic hearing loss.

zentrale S. central deafness, central hearing loss.

schwer·krank *adj* seriously ill.

Schwer·kran·ke *m/f* seriously ill person.

Schwer·me·tall·ver·gif·tung *f patho.* heavy metal poisoning.

Schwer·mut *f psychia.* depression, melancholia, melancholy.

schwer·mü·tig *adj psychia.* depressive, melancholic.

Schwert·fort·satz *m* → *Processus xiphoideus.*

Schwert·griff *m* → *Manubrium.*

schwer·ver·dau·lich *adj (Essen)* indigestible, heavy.

schwer·ver·letzt *adj* seriously injured.

Schwer·ver·letz·te *m/f* seriously injured person, casualty.

schwer·ver·wun·det *adj* → *schwerverletzt.*

Schwer·ver·wun·de·te *m/f* → *Schwerverletzte.*

Schwe·ster *f* 1. sister. 2. *(Krankenhaus)* nurse; *(Oberschwester)* sister.

Schwie·ger·mut·ter *f* mother-in-law.

Schwie·ger·va·ter *m* father-in-law.

Schwie·le *f derm.* callus, callosity, keratoma, tyloma, tyle.

Schwie·len·bil·dung *f derm.* tylosis.

schwie·lig *adj derm.* horny, callous, tylotic, thickened.

Schwimm·bad·gra·nu·lom *nt derm.* swimming pool granuloma.

Schwimm·bad·kon·junk·ti·vi·tis *f ophthal.* inclusion conjunctivitis, swimming pool conjunctivitis.

Schwimm·bad·krät·ze *f derm.* swimmer's itch, swimmer's dermatitis, cercarial dermatitis, schistosome dermatitis.

Schwimm·haut·bil·dung *f patho.* webbing.

Schwimm·ho·sen·nä·vus *m derm.* bathing trunk nevus, giant hairy nevus, giant pigmented nevus.

Schwin·del *m neuro.* 1. vertigo, giddiness, dizziness. 2. → *Schwindelanfall.*

Schwin·del·an·fall *m neuro.* attack of vertigo, dizzy spell, giddiness, dizziness.

Schwin·del·ge·fühl *nt* → *Schwindel* 1.

schwin·de·lig *adj* dizzy, vertiginous, giddy *(von* with).

schwin·den *vi* decline, decrease, go down; *(Kräft)* dwindle; *(Wirkung)* wear off; *patho.* atrophy, waste, wane, shrink.

schwind·lig *adj* → *schwindelig.*

Schwin·gung *f phys.* oscillation, vibration, undulation.

Schwir·ren *nt* buzzing, buzz, whirr; *clin., card.* thrill, fremitus.

diastolisches S. diastolic thrill.

präsystolisches S. presystolic thrill.

systolisches S. systolic thrill.

Schwitz·bad *nt* sweat bath, sudarium.

Schwitz·bläs·chen *pl derm.* heat spots, miliaria, sudamina.

Schwit·zen *nt* sweating, sensible perspiration, sensible water loss, glandular water loss, perspiration, sudation. **übermäßiges S.** hyperhidrosis, hyperephidrosis, sudorrhea, polyhidrosis.

schwit·zen I *vt* sweat, sweat out. II *vi* sweat, perspire.

Schwitz·kur *f* sweat cure, sweating cure.

Schwitz·ur·ti·ka·ria *f derm.* cholinergic urticaria.

Schwund *m* decrease, drop, loss; *patho.* atrophy, wasting, shrinkage.

Scil·la·ren *nt pharm.* scillaren.

Scimitar-Syndrom *nt card.* Scimitar syndrome.

Scis·su·ra *f histol.* scissure, cleft, fissure.

Scle·ra *f anat. (Auge)* sclera, sclerotic coat.

Scle·re·ma *nt patho.* sclerema. **S. adiposum neonatorum** Underwood's disease, subcutaneous fat necrosis of the newborn.

Scler·en·ce·pha·lia *f neuro.* sclerencephalia, sclerencephaly.

Scle·ria·sis *f derm.* scleriasis.

Scle·ri·tis *f ophthal.* scleritis, scleratitis, sclerotitis, leucitis.

Scle·ro·der·mia *f derm.* scleroderma, dermatosclerosis, skinbound disease.
S. circumscripta localized scleroderma, circumscribed scleroderma, morphea.
S. diffusa/progressiva generalized scleroderma, diffuse scleroderma, diffuse systemic sclerosis, progressive systemic sclerosis.
Scler·oede·ma adul·to·rum *nt derm.* Buschke's scleredema.
Scle·ro·ma *nt derm., patho.* scleroma.
Scle·ro·ma·la·cia *f ophthal.* scleromalacia.
Scler·ony·chia *f derm.* scleronychia.
Scle·ro·sis *f patho.* sclerosis; induration, hardening.
S. fibrosa penis Peyronie's disease, fibrous cavernitis, penile induration.
S. multiplex multiple sclerosis, disseminated sclerosis, focal sclerosis.
Sco·lex *m micro.* scolex.
Sco·lio·sis *f patho.* scoliosis.
Sco·pin *nt pharm.* scopin.
Sco·pol·amin *nt pharm.* scopolamine, hyoscine.
Score *m psycho., stat.* score.
Sco·to·ma *nt ophthal.* scotoma.
S. auris *HNO* aural scotoma.
S. scintillans scintillating scotoma, flittering scotoma.
Scratch·test *m derm., immun.* scratch test.
Screen *nt radiol., techn.* screen.
Scree·ning *nt clin.* screening.
Scree·ning·test *m clin.* screening, screening test.
Scribner: S.-Shunt *m* Scribner shunt, Quinton and Scribner shunt.
Scro·fu·lo·sis *f patho.* scrofula.
Scro·ti·tis *f urol.* scrotitis.
Scro·tum *nt anat.* scrotum, testicular bag.
Scrub-Typhus *m epidem.* scrub typhus, mite--borne typhus, tropical typhus.
Scu·tu·lum *nt derm.* scutulum.
Scy·ba·lum *nt patho.* scybalum.
Seabright-bantam-Syndrom *nt endo.* pseudohypoparathyroidism, Seabright bantam syndrome.
se·bi·par *adj histol.* sebiparous, sebiagogic, sebiferous.
Se·bo·lith *m patho.* sebolith.
Se·bor·rhia·sis *f derm.* seborrhiasis, inverse psoriasis.
Se·bor·rhoe *f derm.* seborrhea.
se·bor·rho·isch *adj derm.* seborrheal, seborrheic.
Se·bo·zy·stom *nt derm.* steatocystoma, steatoma.
Se·bo·zy·sto·ma·to·se *f derm.* steatomatosis.
Se·bum *nt histol.* sebum; smegma.
sechs·fin·grig *adj embryo.* sedigitate, sexdigitate.
Sechs·ling *m embryo.* sextuplet. **Sechslinge** *pl*

sextuplets.
sechs·ze·hig *adj embryo.* sedigitate, sexdigitate.
Seckel: S.-Syndrom *nt patho.* Seckel's syndrome.
Se·co·bar·bi·tal *nt pharm.* quinalbarbitone, secobarbital.
second-look-Operation *f chir.* second-look operation.
Sec·tio *f* 1. *chir.* incision, cut. 2. → *S. caesarea.*
S. caesarea cesarean operation, cesarean section.
S. caesarea abdominalis extraperitonealis extraperitoneal cesarean section.
S. caesarea abdominalis interperitonealis transperitoneal cesarean section.
S. caesarea classica classic cesarean section, corporeal cesarean section.
S. caesarea vaginalis vaginal cesarean section.
Se·cun·di·gra·vi·da *f gyn.* secundigravida.
se·cun·di·par *adj gyn.* secundiparous.
Se·cun·di·pa·ra *f gyn.* secundipara.
Secundum-Defekt *m card.* ostium secundum defect.
se·da·tiv *adj pharm.* sedative, calming, quieting, tranquilizing, calmative.
Se·da·ti·vum *nt pharm.* sedative, tranqilizer, ataractic, ataraxic, calmative.
Se·die·ren *nt pharm., clin.* sedation.
se·die·ren *vt pharm., clin.* sedate; tranquilize.
se·die·rend *adj → sedativ.*
Se·die·rung *f pharm., clin.* sedation; tranquilization.
se·di·men·tär *adj chem.* sedimentary, sedimental.
Seed *nt radiol.* seed.
See·kli·ma *nt* maritime climate.
see·krank *adj* seasick.
See·krank·heit *f patho.* seasickness, naupathia.
See·len·blind·heit *f neuro.* optical agnosia, optic agnosia, visual agnosia.
See·le *f (a. fig.)* soul; *(Geist)* mind.
See·len·taub·heit *f neuro.* acoustic agnosia, auditory agnosia, sensory deaf-mutism.
see·lisch *adj* mental, emotional, psychic, psychogenic, psychogenetic.
seelisch-körperlich *adj* psychosomatic, psychophysical, somatopsychic.
seelisch-leiblich *adj → seelisch-körperlich.*
See·manns·haut *f derm.* farmer's skin, sailor's skin.
See·was·ser *nt* seawater, salt water.
See·was·ser·bad *nt* sea bath, sea-water bath.
Se·gel·klap·pe *f anat.* atrioventricular valve.
Seg·ment *nt anat.* segment, section, part, portion. **internodales S.** internode of Ranvier, Ranvier's segment, internodal segment.
seg·men·tär *adj anat.* segmental, segmentary.
Seg·ment·ar·te·rie *f anat.* segmental artery.

Seg·ment·ate·lek·ta·se *f pulmo.* segmental atelectasis.

Seg·ment·bron·chus *m anat.* segmental bronchus, segment bronchus.

Seg·ment·re·sek·ti·on *f gyn.* (*Brust*) segmental mastectomy, partial mastectomy, tylectomy, lumpectomy.

Seg·men·tum *nt anat.* segment, section, part, portion.

Segmenta *pl* **bronchopulmonalia** bronchopulmonary segments, lobules of lung.

Segmenta *pl* **hepatis** hepatic segments, segments of liver.

Segmenta *pl* **medullae spinalis** segments of spinal cord.

Segmenta *pl* **renalia** segments of kidney, renal segments.

Se·gre·ga·ti·on *f genet.* segregation.

Seh·ach·se *f* **1.** *anat.* optic axis (of eye), sagittal axis of eye. **2.** *physiol.* visual axis, visual line.

Seh·bahn *f physiol.* optic tract, optic pathway, visual pathway.

Seh·ebe·ne *f ophthal.* Broca's plane, visual plane.

Se·hen *nt physiol.* sense of sight, sight, vision; eyesight.

photopisches S. day vision, daylight vision, photopic vision.

skotopes S. scotopic vision, night vision, twilight vision, scotopia, rod vision.

se·hen I *vt* see; (*anschauen*) look at; (*merken*) see, notice; (*observieren*) observe, watch. **II** *vi* see. **gut s.** have good sight/eyes, see well. **schlecht s.** have bad/poor sight/eyes, see badly.

Seh·feh·ler *m ophthal.* sight defect.

Seh·feld·win·kel *m physiol.* optic angle.

Seh·gelb *nt biochem.* xanthopsin, visual yellow, all-trans retinal.

Seh·gren·ze *f ophthal.* horopter.

Seh·gru·be *f anat.* Soemmering's foramen, cental fovea of retina.

Seh·ke·gel *m histol.* visual cone, ocular cone.

Seh·kraft *f ophthal.* sight, eyesight, vision.

Seh·kraft·mes·sung *f ophthal.* optometry.

Seh·ne *f anat.* muscle tendon, tendon.

Seh·nen·bo·gen *m anat.* tendinous arch.

Seh·nen·durch·tren·nung *f ortho.* tenotomy, tendotomy.

Seh·nen·ent·zün·dung *f patho.* tendinitis, tendonitis, tenonitis, tenontitis.

Seh·nen·ex·zi·si·on *f ortho.* tenectomy, tenonectomy.

Seh·nen·ge·schwulst *f ortho.* tendon tumor.

Seh·nen·lö·sung *f ortho.* tenolysis, tendolysis.

Sehnen-Muskel-Plastik *f ortho.* myotenontoplasty, tenomyoplasty.

Seh·nen·naht *f ortho.* tenorrhaphy, tenosuture, tendon repair, tendon suture.

Seh·nen·phleg·mo·ne *f ortho.* acute suppura-

tive tenosynovitis.

Seh·nen·pla·stik *f ortho.* tendon graft, tendon grafting, tendoplasty, tenoplasty.

Seh·nen·plat·te *f anat.* aponeurosis, aponeurotic membrane.

Seh·nen·re·flex *m physiol.* tendon reflex, tendon jerk, tendon reaction.

Seh·nen·re·sek·ti·on *f ortho.* tenectomy, tenonectomy.

Seh·nen·re·zep·tor *m physiol.* tendon receptor, tenoreceptor.

Seh·nen·rup·tur *f ortho.* tendon rupture.

Seh·nen·schei·de *f anat.* synovial sheath (of tendon), tendon sheath.

Seh·nen·schei·den·ent·zün·dung *f ortho.* vaginal synovitis, tendinous synovitis, tenosynovitis, tendosynovitis, tendovaginitis, tenovaginitis.

Seh·nen·schei·den·ex·zi·si·on *f ortho.* tenosynovectomy, tendon sheath excision.

Seh·nen·schei·den·ge·schwulst *f ortho.* tendon sheath tumor.

Seh·nen·schei·den·phleg·mo·ne *f ortho.* acute suppurative tenosynovitis.

Seh·nen·schei·den·tu·mor *m ortho.* tendon sheath tumor.

Seh·nen·schmerz *m ortho.* tenalgia, tenodynia, tenontodynia.

Seh·nen·spin·del *f anat.* Golgi's tendon organ, Golgi's organ, tendon organ.

Seh·nen·trans·fer *m ortho.* tendon transfer.

Seh·nen·trans·plan·tat *nt ortho.* tendon graft.

Seh·nen·trans·plan·ta·ti·on *f ortho.* tendon graft, tendon grafting.

Seh·nen·tu·mor *m ortho.* tendon tumor.

Seh·nen·ver·knö·che·rung *f ortho.* tenostosis, osteodesmosis, ossidesmosis.

Seh·nen·zel·len *pl histol.* tendon cells, tendon corpuscles.

Seh·nen·zer·rung *f ortho.* pulled tendon.

Seh·nerv *m anat.* optic nerve, second nerve.

Seh·ner·ven·ko·lo·bom *nt ophthal.* coloboma of optic nerve.

Seh·ner·ven·kreu·zung *f anat.* optic chiasm, optic decussation.

Seh·ner·ven·pa·pil·le *f anat.* optic nerve papilla, optic papilla, optic disk.

Seh·or·gan *nt physiol.* organ of vision, organ of sight, visual organ.

Seh·pro·be *f ophthal.* test type, test letter.

Seh·pro·ben·ta·fel *f ophthal.* test card, eye chart, vision-testing chart.

Seh·prü·fung *f ophthal.* eyesight test, eye test.

Seh·pur·pur *nt biochem.* visual purple, erythropsin, rhodopsin.

Seh·rin·de *f physiol.* optic cortex, visual area, visual cortex.

Seh·schär·fe *f ophthal.* visual acuity, vision, acuteness of sight, acuity.

Seh·schär·fen·prü·fung *f ophthal.* eyesight

test, eye test.
Seh·schwä·che *f ophthal.* amblyopia, dimness of vision.
Seh·stö·rung *f ophthal.* visual disturbance, impaired sight/vision, dysopia, dysopsia.
Seh·strah·lung *f anat.* Gratiolet's fibers, optic radiation, occipitothalamic radiation, visual radiation.
Seh·ta·fel *f* → *Sehprobentafel.*
Seh·test *m ophthal.* eyesight test, visual test.
Seh·ver·mö·gen *nt ophthal.* sight, eyesight, vision.
Seh·weiß *nt biochem.* leukopsin, visual white.
Seh·wei·te *f ophthal.* distance of vision, visual distance.
Seh·win·kel *m ophthal.* visible angle, visual angle, optic angle.
Seh·zei·chen *nt ophthal.* optotype, test type, test letter.
Seh·zel·le *f histol.* photoreceptor cell, visual cell.
Seh·zen·trum *nt physiol.* visual center.
Seh·zy·klus *m biochem.* visual cycle.
Seidel: S.-Skotom *nt ophthal.* Seidel's scotoma.
Sei·fe *f* soap; *pharm.* sapo.
Sei·te *f* side; *fig.* side, feature; (*Körper*) side; (*Buch*) page, leaf. **auf der S. liegen** lie on one's side. **auf der linken S.** at the left, on the left, on the left side (*von* of). **auf der rechten S.** at the right, on the right, on the right side (*von* of).
Sei·ten·auf·nah·me *f radiol.* lateral view, side view.
Sei·ten·band *nt anat.* collateral ligament, lateral ligament.
Sei·ten·do·mi·nanz *f physiol.* lateral dominance, one-sided dominance.
Sei·ten·ge·wöl·be *nt gyn.* (*Vagina*) lateral fornix, lateral part of fornix of vagina.
Sei·ten·la·ge *f* lateral decubitus, side position.
Sei·ten·lap·pen *m anat.* (*Prostata*) lateral lobe of prostate.
Sei·ten·lap·pen·hy·per·pla·sie *f urol.* (*Prostata*) lateral lobe hyperplasia (of prostate).
Sei·ten·rand *m* lateral margin, lateral border, lateral edge.
Sei·ten·säu·le *f* (**des Rückenmarks**) *anat.* lateral column of spinal cord, intermediolateral tract.
Sei·ten·seg·ment *nt anat.* (*Lunge*) lateral segment.
Sei·ten·strang *m anat.* lateral funiculus.
Sei·ten·strang·bah·nen *pl anat.* tracts of lateral funiculus.
Sei·ten·ven·tri·kel *m anat.* lateral ventricle (of brain/cerebrum).
Sei·ten·wand·in·farkt *m card.* lateral myocardial infarction.
seit·lich **I** *adj* lateral, side, collateral. **II** *adv* laterally, at the side, to the side.

Seit·wärts·be·we·gung *f* (**unwillkürliche**) *neuro.* lateropulsion.
Seit·wärts·ver·la·ge·rung *f anat., patho.* laterodeviation, lateroposition.
Seit-zu-End-Anastomose *f chir.* lateroterminal anastomosis, side-to-end anastomosis.
Seit-zu-Seit-Anastomose *f chir.* laterolateral anastomosis, side-to-side anastomosis.
Se·kret *nt physiol.* secretion; *patho., physiol.* discharge.
Se·kre·ta·go·gum *nt pharm.* secretagogue, secretogogue.
Se·kret·gra·nu·la *pl histol.* secretory granules.
se·kre·tie·ren *vt physiol.* secrete.
Se·kre·tin *nt endo.* secretin.
Sekretin-Pankreozymin-Test *m endo.* pancreocymin-secretin test.
Sekretin-Test *m endo.* secretin test.
Se·kre·ti·on *f histol., physiol.* secretion.
se·kre·ti·ons·hem·mend *adj* antisecretory.
Se·kre·ti·ons·pha·se *f gyn.* secretory phase, secretory stage, progestional stage, gestagenic phase, luteal phase, progestional phase.
Se·kre·tor *m genet.* secretor.
se·kre·to·risch *adj* secretive, secretory.
Sek·ti·on *f forens.* postmortem, postmortem examination, obduction, dissection.
se·kun·där *adj patho.* (*Krankheit, Symptom*) secondary, acquired, deuteropathic; *pharm.* derivative, derivant.
Se·kun·där·ant·wort *f immun.* secondary reaction, secondary immune response.
Se·kun·där·bün·del *nt histol.* (*Muskel*) secondary bundle.
Se·kun·där·er·kran·kung *f patho., clin.* secondary disease, deuteropathy.
Se·kun·där·fol·li·kel *m* **1.** *immun.* secondary lymph follicle, secondary follicle. **2.** *gyn.* secondary ovarian follicle, enlarging follicle, secondary follicle.
Se·kun·där·ge·dächt·nis *nt physiol.* secondary memory.
Se·kun·där·hei·lung *f patho.* healing by second intention, healing by granulation, secondary adhesion, second intention.
Se·kun·där·in·fek·ti·on *f epidem.* secondary infection.
Se·kun·där·kon·takt *m immun.* secondary contact.
Se·kun·där·krank·heit *f hema.* secondary disease.
Se·kun·där·lei·den *nt* → *Sekundärerkrankung.*
Se·kun·där·naht *f chir.* secondary suture.
Se·kun·där·re·ak·ti·on *f* → *Sekundärantwort.*
Se·kun·där·ver·schluß *m chir.* secondary repair.
Se·kun·där·ver·sor·gung *f chir.* secondary repair.
Se·kun·där·ver·stär·ker *m psycho.* secondary reinforcer.

Se·kun·där·ver·stär·kung *f psycho.* secondary reinforcement.

Se·kun·där·zot·te *f embryo.* secondary villus.

Se·kun·de *f abbr.* **s** second.

Se·kun·den·ka·pa·zi·tät *f physiol.* forced expiratory volume, Tiffeneau's test.

se·kun·di·par *adj gyn.* secundiparous.

Selbst *nt psycho.* ego, self.

Selbst·ak·ti·vie·rung *f physiol.* autoactivation.

Selbstanalyse *f psycho.* self-analysis.

selb·stän·dig *adj* self-sufficient, independent; (*Funktion*) autonomic, autonomous; *patho.* idiopathic, autopathic.

Selbst·an·steckung [k·k] *f epidem.* self-infection.

Selbst·auf·lö·sung *f patho.* autolysis, isophagy.

Selbst·be·ein·flus·sung *f psychia.* autosuggestion.

Selbst·be·frie·di·gung *f* masturbation, onanism, self-abuse.

Selbst·be·hand·lung *f* self-treatment.

selbst·be·herrscht *adj* self-possessed, self-controlled.

Selbst·be·herr·schung *f* self-control, self-possession, self-restraint, control.

selbst·bei·ge·bracht *adj* (*Verletzung etc.*) self-induced, self-inflicted.

Selbst·be·ob·ach·tung *f psycho., psychia.* introspection, self-observation.

selbst·be·wußt *adj* self-assured, self-confident, confident.

Selbst·be·wußt·sein *nt* self-affirmation, self-confidence, self-confidence.

Selbst·bild *nt psycho.* self-image.

Selbst·ent·wick·lung *f gyn.* spontaneous evolution.

Selbst·er·hal·tung *f psycho.* self-preservation.

Selbst·er·hal·tungs·trieb *m psycho.* self-preservative instinct, survival instinct.

Selbst·er·ken·nung *f psychia.* insight.

Selbst·er·re·gung *f physiol.* self-excitation.

Selbst·hei·lung *f* autotherapy.

Selbst·hem·mung *f physiol.* autogenic inhibition, self-inhibition.

Selbst·hil·fe·grup·pe *f* self-help group.

Selbst·in·fi·zie·rung *f epidem.* self-infection, autoinfection, autoreinfection.

selbst·los *adj* unselfish, selfless.

Selbst·lo·sig·keit *f* altruism, unselfishness, selflessness.

Selbst·mord *m* self-destruction, suicide, voluntary death.

Selbst·re·pli·ka·ti·on *f genet.* self-replication.

selbst·re·pli·zie·rend *adj genet.* self-replicating.

selbst·si·cher *adj* self-assured, self-confident.

Selbst·si·cher·heit *f* self-assurance, self-confidence.

Selbst·sucht *f psycho.* egoism, egotism, self-centeredness. **krankhafte S.** *psychia.* egomania, extreme egotism.

selbst·süch·tig *adj* egoistic, egoistical, selfish, self-centered.

Selbst·ver·dau·ung *f patho.* autodigestion, autolysis, self-digestion.

Selbst·ver·gif·tung *f patho.* self-poisoning, autointoxication, endogenic toxicosis.

Selbst·ver·stüm·me·lung *f patho.* self-mutilation, autotomy.

Selbst·ver·trau·en *nt* self-confidence, confidence, self-assurance.

Selbst·ver·wirk·li·chung *f psycho.* self-actualization, self-realization.

Selbst·wen·dung *f gyn.* spontaneous version.

Selbst·zer·stö·rung *f patho., psychia.* self-destruction, autodestruction.

selbst·zu·ge·fügt *adj forens.* self-induced, self-inflicted.

Seldinger: S.-Technik *f clin.* Seldinger technique.

se·lek·tiv *adj physiol., clin.* selective.

Se·lek·ti·vi·tät *f physiol., clin.* selectivity.

Se·le·no·se *f patho.* selenium poisoning, selenosis.

Sel·la *f anat.* saddle, sella. **S. turcica** Turkish saddle, sella turcica.

Selter-Swift-Feer: S.-S.-F.'-Krankheit *f derm.* Feer's disease, Selter's disease, Swift-Feer disease, acrodynia, acrodynic erythema, dermatopolyneuritis.

Selye: S.-Syndrom *nt* Selye syndrome, general-adaptation syndrome, adaptation diseases.

Se·men *m andro.* semen, seminal fluid, sperm, sperma.

Se·mi·ca·na·lis *m anat.* semicanal.
S. musculi tensoris tympani canal for tensor tympani muscle, semicanal of tensor tympani muscle.
S. tubae auditivae/auditoriae tubal canal, semicanal of auditory tube.

Se·mi·do·mi·nanz *f genet.* incomplete dominance, semidominance.

Se·mi·ko·ma *nt neuro.* semicoma, semisomnus, semisopor.

se·mi·ko·ma·tös *adj neuro.* semicomatose.

Se·mi·lu·nar·klap·pe *f anat.* semilunar cusp.

se·mi·ma·lig·ne *adj patho.* semimalignant.

se·mi·nal *adj andro.* spermatic, seminal.

se·mi·ni·fer *adj andro.* seminiferous.

Se·mi·nom *nt patho.* seminoma; spermatocytoma, spermocytoma. **S. des Ovars** ovarian seminoma, dysgerminoma.

Se·min·urie *f urol.* spermaturia, semenuria, seminuria.

Se·mio·gra·phie *f* semiography, semeiography.

Se·mio·lo·gie *f* semeiology, semeiotics *pl*, symptomatology, semiology.

se·mi·per·mea·bel *adj* semipermeable.
Sendlinger Beiß *m epidem.* trombiculiasis, trombidiiasis, trombidiosis.
Senear-Usher: S.-U.-Syndrom *nt derm.* Senear Usher disease, Senear Usher syndrome.
Se·nes·zenz *f* senescence, growing old, aging.
Senf·pfla·ster *nt clin.* mustard plaster.
Sengstaken-Blakemore: S.-B.-Sonde *f clin.* Sengstaken-Blakemore tube.
se·nil *adj* senile.
Se·ni·lis·mus *m patho.* premature senility, senilism.
Se·ni·li·tät *f* **1.** *physiol.* senility, old age, senium. **2.** *(geistige S.)* senility, dotage, dotardness. **3.** → *Senilismus.*
Se·ni·um *nt* old age, senium, senility.
sen·ken I *vt* lower, reduce; cut down *(um* by; *auf* to); *(Arme)* drop; *(Stimme)* drop, lower; *(Augen)* lower, cast down; *(Kopf)* bow; *(Temperatur, Druck)* lower, bring down, reduce. **II** *vr* **sich s.** go down, sink, drop, fall; *(Stimme)* drop.
Senk·nie·re *f patho.* nephroptosis, nephroptosia.
Sen·kung *f* **1.** *allg.* reduction, lowering, cut; *(Temperatur, Druck)* reduction; *(Organ)* ptosis, descent. **2.** *hema.* erythrocyte sedimentation reaction, erythrocyte sedimentation rate.
Sen·kungs·ab·szeß *m patho.* hypostatic abscess, gravidation abscess, gravity abscess, migrating abscess.
Sen·kungs·schmerz *m gyn.* bearing-down pain.
Senk·we·hen *pl gyn.* false labor *sing,* false pains.
Sen·na·blät·ter *pl pharm.* senna, senna leaves.
Sen·no·sid *nt pharm.* sennoside.
Sen·sa·ti·on *f physiol.* sensation, feeling.
sen·si·bel *adj physiol.* sensitive; *(Nerv)* sensory.
Sen·si·bi·li·sie·ren *nt* → *Sensibilisierung.*
sen·si·bi·li·sie·ren *vt immun.* sensitize.
Sen·si·bi·li·sie·rung *f immun.* sensitization, sensibilization, immunization.
Sen·si·bi·li·tät *f* **1.** *physiol.* sensibility, sensitivity, sensitiveness, susceptibility. **2.** *physiol., neuro.* sensitivity, sensitiveness, esthesia; tenderness.
Sen·si·bi·li·täts·stö·rung *f neuro.* impaired sensibility; dysesthesia; anesthesia.
dissoziierte S. dissociated anesthesia, dissociation anesthesia.
periphere S. peripheral anesthesia.
posttraumatische S. traumatic anesthesia.
segmentale S. segmental anesthesia.
strumpfförmige S. stocking anesthesia.
traumatische S. traumatic anesthesia.
Sen·si·bi·li·täts·ver·lust *m neuro.* loss of sensibility, anesthesia.

sen·si·tiv *adj immun.* sensitive; *psycho., fig.* sensitive, susceptible.
Sen·si·ti·vie·rung *f* sensitization.
Sen·si·ti·vi·tät *f (a. stat.)* sensitivity, sensitiveness.
sen·so·mo·to·risch *adj physiol.* sensorimotor, sensomotor.
Sen·sor *m physiol.* sensor, sensory receptor, receptor; *techn.* sensor.
sen·so·ri·ell *adj physiol., psycho.* sensorial.
sen·so·risch *adj physiol.* sensitive, sensory, sensorial, receptive.
sensorisch-motorisch *adj physiol.* sensorimotor, sensomotor.
Sen·so·ri·um *nt* **1.** *physiol.* sensorium, perceptorium. **2.** *psycho.* sensorium, consciousness.
sen·su·al *adj* → *sensuell.*
Sen·sua·lis·mus *m* sensualism, sensuality.
Sen·sua·li·tät *f* → *Sensualismus.*
sen·su·ell *adj physiol.* sensual, sensible, sensory.
Sentinel loop-Zeichen *nt radiol.* sentinel loop sign.
Sep·sis *f patho.* sepsis, septicemia, septic intoxication, blood poisoning, septic fever, hematosepsis.
sep·tal *adj anat.* septal, septile.
Sept·ek·to·mie *f chir., HNO* septectomy.
sep·tiert *adj histol.* septate.
Sep·ti·gra·vi·da *f gyn.* septigravida.
Sep·tik·ämie *f* → *Sepsis.*
sep·tik·ämisch *adj* → *septisch.*
Sep·ti·ko·py·ämie *f patho.* septicopyemia.
sep·ti·ko·py·ämisch *adj patho.* septicopyemic.
Sep·ti·me·tri·tis *f gyn.* septimetritis.
Sep·ti·pa·ra *f gyn.* septipara.
sep·tisch *adj patho.* septic, septicemic; *(Wunde)* infected, dirty.
Sep·to·sto·mie *f chir., HTG* septostomy.
Sep·to·to·mie *f HNO* septotomy.
Sep·tum *nt anat.* septum, partition.
S. atrioventriculare atrioventricular septum (of heart).
S. femorale Cloquet's septum, crural septum, femoral septum.
S. glandis septum of glans penis.
S. interatriale interatrial septum (of heart), interauricular septum.
Septa *pl* **interlobularia** *(Lunge)* interlobular septa (of lung).
S. intermusculare intermuscular ligament, intermuscular septum.
S. interventriculare interventricular septum (of heart), ventricular septum.
S. linguale lingual septum.
S. lucidum → *S. pellucidum.*
S. medianum posterius dorsal median septum, posterior median septum.
S. nasale/nasi nasal septum.
S. nasi osseum osseous nasal septum, bony

Septumdefekt 600

septum of nose.
S. orbitale orbital septum, tarsal membrane.
S. pellucidum pellucid septum.
S. penis septum of penis.
S. rectovesicale Denonvilliers' aponeurosis, rectovesical septum.
S. scrotale/scroti septum of scrotum, scrotal septum.
Sep·tum·de·fekt *m card.* septal defect. **aortopulmonaler S.** aorticopulmonary septal defect, aortic septal defect, aorticopulmonary window.
Sep·tum·de·via·ti·on *f HNO* septal deviation.
Sep·tum·dorn *m HNO* septal spur.
Sep·tum·ele·va·to·ri·um *nt HNO* septal elevator.
Sep·tum·ex·zi·si·on *f HNO* septectomy.
Sep·tum·in·farkt *m card.* septal myocardial infarction.
Sep·tum·knor·pel *m anat.* cartilage of nasal septum, septal cartilage of nose.
Sep·tum·mei·ßel *m HNO* septal chisel.
Sep·tum·pla·stik *f HNO* septoplasty.
Sep·tum·re·sek·ti·on *f HNO* septectomy.
Sep·tum·zan·ge *f HNO* septal forceps.
se·quen·ti·ell *adj* sequential.
Se·quenz *f (a. patho.)* sequence.
Se·quenz·prä·pa·rat *nt gyn.* sequential oral contraceptive.
Se·que·ster *nt patho.* sequestrum.
Se·que·ster·bil·dung *f patho.* sequestration.
Se·que·ster·ent·fer·nung *f chir.* sequestrectomy, sequestrotomy, necrotomy.
Se·que·ste·ro·to·mie *f chir.* necrotomy.
Se·que·stra·ti·on *f patho.* sequestration.
Se·que·strek·to·mie *f chir.* sequestrectomy, sequestrotomy.
se·que·strie·ren *vt patho.* sequester.
se·que·striert *adj patho.* sequestered.
Se·que·strie·rung *f* 1. *ortho. (Knochen)* sequestration. 2. *patho., physiol.* sequestration.
Serafini: S.-Hernie *f chir.* Serafini's hernia, retrovascular hernia.
Se·rie *f* series, sequence, succession.
Se·ri·en·schnitt *m histol.* serial section.
Se·ri·en·stu·die *f stat.* serial study.
Se·ro·dia·gno·stik *f clin.* serodiagnosis, serum diagnosis, immunodiagnosis, diagnostic serology.
se·ro·dia·gno·stisch *adj clin.* serodiagnostic.
Se·ro·epi·de·mio·lo·gie *f* seroepidemiology.
se·ro·fi·bri·nös *adj histol.* serofibrinous, seroplastic.
se·ro·fi·brös *adj* serofibrous, fibroserous.
Se·ro·kon·ver·si·on *f immun.* seroconversion.
Se·ro·lo·gie *f* serology.
se·ro·lo·gisch *adj* serologic, serological.
Se·ro·ly·sin *nt immun.* serolysin.
Se·rom *nt patho.* seroma.
se·ro·mem·bra·nös *adj histol.* seromembranous.

se·ro·mu·kös *adj histol.* seromucous, seromucoid.
Se·ro·mu·ko·tym·pa·non *nt HNO* glue ear, chronic seromucinous otitis media.
se·ro·mus·ku·lär *adj histol.* seromuscular.
se·ro·ne·ga·tiv *adj immun.* serologically negative, seronegative.
Se·ro·ne·ga·ti·vi·tät *f immun.* seronegativity.
Se·ro·pneu·mo·tho·rax *m pulmo.* seropneumothorax.
se·ro·po·si·tiv *adj immun.* serologically positive, seropositive.
Se·ro·po·si·ti·vi·tät *f immun.* seropositivity.
se·ro·pu·ru·lent *adj patho.* seropurulent.
Se·ro·re·ak·ti·on *f immun.* seroreaction, serological reaction, serum reaction.
Se·ro·re·si·stent *adj immun.* seroresistant.
Se·ro·re·si·stenz *f immun.* seroresistance.
se·rös *adj histol., patho.* serous.
Se·ro·sa *f anat.* serous tunic, serous coat, serous membrane, serosa.
Se·ro·sa·ent·zün·dung *f* → *Serositis.*
Se·ro·sa·flicken [k·k] *m chir.* serosal patch.
se·ro·san·gui·nös *adj patho.* serosanguineous.
Se·ro·sa·patch *m chir.* serosal patch.
Se·ro·sa·riß *m patho.* serosal tear.
Se·ro·sa·zy·ste *f patho.* serosal cyst.
Se·ro·si·tis *f patho.* serositis, orrhomeningitis.
Se·ro·the·ra·pie *f clin.* serum therapy, serotherapy.
Se·ro·tho·rax *m pulmo.* serothorax, hydrothorax.
Se·ro·to·nin *nt endo.* serotonin, 5-hydroxytryptamine, thrombotonin.
Se·ro·to·nin·ant·ago·nist *m pharm.* serotonin antagonist.
se·ro·to·nin·erg *adj physiol.* serotoninergic, serotonergic.
Se·ro·tym·pa·num *nt HNO* acute tubal occlusion.
Se·ro·typ *m* 1. *immun.* immunotype. 2. → *Serovar.*
Se·ro·vak·zi·na·ti·on *f immun.* serovaccination.
Se·ro·var *m micro.* serovar, serotype.
ser·pi·gi·nös *adj derm., patho.* serpiginous; serpent-like; creeping.
Sertoli: S.-Zellen *pl histol.* Sertoli's cells, sustentacular cells.
S.-Zell-Hyperplasie *f urol.* Sertoli cell hyperplasia.
S.-Zell-Syndrom *nt urol.* Sertoli-cell-only syndrome, Del Castillo syndrome.
S.-Zell-Tumor *m urol.* Sertoli cell tumor.
Sertoli-Leidig: S.-L.-Zelltumor *m urol.* Sertoli-Leydig cell tumor, androblastoma, arrhenoblastoma, arrhenoma.
Se·rum *nt* 1. *histol.* serum, serous fluid. 2. *hema.* blood serum, serum. 3. *immun.* im-

Shunt

mune serum, serum; antiserum.
heterologes S. heterologous serum.
homologes S. homologous serum.
monovalentes S. monovalent serum, specific serum.
polyvalentes S. polyvalent serum.
spezifisches S. → *monovalentes S.*
Se·rum·al·bu·min *nt* albumin, serum albumin, seralbumin.
Se·rum·dia·gno·stik *f immun., clin.* immunodiagnosis, serum diagnosis, serodiagnosis, diagnostic serology.
Se·rum·he·pa·ti·tis *f epidem.* hepatitis B, serum hepatitis, homologenous serum hepatitis, type B viral hepatitis.
Se·rum·ka·li·um *nt lab.* serum potassium.
Se·rum·krank·heit *f immun.* serum sickness, serum disease.
Se·rum·läh·mung *f immun.* serum paralysis.
Se·rum·na·tri·um *nt lab.* serum sodium.
Se·rum·ne·phri·tis *f immun.* serum nephritis, induced glomerulonephritis.
Se·rum·neu·ro·pa·thie *f immun.* serum neuropathy, serum sickness neuropathy.
Serum-Prothrombin-Conversion-Accelerator *m abbr.* **SPCA** *hema.* serum prothrombin conversion accelerator, factor VII, proconvertin, stable factor.
Se·rum·the·ra·pie *f clin.* serum therapy, serotherapy.
Se·sam·bein *nt* → *Sesamknochen.*
Se·sam·kno·chen *m* sesamoid, sesamoid bone.
Se·sam·knor·pel *m anat.* (*Stimmband*) sesamoid cartilage, Luschka's cartilage.
ses·sil *adj histol.* sessile.
Set *m/nt* set.
Seu·che *f (a. fig.)* epidemic; pest, plague.
Sever: S.'-Krankheit *f ortho.* Sever's disease, epiphysitis of calcaneus.
Sex *m* sex.
Sex·chro·ma·tin *nt histol.* sex chromatin, Barr body.
Sex·chro·mo·som *nt genet.* gonosome, sex chromosome, heterochromosome, heterosome.
Sex·test *m* sex test.
Sex·ti·gra·vi·da *f gyn.* sextigravida.
Sex·ti·pa·ra *f gyn.* sextipara.
se·xu·al *adj* → *sexuell.*
Se·xu·al·er·zie·hung *f* sex education.
Se·xu·al·hy·gie·ne *f* sex hygiene.
Se·xu·al·in·stinkt *m* → *Sexualtrieb.*
Se·xua·li·tät *f psycho.* sexuality, sex.
Se·xu·al·or·ga·ne *pl anat.* genitalia, genitals, genital organs, reproductive organs.
Se·xu·al·trieb *m* libido, sex drive, sex, sexual instinct, life instinct.
Se·xu·al·ver·hal·ten *nt* sexual behavior.
Se·xu·al·ver·kehr *m* sexual intercourse, sex act, sex, intercourse, cohabitation, coitus,

coition, copulation.
se·xu·ell *adj* sexual, venereal.
Sézary: S.-Syndrom *nt hema., derm.* Sézary erythroderma, Sézary syndrome.
S.-Zelle *f hema.* Sézary cell.
Se·zer·nie·ren *nt histol.* secretion.
se·zer·nie·ren *vt histol.* secrete.
se·zer·nie·rend *adj histol.* secretory.
se·zie·ren *vt anat., chir.* dissect, cut apart.
Sharp: S.-Syndrom *nt patho.* mixed connective tissue disease.
Sharpey: S.-Fasern *pl histol.* Sharpey's fibers, perforating fibers, bone fibers.
Sheehan: S.-Syndrom *nt endo.* Sheehan syndrome, postpartum pituitary necrosis (syndrome).
Shenton: S.-Linie *f radiol.* Shenton's arc, Skinner's line.
Shepherd: S.-Fraktur *f ortho.* Shepherd fracture.
Sherrington: S.-Gesetz *nt physiol.* Sherrington's law.
Shiga-Kruse: S.-K.-Ruhrbakterium *nt* → *Shigella dysenteriae Typ 1.*
Shi·gel·la *f micro.* shigella, Shigella.
S. dysenteriae Typ 1 Shiga-Kruse bacillus, Shiga bacillus, Shigella dysenteriae type 1.
S. dysenteriae Typ 2 Schmitz bacillus, Shigella dysenteriae type 2.
S. flexneri Flexner's bacillus, paradysentery bacillus, Shigella flexneri.
S. sonnei Sonne bacillus, Sonne-Duval bacillus, Shigella sonnei.
Shi·gel·la·in·fek·ti·on *f epidem.* shigellosis.
Shi·gel·lo·se *f epidem.* shigellosis.
Shirodkar: S.-Operation *f gyn.* Shirodkar's operation.
Shoemaker: S.-Linie *f ortho.* Shoemaker's line, Schoemaker's line.
Short-bowel-Syndrom *nt chir.* short-bowel syndrome, short-gut syndrome.
Shrapnell: S.'-Membran *f anat.* Shrapnell's membrane, flaccida, pars flaccida.
Shunt *m chir.* shunt, anastomosis, fistula, bypass; *patho.* shunt, anastomosis, fistula.
arteriovenöser S. arteriovenous shunt, arteriovenous fistula, A-V shunt.
biliodigestiver/biliointestinaler S. *chir.* biliodigestive anastomosis, biliary-enteric anastomosis, biliary-intestinal bypass.
extrakranial-intrakranialer S. *neurochir.* extracranial-intracranial bypass.
ilealer S. → *jejunoilealer S.*
intrapulmonaler S. *physiol., patho.* intrapulmonary shunt.
jejunaler S. → *jejunoilealer S.*
jejunoilealer S. *chir.* jejunal bypass, jejunoileal shunt, ileal bypass, ileal shunt.
peritoneovenöser S. *chir.* peritoneovenous shunt.

portokavaler S. *chir.* portacaval shunt, porto-systemic shunt.
splenorenaler S. *chir.* splenorenal shunt.
ventrikuloperitonealer S. *neurochir.* ventriculoperitoneal shunt.
ventrikulovenöser S. *neurochir.* ventriculovenostomy, ventriculovenous shunt.
shun·ten *vt chir.* shunt, bypass.
Shunt-Fraktion *f* shunt fraction.
Shunt-Gefäß *nt physiol.* shunt vessel.
Shunt-Zyanose *f clin.* shunt cyanosis.
Shwachman: S.-Syndrom *nt patho.* Shwachman syndrome, Shwachman-Diamond syndrome, congenital lipomatosis of pancreas.
Shwachman-Blackfan-Diamond-Oski-Khaw: S.-B.-D.-O.-K.-Syndrom *nt* → *Shwachman-Syndrom.*
Shwartzman-Sanarelli: S.-S.-Phänomen *nt immun.* Sanarelli's phenomenon, Sanarelli--Shwartzman phenomenon, generalized Shwartzman phenomenon.
Shy-Drager: S.-D.-Syndrom *nt card.* Shy--Drager syndrome, chronic idiopathic hypotension, chronic orthostatic hypotension.
Sia: S.-Reaktion *f lab.* Sia test.
Si·al·aden·ek·to·mie *f HNO* sialoadenectomy, sialadenectomy.
Si·al·ade·ni·tis *f HNO* sialadenitis, sialadenosis, sialoadenitis.
Si·al·ade·no·gra·phie *f radiol.* sialadenography.
Si·al·ade·no·se *f HNO* sialadenosis.
Si·al·ade·no·to·mie *f HNO* sialoadenotomy, sialadenotomy.
Si·al·ago·gum *nt pharm.* ptyalagogue, sialagogue, sialogogue.
Si·al·an·gi·ek·ta·sie *f HNO* sialoangiectasis.
Si·al·an·gio·gra·phie *f radiol.* sialoangiography.
Si·al·an·gi·tis *f HNO* sialoangiitis, sialoangitis, sialodochitis, sialoductitis.
Si·al·do·chi·tis *f* → *Sialangitis.*
Si·al·ek·ta·sie *f HNO* ptyalectasis, sialectasis, sialectasia.
Si·al·eme·sis *f patho.* sialemesis, sialemesia.
Sia·li·tis *f HNO* sialitis.
Sia·lo·aden·ek·to·mie *f HNO* sialoadenectomy, sialadenectomy.
Sia·lo·ade·ni·tis *f* → *Sialadenitis.*
Sia·lo·ade·no·gra·phie *f radiol.* sialadenography.
Sia·lo·ade·no·to·mie *f HNO* sialoadenotomy, sialadenotomy.
Sia·lo·an·gi·ek·ta·sie *f HNO* sialoangiectasis.
Sia·lo·an·gio·gra·phie *f radiol.* sialoangiography.
Sia·lo·an·gi·tis *f* → *Sialangitis.*
Sia·lo·do·chi·tis *f* → *Sialangitis.*
Sia·lo·do·cho·pla·stik *f HNO* sialodochoplasty.

sia·lo·gen *adj* sialogenous.
Sia·lo·gramm *nt radiol.* sialogram, sialograph.
Sia·lo·gra·phie *f radiol.* sialography, ptyalography.
Sia·lo·lith *m HNO* salivary calculus, salivary stone, sialolith, ptyalolith.
Sia·lo·li·thia·sis *f HNO* ptyalolithiasis, sialolithiasis, salivolithiasis.
Sia·lo·li·tho·to·mie *f HNO* sialolithotomy, ptyalolithotomy.
Sia·lom *nt HNO* salivary tumor, sialoma.
Sia·lor·rhoe *f HNO* sialism, sialorrhea, sialosis, hyperptyalism, hypersalivation.
Sia·lo·ste·no·se *f HNO* sialostenosis.
Sia·lo·ze·le *f HNO* sialocele, ranula.
Sibson: S'.-Faszie *f anat.* Sibson's fascia, suprapleural membrane.
Sicard: S.-Syndrom *nt neuro.* Collet-Sicard syndrome, Sicard's syndrome.
S.-Zeichen *nt chir.* Sicard's sign.
Sicca-Syndrom *nt patho.* sicca syndrome, Gougerot-Sjögren disease, Sjögren's syndrome.
Si·chel *f* sickle; *anat.* falx.
Si·chel·fuß *m ortho.* talipes varus, pes adductus, strephenopodia.
Si·chel·zell·an·ämie *f hema.* sickle cell anemia, crescent cell anemia, drepanocytic anemia, drepanocytemia.
Si·chel·zell·an·la·ge *f genet.* sickle-cell trait.
Si·chel·zell·bil·dung *f hema.* sickling.
Si·chel·zell·dak·ty·li·tis *f hema.* sickle cell dactylitis, hand-and-foot syndrome.
Si·chel·zel·le *f hema.* sickle cell, crescent cell, meniscocyte, drepanocyte.
Si·chel·zel·len·an·ämie *f* → *Sichelzellanämie.*
Si·chel·zel·len·dak·ty·li·tis *f* → *Sichelzelldaktylitis.*
Sichelzellen-Hämoglobin-C-Krankheit *f hema.* sickle cell-hemoglobin C disease.
Sichelzellen-Hämoglobin-D-Krankheit *f hema.* sickle cell-hemoglobin D disease.
Si·chel·zel·len·tha·lass·ämie *f hema.* sickle-cell thalassemia, microdrepanocytic anemia, thalassemia-sickle cell disease, microdrepanocytosis.
Si·chel·zell·hä·mo·glo·bin *nt hema.* hemoglobin S, sickle cell hemoglobin.
Si·chel·zell·kri·se *f hema.* sickle-cell crisis.
Si·chel·zell·tha·lass·ämie *f* → *Sichelzellen-thalassämie.*
Sich·zu·rück·zie·hen *nt psycho.* social withdrawal.
Sicker·blu·tung [k·k] *f patho.* hemorrhagic oozing, hyporrhea, apostaxis, staxis.
sickern [k·k] *vi* trickle, drip, leak; (*Blut*) ooze; hemorrhage, bleed.
Sick-Sinus-Syndrom *nt abbr.* **SSS** *card.* sick sinus syndrome.
si·de·ro·achre·stisch *adj* sideroachrestic.

Si·de·ro·blast *m hema.* sideroblast.
Si·de·ro·der·mie *f derm.* sideroderma.
Si·de·ro·fi·bro·se *f patho.* siderofibrosis.
Si·de·ro·my·cin *nt pharm.* sideromycin.
Si·de·ro·pe·nie *f patho.* sideropenia.
si·de·ro·pe·nisch *adj patho.* sideropenic, hypo-
ferric.
Si·de·ro·phi·lie *f patho.* hemochromatosis,
bronze diabetes, bronzed diabetes.
Si·de·ro·se *f patho.* siderosis.
Si·de·ro·si·li·ko·se *f pulmo.* silicosiderosis,
siderosilicosis.
Si·de·ro·sis *f patho.* siderosis. **S. pulmonum**
pulmo. arcwelder lung, pulmonary siderosis.
Si·de·ro·skop *nt ophthal.* sideroscope.
si·de·ro·tisch *adj patho.* siderotic.
Si·de·ro·zyt *m hema.* siderocyte.
Sieb·bein *nt anat.* ethmoid, ethmoid bone,
cribriform bone.
Sieb·bein·ar·te·rie *f anat.* ethmoidal artery.
Sieb·bein·aus·räu·mung *f HNO* ethmoidecto-
my.
Sieb·bein·ent·zün·dung *f HNO* ethmoiditis.
Sieb·bein·plat·te *f anat.* cribriform lamina of
ethmoid bone, cribriform plate of ethmoid
bone, sieve plate, cribrum.
Sieb·bein·ve·nen *pl anat.* ethmoidal veins.
Sieb·bein·zan·ge *f HNO* ethmoidal forceps.
Sieb·bein·zel·len *pl anat.* ethmoidal sinuses,
ethmoidal cells, ethmoidal aircells.
Sie·ben·ling *m ped.* septuplet. **Siebenlinge** *pl*
septuplets.
Sieb·plat·te *f anat.* (*Sklera*) cribrous lamina (of
sclera), perforated layer of sclera.
Sieb·test *m clin.* screening, screening test.
Sie·gel·ring·zel·le *f histol.* signet-ring cell.
Sie·gel·ring·zell·kar·zi·nom *nt patho.* signet-
-ring cell carcinoma.
Siegle: S.-Otoskop *nt HNO* Siegle's otoscope,
Siegle's speculum.
SI-Einheit *f* SI unit.
Siemens-Bloch: Pigmentdermatose *f* **S.-B.**
derm. Bloch-Sulzberger incontinentia pig-
menti, Bloch-Sulzberger syndrome.
Sig·ma *nt* → *Sigmoid.*
Sig·ma·af·ter *m chir.* sigmoidostomy.
Sig·ma·an·hef·tung *f chir.* sigmoidopexy.
Sig·ma·ar·te·ri·en *pl* sigmoid arteries.
Sigma-Blasen-Fistel *f patho.* sigmoidovesical
fistula.
Sig·ma·di·ver·ti·kel *nt patho.* sigmoid colon
diverticulum.
Sig·ma·ent·zün·dung *f* → *Sigmoiditis.*
Sig·ma·er·öff·nung *f chir.* sigmoidotomy.
Sig·ma·kar·zi·nom *nt patho.* carcinoma of
sigmoid colon.
Sigma-Rektum-Anastomose *f chir.* sigmoido-
proctostomy, sigmoidorectostomy.
Sig·ma·re·sek·ti·on *f chir.* sigmoidectomy.
Sig·ma·tis·mus *m HNO* sigmatism, sigmasism,

lisp, lisping.
Sig·ma·ve·nen *pl anat.* sigmoid veins.
Sig·ma·vol·vu·lus *m chir.* sigmoid volvulus.
Sig·mo·id *nt anat.* sigmoid colon, pelvic colon,
sigmoid flexure, sigmoid. **hypermobiles S.**
chir. omega loop.
Sig·mo·id·ek·to·mie *f chir.* sigmoidectomy.
Sig·mo·idi·tis *f patho.* sigmoiditis.
Sig·mo·ido·pe·xie *f chir.* sigmoidopexy.
Sig·mo·ido·prok·to·sto·mie *f chir.* sigmoido-
proctostomy, sigmoidorectostomy.
Sig·mo·ido·rek·to·sto·mie *f* → *Sigmoido-
proktostomie.*
Sig·mo·ido·skop *nt clin.* sigmoidoscope,
sigmoscope.
Sig·mo·ido·sko·pie *f clin.* sigmoidoscopy.
Sig·mo·ido·sto·mie *f chir.* sigmoidostomy.
Sig·mo·ido·to·mie *f chir.* sigmoidotomy.
Sig·mo·id·vol·vu·lus *m chir.* sigmoid volvulus.
Sig·na·tur *f pharm.* signature.
sig·nie·ren *vt* sign; (*mit Anfangsbuchstaben*)
initial.
Sil·ben·stot·tern *nt neuro.* dyssyllabia.
Sil·ber *nt* silver; *chem.* argentum.
Sil·ber·blick *m inf.* squint.
Sil·ber·in·to·xi·ka·ti·on *f patho.* silver poison-
ing, argyrism, argyrosis.
Si·li·ka·to·se *f pulmo.* silicatosis.
Si·li·ko·an·thra·ko·se *f pulmo.* silicoanthraco-
sis.
Si·li·ko·ar·thri·tis *f pulmo* rheumatoid
pneumoconiosis, Caplan's syndrome.
Si·li·ko·se *f pulmo.* silicosis, grinder's disease,
pneumosilicosis.
Si·li·ko·si·de·ro·se *f pulmo.* siderosilicosis, sili-
cosiderosis.
si·li·ko·tisch *adj pulmo.* silicotic.
Si·li·ko·tu·ber·ku·lo·se *f pulmo.* silicotuber-
culosis, infective silicosis.
Si·li·zi·um·gra·nu·lom *nt patho.* silicon granu-
loma.
Silver: S.-Syndrom *nt patho.* Silver dwarf,
Silver's syndrome, Russell's syndrome.
Simian-Virus *nt abbr.* **SV** *micro.* simian virus.
Simmonds: S.'-Kachexie *f endo.* Simmonds'
disease, hypophysial cachexia, pituitary
cachexia.
S.-Syndrom *nt endo.* Simmonds' syndrome,
apituitarism, hypopituitarism.
Simon: S.-Lage *f chir.* Simon's position,
Edebohls' position.
S.'-Spitzenherd *m pulmo.* Simon's apical
focus, Simon's focus.
Simonart: S.'-Bänder *pl gyn.* Simonart's
bands, Simonart's threads, Streeter's bands,
amniotic bands.
Simons: S.-Syndrom *nt patho.* Simons' disease,
progressive lipodystrophy, partial lipodystrophy.
Sim·plex·glau·kom *nt ophthal.* simple glauco-

ma, open-angle glaucoma, wide-angle glau-
coma, chronic glaucoma, noncongestive
glaucoma.
Simpson: S.-Sonde *f gyn.* Simpson's sound.
Sims: S.-Lage *f gyn.* Sims' position, English
position, lateral recumbent position, obstetri-
cal position.
Mastdarmspekulum *nt* **nach S.** *clin.* Sims'
speculum.
S.-Sonde *f gyn.* Sims uterine sound.
Sims-Huhner: S.-H.-Test *m gyn.* Huhner test,
Sims' test.
Si·mu·lant *m* simulator, malingerer.
Si·mu·lan·tin *f* simulator, malingerer.
Si·mu·lie·ren *nt psychia., patho.* simulation,
pretending, feigning, malingering, patho-
mimesis, pathomimicry.
si·mu·lie·ren *vt* simulate, malinger, pretend,
feign.
Si·mul·tan·imp·fung *f immun.* serovaccination.
Sin·ci·put *nt anat.* sinciput, synciput.
Sin·gul·tus *m* hiccup, hic-cough, singultus,
singultation.
Si·ni·stro·kar·die *f card.* sinistrocardia.
Sinken *nt* sinking; (*Temperatur*) fall, drop.
sinken *vi* sink, go down, fall, drop, dip, de-
crease, decline; (*Temperatur, Druck*) go
down, come down, fall, drop.
Sinn *m* **1.** *physiol.* sense; feeling, sensation. **2.**
(*Gefühl*) sense, feeling (*für* of); (*Bedeutung*)
meaning, significance, sense.
Sin·nes·ein·druck *m psycho.* sensation,
impression.
Sin·nes·epi·thel *nt histol.* sensory epithelium,
sense epithelium, neuroepithelium.
Sin·nes·gei·ßeln *pl histol.* sensory cilia.
Sin·nes·haa·re *pl histol.* sensory hairs.
Sin·nes·or·ga·ne *pl physiol.* sense organs,
sensory organs, senses.
Sin·nes·qua·li·tät *f physiol.* sensory quality.
Sin·nes·reiz *m physiol.* sensory stimulus.
Sin·nes·täu·schung *f* false perception, illu-
sion; hallucination.
sinn·lich *adj physiol.* sensational, sensate,
sensual, sensory, sensorial.
Si·no·bron·chi·tis *f* → *Sinubronchitis.*
Si·no·gramm *nt radiol.* sinogram.
Si·no·gra·phie *f radiol.* sinography.
si·nu·atri·al *adj physiol.* sinoatrial, sinoauricular, sinuatrial, sinuauricular.
Si·nu·atri·al·bün·del *nt physiol.* Keith-Flack's
bundle, Keith's bundle, sinoatrial bundle.
Si·nu·atri·al·kno·ten *m* → *Sinusknoten.*
si·nu·au·ri·ku·lär *adj* → *sinuatrial.*
Si·nu·bron·chi·tis *f pulmo.* sinobronchial
syndrome, sinopulmonary syndrome, sinobronchitis, bronchosinusitis.
Si·nui·tis *f* → *Sinusitis.*
si·nu·pul·mo·nal *adj* sinopulmonary, sinobronchial.

Si·nus *m* **1.** *anat.* sinus, cavity, canal. **2.** *patho.*
sinus, fistula, tract.
S. *pl* **anales** rectal sinuses, anal sinuses, anal
crypts, crypts of Morgagni.
S. aortae sinus of Valsalva, sinus of
Morgagni, aortic sinus.
S. caroticus carotid bulbus, carotid sinus.
S. cavernosus cavernous sinus.
S. coronarius coronary sinus.
S. *pl* **durae matris** sinuses of dura mater,
cranial sinuses.
S. epididymidis sinus of epididymis.
S. *pl* **ethmoidales** ethmoidal sinuses, ethmoi-
dal cells.
S. frontalis frontal sinus, frotal antrum.
S. *pl* **intercavernosi** intercavernous sinuses,
Ridley's sinuses.
S. *pl* **lactiferi** lacteal sinuses, lactiferous si-
nuses.
S. maxillaris maxillary sinus, maxillary
antrum.
S. obliquus pericardii oblique sinus of peri-
cardium.
S. *pl* **paranasales** paranasal sinuses, accessory
sinuses of nose, air sinuses.
S. *pl* **posteriores** posterior cells, posterior
sinuses.
S. sphenoidalis sphenoidal sinus.
S. sphenoparietalis sphenoparietal sinus,
Breschet's sinus.
S. tarsi tarsal sinus, tarsal canal.
S. transversus (durae matris) transverse sinus
(of dura mater).
S. transversus pericardii transverse sinus of
pericardium, Theile's canal.
S. *pl* **trunci pulmonalis** sinuses of pulmonary
trunk.
S. unguis nail sinus.
S. venarum cavarum sinus of venae cavae.
S. venosus *embryo.* venous sinus.
S. venosus sclerae Schlemm's canal, Lauth's
sinus, venous sinus of sclera.
Si·nus·ar·rest *m card.* sinus arrest, sinus stand-
still.
Si·nus·ar·rhyth·mie *f card.* sinus arrhythmia.
Si·nus·bra·dy·kar·die *f card.* sinoatrial brady-
cardia, sinus bradycardia.
Sinus-cavernosus-Fistel *f neuro.* cavernous
sinus fistula.
Sinus-cavernosus-Plexus *m anat.* intercav-
ernous plexus, cavernous plexus.
Sinus-cavernosus-Syndrom *nt neuro.* cavernous sinus syndrome.
Sinus-cavernosus-Thrombose *f neuro.* cavernous sinus thrombosis.
Si·nus·hi·stio·zy·to·se *f hema.* acute nonspecific lymphadenitis, sinus catarrh, sinus
histiocytosis.
Si·nu·si·tis *f HNO* nasosinusitis, paranasal
sinusitis, sinusitis.

Si·nus·ka·tarrh *m* → *Sinushistiozytose.*
Si·nus·klap·pe *f anat.* coronary valve, thebesian valve.
Si·nus·kno·ten *m anat.* sinus node, sinoatrial node, sinuatrial node, Flack's node, Keith-Flack's node, Keith's node.
Si·nus·kno·ten·syn·drom *nt card.* sick sinus syndrome.
Si·nu·sko·pie *f HNO* sinoscopy.
Si·nus·la·va·ge *f HNO* sinus lavage.
Si·nu·so·id *m histol.* sinusoid, sinusoidal vessel, sinusoidal capillary.
si·nu·so·id *adj histol.* sinusoid, sinusoidal.
Si·nu·so·idal·kreis·lauf *m histol.* sinusoidal circulation.
Si·nu·so·to·mie *f HNO* sinusotomy.
Si·nus·rhyth·mus *m physiol.* SA rhythm, sinus rhythm.
Si·nus·spü·lung *f HNO* sinus lavage.
Si·nus·ta·chy·kar·die *f card.* sinus tachycardia.
Si·nus·throm·bo·se *f neuro.* sinus thrombosis.
si·nu·ven·tri·ku·lär *adj* sinoventricular, sinuventricular.
Si·phon *m chir., clin.* siphon.
Sipple: S.-Syndrom *nt endo.* Sipple's syndrome, multiple endocrine neoplasia IIa.
Si·re·no·me·lie *f embryo.* mermaid deformity, sirenomelia, sympodia.
Si·rup *m pharm.* sirup, treacle, syrup.
SISI-Test *m HNO* short increment sensitivity index test, SISI test.
Si·so·my·cin *nt pharm.* sisomicin.
SI-System *nt* International System of Units, SI system.
Si·to·ste·rin *nt pharm.* sitosterol.
Si·tus *m anat.* situs, site, place, location, position, locus. **S. inversus** visceral inversion, situs inversus, situs transversus.
Sitz·bad *nt* hip bath, sitz bath.
Sitz·bein *nt anat.* ischial bone, ischium.
Sitz·bein·ast *m anat.* ischial ramus, ramus of ischium.
Sitz·bein·ast·frak·tur *f ortho.* fracture of the ischial ramus.
Sitz·bein·ent·zün·dung *f ortho.* ischionitis.
Sitz·bein·frak·tur *f ortho.* fracture of the ischial ramus.
Sitz·bein·höcker [k·k] *m anat.* ischial tuberosity, tuberosity of ischium.
Sitz·bein·kör·per *m anat.* body of ischium
Sjögren: S.-Syndrom *nt patho.* Gougerot-Sjögren disease, Sjögren's syndrome, sicca syndrome.
Sjögren-Larsson: S.-L.-Syndrom *nt patho.* Sjögren-Larsson syndrome.
Ska·bi·es *f derm.* scabies, itch. **norwegische S.** norwegian scabies, norwegian itch, crusted scabies.
ska·bi·ös *adj derm.* scabietic, scabetic, scabious.

Ska·la *f mathe., techn.* scale, graduation.
Ska·len·ek·to·mie *f chir.* scalenectomy.
Ska·le·no·to·mie *f chir.* scalenotomy.
Ska·le·nus *m anat.* scalenus muscle.
Skalenus-anterior-Syndrom *nt neuro.* scalenus anticus syndrome, Naffziger's syndrome.
Ska·le·nus·bi·op·sie *f* scalene node biopsy.
Ska·le·nus·durch·tren·nung *f chir.* scalenotomy.
Ska·le·nus·re·sek·ti·on *f chir.* scalenectomy.
Skalenus-Syndrom *nt neuro.* scalenus syndrome, cervical rib syndrome, cervicobrachial syndrome.
Skalp *m anat.* scalp.
Skal·pell *nt chir.* scalpel, surgical knife, knife.
Skan·die·ren *nt neuro.* bradylalia, bradyarthria, bradyglossia, bradyphasia.
Ska·pho·hy·dro·ze·pha·lus *m neuro.* scaphohydrocephalus.
Ska·pho·id·frak·tur *f ortho.* scaphoid fracture.
ska·pho·ze·phal *adj embryo.* scaphocephalic, scaphocephalous.
Ska·pho·ze·pha·lie *f embryo.* scaphocephaly, scaphocephalism, sagittal synostosis.
Ska·pu·la *f anat.* scapula, shoulder blade.
Ska·pul·al·gie *f* → *Skapulodynie.*
ska·pu·lar *adj anat.* scapular.
Ska·pu·la·rand *m anat.* border of scapula, margin of scapula.
Ska·pul·ek·to·mie *f ortho.* scapulectomy.
Ska·pu·lo·dy·nie *f* scapulodynia, scapulalgia.
ska·pu·lo·hu·me·ral *adj* scapulohumeral, humeroscapular.
Ska·pu·lo·hu·me·ral·re·flex *m physiol.* scapulohumeral reflex, scapuloperiosteal reflex.
Ska·pu·lo·pe·xie *f ortho.* scapulopexy.
Ska·ri·fi·ka·ti·on *f immun.* scarification.
Ska·ri·fi·ka·ti·ons·test *m derm.* scratch test, scarification test.
ska·ri·fi·zie·ren *vt derm.* (*Haut*) scarify.
skar·la·ti·ni·form *adj derm.* resembling scarlatina, scarlatiniform, scarlatinoid.
skar·la·ti·no·id *adj* → *skarlatiniform.*
Ska·to·akra·tie *f patho.* fecal incontinence, scatacratia, scoracratia.
Ske·le·to·ge·ne·se *f embryo.* skeletogeny.
Ske·le·ton *nt anat.* skeleton, bony skeleton. **S. appendiculare** appendicular skeleton. **S. axiale** axial skeleton. **S. thoracicum** skeleton of thorax, thoracic cage, thoracic skeleton.
Ske·lett *nt* 1. → *Skeleton.* 2. *allg.* skeleton, frame, framework.
ske·let·tal *adj anat.* skeletal.
Ske·lett·de·for·mie·rung *f ortho.* skeletal deformity.
Ske·lett·dys·pla·sie *f ortho.* skeletal dysplasia.
Ske·lett·ent·wick·lung *f embryo.* skeletogeny.
Ske·lett·tie·ren *nt chir.* skeletization.
Ske·let·tie·rung *f chir.* skeletization; *patho.*

skeletization.

Ske·lett·mus·keln pl anat. skeletal muscles, somatic muscles.

Ske·lett·mus·kel·zel·le f histol. skeletal muscle cell.

Ske·lett·szin·ti·gra·phie f radiol. bone scan, bone scanning.

Ske·lett·ver·for·mung f ortho. skeletal deformity.

Skene: S.'-Gänge pl anat. Skene's ducts, Skene's glands, Schüller's glands, paraurethral glands of female urethra.

Ske·ni·tis f gyn. skenitis, skeneitis.

Ske·no·skop nt gyn. skenoscope.

Skep·to·phy·la·xie f immun. skeptophylaxis.

Skia·skop nt ophthal. skiascope, retinoscope.

Skia·sko·pie f ophthal. retinoscopy, shadow test, skiametry, skiascopy.

Ski·dau·men m ortho. skier's thumb, gamekeeper's thumb.

Skillern: S.-Fraktur f ortho. Skillern's fracture.

Skir·rhus m → Szirrhus.

Skle·ra f anat. (Auge) sclera, sclerotic coat, white of the eye. **blaue Skleren** pl blue sclerae.

Skler·ade·ni·tis f patho. scleradenitis.

Skle·ra·ent·zün·dung f → Skleritis.

Skle·ra·er·wei·chung f ophthal. scleromalacia.

skle·ral adj anat. scleral, sclerotic.

Skle·ral·lin·se f ophthal. scleral contact lens.

Skle·ra·sporn m ophthal. scleral spur.

Skle·ra·sta·phy·lom nt ophthal. scleral staphyloma.

Skle·ra·ve·nen pl anat. scleral veins.

Skler·ek·ta·sie f ophthal. sclerectasia, scleral ectasia.

Skler·ek·to·irid·ek·to·mie f ophthal. sclerectoiridectomy, Lagrange's operation.

Skler·ek·to·mie f ophthal. sclerectomy.

Skle·re·ma nt patho., derm. sclerema. **S. adiposum neonatorum** Underwood's disease, sclerema, subcutaneous fat necrosis of the newborn.

Skler·en·ze·pha·lie f neuro. sclerencephalia, sclerencephaly.

Skle·ria·sis f derm. scleriasis.

Skler·iri·to·mie f ophthal. scleriritomy.

Skle·ri·tis f ophthal. scleritis, scleratitis, sclerotitis, leucitis.

Skle·ro·cho·rio·idi·tis f ophthal. sclerochoroiditis, scleroticochoroiditis.

Skle·ro·dak·ty·lie f derm. sclerodactyly, sclerodactylia; acrosclerosis.

Skle·ro·der·ma·ti·tis f derm. sclerodermatitis.

Skle·ro·der·mie f derm. dermatosclerosis, skinbound disease.
diffuse S. diffuse scleroderma, generalized scleroderma, diffuse systemic sclerosis, systemic scleroderma.
lineare S. linear morphea, linear scleroderma.
zirkumskripte S. morphea, localized sclero-

derma, circumscribed scleroderma.

skle·ro·gen adj patho. sclerogenous, scleratogenous, sclerogenic.

Skle·ro·iri·tis f ophthal. scleroiritis.

Skle·ro·ke·ra·ti·tis f ophthal. sclerosing keratitis, sclerokeratitis, sclerokeratosis.

Skle·ro·ke·ra·to·iri·tis f ophthal. sclerokeratoiritis.

skle·ro·kon·junk·ti·val adj scleroconjunctival.

Skle·ro·kon·junk·ti·vi·tis f ophthal. scleroconjunctivitis.

Skle·ro·kor·nea f ophthal. sclerocornea.

skle·ro·kor·ne·al adj sclerocorneal.

Skle·rom nt patho., derm. scleroma.

Skle·ro·ma·la·zie f ophthal. scleromalacia.

Skle·ro·myx·ödem nt derm. scleromyxedema, Arndt-Gottron syndrome.

Skler·ony·chie f derm. scleronychia.

Skle·ro·ny·xis f ophthal. scleronyxis.

Skler·oph·thal·mie f ophthal. sclerophthalmia.

Skle·ro·se f patho. sclerosis, induration, hardening.
konzentrische S. Baló's disease, concentric periaxial encephalitis, concentric periaxial leukoencephalitis.
multiple S. abbr. MS multiple sclerosis, disseminated sclerosis, focal sclerosis.
systemische S. systemic sclerosis, diffuse systemic sclerosis, systemic scleroderma, generalized scleroderma, diffuse sclerosis.
tuberöse S. Bourneville's disease, tuberous sclerosis (of brain).

skle·ro·sie·ren vt, vi patho. sclerose, harden.

skle·ro·sie·rend adj patho. sclerosing, hardening, indurating.

Skle·ro·sie·rung f → Sklerotherapie.

Skle·ro·ste·no·se f patho. sclerostenosis.

Skle·ro·sto·mie f ophthal. sclerostomy.

Skle·ro·the·ra·pie f clin. sclerotherapy, sclerosing therapy.

skle·ro·tisch adj patho. sclerotic, scleroid, sclerosal, sclerous, sclerosed.

Skle·ro·tom nt 1. physiol., neuro. sclerotome. 2. ophthal. → Sklerotomiemesser.

Skle·ro·to·mie f ophthal. sclerotomy.

Skle·ro·to·mie·mes·ser nt ophthal. sclerotome.

Sko·lex m micro. scolex.

Sko·lio·ky·pho·se f ortho. scoliokyphosis.

Sko·lio·se f ortho. patho. scoliosis, lateral curvature, rachioscoliosis.
angeborene S. congenital scoliosis.
C-förmige S. C-shaped scoliosis.
haltungsbedingte S. postural scoliosis.
idiopathische S. idiopathic scoliosis.
kompensatorische S. compensatory scoliosis.
kongenitale S. → angeborene S.
myopathische S. myopathic scoliosis.
neuromuskuläre S. neuromuscular scoliosis.
okuläre S. ophthalmic scoliosis, ocular

scoliosis.
osteopathische S. osteopathic scoliosis.
paralytische S. paralytic scoliosis.
posttraumatische S. post-traumatic scoliosis.
S-förmige S. S-shaped scoliosis.
statische S. static scoliosis.
strukturelle S. structural scoliosis.
Sko·lio·se·becken [k·k] *nt ortho.* scoliotic pelvis.
sko·lio·tisch *adj ortho.* scoliotic.
Skor·but *m patho.* true scurvy, scurvy.
Sko·tom *nt ophthal.* scotoma.
absolutes S. absolute scotoma.
hemianopes S. hemianopic scotoma.
negatives S. negative scotoma.
parazentrales S. paracentral scotoma.
peripapilläres S. peripapillary scotoma.
peripheres S. peripheral scotoma.
perizentrales S. pericentral scotoma.
physiologisches S. physiologic scotoma, physiological scotoma, blind spot.
positives S. positive scotoma.
relatives S. relative scotoma.
zentrales S. central scotoma.
zentrozäkales S. cecocentral scotoma, centrocecal scotoma.
Sko·to·ma·graph *m ophthal.* scotomagraph.
Sko·to·me·trie *f ophthal.* scotometry.
Skot·op·sie *f physiol.* scotopic vision, night vision, scotopia, rod vision.
skro·fu·lös *adj patho.* scrofulous, scrofular.
Skro·fu·lo·se *f patho.* scrofula.
Skro·phu·lo·derm *nt patho.* scrofuloderma.
skro·tal *adj anat.* oscheal, scrotal.
Skro·tal·ele·phan·tia·sis *f urol.* oschelephantiasis.
Skro·tal·gan·grän *f urol.* Fournier's disease, Fournier's gangrene.
Skro·tal·her·nie *f urol.* scrotal hernia, oscheocele, orchiocele, scrotocele.
Skro·tal·ner·ven *pl anat.* scrotal nerves.
Skro·tal·ödem *nt urol.* scrotal edema.
Skro·tal·ra·phe *f anat.* raphe of scrotum, scrotal raphe.
Skro·tal·re·flex *m physiol.* scrotal reflex.
Skro·tal·sep·tum *nt anat.* septum of scrotum, scrotal septum.
Skro·tal·ve·nen *pl anat.* scrotal veins.
Skrot·ek·to·mie *f urol.* scrotectomy.
Skro·ti·tis *f urol.* scrotitis, oscheitis.
Skro·tum *nt anat.* scrotum, testicular bag.
Skro·tum·ent·zün·dung *f →* Skrotitis.
Skro·tum·ex·zi·si·on *f urol.* scrotectomy.
Skro·tum·kar·zi·nom *nt urol.* carcinoma of scrotum.
Skro·tum·pla·stik *f urol.* oscheoplasty, scrotoplasty.
Sku·tu·lum *nt derm.* scutulum.
Sky·ba·lum *nt patho.* scybalum.
Slavjanski: S.'-Membran *f gyn.* membrane of

Slaviansky, glassy membrane.
Slow-Virus *nt micro.* slow virus.
Slow-Virus-Infektion *f abbr.* **SVI** *epidem.* slow virus disease, slow virus infection.
Sluder: S.-Neuralgie *f neuro.* Sluder's neuralgia, Sluder's syndrome, sphenopalatine neuralgia.
Sludge *nt hema.* sludge.
sludged blood-Phänomen *nt hema.* sludged blood, sludging (of blood).
Sly: S.-Syndrom *nt patho.* Sly syndrome, mucopolysaccharidosis VII.
Sm-Antigen *nt immun.* Sm antigen, Smith antigen.
Smeg·ma *nt histol.* smegma. **S. praeputii** smegma (of prepuce).
Smeg·ma·lith *m urol.* preputial calculus, postholith, smegmalith.
Smeg·ma·stein *m →* Smegmalith.
Smellie: S.-Handgriff *m gyn.* Smellie's method.
Smith: S.-Fraktur *f ortho.* Smith's fracture, reverse Colles' fracture.
Smith-Lemli-Opitz: S.-L.-O.-Syndrom *nt patho.* Smith-Lemli-Opitz syndrome.
Smith-Petersen: S.-P.-Nagel *m ortho.* Smith-Petersen nail.
Snedden-Wilkinson: S.-W.-Syndrom *nt derm.* Sneddon-Wilkinson disease, subcorneal pustular dermatosis.
Snellen: S.-Farbentest *m ophthal.* Snellen's test.
S.-Haken *pl ophthal.* Snellen's test types.
S.-Reflex *m physiol.* auricocervical nerve reflex.
S.-Sehproben *pl ophthal.* Snellen's test types.
S.-Sehprobentafeln *pl ophthal.* Snellen's charts.
S.-Sehschärfentest *m ophthal.* Snellen's test.
S.-Tabellen *pl ophthal.* Snellen's charts.
S.-Zeichen *nt ophthal.* Snellen's sign.
Sod·bren·nen *nt patho.* heartburn, water brash, pyrosis, cardialgia.
So·do·ku *nt epidem.* rat-bite disease, rat-bite fever, sodoku, sokosho.
Soh·le *f sole; techn.* sole.
Soh·len·schmerz *m ortho.* plantalgia.
Soh·len·war·ze *f derm.* plantar wart, plantar verruca.
Sohn *m son; baby boy, boy.*
Sohval-Soffer: S.-S.-Syndrom *nt patho.* Sohval-Soffer syndrome.
So·la·nin *nt pharm.* solanine.
So·la·nis·mus *m patho.* solanine poisoning.
Sol·da·ten·herz *nt card.* DaCosta's syndrome, cardiophrenia, functional cardiovascular disease, soldier's heart.
so·li·tär *adj (a. histol.)* solitary.
So·li·tär·kno·ten *m patho.* (*Schilddrüse*) solitary thyroid nodule, solitary nodule.

So·li·tär·lä·si·on *f patho.* solitary lesion.
So·li·tär·me·ta·sta·se *f patho.* solitary metastasis.
So·li·tär·zy·ste *f ortho.* solitary bone cyst, simple bone cyst, unicameral bone cyst.
So·lu·tio *f* 1. *patho.* solution, loosening, separation. 2. *pharm.* solution, solutio.
Sol·vens *nt pharm.* solvent, menstruum.
So·ma *nt anat.* body, soma; *histol.* cell body, soma.
So·man *nt pharm.* soman.
Som·as·the·nie *f patho.* somasthenia, somatesthenia.
So·mat·agno·sie *f neuro.* somatagnosia.
So·mat·al·gie *f neuro.* bodily pain, somatalgia.
So·mat·äs·the·sie *f physiol.* bodily sensation, somatesthesia, somesthesia.
So·ma·ti·sa·ti·on *f psychia.* somatization.
so·ma·tisch *adj anat.* somatic, physical, bodily; (*Erkrankung*) somatopathic, organic.
So·ma·ti·sie·rungs·syn·drom *nt psychia.* somatization.
So·ma·to·äs·the·sie *f* → *Somatästhesie.*
so·ma·to·form *adj psychia.* somatoform.
so·ma·to·gen *adj histol., patho.* somatogenic, somatogenetic.
So·ma·to·gramm *nt radiol.* somatogram.
so·ma·to·in·te·sti·nal *adj* somatointestinal.
So·ma·to·li·be·rin *nt endo.* somatoliberin, somatotropin releasing factor, somatotropin releasing hormone.
So·ma·to·mam·mo·tro·pin *nt endo.* somatomammotropine.
So·ma·to·me·ga·lie *f ortho.* somatomegaly, gigantism.
So·ma·to·mo·to·rik *f physiol.* somatomotor system.
so·ma·to·mo·to·risch *adj physiol.* somatomotor.
So·ma·to·sen·so·rik *f physiol.* somatosensory system.
so·ma·to·sen·so·risch *adj physiol.* somatosensory.
So·ma·to·sko·pie *f clin.* somatoscopy.
somato-somatisch *adj* somato-somatic.
So·ma·to·sta·tin *nt endo.* somatostatin, somatotropin inhibiting factor, somatotropin release inhibiting factor, somatotropin release inhibiting hormone.
So·ma·to·sta·ti·nom *nt endo.* somatostatinoma, delta cell tumor, D-cell tumor.
So·ma·to·the·ra·pie *f clin., psychia.* somatotherapy.
So·ma·to·tro·pin *nt endo.* somatotropin, somatotrophic hormone, somatotropic hormone, growth hormone.
Somatotropin-inhibiting-Faktor *m* → *Somatostatin.*
Somatotropin-inhibiting-Hormon *nt* → *Somatostatin.*

So·ma·to·tro·pin·man·gel *m endo.* hyposomatotropism.
Somatotropin-release-inhibiting-Faktor *m abbr.* **SR-IF** → *Somatostatin.*
Somatotropin-release-inhibiting-Hormon *nt* → *Somatostatin.*
Somatotropin-releasing-Faktor *m abbr.* **SRF** → *Somatoliberin.*
Somatotropin-releasing-Hormon *nt abbr.* **SRH** → *Somatoliberin.*
so·ma·to·vis·ze·ral *adj* somaticovisceral, somaticosplanchnic, somatovisceral.
So·ma·zel·le *f histol.* body cell.
Som·mer·cho·le·ra *f patho.* summer cholera, summer complaint.
Som·mer·di·ar·rhö *f* → *Sommercholera.*
Som·mer·grip·pe *f* summer minor illness.
Som·mer·pru·ri·go *f derm.* summer eruption, summer prurigo of Hutchinson, polymorphic light eruption.
Som·mer·spros·sen *pl derm.* freckles, ephelides.
som·mer·spros·sig *adj* freckled, freckly.
Som·mer·ur·ti·ka·ria *f derm.* light urticaria, solar urticaria.
Som·nam·bu·lis·mus *m neuro.* sleepwalking, somnambulism, somnambulation, noctambulation, noctambulism.
Som·ni·fe·rum *nt pharm.* soporific, somnifacient.
Som·ni·lo·quie *f* sleeptalking, somniloquism, somniloquence, somniloquy.
som·no·lent *adj neuro.* somnolent, sleepy, drowsy, sleep-drunken.
Som·no·lenz *f neuro.* somnolence, sleepiness, sleep drunkenness.
Son·de *f* sound, probe, searcher; (*kleine Sonde*) style, stylet, stilet, stilette.
Son·den·er·näh·rung *f* gavage, gastrogavage, gastrostogavage.
son·die·ren *vt* explore, probe, sound.
So·ni·ka·ti·on *f clin.* sonication.
So·ni·tus *m HNO* sonitus.
Son·nen·be·strah·lung *f derm.* insolation.
Son·nen·blu·men·star *m ophthal.* sunflower cataract.
Son·nen·brand *m derm.* sunburn, solar dermatitis.
Son·nen·ge·flecht *nt anat.* celiac plexus, epigastric plexus, solar plexus.
Son·nen·licht *nt* sunlight.
Son·nen·licht·spek·trum *nt* solar spectrum.
Son·nen·stich *m patho.* sun stroke, heat stroke, solar fever, heliosis.
Son·nen·strahl *m* sunray, sunbeam.
Son·nen·strah·len·pro·tu·be·ran·zen *pl radiol.* (*Knochen*) sunray pattern.
Son·nen·un·ter·gangs·phä·no·men *nt neuro.* setting-sun sign.
Son·nen·ur·ti·ka·ria *f derm.* solar urticaria,

light urticaria.
son·nen·ver·brannt *adj* sunburnt, sunburned.
So·no·gramm *nt radiol.* sonogram, echogram, ultrasonogram.
So·no·graph *m radiol.* echograph, sonograph.
So·no·gra·phie *f radiol.* sonography, echography, ultrasonography.
so·no·gra·phisch *adj radiol.* ultrasonographic, sonographic.
so·nor *adj clin.* sonorous.
Soor·gra·nu·lom *nt patho.* candida granuloma, monilial granuloma.
Soor·my·ko·se *f* moniliasis, moniliosis, candidiasis, candidosis. **S. der Mundschleimhaut** oral candidiasis, mycotic stomatitis, thrush.
So·por *m neural.* sopor, unnaturally deep sleep.
Sor·bin·säu·re *f pharm.* sorbic acid, 2,4-hexadienoic acid.
Sorsby: S.-Syndrom *nt ophthal.* Sorsby's syndrome.
So·ta·lol *nt pharm.* sotalol.
Sotos: S.-Syndrom *nt patho.* Sotos' syndrome (of cerebral gigantism), cerebral gigantism.
Southern-Blot-Technik *f immun.* Southern blot technique.
so·zia·bel *adj socio.* sociable.
So·zia·bi·li·tät *f socio.* sociability.
So·zi·al·ar·beit *f* social work.
So·zi·al·ar·bei·ter *m* caseworker, social worker.
So·zi·al·ar·bei·te·rin *f* caseworker, social worker.
So·zia·li·sa·ti·on *f socio.* socialization.
So·zia·li·sie·rung *f socio.* socialization.
So·zi·al·me·di·zin *f* social medicine.
So·zi·al·psy·cho·lo·gie *f* social psychology.
So·zio·lo·gie *f* sociology.
So·zio·path *m* psychopath, antisocial personality.
So·zio·pa·thie *f* personality disorder.
Spa·cer *m genet.* spacer.
Spacer-DNA *f biochem.* spacer DNA, regulatory DNA.
Spalding: S.-Zeichen *nt gyn.* Spalding's sign, Horner's sign.
Spalt *m (a. histol.)* crack; *(Lücke)* gap, opening, hiatus; *(Schlitz)* slit; *(Riß)* split; *(Öffnung)* opening, space; *(Spalte)* cleft, crevice, fissure, rima.
Spalt·becken [k·k] *nt ortho.* split pelvis.
Spalt·bla·se *f urol.* exstrophy of bladder, bladder exstrophy, schistocystis.
Spal·te *f → Spalt.*
Spalt·fuß *m embryo.* cleft foot, split foot.
Spalt·hand *f embryo.* cleft hand, split hand, lobster-claw.
Spalt·haut·lap·pen *m chir.* split-skin graft, split-thickness graft, split thickness flap.
Spalt·haut·trans·plan·tat *nt → Spalthaut-*

lappen.
Spalt·impf·stoff *m → Spaltvakzine.*
Spalt·lam·pe *f ophthal.* slit lamp.
Spalt·li·ni·en *pl (Haut)* cleavage lines.
Spalt·rip·pe *f ortho.* bifid rib.
Spal·tung *f* split, splitting, cleavage; *genet.* segregation; *anat.* division, dichotomy, dichotomization; *embryo.* cleavage.
Spalt·vak·zi·ne *f immun.* split-virus vaccine, subvirion vaccine, subunit vaccine
Spalt·wir·bel *m ortho.* cleft vertebra.
Span *m (a. ortho.)* splinter, chip.
Spann *m anat. (Fuß)* instep.
Span·nung *f (a. fig.)* tension, strain; *phys.* tension; *physiol.* tone; *electr.* potential, voltage.
Span·nungs·bla·se *f* **1.** *ortho.* fracture blister. **2.** *patho. (Lunge)* tension cavity.
Span·nungs·hy·dro·tho·rax *m pulmo.* tension hydrothorax.
Span·nungs·kopf·schmerz *m neuro.* tension headache.
Span·nungs·pneu·mo·tho·rax *m pulmo.* pressure pneumothorax, tension pneumothorax.
Span·nungs·syn·drom *nt,* **prämenstruelles** *gyn.* premenstrual syndrome, premenstrual tension syndrome.
Spar·te·in *nt pharm.* sparteine.
spas·mo·disch *adj neuro.* spasmodic.
spas·mo·gen *adj* spasmogenic.
Spas·mo·lyg·mus *m neuro.* spasmolygmus, spasmodic hiccup.
Spas·mo·ly·se *f neuro., clin.* spasmolysis.
Spas·mo·ly·ti·kum *nt pharm.* spasmolysant, antispasmodic.
spas·mo·ly·tisch *adj pharm.* antispasmodic, spasmolytic.
spas·mo·phil *adj neuro.* spasmophilic, spasmophile.
Spas·mo·phi·lie *f neuro.* spasmophilia, spasmophilic diathesis.
Spas·mus *m neuro.* spasm, cramp; muscle cramp.
S. nictitans nictitating spasm, winking spasm.
S. nutans nodding spasm, salaam attack, salaam convulsion, salaam spasm.
Spa·stik *f neuro.* spasticity.
Spa·sti·ker *m neuro.* spastic.
Spa·sti·ke·rin *f neuro.* spastic.
spa·stisch *adj neuro.* spastic.
Spa·sti·zi·tät *f → Spastik.*
Spät·ab·ort *m gyn.* late abortion.
Spät·apo·ple·xie *f neuro.* delayed apoplexy, traumatic late apoplexy.
Spät·de·ze·le·ra·ti·on *f gyn.* late deceleration, type II dip.
Spät-Dumping *nt chir.* late postprandial dumping, late postprandial dumping syndrome, reactive hypoglycemia.
Spa·tel *m chir.* spatula.
Spät·epi·lep·sie *f neuro.* tardy epilepsy,

delayed epilepsy.

Spät·ge·sto·se *f gyn.* preeclampsia. **S. im Wochenbett** puerperal convulsions, puerperal eclampsia.

Spa·ti·um *nt anat.* spatium, space.

Spatia *pl* **anguli iridocornealis** spaces of Fontana, spaces of iridocorneal angle.

S. epidurale epidural space, extradural space, epidural cavity.

S. episclerale episcleral space, intervaginal space, Tenon's space.

S. extraperitoneale extraperitoneal space.

S. intercostale intercostal space.

Spatia *pl* **interglobularia** interglobular spaces of Owen, Czermak's spaces.

S. intervaginale intervaginal space of optic nerve, Schwalbe's space.

S. peridurale → *S. epidurale.*

S. perilymphaticum perilymphatic space, perilymphatic labyrinth.

S. retroperitoneale retroperitoneal space, retroperitoneum.

S. retropubicum prevesical space, retropubic space, Retzius' space.

S. subarachnoideum subarachnoid space, subarachnoid cavity.

S. subdurale subdural cavity, subdural space.

Spatia *pl* **zonularia** Petit's canals, zonular spaces.

Spät·kom·pli·ka·ti·on *f clin.* late complication, delayed complication.

Spät·mor·bi·di·tät *f clin.* late morbidity.

Spät·re·ak·ti·on *f immun.* late reaction.

Spät·scha·den *m patho.* late injury, late trauma.

Spät·syn·drom *nt,* **postalimentäres** → *Spät-Dumping.*

Spät·sy·phi·lis *f patho.* late syphilis, tertiary syphilis.

Spät·tief *nt gyn.* type II dip, late deceleration.

Spät-Typ *m* (**der Überempfindlichkeitsreaktion**) *immun.* delayed-type hypersensitivity, delayed hypersensitivity, cell-mediated hypersensitivity.

Speck·haut·ge·rinn·sel *nt patho.* bacon-rind clot, chicken fat clot.

Speck·nie·re *f patho.* amyloid kidney, Rokitansky's kidney, waxy kidney.

Spec·ti·no·my·cin *nt pharm.* spectinomycin.

Spei·che *f anat. old* → *Radius* 1.

Spei·chel *m* saliva, spittle.

Spei·chel·ab·son·de·rung *f physiol.* salivation, salivary secretion. **gesteigerte S.** → *Speichelfluß.*

Spei·chel·amy·la·se *f biochem.* salivary amylase.

spei·chel·bil·dend *adj histol.* producing saliva, sialogenous.

Spei·chel·bil·dung *f histol.* production of saliva, salivation.

Spei·chel·drü·se *f anat., histol.* sialaden, salivary gland.

Spei·chel·drü·sen·ent·zün·dung *f HNO* sialadenitis, sialadenosis, sialoadenitis.

Spei·chel·drü·sen·ex·zi·si·on *f HNO* sialoadenectomy, sialadenectomy.

Spei·chel·drü·sen·ge·schwulst *f HNO* salivary tumor, sialoma.

Spei·chel·drü·sen·gra·nu·lom *nt HNO* salivary gland granuloma.

Spei·chel·drü·sen·misch·tu·mor *m HNO* salivary gland mixed tumor, pleomorphic adenoma, enclavoma.

Spei·chel·drü·sen·schwel·lung *f HNO* sialadenoncus.

Spei·chel·drü·sen·tu·mor *m HNO* salivary gland tumor, sialoma.

Spei·chel·er·bre·chen *nt patho.* sialemesis, sialemesia.

Spei·chel·fi·stel *f HNO* sialosyrinx, salivary fistula.

Spei·chel·fluß *m HNO* sialism, sialorrhea, hyperptyalism, hypersalivation, ptyalorrhea.

Spei·chel·se·kre·ti·on *f* salivation, salivary secretion. **übermäßige S.** → *Speichelfluß.*

Spei·chel·stein *m HNO* salivary calculus, salivary stone, sialolith, ptyalolith.

Spei·chel·ver·schlucken [k·k] *nt HNO* sialophagia.

Spei·cher *m physiol.* depot, storage, store, reservoir.

Spei·cher·fett *nt biochem.* depot lipid, storage lipid, depot fat, storage fat.

Spei·cher·fol·li·kel *pl histol.* (*Schilddrüse*) thyroid follicles.

Spei·cher·koh·len·hy·drat *nt biochem.* reserve carbohydrate, storage carbohydrate.

Spei·cher·körn·chen *nt histol.* storage granule, granule.

Spei·cher·krank·heit *f patho.* storage disease, thesaurismosis, thesaurosis.

spei·chern *vt* (*a. techn.*) store, store up, accumulate.

Spei·cher·pro·te·in *nt biochem.* storage protein.

Spei·che·rung *f* (*a. techn.*) storage, accumulation.

Spei·che·rungs·dys·tro·phie *f patho.* storage dystrophy.

Spei·cher·zel·le *f histol.* storage cell.

Spei·se *f* (*Nahrung*) food, nutriment, nutrition, nourishment.

Spei·se·brei *m physiol.* chyme, chymus.

Spei·se·röh·re *f anat.* esophagus, gullet.

Spei·se·röh·ren·apla·sie *f embryo.* esophagus aplasia.

Spei·se·röh·ren·atre·sie *f patho.* esophagus atresia.

Spei·se·röh·ren·bruch *m patho.* esophagocele.

Spei·se·röh·ren·chir·ur·gie *f chir.* esophageal

surgery.

Spei·se·röh·ren·deh·nung *f* **1.** → *Speiseröhrendilatation.* **2.** → *Speiseröhrenektasie.*

Spei·se·röh·ren·di·la·ta·ti·on *f chir.* esophageal dilatation.

Spei·se·röh·ren·di·ver·ti·kel *nt patho.* esophageal diverticulum.

Spei·se·röh·ren·drü·sen *pl anat.* esophageal glands.

Spei·se·röh·ren·ek·ta·sie *f patho.* esophagectasia, esophagectasis.

Spei·se·röh·ren·ent·zün·dung *f patho.* esophagitis.

Spei·se·röh·ren·ero·si·on *f patho.* esophageal erosion.

Spei·se·röh·ren·ge·flecht *nt anat.* esophageal plexus.

Speiseröhren-Kardia-Plastik *f chir.* esophagocardioplasty.

Speiseröhren-Kardia-Schnitt *m chir.* esophagocardiomyotomy, esophagomyotomy.

Spei·se·röh·ren·kar·zi·nom *nt patho.* esophageal cancer, esophageal carcinoma.

Spei·se·röh·ren·krampf *m patho.* esophagospasm, esophageal spasm.

Spei·se·röh·ren·krebs *m* → *Speiseröhrenkarzinom.*

Spei·se·röh·ren·läh·mung *f patho.* lemoparalysis.

Speiseröhren-Magen-Fistel *f chir.* esophagogastrostomy, esophagogastroanastomosis.

Speiseröhren-Magen-Plastik *f chir.* esophagogastroplasty.

Spei·se·röh·ren·ma·lig·nom *nt patho.* esophageal malignancy.

Spei·se·röh·ren·mo·ti·li·tät *f* esophageal motility.

Spei·se·röh·ren·my·ko·se *f patho.* esophagomycosis.

Spei·se·röh·ren·ne·kro·se *f patho.* esophageal necrosis.

Spei·se·röh·ren·ob·struk·ti·on *f patho.* esophageal obstruction.

Spei·se·röh·ren·per·fo·ra·ti·on *f patho.* esophageal perforation.

Spei·se·röh·ren·pla·stik *f chir.* esophagoplasty.

Spei·se·röh·ren·pli·ka·tur *f chir.* esophagoplication.

Spei·se·röh·ren·re·flux *m patho.* esophageal reflux.

Spei·se·röh·ren·re·sek·ti·on *f chir.* esophageal resection, esophagectomy.

Spei·se·röh·ren·rup·tur *f patho.* esophageal rupture.

Spei·se·röh·ren·schleim·haut *f anat.* esophageal mucosa, mucous membrane of esophagus.

Spei·se·röh·ren·schmerz *m patho.* esophagodynia, esophagalgia.

Spei·se·röh·ren·schnitt *m chir.* esophagotomy.

Spei·se·röh·ren·sen·kung *f patho.* esophagoptosis, esophagoptosia.

Spei·se·röh·ren·spie·ge·lung *f clin.* esophagoscopy.

Spei·se·röh·ren·ste·no·se *f patho.* esophageal stenosis, esophagostenosis.

Spei·se·röh·ren·strik·tur *f patho.* esophageal stricture.

Spei·se·röh·ren·ul·kus *nt patho.* esophageal ulcer.

Spei·se·röh·ren·ve·nen *pl anat.* esophageal veins.

Spei·se·röh·ren·ver·en·gung *f* → *Speiseröhrenstenose.*

Spei·se·röh·ren·ver·let·zung *f* esophageal injury, esophageal trauma.

spek·tral *adj phys.* spectral.

Spek·tral·far·ben *pl phys.* spectral colors, prismatic colors.

Spek·tral·li·nie *f phys.* spectral line.

Spek·trum *nt phys., fig.* spectrum.

elektromagnetisches S. electromagnetic spectrum.

sichtbares S. color spectrum, chromatic spectrum, visible spectrum.

S. des Sonnenlichtes solar spectrum.

Spe·ku·lum *nt* speculum.

Spen·de *f* (*Blut, Organ*) donation.

spen·den *vt* (*Blut, Organ*) donate.

Spen·der¹ *m* (*Blut, Organ*) donor, donator.

Spen·der² *m pharm.* dispenser.

Spen·der·an·ti·gen *nt immun.* donor antigen.

Spen·der·blut *nt hema.* donor blood.

Spender-Empfänger-Matching *nt immun.* donor-recipient matching.

Spen·de·rin *f* (*Blut, Organ*) donor, donator.

Spen·der·or·gan *nt* donor organ.

Spen·der·se·rum *nt* donor serum.

Spen·der·zel·le *f* donor cell.

Sper·ma *nt* sperm, sperma, semen, seminal fluid.

Sperm·ag·glu·ti·na·ti·on *f immun.* spermagglutination.

Sper·ma·kom·pa·ti·bi·li·täts·test *m*, **postkoitaler** *gyn.* Huhner test, Sims' test.

Sper·ma·ti·de *f andro.* spermatid, spermatoblast, spermid, spermoblast.

sper·ma·tisch *adj andro.* spermatic, seminal.

Sper·ma·ti·tis *f urol.* spermatitis, deferentitis, funiculitis.

sper·ma·to·gen *adj andro.* sperm-producing, spermatogenic, spermatogenetic.

Sper·ma·to·ge·ne·se *f andro.* spermatogenesis, spermatogeny.

Sper·ma·to·go·nie *f andro.* spermatogonium, spermatogonial cell, spermiogonium, spermospore.

sper·ma·to·id *adj andro.* spermatoid.

Sper·ma·to·ly·se *f patho.* spermatolysis, spermolysis.

Sper·ma·to·ly·sin *nt immun.* spermatolysin, spermolysin.

Sper·ma·to·pa·thie *f urol.* spermatopathy, spermatopathia.

sper·ma·to·poe·tisch *adj andro.* spermatopoietic.

Sper·ma·tor·rhoe *f* spermatorrhea, polyspermia, polyspermism.

Sper·ma·to·to·xin *nt immun.* spermotoxin, spermatotoxin, spermatoxin.

Sper·ma·to·ze·le *f urol.* spermatocele, spermatocyst, gonocele.

Sper·ma·to·zel·ek·to·mie *f urol.* spermatocelectomy.

Sper·ma·to·zo·en·zahl *f andro.* sperm count.

Sper·ma·to·zo·on *nt andro.* sperm cell, spermatozoon, sperm, spermium.

Sper·ma·to·zyst·ek·to·mie *f urol.* spermatocystectomy, vesiculectomy.

Sper·ma·to·zy·stis *f anat.* spermatocyst, seminal gland, vesicular gland, gonecys.

Sper·ma·to·zy·sti·tis *f urol.* seminal vesiculitis, gonecystitis, spermatocystitis.

Sper·ma·to·zy·sto·lith *m urol.* gonecystolith.

Sper·ma·to·zy·sto·to·mie *f urol.* spermatocystotomy.

Sper·ma·to·zyt *m andro.* spermatocyte.

Sper·ma·to·zy·to·ge·ne·se *f andro.* spermatocytogenesis.

Sper·mat·urie *f patho.* spermaturia, seminuria, semenuria.

Sper·mi·de *f* → *Spermatide.*

Sper·mie *f* → *Spermatozoon.*

sper·mi·en·ab·tö·tend *adj* spermicidal, spermatocidal.

Sper·mi·en·hals *m andro.* neck of spermatozoon.

Sper·mi·en·kopf *m andro.* head of spermatozoon.

Sper·mi·en·schwanz *m andro.* tail of spermatozoon.

Sper·mi·en·zahl *f andro.* sperm count.

Sper·mio·ge·ne·se *f andro.* spermiogenesis, spermateliosis, spermioteleosis.

sper·mio·ge·ne·tisch *adj andro.* spermiogenetic.

Sper·mio·gramm *nt andro.* spermiogram.

Sper·mio·zyt *m andro.* spermiocyte, primary spermatocyte.

Sper·mi·um *nt* → *Spermatozoon.*

Sper·mi·zid *nt* spermicide, spermaticide, spermatocide, spermatozoicide.

sper·mi·zid *adj* spermicidal, spermatocidal.

Sper·mo·lith *m urol.* spermolith.

Sper·mo·me *pl andro.* Peter's subcutaneous spermatic granulomas, spermomas.

Sper·re *f allg., physiol.* barrier, block, blockade, blockage, blocking; *psycho.* block,

mental block; thought blocking.

Spe·zi·es *f bio.* species.

spe·zi·es·spe·zi·fisch *adj immun.* species-specific.

Spe·zi·es·spe·zi·fi·tät *f immun.* species specificity.

Spe·zi·fi·kum *nt pharm.* specific.

spe·zi·fisch *adj immun.* specific; (*Krankheit*) specific, phanerogenic.

Sphae·ru·lin *nt immun.* spherulin.

Sphaerulin-Hauttest *m immun.* spherulin test, spherulin skin test.

Spha·gi·as·mus *m neuro.* sphagiasmus.

Sphä·ro·pha·kie *f ophthal.* spherophakia.

Sphä·ro·zyt *m hema.* spherocyte, microspherocyte.

Sphä·ro·zy·to·se *f hema.* spherocytosis, microspherocytosis. **hereditäre S.** Minkowski-Chauffard syndrome, congenital hemolytic icterus, constitutional hemolytic anemia, hereditary spherocytosis, spherocytic anemia.

sphe·no·eth·moi·dal *adj* sphenoethmoid, sphenethmoid, sphenoethmoidal.

sphe·no·id *adj* sphenoid, sphenoidal; wedge--shaped.

Sphe·no·idi·tis *f HNO* sphenoidal sinusitis, sphenoiditis.

Sphe·no·ido·sto·mie *f HNO* sphenoidostomy.

Sphe·no·ido·to·mie *f HNO* sphenoidotomy.

sphe·no·man·di·bu·lar *adj* sphenomandibular.

sphe·no·ma·xil·lär *adj* sphenomaxillary.

sphe·no·ok·zi·pi·tal *adj* sphenooccipital, sphenoccipital.

sphe·no·or·bi·tal *adj* sphenorbital.

sphe·no·pa·rie·tal *adj* sphenoparietal.

Sphe·no·ze·pha·lus *m embryo.* sphenocephalus.

Sphinc·ter *m anat.* sphincter, sphincter muscle. **S. ampullae** sphincter ampullae hepatopancreaticae (muscle), sphincter of hepatopancreatic ampulla, Oddi's sphincter. **S. ani externus** sphincter ani externus (muscle), external sphincter muscle of anus. **S. ani internus** sphincter ani internus (muscle), internal sphincter muscle of anus. **S. ductus choledochi** sphincter ductus choledochi (muscle), sphincter muscle of bile duct, Giordano's sphincter. **S. ductus pancreatici** sphincter ductus pancreatici (muscle), sphincter muscle of pancreatic duct. **S. pupillae** sphincter muscle of pupil, sphincter pupillae (muscle). **S. pylori** pyloric spincter muscle, sphincter pylori (muscle). **S. urethrae** sphincter urethrae (muscle), sphincter muscle of urethra.

Sphin·go·li·pi·do·se *f patho.* sphingolipidosis, sphingolipodystrophy.

Sphin·go·mye·li·no·se *f patho.* Niemann-Pick

disease, sphingomyelin lipidosis, sphingo-
myelinosis.
Sphink·ter *m* → *Sphincter*.
Sphink·ter·acha·la·sie *f* *patho.* sphincteral
achalasia.
Sphink·ter·deh·nung *f* *clin.* sphincter dilata-
tion.
Sphink·ter·ek·to·mie *f* *chir.*, *ophthal.* sphinc-
terectomy.
Sphink·ter·ent·zün·dung *f patho.* sphincteritis.
Sphink·ter·mus·ku·la·tur *f* *histol.* sphincteric
musculature.
Sphink·te·ro·ly·se *f* *ophthal.* sphincterolysis.
Sphink·te·ro·sko·pie *f* *clin.* sphincteroscopy.
Sphink·te·ro·to·mie *f* *chir.* sphincterotomy.
Sphink·ter·pla·stik *f* *chir.* sphincteroplasty.
Sphinx·ge·sicht *nt* *neuro.* myopathic facies.
Sphyg·mo·bo·lo·gramm *nt* *card.* sphygmo-
bologram.
Sphyg·mo·bo·lo·me·ter *nt* *card.* sphygmo-
bolometer.
Sphyg·mo·bo·lo·me·trie *f* *card.* sphygmobo-
lometry.
Sphyg·mo·dy·na·mo·me·ter *nt card.* sphygmo-
dynamometer.
Sphyg·mo·gramm *nt* *card.* sphygmogram,
pulse curve.
Sphyg·mo·gra·phie *f* *card.* sphygmography.
Sphyg·mo·kar·dio·gramm *nt* *card.* sphygmo-
cardiogram.
Sphyg·mo·kar·dio·graph *m* *card.* sphygmo-
cardiograph.
Sphyg·mo·kar·dio·skop *nt* *card.* sphygmo-
cardioscope.
Sphyg·mo·ma·no·me·ter *nt card.* sphygmoma-
nometer, sphygmometer, hematomanome-
ter, hemodynamometer.
Sphyg·mo·me·ter *nt card.* sphygmometer.
Sphyg·mo·os·zil·lo·me·ter *nt card.* sphygmo-
-oscillometer.
Sphyg·mo·ple·thys·mo·graph *m card.* sphyg-
moplethysmograph.
Sphyg·mo·skop *nt card.* sphygmoscope.
Sphyg·mo·sko·pie *f card.* sphygmoscopy.
Sphyg·mo·to·no·gramm *nt card.* sphygmo-
tonogram.
Sphyg·mo·to·no·graph *m card.* sphygmotono-
graph.
Sphyg·mo·to·no·me·ter *nt card.* sphygmoto-
nometer.
Sphyg·mo·vis·ko·si·me·trie *f card.* sphygmo-
viscosimetry.
Spi·ca *f ortho.* spica, spica bandage. **S. coxae**
hip spica.
Spick·draht *m ortho.* pin.
Spickung [k·k] *f ortho.* pinning. **perkutane S.**
percutaneous pinning.
Spi·cu·la *f radiol.*, *histol.* spicule.
Spi·der nae·vus *m derm.* spider angioma,
spider, spider mole, spider nevus.

Spie·gel *m* **1.** mirror; *clin.* speculum, reflector.
2. *radiol.* air-fluid level. **3.** *lab.* (*Alkohol, etc.*)
level. **therapeutischer S.** *pharm.* therapeutic
level.
Spie·ge·lung *f* **1.** *opt.* reflection, reflexion,
reflex. **2.** *clin.* endoscopy.
Spieghel: S.-Hernie *f chir.* spigelian hernia.
S.'-Leberlappen *m anat.* caudate lobe of liver,
spigelian lobe.
S.'-Linie *f chir.* Spieghel's line, spiegelian line.
Spiegler: S.-Tumor *m patho.* cylindroma,
cylindroadenoma.
Spike *m*/*nt* **1.** *physiol.* spike. **2. Spikes** *pl micro.*
(*Virus*) spikes.
Spike-and-waves-Komplex *m neuro.* spike
and waves complex.
Spi·ku·la *f radiol., histol.* spicule.
Spi·ku·lae·bil·dung *f radiol.* spiculation,
sunray pattern.
Spina *f* **1.** *anat.* spine, spina, process. **2.** *anat.*
spine, spinal column, back bone, vertebral
column, dorsal spine.
S. bifida *ortho.* spina bifida, cleft vertebra.
S. bifida occulta *ortho.* spina bifida occulta,
cryptomerorachischisis.
S. ischiadica ischial spine, sciatic spine, spine
of ischium.
S. ischialis → *S. ischiadica.*
S. scapulae spine of scapula, scapular spine.
S. ventosa *ortho.*, *ped.* spina ventosa.
spi·nal *adj anat.* spinal.
Spi·nal·an·äs·the·sie *f anes.* spinal anesthesia,
inf. spinal, spinal block, subarachnoid block,
intraspinal anesthesia.
hohe S. high spinal anesthesia.
hyperbare S. hyperbaric spinal anesthesia.
hypobare S. hypobaric spinal anesthesia.
isobare S. isobaric spinal anesthesia.
kontinuierliche S. continuous spinal anesthesia, fractional spinal anesthesia.
tiefe S. low spinal anesthesia.
totale S. total spinal anesthesia.
Spi·na·le *f inf.* → *Spinalanästhesie.*
Spi·nal·er·kran·kung *f*, **funikuläre** *neuro.*
Lichtheim's disease, Putnam-Dana syn-
drome, Putnam's disease, combined system
disease, subacute combined degeneration of
the spinal cord.
Spi·nal·gan·gli·on *nt anat.* spinal ganglion,
dorsal root ganglion, sensory ganglia.
Spi·nal·ka·nal *m anat.* vertebral canal, neural
canal, spinal canal.
Spi·nal·mo·to·rik *f physiol.* spinal motor
system.
Spi·nal·ner·ven *pl anat.* spinal nerves.
lumbale S. lumbar nerves, lumbar spinal
nerves.
sakrale S. sacral nerves, sacral spinal nerves.
thorakale S. thoracic nerves, thoracic spinal
nerves.

zervikale S. cervical spinal nerves.
Spi·nal·ner·ven·stamm *m anat.* trunk of spinal nerve.
Spi·nal·ner·ven·wur·zel *f anat.* root of spinal nerve.
 hintere S. dorsal root, posterior root, sensory roo.
 motorische S. → *vordere S.*
 sensorische S. → *hintere S.*
 vordere S. anterior root, motor root, ventral root.
Spi·nal·pa·ra·ly·se *f neuro.* spinal paralysis, rachioplegia, myeloplegia. **spastische S.** spastic spinal paralysis, spastic diplegia, Erb--Charcot disease, Erb's sclerosis.
Spi·nal·wur·zel *f* → *Spinalnervenwurzel.*
Spi·nal·wur·zel·fa·sern *pl anat.* root filaments of spinal nerves.
Spin·del *f* **1.** *physiol.* spindle. **2.** → *Spindelapparat.*
 α-Spindel *neuro.* α-spindle, alpha spindle.
 β-Spindeln *neuro.* β-spindles, sleep spindles.
Spin·del·ap·pa·rat *m histol.* spindle, nuclear spindle, spindle apparatus.
Spin·del·haa·re *pl derm.* moniliform hair *sing,* beaded hair *sing,* monilethrix.
Spin·del·star *m ophthal.* fusiform cataract, spindle cataract, axial fusiform cataract.
Spin·del·zel·le *f histol.* spindle cell, fusiform cell.
spin·del·zel·lig *adj histol.* spindle-celled, fusocellular, fusicellular.
Spin·del·zell·kar·zi·nom *nt patho.* spindle cell carcinoma, sarcomatoid carcinoma.
Spin·del·zell·nä·vus *m derm.* Spitz nevus, Spitz-Allen nevus, spindle cell nevus, benign juvenile melanoma.
Spin·del·zell·sar·kom *nt patho.* spindle cell sarcoma, fascicular sarcoma.
Spin·del·zell·schicht *f histol.* fusiform-cell layer.
Spin·del·zell·tu·mor *m patho.* spindle cell tumor.
Spin·nen·fin·grig·keit *f ortho.* spider fingers *pl,* arachnodactyly.
Spin·nen·ge·webs·ge·rinn·sel *nt neuro.* spider-web clot.
Spinn·we·ben·haut *f anat.* arachnoid, arachnoidea, arachnoid membrane.
Spinn·webs·ge·rinn·sel *nt neuro.* spider-web clot.
spi·no·bul·bär *adj* spinobulbar, bulbospinal.
spi·no·ko·stal *adj* costispinal.
spi·no·sa·kral *adj* sacrospinal, sacrospinous, spinosacral.
spi·no·ze·re·bel·lär *adj* spinocerebellar.
Spin·the·ris·mus *m* → *Spintheropie.*
Spin·ther·opie *f ophthal.* spintherism, spintheropia.
Spir·ade·nom *nt derm.* spiradenoma, spiroma.

Spi·ral·bruch *m ortho.* spiral fracture, helical fracture, torsion fracture.
Spi·ra·le *f* **1.** *allg.* helix, coil, spiral. **2.** *gyn.* coil, loop.
Spi·ral·frak·tur *f* → *Spiralbruch.*
Spi·ral·fur·che *f anat.* spiral sulcus.
Spi·ral·gang *m ortho.* spiral bandage.
Spi·ra·my·cin *nt pharm.* spiramycin.
Spi·rem *nt histol.* spirem, spireme, skein.
Spi·ril·len·krank·heit *f epidem.* spirillosis.
Spi·ril·li·zid *nt pharm.* spirillicide.
spi·ril·li·zid *adj pharm.* spirillicidal, spirillicide.
Spi·ril·lo·se *f epidem.* spirillosis.
Spi·ril·lo·xan·thin *nt* spirilloxanthin.
Spi·ril·lum *nt micro.* spirillum, Spirillum.
Spirillum-Sepsis *f patho.* spirillemia.
Spi·ri·tus *m chem.* spirit, spiritus.
Spi·ro·chä·te *f micro.* spirochete.
Spi·ro·chä·ten·in·fek·ti·on *f epidem.* spirochetosis.
Spi·ro·chä·ten·sep·sis *f patho.* spirochetemia.
Spi·ro·chä·ti·zid *nt pharm.* spirocheticide.
spi·ro·chä·ti·zid *adj pharm.* spirocheticidal.
Spi·ro·chä·to·se *f epidem.* spirochetosis.
Spi·ro·chät·urie *f patho.* spirocheturia.
Spi·ro·gramm *nt physiol.* spirogram, pneumatogram, pneumogram.
Spi·ro·graph *m physiol.* pneumograph, pneumatograph, pneograph, spirograph.
Spi·ro·gra·phie *f physiol.* spirography.
Spi·ro·lak·ton *nt pharm.* spirolactone.
Spi·ro·me·ter *nt physiol.* spirometer, pneumatometer, pneumometer.
Spi·ro·me·trie *f physiol.* spirometry, pneumatometry.
spi·ro·me·trisch *adj physiol.* spirometric.
Spi·ro·no·lac·ton *nt pharm.* spironolactone.
Spironolacton-Test *m clin.* spironolactone test.
Spitz: S.-Nävus *m* Spitz nevus, Spitz-Allen nevus, spindle cell nevus, benign juvenile melanoma.
Spitz·buckel [k·k] *m ortho.* gibbus.
Spit·ze *f allg.* point, tip; (*Finger*) tip; (*Katheter*) beak, tip; *anat.* top, apex.
Spit·zen·ab·szeß *m pulmo.* periapical abscess, apical abscess.
Spit·zen·lei·stung *f physiol.* maximum performance, maximum output.
Spit·zen·pneu·mo·nie *f pulmo.* apex pneumonia, apical pneumonia.
Spit·zen·po·ten·ti·al *nt physiol.* spike potential.
Spit·zen·seg·ment *nt anat.* (*Lunge*) apical segment, superior segment.
Spit·zen·tu·ber·ku·lo·se *f pulmo.* apical tuberculosis, apical pulmonary tuberculosis.
Spitzer: S.'-Faserbündel *nt anat.* Spitzer's fasciculus, ventral tegmental fasciculus.
Spitze-Wellen-Komplex *m neuro.* spike and waves complex.

Spitz·fuß *m ortho.* equinus, pes equinus, talipes equinus.

Spitz·schä·del *m embryo.* steeple head, tower head, acrocephaly, turricephaly.

Splanchn·ek·to·pie *f embryo.* splanchnectopia, splanchnodiastasis.

Splanch·nik·ek·to·mie *f chir.* splanchnicectomy, splanchnic neurectomy.

Splanch·ni·ko·to·mie *f neurochir.* splanchnicotomy.

Splanch·ni·kus *m anat.* splanchnic nerve.

Splanch·ni·kus·an·äs·the·sie *f anes.* splanchnic anesthesia.

Splanch·ni·kus·block *m anes.* splanchnic block.

Splanch·ni·kus·durch·tren·nung *f → Splanchnikotomie.*

Splanch·ni·kus·re·sek·ti·on *f → Splanchnikektomie.*

Splanch·no·kra·ni·um *nt anat.* visceral cranium, splanchnocranium, viscerocranium.

Splanch·no·lith *m patho.* intestinal calculus, splanchnolith.

Splanch·no·me·ga·lie *f embryo.* splanchnomegaly, visceromegaly.

Splanch·no·pa·thie *f patho.* splanchnopathy.

Splanch·no·pleu·ra *f embryo.* splanchnopleure, splanchnoderm.

Splanch·no·pto·se *f patho.* splanchnoptosis, visceroptosis, enteroptosis.

Splanch·no·skle·ro·se *f patho.* splanchnosclerosis.

Splanch·no·ze·le *f patho.* splanchnocele.

S-Plastik *f chir.* S-plasty.

Splen *m anat.* spleen, lien, splen. **S. accessorius** accessory spleen, splenculus, splenule, splenulus, splenunculus.

Splen·ade·nom *nt patho.* splenadenoma.

Splen·al·gie *f patho.* splenodynia, splenalgia.

Splen·atro·phie *f patho.* splenatrophy.

Splen·ek·to·mie *f chir.* lienectomy, splenectomy.

Splen·ek·to·pie *f patho.* splenectopia, splenectopy.

Sple·ni·sa·ti·on *f patho.* splenization, splenification.

sple·nisch *adj anat.* splenic, splenetic, splenical, lienal.

Sple·ni·tis *f patho.* lienitis, splenitis.

Sple·ni·um *nt clin.* splenium, compress, bandage.

Sple·no·dy·nie *f → Splenalgie.*

sple·no·gen *adj patho.* splenogenous.

Sple·no·gra·phie *f radiol.* splenography, lienography.

Sple·no·he·pa·to·me·ga·lie *f patho.* splenohepatomegaly, splenohepatomegalia.

Sple·nom *nt patho.* splenoma, splenocele, splenoncus, lienocele.

Sple·no·ma·la·zie *f patho.* lienomalacia, splenomalacia.

sple·no·me·dul·lär *adj hema.* splenomedullary, splenomyelogenous, lienomedullary, lienomyelogenous.

Sple·no·me·ga·lia *f → Splenomegalie.* **S. tropica** visceral leishmaniasis, kala-azar, cachectic fever, cachexial fever.

Sple·no·me·ga·lie *f patho.* splenic enlargement, enlarged spleen, splenomegaly.

    siderotische S. Gandy-Nanta disease, Gandy-Gamna spleen, siderotic splenomegaly.

    thrombophlebitische S. thrombophlebitic splenomegaly, Opitz's disease.

Sple·no·me·trie *f clin.* splenometry.

Sple·no·ne·phro·pto·se *f patho.* splenonephroptosis.

sple·no·pan·krea·tisch *adj* lienopancreatic, splenopancreatic.

Sple·no·pa·thie *f patho.* lienopathy, splenopathy.

Sple·no·pe·xie *f chir.* splenopexy, splenopexia.

sple·no·por·tal *adj* splenoportal.

Sple·no·por·to·gramm *nt radiol.* splenoportogram.

Sple·no·por·to·gra·phie *f radiol.* splenic portography, splenoportography.

Sple·no·pto·se *f patho.* splenoptosis, splenoptosia.

sple·no·re·nal *adj* splenorenal, splenonephric, lienorenal.

Sple·nor·rha·phie *f chir.* splenorrhaphy.

Sple·no·se *f patho.* splenosis.

Sple·no·to·mie *f chir.* splenotomy.

Sple·no·ze·le *f patho.* splenocele, lienocele.

Spli·cing *nt genet.* splicing.

Split·ter *m* splinter, sliver, chip; *ortho.* fragment.

Split·ter·bruch *m ortho.* comminuted fracture, splintered fracture.

Split·ting *nt card.* splitting.

Spon·dyl·al·gie *f ortho.* spondylalgia, spondylodynia.

Spon·dyl·ar·thri·tis *f patho.* spondylarthritis. **S. ankylopoetica/ankylosans** Bechterew's disease, Bekhterev's disease, Marie-Strümpell spondylitis, rheumatoid spondylitis, poker back.

Spon·dyl·ar·thro·pa·thie *f ortho.* spondylarthropathy.

Spon·dyl·ar·thro·se *f ortho.* degenerative spondylarthritis, spondylarthritis.

Spon·dy·li·tis *f ortho.* spondylitis. **S. ankylopoetica/ankylosans** *→ Spondylarthritis ankylopoetica/ankylosans.* **S. tuberculosa** Pott's disease, David's disease, tuberculous spondylitis.

spon·dy·li·tisch *adj ortho.* spondylitic.

Spon·dy·lo·de·se *f ortho.* spinal fusion, spine fusion, spondylosyndesis.

Spon·dy·lo·dy·nie *f → Spondylalgie.*

Spon·dyl·oli·sthe·se *f ortho.* spondylolisthesis.
Spon·dy·lo·ly·se *f ortho.* spondylolysis.
Spon·dy·lo·ma·la·zie *f patho.* spondylomalacia.
Spon·dy·lo·pa·thia *f ortho.* rachiopathy, spondylopathy.
S. deformans deforming spondylopathy, deforming spondylosis.
S. traumatica Kümmell-Verneuil disease, Kümmell's spondylitis, traumatic spondylopathy.
Spon·dy·lo·pto·se *f ortho.* spondyloptosis.
Spon·dy·lo·pyo·se *f ortho.* spondylopyosis.
Spon·dy·lo·schi·sis *f ortho.* spondyloschisis, cleft spine.
Spon·dy·lo·sis *f ortho.* spondylosis.
S. deformans deforming spondylopathy, deforming spondylosis.
S. intervertebralis/uncovertebralis intervertebral spondylosis, uncovertebral spondylosis.
spon·dy·lo·tisch *adj ortho.* spondylotic.
spon·gi·form *adj histol.* sponge-like, spongiform, spongioid, spongy.
Spon·gi·itis *f urol.* spongiitis, spongeitis, spongiositis.
Spon·gio·bla·stom *nt neuro.* spongioblastoma, spongiocytoma.
spon·gi·ös *adj histol.* (*Knochen*) sponge-like, spongy, spongiose, cancellate.
Spon·gio·sa *f anat.* spongiosa, spongy bone, spongy bone substance, cancellated bone, cancellous bone.
Spon·gio·sa·pla·stik *f ortho.* spongiosaplasty.
Spon·gio·sa·schrau·be *f ortho.* cancellous screw.
Spon·gio·se *f derm.* spongiosis.
Spon·gio·si·tis *f* → *Spongiitis.*
Spon·gi·tis *f* → *Spongiitis.*
spon·tan *adj* spontaneous; *physiol.* voluntary, impulsive, automatic.
Spon·tan·ab·ort *m gyn.* spontaneous abortion, miscarriage.
Spon·tan·ag·glu·ti·na·ti·on *f immun.* spontaneous agglutination.
Spon·tan·am·pu·ta·ti·on *f patho.* spontaneous amputation.
Spon·tan·at·mung *f physiol.* spontaneous breathing, spontaneous respiration. **assistierte S.** assist-control ventilation, assisted spontaneous breathing.
Spon·tan·be·we·gung *f physiol.* spontaneous movement.
Spon·tan·blu·tung *f patho.* spontaneous hemorrhage.
Spon·tan·ent·bin·dung *f gyn.* spontaneous delivery, spontaneous labor.
Spon·tan·ent·wick·lung *f gyn.* spontaneous evolution.
Spon·tan·frak·tur *f ortho.* pathologic fracture, secondary fracture, spontaneous fracture.

Spon·tan·ge·burt *f gyn.* spontaneous delivery, spontaneous labor.
Spon·tan·hei·lung *f clin.* autotherapy.
Spon·tan·mo·to·rik *f physiol.* motion, movement, spontaneous movement.
Spon·tan·mu·ta·ti·on *f genet.* spontaneous mutation.
Spon·tan·ny·stag·mus *m neuro.* spontaneous nystagmus.
Spon·tan·pneu·mo·tho·rax *m pulmo.* spontaneous pneumothorax.
spo·ra·disch *adj epidem.* sporadic.
Spo·re *f micro.* spore.
spo·ren·ab·tö·tend *adj pharm.* sporicidal.
Spo·ri·zid *nt pharm.* sporicide.
spo·ri·zid *adj pharm.* sporicidal.
Sporn *m anat.* spur, calcar; *ortho.* spur, bone spur.
Spo·ro·ag·glu·ti·na·ti·on *f immun.* sporoagglutination.
Spo·ro·tri·chin *nt immun.* sporotrichin.
Spo·ro·tri·chon *nt micro.* Sporotrichum.
Spo·ro·tri·cho·se *f epidem.* sporotrichosis, Schenck's disease.
Spo·ro·zo·en *pl micro.* sporozoa, Sporozoa, Sporozoea.
Spo·ro·zo·en·in·fek·ti·on *f epidem.* sporozoosis.
Sport[1] *m* sport, sports *pl*, athletics *pl*.
Sport[2] *m genet.* bud mutation, sport.
Sport·al·bu·min·urie *f* albuminuria of athletes.
Sport·herz *nt card.* athletic heart.
Sport·ler·fuß *m derm.* athlete's foot, Hong Kong toe, tinea pedis, tinea pedum.
Sport·ler·herz *nt card.* athletic heart.
Sport·me·di·zin *f* sports medicine.
Sport·pro·te·in·urie *f* albuminuria of athletes.
Sprach·au·dio·me·trie *f HNO* speech audiometry.
Sprach·be·hin·de·rung *f* → *Sprachstörung.*
sprach·do·mi·nant *adj physiol.* language-dominant.
Spra·che *f* speech.
explosive S. explosive speech, logospasm.
inkohärente S. incoherent speech.
monotone S. plateau speech.
näselnde S. rhinolalia, rhinophonia.
skandierende S. scanning speech.
verlangsamte S. bradyphemia, bradyphasia.
verwaschene S. slurred speech, clipped speech.
Sprach·ent·wick·lung *f* development of speech. **verzögerte S.** delayed development of speech, audimutism.
Sprach·er·zie·hung *f HNO* speech education.
Sprach·feh·ler *m HNO* speech defect, speech impediment.
Sprach·heil·kun·de *f* logopedics *pl*, logopedia.
Sprach·kli·nik *f* speech clinic.
Sprach·läh·mung *f HNO* laloplegia.

Sprach·re·gi·on *f* → *Sprachzentrum.*
Sprach·rhyth·mus *m* cadence, cadency.
Sprach·stö·rung *f HNO* speech impediment, speech disorder, speech disturbance, lalopathy, logopathy, mogilalia.
Sprach·test *m HNO* speech test.
Sprach·the·ra·pie *f* speech therapy, logopedics *pl*, logopedia.
Sprach·trai·ning *f* speech training.
Sprach·ver·mö·gen *nt* speech, faculty of speech.
Sprach·ver·sa·gen *nt neuro.* failure of speech, aphasia.
Sprach·ver·ständ·lich·keit *f* speech intelligibility.
Sprach·ver·ständ·nis *nt* speech comprehension, understanding of speech.
Sprach·zen·trum *nt physiol.* speech center, speech area, speech field.
    akustisches S. Wernicke temporal speech area, Wernicke's speech center, temporal speech field, central speech center.
    motorisches S. Broca's motor speech center, Broca's motor speech area, motor speech area, frontal speech field.
Spray *m/nt pharm.* spray.
Spray·do·se *f pharm.* spray; spray can; aerosol.
spray·en *vt, vi* spray.
Sprech·ap·pa·rat *m physiol.* speech apparatus.
Spre·chen *nt* speech, speaking, talk.
spre·chen I *vt* speak, say sth. **II** *vi* speak, talk *(über, von* about, of).
Sprech·rhyth·mus *m* cadence, cadency.
Sprech·stun·de *f* surgery, surgery hours, consultation hour.
Sprech·ver·mö·gen *nt* faculty of speech, speech.
Sprech·zim·mer *nt* surgery, consulting room.
sprei·zen *vt* spread, spread out, open wide.
Sprei·zer *m chir.* spreader.
Spreiz·fuß *m ortho.* splay foot, spread foot, broad foot, pes metatarsus.
Sprengel: **S.-Deformität** *f ortho.* Sprengel's deformity.
sprin·gend *adj physiol.* springing, saltatory, saltatorial, saltatoric.
Sprit·ze *f* syringe, injection syringe; *(Injektion)* injection; *inf.* jab, shot. **S. zur subkutanen Injektion** hypodermic syringe, hypodermic.
sprit·zen *vt clin.* inject, syringe.
sprö·de *adj (Knochen, Haar)* brittle; *(Gefäß)* fragile.
Sprö·dig·keit *f (Knochen, Haar)* brittleness; *(Gefäß)* fragility, fragileness.
Sproß·mu·ta·ti·on *f genet.* sport, bud mutation.
Sproß·pilz *m micro.* yeast, yeast fungus, yeast-like fungus, blastomycete.
Spros·sung *f micro.* budding.

Sprue *f patho.* sprue, sprew, catarrhal dysentery.
    einheimische S. nontropical sprue, celiac disease.
    tropische S. Cochin China diarrhea, tropical diarrhea, tropical sprue.
Sprüh·do·se *f* spray, spray can; aerosol.
Sprung *m ortho., patho.* split, crack, fissure, crevice.
Sprung·bein *nt anat.* ankle bone, ankle, talus, astragaloid bone, astragalus.
Sprung·bein·frak·tur *f ortho.* talar fracture, fractured talus.
Sprung·ge·lenk *nt* **(oberes)** *anat.* ankle joint, ankle, talocrural joint, crurotalar joint.
    unteres S., hintere Abteilung subtalar joint, talocalcaneal joint.
    unteres S., vordere Abteilung talocalcaneonavicular joint.
sprung·haft *adj* erratic, volatile; *physiol.* saltatory, saltatoric; *psychia.* *(Gedanken)* tangential, erratic, fitful.
Spucke [k·k] *f* spit, spittle, sputum.
Spül·drü·sen *pl histol.* rinsing glands.
spü·len I *vt (Wunde)* wash, wash out, flush out, lavage, irrigate, rinse; *(Scheide)* douche, bathe. **II** *vi* rinse, irrigate.
Spül·gläs·chen *nt ophthal.* undine.
Spül·ka·nü·le *f clin.* lavage cannula.
Spül·sprit·ze *f clin.* irrigation syringe.
Spü·lung *f* irrigation, lavage, rinse, rinsing; *(Magen)* wash; *(Scheide)* douche, wash.
Spul·wurm *m micro.* ascaris, common roundworm, Ascaris lumbricoides.
Spul·wurm·in·fek·ti·on *f epidem.* lumbricosis, ascariasis, ascaridosis, ascariosis.
spür·bar *adj* noticeable, perceptible; *physiol.* sensible, appreciable, perceptible.
spü·ren *vt physiol.* sense, feel; *(wahrnehmen)* perceive, notice.
Spu·ren·ele·ment *nt* trace element.
Spu·tum *nt* sputum, expectoration.
    S. globosum globular sputum.
    S. nummulare nummular sputum.
    S. rubiginosum rusty sputum.
Spu·tum·pro·be *f clin.* sputum sample.
Spu·tum·zy·to·lo·gie *f clin.* sputum cytology.
Squa·ma *f* **1.** *anat.* squama, squame, scale plate. **2.** *derm., histol.* epidermic scale, scale, squama, squame.
    S. frontalis frontal squama.
    S. occipitalis occipital squama.
    S. ossis temporalis temporal squama, squamous bone.
Squa·ma·ti·sa·ti·on *f patho.* squamatization.
squa·mös *adj histol.* squamous, squamosal, squamose, scaly.
Squat·ting *nt card.* squatting.
Stäb·chen¹ *nt micro.* rod-shaped bacterium, rod bacterium.

Stäb·chen² *pl* → *Stäbchenzellen.*
Stäb·chen·blind·heit *f ophthal.* rod monochromasy, rod achromatopsy.
Stäb·chen·zel·len *pl histol.* (*Auge*) retinal rods, rod cells, rods.
sta·bil *adj* (*a. physiol.*) stable, stabile, solid; (*konstant*) steady; (*solide*) sturdy, solid.
sta·bi·li·sie·ren I *vt* (*a. clin.*) stabilize. **II** *vr* **sich s.** stabilized, become stabilized, become stable.
Sta·bi·li·sie·rung *f* (*a. clin.*) stabilization.
Sta·bi·li·tät *f* stability, stableness.
Stab·sich·tig·keit *f ophthal.* astigmia, astigmatism.
Sta·chel *m* spine, prick, spur, (*Dorn*) thorn; (*Insekt*) sting.
Sta·chel·saum·bläs·chen *nt histol.* coated vesicle.
Sta·chel·war·ze *f derm.* common verruca, common wart, infectious wart, seed wart.
Sta·chel·zel·le *f histol.* (*Haut*) spine cell, prickle cell, heckle cell.
Sta·chel·zell·kar·zi·nom *nt* → *Stachelzellkrebs.*
Sta·chel·zell·krebs *m patho.* epidermoid cancer, prickle cell carcinoma, squamous cell carcinoma, squamous carcinoma. **selbstheilender S.** *derm.* multiple self-healing squamous epithelioma.
Sta·chel·zell·schicht *f histol.* (*Haut*) spinous layer of epidermis, prickle cell layer.
Stacke: S.-Operation *f HNO* Stacke's operation.
Stader: S.-Schiene *f ortho.* Stader splint.
Sta·di·um *nt* phase, stage, period, state.
S. decrementi/defervescentiale defervescent stage, decrement.
S. des Fieberabfalls → *S. decrementi.*
S. des Fieberanstiegs → *S. incrementi.*
S. incrementi pyrogenetic stage, pyretogenic stage, stage of fervescence.
Stadt·gelb·fie·ber *nt epidem.* urban yellow fever, classic yellow fever.
Sta·ging *nt patho.* staging.
chirurgisches S. surgical staging.
klinisches S. clinical staging.
pathologisches S. pathologic staging.
Stag·na·ti·on *f patho.* stagnation, stagnancy.
Stag·na·ti·ons·an·oxie *f patho.* stagnant anoxia, ischemic anoxia.
Stag·na·ti·ons·hyp·oxie *f patho.* stagnant hypoxia, ischemic hypoxia.
stag·nie·ren *vi patho.* stagnate, be stagnant, be at a standstill.
stag·nie·rend *adj patho.* stagnant, stationary.
Stähli: S.'-Linie *f ophthal.* Stähli's line, Stähli's pigment line, Hudson-Stähli line, pigmented line of the cornea.
Stak·ka·to·spra·che *f neuro.* staccato speech, syllabic speech.

Stamm *m* **1.** *anat.* body, trunk; (*Stiel*) stem, stalk, peduncle; (*Schaft*) shaft, scapus. **2.** *bio.* stem, stalk, peduncle. **3.** *socio.* tribe; *bio.* phylum, strain; *micro.* variety.
Stamm·baum *m genet.* pedigree.
Stamm·bron·chus *m anat.* primary bronchus, main bronchus, stem bronchus.
Stam·meln *nt HNO* stammer, stammering, lingual titubation, dyslalia.
stam·meln *vt, vi* stammer; stutter.
Stam·mes·ge·schich·te *f embryo.* phylogeny, phylogenesis.
stam·mes·ge·schicht·lich *adj embryo.* phylogenic, phylogenetic.
Stamm·fett·sucht *f patho.* truncal obesity, centripetal obesity.
Stamm·hirn *nt anat.* encephalic trunk, brain stem, brainstem, brain axis.
Stamm·hirn·funk·ti·on *f physiol.* brain stem function.
Stamm·hirn·re·flex *m physiol.* brain stem reflex.
Stammus·ku·la·tur [mm·m] *f anat.* trunk musculature.
Stamm·zel·le *f hema.* hemopoietic stem cell, stem cell, hemocytoblast, hemoblast.
Stamm·zel·len·leuk·ämie *f hema.* stem cell leukemia, blast cell leukemia, embryonal leukemia, hemoblastic leukemia.
Stamm·zel·len·tu·mor *m hema.* hemocytoblastoma.
Stan·dard *m* standard; level.
Stan·dard·ab·wei·chung *f abbr.* **S** *od.* **δ** *stat.* standard deviation.
Stan·dard·be·din·gun·gen *pl physiol.* standard conditions.
Stan·dard·bi·kar·bo·nat *nt physiol.* standard bicarbonate.
Stan·dard·feh·ler *m stat.* standard error (of median).
Stan·dard·ka·lo·rie *f phys.* gram calorie, small calorie, standard calorie, calorie.
Stan·dard·me·tho·de *f chir., clin.* standard procedure.
stän·dig *adj* constant, continuous, permanent, perpetual.
Stanford-Binet: **S.-B.-Test** *m psycho.* Stanford-Binet test.
Stan·no·se *f pulmo.* stannosis.
Sta·no·zo·lol *nt pharm.* stanozolol.
Stanz·bi·op·sie *f clin.* punch biopsy, trephine biopsy.
Stanz·läpp·chen *nt chir.* punch graft.
Sta·ped·ek·to·mie *f HNO* stapedectomy.
Sta·pe·dio·ly·se *f HNO* stapediolysis.
Sta·pe·dio·te·no·to·mie *f HNO* stapediotenotomy.
Sta·pe·di·us *m anat.* stapedial nerve, stapedius nerve.
Sta·pe·di·us·re·flex *m physiol.* stapedial reflex,

Statokonien

stapedius reflex, acoustic reflex.
Sta·pe·di·us·re·flex·schwel·le *f physiol.* threshold of stapedius reflex.
Sta·pes *m anat.* stirrup bone, stirrup, stapes.
Sta·pes·an·ky·los·e *f HNO* stapedial ankylosis.
Sta·pes·mem·bran *f anat.* stapedial membrane.
Sta·pes·pla·stik *f HNO* stapedioplasty.
Sta·pes·pro·the·se *f HNO* stapes prosthesis.
Sta·pes·re·sek·ti·on *f HNO* stapedectomy.
Sta·phy·li·tis *f HNO* staphylitis, uvulitis.
Sta·phy·lo·coc·cus *m micro.* staphylococcus, Staphylococcus.
Sta·phy·lo·der·ma *nt derm.* staphyloderma. **S. follicularis** Bockhart's impetigo, follicular impetigo, superficial pustular perifolliculitis.
Sta·phy·lo·hä·mo·ly·sin *nt immun.* staphylohemolysin.
Sta·phy·lo·ki·na·se *f biochem.* staphylokinase.
Sta·phy·lo·kokk·ämie *f → Staphylokokkensepsis.*
Sta·phy·lo·kok·ken·bron·chi·tis *f pulmo.* staphylococcal bronchitis.
Staphylokokken-Clumping-Test *m immun.* staphylococcal-clumping test.
Sta·phy·lo·kok·ken·en·te·ro·to·xin *nt micro., patho.* staphylococcal enterotoxin.
Sta·phy·lo·kok·ken·in·fek·ti·on *f → Staphylokokkose.*
Sta·phy·lo·kok·ken·par·oti·tis *f HNO* staphylococcal parotiditis, staphylococcal parotitis.
Sta·phy·lo·kok·ken·me·nin·gi·tis *f neuro.* staphylococcal meningitis.
Sta·phy·lo·kok·ken·pneu·mo·nie *f pulmo.* staphylococcal pneumonia.
Sta·phy·lo·kok·ken·sep·sis *f epidem., patho.* staphylococcal sepsis, staphylococcemia, staphylohemia.
Sta·phy·lo·kok·ken·to·xin *nt patho.* staphylococcal toxin.
Sta·phy·lo·kok·ko·se *f epidem.* staphylococcosis, staphylococcal infection.
Sta·phy·lo·kok·zin *nt immun.* staphylococcin.
Sta·phy·lo·ly·sin *nt immun.* staphylolysin, staphylococcolysin.
Sta·phy·lo·ma *nt ophthal.* staphyloma.
S. corneae corneal staphyloma, anterior staphyloma, projecting staphyloma.
S. verum posticum Scarpa's staphyloma, posterior staphyloma.
sta·phy·lo·ma·tös *adj ophthal.* staphylomatous.
Sta·phy·lo·pha·ryn·gor·rha·phie *f ophthal.* staphylopharyngorrhaphy, palatopharyngorrhaphy.
Sta·phy·lo·pla·stik *f HNO* staphyloplasty, uranoplasty, palatoplasty.
Sta·phy·lo·pto·se *f HNO* staphylodialysis, staphyloptosis, uvuloptosis.

Sta·phy·lor·rha·phie *f HNO* staphylorrhaphy, uranorrhaphy, palatorrhaphy.
Sta·phy·lo·schi·sis *f HNO* staphyloschisis.
Sta·phy·lo·tom *nt HNO* staphylotome, uvulotome, uvulatome.
Sta·phy·lo·to·mie *f* 1. *HNO* uvulotomy, staphylotomy. 2. *ophthal.* staphylotomy.
Sta·phy·lo·to·xin *nt micro.* staphylotoxin.
Star *m ophthal.* cataract, cataracta.
angeborener S. congenital cataract.
beginnender S. incipient cataract, immature cataract.
grauer S. cataract.
grüner S. glaucoma.
kompletter S. complete cataract, total cataract.
komplizierter S. complicated cataract, secondary cataract.
reifer S. mature cataract, ripe cataract.
überreifer S. hypermature cataract, overripe cataract.
Stargardt: S.-Syndrom *nt ophthal.* Stargardt's disease.
stark *adj (a. fig.)* strong, potent, powerful; *(kräftig)* muscular, masculine; *(Fieber)* high; *(Blutung)* profuse, heavy; *(Diurese)* brisk; *(Schmerzen)* intense, severe; *(Kälte, Hitze)* intense, great; *(Abführmittel)* drastic.
Stär·ke¹ *f* strength, power; *(a. fig.)* potence, potency; *(Männlichkeit)* muscularity, masculinity; *(Dicke)* thickness; *(Schmerzen)* intensity, severity; *chem.* strength, concentration.
Stär·ke² *f chem.* starch.
Stär·ke·bil·dung *f biochem.* amylogenesis, amylosynthesis.
stär·kend *adj (a. clin., pharm.)* reconstituent, strengthening, invigorating, invigorative, tonic, recuperative, roborant.
Stär·ke·syn·the·se *f biochem.* amylosynthesis.
Stär·kung *f* strengthening, invigoration.
Stär·kungs·mit·tel *nt pharm.* strengthener, restorative, roborant, invigorant, tonic, reconstituent, cordial.
Starling: S.'-Kontraktionsgesetz *nt physiol.* Frank-Starling mechanism, law of the heart.
S.'-Reabsorptionstheorie *f physiol.* Starling's hypothesis of capillary equilibrium.
starr *adj* stiff, rigid; *(Augen)* glassy.
Starr-Edwards: S.-E.-Prothese *f HTG* Starr-Edwards valve.
Starr·heit *f* stiffness, rigidity; *(Augen)* glassiness, stare.
Sta·se *f patho.* stasis, stagnation, stoppage.
Sta·ti·on *f* ward; unit. **auf S.** in/on the ward.
sta·tisch *adj* static.
Sta·ti·stik *f stat.* statistics *pl.*
sta·ti·stisch *adj stat.* statistical.
sta·to·aku·stisch *adj physiol.* statoacoustic, vestibulucochlear.
Sta·to·ko·ni·en *pl anat.* ear crystals, otoconia,

otoliths, statoconia, statoliths.
Sta·to·li·then *pl* → *Statokonien.*
Sta·to·li·then·mem·bran *f anat.* statolithic membrane, otolithic membrane.
Sta·to·li·then·or·gan *nt anat.* macula organ, statolithic organ.
Sta·tur *f* figure, build, stature, physique.
Sta·tus *m* state, condition, status; *clin., patho.* status, physical status, clinical status.
S. anginosus preinfarction angina, status anginosus.
S. epilepticus epileptic state, status epilepticus.
kardiovaskulärer S. cardiovascular status.
S. marmoratus marble state, Vogt's syndrome.
Staub *m* dust; *pharm.* powder.
Staub·ab·la·ge·rungs·krank·heit *f patho.* coniosis.
Staub·der·ma·to·se *f derm.* dermatoconiosis.
Staub·krank·heit *f patho.* coniosis.
Staub·lun·ge *f pulmo.* pneumoconiosis, pneumokoniosis, anthracotic tuberculosis.
Staub·par·ti·kel *m* dust particle. **durch S. über·tragen** *epidem.* dust-borne.
Staub-Traugott: S.-T.-Effekt *m physiol.* Staub-Traugott effect.
S.-T.-Versuch *m physiol.* Staub-Traugott test.
Staub·zel·le *f histol.* dust cell, alveolar phagocyte.
Stau·chungs·bruch *m ortho.* compression fracture. **S. mit Keilbildung** (*Wirbelkörper*) wedge compression fracture.
Stau·chungs·frak·tur *f ortho.* compression fracture.
stau·en I *vt* stop; (*Arterie*) compress; (*a. psycho.*) accumulate. **II** *vr* **sich s.** accumulate, collect, pile up; *patho.* congest.
Stau·ung *f* (*a. psycho.*) accumulation, accretion; *patho.* congestion, stasis, stagnation, stoppage.
Stau·ungs·blu·tung *f patho.* congestive hemorrhage.
Stau·ungs·bron·chi·tis *f pulmo.* congestive bronchitis.
Stau·ungs·cho·le·sta·se *f patho.* obstructive cholestasis.
Stau·ungs·ek·zem *nt derm.* stasis eczema, stasis dermatitis.
Stau·ungs·der·ma·ti·tis *f* → *Stauungsekzem.*
Stau·ungs·gal·len·bla·se *f* stasis gallbladder.
Stau·ungs·gan·grän *f patho.* static gangrene, venous gangrene.
Stau·ungs·ga·stri·tis *f patho.* congestive gastritis.
Stau·ungs·in·du·ra·ti·on *f* (der Leber) *patho.* congestive cirrhosis (of liver), cardiac cirrhosis, cardiocirrhosis, pseudocirrhosis, cyanotic atrophy of liver.
Stau·ungs·kopf·schmerz *m neuro.* congestive

headache, hyperemic headache.
Stau·ungs·le·ber *f patho.* congested liver, stasis liver.
Stau·ungs·lun·ge *f pulmo.* congested lung.
Stau·ungs·ma·sti·tis *f gyn.* stagnation mastitis, caked breast.
Stau·ungs·milz *f patho.* congested spleen, splenemia.
Stau·ungs·nie·re *f patho.* congested kidney, large red kidney, nephrohemia.
Stau·ungs·ödem *nt derm.* stasis edema.
Stau·ungs·pa·pil·le *f ophthal.* choked disk, papilledema.
Stau·ungs·ul·kus *nt patho.* gravitational ulcer, stasis ulcer.
Stau·ungs·zir·rho·se *f* → *Stauungsinduration.*
Sta·xis *f patho.* hemorrhage, bleeding, staxis.
Steady-state-System *nt physiol.* open system, steady state system.
Steal-Phänomen *nt card.* steal phenomenon, steal.
Stea·ti·tis *f patho.* steatitis.
Stea·tom *nt patho.* steatocystoma, steatoma.
Stea·to·ma·to·sis *f patho.* steatocystoma multiplex, steatomatosis.
Stea·to·me·rie *f derm.* steatomery.
Stea·to·ne·kro·se *f patho.* fat necrosis, steatonecrosis.
Stea·tor·rhö *f* fatty diarrhea, pimelorrhea, steatorrhea, stearrhea.
Stea·to·sis *f patho.* fatty degeneration, steatosis.
Stea·to·ze·le *f urol.* steatocele.
Stech·ap·fel·form *f* **1.** *hema.* burr cell, crenated erythrocyte, crenocyte. **2.** (*Harnsediment*) thorn apple crystal.
Stech·ap·fel·ver·gif·tung *f patho.* daturism.
Ste·chen *nt* pricking; (*Schmerz*) stabbing, shooting.
ste·chen I *vt* stick; (*niederstechen*) stab; (*Insekt*) bite, sting; (*durchstechen*) pierce; (*einstechen*) prick; (*aufstechen*) lance. **II** *vi* sting, prick; (*Insekt*) bite, sting; (*Schmerz*) shoot, stab. **III** *vr* **sich s.** prick o.s.
ste·chend *adj* (*Schmerz*) sharp, penetrating, stabbing, piercing, lancinating, terebrating; (*Geruch*) pungent, acrid, sharp.
Stech·mücke [k·k] *f* mosquito, gnat. **Stech·mücken** *pl* Culicidae.
Steck·na·del·pu·pil·le *f ophthal.* pinhole pupil.
Steele-Richardson-Olszewski: S.-R.-O.-Syn·drom *nt neuro.* Steele-Richardson-Olszewski syndrome.
Steell: S.-Geräusch *nt card.* Graham Steell's murmur, Steell's murmur.
ste·hend *adj* standing; (*aufrecht*) upright, erect.
steif *adj* stiff, rigid; (*Gelenk*) stiff, unmoveable.
Steif·heit *f* rigidity, stiffness. **morgendliche S.** *ortho.* morning stiffness.

Steig·bü·gel *m* → *Stapes*.
Stei·gen *nt* (*Fieber*) rise, increase.
stei·gen *vi* rise, go up, move up, climb, increase; (*Fieber*) rise, go up.
Steil·typ *m physiol*. vertical heart.
Stein *m patho*. stone, calculus, concrement, concretion.
stein·auf·lö·send *adj* litholytic.
Stein·auf·lö·sung *f clin*. lithodialysis, litholysis. **elektrische S.** *urol*. electrolithotrity.
Stein·aus·sto·ßung *f patho*. lithecbole.
stein·bil·dend *adj patho*. calculus-forming, lithogenic, lithogenous.
Stein·bil·dung *f patho*. calculus formation, lithogenesis, calculogenesis.
Stein·ex·pul·si·on *f patho*. lithecbole.
Stein·ex·trak·ti·on *f chir*. stone extraction. **transurethrale S.** *urol*. lithectasy.
Stein·faß·zan·ge *f chir*. stone forceps, stone clamp, stone-grasping forceps.
Stein·kind *nt embryo*. calcified fetus, lithopedion, osteopedion.
Stein·körb·chen *nt chir*. stone-retrieving basket.
Stein·lei·den *nt patho*. lithiasis, calculosis.
Stein-Leventhal: S.-L.-Syndrom *nt gyn*. Stein-Leventhal syndrome, polycystic ovary syndrome.
Steinmann: S.-Nagel *m ortho*. Steinmann's pin.
Stein·mo·le *f embryo*. lithokelyphos.
Stein·pocken [k·k] *pl epidem*. sore mouth, orf, contagious ecthyma.
Stein·schnitt *m urol*. lithotomy, lithectomy.
Stein·schnitt·la·ge *f chir*. dorsosacral position, lithotomy position.
Stein·staub·lun·ge *f pulmo*. silicosis, grinder's disease.
Stein·zer·trüm·me·rung *f urol*. lithotripsy, lithotrity.
Steiß *m* → *Steißbein*.
Steiß·bein *nt anat*. coccygeal bone, tailbone, coccyx.
Steiß·bein·fi·stel *f patho*. coccygeal fistula.
Steiß·bein·frak·tur *f ortho*. fracture of the coccyx, fractured coccyx.
Steiß·bein·grüb·chen *nt anat*. coccygeal foveola, postanal pit, postanal dimple.
Steiß·bein·knäu·el *m/nt anat*. coccygeal gland, coccygeal body, coccygeal glomus.
Steiß·bein·lö·sung *f chir*. coccygotomy.
Steiß·bein·ple·xus *m anat*. coccygeal plexus.
Steiß·bein·re·sek·ti·on *f chir*. coccygectomy.
Steiß·bein·schmerz *m* coccygodynia, coccygalgia, coccydynia, coccyalgia.
Steiß·bein·seg·men·te *pl* coccygeal segments of spinal cord, coccygeal part *sing* of spinal cord, coccygea.
Steiß·bein·wir·bel *pl anat*. coccygeal vertebrae, caudal vertebrae.

Steiß-Fuß-Lage *f gyn*. complete breech presentation, double breech presentation.
Steiß·ge·burt *f gyn*. breech delivery, breech.
Steiß·knäu·el *m/nt* → *Steißbeinknäuel*.
Steiß·la·ge *f gyn*. pelvic presentation, breech presentation.
einfache S. frank breech presentation, single breech presentation.
unvollkommene S. incomplete breech presentation.
vollkommene S. complete breech presentation, double breech presentation.
Steiß·te·ra·tom *nt patho*. sacrococcygeal teratoma.
Steiß·wir·bel *pl* → *Steißbeinwirbel*.
Stel·la·ta·ve·nen *pl anat*. stellate veins of kidney.
Stel·la·tum·blocka·de [k·k] *f anes*. stellate block.
Stel·la·tum·re·sek·ti·on *f neurochir*. stellectomy, stellate ganglionectomy.
Stell·ek·to·mie *f* → *Stellatumresektion*.
Stell·re·flex *m physiol*. righting reflex, statotonic reflex, attitudinal reflex.
Stel·lung *f* position; (*Haltung*) posture, pose, attitude; *gyn*. position, engagement, presentation; *chir*. position.
Stel·lungs·agno·sie *f neuro*. position agnosia.
Stellwag: S.-Phänomen *nt clin*. Stellwag's sign, Stellwag's symptom.
Stenger: S.-Versuch *m HNO* Stenger test.
Ste·no·cho·rie *f patho*. stenochoria.
Ste·no·kar·die *f card*. stenocardia, angina pectoris, Heberden's disease, Heberden's asthma, heart stroke.
Ste·no·ko·rie *f ophthal*. stenocoriasis.
Stenon: S.'-Band *nt anat*. Hueck's ligament, pectinal ligament of iris, trabecular reticulum.
S.'-Gang *m anat*. duct of Stenon, parotid duct, Stensen's duct, Stensen's canal.
Ste·no·se *f patho*. stenosis, narrowing, stricture, stenochoria.
idiopathische hypertrophische subaortale S. *abbr*. **IHSS** idiopathic hypertrophic subaortic stenosis, muscular subaortic stenosis.
narbige S. cicatricial stenosis.
peristomale S. peristomal stenosis.
Ste·no·se·bron·chi·ek·ta·sie *f pulmo*. obstructive bronchiectasis.
Ste·no·se·ge·räusch *nt card*. stenosal murmur.
ste·no·sie·rend *adj patho*. stenosing.
ste·no·siert *adj patho*. stenosed.
Ste·no·tho·rax *m ortho*. stenothorax.
ste·no·tisch *adj patho*. stenotic, stenosal, narrowed.
Ste·no·to·mie *f chir*. stenotomy.
Stensen: S.'-Gang *m anat*. Stensen's canal, Stensen's duct, parotid duct, duct of Stenon.

Stenvers: S.-Aufnahme *f HNO* Stenvers view, Stenvers projection.
Step·per·gang *m neuro.* steppage gait, drop-foot gait, high steppage gait.
Ster·be·bett *nt* deathbed.
Ster·be·fall *m* death, decease.
Ster·be·hil·fe *f forens.* euthanasia, mercy killing.
Ster·ben *nt* dying; (*Tod*) death. **im S. (liegend)** terminal, moribund, be on one's deathbed.
ster·ben *vi* die, decease, expire, pass away.
ster·bend *adj* dying, moribund.
Ster·ben·de *m/f* dying person.
ster·bens·krank *adj* mortally ill.
Ster·be·ra·te *f →* *Sterbeziffer.*
Ster·be·ur·kun·de *f* death certificate.
Ster·be·zif·fer *f stat.* mortality, death rate, fatality rate, mortality rate.
sterb·lich *adj* mortal.
Sterb·lich·keit *f* 1. mortality. 2. *→ Sterbeziffer.*
maternale S. maternal mortality rate, puerperal mortality rate.
neonatale S. neonatal mortality rate.
perinatale S. perinatal mortality, perinatal mortality rate.
Sterb·lich·keits·ra·te *f →* *Sterbeziffer.*
Sterb·lich·keits·ta·bel·le *f* mortality table, life table.
Ster·cus *nt* stercus, bowel movement, feces, fecal matter, excrement, stool.
Ste·reo·agno·sie *f neuro.* tactile agnosia, tactile amnesia, stereoagnosis.
Ste·reo·an·äs·the·sie *f neuro.* stereoanesthesia.
Ste·reo·auf·nah·me *f radiol.* stereoscopic view, stereogram, stereograph.
Ste·reo·aus·kul·ta·ti·on *f clin.* stereoauscultation.
Ste·reo·en·ze·pha·lo·to·mie *f neurochir.* stereoencephalotomy, stereotaxy.
Ste·reo·gno·sie *f physiol.* stereognosis, stereocognosy.
Ste·reo·gramm *nt radiol.* stereoscopic view, stereogram, stereograph.
Ste·reo·kam·pi·me·ter *nt ophthal.* stereocampimeter.
Ste·re·oph·thal·mo·skop *nt ophthal.* binocular ophthalmoscope, stereo-ophthalmoscope.
Ste·reo·ra·dio·gra·phie *f radiol.* stereoradiography, stereoroentgenography.
Ste·reo·skop *nt physiol., ophthal.* stereoscope.
ste·reo·sko·pisch *adj physiol., ophthal.* stereoscopic.
ste·reo·tak·tisch *adj neurochir.* stereotactic, stereotaxic.
Ste·reo·ty·pie *f neuro., psychia.* stereotypy.
ste·ril *adj* 1. *hyg.* sterile, aseptic. 2. *andro., gyn.* sterile, infertile, infecund.
Ste·ri·li·sa·ti·on *f* 1. *hyg.* sterilization, asepsis. 2. *gyn., urol.* sterilization.

Ste·ri·li·sa·tor *m hyg.* sterilizer.
ste·ri·li·sie·ren *vt* 1. *hyg.* sterilize, render sterile; sanitize. 2. *gyn., urol.* sterilize.
Ste·ri·li·sie·rung *f* 1. *→ Sterilisation.* 2. sterilizing.
Ste·ri·li·tät *f* 1. *hyg.* sterility. 2. *andro., gyn.* sterility, infertility.
absolute S. absolute sterility.
aspermatogene S. *andro.* aspermatogenic sterility.
dysspermatogene S. *andro.* dysspermatogenic sterility.
männliche S. male sterility.
normospermatogene S. *andro.* normospermatogenic sterility.
relative S. relative sterility.
weibliche S. female sterility.
Ster·ko·bi·lin *nt biochem.* stercobilin.
Ster·ko·bi·li·no·gen *nt biochem.* stercobilinogen.
ster·ko·ral *adj* stercoraceous, stercoral.
Ster·ko·ral·ap·pen·di·zi·tis *f patho.* stercoral appendicitis.
Ster·ko·ral·ge·schwür *nt → Sterkoralulkus.*
Ster·ko·ral·ul·kus *nt patho.* stercoral ulcer, stercoraceus ulcer.
Ster·ko·rom *nt patho.* fecal tumor, fecaloma, scatoma, coproma, stercoroma.
ster·nal *adj anat.* sternal.
Ster·nal·bi·op·sie *f clin.* sternal biopsy.
Stern·al·gie *f ortho.* sternodynia, sternalgia.
Ster·nal·punk·ti·on *f clin.* sternal puncture.
Sternberg: S.-Riesenzelle *f hema.* Sternberg's giant cell, Sternberg-Reed cell, Reed-Sternberg cell, lymphadenoma cell.
S.-Zeichen *nt patho.* Sternberg's sign.
Sternberg-Reed: S.-R.-Riesenzelle *f →* *Sternberg-Riesenzelle.*
Stern·him·mel·zel·le *f hema.* starry sky cell.
Stern·nä·vus *m derm.* vascular spider, spider nevus, stellar nevus, spider angioma, spider telangiectasia.
Ster·no·dy·mus *m embryo.* sternodymus, sternopagia, sternopagus.
Ster·no·dy·nie *f → Sternalgie.*
Ster·no·kla·vi·ku·lar·ge·lenk *nt anat.* sternoclavicular joint.
Ster·no·kla·vi·ku·lar·win·kel *m anat.* sternoclavicular angle.
ster·no·ko·stal *adj* sternocostal, costosternal, chondrosternal.
Ster·no·ko·stal·ge·len·ke *pl anat.* sternocostal joints, costosternal joints.
Ster·no·pa·gus *m → Sternodymus.*
Ster·no·schi·sis *f embryo.* sternal cleft, sternoschisis.
Ster·no·to·mie *f ortho.* sternotomy.
Ster·no·xi·pho·pa·gus *m embryo.* sternoxiphopagus.
Ster·num *nt anat.* breast bone, xiphoid bone,

sternum.

Ster·num·apla·sie *f embryo.* asternia.

Ster·num·frak·tur *f ortho.* sternal fracture, fractured sternum.

Ster·num·punk·ti·on *f clin.* sternal puncture.

Ster·num·spal·te *f → Sternoschisis.*

Stern·zel·le *f* **1.** *patho.* star cell. **2.** *histol.* stellate cell.

Ste·ro·id *nt* **1.** *biochem., endo.* steroid. **2.** *pharm.* steroid.

Ste·ro·id·dia·be·tes *m endo.* steroid diabetes, steroidogenic diabetes.

Ste·ro·id·ent·zugs·syn·drom *nt patho.* steroid withdrawal syndrome.

Ste·ro·id·er·satz·the·ra·pie *f pharm.* replacement steroid therapy.

Ste·ro·id·fie·ber *nt patho.* steroid fever.

Ste·ro·id·hor·mon *nt endo.* steroid, steroid hormone.

Ste·ro·id·osteo·po·ro·se *f ortho.* steroid-induced osteoporosis, steroid osteoporosis.

Ste·ro·id·pur·pu·ra *f derm.* steroid purpura.

Ste·ro·id·re·zep·tor *m* steroid receptor.

Ster·tor *m* stertorous breathing, sonorous breathing, stertor.

ster·to·rös *adj* stertorous.

Ste·tho·go·nio·me·ter *nt ortho.* stethogoniometer.

Ste·tho·gra·phie *f ortho.* stethography.

Ste·tho·kyr·to·graph *m ortho.* stethokyrtograph, stethocyrtograph.

Ste·tho·myo·si·tis *f ortho.* stethomyitis, stethomyositis.

Ste·tho·phon *nt clin.* stethophone.

Ste·tho·skop *nt clin.* stethoscope.

Ste·tho·sko·pie *f clin.* stethoscopy.

ste·tho·sko·pisch *adj clin.* stethoscopic.

Steu·er·hor·mon *nt endo.* regulatory hormone.

Steu·er·kreis *m physiol.* control circuit.

Steue·rung *f (a. physiol.)* regulation, control. **S. der Immunantwort** immunoregulation.

Stevens: S.'-Psychophysik *f psycho.* Stevens's psychophysics *pl.*

S. psychophysisches Gesetz *nt psycho.* Stevens' psychophysical law.

Stevens-Johnson: S.-J.-Syndrom *nt derm.* Johnson-Stevens disease, Stevens-Johnson syndrome.

Stevens-Johnson-Fuchs: S.-J.-F.-Syndrom *nt derm.* Johnson-Stevens disease, Stevens-Johnson syndrome.

Stewardessen-Krankheit *f derm.* perioral dermatitis.

Stewart-Treves: S.-T.-Syndrom *nt patho.* Stewart-Treves syndrome.

Sthe·nie *f physiol.* sthenia.

Sti·bia·lis·mus *m patho.* chronic antimonial poisoning, stibialism.

Sti·bo·phen *nt pharm.* stibophen, neoantimosan.

Stich *m* prick, puncture; *(Insekt)* bite, sting; *(mit dem Messer)* stab; *(Schmerz)* twitch, sting, stab, twinge; *chir.* stitch.

Stich·pro·be *f clin., allg.* spot test, spot check; *stat.* random check, random sample, sample.

Stich·pro·ben·er·he·bung *f stat.* sampling, random sampling.

Stich·test *m derm.* prick test.

Stich·ver·let·zung *f → Stichwunde.*

Stich·wun·de *f* stab, stab wound.

Sticker: S.-Krankheit *f epidem* Sticker's disease, erythema infectiosum.

Stickler: S.-Syndrom *nt patho.* Stickler's syndrome, hereditary progressive arthro-ophthalmopathy.

Stick·stoff *m chem.* nitrogen, azote. **nicht-proteingebundener S.** *abbr.* **NPN** rest nitrogen, nonprotein nitrogen.

Stick·stoff·aus·wasch·me·tho·de *f physiol.* nitrogen washout method.

Stick·stoff·bi·lanz *f physiol.* nitrogen balance, nitrogen equilibrium.

Stieda: S.-Fraktur *f* Stieda's fracture.

Stieda-Pellegrini: S.-P.-Schatten *m ortho.* Pellegrini-Stieda syndrome, Pellegrini's disease, Stieda's disease.

Stief·bru·der *m* stepbrother.

Stief·el·tern *pl* stepparents.

Stief·kind *nt* step child.

Stief·mut·ter *f* stepmother.

Stief·schwe·ster *f* stepsister.

Stief·sohn *m* stepson.

Stief·toch·ter *f* stepdaughter.

Stief·va·ter *m* stepfather.

Stiel *m anat.* stalk, stem, peduncle, pedicle; *(Hammer, etc.)* handle, shaft, shank.

Stiel·dre·hung *f chir.* volvulus.

Stiel·lap·pen *m chir.* gauntlet flap, pedicle graft, pedicle flap.

Stiel·war·ze *f derm.* skin tag, cutaneous tag, soft tag, soft wart, acrochordon.

Stier·höcker [k·k] *m → Stiernacken.*

Stierlin: S.-Zeichen *nt radiol.* Stierlin's sign, Stierlin's symptom.

Stier·nacken [k·k] *m* buffalo neck, buffalo hump.

Stier·ny·stag·mus *m neuro.* stare nystagmus.

Stiff-man-Syndrom *nt neuro.* stiff-man syndrome.

Stig·ma *nt* **1.** *clin., patho.* stigma, mark, sign. **2.** *gyn.* stigma, follicular stigma.

Stig·ma·to·me·ter *nt ophthal.* stigmatometer.

Sti·lett *nt chir.* style, stylet, stilet, stilette.

Still: S.-Geräusch *nt card.* Still's murmur.

S.-Syndrom *nt ortho.* Still's disease, Still-Chauffard syndrome, juvenile rheumatoid arthritis.

S.-Syndrom, Erwachsenenform Felty's syndrome.

Stil·len *nt* **1.** *gyn.* breast-feeding, nursing. **2.**

(*Hunger*) satisfying; (*Durst*) quenching; (*Schmerz*) soothing, killing.

stil·len *vt* **1.** *gyn.* breast-feed, nurse, suckle. **2.** (*Verlangen*) allay, satiate, satisfy; (*Durst*) quench; (*Hunger*) satisfy; (*Schmerz*) soothe, alleviate, kill; (*Blutung*) suppress, stem, stop, staunch.

Stilling: S.'-Kern *m anat.* Stilling's nucleus, Clarke's column, dorsal nucleus (of Clarke), thoracic column.

Stilling-Türk-Duane: S.-T.-D.-Syndrom *nt ophthal.* Stilling-Türk-Duane syndrome, retraction syndrome.

Still·stand *m* standstill, stop; (*Herz*) standstill, arrest; (*Entwicklung*) standstill, arrest, stagnation, cessation, stop.

still·stehen *vt* (*Herz*) stand still, stall, stop; (*Entwicklung*) stagnate.

Stimm·band *nt anat.* vocal ligament; *clin.* vocal cord, vocal fold.

Stimm·band·aus·schnei·dung *f HNO* chordectomy.

Stimm·band·ent·zün·dung *f HNO* chorditis.

Stimm·band·fi·xie·rung *f HNO* chordopexy.

Stimm·band·läh·mung *f HNO* cord paralysis, vocal cord paresis.

Stimm·band·mus·kel *m anat.* vocalis (muscle), vocal muscle.

Stimm·band·po·lyp *m HNO* vocal cord polyp.

Stimm·band·re·sek·ti·on *f HNO* chordectomy.

Stimm·bil·dung *f* vocalisation, voice production, phonation.

Stimm·bil·dungs·stö·rung *f HNO* dysphonia.

Stimm·bruch *m HNO* change of voice, breaking of the voice, puberty vocal change, heterophonia.

Stim·me *f* voice; vox.

Stimm·fal·te *f* → *Stimmlippe*.

Stimm·fre·mi·tus *m clin.* pectoral fremitus, vocal fremitus.

Stimm·ga·bel·prü·fung *f HNO* tuning fork test.

Stimm·lip·pe *f anat.* vocal cord, vocal fold.

Stimm·lip·pen·durch·tren·nung *f HNO* cordotomy.

stimm·los *adj HNO* voiceless, aphonic, aphonous.

Stimm·lo·sig·keit *f HNO* aphonia.

Stimm·rit·ze *f anat.* true glottis, aperture of glottis, fissure of glottis.

Stimm·rit·zen·krampf *m HNO* glottic spasm, laryngeal spasm, laryngospastic reflex, laryngospasm.

Stimm·schwä·che *f HNO* phonasthenia, hypophonia.

Stimm·stö·rung *f HNO* voice disorder, dysphonia.

Stimm·the·ra·pie *f HNO* logopedics *pl*, logopedia.

Stimm·ver·än·de·rung *f HNO* heterophonia,

heterophthongia.

Stimm·wech·sel *m* → *Stimmbruch*.

Sti·mu·lans *nt pharm.* stimulant, stimulating drug, stimulator, excitant, excitor.

Sti·mu·la·ti·on *f physiol.* stimulation, stimulating.

sti·mu·lie·ren *vt* stimulate; excite.

sti·mu·lie·rend *adj* stimulating, stimulant, stimulative, excitant, exciting.

Sti·mu·lus *m physiol.* stimulus.

Stink·na·se *f HNO* ozena.

Stipp·chen·gal·len·bla·se *f patho.* gallbladder cholesteatosis, gallbladder lipoidosis, strawberry gallbladder.

Stipp·chen·zun·ge *f patho.* stippled tongue, dotted tongue.

Stirn *f* brow, forehead; *anat.* frons.

Stirn·bein *nt anat.* frontal bone.

Stirn·bein·schup·pe *f anat.* frontal squama, squama of frontal bone.

Stirn·fon·ta·nel·le *f anat.* anterior fontanella, frontal fontanella.

Stirn·ge·gend *f anat.* frontal region.

Stirn·hirn *nt anat.* frontal brain, frontal lobe.

Stirn·hirn·ab·szeß *m neuro.* frontal-lobe abscess.

Stirn·hirn·lä·si·on *f neuro.* frontal-lobe lesion.

Stirn·hirn·win·dung *f anat.* frontal gyrus, frontal convolution.

Stirn·höcker [k·k] *m anat.* frontal tuber, frontal eminence.

Stirn·höh·le *f anat.* frontal sinus, frontal antrum.

Stirn·höh·len·ent·zün·dung *f HNO* frontal sinusitis.

Stirn·höh·len·spü·lung *f HNO* frontal sinus lavage.

Stirn·la·ge *f gyn.* brow presentation.

Stirn·lap·pen *m anat.* frontal lobe.

Stirn·lap·pen·rin·de *f physiol.* frontal area, frontal cortex.

Stirn·lap·pen·tu·mor *m neuro.* frontal-lobe tumor.

Stirn·lap·pen·ve·nen *pl anat.* frontal veins.

Stirn·spie·gel *m clin.* frontal mirror, head mirror.

St. Louis-Enzephalitis *f abbr.* **SLE** *neuro.* encephalitis C, St. Louis encephalitis.

St. Louis-Enzephalitis-Virus *nt micro.* St. Louis encephalitis virus.

Stock-Vogt-Spielmeyer: S.-V.-S.-Syndrom *nt* Spielmeyer-Vogt disease, Vogt-Spielmeyer disease, juvenile type of amaurotic idiocy.

Stoff *m phys.* substance, matter, body, mass; *allg.* material, stuff.

Stoffel: S.-Operation *f neurochir.* Stoffel's operation.

Stoff·wech·sel *m physiol.* metabolism, metabolic activity.

Stoff·wech·sel·ant·ago·nist *m biochem.* metabolic antagonist.

stoff·wech·sel·be·dingt *adj biochem.* metabolic.

Stoff·wech·sel·block *m biochem.* metabolic block.

Stoff·wech·sel·er·kran·kung *f* → *Stoffwechselstörung.*

Stoff·wech·sel·gift *nt patho.* metabolic poison.

Stoff·wech·sel·kon·trol·le *f physiol.* metabolic regulation.

Stoff·wech·sel·pro·dukt *nt biochem.* metabolic product, metabolite.

Stoff·wech·sel·stö·rung *f patho.* metabolic disorder, metabolic disease, dysmetabolism.

Stokes: S.'-Kragen *m card.* collar of Stokes.

Stokvis-Talma: S.-T.-Syndrom *nt patho., ped.* Stokvis-Talma syndrome, autotoxic cyanosis, enterogenous cyanosis.

Sto·ma *nt* **1.** *anat.* stoma, opening, orifice. **2.** *chir.* stoma; preternatural anus, artificial anus. **3.** *patho.* stoma.

Sto·ma·chi·kum *nt pharm.* stomachic.

Sto·ma·ka·ke *f HNO* ulcerative stomatitis, stomatocace, stomacace.

Sto·mat·al·gie *f HNO* stomalgia, stomatodynia.

Sto·ma·ti·tis *f HNO* stomatitis.
  S. angularis angular stomatitis, angular cheilitis, migrating cheilitis, perlèche.
  aphthöse S. → *S. herpetica.*
  S. epidemica foot-and-mouth disease, hoof-and-mouth disease, epidemic stomatitis, malignant aphthae.
  S. gangraenosa gangrenous stomatitis, water canker, corrosive ulcer.
  S. herpetica aphthous stomatitis, herpetic gingivostomatitis, herpetic stomatitis, vesicular stomatitis.
  S. pustulosa contagiosa sore mouth, orf, contagious pustular dermatitis.
  rezidivierende aphthöse S. recurrent aphthous stomatitis, aphthae.
  S. ulcerosa ulcerative stomatitis, stomatocace, stomacace.

Sto·ma·to·dy·nie *f* → *Stomatalgie.*

Sto·ma·to·glos·si·tis *f HNO* stomatoglossitis.

Sto·ma·to·ma·la·zie *f HNO* stomatomalacia.

Sto·ma·to·mie *f gyn.* stomatomy, stomatotomy.

Sto·ma·to·my·ko·se *f HNO* stomatomycosis.

Sto·ma·to·pa·thie *f HNO* stomatopathy.

Sto·ma·to·pla·stik *f HNO* stomatoplasty.

Sto·ma·tor·rha·gie *f HNO* stomatorrhagia.

Sto·ma·to·schi·sis *f embryo.* stomatoschisis, stomoschisis.

Sto·ma·to·skop *nt clin.* stomatoscope.

Sto·ma·to·to·mie *f gyn.* stomatomy, stomatotomy.

Sto·ma·to·zyt *m hema.* stomatocyte.

Sto·ma·to·zy·to·se *f hema.* stomatocytosis.

Sto·ma·ul·kus *nt chir.* stomal ulcer, stoma ulcer, marginal ulcer.

Stor·chen·biß *m derm.* Unna's nevus, nape nevus, nuchal nevus.

Stö·rung *f patho.* failure, disturbance, disorder, impairment; *allg.* disturbance.
  funktionelle S. functional disorder, functional disease.
  psychosomatische S. psychosomatic illness, psychosomatic disorder.

Stoß·stan·gen·frak·tur *f ortho.* bumper fracture.

Stoß·wel·len *pl phys.* shock waves.

Stoß·wel·len·li·tho·trip·sie *f,* **extrakorporale** *abbr.* **ESWL** *urol.* extracorporeal shock wave lithotripsy.

Stot·te·rer *m* stutterer; stammerer.

Stot·tern *nt* stutter, stuttering.

stot·tern *vt, vi* stutter; stammer.

Stra·bis·mo·me·ter *nt ophthal.* strabismometer, strabometer.

Stra·bis·mo·me·trie *f ophthal.* strabismometry, strabometry.

Stra·bis·mo·to·mie *f ophthal.* strabotomy.

Stra·bis·mus *m ophthal.* strabismus, squint, cast, manifest deviation, heterotropy, anorthopia.
  S. alternans alternating strabismus, bilateral strabismus, binocular strabismus.
  S. concomitans concomitant strabismus, comitant squint.
  S. convergens crossed eyes, convergent strabismus, internal strabismus, esotropia, esodeviation.
  S. divergens walleye, divergent squint, divergent strabismus, external strabismus, external squint, exotropia.
  S. internus → *S. convergens.*
  S. latens latent strabismus, latent deviation.
  S. paralyticus paralytic strabismus, incomitant strabismus, noncomitant strabismus.
  S. rotatorius cyclotropia.
  S. unilateralis monolateral strabismus, unilateral strabismus, uniocular strabismus.
  S. verticalis vertical strabismus, hypertropia.

Stra·bis·mus·sche·re *f ophthal.* strabismus scissors *pl.*

Stra·bo·me·ter *nt* → *Strabismometer.*

Stra·bo·me·trie *f* → *Strabismometrie.*

Stra·bo·tom *nt ophthal.* strabotome.

Stra·bo·to·mie *f ophthal.* strabotomy.

Strahl *m (Licht)* ray, beam, shaft; *phys.* ray, beam; *(Wasser)* stream, jet.
  α-Strahlen *pl* alpha rays, α rays, ionic rays.
  β-Strahlen *pl* beta rays, β rays.
  γ-Strahlen *pl* gamma rays, γ rays.

strah·len *vi phys.* ray, radiate, irradiate.

Strah·len·am·pu·ta·ti·on *f ortho. (Hand)* ray resection.

Strah·len·an·ämie *f hema.* radiation anemia.

Strah·len·be·hand·lung f → Strahlentherapie.
Strah·len·be·la·stung f radiol. radiation load.
Strah·len·der·ma·ti·tis f derm. radiation dermatitis, x-ray dermatitis, radiodermatitis, radioepidermitis, radioepithelitis.
Strah·len·der·ma·to·se f derm. radiation dermatosis.
strah·len·dicht adj radiol. radiopaque, roentgenopaque, radiodense, opaque.
Strah·len·dich·te f radiol. radiodensity, radiopacity, radio-opacity, opacity.
Strah·len·do·sis f radiol. radiation dose, dose. **kumulierte S.** cumulative dose, cumulative radiation dose.
Strah·len·do·sis·mes·sung f radiol. dosimetry.
strah·len·durch·läs·sig adj radiol. radiable, radiolucent, radiotransparent.
Strah·len·durch·läs·sig·keit f radiol. radiability, radiolucency, radiotransparency.
strah·len·emp·find·lich adj radiosensitive.
Strah·len·emp·find·lich·keit f radiosensibility, radiosensitivity.
Strah·len·en·te·ri·tis f patho. radiation enteritis.
Strah·len·ex·po·si·ti·on f radiol. exposure to radiation, radiation load.
Strah·len·fi·bro·ma·to·se f patho. radiation fibromatosis.
Strah·len·ga·stri·tis f patho. radiation gastritis.
Strah·len·heil·kun·de f → Strahlenkunde.
Strah·len·he·pa·ti·tis f patho. radiation hepatitis.
Strah·len·ko·li·tis f patho. radiation colitis.
Strah·len·krank·heit f radiol. radiation sickness, radiation illness, radiation syndrome, x-ray sickness.
Strah·len·kun·de f radiol. radiology, radiotherapeutics pl.
Strah·len·mye·li·tis f neuro. radiation myelitis.
Strah·len·ne·kro·se f patho. radiation necrosis.
Strah·len·neu·ri·tis f neuro. radioneuritis, radiation neuritis, actinoneuritis.
Strah·len·osteo·ne·kro·se f → Strahlungsosteonekrose.
Strah·len·pa·tho·lo·gie f patho. radiopathology.
Strah·len·phy·sik f phys. radiophysics pl.
Strah·len·pilz m micro. Actinomyces israelii.
Strah·len·pilz·dru·sen pl patho. drusen, sulfur granules.
Strah·len·pilz·krank·heit f epidem. actinomycosis, actinophytosis.
Strah·len·pneu·mo·nie f pulmo. radiation pneumonitis.
Strah·len·pneu·mo·ni·tis f pulmo. radiation pneumonitis.
Strah·len·prok·ti·tis f patho. radiation proctitis, factitial proctitis.

Strah·len·quel·le f phys. radiation source.
Strah·len·re·sek·ti·on f ortho. (Hand) ray resection.
strah·len·re·si·stent adj patho. radioresistant.
Strah·len·re·si·stenz f patho. radioresistance.
Strah·len·scha·den m radiol. radiation trauma, radiation injury.
Strah·len·schä·di·gung f → Strahlenschaden.
Strah·len·schutz m radiol., phys. radiation protection.
Strah·len·schutz·pla·ket·te f radiol. film badge.
Strah·len·star m ophthal. radiation cataract.
Strah·len·syn·drom nt, **akutes** radiol. acute radiation syndrome.
Strah·len·the·ra·pie f radiol. radiation therapy, radiotherapy, radiation, therapeutic radiation, irradiation, radiotherapeutics pl.
strah·len·un·emp·find·lich adj patho. radioresistant.
Strah·len·un·emp·find·lich·keit f patho. radioresistance.
Strah·len·ver·bren·nung f radiol. radiation burn.
strah·len·ver·seucht adj phys. contaminated with radiation.
Strah·len·ver·seu·chung f phys. radioactive pollution.
Strah·len·zy·sti·tis f urol. radiocystitis.
Strah·lung f anat. radiation; phys. radiation, rays pl.
α-Strahlung alpha radiation, α radiation.
β-Strahlung beta radiation, β radiation.
γ-Strahlung gamma radiation, γ radiation.
elektromagnetische S. electromagnetic radiation.
ionisierende S. ionizing radiation.
korpuskuläre S. particulate radiation, corpuscular radiation.
Strah·lungs·ener·gie f phys. radiant energy, radiation energy, luminous energy.
Strah·lungs·in·ten·si·tät f phys. radiant intensity, irradiance, irradiancy.
Strah·lungs·mes·ser m phys. radiometer, roentgenometer.
Strah·lungs·mes·sung f phys. actinometry.
Strah·lungs·ne·kro·se f patho. radiation necrosis.
Strah·lungs·osteo·ne·kro·se f post-traumatic bone necrosis, radiation osteonecrosis, osteoradionecrosis.
Strah·lungs·wär·me f phys. radiant heat.
Strang m anat. cord, band, tract. **amniotische Stränge** pl Simonart's threads, Simonart's bands, Streeter's bands, amniotic bands.
Stran·gu·la·ti·on f forens. strangulation; patho. strangulation.
Stran·gu·la·ti·ons·ile·us m chir. strangulation ileus, strangulated bowel obstruction.
stran·gu·lie·ren vt patho., forens. strangle,

strangulate.
stran·gu·liert adj forens., patho. strangulated.
Strang·urie f urol. stranguria, strangury.
Stra·tum nt anat. stratum, layer, lamina.
S. **basale endometrii** basal layer of endometrium.
S. **cerebrale** cerebral layer of retina, nervous stratum of retina, neural stratum of retina.
S. **compactum endometrii** compacta, compact layer of endometrium.
S. **fibrosum** fibrous layer of articular capsule, fibrous articular capsule.
S. **functionale endometrii** functional layer of endometrium, functionalis.
S. **ganglionare cerebelli** ganglionic layer of cerebellum.
S. **ganglionare nervi optici** ganglionic stratum of optic nerve.
S. **ganglionare retinae** ganglionic stratum of retina, ganglionic layer of retina.
S. **gangliosum cerebelli** ganglionic layer of cerebellum.
S. **granulosum** granular layer of cerebellum, nuclear layer of cerebellum.
S. **granulosum folliculi ovarici** granular layer of follicle, granulosa.
S. **moleculare** molecular layer of cerebellum, plexiform layer of cerebellum.
S. **neurium piriformium** Purkinje's cell layer, piriform neuronal layer.
S. **neuroepitheliale retinae** layer of rods and cones, neuroepithelial stratum of retina, photosensory layer of retina.
S. **plexiforme** → S. moleculare.
S. **spongiosum endometrii** spongy layer of endometrium, spongiosa.
S. **submucosum/subvasculare** internal layer of myometrium, subvascular layer of myometrium.
S. **supravasculare** external layer of myometrium, supravascular layer of myometrium.
S. **synoviale** synovium, synovial membrane (of articular capsule).
S. **vasculare** middle layer of myometrium, vascular layer of myometrium.
Stre·blo·dak·ty·lie f ortho. streblodactyly.
strecken [k·k] I vt stretch, stretch out, extend; (Arme) extend, stretch; ortho. extend, apply traction. II vr **sich s.** stretch o.s. out, have a stretch.
Strecker·seh·ne [k·k] f anat. extensor tendon.
Streck·mus·kel m anat. extensor, extensor muscle.
Streck·re·flex m physiol. extensor reflex. **gekreuzter S.** crossed extensor reflex.
Streckung [k·k] f ortho. extension; traction.
Streck·ver·band m ortho. extension bandage.
Strei·fen m stripe, streak; (Pflaster) strip; histol. stripe, streak, stria, striation.
Strei·fen·bil·dung f histol., patho. striation.

Strei·fung f histol. (Muskel) striation.
Stre·pho·sym·bo·lie f neuro. strephosymbola.
Strep·to·ba·zil·len·rat·ten·biß·fie·ber nt epidemic arthritic erythema, Haverhill fever, rat-bite feve.
Strep·to·ba·zil·lus m micro. streptobacillus, Streptobacillus. S. **des weichen Schankers** Ducrey's bacillus, Haemophilus ducreyi.
Strep·to·coc·cus m micro. streptococcus, Streptococcus.
S. **haemolyticus** Streptococcus pyogenes, Streptococcus hemolyticus.
S. **pneumoniae** pneumococcus, Diplococcus pneumoniae, Streptococcus pneumoniae.
S. **viridans** Streptococcus viridans.
Strep·to·der·mia f derm. streptoderma. S. **cutanea lymphatica** erysipelas, St. Anthony's fire, fire, rose disease.
Strep·to·dor·nase f micro., clin. streptodornase
Strep·to·ki·na·se f micro., clin. streptokinase, streptococcal fibrinolysin.
Streptokinase-Streptodornase f micro., clin. streptokinase-streptodornase, streptodornase-streptokinase.
Strep·to·kokk·ämie f → Streptokokkensepsis.
Strep·to·kok·ken pl micro. streptococci.
A-Streptokokken → S. der Gruppe A.
alpha-hämolytische S. alpha streptococci, alpha-hemolytic streptococci.
beta-hämolytische S. beta streptococci, beta-hemolytic streptococci.
gamma-hämolytische S. → nicht-hämolysierende S.
S. **der Gruppe A** group A streptococci, Streptococcus pyogenes, Streptococcus hemolyticus.
hämolytische S. hemolytic streptococci.
nicht-hämolysierende S. anhemolytic streptococci, gamma streptococci, gamma-hemolytic streptococci.
vergrünende S. → viridans S.
viridans S. viridans streptococci, Streptococcus viridans.
Strep·to·kok·ken·an·gi·na f HNO streptococcal sore throat, streptococcal tonsillitis.
Strep·to·kok·ken·an·ti·gen nt immun. streptococcal antigen.
Strep·to·kok·ken·bron·chi·tis f pulmo. streptococcal bronchitis.
Strep·to·kok·ken·gan·grän f patho. streptococcal gangrene.
Strep·to·kok·ken·in·fek·ti·on f epidem. streptococcal infection, streptococcosis.
Strep·to·kok·ken·kar·di·tis f card. streptococcal carditis.
Strep·to·kok·ken·me·nin·gi·tis f neuro. streptococcal meningitis.
Strep·to·kok·ken·pha·ryn·gi·tis f → Streptokokkenangina.

Strep·to·kok·ken·pneu·mo·nie *f pulmo.* streptococcal pneumonia.

Strep·to·kok·ken·sep·sis *f patho.* streptosepticemia, streptococcemia.

Strep·to·kok·ken·to·xin *nt neuro.* streptococcal toxin.

Strep·to·kok·kus *m* → *Streptokokken.*

Strep·to·ly·sin *nt abbr.* **SL** *micro., immun.* streptolysin, streptococcolysin.

Strep·to·my·ces *m micro.* streptomycete, streptomyces.

Strep·to·my·cin *nt pharm.* streptomycin.

Strep·to·my·ko·se *f epidem.* streptomycosis.

Strep·to·tri·cho·se *f epidem.* streptotrichiasis, streptotrichosis.

Streß *m patho., psycho.* stress; *(a. fig.)* strain, tension, pressure.

Streß·dia·be·tes *m endo.* hyperglycemia of injury, stress diabetes.

stres·sen *vt* stress, put under stress, strain.

Streß·ero·sio·nen *pl patho. (Magen)* stress erosions.

Streß·fak·tor *m patho.* stressor.

Streß·frak·tur *f ortho.* fatigue fracture, stress fracture.

Streß·in·kon·ti·nenz *f urol.* stress incontinence.

Streß·krank·heit *f patho.* stress disease.

Streß·leu·ko·zy·to·se *f hema.* emotional leukocytosis.

Stres·sor *m patho.* stressor.

Streß·re·ak·ti·on *f physiol., patho.* stress reaction. **akute S.** acute stress reaction, transient situational disturbance.

Streß·syn·drom *nt patho.* stress syndrome.

Streß·ul·kus *nt patho.* stress ulcer, stress ulceration.

streu·en *vt* spread; *patho.* spread, disseminate.

Streu·licht *nt* diffuse light, stray light.

Streu·lin·se *f opt.* dispersing lens, concave lens.

Streu·pul·ver *nt pharm.* dusting powder.

Streu·strah·len *pl radiol.* scattered rays.

Streu·strah·len·ra·ster *nt radiol.* Bucky's diaphragm, Bucky-Potter diaphragm, Potter-Bucky grid.

Streu·strah·lung *f radiol.* scattered rays, scattered radiation.

Streu·ung *f stat.* spread, dispersion; *patho.* dissemination, spread; *phys.* scattering, *(Licht)* diffusion.

Streu·ungs·brei·te *f stat.* range.

Stria *f anat.* stria, stripe, band, line.

Striae *pl gravidarum gyn.* stretch marks.

S. laminae granularis externa stria of external granular layer.

S. laminae granularis interna stria of internal granular layer, external stria of Baillarger, external stripe of Baillarger, outer band of Baillarger.

S. laminae molecularis/plexiformis stria of molecular layer, stria of plexiform layer.

S. laminae pyramidalis ganglionaris stria of internal pyramidal layer, stria of ganglionic pyramidal layer, inner band of Baillarger, internal stria of Baillarger.

S. laminae pyramidalis interna → *S. laminae pyramidalis ganglionaris.*

S. mallearis mallear stria of tympanic membrane.

Stria·tum *nt anat.* striatum, striate body.

Strich·gang *m neuro.* walking on straight line.

Stri·dor *m HNO, patho.* stridor.

exspiratorischer S. expiratory stridor.

inspiratorischer S. inspiratory stridor.

S. laryngealis laryngeal stridor.

stri·do·rös *adj HNO, patho.* stridulous.

stri·du·lös *adj HNO, patho.* stridulous.

Stri·du·lus *m HNO, ped.* congenital laryngeal stridor.

Strie·me *f* mark, streak, vibex, stripe; *derm.* welt, wale, wheal.

Strik·tur *f patho.* stricture, narrowing, stenosis, coarctation, constriction.

narbige S. scar stricture.

peptische S. peptic stricture.

spastische S. functional stricture, spastic stricture, spasmodic stricture.

Strik·tu·ren·durch·tren·nung *f chir.* stricturotomy, coarctotomy.

String sign *nt radiol.* Kantor's sign, string sign.

Strip *m (Pflaster)* adhesive strip, strip.

strip·pen *vt chir. (Vene)* strip.

Strip·per *m chir.* stripper.

Strip·ping *nt chir.* stripping.

Stro·bo·skop *nt phys.* stroboscope.

Stro·bo·sko·pie *f* stroboscopy.

stroboskopisch *adj* stroboscopic.

Strom *m (a. fig.)* flow, current, stream; *electr.* electric current, electricity, power.

faradischer S. induced current, faradic current, faradism.

galvanischer S. galvanic current, galvanic electricity, galvanism.

Stro·ma *nt anat.* stroma, framework.

S. ganglii/ganglionaris stroma of ganglion.

S. glandulae thyroideae stroma of thyroid (gland).

S. iridis stroma of iris.

S. ovarii stroma of ovary.

S. vitreum vitreous stroma.

Stro·ma·auf·lö·sung *f patho.* stromatolysis.

Stro·ma·en·do·me·trio·se *f gyn.* stromal endometriosis, stromatosis.

Stro·ma·in·fil·tra·ti·on *f patho.* stromal invasion.

Stro·ma·to·ly·se *f patho.* stromatolysis.

Stro·ma·to·se *f* → *Stromaendometriose.*

Stro·ma·zel·len *pl histol.* stroma cells.

Strom·schlag *m patho.* electric shock.

Strom·span·nung *f electr.* voltage.

Strom·stär·ke *f electr.* amperage; *phys.* intensity, strength, current intensity.

Strom·stär·ke·mes·ser *m phys.* fluxmeter; *electr.* ammeter.

Strom·stoß *m phys., electr.* impulse, current pulse, burst; *patho.* electric shock.

Stroph·an·thi·din *nt pharm.* strophanthidin, k-strophanthin.

Stro·phu·lus adul·to·rum *m derm.* strophulus, papular urticaria.

Struk·tur *f* structure, texture, framework, frame, make; *anat., histol.* structure, histology, make, make-up, constitution; (*Krankheitsverlauf*) pattern.

Struk·tur·ano·ma·lie *f genet.* structural chromosome abnormality, structural abnormality.

struk·tu·rell *adj* structural.

Struk·tur·er·hal·tungs·zeit *f physiol., patho.* resuscitation limit.

Struk·tur·fett *nt histol.* structural fat.

Struk·tur·gen *nt genet.* structural gene.

Struk·tur·myo·pa·thie *f patho.* structural myopathy.

Struk·tur·pro·te·in *nt histol.* structural protein.

Struk·tur·psy·cho·lo·gie *f psycho.* structural psychology.

Struk·tur·stoff·wech·sel *m biochem.* structural metabolism.

Stru·ma *f endo.* goiter, thyrocele, struma.

  S. adenomatosa adenomatous goiter.

  S. adolescentium juvenile goiter.

  S. basedowiana Basedow's goiter.

  blande S. nontoxic goiter, simple goiter.

  S. colloides colloid goiter.

  S. connata congenital goiter.

  S. diffusa diffuse goiter.

  diffuse S. diffuse goiter.

  eisenharte S. Riedel's struma, Riedel's thyroiditis, invasive thyroiditis, iron-hard thyroiditis, ligneous thyroiditis, ligneous struma, woody thyroiditis.

  endemische S. endemic goiter.

  S. endothoracica intrathoracic goiter.

  euthyreote S. euthyroid goiter.

  S. juvenilis juvenile goiter.

  kongenitale S. congenital goiter.

  S. lymphomatosa lymphadenoid goiter, Hashimoto's disease, Hashimoto thyroiditis, autoimmune thyroiditis, chronic lymphocytic thyroiditis.

  S. nodosa nodular goiter.

  organoide S. Langhans' proliferating goiter, Langhans' struma, organoid thyroid carcinoma.

  S. parenchymatosa parenchymatous goiter, follicular goiter.

  S. retrosternalis substernal goiter.

  S. vasculosa neonatorum vascular goiter of the newborn.

stru·ma·för·mig *adj* strumiform.

Stru·ma·re·sek·ti·on *f chir.* strumectomy.

Strum·ek·to·mie *f chir.* strumectomy.

stru·mi·gen *adj endo.* goitrogenic, goitrogenous.

Stru·mi·tis *f endo.* strumitis; thyroiditis.

stru·mös *adj* strumiform.

Strümpell: S.-Krankheit *f neuro.* Strümpell's disease, acute epidemic leukoencephalitis.

  S.-Tibialiszeichen *nt neuro.* Strümpell's sign, tibialis sign, tibial phenomenon.

Strych·nin *nt pharm.* strychnine.

Strych·ni·nis·mus *m patho.* strychnine poisoning, strychninism, strychnism.

Strych·nin·ver·gif·tung *f* → *Strychninismus.*

ST-Segment *nt physiol.* (*EKG*) ST segment.

Stuart-Prower: S.-P.-Faktor *m hema.* Stuart-Prower factor, Prower factor, Stuart factor, factor X.

Student: S.-Test *m stat.* Student's t-test, t-test.

Stu·die *f* study (*über* of, in); trial.

Stuhl *m* **1.** bowel movement, feces, stool, fecal matter. **2.** chair.

Stuhl·drang *m*, **schmerzhafter** *patho.* tenesmus, rectal tenesmus.

Stuhl·ent·lee·rung *f* → *Stuhlgang.*

Stuhl·er·wei·chungs·mit·tel *nt pharm.* fecal softener.

Stuhl·fre·quenz *f clin.* bowel habits *pl.*

Stuhl·gang *m* bowel movement, bowel evacuation, evacuation, motion.

Stuhl·in·kon·ti·nenz *f patho.* fecal incontinence, rectal incontinence.

Stuhl·kon·ti·nenz *f physiol.* rectal continence, fecal continence.

Stuhl·kul·tur *f micro.* stool culture.

Stuhl·un·ter·su·chung *f lab.* stool examination.

stumm *adj* dumb, mute; (*sprachlos*) voiceless, silent, speechless.

Stum·me *m/f* mute, mute person.

Stum·mel·fin·grig·keit *f embryo.* stub fingers *pl,* perodactyly.

Stum·mel·glied·rig·keit *f embryo.* peromelia, peromely.

Stumm·heit *f* dumbness, muteness.

Stumpf *m chir.* stump; stub.

stumpf *adj* (*Messer*) dull, blunt; (*Augen*) dead; *psycho., neuro.* torpid, torpent, impassive, dull, apathetic, lethargic.

Stumpf·kar·zi·nom *nt patho.* (*Magen*) stump cancer.

Stumpf·kon·trak·tur *f chir.* stump contracture.

Stumpf·neur·al·gie *f neuro.* stump neuralgia.

Stumpf·ödem *nt patho.* stump edema.

Stumpf·schmerz *m neuro.* stump pain.

Stun·de *f abbr.* **h** hour. **alle zwei Stunden** two-hourly, every two hours, every other hour. **alle vier Stunden** at four-hourly intervals.

24-Stunden-Rhythmus *m physiol.* circadian

rhythm.

Stu·por *m neuro., psychia.* stupor.

stu·po·rös *adj neuro., psychia.* stuporous, narcose, narcous, carotic.

Sturge-Weber: S.-W.-Krankheit *f patho.* Sturge-Weber syndrome, Sturge-Kalischer--Weber syndrome, encephalofacial angiomatosis.

Sturge-Weber-Krabbe: S.-W.-K.-Krankheit *f* → *Sturge-Weber-Krankheit.*

Sturmdorf: S.-Operation *f gyn.* Sturmdorf's operation.

Sturz *m (a. ortho.)* fall; *(Fieber)* fall, drop.

stür·zen *vi* fall, fall over, have a fall.

Sturz·ge·burt *f gyn.* rapid parturition, oxytocia.

Stütz·band *nt anat.* suspensory ligament.

Stütze *f* support; aid, help *(für to).*

Stütz·kor·sett *nt ortho.* corset, support corset.

Stütz·mo·to·rik *f physiol.* postural motor system.

Stütz·re·fle·xe *pl physiol.* supporting reactions, supporting reflexes.

Stütz·strumpf *m clin.* elastic stocking.

Stütz·ver·band *m ortho.* cast.

Stütz·zel·len *pl histol.* **1.** supporting cells, sustentacular cells. **2.** Sertoli's cells, nurse cells, nursing cells, foot cells.

Sty·lo·idi·tis *f ortho.* styloiditis.

Sty·lus *m pharm.* stylus.

Styp·sis *f* stypsis, hemostasis, hemostasia.

Styp·ti·kum *nt* styptic, staltic, hemostatic, hemostyptic, antihemorrhagic.

styp·tisch *adj* styptic, staltic, hemostatic, hemostyptic, antihemorrhagic.

sub·akut *adj clin.* subacute.

Sub·aor·ten·ste·no·se *f card.* muscular subaortic stenosis.

sub·api·kal *adj* subapical.

sub·arach·noi·dal *adj anat.* subarachnoid, subarachnoidal.

Sub·arach·noi·dal·blu·tung *f abbr.* **SAB** *neuro.* subarachnoid hemorrhage, subarachnoid bleeding.

Sub·arach·noi·dal·raum *m anat.* subarachnoid cavity, subarachnoidal space.

Sub·arach·noi·dal·spalt *m* → *Subarachnoidalraum.*

Sub·arach·noi·dal·zi·ster·nen *pl anat.* subarachnoid cisterns, subarachnoidal sinuses, subarachnoidal cisterns.

sub·areo·lar *adj gyn.* subareolar.

sub·axil·lär *adj anat.* subaxillary, infra-axillary.

sub·aze·ta·bu·lär *adj anat.* subacetabular, infracotyloid.

sub·cho·ri·al *adj* → *subchorional.*

sub·cho·rio·nal *adj gyn.* subchorionic.

sub·chro·nisch *adj clin.* subchronic.

Subclavian-Steal-Syndrom *nt card.* subclavian steal, subclavian steal syndrome.

sub·dia·phrag·mal *adj* subphrenic, subdiaphragmatic, infradiaphrag

Sub·du·ral·blu·tung *f neuro.* subdural hemorrhage, subdural bleeding.

Sub·du·ral·hä·ma·tom *nt neuro.* subdural hematoma.

Sub·du·ral·raum *m anat.* subdural cavity, subdural space.

Sub·du·ral·spalt *m* → *Subduralraum.*

sub·epi·der·mal *adj histol.* subcuticular, subepidermal, subepidermic.

Sub·ero·sis *f pulmo.* suberosis.

sub·fas·zi·al *adj histol.* subfascial, subaponeurotic.

sub·fe·bril *adj clin.* subfebrile.

sub·fer·til *adj andro., gyn.* subfertile.

Sub·fer·ti·li·tät *f andro., gyn.* subfertility.

Sub·fo·li·um *nt anat.* subfolium.

Sub·for·ni·kal·or·gan *nt anat.* subfornical organ, intercolumnar tubercle.

Sub·glos·si·tis *f HNO* subglossitis.

sub·glot·tisch *adj* subglottal, subglottic, infraglottic.

sub·he·pa·tisch *adj anat.* subhepatic, infrahepatic.

sub·hyo·idal *adj anat.* infrahyoid, subhyoid, subhyoidean.

Su·bi·cu·lum *nt anat.* subiculum.

sub·ik·te·risch *adj clin.* subicteric, slightly jaundiced.

Sub·in·fek·ti·on *f clin.* subinfection.

Sub·in·vo·lu·ti·on *f gyn., patho.* incomplete involution, subinvolution.

sub·jek·tiv *adj* subjective.

sub·ka·pi·tal *adj anat., ortho.* subcapital.

sub·kap·su·lär *adj anat.* subcapsular.

sub·kar·di·al *adj anat.* infracardiac.

Subklavia-Anzapfsyndrom *nt card.* subclavian steal, subclavian steal syndrome.

Sub·kla·via·schlin·ge *f anat.* ansa subclavia, ansa of Vieussen.

Sub·kla·via·ver·let·zung *f patho.* subclavian artery injury, subclavian artery trauma.

sub·kla·vi·ku·lär *adj anat.* subclavian, subclavicular, infraclavicular.

sub·kli·nisch *adj clin.* subclinical.

sub·kon·junk·ti·val *adj* subconjunctival.

sub·kor·ne·al *adj* subcorneal.

sub·kor·ti·kal *adj histol.* subcortical, infracortical.

sub·ko·stal *adj anat.* subcostal, infracostal.

Sub·ko·stal·ar·te·rie *f anat.* subcostal artery.

Sub·ko·stal·ebe·ne *f anat.* subcostal plane.

Sub·ko·stal·mus·keln *pl anat.* subcostal muscles, subcostales muscles.

sub·ku·tan *adj histol.* subcutaneous, hypodermal, hypodermatic, hypodermic.

Sub·ku·tan·ge·we·be *nt histol.* subcutaneous tissue.

Sub·ku·tan·naht *f chir.* subcutaneous suture.
Sub·ku·tis *f anat.* subcutis, hypoderm, hypodermis, subcutaneous fascia.
Sub·la·tio *f patho.* sublation, detachment, elevation.
sub·le·tal *adj patho.* sublethal.
sub·leuk·ämisch *adj hema.* subleukemic.
Sub·li·ma·ti·on *f psycho.* sublimation.
sub·li·mie·ren *vt psycho.* sublimate.
sub·li·mi·nal *adj physiol.* subliminal.
sub·lin·gu·al *adj anat.* sublingual, subglossal, hypoglossal.
Sub·lin·gua·lis·spei·chel *m histol.* sublingual saliva.
Sub·lin·gu·al·tem·pe·ra·tur *f clin.* oral temperature, sublingual temperature.
Sub·lin·gui·tis *f HNO* sublinguitis.
Sub·lu·xa·ti·on *f patho., ortho.* partial dislocation, incomplete dislocation, subluxation, semiluxation. **S. des Radiusköpfchens** nursemaid's elbow, pulled elbow, Goyrand's injury, Malgaigne's luxation.
sub·lu·xie·ren *vt ortho.* subluxate.
sub·ma·mil·lär *adj gyn.* inframamillary.
sub·mam·mär *adj gyn.* inframammary, submammary.
sub·man·di·bu·lär *adj anat.* inframandibular, submandibular.
Sub·man·di·bu·la·ris·spei·chel *m histol.* submaxillary saliva.
sub·mar·gi·nal *adj anat.* submarginal, inframarginal.
sub·ma·xil·lär *adj anat.* inframaxillary, submaxillary.
Sub·ma·xil·la·ri·tis *f HNO* submaxillaritis, submaxillitis.
sub·mi·kro·sko·pisch *adj* submicroscopic, submicroscopical, ultramicroscopic.
Sub·mu·co·sa *f →* Submukosa.
sub·mu·kös *adj anat.* submucosal, submucous.
Sub·mu·ko·sa *f anat.* submucosa, submucous coat, submucous membrane.
sub·nar·ko·tisch *adj anes., pharm.* subnarcotic, slightly narcotic.
sub·nor·mal *adj* (*a. mathe., psycho.*) below (the) normal, subnormal.
sub·ok·zi·pi·tal *adj anat.* suboccipital.
Sub·ok·zi·pi·tal·punk·ti·on *f neuro.* suboccipital puncture, intracisternal puncture.
sub·op·ti·mal *adj* below (the) optimum, suboptimal.
sub·or·bi·tal *adj anat.* suborbital, infraorbital.
sub·pa·pu·lär *adj derm.* subpapular.
sub·pa·tel·lar *adj anat.* subpatellar, infrapatellar.
sub·pe·ri·kar·di·al *adj anat.* subpericardial.
sub·pe·ri·ostal *adj histol.* subperiosteal.
sub·phre·nisch *adj* subphrenic, hypophrenic, infradiaphragmatic.
sub·pla·zen·tar *adj gyn.* subplacental.

sub·pleu·ral *adj pulmo.* subpleural.
Sub·pleu·ral·blu·tung *f pulmo.* subpleural hemorrhage, subpleural bleeding.
sub·pu·bisch *adj anat.* subpubic.
Sub·scrip·tio *f pharm.* subscription.
sub·se·rös *adj histol.* subserous, subserosal.
Sub·se·ro·sa *f* subserosa, subserous coat, subserous layer.
sub·ska·pu·lär *adj anat.* infrascapular, subscapular.
sub·skle·ral *adj histol.* subscleral, subsclerotic, hyposcleral.
Sub·spe·zia·li·tät *f* subspecialty.
Sub·stan·tia *f anat.* substance, matter, stuff, material.
S. adamantina dental enamel, adamantine substance of tooth, adamantine layer.
S. alba white matter, myelinated matter, white substance, myelinated substance.
S. compacta compact substance of bone, compact bone, solid bone.
S. corticalis cortical substance of bone, cortical bone.
S. gelatinosa gelatinous substance of spinal cord, Rolando's substance.
S. grisea gray substance, nonmyelinated substance, gray matter.
S. grisea centralis central gray, central gray substance.
S. grisea peri·aqu(a)eductalis periaqueductal gray.
S. innominata substantia innominata, substantia innominata of Reil.
S. lentis substance of lens.
S. nigra black substance, body of Vicq d'Azur.
S. reticulo-granulo-filamentosa *hema.* reticular substance, alpha substance.
S. spongiosa cancellated bone, cancellous bone, spongy bone, spongiosa.
Substanz *f* (*a. anat., histol.*) substance, mass, material, matter.
Exophthalmus-produzierende S. *abbr.* **EPS** *immun.* exophthalmos-producing substance.
graue S. *anat.* gray, gray matter, gray substance, nonmyelinated substance.
psychotrope Substanzen *pl pharm.* psychoactive drugs, psychotropic drugs.
weiße S. *anat.* white matter, white substance, myelinated substance.
Sub·stanz·ab·hän·gig·keit *f psychia.* dependence, substance dependence, psychoactive substance dependence.
Sub·sti·tu·ti·on *f clin., endo.* substitution; *psycho.* substitution.
Sub·strat *nt biochem.* substrate.
sub·syn·ap·tisch *adj physiol.* subsynaptic.
sub·syn·ovi·al *adj histol.* subsynovial.
sub·ta·lar *adj anat.* subtalar, subastragalar.
Sub·ta·lar·ge·lenk *nt anat.* subtalar joint,

talocalcaneal joint.
sub·tar·sal *adj anat.* subtarsal.
sub·ten·to·ri·al *adj anat.* subtentorial, infratentorial.
sub·te·ta·nisch *adj physiol.* subtetanic.
sub·tha·la·misch *adj anat.* subthalamic.
Sub·tha·la·mus *m anat.* subthalamus, ventral thalamus.
sub·tho·ra·kal *adj anat.* infrathoracic.
sub·ton·sil·lär *adj* infratonsillar.
sub·to·tal *adj chir.* subtotal.
Sub·trak·ti·ons·an·gio·gra·phie *f*, **digitale** *abbr.* **DSA** *radiol.* digital subtraction angiography.
sub·tro·chan·tär *adj anat.* subtrochanteric.
sub·um·bi·li·kal *adj* subumbilical, infraumbilical.
sub·un·gu·al *adj* subungual, subunguial, hyponychial.
sub·va·gi·nal *adj gyn.* subvaginal.
sub·val·vu·lar *adj* subvalvulär.
sub·vas·ku·lär *adj* subvascular.
Sub·vas·ku·lär·schicht *f histol.* (*Myometrium*) internal layer of myometrium, subvascular layer of myometrium.
sub·ze·re·bral *adj neuro.* infracerebral.
Suc·ce·da·ne·um *nt pharm.* succedaneum, substitute.
Suc·ci·nat *nt chem.* succinate.
Suc·ci·nyl·cho·lin *nt pharm., anes.* succinylcholine, suxamethonium.
Suc·ci·nyl·cho·lin·chlo·rid *nt pharm., anes.* suxamethonium chloride, succinylcholine chloride, diacetylcholine.
Suc·cus *m* → *Sucus.*
Sucht *f psycho.* craving (*nach* for), obsession (*nach* with); *pharm., psychia.* addiction, dependence, dependance, habit.
Sucht·ab·hän·gi·ge *m/f* addict, dependent, dependant.
sucht·er·re·gend *adj* → *suchterzeugend.*
sucht·er·zeu·gend *adj* habit-forming, addictive.
Such·test *m clin.* screening, screening test.
süch·tig *adj* addicted (*nach* to).
Süch·ti·ge *m/f* addict, dependent, dependant.
Sucquet-Hoyer: S.-H.-Kanäle *pl anat.* Sucquet' canals, Sucquet-Hoyer canals.
Su·cral·fat *nt pharm.* sucralfate.
Su·cros·uria *f patho.* sucrosuria, saccharosuria.
Su·cus *m physiol.* fluid, juice, succus. **S. prancreaticus** pancreatic juice.
Su·da·men *nt derm.* **1.** sudamen. **2. Sudamina** *pl* sudamina, crystal rash, miliaria crystallina.
Su·da·ri·um *nt clin.* sweat bath, sudarium.
sudden infant death syndrome *nt abbr.* **SIDS** *ped.* cot death, crib death, sudden infant death syndrome.
Sudeck: S.-Punkt *m anat.* Sudeck's point,

Sudeck's critical point.
S.'-Syndrom *nt ortho.* Sudeck's atrophy, Sudeck's syndrome, post-traumatic osteoporosis, acute reflex bone atrophy, reflex sympathetic dystrophy.
S.-Syndrom *nt* **mit Vasospasmen** *ortho.* Sudeck-Leriche syndrome.
Su·do·mo·to·rik *f physiol.* sudomotor function.
su·do·mo·to·risch *adj physiol.* sudomotor.
Su·dor *m physiol.* sweat, sudor, perspiration.
su·do·ri·fer *adj* sudorific.
Su·do·ri·fe·rum *nt pharm.* sudorific, diaphoretic.
Suf·fo·ka·ti·on *f forens.* suffocation.
Suf·fu·si·on *f patho.* suffusion.
sug·ge·rie·ren *vt* (*Idee*) suggest.
sug·ge·sti·bel *adj psycho.* suggestible.
Sug·ge·sti·bi·li·tät *f psycho.* suggestibility.
Sug·ge·sti·on *f psycho.* suggestion.
sug·ge·stiv *adj psycho.* suggestive.
Sug·gil·la·ti·on *f patho.* **1.** suggillation, ecchymosis, bruise. **2.** postmortem lividity, postmortem suggillation, livor mortis.
Sui·zid *m/nt forens.* suicide, voluntary death.
sui·zi·dal *adj forens.* suicidal, self-destructive.
Su·kor·rhoe *f patho.* succorrhea.
Sul·cus *m anat.* sulcus, groove, furrow.
Sulci *pl* **arteriales** arterial sulci, meningeal sulci, arterial impressions.
S. atrii dextri terminal sulcus of right atrium.
S. bicipitalis lateralis lateral bicipital groove, radial bicipital groove, lateral bicipital sulcus, radial bicipital sulcus.
S. bicipitalis medialis medial bicipital groove, ulnar bicipital groove, medial bicipital sulcus, ulnar bicipital sulcus.
S. calcanei calcaneal sulcus, interosseous groove of calcaneus.
S. caroticus carotid sulcus, carotid groove of sphenoid bone.
S. carpi carpal sulcus.
S. centralis (cerebri) central sulcus of cerebrum, central fissure.
Sulci *pl* **cerebrales** sulci of cerebrum.
S. coronarius coronary sulcus of heart, atrioventricular sulcus.
S. costae costal sulcus, costal groove.
Sulci *pl* **cutis** skin grooves, sulci of skin, skin furrows.
S. glut(a)ealis gluteal sulcus, gluteal furrow, gluteal groove.
S. interventricularis interventricular sulcus, longitudinal sulcus of heart.
S. lateralis fossa of Sylvius, lateral cerebral sulcus, sylvian fissure.
S. lunatus lunate sulcus, ape fissure, affenspalte.
S. mentolabialis mentolabial sulcus, mentolabial furrow.
S. musculi subclavii sulcus for subclavian

muscle, groove for subclavian muscle.
S. nasolabialis nasolabial sulcus.
S. nervi radialis radial sulcus, spiral sulcus, radial groove, spiral sulcus of humerus, musculospiral groove.
S. nervi spinalis spinal nerve sulcus.
S. nervi ulnaris sulcus of ulnar nerve, ulnar groove, groove of ulnar nerve.
S. postcentralis postcentral fissure, postcentral sulcus, retrocentral sulcus.
S. pr(a)ecentralis precentral sulcus, prerolandic sulcus, precentral fissure.
S. pr(a)echiasmaticus prechiasmatic sulcus, chiasmatic sulcus, optic sulcus.
S. pulmonalis pulmonary sulcus.
S. radialis → *S. nervi radialis.*
S. sclerae sceral sulcus, sclerocorneal sulcus, scleral furrow.
S. sinus sagittalis superioris sagittal sulcus, sagittal groove.
S. sinus sigmoidei sulcus of sigmoid sinus, sigmoid groove.
S. sinus transversi sigmoid fossa, sulcus of transverse sinus.
S. spiralis radial sulcus, spiral sulcus, spiral sulcus of humerus, sulcus of radial nerve.
S. tali talar sulcus, interarticular sulcus of talus, sulcus of talus.
S. tarsi tarsal sulcus.
S. terminalis cordis terminal sulcus of right atrium.
S. terminalis linguae terminal sulcus of tongue, V-shaped line (of tongue).
S. tympanicus tympanic sulcus, Jacobson's sulcus.
S. venae cavae sulcus of vena cava, groove for inferior vena cava.
S. venae subclaviae sulcus of subclavian vein.
Sulci *pl* **venosi** venous grooves, venous impressions, venous sulci.
Sul·fa·benz·amid *nt pharm.* sulfabenzamide.
Sul·fa·carb·amid *nt pharm.* sulfacarbamide.
Sulf·acet·amid *nt pharm.* sulfacetamide.
Sul·fa·di·azin *nt pharm.* sulfadiazine.
Sul·fa·dicr·amid *nt pharm.* sulfadicramide.
Sul·fa·di·meth·oxin *nt pharm.* sulfadimethoxine.
Sul·fa·di·mi·din *nt pharm.* sulfamethazine, sulfadimidine.
Sul·fa·do·xin *nt pharm.* sulfadoxine.
Sul·fa·ethi·dol *nt pharm.* sulfaethidole.
Sul·fa·gua·ni·din *nt pharm.* sulfaguanidine.
Sul·fa·gua·nol *nt pharm.* sulfaguanole.
Sul·fa·len *nt pharm.* sulfalene.
Sul·fal·oxin·säu·re *f pharm.* sulfaloxic acid.
Sul·fa·me·ra·zin *nt pharm.* sulfamerazine, sulfamethyldiazine.
Sul·fa·meth·azin *nt* → *Sulfadimidin.*
Sul·fa·meth·izol *nt pharm.* sulfamethizole, sulfamethylthiadiazole.

Sul·fa·meth·oxa·zol *nt pharm.* sulfamethoxazole.
Sul·fa·me·trol *nt pharm.* sulfametrole.
Sulf·amid *nt pharm.* sulfamido.
Sul·fa·mo·xol *nt pharm.* sulfamoxole.
Sulf·anil·amid *nt pharm.* sulfanilamide.
Sul·fa·pe·rin *nt pharm.* sulfaperin.
Sul·fa·thia·zol *nt pharm.* sulfathiazole.
Sulf·hä·mo·glo·bin *nt patho.* sulfhemoglobin, sulfmethemoglobin.
Sulf·hä·mo·glo·bin·ämie *f patho.* sulfhemoglobinemia.
Sul·fin·py·ra·zon *nt pharm.* sulfinpyrazone.
Sulf·iso·mi·din *nt pharm.* sulfisomidine, sulfadimetine.
Sulf·is·oxa·zol *nt pharm.* sulfisoxazole, sulfafurazole.
Sul·fon·amid *nt pharm.* sulfonamide.
Sul·fo·nyl·harn·stoff *m pharm.* sulfonyl urea.
Sulfonylharnstoff-Test *m lab.* tolbutamide test.
Sul·fo·sa·li·zyl·säu·re *f lab.* sulfosalicylic acid, salicylsulfonic acid.
Su·lin·dac *nt pharm.* sulindac.
Sul·kus *m* → *Sulcus.*
Sul·kus·tu·mor *m,* **apikaler** *pulmo.* Pancoast's tumor, superior sulcus tumor, superior pulmonary sulcus tumor.
Sul·oc·ti·dil *nt pharm.* suloctidil.
Sul·pi·rid *nt pharm.* sulpiride.
Sul·pro·ston *nt pharm.* sulprostone.
Sul·ti·am *nt pharm.* sulthiame.
Sum·ma·ti·ons·ga·lopp *m card.* summation gallop.
Sum·men *nt clin.* (*Auskultation*) buzzing, purr, hum.
sum·men *vi clin.* hum, buzz.
sum·mend *adj clin.* humming, buzzing.
Sumpf·fie·ber *nt epidem.* **1.** malaria, malarial fever, swamp fever, marsh fever. **2.** marsh fever, ague fever, swamp fever, mud fever, slime fever, seven-day fever.
su·per·azid *adj patho.* hyperacid, superacid.
Su·per·ci·li·um *nt anat.* **1.** supercilium, eyebrow. **2. Supercilia** *pl* hairs of eyebrow, eyebrow.
Su·per·coil *f genet.* supercoil.
Su·per·coi·ling *nt genet.* supercoiling.
Su·per·ego *nt psycho.* superego.
Su·per·fe·kun·da·ti·on *f embryo.* superfecundation.
Su·per·fe·ma·le *f genet.* superfemale.
Su·per·fe·ta·tio *f embryo.* superfetation, superimpregnation, hypercyesis.
Su·per·in·fek·ti·on *f epidem.* superinfection.
su·per·in·fi·ziert *adj epidem.* superinfected.
Su·per·in·vo·lu·ti·on *f gyn.* superinvolution, hyperinvolution.
Su·pe·rio·ri·täts·kom·plex *m psycho.* superiority complex.

Su·per·lak·ta·ti·on _f gyn._ hyperlactation, superlactation.

su·per·le·tal _adj_ superlethal.

Su·per·nu·me·rar _m genet._ supernumerary.

Su·per·ovu·la·ti·on _f gyn._ superovulation.

Su·per·se·kre·ti·on _f patho._ supersecretion, hypersecretion.

Su·per·sen·si·ti·vi·tät _f neuro._ supersensitivity.

Su·per·volt·the·ra·pie _f radiol._ supervoltage radiotherapy.

Su·per·zi·li·en _pl anat._ supercilia, eyebrow.

Su·pi·na·ti·on _f_ supination.

Su·pi·na·tor _m anat._ supinator, supinator muscle.

Su·pi·na·tor·re·flex _m physiol._ supinator reflex, supination reflex.

su·pi·nie·ren _vt_ supinate.

su·pi·niert _adj_ supine.

Sup·po·si·to·ri·um _nt pharm._ suppository.

Sup·pres·si·on _f (a. Gefühle)_ suppression.

Sup·pres·si·ons·mu·ta·ti·on _f genet._ suppression mutation, suppression.

Sup·pres·sor _m biochem., pharm._ suppressant, suppressor.

Sup·pres·sor·gen _nt genet._ suppressor gene.

Sup·pres·sor·mu·ta·ti·on _f genet._ suppression mutation, suppression.

Suppressor-Zellen _pl immun._ suppressor cells.

sup·pri·mie·ren _vt biochem., psycho._ suppress.

Sup·pu·ran·tia _pl pharm._ suppurantia.

Sup·pu·ra·ti·on _f patho._ pus formation, suppuration, pyopoiesis, pyogenesis.

sup·pu·ra·tiv _adj patho._ pus-forming, purulent, suppurative.

su·pra·axil·lär _adj_ supra-axillary.

su·pra·aze·ta·bu·lär _adj_ supra-acetabular, supracotyloid.

Su·pra·duk·ti·on _f physiol. (Auge)_ supraduction, sursumduction.

su·pra·du·ral _adj anat._ epidural.

su·pra·glot·tisch _adj_ supraglottic.

su·pra·he·pa·tisch _adj_ suprahepatic.

Su·pra·hy·oi·dal _adj_ suprahyoid.

Su·pra·hy·oi·dal·mus·keln _pl anat._ suprahyoid muscles.

su·pra·kar·di·al _adj_ supracardiac, supracardial.

su·pra·kla·vi·ku·lär _adj_ supraclavicular.

su·pra·kon·dy·lär _adj_ supracondylar, supracondyloid.

su·pra·ma·mil·lär _adj_ supramamillary.

su·pra·mam·mär _adj_ supramammary.

su·pra·or·bi·tal _adj_ supraorbital.

Su·pra·or·bi·tal·ar·te·rie _f anat._ supraorbital artery.

Supraorbitalis-Reflex _m neuro._ McCarthy's reflex, supraorbital reflex.

Su·pra·or·bi·tal·neur·al·gie _f neuro._ supraorbital neuralgia, brow pang.

Su·pra·or·bi·tal·re·gi·on _f anat._ supraorbital region.

Su·pra·or·bi·tal·ve·ne _f anat._ supraorbital vein.

su·pra·pa·tel·lar _adj_ suprapatellar.

Su·pra·pa·tel·lar·re·flex _m physiol._ suprapatellar reflex.

su·pra·pu·bisch _adj_ suprapubic.

su·pra·re·nal _adj_ suprarenal.

su·pra·spi·nal _adj_ supraspinal, supraspinous.

Su·pra·spi·na·tus·syn·drom _nt ortho._ supraspinatus syndrome.

su·pra·ten·to·ri·al _adj_ supratentorial.

su·pra·tym·pa·nal _adj_ supratympanic.

su·pra·um·bi·li·kal _adj_ supraumbilical.

su·pra·va·gi·nal _adj gyn._ supravaginal.

su·pra·val·vu·lär _adj_ supravalvular, supravalva.

Su·pra·vas·ku·lär·schicht _f histol. (Myometrium)_ external layer of myometrium, supravascular layer of myometrium.

su·pra·ven·tri·ku·lär _adj_ supraventricular.

Su·pra·ver·genz _f ophthal._ supravergence, sursumvergence.

Su·pra·ver·si·on _f ophthal._ supraversion.

su·pra·vi·tal _adj_ supravital.

Su·pra·vi·tal·fär·bung _f histol._ supravital staining.

Su·ra _f anat._ calf, sural region, sura.

su·ral _adj anat._ sural.

Suramin-Natrium _nt pharm._ suramin sodium, germanin, naganol.

Sur·di·tas _f_ deafness, surdity, surditas.

Sur·do·mu·ti·tas _f_ deaf-muteness, deaf-mutism, surdimutism, surdimutitis.

Surfactant-Faktor _m (Lunge)_ surfactant, surfactant factor.

Sur·ro·gat _nt_ substitute, surrogate _(für of, for)._

Sur·sum·ver·si·on _f ophthal._ sursumversion.

Sus·pen·so·ri·um _nt anat., clin._ suspensory. **S. scroti** suspensory bandage.

süß _adj_ sweet, sugary, sugared, saccharine.

Süß·stoff _m_ sweetener, sweetening.

Sustentaculum _nt anat._ sustentaculum. **S. tali** sustentaculum of talus.

sus·zep·ti·bel _adj_ susceptible _(für to)._

Sus·zep·ti·bi·li·tät _f_ susceptibility _(für to)._

Sutton: S.-Nävus _m derm._ Sutton's nevus, Sutton's disease, halo nevus.

Su·tu·ra _f anat._ suture, bony suture.

S. coronalis arcuate suture, coronal suture.

Suturae _pl_ **craniales/cranii** cranial sutures, skull sutures.

S. frontalis frontal suture, metopic suture.

S. lambdoidea lambdoid suture.

S. metopica → _S. frontalis._

S. sagittalis longitudinal suture, biparietal suture, sagittal suture.

S. squamosa squamosal suture, squamous suture.

Su·xa·me·tho·ni·um _nt pharm., anes._ suxamethonium, succinylcholine.

Su·xa·me·tho·ni·um·chlo·rid *nt pharm., anes.* suxamethonium chloride, succinylcholine chloride, diacetylcholine.

Swan-Ganz: S.-G.-Katheter *m card.* Swan--Ganz catheter.

Sweet: S.-Syndrom *nt derm.* Sweet's syndrome, acute neutrophilic dermatosis.

Swenson: S.-Operation *f chir.* Swenson's operation.

Swift: S.-Syndrom *nt derm.* Swift's disease, Swift-Feer disease, Selter's disease, acrodynia, dermatopolyneuritis, trophodermatoneurosis.

Swyer-James: S.-J.-Syndrom *nt radiol.* Swyer-James syndrome, Macleod's syndrome.

Sy·co·sis *f derm.* sycosis, ficosis.

Sydenham: S.-Chorea *f neuro.* Sydenham's chorea, acute chorea, rheumatic chorea, simple chorea.

Sy·ko·se *f derm.* ficosis, sycosis.

sy·ko·si·form *adj derm.* sycosiform.

syl·va·tisch *adj epidem.* sylvan, sylvatic.

Sylvius: S.'-Furche *f anat.* fissure of Sylvius, lateral cerebral sulcus, sylvian fissure.

S.'-Klappe *f embryo.* valve of Sylvius, eustachian valve, valve of inferior vena cava.

Sym·bi·ont *m micro.* symbiont, symbion, symbiote.

sym·bi·on·tisch *adj micro.* symbionic, symbiotic.

Sym·bio·se *f micro.* symbiosis; *psycho.* symbiosis.

sym·bio·tisch *adj psycho.* symbionic, symbiotic.

Sym·ble·pha·ron *nt ophthal.* symblepharon, blepharosynechia, pantankyloblepharon, atretoblepharia.

Sym·ble·pha·ro·pte·ry·gi·um *nt ophthal.* symblepharopterygium.

Sym·bol *nt* symbol, sign.

Sym·bo·li·sa·ti·on *f psycho.* symbolization.

Sym·bra·chy·dak·ty·lie *f embryo.* symbrachydactyly, symbrachydactylism.

Syme: S.-Amputation *f ortho.* Syme's operation, Syme's amputation.

Sym·me·lus *m embryo.* symmelus, symelus.

Sym·path·ek·to·mie *f neurochir.* sympathectomy, sympathetectomy, sympathicectomy.

lumbale S. lumbar sympathectomy.

periarterielle S. Leriche's operation, periarterial sympathectomy.

pharmakologische S. chemical sympathectomy.

thorakale S. thoracic sympathectomy.

thorakolumbale S. thoracolumbar sympathectomy.

zervikale S. cervical sympathectomy.

sym·pa·thi·ko·adre·nal *adj physiol.* sympathi-

coadrenal, sympathoadrenal.

sym·pa·thi·ko·adren·erg *adj physiol.* sympathicoadrenergic.

Sym·pa·thi·ko·bla·stom *nt patho.* sympathoblastoma, sympathicoblastoma, sympathicogonioma, sympathogonioma.

Sym·pa·thi·ko·mi·me·ti·kum *nt pharm.* sympathomimetic, sympathicomimetic, adrenergic, adrenomimetic.

sym·pa·thi·ko·mi·metisch *adj physiol., pharm.* sympathomimetic, sympathicomimetic, adrenergic, adrenomimetic.

Sym·pa·thi·ko·pa·thie *f neuro.* sympathicopathy.

Sym·pa·thi·ko·to·nie *f neuro.* sympatheticotonia, sympathicotonia.

Sym·pa·thi·ko·to·nus *m → Sympathikotonie.*

Sym·pa·thi·ko·trip·sie *f neurochir.* sympathicotrypsy.

sym·pa·thi·ko·trop *adj* sympathicotropic, sympathicotrope.

Sym·pa·thi·kus *m anat.* sympathetic nervous system, sympathicus, thoracolumbar system.

Sym·pa·thi·kus·blocka·de [k·k] *f anes.* sympathetic block.

Sym·pa·thi·kus·gan·gli·on *nt anat.* sympathetic ganglion.

Sym·pa·thi·kus·spei·chel *m histol.* sympathetic saliva.

Sym·pa·thi·kus·to·nus *m physiol.* sympathetic tone.

sym·pa·thisch *adj physiol.* sympathetic, sympathic.

sym·pa·tho·adre·nal *adj physiol.* sympathicoadrenal, sympathoadrenal.

Sym·pa·tho·blast *m embryo.* sympathoblast, sympathetoblast, sympathicoblast.

Sym·pa·tho·bla·stom *nt → Sympathikoblastom.*

Sym·pa·tho·ly·ti·kum *nt pharm.* sympatholytic, sympathicolytic, adrenolytic, antiadrenergic, antisympathetic.

sym·pa·tho·ly·tisch *adj physiol., pharm.* sympatholytic, sympathicolytic, adrenolytic, antiadrenergic.

Sym·pa·tho·mi·me·ti·kum *nt → Sympathikomimetikum.*

Sym·pa·tho·pa·thie *f neuro.* sympathicopathy.

sym·pa·tho·trop *adj neuro.* sympathicotropic, sympathicotrope.

Sym·pha·lan·gie *f embryo.* symphalangia, symphalangism, synphalangism.

Sym·phy·se *f → Symphysis.*

Sym·phy·sen·lö·sung *f ortho.* symphysiolysis.

Sym·phy·sen·naht *f ortho.* symphysiorrhaphy, symphyseorrhaphy.

Sym·phy·sen·rup·tur *f ortho.* rupture of the symphysis pubis.

Sym·phy·sen·spren·gung *f gyn.* symphysiotomy, symphyseotomy, pelviotomy.

Sym·phy·seo·to·mie *f* → *Symphysenspren-gung.*

Sym·phy·sio·ly·se *f ortho.* symphysiolysis.

Sym·phy·si·or·rha·phie *f ortho.* symphysior-rhaphy, symphyseorrhaphy.

Sym·phy·sio·tom *nt gyn., ortho.* symphysio-tome, symphyseotome.

Sym·phy·sio·to·mie *f* → *Symphysensprengung.*

Sym·phy·sis *f anat.* symphysis, fibrocartilagi-nous articulation, fibrocartilaginous joint.
S. intervertebralis intervertebral symphysis.
S. mandibulae mental symphysis, mandibular symphysis.
S. manubriosternalis manubriosternal symphysis, manubriosternal articulation.
S. pubica pubic symphysis, pubic syn-chondrosis.

Sym·po·die *f embryo.* sympodia, sirenomelia, mermaid deformity.

Sym·ptom *nt clin.* symptom, sign (*für, von* of); diagnostic, manifestation, phenomenon, stigma.
charakteristisches S. characteristic symptom.
Symptome *pl* **ersten Ranges** *psychia.* Schneider's first rank symptoms, first rank symptoms.
führendes S. chief complaint.
objektives S. objective symptom, phenome-non.
pathognomonisches S. pathognomonic symptom.
subjektives S. subjective symptom.
unspezifisches S. equivocal symptom.

sym·ptom·arm *adj clin.* asymptomatic, in-apparent.

Sym·pto·ma·tik *f* 1. *clin.* symptomatology. 2. → *Symptomatologie.*

sym·pto·ma·tisch *adj* symptomatic, endeictic, characteristic (*für* of).

Sym·pto·ma·to·lo·gie *f* symptomatology, semiology, semeiology, semeiotics *pl.*

Sym·ptom·bil·dung *f psycho.* symptom forma-tion, symptom substitution.

Sym·pto·men·kom·plex *m patho.* symptom complex; syndrome.
extrapyramidaler S. extrapyramidal disease, extrapyramidal syndrome.
postthrombotischer S. postphlebitic syn-drome, post-thrombotic syndrome.

Sym·pto·men·tri·as *f clin.* triad of symptoms.

sym·ptom·los *adj clin.* asymptomatic, inap-parent.

Sym·ptom·mil·de·rung *f clin.* palliation.

Sym·pus *m embryo.* sympus.

Syn·adel·phus *m embryo.* synadelphus, syndelphus.

Syn·al·gie *f neuro.* referred pain, synalgia.

Syn·an·them *nt derm.* synanthema.

Syn·ap·se *f histol.* synapse.
acetylcholinerge S. acetylcholinergic synapse.

bioelektrische S. electrical synapse, bioelec-trical synapse.

chemische S. chemical synapse.

elektrische S. electrical synapse, bioelectrical synapse.

erregende/exzitatorische S. excitatory syn-apse.

glomerulusartige S. glomerulus-like synaptic complex, glomerulus-type synapse.

glycinerge S. glycinergic synapse.

hemmende S. inhibitory synapse.

inhibitorische S. inhibitory synapse.

peptiderge S. peptidergic synapse.

vegetative S. autonomic synapse.

Syn·ap·sen·kom·plex *m histol.* synaptic complex.

Syn·ap·sen·spalt *m histol.* synaptic gap, synaptic cleft.

Syn·ap·sis *f genet.* synapsis, syndesis, synaptic phase.

syn·ap·tisch *adj histol.* synaptic, synaptical.

Syn·ar·thro·se *f anat.* synarthrosis, synarthro-dial joint, non-synovial articulation.

Syn·äs·the·si·al·gie *f neuro.* painful synesthe-sia, synesthesialgia.

Syn·äs·the·sie *f neuro.* synesthesia.

Syn·chei·lie *f embryo.* syncheilia, synchilia.

Syn·chei·rie *f embryo.* syncheiria, synchiria.

Syn·chi·sis *f ophthal.* synchysis, synchesis. **S. scintillans** spintherism, spintheropia.

Syn·chondr·ek·to·mie *f ortho.* synchondrecto-my.

Syn·chon·dro·se *f* → *Synchondrosis.*

Syn·chon·dro·seo·to·mie *f ortho.* synchondro-seotomy.

Syn·chon·dro·sis *f anat.* synchondrosis, synchondrodial joint.
Synchondroses *pl* **craniales/cranii** synchon-droses of cranium, cranial synchondroses.
S. manubriosternalis manubriosternal synchondrosis, manubriosternal symphysis, manubriosternal articulation.
Synchondroses *pl* **sternales** sternal syn-chondroses.
S. xiphosternalis xiphosternal synchondrosis, xiphosternal joint.

Syn·chon·dro·to·mie *f ortho.* synchondroto-my.

syn·chron *adj* synchronous, homochronous (*mit* with).

Syn·chron·de·fi·bril·la·ti·on *f card.* electro-version.

synchronized intermittent mandatory venti-lation *f abbr.* **SIMV** *IC* synchronized inter-mittent mandatory ventilation.

Syn·cre·tio *f patho.* syncretio.

Syn·cy·ti·um *nt histol.* syncytium.

syn·dak·tyl *adj embryo.* syndactylous, syn-dactylic, syndactyl, syndactyle.

Syn·dak·ty·lie *f embryo.* syndactyly, syndac-

tylism, symphysodactylia, symphysodactyly.
komplette S. complete syndactyly.
kutane S. simple syndactyly, cutaneous syndactyly.
ossäre S. osseous syndactyly; bony syndactyly.
Syn·dak·ty·lus *m embryo.* syndactylus.
Syn·desm·ek·to·mie *f ortho.* syndesmectomy.
Syn·des·mi·tis *f ortho.* syndesmitis.
Syn·des·mo·pe·xie *f ortho.* syndesmopexy.
Syn·des·mo·phyt *m patho.* syndesmophyte.
Syn·des·mo·pla·stik *f ortho.* syndesmoplasty.
Syn·des·mor·rha·phie *f ortho.* syndesmorrhaphy.
Syn·des·mo·sis *f anat.* syndesmosis, synneurosis, syndesmotic joint.
S. radioulnaris radioulnar synarthrosis, radioulnar syndesmosis.
S. tibiofibularis tibiofibular syndesmosis, inferior tibiofibular articulation.
Syn·des·mo·to·mie *f ortho.* syndesmotomy.
Syndrom *nt patho.* syndrome, symptom complex.
S. der abführenden Schlinge *chir.* efferent loop syndrome.
adrenogenitales S. *abbr.* **AGS** adrenogenital syndrome, congenital virilizing adrenal hyperplasia.
amnestisches S. amnestic syndrome, amnestic-confabulatory syndrome.
anankastisches S. compulsion neurosis, obsessive-compulsive neurosis, obsessional neurosis.
angio-osteo-hypertrophisches S. angio-osteo-hypertrophy syndrome, Klippel-Trénaunay syndrome, Klippel-Trénaunay-Weber syndrome.
aurikulotemporales S. Frey's syndrome, auriculotemporal syndrome, gustatory sweating syndrome.
S. der blinden Schlinge *chir.* blind-loop syndrome.
S. der blutenden Kapillaren leaking capillary syndrome.
S. der brennenden Füße Gopalan's syndrome, burning feet syndrome.
chronisches psychoorganisches S. chronic organic brain syndrome, chronic neuropsychologic disorder.
S. der eingedickten Galle inspissated bile syndrome.
S. der ektopischen ACTH-Bildung ectopic ACTH syndrome.
extrapyramidales S. extrapyramidal syndrome, extrapyramidal disease.
S. der gelben Fingernägel yellow nail syndrome.
S. der geschlagenen Eltern battered parents syndrome.
S. des geschlagenen Kindes battered child

syndrome.
hämolytisch-urämisches S. *abbr.* **HUS** Gasser's syndrome, hemolytic-uremic syndrome.
hepatorenales S. hepatonephric syndrome, hepatorenal syndrome.
hepatozerebrales S. hepatic encephalopathy, portal-systemic encephalopathy, portasystemic encephalopathy.
hyperkinetisches S. des Kindesalters hyperactive child syndrome, minimal brain dysfunction, attention-deficit hyperactivity disorder.
S. der inadäquaten ADH-Sekretion *abbr.* **SIADH** syndrome of inappropriate antidiuretic hormone.
kardiofaziales S. cardiofacial syndrome.
kardiopulmonales S. der Adipösen pickwickian syndrome.
S. der kaudalen Regression caudal dysplasia syndrome, caudal regression syndrome, sacral agenesis.
kostochondrales S. costochondral syndrome.
kulturspezifisches S. culture-specific syndrome.
S. der leeren Sella *radiol.* empty sella syndrome.
myeloproliferatives S. *abbr.* **MPS** myeloproliferative syndrome.
myorenales S. crush syndrome, compression syndrome.
nephritisches S. nephritic syndrome.
nephrotisches S. nephrotic syndrome, Epstein's syndrome, dropsical nephritis.
neurokutanes S. phakomatosis, phacomatosis, neurocutaneous syndrome.
okulo-aurikulo-vertebrales S. oculoauriculovertebral dysplasia, mandibulofacial dysostosis with epibulbar dermoids, Goldenhar's syndrome.
okulodentodigitales S. Meyer-Schwickerath and Weyers syndrome, oculodentodigital dysplasia, oculodentodigital syndrome, ODD syndrome.
okulokutanes S. Vogt-Koyanagi syndrome, oculocutaneous syndrome.
okulopharyngeales S. oculopharyngeal syndrome.
okulovertebrales S. oculovertebral syndrome, Weyers-Thier syndrome.
okulo-zerebro-renales S. oculocerebrorenal syndrome, Lowe's syndrome, Lowe-Terrey-MacLachlan syndrome.
olfakto-genitales S. Kallmann's syndrome, olfactogenital dysplasia, hypogonadism with anosmia.
orofaziodigitales S. Papillon-Léage and Psaume syndrome, orodigitofacial syndrome, orofaciodigital syndrome.
otopalatodigitales S. otopalatodigital syn-

drome.

paraneoplastisches S. paraneoplastic syndrome.

paranoide Syndrome *pl* delusional disorders, delusional paranoid disorders.

petrosphenoidales S. Jacod's syndrome, petrosphenoidal syndrome.

S. der polyzystischen Ovarien Stein-Leventhal syndrome, polycystic ovary syndrome.

postkommotionelles S. post-traumatic brain syndrome, postconcussional syndrome.

postthrombotisches S. postphlebitic syndrome, post-thrombotic syndrome.

posttraumatisches S. post-traumatic syndrome.

präleukämisches S. *hema* preleukemia.

prämenstruelles S. *abbr.* **PMS** premenstrual syndrome, premenstrual tension syndrome.

pseudomyasthenisches S. myasthenic syndrome, Eaton-Lambert syndrome, Lambert--Eaton syndrome

psychoorganisches S. organic brain syndrome, organic mental syndrome.

radikuläres S. *neuro.* radicular syndrome.

SIADH-ähnliches S. SIADH-like syndrome.

sinubronchiales/sinupulmonales S. sinobronchial syndrome, sinopulmonary syndrome, sinobronchitis, bronchosinusitis.

skapulokostales S. scapulocostal syndrome.

temporomandibuläres S. Costen's syndrome, temporomandibular dysfunction syndrome, myofacial pain dysfunction.

thyreosuprarenales S. Schmidt's syndrome, vagoaccessory syndrome.

tödliches kutaneointestinales S. Degos' syndrome, Köhlmeier-Degos disease, malignant atrophic papulosis.

S. des toxischen Schocks toxic shock syndrome.

trichorhinophalangeales S. trichorhinophalangeal syndrome.

tubulovaskuläres S. crush syndrome, compression syndrome.

S. der unruhigen Beine Ekbom syndrome, restless legs syndrome.

urethro-okulo-synoviales S. Reiter's syndrome, Fiessinger-Leroy-Reiter syndrome.

S. der verbrühten Haut Lyell's disease, toxic epidermal necrolysis, non-staphylococcal scalded skin syndrome.

S. der verlängerten Beatmungsabhängigkeit syndrome of prolonged ventilator dependence.

zerebrohepatorenales S. Zellweger syndrome, cerebrohepatorenal syndrome.

zerviko-okulo-akustisches S. cervico-oculo--acustic syndrome.

S. der zuführenden Schlinge *chir.* gastrojejunal loop obstruction syndrome, afferent loop syndrome.

S. des zu kleinen Restmagens *chir.* small stomach syndrome, early satiety.

Syn·echie *f patho.* synechia, adhesion.

Syn·echio·tom *nt ophthal.* synechiotome, synechotome.

Syn·echio·to·mie *f ophthal.* synechiotomy, synechotomy, corelysis.

Syn·echo·to·mie *f →* *Synechiotomie.*

Syn·en·ze·pha·lo·ze·le *f neuro.* synencephalocele.

Syn·en·ze·pha·lus *m embryo.* synencephalus.

syn·er·ge·tisch *adj physiol.* synergetic, synergic.

Syn·er·gie *f physiol.* synergy, synergia.

Syn·er·gie·stö·rung *f neuro.* dyssynergia.

Syn·er·gis·mus *m pharm.* synergism, synergy, synergia.

Syn·er·gist *m physiol., pharm.* synergist.

syn·er·gi·stisch *adj pharm.* synergistic.

syn·gen *adj immun.* syngeneic, syngenetic.

Syn·ize·sis *f ophthal.* synizesis, synezesis.

Syn·kan·thus *m ophthal.* syncanthus.

Syn·ki·ne·se *f physiol.* synkinesis, synkinesia, syncinesis.

syn·ki·ne·tisch *adj physiol.* synkinetic.

Syn·ko·pe *f* syncope, swoon, faint, fainting, swooning.

kardiale S. cardiac syncope.

vasovagale S. vasovagal syncope, vasovagal syndrome, Gowers' syndrome, pressure syncope, vagal attack.

syn·ko·pisch *adj* syncopal, syncopic.

Syn·ony·chie *f embryo.* synonychia.

Syn·oph·thal·mie *f embryo.* synophthalmia, cyclopia.

Syn·oph·thal·mus *m embryo.* synophthalmus, monophthalmus, monops, cyclops.

Syn·op·to·phor *m ophthal.* synoptophore.

Syn·or·chi·die *f urol.* synorchism, synorchidism.

Syn·osche·os *m embryo.* synoscheos.

Syn·osto·se *f ortho.* bony ankylosis, true ankylosis, synostosis, synosteosis.

syn·osto·tisch *adj ortho.* synostotic, synosteotic.

Syn·otie *f embryo.* synotia.

Syn·ov·ek·to·mie *f ortho.* synovectomy, villusectomy.

Syn·ovia *f anat.* synovia, synovial fluid, articular serum.

syn·ovi·al *adj anat.* synovial.

Syn·ovi·al·ek·to·mie *f →* *Synovektomie.*

Syn·ovi·al·fal·te *f anat.* synovial fold.

Syn·ovia·lis *f anat.* synovium, synovial layer of articular capsule, synovial membrane (of articular capsule).

Syn·ovia·lis·di·ver·ti·kel *nt ortho.* synovial diverticulum.

Syn·ovia·lis·re·sek·ti·on *f →* *Synovektomie.*

Syn·ovia·lis·zel·le *f histol.* synovial cell.

Syn·ovia·li·tis *f* → *Synovitis.*
Syn·ovia·lom *nt* → *Synoviom.*
Syn·ovi·al·pro·laps *m ortho.* arthrocele.
Syn·ovi·al·sar·kom *nt ortho.* synoviosarcoma, synovial sarcoma, synovial cell sarcoma, malignant synovialoma.
Syn·ovi·al·zel·le *f histol.* synovial cell.
Syn·ovi·al·zot·ten *pl histol.* synovial villi, synovial glands, synovial fringes.
Syn·ovi·al·zy·ste *f ortho.* myxoid cyst, synovial cyst.
Syn·ovi·itis *f* → *Synovitis.*
Syn·ovio·blast *m histol.* synovioblast.
Syn·ovi·om *nt ortho.* synovioma, synovialoma.
 benignes S. → *pigmentierte villonoduläre Synovitis.*
 malignes S. → *Synovialsarkom.*
Syn·ovi·or·the·se *f ortho.* synoviorthesis, synoviorthese.
Syn·ovio·zyt *m histol.* synoviocyte.
Syn·ovi·tis *f ortho.* synovitis, arthrosynovitis, arthromeningitis.
 chronische hypertrophische S. des Kniegelenks Brodie's disease, Brodie's knee.
 pigmentierte villonoduläre S. *abbr.* PVNS pigmented villonodular synovitis, chronic hemorrhagic villous synovitis.
 proliferative S. proliferative synovitis.
 rheumatoide S. rheumatoid synovitis.
 S. villosa villous synovitis, villonodular synovitis, dendritic synovitis.
syn·tak·tisch *adj ortho.* syntactical.
Syn·tä·nie *f genet.* synteny.
Syn·ta·xis *f ortho.* syntaxis.
syn·tek·tisch *adj patho.* syntectic.
Syn·te·xis *f patho.* syntexis, emaciation, wasting.
Syn·the·se *f* synthesis.
syn·the·tisch *adj* synthetic, artificial.
Syn·tho·rax *m embryo.* synthorax, thoracopagus.
syn·ton *adj physiol., psycho.* syntonic.
syn·trop *adj patho.* syntropic.
Syn·tro·pie *f patho.* syntropy.
Syn·ulo·sis *f patho.* synulosis, cicatrization.
syn·zy·ti·al *adj histol.* syncytial.
Syn·zy·tio·tro·pho·blast *m embryo.* syncytiotrophoblast, syntrophoblast.
Syn·zy·ti·um *nt histol.* syncytium.
Syn·zy·ti·um·zel·len *pl histol.* syncytial cells.
Sy·phi·lid *nt derm.* syphilid, syphilide, syphiloderm, syphiloderma.
Sy·phi·lis *f patho.* syphilis, lues, treponemiasis.
 S. congenita congenital syphilis, heredolues, heredosyphilis.
 endemische S. endemic syphilis, nonvenereal syphilis, bejel.
 S. latens latent syphilis.
Sy·phi·lis·diag·no·stik *f immun.* tests *pl* for syphilis.

Sy·phi·lis·spi·ro·chä·te *f micro.* Treponema pallidum.
sy·phi·li·tisch *adj patho.* luetic, syphilitic, syphilous.
Sy·phi·lo·id *nt,* **posterosives** *derm.* diaper erythema, diaper rash, nappy rash, napkin dermatitis, ammonia dermatitis.
sy·phi·lo·id *adj patho.* syphiloid.
Sy·phi·lom *nt patho.* gumma, gummatous syphilid, luetic granuloma, tuberculous syphilid, nodular syphilid, syphiloma.
Sy·ring·ade·nom *nt* → *Syringoadenom.*
Sy·ring·ek·to·mie *f chir.* fistulectomy, syringectomy.
Sy·rin·gi·tis *f HNO* eustachian salpingitis, syringitis, eustachitis.
Sy·rin·go·ade·nom *nt patho.* syringoadenoma, syringadenoma, syringocystadenoma.
Sy·rin·go·bul·bie *f neuro.* syringobulbia, pontobulbia.
Sy·rin·go·cy·sto·ma *nt derm.* syringocystoma, hidrocystoma.
Sy·rin·go·en·ze·pha·lie *f neuro.* syringoencephalia.
Sy·rin·go·en·ze·pha·lo·mye·lie *f neuro.* syringoencephalomyelia.
Sy·rin·gom *nt derm.* syringoma, hidradenoma, sweat gland adenoma.
Sy·rin·go·mye·lie *f neuro.* Morvan's syndrome, myelosyringosis, syringomyelia, syringomyelus, syringomyelic syndrome.
 (post-)traumatische S. traumatic syringomyelia, Kienböck's disease.
Sy·rin·go·mye·li·tis *f neuro.* syringomyelitis, cavitary myelitis.
Sy·rin·go·mye·lo·ze·le *f neuro.* syringomeningocele, syringomyelocele.
Sy·rin·go·pon·tia *f neuro.* syringopontia.
Sy·rin·go·tom *nt chir.* syringotome, fistula knife, fistulatome.
Sy·rin·go·to·mie *f chir.* fistulotomy, syringotomy.
Sy·rin·go·ze·le *f neuro.* syringocele.
Sy·rin·go·zyst·ade·nom *nt* → *Syringoadenom.*
Sy·rin·go·zy·stom *nt derm.* syringocystoma, hidrocystoma.
Sy·rinx *f* 1. *anat.* syrinx, tube. 2. *patho.* fistula.
sy·stal·tisch *adj physiol.* systaltic, pulsating.
Sy·stem *nt allg., anat., physiol.* system.
 adrenerges S. adrenergic system.
 arterielles S. arterial system, arterial high--pressure system.
 aufsteigendes retikuläres aktivierendes S. *abbr.* ARAS ascending reticular activating system, reticular activating system.
 biologisches S. biological system.
 cholinerges S. cholinergic system.
 darmassoziiertes lymphatisches S. gut--associated lymphoid tissue.
 dopaminerges S. dopaminergic system.

endokrines S. endocrine system, endocrinium.

extrapyramidal-motorisches S. extrapyramidal system, extrapyramidal motor system, extrapyramidal tract, extracorticospinal system.

kardiovaskulärres S. cardiovascular system.

katecholaminerges S. catecholaminergic system.

limbisches S. limbic system, emotional brain, visceral brain.

lymphatisches S. absorbent system, lymphatic system.

offenes S. open system, steady state system.

ökologisches S. ecological system, ecosystem.

parasympathisches S. parasympathetic nervous system, craniosacral system.

peptiderges S. peptidergic system.

pyramidales/pyramidal-motorisches S. pyramidal system.

retikuloendotheliales S. *abbr.* **RES** reticuloendothelial system, reticulohistiocytic system.

retikulohistiozytäres S. *abbr.* **RHS** → *retikuloendotheliales S.*

sertoninerges S. serotoninergic system.

sympathisches S. sympathetic nervous system, sympathicus, thoracolumbar system.

S. der transversalen Tubuli system of transverse tubules, T system.

uropoetisches S. urinary system, uropoietic system, urinary tract, urinary organs.

Sy·ste·ma *f anat., physiol.* system, apparatus.

S. alimentarium digestive system, alimentary apparatus, alimentary system.

S. cardiovasculare cardiovascular system.

S. conducens cordis cardiac conducting system, cardiac conduction system.

S. lymphaticum lymphatic system, absorbent system.

S. nervosum nervous system.

S. nervosum autonomicum autonomic nervous system, sympathetic nervous system, vegetative nervous system.

S. nervosum centrale central nervous system, cerebrospinal system.

S. nervosum periphericum peripheral nervous system.

S. repiratorium respiratory system, respiratory tract, respiratory apparatus.

S. skeletale skeletal system.

S. urogenitale urogenital apparatus, genitourinary apparatus, urogenital tract, genitourinary tract.

sy·ste·ma·tisch *adj* systematic, methodic, methodical.

Sy·stem·atro·phie *f patho.* systemic atrophy.

Système International d'Unites International System of Units, SI system.

Sy·stem·er·kran·kung *f patho.* systemic disease.

Sy·stem·ery·the·ma·to·des *m derm.* systemic lupus erythematosus, disseminated lupus erythematosus, SLE-like syndrome.

sy·ste·misch *adj physiol., patho.* systemic.

Sy·stem·my·ko·se *f patho.* deep mycosis, systemic mycosis.

Sy·stem·skle·ro·se *f patho.* progressive systemic sclerosis, diffuse scleroderma, diffuse systemic sclerosis.

Sy·sto·le *f physiol.* systole, miocardia.

Sy·sto·li·kum *nt card.* systolic bruit, systolic murmur.

sy·sto·lisch *adj physiol.* systolic.

Sy·zy·gie *f embryo.* syzygy, syzygium.

S-Zacke *f physiol.* (*EKG*) S wave.

Szin·ti·gramm *nt radiol.* scan, scintiscan, scintigram.

Szin·ti·gra·phie *f radiol.* scintiscanning, scintillation scanning, scanning, radioisotope scanning, radionuclide imaging.

szin·ti·gra·phisch *adj radiol.* scintigraphic.

Szin·til·la·ti·on *f neuro., ophthal.* scintillation.

Szin·ti·scan·ner *m radiol.* scintiscanner, scanner, scintillation scanner.

szir·rhös *adj patho.* scirrhous, hard.

Szir·rhus *m patho.* **1.** scirrhous cancer, scirrhous carcinoma, hard cancer, scirrhus, scirrhoma. **2.** *gyn.* (*Brust*) scirrhous breast carcinoma, infiltrating ductal carcinoma with productive fibrosis, carcinoma simplex of breast, mastoscirrhus.

T

Ta·bak·am·bly·opie *f ophthal.* tobacco amblyopia.
Ta·baks·beu·tel·naht *f chir.* pursestring suture.
Ta·bak·ver·gif·tung *f patho.* tobaccoism, tabacosis, tabacism.
Ta·ba·tiè·re *f anat.* snuff box, anatomical snuff box, tabatière anatomique.
Ta·bes *f patho.* tabes, wasting, emaciation. **T. dorsalis** posterior spinal sclerosis, tabes dorsalis, Duchenne's disease.
Ta·bes·zenz *f patho.* tabescence.
ta·be·ti·form *adj patho.* tabetiform.
ta·bisch *adj* tabetic, tabic, tabid.
Tab·let·te *f pharm.* tablet, tabule.
Ta·bo·pa·ra·ly·se *f neuro.* taboparalysis, taboparesis.
Ta·bu *nt psycho., socio.* taboo, tabu.
ta·bu *adj psycho., socio.* taboo, tabu.
ta·bui·sie·ren *vt* taboo, tabu.
Tache *f French derm.* tache, spot, blemish. **Taches bleues** *pl* blue spots.
Ta·chy·ar·rhyth·mie *f card.* cardiac tachyarrhythmia, tachyarrhythmia.
ta·chy·kard *adj card.* tachycardiac, tachycardic.
Ta·chy·kar·die *f card.* heart hurry, tachycardia, tachysystole, polycardia.
  atriale T. atrial tachycardia, auricular tachycardia.
  fetale T. fetal tachycardia.
  heterotope T. ectopic tachycardia.
  lageabhängige/orthostatische T. postural tachycardia.
  paroxysmale T. paroxysmal tachycardia, Bouveret's syndrome.
  supraventrikuläre T. supraventricular tachycardia.
  ventrikuläre T. ventricular tachycardia.
Ta·chy·la·lie *f neuro.* voluble speech, rapid speech, tachylalia, tachyphasia.
Ta·chy·me·ta·bo·lis·mus *m patho.* rapid metabolism, tachymetabolism.
Ta·chy·phy·la·xie *f physiol., pharm.* tachyphylaxis.
Ta·chy·pnoe *f* rapid breathing, tachypnea.
Ta·chy·rhyth·mie *f card.* tachyrhythmia.

Tae·nia¹ *f anat.* taenia, tenia, band.
  Taeniae *pl* **coli** colic taeniae, longitudinal bands of colon.
  T. libera coli free taenia of colon, free band of colon.
  T. mesocolica mesocolic taenia, mesocolic band.
  T. omentalis omental band, omental taenia.
  T. thalami thalamic taenia, taenia of third ventricle.
  T. ventriculi quarti taenia of fourth ventricle.
Tae·nia² *f micro.* taenia, tenia, Taenia.
  T. echinococcus hydatid tapeworm, Taenia echinococcus, Echinococcus granulosus.
  T. saginata beef tapeworm, hookless tapeworm, unarmed tapeworm, Taenia saginata, Taenia rhynchus saginata.
  T. solium armed tapeworm, measly tapeworm, pork tapeworm, Taenia solium.
Tae·nia·fu·gum *nt pharm.* taeniafuge, teniafuge, tenifuge.
Tae·nia·rhyn·chus sa·gi·na·tus → *Taenia saginata.*
Tae·nia·sis *f epidem.* taeniasis, teniasis.
Tae·ni·en·be·fall *m* → *Taeniasis.*
Tae·ni·zid *nt pharm.* taeniacide, teniacide, tenicide.
tae·ni·zid *adj pharm.* taeniacide, teniacide, tenicide.
Ta·fel·salz *nt* salt, common salt, table salt.
Ta·fel·was·ser *nt* mineral water, table water.
Tag *m* 1. day. **von T. zu T.** from day to day. **jeden zweiten T.** on alternate days, every other day. 2. (*Tageszeit*) day, daytime. **während des Tages** in the daytime. **T. und Nacht** night and day. **den ganzen T.** all day (long).
Tag·angst *f ped.* pavor diurnus, day terrors *pl.*
Tag·blind·heit *f ophthal.* night sight, day blindness, hemeralopia, hemeranopia.
Ta·ges·be·darf *m* daily requirement.
Ta·ges·do·sis *f abbr.* **TD** *pharm.* daily dose.
Ta·ges·durch·schnitt *m* daily average.
Ta·ges·kli·nik *f clin.* day hospital.
Ta·ges·licht *nt* daylight, light.
Ta·ges·licht·se·hen *nt physiol.* day vision, daylight vision, photopic vision, photopia.

Ta·ges·men·ge f (*Urin*) daily output, daily quantity.

Ta·ges·ryth·mus m *physiol.* diurnal rhythm, circadian rhythm.

ta·ges·zy·klisch *adj physiol.* circadian, diurnal.

T-Ag·glu·ti·na·ti·ons·phä·no·men nt *immun.* Hübener-Thomsen-Friedenreich phenomenon, Thomsen phenomenon.

T-Ag·glu·ti·nin nt *immun.* T agglutinin.

täg·lich *adj* day-to-day, daily, diurnal. **zweimal t.** *pharm.* twice a day, bis in die.

tags·über *adv* during the day, diurnal.

Tag·traum m daydream, waking dream, fantasy, phantasy.

tag·träu·men *vi* fantasize, fantasy, phantasy.

Tail·le f waist, middle.

Tail·len·drei·eck nt *anat.* waist triangle.

Takahara: T.-Krankheit f *patho.* Takahara's disease, acatalasia, acatalasemia.

Takayasu: T.-Syndrom nt *card.* Takayasu's arteritis, Takayasu's syndrome, Martorell's syndrome, pulseless disease, brachiocephalic arteritis.

Takt m rhythm, beat, measure; cadence.

tak·til *adj physiol.* tactile, tactual, haptic.

Tal·al·gie f *ortho.* talalgia.

ta·lar *adj anat.* talar, astragalar.

Tal·cum nt *pharm.* talc, talcum.

Tal·fie·ber nt *epidem.* primary coccidioidomycosis, desert fever, San Joaquin Valley fever.

Talg m *histol.* sebum, smegma; *pharm.* tallow.

Talg·drü·sen pl *histol.* sebaceous glands, oil glands.

ektopische/freie T. Fordyce's granules, Fordyce's spots.

präputiale T. preputial glands, glands of Haller, glands of Tyson, crypts of Littre.

Talg·drü·sen·zy·ste f → *Talgretentionszyste.*

Talg·re·ten·ti·ons·zy·ste f *derm.* atheromatous cyst, epidermal cyst, sebaceous cyst, steatoma, epidermoid, wen.

Talg·zy·ste f → *Talgretentionszyste.*

Tal·ko·se f *pulmo.* talcosis, talc pneumoconiosis, pulmonary talcosis.

Tal·kum nt → *Talcum.*

Tal·kum·lun·ge f → *Talkose.*

Talma: T.-Operation f *chir.* Talma's operation. **T.-Syndrom** nt *neuro.* Talma's disease.

ta·lo·fi·bu·lar *adj anat.* talofibular.

ta·lo·kal·ka·ne·al *adj anat.* talocalcaneal, talocalcanean, astragalocalcaneal.

ta·lo·kal·ka·neo·na·vi·ku·lar·ge·lenk nt *anat.* talocalcaneonavicular joint.

ta·lo·kru·ral *adj anat.* talocrural, crurotalar, astragalocrural.

Ta·lo·kru·ral·ge·lenk nt *anat.* ankle, ankle joint, crurotalar joint, talocrural joint.

ta·lo·me·ta·tar·sal *adj anat.* talometatarsal.

ta·lo·na·vi·ku·lar *adj anat.* talonavicular, taloscaphoid, astragaloscaphoid.

Ta·lo·na·vi·ku·lar·ge·lenk nt *anat.* talonavicular joint.

ta·lo·ti·bi·al *adj anat.* talotibial, astragalotibial.

Ta·lus m *anat.* talus, ankle, ankle bone, astragaloid bone, astragalus.

Ta·lus·frak·tur f *ortho.* fractured talus, talar fracture.

Ta·lus·hals m *anat.* neck of talus, talar neck.

Ta·lus·hals·frak·tur f *ortho.* talar neck fracture.

Ta·lus·kopf m *anat.* head of talus.

Ta·lus·kör·per m *anat.* body of talus.

Ta·lus·re·sek·ti·on f *ortho.* astragalectomy.

Ta·lus·rin·ne f *anat.* talar sulcus, sulcus of talus.

Ta·lus·rol·le f *anat.* trochlea of talus.

Ta·mo·xi·fen nt *pharm.* tamoxifen.

Tam·pon m *pharm.* tampon, stype; tent, pack, plug.

Tam·po·na·de f tamponade, tamponage.

tam·po·nie·ren *vt* tampon, pack, plug.

Tangier: T.-Krankheit f *patho.* Tangier disease, familial HDL deficiency, analphalipoproteinemia.

Tä·nie f *anat.* taenia, tenia, band.

freie T. free taenia of colon, free band of colon.

mesokolische T. mesocolic taenia, mesocolic band.

omentale T. omental band, omental taenia.

Tank·re·spi·ra·tor m *anes.*, *IC* iron lung.

Tanner: T.-Operation f *chir.* Tanner's operation.

T-Antigen nt *immun.* tumor antigen, T antigen.

Ta·pe·to·re·ti·no·pa·thie f *ophthal.* tapetoretinopathy.

Tapia: T.-Syndrom nt *neuro.* Tapia's syndrome, ambiguo-hypoglossal paralysis.

Ta·pir·schnau·ze f *patho.* tapir mouth, bouche de tapir.

Tardieu: T.'-Flecken pl *forens.* Tardieu's ecchymoses, Tardieu's petechiae.

T-Areal nt *histol.* (*Lymphknoten*) tertiary cortex, thymus-dependent area, paracortex.

Target-Theorie f *radiol.* target theory.

Tar·get·zel·le f *hema.* Mexican hat cell, Mexican hat erythrocyte, target cell.

Tarloff : T.-Zyste f *neuro.* Tarlov's cyst.

Tars·ade·ni·tis f *ophthal.* tarsadenitis.

tar·sal *adj anat.* tarsal.

Tars·al·gie f *ortho.* tarsalgia.

Tar·sa·lia pl *anat.* tarsalia, tarsal bones.

Tar·sal·ka·nal m *anat.* tarsal sinus.

Tar·sal·kno·chen pl → *Tarsalia.*

Tar·sal·plat·te f → *Tarsus* 2.

Tarsaltunnel-Syndrom nt *neuro.* tarsal tunnel syndrome.

Tars·ek·to·mie f 1. *ortho.* tarsectomy. 2. *ophthal.* tarsectomy.

Tar·si·tis f *ophthal.* tarsitis; blepharitis.

Tar·so·ma·la·zie f *ophthal.* tarsomalacia.

Tar·so·me·ga·lie f *embryo.* tarsomegaly.

tar·so·me·ta·tar·sal *adj anat.* tarsometatarsal.
Tar·so·me·ta·tar·sal·ge·len·ke *pl anat.* tarsometatarsal joints.
tar·so·or·bi·tal *adj ophthal.* tarso-orbital.
tar·so·pha·lan·ge·al *adj anat.* tarsophalangeal.
Tar·sor·rha·phie *f ophthal.* blepharorrhaphy, tarsorrhaphy.
tar·so·tar·sal *adj anat.* tarsotarsal, mediotarsal.
tar·so·ti·bi·al *adj anat.* tibiotarsal, tarsotibial.
Tar·so·to·mie *f* **1.** *ophthal.* tarsotomy, blepharotomy. **2.** *ortho.* tarsotomy.
Tar·sus *m anat.* **1.** root of the foot, tarsus, instep. **2.** (**T. palpebrae**) tarsus, tarsal plate, palpebral cartilage.
Tar·sus·durch·tren·nung *f* → *Tarsotomie.*
Tar·sus·ent·zün·dung *f ophthal.* tarsitis.
Tar·sus·er·wei·chung *f ophthal.* tarsomalacia.
Tar·sus·ex·zi·si·on *f ophthal.* tarsectomy.
Tar·sus·schwel·lung *f ophthal.* tarsophyma.
Tar·sus·tu·mor *m ophthal.* tarsophyma.
Tart-Zelle *f patho.* tart cell.
Tarui: T.-Krankheit *f patho.* Tarui disease, muscle phosphofructokinase deficiency, type VII glycogen storage disease.
Ta·sche *f anat.* pouch, pocket, sinus, bursa.
Ta·schen·band *nt anat.* vestibular ligament, ventricular ligament (of larynx).
Ta·schen·fal·te *f anat.* ventricular fold, vestibular fold, false vocal fold.
Ta·schen·klap·pe *f anat.* (*Herz*) semilunar cusp, semilunar valve, flap valve.
Ta·schen·mes·ser·phä·no·men *nt neuro.* clasp-knife effect , clasp-knife phenomenon, clasp-knife rigidity.
tas·sen·för·mig *adj anat.* cup-shaped, scyphiform, scyphoid.
tast·bar *adj* touchable, palpable, tactile.
Tast·bar·keit *f* palpability, tactility.
Tast·emp·fin·dung *f physiol.* tactile sensation, touch sensation.
ta·sten *vt* touch, feel, palpate.
Tast·ge·fühl *nt* → *Tastsinn.*
Tast·läh·mung *f neuro.* tactile hypoesthesia, hypopselaphesia.
Tast·per·kus·si·on *f clin.* palpatory percussion, plessesthesia.
Tast·sinn *m physiol.* tactile sense, taction, touch, pselaphesis.
Tast·sinn·stö·rung *f neuro.* dysaphia.
Tat·zen·hand *m patho.* Marines
taub *adj* **1.** deaf. **t. machen** deafen, make deaf. **t. werden** grow deaf. **2.** (*Fuß, Hand*) numb, benumbed, dead, asleep.
Tau·be *m/f* deaf person. **die Tauben** *pl* the deaf.
Tau·ben·züch·ter·lun·ge *f pulmo.* bird-breeder's lung, bird-fancier's lung, pigeon-breeder's lung.
Taub·heit *f* **1.** *HNO* hearing loss, deafness, surdity. **2.** (*Fuß, Hand*) numbness.

angeborene/kongenitale T. congenital deafness.
pankochleäre T. pancochlear deafness, pancochlear hearing loss.
psychogene T. functional hearing loss, psychic hearing loss, psychogenic hearing loss.
retrokochleäre T. retrochochlear deafness, nerve deafness, neural deafness.
völlige T. total deafness, anakusis, anacusis.
Taub·heits·ge·fühl *nt* numbness.
taub·stumm *adj HNO* surdimute, deaf-mute, deaf-and-dumb.
Taub·stum·me *m/f HNO* deaf-mute, surdimute.
Taub·stum·men·spra·che *f HNO* deaf-and-dumb language.
Taub·stumm·heit *f HNO* deaf-muteness, deaf-mutism, surdimutism, surdimutitis.
Tauch·kropf *m patho.* intrathoracic goiter, diving goiter, wandering goiter.
Tauch·re·flex *m physiol.* diving reflex.
Taug·lich·keit *f* fitness, aptness, aptitude.
Taug·lich·keits·test *m* aptitude test.
Tau·mel *m* giddiness, dizziness, grogginess.
Tau·mel·gang *m* staggering, reeling.
tau·me·lig *adj* **1.** staggering, reeling. **2.** (*schwindelig*) giddy, dizzy, groggy.
tau·meln *vi* stagger, reel, sway, titubate.
Tau·ro·cho·lat *nt biochem.* taurocholate.
Tau·ro·chol·säu·re *f biochem.* taurocholic acid, cholyltaurine, cholaic acid.
täu·schend *adj* delusive, delusory.
Täu·schung *f* delusion, deception; (*Sinnestäuschung*) illusion.
Taussig-Bing: T.-B.-Syndrom *nt ped.* Taussig-Bing syndrome, partial transposition of great vessels.
Tawara: linker T.-Schenkel *m physiol.* left leg of av-bundle, left bundle branch, left branch of av-bundle.
rechter T.-Schenkel *m physiol.* right leg of av-bundle, right bundle branch, right branch of av-bundle.
Ta·xis *f chir., ortho.* taxis, reduction.
Tay: T.-Fleck *m ophthal.* Tay's spot, cherry-red spot.
Tay-Sachs: T.-S.-Erkrankung *f patho.* Tay-Sachs disease, Sachs' disease, infantile amaurotic (familial) idiocy.
T-Bande *f genet.* (*Chromosom*) T-band.
TB-Bazillus *m* → *Mycobacterium tuberculosis.*
TB-Erreger *m* → *Mycobacterium tuberculosis.*
T-Drain *m chir.* T tube drainage.
T$_{DTA}$-Lymphozyt *m immun.* T$_{DTA}$ cell.
Teale: T.-Amputation *f ortho.* Teale's operation, Teale's amputation.
Tech·nik *f* **1.** *chir.* (*Verfahren*) technique, technic, operation, procedure, practice, method; (*Handgriff*) maneuver; (*Eingriff*) operation, surgical procedure, process. **2.**

technology, technics *pl.*
Tech·ni·ker *m* technician, engineer.
Tech·ni·ke·rin *m* technician, engineer.
tech·nisch *adj* technical, technological.
Tech·no·lo·gie *f* technology, technics *pl.*
Tec·tum *nt anat.* tectum. **T. mesencephalicum**
tectum of mesencephalon, roof of mesen-
cephalon.
Tee *m* (*Teebätter*) tea; (*Aufguß*) tea, thea;
pharm. infusion, decoction.
Tee·löf·fel *m* teaspoon. **ein T. voll** a teaspoon-
ful.
Teer·ak·ne *f derm.* tar acne.
Teer·ke·ra·to·se *f derm.* tar keratosis.
Teer·krebs *m patho.* tar cancer.
Teer·stuhl *m patho.* tarry stool, melanorrha-
gia, melanorrhea, melena.
Teer·war·zen *pl derm.* tar keratosis.
Teer·zy·ste *f gyn.* chocolate cyst, tarry cyst.
T-Effektorzelle *f immun.* T effector cell.
Te·ga·fur *nt pharm.* tegafur.
Teg·men *nt anat.* tegmen.
T. tympani roof of tympanic cavity, roof of
tympanum.
T. ventriculi quarti roof of fourth ventricle.
teg·men·tal *adj anat.* tegmental.
Teg·men·tum *nt anat.* tegmentum.
T. mesencephalicum mesencephalic tegmen-
tum, midbrain tegmentum.
T. pontis tegmental part of pons, pontine
tegmentum.
Teichmann: T.-Kristalle *pl hema.* Teichmann's
crystals, hemin crystals, hemin chloride *sing,*
chlorohemin *sing.*
T.-Probe *f hema.* hemin test.
Teich·op·sie *f* → *Teichoskopie.*
Tei·cho·sko·pie *f ophthal.* fortification
spectrum, teichopsia.
tei·gig *adj* (*Haut*) pasty.
Teil *m/nt* **1.** part, portion; *anat.* part, portion,
division, segment. **2.** (*Bestandteil*) component, component part, constituent, constituent part, element.
Teil·an·ti·gen *nt immun.* partial antigen,
hapten.
Teil·chen *nt* (*a. phys.*) particle; corpuscle.
α-**Teilchen** alpha particle, α-particle.
β-**Teilchen** beta particle, β-particle.
Teil·chen·strah·lung *f phys.* corpuscular radiation, particulate radiation.
Teil·druck *m phys.* partial pressure.
Teil·ent·fer·nung *f chir.* partial excision, resection, excision, exeresis.
Teil·ge·biß *nt dent.* dental prosthesis, denture,
partial denture, artificial dentition, dental
plate.
Teil·iden·ti·täts·re·ak·ti·on *f immun.* reaction
of partial identity.
teil·nahms·los *adj* passive, indifferent, apathetic, impassive, listless, lethargic.

Teil·nahms·lo·sig·keit *f* passivity, passiveness,
indifference, apathy, impassivity, listlessness,
lethargy.
Teil·pro·the·se *f* → *Teilgebiß.*
Teil·re·mis·si·on *f clin.* partial remission,
incomplete remission.
Tei·lung *f* (*a. phys.*) division, fission, segmentation, splitting, cleavage; *embryo.* cleavage,
cleavage division.
Teint *m* complexion; color, coloring.
tek·tal *adj anat.* tectal.
Te·la *f anat.* tela; tissue, web.
T. choroidea tela choroidea.
T. subcutanea superficial fascia, subcuta-
neous fascia, subcutis, hypoderm, hypo-
derma, hypodermis.
T. submucosa submucosa, submucosal coat,
submucous coat, submucous membrane.
T. subserosa subserosa, subserous coat.
Tel·an·gi·ec·ta·sia *f patho.* telangiectasia,
telangiectasis.
T. follicularis anulata Majocchi's disease.
T. hereditaria haemorrhagica Osler-Weber-
-Rendu disease, Osler's disease, Rendu-
-Osler-Weber disease, hereditary hemor-
rhagic telangiectasia.
Tel·an·gi·ek·ta·sie *f patho.* telangiectasia,
telangiectasis. **hereditäre T.** → *Telangiectasia
hereditaria haemorrhagica.*
Teleangiektasie-Ataxie-Syndrom *nt patho.*
ataxia-teleangiectasia, ataxia-teleangiectasia
syndrome.
te·le·an·gi·ek·ta·tisch *adj patho.* telangiectatic.
Te·le·cu·rie·the·ra·pie *f radiol.* telecuriethera-
py.
Te·le·elek·tro·kar·dio·gramm *nt card.* tele-
cardiogram, telelectrocardiogram.
Te·le·elek·tro·kar·dio·gra·phie *f card.* tele-
cardiography, telelectrocardiography.
Te·le·gam·ma·the·ra·pie *f radiol.* telecurie-
therapy.
Te·le·kan·thus *m ophthal.* telecanthus, canthal
hypertelorism.
Te·le·kar·dio·gramm *nt* → *Teleelektrokardio-
gramm.*
Te·le·kar·dio·gra·phie *f* → *Teleelektrokardio-
graphie.*
Te·le·ko·balt *nt radiol.* telecobalt.
Te·le·me·trie *f clin.* telemetry.
Te·le·me·trie·kap·sel *f clin.* telemetering
capsule, radiopill.
Tel·en·ze·pha·lon *nt anat., embryo.* telenceph-
alon, endbrain, endbrain vesicle.
Te·le·op·sie *f ophthal.* teleopsia.
Te·le·ra·di·um *nt radiol.* teleradium.
Te·le·re·zep·tor *m physiol.* telereceptor, tele-
ceptor, teloreceptor.
Te·le·rönt·gen·gramm *nt radiol.* teleroentgen-
ogram.
Te·le·rönt·gen·gra·phie *f radiol.* teleroentgen-

ography, teleradiography.
Te·le·rönt·gen·the·ra·pie *f radiol.* teleroentgentherapy.
Te·le·sthe·to·skop *nt clin.* telesthetoscope.
Te·le·strah·len·the·ra·pie *f radiol.* teletherapy.
Te·le·the·ra·pie *f clin., radiol.* teletherapy.
Te·lo·den·dron *nt histol.* end-brush, telodendron, teledendron, dendraxon.
Te·lo·pha·se *f histol.* telophase, telocinesia, telocinesis, telokinesia, telokinesis.
Te·lo·phrag·ma *nt histol.* telophragma, Z disk, Z line, Z band, intermediate disk.
Te·lo·syn·ap·sis *f genet.* telosynapsis, telosyndesis.
Te·ma·ze·pam *nt pharm.* temazepam.
Tem·pe·ra·ment *nt* temperament, temper, disposition. **zyklothymes T.** *psychia.* cyclothymic personality (disorder), cycloid disorder, cyclothymic disorder, affective personality (disorder), cyclothymia.
Tem·pe·ran·tia *pl pharm.* sedatives, temperantia.
Tem·pe·ra·tur *f abbr.* **t** temperature. **(mäßig) erhöhte T.** low-grade fever.
Tem·pe·ra·tur·ab·fall *m* drop in temperature, fall in temperature.
Tem·pe·ra·tur·an·stieg *m* rise in temperature; *patho.* fervescence.
tem·pe·ra·tur·emp·find·lich *adj* temperature-sensitive.
Tem·pe·ra·tur·emp·find·lich·keit *f* temperature sensitivity, thermosensitivity. **extreme T.** *neuro.* thermohyperesthesia, thermhyperesthesia.
Tem·pe·ra·tur·emp·fin·dung *f physiol.* temperature sensation.
Tem·pe·ra·tur·er·hö·hung *f* → *Temperaturanstieg.*
Tem·pe·ra·tur·kur·ve *f* temperature curve.
Tem·pe·ra·tur·mes·sung *f* measurement of temperature, thermometry.
Tem·pe·ra·tur·punk·te *pl physiol.* temperature spots.
Tem·pe·ra·tur·re·ge·lung *f physiol.* thermoregulation.
Tem·pe·ra·tur·rück·gang *m* → *Temperaturabfall.*
Tem·pe·ra·tur·schwan·kung *f* fluctuating temperature; change in temperature.
tem·pe·ra·tur·sen·si·tiv *adj* temperature-sensitive.
Tem·pe·ra·tur·sinn *m physiol.* thermal sense, thermic sense, temperature sense, thermesthesia, thermoesthesia.
tem·pe·ra·tur·un·emp·find·lich *adj neuro.* temperature-insensitive.
Tem·pe·ra·tur·un·emp·find·lich·keit *f neuro.* thermic anesthesia, thermal anesthesia, temperature anesthesia, thermoanesthesia.
Tem·pe·ra·tur·un·ter·schied *m* difference in

temperature.
tem·po·ral *adj anat.* temporal.
Tem·po·ral·ar·te·rie *f anat.* temporal artery.
Tem·po·ral·hirn *nt anat.* temporal brain.
Tem·po·ral·lap·pen *m anat.* temporal lobe.
Tem·po·ral·lap·pen·ab·szeß *m neuro.* temporal lobe abscess.
Tem·po·ral·lap·pen·epi·lep·sie *f neuro.* temporal lobe epilepsy.
Tem·po·ral·re·gi·on *f anat.* temporal region.
Tem·po·ral·ve·ne *f anat.* temporal vein.
tem·po·rär I *adj* temporal, temporary. **II** *adv* temporarily, for the time being.
Tem·po·ro·man·di·bu·lar·ge·lenk *nt anat.* mandibular joint, maxillary joint, temporomandibular joint.
Ten·al·gie *f* → *Tenodynie.*
Te·na·zi·tät *f psycho.* tenacity, tenaciousness.
Ten·denz *f* trend, tendency; *(Neigung)* tendency, inclination *(zu* towards).
Ten·di·ni·tis *f ortho.* tendinitis, tendonitis, tenonitis, tenontitis, tenositis. **T. scapulohumeralis** scapulohumeral bursitis, scapulohumeral tendinitis, subacromial bursitis.
Ten·do *m anat.* tendon, tendo.
T. calcaneus heel tendon, Achilles tendon, calcaneal tendon.
T. conjunctivus conjoined tendon, Henle's ligament, inguinal falx.
T. crico-(o)esophageus cricoesophageal tendon.
Ten·do·dy·nie *f ortho.* tenalgia, teinodynia, tenodynia, tenontodynia.
Ten·do·ly·se *f ortho.* tenolysis, tendolysis.
ten·do·myo·gen *adj* tendomyogenic.
Ten·do·ni·tis *f* → *Tendinitis.*
Ten·do·pla·stik *f ortho.* tenoplasty, tenontoplasty, tendoplasty.
Ten·do·syn·ovi·tis *f ortho.* tenosynovitis, tendinous synovitis, vaginal synovitis, tendosynovitis, tendovaginitis, tenovaginitis. **T. nodosa** nodular tenosynovitis, chronic hemorrhagic villous synovitis, pigmented villonodular synovitis, giant cell tumor of tendon sheath, benign synovialoma.
Ten·do·va·gi·ni·tis *f* → *Tendosynovitis.* **T. sclerosans/stenosans** de Quervain's disease, radial styloid tendovaginitis, stenosing tenosynovitis.
Te·nes·mus *m patho.* tenesmus.
T. alvi/ani rectal tenesmus.
T. vesicae vesical tenesmus.
ten Horn: t. H.-Zeichen *nt chir.* Horn's sign, ten Horn's sign.
Te·nia *f anat.* → *Taenia[1].*
Ten·nis·el·len·bo·gen *m ortho.* radiohumeral epicondylitis, radiohumeral bursitis, lawn tennis arm, tennis elbow.
Te·no·de·se *f ortho.* tenodesis.
Te·no·dy·nie *f* → *Tenodynie.*

Te·no·ly·se f ortho. tenolysis, tendolysis.
Te·no·myo·pla·stik f ortho. tenomyoplasty, tenontomyoplasty, myotenontoplasty.
Te·no·myo·to·mie f ortho. tenomyotomy, tenontomyotomy.
Tenon: T.'-Kapsel f anat. Tenon's capsule, bulbar fascia, ocular capsule.
T.'-Raum m anat. Tenon's space, episcleral space, intervaginal space.
Te·non·ek·to·mie f ortho. tenectomy, tenonectomy.
Te·no·ni·tis f ophthal. tenonitis.
Te·nont·agra f ortho. tenontagra.
Te·no·pla·stik f ortho. tenoplasty, tenontoplasty.
te·no·pla·stisch adj ortho. tenoplastic.
Te·nor·rha·phie f ortho. tendon suture, tendon repair, tenorrhaphy, tenosuture.
Ten·osto·se f ortho. tenostosis, tenonostosis.
Te·no·syn·ov·ek·to·mie f ortho. tenosynovectomy, tendon synovectomy.
Te·no·syn·ovi·tis f → Tendosynovitis.
Te·no·to·mie f 1. ortho. tendon release, tenotomy, tendotomy, tenontotomy. 2. ophthal. tenotomy, tendotomy, tenontotomy.
Te·no·va·gi·ni·tis f → Tendosynovitis.
Ten·sa·cho·le·stea·tom nt HNO tensa cholesteatoma.
Ten·si·on f physiol. tension.
Tension-Time-Index m physiol. tension-time index.
Ten·sor m anat. tensor, tensor muscle.
ten·to·ri·al adj anat. tentorial.
Ten·to·ri·um nt anat. tentorium. **T. cerebelli** tentorium of cerebellum.
Ten·to·ri·um·riß m neuro. tentorial laceration.
Ten·to·ri·um·schlitz m anat. tentorial notch.
Te·pi·da·ri·um nt clin. tepidarium, warm bath.
Te·ras nt embryo. teras.
Te·ra·to·bla·stom nt patho. teratoblastoma.
Te·ra·to·gen nt embryo. teratogen.
te·ra·to·gen adj embryo. teratogenic.
Te·ra·to·ge·ne·se f embryo. teratogenesis, teratogeny.
te·ra·to·ge·ne·tisch adj embryo. teratogenetic.
te·ra·to·id adj embryo. teratoid.
Te·ra·to·kar·zi·no·ge·ne·se f patho. teratocarcinogenesis.
Te·ra·to·kar·zi·nom nt patho. teratocarcinoma.
Te·ra·to·lo·gie f embryo. teratology.
te·ra·to·lo·gisch adj embryo. teratologic.
Te·ra·tom nt 1. patho. teratoma, organoid tumor, teratoid tumor. 2. gyn. dermoid cyst, cystic teratoma, dermoid tumor, dermoid. **embryonales/malignes T.** immature teratoma, malignant teratoma, embryonal teratoma. **reifes/zystisches T.** mature teratoma, cystic teratoma.
te·ra·to·ma·tös adj patho. teratomatous.

Ter·bu·ta·lin nt pharm. terbutaline.
Te·re·bin·thi·na f pharm. terebinthina, terebinth, turpentine.
Ter·fe·na·din nt pharm. terfenadine.
ter·mi·nal adj terminal, final; anat. terminal.
Ter·mi·nal·bron·chio·len pl anat. lobular bronchioles, terminal bronchioles.
Ter·mi·nal·haar nt histol. terminal hair.
Ter·mi·nal·kör·per·chen nt histol. terminal nerve corpuscle, encapsulated nerve ending, end-organ.
Ter·mi·nal·säck·chen·pha·se f embryo. (Lunge) terminal sac period.
Ter·mi·nal·sul·kus m anat. terminal sulcus of tongue, V-shaped line (of tongue).
Ter·mi·nal·ve·ne f anat. superior thalamostriate vein, terminal vein.
Ter·mi·nal·zi·ster·nen pl histol. (Muskel) terminal cisterns.
ter·min·ge·recht adj, adv gyn.(Geburt) at term, full-term.
ter·mi·no·la·te·ral adj chir. terminolateral, end-to-side.
ter·mi·no·ter·mi·nal adj chir. terminoterminal, end-to-end.
Ter·pen·tin·öl nt pharm. turpentine oil, spirit of turpentine, terebinthene.
Ter·pen·tin·ver·gif·tung f patho. turpentine poisoning, terebinthinism.
Terry: T.-Syndrom nt ped. Terry's syndrome, retrolental fibroplasia, retinopathy of prematurity.
ter·ti·an adj patho. tertian.
Ter·tia·na f epidem. tertian malaria, vivax malaria, tertian fever, vivax fever.
ter·ti·är adj tertiary, ternary.
Ter·ti·är·fol·li·kel pl gyn. graafian follicles, tertiary follicles, vesicular follicles.
Ter·ti·är·zot·te f embryo. definitive placental villus, tertiary villus.
Ter·ti·gra·vi·da f gyn. tertigravida.
Ter·ti·pa·ra f gyn. tertipara.
Test m test, examination, trial; lab. test, assay, reaction.
falschnegativer T. false-negative.
falschpositiver T. false-positive.
klinischer T. clinical test.
T. für okkultes Blut occult blood test.
psychologischer T. mental test, psychological test.
te·sten vt test; (probieren) try, try out; lab. test (auf for), assay.
Te·sti·kel m → Testis.
te·sti·ku·lär adj anat. testicular.
Te·stis m anat. testis, testicle, orchis.
Te·sto·lac·ton nt pharm. testolactone.
Te·sto·ste·ron nt endo. testicular hormone, testis hormone, testosterone.
Test·per·son f testee, proband, candidate.
Test·ton m HNO test tone.

Test·ver·fah·ren *nt* testing method, test procedure.

Te·ta·nie *f neuro.* tetany, benign tetanus, intermittent cramp, tetanic spasm.

hypokalzämische T. hypocalcemic tetany.

latente T. latent tetany.

manifeste T. manifest tetany.

parathyreoprive T. parathyroid tetany, parathyroprival tetany, hypoparathyroid tetany.

Te·ta·nie·star *m ophthal.* tetany cataract.

te·ta·ni·form *adj neuro.* tetaniform, tetanoid.

te·ta·ni·gen *adj physiol.* tetanigenous.

te·ta·nisch *adj* **1.** *physiol.* tetanic. **2.** *patho.* tetanic.

Te·ta·ni·sie·rung *f physiol.* tetanization.

te·ta·no·id *adj physiol.* tetaniform, tetanoid.

Te·ta·no·ly·sin *nt micro.* tetanolysin.

Te·ta·no·spas·min *nt micro.* tetanospasmin.

Te·ta·nus *m* **1.** *physiol.* tetanus, tonic spasm, tetany. **2.** *patho.* tetanus.

Te·ta·nus·an·ti·to·xin *nt immun.* tetanus antitoxin.

te·ta·nus·ar·tig *adj physiol.* tetaniform, tetanoid.

Te·ta·nus·ba·zil·lus *m* → *Clostridium tetani.*

Te·ta·nus·im·mun·glo·bu·lin *nt immun.* tetanus immunoglobulin, tetanus immune globulin.

Te·ta·nus·pro·phy·la·xe *f immun.* tetanus prophylaxis, antitetanic prophylaxis.

Te·ta·nus·se·rum *nt immun.* antitetanic serum.

Te·ta·nus·to·xin *nt micro.* tetanus toxin.

Te·ta·nus·to·xo·id *nt immun.* tetanus toxoid.

Te·ta·nus·vak·zi·ne *f immun.* tetanus vaccine.

Te·tra·äthyl·thi·ur·amid·sul·fid *nt pharm.* tetraethylthiuram disulfide, disulfiram.

Te·tra·ca·in *nt pharm., anes.* tetracaine.

Te·tra·chei·rus *m embryo.* tetrachirus.

Te·tra·chlor·äthy·len *nt pharm.* tetrachloroethylene, perchloroethylene.

Te·tra·cos·ac·tid *nt pharm.* tetracosactide, tetracosactin, cosyntropin

Te·tra·cy·clin *nt pharm.* tetracycline.

te·tra·dak·tyl *adj embryo.* tetradactylous, quadridigitate.

Te·tra·dak·ty·lie *f embryo.* tetradactyly.

Te·tra·de *f genet.* tetrad; *patho.* tetralogy, tetrad.

Te·tra·hy·dro·can·na·bi·nol *nt abbr.* **THC** *pharm.* tetrahydrocannabinol.

Te·tra·hy·dro·cor·ti·sol *nt pharm.* tetrahydrocortisol.

Te·tra·hy·dro·fo·lat *nt biochem.* tetrahydrofolate.

Te·tra·hy·dro·fol·säu·re *f abbr.* **FH₄** *biochem.* tetrahydrofolic acid.

Te·tra·hy·dro·kor·ti·sol *nt pharm.* tetrahydrocortisol.

Te·tra·hy·dro·xy·bu·tan *nt pharm.* tetrahydroxybutane, erythritol, erythrol.

Te·tra·jod·thy·ro·nin *nt endo.* thyroxine, thyroxin, tetraiodothyronine.

te·tra·krot *adj card.* tetracrotic.

te·tra·kus·pid *adj anat.* tetracuspid, quadricuspid.

Te·tra·lo·gie *f patho.* tetralogy, tetrad.

Te·tra·ma·stie *f embryo.* tetramastia, tetramazia.

Te·tra·me·thyl·thiu·ram·di·sul·fid *nt pharm.* thiram.

Te·tra·pa·re·se *f neuro.* tetraparesis.

Te·tra·ple·gie *f neuro.* tetraplegia, quadriplegia.

Te·tra·ple·gi·ker *m* tetraplegic, quadriplegic.

Te·tra·ple·gi·ke·rin *f* tetraplegic, quadriplegic.

te·tra·ple·gisch *adj neuro.* tetraplegic, quadriplegic.

te·tra·plo·id *adj genet.* tetraploid.

Te·tra·ploi·die *f genet.* tetraploidy.

te·tra·som *adj genet.* tetrasomic.

Te·tra·so·mie *f genet.* tetrasomy.

Te·tra·zy·klin *nt pharm.* tetracycline.

Tetrazyklin-Antibiotikum *nt pharm.* tetracycline.

Tetr·oph·thal·mus *m embryo.* tetrophthalmus, tetrophthalmos.

T-Gedächtniszelle *f immun.* T memory cell.

Tha·lam·en·ze·pha·lon *nt anat.* thalamencephalon.

tha·la·misch *adj anat.* thalamic.

tha·la·mo·kor·ti·kal *adj* thalamocortical.

tha·la·mo·teg·men·tal *adj* thalamotegmental.

Tha·la·mo·to·mie *f neurochir.* thalamotomy, thalamectomy.

Tha·la·mus *m anat.* thalamus, optic thalamus.

assoziativer T. associative thalamus.

motorischer T. motor thalamus.

sensorischer T. sensory thalamus.

Tha·la·mus·ker·ne *pl anat.* thalamic nuclei, nuclei of thalamus.

spezifische T. palliothalamic nuclei, specific thalamic nuclei, palliothalamus.

unspezifische T. truncothalamic nuclei, nonspecific thalamic nuclei, truncothalamus.

Tha·la·mus·schmerz *m neuro.* thalamic pain.

Tha·la·mus·stiel *m anat.* thalamic peduncle.

Tha·la·mus·strah·lung *f anat.* thalamic radiations *pl,* radiations *pl* of thalamus.

Tha·la·mus·syn·drom *nt neuro.* Déjérine-Roussy syndrome, Roussy-Déjérine syndrome, thalamic syndrome.

Tha·lass·aemia *f hema.* thalassemia, thalassanemia.

T. major thalassemia major, Cooley's anemia, primary erythroblastic anemia, Mediterranean anemia, homozygous β-thalassemia.

T. minor thalassemia minor, familial erythroblastic anemia, heterozygous β-thalassemia.

Tha·lass·ämie *f hema.* thalassemia, thalassanemia.

α-Thalassämie *f hema.* α- thalassemia, hemoglobin H disease.

β-Thalassämie *f hema.* β-thalassemia.

heterozygote β-T. → *Thalassaemia minor.*

homozygote β-T. → *Thalassaemia major.*

Tha·las·so·the·ra·pie *f clin.* thalassotherapy.

Tha·li·do·mid *nt pharm.* thalidomide.

Tha·li·do·mid·em·bryo·pa·thie *f embryo.* thalidomide embryopathy, dysmelia syndrome.

Thal·li·um·ver·gif·tung *f patho.* thallium poisoning, thallitoxicosis, thallotoxicosis.

tha·na·to·bio·lo·gisch *adj* thanatobiologic.

tha·na·to·gno·mo·nisch *adj* thanatognomonic.

tha·na·to·gno·stisch *adj* thanatognomonic.

Tha·na·to·lo·gie *f* thanatology.

tha·na·to·phor *adj* lethal, deadly, thanatophoric.

thea·tra·lisch *adj psychia.* (*Verhalten*) histrionic, histrionical, theatrical.

The·ba·in *nt pharm.* thebaine, dimethyl morphine.

Thebesius: T.-Sinusklappe *f anat.* coronary valve, thebesian valve.

T.'-Venen *pl anat.* veins of Thebesius, smallest cardiac veins, thebesian veins.

The·ca *f histol.* theca, sheath, coat, case, capsule.

T. externa external layer of theca folliculi, fibrous capsule of graafian follicle.

T. folliculi theca of follicle, fibrous coat of ovary.

T. interna internal layer of theca folliculi.

Thei·le·ria *f micro.* Theileria.

Thei·le·rio·se *f epidem.* theileriasis, theileriosis.

The·in *nt* theine.

Theinvergiftung *f* (**chronische**) *patho.* theinism, theaism, theism.

The·ka *f* 1. *histol.* theca, sheath, coat, case, capsule. 2. *gyn.* theca of follicle, fibrous coat of ovary.

Theka-Granulosazelltumor *m gyn.* granulosa--theca cell tumor.

the·kal *adj histol.* thecal.

Theka-Luteinzelle *f histol.* theca-lutein cell, paraluteal cell, paralutein cell.

Theka-Luteinzyste *f gyn.* theca-lutein cyst.

The·ka·zel·le *f histol.* theca cell.

The·ka·zel·len·hy·per·pla·sie *f gyn.* hyperthecosis.

The·ka·zell·tu·mor *m gyn.* thecoma, Priesel tumor, theca tumor, theca cell tumor.

The·kom *nt* → *Thekazelltumor.*

The·ko·ma·to·se *f gyn.* ovarian stromal hyperplasia, thecomatosis.

Thel·al·gie *f gyn.* thelalgia.

Thel·ar·che *f gyn.* thelarche, telarche.

T-Helfer-Zelle *f immun.* helper cell, T helper cell.

The·li·tis *f gyn.* thelitis, mamillitis.

The·lor·rha·gie *f gyn.* thelorrhagia.

The·nar *nt anat.* thenar eminence, thenar, ball of thumb.

The·nar·atro·phie *f neuro.* thenar atrophy.

The·nyl·di·amin *nt pharm.* thenyldiamine.

Theo·bro·min *nt pharm.* theobromine.

Theo·phyl·lin *nt pharm.* theophylline, 1,3-dimethylxanthine.

Theo·phyl·lin·di·amin *nt pharm.* theophylline ethylenediamine, aminophylline.

theo·re·tisch I *adj* theoretical, theoretic. **II** *adv* theoretically, in theory.

Theo·rie *f* theory.

The·ra·peut *m* therapist, therapeutist.

The·ra·peu·tik *f* therapeutics *pl*, therapeusis.

The·ra·peu·tin *f* therapist, therapeutist.

the·ra·peu·tisch *adj* therapeutic, therapeutical; curative.

The·ra·pie *f* therapy, treatment, cure, therapeutics *pl.*

antibiotische T. antibiotic therapy.

hyperbare T. hyperbaric oxygen, hybaroxia, hyperbaric oxygen therapy.

intravenöse T. intravenous therapy.

medikamentöse T. drug therapy.

physikalische T. physical therapy, physicotherapeutics *pl*, physicotherapy.

unspezifische T. paraspecific therapy, nonspecific therapy.

the·ra·pie·re·frak·tär *adj* (*Krankheit*) refractory, intractable.

Ther·ma·ko·ge·ne·se *f pharm., clin.* thermacogenesis.

ther·mal *adj* thermic, thermal.

Therm·al·ge·sie *f neuro.* thermalgesia, thermoalgesia.

Therm·al·gie *f neuro.* burning pain, thermalgia, causalgia.

Therm·an·al·ge·sie *f neuro.* thermanalgesia, thermoanalgesia.

Therm·an·äs·the·sie *f* → *Thermoanästhesie.*

Therm·äs·the·sie *f* → *Thermoästhesie.*

Ther·ma·to·lo·gie *f clin.* thermatology.

Therm·hyp·äs·the·sie *f* → *Thermohypästhesie.*

ther·misch *adj* thermal, thermic.

Ther·mo·an·al·ge·sie *f neuro.* thermanalgesia, thermoanalgesia.

Ther·mo·an·äs·the·sie *f neuro.* thermic anesthesia, thermal anesthesia, temperature anesthesia, thermoanesthesia.

Ther·mo·äs·the·sie *f physiol.* thermal sense, thermic sense, temperature sense, thermoesthesia.

ther·mo·gen *adj* thermogenic.

Ther·mo·ge·ne·se *f physiol.* thermogenesis.

ther·mo·ge·ne·tisch *adj* thermogenous, thermogenic, thermogenetic.

Ther·mo·gramm *nt radiol.* thermogram, thermograph.

Ther·mo·graph *m radiol.* thermograph.
Ther·mo·gra·phie *f radiol.* thermography.
Ther·mo·hyp·äs·the·sie *f neuro.* diminished heat perception, thermohypesthesia, thermohypoesthesia.
Ther·mo·hy·per·al·ge·sie *f neuro.* thermohyperalgesia.
Ther·mo·hy·per·äs·the·sie *f neuro.* thermohyperesthesia, thermhyperesthesia.
ther·mo·in·sen·si·tiv *adj* thermoinsensitive.
Ther·mo·kau·te·ri·sa·ti·on *f chir.* thermocautery.
Ther·mo·koa·gu·la·ti·on *f chir.* thermocoagulation.
Ther·mo·ly·sin *nt immun.* thermolysin.
Ther·mo·mam·mo·gra·phie *f radiol., gyn.* thermomastography.
Ther·mo·me·ter *nt* thermometer.
T. mit Celsius-Skala Celsius thermometer.
T. mit Fahrenheit-Skala Fahrenheit thermometer.
Ther·mo·me·ter·ska·la *f* thermometer scale.
Ther·mo·me·trie *f* thermometry.
Ther·mo·pal·pa·ti·on *f clin.* thermopalpation.
Ther·mo·pe·ne·tra·ti·on *f clin.* thermopenetration, medical diathermy.
Ther·mo·per·zep·ti·on *f physiol.* heat perception, thermoperception.
Ther·mo·ple·gie *f patho.* thermoplegia, thermic fever, heat stroke, heat apoplexy.
Ther·mo·prä·zi·pi·ta·ti·on *f immun.* thermoprecipitation.
Ther·mo·ra·dio·the·ra·pie *f radiol.* thermoradiotherapy.
Ther·mo·re·gu·la·ti·on *f physiol.* temperature control, thermoregulation.
ther·mo·re·gu·la·to·risch *adj physiol.* thermoregulatory, thermoregulator.
Ther·mo·re·zep·ti·on *f* → *Thermoästhesie.*
Ther·mo·re·zep·tor *m physiol.* thermoreceptor.
Ther·mo·sen·si·bi·li·tät *f physiol.* thermosensitivity.
ther·mo·sen·si·tiv *adj physiol.* thermosensitive.
Ther·mo·sta·se *f physiol.* thermostasis.
Ther·mo·the·ra·pie *f clin.* thermotherapy.
The·sau·ris·mo·se *f patho.* thesaurismosis, accumulation disease, storage disease.
The·sau·ro·se *f patho.* thesaurosis.
The·ta·rhyth·mus *m neuro.* theta rhythm.
The·ta·to·xin *nt patho.* theta toxin, θ toxin.
theta-Wellen *pl neuro.* theta waves, θ waves.
Thia·but·azid *nt pharm.* thiabutazide, buthiazide.
Thia·ma·zol *nt pharm.* thiamazole, methimazole.
Thi·amin *nt biochem.* thiamine, thiamin, vitamin B_1.
Thi·amin·man·gel·krank·heit *f patho.* beriberi, rice disease, dietetic neuritis, endemic neuritis.

Thi·amin·py·ro·phos·phat *nt abbr.* **TPP** *biochem.* thiamine pyrophosphate, thiamine diphosphate.
Thi·am·phe·ni·col *nt pharm.* thiamphenicol.
Thi·azid *nt pharm.* thiazide, thiadiazide, thiadiazine.
Thi·azid·dia·be·tes *m endo.* thiazide diabetes.
Thi·azid·di·ure·ti·kum *nt pharm.* thiazide, thiadiazide, thiadiazine.
Thibierge-Weissenbach: T.-W.-Syndrom *nt derm.* Thibierge-Weissenbach syndrome.
Thiemann: T.'-Krankheit *f ortho.* Thiemann's syndrome, familial osteoarthropathy of fingers.
Thiersch: T.-Lappen *m chir.* Thiersch's graft, Ollier-Thiersch graft, thin-split graft.
T.-Technik *f chir.* Thiersch's operation.
Thi·ethyl·per·azin *nt pharm.* thiethylperazine.
Thio·azet·azon *nt pharm.* thiacetazone.
Thio·bar·bi·tal *nt pharm.* thiobarbital.
Thio·bar·bi·tu·rat *nt pharm.* thiobarbiturate.
Thio·bar·bi·tur·säu·re *f pharm.* thiobarbituric acid.
Thio·gua·nin *nt pharm.* thioguanine.
Thio·harn·stoff *m pharm.* thiourea, thiocarbamide.
Thiopental-Natrium *nt pharm.* thiopental sodium, thiopentone sodium.
Thio·ri·da·zin *nt pharm.* thioridazine.
Thio·se·mi·carb·amid *nt pharm.* thiosemicarbazide.
Thio·se·mi·carb·azon *nt pharm.* thiosemicarbazone.
Thio·te·pa *nt pharm.* thiotepa, triethylenethiophosphoramide.
Thi·ram *nt pharm.* thiram.
Thomas: T.-Schiene *f ortho.* Thomas' splint.
Thoma-Zeiss: T.-Z.-Kammer *f hema.* Thoma-Zeiss counting cell, Thoma-Zeiss counting chamber, Abbé-Zeiss counting chamber.
Thompson: T.-Probe *f urol.* Thompson's test, two-glass test.
T.-Prothese *f ortho.* Thompson prosthesis.
Thomsen: T.-Phänomen *nt immun.* Hübener-Thomsen-Friedenreich phenomenon, Thomsen phenomenon.
T.-Syndrom *nt neuro.* Thomsen's disease, congenital myotonia.
Thomson: T.-Syndrom *nt derm.* Thomson's disease, Thomson's syndrome.
Thoracic-outlet-Syndrom *nt patho.* thoracic outlet syndrome, outlet syndrome.
Thor·adel·phus *m embryo.* thoracodelphus, thoradelphus.
tho·ra·kal *adj anat.* thoracic, thoracal, pectoral.
Tho·ra·kal·aor·ta *f anat.* thoracic aorta.
Tho·rak·al·gie *f* → *Thorakodynie.*
Tho·ra·kal·ner·ven *pl anat.* thoracic nerves,

thoracic spinal nerves.

Tho·ra·kal·seg·men·te *pl anat.* thoracic segments of spinal cord, thoracica.

Tho·ra·kal·syn·drom *nt patho.* thoracic syndrome.

Tho·ra·kal·wir·bel *pl anat.* thoracic vertebrae, dorsal vertebrae.

tho·ra·ko·ab·do·mi·nal *adj anat.* thoracoabdominal, abdominothoracic.

tho·ra·ko·akro·mi·al *adj anat.* thoracoacromial, acromiothoracic.

Tho·ra·ko·del·phus *m embryo.* thoracodelphus, thoradelphus.

Tho·ra·ko·di·dy·mus *m embryo.* thoracodidymus.

Tho·ra·ko·dy·nie *f patho.* thoracodynia, thoracalgia.

Tho·ra·ko·ga·stro·schi·sis *f embryo.* thoracogastroschisis, thoracoceloschisis.

Tho·ra·ko·la·pa·ro·to·mie *f chir.* thoracolaparotomy.

tho·ra·ko·lum·bal *adj anat.* thoracolumbar, thoracicolumbar.

Tho·ra·ko·ly·se *f HTG* thoracolysis.

Tho·ra·ko·myo·dy·nie *f patho.* thoracomyodynia.

Tho·ra·ko·pa·gus *m embryo.* thoracopagus, synthorax.

Tho·ra·ko·pa·thie *f patho.* thoracopathy.

Tho·ra·ko·pla·stik *f HTG* thoracoplasty.

Tho·ra·ko·schi·sis *f embryo.* thoracoschisis.

Tho·ra·ko·sko·pie *f clin.* thoracoscopy.

Tho·ra·ko·sto·mie *f HTG* thoracostomy.

Tho·ra·ko·to·mie *f HTG* thoracotomy; pleuracotomy, pleurotomy.

Tho·ra·ko·zen·te·se *f HTG, clin.* thoracocentesis, thoracentesis; pleuracentesis.

Tho·rax *m anat.* thorax, chest.

faßförmiger T. barrel chest, barrel-shaped thorax.

knöcherner T. rib cage, thoracic skeleton, thoracic cage.

Tho·rax·aper·tur *f anat.* thoracic aperture, aperture of thorax.

obere T. → *Thoraxeingang.*

untere T. → *Thoraxausgang.*

Tho·rax·auf·nah·me *f* chest x-ray, chest film.

Tho·rax·aus·gang *m anat.* inferior aperture of thorax, thoracic outlet, inferior thoracic opening.

Tho·rax·drain *m chir.* chest tube.

Tho·rax·dys·pla·sie *f patho.* thoracic dysplasia. **asphyxierende T.** Jeune's syndrome, asphyxiating thoracic dysplasia, asphyxiating thoracic dystrophy.

Tho·rax·ein·gang *m anat.* superior aperture of thorax, thoracic inlet, superior thoracic opening.

Tho·rax·em·py·em *nt pulmo.* thoracic empyema, purulent pleurisy, pyothorax.

Tho·rax·fi·stel *f pulmo.* thoracic fistula.

Tho·rax·höh·le *f anat.* thoracic cavity, pectoral cavity.

Tho·rax·kri·se *f neuro.* thoracic crisis.

Tho·rax·pla·stik *f HTG* thoracoplasty.

Tho·rax·rönt·gen·auf·nah·me *f radiol.* chest x-ray, chest film.

Tho·rax·ske·lett *nt anat.* thoracic cage, thoracic skeleton, rib cage.

Tho·rax·trau·ma *nt ortho.* thorax injury, chest injury, thorax trauma.

penetrierendes/perforierendes T. penetrating thorax injury, penetrating thorax trauma.

stumpfes T. blunt thorax injury, blunt thorax trauma.

Tho·rax·ver·let·zung *f* → *Thoraxtrauma.*

Tho·rax·wand *f anat.* chest wall.

Tho·rax·wand·flat·tern *nt ortho.* flail chest.

Thorn: T.-Syndrom *nt patho.* Thorn's syndrome, salt-losing nephritis.

T.-Test *m endo.* Thorn test.

Thost: Ichthyosis *f* **palmaris et plantaris T.** *derm.* Unna-Thost syndrome, diffuse palmoplantar keratoderma.

Thromb·ag·gre·go·me·trie *f hema.* aggregometry.

Thromb·an·gi·itis *f patho.* thromboangitis.

T. cutaneaintestinalis disseminata Degos' disease, Köhlmeier-Degos disease, malignant atrophic papulosis.

T. obliterans Winiwarter-Buerger disease, Buerger's disease, thromboangiitis obliterans.

Thromb·an·gi·tis *f* → *Thrombangiitis.*

Thromb·ar·te·ri·itis *f patho.* thromboarteritis.

Thromb·as·the·nie *f hema.* thrombasthenia, Glanzmann's disease, constitutional thrombopathy.

Thromb·ek·to·mie *f HTG* thrombectomy.

Thromb·ek·to·mie·ka·the·ter *m* thrombectomy catheter.

Thromb·ela·sto·gramm *nt abbr.* **TEG** *hema.* thromboelastogram, thrombelastogram.

Thromb·ela·sto·graph *m hema.* thromboelastograph, thrombelastograph.

Thromb·ela·sto·gra·phie *f hema.* thromboelastography, thrombelastography.

Thromb·em·bol·ek·to·mie *f HTG* thromboembolectomy.

Thromb·em·bo·lie *f patho.* thromboembolism, thrombembolia, thromboembolia.

Thromb·end·an·gi·itis *f* → *Thrombangiitis.*

Thromb·end·ar·te·ri·ek·to·mie *f HTG* thromboendarterectomy.

Thromb·en·do·kar·di·tis *f card.* thromboendocarditis.

Throm·bin *nt hema.* thrombin, thrombosin, fibrinogenase.

Throm·bin·bil·dung *f hema.* thrombin formation, thrombinogenesis.

Throm·bin·man·gel *m hema.* hypothrombinemia.

Throm·bin·zeit *f abbr.* **TT** *od.* **TZ** *hema.* thrombin time, thrombin clotting time.

Throm·bo·ag·glu·ti·nin *nt immun.* thromboagglutinin.

Throm·bo·an·gi·itis *f →* **Thrombangiitis.**

Throm·bo·ar·te·ri·itis *f patho.* thromboarteritis.

Throm·bo·em·bol·ek·to·mie *f HTG* thromboembolectomy.

Throm·bo·em·bo·lie *f patho.* thromboembolism, thromboembolia.

Throm·bo·end·ar·te·ri·ek·to·mie *f HTG* thromboendarterectomy.

Throm·bo·en·do·kar·di·tis *f card.* thromboendocarditis.

throm·bo·gen *adj patho.* thrombogenic.

Throm·bo·ge·ne·se *f patho.* thrombogenesis, thrombopoiesis.

throm·bo·id *adj patho.* thromboid.

Throm·bo·ki·na·se *f →* **Thromboplastin.**

Throm·bo·ki·ne·tik *f hema.* thrombokinetics *pl.*

Throm·bo·lymph·an·gi·tis *f patho.* thrombolymphangitis.

Throm·bo·ly·se *f patho., clin.* thrombolysis, thromboclasis.

Throm·bo·ly·ti·kum *nt pharm.* thrombolytic, thromboclastic.

throm·bo·ly·tisch *adj patho., pharm.* thrombolytic, thromboclastic.

Throm·bo·pa·thie *f hema.* thrombopathy, thrombocytopathy. **konstitutionelle T.** (von) Willebrand's syndrome, Minot-von Willebrand syndrome, pseudohemophilia, vascular hemophilia, angiohemophilia.

throm·bo·pa·thisch *adj patho.* thrombocytopathic.

Throm·bo·pe·nie *f hema.* thrombocytopenia, thrombopenia, thrombopeny.

Thrombopenie-Hämangiom-Syndrom *nt hema.* Kasabach-Merritt syndrome, hemangioma-thrombocytopenia syndrome.

Throm·bo·phe·re·se *f hema.* thrombocytapheresis, thrombapheresis.

Throm·bo·phi·lie *f hema.* thrombophilia, thrombotic tendency.

Throm·bo·phle·bi·tis *f patho.* thrombophlebitis.

throm·bo·phle·bi·tisch *adj patho.* thrombophlebitic.

Throm·bo·pla·stin *nt hema.* thrombokinase, thromboplastin, prothrombin activator, prothrombinase.

Throm·bo·pla·stin·ge·ne·ra·ti·ons·test *m abbr.* **TGT** *hema.* thromboplastin generation test.

Throm·bo·pla·stin·zeit *f hema.* prothrombin time, Quick's time, Quick's value, Quick test, thromboplastin time. **partielle T.** *abbr.* **PTT** partial thromboplastin time.

throm·bo·pla·stisch *adj hema.* thromboplastic.

Throm·bo·poe·se *f hema.* thrombocytopoiesis, thrombopoiesis.

Throm·bo·poe·tin *nt hema.* thrombopoietin.

throm·bo·poe·tisch *adj hema.* thrombocytopoietic.

Throm·bo·se *f patho.* thrombosis.

Throm·bo·se·nei·gung *f patho.* thrombotic tendency, thrombophilia.

throm·bo·siert *adj patho.* thrombosed.

Throm·bo·si·nu·si·tis *f neuro.* thrombosinusitis.

Throm·bo·sta·se *f patho.* thrombostasis.

Throm·bo·sthe·nin *nt hema.* thrombosthenin.

throm·bo·tisch *adj patho.* thrombotic.

Throm·bo·zyt *m hema.* blood platelet, platelet, blood plate, thrombocyte.

throm·bo·zy·tär *adj hema.* thrombocytic.

Throm·bo·zy·ten·ad·hä·si·on *f hema.* thrombocyte adhesion, platelet adhesion.

Throm·bo·zy·ten·ag·glu·ti·na·ti·on *f hema.* platelet agglutination.

Throm·bo·zy·ten·ag·glu·ti·nin *nt immun.* platelet agglutinin, thromboagglutinin.

Throm·bo·zy·ten·ag·gre·gat *nt hema.* platelet aggregate.

Throm·bo·zy·ten·ag·gre·ga·ti·on *f hema.* platelet aggregation, thrombocyte aggregation.

Throm·bo·zy·ten·ag·gre·ga·ti·ons·test *m hema.* platelet aggregation test.

Throm·bo·zy·ten·an·ti·kör·per *m immun.* antiplatelet antibody, anti-platelet antibody.

Throm·bo·zy·ten·auf·lö·sung *f hema.* thrombocytolysis.

Throm·bo·zy·ten·bil·dung *f hema.* thrombocytopoiesis, thrombopoiesis.

Throm·bo·zy·ten·pfropf *m patho.* platelet plug.

Throm·bo·zy·ten·throm·bus *m patho.* plate thrombus, platelet thrombus.

Throm·bo·zy·ten·wachs·tums·fak·tor *m hema.* platelet-derived growth factor.

Throm·bo·zy·ten·zahl *f hema.* platelet count.

Throm·bo·zyt·hä·mie *f hema.* thrombocythemia. **essentielle T.** primary thrombocythemia, essential thrombocythemia, hemorrhagic thrombocythemia.

Throm·bo·zy·to·ly·se *f hema.* thrombocytolysis.

Throm·bo·zy·to·pa·thie *f hema.* thrombocytopathy, thrombopathy.

Throm·bo·zy·to·pe·nie *f hema.* thrombocytopenia, thrombopenia, thrombopeny. **essentielle/idiopathische T.** idiopathic thrombocytopenic purpura, Werlhof's disease, thrombocytopenic purpura.

Thrombozytopenie-Hämangiom-Syndrom *nt hema.* Kasabach-Merritt syndrome, hemangioma-thrombocytopenia syndrome

throm·bo·zy·to·pe·nisch *adj hema.* thrombocytopenic, thrombopenic.

Throm·bo·zy·to·phe·re·se *f hema.* thrombocytapheresis, thrombapheresis.

Throm·bo·zy·to·poe·se *f hema.* thrombocytopoiesis, thrombopoiesis.

throm·bo·zy·to·poe·tisch *adj hema.* thrombocytopoietic.

Throm·bo·zy·tor·rhe·xis *f hema.* thrombocytorrhexis.

Throm·bo·zy·to·se *f hema.* thrombocytosis.

Throm·bus *m patho.* thrombus, clot, blood clot.

  roter T. red thrombus, coagulation thrombus.

  weißer T. pale thrombus, conglutination- -agglutination thrombus, plain thrombus, white clot.

Throm·bus·auf·lö·sung *f patho., pharm.* thrombolysis, thromboclasis.

Throm·bus·bil·dung *f patho.* thrombosis, thrombogenesis, thrombopoiesis.

Throm·bus·ent·fer·nung *f HTG* thrombectomy.

Thym·ek·to·mie *f chir.* thymectomy, thymusectomy.

Thy·mi·din *nt abbr.* **T** *biochem.* thymidine.

Thy·min *nt* **1.** *abbr.* **T** *biochem.* thymine, 5-methyluracil. **2.** → *Thymopoietin.*

Thy·mi·tis *f patho.* thymitis.

Thy·mol *nt pharm.* thymol.

Thy·mo·lep·ti·kum *nt pharm.* thymoleptic.

thy·mo·lep·tisch *adj pharm.* thymoleptic.

Thy·mom *nt patho.* thymoma. **T. mit Agammaglobulinämie** Good's syndrome.

Thy·mo·pa·thie *f patho.* thymopathy.

Thy·mo·po·ie·tin *nt immun.* thymopoietin, thymin, thymic lymphopoietic factor.

thy·mo·priv *adj patho.* thymoprivous, thymoprival, thymoprivic.

Thy·mo·sin *nt immun.* thymosin.

Thy·mo·to·xin *nt patho.* thymotoxin.

thy·mo·troph *adj physiol.* thymotrophic.

Thy·mo·zyt *m immun.* thymocyte.

Thy·mus *m anat.* thymus, thymus gland.

thy·mus·ab·hän·gig *adj* thymus-dependent.

Thy·mus·apla·sie *f immun.* thymic aplasia, DiGeorge syndrome, pharyngeal pouch syndrome.

Thy·mus·ent·fer·nung *f chir.* thymectomy, thymusectomy.

Thy·mus·er·kran·kung *f patho.* thymopathy.

Thy·mus·ge·schwulst *f patho.* thymoma.

Thy·mus·hy·per·pla·sie *f patho.* thymus hyperplasia.

Thy·mus·läpp·chen *pl anat.* lobules of thymus.

Thy·mus·mark *nt anat.* medulla of thymus.

Thy·mus·per·si·stenz *f patho.* persistent thymus.

Thy·mus·rin·de *f anat.* thymic cortex.

Thy·mus·tu·mor *m patho.* thymoma.

thy·mus·un·ab·hän·gig *adj immun.* thymus--independent.

Thy·mus·ve·nen *pl anat.* thymic veins.

Thy·mus·ver·grö·ße·rung *f patho.* megalothymus.

Thy·reo·apla·sia *f embryo.* thyroaplasia.

thy·reo·ary·tä·no·id *adj anat.* thyroarytenoid.

Thy·reo·cal·ci·to·nin *nt endo.* thyrocalcitonin, calcitonin.

Thy·reo·chon·dro·to·mie *f chir.* thyrochondrotomy, thyrotomy.

thy·reo·epi·glot·tisch *adj anat.* thyroepiglottic.

thy·reo·gen *adj* thyrogenous, thyrogenic.

Thy·reo·glo·bu·lin *nt biochem.* thyroglobulin, thyroprotein.

Thy·reo·glo·bu·lin·an·ti·kör·per *pl immun.* antithyroglobulin antibodies.

thy·reo·hyo·id *adj anat.* thyrohyoid, thyrohyal.

Thy·reo·idea *f* → *Thyroidea.*

Thy·reo·id·ek·to·mie *f chir.* thyroidectomy.

Thy·reo·id·ek·to·mie·zel·le *f histol.* thyroidectomy cell.

Thy·reo·idi·tis *f patho.* thyroiditis, thyroadenitis, strumitis.

  chronische hypertrophische T. Riedel's disease, Riedel's struma, chronic fibrous thyroiditis, woody thyroiditis, ligneous struma, iron-hard thyroiditis.

  granulomatöse T. de Quervain's thyroiditis, pseudotuberculous thyroiditis, subacute granulomatous thyroiditis.

thy·reo·kar·di·al *adj physiol.* thyrocardiac.

Thy·reo·kar·dio·pa·thie *f card.* thyroid cardiomyopathy, thyrotoxic heart disease, cardiothyrotoxicosis.

Thy·reo·kri·ko·to·mie *f chir.* thyrocricotomy.

Thy·reo·li·be·rin *nt* → *Thyroliberin.*

Thy·reo·pa·rat·hy·reo·id·ek·to·mie *f chir.* thyroparathyroidectomy.

thy·reo·pa·ra·thy·reo·priv *adj patho.* thyroparathyroprivic.

Thy·reo·pa·thie *f patho.* thyropathy.

thy·reo·priv *adj patho.* thyroprival, thyroprivic, thyroprivous.

Thy·reo·pto·se *f patho.* thyroptosis.

Thy·reo·to·mie *f chir.* thyrochondrotomy, thyrotomy, thyroidotomy.

Thy·reo·to·xi·ko·se *f endo.* thyroid toxicosis, thyrotoxicosis, thyrointoxication.

thy·reo·to·xisch *adj endo.* thyrotoxic.

thy·reo·trop *adj physiol.* thyrotropic, thyrotrophic.

Thy·reo·tro·pin *nt endo.* thyrotropin, thyrotrophin, thyroid-stimulating hormone.

Thyreotropin-releasing-Faktor *m abbr.* **TRF** → *Thyroliberin.*

Thyreotropin-releasing-Hormon *nt abbr.* **TRH** → *Thyroliberin.*

thy·ro·epi·glot·tisch *adj anat.* thyroepiglottic.

Thy·ro·glos·sus·fi·stel *f patho.* thyroglossal

fistula.

thy·ro·hyo·id *adj anat.* thyrohyoid, thyrohyal.

Thy·ro·idea *f anat.* thyroid gland, thyroidea.

Thyroidea-stimulierendes Immunglobulin *nt abbr.* **TSI** *endo.* thyroid-stimulating immunoglobulin, human thyroid adenylate cyclase stimulator, thyroid-binding inhibitory immunoglobulin.

Thy·ro·id·ek·to·mie *f chir.* thyroidectomy.

Thy·ro·idi·tis *f →* Thyreoiditis.

Thy·ro·li·be·rin *nt endo.* thyroliberin, thyrotropin releasing factor, thyrotropin releasing hormone.

Thy·ro·nin *nt biochem.* thyronine.

Thy·ro·pa·ra·thy·ro·id·ek·to·mie *f chir.* thyroparathyroidectomy.

Thy·ro·pto·se *f patho.* thyroptosis.

Thy·ro·to·xin *nt patho.* thyrotoxin.

thy·ro·trop *adj physiol.* thyrotropic, thyrotrophic.

Thy·ro·tro·pin *nt →* Thyreotropin.

Thyrotropin-releasing-Faktor *m abbr.* **TRF** *→* Thyroliberin.

Thyrotropin-releasing-Hormon *nt abbr.* **TRH** *→* Thyroliberin.

Thyr·oxin *nt abbr.* **T₄** thyroxine, thyroxin, tetraiodothyronine.

Thy·ro·ze·le *f patho.* thyrocele.

Ti·bia *f anat.* tibia, shin bone, cnemis. **T. vara** *ortho.* Blount's disease.

Ti·bia·dia·phy·se *f →* Tibiaschaft.

Ti·bia·ent·zün·dung *f ortho.* cnemitis.

Ti·bia·frak·tur *f ortho.* tibial fracture, fractured tibia.

Ti·bia·kon·dy·le *f anat.* condyle of tibia.

Ti·bia·kopf *m anat.* tibial plateau.

Ti·bia·kopf·frak·tur *f ortho.* fracture of tibial plateau.

ti·bi·al *adj anat.* tibial.

Tibialis-anterior-Syndrom *nt ortho.* anterior tibial compartment syndrome.

Tibialis-anterior-Zeichen *nt patho.* anterior tibial sign.

Ti·bia·schaft *m anat.* body of tibia, shaft of tibia.

Ti·bia·schaft·frak·tur *f ortho.* tibial shaft fracture.

Ti·bia·schmerz *m ortho.* tibialgia.

ti·bio·fe·mo·ral *adj anat.* tibiofemoral.

ti·bio·fi·bu·lar *adj anat.* tibiofibular, tibioperoneal, peroneotibial.

Ti·bio·fi·bu·lar·ge·lenk *nt anat.* tibiofibular articulation, tibiofibular joint.

Tic *m neuro.* tic, habit spasm, twitching. **T. convulsif/facial** convulsive tic, facial spasm, Bell's spasm, palmus, prosopospasm, mimic convulsion, mimic tic. **T. impulsif** Gilles de la Tourette's syndrome, Guinon's disease, Tourette's disease, maladie des tics.

Ti·car·cil·lin *nt pharm.* ticarcillin.

Tick *m →* Tic.

Tick-Tack-Rhythmus *m card.* fetal rhythm, pendulum rhythm, embryocardia, tic-tac rhythm.

Ti·clo·pi·din *nt pharm.* ticlopidine.

tief *adj* (*Wunde*) deep; (*Schlaf*) deep, heavy, sound; (*Atemzug*) deep; (*Temperatur*) low; (*Stimme, Ton*) deep, low.

Tie·fen·do·sis *f radiol.* depth dose.

Tie·fen·per·zep·ti·on *f physiol.* depth perception.

Tie·fen·psy·cho·lo·gie *f psycho.* depth psychology.

Tie·fen·schmerz *m neuro.* deep pain.

Tie·fen·sen·si·bi·li·tät *f physiol.* deep sensation, deep sensibility, proprioceptive sense, somesthetic sensibility, proprioception.

tief·küh·len *vt* quick-freeze, freeze, deep-freeze.

Tief·küh·lung *f* deepfreeze, deepfreezing, quick freezing, quick-freeze.

Tief·schlaf *m* deep sleep, dead sleep.

tief·sit·zend *adj* (*Husten*) chesty; (*a. fig.*) deep-seated, deep-rooted.

Tietz: T.-Syndrom *nt derm.* Tietz's disease, Tietz's syndrome.

Tietze: T.-Syndrom *nt ortho.* Tietze's syndrome, peristernal perichondritis, costal chondritis.

Tiffeneau: T.-Test *m physiol.* Tiffeneau's test, forced expiratory volume.

Ti·ge·rung *f patho.* (*Herzmuskel*) tabby cat striation, tigroid striation, tiger heart.

ti·gro·id *adj histol.* tigroid.

Ti·gro·id·schol·len *pl histol.* Nissl bodies, Nissl granules, chromatic granules, tigroid masses, tigroid bodies.

Ti·li·din *nt pharm.* tilidine.

Time-motion-Verfahren *nt radiol.* time-motion, TM-mode.

Ti·mo·lol *nt pharm.* timolol.

Tinc·tu·ra *f pharm.* tincture, tinctura.

Ti·nea *f derm* ringworm, tinea, tetter. **T. amiantacea/asbestina** tinea amiantacea, asbestos-like tinea. **T. barbae** ringworm of the beard, barber's itch, barber's rash, tinea barbae. **T. capillitii/capitis** ringworm of the scalp, tinea capitis, tinea tonsurans. **T. capitis favosa** honeycomb ringworm, crusted ringworm, tinea favosa, favus. **T. capitis profunda** Celsus' kerion, tinea kerion. **T. circinata/corporis** ringworm of the body, tinea corporis, tinea circinata. **T. faciei** ringworm of the face, tinea faciale, tinea faciei. **T. favosa →** T. capitis favosa. **T. imbricata** Tokelau ringworm, scaly ring-

worm, tinea imbricata, tokelau.
T. inguinalis ringworm of the groin, tinea inguinalis, eczema margination, jock itch.
T. manus ringworm of the hand, tinea manus.
T. pedis athlete's foot, Hong Kong toe, ringworm of the feet, tinea pedis.
T. unguium ringworm of the nail, tinea unguium, onychomycosis.
T. versicolor tinea versicolor, pityriasis versicolor.
Tinel-Hoffmann: T.-H.'-Klopfzeichen *nt clin.* Tinel's sign, fornication sign, distal tingling on percussion.
Tine-Test *m immun.* tine test, tine tuberculin test.
Ti·ni·da·zol *nt pharm.* tinidazole.
Tink·tur *f pharm.* tincture, tinctura.
Tin·ni·tus *m* (**aurium**) *HNO* tinnitus, tympanophony, syrigmus.
Ti·tu·ba·tio *f neuro.* staggering, stumbling, reeling, swaying, titubation.
T-Katheter *m chir.* T tube catheter.
T-Killerzelle *f immun.* T killer cell, cytotoxic T-cell, cytotoxic T-lymphocyte.
T-Lymphokinzelle *f immun.* T lymphokine cell.
T-Lymphozyt *m immun.* T-lymphocyte, T-cell, thymus-dependent lymphocyte. **zytotoxi-** scher T. → *T-Killerzelle.*
T4⁺-Lymphozyt *m immun.* CD4 lymphocyte, T4⁺ lymphocyte.
T8⁺-Lymphozyt *m immun.* CD8 lymphocyte, T8⁺ lymphocyte.
TM-mode *m radiol.* M-mode.
TM-Scan *m radiol.* time-motion, TM-mode.
TNM-Klassifikation *f patho.* TNM classification.
TNM-Staging *nt patho.* TNM staging.
TNM-System *nt patho.* TNM system, TNM staging system.
Tobey-Ayer: T.-A.-Test *m neuro.* Ayer-Tobey test, Tobey-Ayer test.
To·bra·my·cin *nt pharm.* tobramycin, tenebrimycin, tenemycen.
Tob·sucht *f psychia.* frenzy, maniacal rage, raving madness.
tob·süch·tig *adj psychia.* mad, frantic, raving mad.
Tob·suchts·an·fall *m psychia.* raving fit, fit of rage.
To·cai·nid *nt pharm.* tocainide.
Toch·ter *f* (*a. fig.*) daughter; baby girl, baby daughter.
Toch·ter·chro·ma·ti·de *f genet.* daughter chromatid.
Toch·ter·chro·mo·som *nt genet.* daughter chromosome.
Toch·ter·ge·ne·ra·ti·on *f genet.* first filial generation, filial generation.
Toch·ter·ge·schwulst *f patho.* metastasis.
Toch·ter·kern *m histol.* daughter nucleus.

Toch·ter·zel·le *f histol.* daughter cell.
Toch·ter·zy·ste *f patho.* daughter cyst, secondary cyst.
To·co·phe·rol *nt biochem.* tocopherol. **α-Tocopherol** vitamin E, alpha-tocopherol, α-tocopherol.
Tod *m* death, exitus, end, decease, mors. **nach dem Tode** postmortem, postmortal. **vor dem T.** premortal. **eines natürlichen Todes sterben** die in one's bed, die a natural death.
biologischer T. cerebral death, irreversible coma.
T. im ersten Lebensjahr infant death.
T. durch Erschöpfung death from exhaustion.
T. durch Ersticken death by asphyxia.
T. durch Ertrinken death from drowning.
frühzeitiger T. premature death.
gewaltsamer T. violent death.
klinischer T. clinical death.
leichter T. painless death, easy death, euthanasia.
natürlicher T. natural death.
T. in der Neugeborenenperiode neonatal death.
T. in der Perinatalperiode perinatal death.
plötzlicher T. sudden death.
sanfter T. → *leichter T.*
schmerzloser T. → *leichter T.*
T. durch Unfall death by accident.
unnatürlicher T. unnatural death.
Todd: T.-Lähmung *f neuro.* Todd's palsy, Todd's postepileptic paralysis.
To·des·bläs·se *f* deadly pallor, deathly pallor.
To·des·fall *m* death, case of death.
To·des·kampf *m* death agony, agony.
To·des·op·fer *nt* fatality, casualty, death.
To·des·qua·len *pl* agony *sing.*
To·des·rö·cheln *nt* death rattle.
To·des·trieb *m psycho.* aggressive instinct, death instinct.
To·des·ur·sa·che *f* cause of death.
tod·krank *adj* mortally ill.
töd·lich *adj* deadly, fatal, lethal, mortal.
Toi·let·te *f* 1. toilet, lavatory. 2. (*Hygiene*) toilet.
To·ko·dy·na·mo·me·ter *nt* → *Tokometer.*
To·ko·gramm *nt gyn.* tokodynagraph, tocodynagraph.
To·ko·gra·phie *f gyn.* tokography, tocography.
To·ko·ly·se *f gyn.* tocolysis.
To·ko·me·ter *nt gyn.* tokodynamometer, tocodynamometer, tocometer.
To·ko·me·trie *f gyn.* tokography, tocography.
To·ko·phe·rol *nt* → *Tocopherol.*
To·laz·amid *nt pharm.* tolazamide.
Tol·azo·lin *nt pharm.* tolazoline.
Tol·but·amid *nt pharm.* tolbutamide.
Tol·but·amid·test *m endo.* tolbutamide response test, tolbutamide test.
Tol·ci·clat *nt pharm.* tolciclate.

to·le·rant *adj* (*a. immun.*, *pharm.*) tolerant (*gegen* of).

To·le·ranz *f* tolerance, toleration (*gegen* to); *pharm.* tolerance; *immun.* immunologic tolerance, immunotolerance, immune tolerance, tolerance.

To·le·ranz·adap·ta·ti·on *f physiol.* tolerance adaptation.

To·le·ranz·do·sis *f radiol.* tolerance dose.

To·le·ranz·in·duk·ti·on *f immun.* tolerogenesis.

toleranz-induzierend *adj immun.* tolerogenic.

To·le·ranz·test *m immun.* tolerance test.

to·le·rie·ren *vt* tolerate.

To·le·ro·gen *nt immun.* tolerogen.

to·le·ro·gen *adj immun.* tolerogenic.

To·le·ro·ge·ne·se *f immun.* tolerogenesis.

Toll·wut *f epidem.* rabies, lyssa, lytta, hydrophobia.

Toll·wut·an·ti·gen *nt immun.* rabies antigen.

toll·wut·ar·tig *adj patho.* rabiform, lyssoid.

toll·wü·tig *adj epidem.* rabid, mad, hydrophobic, hydrophobous.

Tollwut-Immunglobulin *nt immun.* rabies immune globulin.

Tollwut-Immunserum *nt immun.* antirabies serum.

Toll·wut·vak·zi·ne *f immun.* rabies vaccine.

Toll·wut·vi·rus *nt micro.* rabies virus.

Tol·me·tin *nt pharm.* tolmetin.

Tol·naf·tat *nt pharm.* tolnaftate.

To·lo·ni·um·chlo·rid *nt pharm.* tolonium chloride, toluidine blue O.

Tolosa-Hunt: T.-H.-Syndrom *nt ophthal.* Tolosa-Hunt syndrome.

To·ly·ca·in *nt pharm.*, *anes.* tolycaine.

To·mo·gramm *nt radiol.* laminagram, tomogram, planigram, planogram.

To·mo·graph *m radiol.* tomograph.

To·mo·gra·phie *f radiol.* laminagraphy, tomography, planigraphy, planography. **T. in mehreren Ebenen** polytomography.

Ton *m* tone, sound.

To·ni·kum *nt pharm.* tonic.

Ton·in·ten·si·täts·un·ter·schieds·schwel·le *f HNO* Lüscher's test, tone intensity-difference threshold.

to·nisch *adj physiol.* tonic.

tonisch-klonisch *adj physiol.* tonicoclonic, tonoclonic.

to·ni·sie·ren *vt physiol.*, *pharm.* tonicize.

to·ni·sie·rend *adj physiol.*, *pharm.* tonic.

To·no·gramm *nt ophthal.* tonogram.

To·no·graph *m ophthal.*, *physiol.* tonograph.

To·no·gra·phie *f ophthal.* tonography.

To·no·me·ter *nt* 1. *physiol.* tonometer, tenonometer. 2. *ophthal.* ophthalmotonometer, tonometer, tenonometer.

To·no·me·trie *f* 1. *physiol.* tonometry. 2. *ophthal.* ophthalmotonometry, tonometry.

To·no·to·pie *f physiol.* tonotopy.

Ton·sil·la *f anat.* tonsil, tonsilla.

T. adenoidea pharyngeal tonsil, adenoid tonsil, Luschka's tonsil, third tonsil.

T. cerebelli cerebellar tonsil, amygdala of cerebellum.

T. lingualis lingual tonsil.

T. palatina faucial tonsil, palatine tonsil.

T. pharyngea/pharyngealis → *T. adenoidea.*

T. tubaria tubal tonsil, Gerlach's tonsil, eustachian tonsil.

ton·sil·lär *adj anat.* tonsillar, tonsillary, amygdaline.

Ton·sil·le *f* → *Tonsilla.*

Ton·sill·ek·to·mie *f abbr.* **TE** *HNO* tonsillectomy.

Ton·sil·len·ent·fer·nung *f HNO* tonsillectomy.

Ton·sil·len·er·kran·kung *f HNO* tonsillopathy.

Ton·sil·len·kon·kre·ment *nt* → *Tonsillolith.*

Ton·sil·len·kryp·ten *pl anat.* tonsillar pits, tonsillar crypts.

Ton·sil·len·my·ko·se *f HNO* tonsillomycosis.

Ton·sil·len·ni·sche *f anat.* tonsillar sinus, tonsillar fossa, amygdaloid fossa.

Ton·sil·len·schnü·rer *m HNO* tonsillar compressor.

Ton·sil·len·stein *m* → *Tonsillolith.*

Ton·sil·li·tis *f HNO* tonsillitis.

T. catarrhalis catarrhal tonsillitis.

T. lacunaris caseous tonsillitis, lacunar tonsillitis, lacunar angina.

nekrotisierende T. necrotizing tonsillitis.

ulzerierende T. ulcerative tonsillitis.

ton·sil·li·tisch *adj HNO* tonsillitic.

Ton·sil·lo·ade·no·id·ek·to·mie *f HNO* tonsilloadenoidectomy.

Ton·sil·lo·lith *m HNO* tonsillar calculus, tonsillolith, tonsillith, tonsolith.

Ton·sil·lo·pa·thie *f HNO* tonsillopathy.

Ton·sil·lo·tom *nt HNO* tonsillotome.

Ton·sil·lo·to·mie *f HNO* tonsillotomy.

ton·taub *adj HNO* tone-deaf.

Ton·taub·heit *f HNO* tone deafness, sensory amusia.

To·nus *m physiol.* tone, tension, tonicity, tonus.

To·nus·er·hö·hung *f patho.* hypertonia, hypertonus.

To·nus·er·nied·ri·gung *f* → *Tonusverminderung.*

To·nus·fa·ser *f histol.* tonus fiber, tonic fiber.

To·nus·man·gel *m patho.* atony, atonicity, abirritation.

to·nus·min·dernd *adj* antitonic.

to·nus·re·du·zie·rend *adj* antitonic.

To·nus·ver·lust·syn·drom *nt psychia.* cataplexy, cataplexis.

To·nus·ver·min·de·rung *f patho.* hypotension, hypotonicity, hypotonus, hypotony.

Top·äs·the·sie *f* → *Topognosie.*

Top·ek·to·mie *f neurochir.* topectomy.
To·phus *m patho.* tophus; (*Gicht*) gouty tophus.
to·pisch *adj anat.* topic, topistic, topical.
To·po·dia·gno·se *f clin.* topographical diagnosis.
To·po·dys·äs·the·sie *f neuro.* topodysesthesia.
To·po·gno·sie *f physiol.* topesthesia, topognosia, topognosis.
To·po·gra·phie *f anat.* topography.
to·po·gra·phisch *adj anat.* topographic.
To·po·par·äs·the·sie *f neuro.* topoparesthesia.
tor·keln *vi* totter, sway, stagger.
Torkildsen: T.-Operation *f neurochir.* Torkildsen's operation, ventriculocisternostomy.
Tornwaldt: T.-Abszeß *m patho.* Tornwaldt's abscess, Thornwaldt's abscess.
T.-Bursa *f patho.* Tornwaldt's cyst, Thornwaldt's cyst.
T.'-Krankheit *f patho.* Thornwaldt's disease, Thornwaldt's bursitis, Thornwaldt's disease, Tornwaldt's bursitis.
T.-Zyste *f → T.-Bursa.*
tor·pid *adj neuro., patho.* inactive, sluggish, torpid, torpent, comatose.
Tor·pi·di·tät *f → Torpor.*
Tor·por *m neuro., patho.* inactivity, sluggishness, torpidness, torpidity, torpor.
Torre: T.-Syndrom *nt patho.* Torre's syndrome.
Tor·si·on *f* torsion, twisting, turning, rotating.
Tor·si·ons·bruch *m ortho.* spiral fracture, helical fracture, torsion fracture.
Tor·si·ons·dys·to·nie *f neuro.* Ziehen-Oppenheim disease, torsion dystonia, torsion neurosis.
Tor·si·ons·neu·ro·se *f → Torsionsdystonie.*
Tor·si·ons·ny·stag·mus *m neuro.* torsion nystagmus.
Tor·so *m* torso, truncus, trunk.
Tor·ti·col·lis *m ortho.* stiffneck, wryneck, torticollis, trachelocyllosis.
dermatogener T. dermatogenic torticollis, dermatogenic wryneck.
kongenitaler T. congenital torticollis.
muskulärer T. muscular torticollis, muscular wryneck.
neurogener T. neurogenic torticollis, neurogenic wryneck.
ossärer T. osseous torticollis, osseous wryneck.
reflektorischer T. reflex torticollis, reflex wryneck.
symptomatischer T. symptomatic torticollis.
Tor·ti·pel·vis *f ortho.* twisted pelvis, tortipelvis.
Tor·tuo·si·tas *f ophthal.* tortuosity.
To·ru·lom *nt patho.* cryptococcoma, toruloma.
To·ru·lo·se *f epidem.* torulosis, cryptococcosis, Busse-Buschke disease, Buschke's disease, European blastomycosis.

To·rus *m anat.* torus.
T. levatorius levator swelling, levator cushion, torus levatorius.
T. tubarius eustachian cushion, tubal prominence, torus tubarius.
tot *adj* dead, deceased; lifeless.
To·tal·am·ne·sie *f neuro.* generalized amnesis.
To·tal·an·äs·the·sie *f neuro.* total anesthesia.
To·tal·apha·sie *f neuro.* global aphasia, total aphasia, central aphasia, expressive-receptive aphasia.
To·tal·en·do·pro·the·se *f abbr.* **TEP** *ortho.* total endoprosthesis, total prosthesis.
To·tal·ent·fer·nung *f chir.* total excision, total extirpation.
To·tal·ka·pa·zi·tät *f abbr.* **TK** (*Lunge*) total capacity, total lung capacity.
To·tal·ope·ra·ti·on *f → Totalentfernung.*
To·tal·pro·the·se *f ortho.* total joint replacement, total prosthesis.
To·tal·star *m ophthal.* complete cataract, total cataract.
To·te *m/f* **1.** dead person, dead man, dead woman. **2.** (*Leichnam*) corpse, body, dead body.
tö·ten *vt* kill; (*Tiere*) destroy, kill, extinguish; (*Nerv*) deaden.
to·ten·ähn·lich *adj* dead, deathlike.
To·ten·bah·re *f* bier.
To·ten·bett *nt* deathbed.
To·ten·bläs·se *f* deadly pallor, deathly pallor.
To·ten·flecke [k·k] *pl forens.* postmortem lividity, postmortem livedo, postmortem suggillation, livor mortis.
To·ten·schein *m* death certificate.
To·ten·star·re *f forens.* death rigor, postmortem rigidity, cadaveric rigidity.
To·ten·wa·che *f* deathwatch, wake.
Tot·ge·bo·re·ne *nt → Totgeburt.*
tot·ge·bo·ren *adj* stillborn, born dead.
Tot·ge·burt *f gyn.* stillbirth, stillborn.
Toti: T.-Operation *f ophthal.* Toti's operation, dacryorhinocystotomy.
Tot·impf·stoff *m immun.* inactivated vaccine, killed vaccine.
Tot·schlag *m forens.* manslaughter, homicide.
Tö·tung *f forens.* homicide, killing.
Tot·vak·zi·ne *f immun.* inactivated vaccine, killed vaccine.
Touraine: Aphthose *f* **T.** *patho.* Behçet's syndrome, cutaneomucouveal syndrome, uveo--encephalitic syndrome.
Touraine-Solente-Golé: T.-S.-G.-Syndrom *nt patho.* Touraine-Solente-Golé syndrome, pachydermoperiostosis (syndrome), primary hypertrophic osteoarthropathy.
Tourette: T.-Syndrom *nt neuro.* Gilles de la Tourette's syndrome, Tourette's disease, Guinon's disease, maladie des tics.
Tournay: T.-Zeichen *nt ophthal.* Tournay's

sign.
Tour·ni·quet *nt clin.* tourniquet.
Touton: T.'-Riesenzellen *pl patho.* Touton's giant cells.
Tox·ämie *f →* Toxikämie.
to·xi·gen *adj micro.* toxigenic, toxicogenic.
To·xik·ämie *f patho.* toxemia, toxicemia, toxicohemia, toxinemia.
To·xi·ko·lo·gie *f* toxicology.
to·xi·ko·lo·gisch *adj* toxicologic, toxicological.
To·xi·kon *nt patho.* toxic, toxicant.
To·xi·ko·pa·thie *f patho.* toxicopathy, toxipathy.
To·xi·ko·se *f patho.* toxicosis, toxonosis.
To·xi·kum *nt patho.* toxic, toxicant.
To·xin *nt patho.* toxin, poison, bane. **erythrogenes T.** *micro.* erythrogenic toxin, Dick test toxin.
To·xin·ämie *f →* Toxikämie.
To·xin·an·ti·kör·per *m immun.* antitoxin, antitoxinum, antitoxic serum.
Toxin-Antitoxin-Reaktion *f immun.* toxin-antitoxin reaction.
to·xin·bil·dend *adj* toxigenic, toxicogenic, toxinogenic.
To·xi·no·se *f →* Toxikose.
to·xisch *adj patho.* toxic, toxicant, poisonous.
Toxisches-Schock-Syndrom-Toxin-1 *nt abbr.* **TSST-1** *patho.* toxic shock-syndrome toxin-1.
To·xi·zi·tät *f patho.* toxicity.
to·xo·gen *adj →* toxigen.
To·xo·id *nt immun.* toxoid, anatoxin.
To·xo·ka·ro·se *f epidem.* toxocariasis.
To·xo·plas·ma *nt micro.* Toxoplasma. **T.gondii** *micro.* Toxoplasma gondii.
Toxoplasma-Enzephalomyelitis *f neuro.* toxoplasmic encephalomyelitis.
To·xo·plas·ma·in·fek·ti·on *f →* Toxoplasmose.
To·xo·plas·min *nt immun.* toxoplasmin.
To·xo·plas·mo·se *f epidem.* toxoplasmosis.
Toxoplasmose-Chorioretinitis *f ophthal.* toxoplasmic chorioretinitis, toxoplasmic retinochorioiditis, ocular toxoplasmosis.
Toxoplasmose-Enzephalitis *f neuro.* toxoplasmic encephalitis.
Toynbee: T.-Otoskop *nt HNO* Toynbee's otoscope.
T.-Versuch *m HNO* Toynbee's experiment.
TPHA-Test *m immun.* Treponema pallidum hemagglutination test, TPHA test.
TPI-Test *m immun.* Treponema pallidum immobilization test, TPI test.
T-Platte *f ortho.* T-plate.
Tra·ban·ten·chro·mo·som *nt genet.* SAT--chromosome, satellite chromosome.
Tra·be·cu·la *f anat.* trabecula.
Trabeculae *pl carneae* fleshy trabeculae of heart, fleshy columns of heart.
T. septomarginalis moderator band, septomarginal trabecula.

Trabeculae *pl* **splenicae** splenic trabeculae, Billroth's strands, Billroth's cords.
Tra·be·kel *f anat.* trabecula. **T.** *pl* **des Harnröhrenschwellkörpers** trabeculae of spongy body.
Tra·be·kel·ar·te·ri·en *pl anat.* trabecular arteries.
Tra·be·kel·bla·se *f urol.* trabecular bladder, trabeculated bladder.
Tra·be·kul·ek·to·mie *f ophthal.* trabeculectomy.
Tra·be·ku·lo·pla·stik *f ophthal.* trabeculoplasty.
Tra·be·ku·lo·to·mie *f ophthal.* Barkan's operation, trabeculectomy, goniotomy.
Tra·cer *m chem.* tracer; *phys.* radioactive tracer, radiotracer.
Tra·chea *f anat.* windpipe, trachea.
Tra·chea·ana·sto·mo·se *f* tracheal anastomosis.
Tra·chea·bi·fur·ka·ti·on *f anat.* bifurcation of trachea.
Tra·chea·blu·tung *f pulmo.* tracheorrhagia.
Tra·chea·di·la·ta·ti·on *f pulmo.* tracheaectasy.
Tra·chea·di·ver·ti·kel *pl pulmo.* tracheal diverticula.
Tra·chea·ent·zün·dung *f →* Tracheitis.
Tra·chea·er·kran·kung *f pulmo.* tracheopathia, tracheopathy.
Tra·chea·er·wei·te·rung *f pulmo.* tracheaectasy.
Tra·chea·fi·stel *f patho.* tracheal fistula.
Tra·chea·kom·pres·si·on *f pulmo.* compression of the trachea.
tra·che·al *adj anat.* tracheal.
Tra·che·al·blu·tung *f pulmo.* tracheorrhagia.
Tra·che·al·drü·sen *pl anat.* tracheal glands.
Tra·che·al·fi·stel *f patho.* tracheal fistula.
Tra·che·al·gie *f pulmo.* trachealgia.
Tra·che·al·her·nie *f patho.* tracheal hernia, tracheocele, trachelocele.
Tra·che·al·ka·nü·le *f clin.* tracheal cannula.
Tra·che·al·knor·pel *pl anat.* tracheal cartilages.
Tra·che·al·ste·no·se *f pulmo.* tracheostenosis.
Tra·chea·mus·ku·la·tur *f anat.* tracheal musculature.
Tra·chea·naht *f chir.* tracheorrhaphy.
Tra·chea·ne·kro·se *f patho.* tracheal necrosis.
Tra·chea·ob·struk·ti·on *f pulmo.* tracheal obstruction.
Tra·chea·pla·stik *f chir.* tracheoplasty.
Tra·chea·riß *m patho.* tracheal transection.
Tra·chea·schleim·haut *f anat.* mucosa of trachea, tracheal mucosa.
Tra·chea·schmerz *m →* Trachealgie.
Tra·chea·span·gen *pl anat.* tracheal rings.
Tra·chea·ve·nen *pl anat.* tracheal veins.
Tra·chea·ver·let·zung *f patho.* tracheal injury, tracheal trauma.
Tra·chei·tis *f pulmo.* tracheal catarrh, trachei-

Trachelismus 658

tis, trachitis.
eitrige T. tracheopyosis.
hämorrhagisch-nekrotisierende T. hemorrhagic necrotizing tracheitis.
pseudomembranöse T. pseudomembranous tracheitis.
Tra·che·lis·mus *m neuro.* trachelismus, trachelism.
Tra·che·lo·ky·pho·se *f ortho.* trachelokyphosis, tuberculous spondylitis.
Tra·che·lo·pe·xie *f gyn.* trachelopexy, trachelopexia.
Tra·che·lor·rha·phie *f gyn.* Emmet's operation, trachelorrhaphy.
Tra·che·lo·schi·sis *f embryo.* tracheloschisis.
Tra·che·lo·to·mie *f gyn.* trachelotomy, cervicotomy.
Tra·che·lo·zy·sti·tis *f urol.* trachelocystitis.
tra·cheo·bron·chi·al *adj anat.* tracheobronchial, bronchotracheal.
Tra·cheo·bron·chi·al·baum *m* tracheobronchial tree.
Tra·cheo·bron·chi·tis *f pulmo.* tracheobronchitis.
Tra·cheo·bron·cho·me·ga·lie *f pulmo.* tracheobronchomegaly, Mounier-Kuhn syndrome.
Tra·cheo·bron·cho·sko·pie *f clin.* tracheobronchoscopy.
Tra·cheo·dy·nie *f →* *Trachealgie.*
tra·cheo·gen *adj pulmo.* tracheogenic.
tra·cheo·la·ryn·ge·al *adj anat.* tracheolaryngeal.
Tra·cheo·ma·la·zie *f patho.* tracheomalacia.
tra·cheo·öso·pha·ge·al *adj anat.* esophagotracheal, tracheoesophageal.
Tra·cheo·öso·pha·ge·al·fi·stel *f patho.* esophagotracheal fistula, tracheoesophageal fistula.
Tra·cheo·pa·thie *f pulmo.* tracheopathia, tracheopathy.
tra·cheo·pha·ryn·ge·al *adj anat.* tracheopharyngeal.
Tra·cheo·pho·nie *f clin.* tracheophony.
Tra·cheo·pla·stik *f chir.* tracheoplasty.
Tra·che·or·rha·gie *f patho.* tracheorrhagia.
Tra·che·or·rha·phie *f chir.* tracheorrhaphy.
Tra·cheo·schi·sis *f embryo.* tracheoschisis.
Tra·cheo·sko·pie *f clin.* tracheoscopy.
tra·cheo·sko·pisch *adj clin.* tracheoscopic.
Tra·cheo·ste·no·se *f pulmo.* tracheostenosis.
Tra·cheo·sto·ma *nt chir.* tracheostoma, tracheostomy.
Tra·cheo·sto·mie *f chir.* tracheostomy.
Tra·cheo·sto·mie·ka·nü·le *f chir.* tracheostomy tube.
Tra·cheo·tom *nt chir.* tracheotome.
Tra·cheo·to·mie *f chir.* tracheotomy.
Tra·cheo·ze·le *f patho.* tracheal hernia, tracheocele, trachelocele. **lufthaltige T.**

tracheoaerocele.
Tra·chom *nt ophthal.* trachoma, trachomatous conjunctivitis, Arlt's trachoma, granular conjunctivitis, granular lids.
tra·cho·ma·tös *adj ophthal.* trachomatous.
Tra·chy·pho·nie *f HNO* hoarseness, trachyphonia.
Trac·tus *m anat.* tract, path, fascicle, fasciculus.
T. alimentarius digestive tract, alimentary tract, digestive canal.
T. corticospinalis anterior Türck's column, anterior corticospinal tract, anterior pyramidal tract.
T. corticospinalis lateralis lateral corticospinal tract, lateral pyramidal tract.
T. dorsolateralis Lissauer's tract, column of Lissauer, dorsolateral tract, dorsolateral fasciculus, dorsal marginal tract, Spitzka's tract, Spitzka-Lissauer tract.
T. frontopontinus Arnold's bundle, frontopontine tract.
T. habenulo-interpeduncularis Meynert's fasciculus, Meynert's tract, habenulointerpeduncular tract.
T. iliotibialis iliotibial tract, iliotibial band, Maissiat's band, Maissiat's tract.
T. olivospinalis Helweg's bundle, Helweg's tract, olivospinal tract.
T. pyramidalis anterior → *T. corticospinalis anterior.*
T. pyramidalis lateralis → *T. corticospinalis lateralis.*
T. rubrospinalis Monakow's tract, Monakow's bundle, extrapyramidal motor fasciculus, rubrospinal tract.
T. spinocerebellaris anterior Gowers' tract, Gowers' column, anterior spinocerebellar tract.
T. spinocerebellaris dorsalis Flechsig's tract, dorsal spinocerebellar tract.
T. tectospinalis tectospinal tract, Löwenthal's tract.
T. tegmentalis centralis central tegmental tract, Bekhterev's tract.
T. temporopontinus fasciculus of Türck, Türck's bundle, temporopontine tract.
T. pl thalamici thalamic tracts.
T. uvealis vascular tunic of eye, vascular coat of eye, uveal coat, uvea.
T. vestibulospinalis Held's bundle, vestibulospinal tract, Deiters' tract.
Trag·bah·re *f* stretcher, litter.
Tra·ge *f* stretcher, litter.
trä·ge *adj* indolent, slow, slow-acting, torpid, torpent, inactive, lethargic, phlegmatic; *psycho.* passive, inactive, inert.
Trä·ger *m epidem.* carrier, carrier state; *genet.* carrier; *pharm.* medium, vehicle.
Träg·heit *f* indolence, inactivity, lethargy,

slowness, torpidity, torpor; *psycho.* passiveness, passivity, inactivity.

Tra·gi *pl anat.* tragi, hairs of external acoustic meatus.

Tra·gus *m anat.* **1.** tragus, antilobium, hircus. **2.** → *Tragi.*

Trai·nier·bar·keit *f physiol., psycho.* trainability.

Trai·ning *nt physiol., psycho.* training. **autogenes T.** autogenic training.

Trakt *m* → *Tractus.*

Trak·ti·on *f* traction; *ortho.* traction.

Trak·ti·ons·an·eu·rys·ma *nt patho.* traction aneurysm.

Trak·ti·ons·di·ver·ti·kel *nt patho.* traction diverticulum.

Trak·to·to·mie *f neurochir.* tractotomy.

Tra·ma·dol *nt pharm.* tramadol.

Tra·ma·zo·lin *nt pharm.* tramazoline.

Tran·ce *f neuro., psychia.* trance.

Trä·ne *f* teardrop, tear; *anat.* lacrima.

trä·nen *vi (Augen)* water, stream, run.

Trä·nen·ap·pa·rat *m physiol.* lacrimal apparatus.

Trä·nen·bein *nt anat.* lacrimal bone.

trä·nend *adj (Augen)* running, watery, streaming.

Trä·nen·drü·se *f anat.* lacrimal gland.

Trä·nen·drü·sen·ent·fer·nung *f ophthal.* dacryoadenectomy.

Trä·nen·drü·sen·ent·zün·dung *f ophthal.* dacryoadenitis, dacryadenitis.

Trä·nen·drü·sen·schmerz *m ophthal.* dacryoadenalgia, dacryadenalgia.

Trä·nen·fluß *m ophthal.* lacrimation, delacrimation.

Trä·nen·flüs·sig·keit *f physiol.* tear fluid, lacrimal fluid, lacrimal secretion.

Trä·nen·gang *m* → *Tränenröhrchen.*

Trä·nen·gangs·am·pul·le *f anat.* ampulla of lacrimal duct.

Trä·nen·gangs·er·öff·nung *f ophthal.* lacrimotomy.

Trä·nen·gangs·fi·stel *f ophthal.* lacrimal fistula, dacryosyrinx.

Trä·nen·gangs·son·de *f ophthal.* lacrimal sound.

Trä·nen·gangs·ste·no·se *f ophthal.* dacryostenosis.

Trä·nen·ka·nal *m anat.* Ferrein's canal.

Trä·nen·na·sen·gang *m anat.* nasolacrimal duct, nasal duct, tear duct.

Trä·nen·pa·pil·le *f anat.* lacrimal papilla.

Trä·nen·pünkt·chen *nt anat.* lacrimal point.

Trä·nen·re·flex *m physiol.* lacrimal reflex.

Trä·nen·röhr·chen *nt anat.* lacrimal canaliculus, lacrimal duct, dacryosyrinx.

Trä·nen·röhr·chen·atre·sie *f ophthal.* dacryagogatresia.

Trä·nen·röhr·chen·ei·te·rung *f ophthal.*

dacryopyosis.

Trä·nen·röhr·chen·ent·zün·dung *f ophthal.* dacryocanaliculitis, dacryosolenitis.

Trä·nen·röhr·chen·in·zi·si·on *f ophthal.* dacryocystitomy.

Trä·nen·röhr·chen·ver·schluß *m ophthal.* dacryagogatresia.

Trä·nen·sack *m anat.* lacrimal sac, tear sac, dacryocyst.

Trä·nen·sack·ab·szeß *m ophthal.* lacrimal abscess.

Trä·nen·sack·bruch *m ophthal.* dacryocystocele, dacryocele.

Trä·nen·sack·di·la·ta·ti·on *f ophthal.* dacryocystectasia.

Trä·nen·sack·ei·te·rung *f ophthal.* dacryocystoblennorrhea, dacryopyosis.

Trä·nen·sack·ent·fer·nung *f ophthal.* dacryocystectomy.

Trä·nen·sack·ent·zün·dung *f ophthal.* dacryocystitis, dacrycystitis.

Trä·nen·sack·er·öff·nung *f ophthal.* Ammon's operation, Mosher-Toti operation, dacryocystotomy, lacrimotomy.

Trä·nen·sack·er·wei·te·rung *f ophthal.* dacryocystectasia.

Trä·nen·sack·fi·stel *f ophthal.* lacrimal fistula.

Trä·nen·sack·in·zi·si·on *f* → *Tränensackeröffnung.*

Trä·nen·sack·kup·pel *f anat.* fornix of lacrimal sac.

Trä·nen·sack·mes·ser·chen *nt ophthal.* dacryocystotome.

Trä·nen·sack·re·sek·ti·on *f ophthal.* dacryocystectomy.

Trä·nen·sack·schrump·fung *f ophthal.* dacryocystostenosis.

Trä·nen·sack·ste·no·se *f ophthal.* dacryocystostenosis.

Trä·nen·sack·ver·ei·te·rung *f ophthal.* dacryopyosis.

Trä·nen·see *m anat.* lacus lacrimalis, lacrimal bay, lacrimal lake.

Trä·nen·se·kre·ti·on *f physiol.* lacrimation. **übermäßige T.** → *Tränenfluß.*

Trä·nen·stein *m ophthal.* lacrimal calculus, tear stone, dacryolith.

Trä·nen·träu·feln *nt ophthal.* watery eye, dacryorrhea, epiphora, illacrimation.

trä·nen·trei·bend *adj pharm.* dacryagogue.

Trä·nen·wärz·chen *nt anat.* lacrimal caruncle.

Tran·exam·säu·re *f pharm.* tranexamic acid.

Trank *m pharm.* potion, infusion, decoction.

Tran·qui·li·zer *m pharm.* tranquilizer, ataractic, psychosedative.

trans·ab·do·mi·nal *adj* transabdominal.

trans·aor·tal *adj* transaortic.

trans·atri·al *adj* transatrital.

Trans·co·bal·amin *nt abbr.* **TC** *biochem.* transcobalamin, vitamin B_{12}-binding globulin.

Trans·cor·tin *nt biochem.* transcortin, cortisol-
-binding globulin, corticosteroid-binding
globulin.

trans·der·mal *adj* cutaneous, transcutaneous,
transdermal, transdermic.

Trans·duk·ti·on *f genet.* transduction.
  allgemeine T. → *generalisierte T.*
  begrenzte T. → *spezialisierte T.*
  generalisierte T. generalized transduction,
  general transduction.
  spezialisierte T. specialized transduction,
  specific transduction.

trans·duo·de·nal *adj* transduodenal.

trans·du·ral *adj* transdural.

trans·du·zier·bar *adj genet.* transducible.

trans·eth·moi·dal *adj* transethmoidal.

Trans·fek·ti·on *f genet.* transfection.

Trans·fer *m* 1. transfer, transference (*auf* to). 2.
genet. transformation.

Trans·fer·fak·tor *m abbr.* **TF** *genet.* transfer
factor.

Trans·fer·rin *nt biochem.* transferrin, side-
rophilin.

Transfer-RNA *f abbr.* **tRNA** *biochem.* transfer-
-RNA, transfer ribonucleic acid.

Trans·fi·xi·on *f chir.* transfixion.

Trans·for·ma·ti·on *f* 1. *physiol.* transduction. 2.
genet. transformation.

Trans·for·ma·ti·ons·zo·ne *f histol., gyn.* transformation zone.

trans·fun·die·ren *vt hema.* transfuse.

Trans·fu·si·on *f hema.* transfusion.
  direkte T. immediate transfusion, direct
  transfusion.
  fetofetale T. placental transfusion syndrome,
  transfusion syndrome.
  fetomaternale T. fetomaternale transfusion,
  fetomaternal hemorrhage.
  indirekte T. mediate transfusion, indirect
  transfusion.
  intraperitoneale T. intraperitoneal transfusion.
  intrauterine T. intrauterine transfusion.
  spenderspezifische T. donor-specific transfusion.

Trans·fu·si·ons·im·mu·no·lo·gie *f immun.*
transfusion immunology.

Trans·fu·si·ons·ne·phro·pa·thie *f patho.* transfusion nephritis.

Trans·fu·si·ons·the·ra·pie *f hema.* hemotherapy, hematotherapy.

Trans·fu·si·ons·zwi·schen·fall *m immun.*
transfusion reaction, incompatible blood
transfusion reaction.

trans·he·pa·tisch *adj* transhepatic.

tran·si·ent *adj* transient, transitory, ephemeral.

Trans·il·lu·mi·na·ti·on *f radiol.* transillumination, diaphanoscopy, diascopy.

Tran·si·ti·on *f genet.* transition, transitional
mutation.

Tran·si·tio·nal·zel·le *f histol.* transitional cell.

Tran·si·tio·nal·zell·kar·zi·nom *nt patho.* transitional cell carcinoma.

tran·si·to·risch *adj* transitory, transient.

trans·ka·pil·lär *adj* transcapillary.

Trans·kor·tin *nt* → *Transcortin.*

Trans·krip·ta·se *f biochem.* transcriptase,
RNA nucleotidyltransferase, DNA-directed
RNA polymerase. **reverse T.** *abbr.* **RT** reverse
transcriptase, RNA-directed DNA polym-
erase, DNA polymerase II.

Trans·krip·ti·on *f biochem., genet.* transcription. **reverse T.** reverse transcription.

trans·ku·tan *adj* → *transdermal.*

trans·la·by·rin·thär *adj* translabyrinthine.

Trans·la·ti·on *f* 1. *genet.* translation. 2. *ophthal.*
translation.

Trans·lo·ka·ti·on *f* 1. *genet.* translocation,
transposition. 2. *chir.* translocation, transposition.
  balancierte T. *genet.* balanced translocation.
  reziproke T. *genet.* reciprocal translocation.

trans·lum·bal *adj* translumbar.

Trans·mis·si·on *f epidem.* transmission, transfer, passage.

Trans·mit·ter *m physiol.* transmitter.

Trans·mit·ter·sub·stanz *f physiol.* transmitter
substance.

Tran·so·nanz *f clin.* transonance.

trans·ova·ri·al *adj epidem.* transovarial, trans-
ovarian.

trans·pa·rent *adj* transparent, clear.

trans·pe·ri·to·ne·al *adj* transperitoneal.

Trans·pi·ra·ti·on *f physiol.* transpiration, sensible perspiration, glandular water loss.

trans·pi·rie·ren *vi physiol.* transpire.

trans·plan·ta·bel *adj chir.* transplantable.

Trans·plan·tat *nt chir.* transplant, graft.
  allogenes/allogenetisches T. → *homologes T.*
  autogenes/autologes T. autograft, autoplast,
  autotransplant, autologous graft, autogenous graft, autoplastic graft.
  freies T. free graft.
  gemischtes T. composite graft, composite
  transplant.
  heterogenes T. heterogenous graft, heterologous graft, heterograft, heteroplastic graft,
  heterotransplant, xenogeneic graft.
  heterologes T. → *heterogenes T.*
  homologes T. homograft, homologous graft,
  homotransplant, allograft, allogeneic transplant, allogeneic graft.
  isogenes/isogenetisches T. → *syngenes T.*
  syngenes T. isotransplant, isogeneic graft,
  isologous graft, syngeneic graft.
  syngenetisches T. → *syngenes T.*
  xenogenes/xenogenetisches T. → *heterogenes
  T.*

Trans·plan·tat·ab·sto·ßung *f immun.* transplant rejection, graft rejection.

661   **traubenförmig**

Trans·plan·tat·emp·fän·ger *m chir.* transplant recipient.
Trans·plan·tat·emp·fän·ge·rin *f chir.* transplant recipient.
Trans·plan·ta·ti·on *f chir.* transplantation, transplant, graft, grafting.
allogene/allogenetische T. → *homologe T.*
aufgeschobene T. delayed graft, delayed grafting.
autogene/autologe T. autografting, autotransplantation, autologous transplantation.
heterogene/heterologe T. heterotransplantation, heteroplasty, xenotransplantation, heterologous transplantation.
heterotope T. heterotopic transplantation.
homologe T. allotransplantation, allogeneic transplantation, homologous transplantation, homotransplantation.
isogene/isogenetische T. → *syngene T.*
T. von Leichenorganen cadaveric transplantation.
orthotope T. homotopic transplantation, orthotopic transplantation.
syngene T. isotransplantation, isogeneic transplantation, isologous transplantation, syngeneic transplantation.
syngenetische T. → *syngene T.*
xenogene/xenogenetische T. → *heterogene T.*
Trans·plan·ta·ti·ons·an·ti·ge·ne *pl immun.* transplantation antigens, human leukocyte antigens, histocompatibility antigens.
Trans·plan·ta·ti·ons·me·ta·sta·se *f patho.* transplantation metastasis.
Transplantat-Wirt-Reaktion *f immun.* graft-versus-host reaction, GVH reaction.
Trans·plan·tat·zer·stö·rung *f immun.* graft destruction.
trans·plan·tier·bar *adj chir.* transplantable.
Trans·plan·tier·bar·keit *f chir.* transplantability.
trans·plan·tie·ren *vt chir.* transplant, graft.
trans·pla·zen·tar *adj embryo.* transplacental.
trans·pleu·ral *adj* transpleural.
Trans·port *m physiol.* transport, transportation, carrying.
aktiver T. active transport.
erleichterter T. facilitated transport, mediated transport.
gekoppelter T. symport, coupled transport, cotransport.
nichtvermittelter T. nonmediated transport.
passiver T. passive transport.
trägervermittelter (aktiver) T. carrier-mediated (active) transport.
vermittelter T. → *erleichterter T.*
trans·port·fä·hig *adj clin.* fit for transport, transportable.
Trans·port·fä·hig·keit *f clin.* transportability.
Trans·port·sy·stem *nt physiol.* transport system.

Trans·port·wirt *m epidem.* paratenic host, transport host, transfer host.
Trans·po·si·ti·on *f* **1.** *genet.* transposition, translocation. **2.** *chir., anat.* transposition.
T. der großen Arterien *abbr.* **TGA** *card.* transposition of great vessels, transposition of great arteries, complete transposition of great arteries.
T. der großen Gefäße → *T. der großen Arterien.*
trans·pu·bisch *adj* transpubic.
trans·pul·mo·nal *adj* transpulmonary.
trans·sep·tal *adj* transseptal.
Trans·se·xua·lis·mus *m psycho.* transsexualism.
trans·se·xu·ell *adj psycho.* transsexual.
Trans·se·xu·el·le *m/f psycho.* transsexual.
trans·sphe·noi·dal *adj* transsphenoidal.
Trans·su·dat *nt patho.* transudate, transudation.
Trans·su·da·ti·on *f patho.* transudation.
trans·tho·ra·kal *adj* transthoracic.
trans·tra·che·al *adj* transtracheal.
Trans·ure·te·ro·ure·te·ro·sto·mie *f urol.* transureteroureterostomy.
trans·ure·thral *adj* transurethral.
trans·va·gi·nal *adj* transvaginal.
trans·ven·tri·ku·lär *adj* transventricular.
Trans·ver·sal·ebe·ne *f anat.* transverse plane.
Trans·ver·sal·schnitt *m chir.* transverse incision.
Trans·ver·sal·tu·bu·lus *m histol.* transverse tubule, T tubule.
Trans·vers·ek·to·mie *f neurochir.* transversectomy.
Trans·ver·si·on *f genet.* transversion, transversional mutation.
Trans·ver·so·ko·lo·sto·mie *f chir.* transverse colostomy.
Trans·ver·so·to·mie *f neurochir.* transversotomy.
Trans·ver·sus·apo·neu·ro·se *f anat. inf.* aponeurosis of transverse muscle of abdomen.
trans·ve·si·kal *adj* transvesical.
Trans·ve·stis·mus *m psycho.* transvestism, transvestic fetishism, transvestitism.
Trans·ve·stit *m psycho.* transvestite.
trans·zel·lu·lär *adj* transcellular.
trans·zer·vi·kal *adj gyn.* transcervical.
Tra·nyl·cy·pro·min *nt pharm.* tranylcypromine.
Traube: T.-Doppelton *m card.* Traube's double tone, Traube's sign, pistol-shot sound.
T.'-Raum *m clin.* Traube's space, Traube's semilunar space.
Trau·ben·an·eu·rys·ma *nt patho.* racemose aneurysm, cirsoid aneurysm.
trau·ben·för·mig *adj histol.* clustered, staphyline, uviform; (*beerenförmig*) grape-shaped, aciniform, acinous, acinose.

Trau·ben·mo·le *f gyn.* grape mole.
Trau·ben·zel·le *f hema.* berry cell, morula cell.
Trau·ben·zucker [k·k] *m chem.* grape sugar, glucose, dextrose, dextroglucose.
Trau·ben·zucker·aus·schei·dung [k·k] *f im Harn patho.* glucosuria, glycosuria, glycuresis, saccharorrhea, saccharuria.
Trau·er *f* grief, sorrow (*über* over, for); mourning (*über* over).
trau·ern *vi* grieve, mourn (*um jdn.* over, for).
Traum *m* dream.
Trau·ma *nt* trauma, wound, traumatic injury, injury, insult. **seelisches T.** psychic trauma, trauma, traumatism, traumatosis.
traum·ähn·lich *adj psycho.* dreamlike, dreamy, oneiroid.
Traum·ana·ly·se *f psycho.* dream analysis, oneiroscopy.
Trau·ma·pa·ti·ent *m* traumatized patient, trauma patient.
Trau·ma·pa·ti·en·tin *f* traumatized patient, trauma patient.
Trau·ma·the·ra·pie *f* traumatotherapy, traumatherapy.
trau·ma·tisch *adj* traumatic, post-traumatic.
trau·ma·ti·sie·ren *vt* traumatize, injure, wound.
trau·ma·ti·siert *adj* traumatized, injured, wounded.
trau·ma·to·gen *adj* **1.** causing trauma, traumatogenic. **2.** → *traumatisch.*
Trau·ma·to·lo·gie *f* traumatology.
Trau·ma·to·pnoe *f pulmo.* traumatopnea.
Träu·men *nt* dreaming, dreams *pl.*
träu·men I *vt* dream. **II** *vi* dream (*von* about, of); (*tagträumen*) dream, daydream, fantasize, fantasy, phantasy.
traum·los *adj physiol.* dreamless.
Traum-Schlaf *m physiol.* dreaming sleep, REM sleep, active sleep, paradoxical sleep, rapid eye movement sleep.
Tra·zo·don *nt pharm.* trazodone.
Treacher-Collins: T.-C.-Syndrom *nt patho.* Treacher-Collins-Franceschetti syndrome, Treacher-Collins syndrome, mandibulofacial dysostosis.
Treitz: T.-Band *nt anat.* Treitz's arch.
T.'-Grube *f anat.* Treitz's fossa, superior duodenal fossa, duodenojejunal fossa.
T.'-Hernie *f chir.* Treitz's hernia, duodenojejunal hernia, retroperitoneal hernia.
T.'-Muskel *m anat.* Treitz's muscle, suspensorius duodeni (muscle).
Tre·ma·to·de *f micro.* trematode, trematoid, fluke.
Tre·ma·to·dia·sis *f epidem.* trematodiasis.
Tre·mor *m neuro.* tremor, involuntary trembling, quivering.
essentieller T. essential tremor, familial tremor, heredofamilial tremor.

grobschlägiger T. coarse tremor.
hereditärer T. → *essentieller T.*
intermittierender T. intermittent tremor.
kontinuierlicher T. continuous tremor, persistent tremor.
seniler T. senile tremor.
Trendelenburg: T.-Hinken *nt ortho.* Trendelenburg's gait, Trendelenburg's limp.
T.-Lagerung *f chir.* Trendelenburg's position.
T.-Operation *f chir.* Trendelenburg's operation.
T.-Versuch *m clin.* Trendelenburg's test, Trendelenburg's sign.
T-Zeichen *nt ortho.* Trendelenburg's test, Trendelenburg's sign.
Trendelenburg-Duchenne: T.-D.-Hinken *nt* → *Trendelenburg-Hinken.*
Tren·nungs·angst *f psychia.* separation anxiety, separation anxiety disorder.
Trenn·wand *f allg.* division, partition, divider; *anat.* septum.
Tre·pan *m neurochir.* trepan, trephine.
Tre·pa·na·ti·on *f* **1.** *neurochir.* trepanation, craniotomy, trephination. **2.** *ophthal.* corneoscleral trephination, Elliot's operation.
Tre·pa·nie·ren *nt neurochir.* trephination, trepanation.
tre·pa·nie·ren *vt neurochir.* trepan, trephine.
Tre·phi·na·ti·on *f* → *Trepanation.*
Tre·phi·ne *f* → *Trepan.*
Tre·pi·da·ti·on *f* nervous anxiety, trepidation.
Tre·po·ne·ma *nt micro.* treponeme, treponema, Treponema.
T. forans Reiter's spirochete, Treponema forans.
T. pallidum Treponema pallidum.
Tre·po·ne·ma·in·fek·ti·on *f epidem.* treponematosis, treponemiasis.
Treponema-pallidum-Hämagglutinationstest *m abbr.* **TPHA** *immun.* Treponema pallidum hemagglutination assay, Treponema pallidum hemagglutination test, TPHA test.
Treponema-Pallidum-Immobilisationstest *m immun.* Treponema pallidum immobilization test, TPI test.
Treponema-pallidum-Komplementbindungstest *m immun.* Treponema pallidum complement fixation test.
Tre·po·ne·ma·to·se *f epidem.* treponematosis, treponemiasis.
tre·po·ne·ma·zid *adj pharm.* antitreponemal, treponemicidal.
Tre·po·ne·me *f* → *Treponema.*
Tre·po·ne·men·mit·tel *nt pharm.* antitreponemal.
tre·po·ne·mi·zid *adj* → *treponemazid.*
Trep·pen·phä·no·men *nt physiol.* staircase phenomenon, treppe.
Tre·ti·no·in *nt pharm.* tretinoin, vitamin A acid, retinoic acid.

Trevor: T.-Erkrankung *f ortho.* Trevor's disease, osteochondroma of the epiphysis, tarsoepiphyseal aclasis.
TRH-Test *m endo.* TRH test, TRH stimulation test.
Tri·ace·tin *nt pharm.* triacetin, glyceryl triacetate.
Tria·de *f histol.* triad; *clin., patho.* triad, trilogy.
Tria·ge *f clin.* triage.
Tri·am·ci·no·lon *nt pharm.* triamcinolone.
Tri·am·te·ren *nt pharm.* triamterene.
Tri·as *f clin., patho.* triad, trilogy.
Tri·ätha·nol·amin *nt pharm.* trolamine, triethanolamine.
Tri·äthy·len·phos·phor·amid *nt pharm.* triethylenephosphoramide.
Tri·äthy·len·thio·phos·phor·säu·re·tri·amid *nt pharm.* triethylenethiophosphoramide, thiotepa.
Tri·azo·lam *nt pharm.* triazolam.
Tri·ba·die *f psycho.* tribadism, tribady.
Tri·be·no·sid *nt pharm.* tribenoside.
Tri·brom·ätha·nol *nt anes.* tribromethanol, tribromoethanol.
Tri·car·bon·säu·re *f chem.* tricarboxylic acid.
Tri·car·bon·säu·re·zy·klus *m biochem.* Krebs cycle, tricarboxylic acid cycle.
Trich·al·gie *f patho.* trichalgia, trichodynia.
Trich·äs·the·sie *f physiol.* hair sensibility, trichoesthesia, trichesthesia.
Trich·au·xis *f derm.* trichauxis.
Tri·chia·sis *f derm.* trichoma, trichomatosis, trichiasis.
tri·chi·lem·mal *adj* trichilemmal.
Tri·chi·lem·mal·zy·ste *f patho.* trichilemmal cyst.
Tri·chi·lem·mom *nt derm.* trichilemmoma.
Tri·chi·lemm·zy·ste *f patho.* trichilemmal cyst.
Tri·chi·na *f → Trichinella.*
Tri·chi·ne *f → Trichinella spiralis.*
Tri·chi·nel·la *f micro.* trichina, trichina worm, Trichinella, Trichina. **T. spiralis** pork worm, trichina worm, Trichinella spiralis.
Tri·chi·nel·lo·se *f → Trichinose.*
Tri·chi·nen·be·fall *m → Trichinose.*
tri·chi·nen·hal·tig *adj epidem.* trichiniferous, trichinous.
Tri·chi·nen·in·fek·ti·on *f → Trichinose.*
Tri·chi·no·se *f epidem.* trichinosis, trichinelliasis, trichinellosis, trichiniasis.
Tri·chi·tis *f derm.* trichitis.
Tri·chlor·me·than *nt* chloroform, trichloromethane.
Tri·chlor·me·thi·azid *nt pharm.* trichlormethiazide.
Tri·chlor·phe·nol *nt pharm.* trichlorophenol.
Tri·cho·ade·nom *nt patho.* trichoma, trichomatosis.
Tri·cho·an·äs·the·sie *f neuro.* trichoanesthe-

sia.
Tri·cho·äs·the·sie *f → Trichästhesie.*
Tri·cho·be·zo·ar *m patho.* trichobezoar, hairball, pilobezoar.
Tri·cho·epi·the·li·om *nt derm.* **1.** trichoepithelioma. **2.** Brooke's tumor, hereditary multiple trichoepithelioma.
Tri·cho·fol·li·ku·lom *nt derm.* trichofolliculoma.
Tri·cho·glos·sie *f patho.* hairy tongue, glossotrichia, trichoglossia.
Tri·cho·ki·ne·sis *f derm.* twisted hairs.
Tri·chom *nt* **1.** *derm., patho.* trichoma, trichomatosis. **2.** →· *Trichiasis.*
tri·cho·ma·tös *adj derm., patho.* trichomatous, trichomatose.
Tri·cho·me·ga·lie *f ophthal.* trichomegaly.
Tri·cho·mo·nas *f micro.* trichomonad, Trichomonas.
Tri·cho·mo·nas·in·fek·ti·on *f epidem.* trichomoniasis.
Tri·cho·mo·na·sis *f epidem.* trichomoniasis.
Tri·cho·mo·na·zid *nt pharm.* trichomonacide, antitrichomonal.
tri·cho·mo·na·zid *adj pharm.* trichomonacidal, antitrichomonal.
Tri·cho·my·ce·tes *pl micro.* Trichomycetes.
Tri·cho·my·co·sis *f derm.* trichomycosis, trichomycetosis.
T. nodosa Beigel's disease, white piedra.
T. palmellina → *Trichonocardiosis.*
Tri·cho·no·car·dio·sis *f derm.* trichonocardiosis, lepothrix, Paxton's disease.
Tri·cho·no·do·se *f derm.* knotted hair, trichonodosis.
Tri·cho·no·kar·dio·se *f → Trichonocardiosis.*
Tri·cho·no·sis *f → Trichopathie.*
Tri·cho·pa·thie *f derm.* trichopathy, trichonosis, trichonosus, trichosis.
Tri·cho·phy·tia *f derm.* trichophytosis, tinea, ringworm.
T. barbae barber's itch, barber's rash, ringworm of the beard, tinea barbae.
T. capillitii ringworm of the scalp, tinea capitis, tinea tonsurans.
T. corporis ringworm of the body, tinea corporis, tinea circinata.
T. corporis superficialis tokelau, Tokelau ringworm, scaly ringworm, tinea imbricata.
T. profunda Celsus' kerion, tinea kerion.
Tri·cho·phy·tid *nt immun.* trichophytid.
Tri·cho·phy·tin *nt immun.* trichophytin.
Trichophytin-Test *m immun.* trichophytin test.
Tri·cho·phy·to·be·zo·ar *m patho.* trichophytobezoar, phytotrichobezoar.
Tri·cho·phy·ton *nt micro.* Trichophyton. ·
Tri·cho·po·lio·dys·tro·phie *f derm.* steely hair syndrome, kinky hair disease, Menkes' syndrome.
Tri·cho·pti·lo·se *f derm.* trichoptilosis, trichos-

chisis.
Tri·chor·rhe·xis *f derm.* trichorrhexis, trichoschisis. **T. nodosa** knotted hair, trichonodosis, trichorrhexis nodosa, trichoclasis.
Tri·cho·schi·sis *f derm.* trichoptilosis, trichoschisis.
Tri·cho·se *f derm.* **1.** trichopathy, trichonosis, trichonosus, trichosis. **2.** → *Trichiasis.*
Tri·cho·sko·pie *f derm.* trichoscopy.
Tri·cho·spo·rie *f* → *Trichosporose.*
Tri·cho·spo·ron *nt micro.* Trichosporon, Trichosporum.
Tri·cho·spo·ro·se *f derm.* trichosporosis.
Tri·cho·sta·sis *f derm.* trichostasis.
Tri·cho·stron·gy·lo·se *f epidem.* trichostrongyliasis, trichostrongylosis.
Tri·cho·stron·gy·lus *m micro.* hairworm, Trichostrongylus.
Tri·cho·tor·to·sis *f derm.* twisted hairs.
tri·chrom *adj physiol.* (*Farbensehen*) trichromic, trichromatic.
Tri·chro·ma·sie *f physiol.* (*Farbensehen*) trichromatic vision, trichromasy, trichromatism, trichromatopsia.
Trich·ter *m* funnel; *anat.* infundibulum, choana; (*Stethoskop*) bell.
Trich·ter·becken [k·k] *nt ortho.* funnel-shaped pelvis.
Trich·ter·brust *f ortho.* funnel breast, funnel chest, foveated chest, trichterbrust.
trich·ter·för·mig *adj anat.* funnel-shaped, infundibular, infundibuliform.
Trich·uria·sis *f epidem.* trichuriasis, trichocephaliasis, trichocephalosis.
Trich·uris *f micro.* Trichuris, Trichocephalus. **T. trichiura** whipworm, Trichuris trichiura.
Trich·uris·be·fall *m* → *Trichuriasis.*
Tri·clo·car·ban *nt pharm.* triclocarban.
Tri·clo·san *nt pharm.* triclosan.
Tri·dak·ty·lie *f embryo.* tridactylism.
Trieb *m psycho.* instinct, drive, impulse, impulsion, urge, compulsion.
Trief·au·ge *nt ophthal.* marginal blepharitis, blear eye, ciliary blepharitis, lippitude, lippa, lippitudo.
Tri·etha·nol·amin *nt pharm.* trolamine, triethanolamine.
Tri·ethy·len·me·la·min *nt abbr.* **TEM** *pharm.* triethylenemelamine.
Tri·ethy·len·phos·phor·amid *nt abbr.* **TPA** *pharm.* triethylenephosphoramide.
Tri·ethy·len·thio·phos·phor·amid *nt pharm.* triethylenethiophosphoramide, thiotepa.
Tri·fluo·per·azin *nt pharm.* trifluoperazine.
Tri·flu·pe·ri·dol *nt pharm.* trifluperidol.
Tri·flu·pro·ma·zin *nt pharm.* triflupromazine.
Tri·flu·ri·din *nt pharm.* trifluridine, trifluorothymidine.
Tri·fo·kal·glas *nt* trifocal glass, trifocal lens.
Tri·fo·kal·lin·se *f* → *Trifokalglas.*

Tri·fur·ka·ti·on *f anat.* trifurcation; *radiol.* popliteal trifurcation.
tri·ge·mi·nal *adj anat.* trifacial, trigeminal.
Tri·ge·mi·nie *f card.* trigeminy, trigeminal rhythm, trigeminal pulse.
Tri·ge·mi·nus *m* **1.** *anat.* trigeminus, trigeminal nerve, fifth nerve. **2.** → *Trigeminie.*
Tri·ge·mi·nus·hyp·äs·the·sie *f neuro.* trigeminal hypoesthesia.
Tri·ge·mi·nus·kern *m anat.* nucleus of trigeminal nerve.
Tri·ge·mi·nus·läh·mung *f neuro.* trigeminal paralysis.
Tri·ge·mi·nus·neur·al·gie *f neuro.* trigeminal neuralgia, trifacial neuralgia, facial neuralgia, Fothergill's neuralgia.
Tri·ge·mi·nus·pa·ra·ly·se *f neuro.* trigeminal paralysis.
Tri·ge·mi·nus·puls *m* → *Trigeminie.*
Tri·ge·mi·nus·re·flex *m physiol.* oculopupillary reflex, trigeminus reflex.
Tri·ge·mi·nus·rhyth·mus *m* → *Trigeminie.*
Tri·ge·mi·nus·wur·zel *f anat.* root of trigeminal nerve.
Trig·ger *m physiol.* trigger.
Trigger-Finger *m ortho.* trigger finger, lock finger, snapping finger, stuck finger.
trig·gern *vt physiol.* trigger off, trigger.
Trig·ger·punkt *m neuro.* trigger area, trigger point.
Trig·ger·re·ak·ti·on *f physiol.* trigger reaction.
Trig·ger·zo·ne *f neuro.* trigger area, trigger zone, dolorogenic zone.
Tri·gly·ze·rid *nt chem.* triacylglycerol, triglyceride.
Tri·gly·ze·rid·ämie *f patho.* hypertriglyceridemia. **endogene/kohlenhydratinduzierte T.** type IV familial hyperlipoproteinemia, carbohydrate-induced hyperlipemia, familial hypertriglyceridemia.
Tri·gon·ek·to·mie *f urol.* trigonectomy.
Tri·go·ni·tis *f urol.* trigonitis.
Tri·go·num *nt anat.* triangle, trigon, trigone.
T. caroticum carotid triangle, carotid trigone, Malgaigne's triangle.
T. cervicale anterius anterior cervical triangle, anterior cervical region.
T. cervicale posterius posterior cervical triangle, lateral cervical region, posterior triangle of neck, occipital triangle.
T. deltoideopectorale Mohrenheim's fossa, Mohrenheim's triangle, infraclavicular fossa, infraclavicular triangle.
T. femorale femoral triangle, femoral trigone, Scarpa's triangle, Scarpa's trigone.
T. inguinale inguinal trigone, inguinal triangle, Hesselbach's triangle.
T. lumbale lumbar triangle, lumbar trigone, Petit's triangle, Petit's trigone.
T. lumbale superior Lesgaft's triangle,

Grynfeltt's triangle, superior lumbar triangle.
T. lumbocostale Bochdalek's triangle..
T. omoclaviculare omoclavicular triangle, subclavian triangle, subclavian trigone.
T. submandibulare submandibular triangle, submandibular trigone.
T. vesicae vesical triangle, vesical trigone, Lieutaud's triangle, Lieutaud's trigone.
Tri·he·xy·phe·ni·dyl *nt pharm.* trihexyphenidyl.
tri·hy·brid *adj genet.* trihybrid.
Tri·hy·bri·die *f genet.* trihybridism.
Tri·jod·thy·ro·nin *nt abbr.* **T₃** triiodothyronine. **reverses T.** *abbr.* **rT₃** reverse triiodothyronine.
Tri·kot·schlauch *m ortho.* stockinette.
Tri·kot·strumpf *m ortho.* stockinette.
tri·krot *adj card.* tricrotic.
Tri·kro·trie *f card.* tricrotic pulse, tricrotism.
tri·kus·pi·dal *adj anat.* tricuspid, tricuspidal, tricuspidate.
Tri·kus·pi·dal·atre·sie *f card.* tricuspid atresia, tricuspid valve atresia.
Tri·kus·pi·dal·ge·räusch *nt card.* tricuspid murmur.
Tri·kus·pi·dal·in·suf·fi·zi·enz *f card.* tricuspid regurgitation, tricuspid incompetence, tricuspid insufficiency.
Tri·kus·pi·da·lis *f →* **Trikuspidalklappe.**
Tri·kus·pi·da·lis·aus·kul·ta·ti·ons·punkt *m card.* tricuspid area.
Tri·kus·pi·da·lis·in·suf·fi·zi·enz *f →* **Trikuspidalinsuffizienz.**
Tri·kus·pi·dal·klap·pe *f anat.* right atrioventricular valve, tricuspid valve.
Tri·kus·pi·dal·klap·pen·atre·sie *f card.* tricuspid atresia, tricuspid valve atresia.
Tri·kus·pi·dal·klap·pen·ge·räusch *nt card.* tricuspid murmur.
Tri·kus·pi·dal·klap·pen·in·suf·fi·zi·enz *f →* **Trikuspidalinsuffizienz.**
Tri·kus·pi·dal·klap·pen·ste·no·se *f card.* tricuspid stenosis.
Tri·kus·pi·dal·ste·no·se *f card.* tricuspid stenosis.
Tri·la·be *f urol.* trilabe.
Tri·lo·gie *f clin., patho.* trilogy, triad.
tri·mal·leo·lär *adj ortho.* trimalleolar.
Tri·ma·zo·sin *nt pharm.* trimazosin.
Tri·me·non *nt gyn.* trimenon, trimester.
Tri·me·ster *nt gyn.* trimenon, trimester.
Tri·me·tha·di·on *nt pharm.* troxidone, trimethadione.
Tri·me·tho·prim *nt pharm.* trimethoprim.
Tri·me·to·zin *nt pharm.* trimetozine.
Tri·mipr·amin *nt pharm.* trimipramine.
trink·bar *adj* potable, drinkable.
Trink·bar·keit *f* drinkableness, potability.
Trin·ken *nt* drinking, potation. **periodisches T.** epsilon alcoholism, spree-drinking, dipsomania.

trin·ken I *vt* drink, have a drink. **II** *vi* drink; (*an der Brust*) suck.
Trink·was·ser *nt* drinking water, potable water, fresh water. **durch T. übertragen** *epidem.* water-borne.
Trio·lis·mus *m psycho.* triolism, troilism.
Tri·oph·thal·mus *m embryo.* triophthalmos.
Tri·opo·dy·mus *m embryo.* triopodymus.
Tri·or·chi·die *f →* **Triorchismus.**
Tri·or·chis·mus *m urol.* triorchidism, triorchism.
Tri·pa·re·se *f neuro.* triparesis.
Tri·pel·ar·thro·de·se *f ortho.* triple arthrodesis.
Tri·pe·lenn·amin *nt pharm.* tripelennamine.
Tri·pel·phos·phat·stein *m* struvite calculus, magnesium ammonium phosphate calculus.
Tri·pel·sko·lio·se *f ortho.* triple scoliosis.
tri·pha·lan·ge·al *adj ortho.* triphalangeal.
Tri·pha·lan·gie *f ortho.* triphalangism, triphalangia.
Tri·phos·pho·py·ri·din·nu·cleo·tid *nt abbr.* **TPN** *biochem.* triphosphopyridine nucleotide, nicotinamide-adenine dinucleotide phosphate.
Tripier: T.-Amputation *f ortho.* Tripier's operation, Tripier's amputation.
Tri·ple·gie *f neuro.* triplegia.
tri·plo·id *adj genet.* triploid.
Tri·ploi·die *f genet.* triploidy.
Tripl·opie *f ophthal.* triple vision, triplopia.
Triplo-X-Syndrom *nt genet.* triple-X, metafemale.
Tri·po·die *f embryo.* tripodia.
Trip·per *m epidem.* gonorrhea; *inf.* the clap.
Tri·pro·so·pus *m embryo.* triprosopus.
Tri·pus *m embryo.* tripus.
Tris·mus *m neuro.* trismus, lockjaw.
tri·som *adj genet.* trisomic.
Tri·so·mie *f genet.* trisomy, trisomia.
Trisomie 8 trisomy C, trisomy 8.
Trisomie 13 trisomy D, trisomy 13.
Trisomie 14 trisomy 14.
Trisomie 18 trisomy E, trisomy 18.
Trisomie 21 trisomy 21.
Trisomie-Syndrom *nt genet.* trisomy syndrome.
Trisomie 8-Syndrom *nt genet.* trisomy 8 syndrome, trisomy C syndrome.
Trisomie 13-Syndrom *nt genet.* Patau's syndrome, trisomy D syndrome, trisomy 13 syndrome.
Trisomie 14-Syndrom *nt genet.* trisomy 14 syndrome.
Trisomie 18-Syndrom *nt genet.* Edwards' syndrome, trisomy E syndrome, trisomy 18 syndrome.
Trisomie 21-Syndrom *nt genet.* Down's disease, Down's syndrome, trisomy 21 syndrome.
Tri·sti·chia·sis *f derm.* tristichia.

trit·ano·mal *adj ophthal.* tritanomalous.
Trit·ano·ma·le *m/f ophthal.* tritanomal.
Trit·ano·ma·lie *f ophthal.* tritanomaly, blue--yellow blindness.
trit·an·op *adj ophthal.* tritanopic.
Trit·an·ope *m/f ophthal.* tritanope.
Trit·an·opie *f ophthal.* tritanopia, tritanopsia, blue blindness.
Trit·an·op·sie *f* → *Tritanopie.*
Tri·ti·um *nt abbr.***T** *od.* **³H** *chem.* tritium, hydrogen-3.
tri·ti·um·mar·kiert *adj* tritiated, tritium--labeled.
Tri·to·qua·lin *nt pharm.* tritoqualine, tritocaline.
Tri·vi·al·na·me *m pharm.* trivial name.
Tri·ze·pha·lus *m embryo.* tricephalus.
Tri·zeps *m anat.* triceps muscle.
  T. brachii triceps muscle of arm, triceps brachii (muscle).
  T. surae triceps muscle of calf, triceps surae (muscle).
Tri·zeps·kopf *m anat.* head of triceps brachii muscle.
  äußerer T. lateral head of triceps brachii muscle, great head of triceps brachii muscle.
  innerer T. medial head of triceps brachii muscle, short head of triceps brachii muscle.
  langer T. long head of triceps brachii muscle, first head of triceps brachii muscle.
Tri·zeps·seh·nen·re·flex *m abbr.* **TSR** *physiol.* triceps reflex, elbow reflex.
tri·zy·klisch *adj chem., pharm.* tricyclic.
tro·chan·tär *adj anat.* trochanteric, trochanterian.
Tro·chan·ter *m anat.* trochanter.
  T. major greater trochanter.
  T. minor lesser trochanter, small trochanter.
Tro·chan·ter·pla·stik *f ortho.* trochanterplasty.
Tro·chan·ter·re·flex *m physiol.* trochanter reflex.
Tro·chis·kus *m pharm.* troche, lozenge, trochiscus, pastil.
Troch·lea *f anat.* trochlea.
  T. fibularis peroneal trochlea (of calcaneus), fibular trochlea (of calcaneus).
  T. humeri trochlea of humerus.
  T. talare/tali trochlea of talus.
Troch·lea·ris *m anat.* trochlear nerve, fourth nerve.
Troch·lea·ris·kern *m anat.* nucleus of trochlear nerve, trochlear nucleus.
Tro·cho·kar·die *f card.* trochocardia.
Tro·cho·ze·pha·lie *f embryo.* trochocephaly, trochocephalia.
trocken [k·k] *adj* dry; *patho.* xerotic.
Trocken·heit *f* dryness; *patho.* xerosis.
Trocken·milch [k·k] *f* dry milk, dried milk, milk powder, powdered milk.
Trocken·plas·ma [k·k] *nt hema.* dried plasma.

trock·nen I *vt* dry (*an* on); (*vollständig*) dehydrate, desiccate. **II** *vi* dry, become dry, get dry.
T-Röhrchen *nt chir.* T tube.
Troi·cart *m chir.* trocar.
Troisier: T.'-Knoten *m patho.* Troisier's node, Troisier's ganglion.
  T.-Syndrom *nt patho.* Troisier's syndrome.
Tro·kart *m chir.* trocar.
Trolard: T.'-Vene *f anat.* superior anastomotic vein, Trolard's vein.
Tröltsch: T.-Taschen *pl HNO* Tröltsch's recesses, Tröltsch's spaces.
Trom·bi·cu·la *f micro.* chigger mite, Trombicula.
Trombicula-Larve *f micro.* red bug, harvest mite, mower's mite, chigger.
Trom·bi·dio·se *f epidem.* trombiculiasis, trombidiiasis, trombidiosis.
Trom·mel·fell *nt anat.* tympanic membrane, eardrum, drum membrane, drum, tympanum, myrinx.
Trom·mel·fell·ent·fer·nung *f HNO* myringectomy, myringodectomy, tympanectomy.
Trom·mel·fell·ent·zün·dung *f HNO* tympanitis, myringitis.
Trom·mel·fell·na·bel *m anat.* umbo of tympanic membrane.
Trom·mel·fell·per·fo·ra·ti·on *f HNO* tympanic membrane perforation.
Trom·mel·fell·pla·stik *f HNO* tympanoplasty, myringoplasty.
Trom·mel·fell·re·flex *m HNO* Wilde's triangle, Politzer's cone, light reflex.
Trom·mel·fell·riß *m HNO* myringorupture.
Trom·mel·fell·rup·tur *f HNO* myringorupture.
Trom·mel·fell·schnitt *m HNO* myringotomy, tympanotomy, paracentesis.
Trom·mel·schle·gel *m histol.* drumstick.
Trom·mel·schle·gel·bil·dung *f patho.* (*Finger*) clubbing.
Trom·mel·schle·gel·fin·ger *pl patho.* drumstick fingers, clubbed fingers, clubbed digits, hippocratic fingers.
Trömmer: T.-Fingerzeichen *nt neuro.* Trömner's reflex, Hoffmann's reflex, digital reflex, snapping reflex.
Tro·pen *pl* tropical zone, tropics *pl.*
Tro·pen·ak·ne *f derm.* tropical acne.
Tro·pen·fie·ber *nt epidem.* falciparum fever, falciparum malaria, malignant tertian malaria, pernicious malaria.
Tro·pen·ge·schwür *nt epidem.* phagedenic ulcer, Malabar ulcer, tropical ulcer.
Tro·pen·kli·ma *nt* tropical climate.
Tro·pen·me·di·zin *f* tropical medicine.
Tropf *m inf.* → *Tropfinfusion.*
Tropf·ap·pa·rat *m pharm.* instillator.
Tröpf·chen *nt* droplet; (*Schweiß*) bead.
Tröpf·chen·in·fek·ti·on *f epidem.* aerosol infec-

tion, droplet infection.
tröp·feln I *vt* drop, drip (*auf* on to). II *vi*
dribble, drip, trickle, drop.
Trop·fen *m* **1.** drop; (*Schweiß*) bead. **2.** *pl*
pharm. drops, guttae. **hängender T.** *micro.*
hanging drop, hanging drop technique.
trop·fen I *vt* → *tröpfeln* I. II *vi* drip, drop;
(*sickern*) ooze; (*lecken*) leak, drip.
Trop·fen·herz *nt patho.* pendulous heart.
trop·fen·wei·se *adv* dropwise, by drops, drop
by drop.
Trop·fen·zäh·ler *m pharm.* dropper, medicine
dropper.
Trop·fer *m pharm.* dropper, medicine dropper.
Tropf·in·fu·si·on *f clin.* drip, instillation, instillment, instilment.
tro·phisch *adj* trophic.
Tro·pho·blast *m embryo.* trophoblast, tropho-
derm.
Tro·pho·bla·sten·zel·len *pl embryo.* tropho-
blastic cells.
Tro·pho·blast·rie·sen·zel·le *f patho.* tropho-
blast giant cell.
Troph·ödem *nt* trophedema, trophoedema.
chronisch hereditäres T. Milroy's edema,
Nonne-Milroy-Meige syndrome.
hereditäres T. hereditary lymphedema,
hereditary trophedema.
Tro·pho·lo·gie *f* trophology.
Tro·pho·neu·ro·se *f patho.* trophoneurosis,
trophoneurotic atrophy.
Tro·pho·pa·thie *f patho.* trophopathy.
Tro·pic·amid *nt pharm.* tropicamide.
tro·pisch *adj* tropical, tropic.
Tro·po·myo·sin *nt histol.* tropomyosin.
Trousseau: T.'-Punkt *m neuro.* Trousseau's
point, apophyseal point.
T.-Syndrom *nt patho.* Trousseau's syndrome.
T.'-Zeichen *nt patho.* Trousseau's sign,
Trousseau's phenomenon.
trü·be *adj* (*Flüssigkeit*) clouded, cloudy, turbid,
thick; (*Augen*) filmy, dull, dim.
Trüb·heit *f* (*Flüssigkeit*) cloud, cloudiness,
turbidity, turbidness; (*Augen*) dimness,
dullness; (*Harn*) nubecula, nebula.
Trü·bung *f* **1.** → *Trübheit.* **2.** (*Verstand*)
clouding (of consciousness), depression of
consciousness, somnolence, somnolency.
Trug·bild *nt psychia.* false perception, illusion,
hallucination.
Trüm·mer *pl patho.* debris, detritus.
Trüm·mer·bruch *m ortho.* comminuted fracture.
Trüm·mer·feld·zo·ne *f radiol.* Trümmerfeld
line.
Trüm·mer·zy·ste *f ortho.* (*Knochen*) ganglionic
cyst, subchondral cyst.
Trun·co·tha·la·mus *m anat.* truncothalamic
nuclei, nonspecific thalamic nuclei.
Trun·cus *m anat.* trunk, stem, body.

T. arteriosus *embryo.* truncus arteriosus.
T. brachiocephalicus brachiocephalic trunk,
brachiocephalic artery.
T. cerebri encephalic trunk, brain stem,
brainstem.
T. c(o)eliacus Haller's tripod, celiac axis,
celiac trunk.
T. costocervicalis *abbr.* **TCC** costocervical
trunk, costocervical axis.
T. encephali → *T. cerebri.*
Trunci *pl* **lymphatici** lymphatic trunks.
Trunci *pl* **plexus brachialis** trunks of brachial
plexus.
T. pulmonalis pulmonary trunk, pulmonary
artery, arterial vein.
T. sympatheticus/sympathicus sympathetic
chain, sympathetic trunk, sympathetic nerve,
gangliated cord, ganglionated cord.
T. thyrocervicalis *abbr.* **TTC** thyrocervical
trunk, thyroid axis.
T. vagalis vagal trunk.
Trun·ken·heit *f* alcohol intoxication,
drunkenness, inebriation, inebriety.
Trunk·sucht *f psychia.* alcoholism, alcohol
addiction, alcohol dependence, potomania.
trunk·süch·tig *adj* alcoholic, dipsomaniac.
Trun·kus·bi·fur·ka·ti·on *f anat.* bifurcation of
pulmonary trunk.
Trun·kus·sep·tum *nt anat.* aorticopulmonary
septum, truncus septum.
Try·pa·no·ly·se *f pharm.* trypanolysis.
try·pa·no·ly·tisch *adj pharm.* trypanolytic.
Try·pa·no·mia·sis *f* → *Trypanosomiasis.*
Try·pa·no·so·ma *nt micro.* Trypanosoma.
Try·pa·no·so·men·in·fek·ti·on *f* → *Trypanosomiasis.*
Try·pa·no·so·mia·sis *f epidem.* trypanosomiasis.
afrikanische T. African trypanosomiasis,
African sleeping sickness.
amerikanische T. Chagas' disease, Chagas-
-Cruz disease, schizotrypanosomiasis.
ostafrikanische T. acute sleeping sickness,
East African trypanosomiasis, East African
sleeping sickness.
westafrikanische T. chronic sleeping sickness,
West African sleeping sickness, West African
trypanosomiasis.
Try·pa·no·so·mid *nt derm.* trypanosomid,
trypanid, trypanosomal chancre.
Try·pa·no·so·mi·zid *nt pharm.* antitrypanoso-
mal, trypanocide, trypanosomicide.
try·pa·no·so·mi·zid *adj pharm.* trypanosomici-
dal, trypanocidal, trypanosomicide.
Try·pa·no·zid *nt* → *Trypanosomizid.*
try·pa·no·zid *adj* → *trypanosomizid.*
Tryp·ars·amid *nt pharm.* tryparsamide, trypo-
narsyl, trypotan.
Tryp·sin *nt biochem.* trypsin.
tryp·tisch *adj biochem.* tryptic.

Tryp·to·phan *nt abbr.* **Trp** *biochem.* trypto-phan, tryptophane.

Tryp·to·phan·test *m clin.* tryptophan reaction.

Tryp·to·phan·urie *f patho.* tryptophanuria.

Tse·tse·flie·ge *f bio.* tsetse, tsetse fly, tzetze, tzetze fly, Glossina.

TSH-Stimulationstest *m endo.* TSH test, thy-roid-stimulating hormone test.

T-Suppressorzelle *f immun.* T suppressor cell, suppressor cell.

Tsutsugamushi-Fieber *nt epidem.* tsutsuga-mushi disease, mite-borne typhus, scrub typhus, tropical typhus.

T-System *nt histol.* transverse system, T system, triad system.

t-Test *m stat.* Student's t-test, t-test.

T3/T-Rezeptor *m immun.* T cell antigen recep-tor, T3/T cell receptor.

T-Tubulus *m histol.* T tubule, transverse tubule.

Tu·ami·no·hep·tan *nt pharm.* tuaminoheptane.

Tu·ba *f anat.* tube, tuba, canal.

  T. auditiva/auditoria auditory tube, salpinx, syrinx, eustachian tube, eustachium, oto-pharyngeal tube.

  T. uterina ovarian canal, fallopian tube, uter-ine tube, oviduct, salpinx.

tu·bal *adj* tubal.

tu·bar *adj* tubal.

Tu·bar·ab·ort *m gyn.* tubal abortion.

Tu·bar·gra·vi·di·tät *f* → *Tubenschwanger-schaft.*

Tu·bar·rup·tur *f gyn.* tubal rupture.

Tu·bar·schwan·ger·schaft *f* → *Tubenschwan-gerschaft.*

Tubbs: T.-Dilatator *m HTG* Tubbs' dilator.

Tu·be *f* → *Tuba.*

Tu·ben·ab·szeß *m gyn.* tubal ovarian abscess.

Tu·ben·ade·no·my·om *nt gyn.* endosalpin-goma.

Tu·ben·am·pul·le *f gyn.* ampulla of (uterine) tube.

Tu·ben·blocka·de [k·k] *f HNO* tubal block, ear block.

Tu·ben·buch·ten *pl histol.* air cells of auditory tube, tubal air cells.

Tu·ben·durch·läs·sig·keit *f HNO* tubal paten-cy.

Tu·ben·en·do·me·trio·se *f gyn.* endosalpingo-sis, endosalpingiosis.

Tu·ben·en·ge *f anat.* **1.** isthmus of auditory tube, isthmus of eustachian tube. **2.** isthmus of uterine tube, isthmus of fallopian tube.

Tu·ben·ent·zün·dung *f HNO* eustachian salpingitis, eustachitis.

Tu·ben·fal·ten *pl anat.* tubal folds (of uterine tube), folds of uterine tube.

Tu·ben·fim·bri·en *pl anat.* fimbriae of uterine tube.

Tu·ben·funk·ti·on *f HNO* tubal function.

Tu·ben·in·fek·ti·on *f HNO* tubal infection.

Tu·ben·in·fun·di·bu·lum *nt anat.* infundibulum of uterine tube.

Tu·ben·isth·mus *m* → *Tubenenge.*

Tu·ben·kar·zi·nom *nt* **1.** HNO tubal carcino-ma. **2.** *gyn.* tubal carcinoma, carcinoma of fallopian tube.

Tu·ben·ka·tarrh *m* → *Tubenentzündung.*

Tu·ben·ka·the·ter *m HNO* eustachian catheter.

Tu·ben·ka·the·te·ris·mus *m HNO* tubal cathe-terization.

Tu·ben·knor·pel *m anat.* cartilage of auditory tube, eustachian cartilage, tubal cartilage.

Tu·ben·ko·lik *f gyn.* tubal colic.

Tu·ben·man·del *f anat.* eustachian tonsil, Gerlach's tonsil, tubal tonsil.

Tu·ben·mo·le *f gyn.* tubal mole.

Tu·ben·mu·ko·sa *f histol.* endosalpinx.

Tu·ben·mün·dung *f anat.* uterine ostium of uterine tube, uterine opening of uterine tube.

Tu·ben·naht *f gyn.* salpingorrhaphy.

Tu·ben·per·fla·ti·on *f gyn.* pertubation, per-flation, insufflation.

Tu·ben·pla·stik *f gyn.* salpingoplasty, tubo-plasty.

Tu·ben·pol *m anat.* tubal extremity (of ovary).

Tu·ben·rup·tur *f gyn.* tubal rupture.

Tu·ben·schleim·haut *f* **1.** *gyn.* mucosa of uter-ine tube, endosalpinx. **2.** HNO mucosa of auditory tube.

Tu·ben·schwan·ger·schaft *f gyn.* tubal preg-nancy, fallopian pregnancy, oviductal preg-nancy, salpingocyesis. **ampulläre T.** ampullar pregnancy.

Tu·ben·trich·ter *m anat.* infundibulum of uter-ine tube.

Tu·ben·ver·schluß *m HNO* tubal occlusion.

Tu·ben·wulst *m anat.* salpingopalatine fold, nasopharyngeal fold, torus tubarius.

Tu·ben·zel·len *pl histol.* air cells of auditory tube, tubal air cells.

Tu·ber *nt anat.* tuber, tuberosity, swelling, protuberance.

  T. calcanei calcaneal tuber, calcaneal tuber-osity.

  T. frontale frontal tuber, frontal eminence, frontal prominence.

  T. ischiadicum/ischiale ischial tuberosity, sciatic tuber.

Tu·ber·cu·lin *nt* → *Tuberkulin.*

Tu·ber·cu·lo·ma *nt patho.* tuberculoma.

Tu·ber·cu·lo·sis *f epidem.* tuberculosis.

  T. cutis cutaneous tuberculosis, dermal tuber-culosis, tuberculoderma.

  T. cutis colliquativa tuberculous gumma, metastatic tuberculous abscess.

  T. cutis papulonecrotica papulonecrotic tuberculid, papulonecrotic tuberculosis.

  T. cutis verrucosa *derm.* postmortem wart, prosector's wart, anatomical tubercle, necro-

genic wart, tuberculous wart.
T. miliaris miliary tuberculosis, disseminated tuberculosis, general tuberculosis.
Tu·ber·cu·lum *nt anat.* tubercle.
T. anatomicum *derm.* postmortem wart, prosector's wart, anatomical tubercle, necrogenic wart, tuberculous wart.
T. anterius anterior tubercle of cervical vertebrae, carotid tubercle.
T. auriculare auricular tubercle, Darwin tubercle, darwinian tubercle.
T. calcanei tubercle of calcaneus, calcaneal tubercle.
T. caroticum → *T. anterius.*
T. corniculatum corniculate tubercle, Santorini's tubercle.
T. dorsale Lister's tubercle, dorsal tubercle (of radius).
T. majus greater tuberosity of humerus, greater tubercle, tubercle of Meckel.
T. minus lesser tuberosity, lesser tubercle, tubercle of Weber.
Tuber-Gelenkwinkel *m radiol.* tuber angle.
Tu·ber·kel *m* 1. *anat.* → *Tuberculum.* 2. *patho.* tubercle. **verkäsender T.** *patho.* yellow tubercle, caseous tubercle, soft tubercle.
tu·ber·kel·ähn·lich *adj patho.* tubercular, tuberculate, tuberculated, tuberculoid.
Tu·ber·kel·ba·zil·lus *m* → *Mycobacterium tuberculosis.*
Tu·ber·kel·bil·dung *f patho.* tuberculation, tuberculization.
Tu·ber·ku·lid *nt derm.* tuberculid.
nodöses T. Bazin's disease, nodular tuberculid.
papulonekrotisches T. papulonecrotic tuberculid, papulonecrotic tuberculosis.
Tu·ber·ku·lin *nt immun.* tuberculin. **gereinigtes T.** *abbr.* **GT** purified protein derivate of tuberculin, P.P.D. tuberculin.
Tu·ber·ku·lin·an·ti·kör·per *m immun.* antituberculin.
Tu·ber·ku·lin·ein·heit *f abbr.* **TE** *immun.* tuberculin unit.
Tuberkulin-Original-Alt *nt abbr.* **TOA** *immun.* old tuberculin, Koch's tuberculin.
Tu·ber·ku·lin·re·ak·ti·on *f immun.* tuberculin reaction.
Tu·ber·ku·lin·sen·si·bi·li·tät *f immun.* tuberculin sensitivity.
Tuberkulin-Test *m immun.* tuberculin test.
Tuberkulin-Typ *m* **der Überempfindlichkeitsreaktion** *immun.* delayed-type hypersensitivity, delayed allergy, delayed hypersensitivity, cell-mediated hypersensitivity, tuberculin-type hypersensitivity.
Tu·ber·ku·lo·derm *nt derm.* tuberculoderma.
tu·ber·ku·lo·id *adj* 1. *patho.* tuberculoid. 2. *anat.*, *patho.* tubercular, tuberculate, tuberculated, tuberculoid

Tu·ber·ku·lom *nt patho.* tuberculoma.
tu·ber·ku·lös *adj epidem.* tuberculous, tuberculotic, scrofulous, scrofular.
Tu·ber·ku·lo·se *f abbr.* **Tb** *od.* **Tbc** *od.* **Tbk** tuberculosis.
disseminierte T. disseminated tuberculosis.
hämatogene postprimäre T. hematogenous tuberculosis.
inaktive T. healed tuberculosis, arrested tuberculosis, inactive tuberculosis.
miliare T. miliary tuberculosis, disseminated tuberculosis, general tuberculosis.
offene T. open tuberculosis.
postprimäre T. postprimary tuberculosis, reinfection tuberculosis, adult tuberculosis, secondary tuberculosis.
verheilte/vernarbte T. → *inaktive T.*
tu·ber·ku·lo·se·ar·tig *adj patho.* tuberculoid.
Tu·ber·ku·lo·se·ba·zil·lus *m* → *Mycobacterium tuberculosis.*
Tu·ber·ku·lo·se·sep·sis *f patho.* tuberculous sepsis.
Tu·ber·ku·lo·si·li·ko·se *f pulmo.* tuberculosilicosis.
Tu·ber·ku·lo·sta·ti·kum *nt pharm.* tuberculostat, antituberculotic.
tu·ber·ku·lo·sta·tisch *adj pharm.* antituberculotic, antituberculous, tuberculostatic.
tu·ber·ku·lo·zid *adj pharm.* tuberculocidal.
tu·be·rös *adj patho.* tuberous, tuberose, nodular.
Tu·be·ro·sis *f patho.* tuberosis.
Tu·be·ro·si·tas *f anat.* tuberosity, tubercle, protuberance, elevation.
T. deltoidea deltoid tuberosity of humerus, deltoid ridge, deltoid tubercle.
T. glut(a)ealis gluteal eminence (of femur), gluteal tuberosity of femur.
T. radii tuberosity of radius, radial tuberosity, bicipital tuberosity.
T. sacralis sacral tuberosity.
T. tibiae tuberosity of tibia.
T. ulnae tuberosity of ulna.
tu·bo·ab·do·mi·nal *adj* tuboabdominal.
Tu·bo·cu·ra·rin *nt pharm., anes.* tubocurarine.
Tu·bo·cu·ra·rin·chlo·rid *nt pharm., anes.* tubocurarine chloride.
Tu·bo·ova·ri·al·ab·szeß *m gyn.* tubo-ovarian abscess.
Tu·bo·ova·ri·al·schwan·ger·schaft *f gyn.* tubo-ovarian pregnancy.
Tu·bor·rhoe *f HNO* tuborrhea.
Tu·bo·tor·si·on *f gyn.* tubotorsion, tubatorsion; *HNO* tubotorsion, tubatorsion.
tu·bo·tym·pa·nal *adj anat.* tubotympanic, tubotympanal.
Tu·bo·tym·pa·num *nt anat.* tubotympanum.
tu·bo·ute·rin *adj gyn.* tubouterine, uterotubal.
tu·bu·lär *adj* tube-shaped, tubular, tubuliform.
Tu·bu·li·sa·ti·on *f neurochir.* tubulization.

Tubuli-seminiferi-Dysgenese *f urol.* seminiferous tubule dysgenesis.

Tu·bu·lo·ne·phro·se *f patho.* tubular nephrosis.

Tu·bu·lo·pa·thie *f patho.* (*Niere*) tubulopathy. **cholämische T.** cholemic tubulopathy. **hypokaliämische T.** hypokalemic tubulopathy.

Tu·bu·lor·rhe·xis *f patho.* (*Niere*) tubulorrhexis.

Tu·bu·lus *m anat.* tubule, tubulus. **distaler T.** (*Niere*) distal tubule. **proximaler T.** (*Niere*) proximal tubule. **Tubuli** *pl* **renales** renal tubules, uriniferous tubules, uriniparous tubules. **Tubuli** *pl* **renales contorti** convoluted renal tubules. **Tubuli** *pl* **renales recti** straight renal tubules, Bellini's ducts, Bellini's tubules. **Tubuli** *pl* **seminiferi** seminiferous tubules.

Tu·bu·lus·atro·phie *f patho.* (*Niere*) tubular atrophy.

Tu·bu·lus·ek·ta·sie *f patho.* (*Niere*) tubular ectasia.

Tu·bu·lus·epi·the·li·en *pl histol.* (*Niere*) tubular cells.

Tu·bu·lus·ne·kro·se *f patho.* (*Niere*) tubular necrosis. **akute T.** acute tubular necrosis, lower nephron nephrosis.

Tu·bu·lus·ne·phro·se *f patho.* tubular nephrosis.

Tu·bu·lus·zel·len *pl histol.* (*Niere*) tubular cells.

Tu·bu·lus·zy·ste *f patho.* (*Niere*) tubular cyst, tubulocyst.

Tu·bus *m* **1.** *anat.* tube, canal. **2.** *clin.* tube.

Tu·bus·ent·fer·nung *f clin.* extubation.

Tuch *nt chir.* towel; drape, cloth.

Tuff·stein·lun·ge *f pulmo.* pumice lung, metastatic pulmonary calcinosis, tufa lung.

Tu·lar·ämie *f epidem.* tularemia, Francis disease, Ohara's disease, rabbit fever, deer-fly fever. **pulmonale T.** tularemic pneumonia, pulmonary tularemia, pulmonic tularemia.

Tu·la·rin *nt immun.* tularin.

Tu·mes·zenz *f patho.* tumescence, tumefaction, turgescence.

Tu·mor *m patho.* **1.** (*Schwellung*) tumor, swelling, lump, tumescence, tumefaction. **2.** (*Neubildung*) tumor, new growth, growth, neoplasm, swelling, oncoma. **benigner T.** innocent tumor, benign tumor. **embryonaler T.** embryonal tumor, embryonic tumor, embryoma. **epithelialer T.** epithelial tumor, epithelioma. **maligner T.** malignant tumor; cancer.

tu·mor·af·fin *adj patho.* tumoraffin, oncotropic.

Tu·mor·an·ti·gen *nt immun.* tumor antigen, T antigen, neoantigen.

tu·mor·ar·tig *adj patho.* tumor-like, tumorous.

tu·mor·as·so·zi·iert *adj* tumor-associated.

tu·mor·bil·dend *adj patho.* tumorigenic, blastomogenic, blastomogenous.

Tu·mor·bil·dung *f patho.* oncogenesis, blastomatosis, tumorigenesis.

Tu·mor·bio·lo·gie *f patho.* tumor biology.

Tu·mor·em·bo·lus *m patho.* tumor embolus.

Tu·mor·ent·ste·hung *f →* Tumorbildung.

Tu·mor·ge·ne·se *f →* Tumorbildung.

Tu·mor·gra·ding *nt patho.* tumor grading.

Tu·mor·hi·sto·lo·gie *f patho.* tumor histology.

Tu·mor·im·mu·ni·tät *f immun.* tumor immunity.

Tu·mor·im·mu·no·lo·gie *f immun.* tumor immunology.

tu·mo·ri·zid *adj pharm.* tumoricidal.

Tu·mor·kap·sel *f patho.* capsule.

Tu·mor·lei·den *nt patho.* neoplastic disease.

tumor-like lesions *pl patho.* tumor-like lesions.

Tu·mor·mar·ker *m patho.* tumor marker.

Tu·mor·me·ta·sta·se *f patho.* metastatic tumor, metastasis.

Tumor-Nekrose-Faktor *m abbr.* **TNF** cachectin, tumor necrosis factor.

tu·mo·rös *adj patho.* tumor-like, tumorous.

Tu·mor·re·gres·si·on *f patho.* tumor regression.

Tu·mor·rie·sen·zel·le *f patho.* tumor giant cell.

tu·mor·spe·zi·fisch *adj patho.* tumor-specific.

Tu·mor·sta·ging *nt patho.* tumor staging.

Tu·mor·the·ra·pie *f clin.* treatment of tumors, oncotherapy.

Tu·mor·vi·ren *pl micro.* tumor viruses.

Tu·mor·zel·le *f patho.* tumor cell, cancer cell.

Tu·mor·zer·falls·syn·drom *nt patho.* tumor lysis syndrome.

Tun·ga *f micro.* sand flea, Tunga.

Tun·gia·sis *f epidem.* tungiasis.

Tu·ni·ca *f anat.* tunic, coat, covering. **T. adventitia** adventitia, external coat, adventitial coat; (*Gefäß*) extima. **T. albuginea ovarii** albuginea of ovary, albugineous coat, albugineous tunic. **T. albuginea testis** albuginea, albugineous tunic, fibrous coat of testis. **T. conjunctiva** conjunctiva. **T. conjunctiva bulbaris** bulbar conjunctiva, ocular conjunctiva. **T. conjunctiva palpebralis** palpebral conjunctiva. **T. dartos** dartos fascia of scrotum. **T. elastica** *histol.* elastic tunic, elastica. **T. fibrosa** fibrous tunic, fibrous coat. **T. intima** Bichat's tunic, intima, endangium. **T. media** media; elastica. **T. mucosa** mucous coat, mucous membrane, mucous tunic, mucosa. **T. mucosa bronchiorum** bronchial mucosa. **T. mucosa coli** colonic mucosa, mucous membrane of colon.

T. mucosa gastris mucosa of stomach, mucous membrane of stomach.

T. mucosa intestini tenuis mucous membrane of small intestine, mucosa of small intestine.

T. mucosa nasi nasal mucosa, pituitary membrane (of nose).

T. mucosa (o)esophagi esophageal mucosa, mucous membrane of esophagus.

T. mucosa oris mucosa of mouth, mucous membrane of mouth, oral mucosa.

T. mucosa recti mucous membrane of rectum, mucosa of rectum.

T. mucosa tracheae mucosa of trachea, tracheal mucosa.

T. mucosa uteri uterine mucosa, mucosa of uterus, endometrium.

T. mucosa vaginae mucosa of vagina, vaginal mucosa.

T. mucosa ventriculi → *T. mucosa gastris.*

T. mucosa vesicae urinariae mucosa of urinary bladder, mucous membrane of urinary bladder.

T. muscularis muscular coat, muscular tunic, muscularis.

T. propria proper coat, proper tunic, propria.

T. serosa serous tunic, serous coat, serous membrane, serosa.

T. vasculosa bulbis vascular coat of eye, uveal coat, uveal tract, uvea.

Tun·nel *m* (*a. histol.*) tunnel; (*Protein*) channel. **äußerer T.** (*Ohr*) external tunnel, outer tunnel.
innerer T. (*Ohr*) inner tunnel, Corti's tunnel, canal of Corti, arcuate zone.

Tun·nel·lym·phe *f histol.* cortilymph.

Tun·nel·pro·te·in *nt biochem.* channel protein.

Tun·nel·se·hen *nt ophthal.* tubular vision, tunnel vision.

Tup·ek·to·mie *f neurochir.* corticectomy.

Tüp·fe·lung *f histol.* punctation, stippling; *derm.* mottling.

tup·fen *vt* swap, dap.

Tup·fer *m* swab, sponge, pledget.

Tur·ban·tu·mor *m derm.* turban tumor, cylindroma, cylindroadenoma.

Tur·bin·ek·to·mie *f HNO* turbinectomy, conchotomy.

Tur·bi·no·to·mie *f HNO* turbinotomy.

Türck: T.'-Bündel *nt anat.* Türck's bundle, Türck's tract, temporopontine tract.

Turcot: T.-Syndrom *nt patho.* Turcot syndrome, glioma-polyposis syndrome.

Turek: T.-Operation *f urol.* Turek's operation.

Tur·ges·zenz *f patho.* turgescence, tumescence, tumefaction, swelling.

Tur·gor *m histol.* turgor.

Tu·ri·sta *f epidem.* traveler's diarrhea, turista.

Türk: T.'-Reizformen *pl hema.* Türk's cells, Türk's irritation leukocytes.

Turm·schä·del *m embryo.* tower skull, tower head, steeple skull, acrocephaly, turricephaly, oxycephaly, hypsicephaly.

Turner: T.'-Zeichen *nt clin.* Grey Turner's sign, Turner's sign.

Tur·ri·ze·pha·lie *f* → *Turmschädel.*

tus·si·gen *adj* tussigenic.

tus·si·par *adj* tussigen.

Tus·sis *f* cough, tussis. **T. convulsiva** whooping cough, pertussis.

TWAR-Chlamydien *pl micro.* TWAR chlamydiae, TWAR strains.

T-Welle *f physiol.* (*EKG*) T wave.

Twort-d'Herelle: T.-d'H.-Phänomen *nt immun.* Twort-d'Herelle phenomenon, d'Herelle phenomenon, Twort phenomenon.

Tyl·ek·to·mie *f gyn.* (*Brust*) partial mastectomy, segmental mastectomy, lumpectomy, tylectomy.

Ty·lo·ma *nt derm.* tyloma, tyle, callus, callosity, keratoma.

Ty·lo·sis *f* → *Tyloma.*

Ty·lo·xa·pol *nt pharm.* tyloxapol.

tym·pa·nal *adj anat.* tympanal, tympanic.

Tym·pan·ek·to·mie *f HNO* tympanectomy.

Tym·pa·nia *f patho.* flatulent colic, tympanism, tympany, meteorism.

tym·pa·nisch *adj* (*Schall*) tympanic, tympanitic.

tym·pa·ni·tisch *adj* → *tympanisch.*

tym·pa·no·gen *adj HNO* tympanogenic.

Tym·pa·no·gramm *nt HNO* tympanogram.

Tym·pa·no·ma·sto·idi·tis *f HNO* tympanomastoiditis.

Tym·pa·no·me·trie *f HNO* tympanometry.

Tym·pa·non *nt* → *Tympanum.*

Tym·pa·no·pho·nie *f HNO* autophony, tympanophonia, tympanophony.

Tym·pa·no·pla·stik *f HNO* tympanoplasty.

Tym·pa·no·skle·ro·se *f HNO* tympanosclerosis.

Tym·pa·no·to·mie *f HNO* tympanotomy, myringotomy.

Tym·pa·num *nt anat.* tympanum, tympanic cavity, drum.

Typ *m* **1.** *genet.* type, variety. **2.** *psycho., allg.* type, typus. **3.** *immun.* type.

Ty·pen·spe·zi·fi·tät *f immun.* type specificity.

Typhl·ek·to·mie *f chir.* typhlectomy, cecectomy.

Ty·phli·tis *f patho.* typhlenteritis, typhlitis, typhloenteritis, typhloteritis, cecitis.

Ty·phlo·ko·li·tis *f patho.* typhlocolitis.

Ty·phlo·li·thia·sis *f patho.* typhlolithiasis.

Ty·phlo·me·ga·lie *f patho.* typhlomegaly.

Ty·phlo·pe·xie *f chir.* typhlopexy, cecopexy, cecofixation.

Ty·phlo·pto·se *f patho.* typhloptosis, cecoptosis.

Ty·phlo·sto·mie *f chir.* typhlostomy, cecostomy.

Ty·phlo·to·mie *f chir.* cecotomy, typhlotomy.

ty·phös *adj patho.* typhus-like, typhoid, typhoidal, typhous.

Ty·phus *m* (**abdominalis**) *epidem.* typhoid fever, enteric fever, typhoid, abdominal typhoid.

T. ambulatorius ambulatory typhoid, latent typhoid, walking typhoid.

T. exanthematicus classic typhus, epidemic typhus, European typhus, exanthematous typhus, louse-borne typhus.

ty·phus·ar·tig *adj* → *typhös.*

Ty·phus·ba·zil·lus *m* → *Salmonella typhi.*

Ty·phus·impf·stoff *m immun.* typhoid vaccine.

Typhus-Paratyphus-Impfstoff *m immun.* typhoid and paratyphoid vaccine.

Ty·phus·pneu·mo·nie *f pulmo.* typhoid pneumonia.

Ty·phus·vak·zi·ne *f immun.* typhoid vaccine.

Ty·phus·zel·len *pl patho.* typhic corpuscles.

Ty·ping *nt immun.* typing.

ty·pisch *adj* typical, characteristic, characteristical (*für* of).

Ty·pi·sie·rung *f immun.* typing.

Ty·po·lo·gie *f psycho.* typology.

Ty·pus *m* → *Typ.*

Ty·ro·ci·din *nt pharm.* tyrocidine, tyrocidin.

Tyrode: T.-Lösung *f clin.* Tyrode's solution.

ty·ro·gen *adj patho.* tyrogenous.

Ty·rom *nt patho.* caseous tumor, tyroma.

Ty·ro·pha·gus *m micro.* meal mite, Tyrophagus, Tyroglyphus.

Ty·ro·sin *nt abbr.* **Tyr** *biochem.* hydroxyphenylalanine, tyrosine.

Ty·ro·sin·ämie *f patho.* tyrosinemia, hypertyrosinemia. **transitorische T. des Neugeborenen** type VII hyperphenylalaninemia, neonatal tyrosinemia.

Ty·ro·sin·ami·no·trans·fe·ra·se *f abbr.* **TAT** *biochem.* tyrosine aminotransferase, tyrosine transaminase.

Ty·ro·sin·ami·no·trans·fe·ra·se·man·gel *m patho.* tyrosine aminotransferase deficiency, type II tyrosinemia, Richner-Hanhart syndrome.

Ty·ro·si·no·se *f patho.* type I tyrosinemia, tyrosinosis, type VIII hyperphenylalaninemia, hereditary tyrosinemia, hepatorenal tyrosinemia.

Ty·ro·sin·urie *f patho.* tyrosinuria.

Ty·ro·sis *f patho.* tyrosis, caseation.

Ty·ro·thri·cin *nt pharm.* tyrothricin.

Ty·ro·to·xi·ko·se *f patho.* cheese poisoning, tyrotoxicosis, tyrotoxism.

Tyson: T.'-Drüsen *pl anat.* glands of Tyson, preputial glands, glands of Haller, crypts of Littre.

T-Zacke *f physiol.* (*EKG*) T wave.

Tzanck: T.-Test *m derm.* Tzanck test.

T.-Zelle *f derm.* Tzanck cell.

T-Zellantigen *nt immun.* T cell antigen.

T-Zellantigenrezeptor *m immun.* T cell antigen receptor, T3/T cell receptor.

T-Zelle *f immun.* thymic lymphocyte, T-lymphocyte, T cell. **zytotoxische T.** cytotoxic T-cell, cytotoxic T-lymphocyte, T killer cell.

T4$^+$-Zelle *f immun.* T4$^+$ lymphocyte, CD4 lymphocyte.

T8$^+$-Zelle *f immun.* T8$^+$ lymphocyte, CD8 lymphocyte.

T-Zellen-abhängig *adj immun.* T cell-dependent.

T-Zellenlymphom *nt immun.* T-cell lymphoma.

T-Zellen-System *nt immun.* T-cell system.

T-Zellen-unabhängig *adj immun.* T cell-independent.

T-Zell-Immundefekt *m immun.* cellular immunodeficiency.

T-Zell-Leukämie-Virus *nt,* **humanes** *abbr.* **HTLV** human T-cell leukemia virus, human T-cell lymphoma virus, human T-cell lymphotropic virus.

T-Zell-Lymphom *nt hema.* T-cell lymphoma.

T-Zell-lymphotropes-Virus *nt,* **humanes** *abbr.* **HTLV** *micro.* human T-cell leukemia virus, human T-cell lymphoma virus, human T-cell lymphotropic virus.

T-Zell-Pseudolymphom *nt hema.* lymphomatoid papulosis.

T-Zell-Rezeptor *m abbr.* **TCR** *immun.* T cell receptor.

T-Zell-System *nt immun.* T-cell system.

T-Zellvorläuferzelle *f hema.* T cell progenitor.

T-Zellymphom [ll·l] *nt hema.* T-cell lymphoma.

T-Zonenlymphom *nt hema.* T-zone lymphoma.

U

übel *adj* sick, queasy, ill; (*schlimm*) bad, nasty.
mir ist ü. I feel sick/queasy/ill.
Übel·keit *f* sickness, queasiness, nausea. **mor·gendliche Ü. der Schwangeren** morning sickness (of pregnancy).
über·ak·tiv *adj* **1.** *patho.* hyperactive, overactive. **2.** *psychia.* hyperactive, overactive.
Über·ak·ti·vi·tät *f* **1.** *patho.* hyperactivity, overactivity, superactivity. **2.** *psychia.* hyperactivity, overactivity.
über·an·stren·gen I *vt* overexert, overstrain, overwork, strain. **II** *vr* **sich ü.** overexert o.s., overstrain o.s.
Über·an·stren·gung *f* overexertion, overstrain, strain.
über·be·an·spru·chen *vt* overstrain, overstress, overuse.
Über·be·an·spru·chung *f* overstrain, overstress, overuse.
Über·be·at·mung *f* overventilation.
Über·be·fruch·tung *f* embryo. superfetation, superimpregnation, hypercyesis.
Über·bein *nt ortho.* myxoid cyst, synovial cyst, ganglion.
über·be·la·sten *vt* overburden, overload, overstrain.
Über·be·la·stung *f* overburden, overload, overstrain.
über·deh·nen *vt* (*Gelenk*) overextend, hyperextend; (*Muskel*) strain, overstretch, stretch.
über·dehnt *adj* (*Gelenk*) overextended, hyperextended; (*Muskel*) strained.
über·do·sie·ren *vt clin.* overdose.
Über·do·sie·rung *f clin.* overdosage.
Über·do·sis *f clin.* overdose. **eine Ü. verabrei·chen** overdose.
Über·druck *m* positive pressure, hyperbaric pressure.
Über·druck·an·äs·the·sie *f anes.* hyperbaric anesthesia.
Über·druck·be·at·mung *f IC* positive pressure ventilation.
intermittierende Ü. intermittend positive pressure breathing, intermittent positive pressure ventilation.
kontinuierliche assistierte Ü. continuous posi-

tive pressure ventilation.
Über·druck·be·hand·lung *f clin.* aeropiesotherapy.
Über·druck·kam·mer *f clin.* hyperbaric chamber.
Über·druck·nar·ko·se *f anes.* hyperbaric anesthesia.
Über·druck·the·ra·pie *f clin.* aeropiesotherapy.
über·emp·find·lich *adj* (*a. psycho.*) irritable, sensitive, hypersensitive (*gegen* to); *immun.* hypersensitive, oversensitive, allergic (*gegen* to).
Über·emp·find·lich·keit *f* (*a. psycho.*) irritability, sensitivity, hypersensitivenes (*gegen* to); *immun.* hypersensitivity, oversensitivity, allergy (*gegen* to). **anaphylaktische Ü.** → Typ I *Überempfindlichkeitsreaktion.*
Über·emp·find·lich·keits·re·ak·ti·on *f immun.* hypersensitivity reaction, allergic reaction, hypersensitivity, allergy.
anaphylaktischer Typ → *Typ* I.
Arthus-Typ → *Typ* III.
Ü. vom Soforttyp → *Typ* I.
Spät-Typ → *Typ* IV.
Tuberkulin-Typ → *Typ* IV.
Typ I type I hypersensitivity, anaphylactic hypersensitivity, immediate hypersensitivity (reaction), anaphylaxis.
Typ II type II hypersensitivity, cytotoxic hypersensitivity.
Typ III type III hypersensitivity, Arthus-type reaction, immune complex hypersensitivity.
Typ IV type IV hypersensitivity, delayed-type hypersensitivit, delayed hypersensitivity (reaction), T cell-mediated hypersensitivity, tuberculin-type hypersensitivity.
T-zellvermittelte Ü. → *Typ* IV.
Ü. vom zytotoxischen Typ → *Typ* II.
über·ent·wickelt [k·k] *adj patho.* overdeveloped, hypertrohic.
Über·ent·wick·lung *f patho.* overdevelopment, hypertrophy.
Über·er·näh·rung *f* overnutrition, hypernutrition, supernutrition.
über·er·reg·bar *adj neuro., psycho.* overexcita-

ble, hyperexcitable.

Über·er·reg·bar·keit *f neuro., psycho.* overexcitability, hyperexcitability.

nervöse U. Beard's disease, neurasthenia, nervous exhaustion, fatigue neurosis.

neuromuskuläre Ü. apyretic tetanus, benign tetanus, intermittent cramp, tetany.

Über·funk·ti·on *f patho.* overactivity, superfunction, hyperfunction.

Über·gangs·epi·thel *nt histol.* transitional epithelium.

Über·gangs·epi·thel·pa·pil·lom *nt patho.* transitional cell papilloma.

Über·gangs·nä·vus *m derm.* junction nevus, epidermic-dermic nevus.

Über·gangs·sta·di·um *nt* transition, transition period, transitional stage.

Über·gangs·zel·le *f histol.* transitional cell.

Über·gangs·zell·kar·zi·nom *nt patho.* transitional cell carcinoma.

Über·gangs·zo·ne *f histol.* transitonal zone.

gastroösophagale Ü. → *ösophagogastrale Ü.*

kortikomedulläre Ü. (*Niere*) corticomedullary junction (of kidney).

ösophagogastrale Ü. esophagogastric junction, cardioesophageal junction, gastroesophageal junction.

pharyngoösophageale Ü. pharyngoesophageal junction.

Über·gangs·zu·stand *m* transition state, transitional state.

über·ge·ben *vr sich ü.* vomit, be sick, bring up, throw up.

Über·ge·wicht *nt* overweight.

über·ge·wich·tig *adj* overweight.

Über·Ich *nt psycho.* superego.

Über·kom·pen·sa·ti·on *f psycho., patho.* overcompensation.

über·kom·pen·sie·ren *vt, vi psycho., patho.* overcompensate.

Über·kopf·ver·ti·kal·ex·ten·si·on *f ortho.* gallows traction, overhead traction, Bryant's traction.

Über·la·ge·rung *f phys.* overlap, interference, superposition. **psychogene Ü.** *psycho.* emotional overlay, psychogenic overlay, overlay.

über·la·sten *vt (a. patho.)* overburden, overload, overstrain, stress.

Über·la·stung *f* overload; overburden, overstrain, overstress, stress.

Über·la·stungs·syn·drom *nt patho.* overloading syndrome.

Über·lauf·bla·se *f,* **neurogene** *urol.* uninhibited neurogenic bladder.

Über·lauf·pro·te·in·urie *f patho.* overflow proteinuria.

Über·le·ben *nt* survival.

über·le·ben *vi* survive.

Über·le·ben·de *m/f* survivor.

Über·le·bens·chan·ce *f* chance of survival.

Über·le·bens·quo·te *f* → *Überlebensrate.*

Über·le·bens·ra·te *f* survival rate.

Über·le·gen·heit *f (geistige, körperliche)* superiority.

Über·le·gen·heits·kom·plex *m psycho.* superiority complex.

Über·lei·tung *f physiol.* transmission (*zu* to). **aberrierende Ü.** *card.* aberrant complex. **atrioventrikuläre Ü.** *physiol.* A-V conduction, atrioventricular conduction.

Über·lei·tungs·zeit *f card.* conduction time.

über·mü·det *adj* overtired, overweary.

Über·mü·dung *f* fatigue, overfatigue.

über·prü·fen *vt clin., lab.* check, check out, check over, look over, inspect; (*untersuchen*) examine, study, investigate. **stichprobenweise ü.** spot-check.

Über·prü·fung *f* check, check-over, check-up, inspection; (*Untersuchung*) examination, study, investigation.

Über·re·ak·ti·on *f* overreaction (*auf* to).

über·reif *adj patho.* overmature, hypermature; *ped.* postmature.

Über·rei·fe *f ped.* overmaturity, overdevelopment, postmaturity.

über·rei·zen *vt* overstrain, overexcite, overstimulate.

über·reizt *adj* overexcited, overstrained.

Über·schwän·ge·rung *f embryo.* superfecundation.

über·schwel·lig *adj physiol., psycho.* supraliminal, suprathreshold.

Über·sichts·stu·die *f clin.* surveillance study.

über·ste·hen *vi (Krankheit)* get over, overcome; (*überleben*) survive, come through.

über·streck·bar *adj (Gelenk)* hyperextendible, hyperextendable.

Über·streck·bar·keit *f ortho.* (*Gelenk*) hyperextendibility, hyperextendability.

über·strecken [k·k] *vt (Gelenk)* overextend, hyperextend, superextend.

Über·streckung [k·k] *f (Gelenk)* overextension, superextension, hyperextension.

über·trag·bar *adj (Krankheit)* transmittable, infectious, infective, contagious, communicable (*auf* to).

Über·trag·bar·keit *f (Krankheit)* contagiosity, communicableness, communicability, infectiosity, infectiousness, infectiveness, infectivity; *psycho.* transferability, transmissibility.

über·tra·gen[1] *adj* 1. *gyn.* (*Schwangerschaft*) post-term, postmature. 2. (*Schmerz*) referred.

über·tra·gen[2] I *vt (Krankheit)* carry over, pass on, transmit (*auf* to); (*Organ*) transplant, graft (*auf* to); (*Blut*) transfuse; (*Schall*) propagate, carry. II *vr sich auf jdn. ü.* (*Krankheit*) be passed on to s.o., be communicated to s.o.

durch die Luft ü. airborne.

durch Nahrung(smittel) ü. food-borne.

durch Staubpartikel ü. dust-borne.
durch Wasser ü. water-borne.
Über·trä·ger *m* **1.** *biochem.* transmitte, carrier.
2. *epidem.* carrier, carrier state.
Über·tra·gung *f* (*Krankheit*) transmission (*auf* to); (*Blut*) transfusion; (*Schall*) propagation; *genet.* transmission; *psycho.* transference.
Über·tra·gungs·neu·ro·se *f* *psychia.* transference neurosis.
Über·ven·ti·la·ti·on *f* *patho.*, *IC* overventilation, hyperventilation.
Über·wär·mung *f* (**therapeutische**) hyperthermia, hyperthermy.
Über·wäs·se·rung *f* *patho.* hyperhydration.
Über·weib·chen *nt* *genet.* superfemale.
über·wei·sen *vt* (*Patient*) refer (*an* to).
Über·wei·sung *f* (*Patient*) referral.
ubi·qui·tär *adj* ubiquitous.
Übung *f* practice; (*Erfahrung*) experience. **in Ü. sein** be in practice. **aus der Ü. sein** be out of practice. **in Ü. bleiben** keep in practice.
Uehlinger: **U.-Syndrom** *nt* *patho.* Uehlinger's syndrome.
U-Gips *m* *ortho.* sugar tong plaster splint, U-slab.
Uhl: **U.'-Anomalie** *f* *card.* (*Herz*) Uhl's anomaly.
Uhr *f* clock; (*Armbanduhr*) watch. **rund um die U.** around-the-clock, round-the-clock. **biologische/innere U.** *physiol.* internal clock, body clock, biological clock.
Ul·cus *nt* *patho.* ulcer, ulceration.
  U. corneae *ophthal.* corneal ulcer, helcome.
  U. corneae serpens *ophthal.* serpiginous corneal ulcer, Saemisch's ulcer, serpiginous keratitis, hypopyon keratitis.
  U. cruris varicosum → *U. varicosum.*
  U. cruris venosum → *U. venosum.*
  U. dendriticum *ophthal.* dendriform ulcer, dendritic ulcer.
  U. duodeni duodenal ulcer.
  U. durum *epidem.* hard ulcer, syphilitic ulcer, hard chancre, true chancre.
  U. hypertonicum hypertensive ischemic ulcer.
  U. jejuni jejunal ulcer.
  U. molle *epidem.* soft chancre, soft ulcer, venereal sore, venereal ulcer, chancroid.
  U. penetrans penetrating ulcer.
  U. pepticum peptic ulcer.
  U. perforans perforated ulcer.
  U. phagedaenicum perambulating ulcer, sloughing ulcer, phagedenic ulcer.
  U. pyloricum pyloric ulcer.
  U. rodens *derm.* rodent ulcer, rodent cancer, Clarke's ulcer, Krompecher's tumor.
  U. serpens serpiginous ulcer, creeping ulcer.
  U. simplex simple ulcer.
  U. trophicum trophic ulcer.
  U. trophoneuroticum neurotrophic ulcer, trophoneurotic ulcer.

  U. tropicum *epidem.* Malabar ulcer, tropical ulcer, phagedenic ulcer.
  U. varicosum varicose ulcer, stasis ulcer.
  U. venosum gravitational ulcer, stasis ulcer.
  U. ventriculi gastric ulcer, ventricular ulcer, ulcer of the stomach.
  U. vulvae acutum Lipschütz's ulcer.
Ule·gy·rie *f* *neuro.* ulegyria.
Ul·ery·the·ma *nt* *derm.* ulerythema.
Ul·kus *nt* *patho.* ulcer, ulceration.
  entzündetes U. inflamed ulcer.
  ischämisches U. hypertensive ischemic ulcer.
  neurogenes U. neurogenic ulcer, neuropathic ulcer.
  penetrierendes U. penetrating ulcer.
  peptisches U. peptic ulcer.
  perforiertes U. perforated ulcer.
  verheiltes U. healed ulcer.
Ul·kus·kar·zi·nom *nt* *patho.* ulcer carcinoma, ulcerocarcinoma.
Ul·kus·krank·heit *f* *patho.* peptic ulcer disease, ulcer disease.
Ul·kus·pla·stik *f* *chir.* helcoplasty.
Ul·kus·the·ra·pie *f* *clin.* antiulcer therapy.
Ul·kus·ver·sor·gung *f* *chir.* helcoplasty.
Ullrich-Feichtiger: **U.-F.-Syndrom** *nt* *patho.* Ullrich-Feichtiger syndrome.
Ullrich-Scheie: **U.-S.-Syndrom** *nt* *patho.* Scheie's syndrome, mucopolysaccharidosis I S.
Ullrich-Turner: **U.-T.-Syndrom** *nt* *genet.* Turner's syndrome, XO syndrome.
Ul·na *f* *anat.* ulna, elbow bone, cubitus.
Ul·na·apla·sie *f* *embryo.* ulna aplasia.
Ul·na·dia·phy·se *f* *anat.* body of ulna, shaft of ulna.
Ul·na·frak·tur *f* *ortho.* ulnar fracture, fractured ulna.
Ul·na·hy·po·pla·sie *f* *embryo.* ulna hypoplasia.
Ul·na·köpf·chen *nt* *anat.* head of ulna.
ul·nar *adj* *anat.* ulnar, cubital.
Ul·nar·ab·duk·ti·on *f* *ortho.* ulnar abduction.
Ul·nar·de·via·ti·on *f* *ortho.* ulnar deviation.
Ul·na·ris·throm·bo·se *f* *patho.* ulnar artery thrombosis.
Ul·nar·tun·nel *m* Goyon's canal, ulnar tunnel.
Ul·nar·tun·nel·syn·drom *nt* *neuro.* ulnar tunnel syndrome.
Ul·na·schaft *m* *anat.* body of ulna, shaft of ulna.
ul·no·kar·pal *adj* *anat.* ulnocarpal.
ul·no·ra·di·al *adj* *anat.* ulnoradial.
Ul·tra·hoch·fre·quenz·dia·ther·mie *f* *clin.* ultrashort-wave diathermy.
Ul·tra·kurz·wel·len·dia·ther·mie *f* *clin.* ultra-short-wave diathermy.
ul·tra·kurz·wir·kend *adj* *pharm.* ultrashort acting.
Ul·tra·mi·kro·skop *nt* *histol.* ultramicroscope.
Ul·tra·mi·kro·sko·pie *f* *histol.* ultramicroscopy.

ul·tra·mi·kro·sko·pisch *adj histol.* ultramicroscopic; (*Größe*) ultramicroscopic, ultravisible.

Ul·tra·rot *nt abbr.* **UR** *phys.* infrared, infrared light, ultrared, ultrared light.

Ul·tra·rot·licht *nt* → *Ultrarot.*

Ul·tra·schall *m abbr.* **US** *phys.* ultrasound.

Ul·tra·schall·dia·gno·stik *f radiol.* echography, ultrasonography, sonography.

ul·tra·schall·durch·läs·sig *adj radiol.* sonolucent.

Ul·tra·schall·durch·läs·sig·keit *f radiol.* sonolucency.

Ul·tra·schall·ge·rät *nt radiol.* sonograph, ultrasonograph.

Ul·tra·schall·kar·dio·gra·phie *f abbr.* **UKG** *card.* echocardiography, ultrasonic cardiography, ultrasound cardiography.

Ul·tra·schall·ke·pha·lo·me·trie *f embryo.* ultrasonographic cephalometry.

Ul·tra·schall·mam·mo·gra·phie *f gyn.* ultrasound mammography.

Ul·tra·schall·mi·kro·skop *nt* ultrasonic microscope.

Ul·tra·schall·pho·no·kar·dio·gra·phie *f card.* echophonocardiography.

Ul·tra·schall·ver·ne·be·lung *f clin.* ultrasonic atomization, ultrasonic nebulization.

Ul·tra·schall·ver·neb·ler *m clin.* ultrasonic nebulizer.

Ul·tra·schall·wel·len *pl phys.* ultrasound, ultrasonic waves.

Ul·tra·struk·tur *f histol.* fine structure, ultrastructure.

Ul·tra·vio·lett *nt abbr.* **UV** *phys.* ultraviolet, ultraviolet light.

Ul·tra·vio·lett·licht *nt* → *Ultraviolett.*

Ul·tra·vio·lett·mi·kro·skop *nt histol.* ultraviolet microscope.

Ul·tra·vio·lett·strah·lung *f phys.* ultraviolet rays *pl*, ultraviolet radiation.

Ul·ze·ra·ti·on *f patho.* ulcer formation, ulceration, helcosis. **aphthöse U.** aphthous ulceration.

ul·ze·ra·tiv *adj patho.* ulcerative, ulcerous.

ul·ze·rie·ren *vi patho.* ulcerate.

ul·ze·ro·gen *adj patho.* ulcer-producing, ulcerative, ulcerous, ulcerogenic.

Ul·ze·ro·ge·ne·se *f patho.* ulcer formation, ulcerogenesis.

ul·ze·ro·mem·bra·nös *adj patho.* ulceromembranous.

ul·ze·ro·phleg·mo·nös *adj patho.* ulcerophlegmonous.

ul·ze·rös *adj patho.* ulcerative, ulcerous.

Um·bau·ga·stri·tis *f patho.* transformation gastritis.

Um·bau·zo·ne *f patho.* reconstruction zone.

Um·bi·li·cus *m anat.* navel, belly-button, umbilicus, umbo, omphalos.

um·bi·li·kal *adj anat.* umbilical, omphalic.

Um·bi·li·kal·ar·te·rie *f embryo.* umbilical artery.

Um·bi·li·kal·kreis·lauf *m embryo.* allantoic circulation, umbilical circulation.

Um·bi·li·kal·ve·ne *f embryo.* umbilical vein.

Um·bo *m anat.* umbo. **U. membranae tympani** umbo of tympanic membrane.

Um·feld *nt* (*a. psycho.*) environment, field, surrounding(s *pl*).

Um·gang *m* (*Patient*) handling (*mit* of), dealing (*mit* with).

Um·ge·bung *f physiol.*, *socio.* environment, milieu, surrounding(s *pl*).

Um·ge·bungs·tem·pe·ra·tur *f* ambient temperature, environmental temperature.

um·ge·hen *vt* bypass, circumvent; *fig.* (*Problem*) avoid, short-circuit, bypass.

Um·ge·hungs·ana·sto·mo·se *f chir.* bypass, shunt.

Um·ge·hungs·pla·stik *f chir.* bypass, shunt.

Um·kehr *f* (*a. genet.*) reversion, reversal (*zu* to). **pharmakologische U.** pharmacologic reversal.

um·kehr·bar *adj phys.*, *mathe.* reversible.

Um·kehr·ent·wick·lung *f histol.*, *patho.* reversal process.

Um·kehr·ex·tra·sy·sto·le *f card.* return extrasystole, retrograde extrasystole.

Um·kehr·po·ten·ti·al *nt physiol.* reversal potential.

Um·keh·rung *f* (*a. genet.*) reversion (*zu* to); *phys.*, *radiol.* reversal.

Um·klei·de·ka·bi·ne *f* changeroom, cubicle, changing room.

Um·klei·de·raum *m* changeroom, cubicle, changing room.

um·kom·men *vi forens.* be killed, die.

Um·krüm·mungs·gips·lie·ge·scha·le *f ortho.* corrective plaster shell.

Um·lauf *m derm.* paronychia, perionychia, perionyxis.

um·lei·ten *vt chir.* bypass, divert.

Um·lei·tung *f chir.* bypass, diversion.

um·pflan·zen *vt chir.* transplant, graft; replant, reimplant.

Um·schlag *m clin.*, *pharm.* compress, pack. **einen kalten U. machen** cold-pack. **feuchter U.** wet compress, wet pack. **feucht-warmer U.** fomentation, stupe. **kalter U.** cold pack. **warmer U.** warm pack.

um·schnei·den *vt chir.* circumcise.

Um·schnei·dung *f chir.* circumcision.

Um·ste·chungs·li·ga·tur *f chir.* suture ligature.

Um·ste·chungs·naht *f chir.* suture ligature.

um·stel·len *vt* (*Lebensweise*, *Diät*) change, adapt, readjust, adjust (*auf* to).

Um·stel·lung *f* (*Lebensweise*, *Diät*) change, adaption, readjustment, adjustment (*auf* to).

Um·stel·lungs·osteo·to·mie *f ortho.* displacement osteotomy.

um·stül·pen *vt ophthal.* (*nach außen*) ectropionize; (*nach innen*) entropionize.

um·wan·deln *vt* (*a. histol.*) convert, transform, change (*in* in, into).

Um·wand·lung *f* (*a. histol.*) change, conversion, transformation (*in* into), modification, metamorphosis.

Um·wand·lungs·zo·ne *f gyn.* transformation zone.

Um·welt *f* (*a. bio.*) environment.

Um·welt·be·din·gun·gen *pl* environmental conditions.

Um·welt·be·la·stung *f* environmental load.

Um·welt·fak·tor *m* environmental factor.

Um·welt·me·di·zin *f* environmental medicine.

Um·welt·phy·sio·lo·gie *f* environmental physiology.

Um·welt·psy·cho·lo·gie *f* environmental psychology.

Um·welt·rei·ze *pl physiol.* environmental stimuli.

Um·welt·ver·schmut·zung *f* pollution, environmental pollution.

um·wickeln [k·k] *vt* (*verbinden*) wrap, wrap up, bandage, swaddle, swathe.

un·ab·hän·gig *adj* independent (*von* of); *physiol.* autonomic, autonomous.

Un·ab·hän·gig·keit *f* independence, independency (*von* of); *physiol.* autonomy.

un·ab·sicht·lich *adj physiol.* (*Bewegung*) involuntary, unintended, unintentional.

un·an·ge·nehm *adj* disagreeable, unpleasant; (*Geruch*) offensive.

un·auf·hör·lich *adj* (*a. patho.*) continued, continuous, perpetual.

un·aus·ge·reift *adj* (*a. patho.*) immature.

un·be·ab·sich·tigt *adj physiol.* (*Bewegung*) involuntary, unintended, unintentional.

un·be·dingt *adj physiol., psycho.* unconditioned.

un·be·haart *adj derm.* hairless; (*kahl*) bald.

un·be·han·delt *adj* (*Patient*) unattended, untreated.

un·be·wußt *adj physiol.* involuntary, mechanic; *psycho.* unconscious, subconscious.

un·bieg·sam *adj* (*a. ortho.*) inflexible, rigid.

Un·bieg·sam·keit *f* (*a. ortho.*) inflexibility, inflexibleness, rigidity.

un·blu·tig *adj chir.* bloodless.

un·cha·rak·te·ri·stisch *adj clin.* (*Symptom*) characterless.

Un·cus *m anat.* uncus; (*ZNS*) uncinate gyrus, uncus.

Un·de·ca·pre·nol *nt pharm.* undecaprenol, undecaprenyl alcohol, bactoprenol.

Un·de·cy·len·säu·re *f pharm.* undecylenic acid, undecenoic acid.

Underwood: U.'-Krankheit *f ped.* Underwood's disease, sclerema, subcutaneous fat

necrosis of the newborn.

un·deut·lich *adj* (*Sprache*) inarticulated, inarticulate; (*Gedanken*) confused, dim, cloudy, blurred.

un·dif·fe·ren·ziert *adj* (*a. histol.*) undifferentiated.

Un·di·ne *f ophthal.* undine.

Undine-Syndrom *nt patho.* sleep apnea (syndrome), sleep-induced apnea (syndrome), Ondine's curse.

Undritz: U.-Anomalie *f hema.* Undritz's anomaly, hereditary hypersegmentation of neutrophils.

un·durch·läs·sig *adj* impermeable, impervious (*für* to); *phys.* opaque.

Un·durch·läs·sig·keit *f* impermeability, imperviousness; *phys.* opacity, opaqueness.

un·ehe·lich *adj* illegitimate.

un·emp·fäng·lich *adj* (*a. physiol.*) unresponsive, insensitive, insensible (*für* to).

Un·emp·fäng·lich·keit *f* (*a. physiol.*) unresponsiveness, insensitiveness, insensitivity, insensibility (*für* of, to).

un·emp·find·lich *adj* (*a. physiol.*) impervious, insensitive, insusceptible, insensible (*gegen* to); (*Schmerz*) indolent (*gegen* to); *physiol.* refractory.

Un·emp·find·lich·keit *f* (*a. physiol.*) imperviousness, insensitiveness, insensitivity, insusceptibility, insensibility (*gegen* to); (*Schmerz*) indolence (*gegen* to); *physiol.* refractoriness (*für* to).

un·er·träg·lich *adj* (*Schmerz*) excruciating, unendurable, unbearable.

un·fä·hig *adj* unable (*zu tun* to do), incompetent (*zu tun* to do), incapable (*zu* of).

Un·fä·hig·keit *f* inability, incompetence, incapacity, incapacitation, incapability.

Un·fall *m* accident, (*Verkehr*) crash. **einen U. haben** have an accident.

häuslicher U. domestic accident.

tödlicher U. fatal, fatality.

Un·fall·ge·fahr *f* danger of accident.

Un·fall·neu·ro·se *f psycho.* pension neurosis, compensation neurosis.

Un·fall·op·fer *nt* casualty, victim (of an accident).

Un·fall·re·ak·ti·on *f*, **tendenziöse** → *Unfall-neurose.*

Un·fall·tod *m* accidental death, death by accident.

un·fall·ver·letzt *adj* injured, traumatized.

Un·fall·ver·let·zung *f* accidental injury, accidental trauma, casualty.

un·frei·wil·lig *adj* (*a. physiol.*) involuntary.

un·frucht·bar *adj andro., gyn.* sterile, infecund, infertile, barren.

Un·frucht·ba·rkeit *f andro., gyn.* sterility, infecundity, infertility, barrenness.

un·ge·bo·ren *adj* unborn. **das Ungeborene** the

unborn.

un·ge·fähr·lich *adj* not dangerous, harmless, safe.

un·ge·hemmt *adj physiol.* uninhibited, unrestrained.

un·ge·nieß·bar *adj* inedible, unpalatable.

un·ge·öff·net *adj patho.* atretic, atresic, imperforate.

un·ge·rinn·bar *adj hema.* incoagulable.

Un·ge·rinn·bar·keit *f hema.* incoagulability.

un·ge·sal·zen *adj* unsalted.

un·ge·sät·tigt *adj biochem.* unsaturated.
einfach u. monounsaturated.
mehrfach u. polyenoic, polyunsaturated.

un·ge·sund *adj* unhealthy, insalubrious; (*Ernährung*) unwholesome; (*schädigend*) bad, noxious (*für* to).

un·ge·wollt *adj* (*Kind*) unwanted; (*a. physiol.*) involuntary, unintentional, unintended.

Un·ge·zie·fer *nt hyg.* vermin, bugs *pl.*

Un·ge·zie·fer·be·kämp·fung *f hyg.* disinsectization, disinsection.

un·gif·tig *adj* nonpoisonous, nontoxic.

Un·glück *nt* (*Unfall*) accident.

Un·glücks·fall *m* (*Unfall*) accident.

Un·gu·en·tum *nt abbr.* Ung *od.* Ungt. *pharm.* ointment, unguent, unguentum, salve.

Un·gu·is *m anat.* nail, nail plate, unguis.

un·gün·stig *adj* (*Prognose*) unfavorable, bad, infaust, ill.

un·heil·bar *adj* (*Krankheit*) incurable, immedicable, untreatable, terminal.

Un·heil·bar·keit *f* (*Krankheit*) incurability.

un·hy·gie·nisch *adj* insanitary, unhygienic, unsanitary.

uni·fo·kal *adj patho.* unifocal.

uni·ka·me·ral *adj histol.* unicameral, unicamerate, unilocular.

uni·la·te·ral *adj neuro.* unilateral, monolateral.

uni·oku·lär *adj ophthal.* uniocular.

uni·po·lar *adj histol., physiol.* unipolar.

uni·va·lent *adj immun.* univalent, monovalent.

Uni·va·lenz *f immun.* univalence, monovalence.

Uni·ver·sal·emp·fän·ger *m immun.* universal recipient, general recipient.

Uni·ver·sal·spen·der *m immun.* universal donor, general donor.

uni·ver·sell *adj* universal, general.

uni·zel·lu·lär *adj histol.* unicellular, monocellular, monocelled.

Unk·ar·thro·se *f* → *Unkovertebralarthrose.*

un·klar *adj* unclear, confused; (*undeutlich*) blurred, indistinct.

un·kom·pli·ziert *adj* (*a. ortho.*) uncomplicated, simple.

un·kon·trol·lier·bar *adj* uncontrollable.

un·ko·or·di·niert *adj physiol., neuro.* uncoordinated, atactic, out of phase.

Un·ko·to·mie *f neurochir.* uncotomy.

Un·ko·ver·te·bral·ar·thro·se *f ortho.* uncovertebral spondylosis, intervertebral spondylosis, uncarthrosis.

Un·kraut·ver·nich·tungs·mit·tel *nt chem.* weed killer, herbicide.

Unk·ti·on *f clin.* unction.

un·mit·tel·bar *adj* (*zeitlich, räumlich*) immediate, direct.

un·mün·dig *adj* minor, under age.

Un·mün·dig·keit *f* nonage, minority.

Unna: U.'-**Krankheit** *f derm.* Unna's disease, seborrhea, seborrheic dermatitis.
U.-**Pastenschuh** *m derm.* Unna's boot, Unna's paste boot.

Unna-Politzer: U.-P.-**Nackennävus** *m derm.* Unna's nevus, nape nevus, nuchal nevus.

Unna-Thost: **Morbus** *m* U.-T. *derm.* Unna-Thost syndrome, diffuse palmoplantar keratoderma.

un·na·tür·lich *adj* abnormal, unnatural.

un·nor·mal *adj* abnormal, anomalous.

un·or·ga·ni·siert *adj* (*a. patho.*) unorganized.

un·päß·lich *adj* u. sein be indisposed, feel unwell, be ailing.

Un·päß·lich·keit *f* indisposition.

un·phy·sio·lo·gisch *adj patho.* unphysiologic.

un·re·gel·mä·ßig *adj* (*Atmung, Puls*) irregular; (*Bewegung*) erratic, unsteady, atactic.

Un·re·gel·mä·ßig·keit *f* irregularity; unsteadiness.

un·reif *adj* immature, unripe; *ped.* dysmature, immature.

Un·rei·fe *f* immaturity, unripeness. U. des Frühgeborenen *ped.* immaturity.

Un·ru·he *f* unrest, restlessness, uneasiness; (*ängstliche U.*) anxiety, agitation.

un·ru·hig *adj* restless, uneasy; anxious, agitated.

un·schäd·lich *adj* harmless, innoxious.

un·si·cher *adj* (*Gang*) wobbly, unsteady; (*instabil*) insecure, unsafe, unsteady, unstable; *psycho.* unsure, insecure.

Un·si·cher·heit *f* (*Gang*) unsteadiness; (*Instabilität*) insecurity, unsafeness, unsteadiness, instability; *psycho.* insecurity.

un·spe·zi·fisch *adj patho.* unspecific, aspecific, nonspecific, (*Behandlung*) nonspecific.

un·still·bar *adj* (*Erbrechen, Blutung*) uncontrollable; (*Durst, Hunger*) insatiable, insatiate, unappeasable.

Un·still·bar·keit *f* (*Durst, Hunger*) insatiability, insatiableness.

un·tä·tig *adj* inactive, unactive; *psycho.* passive.

Un·tä·tig·keit *f* inactivity, inaction; *psycho.* passiveness.

Un·ter·arm *m anat.* forearm, antibrachium, antebrachium.

Un·ter·arm·am·pu·ta·ti·on *f ortho.* below-elbow amputation, amputation of/through the forearm.

Un·ter·arm·fas·zie *f anat.* antebrachial fascia, deep fascia of forearm.

Un·ter·arm·gips *m ortho.* below-elbow cast.

Un·ter·arm·re·gi·on *f anat.* antebrachial region.

Un·ter·arm·schaft·frak·tur *f ortho.* forearm fracture.

Un·ter·bauch *m anat.* hypogastric region, pubic region, hypogastrium.

Un·ter·bauch·ge·gend *f* → *Unterbauch.*

Un·ter·bauch·schmer·zen *pl* lower abdominal pain.

Un·ter·be·la·stung *f patho.* underload, underloading.

un·ter·be·lich·ten *vt radiol.* underexpose, undertime.

Un·ter·be·lich·tung *f radiol.* underexposure.

un·ter·be·wer·ten *vt clin.* underrate, underestimate, undervalue.

Un·ter·be·wer·tung *f clin.* underestimate, underestimation, underrating.

un·ter·be·wußt *adj* subconscious.

Un·ter·be·wußt·sein *nt* subconscious, subconsciousness.

un·ter·bin·den *vt (Zufuhr)* cut off; *chir.* ligate, ligature, tie up.

Un·ter·bin·dung *f chir.* ligation, ligature.

un·ter·do·sie·ren *vt clin., pharm.* underdose.

Un·ter·do·sie·rung *f clin., pharm.* underdose.

Un·ter·druck *m* **1.** negative pressure, suction. **2.** *card.* hypotension, arterial hypotension, low blood pressure.

un·ter·drücken [k·k] *vt* suppress, repress.

un·ter·durch·schnitt·lich *adj* (*a. psycho.*) subnormal, below (the) average.

un·ter·ent·wickelt [k·k] *adj* underdeveloped, badly developed, undersized; *psychia.* infantile, backward.

Un·ter·ent·wick·lung *f* underdevelopment; *patho.* hypotrophy, hypoplasia, hypoplasty.

un·ter·er·nährt *adj* undernourished, underfed; malnourished.

Un·ter·er·näh·rung *f* undernutrition, underfeeding, hypoalimentation; malnutrition.

Un·ter·funk·ti·on *f patho.* impaired function, insufficient function, hypofunction.

Un·ter·ge·wicht *nt* underweight.

un·ter·ge·wich·tig *adj* underweight.

Un·ter·haut *f anat.* subcutis, hypoderma, hypodermis, subcutaneous fascia.

Un·ter·haut·bin·de·ge·we·be *nt histol.* subcutaneous tissue.

Un·ter·haut·fett·ge·we·be *nt histol.* subcutaneous fat, pannus.

Un·ter·haut·zell·ge·we·be *nt histol.* hypoderm, hypoderma, hypodermis.

Un·ter·kie·fer *m anat.* mandible, mandibula, lower jaw, lower jaw bone.

Un·ter·kie·fer·ar·te·rie *f anat.* inferior alveolar

artery, mandibular artery.

Un·ter·kie·fer·ast *m anat.* ramus of mandible.

Un·ter·kie·fer·drei·eck *nt anat.* submandibular trigone, submandibular triangle.

Un·ter·kie·fer·drü·se *f anat.* submandibular gland, mandibular gland.

Un·ter·kie·fer·ent·fer·nung *f HNO* mandibulectomy.

Un·ter·kie·fer·ge·lenk *nt anat.* mandibular joint, temporomandibular joint, temporomaxillary joint.

Un·ter·kie·fer·ka·nal *m anat.* mandibular canal, inferior dental canal.

Un·ter·kie·fer·kno·chen *m* → *Unterkiefer.*

Un·ter·kie·fer·köpf·chen *nt anat.* mandibular condyle, condylar process.

Un·ter·kie·fer·lymph·kno·ten *m anat.* mandibular lymph node.

Un·ter·kie·fer·nerv *m anat.* inferior alveolar nerve, inferior dental nerve.

Un·ter·kie·fer·re·flex *m physiol.* chin reflex, mandibular reflex, jaw reflex.

Un·ter·kie·fer·re·sek·ti·on *f HNO* mandibulectomy.

Un·ter·kie·fer·spei·chel·drü·se *f* → *Unterkieferdrüse.*

Un·ter·kie·fer·win·kel *m anat.* angle of mandible, submaxillary angle.

Un·ter·kie·fer·zahn·rei·he *f anat.* inferior dental arch, mandibular arch.

un·ter·kühlt *adj* (*Körper*) hypothermal, hypothermic.

Un·ter·küh·lung *f patho.* hypothermia, hypothermy.

Un·ter·lap·pen *m* (*Lunge*) inferior pulmonary lobe, inferior lobe of lung.

Un·ter·leib *m* belly, abdomen, lower abdomen; hypogastric region, pubic region, hypogastrium.

Un·ter·leibs·schmer·zen *pl patho.* lower abdominal pain.

Un·ter·lid *nt anat.* lower eyelid, lower lid.

Un·ter·lid·fur·che *f anat.* infrapalpebral sulcus.

Un·ter·lid·plat·te *f anat.* inferior tarsus, tarsal plate of lower eyelid.

Un·ter·lid·re·gi·on *f anat.* inferior palpebral region.

Un·ter·lip·pe *f anat.* inferior lip, lower lip, underlip.

Un·ter·lip·pen·ar·te·rie *f anat.* inferior labial artery.

Un·ter·lip·pen·bänd·chen *nt anat.* inferior labial frenulum, frenulum of lower lip.

Un·ter·lip·pen·re·gi·on *f anat.* inferior labial region.

Un·ter·lip·pen·schlag·ader *f* → *Unterlippenarterie.*

Un·ter·lip·pen·ve·nen *pl anat.* inferior labial veins.

Un·ter·schen·kel *m anat.* lower leg, leg, crural

region, crus, cnemis.

Un·ter·schen·kel·am·pu·ta·ti·on *f ortho.* below-knee amputation, amputation of/through the (lower) leg.

Un·ter·schen·kel·ar·te·ri·en *pl anat.* arteries of (lower) leg.

Un·ter·schen·kel·fas·zie *f anat.* crural fascia, fascia of leg, crural aponeurosis.

Un·ter·schen·kel·gips *m ortho.* below-knee cast, BK cast, short leg cast.

Un·ter·schen·kel·pro·the·se *f ortho.* below--knee prosthesis.

Un·ter·schen·kel·re·gi·on *f anat.* crural region, crural surface.

Un·ter·schen·kel·stumpf *m ortho.* below-knee stump.

un·ter·schwel·lig *adj physiol., psycho.* sub-threshold, subliminal.

un·ter·setzt *adj (Statur)* thick-set, squat, stocky, pyknic.

Un·ter·stich·pro·be *f stat.* undersample.

un·ter·stüt·zen *vt* help, aid, assist, support; *(fördern)* promote.

Un·ter·stüt·zung *f* help, aid, assistance, support; *(Förderung)* promotion.

Un·ter·stüt·zungs·kon·trak·ti·on *f physiol.* afterloaded contraction.

un·ter·su·chen *vt* **1.** *lab.* analyze, assay; test *(auf* for). **2.** *clin.* examine, inspect, investigate. **3.** *(wissenschaftlich)* examine, study, investigate, explore, research. **4.** *(überprüfen)* examine *(auf* for), check upon, check on, look into, go into.

Un·ter·su·chung *f* **1.** *lab.* analysis, assay, test. **2.** *clin.* *(Patient)* examination, assessment, inspection, investigation. **3.** *(wissenschaftliche U.)* examination (of, into sth.), study *(über* of), investigation (into, of), research *(nach* after, for; *über* into, on), research work *(über* into, on); exploration. **4.** *(Überprüfung)* examination, check-over, check, check-up; inquiry (of, into).

abdominelle U. abdominal examination.

ärztliche U. medical examination, medical.

äußerliche U. inspection.

chirurgische U. surgical exploration.

digitale U. digital examination.

eingehende U. close investigation.

erneute U. reexamination.

gründliche U. check-over, check-up, close investigation, work-up.

klinische U. clinical examination.

körperliche U. physical examination, physical, somatoscopy.

rektale U. rectal examination.

vaginale U. vaginal examination.

Un·ter·su·chungs·be·fund *m* findings *pl.*

körperlicher U. physical findings.

Un·ter·su·chungs·ka·bi·ne *f* cubicle.

Un·ter·su·chungs·ma·te·ri·al *nt* specimen.

Un·ter·tem·pe·ra·tur *f clin.* hypothermia, hypothermy.

Un·ter·wä·sche *f* underwear, underclothes *pl,* underclothing.

Un·ter·was·ser·gym·na·stik *f heilgymn.* hydro-gymnastics *pl.*

Un·ter·was·ser·mas·sa·ge *f heilgymn.* under-water massage, hydromassage.

un·trink·bar *adj* undrinkable.

un·ver·än·dert *adj (Zustand)* unchanged.

un·ver·bun·den *adj neuro.* incoherent, disjointed.

Un·ver·bun·den·heit *f neuro.* incoherence, incoherency.

un·ver·dau·lich *adj* indigestible, undigestible.

Un·ver·dau·lich·keit *f* indigestibility.

un·ver·daut *adj* undigested.

un·ver·hei·ra·tet *adj* not married, single.

un·ver·letzt *adj* uninjured, unhurt, unharmed, unwounded.

Unverricht: U.-Syndrom *nt neuro.* Unverricht's syndrome, myoclonus epilepsy, progressive familial myoclonic epilepsy.

un·ver·sorgt *adj (Wunde)* unattended.

un·ver·träg·lich *adj immun.* incompatible *(mit* with); *pharm.* intolerable, intolerant.

Un·ver·träg·lich·keit *f immun.* incompatibility, incompatibleness; *pharm.* intolerability, intolerance.

Un·ver·träg·lich·keits·re·ak·ti·on *f immun.* incompatibility reaction.

un·ver·wun·det *adj* uninjured, unwounded, unhurt, unharmed.

un·wahr·schein·lich *adj (a. stat.)* unlikely, improbable.

Un·wahr·schein·lich·keit *f (a. stat.)* improbability.

un·will·kür·lich *adj physiol.* involuntary; instinctive, unconscious; automatic, consensual.

un·wirk·sam *adj* ineffective, ineffectual; inactive.

Un·wirk·sam·keit *f* ineffectiveness, ineffectuality; inactivity.

un·wohl *adj* **sich u. fühlen** be/feel unwell, feel sickish, be poorly.

Un·wohl·sein *nt* indisposition, unwellness, malaise.

un·zu·rech·nungs·fä·hig *adj* unsound of mind, of unsound mind, insane, lunatic.

Un·zu·rech·nungs·fä·hig·keit *f* diminished responsibility, insanity.

un·zu·rei·chend *adj* insufficient.

un·zu·sam·men·hän·gend *adj neuro.* incoherent, disjointed.

Up·take *nt radiol.* uptake.

Ura·chus *m embryo.* urachus.

Ura·chus·fal·te *f anat.* median umbilical fold.

Ura·chus·fi·stel *f patho.* urachal fistula.

Ura·chus·si·nus *m embryo.* urachal sinus.

Ura·chus·strang *m anat.* median umbilical ligament.
Ura·chus·zy·ste *f patho.* allantoic cyst, urachal cyst.
Ur·ämie *f patho.* uremia, azotemia, urinemia, toxuria.
ur·ämi·gen *adj patho.* uremigenic.
ur·ämisch *adj patho.* uremic, uremigenic.
Ura·ni·tis *f HNO* uranisconitis, palatitis.
Ura·no·pla·stik *f HNO* palatoplasty, staphyloplasty, uranoplasty.
Ura·nor·rha·phie *f HNO* uranorrhaphy, palatorrhaphy, staphylorrhaphy.
Ura·no·schi·sis *f embryo.* cleft palate, palatoschisis, uranoschisis, uranoschism.
Ura·no·sta·phy·lo·pla·stik *f HNO* uranostaphyloplasty, uranostaphylorrhaphy.
Ura·no·sta·phy·lo·schi·sis *f embryo.* uranostaphyloschisis, uranoveloschisis.
Urat *nt chem.* urate.
Urat·ämie *f patho.* uratemia.
urat·auf·lö·send *adj pharm.* uratolytic.
Urat·auf·lö·sung *f pharm.* uratolysis.
Urat·ne·phro·pa·thie *f patho.* urate nephropathy, gout nephropathy, gouty nephropathy.
Urat·nie·re *f patho.* gout kidney, gouty kidney, urate kidney.
Ura·to·ly·se *f pharm.* uratolysis.
ura·to·ly·tisch *adj pharm.* uratolytic.
Ura·to·se *f patho.* uratosis.
Urat·stein *m patho.* urate calculus, urate stone.
Urat·to·phus *m patho.* uratoma.
Urat·urie *f patho.* uraturia.
Urbach-Wiethe: U.-W.-Syndrom *nt patho.* Urbach-Wiethe disease, lipoproteinosis, lipoid proteinosis, lipoidproteinosis.
Urea *f biochem.* urea, carbamide.
Ur·el·ko·sis *f urol.* urelcosis.
Ure·se *f* urinating, urination, uresis, miction, micturition.
Ure·ter *m anat.* ureter.
Ure·ter·al·gie *f urol.* ureteralgia.
Ure·ter·di·ver·ti·kel *nt urol.* ureteral diverticulum.
Ure·ter·ek·ta·sie *f urol.* ureterectasis, ureterectasia.
Ure·ter·ek·to·mie *f urol.* ureterectomy.
Ure·ter·er·öff·nung *f urol.* ureterotomy.
Ure·ter·fi·stel *f patho.* ureteral fistula, ureterostoma; *urol.* ureterostoma. äußere U. ureterocutaneous fistula.
ure·te·risch *adj anat.* ureteric, uretal, ureteral.
Ure·te·ri·tis *f urol.* ureteritis.
Ure·ter·klap·pe *f urol.* ureteral valve.
Ure·ter·läh·mung *f urol.* ureterolysis.
Ure·ter·ob·struk·ti·on *f urol.* ureteral obstruction.
Ure·te·ro·en·te·ro·sto·mie *f urol.* ureteroenterostomy, ureteroenteroanastomosis.
Ure·te·ro·gramm *nt urol.* ureterogram.

Ure·te·ro·gra·phie *f urol.* ureterography.
Ure·te·ro·hy·dro·ne·phro·se *f urol.* ureterohydronephrosis.
Ure·te·ro·ileo·neo·zy·sto·sto·mie *f urol.* ureteroileoneocystostomy.
Ure·te·ro·ileo·sto·mie *f urol.* ureteroileostomy.
Ure·te·ro·ko·lo·sto·mie *f urol.* ureterocolostomy.
Ure·te·ro·ku·ta·neo·sto·mie *f urol.* cutaneous ureterostomy, ureterocutaneostomy.
Ure·te·ro·lith *m urol.* ureterolith.
Ure·te·ro·li·thia·sis *f urol.* ureterolithiasis.
Ure·te·ro·li·tho·to·mie *f urol.* ureterolithotomy.
Ure·te·ro·ly·se *f urol.* ureterolysis.
Ure·te·ro·mea·to·to·mie *f urol.* ureteromeatotomy.
Ure·te·ro·neo·pye·lo·sto·mie *f urol.* ureteropyeloneostomy, ureteroneopyelostomy, ureteropelvioneostomy.
Ure·te·ro·neo·zy·sto·sto·mie *f urol.* ureteroneocystostomy, ureterocystostomy.
Ure·te·ro·nephr·ek·to·mie *f urol.* ureteronephrectomy.
Ure·te·ro·pa·thie *f urol.* ureteropathy.
Ure·te·ro·prok·to·sto·mie *f urol.* ureteroproctostomy, ureterorectostomy.
Ure·te·ro·pye·li·tis *f urol.* ureteropyelitis, ureteropyelonephritis.
Ure·te·ro·pye·lo·gra·phie *f urol.* ureteropyelography.
Ure·te·ro·pye·lo·neo·sto·mie *f → Ureteropyelostomie.*
Ure·te·ro·pye·lo·ne·phri·tis *f → Ureteropyelitis.*
Ure·te·ro·pye·lo·ne·phro·sto·mie *f urol.* ureteropyelonephrostomy.
Ure·te·ro·pye·lo·sto·mie *f urol.* ureteropyeloneostomy, ureteroneopyelostomy, ureteropyelostomy.
Ure·te·ro·rek·to·neo·sto·mie *f → Ureterorektostomie.*
Ure·te·ro·rek·to·sto·mie *f urol.* ureteroproctostomy, ureterorectostomy.
Ure·te·ror·rha·gie *f urol.* ureterorrhagia.
Ure·te·ror·rha·phie *f urol.* ureterorrhaphy.
Ure·te·ro·sig·moi·do·sto·mie *f urol.* ureterosigmoidostomy.
Ure·te·ro·ste·no·se *f urol.* ureterostenosis, ureterostegnosis, ureterostenoma.
Ure·te·ro·sto·ma *nt urol.* ureterostoma.
Ure·te·ro·sto·mie *f urol.* ureterostomy.
Ure·te·ro·tri·go·no·en·te·ro·sto·mie *f urol.* ureterotrigonoenterostomy.
Ure·te·ro·tri·go·no·sig·moi·do·sto·mie *f urol.* ureterotrigonosigmoidostomy.
Ure·te·ro·ure·te·ro·sto·mie *f urol.* ureteroureterostomy.

Ureter-Ovarika-Kompressionssyndrom *nt*
patho. ovarian vein syndrome.
ure·te·ro·ve·si·kal *adj* ureterovesical.
Ure·te·ro·ve·si·ko·pla·stik *f urol.* ureterovesi-
coplasty.
Ure·te·ro·ve·si·ko·sto·mie *f urol.* ureterovesi-
costomy.
Ure·te·ro·ze·le *f urol.* ureterocele.
Ure·te·ro·zy·sto·neo·sto·mie *f urol.* uretero-
neocystostomy, ureterocystostomy.
Ure·te·ro·zy·sto·skop *nt urol.* ureterocysto-
scope.
Ure·ter·pa·pil·lom *nt urol.* papilloma of the
ureter.
Ure·ter·pla·stik *f urol.* ureteroplasty.
Ure·ter·re·flex *m physiol.* ureteral reflex.
Ure·ter·rup·tur *f urol.* ureterolysis, uretero-
dialysis.
Ure·ter·schleim·drü·sen *pl histol.* Egli's
glands.
Ure·ter·ver·let·zung *f urol.* ureteral injury,
ureteral trauma.
Ure·thra *f* urethra.
Ure·thra·ab·riß *m urol.* urethral disruption.
Ure·thra·ab·szeß *m urol.* urethral abscess.
Ure·thra·atre·sie *f* urethratresia, atreturethria.
Ure·thra·klap·pe *f urol.* urethral valve.
ure·thral *adj anat.* urethral.
Ure·thral·drü·sen *pl anat.* Littre's glands,
Morgagni's glands, urethral glands.
Ure·thral·fie·ber *nt clin.* urinary fever, urethral
fever, catheter fever.
Ure·thral·gie *f urol.* urethralgia, urethrodynia.
Ure·thral·klap·pe *f urol.* urethral valve.
Ure·thral·la·ku·nen *pl anat.* urethral lacunae,
urethral lacunae of Morgagni.
Ure·thral·sphink·ter *m anat.* voluntary ure-
thral sphincter, sphincter muscle of urethra,
sphincter urethrae (muscle).
Ure·thral·syn·drom *nt urol.* urethral syn-
drome.
Ure·thra·naht *f urol.* urethrorrhaphy.
Ure·thra·ob·struk·ti·on *f urol.* urethral
obstruction, urethremphraxis.
Ure·thra·pla·stik *f unrol.* urethroplasty.
Ure·thra·re·sek·ti·on *f urol.* urethrectomy.
Ure·thra·sphink·ter *m → Urethralsphinkter.*
Ure·thra·ste·no·se *f urol.* urethrostenosis.
Ure·thra·strik·tur *f urol.* urethral stricture.
Ure·thra·syn·drom *nt urol.* urethral syndrome.
Ure·thra·ver·let·zung *f urol.* urethral injury,
urethral trauma.
Ure·thris·mus *m urol.* urethrism, urethrismus,
urethrospasm.
Ure·thri·tis *f urol.* urethritis.
 chronisch gonorrhoische U. gleet.
 gonorrhoische U. gonococcal urethritis,
 gonorrheal urethritis, specific urethritis.
 nicht-gonorrhoische U. *abbr.* **NGU** simple
 urethritis, nongonococcal urethritis.

postgonorrhoische U. *abbr.* **PGU** postgono-
coccal urethritis.
unspezifische U. → *nicht-gonorrhoische U.*
Ure·thro·blen·nor·rhoe *f urol.* urethroblennor-
rhea.
ure·thro·bul·bär *adj* urethrobulbar, bulbo-
urethral.
Ure·thro·dy·nie *f → Urethralgie.*
Ure·thro·gra·phie *f urol.* urethrography.
Ure·thro·me·ter *nt urol.* urethrometer,
urethrameter.
Ure·thro·me·trie *f urol.* urethrometry.
Ure·thro·pe·xie *f urol.* urethropexy.
Ure·thro·pla·stik *f urol.* urethroplasty.
ure·thro·pro·sta·tisch *adj* urethroprostatic.
Ure·thror·rha·gie *f urol.* urethrorrhagia,
urethremorrhagia.
Ure·thror·rha·phie *f urol.* urethrorrhaphy.
Ure·thror·rhoe *f urol.* urethrorrhea, medor-
rhea.
Ure·thro·skop *nt urol.* urethroscope, urethra-
scope.
Ure·thro·sko·pie *f urol.* urethroscopy.
ure·thro·sko·pisch *adj urol.* urethroscopic.
Ure·thro·sto·mie *f urol.* urethrostomy.
Ure·thro·to·mia *f urol.* urethrotomy.
 U. externa external urethrotomy, perineal
 urethrotomy.
 U. interna internal urethrotomy.
ure·thro·va·gi·nal *adj* urethrovaginal.
ure·thro·ve·si·kal *adj* urethrovesical.
Ure·thro·ve·si·ko·pe·xie *f urol.* urethrovesico-
pexy.
Ure·thro·ze·le *f urol.* urethrocele; *gyn.* urethro-
cele.
Ure·thro·zy·sti·tis *f urol.* urethrocystitis.
Ure·thro·zy·sto·gramm *nt urol.* urethrocysto-
gram.
Ure·thro·zy·sto·gra·phie *f urol.* urethrocystog-
raphy, cystourethrography.
Ure·thro·zy·sto·me·trie *f urol.* urethrocystom-
etry, urethrocystometrography.
Ure·thro·zy·sto·pe·xie *f urol.* urethrocysto-
pexy.
Ure·thro·zy·sto·sko·pie *f urol.* cystourethros-
copy.
Ur·gen *nt genet.* protogene.
Ur·hi·dro·sis *f patho.* urhidrosis, uridrosis,
urinidrosis. **U. crystallina** urea frost, uremic
frost.
Ur·hirn *nt* primitive brain, old brain, paleo-
encephalon, archencephalon.
Uri·din *nt abbr* **U** *biochem.* uridine.
Uridin(-5'-)diphosphat *nt abbr.* **UDP** *biochem.*
uridine(-5'-)diphosphate.
Uri·dro·sis *f → Urhidrosis.*
Uri·ko·cho·lie *f patho.* uricocholia.
Uri·kos·urie *f patho.* uricosuria.
Uri·ko·su·ri·kum *nt pharm.* uricosuric, urico-
suric agent.

uri·kos·urisch *adj patho.* uricosuric; *pharm.* uricosuric.

Urin *m* urine, urina. **getrübter/trüber U.** nebulous urine, cloudy urine.

Urin·ana·ly·se *f lab.* urinalysis, urine analysis.

urin·bil·dend *adj* urogenous, urinogenous.

Urin·fla·sche *f* urinal, urodochium.

Uri·nie·ren *nt* urination, uresis, miction, micturition.

uri·nie·ren *vi* micturate, urinate, pass urine.

Urin·kul·tur *f clin.* urine culture.

Urin·leck *nt urol.* urine leak.

uri·no·gen *adj* urogenous, urinogenous.

uri·nös *adj* urinous.

Urin·pro·be *f* urine specimen.

Ur·in·stinkt *m psycho.* primary instinct, primitive instinct.

Uro·bi·lin *nt biochem.* urobilin, urohematoporphyrin, urohematin.

Uro·bi·lin·ämie *f physiol.* urobilinemia.

Uro·bi·li·no·gen *nt biochem.* urobilinogen.

Uro·bi·li·no·gen·ämie *f physiol.* urobilinogenemia.

Uro·bi·li·no·gen·urie *f* urobilinogenuria.

Uro·bi·lin·urie *f patho.* urobilinuria.

Uro·che·zie *f patho.* urochezia, urochesia.

Uro·do·chi·um *nt lab.* urodochium, urinal.

Uro·dy·na·mik *f physiol.* urodynamics *pl.*

Uro·dy·nie *f urol.* urodynia.

Uro·flow·me·ter *nt urol.* uroflowmeter, uroflometer.

uro·gen *adj* urogenous, urinogenous.

uro·ge·ni·tal *adj* urogenital, urinogenital, genitourinary.

Uro·ge·ni·tal·bil·har·zio·se *f epidem.* urinary schistosomiasis, genitourinary schistosomiasis, vesical schistosomiasis.

Uro·ge·ni·tal·dia·phrag·ma *nt anat.* Camper's ligament, fascia of urogenital trigone, urogenital diaphragm.

Uro·ge·ni·tal·re·gi·on *f anat.* urogenital region, genitourinary region.

Uro·ge·ni·tal·spal·te *f embryo.* urethral groove, urogenital groove.

Uro·ge·ni·tal·trakt *m anat.* urogenital tract, genitourinary tract, genitourinary system, urogenital system.

Uro·ge·ni·tal·tu·ber·ku·lo·se *f urol.* genitourinary tuberculosis.

Uro·gramm *nt urol.* urogram.

Uro·gra·phie *f urol.* urography. **retrograde U.** ascending urography, retrograde urography.

Uro·hä·ma·to·ne·phro·se *f urol.* urohematonephrosis.

Uro·ki·na·se *f biochem.* urokinase, uropepsin, plasminogen activator.

uro·ki·ne·tisch *adj urol.* urokinetic, urocinetic.

Uro·lith *m urol.* urinary calculus, urinary stone, urolith.

Uro·li·thia·sis *f urol.* urolithiasis.

Uro·lo·ge *m* urologist, urinologist.

Uro·lo·gie *f* urology, urinology.

Uro·lo·gin *f* urologist, urinologist.

uro·lo·gisch *adj* urologic, urological.

Uro·ne·phro·se *f urol.* uronephrosis, nephrohydrosis, hydronephrosis.

Uro·pa·thie *f urol.* uropathy.

Uro·pe·nie *f urol.* uropenia.

Uro·poe·se *f physiol.* uropoiesis.

uro·poe·tisch *adj physiol.* uropoietic.

Uro·por·phy·rie *f patho.* uroporphyria.

Uro·por·phy·rin *nt biochem.* uroporphyrin.

Uro·por·phy·ri·no·gen *nt biochem.* uroporphyrinogen.

Uro·pyo·ne·phro·se *f urol.* uropyonephrosis.

Uro·pyo·ure·ter *m urol.* uropyoureter.

Uro·rek·tal·fi·stel *f urol.* urorectal fistula.

Ur·oscheo·ze·le *f urol.* urocele, uroscheocele.

Uro·sep·sis *f patho.* urosepsis.

uro·sep·tisch *adj patho.* uroseptic.

Uro·stea·lith *m urol.* urostealith.

Uro·thel *nt histol.* urothelium.

Uro·tho·rax *m patho.* urothorax.

Uro·ze·le *f urol.* urocele, uroscheocele.

Uro·zya·no·se *f urol.* urocyanosis.

Ur·sa·che *f* (*a. patho.*) cause.

ur·säch·lich *adj* causal.

Ur·so·des·oxy·cho·lat *nt biochem.* ursodeoxycholate.

Ur·so·des·oxy·chol·säu·re *f biochem.* ursodeoxycholic acid.

Ur·sprung *m* (*a. anat.*) origin.

Ur·sprungs·apo·neu·ro·se *f anat.* aponeurosis of origin.

Ur·sprungs·ke·gel *m histol.* axon hillock, implantation cone.

Ur·sprungs·ker·ne *pl anat.* nuclei of origin.

Ur·sprungs·li·nie *f anat.* line of origin.

Ur·sprungs·seh·ne *f anat.* tendon of origin.

Ur·ti·ca *f derm.* hive, wheal.

Ur·ti·ca·ria *f derm., immun.* nettle rash, hives *pl,* urticaria, urtication.

U. bullosa bullous urticaria.

U. cholinergica cholinergic urticaria.

U. e calore heat urticaria.

U. e frigore cold urticaria, congelation urticaria.

U. mechanica pressure urticaria.

U. photogenica → *U. solaris.*

U. pigmentosa Nettleship's disease.

U. solaris light urticaria, solar urticaria.

U. vesiculosa bullous urticaria.

Ur·ti·ka *f derm.* nettle, urtica.

Ur·ti·ka·ria *f* → *Urticaria.*

ur·ti·ka·ri·ell *adj derm.* urticarial, urticarious.

Usher: U.-Syndrom *nt patho.* Usher's syndrome.

Us·nin·säu·re *f pharm.* usnic acid, usnein.

ute·rin *adj anat.* uterine.

ute·ro·gen *adj gyn.* uterogenic.

Ute·ro·gra·phie *f radiol.* uterography, metrography, hysterography.

Ute·ro·lith *m gyn.* uterine calculus, womb stone, uterolith, hysterolith.

Ute·ro·pa·thie *f gyn.* hysteropathy.

Ute·ro·pe·xie *f gyn.* hysteropexy, uterofixation, uteropexy.

ute·ro·pla·zen·tar *adj* uteroplacental.

Ute·ro·sal·pin·go·gra·phie *f* → *Uterotubographie.*

Ute·ro·spas·mus *m gyn.* hysterospasm.

ute·ro·trop *adj gyn.* uterotropic.

ute·ro·tu·bal *adj anat.* uterotubal.

Ute·ro·tu·bo·gra·phie *f radiol.* uterosalpingography, uterotubography, metrosalpingography, hysterotubography.

ute·ro·va·gi·nal *adj* uterovaginal.

ute·ro·ve·si·kal *adj* uterovesical, hysterocystic.

ute·ro·zer·vi·kal *adj* uterocervical.

Ute·rus *m anat., gyn.* womb, uterus, metra.

  U. arcuatus saddle-shaped uterus, arcuate uterus.

  U. bicornis bicornate uterus, bifid uterus.

  U. biforis double-mouthed uterus.

  U. bilocularis/bipartitus bipartite uterus.

  U. cordiformis heart-shaped uterus.

  U. duplex duplex uterus.

  U. septus septate uterus.

  U. unicornis unicorn uterus, one-horned uterus.

Ute·rus·apla·sie *f gyn.* uterine aplasia, ametria.

Ute·rus·apo·ple·xie *f gyn.* Couvelaire syndrome, Couvelaire uterus, uteroplacental apoplexy, uterine apoplexy.

Ute·rus·ato·nie *f gyn.* metratonia.

Ute·rus·atre·sie *f gyn.* hysteratresia, atretometria.

Ute·rus·atro·phie *f gyn.* metratrophia.

Ute·rus·blu·tung *f gyn.* uterine hemorrhage, uterine bleeding, metrorrhagia. **starke U.** flooding.

Ute·rus·drü·sen *pl anat.* uterine glands.

Ute·rus·en·ge *f gyn.* lower uterine segment.

Ute·rus·ent·fer·nung *f gyn.* hysterectomy, uterectomy, metrectomy.

  abdominale U. abdominal hysterectomy, abdominohysterectomy, laparohysterectomy.

  partielle U. subtotal hysterectomy, supracervical hysterectomy, supravaginal hysterectomy, partial hysterectomy.

  radikale U. radical hysterectomy.

  subtotale U. → *partielle H.*

  totale U. total hysterectomy, complete hysterectomy, panhysterectomy.

  transvaginale U. vaginal hysterectomy, vaginohysterectomy, Schauta's (vaginal) operation.

Ute·rus·ent·zün·dung *f gyn.* metritis. **septische U.** *gyn.* septimetritis.

Ute·rus·er·kran·kung *f gyn.* metropathy, metropathia, hysteropathy.

Ute·rus·ex·stir·pa·ti·on *f* → *Uterusentfernung.*

Ute·rus·fi·brom *nt gyn.* metrofibroma.

Ute·rus·fun·dus *m anat.* fundus of uterus.

Ute·rus·hals *m anat.* cervix (of uterus), neck of uterus, uterine neck.

Ute·rus·höh·le *f anat.* uterine cavity, uterine canal.

Ute·rus·hy·po·pla·sie *f gyn.* uterine hypoplasia.

Ute·rus·in·vo·lu·ti·on *f,* **postpartale** *gyn.* involution of uterus.

Ute·rus·isth·mus *m anat.* isthmus of uterus.

Ute·rus·ka·nal *m anat.* uterine canal.

Ute·rus·kar·zi·nom *nt gyn.* uterine carcinoma.

Ute·rus·kör·per *m anat.* corpus of uterus, body of uterus.

Ute·rus·krampf *m gyn.* hysterospasm.

Ute·rus·kreis·lauf *m gyn.* uterine circulation.

Ute·rus·kup·pe *f anat.* fundus of uterus.

Ute·rus·läh·mung *f gyn.* metroparalysis.

Ute·rus·leio·my·om *nt* → *Uterusmyom.*

Ute·rus·mus·ku·la·tur *f anat.* muscular coat of uterus, myometrium.

Ute·rus·my·om *nt gyn.* uterine leiomyoma, hysteromyoma.

Ute·rus·naht *f gyn.* hysterorrhaphy.

Ute·rus·pla·stik *f gyn.* uteroplasty, metroplasty.

Ute·rus·pol *m anat.* (*Eierstock*) pelvic extremity of ovary, uterine extremity.

Ute·rus·po·lyp *m gyn.* uterine polyp.

Ute·rus·pro·laps *m gyn.* prolapse of the uterus.

Ute·rus·rand *m anat.* margin of uterus, border of uterus.

Ute·rus·rup·tur *f gyn.* hysterorrhexis, metrorrhexis.

Ute·rus·schleim·haut *f histol.* uterine mucosa, mucosa of uterus, endometrium.

Ute·rus·stein *m gyn.* uterine calculus, womb stone, uterolith, hysterolith.

Ute·rus·tym·pa·nie *f gyn.* uterine tympanitis, physometra.

Ute·rus·ve·nen *pl anat.* uterine veins.

Ute·rus·ver·wach·sun·gen *pl gyn.* uterine adhesions.

Ute·rus·wand·ar·te·rie *f anat.* uterine artery, fallopian artery.

Ute·rus·zy·klus *m gyn.* uterine cycle.

Utri·cu·li·tis *f urol.* utriculitis.

Utri·cu·lus *m anat.* utricle, utriculus. **U. prostaticus** urethral utricle, prostatic utricle, Weber's corpuscle.

Utri·ku·la·ris *m anat.* utricular nerve.

Utri·ku·li·tis *f urol.* utriculitis.

UV-Bestrahlung *f clin.* ultraviolet irradiation, UV irradiation.

Uvea *f anat.* vascular coat of eye, uveal coat, uveal tract, uvea.

Uvea·ent·zün·dung *f* → *Uveitis*.
uve·al *adj anat.* uveal, uveous.
uve·itisch *adj ophthal.* uveitic.
Uve·itis *f ophthal.* uveitis.
  granulomatöse U. granulomatous uveitis.
  phakoantigene U. phacoantigenic uveitis, phacoanaphylactic endophthalmitis.
  phakogene U. lens-induced uveitis.
  phakotoxische U. phacotoxic uveitis.
  sympathische U. sympathetic uveitis.
Uve·itis·ka·ta·rakt *f ophthal.* choroidal cataract.
UV-empfindlich *adj* uviosensitive.
Uveo·par·oti·tis *f patho.* uveoparotitis.
Uveo·skle·ri·tis *f ophthal.* uveoscleritis.
UV-Lampe *f* ultraviolet lamp.
UV-Licht *nt phys.* ultraviolet, ultraviolet light.
UV-Mikroskop *nt* ultraviolet microscope.
UV-resistent *adj* uvioresistant, uviofast.
UV-Strahlen *pl phys.* ultraviolet rays.
UV-Strahlung *f phys.* ultraviolet radiation.
Uvu·la *f anat.* uvula.

U. bifida bifid uvula, forked uvula, split uvula, staphyloschisis.
U. palatina palatine uvula, pendulous palate, plectrum, uvula.
U. vesicae Lieutaud's uvula, uvula of bladder.
uvu·lär *adj* uvular, staphyline.
Uvu·la·re·sek·ti·on *f* → *Uvulektomie*.
Uvu·la·spal·te *f* → *Uvula bifida*.
Uvul·ek·to·mie *f HNO* cionectomy, uvulectomy, staphylectomy.
Uvu·li·tis *f HNO* uvulitis, staphylitis, cionitis.
Uvu·lo·pto·se *f HNO* staphylodialysis, staphyloptosis, uvuloptosis, uvulaptosis.
Uvu·lor·rha·phie *f HNO* staphylorrhaphy, uranorrhaphy, palatorrhaphy.
Uvu·lo·tom *nt HNO* uvulotome, uvulatome, staphylotome.
Uvu·lo·to·mie *f HNO* staphylotomy, uvulotomy, cionotomy.
U-Welle *f physiol.* (*EKG*) U wave.
U-Zacke *f physiol.* (*EKG*) U wave.

V

Vac·ci·nia *f immun.* vaccinia, vaccina.
vac·ci·nia·ähn·lich *adj immun.* vacciniform, vaccinoid.
Vac·ci·nia·vi·rus *nt immun.* vaccinia virus.
vac·ci·no·id *adj immun.* vacciniform, vaccinoid.
VACTERL-Syndrom *n patho.* VACTERL syndrome.
Va·ga·bun·den·haut *f derm.* vagabond's disease, parasitic melanoderma.
va·gal *adj* vagal.
Va·gan·ten·haut *f* → *Vagabundenhaut.*
Vag·ek·to·mie *f neurochir.* vagectomy.
Va·gi·na *f* 1. *anat.* vagina, sheath. 2. *gyn.* vagina.
  V. bulbi vagina of bulb, bulbar sheath, ocular capsule, Tenon's capsule.
  V. externa external sheath of optic nerve, fibrous sheath of optic nerve.
  V. interna inner sheath of optic nerve, internal sheath of optic nerve.
  V. musculi recti abdominis rectus sheath, sheath of rectus abdominis muscle.
  V. synovialis tendinis synovial sheath (of tendon), mucous sheath of tendon.
  V. tendinis tendon sheath.
va·gi·nal *adj anat.* vaginal; intravaginal.
Va·gi·nal·ab·strich *m gyn.* vaginal smear, vaginal swab.
Va·gi·nal·atre·sie *f gyn.* vaginal atresia, colpatresia, ankylocolpos.
Va·gi·na·li·tis *f urol.* vaginalitis, periorchitis.
Va·gi·nal·kan·di·do·se *f gyn.* vaginal candidiasis.
Va·gi·nal·krampf *m gyn.* vaginal spasm, colpismus, colpospasm.
Va·gi·nal·my·ko·se *f gyn.* colpomycosis.
Va·gi·nal·naht *f gyn.* colporrhaphy.
Va·gi·nal·pla·stik *f gyn.* colpoplasty, vaginoplasty.
Va·gi·nal·schleim·haut *f histol.* mucosa of vagina, vaginal mucosa.
Va·gi·nal·schnitt *m gyn.* vaginotomy, colpotomy, coleotomy.
Va·gi·nal·sup·po·si·to·ri·um *nt gyn.* vaginal suppository, pessary.

Va·gi·nal·zäpf·chen *nt* → *Vaginalsuppositorium.*
Va·gi·nal·zy·klus *m gyn.* vaginal cycle.
Va·gi·nal·zy·to·lo·gie *f gyn.* colpocytology.
Va·gi·na·ple·xus *m anat.* vaginal venous plexus.
Va·gi·na·schleim·haut *f histol.* mucosa of vagina, vaginal mucosa.
Va·gi·na·se·kret *nt histol.* vaginal secretion.
Va·gi·nis·mus *m gyn.* colpismus, vaginismus, vaginism, vulvismus.
Va·gi·ni·tis *f gyn.* vaginitis, colpitis, coleitis.
Va·gi·no·dy·nie *f gyn.* vaginal pain, vaginodynia, colpalgia, colpodynia.
Va·gi·no·fi·xa·ti·on *f gyn.* vaginofixation, vaginopexy, vaginapexy, colpopexy.
Va·gi·no·gramm *nt radiol.* vaginogram.
Va·gi·no·gra·phie *f radiol.* vaginography.
va·gi·no·la·bi·al *adj* vaginolabial.
Va·gi·no·my·ko·se *f gyn.* vaginomycosis.
Va·gi·no·pa·thie *f gyn.* vaginopathy, colpopathy.
va·gi·no·pe·ri·ne·al *adj* vaginoperineal.
Va·gi·no·pe·ri·neo·pla·stik *f gyn.* vaginoperineoplasty, colpoperineoplasty.
Va·gi·no·pe·ri·neo·r·rha·phie *f gyn.* vaginoperineorrhaphy, colpoperineorrhaphy.
Va·gi·no·pe·xie *f gyn.* vaginofixation, vaginopexy, vaginapexy, colpopexy.
Va·gi·no·pla·stik *f gyn.* colpoplasty, vaginoplasty.
Va·gi·no·se *f gyn.* vaginosis.
Va·gi·no·skop *nt gyn.* vaginal speculum, vaginoscope.
Va·gi·no·sko·pie *f gyn.* vaginoscopy.
Va·gi·no·to·mie *f gyn.* vaginotomy, colpotomy, coleotomy.
va·gi·no·ve·si·kal *adj* vaginovesical.
va·gi·no·zer·vi·kal *adj gyn.* cervicovaginal.
Va·go·gramm *nt physiol.* vagogram, electrovagogram.
Va·go·ly·se *f neurochir.* vagolysis.
Va·go·ly·ti·kum *nt pharm.* vagolytic.
va·go·ly·tisch *adj* 1. *neurochir.* vagolytic. 2. *pharm.* vagolytic.
Va·go·mi·me·ti·kum *nt pharm.* vagomimetic.

va·go·mi·me·tisch *adj pharm.* vagomimetic.
va·go·sym·pa·thisch *adj physiol.* vagosympathetic, vagosplanchnic.
Va·go·to·mie *f chir.* vagotomy.
  bilaterale V. bilateral vagotomy.
  selektiv gastrale V. selective vagotomy.
  selektive proximale V. *abbr.* **SPV** parietal cell vagotomy.
  supraselektive V. highly selective vagotomy.
  trunkuläre V. truncal vagotomy.
va·go·ton *adj neuro.* vagotonic.
Va·go·to·nie *f neuro.* vagotony, sympathetic imbalance, parasympathicotonia.
va·go·trop *adj neuro.* vagotropic, vagotrope.
Va·go·tro·pie *f neuro.* vagotropism.
Va·go·tro·pis·mus *m neuro.* vagotropism.
va·go·va·gal *adj* vagovagal.
Va·gus *m anat.* vagus, vagus nerve, tenth nerve.
Va·gus·block *m anes.* vagal block, vagus nerve block, medical vagotomy.
Va·gus·blocka·de [k·k] *f* → *Vagusblock.*
Va·gus·durch·tren·nung *f neurochir.* vagotomy.
Va·gus·gan·gli·on *nt anat.* vagal ganglion.
Va·gus·neur·al·gie *f neuro.* vagus neuralgia.
Va·gus·puls *m card.* vagus pulse.
Va·gus·re·flex *m physiol.* vagus reflex.
Va·gus·re·sek·ti·on *f neurochir.* vagectomy.
Va·gus·stamm *m:* **hinterer V.** posterior vagal nerve, posterior vagal trunk.
  vorderer V. anterior vagal nerve, anterior vagal trunk.
Va·gus·to·nus *m physiol.* vagal tone.
va·kuo·lär *adj histol.* vacuolar, vacuolated.
Va·kuo·le *f histol.* vacuole.
Va·kuo·len·bil·dung *f histol.* vacuolation, vacuolization.
va·kuo·li·siert *adj histol.* vacuolated, vacuolate.
Va·kuo·li·sie·rung *f histol.* vacuolation, vacuolization.
Va·ku·um·ex·trak·ti·on *f gyn.* vacuum extraction.
Va·ku·um·ex·trak·tor *m gyn.* vacuum extractor.
Va·ku·um·kü·ret·ta·ge *f gyn.* vacuum aspiration, vacuum curettage, evacuation.
Vak·zin *nt* → *Vakzine.*
vak·zi·nal *adj immun.* vaccinal, vaccine.
Vak·zi·na·ti·on *f immun.* vaccination.
Vak·zi·na·ti·ons·en·ze·pha·li·tis *f neuro.* acute disseminated encephalitis, postinfectious encephalitis, postvaccinal encephalitis, postvaccinal encephalomyelitis.
Vak·zi·ne *f immun.* vaccine, vaccinum.
vakzine-bildend *adj immun.* vaccinogenous.
Vak·zi·ne·vi·rus *nt immun.* vaccinia virus.
vak·zi·nie·ren *vt* vaccinate.
Va·lenz *f immun.* valence, valency.

Val·gus·osteo·to·mie *f ortho.* valgus osteotomy.
Va·lin *nt abbr.* **Val** *biochem.* valine, 2-aminoisovaleric acid.
Va·lin·ämie *f patho.* valinemia, hypervalinemia.
Valin-Leucin-Isoleucinurie *f patho.* maple syrup urine disease, maple syrup disease, branched-chain ketoaminoacidemia.
Val·le·cu·la *f anat.* vallecula, valley.
  V. cerebelli vallecula cerebelli, valley of cerebellum, vallis.
  V. epiglottica epiglottic vallecula, vallecula.
Valleix: **V.-Punkte** *pl neuro.* Valleix's points, painful points, tender points.
Val·lum *nt anat.* vallum, wall. **V. unguis** nail wall, wall of the nail.
Val·pro·at *nt pharm.* valproate.
Val·pro·in·säu·re *f pharm.* valproic acid, 2-propyl-pentanoic acid.
Valsalva: **V.-Preßdruckversuch** *m HNO* Valsalva's experiment, Valsalva's maneuver.
  V.-Versuch *m card.* Valsalva's test, Valsalva's maneuver
Val·va *f anat.* valva, valve.
  V. aortae aortic valve.
  V. atrioventricularis atrioventricular valve, auriculoventricular valve.
  V. atrioventricularis dextra → *V. tricuspidalis.*
  V. atrioventricularis sinistra → *V. mitralis.*
  V. bicuspidalis → *V. mitralis.*
  V. ilealis/ileocaecalis Bauhin's valve, ileocecal valve, ileocolic valve.
  V. mitralis left atrioventricular valve, bicuspid valve, mitral valve.
  V. tricuspidalis right atrioventricular valve, tricuspid valve.
  V. trunci pulmonalis pulmonary valve, pulmonary trunk valve.
Val·vo·pla·stik *f HTG* valvoplasty, valvuloplasty.
Val·vo·tom *nt HTG* valvotome, valvulotome.
Val·vo·to·mie *f HTG* valvotomy, valvulotomy.
  transventrikuläre V. Brock's operation.
Val·vu·la *f anat.* valvula, valvule, valve.
  Valvulae *pl* **anales** anal valves, Ball's valves, Morgagni's valves.
  V. foraminis ovalis valve of foramen ovale.
  V. fossae navicularis Guérin's fold, valve of navicular fossa.
  V. lymphatica lymphatic valve.
  V. processus vermiformis Gerlach's valve.
  V. sacci lacrimalis inferior Arnold's fold, Béraud's valve, Krause's valve.
  V. semilunaris semilunar valve, semilunar cusp.
  V. sinus coronarii coronary valve, thebesian valve.
  V. venae cavae inferioris caval valve, eustachian valv, valve of Sylvius.

V. **venosa** valve of veins, venous valve.
Val·vu·li·tis *f card., patho.* valvulitis.
Val·vu·lo·pla·stik *f HTG* valvoplasty, valvuloplasty.
Val·vu·lo·tom *nt HTG* valvotome, valvulotome.
Val·vu·lo·to·mie *f HTG* valvotomy, valvulotomy.
**van Bogaert: subakute sklerosierende Leuken-
zephalitis** *f* v. B. *neuro.* subacute sclerosing
panencephalitis, subacute inclusion body
encephalitis, Dawson's encephalitis, van-
Bogaert's encephalitis.
van Bogaert-Bertrand: v. B.-B.-Syndrom *nt*
neuro. Canavan-van Bogaert-Bertrand
disease, Canavan's disease, spongy degeneration, spongiform leukodystrophy.
van Buchem: v. B.-Syndrom *nt ortho.* van
Buchem's syndrome, generalized cortical
hyperostosis.
Van·co·my·cin *nt pharm.* vancomycin.
van Creveld-von Gierke: v. C.-v. G.-Krankheit
f patho. type I glycogen storage disease, (von)
Gierke's disease, hepatorenal glycogenosis.
van der Hoeve: v. d. H.-Syndrom *nt patho.*
van der Hoeve's syndrome, Adair-Dighton
syndrome.
Va·nil·lin·man·del·säu·re *f abbr.* **VMS** *od.*
VMA *biochem.* vanillylmandelic acid.
van Neck-Odelberg: v. N.-O.-Syndrom *nt*
ortho. Neck's disease, van Neck's disease.
V-Antigen *nt immun.* V antigen.
Vanzetti: V.-Zeichen *nt neuro.* Vanzetti's sign.
Va·por *m pharm.* vapor.
Va·po·ri·sa·ti·on *f pharm.* vaporization.
va·po·ri·sie·ren *vt pharm.* vaporize, vapor.
Va·po·ri·zer *m pharm.* vaporizer.
Vaquez-Osler: V.-O.-Syndrom *nt hema.* Osler-
-Vaquez disease, Osler's disease, Vaquez's
disease, Vaquez-Osler disease, erythremia,
leukemic erythrocytosis, primary polycythe-
mia.
Va·ri·an·te *f genet.* variant, variation, variety.
Va·ri·anz *f stat.* variance.
Va·ri·anz·ana·ly·se *f stat.* analysis of variance.
Va·ria·ti·on *f genet.* variation.
Va·ria·ti·ons·ko·ef·fi·zi·ent *m stat.* coefficient
of variation.
Va·ri·cel·la *f epidem.* chickenpox, waterpox,
varicella.
Varicella-Vakzine *f immun.* varicella vaccine.
Varicella-Zoster-Immunglobulin *nt abbr.*
VZIG *immun.* varicella-zoster immune globu-
lin.
Varicella-Zoster-Virus *nt abbr.* **VZV** *micro.*
varicella-zoster virus, chickenpox virus.
va·ri·cel·li·form *adj epidem.* varicelliform, vari-
celloid.
Va·ri·co·sis *f patho.* varicosis.
Va·ri·ko·ble·pha·ron *nt ophthal.* varicoblepha-

ron.
Va·ri·ko·gra·phie *f radiol.* varicography.
Va·rik·om·pha·lus *m ped.* varicomphalus.
Va·ri·ko·phle·bi·tis *f patho.* varicophlebitis.
va·ri·kös *adj patho.* varicose, variciform, vari-
coid.
Va·ri·ko·se *f patho.* varicosis, varicose condi-
tion.
Va·ri·ko·si·tät *f patho.* varicosity, varication.
Va·ri·ko·to·mie *f chir.* varicotomy.
Va·ri·ko·ze·le *f urol.* varicocele, varicole, cirso-
cele, pampinocele.
Va·rix *f patho.* varix, varication, varicosity.
Va·rix·bil·dung *f patho.* varication.
Va·rix·kno·ten *m patho.* variceal node, varix,
varication, varicosity.
Va·ri·ze *f* → *Varizen.*
Va·ri·zel·len *pl* → *Varicella.*
Varizellen-Enzephalitis *f neuro.* varicella
encephalitis.
Varizellen-Pneumonie *f pulmo.* varicella
pneumonia.
Va·ri·zen *pl patho.* varicose veins, varices.
va·ri·zen·ähn·lich *adj patho.* variciform, vari-
coid, cincoid.
Va·ri·zen·blu·tung *f patho.* variceal bleeding,
varix bleeding.
Va·ri·zen·ent·fer·nung *f chir.* cirsectomy.
Va·ri·zen·ent·zün·dung *f* → *Varikophlebitis.*
Va·ri·zen·ex·zi·si·on *f chir.* cirsectomy.
Va·ri·zen·li·ga·ti·on *f chir.* variceal ligation,
cirsodesis.
Va·ri·zen·li·ga·tur *f* → *Varizenligation.*
Va·ri·zen·um·sprit·zung *f chir.* paravariceal
injection.
Va·rus·fehl·stel·lung *f ortho.* varus malposi-
tion.
Va·rus·osteo·to·mie *f ortho.* varus osteotomy.
Vas *nt anat.* vas, vessel, duct, canal.
V. **afferens** afferent vessel of glomerulus, af-
ferent arteriole of glomerulus, preglomerular
arteriole.
V. **afferens nodi lymphatici** afferent vessel of
lymph node, afferent lymph vessel.
V. **anastomoticum** anastomotic vessel.
V. **capillare** capillary vessel, capillary.
V. **collaterale** collateral vessel.
V. **efferens** efferent vessel of glomerulus, ef-
ferent arteriole of glomerulus, postglomeru-
lar arteriole.
V. **efferens nodi lymphatici** efferent vessel of
lymph node, efferent lymph vessel.
V. **lymphaticum** lymphatic vessel, lymphangi-
on, lymphoduct, lymphatic.
V. **lymphaticum profundum** deep lymph
vessel.
V. **lymphaticum superficiale** superficial lymph
vessel.
V. **lymphocapillare** lymphocapillary vessel,
lymph capillary, lymphatic capillary.

Vasa *pl* **omphalomentericae** vitelline vessels, omphalomesenteric vessels.

Vasa *pl* **recta** straight arteries of kidney, straight arterioles of kidney.

Vasa *pl* **sanguinea retinae** blood vessels of retina.

V. sinusoideum sinusoidal vessel, sinusoid, sinusoidal capillary.

Vasa *pl* **vasorum** vessels of vessels, vasa vasorum.

Vas·al·gie *f patho.* vasalgia.

Vas·cu·li·tis *f patho.* vasculitis, angiitis, angitis.

V. allergica allergic vasculitis, hypersensitivity vasculitis, localized visceral arteritis, leukocytoclastic vasculitis.

Vas·ek·to·mie *f urol.* vasectomy, vasoresection, deferentectomy, gonangiectomy.

vas·ku·lär *adj* vascular.

Vas·ku·la·ri·sa·ti·on *f histol., chir.* vascularization, arterialization.

vas·ku·la·ri·sie·ren *vt histol., chir.* vascularize.

Vas·ku·li·tis *f* → *Vasculitis.* **leukozytoklastische V.** → *Vasculitis allergica.*

Vas·ku·lo·pa·thie *f patho.* vasculopathy.

vas·ku·lo·to·xisch *adj patho.* vasculotoxic.

va·so·ak·tiv *adj physiol.* vasoactive.

Va·so·de·pres·si·on *f physiol.* vasodepression.

va·so·de·pres·so·risch *adj physiol.* vasodepressor.

Va·so·di·la·ta·ti·on *f physiol.* vasodilation, vasodilatation.

Va·so·di·la·ta·tor *m pharm.* vasodilator, vasohypotonic.

va·so·di·la·ta·to·risch *adj physiol., pharm.* vasodilative, vasodilator, vasohypotonic.

Va·so·dy·nie *f* → *Vasalgie.*

Va·so·epi·di·dy·mo·sto·mie *f urol.* vasoepididymostomy.

Va·so·gra·phie *f radiol.* vasography; *urol.* vasography.

va·so·in·hi·bi·to·risch *adj pharm.* vasoinhibitory.

Va·so·kon·ge·sti·on *f patho.* vasocongestion.

Va·so·kon·strik·ti·on *f physiol., patho.* vasoconstriction.

Va·so·kon·strik·tor *m pharm.* vasoconstrictor, vasohypertonic.

va·so·kon·strik·to·risch *adj physiol., pharm.* vasoconstrictor, vasohypertonic, vasoconstrictive.

Va·so·li·ga·tur *f chir.* vasoligation; *urol.* vasoligation.

Va·so·mo·to·ren·sy·stem *nt physiol.* vasomotor system, vasomotorium.

Va·so·mo·to·ren·to·nus *m physiol.* vasomotor tone.

Va·so·mo·to·rik *f physiol.* vasomotor function, angiokinesis.

va·so·mo·to·risch *adj physiol.* angiokinetic, vasomotor, vasomotory.

Va·so·neu·ro·pa·thie *f patho.* vasoneuropathy.

Va·so·neu·ro·se *f patho.* vasoneurosis, angioneurosis.

Va·so·or·chi·do·sto·mie *f urol.* vaso-orchidostomy.

Va·so·pa·re·se *f patho.* vasoparesis, angioparesis, vasomotor paralysis.

Va·so·pres·sin *nt endo.* vasopressin, antidiuretic hormone.

va·so·pres·sin·erg *adj physiol.* vasopressinergic.

Va·so·pres·sin·sy·stem *nt endo.* vasopressin system.

va·so·pres·so·risch *adj physiol.* vasopressor.

Va·so·pres·sor·re·fle·xe *pl physiol.* vasopressor reflexes.

Va·so·punk·tur *f clin., urol.* vasopuncture.

Va·so·re·la·xa·ti·on *f physiol.* vasorelaxation.

Va·so·re·sek·ti·on *f* → *Vasektomie.*

Va·sor·rha·phie *f urol.* vasorrhaphy.

va·so·sen·so·risch *adj physiol.* vasosensory.

Va·so·spas·mus *m patho.* vasospasm, angiospasm.

va·so·spa·stisch *adj patho.* angiospastic, vasospastic.

Va·so·sto·mie *f urol.* vasostomy.

Va·so·to·mie *f urol.* vasotomy, vasosection.

Va·so·to·ni·kum *nt pharm.* vasotonic.

va·so·to·nisch *adj physiol.* vasotonic, angiotonic.

Va·so·to·nus *m physiol.* angiotonia, vasotonia.

va·so·va·gal *adj* vasovagal.

Va·so·va·so·sto·mie *f urol.* vasovasostomy.

Va·so·ve·si·kul·ek·to·mie *f urol.* vasovesiculectomy.

Va·so·ve·si·ku·li·tis *f urol.* vasovesiculitis.

Va·so·ve·si·ku·lo·gra·phie *f urol.* vasography.

Vater: V.'-Ampulle *f anat.* hepatopancreatic ampulla, Vater's ampulla, duodenal ampulla.

V.'-Papille *f anat.* Vater's papilla, Santorini's major caruncle, major duodenal papilla, bile papilla.

Va·ter *m* father. **leiblicher V.** biological father, biological parent.

vä·ter·lich *adj* fatherly, paternal.

Vater-Pacini: V.-P.'-Körperchen *pl histol.* Vater-Pacini corpuscles, Pacini's corpuscles, lamellar corpuscles, pacinian corpuscles, Vater's corpuscles.

Va·ter·schaft *f* fatherhood, paternity.

Va·ter·schafts·nach·weis *m* paternity test.

Va·ter·schafts·test *m* paternity test.

VATER-Syndrom *nt patho.* VATER syndrome, VATER complex.

Ve·ge·ta·ri·er *m* vegetarian.

Ve·ge·ta·rie·rin *f* vegetarian.

ve·ge·ta·risch *adj* vegetarian.

Ve·ge·ta·ris·mus *m* vegetarianism.

Ve·ge·ta·ti·on *f patho.* vegetation. **adenoide Vegetationen** *pl* Meyer's disease, adenoids,

adenoid vegetation.
ve·ge·ta·tiv *adj physiol.* vegetative.
Ve·hi·kel *nt pharm.* vehicle, excipient, menstruum.
Veits·tanz *m neuro.* chorea, saltation.
Vek·ti·on *f epidem.* vection.
Vek·tor *m phys., genet.* vector; *epidem.*vector, vehicle, carrier. **durch einen V. übertragen** vector-borne.
vek·to·ri·ell *adj* vectorial.
Vek·tor·in·sekt *nt epidem.* insect vector.
Vek·tor·kar·dio·gramm *nt abbr.* **VKG** *card.* vectorcardiogram.
Vek·tor·kar·dio·graph *m card.* vectorcardiograph.
Vek·tor·kar·dio·gra·phie *f abbr.* **VKG** *card.* vectorcardiography.
Vek·tor·schlei·fe *f physiol.* vector loop.
Vel·lus·haar *nt* vellus.
ve·lo·pha·ryn·ge·al *adj anat.* velopharyngeal.
Ve·lo·trac·tio *f HNO* palatal retraction.
Velpeau: V.-Hernie *f chir.* Velpeau's hernia.
Ve·lum *nt anat.* velum.
V. medullare medullary velum.
V. medullare inferius Tarin's valve, inferior medullary velum.
V. medullare superius Willis' valve, Vieussens' valve, superior medullary velum.
V. palatinum soft palate.
Ve·na *f anat.* vein, vena.
V. adrenalis dextra 1. right testicular vein, right spermatic vein. **2.** right suprarenal vein, right adrenal vein.
V. anastomotica inferior inferior anastomotic vein, Labbé's vein.
V. anastomotica superior superior anastomotic vein, Trolard's vein.
V. angularis angular vein.
Vv. arcuatae (renis) arcuate veins of kidney, arciform veins of kidney, venous arches of kidney.
Vv. atriales atrial veins.
Vv. atrioventriculares atrioventricular veins.
V. axillaris axillary vein.
V. azygos azygos vein, azygos, azygous.
V. basalis basal vein, Rosenthal's vein.
V. basilica basilic vein, ulnar cutaneous vein.
Vv. brachiales brachial veins.
V. brachiocephalica brachiocephalic vein.
Vv. bronchiales bronchial veins.
V. bulbi penis vein of bulb of penis.
V. bulbi vestibuli vein of bulb of vestibule.
Vv. capsulares capsular veins of kidney.
Vv. cardiacae minimae smallest cardiac veins, thebesian veins.
V. cava cava, vena cava.
V. cava inferior inferior vena cava, postcava.
V. cava superior superior vena cava, precava.
Vv. cavernosae cavernous veins (of penis).
Vv. centrales hepatis central veins of liver,

Krukenberg's veins.
V. centralis retinae central vein of retina.
V. cephalica cephalic vein.
Vv. cerebelli veins of cerebellum, cerebellar veins.
Vv. cerebri cerebral veins.
Vv. choroideae oculi Ruysch's veins, Stensen's veins, posterior ciliary veins, vorticose veins.
Vv. columnae vertebralis veins of vertebral column.
V. comitans accompanying vein.
Vv. conjunctivales conjunctival veins.
Vv. cordis cardiac veins.
Vv. cordis anteriores anterior cardiac veins, veins of Vieussens.
V. coronaria coronary vein.
V. cutanea cutaneous vein.
V. cystica cystic vein.
Vv. digitales digital veins.
Vv. diploicae diploic veins, Breschet's veins.
Vv. dorsales linguae dorsal lingual veins.
Vv. duodenales duodenal veins.
V. emissaria emissary vein, emissarium, emissary.
V. emissaria parietalis parietal emissary, parietal emissary vein, Santorini's vein.
Vv. episclerales episcleral veins.
V. facialis facial vein.
V. femoralis femoral vein.
V. hemiazygos hemiazygos vein, hemiazygous vein, left azygos vein.
V. hemiazygos accessoria accessory hemiazygos vein.
Vv. hepaticae hepatic veins.
Vv. ileales ileal veins.
Vv. inferiores cerebelli inferior veins of cerebellar hemisphere.
Vv. inferiores cerebri inferior cerebral veins.
Vv. intercostales intercostal veins.
Vv. interlobares renis interlobar veins of kidney.
Vv. interlobulares hepatis interlobular veins of liver.
Vv. interlobulares renis interlobular veins of kidney.
Vv. internae cerebri internal cerebral veins.
Vv. interosseae interosseous veins.
V. interventricularis anterior anterior interventricular vein.
V. interventricularis posterior posterior interventricular vein.
Vv. jejunales jejunal veins.
V. jugularis jugular vein, jugular.
V. jugularis anterior anterior jugular vein.
V. jugularis externa external jugular vein.
V. jugularis interna internal jugular vein.
V. lienalis splenic vein, lienal vein.
V. lingualis lingual vein.
V. magna cerebri great cerebral vein, Galen's vein.

V. mediana antebrachii median antebrachial vein, median vein of forearm.
V. mediana basilica intermedian basilic vein, median basilic vein.
V. mediana cephalica intermedian cephalic vein, median cephalic vein.
V. mediana cubiti median cubital vein, median vein of elbow.
Vv. medullae spinalis veins of spinal cord.
Vv. membri inferioris veins of inferior limbs.
Vv. membri superioris veins of superior limbs.
Vv. meningeae meningeal veins.
V. mesenterica inferior inferior mesenteric vein.
V. mesenterica superior superior mesenteric vein.
Vv. metacarpales metacarpal veins.
Vv. metatarsales metatarsal veins.
V. obliqua atrii sinistri oblique vein of left atrium, Marshall's oblique vein.
Vv. oesophageales esophageal veins.
Vv. palpebrales palpebral veins.
Vv. pancreaticae pancreatic veins.
Vv. pancreaticoduodenales pancreaticoduodenal veins.
Vv. para-umbilicales paraumbilical veins, veins of Sappey.
Vv. perforantes perforating veins, communicating veins.
Vv. pericardiacae pericardiac veins.
Vv. pharyngeales pharyngeal veins.
V. poplitea popliteal vein.
V. portae hepatis portal vein (of liver), portal.
Vv. portales hypophysiales veins of hypophyseoportal circulation.
V. pr(a)epylorica prepyloric vein, Mayo's vein.
V. profunda deep vein.
Vv. profundae cerebri deep cerebral veins.
V. profunda femoris deep femoral vein.
Vv. pudendae externae external pudendal veins.
V. pudenda interna internal pudendal vein.
Vv. pulmonales pulmonary veins.
Vv. rectales inferiores inferior rectal veins, inferior hemorrhoidal veins.
Vv. rectales mediae middle rectal veins, middle hemorrhoidal veins.
V. rectalis superior superior rectal vein, superior hemorrhoidal vein.
Vv. renales veins of kidney, renal veins.
V. renalis renal vein.
V. saphena accessoria accessory saphenous vein.
V. saphena magna great saphenous vein.
V. saphena parva small saphenous vein.
Vv. sclerales scleral veins.
Vv. sigmoideae sigmoid veins.
Vv. spinales spinal veins.
V. splenica splenic vein, lienal vein.

V. subclavia subclavian vein.
V. subcostalis subcostal vein.
V. sublingualis sublingual vein.
V. superficialis superficial vein.
Vv. tracheales tracheal veins.
Vv. trunci encephalici veins of midbrain, mesencephalic veins, veins of encephalic trunk.
Vv. tympanicae tympanic veins.
Vv. ulnares ulnar veins.
V. uncialis vein of uncus.
Vv. uterinae uterine veins.
Vv. ventriculares (cordis) ventricular veins.
V. ventricularis inferior inferior ventricular vein.
V. ventriculi dextri anterior anterior vein of right ventricle.
V. ventriculi sinistri posterior posterior vein of left ventricle.
V. vertebralis vertebral vein.
Vv. vesicales vesical veins.
Vv. vorticosae Ruysch's veins, Stensen's veins, posterior ciliary veins, vorticose veins.
Vena-cava-Anastomose *f chir.* vena caval anastomosis.
Vena-cava-superior-Syndrom *nt patho.* superior vena cava syndrome.
Ve·nae·sec·tio *f clin.* venesection, venotomy, phlebotomy.
Ve·ne *f anat.* vein.
  oberflächliche V. superficial vein.
  tiefe V. deep vein.
Ven·ek·ta·sie *f patho.* venectasia, phlebectasia, phlebectasis.
Ven·ek·to·mie *f chir.* venectomy, phlebectomy.
Ve·nen·an·eu·rys·ma *nt patho.* venous aneurysm, phlebangioma.
Ve·ne·na·ti·on *f patho.* venenation, poisoning.
Ve·nen·blut·ent·nah·me *f clin.* venous sampling.
Ve·nen·bo·gen *m anat.* venous arch.
  V. des Fußrückens dorsal venous arch of foot.
  V. der Fußsohle plantar venous arch.
  oberflächlicher V. der Hohlhand superficial palmar venous arch.
  tiefer V. der Hohlhand deep palmar venous arch.
Ve·nen·druck *m clin.* venous pressure. **zentraler V.** *abbr.* **ZVD** central venous pressure.
Ve·nen·druck·mes·sung *f clin.* phlebopiezometry.
Ve·nen·ek·to·pie *f patho.* phlebectopy, phlebectopia.
Ve·nen·ent·zün·dung *f patho.* phlebitis.
  eitrige V. suppurative phlebitis, septic phlebitis.
  V. im Wochenbett puerperal phlebitis, milkleg, whiteleg, thrombotic phlegmasia, leukophlegmasia.
Ve·nen·er·öff·nung *f clin.* venesection, venotomy, phlebotomy.

Ve·nen·er·wei·te·rung *f patho.* venectasia, phlebectasia, phlebectasis.

Ve·nen·ex·hai·re·se *f chir.* phlebexairesis.

Ve·nen·flicken [k·k] *m HTG* vein patch, venous patch.

Ve·nen·ge·flecht *nt* → *Venenplexus.*

Ve·nen·ge·räusch *nt clin.* venous murmur.

Ve·nen·in·suf·fi·zi·enz *f patho.* venous insufficiency.

Ve·nen·in·ter·po·si·ti·on *f HTG* interpositional vein grafting.

Ve·nen·ka·the·ter *m clin.* venous catheter. **zentraler V.** central line, central venous catheter.

Ve·nen·klap·pe *f anat.* venous valve.

Ve·nen·klap·pen·in·suf·fi·zi·enz *f patho.* venous insufficiency.

Ve·nen·naht *f chir.* venesuture, venisuture, phleborrhaphy.

Ve·nen·netz *nt anat.* venous rete mirabile. **V. des Handrückens** dorsal rete of hand, dorsal venous rete of hand.

ve·ne·nös *adj patho.* venenous, poisonous.

Ve·nen·patch *m HTG* vein patch, venous patch.

Ve·nen·pla·stik *f chir.* phleboplasty.

Ve·nen·ple·xus *m anat.* venous rete, venous network, venous plexus.

V. der Brustwarze areolar venous plexus, areolar plexus.

V. des Fußrückens dorsal network of foot, dorsal rete of foot.

V. der Fußsohle plantar network, plantar rete.

V. des Handrückens dorsal venous network of hand, dorsal venous plexus of hand.

V. *pl* der Nasenmuscheln cavernous plexuses of concha.

rektaler V. rectal venous plexus, hemorrhoidal plexus.

V. des Samenstranges pampiniform plexus, spermatic plexus.

V. *pl* der Wirbelsäule Batson's (venous) plexus.

Ve·nen·puls *m clin.* venous pulse.

Ve·nen·punk·ti·on *f clin.* venipuncture, venepuncture; phlebotomy, venesection.

Ve·nen·re·sek·ti·on *f chir.* venectomy, phlebectomy.

Ve·nen·rup·tur *f patho.* phleborrhexis.

Ve·nen·schmerz *m patho.* phlebalgia.

Ve·nen·stau·ung *f patho.* phlebostasis, phlebostasia.

Ve·nen·stein *m patho.* vein stone, phlebolith, phlebolite.

Ve·nen·ste·no·se *f patho.* phlebostenosis.

Ve·nen·strip·per *m HTG* stripper, vein stripper.

Ve·nen·strip·ping *nt HTG* stripping, vein stripping.

Ve·nen·throm·bo·se *f patho.* venous thrombosis, phlebemphraxis. **tiefe V.** *abbr.* **TVT** deep

vein thrombosis.

Ve·nen·to·nus *m physiol.* venous tone.

Ve·nen·trans·plan·tat *nt HTG* vein graft, venous graft.

Ve·nen·trans·plan·ta·ti·on *f HTG* vein grafting.

Ve·ne·num *nt patho.* venenum, poison.

Venen-Venen-Anastomose *f* → *Venovenostomie.*

Ve·nen·ver·let·zung *f patho.* venous injury, venous trauma.

Ve·nen·ver·pflan·zung *f HTG* vein grafting.

Ve·nen·ver·schluß *m patho.* venous occlusion.

Ve·nen·win·kel *m anat.* venous angle, Pirogoff's angle.

ve·ne·risch *adj patho.* venereal.

Ve·ne·ro·lo·gie *f patho.* venereology.

ve·no·atri·al *adj* venoatrial, venoauricular, venosinal.

Ve·no·gramm *nt radiol.* venogram.

Ve·no·gra·phie *f radiol.* venography, phlebography.

ve·no·mo·to·risch *adj physiol.* venomotor.

Ve·no·pe·ri·to·neo·sto·mie *f chir.* venoperitoneostomy.

ve·nös *adj* venous, veinous, phleboid.

Ve·no·sta·se *f patho.* venous stasis, venostasis, phlebostasis, phlebostasia.

ve·no·ve·nös *adj* venovenous.

Ve·no·ve·no·sto·mie *f HTG* venovenostomy, phlebophlebostomy.

Ven·til *nt* valve; (*a. fig.*) vent, outlet.

Ven·ti·la·ti·on *f* 1. (*a. techn.*) ventilation, aeration. 2. *physiol., anes.* ventilation, respiration. **alveoläre V.** (*Lunge*) alveolar ventilation.

Ven·ti·la·ti·ons·stö·rung *f pulmo.* (*Lunge*) ventilation disorder.

obstruktive V. obstructive ventilation disorder.

restriktive V. restrictive ventilation disorder.

Ven·til·ebe·ne *f physiol.* valve plane.

ven·ti·lie·ren *vt* ventilate.

Ven·til·ste·no·se *f* (respiratorische) *pulmo.* ventilatory stenosis.

ven·tral *adj* ventral; anterior.

Ven·tri·cu·lus *m anat.* **1.** stomach, ventricle, gaster. **2.** ventricle, cavity, chamber.

V. cerebri ventricle of brain, ventricle of cerebrum.

V. cordis ventricle of the heart.

V. dexter right ventricle (of heart).

V. laryngis laryngeal ventricle, Morgagni's ventricle, sinus of Morgagni.

V. lateralis lateral ventricle (of cerebrum).

V. quartus fourth ventricle (of cerebrum).

V. sinister left ventricle (of heart), aortic ventricle (of heart).

V. terminalis terminal ventricle of spinal cord.

V. tertius third ventricle (of cerebrum).

Ven·tri·fi·xa·ti·on *f gyn.* ventrofixation, ventro-

hysteropexy, ventrosuspension.
Ven·tri·kel *m anat.* ventricle.
dritter V. third ventricle (of cerebrum).
linker V. left ventricle (of heart), aortic ventricle (of heart).
rechter V. right ventricle (of heart).
vierter V. fourth ventricle (of cerebrum).
Ven·tri·kel·blocka·de [k·k] *f neuro.* (*ZNS*) ventricular block.
Ven·tri·kel·blu·tung *f neuro.* intraventricular bleeding.
Ven·tri·kel·bra·dy·kar·die *f card.* ventricular bradycardia.
Ven·tri·kel·dar·stel·lung *f radiol.* (*Gehirn*) ventriculography.
Ven·tri·kel·dia·sto·le *f card.* ventricular diastole.
Ven·tri·kel·di·la·ta·ti·on *f card.* ventricular dilatation.
Ven·tri·kel·druck *m neuro.* intraventricular pressure.
Ven·tri·kel·ein·blu·tung *f neuro.* intraventricular bleeding.
Ven·tri·kel·ent·zün·dung *f neuro.* ventriculitis.
Ven·tri·kel·er·re·gung *f card.* ventricular excitation.
Ven·tri·kel·ga·lopp *m card.* protodiastolic gallop.
Ven·tri·kel·hy·per·tro·phie *f card.* ventricular hypertrophy.
Ven·tri·kel·mus·ku·la·tur *f* → *Ventrikelmyokard.*
Ven·tri·kel·myo·kard *nt anat.* ventricular musculature, ventricular myocardium.
Ven·tri·kel·punk·ti·on *f neuro.* ventricular puncture, ventriculopuncture.
Ven·tri·kel·sep·tum *m anat.* interventricular septum (of heart), ventricular septum.
Ven·tri·kel·sep·tum·de·fekt *m abbr.* **VSD** *card.* ventricular septal defect.
Ven·tri·kel·sy·sto·le *f card.* ventricular systole.
Ven·tri·kel·tam·po·na·de *f card.* ventricular tamponade.
Ven·tri·kel·ve·nen *pl anat.* ventricular veins.
Ventrikel-Vorhof-Shunt *m* → *Ventrikuloauri·kulostomie.*
Ven·tri·kel·wand·an·eu·rys·ma *nt card.* cardiac aneurysm, myocardial ancurysm, ventricular aneurysm.
ven·tri·ku·lär *adj* ventricular.
Ven·tri·ku·li·tis *f neuro.* ventriculitis.
ven·tri·ku·lo·atri·al *adj* (*Herz*) ventriculoatrial.
ven·tri·ku·lo·au·ri·ku·lär *adj* → *ventriculo·atrial.*
Ven·tri·ku·lo·au·ri·ku·lo·sto·mie *f neurochir.* ventriculoatrial shunt, ventriculoatriostomy.
Ven·tri·ku·lo·gramm *nt radiol.* ventriculogram.
Ven·tri·ku·lo·gra·phie *f radiol.* ventriculography.

Ven·tri·ku·lo·ma·sto·ido·sto·mie *f neurochir.* ventriculomastoidostomy.
Ven·tri·ku·lo·me·trie *f neuro.* ventriculometry.
Ven·tri·ku·lo·myo·to·mie *f HTG* ventriculomyotomy.
Ven·tri·ku·lo·sko·pie *f neuro.* ventriculoscopy.
Ven·tri·ku·lo·sto·mie *f neurochir.* ventriculostomy.
Ven·tri·ku·lo·to·mie *f neurochir.* ventriculotomy.
ven·tri·ku·lo·ve·nös *adj* ventriculovenous.
Ven·tri·ku·lo·ve·no·sto·mie *f neurochir.* ventriculovenostomy, ventriculovenous shunt.
Ven·tri·ku·lo·zi·ster·no·sto·mie *f neurochir.* Torkildsen's operation, ventriculocisternostomy.
Ven·tro·zy·stor·rha·phie *f chir.* ventrocystorrhaphy.
Ve·nu·la *f anat.* venule, capillary vein, veinlet, veinule.
V. macularis macular venule.
V. nasalis retinae nasal venule of retina.
Venulae *pl* **rectae** straight venules of kidney.
V. retinae medialis medial venule of retina.
Venulae *pl* **stellatae** stellate venules of kidney, stellate veins of kidney.
V. temporalis retinae temporal venule of retina.
Ve·nus·hü·gel *m anat.* mons pubis, mons veneris.
ver·ab·rei·chen *vt* (*Medikament*) give, administer (*jdm.* to sb.).
Ver·ab·rei·chung *f* (*Medikament*) administration, application.
Ver·all·ge·mei·ne·rung *f* (*a. patho.*) generalization.
ver·äng·stigt *adj* scared, frightened.
Ver·an·kern *nt chir.* bracing.
ver·an·kern *vt chir.* anchor, brace.
Ver·an·ke·rung *f chir.* anchorage, bracing.
ver·an·lagt *adj* **v. sein zu/für** *clin.* be disposed to, be predisposed to.
Ver·an·la·gung *f clin.* disposition, predisposition, proneness (*zu* to); diathesis. **erblich·bedingte V.** heredodiathesis.
Ve·ra·pa·mil *nt pharm.* verapamil.
ver·ästeln *vr* **sich v.** branch off, branch out, ramify.
ver·ästelt *adj anat.* branched, dendriform, dendroid, dendritic.
Ver·äste·lung *f anat.* branching, ramification, arborization.
Ver·at·mungs·pye·lo·gra·phie *f urol.* respiratory pyelography.
ver·ät·zen *vt* **1.** *patho.* burn, corrode, bite, erode. **2.** *chir.* cauterize.
Ver·ät·zung *f patho.* caustic burn, chemical burn, corrosive injury, corrosive burn.
Ver·band *m* bandage, dressing, band, swathe.
Ver·band·mull *m* gauze, absorbent gauze.

Ver·bands·ma·te·ri·al *nt* dressing, dressing material.

Ver·bands·wa·gen *m* dressing cart, dressing trolley.

Ver·bands·wat·te *f* absorbent cotton, surgical cotton.

Ver·bands·wech·sel *m* change of dressing, dressing change.

Ver·bands·zeug *nt* → *Verbandsmaterial.*

ver·bes·sern I *vt* (*Situation*) improve, better; (*Fehler*) correct. II *vr* sich v. improve, grow better, better.

Ver·bes·se·rung *f* (*Zustand*) improvement, change for the better; (*Fehler*) correction.

ver·bin·den I *vt* 1. *clin., ortho.* (*Wunde*) dress, bandage, bandage up. 2. (*a. techn.*) connect, join, link, couple, unite, combine (*with* mit); attach (*mit* to). II *vr* sich v. connect, join, link, unite (*mit* with).

Ver·bin·dungs·ar·te·rie *f anat.* communicating artery.

hintere V. posterior communicating artery of cerebrum.

vordere V. anterior communicating artery of cerebrum.

Ver·bin·dungs·ast *m anat.* communicating branch.

Ver·bin·dungs·stel·le *f anat.* joint, junction, juncture, articulation, commissure. **neuromuskuläre V.** neuromuscular junction, myoneural junction.

Ver·bin·dungs·ve·nen *pl anat.* perforating veins, communicating veins.

Ver·blu·ten *nt patho.* exsanguination.

ver·blu·ten *vi patho.* bleed to death, exsanguinate.

ver·bor·gen *adj clin.* hidden, concealed, latent, occult, masked, cryptic.

ver·brannt *adj* burnt, burned, scorched; sunburned, sunburnt.

Ver·brauch *m* (*a. physiol.*) consumption (*an, von* of).

Ver·brauchs·koa·gu·lo·pa·thie *f hema.* diffuse intravascular coagulation, disseminated intravascular coagulation, consumption coagulopathy.

Ver·brei·tung *f epidem., patho.* spread, dissemination, distribution, propagation.

Ver·bren·nen *nt* burning; (*Leichnam*) cremation.

ver·bren·nen I *vt* burn; (*versengen*) scorch; (*Leichnam*) cremate. II *vi* burn, burn away. III *vr* sich v. burn o.s.

Ver·bren·nung *f* 1. *patho., chir.* burn, burn injury, burn trauma, burn wound. 2. (*Leichnam*) cremation.

chemische V. chemical burn.

elektrische/elektro-thermische V. electrical burn, electric burn.

Verbrennung 1. Grades superficial burn, first

degree burn.

Verbrennung 2. Grades partial-thickness burn, second degree burn.

Verbrennung 3. Grades full-thickness burn, third degree burn.

V. durch Reibung(shitze) mat burn, rope burn, friction burn, brush burn.

Ver·bren·nungs·be·hand·lung *f clin.* burn care.

Ver·bren·nungs·krank·heit *f patho.* burn.

Ver·bren·nungs·schock *m patho.* burn shock.

Ver·bren·nungs·schorf *m patho.* eschar, burn eschar.

Ver·bren·nungs·sta·ti·on *f clin.* burn unit.

Ver·bren·nungs·ver·let·zung *f patho.* burn injury, burn trauma.

Ver·bren·nungs·ver·sor·gung *f clin.* burn care.

ver·brü·hen *vr* sich v. scald o.s. (*mit* with).

Ver·brü·hung *f patho., clin.* scald, scald injury, scald trauma, ambustion.

Ver·brü·hungs·ver·let·zung *f* → *Verbrühung.*

Ver·dachts·dia·gno·se *f clin.* presumption diagnosis.

Ver·damp·fer *m pharm.* volatilizer, evaporator, vaporizer.

ver·dau·en *vt* (*a. fig.*) digest.

ver·dau·bar *adj* digestible.

Ver·dau·ung *f* (*a. fig.*) digestion.

Ver·dau·ungs·ap·pa·rat *m physiol.* digestive apparatus, digestive system, alimentary system, alimentary tract.

Ver·dau·ungs·be·schwer·den *pl* → *Verdauungsstörung.*

ver·dau·ungs·för·dernd *adj* peptic, pepsic, digestive.

ver·dau·ungs·hem·mend *adj* colypeptic, kolypeptic.

Ver·dau·ungs·stö·rung *f patho.* indigestion, cacochylia.

Ver·dau·ungs·trakt *m* → *Verdauungsapparat.*

Ver·dickung [k·k] *f patho.* thickening, thickness, swelling.

Ver·di·glo·bin *nt biochem.* verdihemoglobin.

Ver·do·glo·bin *nt biochem.* verdoglobin.

Ver·do·hä·mo·glo·bin *nt biochem.* verdohemoglobin, choleglobin.

Ver·dop·pe·lung *f* duplication; *anat.* duplication, duplicature.

Ver·dopp·lungs·do·sis *f radiol.* doubling dose.

Ver·drah·tung *f ortho.* wire fixation.

ver·drän·gen *vt psycho.* (*unbewußt*) repress; (*bewußt*) suppress.

ver·drän·gend *adj patho.* (*Wachstum*) expansive.

Ver·drän·gung *f psycho.* (*unbewußte*) repression; (*bewußte*) suppression.

ver·dün·nen *vt* 1. *micro.* weaken, attenuate. 2. *chir.*, *patho.* rarefy, thin down, thin out.

Ver·dün·nung *f* dilution.

Ver·dün·nungs·an·ämie *f hema.* dilution

anemia, polyplasmia, hydremia.

Ver·dün·nungs·hy·po·natr·ämie *f patho.* dilutional hyponatremia.

Ver·dün·nungs·koa·gu·lo·pa·thie *f hema.* dilution coagulopathy.

ver·dur·sten *vi* die of thirst.

ver·ei·sen *vt clin.* freeze.

Ver·ei·sung *f clin.* freezing; *anes.* cryogenic block, refrigeration anesthesia, crymoanesthesia, cryoanesthesia.

ver·ei·tern *vi patho.* suppurate, fester, matter, discharge (pus/matter)

ver·ei·tert *adj patho.* puriform, purulent, puruloid, suppurative.

Ver·ei·te·rung *f patho.* pyesis, pyopoiesis, pyosis, suppuration, purulence.

Ver·en·ge·rung *f patho.* stenosis, coarctation, constriction.

ver·engt *adj* constricted, stenosed, strictured.

Ver·en·gung *f → Verengerung.*

ver·erb·bar *adj* inheritable, heritable, hereditable, transmissible, transmittable.

Ver·erb·bar·keit *f* hereditability, heredity.

ver·er·ben *I vt* jdm. etw. v. transmit sth. to s.o. *II vr* sich v. auf be transmitted to.

ver·erbt *adj* inherited, hereditary.

Ver·er·bung *f* hereditary transmission, heredity, inheritance. **durch V.** by inheritance.
  alternative V. alternative inheritance.
  autosomale V. autosomal heredity.
  dominante V. dominant inheritance.
  extrachromosomale V. extrachromosomal inheritance.
  extranukleäre V. extranuclear inheritance.
  geschlechtsgebundene V. sex-linked inheritance, sex-linked heredity.
  gonosomale V. *→ geschlechtsgebundene V.*
  holandrische V. *→ Y-gebundene V.*
  kodominante V. codominant inheritance.
  komplementäre V. complemental inheritance.
  monofaktorielle V. monofactorial inheritance.
  multifaktorielle V. multifactorial inheritance.
  polygene V. quantitative inheritance, polygenic inheritance.
  quasidominante V. quasidominant inheritance.
  rezessive V. recessive inheritance.
  X-chromosomale V. X-linked inheritance.
  Y-gebundene V. Y-linked inheritance, holandric inheritance.

Ver·er·bungs·leh·re *f* genetics *pl.*

Ver·fah·ren *nt* way, method, line; (*Behandlung*) treatment; *chir.* procedure, method, intention, operation, manipulation. **bildgebendes V.** *clin., radiol.* imaging procedure, imaging method.

Ver·fall *m patho.* decay, decline, waste, wasting; *psychia.* degeneration, depravation. **geistiger V.** dementia.

ver·fal·len *I adj* decayed, decomposed, degenerated, marasmic, marantic. *II vi* (*a. körperlich*) decay, decline, deteriorate, waste away, be failing; (*zerfallen*) decompose, disintegrate.

ver·fär·ben *I vt* discolor, color, stain. *II vr* sich v. discolor; (*Haut*) change color.

Ver·fär·bung *f* (*Haut*) discoloration; staining.

Ver·fas·sung *f* (*körperliche V.*) state, condition, form, shape; (*seelische V.*) frame of mind, disposition. **in guter V.** in good condition. **in schlechter V.** in bad condition.

ver·fau·len *vi patho.* putrefy, decay, fester, rot, rot away.

ver·fault *adj patho.* putrid, rotten, decayed, putrefied, decomposed.

ver·fet·ten *vi* become/get fat, become adipose.

Ver·fet·tung *f patho.* adiposis, steatosis, liposis, pimelosis, lipomatosis. **degenerative V.** adipose degeneration, fatty degeneration, steatosis.

Ver·flüs·si·gung *f patho.* colliquation.

Ver·fol·gungs·wahn *m psychia.* persecutional mania, persecution mania, persecutory delusion.

ver·formt *adj patho.* deformed.

Ver·for·mung *f patho.* deformation.

ver·früht (*a. patho.*) **I** *adj* precocious, premature. **II** *adv* prematurely, too early.

Ver·füg·bar·keit *f* (*a. physiol.*) availability. **biologische V.** *pharm.* bioavailability.

Ver·genz *f* ophthal. vergence, vergency.

ver·ge·wal·ti·gen *vt forens.* rape, violate.

Ver·ge·wal·ti·gung *f forens.* rape, violation.

ver·gif·ten *I vt* poison, intoxicate; (*Umwelt*) contaminate, pollute. *II vr* sich v. poison o.s.

Ver·gif·tung *f patho.* poisoning, intoxication; toxication, toxicopathy, toxipathy; (*Umwelt*) contamination, pollution.

Ver·gleichs·stu·die *f clin.* comparative study.

Ver·grei·sung *f physiol.* senilism, senility.

ver·grö·ßern I *vt* 1. (*a. patho.*) extend, increase, enlarge, expand. 2. (*vergrößern*) increase. *II vr* sich v. enlarge, extend, expand; (*s. vermehren*) increase.

ver·grö·ßert *adj* extended, enlarged; hypertrophied, dilated.

Ver·grö·ße·rung *f allg.* enlargement, extension, expansion; *patho.* enlargement, hypertrophy.

Ver·grö·ße·rungs·glas *nt* magnifier, magnifying glass, magnifying loupe.

Ver·grö·ße·rungs·kraft *f opt.* power.

Ver·hal·ten¹ *nt* (*a. psycho.*) behavior (*gegenüber, zu* to, towards); conduct, demeanor.

Ver·hal·ten² *nt* (*Harn, Stuhl*) retention.

ver·hal·ten I *adj* contained, restrained. *II vt* restrain, contain; (*Atem*) hold; (*Harn, Stuhl*) retain, suppress, keep back.

Ver·hal·tens·an·pas·sung *f psycho.* behavioral

adaptation.

Ver·hal·tens·for·schung *f* behavioral science, investigation of behavior.

ver·hal·tens·ge·stört *adj* disturbed.

Ver·hal·tens·mu·ster *nt* behavior pattern, pattern.

Ver·hal·tens·stö·rung *f psycho.* behavior disorder, behavioral disturbance.

Ver·hal·tens·the·ra·pie *f psycho.* behavior therapy, conditioning therapy.

Ver·hal·tens·wei·se *f* behavior pattern, pattern.

Ver·hält·nis *nt* 1. relation, relationship (*mit, zu* to). 2. **Verhältnisse** *pl* circumstances, conditions, situation *sing.*

Ver·hal·tung *f patho.* suppression, retention.

ver·här·ten *vr* sich v. *patho.* indurate, harden, sclerose, become callous.

ver·här·tet *adj* hardened, indurated, callous, scleroid, sclerous, scirrhous.

Ver·här·tung *f patho.* induration, hardening, callosity.

Ver·hei·len *nt* healing, healing process.

ver·hei·len *vi* heal, heal up, heal over.

ver·heilt *adj* healed.

Ver·hei·lung *f ortho.* (*Fraktur*) union.

Ver·hor·nen *nt patho.* keratinization, keratogenesis, cornification, hornification.

ver·hor·nen *vi patho.* keratinize, become cornified.

ver·hornt *adj patho.* keratinous, cornified, callous.

Ver·hor·nung *f patho.* keratinization, cornification, hornification.

Ver·hor·nungs·stö·rung *f derm.* keratosis, keratiasis, dyskeratosis.

Ver·hun·gern *nt* starvation, death from hunger.

ver·hun·gern *vi* starve, die of hunger, die of starvation.

ver·hun·gert *adj* starved.

ver·hü·tend *adj* preventive, preventative, prophylactic; *gyn.* contraceptive, anticonceptive.

Ver·hü·tung *f* prevention, prophylaxis; *gyn.* birth control, contraception.

Ver·hü·tungs·mit·tel *nt* 1. preventive, prophylactic. 2. *gyn.* contraceptive, anticoncipiens, contraceptive device. **orales V.** oral contraceptive.

ver·in·ner·li·chen *vt psycho.* internalize.

Ver·in·ner·li·chung *f psycho.* internalization.

ver·kal·ken *vt, vi patho.* calcify.

ver·kalkt *adj patho.* calcified.

Ver·kal·kung *f patho.* calcification. **metastatische V.** metastatic calcification, metastatic calcinosis.

ver·kap·seln *nt histol.* encapsulation, encystation; *pharm.* capsulation.

ver·kap·seln *histol.* **I** *vt* encapsulate, encapsule, capsule. **II** *vr* sich v. encapsulate, encapsule, encyst.

ver·kap·selt *adj histol.* encapsulated, encapsuled, encysted, capsulate, capsular.

Ver·kap·se·lung *f histol.* encapsulation, encystation; *pharm.* capsulation.

Ver·kaps·lung *f pharm.* capsulation.

Ver·kä·sen *nt patho.* caseation.

ver·kä·sen *vt patho.* caseate.

ver·kä·send *adj patho.* caseating, cheesy.

ver·käst *adj patho.* caseating, caseous, cheesy.

Ver·kä·sung *f patho.* caseous degeneration, cheesy degeneration, caseation.

Ver·kehrs·un·fall *m* vehicular accident.

ver·keilt *adj ortho.* (*Fraktur*) impacted.

Ver·kei·lung *f ortho.* (*Fraktur*) impaction.

Ver·kit·ten *nt ortho.* cementation.

ver·kit·ten *vt ortho.* cement.

ver·klam·mern *vt chir.* clamp, clip (together).

Ver·kle·bung *f patho.* adhesion (*mit* to).

ver·klum·pen *vi patho.* clump, cake, agglutinate.

ver·klumpt *adj patho.* clumpy, cakey, caky.

ver·knö·chern *vi histol., patho.* ossify.

ver·knö·chernd *adj histol., patho.* ossifying.

Ver·knö·che·rung *f histol., patho.* ossification. **desmale/direkte V.** intramembranous ossification.

ektope/ektopische V. ectopic ossification, metaplastic ossification.

enchondrale/endochondrale V. endochondral ossification.

perichondrale V. perichondral ossification.

periostale V. periosteal ossification.

Ver·knö·che·rungs·kern *m histol.* ossification point, ossification center.

Ver·knor·peln *nt histol.* chondrification, cartilaginification.

ver·knor·peln *vi* chondrify.

ver·knor·pelt *adj histol.* cartilaginiform, cartilagineous.

Ver·knüp·fung *f psycho.* association.

ver·kramp·fen *vr* sich v. tense, tense up; (*Muskel*) cramp.

Ver·kramp·fung *f neuro.* cramp, spasm, spasmus.

ver·krümmt *adj patho.* incurvate, incurve, torsive, tortuous; (*Knochen*) diastrophic.

ver·krüp·peln **I** *vt* cripple, deform, disable. **II** *vi* become crippled.

ver·krüp·pelt *adj* deformed, disabled, crippled.

ver·kru·sten *vi, vr* sich v. incrust, scab, crust, encrust.

ver·kru·stet *adj* crusted, crust.

Ver·kru·stung *f patho.* crust, incrustation, encrustation.

ver·küm·mern *vi patho.* atrophy, degenerate.

ver·küm·mert *adj embryo., patho.* atrophied, vestigial, rudimentary, rudimental.

Ver·küm·me·rung *f patho.* atrophy, degeneration.

ver·la·gern I *vt* shift, transfer (*auf* to); displace. **II** *vr* **sich v.** shift; become displaced.

Ver·la·ge·rung *f* shift, transfer (*auf* to); *chir.* translocation, transposition; *patho.* dystopia, dystopy, transposition; *ortho.* dislocation, displacement.

Ver·lan·gen *nt* (*a. fig.*) desire, appetite, hunger (*nach* for); thirst (*nach* for, after).

ver·lang·sa·men I *vt* (*a. physiol.*) decelerate, slow, slow up, slow down. **II** *vr* **sich v.** decelerate, slow, slow down, slow up.

Ver·lang·sa·mung *f* deceleration, slowing down, retardation.

Ver·lauf *m* process, progression, progress, development; (*Krankheit*) course, go, run; (*Zeit*) lapse. **im V.** in the course of.

klinischer V. (*Krankheit*) clinical course.

langsamer schleichender V. (*Krankheit*) chronicity.

ver·laust *adj hyg.* full of lice, lousy.

Ver·lau·sung *f hyg.* lousiness, pediculation, pediculosis.

ver·le·gen *vt* (*Patient*) transfer (*nach, zu* to; *in* in, into).

Ver·le·gung *f* **1.** (*Patient*) transfer (*nach, zu* to; *in* in, into). **2.** *patho.* obstruction, blockage, clogging.

ver·let·zen I *vt* wound, injure, hurt, damage, traumatize; (*Gefühle*) hurt, injure. **II** *vr* **sich v.** hurt o.s., injure o.s., get hurt.

ver·letzt *adj* injured, hurt, wounded.

Ver·letz·te *m/f* injured, casualty.

Ver·let·zung *f* **1.** wound, injury, traumatic injury, trauma, lesion (*an* to; *durch, von* from). **2.** *fig.* (*Gefühle*) hurt, injury.

devaskularisierende V. devascularization trauma, devascularization injury.

V. der großen Gefäße great vessel trauma, great vessel injury.

iatrogene V. iatrogenic trauma, iatrogenic injury.

innere V. internal injury, internal trauma.

okkulte V. occult trauma, occult injury.

penetrierende/perforierende V. penetrating injury, penetrating trauma.

selbst-verursachte V. self-inflicted injury, self-inflicted trauma, autolesion.

stumpfe V. blunt trauma.

thermische V. thermal trauma, thermal injury.

Ver·lust·hy·po·natr·ämie *f patho.* depletional hyponatremia.

ver·männ·li·chen *vt andro.* masculinize; *gyn., endo.* virilize.

Ver·männ·li·chung *f andro.* masculinization; *gyn., endo.* virilization, virilescence.

ver·mi·form *adj* **1.** *anat.* worm-shaped, vermiform, vermicular. **2.** *micro.* wormlike, vermi-

culous, vermiculose, vermicular.

ver·mi·fug *adj pharm.* vermifugal, anthelmintic.

Ver·mi·fu·gum *nt pharm.* vermifuge, anthelmintic.

Ver·mis *m* **1.** *anat.* worm, vermis. **2.** *micro.* worm, vermis. **V. cerebelli** worm of cerebellum, vermis cerebelli.

Ver·mi·zid *nt pharm.* helminthicide, vermicide.

ver·mi·zid *adj pharm.* vermicidal.

Ver·nä·hen *nt chir.* suture repair, repair, suture.

ver·nä·hen *vt chir.* suture, sew up, stitch up.

ver·nar·ben *vi patho.* cicatrize, scar over.

ver·nar·bend *adj patho.* epulotic, cicatricial.

ver·narbt *adj patho.* cicatricial, scarred, epulotic.

Ver·nar·bung *f patho.* cicatrization, scarring, epulosis, synulosis.

Ver·ne·beln *nt pharm.* aerosolization, nebulization.

ver·ne·beln *vt pharm.* nebulize, vaporize, vapor.

Ver·neb·ler *m pharm.* nebulizer.

Verner-Morrison: V.-M.-Syndrom *nt endo.* Verner-Morrison syndrome, WDHA syndrome, pancreatic cholera.

Vernet: V.-Syndrom *nt neuro.* Vernet's syndrome, jugular foramen syndrome.

ver·nich·ten *vt hyg.* (*ausrotten*) exterminate, extinguish, destroy, wipe out.

Ver·nich·tung *f hyg.* (*Ausrottung*) extinction, extermination, destruction.

Ver·nix ca·seo·sa *f gyn., ped.* vernix caseosa.

ver·öden *vt patho.* obliterate; *clin.* sclerose.

Ver·ödung *f patho.* obliteration; *clin.* sclerotherapy, sclerosing therapy.

ver·ord·nen *vt pharm.* prescribe. **jdm. etw. v.** prescribe sth. for s.o.

Ver·ord·nung *f pharm.* prescription, medication.

Ve·ro·to·xin *nt patho.* verotoxin.

ver·pflan·zen *vt chir.* transplant, graft.

Ver·pflan·zung *f chir.* transplantation, transplant, graft, grafting.

Ver·rei·ben *nt pharm.* trituration, tripsis.

ver·rei·ben *vt* **1.** *pharm.* triturate. **2.** (*Salbe*) rub in/into.

ver·ren·ken *vt ortho.* disjoint, dislocate, put out of joint; (*Handgelenk*) strain; (*verdrehen*) twist.

ver·renkt *adj ortho.* displaced, dislocated, out of joint.

Ver·ren·kung *f ortho.* dislocation, luxation, displacement. **unvollständige V.** partial dislocation, incomplete dislocation, subluxation, semiluxation.

Ver·ren·kungs·bruch *m ortho.* fracture-dislocation, fractured dislocation, dislocation fracture.

Ver·rie·ge·lungs·schrau·be *f ortho.* interlocking screw.

ver·rin·gern I *vt* reduce (*um* by; *auf* to), cut down (*um* by; *auf* to), decrease, diminish, lessen; (*Fieber*) lower; (*Druck*) ease; (*Schmerz*) allay, alleviate, ease. **II** *vr* **sich v.** decrease, diminish; (*Fieber*) go down, lower.

Ver·rin·ge·rung *f* reduction, decrease, diminution, lowering; (*Schmerz*) alleviation.

ver·rot·ten *vi* rot, rot away, putrefy, decay.

Ver·ru·ca *f derm.* wart, verruca, verruga.
V. necrogenica anatomical tubercle, anatomical wart, tuberculous wart.
V. peruana Peruvian wart, verruca peruana, verruca peruviana.
V. plana (juvenilis) flat verruca, fugitive verruca, juvenile verruca, fugitive wart, flat wart, juvenile wart, plane wart.
V. plantaris plantar wart, plantar verruca.
V. seborrhoica/senilis senile wart, seborrheic keratosis, seborrheic verruca.
V. vulgaris infectious wart, common wart, common verruca, seed wart.

Ver·ru·co·sis *f derm.* verrucosis. **V. generalisata** Lewandowsky-Lutz disease.

ver·ru·kös *adj derm.* verrucous, verrucose.

Ver·sa·gen *nt patho.* failure.

ver·sa·gen *vi* fail; (*Nerven*) give; (*Nieren*) give out; (*Funktion*) fail, break down, go.

ver·schei·den *vi* decease, pass away.

Ver·schie·be·lap·pen *m chir.* advancement flap, French flap, sliding flap.

Ver·schie·be·pla·stik *f chir.* advancement flap, French flap, sliding flap.

ver·schla·fen *adj* drowsy, full of sleep, sleepy.

Ver·schla·fen·heit *f* sleepiness, drowsiness, sleep drunkenness.

ver·schlech·tern I *vt* deteriorate, worsen, aggravate, make worse. **II** *vr* **sich v.** (*Zustand*) deteriorate, worsen, decline, go backward(s), become worse, change for the worse.

Ver·schlech·te·rung *f* (*Zustand*) change for the worse, worsening, decline, deterioration.

Ver·schleiß *m patho., ortho.* wear, wear and tear, attrition, erosion.

ver·schlei·ßen *patho., ortho.* **I** *vt* wear out, attrite. **II** *vi* wear out, become worn.

Ver·schleiß·er·schei·nun·gen *pl patho., ortho.* wear and tear.

ver·schleiß·fest *adj ortho.* hardwearing, resistant to wear.

Ver·schleiß·fe·stig·keit *f ortho.* resistance to wear.

ver·schlep·pen *vt* **1.** *epidem.* (*verbreiten*) spread, convey, transmit. **2.** (*Krankheit*) protract, neglect.

Ver·schlep·pung *f* **1.** *epidem.* spreading, conveyance, transmission. **2.** (*Krankheit*) protraction.

ver·schlim·mern I *vt* (*Krankheit, Schmerzen*) deteriorate, worsen, aggravate, make worse. **II** *vr* **sich v.** (*Krankheit, Schmerzen*) get worse, worsen; (*Zustand*) deteriorate, worsen, change for the worse.

Ver·schlim·me·rung *f* (*Krankheit, Schmerzen*) aggravation, worsening, exacerbation; (*Zustand*) deterioration, change for the worse.

Ver·schlin·gung *f patho., chir.* volvulus.

Ver·schluß *m* **1.** *physiol.* closure. **2.** *patho.* occlusion, obliteration, obstruction, blockage, clogging. **3.** (*Deckel*) cover, cap, lid.
kindersicherer V. child-resistant closure, childproof closure.

Ver·schluß·druck *m physiol.* closing pressure.
kritischer V. critical closing pressure.

Ver·schluß·ik·te·rus *m patho.* obstructive icterus, obstructive jaundice, mechanical jaundice.

Ver·schluß·kon·takt *m histol.* occludent junction, tight junction, zonula occludens.

Ver·schluß·krank·heit *f:* **arterielle V.** *abbr.* **AVK** arterial occlusive disease, arterial obstruction disease.
periphere V. peripheral occlusive disease, peripheral vascular disease.
zerebrovaskuläre V. cerebrovascular (occlusive) disease.

Ver·schluß·vo·lu·men *nt physiol.* closing volume.

Ver·schmel·zungs·nie·re *f patho.* fused kidney.

ver·schmut·zen *vt* (*Wunde*) contaminate.

ver·schmutzt *adj* (*Umwelt*) polluted, contaminated; (*Wunde*) dirty, contaminated.

Ver·schmut·zung *f* (*Umwelt*) pollution, contamination; (*Wunde*) contamination.

ver·schnupft *adj* **v. sein** have a cold.

ver·schor·fen *vi* scab, scab over.

ver·schrei·ben *vt pharm.* prescribe. **jdm. etw. v.** prescribe sth. for s.o.

Ver·schrei·bung *f pharm.* prescription.

ver·schrei·bungs·pflich·tig *adj pharm.* available on presciption only.

Ver·schüt·tungs·syn·drom *nt patho.* crush syndrome, compression syndrome.

ver·schwim·men *vi ophthal.* become blurred.

ver·schwom·men *adj ophthal.* blurred; *fig.* (*Erinnerung*) vague, blurred, dim.

ver·sen·gen *vt* scorch, singe, burn.

ver·seu·chen *vt* (*Parasit*) infest; *radiol.* contaminate; (*Umwelt*) pollute, contaminate.

ver·seucht *adj* (*Parasit*) infested; *radiol.* contaminated; (*Umwelt*) polluted, contaminated.

Ver·seu·chung *f* (*Parasit*) infestation; *radiol.* contamination; (*Umwelt*) pollution, contamination.

Ver·sio *f gyn.* version. **V. spontanea** *gyn.* spontaneous version.

Ver·si·on *f ophthal.* version.

ver·sor·gen *vt* look after, take care of, care for;

(*Wunde*) dress, tend; (*Patient*) attend to.
Ver·sor·gung *f clin.* attendance, attention, care.
ärztliche V. medical care, attendance.
operative V. *chir.* repair, operative repair.
Ver·sor·gungs·ge·biet *nt* (*Krankenhaus*) catchment area.
Ver·stand *m* mind, intellect; intelligence, brain(s *pl*); (*Verständnis*) understanding, comprehension. **bei (vollem) V. sein** be of sound mind. **den V. verlieren** lose one's mind/ senses, go mad.
ver·stär·ken I *vt* strengthen, enhance, build up, augment; *pharm.* potentiate, potentialize, boost; (*erhöhen*) increase, intensify; (*a. fig., psycho.*) strengthen, reinforce. **II** *vr* **sich v.** intensify, increase; strengthen, grow stronger.
Ver·stär·ker *m psycho.* reinforcer.
Ver·stär·kung *f* strengthening, enhancement, build-up, augmentation; *pharm.* boost; (*Erhöhung*) increase, intensification; (*a. fig., psycho.*) strengthening, reinforcement; *immun.* booster, enhancement, boost.
V. der Immunantwort immunopotentiation.
immunologische V. immunologic enhancement.
Ver·stär·kungs·re·ak·ti·on *f immun.* booster.
ver·stau·chen *vt ortho.* sprain.
ver·staucht *adj ortho.* sprained.
Ver·stau·chung *f ortho.* sprain, distortion.
ver·steckt *adj* (*a. Krankheit, Symptom*) masked, concealed, hidden, larvate, larvaceous, larval, larvated.
ver·ste·hen *vt* **1.** (*hören*) hear. **2.** understand; (*begreifen*) perceive, comprehend, understand.
ver·stei·fen *ortho.* **I** *vt* ankylose, stiffen, make stiff. **II** *vr* **sich v.** ankylose, stiffen, get stiff.
ver·stei·fend *adj patho., ortho.* stiffening, ankylopoietic, ankylosing.
ver·steift *adj ortho.* ankylosed, ankylotic, stiffened, unmoveable.
Ver·stei·fung *f ortho.* **1.** ankylosis, stiffening, fixation, synarthrophysis. **2. operative V.** artificial ankylosis, arthrodesis, syndesis.
ver·ster·ben *vi* decease, pass away, die.
ver·stimmt *adj* (*Magen*) upset.
Ver·stim·mung *f* (*Magen*) upset.
ver·stoff·wech·seln *vt, vi* metabolize.
ver·stopft *adj* (*Stuhl*) constipated, costive.
Ver·stop·fung *f* **1.** *patho.* (*Gefäß*) obstruction, occlusion, obturation, block, blockage, stoppage. **2.** (*Stuhl*) constipation, obstipation.
Ver·stop·fungs·durch·fall *m patho.* stercoral diarrhea, paradoxical diarrhea.
ver·stor·ben *adj* late, deceased.
Ver·stor·be·ne *m/f* the deceased.
ver·stüm·meln *vt patho.* mutilate, maim.
Ver·stüm·me·lung *f patho.* mutilation.

Ver·such *m* **1.** attempt (*etw. zu tun* to do/doing sth.), go, try, effort. **2.** experiment, test, trial.
ver·suchen *vt* attempt (*etw. zu tun* to do/doing sth.), try. **etwas v.** have a go at (doing) sth., have a try at sth.
Ver·suchs·ka·nin·chen *nt fig.* guinea pig.
Ver·suchs·ob·jekt *nt* test object.
Ver·suchs·per·son *f* test subject, test person, proband, candidate.
Ver·suchs·se·rie *f* series of experiments, battery of tests.
Ver·suchs·sta·di·um *nt* experimental stage.
Ver·suchs·tier *nt* subject, experimental animal, test animal.
ver·suchs·wei·se *adv* experimentally, tentative, by way of trial.
Ver·suchs·wer·te *pl* data.
Ver·te·bra *f anat.* vertebra.
Vertebrae *pl* **cervicales** cervical vertebrae.
Vertebrae *pl* **coccygeae** coccygeal vertebrae, caudal vertebrae, caudate vertebrae.
Vertebrae *pl* **lumbales** lumbar vertebrae, abdominal vertebrae.
V. plana osteonecrotica *ortho.* Calvé's disease.
V. prominens prominent vertebra, nuchal tubercle.
Vertebrae *pl* **sacrales** sacral vertebrae.
Vertebrae *pl* **spuriae** false vertebrae.
Vertebrae *pl* **thoracicae** thoracic vertebrae, dorsal vertebrae.
V. vera true vertebra.
ver·te·bral *adj anat.* spondylous, vertebral.
Ver·te·bra·lis·an·gio·gra·phie *f radiol.* vertebral angiography.
Ver·te·bral·ka·nal *m anat.* medullary canal, vertebral canal, neural canal, spinal canal.
Ver·te·bral·re·gi·on *f anat.* vertebral region.
ver·te·bro·sa·kral *adj* vertebrosacral.
Ver·tei·lungs·schock *m patho.* distribution shock.
Ver·tei·lungs·vo·lu·men *nt phys.* distribution volume.
Ver·tex *m* **1.** *anat.* crown of the head, vertex. **2.** *mathe.* vertex. **V. corneae** corneal vertex, vertex of the cornea.
Ver·tie·fung *f* **1.** *histol., patho.* depression, dimple, indentation; (*Aushöhlung*) excavation, cavity, hollow, pit; (*kleine V.*) recess, fovea, foveola. **2.** *ped., psycho.* reinforcement.
ver·ti·gi·nös *adj neuro.* vertiginous, dizzy, giddy.
Ver·ti·go *f neuro.* vertigo, giddiness, dizziness.
V. epidemica Gerlier's syndrome, paralyzing vertigo, epidemic vertigo.
V. gastrica gastric vertigo, stomachal vertigo.
V. gyrosa gyrosa, sham-movement vertigo.
V. laryngica Charcot's vertigo, laryngeal syncope, laryngeal vertigo.
V. ocularis ocular vertigo.
V. rotatoria rotatory vertigo, systematic

vertigo.

V. vestibularis vestibular vertigo, peripheral vertigo.

ver·ti·kal *adj* vertical, perpendicular.

Ver·ti·kal·be·we·gung *f* vertical movement.

Ver·ti·kal·ebe·ne *f* vertical plane.

Ver·ti·kal·ex·ten·si·on *f ortho.* overhead traction.

ver·til·gen *vt hyg.* exterminate, eradicate.

Ver·til·gung *f hyg.* extermination, eradication.

ver·tra·gen *vt pharm.* tolerate, take, be able to take.

ver·träg·lich *adj pharm.* well-tolerated.

Ver·träg·lich·keit *f pharm.* tolerance.

Ver·trau·ens·arzt *m* medical examiner.

Ver·trau·ens·ärz·tin *f* medical examiner.

ver·trock·nen *vi patho.* dry up, mummify.

ver·trock·net *adj patho.* mummified.

ver·un·glücken [k·k] *vi* have an accident. **tödlich v.** die in an accident.

Verunglückte *m/f* injured person, casualty, victim.

ver·un·rei·ni·gen *vt* → *verschmutzen*.

ver·un·rei·nigt *adj* → *verschmutzt*.

Ver·un·rei·ni·gung *f* → *Verschmutzung*.

ver·ur·sa·chen *vt* (*Krankheit*) bring on, bring about, cause; (*Schmerzen*) arouse, cause.

Ver·wach·sung *f patho.* adhesion, concrescence, synechia, concretion.

Ver·wach·sungs·naht *f anat.* bony suture, suture; raphe, rhaphe.

Ver·wach·sungs·strang *m patho.* adhesive band.

ver·wandt *adj* related (*mit* to, with); *fig.* congenial, connected, associate (*mit* with).

Ver·wand·te *m/f* relative, relation.

Ver·wand·ten·nie·re *f chir.* related kidney transplant, related renal transplant.

Ver·wand·ten·nie·ren·trans·plan·tat *nt* → *Verwandtenniere.*

Ver·wand·ten·or·gan·spen·de *f chir.* related donation.

Ver·wand·ten·spen·de *f chir.* related donation.

Ver·wand·ten·trans·plan·tat *nt chir.* related transplant.

Ver·wandt·schaft *f* relation, relationship (*mit* to).

Ver·wechs·lungs·far·ben *pl ophthal.* confusion colors.

Ver·weib·li·chung *f patho.* feminism, feminization, effemination; *psycho.* effemination, effeminacy, effeminateness.

Ver·weil·ka·the·ter *m clin.* indwelling catheter.

ver·we·sen *vi patho.* decay, decompose, rot.

ver·west *adj patho.* putrid, decayed, decomposed.

Ver·we·sung *f patho.* (*Prozeß*) rot, decomposition, decay, putrefaction; (*Zustand*) rottenness, putrescence.

ver·wirrt *adj* (*Person*) confused, bewildered.

Ver·wirrt·heit *f* confusion, bewilderment.

Ver·wir·rung *f* → *Verwirrtheit.*

ver·wit·wet *adj* widowed.

ver·wun·den *vt* wound, injure.

Ver·wun·de·te *m/f* injured person, casualty, wounded.

Ver·wun·dung *f* wound, injury, traumatic injury, trauma, lesion (*an* to; *durch*, *von* from).

very low-density lipoprotein *nt abbr.* **VLDL** *biochem.* very low-density lipoprotein, prebeta-lipoprotein.

ver·zweigt *adj histol.* branched, dendriform, dendroid, ramose, ramous, arborescent.

Ver·zweigt·ket·ten·de·carb·oxy·la·se *f biochem.* branched-chain 2-keto acid dehydrogenase.

Verzweigtkettendecarboxylase-Mangel *m patho.* maple syrup urine disease, maple sugar disease, maple syrup disease, branched-chain ketoaminoacidemia.

Ver·zwei·gung *f anat.* branching, ramification, branch.

Ver·zwei·gungs·block *m card.* arborization heart block, arborization block.

Ve·si·ca *f anat.* vesica, bladder, sac.

V. biliaris/fellea gallbladder, cholecyst.

V. urinaria urinary bladder, bladder, urocyst.

Ve·si·cu·la *f anat.* vesicle, vesicula.

V. cutanea *derm.* vesicle, blister.

V. seminalis seminal vesicle, seminal gland, vesicular gland, spermatocyst, gonecyst.

Ve·si·cu·li·tis *f urol.* vesiculitis, cystospermitis, gonecystitis, spermatocystitis.

ve·si·kal *adj anat.* vesical.

Ve·si·kans *nt pharm., derm.* vesicant, vesicatory, epispastic.

Ve·si·ka·ti·on *f derm.* vesication, blistering, vesiculation.

Ve·si·kel *nt anat., histol.* vesicle.

ve·si·ko·ab·do·mi·nal *adj* vesicoabdominal, abdominovesical.

ve·si·ko·in·te·sti·nal *adj* cystoenteric, vesicointestinal, vesicoenteric.

ve·si·ko·ku·tan *adj* vesicocutaneous.

ve·si·ko·pro·sta·tisch *adj* vesicoprostatic.

ve·si·ko·pu·bisch *adj* vesicopubic.

Ve·si·ko·rek·to·sto·mie *f urol.* vesicorectostomy, cystoproctostomy, cystorectostomy.

ve·si·ko·re·nal *adj* vesicorenal.

Ve·si·ko·sig·mo·ido·sto·mie *f urol.* vesicosigmoidostomy.

Ve·si·ko·sto·mie *f urol.* vesicostomy.

ve·si·ko·um·bi·li·kal *adj* vesicoumbilical.

ve·si·ko·ure·te·risch *adj* vesicoureteric, vesicoureteral.

ve·si·ko·ure·thral *adj* vesicourethral.

ve·si·ko·ute·rin *adj* vesicouterine, uterovesical.

ve·si·ko·va·gi·nal *adj* vesicovaginal, vaginovesical.

Ve·si·ko·va·gi·nal·fi·stel *f patho.* vaginovesical fistula, vesicovaginal fistula.

ve·si·ko·zer·vi·kal *adj* vesicocervical, cervicovesical.

ve·si·ku·lär *adj* vesicular, vesiculose, vesiculous, vesiculate, vesiculated.

Ve·si·ku·lär·at·men *nt clin., pulmo.* vesicular breath sounds *pl,* vesicular breathing, vesicular murmur, vesicular respiration.

Ve·si·ku·la·ti·on *f* → *Vesikation.*

Ve·si·kul·ek·to·mie *f urol.* vesiculectomy.

Ve·si·ku·li·tis *f* → *Vesiculitis.*

ve·si·ku·lo·bron·chi·al *adj clin., pulmo.* vesiculobronchial.

Ve·si·ku·lo·gramm *nt radiol.* vesiculogram.

Ve·si·ku·lo·gra·phie *f radiol.* vesiculography.

ve·si·ku·lo·ka·ver·nös *adj patho.* vesiculocavernous.

ve·si·ku·lo·pa·pu·lär *adj patho.* vesiculopapular.

ve·si·ku·lo·pu·stu·lär *adj patho.* vesiculopustular.

Ve·si·ku·lo·to·mie *f urol.* vesiculotomy.

ve·sti·bu·lär *adj anat.* vestibular.

Ve·sti·bu·lar·ap·pa·rat *m anat.* vestibular apparatus.

Ve·sti·bu·la·ris·aus·fall *m,* akuter unilateraler → *Vestibularisneuronitis.*

Ve·sti·bu·la·ris·neu·ro·ni·tis *f neuro.* vestibular neuronitis, acute vestibular paralysis.

Ve·sti·bu·la·ris·re·flex *m physiol.* vestibular reflex.

Ve·sti·bu·la·ris·schwin·del *m neuro.* vestibular vertigo, peripheral vertigo.

Ve·sti·bu·la·ris·stö·rung *f neuro.* vestibular disorder.

ve·sti·bu·lo·koch·le·är *adj anat.* vestibulocochlear; statoacoustic.

Ve·sti·bu·lo·pla·stik *f HNO* vestibuloplasty.

Ve·sti·bu·lo·to·mie *f HNO* vestibulotomy.

ve·sti·bu·lo·to·xisch *adj patho.* vestibulotoxic.

Ve·sti·bu·lum *nt anat.* vestibule, vestibulum.

V. auris vestibule of ear.

V. laryngis laryngeal vestibule, atrium of larynx.

V. nasale/nasi nasal vestibule, vestibule of nose.

V. oris oral vestibule, buccal cavity.

V. vaginae vestibule of vagina.

Ve·sti·gi·um *nt anat.* vestige, vestigium. V. processus vaginalis vestige of vaginal process, Cloquet's ligament.

Ve·te·ra·nen·krank·heit *f epidem.* legionnaires' disease, legionellosis.

Ve·te·ri·när *m* veterinarian; *inf.* vet.

ve·te·ri·när *adj* veterinary.

Ve·te·ri·när·me·di·zin *f* veterinary medicine.

ve·te·ri·när·me·di·zi·nisch *adj* → *veterinär.*

Veto-Zellen *pl immun.* veto cells.

Vi-Agglutination *f immun.* Vi agglutination.

Vi-Antigen *nt immun.* Vi antigen.

Vi·bex *f derm.* vibex.

Vi·bra·ti·on *f clin.* vibration, fremitus.

Vi·bra·ti·ons·emp·fin·dung *f physiol.* vibratory sensibility, pallesthetic sensibility, palmesthetic sensibility, pallesthesia, palmesthesia.

Vi·bra·ti·ons·mas·sa·ge *f* vibratory massage, seismotherapy.

Vi·bra·ti·ons·re·zep·tor *m physiol.* vibration receptor.

Vi·brio *m micro.* vibrio, Vibrio.

V. cholerae Koch's bacillus, cholera bacillus, comma bacillus, cholera vibrio, Vibrio cholerae.

V. El-tor El Tor vibrio, Celebes vibrio, Vibrio eltor.

V. metschnikovii spirillum of Finkler and Prior, Vibrio metschnikovii.

Vi·brio·in·fek·ti·on *f epidem.* vibriosis.

Vi·brio·na·ceae *pl micro.* Vibrionaceae.

vi·brio·nen·ab·tö·tend *adj* → *vibriozid.*

vi·brio·zid *adj pharm.* vibriocidal.

Vi·bris·sae *pl anat.* vibrissae, hairs of nose.

Vicq d'Azur: V.'-Bündel *nt anat.* bundle of Vicq d'Azyr, tract of Vicq d'Azyr, thalamomamillary bundle, mamillothalamic fasciculus.

Vidal: V.'-Krankheit *f derm.* Vidal's disease, localized neurodermatitis, circumscribed neurodermatitis.

Vid·ara·bin *nt pharm.* adenine arabinoside, arabinoadenosine, vidarabine.

Viel·ge·bä·ren·de *f gyn.* pluripara, multipara.

Viel·glied·rig·keit *f embryo.* polyphalangia, polyphalangism.

viel·wer·tig *adj immun.* polyvalent, multivalent.

Viel·wer·tig·keit *f immun.* polyvalence, multivalence.

Vier·fin·ger·fur·che *f embryo.* simian crease, simian line.

Vier·ge·fäß·an·gio·gra·phie *f radiol.* four-vessel angiography.

Vier·hü·gel·plat·te *f anat.* quadrigeminal plate, tectal plate.

Vier·ling *m embryo.* quadrigeminus, quadruplet. Vierlinge *pl* quadruplets.

vier·stünd·lich *adv* at four-hourly intervals.

Vier-Zellen-Stadium *nt embryo.* four-cell stage.

Vieth-Müller: V.-M.-Kreis *m ophthal.* Vieth-Müller circle, Vieth-Müller horopter.

Vi·gil·am·bu·lis·mus *m neuro.* vigilambulism.

vi·gi·lant *adj physiol., neuro.* vigilant.

Vi·gi·lanz *f physiol., neuro.* vigilance, wakefulness, watchfulness, arousal.

Vi·gi·li·tät *f* → *Vigilanz.*

vi·ka·ri·ie·rend *adj clin., patho.* vicarious.

Villaret: V.-Syndrom *nt neuro.* Villaret's syndrome, syndrome of retroparotid space.

vil·lös *adj anat., gyn.* villous, villose, shaggy.

Villositis 702

Vil·lo·si·tis *f gyn.* villositis.
Vil·lus *m anat.* villus.
Villi *pl* articulares → *Villi synoviales.*
Villi *pl* intestinales intestinal villi, villi of small intestine.
Villi *pl* pleurales pleural villi.
Villi *pl* synoviales synovial villi, synovial glands, synovial fringes.
Vil·oxa·zin *nt pharm.* viloxazine.
Vim-Silverman: V.-S.-Nadel *f clin.* Vim-Silverman needle.
Vin·bla·stin *nt pharm.* vinblastine, vincaleukoblastine.
Vin·ca·leu·ko·bla·stin *nt* → *Vinblastin.*
Vinc·amin *nt pharm.* vincamine.
Vinca-rosea-Alkaloide *pl pharm.* vinca alkaloids.
Vincent: V.-Angina *f HNO* Vincent's disease, Plaut's angina, acute necrotizing ulcerative gingivitis, fusospirillary gingivitis, fusospirochetal gingivitis, acute ulcerative gingivitis, acute ulceromembranous gingivitis.
Vin·co·fos *nt pharm.* vincofos.
Vin·cri·stin *nt pharm.* vincristine.
Vin·cu·lum *nt anat.* vinculum, frenum, frenulum, ligament. Vincula *pl* tendinum vincula of tendons.
Vin·de·sin *nt pharm.* vindesine, VP-16.
Vineberg: V.-Operation *f HTG* Vineberg's operation.
Vio·my·cin *nt pharm.* viomycin.
VIPom *nt endo.* vipoma, VIPoma, D_1 tumor.
Vi·ra·gi·ni·tät *f psycho.* viraginity.
vi·ral *adj* viral.
Vir·ämie *f patho.* viremia, virusemia.
Vi·ra·zol *nt pharm.* virazole, ribavirin.
Virchow: V.'-Drüse *f patho.* Virchow's gland, Virchow's node, sentinel node, signal node.
V.'-Granula *pl patho.* Virchow's granulations.
V.'-Knoten *m* → *V.'-Drüse.*
V.'-Kristalle *pl patho.* Virchow's crystals.
V.'-Leprazellen *pl patho.* Virchow's cells.
V.'-Regel *f patho.* Virchow's law.
Virchow-Robin: V.-R.'-Raum *m histol.* Virchow-Robin's space.
Vir·gi·ni·tät *f gyn.* virginity.
Viridans-Endokarditis *f card.* viridans endocarditis.
Viridans-Streptokokken *pl micro.* viridans streptococci, Streptococcus viridans.
vi·ril *adj andro.* virile, manly, masculine.
Vi·ri·li·sie·rung *f patho.* virilization, virilescence, masculinization.
Vi·ri·lis·mus *m patho.* virilism.
Vi·ri·li·tät *f andro.* virility, maleness.
Vi·ri·on *nt micro.* virion, virus particle, viral particle.
vi·ro·gen *adj epidem.* virogenetic.
Vi·ro·id *nt micro.* viroid.
Vi·ro·lak·tie *f gyn.* virolactia.

Vi·ro·lo·gie *f* virology.
vi·ro·lo·gisch *adj* virological.
Vi·ro·pe·xis *f immun.* viropexis.
Vi·ro·se *f epidem.* viral disease, virosis.
Vi·ro·sta·ti·kum *nt pharm.* virostatic.
vi·ro·sta·tisch *adj pharm.* virostatic, virustatic.
Vi·ru·ko·prie *f patho.* virucopria.
vi·ru·lent *adj epidem.* virulent. nicht v. avirulent.
Vi·ru·lenz *f epidem.* virulence.
virulenz-assoziert *adj* virulence-associated.
Vir·urie *f patho.* viruria.
Vi·rus *nt micro.* virus.
adenoassoziertes V. *abbr.* AAV adeno-associated virus, adeno-associated satellite virus.
attenuiertes V. attenuated virus.
bakterienpathogenes V. phage, lysogenic factor, bacteriophage, bacterial virus.
behülltes V. enveloped virus.
defektes V. defective virus.
Lymphadenopathie-assoziiertes V. *abbr.* LAV human immunodeficiency virus, AIDS virus, Aids-associated virus, AIDS-associated retrovirus, lymphadenopathy-associated virus.
lytisches V. lytic virus.
mutiertes V. mutant virus.
nacktes V. naked virus.
neurotropes V. neurotropic virus.
onkogene Viren *pl* oncogenic viruses, tumor-inducing viruses.
durch Rodentia übertragene Viren *pl* rodent-borne viruses, roboviruses.
Rous-assoziiertes V. *abbr.* RAV Rous-associated virus.
umhülltes V. enveloped virus.
durch Zecken übertragene Viren *pl* tickborne viruses.
zytopathogenes V. cytopathogenic virus.
Vi·rus·an·ti·gen *nt immun.* viral antigen.
Vi·rus·an·ti·se·rum *nt immun.* viral antiserum.
Vi·rus·aus·brei·tung *f epidem.* viral spread.
Vi·rus·aus·schei·dung *f:* V. im Harn viruria. V. im Stuhl virucopria.
virus capsid antigen *nt immun.* virus capsid antigen.
Vi·rus·di·ar·rhö *f patho.* virus diarrhea.
Virus-DNA *f micro.* viral deoxyribonucleic acid, viral DNA.
Vi·rus·dys·en·te·rie *f patho.* viral dysentery.
Vi·rus·en·ze·pha·li·tis *f neuro.* viral encephalitis, virus encephalitis.
Vi·rus·en·ze·pha·lo·mye·li·tis *f neuro.* viral encephalomyelitis, virus encephalomyelitis.
Vi·rus·en·ze·pha·lo·pa·thie *f*, subakute spongiforme *neuro.* subacute spongiform virus encephalopathy, transmissible spongiform virus encephalopathy.
Vi·rus·er·kran·kung *f epidem.* virosis, viral disease; *inf.* virus.

Vi·rus·ex·an·them *nt derm.* viral exanthema.
Vi·rus·ge·ne·tik *f micro.* viral genetics *pl.*
Vi·rus·he·pa·ti·tis *f epidem.* viral hepatitis, virus hepatitis.
Virushepatitis A hepatitis A, epidemic hepatitis, type A viral hepatitis, infectious hepatitis.
akute V. acute viral hepatitis.
Virushepatitis B hepatitis B, inocculation hepatitis, serum hepatitis, transfusion hepatitis, type B viral hepatitis.
chronische V. chronic viral hepatitis.
Vi·rus·impf·stoff *m immun.* viral vaccine.
vi·rus·in·du·ziert *adj* virus-induced.
Vi·rus·in·fek·ti·on *f epidem.* viral infection; *inf.* virus.
vi·rus·in·fi·ziert *adj epidem.* virus-infected.
Vi·rus·in·ter·fe·renz *f immun.* virus interference, interference, virus blockade.
Vi·rus·krank·heit *f epidem.* virosis, viral disease; *inf.* virus.
Vi·rus·me·nin·gi·tis *f neuro.* viral meningitis.
Vi·rus·myo·kar·di·tis *f card.* viral myocarditis.
Vi·rus·par·ti·kel *nt* → *Virion.*
Vi·rus·per·si·stenz *f epidem.* virus persistence.
Vi·rus·pneu·mo·nie *f pulmo.* viral pneumonia.
Virus-RNA *f micro.* viral RNA, viral ribonucleic acid.
Vi·rus·schnup·fen *m* coryza, cold in the head, acute rhinitis, acute catarrhal rhinitis.
Vi·ru·sta·ti·kum *nt pharm.* virostatic.
vi·ru·sta·tisch *adj pharm.* virostatic, virustatic.
Vi·rus·vak·zi·ne *f immun.* viral vaccine.
Vi·rus·ver·brei·tung *f epidem.* viral spread.
Virus-Wirtbeziehung *f epidem.* virus-host relationship.
Vi·ru·zid *nt pharm.* virucide, viricide.
vi·ru·zid *adj pharm.* virucidal, viricidal, antiviral, antivirotic.
Vis·ce·ra *pl anat.* internal organs, viscera.
Vis·cus *nt* → *Viscera.*
Vi·si·te *f* ward round, round.
vis·kös *adj phys.* viscid, viscous, viscose.
Vis·ko·si·tät *f phys.* viscosity.
Vi·sua·li·sie·ren *nt radiol.* visualization.
vi·su·ell *adj physiol.* visual, optic; *(Gedächtnis)* iconic.
Vi·sus *m* **1.** *physiol.* eyesight, sight, vision. **2.** *abbr.* **V** *ophthal.* acuity, vision, visual acuity.
Vis·ze·ra *pl anat.* internal organs, viscera.
vis·ze·ral *adj anat.* visceral.
Vis·zer·al·gie *f patho.* visceral pain, visceralgia.
Vis·ze·ral·mus·kel *m anat.* visceral muscle, organic muscle.
Vis·ze·ral·nerv *m anat.* autonomic nerve, visceral nerve.
Vis·ze·ral·neur·al·gie *f* → *Viszeralgie.*
Vis·ze·ral·pleu·ra *f anat.* pulmonary pleura, visceral pleura.
Vis·ze·ral·schmerz *m* → *Viszeralgie.*

Vis·ze·ral·ske·lett *nt anat.* visceral skeleton, visceroskeleton, splanchnoskeleton.
Vis·ze·ro·cra·ni·um *nt anat.* viscerocranium, visceral cranium, splanchnocranium.
vis·ze·ro·gen *adj* viscerogenic.
Vis·ze·ro·me·ga·lie *f patho.* visceromegaly, splanchnomegaly, organomegaly.
Vis·ze·ro·mi·krie *f patho.* splanchnomicria.
Vis·ze·ro·mo·to·rik *f physiol.* visceromotor system.
vis·ze·ro·mo·to·risch *adj physiol.* visceromotor, viscerimotor.
vis·ze·ro·pa·rie·tal *adj* visceroparietal.
Vis·ze·ro·pto·se *f patho.* splanchnoptosis, visceroptosis.
Vis·ze·ro·re·zep·tor *m physiol.* visceroreceptor.
vis·ze·ro·sen·so·risch *adj physiol.* viscerosensory.
vis·ze·ro·so·ma·tisch *adj anat.* viscerosomatic, splanchnosomatic.
Vis·ze·ro·tom *nt* **1.** *anat.* viscerotome. **2.** *chir.* viscerotome.
Vis·ze·ro·to·mie *f chir.* viscerotomy.
vis·ze·ro·trop *adj physiol.* viscerotropic.
Vis·ze·ro·zep·ti·on *f physiol.* visceroception.
vi·tal *adj* vital; vigorous, energetic. **nicht v.** nonvital.
Vi·tal·funk·ti·on *f physiol.* vital function.
Vitali: V.-Probe *f lab.* Vitali's test.
vi·ta·li·sie·ren *vt* vitalize.
Vi·ta·li·tät *f* vital energy, vitality, vigor.
Vi·tal·ka·pa·zi·tät *f abbr.* **VK** *od.* **VC** *physiol.* *(Lunge)* respiratory capacity, vital capacity.
Vit·amin *nt biochem.* vitamin, vitamine.
Vitamin A vitamin A.
Vitamin A$_1$ vitamin A$_1$, retinol.
Vitamin A$_2$ vitamin A$_2$, retinol$_2$, dihydroretinol.
Vitamin B$_1$ vitamin B$_1$, thiamine, thiamin, antiberiberi.
Vitamin B$_2$ vitamin B$_2$, lactoflavin, riboflavin.
Vitamin B$_3$ pantothenic acid, pantothen, yeast filtrate factor.
Vitamin B$_6$ vitamin B$_6$, pyridoxine, antiacrodynia factor, yeast eluate factor.
Vitamin B$_{12}$ vitamin B$_{12}$, extrinsic factor, Castle's factor, LLD factor, cyanocobalamin.
Vitamin B$_{12b}$ Vitamin B$_{12b}$, aquocobalamin, aquacobalamin, hydroxocobalamin.
Vitamin B$_c$ Vitamin B$_c$, pteroylglutamic acid, pteropterin, folic acid, Day's factor.
Vitamin C vitamin C, antiscorbutic vitamin, cevitamic acid, ascorbic acid.
Vitamin D vitamin D, antirachitic factor, calciferol.
Vitamin D$_2$ vitamin D$_2$, ergocalciferol, activated ergosterol, irradiated ergosterol.

Vitamin D₃ vitamin D₃. cholecalciferol.

Vitamin D₄ vitamin D₄. dihydrocalciferol.

Vitamin E vitamin E, alpha-tocopherol.

fettlösliches V. fat-soluble vitamin.

Vitamin H vitamin H, biotin, bios.

Vitamin K vitamin K, antihemorrhagic factor, antihemorrhagic vitamin.

Vitamin K₁ vitamin K₁, phytonadione, phytomenadione, phylloquinone.

Vitamin K₂ vitamin K₂, farnoquinone, menaquinone.

Vitamin K₃ vitamin K₃, menadione, menaphthone.

Vitamin K₄ vitamin K₄, menadiol.

wasserlösliches V. water-soluble vitamin.

Vitamin A₁-Aldehyd *m biochem.* retinal, retinal₁, retinene.

Vitamin-A-Alkohol *m* → *Vitamin A₁.*

Vitamin A-Mangel *m patho.* vitamin A deficiency.

Vitaminantagonist *m* vitagonist, antivitamin.

Vitamin A₁-Säure *f biochem.* vitamin A acid, retinoic acid, tretinoin.

Vitamin-B₁₂-bindendes Globulin *nt biochem.* vitamin B₁₂-binding globulin.

Vitamin B-Komplex *m biochem.* vitamin B complex.

Vitamin B₁-Mangel *m patho.* beriberi, dietetic neuritis, endemic neuritis, rice disease.

Vitamin B₆-Mangelanämie *f hema.* vitamin B₆ deficiency anemia.

Vitamin-B₁₂-Mangelanämie *f hema.* vitamin B₁₂ deficiency anemia, Biermer's disease, Addison's anemia, Addison-Biermer anemia, addisonian anemia, pernicious anemia.

Vitamin B₁-Mangelkrankheit *f* → *Vitamin B₁-Mangel.*

Vitamin-B₂-Mangelsyndrom *nt patho.* pellagra, Alpine scurvy, maidism.

Vitamin C-Mangelanämie *f hema.* vitamin C deficiency anemia, scorbutic anemia.

Vitamin D-Mangel *m patho.* vitamin D deficiency.

Vitamin K-Antagonist *m biochem.* vitamin K antagonist.

Vitamin K-Mangel *m patho.* vitamin K deficiency.

Vit·amin·kon·zen·trat *nt* vitamin concentrate.

Vit·amin·man·gel *m patho.* **1.** vitamin deficiency, poverty in vitamins. **2.** → *Vitaminmangelkrankheit.*

Vit·amin·man·gel·krank·heit *f patho.* vitamin deficiency, vitamin-deficiency disease, hypovitaminosis; avitaminosis.

vit·ami·no·gen *adj* vitaminogenic.

vit·amin·reich *adj* rich in vitamins.

vi·tel·lin *adj embryo.* vitelline, vitellary.

Vi·tel·lus *m embryo.* vitellus, yolk.

vi·ti·li·gi·nös *adj derm.* vitiliginous.

Vi·ti·li·go *f derm.* vitiligo, piebald skin,

acquired leukoderma, acquired leukopathia.

V. circumnaevalis Sutton's disease, Sutton's nevus, halo nevus.

Vi·ti·um *nt* **(cordis)** *card.* heart defect, organic heart defect, vitium.

Vitr·ek·to·mie *f ophthal.* vitrectomy.

Vi·treo·kap·su·li·tis *f ophthal.* vitreocapsulitis.

vi·treo·re·ti·nal *adj anat.* vitreoretinal.

Vi·tro·nek·tin *nt immun.* vitronectin, membrane attack complex inhibitor.

Vivax-Malaria *f epidem.* vivax malaria, benign tertian malaria, vivax fever.

Vi·vi·dia·ly·se *f clin.* vividialysis.

Vladimiroff-Mikulicz: Fußamputation *f* **nach V.-M.** *ortho.* Vladimiroff-Mikulicz amputation, Wladimiroff-Mikulicz operation.

V-Linguae *nt anat.* terminal sulcus of tongue, V-shaped line (of tongue).

Voelcker: V.-Probe *f urol.* Voelcker's test.

Vo·gel·züch·ter·lun·ge *f pulmo.* bird-breeder's lung, pigeon-breeder's lung.

Voges-Proskauer: V.-P.-Reaktion *f immun.* Voges-Proskauer test, Voges-Proskauer reaction.

Vogt: V.-Erkrankung *f neuro.* Vogt's syndrome, syndrome of corpus striatum, marble state.

Vogt-Koyanagi: V.-K.-Syndrom *nt patho.* Vogt-Koyanagi syndrome, oculocutaneous syndrome, uveocutaneous syndrome.

Vogt-Koyanagi-Harada: V.-K.-H.-Syndrom *nt* → *Vogt-Koyanagi-Syndrom.*

Vogt-Waardenburg: V.-W.-Syndrom *nt patho.* Waardenburg's syndrome.

Vohwinkel: V.-Syndrom *nt derm.* Vohwinkel's syndrome, progressive dystrophic hyperkeratosis.

vo·kal *adj* vocal.

Vo·ka·lis *m anat.* vocalis (muscle), vocal muscle.

vo·lar *adj anat.* volar, palmar.

Vo·lar·fle·xi·on *f physiol.* palmar flexion, volar flexion.

Volkmann:ˈV.-Cheilitis *f HNO* Volkmann's cheilitis, apostematous cheilitis.

V.-Deformität *f ortho.* Volkmann's deformity, Volkmann's disease, Volkmann's subluxation.

V.'-Gefäße *pl histol.* Volkmann's vessels, Volkmann's perforating vessels.

V.'-Kanäle *pl histol.* Volkmann's canals.

V.-Kontraktur *f patho.* Volkmann's ischemic paralysis, Volkmann's contracture, Volkmann's syndrome, ischemic muscular atrophy.

V.-Krankheit *f* → *V.-Cheilitis.*

V.-Lähmung *f* → *V.-Kontraktur.*

Volks·me·di·zin *f* folk medicine.

Voll·an·ti·gen *nt immun.* complete antigen, holoantigen.

Voll·bad *nt* full bath.
Voll·blut *nt hema.* whole blood, whole human blood. **konserviertes V.** banked blood.
Völ·le·ge·fühl *nt* fullness, sensation of fullness. **epigastrisches V.** epigastric fullness.
voll·ent·wickelt [k·k] *adj* fully developed, mature.
Voll·haut·lap·pen *m chir.* full thickness flap, full-thickness graft, full-thickness skin graft.
Voll·haut·trans·plan·tat *nt →* *Vollhautlappen.*
voll·jäh·rig *adj* of age, of full legal age.
Voll·kost *f* full diet.
Voll·mond·ge·sicht *nt clin.* moon facies, moon-shaped face, moon face.
Voll·nar·ko·se *f anes.* general anesthesia, narcosis, anesthesia state.
Voll·re·mis·si·on *f oncol.* complete remission.
Volt *nt abbr.* **V** *phys.* volt.
Volt·am·pere *nt abbr.* **VA** *phys.* voltampere.
Volt·am·pere·me·ter *nt phys.* voltammeter.
Volt·me·ter *nt phys.* voltmeter.
Vo·lu·men *nt allg., mathe.* volume; *(Inhalt)* content, capacity.
enddiastolisches V. end-diastolic volume.
endsystolisches V. end-systolic volume.
Vo·lu·men·be·la·stung *f card.* volume load.
Vo·lu·men·er·satz *m clin., hema.* volume replacement.
Vo·lu·men·kon·stanz *f physiol.* isovolumia.
Vo·lu·men·man·gel·schock *m patho.* hematogenic shock, hypovolemic shock, oligemic shock.
endogener V. endogenous hypovolemic shock.
exogener V. exogenous hypovolemic shock.
Vo·lu·men·puls *m physiol.* cross-sectional pulse, volume pulse.
Vo·lu·men·re·zep·tor *m physiol.* volume receptor.
Vo·lu·tin·kör·per·chen *pl patho.* volutin granules, metachromatic granules.
Vol·vu·lus *m chir.* volvulus.
V. intestini intestinal volvulus.
V. ventriculi gastric volvulus.
Vo·mer *m anat.* vomer, vomer bone.
Vo·me·ro·na·sal·or·gan *nt anat.* vomeronasal organ, Jacobson's organ.
Vo·mi·tio *f →* *Vomitus.*
Vo·mi·ti·vum *nt pharm.* emetic, vomitive, vomitory.
Vo·mi·tus *m* vomit, vomition, vomiting.
V. biliosus bilious vomiting, cholemesis.
V. cruentus blood vomiting, hematemesis.
von Aaron: v. A.-Zeichen *nt chir.* Aaron's sign.
von Bergmann: v. B.-Inzision *f* Bergmann's incision.
von Bischoff: v. B.'-Korona *f (Ovum)* corona radiata.
von Brunn: v. B.'-Epithelnester *pl histol.* epithelial nests of von Brunn, Brunn's epithelial nests.

von Ebner: v. E.'-Drüsen *pl histol.* Ebner's glands, gustatory glands.
v. E.'-Halbmond *m histol.* Giannuzzi's cell, crescent of Giannuzzi, demilune of Heidenhain, serous crescent, crescent cell.
v. E.'-Spüldrüsen *pl histol.* Ebner's glands, gustatory glands.
von Economo: v. E.-Enzephalitis *f neuro.* (von) Economo's disease, (von) Economo's encephalitis, epidemic encephalitis, lethargic encephalitis, Vienna encephalitis.
von Euler-Liljestrand: v. E.-L.-Mechanismus *m physiol.* Euler-Liljestrand reflex, Euler--Liljestrand mechanism.
von Gierke: v. G.-Krankheit *f patho.* (von) Gierke's disease, hepatorenal glycogenosis, type I glycogen storage disease.
von Graefe: v. G.-Fleck *m ophthal.* Graefe's spot.
v. G.-Linsenextraktion *f ophthal.* Graefe's operation.
v. G.-Schielkorrektur *f ophthal.* Graefe's operation.
v. G.-Syndrom *nt ophthal.* Graefe's disease.
v. G.-Versuch *m ophthal.* Graefe's test.
v. G.-Zeichen *nt ophthal.* Graefe's sign.
von Hippel-Lindau: v. H.-L.-Syndrom *nt patho.* (von) Hippel's disease, (von) Hippel--Lindau disease, retinocerebral angiomatosis.
von Jaksch-Hayem: v. J.-H.-Anämie *f hema.* (von) Jaksch's disease, (von) Jaksch's anemia, anemia pseudoleukemica infantum.
von Kupffer: v. K.'-Sternzellen *pl histol.* von Kupffer's cells, sternzellen.
von Meyenburg-Altherr-Uehlinger: v. M.-A.--U.-Syndrom *nt patho.* (von) Meyenburg's disease, Meyenburg-Altherr-Uehlinger syndrome, polychondropathy, generalized chondromalacia, relapsing polychondritis.
von Pfaundler-Hurler: v. P.-H.-Krankheit *f patho.* Hurler's syndrome, Pfaundler-Hurler syndrome, lipochondrodystrophy, mucopolysaccharidosis I H, gargoylism (autosomal recessive type).
von Recklinghausen: v. R.-Krankheit *f* **1.** *patho.* (von) Recklinghausen's disease, multiple neurofibroma, neurofibromatosis. **2.** *ortho.* Engel-Recklinghausen disease, (von) Recklinghausen's disease of bone.
v.-R.-Krankheit *f,* **halbseitige** *ortho.* cystic osteofibromatosis, Jaffé-Lichtenstein disease, fibrous dysplasia of bone.
von Recklinghausen-Appelbaum: v. R.-A.--Krankheit *f patho.* (von) Recklinghausen--Applebaum disease.
von Rosen: v. R.-Schiene *f ortho.* von Rosen splint.
von Saar: v. S.'-Epithel *nt histol.* von Saar's

epithelium.

von Strümpell: v. S.-Tibialiszeichen *nt neuro.*
Strümpell's phenomenon, Strümpell's sign,
tibialis sign, tibial phenomenon.

von Willebrand: v.W.-Faktor *m abbr.* **vWF**
hema. von Willebrand factor, factor VIII-
-associated antigen.

von Willebrand-Jürgens: v. W.-J.-Syndrom *nt*
hema. Minot-von Willebrand syndrome,
(von) Willebrand's syndrome, constitutional
thrombopathy, pseudohemophilia, vascular
hemophilia.

Voorhoeve: V.-Erkrankung *f ortho.* Voorhoeve's disease.

Vor·aus·sa·ge *f clin., stat.* prognosis, prognostication; prediction.

vor·aus·sa·gen *vt clin., stat.* prognosticate,
predict.

vor·be·han·deln *vt clin.* pretreat.

Vor·be·hand·lung *f clin.* pretreatment.

vor·bei·lei·ten *vt chir.* bypass, shunt.

Vor·bei·re·den *nt neuro.* heterophasia, heterolalia, heterophasis, heterophemy.

Vor·be·la·stung *f physiol.* preload.

Vor·be·strah·lung *f radiol.* preoperative irradiation, preoperative radiation.

vor·beu·gen I *vt* bend forward. **II** *vi clin.* pre-
vent, guard against, take precautions against.

vor·beu·gend *adj clin.* precautionary, preventive, preventative, prophylactic.

Vor·beu·gung *f* prophylaxis, prevention (*gegen*
of), precaution (*gegen* against).

Vor·bild *nt* (*a. fig.*) pattern, model, example
(*für* to).

Vor·bla·se *f urol.* prebladder.

Vor·bo·te *m clin.* precursor, early sign, early
symptom.

Vor·deh·nung *f physiol.* prestretching.

Vor·der·arm *m anat.* forearm, antibrachium,
antebrachium.

Vor·der·darm *m embryo.* foregut, prosogaster.

Vor·der·horn *nt*: **V. des Rückenmarks** anterior
horn of spinal cord, ventral horn of spinal
cord, ventricornu.

V. des Seitenventrikels anterior horn of lateral
ventricle, frontal horn of lateral ventricle,
precornu.

Vor·der·horn·syn·drom *nt neuro.* anterior
cornual syndrome.

Vor·der·horn·zel·le *f histol.* anterior horn cell.

Vor·der·kam·mer *f anat.* anterior chamber of
eye.

Vor·der·kam·mer·punk·ti·on *f ophthal.* keratonyxis.

Vor·der·kopf *m anat.* sinciput, synciput.

Vor·der·säu·le *f anat.* (*Rückenmark*) anterior
column of spinal cord, ventral column of
spinal cord.

Vor·der·seg·ment *nt anat.* (*Lunge*) anterior
segment.

Vor·der·sei·te *f* front, face; *anat.* facies.

Vor·der·sei·ten·strang·bah·nen *pl anat.* tracts
of anterolateral funiculus.

Vor·der·sei·ten·strang·sy·stem *nt anat.* anter-
olateral-funiculus system.

Vor·der·strang *m anat.* (*Rückenmark*) anterior
funiculus (of spinal cord), ventral funiculus
(of spinal cord).

Vor·der·strang·bah·nen *pl anat.* tracts of anterior funiculus, tracts of ventral funiculus.

Vor·der·strang·syn·drom *nt neuro.* anterior
cord syndrome.

Vor·der·teil *nt* (*a. anat.*) front, head, forepart.

Vor·der·wand·in·farkt *m card.* anterior myocardial infarction.

Vor·der·wand·spit·zen·in·farkt *m card.* antero-
inferior myocardial infarction.

Vor·der·wur·zel *f anat.* (*Spinalnerven*) anterior
root (of spinal nerves).

Vor·ex·an·them *nt derm.* rash.

Vor·fall *m patho.* prolapse, falling down,
sinking, descent.

vor·fal·len *vi patho.* prolapse, fall down, slip
down, slip out of place.

Vor·fuß *m* forefoot.

Vor·fuß·am·pu·ta·ti·on *f ortho.* forefoot amputation.

vor·ge·burt·lich *adj* before birth, prenatal,
antepartal, antepartum.

Vor·ge·schich·te *f* (*Patient*) anamnesis; *socio.,*
psycho. case history, history.

Vor·haut *f anat.* **1.** prepuce, preputium. **2.** prepuce of penis, foreskin, prepuce, preputium.

Vor·haut·apla·sie *f urol.* aposthia.

Vor·haut·drü·sen *pl anat.* preputial glands,
crypts of Littre, crypts of Haller, crypts of
Tyson, glands of Haller, glands of Tyson.

Vor·haut·ent·zün·dung *f urol.* acrobystitis,
acroposthitis, posthitis.

Vor·haut·pla·stik *f urol.* posthioplasty.

Vor·haut·stein *m urol.* preputial calculus, preputial concretion, postholith, acrobystiolith.

Vor·haut·talg *m histol.* smegma (of prepuce).

Vor·her·sa·ge *f clin., stat.* prognosis, prognostication; prediction.

vor·her·sa·gen *vt clin., stat.* prognosticate,
predict.

Vor·hof *m anat.* **1.** atrium, vestibule, vestibulum. **2.** (*Herz*) atrium (of heart), auricle,
auricula.

linker V. left atrium.

rechter V. right atrium.

Vor·hof·ar·rhyth·mie *f card.* atrial arrhythmia.

Vor·hof·ar·te·rie *f,* **anastomosierende** *anat.*
anastomotic atrial artery, atrial anastomotic
artery.

Vor·hof·bi·ge·mi·nie *f card.* atrial bigeminy.

Vor·hof·dia·sto·le *f card.* atrial diastole.

Vor·hof·di·la·ta·ti·on *f card.* atriomegaly.

Vor·hof·dis·so·zia·ti·on *f card.* atrial dissocia-

tion.
Vor·hof·er·öff·nung f HTG atriotomy.
Vor·hof·er·re·gung f card. atrial excitation.
Vor·hof·ex·tra·sy·sto·le f card. premature atrial contraction, premature atrial systole, premature atrial beat, atrial extrasystole.
Vor·hof·fak·tor m, **natriuretischer** physiol. atrial natriuretic factor, atrial natriuretic peptide, atrial natriuretic hormone.
Vor·hof·fen·ster nt anat. oval window, vestibular window.
Vor·hof·flat·tern nt card. atrial flutter, auricular flutter.
Vor·hof·flim·mern nt card. atrial fibrillation, auricular fibrillation.
Vor·hof·fül·lungs·druck m card. atrial filling pressure.
Vor·hof·ga·lopp m card. presystolic gallop, atrial gallop.
Vorhof-Kammerklappe f anat. atrioventricular valve.
Vorhof-Kammeröffnung f anat. atrioventricular opening (of heart).
Vor·hof·kam·mer·sep·tum nt anat. atrioventricular septum (of heart).
Vor·hof·kom·plex m (EKG) atrial complex, auricular complex.
Vor·hof·kon·trak·ti·on f physiol. atrial contraction.
Vor·hof·la·by·rinth nt anat. vestibular labyrinth.
Vor·hof·re·zep·to·ren pl physiol. (Herz) atrial receptors.
Vor·hof·rit·ze f anat. (Larynx) fissure of laryngeal vestibule, fissure of vestibule.
Vor·hof·sep·tum nt anat. interatrial septum (of heart), interauricular septum.
Vor·hof·sep·tum·de·fekt m card. atrial septal defect, atrioseptal defect.
hochsitzender V. ostium secundum defect.
V. vom Primumtyp ostium primum defect.
V. vom Sekundumtyp ostium secundum defect.
tiefsitzender V. ostium primum defect.
Vor·hof·sep·tum·pla·stik f HTG atrioseptoplasty.
Vor·hof·spal·te f → Vorhofritze.
Vor·hof·still·stand m card. atrial standstill, auricular standstill.
Vor·hof·sy·sto·le f card. atrial systole, atrial beat, auricular systole.
Vor·hof·ta·chy·kar·die f card. atrial tachycardia, auricular tachycardia.
Vor·hof·ton m card. atrial sound, fourth heart sound, fourth sound.
Vor·hof·wel·le f card. a wave.
Vor·hof·ve·nen pl anat. atrial veins.
Vor·kern m embryo. pronucleus.
vor·kli·nisch adj preclinical.
Vor·läu·fer·sta·di·um nt clin. prodromal stage,

prodromal period, prodromal phase.
Vor·läu·fer·zel·le f histol., hema. progenitor, precursor cell, stem cell. **determinierte V.** committed progenitor.
Vor·le·sung f lecture (vor to; über on).
Vor·milch f gyn. foremilk, colostrum.
Vor·mund m guardian.
Vor·na·me m forename, Christian name, first name. **zweiter V.** middle name.
vor·pu·ber·tär adj psycho. prepubertal, prepuberal, prepubescent.
Vor·schie·be·lap·pen m chir. advancement flap, French flap, sliding flap.
Vor·schie·be·pla·stik f → Vorschiebelappen.
Vor·schul·al·ter nt preschool age.
Vor·sicht f precaution, caution, care.
vor·sich·tig adj cautious, careful.
Vor·sichts·maß·nah·me f precautionary measure, precaution.
Vor·sor·ge f precaution, providence, provision.
Vor·sor·ge·me·di·zin f preventive medicine.
vor·sor·gen vi take precautions, make provisions.
Vor·sor·ge·un·ter·su·chung f check-up, preventive examination. **eine V. machen lassen** have a check-up, go for a check-up.
vor·sprin·gend adj anat. eminent, prominent, protruding, projecting.
Vor·sprung m anat. protuberance, protrusion, prominence, eminence, tuber, tuberosity.
Vor·ste·her·drü·se f anat. prostate gland, prostate.
Vor·test m clin. screening, screening test.
Vor·tex m anat. vortex, whorl.
V. cordis vortex of heart, whorl.
V. lentis nuclear zone, vortex.
Vortices pilorum pl hair vortices, hair whorls.
Vor·trag m lecture (über on; vor to).
vor·tra·gen vt lecture (über on).
Vor·tra·gen·de m/f lecturer.
Vor·un·ter·su·chung f preliminary examination.
vor·ver·dau·en vt physiol. predigest.
Vor·ver·dau·ung f physiol. predigestion.
Vorverlagerung f ortho. (Sehne, etc.) advancement.
Vor·ver·le·gen nt ortho. (Sehne, etc.) advancement.
vor·ver·le·gen vt ortho. (Sehne, etc.) advance.
Vor·wärts·be·we·gung f forward movement, progression, propulsion.
Vor·wärts·nei·gung f anat. anteversion. **V. der Gebärmutter** anteversion of uterus.
Vor·wärts·ver·la·ge·rung f anat. anteposition, antelocation.
Vor·wärts·ver·sa·gen nt card. forward heart failure, forward failure.
Vor·was·ser nt gyn. forewaters pl.
Vor·we·hen pl gyn. false pains.

Vor·wöl·bung *f anat.* prominence, protrusion, belly, swell.

Vor·zei·chen *nt* sign, first sign; *clin.* precursor, prodrome, prodromus.

vor·zei·tig *adj patho.* precocious; *gyn. (Geburt)* before term, premature.

Vor·zei·tig·keit *f patho., gyn.* precocity, precociousness, prematurity, prematureness.

Voy·eu·ris·mus *m psychia., psycho.* active scopophilia, voyeurism.

Vrolik: V.-Krankheit *f embryo.* Vrolik's disease, lethal perinatal osteogenesis imperfecta, type II osteogenesis imperfecta.

vul·ne·ra·bel *adj physiol., clin.* vulnerable, susceptible *(für* to).

Vul·ne·ra·bi·li·tät *f physiol., clin.* vulnerability, vulnerableness, susceptibility.

Vul·nus *nt patho.* vulnus, wound.

Vulpian: V.-Atrophie *f neuro.* Vulpian's disease, Vulpian's atrophy, scapulohumeral atrophy

Vulpian-Bernhard: V.-B.-Atrophie *f →* *Vulpian-Atrophie.*

Vul·va *f anat.* vulva, female pudendum.

Vulva-Damm-Naht *f gyn.* episioperineor-rhaphy.

Vul·va·ent·zün·dung *f → Vulvitis.*

Vul·va·er·kran·kung *f gyn.* vulvopathy.

Vul·va·ex·zi·si·on *f gyn.* vulvectomy.

Vul·va·pla·stik *f gyn.* episioplasty.

Vulva-Rektum-Fistel *f patho.* vulvorectal fistula.

Vulv·ek·to·mie *f gyn.* vulvectomy.

Vul·vi·tis *f gyn.* vulvitis.
  V. chronica plasmacellularis plasma cell vulvitis.
  V. diabetica diabetic vulvitis.
  leukoplakische V. leukoplakic vulvitis.

Vul·vo·pa·thie *f gyn.* vulvopathy.

vul·vo·va·gi·nal *adj* vulvovaginal, vaginovulvar.

Vul·vo·va·gi·ni·tis *f gyn.* vulvovaginitis.
  V. diabetica diabetic vulvitis.
  unspezifische V. vaginosis.

v-Welle *f card.* v wave.

V-Y-Lappen *m → V-Y-Plastik.*

V-Y-Plastik *f chir.* V-Y plasty, V-Y procedure, V-Y flap.

W

Waa·ge *f* (a pair of) scales *pl*.
waag·recht *adj* horizontal, level.
Waag·scha·le *f* scale, scale pan, pan.
Waaler-Rose: W.-R.-Test *m immun.* Rose-
-Waaler test, Waaler-Rose test.
Waardenburg: W.-Syndrom *nt embryo.*
Klein-Waardenburg syndrome, Waardenburg's syndrome, acrocephalosyndactyly
type IV.
wa·ben·för·mig *adj histol.* honeycombed,
alveolate.
Wa·ben·lun·ge *f pulmo.* honeycomb lung.
wach *adj* awake. **w. bleiben** stay awake, awake.
w. werden wake up.
Wa·che *f clin.* watch, vigil.
wa·chen *vi clin.* keep vigil, hold vigil, watch,
keep watch (*bei* over).
Wachs *nt pharm.* wax, cera.
wach·sam *adj* watchful, alert, vigilant.
Wach·sam·keit *f* watch, watchfulness, alertness, vigilance.
wachs·ar·tig *adj* wax-like, waxen, waxy.
Wach·sen *nt* (*a. fig.*) growth, growing;
increase.
wach·sen *vi* grow; (*Person*) grow; (*anwachsen*)
augment, grow, increase.
wäch·sern *adj* waxen, waxy; (*Gesicht*) waxen,
waxy.
Wachs·milz *f patho.* waxy spleen, lardaceous
spleen.
Wachs·nie·re *f patho.* amyloid kidney,
Rokitansky's kidney, waxy kidney.
Wachs·sal·be *f pharm.* cerate, ceratum.
Wach·sta·ti·on *f clin.* critical care unit. **kardiologische W.** coronary care unit.
Wachs·tum *nt* (*a. fig.*) growth, growing;
development; increase, augmentation.
Wachs·tums·fak·tor *m* growth factor, augmentation factor.
epidermaler W. epidermal growth facto.
insulinähnliche Wachstumsfakoren *pl* insulin-
-like activity, insulin-like growth factors,
nonsuppressible insulin-like activity.
Wachs·tums·fu·ge *f histol.* epiphysial disk,
epiphysial plate, growth plate, growth disk.
Wachs·tums·ge·schwin·dig·keit *f* growth rate.

Wachs·tums·hor·mon *nt* growth hormone,
human growth hormone, somatotropic
hormone, somatotropin, somatropin.
Wachs·tums·kur·ve *f* growth curve.
Wachs·tums·li·ni·en *pl radiol.* scorings.
Wachs·tums·ra·te *f* growth rate.
Wachs·tums·schicht *f* (*Nagel*) germinative
layer of nail.
Wachs·tums·schmer·zen *pl* (*a. fig.*) growing
pains.
Wachs·tums·still·stand *m* arrest of growth,
cessation of growth.
Wachs·tums·ver·zö·ge·rung *f* growth retarda-
tion.
Wachs·tums·zo·ne *f*, **epiphysäre** → *Wachs-
tumsfuge*.
Wachs·tums·zy·klus *m* growth cycle.
Wach·traum *m* daydream, waking dream,
phantasy, fantasy.
Wackel·ge·lenk [k·k] *nt anat.* amphiarthrodial
joint, amphiarthrosis.
wacke·lig [k·k] *adj* (*Gang*) wobbly, unsteady.
Wa·de *f anat.* calf, sural region, sura.
Wa·den·ar·te·ri·en *pl anat.* sural arteries.
Wa·den·atro·phie *f patho.* acnemia.
Wa·den·bein *nt anat.* calf bone, fibular bone,
fibula.
Wa·den·bein·ar·te·rie *f anat.* peroneal artery,
fibular artery.
Wa·den·bein·bruch *m ortho.* fibula fracture,
fractured fibula.
Wa·den·bein·frak·tur *f ortho.* fibula fracture,
fractured fibula.
Wa·den·bein·hals *m anat.* neck of fibula.
Wa·den·bein·kan·te *f anat.* crest of fibula.
Wa·den·bein·köpf·chen *nt anat.* head of fibula.
Wa·den·bein·schlag·ader *f* → *Wadenbeinarte-
rie*.
Wa·den·bein·ve·nen *pl anat.* fibular veins,
peroneal veins.
Wa·den·krampf *m neuro.* systremma.
Wa·den·mus·kel·atro·phie *f patho.* acnemia.
Wa·den·mus·kel·krampf *m neuro.* systremma.
Wa·den·re·gi·on *f anat.* sura, sural region, calf.
Wagner: W.'-Krankheit *f ophthal.* Wagner's
dystrophy, hyaloideoretinal degeneration,

vitreoretinal dystrophy.

Wahl·ein·griff *m chir.* elective surgical procedure, elective procedure.

Wahl·ope·ra·ti·on *f →* *Wahleingriff.*

Wahn *m psychia.* delusion.

depressiver W. depressive delusion.

expansiver W. delusion of grandeur, expansive delusion, megalomania, grandiose delusion.

hypochondrischer W. somatic delusion, nosomania.

nihilistischer W. nihilistic delusion, delusion of negation.

paranoider W. paranoid delusion.

persekutorischer W. persecutional mania, persecution mania, persecutory delusion.

systematisierter W. systematized delusion.

wahn·haft *adj psychia.* delusional, delusive, delusory, paranoid.

Wahn·idee *f psychia.* delusion, delusional idea.

Wahn·sinn *m* (*a. fig.*) madness, insanity, insaneness, lunacy.

wahn·sin·nig *adj* mad, insane, lunatic, maniac.

Wahn·sin·ni·ge *m/f* maniac, lunatic.

wahr·nehm·bar *adj physiol.* perceptible, perceivable.

Wahr·neh·mung *f physiol.* perception; sensation; reception.

Wahr·neh·mungs·fä·hig·keit *f →* *Wahrnehmungsvermögen.*

Wahr·neh·mungs·psy·cho·lo·gie *f* perception psychology.

Wahr·neh·mungs·schwel·le *f physiol.* detection threshold, perception threshold.

Wahr·neh·mungs·ver·mö·gen *nt* perception, perceptiveness, perceptivity.

wahr·schein·lich *adj* probable, likely.

Wahr·schein·lich·keit *f* probability, likelihood, plausibility. **aller W. nach** in all probability.

Wahr·schein·lich·keits·dia·gno·se *f clin.* presumption diagnosis.

Wai·se *m/f* orphan.

Walcher: W.-Hängelage *f gyn.* Walcher's position.

Waldenström: W.-Krankheit *f hema.* Waldenström's macroglobulinemia, Waldenström's syndrome, lymphoplasmacytic immunocytoma.

Purpura *f* **hyperglobinaemica W.** *hema.* Waldenström's purpura.

Waldeyer: W.'-Rachenring *m anat.* Waldeyer's tonsillar ring, tonsillar ring, lymphoid ring.

W.-Scheide *f urol.* Waldeyer's sheath, Waldeyer's space.

Wall *m anat.* vallum.

Wallace: W.'-Neunerregel *f clin.* Wallace's rule of nine.

Wallenberg: W.-Syndrom *nt neuro.* Wallenberg's syndrome, lateral medullary syndrome.

Waller: W.'-Degeneration *f neuro.* wallerian degeneration, orthograde degeneration, secondary degeneration.

W.'-Gesetz *nt neuro.* Waller's law, wallerian law.

Wall·pa·pil·len *pl anat.* circumvallate papillae, vallate papillae, caliciform papillae.

Wal·lun·gen *pl gyn.* hot flushes.

Wand *f* wall; *anat.* paries; (*Abtrennung*) partition, septum.

Wan·der·fi·la·ria *f micro.* eye worm, Loa loa, Filaria loa, Filaria diurna.

Wan·der·herz *nt card.* drop heart, Wenckebach's disease, bathycardia, cardioptosis.

Wan·der·lap·pen *m chir.* jump flap.

Wan·der·lap·pen·pla·stik *f chir.* jump flap.

Wan·der·le·ber *f patho.* wandering liver, floating liver, hepatoptosis.

Wan·der·milz *f patho.* floating spleen, movable spleen, wandering spleen.

wan·dernd *adj* (*Zelle*) migratory, vagrant; *patho.* wandering, floating; (*a. phys.*) traveling.

Wan·der·nie·re *f urol.* floating kidney, hypermobile kidney, wandering kidney.

Wan·der·phlyk·tä·ne *f ophthal.* fascicular keratitis.

Wan·der·pla·ques *pl HNO* benign migratory glossitis, geographic tongue, mappy tongue.

Wan·der·rö·te *f derm.* erythema chronicum migrans.

Wan·der·zel·le *f histol.* migratory cell, wandering cell.

wand·stän·dig *adj anat.* marginal, parietal.

Wan·ge *f* cheek; *anat.* mala, bucca, gena.

Wan·gen·bein *nt anat.* cheek bone, zygomatic bone, jugal bone, malar bone.

Wan·gen·brand *m patho.* gangrenous stomatitis, corrosive ulcer, water canker, noma.

Wan·gen·ent·zün·dung *f HNO* melitis.

Wan·gen·fett·pfropf *m anat.* fatty ball of Bichat, fat body of cheek, sucking pad.

Wan·gen·lymph·kno·ten *m anat.* buccal lymph node, buccinator lymph node.

Wan·gen·mus·kel *m anat.* buccinator muscle.

Wan·gen·pla·stik *f HNO* meloplasty, melonoplasty.

Wan·gen·re·gi·on *f anat.* buccal region, cheek region, cheek area.

Wan·gen·rö·te *f* malar flush.

Wan·gen·schleim·haut *f histol.* buccal mucosa.

Wan·gen·schwel·lung *f patho.* meloncus.

Wan·gen·spal·te *f embryo.* meloschisis.

Wangensteen: W.-Drainage *f chir.* Wangensteen's tube, Wangensteen's apparatus.

Röntgenaufnahme *f* **nach W.** *radiol.* Wangensteen-Rice roentgenogram.

Wan·gen·tu·mor *m patho.* meloncus.

W-Antigen *nt immun.* W antigen.
Wan·ze *f micro.* bug. **Wanzen** *pl micro.* Heteroptera.
War·fa·rin *nt pharm.* warfarin.
warm *adj* warm; hot.
Wär·me *f (a. fig.)* warmth, warmness; *(a. phys.)* heat.
Wär·me·ag·glu·ti·nin *nt immun.* warm agglutinin.
Wär·me·an·ti·kör·per *m immun.* warm antibody, warm-reactive antibody.
Wär·me·an·wen·dung *f clin.* thermotherapy.
Wär·me·be·hand·lung *f clin.* thermotherapy.
Wär·me·be·la·stung *f patho.* heat stress.
wär·me·be·stän·dig *adj* heatproof, heat-resistant, heat-resisting, thermoresistant.
Wär·me·be·stän·dig·keit *f* thermoresistance, thermostability.
Wär·me·bi·lanz *f physiol.* heat balance.
Wär·me·bild *nt radiol.* thermogram, thermograph.
wär·me·bil·dend *adj physiol.* heat-producing, thermogenic.
Wär·me·bil·dung *f physiol.* heat production, thermogenesis.
wär·me·durch·läs·sig *adj* transcalent, diathermanous.
wär·me·emp·find·lich *adj* heat-sensitive, thermolabile.
Wär·me·emp·find·lich·keit *f physiol.* thermal sense, thermic sense, thermesthesia, thermoesthesia. **erhöhte W.** *neuro.* hyperthermesthesia, hyperthermoesthesia.
Wär·me·ener·gie *f* thermal energy, heat energy.
Wär·me·häm·ag·glu·ti·nin *nt immun.* warm hemagglutinin.
Wär·me·haus·halt *m physiol.* heat balance, thermal balance.
Wär·me·in·ak·ti·vie·rung *f immun.* thermoinactivation.
Wär·me·mes·sung *f phys.* calorimetry.
Warm·emp·fin·dung *f physiol.* heat sensation, warm sensation.
wär·men *vt* warm, warm up; heat, heat up.
Wär·me·re·ge·lung *f physiol.* thermoregulation.
Wär·me·re·si·stenz·test *m hema.* autohemolysis test.
Wär·me·strah·len·be·hand·lung *f radiol.* radiothermy.
Wär·me·strah·lung *f phys.* heat radiation.
Wär·me·the·ra·pie *f clin.* thermotherapy.
wär·me·un·be·stän·dig *adj* thermolabile.
Wär·me·un·be·stän·dig·keit *f* thermal instability, thermolability, thermoinstability.
wär·me·un·durch·läs·sig *adj phys.* adiathermal, athermanous.
Wär·me·un·durch·läs·sig·keit *f phys.* adiathermancy, adiathermance, athermancy.

Wär·me·ur·ti·ka·ria *f derm.* heat urticaria.
Wär·me·ver·lust *m phys.* heat loss.
Wär·me·wi·der·stand *m phys.* thermal resistance.
Warm·fa·ser *f physiol.* warm fiber.
Warm·luft·be·hand·lung *f clin.* thermaerotherapy.
Warm·punkt *m physiol.* warm point, warm spot.
Warm·re·zep·tor *m physiol.* warm receptor.
Warm·sinn *m physiol.* warmth sense, thalposis.
Wartenberg: W.-Daumenzeichen *nt neuro.* Wartenberg's symptom.
W.-Reflex *m neuro.* Wartenberg's symptom.
W.-Syndrom *nt neuro.* Wartenberg's symptom, Wartenberg's disease.
War·te·li·ste *f* waiting list.
War·te·zim·mer *nt* waiting room.
Warthin: W.-Tumor *m patho.* Warthin's tumor, adenolymphoma, papillary cystadenoma lymphomatosum.
Warthin-Albrecht-Arzt: W.-A.-A.-Tumor *m →* *Warthin-Tumor.*
Warthin-Finkeldey: W.-F.-Riesenzellen *pl patho.* Warthin-Finkeldey cells.
Wärz·chen *nt anat.* papilla.
Warze *f* 1. *derm.* wart, verruca, verruga. 2. *anat.* papilla. 3. *(Brustwarze)* papilla of the breast, mammary papilla, nipple, mamilla, mammilla, thele, thelium. **gemeine/gewöhnliche W.** common verruca, common wart, infectious wart, seed wart.
war·zen·ar·tig *adj derm.* wart-shaped, verrucous, verrucose, verruciform.
War·zen·ein·zie·hung *f gyn.* nippel inversion.
War·zen·fon·ta·nel·le *f anat.* mastoid fontanella, posterolateral fontanella, Casser's fontanella, casserian fontanella.
war·zen·för·mig *adj anat.* wart-shaped, papillary, papillar, papillate, papillose, papilliform, mammilliform, mammilliform.
War·zen·fort·satz *m anat.* mastoid process, mastoid, mastoidea.
War·zen·fort·satz·höh·le *f anat.* mastoid cavity.
War·zen·fort·satz·zel·len *pl anat.* mastoid cells, mastoid air cells, mastoid sinuses.
War·zen·hof·rand·schnitt *m gyn.* circumareolar incision, periareolar incision.
War·zen·vor·hof *m anat.* areola of nipple, halo.
War·zen·vor·hof·drü·sen *pl anat.* areolar glands, Montgomery's glands.
War·zen·vor·hof·ent·zündung *f gyn.* areolitis.
war·zig *adj derm.* warty, verrucous, verrucose.
wasch·bar *adj* washable, cleanable.
Wasch·becken [k·k] *nt* washbasin, washbowl, bowl.
Wä·sche *f* 1. wash, washing. 2. *(Bettwäsche)* clothes *pl*, linen.
Wa·schen *nt* wash, washing, ablution; *chir.*

lavage.

wa·schen I *vt* wash, lavage, flush out; clean.
etw. w. give sth. a wash. **sich die Hände w.**
wash one's hands, rinse one's hands. **II** *vr* **sich
w.** wash o.s., have a wash.

Wä·scher·krät·ze *f derm.* dhobie mark dermatitis.

Wasch·raum *m* washroom.

Wa·schung *f clin.* wash, washing, ablution;
pharm. wash.

Was·ser *nt* **1.** water; *pharm.* aqua. **löslich in W.**
water-soluble. **unlöslich in W.** water-insoluble. **durch W. übertragen** *epidem.* water-
-borne. **2.** *inf.* → *Wassersucht.* **3.** *inf.* → *Urin.*
destilliertes W. distilled water.

extrazelluläres W. *abbr.* **EZW** *physiol.* extracellular water.

intrazelluläres W. *abbr.* **IZW** *physiol.* intracellular water.

keimfreies W. sterile water.

schweres W. heavy water, deuterium oxide.

sterilisiertes W. sterile water.

tritiummarkiertes W. *abbr.* **THO** tritium-
-labeled water, tritiated water.

Was·ser·aus·schei·dung *f physiol.* water
excretion.

Was·ser·be·la·stungs·ver·such *m ophthal.*
drinking test.

Was·ser·bla·se *f derm.* water blister, blister,
vesicle.

Was·ser·bruch *m urol.* hydrocele.

Was·ser·dampf *m* water vapor, steam.

Was·ser·dampf·par·ti·al·druck *m phys.* water-
-vapor partial pressure.

Was·ser·dampf·sät·ti·gung *f phys.* water-
-vapor saturation.

Was·se·rdi·ure·se *f physiol.* water diuresis,
hydrodiuresis.

was·ser·durch·läs·sig *adj phys.* permeable to
water, porous.

Was·ser·durch·läs·sig·keit *f phys.* water
permeability, porosity, porousness.

Was·ser·durst *m physiol.* hydrodipsia.

Was·ser·ent·zug *m clin.* dehydration.

Was·ser·ge·halt *m* water content.

Was·ser·ham·mer·puls *m card.* water-
-hammer pulse, cannonball pulse, collapsing
pulse, pistol-shot pulse, trip-hammer pulse.

Was·ser·här·te *f* hardness.

bleibende W. permanent hardness.

transitorische W. temporary hardness.

Was·ser·haus·halt *m physiol.* water balance.

Was·ser·heil·kun·de *f clin.* hydriatrics *pl,*
hydrotherapy, hydrotherapeutics *pl.*

wäs·se·rig *adj* watery, aqueous, hydrous.

Was·ser·in·to·xi·ka·ti·on *f patho.* water intoxication.

Was·ser·kopf *m neuro.* water on the brain,
hydrocephalus, hydrencephalus.

Was·ser·krebs *m patho.* gangrenous stomati-

tis, corrosive ulcer, water canker, noma.

Was·ser·kur *f clin.* water cure, hydrotherapy,
hydrotherapeutics *pl.*

Was·ser·las·sen *nt* urination, uresis, miction,
micturition.

was·ser·las·sen *vi* pass urine, micturate, urinate.

was·ser·lös·lich *adj* water-soluble, hydrosolu-
ble.

Was·ser·lun·ge *f pulmo.* fluid lung. **urämische
W.** uremic pneumonia, uremic pneumonitis,
fluid lung.

Was·ser·man·gel *m patho.* water deficiency,
hydropenia, dehydration, hypohydration.

Wassermann: W.-Antikörper *m immun.*
Wassermann antibody.

W.-Reaktion *f abbr.* **WaR** *immun.* compluetic
reaction, Wassermann test, Wassermann
reaction.

wäs·sern I *vt* water; (*spülen*) rinse. **II** *vi*
(*Augen*) water.

Was·ser·pocken [k·k] *pl epidem.* chickenpox,
waterpox, varicella.

Was·ser·sack·nie·re *f urol.* nephrohydrosis,
nephrydrosis, hydronephrosis, uronephrosis.

Was·ser·spei·cher *m* water store.

Was·ser·spei·er·ge·sicht *nt patho.* hurloid
facies, gargoylism.

Was·ser·stoff *m chem.* hydrogen.

leichter W. light hydrogen, protium.

schwerer W. heavy hydrogen, deuterium.

Was·ser·stoff·atem·test *m lab.* hydrogen
breath test, H_2 (breath) test.

Was·ser·stoff·ion *nt abbr.* H^+ hydrogen ion,
hydrion.

Was·ser·stoff·io·nen·kon·zen·tra·ti·on *f*
hydrogen ion concentration.

Was·ser·stoff·per·oxid *nt* hydrogen peroxide,
hydrogen dioxide, hydroperoxide.

Was·ser·stoß *m ophthal.* drinking test.

Was·ser·sucht *f patho.* hydrops, dropsy.

Was·ser·ta·blet·te *f pharm.* water pill, diuretic.

was·ser·trei·bend *adj* diuretic.

was·ser·un·lös·lich *adj* water-insoluble.

Was·ser·ver·lust *m physiol.* water loss.

evaporativer W. evaporative water loss.

extraglandulärer W. insensible perspiration,
insensible water loss, extraglandular water
loss.

glandulärer W. sensible perspiration, sensible
water loss, glandular water loss.

W. durch Schwitzen → *glandulärer W.*

W. durch Verdampfen evaporative water loss.

Was·ser·ver·schmut·zung *f* water pollution.

Was·ser·ver·such *m ophthal.* drinking test.

Was·ser·ver·un·rei·ni·gung *f* water pollution.

wäß·rig *adj phys.* liquid, aqueous, watery.

Waterhouse-Friderichsen: W.-F.-Syndrom *nt
patho.* Waterhouse-Friderichsen syndrome,
acute fulminating meningococcemia.

Waterstone: W.-Anastomose *f HTG* Waterstone operation.
Wat·schel·gang *m neuro.* waddle, waddle gait, waddling gait, dystrophic gait.
Wat·scheln *nt* → *Watschelgang.*
wat·scheln *vi* waddle.
Watt *nt abbr.* W *phys.* watt.
Wat·te *f* absorbent cotton, cotton wool, cotton. **medizinische W.** medicated cotton (wool).
Wat·te·bausch *m* cotton pad, cotton swab, cotton wool pad, cotton wool swab.
Wat·te·trä·ger *m chir.* cotton applicator, cotton wool probe, cotton probe.
wat·tie·ren *vt* pad, pad out, wad.
Wat·tie·rung *f* padding, wadding.
Watt·me·ter *nt phys.* wattmeter.
Watt·se·kun·de *f abbr.* Ws *phys.* watt-second.
Watt·stun·de *f abbr.* Wh *phys.* watt-hour.
W-Chromosom *nt genet.* W chromosome.
Web *nt HNO* web.
Weber: W.'-Gesetz *nt physiol.* Weber's law.
W.-Quotient *m* Weber's fraction.
W.-Syndrom *nt neuro.* Weber's sign, Weber's syndrome, alternating oculomotor hemiplegia.
W.-Versuch *m HNO* Weber's test.
Weber-Christian: W.-C.-Syndrom *nt patho.* Weber-Christian syndrome, Christian's disease, Christian-Weber disease, relapsing febrile nodular nonsuppurative panniculitis.
Weber-Cockayne: W.-C.-Syndrom *nt derm.* Weber-Cockayne syndrome, localized epidermolysis bullosa simplex.
Weber-Ramstedt: W.-R.-Operation *f chir.* Ramstedt's operation, Weber-Ramstedt operation, pyloromyotomy.
Wech·sel·bad *nt heilgymn.* contrast bath, alternate hot and cold bath.
Wech·sel·druck·be·at·mung *f IC* positive-negative pressure breathing, positive-negative pressure ventilation.
Wech·sel·fie·ber *nt epidem.* **1.** malaria, malarial fever, marsh fever, swamp fever, paludal fever. **2.** intermittent fever, intermittent malarial fever, intermittent malaria.
wech·sel·haft *adj* changeable, variable.
Wech·sel·jah·re *pl physiol.* turn of life *sing*, climacterium *sing*, climax *sing*.
Wech·sel·wir·kung *f (a. phys., psycho.)* interaction, reciprocal action, reciprocity.
wecken [k·k] *vt* awaken, waken, wake s.o. up.
Weck·re·ak·ti·on *f physiol.* arousal reaction.
Weck·schwel·le *f physiol.* awakening threshold.
Wedensky: W.-Hemmung *f neuro.* Wedensky inhibition.
Weg *m* path, pathway; *anat.* passage; *chir.* approach *(zu* to), avenue *(zu* of, to).
weg·ät·zen *vt* cauterize.
weg·bren·nen *vt (Haut)* burn away.

Wegener: W.-Granulomatose *f patho.* Wegener's granulomatosis, Wegener's syndrome.
Wegener-Klinger: W.-K.-Granulomatose *f* → *Wegener-Granulomatose.*
Wegner: W.'-Krankheit *f patho.* Wegner's disease, congenital syphilis of bone.
weg·schnei·den *vt chem.* abscise, cut away.
Weg·zieh·re·flex *m physiol.* withdrawal reflex.
weh *adj (wund)* sore, bad; *(schmerzend)* painful, aching.
We·hen *pl gyn.* uterine contractions, contractions, labor pains, labor *sing.* **W. bekommen** go into labor, enter labor. **in (den) W. liegen** labor, be in labor, travail.
we·hen·för·dernd *adj gyn.* ecbolic, oxytocic, parturifacient.
We·hen·hem·mung *f gyn.* tocolysis.
We·hen·mes·ser *m gyn.* tokodynamometer, tocodynamometer, tocometer.
We·hen·mit·tel *nt gyn.* parturifacient, oxytocic, ecbolic.
We·hen·schmer·zen *pl gyn.* throe *sing*, labor pains, pains.
We·hen·schwä·che *f gyn.* tedious labor, inertia uteri, uterine inertia, bradytocia.
Weh·weh·chen *pl inf.* aches and pains, complaints.
Wei·ber·kno·ten *m chir.* false knot, granny knot.
weib·lich *adj (a. bio.)* female; womanish, woman, woman-like, womanly, feminine.
Weib·lich·keit *f* femininity, feminality, femineity, feminity, womanliness, womanishness; *(Gesamtheit)* womanhood, womankind.
Wei·che *f anat.* flank, side.
Weich·teil·drai·na·ge *f chir.* soft tissue drainage.
Weich·tei·le *pl* soft parts, soft tissue *sing*.
Weich·teil·lap·pen *m chir.* soft tissue flap.
Weich·teil·me·ta·sta·se *f patho.* soft-tissue metastasis.
Weich·teil·rheu·ma·tis·mus *m patho.* soft tissue rheumatism, muscular rheumatism, fibrositis, fibrofascitis.
Weich·teil·sar·kom *nt patho.* soft tissue sarcoma.
Weich·teil·schwel·lung *f patho.* soft tissue swelling.
Weich·teil·ver·kal·kung *f* soft tissue calcification.
Weich·teil·ver·let·zung *f patho.* soft tissue injury, soft tissue trauma.
Wei·her·hip·pel *m derm.* cutaneous schistosomiasis, swimmer's itch, cercarial dermatitis, schistosome dermatitis.
Weil: W.-ähnliche-Erkrankung *f epidem.* Weil's disease.
W.'-Krankheit *f epidem.* Weil's disease, infectious jaundice, Larrey-Weil disease, leptospiral jaundice, spirochetal jaundice.

W.'-Leptospire *f micro.* Leptospira ictero-haemorrhagiae.

Weil-Felix: W.-F.-Reaktion *f immun.* Weil--Felix test, Weil-Felix reaction, Felix-Weil reaction.

Weill-Marchesani: W.-M.-Syndrom *nt patho.* Weill-Marchesani syndrome, Marchesani's syndrome, spherophakia-brachymorphia syndrome.

Weinberg: W.-Methode *f genet.* Weinberg's rule.

Wei·nen *nt* weeping, crying. **gustatorisches W.** *neuro.* lacrimo-gustatory reflex, crocodile tears syndrome.

wei·nen *vt, vi* weep, cry, (*über* about, for).

Wein·fleck *m derm.* salmon patch, flammeous nevus, port-wine nevus, port-wine mark.

Weingrow: W.-Reflex *m physiol.* Weingrow's reflex, Guillain-Barré reflex, sole tap reflex.

Weir-Mitchell: W.-M.-Krankheit *f derm.* Weir--Mitchell's disease, Mitchell's disease, Gerhardt's disease, erythromelalgia, erythre-momelalgia, acromelalgia, red neuralgia.

Weis·heits·zahn *m anat.* wisdom tooth, third molar, third molar tooth.

Weiß·flecken·krank·heit [k·k] *f derm.* vitiligo, white-spot disease, Csillag's disease.

Weiß·fluß *m gyn.* leukorrhea.

weiß·haa·rig *adj* white-haired, white-headed.

Weiß·haa·rig·keit *f derm.* whiteness, leuko-trichia, canities.

Weiß·kör·per *m gyn.* white body of ovary.

Weiß·schwie·len·krank·heit *f derm.* leuko-plakia.

Weiß·sucht *f derm.* congenital leukoderma, albinism, albinismus.

Weit·bar·keit *f physiol.* compliance.

Weitbrecht: W.'-Knorpel *m anat.* Weitbrecht's cartilage, acromioclavicular disk.

wei·ten I *vt* widen; expand, stretch; dilate. **II** *vr* **sich w.** widen; expand, extend, stretch; dilate.

wei·ter·ge·ben *vt (a. epidem.)* pass on (*an* to), transmit.

Wei·ter·lei·tung *f phys.* propagation, transmission.

Wei·ter·lei·tungs·ge·schwin·dig·keit *f phys.* propagation velocity.

Weit·sicht *f* far vision.

weit·sich·tig *adj ophthal.* farsighted, long--sighted, hyperopic, hypermetropic.

Weit·sich·ti·ge *m/f ophthal.* hyperope, hyper-metrope.

Weit·sich·tig·keit *f ophthal.* far sight, long sight, farsightedness, long-sightedness, hyperopia, hypermetropia.

absolute W. absolute hyperopia.

latente W. latent hyperopia.

manifeste W. manifest hyperopia.

relative W. relative hyperopia.

totale W. total hyperopia.

Weit·win·kel·glau·kom *nt ophthal.* simple glaucoma, wide-angle glaucoma, chronic glaucoma, compensated glaucoma.

Welch-Fränkel: W.-F.-Bazillus *m* Welch's ba-cillus, gas bacillus, Clostridium perfringens.

well-differentiated lymphocytic lymphoma *nt abbr.* **WDLL** *od.* **WDL** *hema.* well-differentiat-ed lymphocytic lymphoma.

Wel·le *f phys., physiol.* wave.

dikrote W. dicrotic wave.

elektromagnetische Wellen *pl phys.* electro-magnetic waves.

katadikrote W. catadicrotic wave.

katakrote W. catacrotic wave.

trikrote W. tricrotic wave.

Wenckebach: W.-Periode *f card.* Wenckebach heart block, Wenckebach block, Wencke-bach period.

W.-Phänomen *nt card.* Wenckebach phe-nomenon.

Wen·dung *f* turn; *gyn.* version.

äußere W. *gyn.* abdominal version, external version.

bimanuelle W. *gyn.* bipolar version, bimanual version, combined version.

innere W. *gyn.* internal version.

kombinierte W. → *bimanuelle W.*

Werdnig-Hoffmann: W.-H.-Krankheit *f neuro.* Werdnig-Hoffmann paralysis, Werdnig--Hoffmann spinal muscular atrophy, Hoffmann-Werdnig syndrome, familial spinal muscular atrophy, infantile progres-sive spinal muscular atrophy.

Werk·zeug *nt* tool, instrument, tools *pl*, gear.

Werlhof: Morbus *m* **W.** *hema.* Werlhof's dis-ease, idiopathic thrombocytopenic purpura, essential thrombocytopenia.

Wermer: W.-Syndrom *nt endo.* Wermer's syndrome, multiple endocrine neoplasia I.

Wernicke: W.-Aphasie *f neuro.* Wernicke's aphasia, impressive aphasia, receptive aphasia, sensory aphasia.

W.-Enzephalopathie *f neuro.* Wernicke's syndrome, Wernicke's encephalopathy, acute superior hemorrhagic polioencephalitis.

W.-Phänomen *nt neuro.* Wernicke's reaction, Wernicke's sign, hemiopic reaction.

W.-Prädilektionsparese *f neuro.* Wernicke--Mann hemiplegia, Wernicke-Mann type.

W.'-Sprachregion *f physiol.* Wernicke's temporal speech area, Wernicke's temporal speech field, Wernicke's speech field, tempo-ral speech field, temporal speech area.

W.'-Sprachzentrum *nt* → *W.'-Sprachregion.*

W.-Syndrom *nt* → *W.-Enzephalopathie.*

Wernicke-Korsakoff: W.-K.-Syndrom *nt neuro.* Wernicke-Korsakoff syndrome, cere-bral beriberi.

Wernicke-Mann: Hemiplegie *f* **Typ W.-M.** *neu-ro.* Wernicke-Mann hemiplegia, Wernicke-

-Mann type.
Wert *m allg., fig.* value; *stat.* value; *lab.*
reading, readout; (*Meßwerte pl*) results, data.
Wertheim: W.-Klemme *f chir.* Wertheim
clamp.
W.-Operation *f gyn.* Wertheim's operation.
Wer·tig·keit *f immun., mathe.* valence, valency.
We·sen *nt* manner, character, nature; essence,
temper, temperament.
We·sens·art *f* (*Person*) nature, character,
mentality.
We·sens·ver·än·de·rung *f psycho., neuro.*
change of personality, personality change.
West: W.-Syndrom *nt neuro.* West's syndrome.
Westergren: W.-Methode *f hema.* Westergren
method.
W.-Röhrchen *nt hema.* Westergren tube.
Western-Equine-Enzephalitis *f abbr.* **WEE**
epidem. Western equine encephalitis,
Western equine encephalomyelitis.
Western-Equine-Enzephalitis-Virus *nt micro.*
Western equine encephalitis virus, Western
equine encephalomyelitis virus, WEE virus.
Western-Equine-Enzephalomyelitis *f abbr.*
WEE → *Western-Equine-Enzephalitis.*
West-Nile-Enzephalitis *f epidem.* West Nile
encephalitis, West Nile fever.
Westphal: W.-Reflex *m neuro.* Westphal's
phenomenon, Westphal's sign, Westphal-Erb
sign.
Westphal-Piltz: W.-P.-Phänomen *nt neuro.*
Westphal-Piltz phenomenon, Westphal-Piltz
pupil, Westphal's phenomenon, Westphal's
pupillary reflex, orbicularis phenomenon,
orbicularis pupillary reflex.
Westphal-Strümpell: W.-S.-Pseudosklerose *f*
neuro. Westphal-Strümpell pseudosclerosis,
Westphal's pseudosclerosis, Westphal-
-Strümpell syndrome.
Wetz·stein·for·men *pl urol.* whetstone crystals.
Weyers-Thier: W.-T.-Syndrom *nt patho.*
Weyers-Thier syndrome.
Wharton: W.'-Gang *m anat.* Wharton's duct,
submandibular duct.
W.'-Sulze *f embryo.* Wharton's gelatine,
Wharton's jelly.
Wheeler: W.-Operation *f ophthal.* Wheeler
method.
Whipple: W.'-Krankheit *f patho.* Whipple's
disease, lipophagic intestinal granulomatosis,
intestinal lipodystrophy.
W.-Operation *f chir.* Whipple procedure,
Whipple's operation, pancreatoduodenecto-
my.
W.-Trias *f endo.* Whipple's triad.
Whitehead: W.-Operation *f chir.* Whitehead's
operation.
White-Spot-Disease *nt derm.* vitiligo, white-
-spot disease, Csillag's disease.
Whitmore: W.'-Krankheit *f epidem.* Whit-

more's disease, pseudoglanders, melioidosis.
Wickel [k·k] *m* pack, compress.
feuchter W. wet compress, wet pack, wet sheet
pack.
feucht-warmer W. fomentation, stupe.
kalter W. cold pack.
warmer W. warm pack.
wickeln [k·k] *vt clin.* wrap, wrap up, bandage.
Widal: W.-Anämie *f hema.* Widal's syndrome,
Hayem-Widal syndrome, acquired hemolytic
icterus, icteroanemia.
W.-Ikterus *m* → *W.-Anämie.*
W.-Reaktion *f immun.* Widal's serum test,
Widal's reaction, Gruber's test, Gruber-
-Widal reaction.
W.-Test *m* → *W.-Reaktion.*
Widal-Abrami: W.-A.-Anämie *f* → *Widal-*
-Anämie.
Wi·der·stand *m physiol., psycho.* resistance
(*gegen* to).
akustischer W. acoustic impedance, acoustic
resistance, impedance.
elektrischer W. electrical resistance.
peripherer W. *physiol.* peripheral resistance.
totaler peripherer W. *abbr.* **TPR** *physiol.* total
peripheral resistance.
wi·der·stands·fä·hig *adj immun., pharm.*
refractory, resistant, tolerant, fast (*gegen* to).
Wi·der·stands·fä·hig·keit *f immun., pharm.*
refractoriness, resistance, tolerance, fastness
(*gegen* to).
Wi·der·stands·ge·fäß *nt physiol.* resistance
vessel.
Wi·der·stands·hoch·druck *m card.* resistance
hypertension.
Wi·der·stands·hy·per·to·nie *f card.* resistance
hypertension.
Wi·der·stands·kraft *f* resistance (*gegen* to).
Wi·der·stands·pe·ri·stal·tik *f physiol.* peristaltic rush.
Wi·der·wil·le *f* aversion (*gegen* to, for), disgust
(*gegen* for, at), loathing (*gegen* for).
Wie·der·auf·bau *m chir.* reconstruction.
wie·der·auf·bau·en *vt chir.* reconstruct.
wie·der·auf·bre·chen *nt* exacerbation.
wie·der·auf·bre·chen *vt* exacerbate.
Wie·der·auf·nah·me *f* (*ins Krankenhaus*) readmission, readmittance.
wie·der·be·le·ben *vt clin.* resuscitate, revive.
wie·der·be·le·bend *adj clin.* resuscitative.
Wie·der·be·le·bung *f clin.* resuscitation, restoration to life. **kardiopulmonale W.** cardiopulmonary resuscitation.
Wie·der·be·le·bungs·zeit *f clin.* resuscitation
limit.
Wie·der·ein·wei·sung *f* (*ins Krankenhaus*)
readmission, readmittance.
Wie·der·er·in·ne·rung *f* anamnesis.
wie·der·er·ken·nen *vt* recognize.
Wie·der·er·ken·nung *f* recognition.

wie·der·er·lan·gen *vt* (*Bewußtsein*) recover, regain, come around, come round.

Wie·der·er·lan·gung *f* (*Bewußtsein*) recovery.

Wie·der·ge·ne·sung *f* recovery, convalescence.

wie·der·ge·win·nen *vt* (*Kraft*) recover, regain.

Wie·der·ge·win·nung *f* (*Kraft*) recovery.

wie·der·her·stel·len *vt* (*Gesundheit*) restore; *chir.* reconstruct, reconstitute.

Wie·der·her·stel·lung *f* (*Heilung*) restitution, restoration, recovery; *chir.* repair, restoration, reconstruction, reconstitution.

gesundheitliche W. restoration of health, restoration from sickness, recovery.

komplette W. complete recovery, full recovery.

Wie·der·ho·lungs·imp·fung *f* *immun.* revaccination.

Wie·der·imp·fung *f* *immun.* revaccination.

Wie·der·käu·en *nt* *ped.* rumination.

wie·der·käu·en *vt, vi bio.* ruminate; *ped.* ruminate.

Wie·der·ver·schlim·me·rung *f* *clin.* recrudescence.

Wie·sen·gras·der·ma·ti·tis *f* *derm.* grass dermatitis, meadow-grass dermatitis.

Wigand: **W.-Handgriff** *m* *gyn.* Wigand's maneuver, Wigand's version.

Wildervanck: **W.-Syndrom** *nt* *neuro.* Wildervanck syndrome, cervico-oculo-acustic syndrome.

Wild·form *f* *genet.* wild type.

Wilk: **W.'-Krankheit** *f* *derm.* anatomical tubercle, necrogenic wart, tuberculous wart.

Willan: **W.-Krankheit** *f* *derm.* pityriasis versicolor, tinea versicolor, tinea furfuracea.

Wil·le *m* *physiol.*, *psycho.* will, volition; (*Absicht*) intention.

Willebrand: **W.-Faktor** *m* *hema.* von Willebrand factor, factor VIII-associated antigen.

Willebrand-Jürgens: **W.-J.-Syndrom** *nt* *hema.* Minot-von Willebrand syndrome, (von) Willebrand's syndrome, constitutional thrombopathy, pseudohemophilia, angiohemophilia.

Wil·len·lo·sig·keit *f* *psycho.* abulia, aboulia.

wil·lens·schwach *adj* weak, weak-minded, weak-willed.

wil·lens·stark *adj* strong-willed, volitional.

Williams: **W.-Syndrom** *nt* *patho.* Williams' syndrome, elfin facies syndrome.

Williams-Beuren: **W.-B.-Syndrom** *nt* *patho.* Williams' syndrome, elfin facies syndrome.

Williams-Campbell: **W.-C.-Syndrom** *nt* *pulmo.* Williams-Campbell syndrome.

Willis: **W.'-Anastomosenkranz** *m* *anat.* arterial circle of Willis, arterial circle of cerebrum.

Will·kür·be·we·gung *f* *physiol.* voluntary movement, active movement.

will·kür·lich *adj* *physiol.* voluntary, volitional.

Will·kür·mo·to·rik *f* *physiol.* voluntary movements *pl*, autokinesis.

Wilms: **W.-Tumor** *m* *patho.* Wilms' tumor, embryonal nephroma, embryonal adenomyosarcoma, renal carcinosarcoma, nephroblastoma, adenomyosarcoma of kidney.

Wilson: **W.-Block** *m* *card.* Wilson's block.

Brustwandableitungen *pl* **nach W.** (*EKG*) Wilson's precordial leads.

W.-Krankheit *f* **1.** *derm.* Wilson's disease, exfoliative dermatitis. **2.** → *W.-Syndrom.*

W.-Syndrom *nt* *patho.* Wilson's syndrome, Wilson's degeneration, hepatolenticular degeneration, Kayser's disease.

Wim·pern *pl* *anat.* eyelashes, cilia.

Win·del·der·ma·ti·tis *f* *derm.* diaper dermatitis, diaper rash, nappy rash, napkin dermatitis, ammonia dermatitis.

Wind·kes·sel·funk·ti·on *f* *physiol.* windkessel function, pressure reservoir function.

Wind·pocken [k·k] *pl* *epidem.* varicella, waterpox, chickenpox.

Winiwarter-Buerger: **W.-B.-Krankheit** *f* *patho.* Winiwarter-Buerger disease, Buerger's disease, thromboangiitis obliterans.

Win·kel *m* (*a. mathe.*) angle; *anat.* angulus.

epigastrischer W. *anat.* infrasternal angle, epigastric angle.

Win·kel·be·schleu·ni·gung *f* *phys.* angular acceleration.

Win·kel·block·glau·kom *nt* (**akutes**) *ophthal.* angle-closure glaucoma, narrow-angle glaucoma, acute congestive glaucoma, pupillary block glaucoma, closed-angle glaucoma.

chronisches W. chronic narrow-angle glaucoma, chronic angle-closure glaucoma.

intermittierendes W. intermittent angle-closure glaucoma.

latentes W. latent angle-closure glaucoma, prodromal glaucoma.

Win·kel·ge·schwin·dig·keit *f* *phys.* angular velocity.

Winslow: **W.'-Foramen** *nt* *anat.* Winslow's foramen, hiatus of Winslow, epiploic foramen, omental foramen.

Winter: **W.-Syndrom** *nt* *patho.* Winter's syndrome.

Win·ter·jucken [k·k] *nt* *derm.* winter itch, frost itch, lumberman's itch.

Win·ter·schlaf *m*, **künstlicher** *anes.* artificial hibernation.

Wintrich: **W.-Schallwechsel** *m* *clin.*, *pulmo.* Wintrich's sign.

Wintrobe: **W.-Hämatokritröhrchen** *nt* *hema.* Wintrobe hematocrit.

W.-Methode *f* *hema.* Wintrobe method.

Wir·bel *m* **1.** *anat.* vertebra. **2.** *anat.* vortex, whorl. **3.** *anat.* crown of the head, vertex. **4.** (*a. fig.*) spin, whirl, swirl, twirl.

Wir·bel·ar·te·rie *f* *anat.* vertebral artery.

Wir·bel·bo·gen *m* *anat.* neural arch of verte-

bra, vertebral arch.
Wir·bel·bo·gen·durch·tren·nung *f ortho.* laminotomy.
Wir·bel·bo·gen·plat·te *f anat.* lamina of vertebra, lamina of vertebral arch.
Wir·bel·bo·gen·re·sek·ti·on *f ortho.* laminectomy.
Wir·bel·dis·lo·ka·ti·on *f ortho.* spondylexarthrosis.
Wir·bel·ei·te·rung *f ortho.* spondylopyosis.
Wir·bel·ent·fer·nung *f ortho.* vertebrectomy.
Wir·bel·ent·zün·dung *f ortho.* spondylitis.
Wir·bel·er·kran·kung *f ortho.* spondylopathy.
Wir·bel·er·wei·chung *f ortho.* spondylomalacia.
Wir·bel·ex·zi·si·on *f ortho.* vertebrectomy.
Wir·bel·gleit·becken [k·k] *nt ortho.* spondylolisthetic pelvis, Prague pelvis, Rokitansky's pelvis.
Wir·bel·glei·ten *nt ortho.* spondylolisthesis, sacrolisthesis.
Wir·bel·ka·nal *m anat.* medullary canal, vertebral canal, neural canal, spinal canal.
Wir·bel·kör·per *m anat.* intravertebral body, vertebral body.
Wir·bel·kör·per·ano·ma·lie *f ortho.* vertebral anomaly.
Wir·bel·kör·per·fehl·bil·dung *f ortho.* vertebral anomaly.
Wir·bel·kör·per·kom·pres·si·ons·frak·tur *f ortho.* crush fracture.
Wir·bel·kör·per·ve·nen *pl anat.* basivertebral veins.
Wir·bel·loch *nt anat.* vertebral foramen, spinal foramen.
Wir·bel·plat·te *f anat.* lamina of vertebra, lamina of vertebral arch.
Wir·bel·säu·le *f anat.* spine, spinal column, dorsal spine, vertebral column, backbone.
Wir·bel·säu·len·ano·ma·lie *f ortho.* spinal anomaly.
Wir·bel·säu·len·bruch *m* → *Wirbelsäulenfraktur.*
Wir·bel·säu·len·ein·stei·fung *f ortho.* spinal stiffness.
Wir·bel·säu·len·er·kran·kung *f ortho.* spondylopathy, rachiopathy.
Wir·bel·säu·len·fehl·bil·dung *f ortho.* spinal anomaly.
Wir·bel·säu·len·frak·tur *f ortho.* fractured spine, spinal fracture.
Wir·bel·säu·len·ka·nal *m* → *Wirbelkanal.*
Wir·bel·säu·len·krüm·mung *f ortho.* rachiocampsis.
Wir·bel·säu·len·kur·va·tur *f ortho.* spinal curvature.
Wir·bel·säu·len·re·gi·on *f anat.* vertebral region.
Wir·bel·säu·len·spal·te *f embryo.* cleft spine, rrhachischisis, spondyloschisis.

Wir·bel·säu·len·tu·ber·ku·lo·se *f ortho.* spinal tuberculosis, spinal caries.
Wir·bel·säu·len·ver·krüm·mung *f ortho.* spinal curvature.
Wir·bel·säu·len·ver·stei·fung *f ortho.* vertebral ankylosis, spinal stiffness, spondylosis. **operative W.** spinal fusion, vertebra fusion, spondylosyndesis.
Wir·bel·schlag·ader *f anat.* vertebral artery.
Wir·bel·schmer·zen *pl ortho.* spondylalgia, spondylodynia.
Wir·bel·spalt *m embryo.* cleft vertebra, spondyloschisis.
Wir·bel·tu·ber·ku·lo·se *f ortho.* David's disease, Pott's disease, tuberculous spondylitis.
Wirk·do·sis *f abbr.* **WD** *pharm.* effective dose.
wir·ken *vi* be effective, take effect, have effect. **w. auf** have an effect on, act on.
wirk·sam *adj* effective, effectual, efficacious, efficient (*gegen* against).
Wirk·sam·keit *f* effectiveness, effectivity, effectuality, efficacy, efficiency. **relative biologische W.** *abbr.* **RBW** *radiol.* relative biological effectiveness.
Wirk·stoff *m pharm.* agent, principle, active principle, active ingredient.
Wir·kung *f* effect, effectiveness, effectivity, impact, action (*auf* on); (*a. pharm.*) potence, potency, activity. **unerwünschte W.** *clin., pharm.* untoward effect, undesirable effect.
Wir·kungs·dau·er *f* duration of effect.
wir·kungs·los *adj* without effect, inefficient, ineffective, useless.
Wir·kungs·lo·sig·keit *f* inefficiency, ineffectiveness, uselessness.
Wir·kungs·me·cha·nis·mus *m* mode of action.
Wir·kungs·spek·trum *nt* action spectrum, spectrum of activity, spectrum.
Wir·kungs·wei·se *f* mode of action.
wirr *adj fig.* (*Gedanken*) loose, confused; (*Person*) confused.
Wirsung: W.'-Gang *m anat.* Wirsung's duct, Wirsung's canal, hepatopancreatic duct, pancreatic duct.
Wirt *m immun., micro.* host.
Wirt-anti-Transplantat-Reaktion *f immun.* host-versus-graft reaction, HVG reaction.
Wirts·zel·le *f micro.* host.
Wiskott-Aldrich: W.-A.-Syndrom *nt immun.* Wiskott-Aldrich syndrome, Aldrich's syndrome, immunodeficiency with thrombocytopenia and eczema.
Wis·sen·schaft *f* science.
Wis·sen·schaft·ler *m* scientist.
Wis·sen·schaft·le·rin *f* scientist.
wis·sen·schaft·lich *adj* scientific; academic.
Wis·sens·ge·dächt·nis *nt physiol.* knowledge memory.
Wittmaack-Ekbom: W.-E.-Syndrom *nt neuro.* Ekbom syndrome, restless legs syndrome.

Wit·we *f* widow.

Wit·wer *m* widower.

Witzel: W.-Fistel *f chir.* Witzel's gastrostomy, Witzel's operation.

Wo·chen·bett *nt gyn.* childbed, lying-in, puerperium.

Wo·chen·bett·fie·ber *nt gyn.* childbed fever, puerperal sepsis, puerperal fever, lochiopyra.

Wo·chen·bett·psy·cho·se *f gyn.* postpartum psychosis, puerperal psychosis.

Wo·chen·fluß *m gyn.* lochia.

Wöch·ne·rin *f* puerpera, puerperant.

wohl *adj* well. **sich w. fühlen** be well, feel well. **sich nicht w. fühlen** be unwell.

Wohl·be·fin·den *nt* well-being.

Wohl·er·ge·hen *nt* welfare.

woh·nen *vi* live (*bei* with).

Woh·nungs·mil·be *f micro.* food mite, Glycyphagus domesticus.

Wohn·ver·hält·nis·se *pl* living conditions, housing conditions.

wöl·ben *vr* **sich w.** curve, vault, arch, bend.

Wöl·bung *f* (*a. anat.*) vault, arch, curvature, curve; (*nach außen*) convexity; (*nach innen*) concavity.

Wolf: W.-Syndrom *nt genet.* Wolf-Hirschhorn syndrome.

Wolf *m derm.* intertrigo.

Wolfe-Krause: W.-K.-Lappen *m chir.* Wolfe's graft, Wolfe-Krause graft.

Wolff-Parkinson-White: W.-P.-W.-Syndrom *nt card.* Wolff-Parkinson-White syndrome, preexcitation syndrome, ventricular preexcitation, preexcitation.

Wölfler: W.-Operation *f chir.* Wölfler's operation.

Wolfs·ra·chen *m embryo.* cheilognathopalatoschisis, cheilognathoprosoposchisis.

Wol·hy·ni·en·fie·ber *nt epidem.* His-Werner disease, five-day fever, Wolhynia fever.

wol·kig *adj* (*Urin*) cloudy, clouded, turbid.

Woll·haar *nt ped.* lanugo, down, lanugo hair.

Woll·haar·nä·vus *m derm.* woolly-hair nevus.

Woll·sor·tie·rer·krank·heit *f epidem.* anthrax pneumonia, pulmonary anthrax, inhalational anthrax, woolsorter's pneumonia.

Woll·wachs *nt pharm.* wool fat, lanolin, lanum.

Wolman: W.-Krankheit *f patho.* Wolman's disease, primary familial xanthomatosis.

Wood: W'-Lampe *f derm.* Wood's lamp.

W.-Licht *nt derm.* Wood's light.

W.-Zeichen *nt anes.* Wood's sign.

Woringer-Kolopp: Morbus *m* **W.-K.** *patho.* Woringer-Kolopp disease, pagetoid reticulosis.

Wort·fin·dungs·stö·rung *f neuro.* amnesic aphasia, amnestic aphasia, anomic aphasia.

Wort·neu·bil·dung *f psychia.* neologism.

Wort·sa·lat *m psychia.* word salad, schizophasia.

Wort·taub·heit *f neuro.* word deafness, auditory aphasia, acoustic aphasia, kophemia.

Wort·ver·ges·sen·heit *f neuro.* amnesic aphasia, amnestic aphasia, anomic aphasia.

Wort·ver·ständ·nis *nt neuro.* word comprehension.

W-Plastik *f chir.* W-plasty.

WPW-Syndrom *nt card.* Wolff-Parkinson-White syndrome, preexcitation, preexcitation syndrome, ventricular preexcitation.

Wrisberg: W'.-Ganglien *pl anat.* Wrisberg's ganglia, cardiac ganglia.

W'.-Höckerchen *nt anat.* Wrisberg's tubercle, cuneiform tubercle.

W'.-Knorpel *m anat.* Wrisberg's cartilage, cuneiform cartilage.

wu·chern *vi patho.* proliferate.

wu·chernd *adj patho.* proliferative, proliferous.

Wu·che·rung *f patho.* overgrowth, growth, proliferation; vegetation.

Wuchs *m* 1. growth. 2. (*Statur*) figure, build, stature, physique.

Wulst *m* bulge; *anat.* tuber, torus, ridge.

Wulst·bruch *m ortho.* folding fracture, torus fracture.

wul·stig *adj* bulging, bulgy; (*Lippen*) thick.

Wulst·nar·be *f patho.* keloid, cheloid, cheloma.

wund *adj* sore, raw.

Wund·ab·deckung [k·k] *f* wound coverage.

Wund·ab·szeß *m* wound abscess.

Wund·aus·schnei·dung *f* surgical toilet, surgical débridement.

Wund·be·hand·lung *f* wound care, wound management.

Wund·bla·se *f* blister.

Wund·de·his·zenz *f* wound dehiscence.

Wund·drai·na·ge *f* wound drainage.

Wund·dys·tro·phie *f patho.* wound dystrophy.

Wun·de *f patho.* wound, injury, trauma, traumatic injury, lesion; *chir.* wound, cut, incision.

aseptische W. aseptic wound, clean wound.

eiternde W. running sore, fester.

infizierte W. → *septische W.*

kontaminierte W. contaminated wound.

offene W. open wound.

penetrierende W. penetrating wound.

saubere W. → *aseptische W.*

septische W. dirty wound, septic wound.

Wund·fie·ber *nt patho.* traumatopyra, traumatic fever, symptomatic fever, wound fever.

Wund·frak·tur *f ortho.* compound fracture, open fracture.

Wund·hä·ma·tom *nt* wound hematoma.

Wund·hei·lung *f patho., chir.* wound healing, intention.

primäre W. healing by first intention, primary healing, primary adhesion.

sekundäre W. healing by second intention,

Wutknötchen

healing by granulation, secondary adhesion.

Wund·in·fek·ti·on *f patho.* wound infection.

Wund·kon·trak·ti·on *f patho.* wound contraction.

Wund·lie·gen *nt patho.* pressure sore, hospital gangrene, decubital gangrene, decubital ulcer, decubitus, bedsore.

Wund·naht *f chir.* wound closure, suture, wound suture.

Wund·rand *m* wound edge, lip.

Wund·rand·aus·schnei·dung *f chir.* avivement.

Wund·rei·ni·gung *f →* *Wundtoilette.*

Wund·ro·se *f derm.* rose, rose disease, fire, erysipelas, St. Anthony's fire.

Wund·schorf *m patho.* scab, crust.

Wund·sein *nt derm.* soreness, intertrigo, eczema intertrigo.

Wund·sep·sis *f patho.* wound sepsis.

Wund·star *m ophthal.* traumatic cataract.

Wund·starr·krampf *m epidem.* tetanus.

Wund·starr·krampf·er·re·ger *m micro.* Nicolaier's bacillus, tetanus bacillus, Clostridium tetani.

Wund·toi·let·te *f chir.* wound toilet, débridement. **chirurgische W.** surgical débridement, surgical toilet.

Wund·ver·schluß *m chir.* wound closure, wound suture, suture.

primär verzögerter W. delayed primary wound closure.

schichtweiser W. *chir.* closure in (anatomic) layers, suture in anatomic layers.

Wund·ver·sor·gung *f chir.* wound care, wound management.

Wund·zu·sam·men·zie·hung *f patho.* wound contraction.

Wür·gen *nt* 1. choke, retching, heaving, vomiturition. 2. *forens.* strangling, choking.

würgen I *vt forens.* strangle, throttle, choke, suffocate. **II** *vi* choke, retch, heave.

Wür·ge·re·flex *m physiol.* gag reflex, pharyngeal reflex, retching reflex.

Wurm *m* 1. *bio.*, *micro.* worm, vermis. 2. *anat.* worm of cerebellum, vermis cerebelli, vermis. 3. *inf.* → *Wurmfortsatz.*

Wurm·ab·szeß *m patho.* helminthic abscess.

wurm·ab·tö·tend *adj pharm.* helminthagogue, vermicidal, anthelmintic, antihelmintic.

wurm·ab·trei·bend *adj pharm.* vermifugal,

anthelmintic, antihelmintic.

Wurm·be·fall *m epidem.* helminthic disease, vermination, helminthiasis, worms *pl.*

Wür·mer·er·bre·chen *nt patho.* helminthemesis.

Wurm·er·kran·kung *f →* *Wurmbefall.*

Wurm·fort·satz *m* (**des Blinddarms**) *anat.* vermiform appendix, vermiform appendage, appendix, cecal appendix, epityphlon, vermix.

Wurm·fort·satz·ent·zün·dung *f patho.* typhlitis, appendicitis, ecphyaditis, epityphlitis.

Wurm·kno·ten *m patho.* helminthoma.

Wurm·krank·heit *f →* *Wurmbefall.*

Wurm·kur *f clin.* deworming.

Wurm·mit·tel *nt pharm.* vermifuge, helminthic, helminthagogue, anthelmintic, anthelminthic, antihelmintic.

Wurst·ver·gif·tung *f patho.* sausage poisoning, allantiasis.

Wur·zel *f anat.*, *bio.* root, radix, radicula, radicle; *mathe.* radical, root; *allg.*, *fig.* root.

Wur·zel·fa·sern *pl histol.* radicular nerve fibers, radicular fibers.

Wur·zel·neu·ral·gie *f neuro.* radiculalgia.

Wur·zel·neu·ri·tis *f neuro.* radiculitis, radicular neuritis, radiculoneuritis.

Wur·zel·re·sek·ti·on *f neurochir.* radiculectomy.

Wur·zel·schei·de *f histol.* (*Haar*) root sheath, hair sheath.

Wur·zel·syn·drom *nt neuro.* radicular syndrome.

Wur·zel·zel·le *f histol.* (*ZNS*) root cell.

Wü·sten·fie·ber *f epidem.* **1.** coccidioidomycosis, coccidioidosis, Posada-Wernicke disease, Posada's mycosis, desert fever, coccidioidal granuloma. **2.** → *Wüstenrheumatismus.*

Wü·sten·ge·schwür *nt epidem.* Malabar ulcer, tropical ulcer, phagedenic ulcer.

Wü·sten·rheu·ma·tis·mus *m epidem.* primary coccidioidomycosis, desert rheumatism, San Joaquin Valley fever, valley fever.

Wut *f* rage, anger, fury.

Wut·an·fall *m* tantrum, fit of temper, fit of anger, rage.

wü·ten *vi* rage, fume; (*Krankheit*) rage.

Wut·knöt·chen *pl patho.* Babès' nodes, Babès' tubercles.

X

Xanth·elas·ma *nt* **(palpebrarum)** *ophthal.* xanthelasma.

Xan·thin *nt biochem.* 2,6-dihydroxypurine, xanthine.

Xan·thin·oxi·da·se *f abbr.* **XO** *biochem.* xanthine oxidase, hypoxanthine oxidase.

Xan·thin·oxi·da·se·hem·mer *m pharm.* xanthine oxidase inhibitor.

Xan·thin·stein *m patho.* xanthic stone, xanthine stone, xanthine calculus.

Xan·thin·urie *f patho.* lithoxiduria, xanthinuria, xanthiuria, xanthuria.

Xan·tho·chro·mie *f neuro.* xanthochromia, xanthopathy.

Xan·tho·der·mie *f derm.* xanthochromia, xanthopathy, xanthoderma, cholesteroderma.

Xan·tho·ery·thro·der·mia *f derm.* xanthoerythrodermia.

Xan·tho·fi·brom *nt ortho.* xanthofibroma, benign synovialoma, benign synovioma.

Xan·tho·gra·nu·lom *nt patho.* xanthogranuloma.

juveniles X. juvenile xanthogranuloma, nevoxanthoendothelioma.

X. des Knochens xanthogranuloma of bone, xanthomatous giant cell tumor of bone.

Xan·thom *nt derm.* xanthoma, xanthelasma.

xan·tho·ma·tös *adj derm.* xanthomatous.

Xan·tho·ma·to·se *f patho.* xanthomatosis, lipoid granulomatosis, lipid granulomatosis.

familiäre idiopathische hypercholesterinämische X. familial hypercholesteremic xanthomatosis, familial hypercholesterolemia, LDL-receptor disorder.

Xan·thom·zel·le *f patho.* foam cell.

Xanth·opie *f* → *Xanthopsie.*

Xanth·op·sie *f ophthal.* yellow vision, xanthopsia, xanthopia.

Xanth·op·sin *nt biochem.* xanthopsin, visual yellow, all-trans retinal.

Xan·tho·se *f patho.* xanthosis.

Xan·tho·sis *f* → *Xanthodermie.*

X-Bein *nt ortho.* knock-knee, genu valgum.

X-beinig *adj ortho.* knock-kneed.

X-Chromosom *nt genet.* X chromosome.

Xe·no·an·ti·gen *nt immun.* xenoantigen.

Xe·no·an·ti·kör·per *m immun.* heteroantibody.

Xe·np·bio·ti·kum *nt pharm.* xenobiotic.

Xe·no·dia·gno·se *f epidem.* xenodiagnosis.

xe·no·dia·gno·stisch *adj epidem.* xenodiagnostic.

xe·no·gen *adj immun.* xenogeneic, xenogenous, xenogenic, heterogeneic, heterogenic, heterogenous.

xe·no·ge·ne·tisch *adj* → *xenogen.*

xe·no·phob *adj* xenophobic.

Xe·no·pho·bie *f psychia.* xenophobia.

Xe·no·pho·nie *f neuro., HNO* xenophonia.

Xen·oph·thal·mie *f ophthal.* xenophthalmia.

Xe·no·pla·stik *f* → *Xenotransplantation.*

Xe·no·psyl·la *f micro.* rat flea, Xenopsylla.

Xe·no·trans·plan·tat *nt chir.* xenograft, heterologous graft, heterogenous graft, heterograft, heterotransplant.

Xe·no·trans·plan·ta·ti·on *f chir.* xenotransplantation, heterologous transplantation, xenogeneic transplantation, heterotransplantation, heteroplasty.

Xe·ro·chei·lie *f derm.* xerochilia.

Xe·ro·der·ma *nt* → *Xerodermie.*

Xe·ro·der·mie *f derm.* xeroderma, xerodermia.

Xe·ro·gra·phie *f radiol.* xeroradiography, xerography.

Xe·ro·mam·mo·gra·phie *f radiol.* xeromammography.

Xe·ro·me·nie *f gyn.* xeromenia.

Xer·oph·thal·mie *f ophthal.* xerophthalmia, xeroma, xerophthalmus, ophthalmoxerosis.

Xe·ro·ra·dio·gra·phie *f radiol.* xeroradiography, xerography. **X. der Brust/Mamma** xeromammography.

Xe·ro·se *f patho.* xerosis.

Xe·ro·sto·mie *f patho.* xerostomia.

xe·ro·tisch *adj patho.* dry, xerotic.

Xe·ro·to·kie *f gyn.* dry labor, xerotocia.

x-förmig *adj* decussate, x-shaped, crossed.

X-gebunden *adj genet.* X-linked.

X-Großzehe *f ortho.* hallux valgus.

Xip·amid *nt pharm.* xipamide.

Xiph·al·gie *f ortho.* xiphodynia, xiphoidalgia.

Xi·pho·id *nt anat.* ensiform appendix, xiphoid process, xiphoid, xiphisternum, ensisternum.

Xi·pho·id·al·gie *f* → *Xiphalgie.*
Xi·pho·idi·tis *f ortho.* xiphoiditis.
Xi·pho·pa·gus *m embryo.* xiphopagus, xipho-didymus, xiphodymus.
xi·pho·ster·nal *adj anat.* xiphosternal, xiphi-sternal.
x-Welle *f card.* x wave.
XXX-Syndrom *nt genet.* metafemale, triple-X.
Xy·lo·me·ta·zo·lin *nt pharm.* xylometazoline.

Xy·lo·se *f chem.* xylose, wood sugar.
Xy·lo·se·ab·sorp·ti·ons·test *m lab.* xylose absorption test, xylose tolerance test.
Xy·lo·se·to·le·ranz·test *m* → *Xyloseabsorp-tionstest.*
Xy·los·urie *f patho.* xylosuria.
Xy·lu·lo·se *f biochem.* xylulose, xyloketose.
Xy·lu·los·urie *f patho.* L-xylulosuria, essential pentosuria, primary pentosuria.

Y

Y-Anastomose *f* → *Y-Roux-Anastomose*.
Yaws *f epidem*. yaws, frambesia, Charlouis' disease, zymotic papilloma, pian, bouba.
Yaws-Papel *f epidem*. yaw.
Y-Band *nt anat*. cruciate ligament of ankle (joint), inferior extensor retinaculum of foot.
Y-Chromosom *nt genet*. Y chromosome.
Yer·si·nia *f micro*. Yersinia. **Y. pestis** plague bacillus, Kitasato's bacillus, Yersinia pestis.
Yer·si·nio·se *f epidem*. yersiniosis.
Y-förmig *adj* ypsiloid, ypsiliform, hypsiloid.
Y-Fuge *f anat*. hypsiloid cartilage.
Y-Knorpel *m anat*. hypsiloid cartilage.
Young-Helmholtz: Y.-H.-Theorie *f physiol*. Young-Helmholtz theory, trichromatic color theory, Helmholtz theory of color vision.
Y-Platte *f ortho*. y-plate.
Ypsilon-Bestrahlung *f*, **umgekehrte** *radiol*. inverted Y field technique, inverted Y technique.
Ypsilon-Feld *nt*, **umgekehrtes** *radiol*. inverted Y field
Y-Roux-Anastomose *f chir*. Roux's anastomosis, Roux-en-Y anastomosis,.
Y-Roux-Schlinge *f* → *Y-Roux-Anastomose*.
Y-Schlinge *f* → *Y-Roux-Anastomose*.
Y-V-Plastik *f chir*. Y-V flap, Y-V plasty.

Z

Zacke [k·k] *f* point; (*Kurve*) peak; (*Kerbe*) notch, indentation; (*Säge*) tooth.
Zacken·naht [k·k] *f anat.* serrated suture, serrate suture.
Zacken·se·hen [k·k] *nt ophthal.* fortification spectrum, teichopsia.
zäh·flüs·sig *adj* viscous, viscid, viscose.
Zäh·flüs·sig·keit *f* viscosity, viscidity.
Zä·hig·keit *f psycho.* tenacity, tenaciousness, toughness, stamina.
Zah·len·ver·ständ·nis *nt HNO* (*Gehör*) number comprehension.
Zäh·ler *m lab.* meter, counter.
Zähl·kam·mer *f lab.* counting chamber, couting cell; *hema.* hemocytometer, hematocytometer.
Zähl·zwang *m psychia.* arithmomania.
Zahn: Z.'-Infarkt *m patho.* Zahn's infarct.
   Z.'-Linien *pl patho.* Zahn's lines, Zahn's striae.
Zahn *m anat.* tooth, dens.
   bleibende Zähne *pl* succedaneous teeth, second teeth, permanent teeth.
   erste Zähne *pl* deciduous teeth, baby teeth, primary teeth.
   künstliche Zähne *pl* artificial teeth.
   Zähne *pl* des Oberkiefers upper teeth, maxillary teeth.
   Zähne *pl* des Unterkiefers lower teeth, mandibular teeth.
   zweite Zähne *pl* → bleibende Zähne.
Zahn·al·veo·len *pl anat.* alveolar cavities, dental alveoli, tooth sockets, alveoli.
Zahn·arzt *m* dentist, odontologist.
Zahn·ärz·tin *f* dentist, odontologist.
zahn·ärzt·lich *adj* dental.
Zahn·be·lag *m dent.* dental plaque, plaque.
Zahn·bett *nt dent.* alveolar periosteum, parodontium, peridentium, periodontium.
Zahn·brücke [k·k] *f dent.* bridge, bridgework.
Zahn·durch·bruch *m* → Zahnen.
Zäh·ne *pl* → Zahn.
Zäh·ne·knir·schen *nt* teeth grinding, gnashing, bruxism.
Zah·nen *nt ped.* teething, odontiasis, dentition.
zah·nen *vi ped.* teethe, cut one's teeth, cut.

Zahn·er·satz *m dent.* denture, dental plate, dental prosthesis, artificial dentition.
Zahn·fä·cher *pl* → Zahnalveolen.
Zahn·fee *f ped.* tooth fairy.
Zahn·fleisch *nt* gum, gingiva.
Zahn·fleisch·ab·szeß *m patho.* gumboil, gingival abscess.
Zahn·fleisch·ent·zün·dung *f patho.* inflammation of the gums, ulitis, gingivitis.
Zahn·fleisch·hy·per·pla·sie *f patho.* gingival hyperplasia. **Z. bei Phenytointherapie** diphenylhydantoin gingivitis, diphenylhydantoin hyperplasia.
Zahn·fleisch·hy·per·tro·phie *f patho.* gum hypertrophy.
Zahn·fleisch·kar·zi·nom *nt patho.* carcinoma of the gums, ulocarcinoma.
Zahn·fleisch·saum *m* gingival line, gum line, marginal gingiva, gingival margin.
Zahn·fleisch·schnitt *m HNO* ulotomy.
Zahn·fleisch·ul·kus *nt patho.* ulceration of the gums, ulocace.
Zahn·fleisch·ul·ze·ra·ti·on *f* → Zahnfleischulkus.
Zahn·for·mel *f anat.* dental formula.
Zahn·heil·kun·de *f* oral medicine, odontology, dentistry, odontonosology.
Zahn·hy·gie·ne *f dent.* dental hygiene, oral hygiene.
Zahn·ka·ri·es *f dent.* dental caries, tooth decay, caries.
Zahn·klam·mer *f dent.* brace(s *pl*).
Zahn·kro·ne *f* dental crown, dental corona.
   anatomische Z. anatomical dental crown, anatomical crown.
   klinische Z. clinical dental crown, clinical crown.
zahn·los *adj dent.* toothless.
Zahn·lücke [k·k] *f* gap (in one's teeth).
Zahn·me·di·zin *f* → Zahnheilkunde.
Zahn·pla·que *f* dental plaque, plaque, bacterial plaque.
Zahn·rad·phä·no·men *nt neuro.* cogwheel phenomenon, cogwheel rigidity, Negro's sign.
Zahn·rei·he *f* dental arch, natural dentition.

Z. des Oberkiefers upper teeth, maxillary teeth.

Z. des Unterkiefers lower teeth, mandibular teeth.

Zahn·schmelz *m anat.* adamantine layer, enamel, dental enamel.

Zahn·schmer·zen *pl* toothache, dentalgia, dentagra, odontalgia, odontodynia.

Zahn·span·ge *f dent.* brace(s *pl*).

Zahn·stein *m dent.* dental calculus, odontolith.

Zah·nung *f ped.* teething, dentition, odontiasis.

erschwerte Z. difficult dentition.

fehlerhafte Z. irregular dentition.

verspätete Z. delayed dentition, retarded dentition.

vorzeitige Z. precocious dentition.

Zahn·weh *nt* → *Zahnschmerzen.*

Zahorsky: Z.-Syndrom *nt HNO* herpangina.

zä·kal *adj anat.* cecal, caecal.

Zä·kal·vol·vu·lus *m patho.* cecal volvulus.

Zäk·ek·to·mie *f chir.* cecectomy, typhlectomy.

Zä·ko·ileo·sto·mie *f chir.* cecoileostomy, ileocecostomy.

zä·ko·ko·lisch *adj* cecocolic.

Zä·ko·ko·lon *nt* cecocolon.

Zä·ko·ko·lo·pe·xie *f chir.* cecocolopexy.

Zä·ko·ko·lo·sto·mie *f chir.* colocecostomy, cecocolostomy.

Zä·ko·li·thia·sis *f patho.* typhlolithiasis.

Zä·ko·me·ga·lie *f patho.* typhlomegaly.

Zä·ko·pe·xie *f chir.* typhlopexy, cecopexy, cecofixation.

Zä·ko·pli·ka·ti·on *f chir.* cecoplication.

Zä·ko·rek·to·sto·mie *f chir.* cecorectostomy.

Zä·kor·rha·phie *f chir.* cecorrhaphy, typhlorrhaphy.

Zä·ko·sig·mo·ido·sto·mie *f chir.* cecosigmoidostomy.

Zä·ko·sto·mie *f chir.* cecostomy, typhlostomy.

Zä·ko·to·mie *f chir.* cecotomy, typhlotomy.

Zä·ko·ze·le *f chir.* cecocele.

Zä·kum *nt anat.* blind gut, blind intestine, cecum, typhlon.

Zä·kum·an·hef·tung *f* → *Zäkopexie.*

Zä·kum·ent·zün·dung *f patho.* typhlenteritis, typhlitis, typhloenteritis, cecitis.

Zä·kum·er·öff·nung *f* → *Zäkotomie.*

Zä·kum·fi·stel *f* → *Zäkostomie.*

Zä·kum·fi·xa·ti·on *f* → *Zäkopexie.*

Zäkum-Ileum-Fistel *f* → *Zäkoileostomie.*

Zäkum-Kolon-Fistel *f* → *Zäkokolostomie.*

Zä·kum·naht *f chir.* cecorrhaphy, typhlorrhaphy.

Zäkum-Rektum-Fistel *f* → *Zäkorektostomie.*

Zä·kum·re·sek·ti·on *f chir.* cecectomy, typhlectomy.

Zäkum-Sigma-Fistel *f chir.* cecosigmoidostomy.

Zä·kum·über·deh·nung *f patho.* typhlectasis.

Zä·kum·ver·grö·ße·rung *f patho.* typhlomega-

ly.

Zan·ge *f chir.* forceps, a pair of forceps; *gyn.* forceps, extractor.

Zan·gen·ent·bin·dung *f gyn.* forceps delivery.

Z. aus der Beckenmitte midforceps delivery.

hohe Z. high forceps delievery.

tiefe Z. low forceps delivery, outlet forceps delivery.

Zan·gen·ex·trak·ti·on *f* → *Zangenentbindung.*

Zan·gen·ge·burt *f gyn.* **1.** → *Zangenentbindung.* **2.** forceps baby.

Zäpf·chen¹ *nt anat.* palatine uvula, pendulous palate, uvula, plectrum.

Zäpf·chen² *nt pharm.* suppository.

Zäpf·chen·ent·fer·nung *f HNO* cionectomy, uvulectomy, staphylectomy.

Zäpf·chen·ent·zün·dung *f HNO* staphylitis, uvulitis, cionitis.

Zäpf·chen·naht *f HNO* cionorrhaphy, staphylorrhaphy; palatorrhaphy.

Zäpf·chen·ödem *nt HNO* staphyledema, staphyloedema.

Zäpf·chen·schwel·lung *f HNO* staphyloncus.

Zäpf·chen·sen·kung *f HNO* staphyloptosis, cionoptosis, uvuloptosis, uvulaptosis.

Zäpf·chen·spal·te *f embryo.* split uvula, forked uvula, bifid uvula.

Zäpf·chen·spal·tung *f HNO* cionotomy, uvulotomy, staphylotomy.

Zäpf·chen·tu·mor *m HNO* staphyloncus.

Zap·fen *pl histol.* (*Auge*) retinal cones, cones, cone cells.

Zap·fen·blind·heit *f ophthal.* cone achromatopsy, cone monochromasy.

Zap·fen·ge·lenk *nt anat.* trochoid, trochoidal joint, trochoid joint, pivot joint, rotatory joint.

Zap·fen·zel·len *pl* → *Zapfen.*

Zä·ru·lo·plas·min *nt biochem.* ceruloplasmin, ferroxidase.

Ze·bo·ze·pha·lie *f embryo.* kebocephaly, cebocephaly.

Ze·bo·ze·pha·lus *m embryo.* cebocephalus.

Zebra-Körper *pl histol.* zebra bodies.

Zecke [k·k] *f micro.* tick, acarine. **Zecken** *pl* Ixodides. **durch Zecken übertragen** *epidem.* tick-borne.

Zecken·be·fall [k·k] *m epidem.* ixodiasis, ixodism.

Zecken·biß·fie·ber [k·k] *nt epidem.* tick typhus, tick-borne typhus, eruptive fever, tick fever. **amerikanisches Z.** Rocky Mountain spotted fever, tick fever, blue fever, mountain fever.

Zecken·en·ze·pha·li·tis [k·k] *f epidem.* tick-borne encephalitis. **russische Z.** Russian spring-summer encephalitis, Russian forest-spring encephalitis, Russian tick-borne encephalitis, vernoestival encephalitis.

zentraleuropäische Z. Central European

Zelle

encephalitis, diphasic meningoencephalitis, Central European tick-borne fever.

Zecken·rück·fall·fie·ber [k·k] *nt epidem.* endemic relapsing fever, tick-borne relapsing fever.

Ze·he *f anat.* toe, digit, dactylus.

Ze·hen·ar·te·ri·en *pl anat.* digital arteries (of foot).

Ze·hen·beu·ger *m anat.* flexor muscle of toes, flexor digitorum pedis (muscle).

Ze·hen·beu·ge·re·flex *m neuro.* Rossolimo's reflex, plantar muscle reflex.

Ze·hen·beu·gung *f ortho.* dactylogryposis.

Ze·hen·ent·zün·dung *f ortho.* dactylitis.

Ze·hen·glied *nt anat.* toe bone, phalanx.

Ze·hen·grund·ge·lenk *nt anat.* metatarsophalangeal joint, MTP joint.

Ze·hen·klo·nus *m neuro.* toe clonus.

Ze·hen·kno·chen *pl anat.* toe bones, phalangeal bones of foot.

Ze·hen·krampf *m neuro.* dactylospasm.

Ze·hen·na·gel *m anat.* toenail, nail.

Ze·hen·re·flex *m neuro.* Babinski's toe sign, Babinski's reflex, Babinski's test, toe phenomenon, great-toe reflex, toe reflex.

Ze·hen·rücken·ar·te·ri·en [k·k] *pl anat.* dorsal digital arteries of foot.

Ze·hen·schwel·lung *f patho.* dactyledema.

Ze·hen·spas·mus *m neuro.* dactylospasm.

Ze·hen·spit·ze *f* tiptoe, tip of the toe.

Ze·hen·strecker [k·k] *m anat.* extensor muscle of toes.

Ze·hen·ver·krüm·mung *f ortho.* dactylogryposis.

Zei·chen *nt* sign, signal, symbol (*für* of); *clin.* sign, symptom (*für, von* of), phenomenon, characteristic, mark.

    objektives Z. physical sign, objective sign.

    pathognomonisches Z. pathognomonic symptom.

    subjektives Z. subjective sign.

Zeich·nen *nt gyn.* show.

Zei·ge·fin·ger *m* index, index finger, second finger.

Zei·ge·fin·ger·strecker [k·k] *m anat.* extensor muscle of index (finger), extensor indicis (muscle).

Zei·ger *m* (*Uhr*) hand, index; (*Waage*) needle; (*Meßgerät*) pointer, finger.

Zeis: Z.'-Drüsen *pl anat.* glands of Zeis, sebaceous glands of conjunctiva.

Zeiss: Z.-Zählkammer *f hema.* Thoma-Zeiss counting cell, Thoma-Zeiss counting chamber, Abbé-Zeiss counting cell, Abbé-Zeiss counting chamber.

Zeit *f* time. **seit langer Z. bestehend** long-standing, long-time. **die ganze Z.** all the time. **von Z. zu Z.** from time to time.

Zeit·dau·er *f* period, time, duration.

Zeit·ein·heit *f* unit time, unit of time.

Zeit·ge·ber *m physiol.* entraining agent, entraining signal.

Zeit·ge·fühl *nt physiol.* chronognosis, time sense.

Zeit·mes·ser *m* chronometer, timer.

Zeit·raum *m* period (of time), stretch.

Zeit·schal·ter *m* timer, time switch.

Zeit·span·ne *f* timespan, span, period, stretch.

Zeit·ver·lauf *m* time course.

zeit·wei·lig *adj* (*vorübergehend*) temporary; (*gelegentlich*) intermittent, occasional.

Zell·ach·se *f histol.* cell axis.

Zell·ag·gre·ga·ti·on *f* cell aggregate, cell aggregation.

Zell·ana·ly·sa·tor *m lab., patho.* cytoanalyzer.

Zell·an·ti·kör·per *m immun.* cell antibody.

zell·arm *adj patho.* hypocellular.

Zell·ar·mut *f patho.* hypocellularity.

Zell·at·mung *f physiol.* respiration, cell respiration, internal respiration.

Zell·atro·phie *f patho.* cell atrophy.

Zell·auf·lö·sung *f patho.* cytolysis.

Zell·aus·strich *m histol.* smear.

Zell·be·we·gung *f histol.* cell movement.

Zell·bil·dung *f histol.* cytogenesis, cytogeny.

Zell·dia·gno·stik *f patho.* cytodiagnosis, cytology.

Zell·dif·fe·ren·zie·rung *f histol.* cytodifferentiation, cell differentiation.

Zel·le *f histol.* cell, cellula; *phys.* cell, element.

    amöboide Z. ameboid cell, migratory cell, wandering cell.

    antigen-reaktive Z. antigen-reactive cell, antigen-responsive cell, antigen-sensitive cell.

    argentaffine Zellen *pl* → *enterochromaffine Zellen.*

    azidophile Z. 1. acidophil cell, acidophile cell, acidophilic cell. **2.** (*Hypophyse*) alpha cell, A cell, acidophil cell, acidophilic cell.

    chromaffine Zellen *pl* chromaffin cells, pheochromocytes, chief cells, pheochrome cells.

    chromophobe Zellen *pl* **1.** (*Adenohypophyse*) chromophobe cells, chromophobic cells. **2.** (*Pankreas*) C cells.

    enterochromaffine Zellen *pl* enteroendocrine cells, enterochromaffin cells, argentaffine cells, EC cells.

    enteroendokrine Zellen *pl* → *enterochromaffine Zellen.*

    immunkompetente Z. immunocyte.

    kernhaltige Z. nucleated cell, karyocyte.

    kernlose Z. akaryocyte, akaryota, akaryote, acaryote.

    parafollikuläre Zellen *pl* (*Schilddrüse*) ultimobranchial cells, parafollicular cells, C cells.

    pigmenthaltige Z. pigment cell, color cell, chromocyte.

    somatotrophe Z. (*Adenohypophyse*) somatotropic cell, somatotroph cell, somatotroph, somatotrope.

thyreotrope Z. (*Adenohypophyse*) thyrotroph cell, thyrotropic cell, thyrotroph, thyrotrope.
wasserhelle Zellen *pl* water-clear cells, wasserhelle cells.
α-Zel·le *f histol.* **1.** (*Pankreas*) alpha cell, A cell. **2.** (*Adenohypophyse*) A cell, acidophil cell, acidophilic cell.
β-Zellen *pl histol.* **1.** (*Pankreas*) beta cells (of pancreas), B cells. **2.** (*HVL*) beta cells (of adenohypophysis, B cells, basophilic cells, basophil cells, gonadotroph cells.
γ-Zellen *pl histol.* **1.** (*Adenohypophyse*) chromophobe cells, chromophobic cells. **2.** (*Pankreas*) C cells.
δ-Zellen *pl histol.* (*Pankreas*) delta cells, D cells.
Zelleh·re [ll·l] *f* cytology.
Zelleib [ll·l] *m histol.* cell body, soma.
Zell·ein·schluß *m histol.* cell inclusion.
zel·len·ab·tö·tend *adj pharm.* cellulicidal.
Zell·ent·wick·lung *f histol.* cytogenesis, cytogeny.
zel·len·zer·stö·rend *adj pharm.* cellulicidal.
Zell·ex·trakt *m histol.* cell extract.
zell·frei *adj histol.* cell-free, acellular.
Zell·fu·si·on *f histol.* cell fusion.
Zell·hor·mon *nt* cell hormone, cytohormone.
Zell·hy·drops *m patho.* cellular hydrops.
Zell·im·mu·ni·tät *f immun.* cell immunity.
Zell·kern *m* nucleus, cell nucleus, karyon.
Zell·kern·auf·lö·sung *f patho.* karyolysis.
Zell·kern·zer·fall *m patho.* karyorrhexis, karyoclasis.
Zell·klon *m histol.* cell clone.
Zell·kon·takt *m histol.* cell contact, cell attachment, junction.
Zell·kör·per *m histol.* cell body, cytosome, soma.
Zell·kul·tur *f histol.* cell culture. **humane diploide Z.** human diploid cell culture.
Zell·mem·bran *f histol.* cell membrane, plasma membrane, plasmalemma, cytoplasmic membrane, cytomembrane, cytolemma.
Zell·me·ta·bo·lis·mus *m* cell metabolism, cellular metabolism.
Zell·me·ta·pla·sie *f histol.* cytometaplasia.
Zell·ne·kro·se *f patho.* cell necrosis, cytonecrosis, necrocytosis.
Zell·ober·flä·chen·an·ti·gen *nt immun.* cell-surface antigen.
Zell·ober·flä·chen·an·ti·kör·per *m immun.* cell-surface antibody.
Zell·ober·flä·chen·mar·ker *m immun.* cell-surface marker.
Zell·ödem *nt patho.* cellular edema.
Zell·pa·tho·lo·gie *f* cellular pathology, cytopathology.
Zell·plas·ma *nt* cell plasma, plasm, cytoplasm.
zell·schä·di·gend *adj patho.* cytopathic, cytotoxic, cellulotoxic.

Zell·schä·di·gung *f patho.* cellular injury, cellular trauma.
Zell·schicht *f histol.* cell layer, cellular layer.
Zell·ske·lett *nt histol.* cytoskeleton.
Zell·spal·tung *f histol.* cellular fission.
Zell·stoff·wech·sel *m* cell metabolism, cellular metabolism.
Zell·sus·pen·si·on *f histol.* cell dispersion, cell suspension.
Zell·tei·lung *f histol.* cell division, division, cellular fission.
Zell·tod *m patho.* cell death, cytonecrosis, neerocytosis, necrosis.
Zell·trüm·mer *pl patho.* detritus, débris.
Zell·tur·gor *m physiol.* cell turgor.
zel·lu·lär *adj histol.* cellular, cellulous.
Zel·lu·li·tis *f patho.* cellulitis.
Zel·lu·lo·se *f chem.* cellulose.
Zell·un·ter·gang *m* → *Zelltod.*
Zell·ver·band *m histol.* cell aggregate, cell aggregation.
Zell·ver·grö·ße·rung *f* cell enlargement.
Zell·ver·schmel·zung *f histol.* cell fusion, fusion.
Zell·wand *f histol.* cell membrane, plasma membrane, plasmalemma, cytoplasmic membrane, cytomembrane.
Zell·wand·an·ti·gen *nt immun.* cell wall antigen.
Zell·wan·de·rung *f histol.* cell migration.
Zellweger: **Z.-Syndrom** *nt patho.* Zellweger syndrome, cerebrohepatorenal syndrome.
Zell·zahl *f histol., lab.* cell count.
Zell·zer·fall *m patho.* cytolysis, cytorrhexis, cell disintegration.
Zell·zy·klus *m histol.* cell cycle.
Ze·ment *m* **1.** *anat.* dental cement, cement, cementum, tooth cement. **2.** *ortho.* cement.
Ze·men·tie·ren *nt ortho.* cementation.
ze·men·tie·ren *vt ortho.* cement.
Zenker: **Z.-Degeneration** *f patho.* Zenker's necrosis, Zenker's degeneration.
Z.'-Divertikel *nt patho.* Zenker's diverticulum, pharyngoesophageal diverticulum.
Zen·ti·li·ter *m/nt abbr.* **cl** centiliter.
Zen·ti·me·ter *m/nt abbr.* **cm** centimeter.
zen·tral *adj* central, centric, centrical.
Zen·tral·ar·te·ri·en *pl.* (*Milz*) central arteries of spleen, follicular arteries of spleen.
Zen·tral·ar·te·ri·en·em·bo·lie *f ophthal.* retinal embolism.
Zen·tral·ar·te·ri·en·throm·bo·se *f ophthal.* apoplectic retinitis.
Zen·tral·fur·che *f* (**des Großhirns**) *anat.* central sulcus of cerebrum, central fissure, fissure of Rolando.
Zen·tral·ka·nal *m* (**des Rückenmarks**) *anat.* central canal of spinal cord.
Zen·tral·ne·kro·se *f patho.* central necrosis.
Zen·tral·ner·ven·sy·stem *nt abbr.* **ZNS** *anat.*

central nervous system, neural axis, cerebrospinal axis, encephalospinal axis.

Zen·tral·sko·tom nt ophthal. central scotoma.

Zen·tral·star m ophthal. central cataract.

Zen·tral·ve·ne f anat. central vein.

Zentralvenen pl **der Leber** central veins of liver, Krukenberg's veins.

Z. der Nebenniere central vein of suprarenal gland.

Z. der Netzhaut central vein of retina.

Zen·tral·ve·nen·läpp·chen nt histol. (Leber) portal lobule.

Zen·tral·win·dung f anat.**: hintere Z.** paraterminal gyrus, subcallosal gyrus.

vordere Z. precentral gyrus, anterior central gyrus, ascending frontal gyrus.

Zen·tri·fu·gal·kraft f phys. centrifugal force.

Zen·tri·fu·ge f phys., lab. centrifuge; separator.

Zen·tri·fu·gie·ren nt lab. centrifugation, centrifugalization.

zen·tri·fu·gie·ren vt lab. centrifuge, centrifugate, centrifugalize; separate.

zen·trisch adj centric, centrical, central.

Zen·tro·blast m hema. centroblast, noncleaved follicular center cell, germinoblast.

zentroblastisch-zentrozytisch adj hema. centroblastic-centrocytic.

Zen·tro·mer nt genet. centromere, kinetochore, kinomere, primary constriction.

Zen·tro·plas·ma nt histol. centroplasm, centrosphere, attraction sphere.

Zen·tro·som nt cell center, centrosome, cytocentrum, kinocentrum, microcentrum.

Zen·tro·sphä·re f → Zentroplasma.

zen·tro·zä·kal adj ophthal. cecocentral, centrocecal.

Zen·tro·zyt m hema. centrocyte, cleaved follicular center cell, germinocyte.

Zen·trum nt 1. allg., mathe. center. 2. physiol., anat. center, area, field, centrum.

anospinales Z. anospinal center.

blickmotorisches Z. → okulomotorisches Z.

genitospinales Z. genital center, Budge's center, genitospinal center.

kreislaufregulatorisches Z. cardiac center.

motorisches Z. motor center.

okulomotorisches Z. oculomotor center.

sensibles/sensorisches Z. sensory center.

thermoregulatorisches Z. thermoregulatory center, heat-regulatory center.

vasodilatatorisches Z. vasodilator center.

vasokonstriktorisches Z. vasoconstrictor center.

vegetatives Z. autonomic center.

vesikospinales Z. vesicospinal center.

ziliospinales Z. ciliospinal center, Budge's center.

Ze·phal·al·gie f neuro. headache, cephalalgia, cephalgia, cephalodynia, cerebralgia.

Ze·phal·gie f → Zephalalgie.

Ze·phal·ödem nt neuro. cephaledema.

Ze·pha·lo·spo·rin nt pharm. cephalosporin.

Ze·pha·lo·ze·le f neuro. cephalocele, encephalocele.

Ze·pha·lo·zen·te·se f neurochir. cephalocentesis.

zer·ber·sten vi burst, crack.

ze·re·bel·lar adj anat. cerebellar.

Ze·re·bel·li·tis f neuro. cerebellitis.

ze·re·bel·lo·pon·tin adj cerebellopontine, cerebellopontine.

ze·re·bel·lo·spi·nal adj cerebellospinal.

Ze·re·bel·lum nt anat. cerebellum.

ze·re·bral adj anat. cerebral.

Ze·re·bral·an·gio·gra·phie f radiol. cerebral angiography.

Ze·re·bral·ar·te·ri·en·skle·ro·se f patho. cerebral arteriosclerosis.

Ze·re·bral·ar·te·rio·gra·phie f radiol. cerebral arteriography.

Ze·re·bral·pa·ra·ly·se f → Zerebralparese.

Ze·re·bral·pa·re·se f neuro. cerebral paralysis, cerebral palsy. **infantile Z.** infantile cerebral palsy, infantile cerebral paralysis, infantile spastic paralysis.

Ze·re·bral·skle·ro·se f patho. cerebrosclerosis.

Ze·re·bral·spas·mus m neuro. cerebral spasm.

Ze·re·bri·tis f neuro. cerebritis.

ze·re·bro·id adj histol. cerebroid.

ze·re·bro·kar·di·al adj cerebrocardiac.

ze·re·bro·ma·la·zie f neuro. cerebromalacia.

ze·re·bro·me·nin·ge·al adj cerebromeningeal.

zerebro-okular adj cerebro-ocular.

Ze·re·bro·pa·thie f neuro. cerebropathy, cerebropathia.

ze·re·bro·re·ti·nal adj physiol. cerebromacular.

Ze·re·bro·sid nt cerebroside, cerebrogalactoside, galactocerebroside, glucocerebroside.

Ze·re·bro·sid·li·pi·do·se f patho. Gaucher's disease, glucosylceramide lipidosis, kerasin histiocytosis, cerebroside lipidosis, cerebroside lipoidosis, familial splenic anemia.

Ze·re·bro·si·do·se f patho. cerebrosidosis.

Ze·re·bro·sid·spei·cher·krank·heit f patho. cerebrosidosis.

ze·re·bro·spi·nal adj anat. cerebrospinal, cerebromedullary, encephalospinal.

Ze·re·bro·sto·mie f neurochir. cerebrostomy.

Ze·re·bro·to·mie f neurochir. cerebrotomy.

ze·re·bro·vas·ku·lär adj cerebrovascular.

ze·re·bro·ze·re·bel·lär adj cerebrocerebellar.

Ze·re·brum nt anat. cerebrum; brain.

Zer·fall m (a. fig.) disintegration, decay, fragmentation, breakup. **radioaktiver Z.** phys. nuclear decay, nuclear disintegration, radioactive decay.

zer·fal·len vi (a. fig.) decay, disintegrate.

Zer·ka·rie f micro. cercaria.

zer·ka·ri·en·ab·tö·tend adj pharm. cercaricidal.

Zer·ka·ri·en·der·ma·ti·tis *f epidem.* cercarial dermatitis, schistosome dermatitis, clam digger's itch, cutaneous schistosomiasis.

zer·ka·ri·zid *adj pharm.* cercaricidal.

Zer·kau·en *nt* chewing, mastication.

zer·kau·en *vt* masticate, chew (up).

Zer·kla·ge *f chir., gyn.* cerclage.

zer·le·gen *vt* 1. *patho., chir.* dissect, cut up. 2. take to pieces, take apart.

zer·mah·len *vt pharm.* triturate, grind, pulverize, pestle.

Ze·ro·id *nt histol.* ceroid.

Ze·ro·id·li·po·fus·zi·no·se *f patho.* ceroid lipofuscinosis. **juvenile Z.** *neuro.* Spielmeyer-Vogt disease, Vogt-Spielmeyer disease, neuronal ceroid lipofuscinosis, juvenile type of amaurotic idiocy.

zer·plat·zen *vi* burst, explode.

zer·rei·ben *vt pharm.* triturate, comminute, grate, grind, pulverize, pestle.

Zer·rei·ßen *nt patho.* laceration, rhexis, rupture, tear.

zer·rei·ßen *patho.* **I** *vt* tear up/apart, disrupt, break, rupture, burst. **II** *vi* tear, rupture, break, burst.

zer·ren *vt* (*Band*) sprain, tear; (*Muskel*) pull, strain.

Zer·rung *f* (*Muskel, Band*) strain, sprain.

zer·schnei·den *vt* cut, cut up, dissect.

zer·split·tert *adj ortho.* (*Fraktur*) comminuted, comminute.

Zer·split·te·rung *f ortho.* (*Fraktur*) comminution; fragmentation.

zer·sprin·gen *vi* shatter, splinter, break, crack.

Zer·stäu·ben *nt pharm.* spraying, atomization.

zer·stäu·ben *vt pharm.* atomize, spray.

Zer·stäu·ber *m pharm.* spray, sprayer, atomizer.

zer·stö·ren *vt* (*Gesundheit*) destroy, ruin.

zer·sto·ßen *vt pharm.* crush, pound, pulverize, pestle, triturate, grind, comminute.

Zer·streu·ung *f* dispersal, dispersion.

Zer·streu·ungs·lin·se *f opt.* negative lens, concave lens, diverging lens, minus lens.

zer·stückeln [k·k] *vt* disjoint, cut to pieces, dismember.

Zer·stücke·lung [k·k] *f* cutting up, dismemberment.

Zer·trüm·me·rung *f ortho.* (*Fraktur*) comminution; fragmentation.

Ze·ru·men *nt* cerumen, earwax, wax.

Ze·ru·mi·nal·drü·sen *pl histol.* ceruminous glands.

Ze·ru·mi·nal·pfropf *m HNO* impacted cerumen, impacted earwax, ceruminal impaction. **angetrockneter Z.** hard cerumen, inspissated cerumen.

Ze·ru·mi·no·ly·se *f pharm.* ceruminolysis.

ze·ru·mi·no·ly·tisch *adj pharm.* ceruminolytic.

Ze·ru·mi·nom *nt HNO* ceruminoma.

zer·vi·kal *adj anat.* cervical, trachelian.

Zer·vi·kal·ka·nal *m gyn.* cervical canal (of uterus), endocervix

Zer·vi·kal·lymph·kno·ten *pl anat.* cervical lymph nodes.

Zer·vi·kal·mark *nt* → *Zervikalsegmente.*

Zer·vi·kal·ner·ven *pl anat.* cervical nerves.

Zer·vi·kal·seg·men·te *pl anat.* cervical segments of spinal cord, cervicalia.

Zer·vi·kal·syn·drom *nt neuro.* cervical syndrome.

Zer·vi·kal·ul·kus *nt gyn.* Clarke's ulcer.

Zer·vi·ko·bra·chi·al·gie *f neuro.* cervicobrachialgia.

Zer·vi·ko·dy·nie *f neuro.* neck pain, cervicodynia, trachelodynia.

zer·vi·ko·fa·zi·al *adj* cervicofacial.

Zer·vi·ko·kol·pi·tis *f gyn.* cervicovaginitis, cervicocolpitis.

Zer·vi·ko·pe·xie *f gyn.* cervicopexy, trachelopexy, trachelopexia.

Zer·vi·kor·rha·phie *f gyn.* trachelorrhaphy.

Zer·vi·ko·to·mie *f gyn.* cervicotomy, trachelotomy.

zer·vi·ko·va·gi·nal *adj gyn.* cervicovaginal.

Zer·vi·ko·va·gi·ni·tis *f gyn.* cervicovaginitis, cervicocolpitis.

zer·vi·ko·ve·si·kal *adj gyn.* cervicovesical.

Zer·vix *f* 1. *anat.* neck, cervix, collum. 2. *gyn.* cervix uteri, uterine neck, collum.

Zer·vix·ab·strich *m gyn.* cervical smear.

Zer·vix·atre·sie *f gyn.* cervical atresia.

Zer·vix·deh·nung *f gyn.* hysterotrachelectasia.

Zer·vix·di·la·ta·ti·on *f gyn.* hysterotrachelectasia.

Zer·vix·drü·sen *pl histol.* cervical glands (of uterus).

Zer·vix·dys·to·kie *f gyn.* cervical dystocia.

Zer·vix·ent·zün·dung *f gyn.* cervicitis, trachelitis.

Zer·vix·fi·stel *f patho.* cervical fistula.

Zer·vix·höh·len·kar·zi·nom *nt gyn.* endocervical carcinoma.

Zer·vix·ka·nal *m gyn.* uterocervical canal, uterine canal.

Zer·vix·kar·zi·nom *nt gyn.* cervical carcinoma (of uterus), carcinoma of uterine cervix.

Zer·vix·ko·ni·sa·ti·on *f gyn.* conization.

Zer·vix·naht *f gyn.* hysterotrachelorrhaphy, trachelorrhaphy.

Zer·vix·pla·stik *f gyn.* hysterotracheloplasty, tracheloplasty, cervicoplasty.

Zer·vix·po·lyp *m gyn.* cervical polyp.

Zer·vix·re·sek·ti·on *f gyn.* cervicectomy, trachelectomy.

Zer·vix·schleim *m gyn.* cervical mucus.

Zer·vix·schleim·haut *f gyn.* cervical mucosa.

Zer·vix·schnitt *m gyn.* trachelotomy, cervicotomy.

Zer·vix·ver·kle·bun·gen *pl gyn.* cervical adhesions, cervical uterine adhesions.

Zer·vix·zy·to·lo·gie *f gyn.* cervical cytology.

Zer·vi·zi·tis *f* → *Zervixentzündung.*

Ze·sto·den *pl micro.* tapeworms, Cestoda, Eucestoda, Encestoda.

ze·sto·zid *adj pharm.* cestocidal.

zeu·gen *vt embryo.* procreate, beget.

Zeu·gung *f embryo.* procreation, begettal, reproduction.

zeu·gungs·fä·hig *adj embryo.* procreative.

Zeu·gungs·fä·hig·keit *f embryo.* potentia generandi.

Zeu·gungs·or·ga·ne *pl* genital organs, generative organs, reproductive organs.

zeu·gungs·un·fä·hig *adj embryo.* impotent.

Zeu·gungs·un·fä·hig·keit *f embryo.* impotence, impotency, impotentia generandi.

ZHR-Syndrom *nt patho.* Zellweger syndrome, cerebrohepatorenal syndrome.

Zickel: Z.-Nagel *m ortho.* Zickel nail.

Zick·zack·pla·stik *f chir.* zigzagplasty.

Zick·zack·schnitt *m chir.* zigzagplasty.

Zie·gen·meckern [k·k] *nt clin.* (*Auskultation*) egophony, capriloquism, tragophony.

Zie·gen·milch·an·ämie *f hema.* goat's milk anemia.

Zie·gen·pe·ter *m epidem.* epidemic parotiditis, epidemic parotitis, mumps.

zie·hen I *vt* 1. draw, pull; (*Fäden*) take out. 2. (*Blasen*) blister. II *vi* (*schmerzen*) draw, tear, twinge.

zie·hend *adj* (*Schmerz*) drawing, tearing.

Ziehen-Oppenheim: Z.-O.-Krankheit *f neuro.* Ziehen-Oppenheim disease, torsion neurosis, progressive torsion spasm of childhood.

Zieh·kind *nt* nurse child, foster child.

Ziel *nt fig.* object, target, goal, aim; *phys.* target.

Ziel·be·reich *m radiol.* target area.

Ziel·ge·biet *nt radiol.* target area.

Ziel·ge·we·be *nt pharm.* target tissue.

ziel·los *adj* aimless; (*Bewegung*) erratic.

Ziel·mo·to·rik *f physiol.* goal-directed motion, goal-directed motor system.

Ziel·or·gan *nt pharm.* target organ.

Ziel·zel·le *f pharm.* target cell.

Zieve: Z.-Syndrom *nt patho.* Zieve syndrome.

zi·ka·tri·zi·ell *adj patho.* epulotic, cicatricial.

zi·li·ar *adj anat.* ciliary.

Zi·li·ar·ap·pa·rat *m anat.* ciliary body, ciliary apparatus.

Zi·li·ar·ar·te·ri·en *pl anat.* ciliary arteries.

Zi·li·ar·block·glau·kom *nt ophthal.* malignant glaucoma.

Zi·li·ar·fort·sät·ze *pl anat.* ciliary processes.

Zi·li·ar·gan·gli·on *nt anat.* ciliary ganglion, Schacher's ganglion.

Zi·lia·ris *m* → *Ziliarmuskel.*

Zi·li·ar·kör·per *m anat.* ciliary apparatus, ciliary body.

Zi·li·ar·kör·per·ent·zün·dung *f ophthal.* cyclitis.

Zi·li·ar·mus·kel *m anat.* ciliaris muscle, Bowman's muscle, ciliary muscle.

Zi·li·ar·mus·kel·durch·tren·nung *f ophthal.* cyclotomy, cyclicotomy.

Zi·li·ar·ner·ven *pl anat.* ciliary nerves.

Zi·li·ar·ner·ven·durch·tren·nung *f ophthal.* ciliotomy.

Zi·lia·ro·to·mie *f ophthal.* ciliarotomy.

Zi·li·ar·re·flex *m physiol.* ciliary reflex.

Zi·li·ar·ve·nen *pl anat.* ciliary veins. **hintere Z.** vorticose veins, Ruysch's veins, posterior ciliary veins.

Zi·lie *f* 1. *histol.* cilium, kinocilium. 2. → *Zilien.*

Zi·li·ek·to·mie *f ophthal.* ciliectomy, cyclectomy.

Zi·li·en *pl anat.* eyelashes, cilia.

Zi·li·en·ab·szeß *m ophthal.* stye, hordeolum.

Zi·li·en·mem·bran *f histol.* ciliary membrane.

zi·lio·re·ti·nal *adj* cilioretinal.

zi·lio·skle·ral *adj* cilioscleral.

zi·lio·spi·nal *adj* ciliospinal.

Zi·lio·to·mie *f ophthal.* ciliotomy.

Zimmerlin: Z.-Typ *m neuro.* Zimmerlin's type, Zimmerlin's atrophy.

Zim·mer·tem·pe·ra·tur *f* room temperature.

Zin·gul·ek·to·mie *f neurochir.* cingulectomy.

Zin·gu·lo·to·mie *f neurochir.* cingulotomy, cingulumotomy.

Zink *nt chem.* zinc.

Zink·fie·ber *nt patho.* zinc chill, zinc fume fever, spelter's chill.

Zink·ko·lik *f patho.* zinc colic.

Zink·oxid *nt pharm.* zinc oxide.

Zink·ver·gif·tung *f patho.* zinc poisoning, zincalism.

Zinn: Z.'-Gefäßkranz *m anat.* Zinn's corona, circle of Zinn, vascular circle of optic nerve. **Z.'-Sehnenring** *m anat.* common tendinous ring, Zinn's ring. **Z.'-Strahlenzone** *f* zonule of Zinn, Zinn's membrane, lens zonule, ciliary zonule.

Zinn *nt chem.* stannum, tin.

Zinn·oxid·pneu·mo·ko·nio·se *f pulmo.* stannosis.

Zinsser-Cole-Engman: Z.-C.-E.-Syndrom *nt derm.* Zinsser-Cole-Engman syndrome, congenital dyskeratosis.

Zir·bel·drü·se *f anat.* pineal body, pineal gland, pineal, epiphysis.

Zir·bel·drü·sen·stiel *m anat.* pineal peduncle, habenula, habena.

zir·ka·di·an *adj physiol.* circadian.

Zir·ka·di·an·pe·rio·dik *f physiol.* circadian periodicity.

Zir·kel·schnitt *m chir.* circular incision, circular cut.

zir·ku·lär *adj* circular, annular, circinate.

Zir·ku·lär·ver·band *m* circular bandage.
Zir·ku·la·ti·on *f* circulation.
  assistierte Z. assisted circulation.
  extrakorporale Z. extracorporeal circulation.
zir·ku·la·to·risch *adj* circulatory.
zir·ku·lie·ren *vi physiol.* circulate, flow.
zir·ku·lie·rend *adj physiol.* flowing, circulating, circulatory, circulative.
zir·kum·anal *adj* perianal, circumanal.
Zir·kum·duk·ti·on *f* circular movement, circumduction.
zir·kum·kor·ne·al *adj ophthal.* circumcorneal, pericorneal, perikeratic.
zir·kum·oku·lär *adj ophthal.* circumocular, periocular, periophthalmic.
zir·kum·oral *adj* perioral, peristomatous, circumoral.
zir·kum·skript *adj* circumscribed, limited, confined.
Zir·kum·zi·si·on *f urol.* circumcision, peritomy, posthetomy; *chir.* circumcision.
zir·rho·gen *adj patho.* cirrhogenous, cirrhogenic.
zir·rhös *adj patho.* cirrhotic.
Zir·rho·se *f patho.* cirrhosis, fibroid induration, granular induration.
  biliäre Z. biliary cirrhosis.
  primär biliäre Z. *abbr.* **PBZ** primary biliary cirrhosis, Hanot's cirrhosis, Hanot's disease, progressive nonsuppurative cholangitis.
  sekundär biliäre Z. secondary biliary cirrhosis.
zir·rho·tisch *adj* → *zirrhös*.
zi·schend *ad clin.* (*Geräusch*) sibilant, hissing.
Zisch·laut *m clin.* hiss, sibilant.
Zi·ster·ne *f anat.* cistern, cisterna, reservoir.
Zi·ster·nen·punk·ti·on *f neurochir.* cisternal puncture, intracisternal puncture.
Zi·ster·no·gra·phie *f radiol.* cisternography.
Zi·trat *nt chem.* citrate.
Zi·tro·nen·säu·re *f chem.* citric acid.
Zi·tro·nen·säu·re·zy·klus *m biochem.* citric acid cycle, Krebs cycle, tricarboxylic acid cycle.
zit·te·rig *adj* trembly, shaky, shivery.
Zit·tern *nt* shake, shiver, quiver, tremble, trepidation.
  grobschlägiges Z. *neuro.* flap.
  nervöses Z. tingling, nervous chill.
  unwillkürliches Z. tremor.
zit·tern *vi* shake, shiver, quiver, tremble (*vor* with).
Zi·vi·li·sa·ti·ons·krank·hei·ten *pl* diseases of civilization.
Z-Linie *f histol.* Z disk, Z line, Z band, Amici's disk, intermediate disk, telophragma.
ZNS-Erkrankung *f neuro.* CNS disease.
ZNS-Metastase *f neuro., patho.* CNS metastasis.
ZNS-Zentrum *nt physiol.* center.

zö·kal *adj* cecal, caecal.
Zö·kum *nt anat.* blind gut, blind intestine, cecum, typhlon.
Zö·lia·kie *f patho.* celiac disease, gluten enteropathy, Gee-Herter-Heubner disease, Herter's disease, Heubner-Herter disease, Herter-Heubner disease. **Erwachsenenform der Z.** Gee-Thaysen disease, adult celiac disease.
Zö·lia·kie·kri·se *f ped.* celiac crisis.
Zö·lia·ko·gra·phie *f radiol.* celiac angiography, celiac arteriography.
Zö·lio·ga·stro·sto·mie *f chir.* laparogastrostomy, celiogastrostomy.
Zö·lio·ga·stro·to·mie *f chir.* celiogastrotomy, laparogastrotomy.
Zö·lio·hy·ste·ro·to·mie *f gyn.* abdominal hysterotomy, abdominouterotomy, celiohysterotomy, laparohysterotomy.
Zö·li·or·rha·phie *f chir.* laparorrhaphy, celiorrhaphy.
Zö·lio·sal·ping·ek·to·mie *f gyn.* abdominal salpingectomy, celiosalpingectomy, laparosalpingectomy.
Zö·lio·sal·pin·go·to·mie *f gyn.* abdominal salpingotomy, celiosalpingotomy, laparosalpingotomy.
Zö·lio·skop *nt clin.* celoscope, celioscope.
Zö·lio·sko·pie *f clin.* celoscopy, celioscopy.
Zö·lio·to·mie *f chir.* abdominal section, celiotomy, ventrotomy.
Zö·lio·zen·te·se *f clin.* celiocentesis, celioparacentesis, peritoneocentesis.
Zollinger-Ellison: Z.-E.-Syndrom *nt endo.* Zollinger-Ellison syndrome, Z.-E. syndrome.
Zö·lom *nt embryo.* celom, celoma, coelom.
Zö·lom·epi·thel *nt embryo.* coelomic epithelium.
Zo·na *f* **1.** *anat.* zone, zona, area, region. **2.** *epidem.* shingles, zona, zoster, herpes zoster, acute posterior ganglionitis.
  Z. glomerulosa glomerular zone, glomerulosa.
  Z. orbicularis Weber's zone, zonular band, orbicular zone of hip joint.
  Z. pellucida pellucid zone, striated membrane, zona pellucida, oolemma.
Zona-pellucida-Reaktion *f embryo.* zona (pellucida) reaction.
Zon·äs·the·sie *f neuro.* zonesthesia, cincture sensation, girdle sensation, strangalesthesia.
Zön·äs·the·sie *f physiol.* cenesthesia, coenesthesia, sixth sense.
Zön·äs·the·sio·pa·thie *f neuro.* cenesthesiopathy, cenesthopathy.
Zo·ne *f* zone, area, region.
  Z. des Antigenüberschusses *immun.* zone of antigen excess, postzone.
  Z. des Antikörperüberschusses *immun.* zone of antibody excess, prezone, prozone.

epileptogene Z. epileptogenous zone, epileptogenic zone.

hyperämische Z. *patho.* zone of hyperemia.

parakortikale Z. (*Lymphknoten*) deep cortex, thymus-dependent area, paracortex, paracortical zone.

reflexogene Z. reflexogenic zone.

thymusabhängige Z. → *parakortikale Z.*

Z. der unvollständigen Kompensation *physiol.* zone of incomplete compensation, danger area, danger zone.

Z. der vollständigen Kompensation *physiol.* zone of complete compensation.

Zo·nen·re·ak·ti·on *f immun.* zoning.

Zön·en·ze·pha·lo·ze·le *f neuro.* cenencephalocele.

Zo·ning *nt immun.* zoning.

Zo·nu·la *f anat.* zonula, zonule.

Z. adherens zonula adherens, adherent junction, intermediate junction.

Z. ciliaris ciliary zonule, lens zonule, Zinn's membrane, zonule of Zinn.

Z. occludens zonula occludens, occludent junction, occluding junction, tight junction.

Zo·nu·la·fa·sern *pl anat.* zonular fibers, aponeurosis of Zinn.

Zo·nu·li·tis *f ophthal.* zonulitis.

Zo·nu·lo·ly·se *f ophthal.* zonulysis, zonulolysis.

Zo·nu·lo·to·mie *f ophthal.* zonulotomy.

Zoo·ag·glu·ti·nin *nt immun.* zoo-agglutinin.

Zoo·an·thro·po·no·se *f epidem.* zooanthroponosis, anthropozoonosis.

Zoo·no·se *f epidem.* zoonosis.

Zoo·pa·ra·sit *m bio.* zooparasite, animal parasite.

Zoo·sper·mie *f andro.* zoospermia.

Zöpfel: Z.-Ödem *nt patho.* edematous pancreatitis, pancreatic edema.

Zorn *m* anger, temper, rage.

Zorn·aus·bruch *m* fit of temper, fit of anger.

zor·nig *adj* angry (*auf, über* at, about), furious.

Zö·ru·lo·plas·min *nt biochem.* ceruloplasmin, ferroxidase.

Zo·ster *m epidem.* acute posterior ganglionitis, herpes zoster, zona, zoster, shingles *pl.*

Z. ophthalmicus ophthalmic zoster, gasserian ganglionitis, herpes zoster ophthalmicus, herpes ophthalmicus.

Z. oticus herpes zoster oticus, Ramsey Hunt syndrome, Hunt's neuralgia, Hunt's syndrome, geniculate neuralgia, otic neuralgia.

zo·ster·ar·tig *adj epidem.* zosteriform, zosteroid.

Zo·ster·bläs·chen *pl patho.* zoster vesicles.

Zoster-Enzephalitis *f neuro.* zoster encephalitis.

Zoster-Enzephalomyelitis *f neuro.* zoster encephalomyelitis.

Zoster-Meningitis *f neuro.* zoster meningitis.

Zot·te *f anat., histol.* villus.

Zot·ten·bü·schel *nt embryo.* cotyledon.

Zot·ten·ge·fäß *nt embryo.* villous vessel, villous blood vessel.

Zot·ten·glat·ze *f gyn.* smooth chorion, chorion laeve.

Zot·ten·haut *f embryo.* chorionic sac, chorion sac, chorion.

Zot·ten·herz *nt card.* hairy heart, trichocardia, cor villosum.

Zot·ten·ka·pil·la·re *f* villous capillary.

Zot·ten·krebs *m patho.* villous cancer, villous carcinoma.

Zot·ten·plat·te *f embryo.* shaggy chorion, chorionic plate, bushy chorion.

Z-Plastik *f chir.* Z-plasty, Z-flap.

Z-Streifen *m* → *Z-Linie.*

Zu·be·rei·tung *f* (*a. pharm.*) preparation.

zücht·bar *adj micro.* culturable.

züch·ten *vt micro.* culture, grow.

Zucken [k·k] *nt* twitch, jerk, twitching, jerking.

nervöses Z. habit spasm, tic.

zucken [k·k] *vi* twitch, jerk.

Zucker [k·k] *m* **1.** *chem.* sugar, saccharid. **2.** *inf.* saccharose, saccharum, sucrose, beet sugar. **3.** *inf.* → *Zuckerkrankheit.*

Zucker·ab·bau [k·k] *m biochem.* sugar breakdown.

Zucker·aus·schei·dung [k·k] *f* **im Harn** *patho.* glycuresis, glucosuria, glycosuria.

Zucker·guß·le·ber [k·k] *f patho.* Curschmann's disease, frosted liver, sugar-icing liver.

Zucker·guß·milz [k·k] *f patho.* sugar-icing spleen.

zucker·hal·tig [k·k] *adj* (*a. pharm.*) saccharated, sugary, sweetened.

Zucker·harn·ruhr [k·k] *f* → *Zuckerkrankheit.*

Zuckerkandl: Z.'-Organ *nt anat.* Zuckerkandl's body, aortic paraganglion, organ of Zuckerkandl.

zucker·krank [k·k] *adj patho.* diabetic.

Zucker·kran·ke [k·k] *m/f* diabetic.

Zucker·krank·heit [k·k] *f patho.* diabetes mellitus, diabetes.

Zucker·lö·sung [k·k] *f pharm.* sirup, treacle, syrup.

Zucker·me·ta·bo·lis·mus [k·k] *m biochem.* glycometabolism, saccharometabolism.

zuckern [k·k] *vt pharm.* saccharify, sugar, sweeten.

Zucker·rohr·fie·ber [k·k] *nt epidem.* cane-field fever, field fever.

Zucker·spie·gel [k·k] *m lab.* glucose level, glucose value.

Zucker·star [k·k] *m ophthal.* diabetic cataract.

Zucker·stoff·wech·sel [k·k] *m biochem.* glycometabolism, saccharometabolism.

Zucker·test [k·k] *m lab.* sugar test, glucose test.

Zucker·wert [k·k] *m lab.* glucose level, glucose value.

Zuckung [k·k] *f* twitch, jerk, contraction.

Zuelzer: Z.-**Klammer** *f ortho*. Zuelzer plate.
Zu·fall *m* chance, accident, coincidence.
zu·fäl·lig *adj* accidental, coincidental, incidental, fortuitous.
Zu·falls·be·fund *m clin*. incidental finding.
Zug *m* 1. *phys*. pull, tension, pulling force, traction. 2. *ortho*. traction, extension.
Zu·gang *m* 1. (*a. fig*.) entry, access, gate, gateway (*zu* to); *anat*. aditus, inlet, opening; *chir*. access, approach (*zu* to); *clin*. access, line. 2. **Zugänge** *pl* (*Patienten*) intake *sing*, new admissions.
zu·gäng·lich *adj* (*a. fig*.) accessible, approachable (*für* to).
zu·ge·hen *vi* (*Wunde*) close, close up.
Zü·gel *m ortho*. harness.
zu·ge·las·sen *adj pharm*. approved, licensed; (*Arzt*/*Ärztin*) registered.
Zug·gur·tung *f ortho*. tension band wiring.
Zug·plat·te *f ortho*. compression plate.
Zug·schrau·be *f ortho*. compression screw.
Zug·ver·band *m ortho*. extension bandage.
zu·hei·len *vt* allow, permit; *pharm*. approve, license; (*Arzt*/*Ärztin*) license, qualify.
zu·las·sen *vt* allow, permit; *pharm*. approve, license; (*Arzt*/*Ärztin*) license, qualify.
Zu·las·sung *f pharm*. approval, license; (*Arzt*/*Ärztin*) license.
Zumbusch: Psoriasis *f* **pustulosa vom Typ Z.** *derm*. von Zumbusch's psoriasis, generalized pustular psoriasis, pustular psoriasis.
Zu·nah·me *f* increase (*an* in); growth, rise.
zu·neh·men I *vt* (*Gewicht*) gain, put on. II *vi* 1. (*Gewicht*) put on, gain. 2. increase, gain (*an* in), grow, augment.
Zun·ge *f* 1. *anat*. tongue, glossa, lingua. **s. auf die Z. beißen** bite one's tongue. **die Z. herausstrecken** put one's tongue out. 2. (*Waage*) index, needle.
belegte Z. *clin*. coated tongue.
gespaltene Z. *embryo*. cleft tongue, double tongue, bifid tongue, split tongue.
rote Z. *clin*. red strawberry tongue, raspberry tongue.
Zun·gen·am·pu·ta·ti·on *f HNO* glossectomy, glossosteresis, elinguation, lingulectomy.
Zun·gen·apo·neu·ro·se *f anat*. lingual aponeurosis.
Zun·gen·ar·te·rie *f anat*. lingual artery.
Zun·gen·balg *m anat*. lingual follicle, lymphatic follicle of tongue.
Zun·gen·bänd·chen *nt anat*. lingual frenulum, lingual frenum, sublingual ridge.
Zun·gen·bänd·chen·durch·tren·nung *f HNO* lingual frenotomy, frenotomy.
Zun·gen·bänd·chen·pla·stik *f HNO* frenoplasty.
Zun·gen·bein *nt anat*. hyoid, hyoid bone, lingual bone, tongue bone.
Zun·gen·bein·horn *nt anat*. horn of hyoid bone.

Zun·gen·bein·kör·per *m anat*. body of hyoid bone, basihyoid, basihyal.
Zun·gen·be·lag *m clin*. coat (of the tongue).
Zun·gen·bren·nen *nt patho*. burning tongue, psychogenic glossitis, glossopyrosis.
Zun·gen·de·li·ri·um *nt neuro*. logorrhea, lalorrhea.
Zun·gen·drü·sen *pl anat*. lingual glands, glands of tongue.
Zun·gen·durch·tren·nung *f chir*. glossotomy.
Zun·gen·ent·zün·dung *f HNO* glossitis.
Zun·gen·er·kran·kung *f HNO* glossopathy.
zun·gen·för·mig *adj* tongue-shaped, linguiform.
Zun·gen·grund·man·del *f anat*. lingual tonsil.
Zun·gen·grund·schild·drü·se *f embryo*. lingual thyroid.
Zun·gen·grund·stru·ma *f patho*. lingual goiter.
Zun·gen·in·spek·ti·on *f clin*. glossoscopy.
Zun·gen·kar·zi·nom *nt HNO* carcinoma of the tongue.
Zun·gen·krampf *m neuro*. glossospasm.
Zun·gen·krebs *m HNO* carcinoma of tongue.
Zun·gen·läh·mung *f neuro*. lingual paralysis, glossoplegia, glossolysis.
Zun·gen·längs·fur·che *f anat*. median sulcus of tongue.
Zun·gen·man·del *f anat*. lingual tonsil.
Zun·gen·mus·keln *pl anat*. muscles of tongue, lingual muscles.
Zun·gen·mus·ku·la·tur *f → Zungenmuskeln*.
Zun·gen·naht *f chir*. glossorrhaphy.
Zun·gen·pa·pil·len *pl anat*. lingual papillae, gustatory papillae.
Zun·gen·pla·stik *f chir*. glossoplasty.
Zun·gen·rücken [k·k] *m anat*. dorsum of tongue.
Zun·gen·rücken·ve·nen [k·k] *pl anat*. dorsal lingual veins.
Zun·gen·schlag·ader *f anat*. lingual artery.
Zun·gen·schleim·haut *f anat*. lingual mucosa, mucous membrane of tongue, periglottis.
Zun·gen·schleim·haut·ent·zün·dung *f HNO* glossitis.
Zun·gen·schmer·zen *pl HNO* glossalgia, glossodynia.
Zun·gen·schnitt *m HNO* glossotomy.
Zun·gen·schwel·lung *f HNO* glossoncus.
Zun·gen·schwund *m patho*. lingual atrophy. **halbseitiger Z.** lingual trophoneurosis, progressive lingual hemiatrophy.
Zun·gen·sep·tum *nt anat*. lingual septum.
Zun·gen·spal·te *f embryo*. schistoglossia.
Zun·gen·spa·tel *m clin*. tongue depressor, lingual spatula.
Zun·gen·spei·chel·drü·sen *pl anat*. lingual glands, glands of tongue.
Zun·gen·spit·ze *f anat*. tip of tongue, apex of tongue.
Zun·gen·tu·mor *m patho*. tumor of tongue.

Zun·gen·un·ter·sei·te *f* hypoglottis, hypoglossis.

Zun·gen·un·ter·su·chung *f clin.* glossoscopy.

Zun·gen·ve·ne *f anat.* lingual vein.

Zun·gen·ver·wach·sung *f HNO* tongue-tie, adherent tongue, ankyloglossia.

Zun·gen·wur·zel *f anat.* root of tongue.

Zupf·prä·pa·rat *nt histol.* teased preparation.

zu·rech·nungs·fä·hig *adj forens.* sane, sound of mind.

Zu·rech·nungs·fä·hig·keit *f forens.* soundness of mind, sanity, mental capacity.

zu·rück·bil·den *vr* sich z. regress, involute, degenerate.

Zu·rück·bil·dung *f* regression, involution, degeneration.

zu·rück·blei·ben *vi ped.* lag behind; (*physisch, psychisch*) be retarded.

zu·rück·ent·wickeln [k·k] *vr* sich z. retrogress, involute, regress.

Zu·rück·flie·ßen *nt* (*a. patho.*) reflux, backflow.

zu·rück·flie·ßen *vi* (*a. patho.*) flow back, regurgitate.

zu·rück·ge·blie·ben *adj fig.* (*geistig, körperlich*) retarded.

zu·rück·ge·hen *vi fig.* decrease, lessen, decline; (*Schwellung*) retrocede, retrogress, go back; (*Temperatur*) fall, drop; (*Fieber*) go down, abate, fall.

zu·rück·ge·win·nen *vt* (*Kraft*) regain, recover, get back.

zu·sam·men·bal·len *vr* sich z. conglobate, conglomerate, clog, clump, agglomerate.

Zu·sam·men·bal·lung *f* conglomeration, conglobation, agglomeration.

zu·sam·men·bre·chen *vi* (*psychisch, physisch*) break, break down, collapse; *inf.* go to pieces.

zu·sam·men·brin·gen *vt chir.* (*Wundränder*) approximate.

Zu·sam·men·bruch *m* (*psychisch, physisch*) breakdown, collapse. **kurz vor dem Z.** stehen have reached breaking point, be at breaking point.

zu·sam·men·hangs·los *adj* (*Sprache, Gedanken*) incoherent.

Zu·sam·men·hangs·lo·sig·keit *f* (*Sprache, Gedanken*) incoherence, incoherency.

zu·sam·men·hei·len *vi* heal, heal up.

zu·sam·men·wach·sen *vi* grow together, coalesce; (*Bruch*) set, unite; (*Wundränder*) unite.

zu·sam·men·zieh·bar *adj* contractile, contractible.

Zu·sam·men·zie·hen *nt physiol.* traction, contraction; *patho.* retraction, retractation, constriction.

zu·sam·men·zie·hen *vr* sich z. *patho.* retract, constrict, contract, tighten, shrink; (*Muskel*) contract.

Zu·stand *m* 1. condition, state, status; shape. **in gutem Z.** in a good state. **in schlechtem Z.** in a bad state. 2. **Zustände** *pl* conditons *pl*, situation.

körperlicher Z. physical state.

kritischer Z. *clin.* critical condition.

seelischer Z. mental state.

zu·stim·men *vi* consent to, agree to, give one's consent to.

Zu·stim·mung *f* consent, approval, agreement.

zu·stop·fen *vt patho.* stop, plug, plug up.

Zu·strom *m physiol.* inflow, influx, afflux.

zu·träg·lich *adj* healthy, salutary, salubrious.

Zuviel-Haut-Syndrom *nt derm.* chalazodermia, lax skin, loose skin, dermatomegaly, generalized elastolysis, cutis laxa.

zu·wach·sen *vi* close, heal, heal up, heal over.

Zwang *m* (*a. psycho., psychia.*) compulsion, coercion, constraint. **unter Z.** under compulsion.

zwang·haft *adj psycho., psychia.* compulsive, obsessional, obsessive, anancastic.

Zwangs·cha·rak·ter *m psychia.* obsessive-compulsive personality (disorder), compulsive personality, obsessive-compulsive reaction.

zwangs·ein·wei·sen *vt* (*Patient*) certify.

Zwangs·ein·wei·sung *f* involuntary hospitalization, commitment, committal, certification.

zwangs·er·näh·ren *vt* feed by force, force-feed.

Zwangs·er·näh·rung *f* forced alimentation, forced feeding, forcible feeding. **Z. mittels Magensonde** gavage.

Zwangs·hal·tung *f* forced attitude.

Zwangs·idee *f* → *Zwangsvorstellung.*

Zwangs·jacke [k·k] *f psychia.* strait jacket, straight jacket.

Zwangs·neu·ro·se *f psychia.* compulsion neurosis, compulsive neurosis, obsessive-compulsive neurosis, obsessional neurosis.

Zwangs·vor·stel·lung *f psycho.* obsession, complex, forced attitude, fixed idea, fixation.

zwangs·wei·se *adj* compulsory; enforced, forced.

Zweck·for·schung *f* applied research.

Zweck·psy·cho·se *f psychia.* Ganser's syndrome, nonsense syndrome, pseudopsychosis, syndrome of approximate relevant answers.

Zwei-Ebenen-Mammogramm *nt radiol.* biplane mammogram.

zwei·ei·ig *adj embryo.* dizygotic, dizygous, binovular.

Zwei·eta·gen·frak·tur *f ortho.* double fracture, segmental fracture.

Zweig *m anat.* branch, ramification, ramus.

Zwei·glä·ser·pro·be *f urol.* Thompson's test, two-glass test.

zwei·mal *adv* twice. **z. täglich** twice a day;

pharm. bis in die.

Zwei-Punkte-Diskriminierung *f physiol.* two--point discrimination.

Zwei·punkt·schwel·le *f physiol.* two-point threshold.

Zwei·stär·ken·bril·le *f ophthal.* bifocals *pl*, bifocal glasses *pl.*

Zwei·stär·ken·glas *nt* bifocal, bifocal glass, bifocal lens.

Zwei·stu·fen·test *m card.* two-step exercise test, Master's two-step exercise test.

zwei·stünd·lich *adv* two-hourly, every two hours.

Zweit·er·kran·kung *f clin., patho.* secondary disease.

zweit·ge·bä·rend *adj gyn.* secundiparous.

Zweit·ge·bä·ren·de *f gyn.* secundipara.

Zweit·krank·heit *f clin.* secondary disease.

Zwerch·fell *nt anat.* diaphragm, diaphragma, phren, muscular diaphragm, interseptum.

Zwerch·felläh·mung [ll·l] *f neuro.* phreno-plegia, diaphragmatic paralysis.

Zwerch·fell·ar·te·ri·en *pl anat.* phrenic arteries, diaphragmatic arteries.

Zwerch·fell·at·mung *f physiol.* diaphragmatic breathing, diaphragmatic respiration.

Zwerch·fell·be·we·gung *f physiol.* diaphragmatic excursion.

Zwerch·fell·de·fekt *m patho.* diaphragmatic defect.

Zwerch·fell·ent·zün·dung *f patho.* diaphragmitis, diaphragmatitis, phrenitis.

Zwerch·fell·flat·tern *nt patho.* diaphragmatic flutter.

Zwerch·fell·her·nie *f chir.* diaphragmatic hernia, diaphragmatocele.

Zwerch·fell·hoch·stand *m patho.* diaphragmatic eventration.

Zwerch·fell·krampf *m patho.* phrenospasm.

Zwerch·fell·kup·pel *f* dome of diaphragm.

Zwerch·fell·pleu·ra *f anat.* diaphragmatic pleura.

Zwerch·fell·re·sek·ti·on *f chir.* phrenectomy, phrenicectomy.

Zwerch·fell·schen·kel *m anat.* crus of diaphragm, diaphragmatic crus.

Zwerch·fell·schmerz *m patho.* phrenalgia, phrenodynia, diaphragmalgia, diaphragmo-dynia.

Zwerch·fell·sen·kung *f patho.* phrenoptosia.

Zwerch·fell·spas·mus *m patho.* phrenospasm.

Zwerch·fell·tief·stand *m patho.* phrenoptosia.

Zwerch·fell·trau·ma *nt patho.* diaphragmatic injury, diaphragmatic trauma.

Zwerch·fell·ve·nen *pl anat.* phrenic veins.

Zwerch·fell·ver·let·zung *f patho.* diaphragmatic injury, diaphragmatic trauma.

Zwerch·fellymph·kno·ten [ll·l] *pl* diaphragmatic lymph nodes, phrenic lymph nodes.

Zwerg *m* dwarf, nanus. **physiologischer Z.**

physiologic dwarf, normal dwarf, true dwarf, primordial dwarf.

Zwerg·becken [k·k] *nt ortho.* dwarf pelvis.

zwer·gen·haft *adj patho.* dwarf, dwarfish, nanoid, nanous, lilliputian.

Zwerg·nie·re *f patho.* dwarf kidney.

Zwerg·wuchs *m patho.* dwarfism, dwarfish-ness, microplasia, nanism, nanosomia. **disproportionierter Z.** disproportionate dwarfism.

greisenhafter Z. progeria, Hutchinson--Gilford syndrome, progeria syndrome, premature senility syndrome.

hypophysärer Z. hypophysial dwarfism, hypophysial infantilism, pituitary dwarfism, Lorain-Lévi syndrome, Lorain's infantilism.

proportionierter Z. universal infantilism, idio-pathic infantilism, proportionate infantilism.

renaler Z. renal dwarfism.

Zwie·bel·scha·len·lä·si·on *f* (*Milz*) onion--scale lesion.

Zwie·bel·scha·len·pe·ri·osti·tis *f radiol.* onion--skin periostitis.

Zwie·bel·scha·len·struk·tur *f radiol.* (*Periost*) onion-peel appearance, onion-peel reaction, onion-skin appearance.

Zwil·lin·ge *pl* twins, gemini.

binovuläre/dissimilare/dizygote Z. → *zwei-eiige Z.*

eineiige Z. uniovular twins, monochorionic twins, monovular twins, monozygotic twins.

erbgleiche Z. → *eineiige Z.*

erbungleiche Z. → *zweieiige Z.*

identische Z. → *eineiige Z.*

zweieiige Z. dizygotic twins, dissimilar twins, hetero-ovular twins, nonidentical twins, dichorionic twins, heterologous twins.

Zwil·lings·bru·der *m* twin brother.

Zwil·lings·ge·burt *f* twin birth.

Zwil·lings·schwan·ger·schaft *f gyn.* bigeminal pregnancy, twin pregnancy.

Zwil·lings·schwe·ster *f* twin sister.

Zwi·schen·hirn *nt anat.* interbrain, diencepha-lon, betweenbrain.

Zwi·schen·lap·pen·ar·te·ri·en *pl* (**der Niere**) *anat.* interlobar arteries of kidney.

Zwi·schen·lap·pen·ve·nen *pl* (**der Niere**) *anat.* interlobar veins of kidney.

Zwi·schen·schei·be *f* → *Z-Linie.*

Zwi·schen·sta·di·um *nt histol.* intergrade, intermediary, intermediate stage/phase.

Zwi·schen·stoff·wech·sel *m biochem.* inter-mediary metabolism.

Zwi·schen·stücke [k·k] *pl histol.* (*Niere*) connecting tubules.

Zwi·schen·wir·bel·ge·lenk *nt anat.* facet artic-ulation (of vertebrae).

Zwi·schen·wir·bel·loch *nt anat.* intervertebral foramen.

Zwi·schen·wir·bel·schei·be *f anat.* intervertebral disk, intervertebral cartilage, disk, disc.

Zwi·schen·wirt *m micro.* intermediate host, secondary host.

Zwi·schen·zell·ge·we·be *nt histol.* interstitial tissue, interstitium.

Zwi·schen·zell·sub·stanz *f histol.* interstitial substance, ground substance, intercellular substance, amorphous ground substance.

Zwit·ter *m patho.* hermaphrodite, gynander, gynandroid.

zwit·ter·haft *adj patho.* hermaphroditic, hermaphrodite.

Zwit·ter·tum *nt patho.* hermaphroditism, hermaphroditismus, gynandry, gynandrism.

zwitt·rig *adj patho.* hermaphroditic, hermaphrodite.

Zwölf·fin·ger·darm *m anat.* duodenum, dodecadactylon.

Zwölf·fin·ger·darm·en·do·sko·pie *f clin.* duodenoscopy.

Zwölf·fin·ger·darm·ent·fer·nung *f chir.* duodenectomy.

Zwölf·fin·ger·darm·er·öff·nung *f chir.* duodenotomy.

Zwölf·fin·ger·darm·ge·schwür *nt patho.* duodenal ulcer.

Zy·an·hä·mo·glo·bin *nt hema.* cyanhemoglobin.

Zy·an·hi·dro·sis *f derm.* cyanhidrosis, cyanephidrosis.

Zya·nid *nt chem.* cyanide, cyanid, prussiate.

Zya·nid·ver·gif·tung *f patho.* cyanide poisoning.

Zy·an·ka·li *nt chem.* potassium cyanide.

Zy·an·met·hä·mo·glo·bin *nt hema.* cyanide methemoglobin, cyanmethemoglobin.

Zya·no·co·bal·amin *nt biochem.* vitamin B_{12}, cyanocobalamin, Castle's factor, LLD factor.

Zy·an·opie *f* → *Zyanopsie.*

Zy·an·op·sie *f ophthal.* blue vision, cyanopsia, cyanopia.

Zya·no·se *f patho.* cyanosis, cyanoderma.
  autotoxische Z. Stokvis-Talma syndrome, autotoxic cyanosis, enterogenous cyanosis.
  falsche Z. false cyanosis.
  periorale Z. circumoral cyanosis.
  periphere Z. peripheral cyanosis.
  pulmonale Z. pulmonary cyanosis.
  zentrale Z. central cyanosis.

zya·no·tisch *adj patho.* cyanotic, cyanochroic, cyanochrous, cyanosed.

Zy·an·urie *f patho.* cyanuria.

Zyg·apo·phy·sis *f anat.* condyloid process of vertebrae, zygapophysis.

Zy·go·te *f embryo.* zygote, spermatovum.

zy·go·tisch *adj embryo.* zygotic.

Zykl·ek·to·mie *f ophthal.* cyclectomy, ciliectomy.

Zykl·en·ze·pha·lie *f embryo.* cyclencephaly,

cyclencephalia.

Zykl·en·ze·pha·lus *m embryo.* cyclencephalus.

zy·klisch *adj* cyclic, circular, periodic.

Zy·kli·tis *f ophthal.* cyclitis.

Zyklo-AMP *nt biochem.* cyclic AMP, cyclic adenosine monophosphate.

Zy·klo·cho·rio·idi·tis *f ophthal.* cyclochoroiditis.

Zy·klo·dia·ly·se *f ophthal.* cyclodialysis.

Zy·klo·dia·ther·mie *f ophthal.* cyclodiathermy.

Zy·klo·duk·ti·on *f ophthal.* cycloduction, circumduction.

Zy·klo·elek·tro·ly·se *f ophthal.* cycloelectrolysis.

Zy·klo·en·ze·pha·lie *f embryo.* cyclencephaly, cyclencephalia.

Zyklo-GMP *nt biochem.* cyclic GMP, cyclic guanosine monophosphate.

zy·klo·id *adj psychia.* cycloid.

Zy·klo·ke·ra·ti·tis *f ophthal.* cyclokeratitis, cycloceratitis, Dalrymple's disease.

Zy·klo·kryo·the·ra·pie *f ophthal.* cyclocryotherapy.

Zy·klop *m embryo.* cyclops, monoculus, monophthalmus, monops, synophthalmus.

Zy·klo·pho·rie *f ophthal.* periphoria, cyclophoria.

Zy·klo·pho·ro·me·ter *nt ophthal.* cyclophorometer.

Zy·klo·pho·to·koa·gu·la·ti·on *f ophthal.* cyclophotocoagulation.

Zy·klo·phre·nie *f psychia.* bipolar disorder, manic-depressive disorder, manic-depressive psychosis, cyclophrenia, circular psychosis.

Zy·klo·pie *f embryo.* cyclopia, cyclocephaly, monopia, synophthalmia.

Zy·klo·ple·gie *f ophthal.* cycloplegia.

Zy·klo·spas·mus *m ophthal.* cyclospasm.

zy·klo·thym *adj psychia.* cyclothymic, cyclothymiac.

Zy·klo·thy·mie *f psychia.* cyclothymia, cyclothymic disorder, cycloid personality (disorder), affective personality (disorder).

Zy·klo·tom *nt ophthal.* cyclotome.

Zy·klo·to·mie *f ophthal.* cyclotomy, cyclicotomy.

Zy·klo·tro·pie *f ophthal.* cyclotropia.

Zy·klo·ze·pha·lie *f* → *Zyklopie.*

Zy·klo·ze·pha·lus *m* → *Zyklop.*

Zy·klo·zoo·no·se *f epidem.* cyclozoonosis.

Zy·klus *m gyn.* menstrual cycle, genital cycle, sex cycle, rhythm.
  anovulatorischer Z. anovulatory cycle.
  ovarieller Z. ovarian cycle, oogenetic cycle.

Zy·klus·pha·sen *pl gyn.* phases of menstrual cycle.

Zy·lin·der *m* **1.** *patho., urol.* cast, cylinder. **2.** (*Spritze*) barrel. **3.** → *Zylinderglas.*
  fibrinöser Z. *urol.* fibrinous cast.
  granulierter Z. *urol.* granular cast.

hyaline Z. *urol.* hyaline casts.
Zy·lin·der·epi·thel *nt histol.* columnar epithelium.
zy·lin·der·för·mig *adj* cylinder-shaped, cylindric, cylindrical, cylindriform.
Zy·lin·der·glas *nt ophthal.* cylinder, cylindrical lens, astigmatic lens.
Zy·lin·dro·id *nt urol.* false cast, pseudocast, spurious cast, mucous cast, cylindroid.
zy·lin·dro·id *adj histol.* cylindroid.
Zy·lin·drom *nt patho.* cylindroma, cylindroadenoma.
Zy·lin·dru·rie *f urol.* cylindruria.
Zy·mo·gen *nt biochem.* proenzyme, proferment, zymogen.
Zy·mo·gen·gra·nu·la *pl histol.* zymogen granules.
Zyst·ade·no·fi·brom *nt patho.* cystadenofibroma.
Zyst·ade·no·kar·zi·nom *nt patho.* cystadenocarcinoma.
Zyst·ade·nom *nt patho.* cystadenoma, cystic adenoma, cystoadenoma.
muzinöses Z. cystomyxoma, mucinous cystadenoma.
papilläres Z. papilloadenocystoma, papillary cystadenoma.
Zyst·al·gie *f urol.* cystalgia, cystodynia.
Zyst·atro·phie *f urol.* cystatrophia.
Zyst·duo·de·no·sto·mie *f chir.* cystoduodenostomy, cystduodenostomy.
Zy·ste *f patho.* cyst, cystis; *micro.* cyst.
branchiogene Z. *patho.* branchial cyst, branchiogenetic cyst, branchiogenous cyst.
bronchogene Z. *pulmo.* bronchogenic cyst, bronchial cyst.
bronchopulmonale Z. *pulmo.* bronchopulmonary cyst.
dermale Z. *derm.* cutaneous cyst, dermatocyst, dermal cyst.
echte Z. *patho.* true cyst.
einkämmrige Z. *patho.* unilocular cyst, unicameral cyst.
endotheliale Z. *derm.* endothelial cyst.
enterogene Z. *patho.* enteric cyst, enterogenous cyst, enterocystoma, enterocyst.
ependymale Z. *neuro.* ependymal cyst.
epidermale Z. *derm.* epidermal cyst, implantation cyst, implantation dermoid.
epitheliale Z. *patho.* epithelial cyst.
falsche Z. *patho.* adventitious cyst, false cyst, pseudocyst.
gashaltige Z. *patho.* gas cyst.
gestielte Z. *patho.* cystic polyp, hydatid polyp.
hämorrhagische Z. *patho.* blood cyst, hemorrhagic cyst, sanguineous cyst, hematocyst.
intraepitheliale Z. *derm.* intraepithelial cyst.
kutane Z. → *dermale Z.*
multilokuläre Z. *patho.* compound cyst,

multilocular cyst, multiloculate cyst.
nävoide Z. *patho.* nevoid cyst.
nekrotische Z. *patho.* necrotic cyst.
parasitäre Z. *patho.* parasitic cyst.
proliferierende Z. *epidem.* proliferation cyst, proliferative cyst, proliferous cyst.
sterile Z. *epidem.* sterile cyst.
subchondrale Z. *ortho.* subchondral bone cyst.
subsynoviale Z. *ortho.* subsynovial cyst.
Zyst·ek·ta·sie *f urol.* cystectasy, cystectasia.
Zyst·ek·to·mie *f* 1. *chir.* cystectomy. 2. *urol.* cystectomy.
Zy·sten·aus·schnei·dung *f chir.* stectomy.
Zy·sten·drai·na·ge *f chir.* drainage of a cyst.
Zy·sten·ent·fer·nung *f chir.* cystectomy.
Zy·sten·er·öff·nung *f chir.* cystotomy.
zy·sten·för·mig *adj patho.* cystiform, cystomorphous.
Zy·sten·hy·grom *nt patho.* cystic hygroma, cystic lymphangioma, cavernous lymphangioma.
Zy·sten·le·ber *f patho.* polycystic disease of the liver, cystic disease of the liver.
Zy·sten·lun·ge *f pulmo.* cystic disease of the lung, cystic lung. **kongenitale Z.** adenomatoid malformation of the lung, congenital cystic disease of the lung.
Zy·sten·mam·ma *f gyn.* fibrocystic disease (of the breast), chronic cystic mastititis, mammary dysplasia, cyclomastopathy, cystic mastopathia, shotty breast.
Zy·sten·nie·re *f patho.* cystonephrosis, cystic kidney.
Zyst·ga·stro·sto·mie *f chir.* cystogastrostomy, cystgastrostomy.
Zy·sti·ko·lith·ek·to·mie *f chir.* cysticolithectomy.
Zy·sti·ko·li·tho·trip·sie *f chir.* cysticolithotripsy.
Zy·sti·kor·rha·phie *f chir.* cysticorrhaphy.
Zy·sti·ko·to·mie *f chir.* cysticotomy.
Zy·sti·kus *m anat.* cystic duct, excretory duct of gallbladder, duct of gallbladder.
Zy·sti·kus·er·öff·nung *f chir.* cysticotomy.
Zy·sti·kus·kar·zi·nom *nt patho.* carcinoma of the cystic duct.
Zy·sti·kus·naht *f chir.* cysticorrhaphy.
Zy·sti·kus·ob·struk·ti·on *f chir.* cystic duct obstruction.
Zy·sti·kus·stein *m chir.* cystic duct stone.
Zy·sti·kus·ver·schluß *m patho.* cystic duct obstruction.
Zy·stin *nt biochem.* cystine, dicysteine.
Zy·sti·no·se *f patho.* cystinosis, cystine disease, cystine storage disease, Lignac-Fanconi syndrome.
Zy·stin·spei·cher·krank·heit *f* → *Zystinose.*
Zy·stin·stein *m* cystine calculus, cystine stone.
Zy·stin·urie *f patho.* cystinuria.

zy·stin·urisch *adj patho.* cystinuric.

zy·stisch *adj patho.* cystic, cystigerous, cystiphorous, cystiferous, cystous.

Zy·sti·tis *f urol.* bladder inflammation, cystitis.
akute katarrhalische Z. acute catarrhal cystitis.
chronisch interstitielle Z. chronic interstitial cystitis, submucous cystitis.
hämorrhagische Z. hemorrhagic cystitis.
mechanische Z. mechanical cystitis.
ulzerierende Z. ulcerative cystitis.
zystische Z. cystic cystitis.

Zy·sti·tom *nt ophthal.* cystitome, cystotome.

Zy·sti·to·mie *f ophthal.* cystitomy, cibisotome, kibisotome.

Zy·sti·zer·ko·id *nt micro.* cercocystis, cysticercoid.

Zy·sti·zer·ko·se *f epidem.* cysticercus disease, cysticercosis.

Zy·sti·zer·kus *m micro.* bladder worm, cysticercus.

Zy·sto·dia·pha·no·sko·pie *f urol.* cystodiaphanoscopy.

Zy·sto·duo·de·no·sto·mie *f chir.* cystoduodenostomy, cystduodenostomy.

Zy·sto·dy·nie *f urol.* cystalgia, cystodynia.

Zy·sto·en·te·ro·sto·mie *f chir.* cystoenterostomy.

Zy·sto·en·te·ro·ze·le *f chir.* cystoenterocele.

Zy·sto·epi·plo·ze·le *f chir.* cystoepiplocele.

Zy·sto·epi·the·li·om *nt patho.* cystoepithelioma.

Zy·sto·fi·brom *nt patho.* cystofibroma.

Zy·sto·ga·stro·sto·mie *f chir.* cystogastrostomy, cystgastrostomy.

Zy·sto·gramm *nt urol.* cystogram.

Zy·sto·gra·phie *f urol.* cystography.

zy·sto·id *adj patho.* cystiform, cystomorphous, cystoid.

Zy·sto·je·ju·no·sto·mie *f chir.* cystojejunostomy.

Zy·sto·kar·zi·nom *nt patho.* cystocarcinoma.

Zy·sto·kol·li·tis *f urol.* cystauchenitis.

Zy·sto·ko·lo·sto·mie *f urol.* cystocolostomy.

Zy·sto·lith *m urol.* bladder calculus, bladder stone, vesical calculus, cystolith.

Zy·sto·lith·ek·to·mie *f urol.* cystolithectomy, cystolithotomy.

Zy·sto·li·thia·sis *f urol.* cystolithiasis, vesicolithiasis.

Zy·stom *nt patho.* cystoma, cystic adenoma.

Zy·sto·ma·no·me·ter *nt urol.* cystometer.

Zy·sto·ma·no·me·trie *f urol.* cystometry.

Zy·sto·me·ter *nt urol.* cystometer.

Zy·sto·me·trie *f urol.* cystometry.

Zy·sto·me·tro·gramm *nt urol.* cystometrogram.

Zy·sto·me·tro·gra·phie *f urol.* cystometrography.

Zy·sto·ne·phro·se *f patho.* cystonephrosis.

Zy·sto·pe·xie *f urol.* cystopexy, vesicofixation.

Zy·sto·pla·stik *f urol.* cystoplasty.

Zy·sto·ple·gie *f urol.* cystoplegia, cystoparalysis.

Zy·sto·pye·li·tis *f urol.* cystopyelitis.

Zy·sto·pye·lo·gra·phie *f urol.* cystopyelography.

Zy·sto·pye·lo·ne·phri·tis *f urol.* cystopyelonephritis.

Zy·sto·ra·dio·gra·phie *f urol.* cystoradiography.

Zy·sto·rek·to·sto·mie *f urol.* cystoproctostomy, cystorectostomy, vesicoproctostomy.

Zy·stor·rha·gie *f urol.* cystorrhagia, cystirrhagia.

Zy·stor·rha·phie *f urol.* cystorrhaphy.

Zy·sto·schi·sis *f patho.* cystoschisis.

Zy·sto·skop *nt urol.* cystoscope.

Zy·sto·sko·pie *f urol.* cystoscopy.

zy·sto·sko·pisch *adj urol.* cystoscopic.

Zy·sto·spas·mus *m urol.* cystospasm.

Zy·sto·sto·ma *nt urol.* cystostomy.

Zy·sto·sto·mie *f urol.* cystostomy.
perkutane Z. percutaneous cystostomy.
suprapubische Z. epicystotomy.

Zy·sto·tom *nt urol.* cystotome.

Zy·sto·to·mie *f chir.* cystotomy; *urol.* vesicotomy, cystotomy.
suprapubische Z. *urol.* Franco's operation, suprapubic cystotomy.
transabdominelle Z. *urol.* laparocystidotomy, laparocystotomy.
transrektale Z. *urol.* proctocystotomy, rectocystotomy.
transvaginale Z. *urol.* colpocystotomy.

Zy·sto·ure·te·ri·tis *f urol.* cystoureteritis.

Zy·sto·ure·te·ro·gramm *nt urol.* cystoureterogram.

Zy·sto·ure·te·ro·gra·phie *f urol.* cystoureterography.

Zy·sto·ure·te·ro·pye·li·tis *f urol.* cystoureteropyelitis.

Zy·sto·ure·te·ro·pye·lo·ne·phri·tis *f urol.* cystoureteropyelonephritis.

Zy·sto·ure·thri·tis *f urol.* cystourethritis.

Zy·sto·ure·thro·gramm *nt urol.* cystourethrogram.

Zy·sto·ure·thro·gra·phie *f urol.* cystourethrography.

Zy·sto·ure·thro·skop *nt urol.* cystourethroscope.

Zy·sto·ure·thro·sko·pie *f urol.* cystourethroscopy.

Zy·sto·ure·thro·ze·le *f urol.* cystourethrocele.

Zy·sto·ze·le *f urol.* hernia of bladder, cystic hernia, vesical hernia, vesicocele, cystocele.

Zy·to·ana·ly·sa·tor *m lab.* cytoanalyzer.

Zy·to·dia·gno·stik *f lab., patho.* cytodiagnosis, cytologic diagnosis, cytohistologic diagnosis.
exfoliative Z. exfoliative cytodiagnosis, ex-

zytodiagnostisch 738

foliative cytology.
zy·to·dia·gno·stisch *adj lab., patho.* cytodiagnostic.
Zy·to·ge·ne·tik *f genet.* cytogenetics *pl.*
zy·to·ge·ne·tisch *adj genet.* cytogenetic, cytogenetical.
Zy·to·gramm *nt histol., patho.* cytogram.
Zy·to·kin *nt immun.* cytokine.
Zy·to·ki·ne·se *f* cytokinesis, cytocinesis.
Zy·to·ki·nin *nt immun.* cytokinin.
Zy·to·kla·sis *f patho.* cytoclasis.
Zy·to·lemm *nt* cell membrane, plasma membrane, plasmalemma, cytoplasmic membrane, cytolemma.
Zy·to·lo·gie *f* cytology.
zy·to·lo·gisch *adj* cytologic, cytological.
Zy·to·ly·se *f patho.* cytolysis, cell lysis.
Zy·to·ly·sin *nt immun.* cytolysin.
Zy·to·ly·so·som *nt histol.* autophagic vacuole, cytolysosome.
zy·to·ly·tisch *adj patho.* cytolytic.
Zy·to·me·ga·lie *f epidem.* cytomegalovirus infection, cytomegalic inclusion disease, inclusion body disease, salivary gland disease.
Zytomegalie-Syndrom *nt* → *Zytomegalie.*
Zy·to·me·ga·lie·vi·rus *nt micro.* cytomegalovirus, salivary gland virus, visceral disease virus, cytomegalic inclusion disease virus.
Zy·to·me·ga·lie·vi·rus·he·pa·ti·tis *f patho.* cytomegalovirus hepatitis.
Zy·to·me·ga·lie·vi·rus·im·mu·no·glo·bu·lin *nt immun.* cytomegalovirus immune globulin.
Zytomegalievirus-Mononukleose *f patho.* cytomegalovirus mononucleosis.
Zytomegalievirus-Pneumonie *f pulmo.* cytomegalovirus pneumonia.
Zy·to·me·ga·lie·zel·le *f patho.* cytomegalic inclusion cell.
Zy·to·mem·bran *f* → *Zytolemm.*
Zy·to·me·ta·pla·sie *f histol.* cytometaplasia.
Zy·to·me·ter *nt lab., hema.* cytometer.
Zy·to·me·trie *f lab., hema.* cytometry.
Zy·to·ne·kro·se *f patho.* cell death, cytonecrosis, necrocytosis, cell necrosis.
zy·to·pa·thisch *adj patho.* cytopathic.
zy·to·pa·tho·gen *adj patho.* cytopathogenic.
nicht z. noncytopathogenic.

Zy·to·pa·tho·ge·ne·se *f patho.* cytopathogenesis.
zy·to·pa·tho·ge·ne·tisch *adj patho.* cytopathogenetic.
Zy·to·pa·tho·ge·ni·tät *f patho.* cytopathogenicity.
Zy·to·pa·tho·lo·gie *f* cellular pathology, cytopathology.
zy·to·pa·tho·lo·gisch *adj* cytopathologic, cytopathological.
Zy·to·pe·nie *f hema.* cytopenia.
Zy·to·pha·gie *f histol.* cytophagy, cytophagocytosis.
Zy·to·pho·to·me·ter *nt lab.* cytophotometer.
Zy·to·pho·to·me·trie *f lab.* cytophotometry, microfluorometry.
Zy·to·phy·sio·lo·gie *f* cytophysiology, cell physiology.
Zy·to·pig·ment *nt* cytopigment.
Zy·to·plas·ma *nt* cytoplasm, cell plasma, plasma.
zy·to·plas·ma·tisch *adj* cytoplasmic.
Zy·to·sin *nt biochem.* cytosine.
Zy·to·sin·ara·bi·no·sid *nt pharm.* arabinosylcytosine, cytarabine, cytosine arabinoside.
Zy·to·ske·lett *nt histol.* cytoskeleton.
Zy·to·sol *nt histol.* cell sap, cytosol.
Zy·to·som *nt histol.* multilamellar body, cytosome.
Zy·to·sta·se *f immun.* cytostasis.
Zy·to·sta·ti·kum *nt pharm.* cytostatic, cytostatic agent.
zy·to·sta·tisch *adj immun., pharm.* cytostatic.
Zy·to·to·xin *nt immun.* cytotoxin.
zy·to·to·xisch *adj immun.* cytotoxic, cellulotoxic.
Zy·to·to·xi·zi·tät *f immun.* cytotoxicity. **anti·körperabhängige zellvermittelte Z.** antibody-dependent cell-mediated/cellular cytotoxicity.
Zy·to·tro·pho·blast *m embryo.* cytotrophoblast, cytoblast.
Zy·to·tro·pho·bla·sten·schicht *f embryo.* Langhans' layer, Langhans' stria.
Zy·to·tro·pis·mus *m* cytotropism.
zy·to·zid *adj patho.* cytocidal, cellulicidal.
Zyt·urie *f patho.* cyturia.

Appendix Anhang

Weights and Measures   Maße und Gewichte

I. Linear Measures   Längenmaße

1. American Linear Measure   Amerikanische Längenmaße

1 (statute) mile = 8 furlongs = 320 rods = 1760 yards = 5280 feet = 1, 6093 km

1 furlong = 40 rods = 220 yards = 660 feet = 201,168 m

1 rod = 5½ yards = 16½ feet = 5, 029 m

1 yard = 3 feet = 36 inches = 0,9144 m = 91,44 cm

1 foot = 12 inches = 0,3048 m = 30,48 cm

1 inch = 2,54 cm = 25,4 mm

2. German Linear Measure   Deutsche Längenmaße

1 km = 1000 m = 0.6214 mile

1 m = 10 dm = 100 cm = 1000 mm = 1.0936 yards = 3.2808 feet

1 dm = 10 cm = 100 mm = 0.3281 foot = 3.9370 inches

1 cm = 10 mm = 0.3937 inch

1 mm = 0.0394 inch

3. Conversion Table   Umrechnungstabelle
Inches into Centimters   Inches in Zentimeter

inches	0	1	2	3	4	5	6	7	8	9
0		2,540	5,080	7,620	10,160	12,700	15,240	17,780	20,320	22,860
10	25,400	27,940	30,480	33,020	35,560	38,100	40,640	43,180	45,720	48,260
20	50,800	53,340	55,880	58,420	60,960	63,500	66,040	68,580	71,120	73,660
30	76,200	78,740	81,280	83,820	86,360	88,900	91,440	93,980	96,520	99,060

4. Conversion Table   Umrechnungstabelle
Feet and Inches into Centimeters   Feet und Inches in Zentimeter

inches →

feet ↓	0	1	2	3	4	5	6	7	8	9	10	11
3	91,44	93,98	96,52	99,06	101,60	104,14	106,68	109,22	111,76	114,30	116,84	119,38
4	121,92	124,46	127,00	129,54	132,08	134,62	137,16	139,70	142,24	144,78	147,32	149,86
5	152,40	154,94	157,48	160,02	162,56	165,50	167,64	170,18	172,72	175,26	177,80	180,34
6	182,88	185,42	187,96	190,50	193,04	195,58	198,12	200,66	203,20	205,74	208,28	210,82

II. Square Measures   Flächenmaße

1. American Square Measure   Amerikanische Flächenmaße

1 square mile = 640 acres = 2,59 km²

1 acre = 160 square rods = 4840 square yards = 4046,8 m²

1 square rod = 30¼ square yards = 25,29 m²

1 square yard = 9 square feet = 0,8361 m² = 8361,26 cm²

1 square foot = 144 square inches = 0,0929 m² = 929,03 cm²

1 square inch = 6,45 cm² = 645,16 mm²

2. German Square Measure   Deutsche Flächenmaße

1 km² = 100 ha = 247.11 acres = 0.3861 square mile

1 ha = 100 a = 2.47 acres

1 a = 100 m² = 119.6 square yards

1 m² = 100 dm² = 1.196 square yards = 10.7639 square feet

1 dm² = 100 cm² = 0.1076 square foot = 15.499 square inches

1 cm² = 100 mm² = 0.155 square inch

III. Cubic Measures   Raummaße

1. American Cubic Measure   Amerikanische Raummaße

1 cubic yard = 27 cubic feet = 0,7646 m³

1 cubic foot = 1728 cubic inches = 0,0283 m³

1 cubic inch = 16,387 cm³

2. German Cubic Measure   Deutsche Raummaße

1 m³ = 1000 dm³ = 1.31 cubic yards = 35.315 cubic feet

1 dm³ = 1000 cm³ = 61.024 cubic inches

1cm³ = 1000 mm³ = 0.061 cubic inch

IV. Measures of Capacity

1. American Measure of Capacity

Amerikanische Hohlmaße

A. Liquid Measure

Flüssigkeitsmaße

1 hogshead = 2 barrels = 63 gallons = 238,456 l

1 barrel = 31.5 gallons = 119,228 l

1 gallon = 4 quarts = 8 pints = 3,7853 l

1 quart = 2 pints = 0,9464 l = 946,4 ml

1 pint = 4 gills = 0,4732 l = 473,2 ml

1 gill = 0,1183 l = 118,3 ml

B. Dry Measure

Trockenmaße

1 bushel = 4 pecks = 35,2383 l

1 peck = 2 gallons = 8,8096 l

1 gallon = 4 quarts = 8 pints = 4,405 l

1 quart = 2 pints = 1,1012 l = 1101,2 ml

1 pint = 0,5506 l = 550,6 ml

2. British Measure of Capacity

Britische Hohlmaße

A. Liquid Measure

Flüssigkeitsmaße

1 barrel = 36 (imperial) gallons = 163,656 l

1 (imperial) gallon = 4 quarts = 8 pints = 4,5459 l

1 quart = 2 pints = 1,136 l = 1136 ml

1 pint = 4 gills = 0,568 l = 568 ml

1 gill = 5 fluid ounces = 0,142 l = 142 ml

1 fluid ounce = 28,4 ml

B. Dry Measure   Trockenmaße

1 quarter = 8 bushels = 290,935 l

1 bushel = 4 pecks = 36,368 l

1 peck = 2 gallons = 9,092 l

1 gallon = 4 quarts = 8 pints = 4,5459 l

1 quart = 2 pints = 1,136 l = 1136 ml

1 pint = 4 gills = 0,568 l = 568 ml

1 gill = 5 fluid ounces = 0,142 l = 142 ml

1 fluid ounce = 28,4 ml

3. German Measure of Capacity   Deutsche Hohlmaße

1 hl = 10 dkl = 100 l = 26.418 gallons = 21.998 (imperial) gallons

1 dkl = 10 l = 2.64 gallons = 2.1998 (imperial) gallons

1 l = 10 dl = 2.113 pints (US) = 1.76 pints (British)

1 dl = 10 cl = 100 ml = 3.38 fluid ounces (US) = 3.52 fluid ounces (British)

1 cl = 10 ml = 0.338 fluid ounce (US) = 0.352 fluid ounce (British)

V. Weights   Gewichte

1. American Avoirdupois Weight   Amerikanische Handelsgewichte

1 stone = 14 pounds = 6,35 kg

1 pound = 16 ounces = 453,59 g

1 ounce = 16 drams = 28,35 g

1 dram = 1,772 g

2. German Weight   Deutsche Handelsgewichte

1 kg = 1000 g = 2.205 pounds

(1 Pfd = ½ kg = 500 g = 1.1023 pounds)

100 g = 3.5273 ounces

1 g = 0.564 dram

3. Conversion Table
Pounds and Ounces into Grams

Umrechnungstabelle
Pfund und Unzen in Gramm

ounces →

pounds ↓	0	4	8	12
1	453,59	566,99	680,39	793,79
2	907,18	1020,58	1133,98	1247,38
3	1360,78	1474,18	1587,59	1700,97
4	1814,36	1927,76	2041,16	2154,56
5	2267,96	2381,36	2494,75	2608,15
6	2721,54	2834,94	2948,34	3061,74
7	3175,13	3288,53	3401,93	3515,33
8	3628,72	3742,12	3855,52	3968,92
9	4082,31	4195,71	4309,11	4422,51

4. Conversion Table
Pounds into Kilograms

Umrechnungstabelle
Pfund in Kilogramm

pounds	0	1	2	3	4	5	6	7	8	9
0		0,45	0.91	1,36	1,81	2,27	2,72	3,18	3,63	4,08
10	4,54	4,99	5,44	5,90	6,35	6,80	7,26	7,71	8,16	8,62
20	9,07	9,53	9,98	10,43	10,89	11,34	11,79	12,25	12,70	13,15
30	13,61	14,06	14,51	14,97	15,42	15,88	16,33	16,78	17,24	17,69
40	18,14	18,60	19,05	19,50	19,96	20,41	20,87	21,32	21,77	22,23
50	22,68	23,13	23,59	24,04	24,49	24,95	25,40	25,85	26,31	26,76
60	27,22	27,67	28,12	28,58	29,03	29,48	29,94	30,39	30,84	31,30
70	31,75	32,21	32,66	33,11	33,57	34,02	34,47	34,93	35,38	35,83
80	36,29	36,74	37,19	37,65	38,10	38,56	39,01	39,46	39,92	40,37
90	40,82	41,28	41,73	42,18	42,64	43,09	43,54	44,00	44,45	44,91
100	45,36	45,81	46,27	46,72	47,17	47,63	48,08	48,53	48,99	49,44
110	49,90	50,35	50,80	51,26	51,71	52,16	52,62	53,07	53,52	53,98
120	54,43	54,88	55,34	55,79	56,25	56,70	57,15	57,61	58,06	58,51
130	58,97	59,42	59,87	60,33	60,78	61,23	61,69	62,14	62,60	63,05
140	63,50	63,96	64,41	64,86	65,32	65,77	66,22	66,68	67,13	67,59
150	68,04	68,49	68,95	69,40	69,85	70,31	70,76	71,21	71,67	72,12
160	72,57	73,03	73,48	73,94	74,39	74,84	75,30	75,75	76,20	76,66
170	77,11	77,56	78,02	78,47	78,93	79,38	79,83	80,29	80,74	81,19
180	81,65	82,10	82,55	83,01	83,46	83,91	84,37	84,82	85,28	85,37
190	86,18	86,64	87,09	87,54	88,00	88,45	88,90	89,36	89,81	90,26
200	90,72	91,17	91,63	92,08	92,53	92,99	93,44	93,89	94,35	94,80
210	95,25	95,71	96,16	96,62	97,07	97,52	97,98	98,43	98,88	99,34
220	99,79	100,24	100,70	101,15	101,60	102,06	102,51	102,97	103,42	103,87
230	104,33	104,78	105,23	105,69	106,14	106,59	107,05	107,50	107,96	108,41
240	108,86	109,32	109,77	110,22	110,68	111,13	111,58	112,04	112,49	112,94
250	113,40	113,85	114,31	114,76	115,21	115,67	116,12	116,57	117,03	117,48
260	117,93	118,39	118,84	119,29	119,75	120,20	120,66	121,66	121,56	122,02
270	122,47	122,92	123,38	123,83	124,28	124,74	125,19	125,65	126,10	126,55
280	127,01	127,46	127,91	128,37	128,82	129,27	129,73	130,18	130,63	131,09
290	131,54	132,00	132,45	132,90	133,36	133,81	134,26	134,72	135,17	135,62
300	136,08	136,53	136,98	137,44	137,89	138,35	138,80	139,25	139,71	140,16

Conversion Tables for Temperatures

A. Degress Fahrenheit into Degrees Celsius

A. Grad Fahrenheit in Grad Celsius

Umrechnungstabelle für Temperaturen

B. Degrees Celsius into Degress Fahrenheit

B. Grad Celsius in Grad Fahrenheit

Fahrenheit	Celsius
400	204
350	177
300	149
250	121
200	93
150	66
130	54
110	43,3
109	42,8
108	42,2
107	41,7
106	41,1
105	40,6
104	40,0
103	39,4
102	38,9
101	38,3
100	37,8
99	37,2
98	36,7
97	36,1
96	35,6
95	35,0
94	34,4
93	33,9
92	33,3
91	32,8
90	33,2
85	29,4
80	26,7
70	21,1
60	15,6
50	10,0
40	4,4
32	0
30	- 1,1
25	- 3,9
20	- 6,7
15	- 9,4
10	- 12,2
5	- 15,0
0	- 17,8
- 10	- 23,3
- 20	- 28,9
- 30	- 34,4
- 40	- 40,0
- 50	- 45,6
- 100	- 73,3

Celsius	Fahrenheit
400	752
350	662
300	572
250	482
200	392
150	302
100	212
90	194
80	176
70	158
60	140
50	122
49	120.2
48	118.4
47	116.6
46	114.8
45	113.0
44	111.2
43	109.4
42	107.6
41	105.8
40	104.0
39	102.2
38	100.4
37	98.6
36	96.8
35	95.0
34	93.2
33	91.4
32	89.6
31	87.8
30	86.0
29	84.2
28	82.4
27	80.6
26	78.8
25	77
20	68
15	59
10	50
5	41
0	32
- 5	23
- 10	14
- 15	5
- 20	- 4
- 25	- 13
- 30	- 22
- 40	- 40
- 50	- 58
- 100	- 148

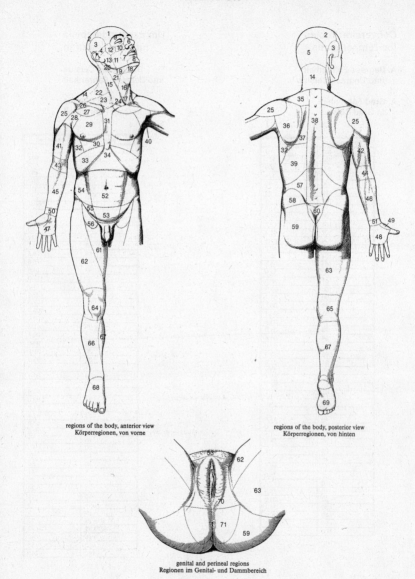

regions of the body, anterior view
Körperregionen, von vorne

regions of the body, posterior view
Körperregionen, von hinten

genital and perineal regions
Regionen im Genital- und Dammbereich

Plate I / Tafel I

1 frontal region	1 Stirnregion, Regio frontalis
2 parietal region	2 Scheitelregion, Regio parietalis
3 temporal region	3 Schläfenregion, Regio temporalis
4 infratemporal fossa/region, zygomatic fossa	4 Infratemporalregion, Fossa infratemporalis
5 occipital region	5 Hinterhauptsregion, Regio occipitalis
6 nasal region, region of the nose	6 Nasenregion, Regio nasalis
7 oral region	7 Mundregion, Regio oralis
8 mental region, region of the chin	8 Kinnregion, Regio mentalis
9 orbital region, ocular region	9 Augenregion, Regio orbitalis
10 infraorbital region	10 Infraorbitalregion, Regio infraorbitalis
11 buccal region, region of the cheek	11 Wangenregion, Regio buccalis
12 zygomatic region	12 Jochbeinregion, Regio zygomatica
13 parotideomasseteric region	13 Regio parotideomasseterica
14 posterior cervical region, nuchal region	14 Regio cervicalis posterior, Regio nuchalis
15 sternocleidomastoid region	15 Regio sternocleidomastoidea
16 median cervical region	16 mittlere Halsregion, Regio mediana cervicalis
17 jugular fossa, suprasternal space	17 Drosselgrube, Fossa jugularis
18 suprahyoid region	18 Regio suprahyoidea
19 submandibular trigone	19 Trigonum submandibulare
20 retromandibular fossa	20 Fossa retromandibularis
21 carotid trigone/triangle	21 Karotisdreieck, Trigonum caroticum
22 lateral cervical region, lateral region of the neck	22 hinteres Halsdreieck, Regio cervicalis lateralis
23 omoclavicular triangle, subclavian triangle	23 Trigonum omoclaviculare
24 Zang's space, lesser supraclavicular fossa	24 Fossa supraclavicularis minor
25 deltoid region	25 Regio deltoidea
26 clavipectoral trigone/triangle	26 Trigonum clavipectorale
27 Mohrenheim's fossa, infraclavicular fossa	27 Mohrenheim'-Grube, Fossa infraclavicularis
28 axillary region	28 Achselregion, Regio axillaris
29 mammary region	29 Brustregion, Regio mammaria
30 inframammary region	30 Regio inframammaria
31 presternal region	31 Prästernalregion, Regio praesternalis
32 lateral thoracic region	32 Regio thoracica lateralis
33 hypochondriac region, hypochondrium	33 Hypochondrium, Regio hypochondriaca
34 epigastric region, epigastrium	34 Oberbauch, Epigastrium, Regio epigastrica
35 suprascapular region	35 Supraskapularregion, Regio suprascapularis
36 scapular region	36 Schulterblattregion, Regio scapularis
37 interscapular region	37 Interskapularregion, Regio interscapularis
38 vertebral region	38 Wirbelsäulenregion, Regio vertebralis
39 infrascapular region	39 Infraskapularregion, Regio infrascapularis
40 armpit, axilla, axillary space/fossa	40 Achselhöhle, Fossa axillaris
41 anterior brachial region/facies	41 Regio/Facies brachialis anterior
42 posterior brachial region/facies	42 Regio/Facies brachialis posterior
43 anterior cubital region/facies	43 Regio/Facies cubitalis anterior
44 posterior cubital region/facies	44 Regio/Facies cubitalis posterior
45 anterior antebrachial region/facies	45 Regio/Facies antebrachialis anterior
46 posterior antebrachial region/facies	46 Regio/Facies antebrachialis posterior
47 palm (of the hand)	47 Handteller, Palma manus
48 back of the hand	48 Handrücken, Dorsum manus
49 anatomical snuff-box	49 Tabatière, Foveola radialis
50 anterior carpal region	50 Regio carpalis anterior
51 posterior carpal region	51 Regio carpalis posterior
52 umbilical region	52 Nabelregion, Regio umbilicalis
53 pubic region, hypogastric region, hypogastrium	53 Unterbauch, Hypogastrium, Regio pubica
54 lateral region	54 Seitenregion der Bauchwand, Regio lateralis
55 inguinal region, iliac region	55 Leistenregion, Regio inguinalis
56 subinguinal region	56 Subinguinalregion, Regio subinguinalis
57 lumbar region	57 Lendenregion, Regio lumbaris/lumbalis
58 region of the hip	58 Hüftbeinregion, Regio coxae
59 gluteal region, region of the buttocks	59 Gesäßregion, Regio glutaealis
60 sacral region	60 Kreuzbeinregion, Regio sacralis
61 Scarpa's triangle, femoral trigone/triangle	61 Oberschenkeldreieck, Trigonum femorale
62 anterior region of the thigh	62 Regio/Facies femoralis anterior
63 posterior region of the thigh	63 Regio/Facies femoralis posterior
64 anterior region of the knee	64 Regio genus anterior
65 posterior region of the knee	65 Regio genus posterior
66 anterior crural region	66 Regio/Facies cruralis anterior
67 posterior crural region	67 Regio/Facies cruralis posterior
68 back of the foot	68 Fußrücken, Dorsum pedis, Regio dorsalis pedis
69 sole (of the foot)	69 Fußsohle, Planta pedis, Regio plantaris pedis
70 urogenital region/triangle	70 Urogenitalregion, Regio urogenitalis
71 anal region/triangle	71 Analregion, Regio analis

Tafel II / Plate II

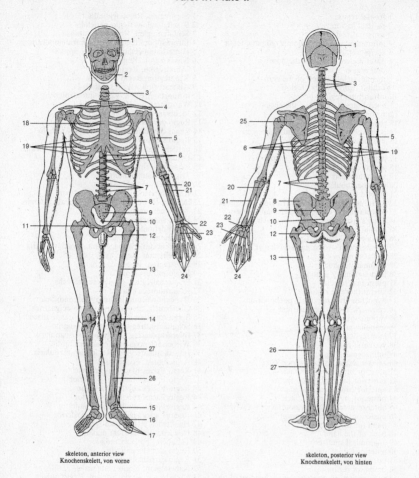

skeleton, anterior view
Knochenskelett, von vorne

skeleton, posterior view
Knochenskelett, von hinten

Plate II / Tafel II

1 cranium, skull	1 (knöcherner) Schädel, Cranium
2 lower jaw, jaw bone, mandible	2 Unterkiefer(knochen), Mandibula
3 cervical vertebrae	3 Halswirbel, Vertebrae cervicales
4 collar bone, clavicle, cavicula	4 Schlüsselbein, Klavikula, Clavicula
5 bone of the upper arm, humerus	5 Oberarmknochen, Humerus
6 thoracic vertebrae, dorsal vertebrae	6 Brustwirbel, Vertebrae thoracicae
7 lumbar vertebrae	7 Lendenwirbel, Vertebrae lumbales/lumbares
8 iliac bone, flank, ilium	8 Darmbein, Ilium, Os ilii/iliacum
9 sacrum	9 Kreuzbein, Sakrum, Os sacrum/sacrale
10 coccygeal bone, tail bone, coccyx	10 Steißbein, Coccyx, Os coccygis
11 pubic bone, pubis	11 Schambein, Pubis, Os pubis
12 ischial bone, ischium	12 Sitzbein, Ischium, Os ischii
13 thigh bone, femur	13 Oberschenkelknochen, Femur, Os femoris
14 knee cap	14 Kniescheibe, Patella
15 root of the foot, tarsus	15 Fußwurzel, Tarsus
16 metatarsus	16 Mittelfuß, Metatarsus
17 toes	17 Zehen, Digiti pedis
18 breast bone, sternum	18 Brustbein, Sternum
19 ribs	19 Rippen, Costae
20 elbow bone, ulna	20 Elle, Ulna
21 radial bone, radius	21 Speiche, Radius
22 wrist, carpus	22 Handwurzel, Carpus
23 metacarpus	23 Mittelhand, Metacarpus
24 fingers	24 Finger, Digiti manus
25 shoulder blade, scapula	25 Schulterblatt, Skapula, Scapula
26 shin bone, tibia	26 Schienbein, Tibia
27 calf bone, fibula	27 Wadenbein, Fibula

Tafel III / Plate III

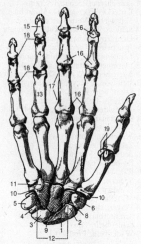

skeleton of right hand, palmar view
rechtes Handskelett, von palmar

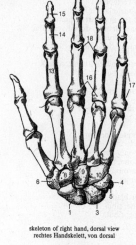

skeleton of right hand, dorsal view
rechtes Handskelett, von dorsal

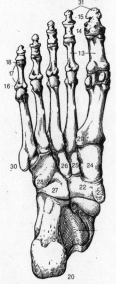

skeleton of right foot, inferior view
rechtes Fußskelett, von unten

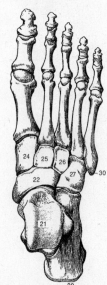

skeleton of right foot, superior view
rechtes Fußskelett, von oben

Plate III / Tafel III

1 scaphoid bone	1 Kahnbein, Os scaphoideum
2 scaphoid tubercle	2 Tuberculum ossis scaphoidei
3 lunate bone, semilunar bone, lunare	3 Mondbein, Os lunatum
4 triangular/triquetral bone	4 Dreiecksbein, Os triquetrum
5 pisiform bone, lentiform bone	5 Erbsenbein, Os pisiforme
6 trapezium bone, greater multangular bone	6 großes Vieleckbein, Os trapezium
7 tubercle of trapezium	7 Tuberculum ossis trapezii
8 trapezoid bone, lesser multangular bone	8 kleines Vieleckbein, Os trapezoideum
9 capitate bone, capitate	9 Kopfbein, Os capitatum
10 hamate bone, hooked bone, unciform bone	10 Hakenbein, Os hamatum
11 hamulus of hamate bone	11 Hamulus ossis hamati
12 carpal sulcus	12 Sulcus carpi
13 proximal phalanx	13 Grundphalanx, Phalanx proximalis
14 middle phalanx	14 Mittelphalanx, Phalanx media
15 distal phalanx	15 Endphalanx, Phalanx distalis
16 base of phalanx	16 Fingerknochenbasis, Basis phalangis
17 body/shaft of phalanx	17 Fingerknochenschaft, Corpus phalangis
18 head of phalanx	18 Fingerknochenkopf, Caput phalangis
19 sesamoid bones	19 Sesamknochen, Ossa sesamoidea
20 heel bone, calcaneal bone, calcaneus	20 Fersenbein, Kalkaneus, Calcaneus
21 ankle bone, talus	21 Sprungbein, Talus
22 navicular bone	22 Kahnbein, Os naviculare
23 tuberosity of navicular bone	23 Tuberositas ossis navicularis
24 medial/first cuneiform bone	24 inneres Keilbein, Os cuneiforme mediale
25 intermediate/second cuneiform bone	25 mittleres Keilbein, Os cuneiforme intermedium
26 lateral/third cuneiform bone	26 äußeres Keilbein, Os cuneiforme laterale
27 cuboid bone	27 Würfelbein, Os cuboideum
28 tuberosity of cuboid bone	28 Tuberositas ossis cuboidei
29 tuberosity of first metatarsal bone	29 Tuberositas ossis metatarsalis primi
30 tuberosity of fifth metatarsal bone	30 Tuberositas ossis metatarsalis quinti
31 tuberosity of distal phalanx	31 Tuberositas phalangis distalis

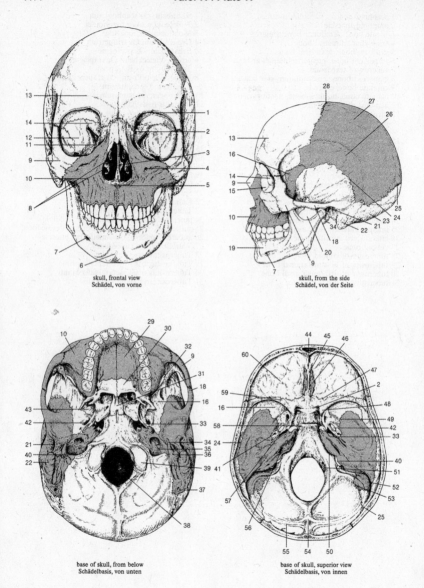

skull, frontal view
Schädel, von vorne

skull, from the side
Schädel, von der Seite

base of skull, from below
Schädelbasis, von unten

base of skull, superior view
Schädelbasis, von innen

Plate IV / Tafel IV

1 supraorbital incisure/notch/foramen	1 Inc. supraorbitalis, For. supraorbitale
2 optic canal, optic foramen of sphenoid bone	2 Optikuskanal, Canalis opticus
3 bony septum of nose, bony nasal septum	3 knöchernes Nasenseptum, Septum nasi osseum
4 infraorbital foramen	4 For. infraorbitale
5 anterior nasal spine	5 Spina nasalis anterior
6 mental protuberance	6 Kinnvorsprung, Protuberantia mentalis
7 mental foramen	7 For. mentale
8 inferior and middle nasal concha	8 Concha nasalis media, Concha nasalis inferior
9 zygomatic bone	9 Jochbein, Os zygomaticum
10 upper jaw bone, maxilla	10 Oberkiefer(knochen), Maxilla
11 palatine bone	11 Gaumenbein, Os palatinum
12 sphenoid bone	12 Keilbein, Os sphenoidale
13 frontal bone	13 Stirnbein, Os frontale
14 ethmoid bone	14 Siebbein, Os ethmoidale
15 lacrimal bone	15 Tränenbein, Os lacrimale
16 great(er) wing of sphenoid bone	16 großer Keilbeinflügel, Ala major
17 nasal bone	17 Nasenbein, Os nasale
18 zygomatic arch, malar arch	18 Jochbogen, Arcus zygomaticus
19 lower jaw bone, jaw bone, mandible	19 Unterkiefer(knochen), Mandibula
20 mandibular notch, incisure of mandible	20 Inc. mandibulae
21 external acoustic/auditory meatus	21 äußerer Gehörgang, Meatus acusticus externus
22 mastoid process (of temporal bone)	22 Warzenfortsatz, Proc. mastoideus
23 occipital bone	23 Hinterhauptsbein, Os occipitale
24 squamous suture	24 Schuppennaht, Sutura squamosa
25 lambdoid suture	25 Lambdanaht, Sutura lambdoidea
26 temporal bone	26 Schläfenbein, Os temporale
27 parietal bone	27 Scheitelbein, Os parietale
28 coronal suture	28 Kranznaht, Sutura coronalis
29 palatine process (of maxilla)	29 Proc. palatinus
30 horizontal plate of palatine bone	30 Lamina horizontalis (ossis palatini)
31 vomer	31 Flugscharbein, Vomer
32 inferior orbital fissure	32 Fissura orbitalis inferior
33 lacerate foramen	33 For. lacerum
34 styloid process of temporal bone	34 Proc. styloideus ossis temporalis
35 carotid canal	35 Karotiskanal, Canalis caroticus
36 stylomastoid foramen	36 For. stylomastoideum
37 mastoid foramen	37 For. mastoideum
38 great (occipital) foramen	38 großes Hinterhauptsloch, For. magnum
39 occipital condyle	39 Hinterhauptskondyle, Condylus occipitalis
40 jugular foramen	40 For. jugulare
41 spinous foramen	41 For. spinosum
42 oval foramen (of sphenoid bone)	42 For. ovale
43 pterygoid fossa (of sphenoid bone)	43 Fossa pterygoidea
44 cecal foramen, foramen cecum of frontal bone	44 For. caecum
45 crista galli	45 Hahnenkamm, Crista galli
46 cribriform lamina of ethmoid bone	46 Siebbeinplatte, Lamina cribrosa
47 sphenofrontal suture	47 Sutura sphenofrontalis
48 anterior clinoid process	48 Proc. clinoideus anterior
49 sphenosquamous suture	49 Sutura sphenosquamosa
50 petro-occipital fissure, petrobasilar fissure	50 Fissura petro-occipitalis
51 hypoglossal canal, anterior condyloid canal	51 Hypoglossuskanal, Canalis hypoglossi
52 sulcus of sigmoid sinus	52 Sulcus sinus sigmoidei
53 occipitomastoid suture	53 Sutura occipitomastoidea
54 internal occipital protuberance	54 Protuberantia occipitalis interna
55 sulcus of transverse sinus	55 Sulcus sinus transversi
56 internal acoustic meatus	56 innerer Gehörgang, Meatus acusticus internus
57 sulcus of greater petrosal nerve	57 Sulcus nervi petrosi majoris
58 posterior clinoid process	58 Proc. clinoideus posterior
59 small(er) wing of sphenoid bone	59 kleiner Keilbeinflügel, Ala minor
60 frontoethmoidal suture	60 Sutura fronto-ethmoidalis

Tafel V / Plate V

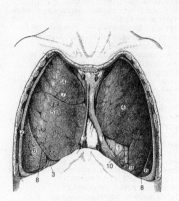

thoracic cavity, frontal view
Brusthöhle, von vorne

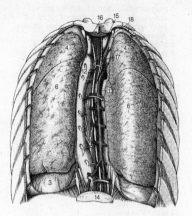

mediastinum, dorsal view
Mediastinum, von dorsal

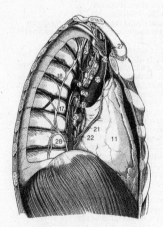

mediastinum, from the right
Mediastinum, von rechts

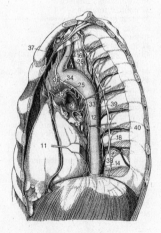

mediastinum, from the left
Mediastinum, von links

Plate V / Tafel V

1 mediastinal pleura	1 Pleura mediastinalis, Pars mediastinalis
2 costal pleura	2 Rippenfell, Pleura costalis, Pars costalis
3 diaphragmatic pleura	3 Pleura diaphragmatica, Pars diaphragmatica
4 superior lobe	4 Oberlappen, Lobus superior
5 middle lobe	5 Mittellappen, Lobus medius (pulmonis dextri)
6 inferior lobe	6 Unterlappen, Lobus inferior
7 horizontal fissure	7 Fissura horizontalis (pulmonis dextri)
8 oblique fissure	8 Fissura obliqua
9 lingula of left lung	9 Lingula pulmonis sinistri
10 cardiac notch of left lung	10 Inc. cardiaca (pulmonis dextri)
11 pericardium	11 Herzbeutel, Perikard, Pericardium
12 thoracic aorta	12 Brustaorta, Aorta thoracica
13 azygos vein	13 Azygos, V. azygos
14 hemiazygos vein	14 Hemiazygos, V. hemiazygos
15 brachiocephalic trunk	15 Truncus brachiocephalicus
16 left subclavian artery	16 linke Subklavia, A. subclavia sinistra
17 thoracic duct	17 Brustmilchgang, Ductus thoracicus
18 sympathetic trunk	18 Grenzstrang, Truncus sympatheticus
19 right pulmonary artery	19 rechte Pulmonalarterie, A. pulmonalis dextra
20 right main bronchus	20 rechter Stammbronchus, Bronchus principalis dexter
21 right superior pulmonary vein	21 V. pulmonalis dextra superior
22 right inferior pulmonary vein	22 V. pulmonalis dextra inferior
23 superior vena cava	23 Kava superior, Vena cava superior
24 right vagus (nerve)	24 N. vagus dexter
25 recurrent laryngeal nerve	25 Rekurrens, N. laryngealis recurrens
26 right subclavian artery	26 A. subclavia dextra
27 right subclavian vein	27 V. subclavia dextra
28 esophagus, gullet	28 Speiseröhre, Ösophagus, Oesophagus
29 left pulmonary artery	29 linke Pulmonalarterie, A. pulmonalis sinistra
30 left superior pulmonary vein	30 V. pulmonalis sinistra superior
31 left inferior pulmonary vein	31 V. pulmonalis sinistra inferior
32 left main bronchus	32 linker Stammbronchus, Bronchus principalis sinister
33 bronchial branches of vagus (nerve)	33 Bronchialäste des N. vagus, Rami bronchiales nervi vagi
34 left vagus (nerve)	34 N. vagus sinister
35 ligament of Botallo	35 Botalli-Ligament, Lig. arteriosum
36 arch of aorta	36 Aortenbogen, Arcus aortae
37 left subclavian vein	37 V. subclavia sinistra
38 greater splanchnic nerve	38 Splanchnikus major, N. splanchnicus major
39 accessory hemiazygos vein	39 V. hemiazygos accessoria
40 intercostal nerve	40 Interkostalnerv, N. intercostalis

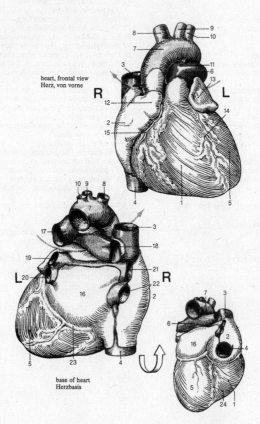

heart, frontal view
Herz, von vorne

R   L

base of heart
Herzbasis

heart, from below
Herz, von unten

Plate VI / Tafel VI

1 right ventricle	1 rechter Ventrikel, Ventriculus dexter
2 right atrium	2 rechter Vorhof, Atrium dextrum
3 superior vena cava	3 Kava superior, V. cava superior
4 inferior vena cava	4 Kava inferior, V. cava inferior
5 left ventricle	5 linker Ventrikel, Ventriculus sinister
6 pulmonary artery/trunk	6 Truncus pulmonalis
7 arch of aorta	7 Aortenbogen, Arcus aortae
8 brachiocephalic trunk, innominate artery	8 Truncus brachiocephalicus
9 left common carotid (artery)	9 A. carotis communis sinistra
10 left subclavian artery	10 A. subclavia sinistra
11 ligament of Botallo	11 Botalli-Ligament, Lig. arteriosum
12 right auricle	12 rechtes Herzohr, Auricula dextra
13 left auricle	13 linkes Herzohr, Auricula sinistra
14 anterior interventricular sulcus	14 Sulcus interventricularis anterior
15 coronary sulcus	15 Kranzfurche, Sulcus coronarius
16 left atrium	16 linker Vorhof, Atrium sinistrum
17 left pulmonary artery	17 linke Pulmonalarterie, A. pulmonalis sinistra
18 right pulmonary artery	18 rechte Pulmonalarterie, A. pulmonalis dextra
19 left superior pulmonary vein	19 V. pulmonalis sinistra superior
20 left inferior pulmonary vein	20 V. pulmonalis sinistra inferior
21 right superior pulmonary vein	21 V. pulmonalis dextra superior
22 right inferior pulmonary vein	22 V. pulmonalis dextra inferior
23 coronary sinus	23 Sinus coronarius
24 posterior interventricular sulcus	24 Sulcus interventricularis posterior

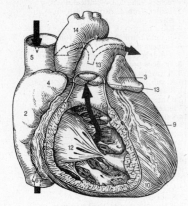

heart, right ventricle
Herz, rechte Kammer

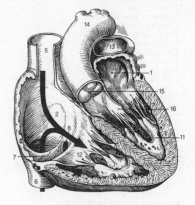

heart, ventricles and atria
Herz, Kammern und Vorhöfe

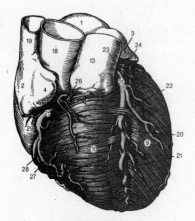

coronary vessels, sternocostal surface
Herzkranzgefäße, Facies sternocostalis

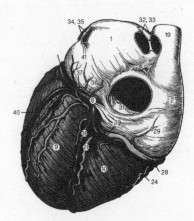

coronary vessels, diaphragmatic surface
Herzkranzgefäße, Facies diaphragmatica

Plate VII / Tafel VII

1 left atrium
2 right atrium
3 left auricle
4 right auricle
5 opening of superior vena cava
6 opening of inferior vena cava
7 eustachian valve, valve of inferior vena cava

8 coronary sinus
9 left ventricle
10 right ventricle
11 trabeculae carneae
12 tricuspid valve, right atrioventricular valve

13 pulmonary artery/trunk
14 aorta
15 aortic valve
16 mitral valve, left atrioventricular valve

17 pulmonary valve, valve of pulmonary trunk
18 ascending (part of) aorta
19 superior vena cava
20 anterior interventricular branch
21 septal interventricular branches
22 lateral branch
23 left marginal branch
24 circumflex banch
25 right coronary artery
26 conal artery, conus artery
27 right marginal branch
28 posterior interventricular branch
29 intermediate atrial artery
30 anterior interventricular vein
31 inferior vena cava
32 left superior pulmonary vein
33 left inferior pulmonary vein
34 right superior pulmonary vein
35 right inferior pulmonary vein
36 right posterolateral branch
37 atrioventricular nodal artery
38 posterior interventricular vein
39 small cardiac vein
40 posterior vein of left ventricle
41 oblique vein of left atrium

1 linker Vorhof, Atrium sinistrum
2 rechter Vorhof, Atrium dextrum
3 linkes Herzohr, Auricula sinistra
4 rechtes Herzohr, Auricula dextra
5 Ostium venae cavae superioris
6 Ostium venae cavae inferioris
7 Eustachio-Klappe, Valvula venae cavae inferioris

8 Sinus coronarius
9 linker Ventrikel, Ventriculus sinister
10 rechter Ventrikel, Ventriculus dexter
11 Trabeculae carneae
12 Trikuspidalklappe, Trikuspidalis, Valva tricuspidalis, Valva atrioventricularis dextra

13 Truncus pulmonalis
14 Aorta
15 Aortenklappe, Valva aortae
16 Mitralklappe, Mitralis, Valva mitralis, Valva atrioventricularis sinistra

17 Pulmonalklappe, Valva trunci pulmonalis
18 aufsteigende Aorta, Aorta ascendens
19 Kava superior, V. cava superior
20 Ramus interventricularis anterior
21 Rami interventriculares septales
22 Ramus lateralis
23 Ramus marginalis sinister
24 Ramus circumflexus
25 rechte Koronararterie, A. coronaria dextra
26 Ramus coni arteriosi
27 Ramus marginalis dexter
28 Ramus interventricularis posterior
29 Ramus atrialis intermedius
30 V. interventricularis anterior
31 Kava inferior, V. cava inferior
32 V. pulmonalis sinistra superior
33 V. pulmonalis sinistra inferior
34 V. pulmonalis dextra superior
35 V. pulmonalis dextra inferior
36 Ramus posterolateralis dexter
37 Ramus nodi atrioventricularis
38 V. interventricularis posterior
39 V. cardiaca parva
40 V. ventriculi sinistri posterior
41 V. obliqua atrii sinistri

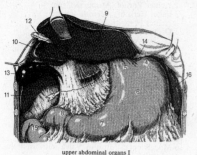

upper abdominal organs I
Oberbauchorgane I

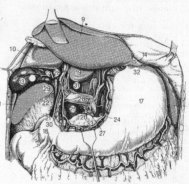

upper abdominal organs II
Oberbauchorgane II

upper abdominal organs III
Oberbauchorgane III

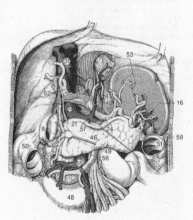

upper abdominal organs IV
Oberbauchorgane IV

Plate VIII / Tafel VIII

1 hepatoduodenal ligament	1 Lig. hepatoduodenale
2 hepatogastric ligament	2 Lig. hepatogastricum
3 epiploic foramen, omental foramen	3 For. omentale/epiploicum
4 gastric fundus, fundus of stomach	4 Magengrund, Fundus gastricus/ventricularis
5 cardia, cardiac part of stomach	5 Kardia, Pars cardiaca
6 gastric body, body of stomach	6 Magenkörper, Corpus gastricum/ventriculare
7 pyloric part of stomach	7 Pars pylorica
8 superior part of duodenum	8 Pars superior duodeni
9 left lobe of liver	9 linker Leberlappen, Lobus hepatis sinister
10 quadrate lobe of liver	10 viereckiger Leberlappen, Lobus quadratus
11 right lobe of liver	11 rechter Leberlappen, Lobus hepatis dexter
12 round ligament of liver	12 Lig. teres hepatis
13 gallbladder	13 Gallenblase, Vesica biliaris/fellea
14 fibrous appendix of liver	14 Appendix fibrosa hepatis
15 right colic flexure, hepatic flexure of colon	15 rechte Kolonflexur, Flexura coli dextra
16 spleen	16 Milz, Lien, Splen
17 stomach	17 Magen, Gaster, Ventriculus
18 duodenal ampulla/cap, ampulla of duodenum	18 Ampulla duodeni
19 caudate lobe of liver, spigelian lobe	19 Spieghel-Leberlappen, Lobus caudatus
20 common hepatic artery	20 Hepatika communis, A. hepatica communis
21 gastroduodenal artery	21 Gastroduodenalis, A. gastroduodenalis
22 left branch of proper hepatic artery	22 Ramus sinister a. hepaticae propriae
23 right branch of proper hepatic artery	23 Ramus dexter a. hepaticae propriae
24 splenic artery	24 Milzschlagader, Lienalis, A. lienalis/splenica
25 portal vein	25 Pfortader, V. portae hepatis
26 gastric plexus	26 Plexus gastrici
27 celiac plexus, solar plexus	27 Sonnengeflecht, Plexus solaris, Plexus coeliacus
28 common hepatic duct	28 Hauptgallengang, Ductus hepaticus communis
29 cystic duct, duct of gallbladder	29 Gallenblasengang, Zystikus, Ductus cysticus
30 choledochal duct, common bile duct	30 Choledochus, Ductus choledochus/biliaris
31 inferior vena cava	31 Kava inferior, V. cava inferior
32 abdominal part of esophagus	32 Pars abdominalis oesophagi
33 pancreas	33 Bauchspeicheldrüse, Pankreas, Pancreas
34 right hepatic duct	34 Ductus hepaticus dexter
35 left hepatic duct	35 Ductus hepaticus sinister
36 left branch of portal vein (transverse part)	36 Ramus sinister v. portae (Pars transversa)
37 left branch of portal vein (umbilical part)	37 Ramus sinister v. portae (Pars umbilicalis)
38 cystic vein	38 Gallenblasenvene, V. cystica
39 esophageal hiatus	39 Hiatus oesophageus
40 left gastric vein	40 V. gastrica sinistra
41 left gastric artery	41 Gastrika sinistra, A. gastrica sinistra
42 anterior vagal trunk	42 vorderer/linker Vagusstamm, Truncus vagalis anterior
43 posterior vagal trunk	43 hinterer/rechter Vagusstamm, Truncus vagalis posterior
44 hepatic plexus	44 Plexus hepaticus
45 head of pancreas	45 Pankreaskopf, Caput pancreatis
46 body of pancreas	46 Pankreaskörper, Corpus pancreatis
47 tail of pancreas	47 Pankreasschwanz, Cauda pancreatis
48 inferior part of duodenum	48 Pars horizontalis/inferior duodeni
49 duodenojejunal flexure, duodenal flexure	49 Flexura duodenojejunalis
50 transverse colon	50 Querkolon, Transversum, Colon transversum
51 descending colon	51 absteigendes Kolon, Colon descendens
52 proper hepatic artery	52 Hepatika propria, A. hepatica propria
53 short gastric arteries	53 kurze Magenschlagadern, Aa. gastrici breves
54 splenic vein	54 Milzvene, V. splenica
55 superior mesenteric vein	55 V. mesenterica superior
56 superior mesenteric artery	56 Mesenterika superior, A. mesenterica superior
57 accessory pancreatic vein	57 V. pancreatica accessoria
58 phrenicocolic ligament	58 Lig. phrenicocolicum

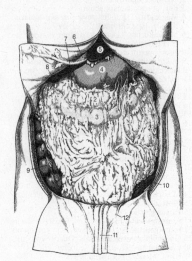

lower abdominal organs I
Unterbauchorgane I

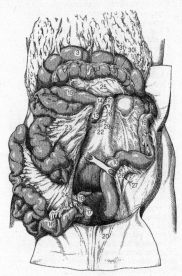

lower abdominal organs II
Unterbauchorgane II

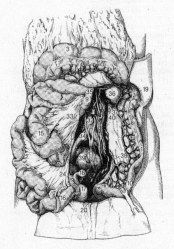

lower abdominal organs III
Unterbauchorgane III

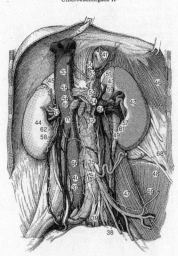

retroperitoneum
Retroperitoneum

Plate IX / Tafel IX

1 greater omentum, gastrocolic omentum	1 großes Netz, Darmnetz, Omentum majus
2 gastrocolic ligament	2 Lig. gastrocolicum
3 transverse colon	3 Querkolon, Transversum, Colon transversum
4 stomach	4 Magen, Gaster, Ventriculus
5 left lobe of liver	5 linker Leberlappen, Lobus hepatis sinister
6 falciform ligament, broad ligament of liver	6 Lig. falciforme (hepatis)
7 round ligament of liver	7 rundes Leberband, Lig. teres hepatis
8 gallbladder	8 Gallenblase, Vesica biliaris/fellea
9 ascending colon	9 aufsteigendes Kolon, Colon ascendens
10 sigmoid colon	10 Sigma, Sigmoid, Colon sigmoideum
11 median umbilical fold, urachal fold	11 Plica umbilicalis mediana
12 medial umbilical fold	12 Plica umbilicalis medialis
13 ascending part of duodenum	13 Pars ascendens duodeni
14 duodenojejunal flexure	14 Flexura duodenojejunalis
15 jejunum	15 Leerdarm, Intestinum jejunum, Jejunum
16 ileum	16 Krummdarm, Intestinum ileum, Ileum
17 cecum, blind gut	17 Blinddarm, Zäkum, Zökum, Caecum
18 vermiform appendix, vermix, *inf.* appendix	18 Wurmfortsatz, Appendix vermiformis
19 descending colon	19 absteigendes Kolon, Colon descendens
20 rectum	20 Mastdarm, Enddarm, Rektum, Rectum
21 superior duodenal fold	21 Plica duodenalis superior
22 inferior duodenal fold	22 Plica duodenalis inferior
23 mesentery	23 Dünndarmgekröse, Mesenterium
24 mesoappendix, mesentery of the appendix	24 Meso-appendix
25 transverse mesocolon	25 Mesocolon transversum
26 sigmoid mesocolon, pelvic mesocolon	26 Mesosigma, Mesocolon sigmoideum
27 intersigmoid recess	27 Rec. intersigmoideus
28 superior duodenal recess	28 Rec. duodenalis superior
29 inferior duodenal recess	29 Rec. duodenalis inferior
30 free band of colon	30 freie Kolontänie, Taenia libera
31 epiploic appendices, omental appendices	31 Appendices epiploicae/omentales
32 abdominal aorta	32 Bauchaorta, Aorta abdominalis
33 inferior vena cava	33 Kava inferior, V. cava inferior
34 right common iliac artery	34 A. iliaca communis dextra
35 inferior mesenteric artery	35 A. mesenterica inferior
36 inferior mesenteric vein	36 V. mesenterica inferior
37 left colic artery	37 A. colica sinistra
38 sigmoid arteries	38 Sigmaarterien, Aa. sigmoideae
39 superior hypogastric plexus, presacral nerve	39 Plexus hypogastricus superior, N. praesacralis
40 inferior mesenteric plexus	40 Plexus mesentericus inferior
41 esophagus, gullet	41 Speiseröhre, Ösophagus, Oesophagus
42 left kidney	42 linke Niere
43 left suprarenal gland, left adrenal gland	43 linke Nebenniere
44 right kidney	44 rechte Niere
45 right suprarenal gland, right adrenal gland	45 rechte Nebenniere
46 diaphragm	46 Zwerchfell, Diaphragma
47 greater psoas muscle, psoas major (muscle)	47 Psoas major, M. psoas major
48 iliac muscle, iliacus (muscle)	48 M. iliacus
49 ureter	49 Harnleiter, Ureter
50 inferior phrenic artery	50 A. phrenica inferior
51 middle suprarenal artery	51 A. suprarenalis/adrenalis media
52 celiac trunk/artery, Haller's tripod	52 Truncus coeliacus
53 left gastric artery	53 Gastrika sinistra, A. gastrica sinistra
54 splenic artery, lienal artery	54 Milzschlagader, A. lienalis/splenica
55 common hepatic artery	55 Hepatika communis, A. hepatica communis
56 superior mesenteric artery	56 A. mesenterica superior
57 left ovarian artery	57 A. ovarica sinistra
58 right ovarian artery	58 A. ovarica dextra
59 left renal artery	59 A. renalis sinistra
60 left renal vein	60 V. renalis sinistra
61 left ovarian vein	61 V. ovarica sinistra
62 right ovarian vein	62 V. ovarica dextra
63 right renal vein	63 V. renalis dextra
64 celiac plexus, solar plexus	64 Plexus solaris, Plexus coeliacus
65 superior mesenteric plexus	65 Plexus mesentericus superior
66 lumbar splanchnic nerves	66 Nn. splanchnici lumbales/lumbares
67 subcostal nerve	67 N. subcostalis
68 iliohypogastric nerve	68 N. iliohypogastricus
69 ilioinguinal nerve	69 N. ilio-inguinalis
70 chyle cistern, chylocyst	70 Cisterna chyli

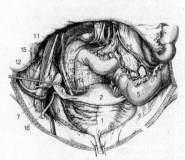

female pelvic organs, from above
weibliche Beckenorgane, von oben

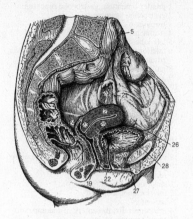

female pelvic organs, median section
weibliches Becken, Medianschnitt

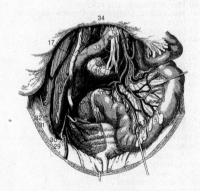

male pelvic organs, from above
männliche Beckenorgane, von oben

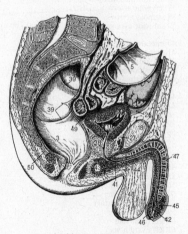

male pelvic organs, median section
männliches Becken, Medianschnitt

Plate X / Tafel X

1 urinary bladder, bladder	1 Harnblase, Blase, Vesica urinaria
2 womb, metra, uterus	2 Gebärmutter, Metra, Uterus
3 rectum	3 Mastdarm, Enddarm, Rektum
4 ovary	4 Eierstock, Ovarium
5 sigmoid colon	5 Sigma, Sigmoid, Colon sigmoideum
6 right external iliac artery	6 A. iliaca externa dextra
7 right external iliac vein	7 V. iliaca externa dextra
8 superior vesical arteries	8 Aa. vesicales superiores
9 inferior vesical artery	9 untere Blasenschlagader, A. vesicalis inferior
10 uterine artery	10 Gebärmutterschlagader, Uterina, A. uterina
11 ovarian artery and vein	11 Eierstockschlagader und Eierstockvene
12 femoral nerve	12 N. femoralis
13 superior hypogastric plexus, presacral nerve	13 Plexus hypogastricus superior, N. praesacralis
14 uterovaginal plexus	14 Plexus uterovaginalis
15 genitofemoral nerve, genitocrural nerve	15 Genitofemoralis, N. genitofemoralis
16 round ligament of uterus, Hunter's ligament	16 rundes Mutterband, Lig. teres uteri
17 ureter	17 Harnleiter, Ureter
18 interpubic disk	18 Discus interpubicus
19 vagina	19 Scheide, Vagina
20 left ovary	20 Ovarium sinistrum
21 left uterine tube, left fallopian tube, left salpinx	21 Tuba uterina sinistra
22 urethra	22 Harnröhre, Urethra
23 fornix of vagina, fundus of vagina	23 Scheidengewölbe, Fornix vaginae
24 Douglas' pouch, rectouterine pouch	24 Douglas-Raum, Excavatio recto-uterina
25 vesicouterine pouch, uterovesical pouch	25 Excavatio vesico-uterina
26 urachus	26 Harngang, Urachus
27 Retzius' cavity/space, retropubic space	27 Retzius-Raum, Spatium retropubicum
28 pubovesical ligament	28 Lig. pubovesicale
29 deep/internal inguinal ring	29 innerer Leistenring, Anulus inguinalis profundus
30 deferent duct, spermatic duct, testicular duct	30 Samenleiter, Ductus deferens
31 testicular artery with pampiniform plexus	31 A. testicularis mit Plexus pampiniformis
32 ilioinguinal nerve	32 N. ilioinguinalis
33 right common iliac artery	33 A. iliaca communis dextra
34 inferior vena cava	34 Kava inferior, V. cava inferior
35 median/middle sacral artery	35 A. sacralis mediana
36 right hypogastric nerve	36 N. hypogastricus dexter
37 superior rectal artery	37 A. rectalis superior
38 prostate (gland)	38 Vorsteherdrüse, Prostata
39 transverse rectal folds, Kohlrausch's valves	39 Plicae transversae recti
40 anal canal	40 Analkanal, Canalis analis
41 spongy urethra, spongy part of male urethra	41 Penisabschnitt der Harnröhre, Pars spongiosa
42 Morgagni's fossa, navicular fossa of urethra	42 Fossa navicularis urethrae
43 bulb of penis, bulb of urethra	43 Bulbus penis
44 spongy body of penis	44 Harnröhrenschwellkörper, Corpus spongiosum penis
45 balanus, glans penis	45 Eichel, Glans penis
46 foreskin, prepuce (of penis)	46 Vorhaut, Präputium, Pr(a)eputium penis
47 cavernous body of penis	47 Penisschwellkörper, Corpus cavernosum penis
48 scrotal septum	48 Septum scroti/scrotale
49 Proust's space, rectovesical pouch/excavation	49 Proust-Raum, Excavatio rectovesicalis
50 anococcygeal ligament/body	50 Lig. anococcygeum

aorta, main branches
Aorta, direkte Äste

caval and azygos veins
Venae cavae und Azygossystem

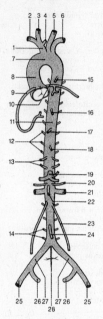

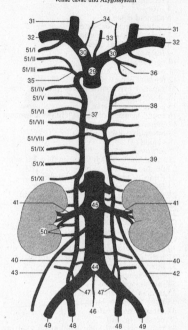

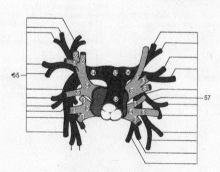

pulmonary trunk and pulmonary veins
Truncus pulmonalis und Venae pulmonales

Plate XI / Tafel XI

1 brachiocephalic trunk, innominate artery	1 Truncus brachiocephalicus
2 right subclavian artery	2 rechte Subklavia, A. subclavia dextra
3 right common carotid (artery)	3 A. carotis communis dextra
4 lowest thyroid artery	4 A. thyroidea ima
5 left common carotid (artery)	5 A. carotis communis sinistra
6 left subclavian artery	6 linke Subklavia, A. subclavia sinistra
7 arch of aorta	7 Aortenbogen, Arcus aortae
8 ascending (part of) aorta	8 aufsteigende Aorta, Aorta ascendens
9 right coronary artery	9 rechte Koronararterie, A. coronaria dextra
10 left coronary artery	10 linke Koronararterie, A. coronaria sinistra
11 descending (part of) aorta	11 absteigende Aorta, Aorta descendens
12 posterior intercostal arteries	12 Aa. intercostales posteriores
13 superior phrenic/diaphragmatic arteries	13 Aa. phrenicae superiores
14 lumbal arteries	14 Lumbalarterien, Aa. lumbales
15 bronchial arteries, bronchial branches	15 Bronchialarterien, Rami bronchiales
16 esophageal branches of thoracic aorta	16 Speiseröhrenäste, Rami oesophageales
17 pericardiac branches of thoracic aorta	17 Perikardäste, Rami pericardiaci
18 mediastinal branches of thoracic aorta	18 Mediastinumäste, Rami mediastinales
19 celiac trunk, celiac artery/axis	19 Truncus coeliacus
20 middle/aortic suprarenal artery	20 A. suprarenalis/adrenalis media
21 renal artery, emulgent artery	21 Nierenschlagader, A. renalis
22 superior mesenteric artery	22 A. mesenterica superior
23 testicular/ovarian artery	23 A. testicularis/ovarica
24 inferior mesenteric artery	24 A. mesenterica inferior
25 external iliac artery, anterior iliac artery	25 Iliaka externa, A. iliaca externa
26 internal iliac artery, hypogastric artery	26 Iliaka interna, A. iliaca interna
27 common iliac artery	27 Iliaka communis, A. iliaca communis
28 median/middle sacral artery	28 A. sacralis mediana
29 superior vena cava	29 Kava superior, V. cava superior
30 (right/left) brachiocephalic vein	30 V. brachiocephalica (dextra/sinistra)
31 internal jugular (vein)	31 Jugularis interna, V. jugularis interna
32 subclavian vein	32 V. subclavia
33 inferior thyroid veins	33 Vv. thyroideae inferiores
34 thymic veins	34 Thymusvenen, Vv. thymicales
35 right superior intercostal vein	35 V. intercostalis superior dextra
36 left superior intercostal vein	36 V. intercostalis superior sinistra
37 azygos (vein)	37 Azygos, V. azygos
38 accessory hemiazygos (vein)	38 V. hemiazygos accessoria
39 hemiazygos (vein)	39 Hemiazygos, V. hemiazygos
40 ascending lumbar vein	40 V. lumbalis ascendens
41 renal vein	41 Nierenvene, V. renalis
42 left testicular/ovarian vein	42 V. testicularis/ovarica sinistra
43 right testicular/ovarian vein	43 V. testicularis/adrenalis/ovarica dextra
44 inferior vena cava	44 Kava inferior, V. cava inferior
45 hepatic veins	45 Lebervenen, Vv. hepaticae
46 median/middle sacral vein	46 V. sacralis mediana
47 common iliac vein	47 V. iliaca communis
48 internal iliac vein, hypogastric vein	48 V. iliaca interna
49 external iliac vein	49 V. iliaca externa
50 lumbar veins	50 Lenden-, Lumbalvenen, Vv. lumbales
51/I - XI posterior intercostal veins I - XI	51/I - XI Vv. intercostales posteriores I - XI
52 pulmonary trunk, pulmonary/venous artery	52 Truncus pulmonalis
53 bifurcation of (the) pulmonary trunk	53 Bifurcatio trunci pulmonalis
54 right pulmonary artery	54 rechte Pulmonalarterie, A. pulmonalis dextra
55 pulmonary branches of right pulmonary artery	55 Lungenäste der A. pulmonalis dextra
56 left pulmonary artery	56 linke Pulmonalarterie, A. pulmonalis sinistra
57 pulmonary branches of left pulmonary artery	57 Lungenäste der A. pulmonalis sinistra
58 right superior pulmonary vein	58 V. pulmonalis dextra superior
59 pulmonary branches of right superior pulmonary vein	59 Lungenäste der V. pulmonalis dextra superior
60 right inferior pulmonary vein	60 V. pulmonalis dextra inferior
61 pulmonary branches of right inferior pulmonary vein	61 Lungenäste der V. pulmonalis dextra inferior
62 left superior pulmonary vein	62 V. pulmonalis sinistra superior
63 pulmonary branches of left superior pulmonary vein	63 Lungenäste der V. pulmonalis sinistra superior
64 left inferior pulmonary vein	64 V. pulmonalis sinistra inferior
65 pulmonary branches of left inferior pulmonary vein	65 Lungenäste der V. pulmonalis sinistra inferior

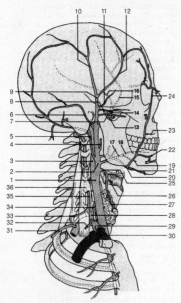

external carotid artery, subclavian artery
A. carotis externa, A. subclavia

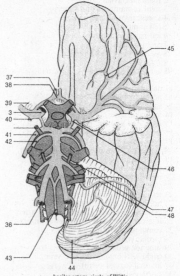

basilar artery, circle of Willis
A. basilaris, Circulus arteriosus cerebri

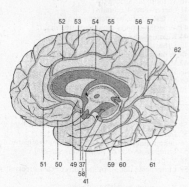

anterior and posterior cerebral artery
A. cerebri anterior, A. cerebri posterior

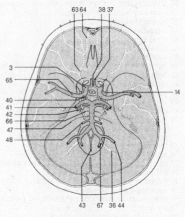

basilar artery, middle cerebral artery
A. basilaris, A. cerebri media

Plate XII / Tafel XII

1 common carotid (artery), cephalic artery	1 Karotis communis, A. carotis communis
2 external carotid (artery)	2 Karotis externa, A. carotis externa
3 internal carotid (artery)	3 Karotis interna, A. carotis interna
4 ascending pharyngeal artery	4 Pharyngea ascendens, A. pharyngea ascendens
5 occipital artery	5 Hinterhaupt(s)schlagader, A. occipitalis
6 posterior auricular artery	6 A. auricularis posterior
7 transverse facial artery	7 A. transversa faciei/facialis
8 zygomatico-orbital artery	8 A. zygomatico-orbitalis
9 superficial temporal artery	9 A. temporalis superficialis
10 parietal branch of superficial temporal artery	10 Ramus parietalis
11 middle temporal artery	11 A. temporalis media
12 frontal branch of superficial temporal artery	12 Ramus frontalis
13 maxillary artery, internal maxillary artery	13 Oberkieferschlagader, A. maxillaris
14 middle meningeal artery	14 Meningea media, A. meningea media
15 frontal branch of middle meningeal artery	15 Ramus frontalis
16 parietal branch of middle meningeal artery	16 Ramus parietalis
17 lingual artery	17 Zungenschlagader, A. lingualis
18 deep lingual artery, ranine artery	18 tiefe Zungenschlagader, A. profunda linguae
19 sublingual artery	19 Unterzungenschlagader, A. sublingualis
20 facial artery, external maxillary artery	20 Gesichtsschlagader, A. facialis
21 submental artery	21 A. submentalis
22 inferior labial artery	22 Unterlippenschlagader, A. labialis inferior
23 superior labial artery	23 Oberlippenschlagader, A. labialis superior
24 angular artery	24 Angularis, A. angularis
25 superior thyroid artery	25 A. thyroidea superior
26 superior laryngeal artery	26 A. laryngea superior
27 anterior branch of superior thyroid artery	27 Ramus glandularis anterior
28 thyrocervical trunk, thyroid axis	28 Truncus thyrocervicalis
29 subclavian artery	29 Subklavia, A. subclavia
30 subclavian vein	30 V. subclavia
31 transverse cervical artery	31 Transversa colli, A. transversa (colli)
32 suprascapular artery, transverse scapular artery	32 Supraskapularis, A. suprascapularis
33 descending cervical artery	33 A. cervicalis descendens
34 inferior thyroid artery	34 A. thyroidea inferior
35 ascending cervical artery	35 A. cervicalis ascendens
36 vertebral artery	36 Wirbelschlagader, A. vertebralis
37 anterior cerebral artery	37 A. cerebri anterior
38 anterior communicating artery (of cerebrum)	38 A. communicans anterior
39 anterolateral central/thalamostriate arteries	39 Aa. centrales/thalamostriatae anterolaterales
40 anterior choroidal artery	40 A. choroidea anterior
41 posterior cerebral artery	41 A. cerebri posterior
42 superior cerebellar artery	42 A. superior cerebelli
43 anterior spinal artery	43 A. spinalis anterior
44 posterior inferior cerebellar artery	44 A. inferior posterior cerebelli
45 lateral frontobasal artery	45 A. frontobasalis lateralis
46 posterior communicating artery (of cerebrum)	46 A. communicans posterior
47 labyrinthine artery, artery of the labyrinth	47 Labyrinthschlagader, A. labyrinthi
48 anterior inferior cerebellar artery	48 A. inferior anterior cerebelli
49 anteromedial central/thalamostriate arteries	49 Aa. centrales/thalamostriatae anteromediales
50 medial frontobasal artery	50 A. frontobasalis medialis
51 anteromedial frontal branch	51 Ramus frontalis anteromedialis
52 callosomarginal artery	52 Callosomarginalis, A. callosomarginalis
53 mediomedial frontal branch and posteromedial frontal branch	53 Ramus frontalis mediomedalis und Ramus frontalis posteromedalis
54 pericallosal artery, postcommunical part	54 A. pericallosa, Pars postcommunicalis
55 paracentral artery	55 Paracentralis, A. paracentralis
56 precuneal artery	56 Präcunealis, A. praecunealis
57 parieto-occipital artery	57 Parietookzipitalis, A. parieto-occipitalis
58 posterolateral central arteries	58 Aa. centrales posterolaterales
59 temporal branches	59 Rami temporales der A. cerebri posterior
60 medial posterior choroid branches	60 Rami choroidei posteriores mediales
61 occipitotemporal branch	61 Ramus occipitotemporalis
62 parieto-occipital branch and calcarine branch	62 Rami parieto-occipitalis und Ramus calcarinus
63 ophthalmic artery	63 Augenschlagader, A. ophthalmica
64 supratrochlear artery, frontal artery	64 Supratrochlearis, A. supratrochlearis
65 middle cerebral artery, sylvian artery	65 A. cerebri media
66 pontine arteries, arteries of the pons	66 Brückenarterien, Aa. pontis
67 posterior spinal artery	67 A. spinalis posterior

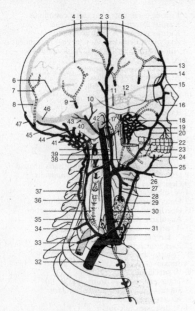

veins of head and neck, sinuses of dura mater
Kopf-, Halsvenen, Sinus durae matris

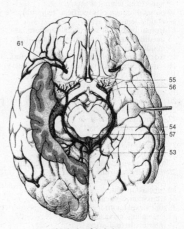

basal veins of the brain
basale Hirnvenen

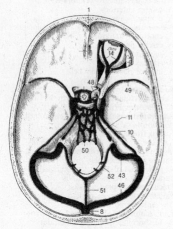

venous sinuses at the base of the cranium
Blutleiter der Schädelbasis

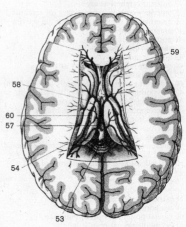

deep veins of the brain, from above
tiefe Hirnvenen, von oben

Plate XIII / Tafel XIII

1 superior sagittal sinus	1 Sinus sagittalis superior
2 parietal emissary vein, Santorini's vein	2 V. emissaria parietalis
3 superficial temporal veins	3 Vv. temporales superficiales
4 inferior sagittal sinus	4 Sinus sagittalis inferior
5 anterior temporal diploic vein	5 V. diploica temporalis anterior
6 straight sinus, tentorial sinus	6 Sinus rectus
7 occipital diploic vein	7 V. diploica occipitalis
8 confluence of sinuses	8 Confluens sinuum
9 posterior temporal diploic vein	9 V. diploica temporalis posterior
10 superior petrosal sinus	10 Sinus petrosus superior
11 inferior petrosal sinus, Englisch's sinus	11 Sinus petrosus inferior
12 cavernous sinus	12 Sinus cavernosus
13 frontal diploic vein	13 V. diploica frontalis
14 superior ophthalmic vein	14 V. ophthalmica superior
15 angular vein	15 V. angularis
16 inferior ophthalmic vein	16 V. ophthalmica inferior
17 superior bulb of jugular vein	17 Bulbus superior v. jugularis
18 pterygoid plexus	18 Plexus pterygoideus
19 deep facial vein	19 tiefe Gesichtsvene, V. profunda faciei/facialis
20 facial vein	20 Gesichtsvene, V. facialis
21 maxillary veins	21 Vv. maxillares
22 lingual vein	22 Zungenvene, V. lingualis
23 deep lingual vein	23 V. profunda linguae
24 sublingual vein	24 Unterzungenvene, V. sublingualis
25 inferior labial veins	25 Unterlippenvenen, Vv. labiales inferiores
26 submental vein	26 Unterkinnvene, V. submentalis
27 superior laryngeal vein	27 V. laryngealis superior
28 superior thyroid vein	28 V. thyroidea superior
29 anterior jugular (vein)	29 Jugularis anterior, V. jugularis anterior
30 internal jugular (vein)	30 Jugularis interna, V. jugularis interna
31 inferior thyroid veins	31 Vv. thyroideae inferiores
32 subclavian vein	32 V. subclavia
33 suprascapular vein, transverse scapular vein	33 V. suprascapularis
34 transverse cervical veins	34 Vv. transversae cervicis
35 vertebral vein	35 Wirbelvene, V. vertebralis
36 external jugular (vein)	36 Jugularis externa, V. jugularis externa
37 deep cervical vein	37 V. cervicalis profunda
38 external palatine vein	38 V. palatina externa
39 retromandibular vein, posterior facial vein	39 V. retromandibularis
40 condylar emissary vein	40 V. emissaria condylaris
41 suboccipital venous plexus	41 Plexus venosus suboccipitalis
42 posterior auricular vein	42 V. auricularis posterior
43 sigmoid sinus	43 Sinus sigmoideus
44 mastoid emissary vein	44 V. emissaria mastoidea
45 occipital vein	45 Hinterhauptsvene, V. occipitalis
46 transverse sinus, lateral sinus	46 Sinus transversus
47 occipital emissary vein	47 V. emissaria occipitalis
48 internal carotid (artery)	48 Karotis interna, A. carotis interna
49 sphenoparietal sinus, Breschet's sinus	49 Sinus sphenoparietalis
50 basilar plexus	50 Plexus basilaris
51 occipital sinus	51 Sinus occipitalis
52 marginal sinus	52 Sinus marginalis
53 great cerebral vein, great vein of Galen	53 Galen-Vene, V. magna cerebri
54 basal vein, Rosenthal's vein	54 Rosenthal-Vene, V. basalis
55 anterior cerebral veins	55 vordere Hirnvenen, Vv. anteriores cerebri
56 deep middle cerebral vein	56 V. media profunda cerebri
57 internal cerebral veins	57 innere Hirnvenen, Vv. internae cerebri
58 terminal vein, superior thalamostriate vein	58 V. thalamostriata superior, V. terminalis
59 anterior vein of septum pellucidum	59 V. anterior septi pellucidi
60 superior choroid artery	60 V. choroidea superior
61 superficial middle cerebral veins	61 Vv. mediae superficiales cerebri

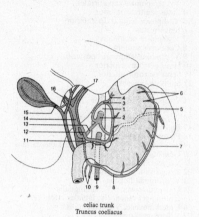

celiac trunk
Truncus coeliacus

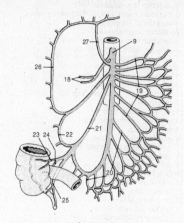

superior mesenteric artery
A. mesenterica superior

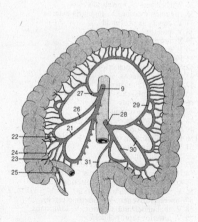

arteries of the large intestine
Dickdarmarterien

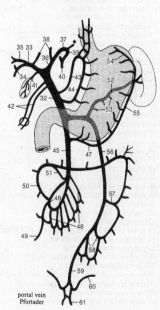

portal vein
Pfortader

Plate XIV / Tafel XIV

1 abdominal (part of) aorta	1 Bauchaorta, Aorta abdominalis
2 celiac trunk, celiac artery/axis	2 Truncus coeliacus
3 left gastric artery	3 Gastrika sinistra, A. gastrica sinistra
4 esophageal branches of left gastric artery	4 Rami oesophageales
5 splenic artery, lienal artery	5 Milzschlagader, A. lienalis/splenica
6 short gastric arteries	6 Aa. gastrici breves
7 left gastro-omental/gastro-epiploic artery	7 A. gastro-omentalis/gastro-epiploica sinistra
8 right gastro-omenta/gastro-epiploic artery	8 A. gastro-omentalis dextra
9 superior mesenteric artery	9 A. mesenterica superior
10 anterior/posterior pancreaticoduodenal artery	10 A. pancreaticoduodenalis superior anterior/posterior
11 gastroduodenal artery	11 A. gastroduodenalis
12 right gastric artery	12 Gastrika dextra, A. gastrica dextra
13 common hepatic artery	13 Hepatika communis, A. hepatica communis
14 proper hepatic artery	14 Hepatika propria, A. hepatica propria
15 cystic artery	15 Gallenblasenschlagader, Zystika, A. cystica
16 right branch of proper hepatic artery	16 Ramus dexter
17 left branch of proper hepatic artery	17 Ramus sinister
18 inferior pancreaticoduodenal artery	18 A. pancreaticoduodenalis inferior
19 jejunal arteries	19 Jejunumarterien, Aa. jejunales
20 ileal arteries	20 Ileumarterien, Aa. ileales
21 ileocolic artery	21 Ileokolika, A. ileocolica
22 colic branch of ileocolic artery	22 Kolonast der A. ileocolica, Ramus colicus
23 anterior cecal artery	23 A. caecalis anterior
24 posterior cecal artery	24 A. caecalis posterior
25 appendicular artery, vermiform artery	25 Appendixschlagader, A. appendicularis
26 right colic artery	26 Kolika dextra, A. colica dextra
27 middle colic artery	27 Kolika media, A. colica media
28 inferior mesenteric artery	28 A. mesenterica inferior
29 left colic artery	29 Kolika sinistra, A. colica sinistra
30 sigmoid arteries	30 Sigmaarterienn, Aa. sigmoideae
31 superior rectal artery	31 A. rectalis superior
32 portal vein (of liver)	32 Pfortader, V. portae hepatis
33 right branch of portal vein	33 rechter Ast der Pfortader, Ramus dexter
34 anterior branch of right branch of portal vein	34 vorderer Ast, Ramus anterior
35 posterior branch of right branch of portal vein	35 hinterer Ast, Ramus posterior
36 left branch of portal vein	36 linker Ast der Pfortader, Ramus sinister
37 transverse part of left branch of portal vein	37 Pars transversa (des linken Pfortaderastes)
38 caudate branches	38 Rami caudati
39 umbilical part and lateral branches	39 Pars umbilicalis und Rami laterales
40 medial branch of left branch	40 Rami mediales (des linken Pfortaderastes)
41 cystic vein	41 Gallenblasenvene, V. cystica
42 paraumbilical veins, Sappey's veins	42 Paraumbilikalvenen, Vv. para-umbilicales
43 left gastric vein	43 linke Magenvene, V. gastrica sinistra
44 right gastric vein	44 rechte Magenvene, V. gastrica dextra
45 superior mesenteric vein	45 obere Mesenterialvene, V. mesenterica superior
46 jejunal and ileal veins	46 Vv. jejunales et ileales
47 right gastro-omental/gastro-epiploic vein	47 V. gastro-omentalis/gastro-epiploica dextra
48 ileocolic vein	48 V. ileocolica
49 appendicular vein	49 Appendixvene, V. appendicularis
50 right colic vein	50 V. colica dextra
51 middle/intermediate colic vein	51 V. colica media/intermedia
52 splenic vein	52 Milzvene, V. splenica
53 pancreatic veins	53 Pankreasvenen, Vv. pancreaticae
54 short gastric veins	54 kurze Magenvenen, Vv. gastricae breves
55 left gastro-omental/gastro-epiploic vein	55 V. gastro-omentalis/gastro-epiploica sinistra
56 inferior mesenteric vein	56 V. mesenterica inferior
57 left colic vein	57 V. colica sinistra
58 sigmoid veins	58 Sigmavenen, Vv. sigmoideae
59 superior rectal vein, superior hemorrhoidal vein	59 obere Hämorrhoidalvene, V. rectalis superior
60 middle rectal veins, middle hemorrhoidal veins	60 mittlere Hämorrhoidalvenen, Vv. rectales mediae
61 inferior rectal veins, inferior hemorrhoidal veins	61 untere Hämorrhoidalvenen, Vv. rectales inferiores

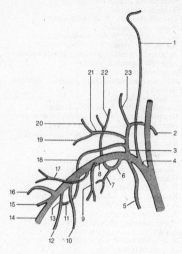

subclavian and axillary artery
A. sublavia und A. axillaris

axillary artery
A. axillaris

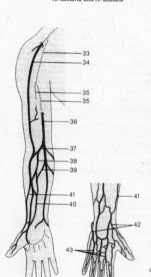

superficial veins of arm and hand
oberflächliche Venen von Arm und Hand

Plate XV / Tafel XV

1 vertebral artery	1 Vertebralis, A. vertebralis
2 inferior thyroid artery	2 A. thyroidea inferior
3 thyrocervical trunk, thyroid axis	3 Truncus thyrocervicalis
4 subclavian artery	4 Subklavia, A. subclavia
5 internal thoracic artery	5 A. thoracica interna
6 costocervical trunk, costocervical artery	6 Truncus costocervicalis
7 highest/supreme/anterior intercostal artery	7 A. intercostalis suprema
8 axillary artery	8 Achselschlagader, Axillaris, A. axillaris
9 superior/highest thoracic artery	9 A. thoracica superior
10 lateral/long thoracic artery	10 A. thoracica lateralis
11 circumflex artery of scapula	11 A. circumflexa scapulae
12 thoracodorsal artery, dorsal thoracic artery	12 A. thoracodorsalis
13 subscapular artery	13 A. subscapularis
14 brachial artery, humeral artery	14 Armschlagader, Brachialis, A. brachialis
15 anterior circumflex humeral artery	15 A. circumflexa anterior humeri
16 posterior circumflex humeral artery	16 A. circumflexa posterior humeri
17 thoracoacromial artery, acromiothoracic artery	17 A. thoraco-acromialis
18 suprascapular artery, transverse scapular artery	18 A. suprascapularis
19 dorsal/descending scapular artery	19 Ramus profundus, A. scapularis dorsalis
20 superficial cervical artery	20 Ramus superficialis, A. cervicalis superficialis
21 transverse cervical artery	21 A. transversa (colli)
22 deep cervical artery	22 A. cervicalis profunda
23 ascending cervical artery	23 A. cervicalis ascendens
24 ulnar artery	24 Ulnaris, A. ulnaris
25 common interosseous artery	25 A. interossea communis
26 proper palmar digital arteries	26 Aa. digitales palmares propriae
27 common palmar digital arteries	27 Aa. digitales palmares communes
28 superficial palmar arterial arch	28 oberflächlicher Hohlhandbogen, Arcus palmaris superficialis
29 deep palmar arterial arch	29 tiefer Hohlhandbogen, Arcus palmaris profundus
30 radial artery	30 Radialis, A. radialis
31 superior ulnar collateral artery	31 A. collateralis ulnaris superior
32 radial collateral artery	32 A. collateralis radialis
33 axillary vein	33 Achselvene, V. axillaris
34 cephalic vein	34 V. cephalica
35 brachial veins	35 Vv. brachiales
36 basilic vein	36 Basilika, V. basilica
37 intermediate/median cubital vein	37 Mediana cubiti, V. mediana cubiti
38 intermediate/median cephalic vein	38 Mediana cephalica, V. mediana cephalica
39 intermediate/median basilic vein	39 Mediana basilica, V. mediana basilica
40 intermediate/median antebrachial vein	40 Mediana antebrachii, V. mediana antebrachii
41 accessory cephalic vein	41 Cephalica accessoria, V. cephalica accessoria
42 dorsal venous rete/network of the hand	42 Rete venosum dorsale manus
43 dorsal metacarpal veins	43 Vv. metacarpales dorsales

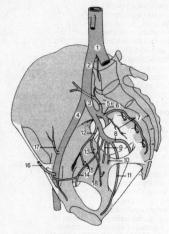

external and internal iliac artery
A. iliaca externa, A. iliaca interna

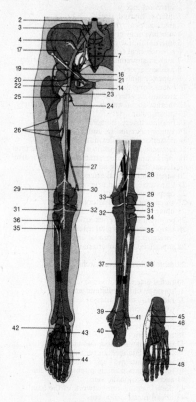

femoral artery
A. femoralis

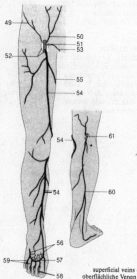

superficial veins of leg and foot
oberflächliche Venen von Bein und Fuß

Plate XVI / Tafel XVI

1 bifurcation of (the) aorta	1 Aortenbifurkation, Bifurcatio aortae
2 common iliac artery	2 Iliaka communis, A. iliaca communis
3 internal iliac artery, hypogastric artery	3 Iliaka interna, A. iliaca interna
4 external iliac artery	4 Iliaka externa, A. iliaca externa
5 iliolumbar artery, small iliac artery	5 Iliolumbalis, A. iliolumbalis
6 superior gluteal artery	6 A. glutaealis superior
7 lateral sacral arteries	7 Aa. sacrales laterales
8 inferior gluteal artery	8 A. glutaealis inferior
9 vaginal artery	9 Scheidenschlagader, Vaginalis, A. vaginalis
10 middle rectal artery	10 A. rectalis media
11 internal pudendal artery	11 A. pudenda interna
12 umbilical artery	12 Umbilikalis, A.umbilicalis
13 uterine artery, fallopian artery	13 Gebärmutterschlagader, Uterina, A. uterina
14 obturator artery	14 A. obturatoria
15 superior vesical arteries	15 Aa. vesicales superiores
16 inferior epigastric vein	16 Epigastrika inferior, A. epigastrica inferior
17 deep circumflex iliac artery	17 A. circumflexa iliaca profunda
18 inferior vesical artery	18 Vesikalis inferior, A. vesicalis inferior
19 superficial circumflex iliac artery	19 A. circumflexa iliaca superficialis
20 superficial epigastric artery	20 Epigastrika superficialis, A. epigastrica superficialis
21 external pudendal artery	21 Pudenda externa, A. pudenda externa
22 femoral artery, crural artery	22 Oberschenkelschlagader, Femoralis, A. femoralis
23 deep femoral artery, deep artery of the thigh	23 Profunda femoris, A. profunda femoris
24 medial circumflex femoral artery	24 A. circumflexa femoris medialis
25 lateral circumflex femoral artery	25 A. circumflexa femoris lateralis
26 perforating arteries	26 Perforansarterien, Aa. perforantes
27 descending genicular artery	27 A. descendens genicularis
28 popliteal artery	28 Kniekehlenschlagader, Poplitea, A. poplitea
29 lateral superior genicular artery	29 A. superior lateralis genus
30 medial superior genicular artery	30 A. superior medialis genus
31 lateral inferior genicular artery	31 A. inferior lateralis genus
32 medial inferior genicular artery	32 A. inferior medialis genus
33 middle genicular artery	33 A. media genus
34 fibular circumflex branch/artery	34 Ramus circumflexus fibularis
35 anterior tibial artery	35 Tibialis anterior, A. tibialis anterior
36 anterior tibial recurrent artery	36 A. recurrens tibialis anterior
37 posterior tibial artery	37 Tibialis posterior, A. tibialis posterior
38 fibular artery, peroneal artery	38 Wadenbeinschlagader, Fibularis, A. fibularis
39 medial malleolar branches	39 Innenknöcheläste, Rami malleolares mediales
40 calcaneal branches	40 Kalkaneusäste, Rami calcanei
41 lateral malleolar branches	41 Außenknöcheläste, Rami malleolares laterales
42 lateral tarsal artery	42 Tarsalis lateralis, A. tarsalis lateralis
43 dorsal artery of the foot	43 Fußrückenschlagader, A. dorsalis pedis
44 arcuate artery (of the foot), metatarsal artery	44 A. arcuata
45 medial plantar artery	45 A. plantaris medialis
46 lateral/external plantar artery	46 A. plantaris lateralis
47 plantar metatarsal arteries	47 Aa. metatarales plantares
48 proper plantar digital arteries	48 Aa. digitales plantares propriae
49 superficial circumflex iliac vein	49 V. circumflexa iliaca superficialis
50 superficial epigastric vein	50 V. epigastrica superficialis
51 femoral vein	51 Oberschenkelvene, V. femoralis
52 saphenous hiatus, oval fossa of the thigh	52 Hiatus saphenus
53 external pudendal veins	53 Vv. pudendae externae
54 great/large/long saphenous vein	54 Saphena magna, V. saphena magna
55 accessory saphenous vein	55 Saphena accessoria, V. saphena accessoria
56 dorsal venous rete/network of the foot	56 Rete venosum dorsale pedis
57 dorsal venous arch of the foot	57 Arcus venosus dorsalis pedis
58 dorsal digital veins of the foot/of the toes	58 Vv. digitales dorsales pedis
59 dorsal metatarsal veins	59 Vv. metatarsales dorsales
60 small saphenous vein, short saphenous vein	60 Saphena parva, V. saphena parva
61 popliteal vein	61 Kniekehlenvene, V. poplitea

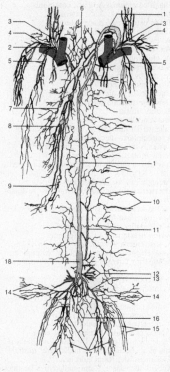

central lymphatic trunks
zentrale Lymphstämme

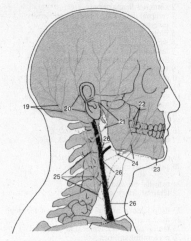

lymph nodes of head and neck
Lymphknoten von Kopf und Hals

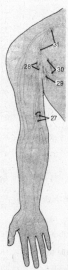

axillary lymph nodes
axilläre Lymphknoten

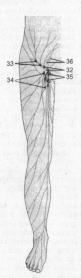

inguinal lymph nodes
Leistenlymphknoten

Plate XVII / Tafel XVII

1 thoracic duct	1 Brustmilchgang, Ductus thoracicus
2 right lymphatic duct, right thoracic duct	2 Ductus thoracicus dexter, Ductus lymphaticus dexter
3 right/left jugular trunk	3 Truncus jugularis dexter/sinister
4 right/left subclavian trunk	4 Truncus subclavius dexter/sinister
5 right/left bronchomediastinal trunk	5 Truncus bronchomediastinalis dexter/sinister
6 lymphatic vessels of the posterior mediastinum	6 Lymphgefäße des hinteren Mediastinums
7 lymphatic vessels of the lung	7 Lymphgefäße aus der Lunge
8 lymphatic vessels of the esophagus	8 Lymphgefäße der Speiseröhre
9 posterior lymphatic vessels of the diaphragm	9 hintere Lymphgefäße des Zwerchfells
10 lymphatic vessels of the intercostal space	10 Lymphgefäße des Interkostalraums
11 descending intercostal lymphatic trunk	11 Truncus lymphaticus intercostalis descendens
12 anterior and lateral lymphatic vessels of diaphragm	12 vordere und seitliche Lymphgefäße des Zwerchfells
13 intestinal trunks	13 Trunci intestinales
14 lymphatic vessels of the kidney	14 Lymphgefäße aus der Niere
15 lymphatic vessels of the testicle/of the ovary	15 Lymphgefäße aus dem Hoden/Ovar
16 celiac (lymphatic) plexus	16 Plexus lymphaticus coeliacus
17 right/left lumbar trunk	17 Truncus lumbalis dexter/sinister
18 cistern of Pecquet, chylocyst, chyle cistern	18 Cisterna chyli
19 occipital lymph nodes	19 Okzipitallymphknoten, Nodi lymphatici occipitales
20 mastoid lymph nodes, retroauricular lymph nodes	20 retroaurikuläre Lymphknoten, Nodi lymphatici mastoidei
21 deep and superficial parotid lymph nodes	21 Nodi lymphatici parotidei superficiales et profundi
22 facial lymph nodes (buccal lymph nodes)	22 Nodi lymphatici faciales (buccinatorii)
23 submental lymph nodes	23 Nodi lymphatici submentales
24 mandibular lymph node and submandibular lymph nodes	24 Nodus mandibularis und Nodi lymphatici submandibulares
25 superficial lateral cervical lymph nodes	25 Nodi lymphatici cervicales laterales superficiales
26 deep lateral cervical lymph nodes	26 Nodi lymphatici cervicales laterales profundi
27 cubital lymph nodes	27 Nodi lymphatici cubitales
28 brachial lymph nodes, lateral axillary lymph nodes	28 Oberarmlymphknoten, Nodi lymphatici brachiales
29 subscapular axillary lymph nodes	29 Nodi lymphatici axillares subscapulares
30 pectoral axillary lymph nodes	30 Nodi lymphatici axillares pectorales
31 deep axillary lymph nodes	31 Nodi lymphatici (axillares) profundi
32 superomedial inguinal lymph nodes	32 Nodi lymphatici inguinales superficiales superomediales
33 superolateral inguinal lymph nodes	33 Nodi lymphatici inguinales superficiales superolaterales
34 inferior superficial inguinal lymph nodes	34 Nodi lymphatici inguinales superficiales inferiores
35 deep inguinal lymph nodes	35 Nodi lymphatici inguinales profundi
36 external iliac lymph nodes	36 Nodi lymphatici iliaci externi

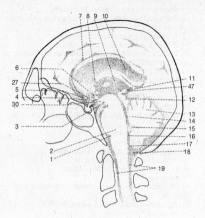

external and internal cerebrospinal fluid spaces
äußere und innere Liquorräume

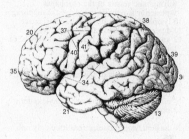

brain, lateral view
Gehirn, Seitenansicht

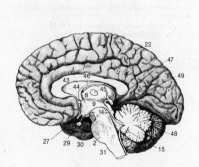

brain, median section
Gehirn, Medianschnitt

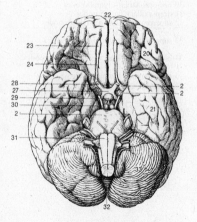

brain, from below
Gehirn, von basal

Plate XVIII / Tafel XVIII

1 pontocerebellar cistern
2 bridge of Varolius, pons
3 interpeduncular cistern, basal cistern
4 recess of infundibulum
5 chiasmatic cistern, cistern of chiasma
6 optic recess
7 pericallosal cistern
8 foramen of Monro, interventricular foramen
9 third ventricle
10 lateral ventricle
11 suprapineal recess
12 ambient cistern
13 cerebellum
14 aqueduct of mesencephalon, cerebral aqueduct
15 fourth ventricle
16 tela choroidea of fourth ventricle
17 median aperture of fourth ventricle
18 great/posterior/cerebellomedullary cistern
19 subarachnoid cavity/space

20 frontal lobe
21 temporal lobe
22 longitudinal fissure of cerebrum
23 Morgagni's tubercle, olfactory bulb
24 olfactory tract
25 olfactory trigone/triangle
26 anterior perforated substance, olfactory area
27 optic chiasm, decussation of optic nerve
28 optic nerve, 2nd cranial nerve
29 pituitary, pituitary gland/body
30 mamillary body
31 medulla oblongata, myelencephalon, bulb
32 vermis
33 cerebellar hemisphere
34 lateral cerebral sulcus, fissure/fossa of Sylvius
35 frontal pole
36 occipital pole
37 central sulcus of cerebrum
38 parietal lobe
39 occipital lobe
40 precentral gyrus, anterior central gyrus
41 postcentral gyrus, posterior central gyrus
42 betweenbrain, interbrain, diencephalon
43 corpus callosum
44 pellucid septum
45 interthalamic adhesion, intermediate mass
46 fornix of cerebrum
47 pineal body/gland
48 medullary body of vermis
49 quadrigeminal plate, tectal lamina

1 Cisterna pontocerebellaris
2 Brücke, Pons
3 Cisterna interpeduncularis
4 Rec. infundibuli/infundibularis
5 Cisterna chiasmatica
6 Rec. opticus
7 Cisterna pericallosa
8 For. interventriculare
9 III. Ventrikel, Ventriculus tertius
10 Seitenventrikel, Ventriculus lateralis
11 Rec. suprapinealis
12 Cisterna ambiens
13 Kleinhirn, Cerebellum
14 Aquaeductus cerebri/mesencephalici
15 IV. Ventrikel, Ventriculus quartus
16 Tela choroidea ventriculi quarti
17 Apertura mediana
18 Cisterna cerebellomedullaris/magna
19 Subarachnoidalraum, Spatium subarachnoideum

20 Stirnlappen, Lobus frontalis
21 Schläfenlappen, Lobus temporalis
22 Fissura longitudinalis cerebralis
23 Riechkolben, Bulbus olfactorius
24 Tractus olfactorius
25 Trigonum olfactorium
26 Substantia perforata anterior
27 Sehnervenkreuzung, Chiasma opticum
28 Sehnerv, Optikus, II. Hirnnerv, N. opticus
29 Hirnanhangsdrüse, Hypophyse, Gl. pituitaria
30 Corpus mamillare
31 verlängertes Mark, Medulla oblongata, Bulbus
32 Kleinhirnwurm, Vermis cerebelli
33 Kleinhirnhemisphäre, Hemisphaerium cerebelli
34 Sylvius-Furche, Sulcus lateralis
35 Frontalpol, Polus frontalis
36 Okzipitalpol, Polus occipitalis
37 Rolando-Fissur, Zentralfurche, Sulcus centralis
38 Scheitellappen, Lobus parietalis
39 Hinterhauptslappen, Lobus occipitalis
40 vordere Zentralwindung, Gyrus praecentralis
41 hintere Zentralwindung, Gyrus postcentralis
42 Zwischenhirn, Dienzephalon, Diencephalon
43 Balken, Corpus callosum
44 Septum pellucidum
45 Adhaesio interthalamica
46 Hirngewölbe, Fornix
47 Zirbeldrüse, Epiphyse, Corpus pineale
48 Arbor vitae (cerebelli)
49 Vierhügelplatte, Lamina tectalis

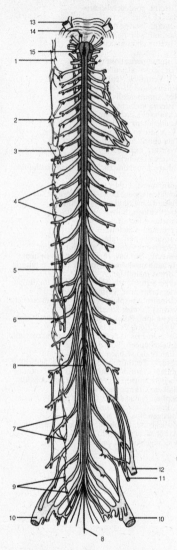

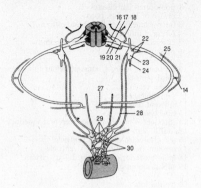

roots and branches of spinal nerves
Wurzeln und Äste der Spinalnerven

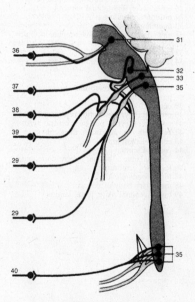

spinal chord, spinal nerves and sympathetic trunk
Rückenmark, Spinalnerven und Grenzstrang

parasympathetic nervous system
parasymphatisches Nervensystem

Plate XIX / Tafel XIX

1 superior cervical ganglion	1 oberes Halsganglion, Ggl. cervicale superius
2 middle cervical ganglion	2 mittleres Halsganglion, Ggl. cervicale medium
3 cervicothoracic/stellate ganglion	3 Ggl. cervicothoracicum/stellatum
4 thoracic ganglia	4 Ggll. thoracica
5 greater (thoracic) splanchnic nerve	5 N. splanchnicus major
6 lesser (thoracic) splanchnic nerve	6 N. splanchnicus minor
7 lumbar ganglia	7 Ggll. lumbalia/lumbaria
8 terminal/spinal/meningeal filament	8 Filum terminale/spinale
9 sacral ganglia	9 Ggll. sacralia
10 sciatic nerve	10 Ischiasnerv, N. ischiadicus/sciaticus
11 obturator nerve	11 N. obturatorius
12 femoral nerve	12 N. femoralis
13 trigeminal nerve, 5th cranial nerve	13 Trigeminus, V. Hirnnerv, N. trigeminus
14 abducens nerve, 6th cranial nerve	14 Abduzens, VI. Hirnnerv, N. abducens
15 hypoglossal nerve, 12th cranial nerve	15 Hypoglossus, XII. Hirnnerv, N. hypoglossus
16 posterior/dorsal/sensory root of spinal nerves	16 hintere Spinalnervenwurzel, Radix posterior/sensoria
17 spinal/sensory ganglia	17 Spinalganglion, Ggl. spinale/sensorium
18 dorsal/posterior branch of spinal nerves	18 hinterer Spinalnervenast, Ramus posterior
19 anterior/motor/ventral root of spinal nerves	19 vordere Spinalnervenwurzel, Radix anterior/motoria
20 meningeal branch of spinal nerves	20 Meningealast, Ramus meningeus
21 trunk of spinal nerve	21 Spinalnervenstamm, Truncus nervi spinalis
22 communicating branches of spinal nerves	22 Rami communicantes
23 ganglion of sympathetic trunk	23 Grenzstrangganglion, Ggl. trunci sympathici
24 interganglionic branch	24 Ramus interganglionaris
25 anterior/ventral branch of spinal nerves	25 Vorderast, Ramus anterior
26 lateral cutaneous branch	26 seitlicher Hautast, Ramus cutaneus lateralis
27 anterior cutaneous branch	27 vorderer Hautast, Ramus cutaneus anterior
28 splanchnic nerves of sympathetic trunk	28 Nn. splanchnici trunci sympathici
29 ganglia of autonomic/visceral plexuses	29 Ggll. plexuum autonomicorum/visceralium
30 autonomic/visceral plexuses	30 Plexus autonomici/viscerales
31 Edinger-Westphal nucleus, accessory oculomotor nucleus	31 Edinger-Westphal-Kern, Nc. oculomotorius accessorius/autonomicus
32 superior/rostral salivatory nucleus	32 Nc. salivarius superior
33 inferior/caudal salivatory nucleus	33 Nc. salivarius inferior
34 dorsal nucleus of vagus nerve, dorsal vagal nucleus	34 hinterer Vaguskern, Nc. dorsalis nervi vagi, Nc. vagalis dorsalis
35 parasympathetic sacral nuclei	35 Ncc. parasympathici sacrales
36 Schacher's ganglion, ciliary ganglion	36 Schacher-Ganglion, Ziliarganglion, Ggl. ciliare
37 Meckel's ganglion, pterygopalatine ganglion	37 Meckel-Ganglion, Ggl. pterygopalatinum
38 Arnold's ganglion, otic ganglion	38 Arnold-Ganglion, Ggl. oticum
39 submandibular ganglion, andin's ganglion	39 Blandin-Ganglion, Ggl. submandibulare
40 pelvic ganglia	40 Ggll. pelvica

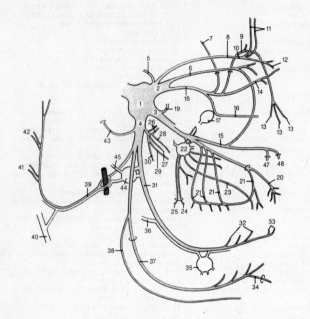

trigeminal nerve
N. trigeminus

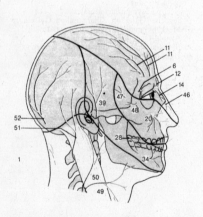

cutaneous nerves of head and neck
Hautnerven von Kopf und Hals

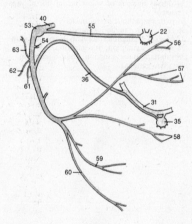

facial nerve
N. facialis

Plate XX / Tafel XX

1 Gasser's ganglion, trigeminal ganglion	1 Gasser-Ganglion, Ggl. trigeminale
2 ophthalmic nerve	2 Ophthalmikus, N. ophthalmicus
3 maxillary nerve	3 Maxillaris, N. maxillaris
4 mandibular nerve	4 Mandibularis, N. mandibularis
5 tentorial/meningeal branch	5 Ramus tentorii/meningeus
6 lacrimal nerve	6 N. lacrimalis
7 posterior ethmoidal nerve	7 N. ethmoidalis posterior
8 frontal nerve	8 N. frontalis
9 anterior ethmoidal nerve	9 N. ethmoidalis anterior
10 supraorbital nerve	10 N. supraorbitalis
11 medial and lateral branch	11 Ramus medialis und Ramus lateralis
12 supratrochlear nerve	12 N. supratrochlearis
13 nasal branches of anterior ethmoidal nerve	13 Nasenäste des N. ethmoidalis anterior
14 infratrochlear nerve	14 N. infratrochlearis
15 zygomatic nerve	15 N. zygomaticus
16 long ciliary nerves	16 lange Ziliarnerven, Nn. ciliares longi
17 Schacher's ganglion, ciliary ganglion	17 Schacher-Ganglion, Ganglion ciliare
18 nasociliary nerve	18 N. nasociliaris
19 middle meningeal branch of maxillary nerve	19 Ramus meningeus (medius)
20 infraorbital nerve	20 N. infraorbitalis
21 superior alveolar nerves, superior dental nerves	21 Nn. alveolares superiores
22 Meckel's ganglion, pterygopalatine ganglion	22 Ggl. pterygopalatinum
23 nasopalatine nerve	23 N. nasopalatinus
24 greater palatine nerve	24 N. palatinus major
25 lesser palatine nerves	25 Nn. palatini minores
26 deep temporal nerves	26 Nn. temporales profundi
27 masseteric nerve	27 N. massetericus
28 buccal nerve	28 N. buccalis
29 lateral/external pterygoid nerve	29 N. pterygoideus lateralis
30 medial/internal pterygoid nerve	30 N. pterygoideus medialis
31 lingual nerve	31 N. lingualis
32 lingual branches of lingual nerve	32 Zungenäste des N. lingualis, Rami linguales
33 sublingual nerve	33 N. sublingualis
34 mental nerve	34 N. mentalis
35 Blandin's ganglion, submandibular ganglion	35 Ggl. submandibulare
36 chorda tympani	36 Chorda tympani
37 inferior alveolar nerve, inferior dental nerve	37 N. alveolaris inferior
38 mylohyoid nerve	38 N. mylohyoideus
39 auriculotemporal nerve	39 N. auriculotemporalis
40 facial nerve, 7th cranial nerve	40 Fazialis, VII. Hirnnerv, N. facialis
41 nerve of the external acoustic meatus	41 N. meatus acustici externi
42 anterior auricular nerves	42 Nn. auriculares anteriores
43 meningeal branch of mandibular nerve	43 Hirnhautast des N. mandibularis
44 Arnold's ganglion, otic ganglion	44 Arnold-Ganglion, Ggl. oticum
45 lesser petrosal nerve	45 N. petrosus minor
46 external nasal branch	46 Ramus nasalis externus
47 zygomaticotemporal branch	47 Ramus zygomaticotemporalis
48 zygomaticofacial branch	48 Ramus zygomaticofacialis
49 transverse nerve of the neck	49 N. transversus colli
50 great auricular nerve	50 N. auricularis magnus
51 lesser occipital nerve	51 N. occipitalis minor
52 greater occipital nerve	52 N. occipitalis major
53 knee/geniculum of facial canal and geniculate ganglion	53 Fazialisknie/Geniculum nervi facialis und Ggl. geniculi/geniculatum
54 nerve to stapedius muscle	54 N. stapedius
55 greater petrosal nerve	55 N. petrosus major
56 temporal branches of facial nerve	56 Rami temporales des N. facialis
57 zygomatic branches of facial nerve	57 Rami zygomatici des N. facialis
58 buccal branches of facial nerve	58 Rami buccales des N. facialis
59 marginal mandibular branch of facial nerve	59 Ramus marginalis mandibularis des N. facialis
60 cervical branch of facial nerve	60 Ramus colli/cervicalis des N. facialis
61 stylohyoid branch of facial nerve	61 Ramus stylohyoideus des N. facialis
62 digastric branch of facial nerve	62 Ramus digastricus des N. facialis
63 posterior auricular nerve	63 N. auricularis posterior

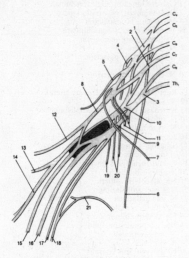

brachial plexus
Plexus brachialis

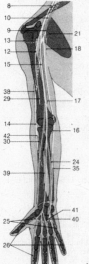

brachial plexus, nerves of the infraclavicular part
Plexus brachialis, Nerven der Pars infraclavicularis

cutaneous nerves of brachial plexus
Hautnerven des Plexus brachialis

Plate XXI / Tafel XXI

1 superior trunk	1 oberer Primärstrang, Truncus superior
2 middle trunk	2 mittlerer Primärstrang, Truncus medius
3 inferior trunk	3 unterer Primärstrang, Truncus inferior
4 dorsal nerve of the scapula	4 N. dorsalis scapulae
5 suprascapular nerve	5 N. suprascapularis
6 long thoracic nerve, posterior thoracic nerve	6 N. thoracicus longus
7 subclavian nerve	7 N. subclavius
8 lateral chord of brachial plexus	8 seitlicher/lateraler Faszikel, Fasciculus lateralis
9 medial chord of brachial plexus	9 medialer Faszikel, Fasciculus medialis
10 posterior chord of brachial plexus	10 hinterer Faszikel, Fasciculus posterior
11 medial pectoral nerve and lateral pectoral nerve	11 N. pectoralis medialis und N. pectoralis lateralis
12 musculocutaneous nerve	12 Musculocutaneus, N. musculocutaneus
13 axillary nerve	13 Axillaris, N. axillaris
14 radial nerve, musculospiral nerve	14 Radialis, N. radialis
15 median nerve	15 Medianus, N. medianus
16 ulnar nerve, cubital nerve	16 Ulnaris, N. ulnaris
17 medial cutaneous nerve of the forearm	17 N. cutaneus antebrachii medialis
18 medial cutaneous nerve of the arm	18 N. cutaneus brachii medialis
19 thoracodorsal nerve, long subscapular nerve	19 N. thoracodorsalis
20 subscapular nerves	20 Nn. subscapulares
21 intercostobrachial nerve	21 N. intercostobrachialis
22 anterior branch of the medial cutaneous nerve of the forearm	22 Ramus anterior des N. cutaneus antebrachii medialis
23 posterior branch of the medial cutaneous nerve of the forearm	23 Ramus posterior des N. cutaneus antebrachii medialis
24 palmar/volar branch of ulnar nerve	24 Ramus palmaris n. ulnaris
25 ulnar nerve, superficial branch: common palmar digital nerves	25 N. ulnaris, Ramus superficialis: Nn. digitales palmares communes
26 ulnar nerve, superficial branch: proper palmar digital nerves	26 N. ulnaris, Ramus superficialis: Nn. digitales palmares proprii
27 upper lateral cutaneous nerve of the arm	27 N. cutaneus brachii lateralis superior
28 lower lateral cutaneous nerve of the arm	28 N. cutaneus brachii lateralis inferior
29 lateral cutaneous nerve of the forearm	29 N. cutaneus antebrachii lateralis
30 superficial branch of radial nerve	30 Ramus superficialis
31 palmar/volar branch of median nerve	31 Ramus palmaris nervi mediani
32 median nerve: common palmar digital nerves	32 N. medianus: Nn. digitales palmares communes
33 median nerve: proper palmar digital nerves	33 N. medianus: Nn. digitales palmares proprii
34 posterior cutaneous nerve of the arm	34 N. cutaneus brachii posterior
35 dorsal branch of ulnar nerve	35 Ramus dorsalis nervi ulnaris
36 ulnar nerve, dorsal branch: dorsal digital nerves	36 N. ulnaris, Ramus dorsalis: Nn. digitales dorsales
37 radial nerve, superficial branch: dorsal digital nerves	37 N. radialis, Ramus superficialis: Nn. digitales dorsales
38 dorsal/posterior cutaneous nerve of the forearm	38 N. cutaneus antebrachii dorsalis
39 anterior interosseous/antebrachial nerve	39 N. interosseus/antebrachii anterior
40 superficial branch of ulnar nerve	40 Ramus superficialis nervi ulnaris
41 deep branch of ulnar nerve	41 Ramus profundus nervi ulnaris
42 deep branch of radial nerve	42 Ramus profundus

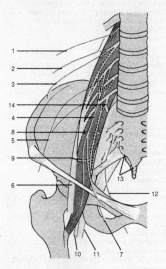

lumbosacral plexus
Plexus lumbosacralis

cutaneous nerves of lumbosacral plexus
Hautnerven des Plexus lumbosacralis

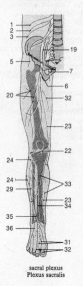

sacral plexus
Plexus sacralis

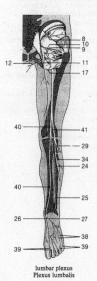

lumbar plexus
Plexus lumbalis

Plate XXII / Tafel XXII

1 subcostal nerve
2 iliohypogastric nerve
3 ilioinguinal nerve
4 genitofemoral nerve, genitocrural nerve
5 lateral cutaneous nerve of the thigh
6 femoral nerve, anterior crural nerve
7 obturator nerve
8 superior gluteal nerve
9 inferior gluteal nerve
10 sciatic nerve
11 posterior cutaneous nerve of the thigh
12 pudendal nerve, pudic nerve
13 coccygeal plexus
14 lumbosacral trunk
15 superior cluneal nerves/branches
16 middle cluneal nerves/branches
17 inferior cluneal nerves/branches
18 lateral cutaneous branch of iliohypogastric nerve
19 genital branch of genitofemoral nerve

20 anterior cutaneous branches of femoral nerve

21 cutaneous branch of obturator nerve
22 infrapatellar branch of saphenous nerve

23 saphenous nerve
24 lateral cutaneous nerve of the calf
25 sural nerve
26 medial plantar nerve
27 lateral plantar nerve
28 femoral branch of genitofemoral nerve

29 superficial peroneal/fibular nerve
30 dorsal lateral cutaneous nerve
31 cutaneous nerve of the skin of the great toe and medial surface of the second toe
32 muscular branches of femoral nerve
33 medial crural cutaneous branches
34 deep peroneal/fibular nerve
35 dorsal medial cutaneous nerve
36 intermediate dorsal cutaneous nerve
37 dorsal digital nerves of the foot
38 common plantar digital nerves
39 proper plantar digital nerves
40 tibial nerve, middle popliteal nerve
41 common peroneal/fibular nerve

1 Subkostalis, N. subcostalis
2 Iliohypogastrikus, N. iliohypogastricus
3 Ilioinguinalis, N. ilioinguinalis
4 Genitofemoralis, N. genitofemoralis
5 N. cutaneus femoris lateralis
6 N. femoralis
7 N. obturatorius
8 N. glutaeus superior
9 N. glutaeus inferior
10 Ischiasnerv, N. ischiadicus/sciaticus
11 N. cutaneus femoris posterior
12 Pudendus, N. pudendus
13 Plexus coccygeus
14 Truncus lumbosacralis
15 Rami clunium/glutaeales superiores
16 Rami clunium/glutaeales medii
17 Rami clunium/glutaeales inferiores
18 Ramus cutaneus lateralis

19 Genitalast des N. genitofemoralis, Ramus genitalis
20 vordere Hautäste des N. femoralis, Rami cutanei anteriores

21 Hautast des N. obturatorius, Ramus cutaneus
22 Infrapatellarast des N. saphenus, Ramus infrapatellaris
23 Saphenus, N. saphenus
24 N. cutaneus surae lateralis
25 Suralis, N. suralis
26 N. plantaris medialis
27 N. plantaris lateralis
28 Oberschenkelast des N. genitofemoralis, Ramus femoralis
29 N. fibularis superficialis
30 N. cutaneus dorsalis lateralis
31 Nn. digitales dorsales pedis (hallucis lateralis et digiti secundi medialis)
32 Muskeläste des N. femoralis, Rami musculares
33 Rami cutanei cruris mediales
34 N. fibularis profundus
35 N. cutaneus dorsalis medialis
36 N. cutaneus dorsalis intermedius
37 Nn. digitales dorsales pedis
38 Nn. digitales plantares communes
39 Nn. digitales plantares proprii
40 N. tibialis
41 N. fibularis communis

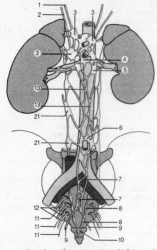

autonomic nervous system, autonomic plexuses
autonomes Nervensystem, vegetative Plexus

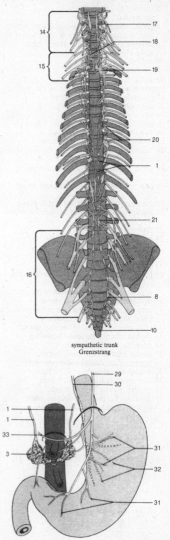

sympathetic trunk
Grenzstrang

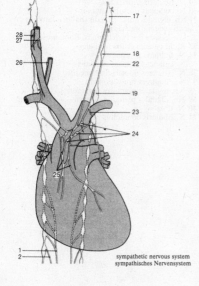

sympathetic nervous system
sympathisches Nervensystem

parasympathetic nervous system, innervation of the stomach
parasympathisches Nervensystem, Innervation des Magens

Plate XXIII / Tafel XXIII

1 greater (thoracic) splanchnic nerve	1 Splanchnikus major, N. splanchnicus major
2 lesser (thoracic) splanchnic nerve	2 Splanchnikus minor, N. splanchnicus minor
3 celiac ganglia, solar ganglia	3 Ggll. coeliaca
4 superior mesenteric ganglion	4 Ggl. mesentericum superius
5 aorticorenal ganglia	5 Ggll. aorticorenalia
6 inferior mesenteric ganglion	6 Ggl. mesentericum inferius
7 presacral nerve, superior hypogastric plexus	7 Plexus hypogastricus superior, N. praesacralis
8 sacral ganglia	8 Ggll. sacralia
9 hypogastric nerve	9 Hypogastrikus, N. hypogastricus
10 Walther's ganglion, coccygeal ganglion	10 Ggl. impar
11 pelvic splanchnic nerves	11 Nn. pelvici splanchnici, Nn. erigentes
12 sacral nerves	12 Nn. sacrales
13 intermesenteric plexus and renal plexus	13 Plexus intermesentericus und Plexus renalis
14 cervical plexus	14 Halsgeflecht, Plexus cervicalis
15 brachial plexus	15 Armgeflecht, Plexus brachialis
16 lumbosacral plexus	16 Plexus lumbosacralis
17 superior cervical ganglion	17 oberes Halsganglion, Ggl. cervicale superius
18 middle cervical ganglion	18 mittleres Halsganglion, Ggl. cervicale medium
19 cervicothoracic ganglion, stellate ganglion	19 Ggl. cervicothoracicum/stellatum
20 splanchnic (thoracic) ganglion	20 Ggl. thoracicum splanchnicum
21 lumbar ganglia	21 Ggll. lumbalia/lumbaria
22 superior cervical cardiac nerve	22 N. cardiacus cervicalis superior
23 Vieussens' loop/ansa, subclavian loop	23 Subklaviaschlinge, Ansa subclavia
24 Wrisberg's ganglia, cardiac ganglia	24 Ggll. cardiaca
25 cardiac plexus	25 Plexus cardiacus
26 vertebral ganglia	26 Ggl. vertebrale
27 external carotid nerves	27 Nn. carotici externi
28 internal carotid nerve	28 N. caroticus internus
29 anterior/left vagal trunk	29 vorderer/linker Vagusstamm, Truncus vagalis anterior
30 posterior/right vagal trunk	30 hinterer/rechter Vagusstamm, Truncus vagalis posterior
31 anterior gastric branches of the vagus nerve	31 vordere Magenäste des Vagus, Rami gastrici anteriores
32 posterior gastric branches of the vagus nerve	32 hintere Magenäste des Vagus, Rami gastrici posteriores
33 hepatic branches of the vagus nerve	33 Leberäste des Vagus, Rami hepatici

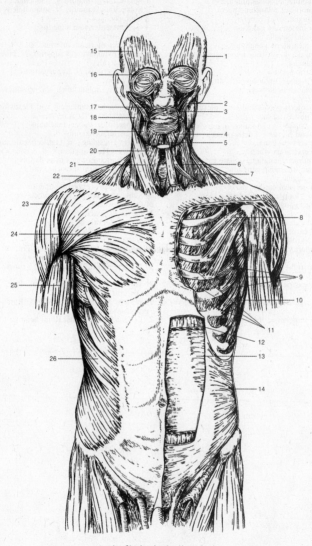

muscles of head, neck and trunk, anterior view
Muskeln von Kopf, Hals und Rumpf, von vorne

Plate XXIV / Tafel XXIV

1 auricularis superior (muscle)
2 zygomaticus major (muscle)
3 orbicularis oris (muscle)
4 depressor labii inferioris (muscle)
5 mentalis (muscle)
6 omohyoid muscle, omohyoideus (muscle)
7 levator scapulae (muscle)
8 pectoralis minor (muscle)
9 serratus anterior (muscle)
10 latissimus dorsi (muscle)
11 external intercostal muscles

12 rectus abdominis (muscle)
13 transversus abdominis (muscle)
14 obliquus internus abdominis (muscle)
15 frontal muscle, frontal belly of occipitofrontal muscle
16 orbicularis oculi (muscle)
17 levator labii superioris (muscle)
18 masseter (muscle)
19 depressor anguli oris (muscle)
20 sternohyoideus (muscle)
21 sternocleidomastoideus (muscle)
22 trapezius (muscle)
23 deltoid muscle, deltoideus (muscle)
24 pectoralis major (muscle)
25 biceps muscle of arm, biceps brachii (muscle)
26 eliquus externus abdominis (muscle)

1 M. auricularis superior
2 ZM. zygomaticus major
3 M. orbicularis oris
4 M. depressor labii inferioris
5 Kinnmuskel, M. mentalis
6 M. omohyoideus
7 M. levator scapulae
8 Pektoralis minor, M. pectoralis minor
9 M. serratus anterior
10 M. latissimus dorsi
11 äußere Interkostalmuskeln, Mm. intercostales externi

12 Rektus abdominis, M. rectus abdominis
13 M. transversus abdominis
14 M. obliquus internus abdominis
15 M. frontalis, Venter frontalis musculi occipitofrontalis
16 M. orbicularis oculi
17 M. levator labii superioris
18 Masseter, M. masseter
19 M. depressor anguli oris
20 M. sternohyoideus
21 M. sternocleidomastoideus
22 Trapezius, M. trapezius
23 M. deltoideus
24 Pektoralis major, M. pectoralis major
25 Bizeps, M. biceps brachii
26 M. obliquus externus abdominis

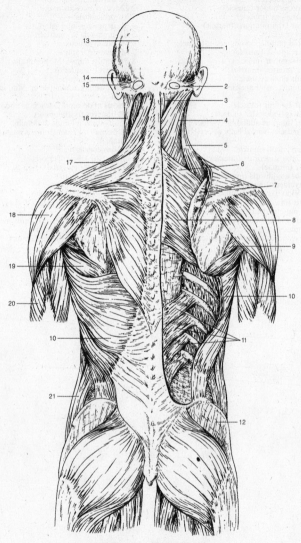

muscles of head, neck and trunk, posterior view
Muskeln von Kopf, Hals und Rumpf, von hinten

Plate XXV / Tafel XXV

1 sauricularis superior (muscle)
2 transversus nuchae (muscle)
3 semispinalis capitis (muscle)
4 splenius capitis (muscle) and splenius cervicis (muscle)
5 levator scapulae (muscle)
6 rhomboideus minor (muscle)
7 supraspinatus (muscle)
8 rhomboideus major (muscle)
9 teres minor (muscle)
10 latissimus dorsi (muscle)
11 serratus posterior inferior (muscle)
12 gluteus medius (muscle)
13 galea aponeurotica
14 occipital muscle, occipital belly of occipitofrontal muscle
15 auricularis posterior (muscle)
16 sternocleidomastoideus (muscle)

17 trapezius (muscle)
18 deltoid muscle, deltoideus (muscle)
19 teres major (muscle)
20 triceps muscle of arm, triceps brachii (muscle)
21 obliquus externus abdominis (muscle)

1 M. auricularis superior
2 M. transversus nuchae
3 M. semispinalis capitis
4 M. splenius capitis und M. splenius cervicis
5 M. levator scapulae
6 M. rhomboideus minor
7 M. supraspinatus
8 M. rhomboideus major
9 Teres minor, M. teres minor
10 M. latissimus dorsi
11 M. serratus posterior inferior
12 M. glutaeus medius
13 Galea aponeurotica
14 M. occipitalis, Venter occipitalis musculi occipitofrontalis
15 Aurikularis posterior, M. auricularis posterior
16 Sternokleidomastoideus, M. sternocleidomastoideus

17 Trapezius, M. trapezius
18 Deltamuskel, M. deltoideus
19 Teres major, M. teres major
20 Trizeps, Triceps brachii, M. triceps brachii
21 M. obliquus externus abdominis

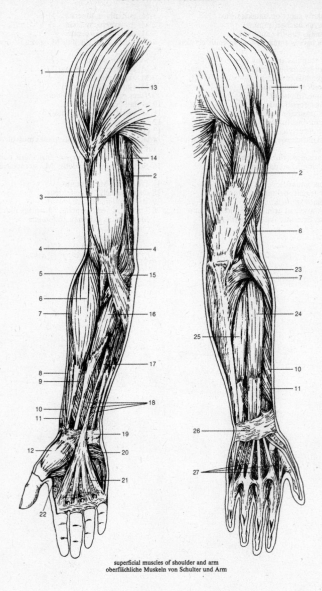

superficial muscles of shoulder and arm
oberflächliche Muskeln von Schulter und Arm

Plate XXVI / Tafel XXVI

1 deltoid muscle, deltoideus (muscle)
2 triceps muscle of arm, triceps brachii (muscle)
3 biceps muscle of arm, biceps brachii (muscle)
4 brachial muscle, brachialis (muscle)
5 bicipital aponeurosis, bicipital fascia

6 brachioradial muscle, brachioradialis (muscle)
7 extensor carpi radialis longus (muscle)
8 extensor carpi radialis brevis (muscle)
9 flexor pollicis longus (muscle)
10 abductor pollicis longus (muscle)
11 extensor pollicis brevis (muscle)
12 abductor pollicis brevis (muscle)
13 pectoralis major (muscle)
14 coracobrachialis (muscle)
15 pronator teres (muscle)
16 flexor carpi radialis (muscle)
17 palmaris longus (muscle)
18 flexor digitorum superficialis (muscle)
19 flexor retinaculum of hand
20 spalmaris brevis (muscle)
21 Dupuytren's fascia, palmar aponeurosis/fascia
22 adductor pollicis (muscle)
23 anconeus (muscle)
24 extensor digitorum (muscle)
25 extensor carpi ulnaris (muscle)
26 extensor retinaculum of hand
27 dorsal interosseous muscles of hand

1 Deltamuskel, M. deltoideus
2 Trizeps, Triceps brachii, M. triceps brachii
3 Bizeps, Biceps brachii, M. biceps brachii
4 Brachialis, M. brachialis
5 Bizepsaponeurose, Aponeurosis musculi bicipitis brachii

6 Brachioradialis, M. brachioradialis
7 M. extensor carpi radialis longus
8 M. extensor carpi radialis brevis
9 M. flexor pollicis longus
10 M. abductor pollicis longus
11 M. extensor pollicis brevis
12 M. abductor pollicis brevis
13 Pektoralis major, M. pectoralis major
14 Korakobrachialis, M. coracobrachialis
15 Pronator teres, M. pronator teres
16 M. flexor carpi radialis
17 M. palmaris longus
18 M. flexor digitorum superficialis
19 Retinaculum flexorum
20 M. palmaris brevis
21 Palmaraponeurose, Aponeurosis palmaris
22 Adduktor pollicis, M. adductor pollicis
23 Anconeus, M. anconeus
24 Fingerstrecker, M. extensor digitorum
25 M. extensor carpi ulnaris
26 Retinaculum extensorum
27 Mm. interossei dorsales manus

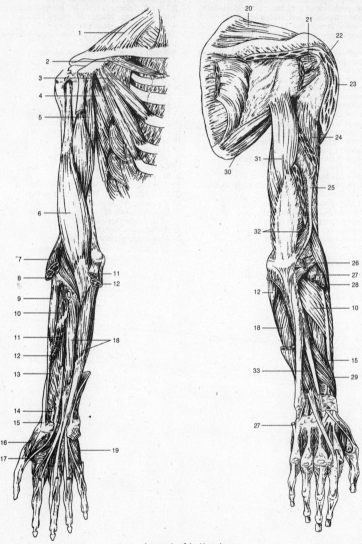

deep muscles of shoulder and arm
tiefe Muskeln von Schulter und Arm

Plate XXVII / Tafel XXVII

1 trapezius (muscle)
2 subclavius (muscle)
3 pectoralis minor (muscle)
4 ubscapularis (muscle)
5 coracobrachialis (muscle)
6 brachial muscle, brachialis (muscle)
7 brachioradial muscle, brachioradialis (muscle)
8 extensor carpi radialis longus (muscle)
9 extensor carpi radialis brevis (muscle)
10 supinator (muscle)
11 pronator teres (muscle)
12 flexor digitorum superficialis (muscle)
13 flexor pollicis longus (muscle)
14 flexor carpi radialis (muscle)
15 abductor pollicis longus (muscle)
16 opponens pollicis (muscle)
17 flexor pollicis brevis (muscle)
18 flexor digitorum profundus (muscle)
19 opponens digiti minimi (muscle)
20 supraspinatus (muscle)
21 infraspinatus (muscle)
22 teres minor (muscle)
23 deltoid muscle, deltoideus (muscle)
24 triceps muscle of arm: lateral head
25 lateral intermuscular septum of arm
26 annular ligament of radius
27 extensor carpi ulnaris (muscle)
28 extensor digitorum (muscle)
29 extensor pollicis brevis (muscle)
30 teres major (muscle)
31 triceps muscle of arm: long head
32 triceps muscle of arm: medial head
33 extensor pollicis longus (muscle) and extensor indicis (muscle)

1 Trapezius, M. trapezius
2 Subklavius, M. subclavius
3 Pektoralis minor, M. pectoralis minor
4 Subskapularis, M. subscapularis
5 Korakobrachialis, M. coracobrachialis
6 Brachialis, M. brachialis
7 Brachioradialis, M. brachioradialis
8 M. extensor carpi radialis longus
9 M. extensor carpi radialis brevis
10 Supinator, M. supinator
11 Pronator teres, M. pronator teres
12 M. flexor digitorum superficialis
13 M. flexor pollicis longus
14 M. flexor carpi radialis
15 M. abductor pollicis longus
16 M. opponens pollicis
17 M. flexor pollicis brevis
18 M. flexor digitorum profundus
19 M. opponens digiti minimi
20 Supraspinatus, M. supraspinatus
21 Infraspinatus, M. infraspinatus
22 Teres minor, M. teres minor
23 Deltamuskel, M. deltoideus
24 M. triceps: Caput laterale
25 Septum intermusculare brachii laterale
26 Lig. anulare radii
27 M. extensor carpi ulnaris
28 M. extensor digitorum
29 M. extensor pollicis brevis
30 Teres major, M. teres major
31 M. triceps: Caput longum
32 M. triceps: Caput mediale
33 M. extensor pollicis longus und M. extensor indicis

Tafel XXVIII / Plate XXVIII

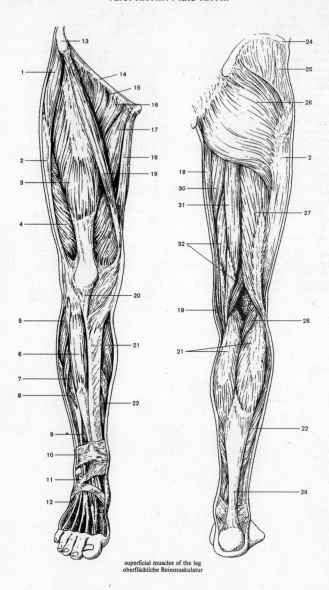

superficial muscles of the leg
oberflächliche Beinmuskulatur

Plate XXVIII / Tafel XXVIII

1 tensor fasciae latae (muscle)	1 Tensor fasciae latae, M. tensor fasciae latae
2 Maissiat's band, iliotibial band/tract	2 Maissiat-Band, Tractus iliotibialis
3 rectus femoris (muscle)	3 Rektus femoris, M. rectus femoris
4 vastus lateralis (muscle)	4 Vastus lateralis, M. vastus lateralis
5 peroneus longus (muscle), fibularis longus (muscle)	5 M. peronaeus/fibularis longus
6 tibialis anterior (muscle)	6 Tibialis anterior, M. tibialis anterior
7 extensor digitorum longus (muscle)	7 M. extensor digitorum longus
8 peroneus brevis (muscle), fibularis brevis (muscle)	8 M. peronaeus/fibularis brevis
9 extensor hallucis longus (muscle)	9 M. extensor hallucis longus
10 superior extensor retinaculum of foot	10 Retinaculum mm. extensorum superius
11 inferior extensor retinaculum of foot	11 Retinaculum mm. extensorum inferius
12 extensor digitorum brevis (muscle)	12 M. extensor digitorum brevis
13 anterior superior iliac spine	13 Spina iliaca anterior superior
14 inguinal ligament, crural/femoral arch	14 Leistenband, Lig. inguinale, Arcus inguinalis
15 iliopsoas (muscle)	15 Iliopsoas, M. iliopsoas
16 pectineal muscle, pectineus (muscle)	16 M. pectineus
17 adductor longus (muscle)	17 Adduktor longus, M. adductor longus
18 gracilis (muscle)	18 Gracilis, M. gracilis
19 tailor's muscle, sartorius (muscle)	19 Schneidermuskel, M. sartorius
20 patellar ligament	20 Lig. patellae
21 gastrocnemius (muscle)	21 Gastrocnemius, M. gastrocnemius
22 soleus (muscle)	22 Soleus, M. soleus
23 dorsal interosseus muscles of foot	23 Mm. interossei dorsales pedis
24 iliac crest	24 Beckenkamm, Crista iliaca
25 middle gluteal muscle, gluteus medius (muscle)	25 Glutaeus medius, M. glutaeus medius
26 gluteus maximus (muscle)	26 Glutaeus maximus, M. glutaeus maximus
27 biceps muscle of thigh, biceps femoris (muscle)	27 Biceps femoris, M. biceps femoris
28 plantar muscle, plantaris (muscle)	28 M. plantaris
29 Achilles tendon, calcanean/heel tendon	29 Achilles-Sehne, Tendo calcaneus
30 adductor magnus (muscle)	30 Adduktor magnus, M. adductor magnus
31 semitendinosus (muscle)	31 Semitendinosus, M. semitendinosus
32 semimembranosus (muscle)	32 Semimembranosus, M. semimembranosus

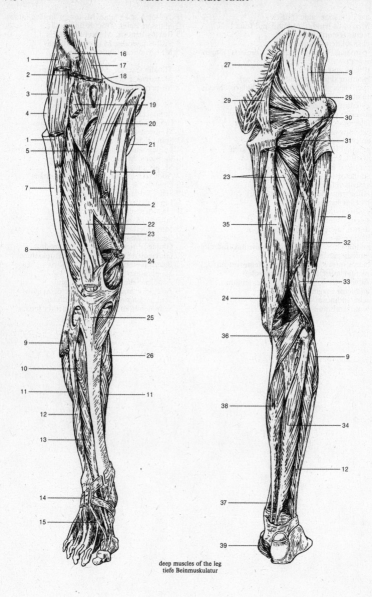

1
16
17
2
18
3
19
4
20
1
21
5
6
7
2
22
23
8
24

25
9
26
10
11
11
12
13

14
15

27
3
29
28
30
31
23
8
35
32
33
24
36
9
38
34
12
37
39

deep muscles of the leg
tiefe Beinmuskulatur

Plate XXIX / Tafel XXIX

1 tensor fasciae latae (muscle)	1 M. tensor fasciae latae
2 tailor's muscle, sartorius (muscle)	2 Schneidermuskel, Sartorius, M. sartorius
3 gluteus medius (muscle)	3 Glutaeus medius, M. glutaeus medius
4 greater trochanter	4 Trochanter major
5 iliopsoas (muscle)	5 Iliopsoas, M. iliopsoas
6 adductor longus (muscle)	6 Adduktor longus, M. adductor longus
7 Maissiat's band, iliotibial band/tract	7 Maissiat-Band, Tractus iliotibialis
8 vastus lateralis (muscle)	8 Vastus lateralis, M. vastus lateralis
9 peroneus longus (muscle), fibularis longus (muscle)	9 M. peronaeus/fibularis longus
10 interosseous membrane of the leg	10 Membrana interossea cruris
11 soleus (muscle)	11 Soleus, M. soleus
12 peroneus brevis (muscle), fibularis brevis (muscle)	12 M. peronaeus/fibularis brevis
13 extensor hallucis longus (muscle)	13 M. extensor hallucis longus
14 inferior extensor retinaculum of the foot	14 Retinaculum mm. extensorum inferius
15 extensor digitorum brevis (muscle)	15 M. extensor digitorum brevis
16 anterior superior iliac spine	16 Spina iliaca anterior superior
17 iliacus (muscle)	17 Iliakus, M. iliacus
18 psoas major (muscle)	18 Psoas major, M. psoas major
19 rectus femoris (muscle)	19 Rektus femoris, M. rectus femoris
20 pectineus (muscle)	20 Pectineus, M. pectineus
21 gracilis (muscle)	21 Gracilis, M. gracilis
22 vastus intermedius (muscle)	22 Vastus intermedius, M. vastus intermedius
23 gadductor magnus (muscle)	23 Adduktor magnus, M. adductor magnus
24 vastus medialis (muscle)	24 Vastus medialis, M. vastus medialis
25 patellar ligament	25 Lig. patellae
26 gastrocnemius (muscle)	26 Gastrocnemius, M. gastrocnemius
27 gluteus maximus (muscle)	27 Glutaeus maximus, M. glutaeus maximus
28 piriformis (muscle)	28 Piriformis, M. piriformis
29 sacrotuberous ligament	29 Lig. sacrotuberale
30 obturator internus (muscle)	30 Obturator internus, M. obturator internus
31 quadratus femoris (muscle)	31 Quadratus femoris, M. quadratus femoris
32 biceps muscle of thigh: short head	32 M. biceps: Caput breve
33 biceps muscle of thigh: long head	33 M. biceps: Caput longum
34 flexor hallucis longus (muscle)	34 Flexor hallucis longus, M. flexor hallucis longus
35 semimembranosus (muscle)	35 Semimembranosus, M. semimembranosus
36 popliteus (muscle)	36 Popliteus, M. popliteus
37 tibialis posterior (muscle)	37 Tibialis posterior, M. tibialis posterior
38 flexor digitorum longus (muscle)	38 M. flexor digitorum longus
39 adductor hallucis (muscle)	39 Adduktor hallucis, M. adductor hallucis